Guide pratique de l'infirmière

Guide pratique de l'infirmière

4e édition
revue et augmentée

Léon Perlemuter

Professeur des universités
Ancien chef de service
CHU Henri-Mondor, Créteil
Université Paris 12

Gabriel Perlemuter

Professeur des universités
Praticien hospitalier
Université Paris-Sud,
CHU Bicêtre
Hôpital Antoine-Béclère, Clamart

Avec la collaboration de

Laurence Pitard
Cadre de Santé, infirmier
Hôpital Antoine-Béclère, Clamart

ELSEVIER
MASSON

Chez le même éditeur

Dictionnaire médical de l'infirmière, par J. Quevauvilliers, L. Perlemuter, G. Perlemuter. 2009, 8e édition, 1224 pages.

Les tableaux de pathologies en IFSI, par L. Pitard. 2008, 480 pages.

Dictionnaire médical de poche, par J. Quevauvilliers, 2008, 2e édition, 544 pages.

Guide du calcul de doses et de débits médicamenteux, par D. Rispail, A. Viaux. 2014, 3e édition, 192 pages.

Diagnostics infirmiers 2012-2014. Définitions et classification par la NANDA. Traduction française par l'AFEDI et l'ACQSI. 2013, 608 pages.

Guide infirmier des examens de laboratoire, par R. Caquet. 2008, 384 pages.

Dans la collection des « Cahiers des sciences infirmières » :

Psychologie, sociologie, anthropologie, par M. Enyouma, 2010.

Biologie fondamentale et génétique, par S. Rousset, G. Perlemuter, 2010.

Cycles de la vie et grandes fonctions, coordonné par L. Perlemuter, G. Perlemuter et al, 2010.

Processus traumatiques, par A. Cohen de Lara, 2010.

Soins de confort et de bien-être, soins relationnels, soins palliatifs et de fin de vie, par L. Pitard, E. Peruzza, F. Lacour, 2010.

Soins d'urgence et de réanimation, par D. Naudin, F. Paillard, M.-R. Losser, 2011.

Pharmacologie et thérapeutiques, par le CNPM, 2011.

Soins infirmiers et gestion des risques. Qualité des soins, évaluation des pratiques. Soins éducatifs et préventifs, par D. Naudin, C. Hiolle, E. Huet et E. Peruzza. 2011.

Processus obstructifs, par M.-C. Bonin, A. Bourdin et al., 2011.

Raisonnement et démarche clinique infirmière. Projet de soins infirmiers, par C. Boudier, T. Ardic-Pulas et L. Pitard. 2011.

À Lily, notre femme et maman,
sans qui la rédaction de cet ouvrage n'aurait pas été possible.

Les indications et posologies de tous les médicaments cités dans ce livre ont été recommandées dans la littérature médicale et concordent avec la pratique de la communauté médicale. Elles peuvent, dans certains cas particuliers, différer des normes définies par les procédures d'AMM. De plus, les protocoles thérapeutiques pouvant évoluer dans le temps, il est recommandé au lecteur de se référer en cas de besoin aux notices des médicaments, aux publications les concernant et à l'Agence du médicament. L'auteur et l'éditeur ne sauraient être tenus pour responsables des prescriptions de chaque médecin.

Les bases de données SEMP et VIDAL ont été utilisées pour la mise à jour de cet ouvrage avec leur accord. Nous les en remercions.

ISBN : 978-2-294-74187-6

2, rue Camille Desmoulins, 92442 Issy-les-Moulineaux Cedex.

AVANT-PROPOS A LA 4e EDITION

Le succès remporté par les trois premières éditions du *Guide pratique de l'infirmière* confirme que notre approche était juste. L'infirmier(e) a vu ses responsabilités croître avec le temps. Celui où l'essentiel des gestes était fait « sous la responsabilité directe du médecin » est révolu et le nouveau programme des études infirmières insiste justement sur ce point. Le patient occupe le centre des attentions. Malgré l'accent mis dans le nouveau programme sur la transversalité des études en IFSI et l'enseignement par processus, nous avons choisi de maintenir le découpage de l'ouvrage par spécialités. Ainsi, les infirmier(e)s ne seront pas dérouté(e)s car ce découpage correspond plus à la réalité professionnelle. Les infirmier(e)s auront accès plus facilement aux maladies des patients et retrouveront les spécialités des services hospitaliers.

L'infirmier(e) diplômé(e) d'État (IDE) est devenu(e) autonome et souvent le recours. L'IDE et l'étudiant(e) en soins infirmiers doivent connaître la pathologie du patient dont ils ou elles sont amené(e)s à s'occuper, ainsi que les médicaments administrés.

C'est la raison pour laquelle nous avons consacré à chaque maladie trois fiches : fiche maladie, fiche infirmière et fiche pharmacologie. Lorsque nécessaire, nous avons également introduit après la fiche infirmière, une quatrième fiche : la fiche technique. L'importance de cette dernière nous a incités à ajouter de nouvelles fiches techniques dans cette quatrième édition.

La fiche maladie comprend une définition, les causes et les mécanismes, les signes cliniques et les examens complémentaires ainsi que le traitement et le pronostic. Les pathologies sont rédigées de façon concise et pratique. De nouvelles rubriques ont été ajoutées ou refaites.

La fiche infirmière, bien mise en valeur, comporte des conseils sur la réalisation d'examens ou la mise en route du traitement, la surveillance, l'évolution de la maladie, la tolérance au traitement, l'éducation et les conseils au patient et à sa famille.

La fiche technique contient la description et la signification d'un geste, d'un soin, d'un appareil qui implique la participation de l'IDE. Cette fiche peut concerner une ou plusieurs pathologies.

La fiche pharmacologie est complète. Elle comporte les médicaments utilisés, leurs propriétés et leurs modalités d'administration et de surveillance. Elle a été entièrement mise à jour et permet à l'IDE de connaître la posologie ainsi que l'ensemble des propriétés et les effets indésirables des médicaments dispensés.

Au début de chaque spécialité, un sommaire facilite les recherches. Le sommaire général et une liste d'abréviations en tête d'ouvrage rendent la consultation aisée. Un index et des annexes indispensables en fin d'ouvrage permettent de retrouver rapidement l'information recherchée.

Outre leurs compétences, les auteurs sont des habitués du travail de l'équipe infirmière. Ainsi conçu, le *Guide pratique de l'infirmière* répond aux besoins quotidiens de l'IDE et permet une prise en charge optimale des patients. Les infirmier(e)s libéraux(ales) y trouveront un précieux recours et les étudiant(e)s en soins infirmiers un remarquable outil de travail.

Enfin, nous avons voulu que e le livre soit maniable, raison pour laquelle le format de poche a été conservé.

Une version électronique de l'ouvrage est maintenant disponible sous forme d'application pour smartphones et tablettes (iPhone, iPad, Android sur l'App Store et Google play). Cette version est une véritable application conviviale et non pas une simple reproduction de l'ouvrage sous forme e-book. Elle permet de s'affranchir de la mise en page et offre une véritable transversalité. La pharmacologie des médicaments cités dans la prise en charge des maladies est ainsi immédiatement disponible par des liens hypertextes.

Léon PERLEMUTER **Gabriel PERLEMUTER**

LISTE DES COLLABORATEURS PAR SPÉCIALITÉ

CARDIOLOGIE

Julien Pineau, interne des hôpitaux de Lyon.

DERMATOLOGIE

Fabrice Ribeaudeau, praticien attaché, service de dermatologie, CH Le Mans.

ENDOCRINOLOGIE

Jean-Louis Thomas, ancien chef de clinique – assistant, praticien attaché consultant à l'hôpital Henri Mondor, Créteil.

GASTRO-ENTÉROLOGIE – HÉPATOLOGIE

Bruno Huguenin, ancien chef de clinique – assistant, praticien hospitalier, service de gastro-entérologie, Groupe hospitalier Sud Réunion, Saint-Pierre, La Réunion.

Gabriel Perlemuter, professeur des universités, praticien hospitalier, Université Paris-Sud, Hôpital Antoine Béclère, Hépato-gastroentérologie, Clamart.

GYNÉCOLOGIE – OBSTÉTRIQUE

Betty Lauratet-Huguenin, ancien chef de clinique-assistant des hôpitaux de Paris, service de chirurgie gynécologique et pathologie mammaire, groupe hospitalier Pitié-Salpétrière, Paris.

Marie-Solange Haralambo, cadre de soins, service de chirurgie gynécologique et pathologie mammaire, groupe hospitalier Pitié-Salpétrière, Paris.

HÉMATOLOGIE – ONCOLOGIE

Bernard Hœrni, professeur de cancérologie, département de médecine, institut Bergonié, Bordeaux.

Houchingue Eghbali, oncologue médical, hôpital de jour, institut Bergonié, Bordeaux.

Alain Ravaud, professeur de cancérologie, service de radiothérapie-cancérologie, hôpital Saint-André, Bordeaux.

Anne Mortureux, infirmière générale, institut Bergonié, Bordeaux.

INTOXICATIONS

François Brivet, praticien hospitalier et chef du service de réanimation médicale polyvalente, hôpital Antoine-Béclère, Clamart.

Frédéric Jacobs, praticien hospitalier, service de réanimation médicale polyvalente, hôpital Antoine-Béclère, Clamart.

MALADIES INFECTIEUSES

Benjamin Wyplosz, praticien hospitalier, unité de maladies infectieuses et tropicales, hôpital universitaire Paul Brousse, Villejuif.

NÉPHROLOGIE

Olivier Thaunat, ancien interne des hôpitaux de Paris, néphrologue, CHU Henri Mondor, Créteil.

Latifa Akroum et l'équipe infirmière du service de néphrologie, hôpital Foch.

NEUROLOGIE

Emilie Guettard, chef de clinique-assistant, médecine physique et de réadaptation des hôpitaux de Paris, Lariboisière, Paris.

Hans-Martin Schneble, interne des hôpitaux.

OPHTALMOLOGIE

Florence Ribeaudeau-Saindelle, praticien attaché, service d'ophtalmologie, CH Le Mans.

ORL – STOMATOLOGIE

Benoît Theoleyre, chef de clinique, service d'ORL, hôpital Necker – Enfants malades, Paris.

PÉDIATRIE

Francis Perreaux, praticien hospitalier, pédiatre, service des urgences, hôpital Antoine-Béclère, Clamart.

Fabrice Lesage, praticien hospitalier, service de réanimation pédiatrique polyvalente, hôpital Necker-Enfants malades, Paris.

PHARMACOLOGIE

Marie Guinhut, Service de gastroentérologie, hôpital Beaujon, Paris.

Axelle Lucas, praticien hospitalier, service des urgences médico-chirurgical, hôpital Antoine Béclère, Clamart.

PNEUMOLOGIE

David Montani, chef de clinique-assistant, service de pneumologie, hôpital Antoine-Béclère, Clamart.

PSYCHIATRIE

Cédric Lemogne, interne, CNRS UMR 7593, service de psychiatrie d'adultes, hôpital Pitié-Salpétrière, Paris.

Virginie Bulot, interne, service de psychiatrie, hopital André Mignot, Le Chesnay.

RHUMATOLOGIE – ORTHOPÉDIE

André Cohen de Lara, ancien chef de clinique-assistant des hôpitaux de Paris, service de rhumatologie, hôpital Ambroise-Paré, Boulogne.

UROLOGIE

Christophe Almeras, praticien hospitalier, centre hospitalier de Versailles, Attaché – Service d'Urologie, Hôpital de la Pitié-Salpêtrière, Paris.

MODE D'EMPLOI

FICHE MALADIE

Chaque pathologie fait l'objet d'une présentation détaillée

Les maladies sont regroupées en 17 spécialités médicales

Tous les éléments utiles à la compréhension de la pathologie et à la prise en charge du patient

MALADIE CORONAIRE STABLE

FICHE MALADIE

DÉFINITION

...naire est considérée comme stable lorsque le patient est asymptomatique ou lorsque les symptômes (essentiellement l'angor) sont stables sur une longue période.

CAUSES ET MÉCANISMES

...ement due à l'athérosclérose. L'athérosclérose est liée à l'accumulation de lipides (graisses) dans les parois artérielles, d'où la formation de plaques d'athérome qui rétrécissent la paroi des vaisseaux. Lorsque les artères coronaires sont le siège de sténose, le cœur reçoit moins d'oxygène : c'est l'ischémie myocardique. L'ischémie est révélée cliniquement par des douleurs thoraciques (*cf.* Angor instable, p. 20).

Parfois, ces plaques d'athérome peuvent se rompre et un thrombus peut occlure complètement l'artère coronaire et provoquer un infarctus.

Les facteurs favorisant l'athérosclérose sont le surpoids, la sédentarité, le tabac, l'HTA, le diabète et l'hypercholestérolémie.

À distance de ces événements aigus, le patient peut être parfaitement asymptomatique. Il persiste néanmoins une atteinte coronarienne et tout l'enjeu est de stabiliser voire faire régresser cette atteinte pour éviter la récidive et de nouveaux dégâts myocardiques.

DIAGNOSTIC

...adie coronaire stable à distance d'un infarctus ou d'un angor instable.

Après revascularisation et avec les traitements médicaux, le coronarien peut être parfaitement asymptomatique ou garder l'angor à l'effort. Il est important que cet angor reste stable dans le temps, sinon on parle d'angor instable.

TRAITEMENT

Le traitement de base du coronarien comprend quasiment toujours au moins une trithérapie (sauf contre-indication) :

- Antiagrégants plaquettaires : *ASPIRINE* et/ou **clopidogrel** ou apparentés. L'aspirine est donnée à petites doses : 75 mg suffisent souvent pour avoir une action sur les plaquettes.
- **β-bloquants** : ils permettent de diminuer la fréquence cardiaque, de diminuer la force de contraction du cœur et ainsi de baisser la consommation en oxygène du myocarde.
- Statines : ce sont des hypocholestérolémiant puissants. Ils sont indispensables.
- Auxquels le médecin peut ajouter :
  – inhibiteur de l'enzyme de conversion ou antagonistes des récepteurs de l'angiotensine II (ARA II) : systématique en cas de dysfonction ventriculaire gauche, à discuter dans le cas contraire ;
  – anti-ischémique : en cas de persistance d'un angor à l'effort, le médecin peut prescrire d'autres classes d'anti-ischémiques comme les dérivés nitrés, le *CORVASAL*, ou les activateurs des canaux potassiques.

CONTRÔLE DES FACTEURS DE RISQUE

Il est capital et commence toujours par une modification des comportements du patient.

FICHE INFIRMIÈRE

Conduite à tenir : rôle propre et rôle sur prescription

FICHE INFIRMIÈRE

EXAMENS

Biologie

• Standard : ionogramme, numération, coagulation.

• Bilan lipidique : il comporte cholestérol total, LDL-cholestérol (« mauvais cholestérol »), HDL-cholestérol (« bon cholestérol »), triglycérides.

• Hémoglobine glyquée (HbA1c) : elle permet de déterminer l'équilibre du diabète sur les 3 derniers mois.

• Glycémie à jeun.

• Cholestérol avec HDL, LDL et triglycérides.

• Bilan hépatique et CPK (si myalgies) en cas de traitement par statines et selon la prescription médicale.

Électrocardiogramme

C'est un examen capital en cardiologie. C'est sur cet examen simple que reposent la plupart des diagnostics. Il doit donc être réalisé de façon rigoureuse pour permettre une interprétation fiable (*cf.* Fiche technique, p. 5).

Épreuve d'effort

Elle consiste à enregistrer l'ECG pendant un effort pour rechercher des modifications électriques. On utilise un vélo ou un tapis roulant. Elle est prescrite devant une douleur thoracique pour affirmer ou infirmer l'origine coronarienne ou pour le suivi d'un coronarien déjà connu.

Échographie

Elle permet d'analyser les mouvements du ventricule gauche et de rechercher une patho-

SURVEILLANCE DU TRAITEMENT

SOINS – TRAITEMENT

pendant le séjour hospitalier, il est important d'expliquer au malade l'effet recherché de chacun des médicaments. Beaucoup trop de patients ne suivent pas leur prescription à domicile. Une éducation renforcée lors du séjour hospitalier peut améliorer l'observance.

Il existe de multiples molécules dans chacune des classes habituellement prescrites chez le coronarien. Toutes ont des dosages et des modes d'administration différents. Il faut donc se reporter strictement à la prescription médicale.

EFFETS INDÉSIRABLES

Antiagrégants

Le principal effet secondaire est hémorragique. Il faudra notamment détecter au plus tôt une déglobulisation par saignement digestif (hématémèse, méléna, rectorragies).

β-bloquants

Ils doivent en général permettre d'atteindre une fréquence cardiaque de repos à 60/min et une fréquence d'effort qui ne dépasse pas 110/min. En diminuant la fréquence cardiaque, la pression artérielle et la force de contraction du muscle cardiaque, ils peuvent diminuer la capacité d'effort.

IEC (inhibiteurs de l'enzyme de conversion)

L'effet secondaire principal est la toux qui peut être invalidante.

ARA II (antagoniste des récepteurs de l'angiotensine II)

On les utilise lorsque les IEC sont mal tolérés ou insuffisants, voire en première intention.

Statines

Elles peuvent provoquer des rhabdomyolyses (atteinte musculaire), pouvant conduire à l'arrêt du traitement.

ÉDUCATION ET CONSEILS

contrôle des facteurs de risque classiques.

LE SURPOIDS ET L'OBÉSITÉ

Le surpoids et l'obésité favorisent par l'intermédiaire d'une HTA, d'un diabète et d'une

FICHE TECHNIQUE

Description d'un geste ou d'un soin particulier

FICHE TECHNIQUE

MESURE DE LA PRESSION ARTÉRIELLE

Il existe des tensiomètres automatiques fiables ; néanmoins, il reste indispensable de savoir déterminer la pression artérielle (PA) avec un brassard et un stéthoscope.

Chez un patient au repos depuis 5 min au moins, dans un endroit calme :

• Mettre en place le brassard, qui doit être bien ajusté au bras du patient. Un brassard trop petit surestime la PA, un brassard trop grand la sous-estime.
• Maintenir le bras au niveau du cœur pendant toute la mesure.
• Repérer le trajet de l'artère humérale en cherchant le pouls au pli du coude (à la partie interne). Poser le stéthoscope à cet endroit. Il doit être bien stable.
• Gonfler le brassard jusqu'à 220 mmHg et le dégonfler très doucement en auscultant l'artère.
• Noter le premier bruit perçu qui correspond à la PA systolique (maximale) : PAS.
• Recommencer la mesure en partant 20 mmHg au-dessus de la PAS pour affiner les chiffres.
• Le dernier bruit perçu correspond à la tension minimale : PA diastolique (minimale) : PAD.
• Noter la PA et la fréquence cardiaque, l'heure de la prise et le côté (droit ou gauche) sur la feuille de surveillance.
• Recommencer la même manœuvre à l'autre bras.

En cas de difficulté, on peut approcher la PAS en prenant le pouls radial tout en dégonflant le brassard. Lorsque le brassard est suffisamment gonflé, le pouls n'est pas perçu (le sang ne peut plus passer). La pression pour laquelle le pouls réapparaît est la PAS.

FICHE TECHNIQUE

HOLTER TENSIONNEL OU MAPA (MESURE AMBULATOIRE DE LA PRESSION ARTÉRIELLE)

Définition

Le Holter tensionnel est une méthode d'enregistrement ambulatoire sur 24 heures de la pression artérielle afin de diagnostiquer une hypertension artérielle ou de surveiller une hy-pertension artérielle connue (au cours du jour et de la nuit).

Il s'appelle aussi MAPA = Mesure ambulatoire de pression artérielle.

L'examen permet d'apprécier la variabilité tensionnelle sur 24 h et d'éliminer les « pseudo-HTA » engendrées par un stress lors d'une visite médicale (phénomène lié à la « peur de blouse blanche » par exemple). Il permet aussi d'identifier des hypotensions chez les patients suivant un traitement anti hypertenseur.

Sa finalité est ensuite d'adapter le traitement le plus adéquat au patient hypertendu.

Méthode

L'instauration du Holter tensionnel consiste à positionner un brassard pneumatique autour du bras, le relier à un tensiomètre automatique qui enregistre les pressions systoliques et diastoliques ainsi que la fréquence cardiaque au moyen d'une mémoire flash (carte mémoire).

Ce dispositif se porte à la ceinture du patient.

La programmation de la fréquence des prises de pression est précise :

• toutes les 15 minutes toute la journée ;

FICHE PHARMACOLOGIE

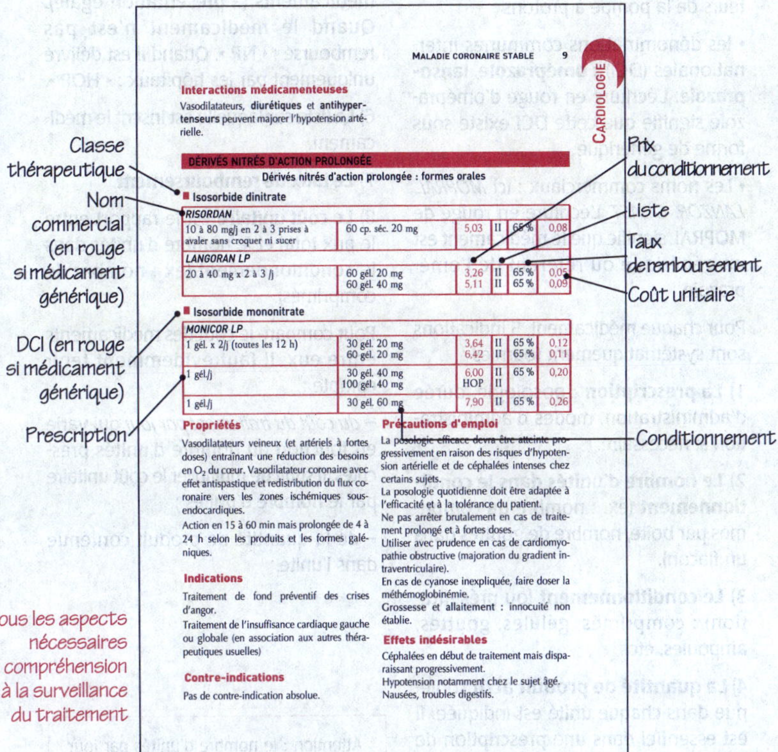

MALADIE CORONAIRE STABLE 9

CARDIOLOGIE

Interactions médicamenteuses

Vasodilatateurs, **diurétiques** et **antihypertenseurs** peuvent majorer l'hypotension artérielle.

DÉRIVÉS NITRÉS D'ACTION PROLONGÉE

Dérivés nitrés d'action prolongée : formes orales

■ **Isosorbide dinitrate**

RISORDAN					
10 à 80 mg/j en 2 à 3 prises à avaler sans croquer ni sucer	60 cp. séc. 20 mg	5,03	II	65 %	0,08
LANGORAN LP					
20 à 40 mg x 2 à 3 /j	60 gél. 20 mg 60 gél. 40 mg	3,26 5,11	II II	65 % 65 %	0,05 0,09

■ **Isosorbide mononitrate**

MONICOR LP					
1 gél. x 2/j (toutes les 12 h)	30 gél. 20 mg 60 gél. 20 mg	3,64 6,42	II II	65 % 65 %	0,12 0,11
1 gél./j	30 gél. 40 mg 100 gél. 40 mg	6,00 HOP	II II	65 %	0,20
1 gél./j	30 gél. 60 mg	7,90	II	65 %	0,26

Propriétés

Vasodilatateurs veineux (et artériels à fortes doses) entraînant une réduction des besoins en O_2 du cœur. Vasodilatateur coronaire avec effet antispastique et redistribution du flux coronaire vers les zones ischémiques sous-endocardiques.

Action en 15 à 60 min mais prolongée de 4 à 24 h selon les produits et les formes galéniques.

Indications

Traitement de fond préventif des crises d'angor.

Traitement de l'insuffisance cardiaque gauche ou globale (en association aux autres thérapeutiques usuelles)

Contre-indications

Pas de contre-indication absolue.

Précautions d'emploi

La posologie efficace devra être atteinte progressivement en raison des risques d'hypotension artérielle et de céphalées intenses chez certains sujets.

La posologie quotidienne doit être adaptée à l'efficacité et à la tolérance du patient.

Ne pas arrêter brutalement en cas de traitement prolongé et à fortes doses.

Utiliser avec prudence en cas de cardiomyopathie obstructive (majoration du gradient intraventriculaire).

En cas de cyanose inexpliquée, faire doser la méthémoglobinémie.

Grossesse et allaitement : innocuité non établie.

Effets indésirables

Céphalées en début de traitement mais disparaissant progressivement.

Hypotension notamment chez le sujet âgé.

Nausées, troubles digestifs.

À PROPOS DES MÉDICAMENTS

Le tableau du médicament comporte :

• la classe des médicaments : ici inhibiteurs de la pompe à protons ;

• les dénominations communes internationales (DCI) : **oméprazole, lansoprazole**. L'écriture en rouge d'oméprazole signifie que cette DCI existe sous forme de générique.

• Les noms commerciaux : ici *MOPRAL, LANZOR, OGAST*. L'écriture en rouge de MOPRAL signifie que le médicament est un générique ou référent de l'oméprazole.

Pour chaque médicament, 5 indications sont systématiquement fournies :

1) **La prescription** : posologie, durée d'administration, modes d'administration si nécessaire.

2) **Le nombre d'unités dans le conditionnement** (ex. : nombre de comprimés par boîte, nombre de gouttes dans un flacon).

3) **Le conditionnement** (ou présentation) : comprimés, gélules, gouttes, ampoules, etc.

4) **La quantité de produit actif** contenue dans chaque unité est indiquée. Il est essentiel dans une prescription de tenir compte de cette valeur (μg, mg, etc.) non seulement pour la posologie mais pour la quantité d'unités (boîtes, ampoules) nécessaires pour la durée de la prescription.

5) Le prix total du conditionnement permet une comparaison rapide des coûts des médicaments (à présentation égale). Quand le médicament n'est pas remboursé : « NR ». Quand il est délivré uniquement par les hôpitaux : « HOP ».

6) **La liste** sur laquelle est inscrit le médicament.

7) **Le taux de remboursement**.

8) **Le coût unitaire** est le rapport entre le prix total et le nombre d'unités dans le conditionnement (ex : nombre de comprimés).

Pour compare le coût des médicaments entre eux, il faut évidemment tenir compte :

– *du coût du traitement par jour* qui varie en fonction du nombre d'unités prescrites. Il suffit de multiplier le coût unitaire par le nombre d'unités ;

– de la quantité de produit contenue dans l'unité.

Attention : le nombre d'unités par jour et la quantité de produit contenue sont encore plus importants à prendre en compte lorsque des médicaments de même DCI sont comparés entre eux.

FICHE PHARMACOLOGIE

DÉRIVÉS NITRÉS - DÉRIVÉS NITRÉS D'ACTION IMMÉDIATE ET COURTE : FORMES PERLINGUALES

□ Trinitrine sublinguale

NATISPRAY					
NATISPRAY 0,15 mg 1 à 2 pulv. sous la langue en cas de crise À répéter 1 à 2 fois si besoin	200 doses 0,15 mg (fl. 13,5 mL)	4,39	II	65 %	0,02
NATISPRAY 0,30 mg 1 à 2 pulv. sous la langue en cas de crise À répéter 1 à 2 fois si besoin	300 doses 0,30 mg (fl. 18 mL)	6,13	II	65 %	0,02
TRINITRINE SIMPLE LALEUF					
Traitement préventif ou curatif de l'angor : 1 pilule/ administration A répéter après 2 à 3 minutes si besoin	60 pilules. 0,15 mg	2,84	II	65 %	0,05

□ Isosorbide dinitrate

ISOCARD					
1 à 2 pulv. sous la langue en cas de crise À répéter 1 à 2 fois si besoin	150 doses 1,25 mg (fl. 20 mL)	4,39	II	65 %	0,03

Propriétés

Vasodilatateurs veineux (et artériels à fortes doses) entraînant une réduction des besoins en O_2 du cœur. Vasodilatateur coronaire avec effet antispastique et redistribution du flux coronaire vers les zones ischémiques sous-endocardiques.

Résorption très rapide par voie perlinguale.

Trinitrine sublinguale : action en 1 à 2 min pendant 10 à 30 min.

Isosorbide dinitrate sublingual : action en 3 à 15 min pendant 1 h.

Indications

Traitement curatif de la crise d'angor.

Traitement préventif précritique de la crise d'angor.

NATISPRAY 0,30 : œdème aigu pulmonaire en complément des autres traitements usuels.

Contre-indications

Pas de contre-indication absolue.

Précautions d'emploi

Grossesse et allaitement : innocuité non établie.

Débuter à la plus faible posologie pour éviter des céphalées et recommander la position assise lors des pulvérisations pour éviter une hypotension orthostatique, notamment chez les personnes âgées.

En cas de cyanose inexpliquée, faire doser la méthémoglobinémie.

Effets indésirables

Céphalées en début de traitement mais disparaissant progressivement.

Hypotension notamment chez le sujet âgé.

Nausées, troubles digestifs.

Vasodilatation cutanée avec érythème.

MODE D'EMPLOI

EXEMPLE DE SOMMAIRE PAR SPÉCIALITÉ

PARTIE 1

CARDIOLOGIE

Pathologie : FICHE MALADIE + FICHE INFIRMIÈRE

Médicaments : FICHE PHARMACOLOGIE

FICHE TECHNIQUE

SOMMAIRE GÉNÉRAL

ABRÉVIATIONS

A

AACH Anticorps antichimériques humains
AASAL Anti-arthrosique symptomatique d'action lente
Ac Anticorps
ACE Antigène carcinoembryonnaire
ACFA Arythmie complète par fibrillation Auriculaire
ADH Alcool déshydrogénase hépatique
ADR Algodystrophie réflexe
AFP Alpha-fœtoprotéine
AINS Anti-inflammatoire non stéroïdien
AIT Accident ischémique transitoire
AMM Autorisation de mise sur le marché
amp Ampoule
Anti-RAC Anti-récepteur de l'acétylcholine
ASE Aide sociale à l'enfance
ASP Abdomen sans préparation
AVC Accident vasculaire cérébral
AVK Antivitamine K

B

BAAR Bacille acido-alcoolo-résistant
BAV Bloc auriculo-ventriculaire
BAV Baisse de l'acuité visuelle
BK Bacille de Koch
BMR Bactérie multirésistante
BOM Biopsie ostéomédullaire
BPCO Bronchopneumopathie chronique obstructive
BPTM Buccopharyngectomie transmandibulaire
BUD Bilan urodynamique
buv Buvable
BZD Benzodiazépine

C

c-mes. Cuiller-mesure
càc Cuillère à café = 5mL
caps. Capsules
CCA Chondrocalcinose articulaire
CCR Cancer colorectal
CDAI Crohn Disease Activity Index
CEE Choc électrique externe
CGR Concentré de globules rouges
CHC Carcinome hépatocellulaire
CLIN Comité de lutte contre les infections nosocomiales
CMV Cytomégalovirus
CIVD Coagulation intravasculaire disséminée
CO Monoxyde de carbone
cp. Comprimé
CPRE Cholangiopancréatographie rétrograde endoscopique
CRCM Centre de ressources et compétences pour la mucoviscidose
CRP Protéine-C-réactive

D

DDB Dilatation des bronches
DEP Débit expiratoire de pointe
DMLA Dégénérescence maculaire liée à l'âge
DMO Densitométrie osseuse
DSA Défibrillateur semi-automatique

E

EBV Epstein Barr Virus
ECBC Examen cytobactériologique des crachats
ECG Électrocardiogramme
ECT Électroconvulsivothérapie
EDME État de mal épileptique
EEG Électroencéphalogramme
EFR Explorations fonctionnelles respiratoires
EFS Établissement français du sang
EG Éthylène glycol

EI	Endocardite infectieuse
EN	Échelle numérique
ENG	Électronystagmogramme
EODG	Endoscopie œsogastroduodénale
EOH	Équipe opérationnelle d'hygiène
ERFA	Appareil respiratoire filtrant
ESV	Extrasystole ventriculaire
ETO	Échographie trans-œsophagienne
ETT	Échographie cardiaque transthoracique
EVA	Échelle visuelle analogique
EVS	Échelle verbale simple

F

FAV	Fistule artéro-veineuse
FC	Fréquence cardiaque
FCV	Frottis cervico-vaginal
FLR	Fiessinger-Leroy-Reiter
FV	Fibrillation ventriculaire

G

GAFA	Glaucome aigu par fermeture de l'angle
GCAO	Glaucome chronique à angle ouvert
gél.	Gélule
GEM	Glomérulonéphrite extra-membraneuse
GGT ou γ-GT	Gamma glutamyl-transpeptidase
GH	Growth Hormone
GMR	Germe multirésistant
GNA	Glomérulonéphrite aiguë
GNMP	Glomérulonéphrite membrano-proliférative
GMR	Germe multirésistant
gtte	Goutte
Gy	Gray

H

h	Heure
HbCO	Carboxyhémoglobine
HBPM	Héparine de bas poids moléculaire
HD	Hémodialyse
HDT	Hospitalisation à la demande d'un tiers
HNF	Héparine non fractionnée
HNPCC	Hereditary non polypiosis colo-rectal cancer
HO	Hospitalisation d'office
HSF	Hyalinose segmentaire et focale
HTA	Hypertension artérielle

I

IA	Insuffisance aortique
IAO	Infirmière d'accueil et d'orientation
IC	Insuffisance cardiaque
IDR	Intradermoréaction à la tuberculine
IEC	Inhibiteur de l'enzyme de conversion
IM	Insuffisance mitrale
IMAO	Inhibiteur de la mono-amine oxydase
IMC	Indice de masse coporelle
IN	Inhibiteur nucléosidique
INN	Inhibiteur non nucléosidique
INR	*International Normalized Ratio*
IP	Inhibiteur de protéase
IPP	Inhibiteur de la pompe à protons
IRA	Insuffisance rénale aiguë
IRC	Insuffisance rénale chronique
IRCT	Insuffisance rénale chronique terminale
ISRS	Inhibiteurs sélectifs de recapture de la sérotonine
IVD	Injection intraveineuse directe

K

KPS	Kératite ponctuée superficielle
KTC	Cathéter veineux central

L

LCR	Liquide céphalo-rachidien
LCP	Lymphome cérébral primitif
LEAD	Lupus érythémateux aigu disséminé
LGM	Glomérulopathie à lésion glomérulaire minime
LPG	Lymphadénopathie généralisée persistance
LT	Laryngectomie totale

M

MAPA	Mesure ambulatoire de pression artérielle
MAV	Malformation artérioveineuse
MCE	Massage cardiaque externe
MIBG	Méta-iodobenzylguanidine
min	Minute
MNI	Mononucléose infectieuse
MST	Maladie sexuellement transmissible
MTX	Méthotexate

N

NCB	Névralgie cervico-brachiale
NFS	Numération formule sanguine

O

OACR Occlusion de l'artère centrale de la rétine
OAP Œdème aigu du poumon
OHB Oxygénothérapie hyperbare
OMA Otite moyenne
OPP Ordonnance de placement provisoire
OVCR Occlusion de la veine centrale de la rétine

P

PA Pression artérielle
PAC Port-à-cathéter
PAD Pression artérielle diastolique
PAI Projet d'accueil individualisé
PAN Périartérite noueuse
PAS Pression artérielle systolique
PASH Périarthrite scapulo-humérale
PBH Ponction-biopsie hépatique
PCA Pompe d'analgésie autocontrôlée
PCI Pression de clôture
PDT Photothérapie dynamique
PEP Pression positive expiratoire
PHC Psychose hallucinatoire chronique
PIO Pression intraoculaire
PKE Phakoémulsification
PL ponction lombaire
PLT Pharyngolaryngectomie totale
PMI Protection maternelle et infantile
pomm. Pommade
pdre Poudre
PPR Photocoagulation panrétinienne
PPR Pseudo-polyarthrite rhizomélique
PRI Prolactine
PS Ponction sternale
PSA Antigène spécifique de la prostate
PTH Parathormone
PUS Perforations ulcère saignement

R

RA Rétrécissement aortique
RAI Recherche d'agglutinines irrégulières
RETV Résection endoscopique de tumeur de vessie
RGO Reflux gastro-œsophagien

S

s Seconde
SC Sous-cutanée
SEP Sclérose en plaques
SEV Système implantable endoveineux
SH Sulfamides hypoglycémiants
SHA Solution hydro-alcoolique
SIEV Système implantable endoveineux
SIO Sphincter inférieur de l'œsophage
SLA Sclérose amyotrophique latérale
SMZ Sulfaméthoxazole
SNP Système nerveux périphérique
SPID Syndrome polyalgique idiopathique diffus
SRAA Système rénine-angiotensine-aldostérone
SSPI Salle de soins post-interventionnelle
STH Somathormone
sup. Suppositoire

T

TCA Temps de céphaline activateur
TCM Triglycérides à chaîne moyenne
THS Traitement hormonal substitutif
TLD Tenue légère de décontamination
TMP Triméthoprime
TNM Tumor Node Metastases
TOC Troubles obsessionnels compulsifs
TOGD Transit œsogastroduodénale
TOM Tenue outre-mer
TP Taux de prothrombine
TS Tentative de suicide
TV Tachycardie ventriculaire
TZD Thiazolidinediones

U

UIV Urographie intraveineuse
USIC Unité de soins intensifs cardiaques
UU Usage unique

V

VADS Voies aérodigestives supérieures
VGM Volume globulaire moyen
VHB Virus de l'hépatite B
VHC Virus de l'hépatite C
VIH Virus de l'immunodéficience humaine
Vit. Vitamine
VNI Ventilation non invasive
VPPB Vertige paroxystique positionnel bénin
VS Vitesse de rédimentation
VZV Virus varicelle-zona

W

WPW Wolff Parkinson White

PARTIE 1

CARDIOLOGIE

MALADIE CORONAIRE STABLE

FICHE MALADIE

DÉFINITION

La pathologie coronaire est considérée comme stable lorsque le patient est asymptomatique ou lorsque les symptômes (essentiellement l'angor) sont stables sur une longue période.

CAUSES ET MÉCANISMES

L'atteinte coronarienne est essentiellement due à l'athérosclérose. L'athérosclérose est liée à l'accumulation de lipides (graisses) dans les parois artérielles, d'où la formation de plaques d'athérome qui rétrécissent la paroi des vaisseaux. Lorsque les artères coronaires sont le siège de sténose, le cœur reçoit moins d'oxygène : c'est l'ischémie myocardique. L'ischémie est révélée cliniquement par des douleurs thoraciques (*cf.* Angor instable, p. 20).

Parfois, ces plaques d'athérome peuvent se rompre et un thrombus peut occlure complètement l'artère coronaire et provoquer un infarctus.

Les facteurs favorisant l'athérosclérose sont le surpoids, la sédentarité, le tabac, l'HTA, le diabète et l'hypercholestérolémie.

À distance de ces événements aigus, le patient peut être parfaitement asymptomatique. Il persiste néanmoins une atteinte coronarienne et tout l'enjeu est de stabiliser voire faire régresser cette atteinte pour éviter la récidive et de nouveaux dégâts myocardiques.

DIAGNOSTIC

On parle de maladie coronaire stable à distance d'un infarctus ou d'un angor instable.

Après revascularisation et avec les traitements médicaux, le coronarien peut être parfaitement asymptomatique ou garder l'angor à l'effort. Il est important que cet angor reste stable dans le temps, sinon on parle d'angor instable.

TRAITEMENT

MÉDICAMENTS

Le traitement de base du coronarien comprend quasiment toujours au moins une trithérapie (sauf contre-indication) :

- Antiagrégants plaquettaires : *ASPIRINE* et/ou **clopidogrel** ou apparentés. L'aspirine est donnée à petites doses : 75 mg suffisent souvent pour avoir une action sur les plaquettes.
- **β-bloquants** : ils permettent de diminuer la fréquence cardiaque, de diminuer la force de contraction du cœur et ainsi de baisser la consommation en oxygène du myocarde.
- Statines : ce sont des hypocholestérolémiant puissants. Ils sont indispensables.
- Auxquels le médecin peut ajouter :
  – inhibiteur de l'enzyme de conversion ou antagonistes des récepteurs de l'angiotensine II (ARA II) : systématique en cas de dysfonction ventriculaire gauche, à discuter dans le cas contraire ;
  – anti-ischémique : en cas de persistance d'un angor à l'effort, le médecin peut prescrire d'autres classes d'anti-ischémiques comme les dérivés nitrés, le *CORVASAL*, ou les activateurs des canaux potassiques.

CONTRÔLE DES FACTEURS DE RISQUE

Il est capital et commence toujours par une modification des comportements du patient.

FICHE INFIRMIÈRE

EXAMENS

Biologie

- Standard : ionogramme, numération, coagulation.
- Bilan lipidique : il comporte cholestérol total, LDL-cholestérol (« mauvais cholestérol »), HDL-cholestérol (« bon cholestérol »), triglycérides.
- Hémoglobine glyquée (HbA1c) : elle permet de déterminer l'équilibre du diabète sur les 3 derniers mois.
- Glycémie à jeun.
- Cholestérol avec HDL, LDL et triglycérides.
- Bilan hépatique et CPK (si myalgies) en cas de traitement par statines et selon la prescription médicale.

Électrocardiogramme

C'est un examen capital en cardiologie. C'est sur cet examen simple que reposent la plupart des diagnostics. Il doit donc être réalisé de façon rigoureuse pour permettre une interprétation fiable (*cf.* Fiche technique, p. 5).

Épreuve d'effort

Elle consiste à enregistrer l'ECG pendant un effort pour rechercher des modifications électriques. On utilise un vélo ou un tapis roulant. Elle est prescrite devant une douleur thoracique pour affirmer ou infirmer l'origine coronarienne ou pour le suivi d'un coronarien déjà connu.

Échographie

Elle permet d'analyser les mouvements du ventricule gauche et de rechercher une pathologie associée.

SURVEILLANCE DU TRAITEMENT

SOINS – TRAITEMENT

Administration des médicaments : pendant le séjour hospitalier, il est important d'expliquer au malade l'effet recherché de chacun des médicaments. Beaucoup trop de patients ne suivent pas leur prescription à domicile. Une éducation renforcée lors du séjour hospitalier peut améliorer l'observance.

Il existe de multiples molécules dans chacune des classes habituellement prescrites chez le coronarien. Toutes ont des dosages et des modes d'administration différents. Il faut donc se reporter strictement à la prescription médicale.

EFFETS INDÉSIRABLES

Antiagrégants

Le principal effet secondaire est hémorragique. Il faudra notamment détecter au plus tôt une déglobulisation par saignement digestif (hématémèse, méléna, rectorragies).

β-bloquants

Ils doivent en général permettre d'atteindre une fréquence cardiaque de repos à 60/min et une fréquence d'effort qui ne dépasse pas 110/min. En diminuant la fréquence cardiaque, la pression artérielle et la force de contraction du muscle cardiaque, ils peuvent diminuer la capacité d'effort.

IEC (inhibiteurs de l'enzyme de conversion)

L'effet secondaire principal est la toux qui peut être invalidante.

ARA II (antagoniste des récepteurs de l'angiotensine II)

On les utilise lorsque les IEC sont mal tolérés ou insuffisants, voire en première intention.

Statines

Elles peuvent provoquer des rhabdomyolyses (atteinte musculaire), pouvant conduire à l'arrêt du traitement.

ÉDUCATION ET CONSEILS

L'éducation est capitale avec, avant tout, le contrôle des facteurs de risque classiques.

LE SURPOIDS ET L'OBÉSITÉ

Le surpoids et l'obésité favorisent par l'intermédiaire d'une HTA, d'un diabète et d'une ►

dyslipidémie l'athérosclérose. Des règles hygiéno-diététiques sont indispensables : régime hypocalorique, activité physique. L'activité physique n'est pas synonyme de sport. Il peut s'agir de marche à pied régulière, de prendre les escaliers au lieu de l'ascenseur. 130 minutes de marche quotidienne sont recommandées.

Tabagisme

Le tabac est un facteur de risque cardiovasculaire majeur. Le patient doit savoir qu'il n'est jamais trop tard pour arrêter de fumer. Quels que soient son âge ou l'étendue de l'atteinte coronarienne, il bénéficie toujours de l'arrêt du tabac. Il peut se faire aider s'il le désire par un médecin spécialisé (tabacologue) ou par une psychologue. Il existe des consultations spécialisées dans la plupart des hôpitaux.

HTA

Chez le coronarien, le contrôle tensionnel doit être encore plus strict que chez le patient sans antécédent cardiovasculaire (*cf.* Hypertension artérielle, p. 118).

Dyslipidémies

L'athérome est directement favorisé par un excès de LDL-cholestérol dans le sang (« mauvais cholestérol »). Il faut donc abaisser son taux. Pour ce faire, les médicaments, surtout les statines, sont très efficaces. Cependant, ils ne seront administrés que dans le cadre d'un régime équilibré. En collaboration avec la diététicienne, il faut apprendre au patient à modifier son alimentation, privilégier les fruits et légumes et limiter les graisses, surtout d'origine animale. De plus, un régime adapté aide à diminuer l'obésité, autre facteur de risque cardiovasculaire.

Diabète

L'amélioration de l'équilibre du diabète passe par une prise en charge multidisciplinaire impliquant l'endocrinologue, la diététicienne et les infirmières, souvent au cours d'une courte hospitalisation.

Les autres facteurs de risque que sont l'âge, le sexe masculin et l'hérédité sont dits constitutionnels et ne peuvent évidemment pas être modifiés.

> Un patient coronarien stable peut être parfaitement asymptomatique avec un traitement bien conduit. Il faut absolument contrôler les facteurs de risque pour éviter la progression de la maladie.

FICHE TECHNIQUE

ÉLECTROCARDIOGRAMME

Sujet en décubitus dorsal.

Assurer le contact électrode-peau (rasage éventuel du torse).

Position des électrodes :

- Bras gauche : électrode jaune.
- Jambe gauche : électrode verte (« le soleil sur la prairie » : jaune sur vert).
- Bras droit : électrode rouge.
- Jambe droite : électrode noire (« le rouge et le noir » ou « le feu sur la braise »).
- Précordiales :
  - V1 : 4e espace intercostal D, le long du bord droit du sternum ;
  - V2 : 4e espace intercostal G le long du bord G du sternum ;
  - V3 : entre V2 et V4 ;
  - V4 : 5e espace intercostal G : ligne médioclaviculaire ;
  - V5 : 5e espace intercostal G : ligne axillaire antérieure ;
  - V6 : 5e espace intercostal G : ligne axillaire moyenne.

- Selon la prescription, dérivations droites (V3R, V4R) et V7, V8, V9.
  - V7 : 5e espace intercostal G : ligne axillaire postérieure ;
  - V8 : 5e espace intercostal G : sous la pointe de l'omoplate ;
  - V9 : 5e espace intercostal G : à mi-distance entre V8 et les épineuses postérieures ;
  - V3R : symétrique de V3 par rapport à la ligne médiane ;
  - V4R : symétrique de V4 par rapport à la ligne médiane.
- Mettre le filtre.
- Vitesse de déroulement : 25 mm/s.
- Enregistrer le tracé après avoir vérifié l'étalonnage 10 mm = 1 mV.

FICHE TECHNIQUE

ECG D'EFFORT

Définition

L'électrocardiogramme d'effort est un examen réalisé sous la surveillance d'un médecin qui peut être assisté d'une infirmière et qui consiste à identifier une insuffisance coronarienne, qui se démasque à l'effort.

Il est également indiqué pour évaluer la quantité d'effort physique conseillée dans le cadre d'une insuffisance coronarienne diagnostiquée, ou suite à une intervention à cœur ouvert.

Méthode

Il est indispensable de s'assurer au préalable que la salle d'examen est bien équipée d'un chariot d'urgence complet, et d'un défibrillateur semi-automatique (DSA) testé, conforme et fonctionnel.

Un ECG de repos est en premier lieu réalisé (cf. fiche technique de l'ECG).

L'infirmière applique l'ensemble des électrodes nécessaire au test sur le patient :

- 6 électrodes au niveau du thorax ;
- 4 électrodes au niveau du dos.

Le patient conserve les électrodes tout au long du test afin d'enregistrer l'effort cardiaque réalisé, surveiller la fréquence cardiaque et le tracé d'électrocardiogramme.

La pression artérielle est relevée au moyen d'un tensiomètre électronique (type dynamap) toutes les 2 minutes.

Le patient produit ce test sur un tapis de marche roulant ou bien sur un vélo ergonomique.

Le programme prévoit sur une durée de 20 à 30 minutes une succession de paliers d'effort physique de 2 à 3 minutes et croissants de 30 watts chacun jusqu'à atteindre la fréquence cardiaque maximale recommandée selon l'âge du patient et son état de santé.

Les résultats de l'examen :

- L'épreuve d'effort est négative si le patient a réalisé le test sans anomalie.
- L'épreuve d'effort est positive si l'ECG montre des troubles. Dans ce cas, des compléments d'investigation seront indiqués par le médecin qui parallèlement prescrira un traitement adapté.

L'épreuve d'effort est non concluante si le patient n'a pas réalisé le test jusqu'au terme du programme prévu. Cela nécessitera des explorations complémentaires car la suspicion de maladie coronarienne s'avère dans ce cas relativement forte.

Conseils

Conseiller au patient pour cet examen de :

- prévoir une tenue de sport et des chaussures de sport confortables ;
- ne pas fumer avant le test ;

• manger deux heures avant l'examen ;
• indiquer au médecin les traitements pris au quotidien.

Au cours de l'examen, le patient exprimera instantanément la survenue de toute douleur, palpitations cardiaques ou gêne respiratoire.

FICHE TECHNIQUE

SCINTIGRAPHIE CARDIAQUE

Définition

Examen qui permet d'explorer de façon fonctionnelle la vascularisation du muscle cardiaque. La scintigraphie est généralement couplée à une épreuve d'effort ou à une épreuve médicamenteuse. Pour réaliser cet examen, le patient doit être disponible pendant 4 à 5 h.

Déroulement de l'examen

La scintigraphie cardiaque se déroule en 3 phases :

• une épreuve d'effort réalisée sur vélo avec enregistrement d'un ECG, sous la surveillance d'un cardiologue. Lorsque l'effort maximal est atteint, le médecin injecte un traceur radioactif et le patient doit maintenir cette intensité maximale après l'injection pendant 1 minute ;
• suite à cette première épreuve, le patient attend 20 à 30 minutes avant la réalisation d'images du cœur par gamma caméra : le patient est installé en décubitus ventral (s'il s'agit d'un homme) ou en décubitus dorsal (s'il s'agit d'une femme) et l'appareil tourne autour du patient pendant environ 15 minutes pour l'enregistrement des images ;
• selon les résultats, le cardiologue peut demander la réalisation d'un nouvel enregistrement qui se réalisera 2 à 4 h après une nouvelle injection de traceur radioactif, patient installé dans la même position que précédemment. Cet enregistrement durera 8 minutes.

Préparation du patient avant l'examen

• Ne pas être à jeun. Prendre un petit-déjeuner léger sans thé, ni café, ni chocolat, ni banane.
• Prévoir une tenue adaptée pour réaliser l'épreuve d'effort.
• Signaler au médecin si le patient est asthmatique, et pour les patientes, signaler si une grossesse ou un allaitement est en cours, ou bien s'il y a un retard de règles.

Surveillance et conseils pendant et après l'examen

• Demander au patient de signaler tout symptôme ressenti pendant et après l'examen.
• Conseiller au patient de boire de l'eau dans les 3 heures qui suivent l'examen pour éliminer le produit radioactif.
• Pour les femmes qui allaitent : expliquer d'arrêter d'allaiter pendant 24 h. Elles devront tirer le lait puis le jeter pendant cette durée en raison de la radioactivité du produit utilisé.

FICHE PHARMACOLOGIE

DÉRIVÉS NITRÉS – DÉRIVÉS NITRÉS D'ACTION IMMÉDIATE ET COURTE : FORMES PERLINGUALES

- **Trinitrine sublinguale**

NATISPRAY					
NATISPRAY 0,15 mg 1 à 2 pulv. sous la langue en cas de crise À répéter 1 à 2 fois si besoin	200 doses 0,15 mg (fl. 13,5 mL)	4,39	II	65 %	0,02
NATISPRAY 0,30 mg 1 à 2 pulv. sous la langue en cas de crise À répéter 1 à 2 fois si besoin	300 doses 0,30 mg (fl. 18 mL)	6,13	II	65 %	0,02
TRINITRINE SIMPLE LALEUF					
Traitement préventif ou curatif de l'angor : 1 pilule/ administration A répéter après 2 à 3 minutes si besoin	60 pilules. 0,15 mg	2,84	II	65 %	0,05

- **Isosorbide dinitrate**

ISOCARD					
1 à 2 pulv. sous la langue en cas de crise À répéter 1 à 2 fois si besoin	150 doses 1,25 mg (fl. 20 mL)	4,39	II	65 %	0,03

Propriétés

Vasodilatateurs veineux (et artériels à fortes doses) entraînant une réduction des besoins en O_2 du cœur. Vasodilatateur coronaire avec effet antispastique et redistribution du flux coronaire vers les zones ischémiques sous-endocardiques.
Résorption très rapide par voie perlinguale.
Trinitrine sublinguale : action en 1 à 2 min pendant 10 à 30 min.
Isosorbide dinitrate sublingual : action en 3 à 15 min pendant 1 h.

Indications

Traitement curatif de la crise d'angor.
Traitement préventif précritique de la crise d'angor.
NATISPRAY 0,30 : œdème aigu pulmonaire en complément des autres traitements usuels.

Contre-indications

Pas de contre-indication absolue.

Précautions d'emploi

Grossesse et allaitement : innocuité non établie.
Débuter à la plus faible posologie pour éviter des céphalées et recommander la position assise lors des pulvérisations pour éviter une hypotension orthostatique, notamment chez les personnes âgées.
En cas de cyanose inexpliquée, faire doser la méthémoglobinémie.

Effets indésirables

Céphalées en début de traitement mais disparaissant progressivement.
Hypotension notamment chez le sujet âgé.
Nausées, troubles digestifs.
Vasodilatation cutanée avec érythème.

Interactions médicamenteuses

Vasodilatateurs, **diurétiques** et **antihypertenseurs** peuvent majorer l'hypotension artérielle.

DÉRIVÉS NITRÉS D'ACTION PROLONGÉE

Dérivés nitrés d'action prolongée : formes orales

- **Isosorbide dinitrate**

RISORDAN					
10 à 80 mg/j en 2 à 3 prises à avaler sans croquer ni sucer	60 cp. séc. 20 mg	5,03	II	65 %	0,08
LANGORAN LP					
20 à 40 mg x 2 à 3 /j	60 gél. 20 mg 60 gél. 40 mg	3,26 5,11	II II	65 % 65 %	0,05 0,09

- **Isosorbide mononitrate**

MONICOR LP					
1 gél. x 2/j (toutes les 12 h)	30 gél. 20 mg 60 gél. 20 mg	3,64 6,42	II II	65 % 65 %	0,12 0,11
1 gél./j	30 gél. 40 mg 100 gél. 40 mg	6,00 HOP	II II	65 %	0,20
1 gél./j	30 gél. 60 mg	7,90	II	65 %	0,26

Propriétés

Vasodilatateurs veineux (et artériels à fortes doses) entraînant une réduction des besoins en O_2 du cœur. Vasodilatateur coronaire avec effet antispastique et redistribution du flux coronaire vers les zones ischémiques sous-endocardiques.

Action en 15 à 60 min mais prolongée de 4 à 24 h selon les produits et les formes galéniques.

Indications

Traitement de fond préventif des crises d'angor.

Traitement de l'insuffisance cardiaque gauche ou globale (en association aux autres thérapeutiques usuelles)

Contre-indications

Pas de contre-indication absolue.

Précautions d'emploi

La posologie efficace devra être atteinte progressivement en raison des risques d'hypotension artérielle et de céphalées intenses chez certains sujets.

La posologie quotidienne doit être adaptée à l'efficacité et à la tolérance du patient.

Ne pas arrêter brutalement en cas de traitement prolongé et à fortes doses.

Utiliser avec prudence en cas de cardiomyopathie obstructive (majoration du gradient intraventriculaire).

En cas de cyanose inexpliquée, faire doser la méthémoglobinémie.

Grossesse et allaitement : innocuité non établie.

Effets indésirables

Céphalées en début de traitement mais disparaissant progressivement.

Hypotension notamment chez le sujet âgé.

Nausées, troubles digestifs.

Vasodilatation cutanée avec érythème.
Possibilité d'épuisement thérapeutique.

Interactions médicamenteuses

Vasodilatateurs, **diurétiques** et **antihypertenseurs** peuvent majorer l'hypotension artérielle.

Dérivés nitrés d'action prolongée : dispositifs transdermiques

- **Trinitrine percutanée**

NITRIDERM TTS					
1 patch à coller sur la paroi latérale du thorax de 8 h à 20 h pour couvrir la journée ou de 20 h à 8 h pour couvrir la nuit	30 systèmes 5 mg 30 systèmes 10 mg 30 systèmes 15 mg	14,34 15,56 16,80	II II II	65 % 65 % 65 %	0,48 0,52 0,56
DISCOTRINE					
Idem *NITRIDERM TTS*	30 systèmes 5 mg 30 systèmes 10 mg 30 systèmes 15 mg	14,34 15,56 16,80	II II II	65 % 65 % 65 %	0,48 0,52 0,56
DIAFUSOR					
Idem *NITRIDERM TTS*	30 systèmes 5 mg 100 systèmes 5 mg 30 systèmes 10 mg 100 systèmes 10 mg 30 systèmes 15 mg	14,34 HOP 15,56 HOP 16,80	II II II II II	65 % 65 % 65 %	0,48 0,52 0,56
CORDIPATCH					
Idem *NITRIDERM TTS*	30 systèmes 5 mg 30 systèmes 10 mg	14,34 15,56	II II	65 % 65 %	0,48 0,52
TRINIPATCH					
Idem *NITRIDERM TTS*	30 systèmes 5 mg 30 systèmes 10 mg 30 systèmes 15 mg	14,34 15,56 16,80	II II II	65 % 65 % 65 %	0,48 0,52 0,56
EPINITRIL					
Idem *NITRIDERM TTS*	30 systèmes 5 mg 30 systèmes 10 mg 30 systèmes 15 mg	14,34 15,56 16,80	II II II	65 % 65 % 65 %	0,48 0,52 0,56

Propriétés

Vasodilatateurs veineux (et artériels à fortes doses) entraînant une réduction des besoins en O_2 du cœur. Vasodilatateur coronaire avec effet antispastique et redistribution du flux coronaire vers les zones ischémiques sous-endocardiques. Résorption percutanée avec passage transdermique à vitesse constante.

Indications

Traitement de fond préventif des crises d'angor.

Contre-indications

Hypersensibilité aux **dérivés nitrés**. Cardiomyopathie obstructive. Hypertension intracrânienne.

Précautions d'emploi

Devant la possibilité d'atténuation de l'effet thérapeutique en cas d'administration continue de **trinitrine transdermique**, il est recommandé de retirer le système pendant 12 h si un traitement antiangineux est associé.

La posologie efficace devra être atteinte progressivement en raison des risques d'hypotension artérielle et de céphalées intenses chez certains sujets.

Ne pas arrêter brutalement en cas de traitement prolongé et à fortes doses.

Enlever le système adhésif avant de réaliser un choc électrique externe.

En cas de cyanose inexpliquée, faire doser la méthémoglobinémie.

Grossesse et allaitement : innocuité non établie.

Effets indésirables

Réactions cutanées allergiques très rares.
Céphalées en début de traitement mais disparaissant progressivement.
Hypotension notamment chez le sujet âgé.
Nausées, troubles digestifs.
Vasodilatation cutanée avec érythème.
Possibilité d'épuisement thérapeutique.

Interactions médicamenteuses

Vasodilatateurs, diurétiques et antihypertenseurs peuvent majorer l'hypotension artérielle.

MOLÉCULES APPARENTÉES AUX DÉRIVÉS NITRÉS

■ Molsidomine

CORVASAL					
Angor d'effort stable : 1/2 à 1 cp. à 2 mg x 3/j pendant les repas Angor d'effort sévère ou angor spontané ou angor sévère rebelle : 1 cp. à 4 mg x 3/j	30 cp. séc. 2 mg	4,80	I	65 %	0,16
	90 cp. séc. 2 mg	12,06	I	65 %	0,13
	100 cp. séc. 2 mg	HOP	I		
	30 cp. 4 mg	7,47	I	65 %	0,25
	100 cp. 4 mg	HOP	I		

Propriétés

Propriétés voisines de celles des **dérivés nitrés** d'action prolongée. Dénués d'effet dépresseur sur la contractilité, la conduction et la fréquence cardiaques. Dénués d'effet d'accoutumance significatif. Effet antiagrégant plaquettaire *in vitro*.

Indications

Traitement de fond préventif des crises d'angor de tout type.

Contre-indications

Hypotension artérielle sévère avec état de choc.

Précautions d'emploi

Grossesse et allaitement : innocuité non établie.

Débuter le traitement à faibles doses puis augmenter progressivement surtout chez les sujets âgés, insuffisants hépatiques, hypotendus, hypovolémiques ou traités par autres vasodilatateurs.

Effets indésirables

Céphalées et baisse tensionnelle modérées en début de traitement mais rapidement régressives. Exceptionnellement : hypotension orthostatique, troubles digestifs, vertiges, prurit.

Interactions médicamenteuses

Majoration de l'hypotension avec les autres traitements vasodilatateurs.

La substitution aux **dérivés nitrés** est plus logique que leur association en raison des propriétés voisines de ces 2 classes.

■ Nicorandil

ADANCOR					
À augmenter progressivement : 5 mg x 2/j pendant 1 sem. puis 10 à 20 mg x 2 /j	30 cp. séc. 10 mg	6,04	I	65 %	0,20
	30 cp. 20 mg	10,95	I	65 %	0,37

IKOREL					
Idem *ADANCOR*	30 cp. séc. 10 mg 30 cp. 20 mg	6,04 10,95	I I	65 % 65 %	0,20 0,37

Propriétés

Propriétés voisines de celles des **dérivés nitrés** d'action prolongée. Activateur des canaux potassiques. Effet coronarodilatateur et antispastique sans phénomène de vol coronaire ni de dépression de la contractilité ni d'échappement thérapeutique.

Indications

Traitement préventif des crises d'angor d'effort.

Contre-indications

Hypersensibilité au produit, hypotension artérielle, état de choc cardiogénique.

Précautions d'emploi

Grossesse et allaitement : innocuité non établie.

Éviter ou utiliser avec prudence chez les sujets hypovolémiques ou avec une pression artérielle systolique < 100 mmHg.

Débuter toujours à doses progressives à cause des céphalées fréquentes.

Effets indésirables

Céphalées fréquentes mais transitoires. Rarement vertiges, troubles digestifs, palpitations, flush facial, hypotension et/ou tachycardie, aphtoses ou ulcérations buccales.

Interactions médicamenteuses

Potentialisation de l'effet hypotenseur des **bêtabloquants**, des **inhibiteurs calciques** et des **antidépresseurs tricycliques.**

Ne pas associer aux **dérivés nitrés** et apparentés.

AUTRES ANTIANGINEUX

■ Ivabradine

PROCORALAN					
Traitement de la maladie coronaire : 5 mg x 2/j à augmenter si besoin après 1 mois à 7,5 mg x 2/j Traitement de l'insuffisance cardiaque chronique : 5 mg x 2/j à augmenter si besoin après 15 j à 7,5 mg x 2/j	56 cp. 5 mg 100 cp. 5 mg 56 cp. 7,5 mg 100 cp. 7,5 mg	52,36 HOP 52,36 HOP	I I I I	65 % 65 %	0,94 0,94

Propriétés

Diminue la fréquence cardiaque par inhibition sélective du courant pacemaker au niveau du nœud sinusal.

Indications

Traitement symptomatique de l'angor stable chronique chez les patients en rythme sinusal:

• avec une contre-indication ou intolérance aux **bêtabloquants** ;

• ou en association aux **bêtabloquants** chez des patients insuffisamment contrôlés par un bêtabloquant à dose optimale et dont la FC reste > 60/min

Traitement de l'insuffisance cardiaque chronique de classe II à IV NYHA avec dysfonction systolique chez des patients en rythme sinusal dont la FC est ≥ 75/min en association au traitement standard avec **bêtabloquant** ou en cas de contre-indication à un **bêtabloquant**.

Contre-indications

Hypersensibilité à l'**ivabradine**.

Bradycardie < 50/min, choc cardiogénique, hypotension artérielle < 90/50 mmHg.

IDM aigu, angor instable, BAV 3, IC instable.

Grossesse, allaitement.

Déficit en lactase, malabsorbtion glucose ou galactose.

Précautions d'emploi

Utilisation déconseillée en cas d'arythmie, de BAV 2 de bradycardie < 60/min, d'AVC récent.

Effets indésirables

Bradycardie, élévation uricémie et éosinophilie.

BAV 1, extrasystoles ventriculaires et supraventriculaires, palpitations.
Diarrhée, céphalées, vertiges, dyspnée.
Phosphènes.

Interactions médicamenteuses

Association fortement déconseillée avec **inhibiteurs calciques** bradycardisants tels que **vérapamil** et **diltiazem**.
Éviter l'association avec des molécules allongeant l'intervalle QT.

■ Trimétazidine

VASTAREL					
1 cp. x 3/j 60 gttes buv./j en 3 prises aux repas	60 cp. 20 mg 1200 gttes fl. 60 mL 20 mg/mL		II II	NR NR	
1 cp. matin et soir	60 cp. 35 mg à libération modifiée		II	NR	

Propriétés

Effet anti-ischémique cellulaire.

Indications

Traitement prophylactique d'appoint des crises d'angine de poitrine.
Traitement d'appoint des atteintes vasculaires chorio-rétiniennes.
Traitement d'appoint des vertiges d'origine vasculaire, vertiges de Ménière, acouphènes.

Contre-indications

Aucune.

Précautions d'emploi

Aucune.

Effets indésirables

Pas d'effets indésirables connus.

Interactions médicamenteuses

Aucune.

BÊTABLOQUANTS – BÊTABLOQUANTS CARDIOSÉLECTIFS

Bêtabloquants cardiosélectifs avec activité sympathique intrinsèque (ASI)

■ Acébutolol

SECTRAL					
Angor et troubles du rythme : 400 à 800 mg/j en 3 prises/j de préférence Infarctus : 200 mg matin et soir HTA : 400 mg/j en 1 prise le matin ou 200 mg matin et soir	30 cp. séc. 200 mg 90 cp. séc. 200 mg 30 cp. séc. 400 mg 90 cp. séc. 400 mg 1 mL sol. buv. 40 mg/mL	6,02 16,84 11,21 31,55 18,90	I I I I I	65 % 65 % 65 % 65 % 65 %	0,20 0,19 0,37 0,35 18,90
SECTRAL LP Angor : 1 cp./j le matin Ne pas croquer ni broyer	28 cp. LP 500 mg	18,95	I	65 %	0,68

■ Céliprolol

CÉLECTOL					
HTA et angor : 1 cp. le matin à jeun/j. Max 3 cp./j	28 cp. séc. 200 mg 84 cp. séc. 200 mg	10,07 28,35	I I	65 % 65 %	0,36 0,34

Les bêtabloquants utilisés dans l'insuffisance cardiaque sont traités dans le chapitre Insuffisance cardiaque.

Bêtabloquants cardiosélectifs sans ASI

■ Métoprolol

LOPRESSOR					
HTA : 1 cp. 200 mg le matin ou 1 cp. 100 mg matin et soir/j. Ne pas croquer Infarctus : dès J1, 50 mg/6 h pendant 48 h puis 200 mg/j en 2 ou 3 prises en dose d'entretien Angor : 50 à 100 mg/j en 1 ou 2 prises/j Troubles du rythme : 100 à 200 mg/j en 2 à 3 prises/j Migraine : 100 à 200 mg/j Éréthisme cardiaque : 100 mg/j	30 cp. séc. 100 mg 90 cp. séc. 100 mg 30 cp. séc. LP 200 mg 90 cp. séc. LP 200 mg	3,07 8,08 7,74 21,76	I I I I	65 % 65 % 65 % 65 %	0,10 0,09 0,26 0,24
SELOKEN					
Idem *LOPRESSOR*	30 cp. séc. 100 mg 30 cp. LP 200 mg 90 cp. LP 200 mg	4,39 7,74 21,76	I I I	65 % 65 % 65 %	0,15 0,26 0,24

■ Bisoprolol

DETENSIEL					
HTA : 10 mg/j le matin voire 20 mg si HTA sévère Angor : 10 mg/j en 1 prise voire 20 mg si angor sévère	30 cp. 10 mg 50 cp. 10 mg 90 cp. 10 mg	6,33 HOP 17,74	I I I	65 % 65 %	0,21 0,20

■ Bétaxolol

KERLONE					
HTA et angor : 20 mg/j en 1 prise	28 cp. séc. 20 mg 84 cp. séc. 20 mg	12,57 35,38	I I	65 % 65 %	0,45 0,42

Aténolol

TÉNORMINE					
HTA : 100 mg/j le matin Angor et troubles du rythme : 100 à 200 mg/j Infarctus phase aiguë : en relais de la forme IV, 50 mg *per os* 15 min après l'inj. renouvelés 12 h après À partir de H24 : 100 mg/j *per os* en 1 prise/j Réduire la posologie de 50 % environ si insuffisance rénale sévère	30 cp. séc. 50 mg 90 cp. séc. 50 mg 30 cp. séc. 100 mg 90 cp. séc. 100 mg	4,45 12,17 8,58 24,14	I I I I	65 % 65 % 65 % 65 %	0,15 0,14 0,29 0,27
TÉNORMINE injectable inj. IV lente sous contrôle tensionnel et ECG Infarctus phase aiguë : 5 à 10 mg (1 mg/min) à injecter très précocement avant H12 puis relais *per os*	5 amp. 5 mg/10 mL	HOP	I		
BETATOP					
Idem *TÉNORMINE*	28 cp. 50 mg 28 cp. 100 mg	3,65 5,99	I I	65 % 65 %	0,13 0,21

Nébivolol

NÉBILOX					
HTA : 5 mg/j Insuffisance cardiaque chronique : posologie initiale progressive 1,25 mg/j 1re sem., puis 2,5 et 5 mg/j les 2 et 3e sem. (max. 10 mg/j en une prise)	30 cp. quadriséc. 5 mg 90 cp. quadriséc. 5 mg	10,76 30,30	I I	65 % 65 %	0,36 0,34
TEMERIT					
Idem *NÉBILOX*	30 cp. quadriséc. 5 mg 90 cp. quadriséc. 5 mg	10,76 30,30	I I	65 % 65 %	0,36 0,34

BÊTABLOQUANTS NON CARDIOSÉLECTIFS

Bêtabloquants non cardiosélectifs sans ASI

Propranolol

AVLOCARDYL					
HTA, angor, cardiomyopathie obstructive : 2 cp. x 2/j en moyenne Infarctus : 1 cp. x 4/j pendant 2 à 3 j à instituer entre J5 et J21 après l'épisode aigu, puis 2 cp. x 2/j Troubles du rythme, hyperthyroïdie : 1 à 2 cp./j Migraines, algie face, tremblements : 1 à 3 cp./j Tachycardie, palpitations émotionnelles : 1 cp. 60 min avant la situation stressante	50 cp. séc. 40 mg	3,56	I	65 %	0,07
HTA, angor, cardiomyopathie obstructive, traitement d'entretien après infarctus : 1 gél./j le matin Prévention de la rupture de varices œsophagiennes : 1 gél./j le matin. Se fonder sur la fréquence cardiaque qui doit diminuer de 25 % sous traitement	30 gél. LP 160 mg 90 gél. LP 160 mg	8,32 23,41	I I	65 % 65 %	0,28 0,26

Nadolol

CORGARD					
HTA, angor : 1 cp./j le matin Troubles du rythme, hyperthyroïdie : 1/2 à 1 cp./j le matin Cardiomyopathie obstructive : 1 à 4 cp./j en 1 ou plusieurs prises Réduire la posologie en cas d'insuffisance rénale en espaçant les prises	28 cp. séc. 80 mg	5,68	I	65 %	0,20

Timolol

TIMACOR					
HTA : 10 à 30 mg/j en 1 à 3 prises Angor : 15 à 45 mg/j Traitement au long cours après infarctus : 10 mg x 2/j	30 cp. séc. 10 mg	4,98	I	65 %	0,17

Tertatolol

ARTEX					
HTA : 1 cp./j le matin Si insuffisance hépatique : 1/2 cp./j	30 cp. séc. 5 mg	12,09	I	65 %	0,40

■ Sotalol

SOTALEX					
Prévention des récidives des tachycardies supraventriculaires et ventriculaires : initialement 80 mg/j, puis 160 à 320 mg/j en moyenne en 2 prises Posologie à diminuer en cas d'insuffisance rénale	30 cp. séc. 80 mg 30 cp. séc. 160 mg	3,28 5,41	I I	65 % 65 %	0,11 0,18

■ Labétalol

TRANDATE					
HTA : 400 à 800 mg/j en 2 prises	30 cp. séc. 200 mg 180 cp. séc. 200 mg	6,29 33,03	I I	65 % 65 %	0,21 0,18
TRANDATE injectable Urgence hypertensive : 1 mg/kg en IV en 1 min à répéter si besoin après 10 min puis relais *per os* : 200 à 400 mg/6 h, ou par perfusion IV : 0,1 à 0,3 mg/kg/h selon sévérité de l'HTA	5 amp. 100 mg/20 mL	HOP	I		

Bêtabloquants non cardiosélectifs avec ASI

■ Pindolol

VISKEN					
HTA : 15 mg/j en moyenne en 1 à 3 prises/j Dose maximale par prise : 30 mg Dose maximale par jour : 60 mg Angor : 15 mg/j en moyenne en 1 à 3 prises/j Troubles du rythme : 5 à 15 mg/j Hyperthyroïdie, cardiomyopathie obstructive : 5 à 15 mg/j en 1 à 3 prises/j	90 cp. séc. 5 mg	8,24	I	65 %	0,09
VISKEN-QUINZE					
HTA et angor : 1 cp./j le matin	30 cp. séc. 15 mg 90 cp. séc. 15 mg	10,86 30,56	I I	65 % 65 %	0,36 0,34

Propriétés

Antagonistes compétitifs et spécifiques des catécholamines au niveau des récepteurs β-adrénergiques.

DIFFÉRENTS BÊTABLOQUANTS

On distingue les **β-bloquants** :

• cardiosélectifs : blocage préférentiel des récepteurs β_1-cardiaques et respect relatif des récepteurs β_2-extracardiaques (muscles lisses bronchiques et vasculaires). Toutefois, la cardiosélectivité n'est pas absolue et ces **β-bloquants** peuvent provoquer des crises d'asthme à fortes doses ;

• non cardiosélectifs : blocage des récepteurs β_1-cardiaques et des récepteurs β_2-extracardiaques responsables d'une bronchoconstriction, d'une vasoconstriction, d'une augmentation des sécrétions et du péristaltisme digestifs et de perturbations métaboliques.

On distingue aussi les **β-bloquants** par :

- leur activité sympathomimétique intrinsèque (ASI) ou non. La présence d'une ASI entraîne une bradycardie moindre au repos, moins d'effets broncho- ou vasoconstricteurs, moins de perturbations métaboliques. Les **β-bloquants avec ASI sont inefficaces dans la migraine** ;
- leur effet stabilisant de membrane ou non : pas de traduction clinique.

On distingue aussi les **β-bloquants** :

- liposolubles : métabolisme hépatique, contre-indiqués en cas d'insuffisance hépatocellulaire sévère. Effets indésirables centraux : cauchemars, insomnies, syndrome dépressif ;
- hydrosolubles : élimination rénale, posologie à adapter, voire contre-indication en cas d'insuffisance rénale sévère. Pas d'effet central ;
- mixtes : métabolisme hépatique et élimination rénale.

Propriétés supplémentaires propres à certains **β-bloquants** :

- *CÉLECTOL* : activité β_2-agoniste, effet α_2-bloquant faible ;
- *TRANDATE* : effet α_1-bloquant postsynaptique modéré au niveau des vaisseaux ;
- *SOTALEX* : effet antiarythmique supplémentaire de classe III ;
- *NÉBILOX, TEMERIT* : antagonistes sélectifs et compétitifs des récepteurs β1 cardiaques et propriétés vasodilatatrices modérées.

Propriétés des β-bloquants

DCI	CARDIO-SÉLECTIVITÉ	ASI	TYPE D'ÉLIMINATION	PROPRIÉTÉS PARTICULIÈRES SUPPLÉMENTAIRES
Acébutolol	Oui	Oui, modérée	Hép/Rén	
Céliprolol	Oui	Oui, modérée	Hép/Rén	Activité β2-agoniste. Effet α2-bloquant faible
Métoprolol	Oui	Non	Hép	
Aténolol	Oui, bonne	Non	Rén	
Nébivolol	Oui, très bonne	Non	Rén	Propriété vasodilatatrice
Bisoprolol	Oui, très bonne	Non	Rén	
Bétaxolol	Oui, bonne	Non	Rén	
Pindolol	Non	Oui, importante	Hép/Rén	
Propranolol	Non	Oui, assez importante	Hép	
Nadolol	Non	Non	Rén	
Timolol	Non	Non	Rén	
Tertatolol	Non	Non	Rén	
Sotalol	Non	Non	Rén	Effet antiarythmique de classe III
Labétalol	Non	Non	Hép/Rén	α1-bloquant post-synaptique
Carvédilol	Oui	Non	Rén	Activité α-bloquante supplémentaire

EFFETS CLINIQUES

Effets cardiovasculaires : réduction de la fréquence cardiaque, ralentissement de la conduction auriculo-ventriculaire, réduction de la contractilité myocardique, réduction du débit cardiaque, réduction de la consommation d'oxygène du myocarde au repos et à l'effort, effet antihypertenseur.

Effets extracardiaques provoqués surtout par les **β-bloquants non cardiosélectifs** : bronchoconstriction, vasoconstriction, hypoglycémie, freinage de la sécrétion de rénine, diminution de la production d'humeur aqueuse, augmentation des sécrétions et du péristaltisme digestifs, perturbations métaboliques avec augmentation des triglycérides et diminution du rapport HDL cholestérol/cholestérol total.

Indications

- Hypertension artérielle (HTA).
- Prophylaxie des crises d'angor d'effort.
- Angor instable/IDM ST-.
- Infarctus du myocarde ST+ à la phase aiguë.
- Traitement au long cours après infarctus (réduction des récidives ischémiques et de la mortalité essentiellement par mort subite).
- Insuffisance cardiaque chronique (**carvédilol**, **métoprolol**, **bisoprolol**, **nébivolol**). ***Cf.* Insuffisance cardiaque.**
- Traitement et prévention des tachycardies sinusales ou jonctionnelles, d'une cadence ventriculaire élevée dans les fibrillations et les flutters auriculaires. Traitement et prévention de certains troubles du rythme ventriculaires (extrasystolie ventriculaire, tachycardies ventriculaires).
- Signes fonctionnels des cardiomyopathies hypertrophiques et obstructives.
- Manifestations cardiovasculaires des hyperthyroïdies.
- Traitement de fond des migraines, algies faciales et tremblements essentiels.
- Prévention primaire (grades II et III) et secondaire (tous grades) de l'hémorragie digestive par rupture de varices œsophagiennes (**non cardiosélectifs** : **propranolol** et **nadolol**).
- Algodystrophies, trac (**propranolol**).

Contre-indications

Asthme et bronchopneumopathies chroniques obstructives (BPCO) sévères.

Insuffisance cardiaque décompensée, choc cardiogénique.

Angor de Prinzmetal pur.

Blocs auriculoventriculaires (BAV) des 2e et 3e degrés non appareillés.

Maladie du sinus (y compris bloc sino-auriculaire).

Bradycardies importantes (FC < 45-50/min).

Syndrome de Raynaud et troubles artériels périphériques dans leurs formes sévères.

Phéochromocytome non traité.

Hypotension artérielle ou orthostatique.

Précautions d'emploi

Ne jamais interrompre brutalement le traitement chez les angineux : risques de troubles du rythme graves, d'infarctus du myocarde et de mort subite. Idem dans l'HTA.

Utiliser avec prudence en cas d'asthme ou de BPCO modérés : préférer un cardiosélectif.

Utiliser avec prudence en cas de BAV de 1er degré. Surveillance de l'ECG.

En cas de troubles artériels périphériques, privilégier un cardiosélectif avec ASI pour ne pas aggraver les troubles.

En cas de phéochromocytome, associer toujours un **α-bloquant** pour éviter une crise hypertensive.

Chez le sujet âgé : respect absolu des contre-indications et surveillance étroite.

Chez le sujet diabétique : les signes annonçant une hypoglycémie, comme les palpitations et les sueurs, peuvent être masqués ; préférer un cardiosélectif et renforcer les contrôles glycémiques au début.

Utiliser avec prudence en cas d'antécédent de choc anaphylactique.

En cas d'insuffisance rénale ou hépatique : privilégier un **β-bloquant** non éliminé par l'organe insuffisant ou réduire la posologie.

En cas d'anesthésie générale : une prémédication d'**atropine** peut être utile. On ne doit plus systématiquement arrêter un **β-bloquant** avant une anesthésie. Il a été montré une réduction de la mortalité périopératoire quand on maintient un traitement béta-bloquant.

Grossesse : les **β-bloquants** peuvent être prescrits si besoin. Pas d'effet tératogène connu. Surveiller le nouveau-né les 5 premiers jours (glycémie, fréquence cardiaque, état respiratoire).

Allaitement : passage dans le lait maternel. À éviter sauf le **propranolol** (passage très faible).

Effets indésirables

Fréquents : asthénie, refroidissement des extrémités, bradycardie modérée asymptomatique, troubles digestifs, impuissance dose-dépendante.

Rares mais imposant l'arrêt du traitement : bradycardie sévère symptomatique, chute tensionnelle, ralentissement de la conduction auriculo-ventriculaire ou aggravation d'un bloc auriculo-ventriculaire existant, insuffisance cardiaque, crise d'asthme, hypoglycémie, syndrome de Raynaud, aggravation d'une claudication intermittente existente, éruptions cutanées parfois psoriasiformes.

Divers : cauchemars (1 %), sécheresse lacrymale, aggravation du pronostic des chocs anaphylactiques, apparition d'anticorps antinucléaires mais exceptionnellement accompagnés d'un syndrome lupique cédant à l'arrêt du traitement, pneumopathies immunoallergiques exceptionnelles.

Interactions médicamenteuses

Association contre-indiquée : **floctafénine** (*IDARAC*).

Associations déconseillées :

- **amiodarone** (*CORDARONE*) ;
- **naftidrofuryl** injectable (*PRAXILÈNE*).

Associations nécessitant des précautions d'emploi :

- **Anesthésiques volatils halogénés.**
- **Inhibiteurs calciques** : **diltiazem**, **vérapamil** ; risque de bradycardie excessive. Avec les **dihydropyridines**, le risque est l'addition des effets inotropes négatifs des produits.
- **Antiarythmique de classe Ia** : surveillance clinique et ECG nécessaire.
- **Baclofène** (*LIORÉSAL*) : surveillance de la pression artérielle.
- **Insuline** et **sulfamides hypoglycémiants** : masquage des symptômes de l'hypoglycémie surtout au début de l'association ; prévenir le malade et renforcer la surveillance glycémique.
- **Lidocaïne** (*XYLOCARD*, *XYLOCAÏNE*) : décrit pour le **propranolol**, **métoprolol** et **nadolol**.
- **Produits de contraste iodés** : réduction sous **bêtabloquants** des réactions cardiovasculaires de compensation en cas de choc allergique aux produits iodés.
- **AINS**, **antidépresseurs tricycliques**, **neuroleptiques**, **corticoïdes**, **méfloquine** (*LARIAM*).
- **Cimétidine** et **inducteurs enzymatiques** : à utiliser prudemment avec les **β-bloquants liposolubles**.

ANGOR INSTABLE

FICHE MALADIE

DÉFINITION

L'angor, ou angine de poitrine, est une douleur thoracique correspondant à une ischémie myocardique. Le diagnostic est clinique. On parle d'angor instable en cas de déstabilisation d'un angor ancien ou en cas de première manifestation des symptômes.

CAUSES ET MÉCANISMES

Lorsqu'il existe une sténose, c'est-à-dire un rétrécissement, assez serrée sur une artère coronaire, une partie du cœur manque d'oxygène : c'est l'ischémie myocardique. Cette ischémie se traduit sur l'ECG par des modifications de la repolarisation (segment ST et ondes T négatives). Cliniquement, elle entraîne une douleur thoracique bien caractéristique, l'angor.

L'angor instable (premier événement ou modification des symptômes) traduit une évolution sur le réseau coronarien et constitue donc une urgence.

DIAGNOSTIC

SIGNES CLINIQUES

Douleur d'angor : constrictive, rétro-sternale en barre, irradiant dans le cou et les mâchoires et parfois vers le bras gauche. Elle est soulagée par la **trinitrine**.
On dit qu'il est instable dans plusieurs situations. Lorsque la douleur survient pour la première fois (*de novo*) ou lorsqu'elle survient au repos (de repos) ou bien encore lorsqu'il s'agit de douleurs anciennes qui se majorent (*crescendo*).

EXAMENS COMPLÉMENTAIRES

▶ ECG

Pendant la crise, on enregistre des troubles de la repolarisation : onde T négatives ou sous-décalage du segment ST dans au moins deux dérivations concordantes. À distance de la douleur, un ECG normal n'élimine pas le diagnostic.

▶ Biologie

Le dosage de la troponine est capital. Il s'agit d'une enzyme (protéine) contenue uniquement dans les cellules cardiaques. La présence dans le sang signifie qu'il existe une lyse (destruction) des cellules cardiaques. Une troponine élevée affirme l'origine cardiaque des douleurs et représente un facteur de gravité supplémentaire.

TRAITEMENT

Dans une unité de soins intensifs cardiaques (USIC) si la troponine est élevée, sinon dans un service de cardiologie classique.

- Systématiquement : trithérapie antithrombotique, *ASPIRINE*, **clopidogrel** (*PLAVIX*) et **héparine de bas poids moléculaire**.
- En fonction de la tolérance : **β-bloquant**, dérivés nitrés.
- Parfois, on ajoute un antiagrégant plaquettaire puissant : Anti-GpIIb/IIIa.

Très rapidement : coronarographie pour évaluer l'état coronarien et éventuellement traiter la lésion coupable (*cf.* Fiche technique, p. 22).

Lorsque les lésions ne se prêtent pas à un traitement par angioplastie, c'est-à-dire à une dilatation des artères coronaires avec la mise en place d'une prothèse (*stent*) (lésions multiples ou trop longues), il faut envisager un pontage. C'est une chirurgie cardiaque permettant d'amener du sang au myocarde en « court-circuitant » la zone rétrécie par un pont entre l'aorte et l'artère coronaire.

PRONOSTIC

Le degré de gravité est variable. Lorsque la troponine n'est pas élevée, il n'y a pas d'atteinte irréversible du myocarde. Une coronarographie permettra de traiter la lésion responsable et de ne laisser aucune séquelle. Dans d'autres cas, l'angor instable correspond à un état de « pré-infarctus » avec une troponine élevée et des destructions myocardiques irréversibles.

FICHE INFIRMIÈRE

EXAMENS

- Électrocardiogramme 17 dérivations (les 12 classiques et V3R, V4R, V7, V8, V9).
- Bilan biologique complet : ionogramme, numération-formule sanguine, TP-TCA, enzymes cardiaques (troponine, myoglobine, CPK), CRP.

SURVEILLANCE DU TRAITEMENT

SOINS – TRAITEMENT

- Repos au lit strict.
- Pose d'une voie veineuse de bon calibre (au moins 18 gauges : vert) avec 500 mL de G5 % par 24 h plus les ions selon la prescription.
- Installation du scope, du tensiomètre automatique et de l'oxymètre de pouls.
- Antiagrégants :
  – *ASPÉGIC*, 250 à 500 mg IVD ;

▶

– *PLAVIX*, 4 cp. *per os*.
- **Héparine** selon la prescription, en général **héparine de bas poids moléculaire** (HBPM) à dose efficace (par exemple, **enoxaparine** SC 0,1 mg/kg/12 h).
- **β-bloquant** en l'absence de contre-indication (insuffisance cardiaque, bradycardie).
- Dérivé nitré : par exemple, *LÉNITRAL* au pousse-seringue électrique.
- Anti-GPIIb/IIIa (*AGRASTAT*, *INTEGRILIN* et *RÉOPRO*) : ce sont des antiagrégants très puissants administrés par voie IV à la seringue électrique. Ils sont en général prescrits lorsque la troponine est élevée.

SURVEILLANCE CLINIQUE

- Interrogatoire : une reprise de la douleur, une dyspnée doit être immédiatement signalée.
- Pression artérielle et fréquence cardiaque : elles permettent d'apprécier la tolérance et l'efficacité du traitement **β-bloquant**.
- Avec les traitements antithrombotiques puissants qui sont mis en route, on doit rechercher et signaler tous les saignements, qu'ils soient bénins comme les gingivorragies ou potentiellement graves comme les rectorragies.
- En cas d'hospitalisation en USIC : surveillance scopique continue.

SURVEILLANCE BIOLOGIQUE

Numération, ionogramme, troponine, TCA, selon prescription.

EFFICACITÉ DU TRAITEMENT

Le traitement devra entraîner la disparition complète des douleurs et permettre de stabiliser les plaques d'athérome en attendant la coronarographie dans les meilleures conditions.

L'angor instable est une urgence. Il s'agit d'éviter à tout prix l'évolution vers l'infarctus et les séquelles irréversibles.

FICHE TECHNIQUE

CORONAROGRAPHIE

C'est un examen permettant, par cathétérisme artériel, d'injecter un produit de contraste (iode) dans les artères coronaires. On peut ainsi déceler les sténoses et les plaques d'athérome. Elle se pratique en salle de cathétérisme sous anesthésie locale par un médecin spécialisé. Une ponction artérielle permet d'introduire un guide qui remonte par l'aorte jusqu'aux artères coronaires.

En cas de sténose coronaire, on peut réaliser dans le même temps une angioplastie (dilatation) coronaire. Un ballonnet monté sur le guide jusqu'à l'artère coronaire atteinte est gonflé à l'endroit de la sténose. Il permet en quelque sorte d'élargir le passage. On met ensuite en place un *stent* (sorte de long ressort métallique) pour éviter la reformation de la sténose.

Elle peut être pratiquée en urgence extrême en cas d'infarctus ou un peu à distance des symptômes en cas d'angor instable.

La veille

- Vérification du dossier médical et des examens biologiques (notamment ionogramme avec créatininémie et bilan de coagulation).
- Recherche d'un terrain allergique, notamment à l'iode, qui devra être signalé au médecin.
- Rasage strict de la zone inguinale des deux côtés. Le rasage devra descendre jusqu'à mi-cuisse et remonter au-dessus du nombril.
- Douche bétadinée si pas d'allergie à l'iode ; sinon, préparation à l'*HIBISCRUB* et traitement préventif oral.
- À jeun à partir de minuit.

Contre-indications

Hypersensibilité au **fondaparinux**.
Saignement actif.
Endocardite bactérienne aiguë.
Insuffisance rénale sévère (clairance de la créatinine < 20 mL/min).
Déconseillé chez les moins de 17 ans et pendant la grossesse et l'allaitement.

Précautions d'emploi

Insuffisance rénale : contre-indiqué si clairance de la créatinine < 20 mL/min. Adaptation de la dose à 1,5 mg/j si clairance entre 20 et 30 mL/min.

Effets indésirables

Anémie.
Épistaxis, hémoptysie, hématurie, saignement intracrânien.
Purpura, troubles de la coagulation.
Céphalée, confusion, anxiété, vertige.
Dyspnée, toux.
Nausées, vomissements, gastrite, élévation des transaminases.
Rash, prurit.

Interactions médicamenteuses

Précaution si association avec des médicaments susceptibles d'augmenter le risque hémorragique (**fibrinolytiques, anti-GPIIbIIIa, HNF, HBPM, AINS, antiagrégants plaquettaires**).
Relais avec un autre anticoagulant :
• avec **HNF** ou **HBPM** : 1re injection 24 h après l'arrêt du **fondaparinux** ;
• avec **AVK** : poursuivre le **fondaparinux** jusqu'à obtention de l'INR cible.

■ Rivaroxaban

XARELTO					
Traitement préventif en cas de chirurgie de la hanche ou du genou : 10 mg/j en 1 prise Initier le traitement 6 à 10 h après l'intervention chirurgicale Durée du traitement : 2 à 5 sem. en fonction de la chirurgie	5 cp. 10 mg 10 cp. 10 mg 30 cp. 10 mg 100 cp. 10 mg 14 cp. 15 mg 28 cp. 15 mg 42 cp. 15 mg 100 cp. 15 mg	14,10 27,65 75,78 HOP 37,66 71,02 104,37 HOP	I I I I I I I I	65 % 65 % 65 % 65 % 65 % 65 % 65 % 	2,82 2,76 2,53 2,69 2,54 2,49
Traitement préventif et curatif des embolies pulmonaires ou des thromboses veineuses profondes 15 mg x 2/j en 2 prises pdt 21 j 20 mg x 1/j (ou 15 mg si IR modérée) à partir du 22e j	14 cp. 20 mg 28 cp. 20 mg 100 cp. 20 mg	37,66 71,02 HOP	I I I	65 % 65 % 	2,69 2,54

Les autres indications de ce médicament sont proposées dans le chapitre Inhibiteurs directs du facteur Xa (maladie thromboembolique artérielle).

■ Apixaban

ELIQUIS					
Traitement préventif en cas de chirurgie de la hanche et du genou : 2,5 mg x 2/j Initier le traitement 12 à 24 h après l'intervention chirurgicale Durée du traitement : 10 à 14 j pour une prothèse totale de genou et 32 à 38 j pour une prothèse totale de hanche	10 cp. 2,5 mg 20 cp. 2,5 mg 60 cp. 2,5 mg	13,42 26,30 72,21	I I I	65 % 65 % 65 %	1,34 1,32 1,20

Les autres indications de ce médicament sont proposées dans le chapitre Inhibiteurs directs du facteur Xa (maladie thromboembolique artérielle).

Propriétés

Inhibiteurs sélectifs du facteur Xa.
La biodisponibilité de l'**apixaban** est de l'ordre de 50 % alors que celle du **rivaroxaban** est comrise entre 80 et 100 % ; les concentrations maximales sont atteintes en 2 à 4 h.
La prise alimentaire n'a pas d'influence sur les paramètres pharmacocinétiques ; l'**apixaban** et le **rivaroxaban** peuvent donc être pris pendant comme en dehors des repas.

Indications

Prévention des évènements thromboemboliques veineux chez l'adulte dans un contexte post-chirurgical pour prothèse totale de hanche (PTH) ou de genou (PTG).
Prévention des accidents vasculaires cérébraux (AVC) et des embolies systémiques chez les patients adultes atteints de fibrillation atriale non valvulaire et présentant un ou plusieurs facteur(s) de risque.
Traitement préventif ou curatif des thromboses veineuses profondes et des embolies pulmonaires chez l'adulte.

Contre-indications

Hypersensibilité respectivement au **raviroxaban** ou à l'**apixaban**.
Saignement évolutif cliniquement significatif.
Pathologie hépatique associée à un trouble de l'hémostase.
Grossesse et allaitement.

Précautions d'emploi

Surveillance étroite pour la recherche de signes hémorragiques.

Effets indésirables

Les effets indésirables observés sont à remettre dans le contexte post-chirurgical du traitement puisqu'il est parfois difficile d'en déterminer la cause exacte.
Les effets indésirables observés sont les suivants : anémies, hémorragies, confusions et nausées. Parfois, augmentation des transaminases.

Interactions médicamenteuses

L'association de *XARELTO* ou d'*ELIQUIS* avec les inhibiteurs/inducteurs puissants du CYP 3A4 et/ou de la P-gp n'est pas recommandée. Les médicaments concernés sont les **antifongiques azolés** et les **inhibiteurs de la protéase** du VIH. Tout traitement concomitant avec un autre **anticoagulant** et/ou un **AINS** justifie une vigilance particulière en raison du risque de saignement accru.

INHIBITEUR DIRECT DE LA THROMBINE (ANTI-IIA) (MALADIE VEINEUSE)

■ Dabigatran étexilate

PRADAXA					
1 gél. 1 à 4 h après intervention puis 2 gél./j pdt 10 j (genou) ou 28 à 35 j (PTH) A > 18 ans : 110 mg x 2/j en 1 prise 75 mg x 2/j en 1 prise en cas d'ins. rénale modérée (Clce créat. 30-50 mL/min), sujet âgé, association à **amiodarone**	10 gél. 75 mg 30 gél. 75 mg 60 gél. 75 mg 10 gél. 110 mg 30 gél. 110 mg 60 gél. 110 mg	30,37 82,93 161,56 30,37 82,93 161,56	I I I I I I	65 % 65 % 65 % 65 % 65 % 65 %	3,04 2,76 2,69 3,04 2,76 2,69

Les autres indications de ce médicament sont proposés dans le chapitre Inhibiteur direct de la thrombine (anti-IIa) (maladie thromboembolique artérielle, p. 80).

Propriétés

Inhibiteur direct, puissant et réversible de la thrombine qui joue un rôle majeur dans la formation du thrombus.

Indications

Prévention primaire des évènements thromboemboliques veineux chez les patients adultes ayant bénéficié d'une chirurgie programmée du genou ou d'une prothèse totale de hanche.

Contre-indications

Hypersensibilité au **dabigatran étexilate**.
Trouble de la coagulation.
Insuffisance rénale sévère (clairance de la créatinine < 20 mL/min).
Saignement évolutif, lésion organique susceptible de saigner.
Insuffisance hépatique sévère.
Traitement par **quinidine**.
Grossesse et allaitement : déconseillé.

Effets indésirables

Anémie, thrombopénie, hémorragie.
Augmentation des ASAT, des ALAT, de la bilirubine.
Réaction allergique.

Interactions médicamenteuses

Augmentation du risque de saignement si association à d'autres **anticoagulants** (**HNF**, **warfarine**, **thrombolytiques**, **antiagrégants plaquettaires**).

INFARCTUS DU MYOCARDE

FICHE MALADIE

DÉFINITION

L'infarctus du myocarde est une nécrose ischémique d'une partie du myocarde (muscle cardiaque), presque toujours à la suite de la thrombose d'une artère coronaire.

CAUSES ET MÉCANISMES

L'infarctus est causé par l'occlusion complète d'une artère coronaire par un thrombus formé à la surface d'une plaque d'athérome rompue. Le myocarde dépendant de cette artère n'est plus vascularisé : c'est l'ischémie myocardique et l'atteinte est irréversible en l'absence de traitement.

DIAGNOSTIC

SIGNES CLINIQUES

L'infarctus est révélé par une douleur thoracique coronarienne typique, rétrosternale constrictive, irradiant dans les bras ou vers les mâchoires, non modifiée par la respiration. Cette douleur est résistante aux dérivés nitrés et est associée à un sus-décalage du segment ST supérieur à 2 mm dans 2 dérivations électrocardiographiques contiguës (*cf.* figure).
Ces deux conditions étant réunies, il n'y a pas besoin de confirmation biologique.

> L'infarctus est une urgence. Dès que le diagnostic est suspecté, il faut immédiatement prévenir le médecin en restant à côté du patient car des complications, y compris mortelles, peuvent survenir à tout moment.

L'infarctus du myocarde est pris en charge en USIC et le transport est assuré par le Samu.

TRAITEMENT

Il vise à désocclure au plus vite l'artère atteinte. Chaque minute compte. On doit recourir à l'angioplastie en urgence, idéalement dans les 3 premières heures, qui consiste à désobstruer mécaniquement l'artère occluse au moyen d'un ballonnet au cours d'une coronarographie.
Si l'angioplastie n'est pas disponible, on a recours à la thrombolyse qui vise à dissoudre le thrombus par injection IV d'un activateur du plasminogène (*cf.* Fiche technique, p. 29)

PRONOSTIC

On estime qu'un patient sur deux décède avant l'arrivée des secours (mort subite). Lorsqu'il est pris en charge en milieu hospitalier, la mortalité à 1 mois est de 15 %. Le pronostic est parfois encore plus sombre, notamment en cas de choc cardiogénique révélant un IDM étendu avec une mortalité à 1 mois atteignant 80 %.

Infarctus aigu

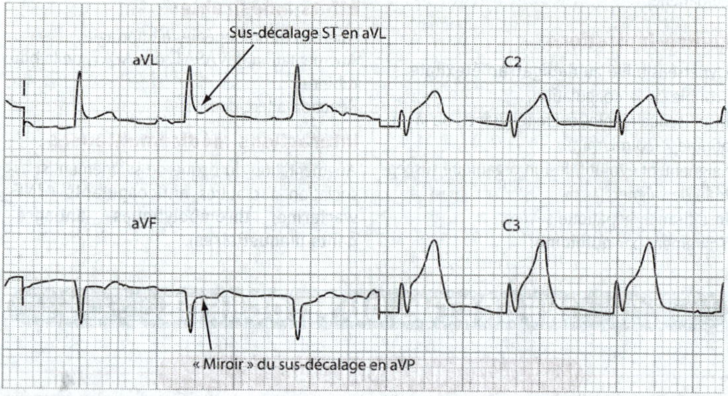

FICHE INFIRMIÈRE

EXAMENS

- Électrocardiogramme 17 dérivations (les 12 classiques et V3R, V4R, V7, V8, V9).
- Bilan biologique complet : ionogramme, numération-formule sanguine, TP-TCA.
- Enzymes cardiaques (troponine, myoglobine, CPK) sur un tube sec (à bouchon rouge en général), CRP.
- Échographie cardiaque transthoracique (ETT).

SURVEILLANCE DU TRAITEMENT

SOINS – TRAITEMENT

- Repos au lit strict.
- Pose de 2 voies veineuses de bon calibre (cathéter vert ou gris) avec 500 mL de G5 % par 24 h + les ions selon la prescription.
- Installation du scope, du tensiomètre automatique et de l'oxymètre de pouls. Vérifier la présence dans l'unité du chariot d'urgence comprenant un défibrillateur fonctionnel (si le patient est en USIC, le chariot d'urgence doit être toujours prêt).
- Administration rapide des traitements prescrits. La thérapeutique suivante est donnée à titre indicatif. Il est important de bien connaître les différentes classes thérapeutiques utilisées et leur mode d'administration dans l'urgence :
  – Antiagrégants : *ASPÉGIC* 250 à 500 mg IV et *PLAVIX* 4 cp. *per os*.
  – Anticoagulant : **héparine** selon la prescription, en général héparine non fractionnée 500 UI/kg à la seringue électrique.
  – β-bloquant, initialement IV puis relais *per os* : par exemple, *TÉNORMINE* 5 mg IV en l'absence de contre-indication (insuffisance cardiaque, bradycardie).
  – Antalgiques (souvent **morphine**) et anxiolytiques.

SURVEILLANCE

La surveillance doit être particulièrement stricte, aux soins intensifs, débutée dès l'arrivée du patient et poursuivie après revascularisation. Les complications surviennent essentiellement dans les 24 premières heures.

Clinique

• Interrogatoire : une reprise de la douleur, une dyspnée doivent être immédiatement signalées.

• Surveillance continue du rythme cardiaque au scope pour détecter la survenue de troubles du rythme ventriculaires, tachycardie ventriculaire voire fibrillation ventriculaire. La surveillance scopique permet aussi la détection de blocs auriculo-ventriculaires aigus. Il faut prévenir immédiatement le médecin de garde en cas de troubles du rythme ventriculaires : c'est une urgence vitale à très court terme.

• Pression artérielle et fréquence cardiaque horaire. Elles permettent d'apprécier la tolérance et l'efficacité du traitement **β-bloquant**, de détecter l'évolution vers le choc cardiogénique.

• Diurèse par 4 h.

• Avec les traitements antithrombotiques puissants qui sont mis en route, on doit rechercher et signaler tous les saignements, qu'ils soient bénins comme les gingivorragies, ou potentiellement graves comme les rectorragies. Après une angioplastie en urgence, on doit particulièrement surveiller le point de ponction fémoral ou radial (hématomes).

Biologique

Numération, ionogramme, troponine, TCA, selon prescription.

EFFICACITÉ DU TRAITEMENT

Le traitement permet la disparition de la douleur, la régression des signes à l'ECG. Dans certains cas, on peut paradoxalement voir apparaître transitoirement une majoration de la douleur et des signes électriques.

ÉDUCATION ET CONSEILS

Rassurer le patient, pour qui le passage aux soins intensifs est forcément anxiogène. Il faut savoir rester calme tout en étant efficace.

L'infarctus du myocarde est une urgence absolue. Des complications mortelles comme des troubles du rythme ventriculaires ou un choc cardiogénique peuvent survenir à tout moment.

FICHE TECHNIQUE

THROMBOLYSE

Les thrombolytiques sont des traitements visant à détruire le caillot dans l'artère coronaire et, ainsi, à reperméabiliser la zone infarcie. Ils doivent être administrés le plus précocement possible après le début de la douleur en l'absence de possibilité d'angioplastie primaire en urgence. C'est la raison pour laquelle ils sont souvent débutés par le Samu en attendant un transfert vers un centre disposant de la coronarographie. La thrombolyse est mise en route en cas de douleur thoracique évoluant depuis plus de 30 min avec sus-décalage du segment ST dans 2 dérivations concordantes.

ACTILYSE **(altéplase)**

Il est le plus utilisé.

• Préparation du produit : le principe actif et le solvant sont fournis à part. Il existe des flacons de 50 mg avec 50 mL de solvant qu'il faut mélanger sans faire mousser avant injection.

• Bolus d'**héparine** IV de 5 000 UI.

• Administration : 1,5 mg/kg au total. Débuter par 15 mg IVL puis passer le reste à la seringue électrique sur 90 min.

Surveillance

• Signes hémorragiques : jusqu'à 10 % de saignements mineurs (épistaxis, gingivorragies, etc.) et 4 % de saignements graves (hémorragies digestives voire intracrâniennes).

• Signes ischémiques : douleurs et signes électriques. Même après désocclusion, l'artère peut se ré-occlure.

FICHE PHARMACOLOGIE

THROMBOLYTIQUES

Streptokinase

STREPTASE					
IDM : 1 500 000 UI en perfusion IV continue sur 45 min Embolie pulmonaire massive : 250 000 UI en perfusion IV sur 30 min puis 100 000 UI/h pendant 24 h	1 fl. 250 000 UI 1 fl. 750 000 UI 1 fl. 1 500 000 UI	HOP HOP HOP	I I I		

Remarque : le lyophilisat doit être dissous dans un soluté glucosé à 5 % ou salé isotonique.

Altéplase

ACTILYSE					
IDM vu avant H6 : schéma accéléré 90 min : - 15 mg en bolus IV en 1 à 2 min - puis 0,75 mg/kg en perf. IV de 30 min sans dépasser 50 mg - puis 0,5 mg/kg en perf. IV de 60 min sans dépasser 35 mg IDM vu entre H6 et H12 : schéma 3 h : - 10 mg en bolus IV en 1 à 2 min - puis 50 mg en perfusion IV sur 1 h - puis 10 mg en perfusion IV de 30 min jusqu'à la dose maximale de 100 mg en 3 h Embolie pulmonaire aiguë massive : 10 mg en bolus IV en 1 à 2 min, puis 90 mg en perfusion IV sur 2 h	1 fl. pdre 10 mg + fl. solv. 10 mL 1 fl. pdre 20 mg + fl. solv. 20 mL 1 fl. pdre 50 mg + fl. solv. 50 mL	HOP HOP HOP	I I I		

Remarque : reconstituer le produit avec le solvant, mélanger sans agiter ni faire mousser et injecter dans les 30 min.

Rétéplase

RAPILYSIN					
IDM avant H12 : 10 U en bolus IV en 1 à 2 min puis 10 U en bolus IV en 1 à 2 min, 30 min plus tard	2 fl. pdre 10 U + ser. solv. 10 mL	HOP	I		

■ **Urokinase**

ACTOSOLV					
Posologie modérée : 2 000 UI/kg/h pendant 24 h et au-delà Posologie forte : 4 000 à 5 000 UI/kg/h pendant 12 h	1 fl. pdre 100 000 UI 1 fl. pdre 600 000 UI	HOP HOP	I I		

■ **Ténectéplase**

METALYSE					
IDM vu avant H6 : dose adaptée au poids sans dépasser 10 000 unités (50 mg) en un bolus IV unique de 10 s	1 fl. pdre 10 000 U	HOP	I		

Propriétés

Activation du système fibrinolytique physiologique en transformant le plasminogène inactif en plasmine active.

L'action protéolytique de la plasmine va s'exercer sur la fibrine du caillot pour le dissoudre et sur le fibrinogène circulant. L'efficacité est d'autant plus grande que le caillot est récent.

Indications

Infarctus du myocarde à la phase aiguë au mieux avant la 6e h du début de la douleur (**streptokinase**, **altéplase**, **ténectéplase**) ou avant H12 (**rétéplase**).

> Si administration antérieure de **streptokinase** et :
> • survenue d'une allergie au produit : **altéplase** ;
> • récidive d'IDM au-delà de J5 : **altéplase** ;
> • récidive d'IDM avant J5 : **streptokinase** possible.

Embolie pulmonaire aiguë massive avec instabilité hémodynamique (**streptokinase**, **altéplase**, **urokinase**).

Désobstruction des shunts artério-veineux chez les malades hémodialysés, thrombose de prothèse valvulaire cardiaque, occlusion artérielle et veineuse par thrombus récent en cas de traitement endovasculaire, restauration de perméabilité de cathéters endovasculaires (**streptokinase**, **urokinase**).

Accident vasculaire cérébral ischémique vu dans les trois premières heures après le début des symptômes neurologiques (**altéplase**).

Contre-indications

ABSOLUES

Pathologie intracrânienne connue (néoplasie, anévrisme), antécédent d'hémorragie cérébrale, chirurgie intracrânienne récente, chirurgie médullaire ou oculaire récente < 3 mois, traumatisme crânien ou cervical, HTA sévère non contrôlée (> 180/110 mmHg), accident vasculaire ischémique cérébral < 6 mois, hémorragie extériorisée viscérale, intervention chirurgicale < 10 j, altérations constitutionnelles ou acquises de l'hémostase, biopsie hépatique ou rénale ou aortographie par voie lombaire < 15 j, implantation de prothèse en *Dacron* < 2 mois, suspicion de dissection aortique.

En cas de traitement par **streptokinase** : allergie à la **streptokinase**, infection streptococcique < 12 mois, utilisation de ce produit dans les 6 derniers mois.

RELATIVES

Âge > 70 ans, hypertension artérielle modérée, ulcère digestif ou cirrhose ne saignant pas, rétinopathie diabétique sévère, massage cardiaque, atteinte hépatocellulaire ou rénale sévère, endocardite, péricardite, traumatisme récent peu important, pancréatite aiguë.

Grossesse : traitement par **streptokinase** contre-indiqué avant le 5e mois et en *post-partum* immédiat. Les autres **thromboly-**

tiques sont contre-indiqués pendant toute la durée de la grossesse.

Allaitement : contre-indiqué.

Précautions d'emploi

À administrer en milieu médicalisé spécialisé avec des moyens de surveillance et de réanimation adéquats (Samu, en phase préhospitalière, unités de réanimation).

Évaluer pour chaque patient le rapport bénéfice/risque hémorragique surtout en cas de contre-indications relatives.

Les injections intramusculaires et ponctions artérielles non compressibles sont contre-indiquées en cours de traitement.

Si traitement par **AVK** ou **héparine** au préalable, arrêter puis compenser ou neutraliser le déficit.

Surveillance du traitement : *cf.* Encadré, p. 32.

Traitement associé : **aspirine** et **héparine standard** sont associées avec des protocoles précis.

Effets indésirables

RISQUE HÉMORRAGIQUE

- Hémorragies mineures (5 à 10 %). Gingivorragies, épistaxis, saignements aux points de ponction, hématomes cutanés.
- Hémorragies majeures (4 à 5 %). Hémorragies intracrâniennes (0,5 %), artérielles périphériques, digestives, urogénitales, rétropéritonéales.

RÉACTIONS ALLERGIQUES

- Uniquement avec la **streptokinase**.
- Surviennent de façon transitoire en début de traitement : hypotension, tachycardie, fièvre, frissons, myalgies, nausées, vomissements, éruption cutanée, hyperleucocytose à polynucléaires neutrophiles.
- Rarement, choc anaphylactique.

Interactions médicamenteuses

Risque hémorragique accru en cas de traitement anticoagulant oral ou injectable ou antiagrégant plaquettaire associé.

Ne pas mélanger à d'autres substances médicamenteuses dans le flacon ni dans une perfusion.

TRAITEMENT D'UNE HÉMORRAGIE GRAVE NON CONTRÔLÉE

Arrêt du traitement thrombolytique, de l'**aspirine** et de l'**héparine**.

Compression prolongée des abords vasculaires.

Traitement antifibrinolytique : **acide tranexamique** en IV lente (*cf.* **Hémostatiques généraux en cardiologie**).

Neutralisation de l'**héparine** circulante par la **protamine**.

Correction des anomalies par transfusion selon les besoins (fibrinogène, plasma frais congelé, culots globulaires).

SURVEILLANCE DU TRAITEMENT THROMBOLYTIQUE

Elle comprend :

- la surveillance de l'efficacité du traitement avec l'apparition de critères de reperméabilisation coronaire : l'incidence de la reperméabilisation coronaire est de 50 à 75 % dans les 3 premières heures selon le **thrombolytique** utilisé ;
- la surveillance de la tolérance du traitement.

1. Clinique : disparition de la douleur angineuse. En cas de récidive angineuse (= réocclusion dans 15 % des cas), une coronarographie est réalisée pour pratiquer une angioplastie de sauvetage.
2. ECG : diminution voire disparition du sus-décalage du segment ST. Arythmies ventriculaires de reperfusion (extrasystoles ventriculaires, tachycardie ventriculaire, rythme idioventriculaire accéléré). Troubles conductifs. ECG pendant la perfusion, à la fin de la perfusion puis toutes les 4 h pendant 24 h.
3. Biologie : CPK avec fraction CPKMB, myoglobine, troponine. Le pic de CPK est plus précoce (< 4e h) qu'en cas d'IDM d'évolution spontanée. NFS, plaquettes, TP, TCA, fibrinogène/6 h pendant 24 h.
4. Surveillance de la tolérance : surveillance des points de ponction, signes hémorragiques latents ou patents.

Échocardiographie + Doppler pour évaluer la fonction systolique VG au décours de la perfusion et éliminer un épanchement péricardique.

SCORE D'OCCLUSION DE L'ARTÈRE RESPONSABLE DE L'IDM ÉVALUÉ À LA CORONAROGRAPHIE

TIMI *(Thrombolysis In Myocardial Infarction)* 0
- absence complète de flux au-delà de l'obstruction.

TIMI 1
- passage du produit de contraste au-delà de la sténose sans opacification complète du lit d'aval.

TIMI 2
- passage du produit de contraste au-delà de la sténose,
- opacification complète du lit d'aval,
- vitesse de lavage ralentie.

TIMI 3
- TIMI 2 mais vitesse de lavage non ralentie.

ANTIAGRÉGANTS PLAQUETTAIRES

Acide acétylsalicylique

ASPÉGIC					
Voir posologie quotidienne recommandée dans « INDICATIONS »	20 sach. N. 100 mg 20 sach. E. 250 mg	2,20 2,28		65 % 65 %	0,11 0,11
KARDÉGIC					
Voir posologie quotidienne recommandée dans « INDICATIONS » Phase aiguë des syndromes coronaires aigus : 1 inj. unique de 250 ou 500 mg en IVD le plus rapidement possible, en dose de charge	30 sach. 75 mg 30 sach. 160 mg 30 sach. 300 mg 20 fl. 500 mg/5 mL	2,95 2,95 2,95 HOP		65 % 65 % 65 %	0,10 0,10 0,10

Clopidogrel

PLAVIX					
Initiation : dose de charge de 1 cp. à 300 mg dans le cadre d'un évènement aigu comme un infarctus du myocarde Entretien : 1 cp./j à 75 mg	30 cp. 75 mg 50 cp. 75 mg 30 cp. 300 mg	33,84 HOP HOP	I I I	65 %	1,13

Ticlopidine

TICLID					
1 cp. x 2/j pendant les repas	30 cp. 250 mg	26,11	I	65 %	0,87

Acide acétysalicylique + clopidogrel

DUOPLAVIN					
1 cp./j	30 cp. 75 mg acide acétylsalicylique + 75 mg clopidogrel	24,92	I	65 %	0,83

■ **Flurbiprofène**

CEBUTID					
1 cp. x 2/j pendant les repas	30 cp. 50 mg	3,60	II	65 %	0,12

■ **Dipyridamole**

PERSANTINE					
300 mg/j en moyenne à répartir dans la journée Explorations fonctionnelles cardiovasculaires : 0,5 mg/kg en perfusion IV	30 cp. 75 mg 10 amp. 2 mL = 10 mg	 HOP	II I	NR	
CLERIDIUM					
300 mg/j en moyenne à répartir dans la journée	60 cp. séc. 150 mg		II	NR	

■ **Acide acétylsalicylique + dipyridamole**

ASASANTINE LP					
1 gél. x 2/j	60 gél. 200 mg/ 25 mg 300 gél. 200 mg/ 25 mg	14,56 HOP	II	65 %	0,24

Propriétés

• **Aspirine** : inhibition irréversible de la cyclo-oxygénase plaquettaire entraînant une absence de synthèse de thromboxane A2, activateur plaquettaire et vasoconstricteur.

• **Ticlopidine** et **clopidogrel** : inhibition irréversible de l'agrégation plaquettaire induite par l'ADP qui est un activateur plaquettaire.

• **Flurbiprofène** : inhibition réversible (24 h) de la cyclo-oxygénase plaquettaire entraînant un défaut de synthèse de thromboxane A2.

• **Dipyridamole** : inhibition de la phosphodiestérase plaquettaire entraînant une augmentation du taux d'AMPc intraplaquettaire.

Indications

Aspirine

Les posologies sont en mg/j :

• Traitement de l'IDM à la phase aiguë, thrombolysé ou non (160 à 325 mg).

• Prévention secondaire post-IDM (160 à 325 mg).

• Angor stable et angor instable (160 à 325).

• Prévention des occlusions coronaires après pontage (325 ou plus), angioplasties ou stents (160 à 325 mg).

• Prévention des récidives d'accident ischémique cérébral (75 à 1 300 mg).

• Prothèse valvulaire mécanique en association avec un traitement par **AVK** (100 mg).

• Fibrillation auriculaire (325 mg).

• Chirurgie carotidienne (80 à 650 mg).

Clopidogrel

Le clopidogrel est indiqué dans la prévention des événements athérothrombotiques (liés à l'athérothrombose) :

• Chez les patients adultes souffrant d'un infarctus du myocarde (datant de quelques jours à moins de 35 jours), d'un accident vasculaire cérébral ischémique (datant de plus de 7 jours et de moins de 6 mois) ou d'une artériopathie oblitérante des membres inférieurs établie.

Le clopidogrel est également indiqué, en association à l'**aspirine** :

• Dans la prévention des événements athérothrombotiques chez les patients adultes souffrant d'un syndrome coronaire aigu (angor instable, infarctus du myocarde) avec ou sans sus-décalage du segment ST y compris les patients bénéficiant d'une angioplastie coronaire avec pose de stent,éligibles à un traitement thrombolytique.

• Dans la prévention des événements athérothrombotiques et thromboemboliques chez les patients adultes souffrant de fibrillation auriculaire, qui présentent au moins un facteur de risque d'événements vasculaires, qui ne peuvent être traités par un **antivitamine K** et qui présentent un faible risque de saignements.

Ticlopidine

• Prévention des complications thrombotiques artérielles après un premier accident vasculaire cérébral lié à l'athérosclérose.

• Prévention des accidents ischémiques majeurs (ex. : coronariens) chez les patients souffrant d'une artérite des membres inférieurs.

• Contre-indication vraie à l'**aspirine**.

• Thromboembolies récurrentes sous **aspirine**.

Flurbiprofène

Prévention secondaire après IDM et après désobstruction coronaire au cas où l'**aspirine** est temporairement contre-indiquée (ex. : chirurgie programmée).

Dipyridamole

Prévention des accidents thromboemboliques systémiques sur valves cardiaques ou après pontage en association avec les **antivitamines K** ou l'**aspirine**.

Contre-indications

Générales

Ulcère gastroduodénal évolutif.

Maladies hémorragiques, risque hémorragique.

Allergie connue à la molécule.

Particulières

Ticlopidine : antécédents hématologiques.

Flurbiprofène : insuffisance hépatocellulaire sévère, insuffisance rénale sévère.

Dipyridamole : à la phase aiguë d'un IDM.

Grossesse : **aspirine** contre-indiquée au 3e trimestre, **ticlopidine** et **dipyridamole** contre-indiqués pendant toute la grossesse, **flurbiprofène** contre-indiqué aux 1er et 3e trimestres.

Allaitement : contre-indiqué.

Précautions d'emploi

Aspirine : à utiliser avec précaution en cas d'antécédents d'hémorragie digestive. À arrêter 8 j avant une chirurgie lourde programmée et à remplacer par le **flurbiprofène** jusqu'à la veille de la chirurgie.

Ticlopidine : surveillance hématologique (NFS + plaquettes avant traitement puis tous les 15 j pendant les 3 premiers mois puis 15 j après l'arrêt). Arrêter 8 j avant une chirurgie lourde programmée.

Clopidogrel : pas de surveillance hématologique.

Flurbiprofène : utiliser avec précaution si antécédents d'hémorragie digestive ou d'ulcère.

Dipyridamole : augmentation progressive de la posologie.

Effets indésirables

Aspirine : *cf.* **Aspirine** (rhumatologie).

Ticlopidine : troubles hématologiques graves mais exceptionnels (neutropénie, pancytopénie, aplasie médullaire, thrombopénie). Accidents hémorragiques, diarrhées, nausées, éruptions cutanées, hépatite, ictère cholestatique.

Clopidogrel : a l'avantage de ne pas donner les effets indésirables hématologiques de la **ticlopidine**.

Flurbiprofène :*cf.* **AINS** (rhumatologie).

Dipyridamole : céphalées, bouffées de chaleur, hypotension, nausées, vomissements, diarrhées, éruptions cutanées. Possibilité de crises d'angor avec la forme IV.

Interactions médicamenteuses

Interactions communes à tous les **antiagrégants plaquettaires** : substances ayant des propriétés antiagrégantes plaquettaires : l'**aspirine** et les **AINS**, la **ticlopidine** et le **clopidogrel**, le **tirofiban**, l'**eptifibatide** et l'**abciximab**, l'**iloprost**.

L'utilisation de plusieurs **antiagrégants plaquettaires** majore le risque de saignement, de même que leur association à l'**héparine** ou **analogues de l'héparine** (hirudines), aux **anticoagulants oraux** et aux **thromboly-**

tiques, et doit être prise en compte en maintenant une surveillance régulière, clinique et biologique.

Aspirine :
• Associations contre-indiquées
Méthotrexate utilisé à des doses supérieures à 15 mg/sem.
• Associations déconseillées
Anticoagulants oraux.
Uricosuriques (**benzbromarone, probénécide**).
• Associations faisant l'objet de précautions d'emploi
Glucocorticoïdes (voie générale), sauf **hydrocortisone** employée comme traitement substitutif dans la maladie d'Addison.
Méthotrexate utilisé à des doses inférieures à 15 mg/sem.
• Associations à prendre en compte
Héparines aux doses curatives et préventives.
Topiques gastro-intestinaux (sels, oxydes et hydroxydes de magnésium, d'aluminium et de calcium).

Flurbiprofène :*cf.* **AINS** (rhumatologie).
Clopidogrel :
• Anticoagulants oraux : l'administration simultanée n'est pas recommandée.
• Interactions avec d'autres médicaments.
Le **clopidogrel** étant transformé par le CYP2C19, l'association de médicaments inhibant le CYP2C19 doit être déconseillée : **oméprazole** et **ésoméprazole**, **fluvoxamine**, **fluoxétine**, **moclobémide**, **voriconazole**, **fluconazole**, **ticlopidine**, **ciprofloxacine**, **cimétidine**, **carbamazépine**, **oxcarbazépine**.

■ Prasugrel

EFIENT					
Posologie initiale : 60 mg en 1 prise unique Posologie d'entretien : 5 à 10 mg/j	30 cp. 10 mg 90 cp. 10 mg	52,86 HOP	I I	65 %	1,76

■ Ticagrélor

BRILIQUE					
Posologie initiale : 180 mg en 1 prise unique Posologie d'entretien : 90 mg x 2/j	60 cp. 90 mg 100 cp. 90 mg 180 cp. 90 mg	75,78 HOP HOP	I	65 %	1,26

Propriétés

Prasugrel : inhibiteur de l'activation et de l'agrégation plaquettaires par l'intermédiaire de la liaison irréversible de son métabolite actif aux récepteurs à l'ADP de type P2Y12 sur les plaquettes.
Ticagrélor : antagoniste sélectif du P2Y12, récepteur plaquettaire de l'adénosine diphosphate (ADP) qui empêche l'activation et l'agrégation plaquettaires déclenchées par l'ADP.

Indications

En association avec **l'acide acétylsalicylique** : prévention des événements athérothrombotiques chez les patients adultes ayant un syndrome coronaire aigu (angor instable, infarctus du myocarde avec ou sans sus-décalage du segment ST), incluant les patients traités médicalement et ceux traités par une intervention coronaire percutanée primaire ou retardée ou un pontage aorto-coronaire.

Contre-indications

• Hypersensibilité à la substance active ou à l'un des excipients.
• Saignement pathologique avéré.
• Antécédent d'hémorragie intracrânienne, d'accident vasculaire cérébral ou d'accident ischémique transitoire.
• Insuffisance hépatique (modérée à sévère

pour **ticagrélor** et sévère - classe C de Child-Pugh pour **prasugrel**).

Précautions d'emploi

Une surveillance cardiologique, rénale et respiratoire est recommandée pour le **ticagrélor** en particulier chez les patients à risque.

En raison du risque de saignement, à utiliser avec prudence chez les patients ayant subi une intervention chirurgicale, un traumatisme, un ulcère ou une hémorragie digestives récents.

En cas d'intervention chirurgicale programmée, le traitement doit être interrompu au moins 7 j avant l'intervention.

Effets indésirables

Épistaxis, hématome, hémorragie gastro-intestinale.

Prasugrel : éruption cutanée, anémie et troubles gastro-intestinaux.

Ticagrélor : dyspnée.

Interactions médicamenteuses

Prasugrel : pas d'interaction médicamenteuse significative recensée. Par le manque d'étude avec la **warfarine** et les **AINS**, il doit être utilisé avec prudence en cas d'association.

Le **ticagrélor** est essentiellement un substrat du cytochrome CYP3A4 et un inhibiteur faible du CYP3A4. C'est aussi un substrat et un inhibiteur faible de la P-gp. Il peut ainsi augmenter l'exposition aux substrats de la P-gp. Il est contre-iniqué en association avec les inhibiteurs puissants du CYP3A4 tels que les **antifongiques azolés**, la **clarithromycine**, le **ritonavir** et l'**atazanavir**. Son utilisation avec les inducteurs puissants du CYP3A4 est déconseillée en raison du risque de diminution de son efficacité. Il peut être utilisé avec prudence en association avec les autres **antiagrégants plaquettaires** ou les anticoagulants. En raison de ses propriétés inhibitrices du CYP3A4 et de la P-gp, le **ticagrélor** peut modifier les concentrations plasmatiques de leurs substrats tels que les **statines** par exemple.

INHIBITEURS DES RÉCEPTEURS GPIIBIIIA PLAQUETTAIRES

▪ Abciximab

RÉOPRO				
Voie IV en cure unique : 0,25 mg/kg en bolus IV 10 min avant l'angioplastie, suivi d'une perfusion IV continue de 10 mg/min pendant 12 h - Bolus d'**héparine** avant angioplastie : 50 à 70 U/kg sans dépasser 7 000 U - Administration d'**héparine** en cours d'angioplastie : bolus répétés de 20 U/kg puis perfusion de 7 U/kg/h pour atteindre puis maintenir un ratio TCA entre 1,5 et 2 - Perfusion d'**héparine** après angioplastie : au mieux arrêt de l'**héparine** après l'angioplastie et retrait du désilet dans les 6 h, sinon perfusion de 7 U/kg/h	1 fl. 5 mL 2 mg/mL	HOP	I	

- **Eptifibatide**

INTÉGRILIN						
180 mg/kg en bolus IV suivi d'une perf. continue de 2 mg/kg/min pendant 72 h max. sans intervention coronarienne percutanée et 96 h max. si intervention coronarienne percutanée	1 fl. 10 mL pour inj. 2 mg/mL 1 fl. 100 mL pour perf. 0,75 mg/mL	HOP HOP	I I			

- **Tirofiban**

AGRASTAT						
Débuter une perf. IV de 0,4 µg/kg/min pendant 30 min, puis vitesse d'entretien à 0,1 µg/kg/min Administration simultanée d'**héparine non fractionnée** : bolus IV de 5 000 UI au début du traitement puis 1 000 UI/h pour avoir un ratio TCA à 2 Durée min. du traitement : 48 h, durée max : 108 h	1 fl. 50 mL (250 µg/mL)	HOP	I			

Propriétés

RÉOPRO est un fragment d'anticorps monoclonal dirigé contre les récepteurs GPIIbIIIa plaquettaires responsables de l'agrégation plaquettaire. *INTÉGRILIN* est un peptide cyclique synthétique mimant le fibrinogène (ligand de GPIIbIIIa). *AGRASAT* est un antagoniste non peptidique du récepteur GPIIbIIIa et empêche la liaison du fibrinogène au récepteur. Ces médicaments vont donc inhiber l'agrégation plaquettaire en empêchant la liaison des récepteurs GPIIbIIIa à leurs ligands (fibrinogène, facteur Willebrand).

La posologie retenue permet :

- un blocage prolongé et important de plus de 80 % des récepteurs GPIIbIIIa ;
- une inhibition de l'agrégation plaquettaire *in vitro* en réponse à l'ADP ;
- un temps de saignement > 30 min.

Indications

Pour *RÉOPRO* :

- prévention des complications cardiaques ischémiques chez les patients qui font l'objet d'une angioplastie coronaire ;
- angor instable réfractaire au traitement médical classique avec geste d'angioplastie coronaire programmé.

Pour *INTÉGRILIN* : prévention d'un IDM précoce après angor instable ou IDM sans onde Q de moins de 24 h.

Pour *AGRASAT* : prévention d'un IDM précoce après angor instable ou IDM sans onde Q dont le dernier épisode de douleurs thoraciques est survenu au cours des 12 h précédentes et s'accompagne de modifications ECG et/ou d'une élévation des enzymes cardiaques.

Contre-indications

Hypersensibilité connue au produit ou à l'un de ses composants ou à la papaïne.

Hémorragie interne.

Antécédent d'accident vasculaire cérébral dans les 2 ans précédents.

Chirurgie ou traumatisme intracrâniens ou intrarachidiens dans les 2 derniers mois.

Chirurgie majeure < 2 mois.

Tumeur, malformation ou anévrisme artério-veineux intracrânien.

Anomalie de la coagulation, thrombopénie préexistante, hypertension non contrôlée, vas-

Cibles plaquettes des différents antiagrégants

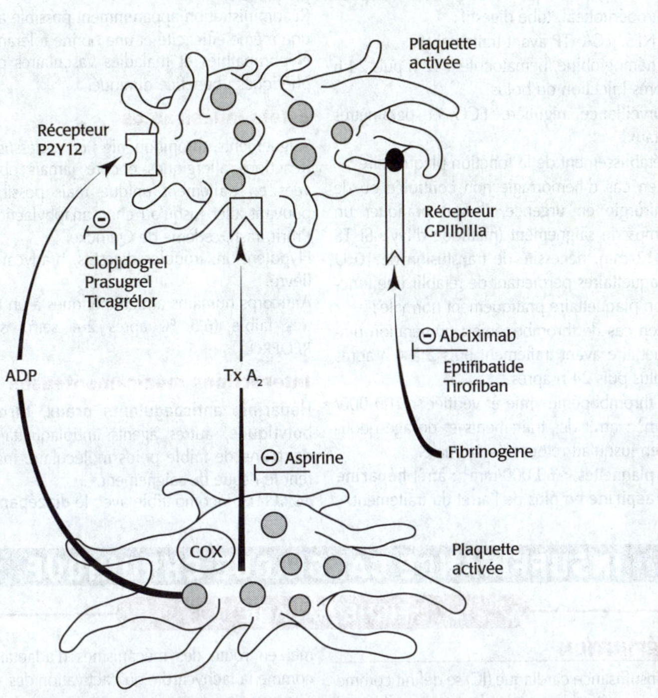

– L'**abciximab**, l'**eptifibatide** et le **tirofiban** bloquent la liaison GPIIbIIIa/fibrinogène.
– L'**aspirine** inhibe la synthèse de la thromboxane A_2 (Tx A_2) par la cyclo-oxygénase (COX).
– Le **clopidogrel**, le **pasugrel** et le **ticagrélor** inhibent la fixation de l'ADP à son récepteur plaquettaire P2Y12.

cularite, rétinopathie florissante, insuffisance hépatique ou rénale sévère.

Grossesse, allaitement : aucune étude.

Précautions d'emploi

Accroissement du risque hémorragique nécessitant une administration en milieu spécialisé (soins intensifs).

Administration simultanée d'**héparine** et d'**aspirine** :

• **aspirine** : 300 mg/j *per os* ;

• **héparine** : la posologie doit être adaptée au poids du patient et au TCA.

Prévention du risque hémorragique :

• surveillance stricte du point de ponction de l'artère fémorale où est positionné le désilet ; surveillance régulière des pouls distaux ;

• arrêt de l'**héparine** au moins 4 h avant le retrait de désilet puis compression soigneuse du point de ponction jusqu'à obtention d'une hémostase stable puis mise en place d'un pansement compressif ;

• surveillance des sites potentiellement hémorragiques : points de ponction, espace rétropéritonéal, tube digestif ;
• NFS, TCA, TP avant traitement ;
• hémoglobine, hématocrite à 12 h puis 24 h après injection du bolus.

Surveillance régulière ECG et paramètres vitaux.

Rétablissement de la fonction plaquettaire :
• en cas d'hémorragie non contrôlée ou de chirurgie en urgence, il faut pratiquer un temps de saignement (méthode d'Ivy). Si TS > 12 min, nécessité de transfusion de 10 U plaquettaires permettant de rétablir une fonction plaquettaire pratiquement normale ;
• en cas de thrombopénie : numération plaquettaire avant traitement puis 2 à 4 h après bolus puis 24 h après.

Si thrombopénie vraie et vérifiée < 100 000/mm^3 : arrêt des traitements et dosage quotidien jusqu'au retour à la normale.

Si plaquettes < 60 000/mm^3 : arrêt **héparine** et **aspirine** en plus de l'arrêt du traitement.

Si plaquettes < 50 000/mm^3 : transfusion de plaquettes.

Réadministration apparemment possible avec une même efficacité et une bonne tolérance.

Néphropathies et maladies vasculaires périphériques : bénéfice diminué.

Effets indésirables

Saignements, thrombopénie : *cf.* ci-dessus.

Réactions allergiques encore jamais observées en traitement unique mais possibles, pouvant aller jusqu'au choc anaphylactique.

Prurit, rash, œdème de Quincke.

Hypotension, troubles digestifs, bradycardie, fièvre.

Anticorps humains antichimériques à un titre très faible (6,5 % après 2-4 sem.) sous *RÉOPRO*.

Interactions médicamenteuses

Héparine, **anticoagulants oraux**, **thrombolytiques**, autres agents antiplaquettaires, **dextrans** de faible poids moléculaire majorent le risque de saignement.

AGRASAT : incompatible avec le **diazépam**.

INSUFFISANCE CARDIAQUE CHRONIQUE

FICHE MALADIE

DÉFINITION

L'insuffisance cardiaque (IC) se définit comme l'incapacité du cœur à adapter son débit aux besoins de l'organisme. Elle constitue l'aboutissement de la majorité des cardiopathies, au premier rang desquelles la cardiopathie ischémique. En France, il existe au moins 500 000 insuffisants cardiaques, essentiellement des personnes âgées.

CAUSES ET MÉCANISMES

La cardiopathie ischémique (après un infarctus) est la principale cause d'insuffisance cardiaque. Viennent ensuite les cardiopathies valvulaires et les anomalies primitives du muscle cardiaque comme les cardiopathies dilatées à coronaires saines (CMD), ou les cardiopathies hypertrophiques (CMH).

En cas d'insuffisance cardiaque, l'organisme met en route des mécanismes d'adaptation comme la tachycardie ou l'activation des systèmes neuro-hormonaux (système rénine-angiotensine-aldostérone) pour maintenir une perfusion tissulaire suffisante. Les traitements modernes visent à diminuer la suractivation de ces mécanismes.

DIAGNOSTIC

SIGNES CLINIQUES

On distingue les signes d'insuffisance cardiaque gauche et les signes d'insuffisance cardiaque droite ; lorsque les deux sont réunis, on parle d'insuffisance cardiaque globale.

▶ **Insuffisance cardiaque gauche**

Dyspnée (essoufflement) à l'effort. Il existe une classification, dite de la NYHA, qui classe les patients en 4 stades en fonction de l'intensité de leur dyspnée. Plus le stade est élevé, plus l'insuffisance cardiaque est sévère. À l'auscultation pulmonaire, on retrouve des crépitants.

▶ Insuffisance cardiaque droite

Turgescence jugulaire (gonflement des veines du cou), œdèmes des membres inférieurs qui sont mous, déclives, prenant le godet. Hépatomégalie avec hépatalgies.

EXAMENS COMPLÉMENTAIRES

- Bilan biologique classique.
- Radiographie pulmonaire : elle permet de rechercher des signes de surcharges, voire d'œdème aigu du poumon.
- Échographie transthoracique : c'est un examen capital qui permet d'apprécier la sévérité de l'insuffisance cardiaque (calcul de la fraction d'éjection, par exemple), de rechercher une cause.
- Épreuve d'effort avec calcul de la VO_2 max.

TRAITEMENT

Le traitement vise à ralentir la progression de l'insuffisance cardiaque. On doit traiter la cause lorsque c'est possible (par exemple, revascularisation dans une cardiopathie ischémique).

RÈGLES HYGIÉNO-DIÉTÉTIQUES

- Régime peu salé.
- Restriction hydrique dans les formes évoluées.
- Pratique physique régulière (marche).

MÉDICAMENTS

▶ Diurétiques

Ils luttent contre la rétention hydro-sodée en augmentant l'élimination du sel et de l'eau par le rein. Ils sont prescrits à la dose minimale efficace.

▶ Inhibiteurs de l'enzyme de conversion (IEC)

Ils diminuent l'activité du système rénine-angiotensine-aldostérone. Ils diminuent la pression artérielle et luttent aussi contre la rétention hydro-sodée.

▶ Antagonistes des récepteurs de l'angiotensine II (ARA II)

Ils ont les mêmes propriétés que les IEC mais entraînent moins d'effets indésirables.

▶ β-bloquants

Ils ne peuvent être prescrits que chez l'insuffisant cardiaque stable à distance d'un épisode de décompensation. Ils diminuent la fréquence cardiaque, font baisser la pression artérielle et préviennent l'apparition de troubles du rythme ventriculaires.

TRANSPLANTATION

Le traitement de dernier recours reste la transplantation cardiaque, qui ne peut être proposée qu'à des patients de moins de 60 ans après un très lourd bilan.

PRONOSTIC

Malgré les progrès thérapeutiques, l'insuffisance cardiaque reste une maladie grave avec une mortalité importante dans l'année suivant la première hospitalisation.

FICHE INFIRMIÈRE

EXAMENS

- ECG, radiographie thoracique.
- Bilan sanguin standard : ionogramme, numération-formule, TP-TCA.
- BNP (peptide natriurétique de type B), qui est marqueur d'insuffisance cardiaque. Lorsqu'il est normal, le diagnostic d'insuffisance cardiaque est très peu probable. Prélèvement sur un tube de 5 mL EDTA (souvent bouchon violet).
- Ionogramme urinaire : au mieux sur les urines de 24 h qui sont recueillies par le patient.
- Assister le médecin lors d'une échographie transthoracique (*cf.* Fiche technique, p. 42).

SURVEILLANCE DU TRAITEMENT

Expliquer les règles hygiéno-diététiques.

Administration des traitements prescrits :

- IEC et ARA II : administration *per os* en 1 à 2 prises/j. On débute à faible dose et on aug- ▶

mente progressivement les doses en fonction de la tolérance. Il faut surveiller la PA, surtout au début. Effets indésirables à rechercher :

- hypotension artérielle dont le premier signe est l'hypotension orthostatique ;
- aggravation d'une insuffisance rénale et tendance à l'hyperkaliémie, surtout en cas d'association avec d'autres médicaments ;
- toux sèche, parfois incessante, qui peut nécessiter l'arrêt du traitement (seulement pour les IEC).

• Diurétiques : administration *per os* en 1 prise/j. On distingue les hypokaliémiants (qui font baisser le potassium) comme le *LASILIX* ou le *BURINEX*, et les hyperkaliémiants comme l'*ALDACTONE*. Ils sont souvent prescrits en association. On administre la dose minimale efficace. Effets indésirables à rechercher :

- déshydratation (surveillance de la diurèse des 24 h, du poids et recherche d'une hypotension orthostatique) ;
- dyskaliémie (hyper-ou hypokaliémie, en fonction du diurétique utilisé).

• β-bloquants : *cf.* Fiche technique, p. 43.

La surveillance de l'insuffisant cardiaque est essentiellement clinique.

Il faut relever et noter tous les jours :

• le poids du matin à la même heure ;
• la diurèse des 24 h que le malade devra recueillir à l'aide d'un urinal pour les hommes ou d'un bassin pour les femmes ;
• les constantes usuelles que sont la fréquence cardiaque, la fréquence respiratoire et la pression artérielle.

On surveille aussi l'ionogramme sanguin et urinaire.

ÉDUCATION ET CONSEILS

Règles hygiéno-diététiques : régime hyposodé (4 à 6 g de sel par jour). Le patient ne doit pas rajouter de sel à table, éviter les charcuteries, les fruits de mer et proscrire les plats cuisinés. Cette éducation se fait en collaboration avec la diététicienne. En hospitalisation, on peut être amené à prescrire un régime désodé strict avec 1 à 2 g de sel par jour uniquement. C'est un régime très contraignant n'autorisant que certains aliments et qui ne peut être suivi sur le long terme.

L'insuffisance cardiaque est une maladie chronique qui affecte profondément la vie du patient et de son entourage.

> L'insuffisance cardiaque est l'aboutissement de la plupart des maladies cardiaques. C'est une maladie chronique évoluant par poussées pouvant mettre en jeu le pronostic vital.

FICHE TECHNIQUE

ÉCHOGRAPHIE TRANSTHORACIQUE

Principe

L'échographie permet de visualiser à l'aide d'un faisceau ultrasonore les structures cardiaques (les oreillettes, les ventricules, le péricarde et les valves). Le Doppler apprécie la vitesse des flux sanguins au travers des valves. C'est un examen capital en cardiologie, notamment pour la détection des valvulopathies. Il peut être pratiqué au lit du malade.

Déroulement de l'examen

• Le patient a mangé normalement. Il n'y a pas de préparation spéciale avant l'examen.
• Il est torse nu. Il se tourne initialement sur le côté gauche.
• Coller les électrodes sur le haut du torse pour le monitorage ECG.
• Le médecin promène la sonde à différents endroits du torse du malade pour visualiser le cœur sous différents angles. Il utilise un gel aqueux pour faciliter la transmission des ultrasons.
• À la fin de l'examen, aider le patient à essuyer le gel résiduel.

Le médecin peut éventuellement demander l'injection de médicaments pendant l'examen pour visualiser la réponse du cœur, le malade devra dans ce cas être perfusé.

FICHE TECHNIQUE

INTRODUCTION DU TRAITEMENT Β-BLOQUANT CHEZ L'INSUFFISANT CARDIAQUE

Seuls quelques β-bloquants sont autorisés dans l'insuffisance cardiaque ; les plus courants sont le *CARDENSIEL* (**bisoprolol**), le *KREDEX* (**carvédilol**).

Ils sont institués sous surveillance médicale à distance d'un épisode de décompensation.

Avant la prise

Recueil des constantes : fréquence cardiaque, pression artérielle, fréquence respiratoire.
Enregistrement d'un ECG 12 dérivations qui doit être montré au médecin.

Administration de la dose prescrite

En général *CARDENSIEL* 1,25 mg ou *KREDEX* 3,125 mg.

Surveillance pendant 4 h

• Chaque heure : noter sur la feuille de surveillance la fréquence cardiaque et la pression artérielle.
• Noter et signaler tout événement anormal comme l'apparition d'une dyspnée (essoufflement).
• À la 4e heure, enregistrer un ECG.

Les doses pourront ensuite être augmentées très progressivement tous les 15 jours en con-sultation. Il faudra atteindre la dose maximale tolérée.

FICHE PHARMACOLOGIE

INHIBITEURS DE L'ENZYME DE CONVERSION (IEC)

■ Bénazépril

CIBACÈNE					
5 à 10 mg/j en 1 prise (dose maximale : 20 mg)	30 cp. séc. 5 mg 90 cp. séc. 5 mg 30 cp. 10 mg 90 cp. 10 mg	5,02 13,85 7,85 22,07	I I I I	65 % 65 % 65 % 65 %	0,17 0,15 0,26 0,25
BRIEM					
5 à 10 mg/j en 1 prise (dose maximale : 20 mg)	30 cp. séc. 5 mg 90 cp. séc. 5 mg 100 cp. séc. 5 mg 30 cp. 10 mg 90 cp. 10 mg	5,02 13,85 HOP 7,85 22,07	I I I I I	65 % 65 % 65 % 65 %	0,17 0,15 0,26 0,25

■ Captopril

LOPRIL					
25 à 100 mg/j en 2 à 3 prises en dehors des repas (dose maximale : 150 mg)	30 cp. séc. 25 mg 90 cp. séc. 25 mg 30 cp. séc. 50 mg 90 cp. séc. 50 mg	7,86 22,11 13,58 38,25	I I I I	65 % 65 % 65 % 65 %	0,26 0,25 0,45 0,43

■ Cilazapril

JUSTOR					
2,5 mg/j en une prise	28 cp. séc. 1 mg 28 cp. séc. 2,5 mg	7,35 10,86	I I	65 % 65 %	0,26 0,39

■ Énalapril

RENITEC					
5 à 20 mg/j en 1 à 2 prises (dose maximale : 80 mg dans l'HTA)	28 cp. séc. 5 mg 50 cp. séc. 5 mg 28 cp. séc. 20 mg 50 cp. séc. 20 mg	3,50 HOP 8,32 HOP	I I I I	65 % 65 % 	0,13 0,30

■ Fosinopril

FOZITEC					
10 à 20 mg/j en 1 prise	30 cp. séc. 10 mg 90 cp. séc. 10 mg 30 cp. 20 mg 90 cp. 20 mg	6,85 19,24 8,09 22,75	I I I I	65 % 65 % 65 % 65 %	0,23 0,21 0,27 0,25

■ Lisinopril

ZESTRIL					
Posologie initiale : 5-10 mg/j en 1 prise Posologie d'entretien : 20-80 mg/j en 1 prise	28 cp. séc. 5 mg 28 cp. séc. 20 mg 100 cp. séc. 20 mg	4,17 8,53 HOP	I I I	65 % 65 % 	0,15 0,30
PRINIVIL					
Idem *ZESTRIL*	28 cp. 5 mg 28 cp. 20 mg	4,17 8,53	I I	65 % 65 %	0,15 0,30

■ Périndopril

COVERSYL					
2,5 à 10 mg/j en 1 prise en dehors des repas	30 cp. séc. 2,5 mg 90 cp. séc. 2,5 mg 30 cp. séc. 5 mg 90 cp. séc. 5 mg 30 cp. séc. 10 mg 90 cp. séc. 10 mg	7,74 21,76 10,27 30,37 16,59 46,72	I I I I I I	65 % 65 % 65 % 65 % 65 % 65 %	0,26 0,24 0,34 0,34 0,55 0,52

Quinapril

ACUITEL					
5 à 20 mg/j en 1 à 2 prises (dose maximale : 40 mg)	28 cp. séc. 5 mg 90 cp. séc. 5 mg 28 cp. séc. 20 mg 90 cp. séc. 20 mg	5,59 16,53 9,34 28,07	I I I I	65 % 65 % 65 % 65 %	0,20 0,18 0,33 0,31
KOREC					
5 à 20 mg/j en 1 à 2 prises (dose maximale : 40 mg)	28 cp. séc. 5 mg 28 cp. séc. 20 mg	5,59 14,76	I I	65 % 65 %	0,20 0,53

Ramipril

TRIATEC					
2,5 à 5 mg/j en 1 prise (dose maximale : 10 mg)	30 cp. 1,25 mg 90 cp. 1,25 mg 100 cp. 1,25 mg 30 cp. séc. 2,5 mg 90 cp. séc. 2,5 mg 100 cp. séc. 2,5 mg 30 cp. séc. 5 mg 90 cp. séc. 5 mg 100 cp. séc. 5 mg 30 cp. séc. 10 mg 90 cp. séc. 10 mg	9,85 27,73 HOP 11,48 32,32 HOP 14,30 40,27 HOP 20,94 59,01	I I I I I I I I I I I	65 % 65 % 65 % 65 % 65 % 65 % 65 % 65 %	0,33 0,31 0,38 0,36 0,48 0,45 0,70 0,66

Trandolapril

ODRIK					
2 mg/j en 1 prise (dose max. : 4 mg)	28 gél. 0,5 mg 84 gél. 0,5 mg 28 gél. 2 mg 84 gél. 2 mg 28 gél. 4 mg 84 gél. 4 mg	2,69 6,96 6,45 18,10 9,90 27,85	I I I I I I	65 % 65 % 65 % 65 % 65 % 65 %	0,10 0,08 0,23 0,22 0,35 0,33

Zofénopril

ZOFÉNIL					
7,5 à 60 mg/j en 1 prise	30 cp. 7,5 mg 30 cp. 15 mg 90 cp. 15 mg 30 cp. 30 mg 90 cp. 30 mg 30 cp. 60 mg	18,03 18,03 50,79 15,41 48,11 18,03	I I I I I I	65 % 65 % 65 % 65 % 65 % 65 %	0,60 0,60 0,56 0,51 0,53 0,60
TEOULA					
Idem *ZOFENIL* Posologie maximale : 60 mg/j en 1 ou 2 prises	30 cp. 7,5 mg 30 cp. 15 mg 30 cp. 30 mg 30 cp. 60 mg	18,03 18,03 18,03 18,03	I I I I	65 % 65 % 65 % 65 %	0,60 0,60 0,60 0,60

Imidapril

TANATRIL					
Posologie initiale : 5 mg/j Posologie d'entretien : 10 à 20 mg/j Diviser la posologie par 2 chez le sujet âgé, insuffisant rénal ou insuffisant hépatique	30 cp. 5 mg 30 cp. 10 mg	8,89 12,25	I I	65 % 65 %	0,30 0,41

Moexipril

MOEX					
Posologie initiale : 7,5 mg/j Posologie d'entretien : 7,5-15 mg/j Posologie max : 30 mg/j	30 cp. 7,5 mg 30 cp. 15 mg	13,04 15,24	I I	65 % 65 %	0,43 0,51

Propriétés

Inhibition de la kininase II (enzyme responsable de la conversion d'angiotensine I en angiotensine II et de la dégradation de la bradykinine). Action inhibitrice sur les systèmes rénine-angiotensine-aldostérone (SRAA) circulants et tissulaires. Augmentation de la bradykinine et des prostaglandines vasodilatatrices. Diminution de la stimulation sympathique.

Action hémodynamique (vasodilatation artérielle et veineuse) et neurohormonale avec effet structural (action antiproliférative sur les cellules musculaires cardiaques et vasculaires).

Dans l'HTA : néphroprotection chez le diabétique, régression de l'hypertrophie ventriculaire gauche et association synergique avec les diurétiques.

Élimination par voie rénale sauf **trandolapril** (33 % rénale et 66 % hépatique) et **fosinopril** (50 % rénale et 50 % hépatique).

Absorption du **captopril** et du **perindopril** diminuée de 30 % par l'alimentation.

Indications

Hypertension artérielle : tous les **inhibiteurs de l'enzyme de conversion** et les associations avec l'**hydrochlorothiazide** (après l'échec d'une monothérapie).

Insuffisance cardiaque : **captopril**, **cilazapril**, **énalapril**, **fosinopril**, **lisinopril**, **perindopril**, **quinapril**, **ramipril**.

Post-infarctus : **captopril**, **lisinopril**, **ramipril**, **trandolapril**.

Il semble toutefois que l'effet dans l'insuffisance cardiaque et le post-infarctus soit un effet de classe (non lié au type d'inhibiteur de l'enzyme de conversion).

Contre-indications

Grossesse : accidents néonataux (surtout 2e et 3e trim.).

Allaitement : passage dans le lait maternel (très faible).

Allergie.

Sténose bilatérale des artères rénales.

Hémodialyse avec membranes à haute perméabilité (polyacrylonitrile) : risque de réaction anaphylactoïde.

Associations avec l'**hydrochlorothiazide** :
- Clairance de la créatinine < 30 mL/min.
- Allergie aux **sulfamides**.
- Insuffisance hépatique sévère.
- Hypokaliémie et hyponatrémie réfractaires.
- Hyperuricémie symptomatique.

Précautions d'emploi

Insuffisance rénale : adapter la posologie à la clairance de la créatinine (surveillance stricte de la fonction rénale). Schématiquement :
- clairance ≥70 mL/min : posologie moyenne ;
- clairance ≥ 30 mL/min : 1/2 de la posologie moyenne ;
- clairance ≥ 10 mL/min : 1/8 à 1/4 de la posologie moyenne ;
- clairance ≤10 mL/min : 2,5 mg de *RENITEC*

ou 2 mg de *COVERSYL* le jour de la dialyse ou 0,5 mg/j d'*ODRIK*.
Pas d'adaptation à la clairance de la créatinine avec le *FOZITEC*.
Insuffisance cardiaque, sujet âgé, pression artérielle initialement basse : débuter à faible posologie (1/8 à 1/4 de la posologie moyenne) et augmenter progressivement sous surveillance stricte.
Déplétion hydrosodée : diminuer, voire interrompre transitoirement les diurétiques
HTA réno-vasculaire : utilisation prudente, en général avant une revascularisation.

Effets indésirables

Hypotension artérielle brutale (surtout effet de 1re dose et en cas d'insuffisance cardiaque ou d'hypovolémie).
Hypotension orthostatique.
Toux sèche (10 à 20 %).
Hyperkaliémie (effet antialdostérone).
Insuffisance rénale (favorisée par l'hypovolémie et les **AINS**) (rechercher une sténose bilatérale des artères rénales ++).
Troubles digestifs banals : diarrhée, nausées, gastralgies, douleurs abdominales.
Céphalées, crampes musculaires, asthénie.
Réactions d'hypersensibilité (nécessitent l'arrêt du traitement) : rash cutané, flush, urticaire, œdème de Quincke (< 1/1 000).
Spécifiques au **captopril** (du fait d'un groupement thiol) : agueusie, leucopénie et thrombopénie (surtout en cas de connectivites ou de traitement par immunosuppresseurs), protéinurie et syndrome néphrotique (glomérulonéphrite extramembraneuse).

Interactions médicamenteuses

Diurétiques : risque d'insuffisance rénale avec les **thiazidiques** et les **diurétiques de l'anse**, et d'hyperkaliémie avec les **épargneurs de potassium** et les **ARA II**.
Apports potassiques : sous stricte surveillance.
AINS : association contre-indiquée.
Autres **antihypertenseurs** : majoration du risque d'hypotension.
Héparine : majoration du risque d'hyperkaliémie.
Lithium : majoration de la lithémie.
Immunosuppresseurs : association contre-indiquée avec le *LOPRIL*.
Association déconseillée avec les **antidépresseurs** imipraminiques et les **antipsychotiques**.

BÊTABLOQUANTS DANS L'INSUFFISANCE CARDIAQUE

■ Carvédilol

KREDEX					
Dose test de 3,125 mg puis augmentation progressive jusqu'à la dose maximale tolérée par le patient Dose cible 25 mg x 2/j si poids < 85 kg et 50 mg x 2/j si poids > 85 kg À prendre au moment des repas	28 cp. séc. 6,25 mg 28 cp. séc. 12,5 mg 28 cp. séc. 25 mg	8,02 8,02 8,02	I I I	65 % 65 % 65 %	0,29 0,29 0,29

■ Bisoprolol

CARDENSIEL					
Dose initiale 1,25 mg x 1/j Dose cible 10 mg x 1/j	30 cp. 1,25 mg 90 cp. 1,25 mg 30 cp. séc. 2,5 mg 90 cp. séc. 2,5 mg 30 cp. séc. 3,75 mg 30 cp. séc. 5 mg 30 cp. séc. 7,5 mg 30 cp. séc. 10 mg	6,33 17,74 6,33 17,74 6,33 6,33 6,33 6,33	I I I I I I I I	65 % 65 % 65 % 65 % 65 % 65 % 65 % 65 %	0,21 0,20 0,21 0,20 0,20 0,20 0,20 0,20
CARDIOCOR					
Idem *CARDENSIEL*	30 cp. 1,25 mg 30 cp. séc. 2,5 mg 30 cp. séc. 5 mg	6,33 6,33 3,59	I I I	65 % 65 % 65 %	0,21 0,21 0,12

■ Métoprolol

SELOZOK LP					
Dose initiale 23,75 mg x 1/j Dose cible 190 mg x 1/j	28 cp. 23,75 mg 28 cp. 95 mg 28 cp. 190 mg	19,52 19,52 19,52	I I I	65 % 65 % 65 %	0,70 0,70 0,70

■ Nébivolol

NÉBILOX					
Dose initiale 1,25 mg x 1/j Dose cible 10 mg x 1/j	30 cp. quadriséc. 5 mg 90 cp. quadriséc. 5 mg	10,76 30,30	I I	65 % 65 %	0,36 0,34
TEMERIT					
Idem *NÉBILOX*	30 cp. quadriséc. 5 mg 90 cp. quadriséc. 5 mg	10,76 30,30	I I	65 % 65 %	0,36 0,34

Propriétés

β-bloquants cardiosélectifs sans activité sympathomimétique intrinsèque mais avec effet stabilisant de membrane. Propriétés antioxydantes et vasodilatatrices. Dans l'insuffisance cardiaque, augmentation de la fraction d'éjection et diminution de la mortalité.
Le **carvédilol** a une activité alpha-bloquante supplémentaire.

Indications

Traitement de l'insuffisance cardiaque chronique symptomatique de classe NYHA II, III ou IV chez les patients euvolémiques, à distance de poussées en association avec le traitement conventionnel (**diurétiques, inhibiteurs de l'enzyme de conversion**).

Contre-indications

Grossesse, allaitement.
Insuffisance cardiaque en phase instable et choc cardiogénique.
Dysfonction sinusale et bloc auriculo-ventriculaire de haut degré non appareillé.
Hypotension.
Hypersensibilité au **bêtabloquant**.
Asthme, BPCO.
Artériopathie oblitérante sévère des membres inférieurs et phénomène de Raynaud.
Insuffisance hépatique sévère.

Précautions d'emploi

Traitement instauré en milieu hospitalier : dose test (avec examen clinique toutes les heures pendant 4 h et ECG à la 4e h) en l'absence d'intolérance (fréquence cardiaque < 50/min, pression artérielle systolique < 85 mmHg, apparition de signes congestifs).
Augmentation très progressive par paliers d'au moins 15 j sous surveillance médicale stricte.

Posologie augmentée jusqu'à la dose maximale tolérée par le patient.
Réduire la dose ou interrompre le traitement en cas d'intolérance.
Diminution des doses chez le sujet âgé.
Surveillance de la fonction rénale, particulièrement en cas de PA limite, d'atteinte vasculaire diffuse ou d'insuffisance rénale préexistante.
Diabétiques : les **β-bloquants** peuvent masquer les signes d'hypoglycémie et en augmenter la sévérité.
Angor de Prinzmetal : risque de déclenchement de crises d'angor.
Psoriasis : risque d'aggravation.
ATCD de thrombopénie sévère : utilisation déconseillée.

Effets indésirables

Hypotension, signes congestifs d'insuffisance cardiaque, choc, bradycardie, troubles conductifs.
Altération de la fonction rénale.
Bronchospasme.
Thrombopénie.
Autres : augmentation de la sensibilité aux allergènes et de la gravité des réactions anaphylactiques, réduction de la sécrétion lacrymale, étourdissements, troubles de conscience, crises convulsives (surdosage), diarrhée, vomissements, hyperglycémie.

Interactions médicamenteuses

Associations contre-indiquées : médicaments inotropes négatifs, **antiarythmiques de classe Ia** et **Ic**, **clonidine**, **sultopride** (troubles du rythme ventriculaire notamment torsades de pointes), **cimétidine** (inhibiteur enzymatique) et **floctafénine** (hypotension, choc).
Médicaments chronotropes et dromotropes négatifs.
Médicaments hypotenseurs.
Inducteurs enzymatiques.
Digoxine : majoration de la digoxinémie.

ŒDÈME AIGU DU POUMON

FICHE MALADIE

DÉFINITION

L'œdème aigu du poumon (OAP) est une inondation des alvéoles pulmonaires secondaire à un passage de liquide plasmatique à travers la membrane alvéolo-capillaire. Cette extravasation est due à une augmentation brutale de la pression dans les capillaires pulmonaires.

L'inondation des alvéoles provoque une insuffisance respiratoire aiguë qui se traduit cliniquement par une dyspnée.

CAUSES ET MÉCANISMES

L'augmentation brutale des pressions dans les capillaires pulmonaires est en général due à une dysfonction ventriculaire gauche aiguë. La dysfonction ventriculaire gauche peut être due à un problème du muscle en lui-même (infarctus aigu, cardiopathie dilatée) ou à un obstacle à l'éjection (rétrécissement aortique, poussée hypertensive).

L'OAP est souvent initié par un facteur déclenchant comme un écart de régime, un trouble du rythme atrial (arythmie complète par fibrillation auriculaire), une infection bronchique.

DIAGNOSTIC

SIGNES CLINIQUES

Le diagnostic d'OAP est avant tout clinique.
Il est évoqué devant une détresse respiratoire aiguë survenant au repos, avec sensation d'étouffement malgré la position assise, polypnée (respiration rapide) superficielle, grésillement laryngé et toux incessante ramenant une expectoration mousseuse, typiquement rose saumonée. L'auscultation pulmonaire retrouve alors la présence de râles crépitants, en général dans les deux champs pulmonaires.

La pression artérielle est élevée avec des chiffres de systolique souvent supérieurs à 160 mmHg.

EXAMENS COMPLÉMENTAIRES

Le diagnostic peut être confirmé par la radiographie thoracique qui retrouve des opacités floconneuses des deux champs pulmonaires. On réalise systématiquement un bilan biologique et un ECG pour un bilan étiologique minimal.

TRAITEMENT

Au mieux, en unité de soins intensifs :

- Oxygénothérapie pour maintenir une saturation supérieure à 92 %. De plus en plus, on a recours à la CPAP qui permet d'obtenir une pression positive expiratoire (*cf.* Fiche technique, p. 51).
- Diurétiques IV : **furosémide** (LASILIX), par exemple. Ils permettent d'éliminer la surcharge hydrosodée qui a provoqué l'OAP.
- Dérivés nitrés à la seringue électrique : ce sont de puissants vasodilatateurs veineux. Ils diminuent la précharge et facilitent ainsi le travail du cœur. Ils agissent rapidement.
- Anticoagulation préventive voire curative en cas de suspicion d'embolie pulmonaire.

Sans oublier le traitement d'un éventuel facteur déclenchant : on prescrira par exemple un antihypertenseur en cas de poussée hypertensive.

PRONOSTIC

Lorsque le traitement est mis en route à temps, l'évolution est rapidement favorable. Le pronostic dépend ensuite de la cardiopathie sous-jacente. Il sera très défavorable en cas d'OAP sur cardiopathie ischémique évoluée sans facteur déclenchant retrouvé. *A contrario*, l'évolution d'un OAP sur cardiopathie hypertensive après un écart de régime évident est en général très simple.

FICHE INFIRMIÈRE

EXAMENS

- Biologique : ionogramme sanguin et urinaire, numération-formule sanguine, TP-TCA, auxquels le médecin ajoute souvent :
  - enzymes cardiaques (troponine) : prélèvement sur un tube sec de 5 mL (souvent à bouchon rouge) ;
  - D-dimères : prélèvement sur un tube de 5 mL citraté (souvent à bouchon bleu clair).
- ECG, radiographie thoracique.

En USIC (unité de soins intensifs cardiaques), le médecin réalise souvent une échographie cardiaque de débrouillage.

SURVEILLANCE DU TRAITEMENT

SOINS – TRAITEMENT

Au mieux, en USIC.

Mise en condition du patient

- Position demi-assise : le patient trouve de lui-même la position qui lui convient. Ne pas le forcer à s'allonger.
- Pose d'une voie veineuse de bon calibre : au moins vert (18 gauges). Le médecin prescrit le plus souvent du G5 % car il ne faut pas apporter de sel pendant un OAP. Ne pas oublier d'ajouter le potassium dans la perfusion s'il est prescrit, sa concentration sanguine (kaliémie) peut chuter rapidement sous diurétiques.
- Installation du scope, du tensiomètre automatique et de l'oxymètre de pouls.
- Dispositif de recueil des urines : sonde urinaire chez la femme ; un *Penilex* suffit souvent chez l'homme.
- Oxygénothérapie : 15 L/min au masque sauf prescription contraire (attention aux pathologies respiratoires et cardiaques intriquées).
- Mise en place de la CPAP selon la prescription (*cf.* Fiche technique, p. 51).

Administration sans tarder des traitements prescrits

<u>*Diurétiques, furosémide*</u>

Par exemple, LASILIX 80 mg en IVD. L'injection pourra se faire en IVD jusqu'à des posologies de 120 mg. À renouveler en fonction de la diurèse ou systématiquement selon la prescription. Le *LASILIX* est sensible à la lumière : en cas d'administration IV à la seringue électrique (IVSE) utiliser des seringues opaques.

Dérivés nitrés

Par exemple, *RISORDAN* IVSE. Remplir une seringue de 50 mL avec 5 ampoules de *RISORDAN* (10 mg par 10 mL). Adapter ensuite la vitesse en fonction de la prescription. Pour 1 mg/h, la vitesse sera de 1 ; pour 2 mg/h, de 2. La prescription inclut souvent un protocole permettant de modifier la vitesse de perfusion en fonction de la pression artérielle.

Anticoagulant

Par exemple, HBPM SC.

Surveillance

- En USIC, surveillance scopique continue.
- Les paramètres cliniques suivants seront notés sur la feuille de surveillance :
  - Saturation capillaire : adapter le débit d'oxygène pour obtenir une saturation supérieure à 92 %.
  - Diurèse horaire : les diurétiques sont souvent prescrits en fonction de la diurèse. On peut atteindre des diurèses supérieures à 4 L/24 h.
  - Pression artérielle : sa mesure permet d'adapter le débit de perfusion des dérivés nitrés.
  - Fréquence cardiaque.
- Biologie : la kaliémie (potassium dans le sang) est surveillée régulièrement. En effet, les diurétiques la font baisser rapidement, favorisant ainsi les troubles du rythme.
- Gaz du sang, en fonction de la prescription.

EFFICACITÉ DU TRAITEMENT

Avec l'administration de dérivés nitrés, la tension baisse rapidement ; les diurétiques permettent d'accélérer la diurèse ou bout de 20 min lorsqu'ils sont administrés en IV.

La dyspnée régresse rapidement et on peut baisser le débit d'oxygène.

EFFETS INDÉSIRABLES

Diurétiques

Le principal effet secondaire est l'hypokaliémie que l'on compense par apport potassique IV.

> Attention ! L'apport de potassium ne peut pas être supérieur à 1 g/h même sur une voie centrale.

Les diurétiques peuvent aussi entraîner des déshydratations et, plus rarement, une ototoxicité (surtout en cas d'injection IVD de doses supérieures à 120 mg de *LASILIX* ou 3 mg de *BURINEX*).

Dérivés nitrés

Chutes tensionnelles nécessitant une surveillance stricte de la PA et une adaptation des vitesses de perfusion ; céphalées.

> L'OAP est une détresse respiratoire aiguë dont le traitement est bien établi. Le pronostic dépend essentiellement de la cardiopathie sous-jacente.

FICHE TECHNIQUE

CPAP (*CONTINUOUS POSITIVE AIRWAY PRESSURE*)

Cette technique relativement simple d'utilisation permet d'augmenter les pressions intrathoraciques et donc de favoriser les échanges gazeux au niveau des capillaires pulmonaires.

Elle nécessite peu de matériel et peut donc être utilisée en préhospitalier ou dans les services d'urgence.

Elle nécessite une coopération du patient et exige donc un état de conscience normale.

Matériel

- Masque facial et harnais pour le fixer.
- Valve de Boussignac.

- Manomètre pour apprécier la pression appliquée.
- Source d'O_2 (murale ou bouteille).

Mise en place

- Choix d'un masque adapté au patient et gonflement du boudin pour assurer l'étanchéité.
- Explication de la technique au malade. Sa collaboration est nécessaire. Il pourra au début avoir l'impression d'une majoration de sa gêne respiratoire.
- Ouvrir l'oxygène à un débit suffisant (exemple 8 L). Positionner le masque sur la bouche et le nez du malade.
- Fixer le harnais et le masque pour éliminer toute fuite.
- Adapter le débit d'O_2 pour obtenir la pression positive expiratoire (PEP) prescrite (entre 3 et 8 généralement).

Surveillance

- Vérifier l'absence de fuite. Le masque ne devra pas être trop serré pour de pas blesser.
- Noter les constantes usuelles que sont la fréquence respiratoire, la saturation capillaire ($SatO_2$), la fréquence cardiaque et la pression artérielle.
- Vérifier l'autonomie en O_2 en cas d'alimentation par bouteille.

La CPAP pourra être relayée en USIC ou en réanimation par une vraie ventilation non invasive (VNI) avec un respirateur artificiel.

CHOC CARDIOGÉNIQUE

FICHE MALADIE

DÉFINITION

L'état de choc est une défaillance du système cardiocirculatoire qui devient incapable de délivrer l'oxygène et les nutriments essentiels aux tissus et aux organes. On dit qu'il est cardiogénique lorsque sa cause prédominante est une atteinte cardiaque.

CAUSES ET MÉCANISMES

La baisse du débit cardiaque entraîne une souffrance des organes. Au début, des mécanismes de compensation comme la vasoconstriction permettent d'envoyer le sang préférentiellement dans les organes dit nobles que sont le cerveau, le foie et les reins. Rapidement, ces mécanismes peuvent être dépassés, entraînant un mauvais fonctionnement des organes et une aggravation du choc. Ce cercle vicieux peut rapidement conduire au décès.

La cause la plus fréquente de choc cardiogénique est l'infarctus du myocarde soit en phase aiguë, soit à distance. Le choc peut aussi compliquer toute cardiopathie évoluée. Dans d'autres cas, il peut être dû à un trouble du rythme (tachycardie ventriculaire), à une atteinte valvulaire aiguë (fuite mitrale ou aortique) ou encore à une embolie pulmonaire massive.

DIAGNOSTIC

L'état de choc cardiogénique est une urgence vitale, dont le diagnostic est clinique. Le médecin doit être prévenu dès que le diagnostic est suspecté.

Le patient est agité, anxieux, en sueur et confus. Au maximum apparaissent des troubles de la conscience. La peau est froide, avec des marbrures (stries bleutées visibles au niveau des genoux). Le pouls est rapide, filant (difficile à percevoir).

Devant ce tableau, le diagnostic est posé lorsque la pression artérielle systolique est inférieure ou égale à 80 mmHg, plus souvent imprenable au brassard. On recherche des signes de défaillance cardiaque gauche (dyspnée et crépitants pulmonaires) et/ou droite (œdèmes des membres inférieurs, turgescence jugulaire avec reflux et hépatomégalie).

L'oligoanurie est constante. Lorsqu'elle est quantifiable, la diurèse horaire est inférieure à 20 mL.

TRAITEMENT

TRAITEMENT SYMPTOMATIQUE

En USIC ou en réanimation :

- Oxygène fort débit.
- **Dobutamine** à la seringue électrique qui permet d'augmenter la contractilité du cœur.
- Diurétiques en cas de surcharge ventriculaire gauche associée. Ils peuvent faciliter le travail du cœur droit en diminuant l'excès de sel et d'eau contenu dans le secteur veineux.

TRAITEMENT ÉTIOLOGIQUE

Parallèlement, il faut entreprendre le traitement étiologique : revascularisation d'un infarctus aigu (coronarographie) ou réduction d'une tachycardie ventriculaire (choc électrique).

PRONOSTIC

Le pronostic reste redoutable. Il dépend de la précocité de la mise en route du traitement mais surtout de la possibilité de traiter la cause du choc.

FICHE INFIRMIÈRE

EXAMENS

- Électrocardiogramme 17 dérivations (les 12 classiques et V3R, V4R, V7, V8, V9).
- Radiographie thoracique. Prévenir les manipulateurs pour qu'ils viennent réaliser le cliché en urgence au lit.
- Bilan biologique complet :
  - Ionogramme sanguin, numération-formule sanguine, TP-TCA, CRP, bilan hépatique.
  - Enzymes cardiaques (troponine, myoglobine, CPK), prélèvement sur un tube sec de 5 mL (souvent à bouchon rouge).
  - Groupage ABO, Rhésus : prélèvement sur un tube de 5 mL EDTA (souvent à bouchon violet).
  - Recherche d'anticorps anti-érythocytaires (RAI) : prélèvement sur un tube sec de 7 mL (souvent à bouchon rouge).
- Échographie cardiaque transthoracique (ETT) de débrouillage réalisée par le cardiologue ou le réanimateur au lit du patient.

SURVEILLANCE DU TRAITEMENT

SOINS – TRAITEMENT

Hospitalisation en USIC ou en réanimation médicale.

Lorsque le choc est diagnostiqué dans un service d'hospitalisation classique ou aux urgences, il faut organiser rapidement le transfert sous surveillance médicale. Rassembler ou faire rassembler le dossier médical, brancher le scope voire le défibrillateur portatif.

Mise en condition du patient

- Repos au lit strict.
- Pose de 2 voies veineuses de bon calibre, au moins 18 gauges (vert) avec 500 mL de G5 % par 24 h et les ions selon la prescription. Une voie centrale sera souvent posée.
- Installation du scope, du tensiomètre automatique et de l'oxymètre de pouls. Vérifier la présence dans l'unité du chariot d'urgence comprenant un défibrillateur fonctionnel.
- Dispositif de recueil des urines : sonde urinaire chez la femme ; un *Penilex* suffit souvent chez l'homme.

Administration rapide des traitements prescrits

- **Dobutamine** : IVSE (*cf.* Fiche technique, p. 54).
- Diurétiques : *LASILIX*, par exemple, en IVD ou en IVSE selon la prescription. À renouveler en fonction de la diurèse ou systématiquement selon la prescription. Le *LASILIX* est sensible à la lumière : en cas d'administration IVSE, utiliser des seringues opaques.

Traitement étiologique

Préparation rapide pour une coronarographie lorsqu'un mécanisme ischémique aigu est évoqué. Bilan préopératoire minimal et préparation pour le bloc opératoire en cas d'insuffisance valvulaire aiguë.

SURVEILLANCE

La surveillance doit être particulièrement stricte :

- Toutes les heures : noter sur la feuille de surveillance la PA et la FC.
- Recueil de la diurèse horaire et cumulée.
- Une baisse de pression artérielle, l'apparition de troubles de la conscience, une diminution de la diurèse horaire, doivent être immédiatement signalées au médecin.
- Surveillance scopique continue. Des alarmes sont réglées pour sonner en cas de troubles du rythme.
- Surveillance biologique en fonction de la prescription.

EFFICACITÉ DU TRAITEMENT

La mise en route du traitement, notamment des amines, doit permettre de faire remonter la PA au-dessus de 80 mmHg. L'efficacité du traitement se juge sur la reprise de la diurèse qui est un critère fondamental de sortie du choc.

En cas d'inefficacité, on peut avoir recours à d'autres amines types **dopamine** voire **adrénaline**.

ÉDUCATION ET CONSEILS

Rassurer le patient sans céder à la panique. Faire sortir la famille de la chambre lorsqu'elle est présente.

> Le choc cardiogénique est une urgence vitale. Le pronostic dépend essentiellement de la possibilité de traiter la cause du choc.

FICHE TECHNIQUE

PERFUSION DE DOBUTAMINE

La **dobutamine** renforce la contractilité cardiaque tout en jouant peu sur la fréquence cardiaque et les résistances périphériques. Elle est utilisée dans les chocs cardiogéniques et les épisodes de bas débit. Son usage est réservé aux soins intensifs et aux services de cardiologie disposant d'une surveillance scopique.

La prescription se fait en microgrammes par kilogramme et par minute (µg/kg/min). On dispose d'ampoule de 20 mL contenant 250 mg de **dobutamine**. L'administration ne peut se faire qu'en IV à la seringue électrique (IVSE).

Préparation

Prélever le contenu de l'ampoule (soit 20 mL contenant 250 mg de produit) dans une seringue de 50 mL. Compléter la seringue avec 30 mL de G5 %. Ne jamais utiliser de solutés alcalins.

La plupart des services disposent de tableaux indiquant, en fonction du poids et de la prescription en µg/kg/min, la vitesse de perfusion.

S'assurer du poids du patient.

Branchement

S'assurer du bon fonctionnement de la voie veineuse sur laquelle on va brancher la **dobutamine**. En effet, il suffit d'un arrêt de 2 min de la perfusion pour mettre le patient en danger. Vérifier que la seringue électrique est fonctionnelle (batterie, etc.).

Après avoir purgé la tubulure avec la **dobutamine**, adapter la vitesse de perfusion de la seringue électrique au poids et à la prescription en suivant le tableau.

Surveillance

Le patient est scopé. On vérifie la présence à proximité d'un défibrillateur fonctionnel. La pression artérielle, la fréquence cardiaque et la diurèse sont notées sur une feuille de sur-

veillance. Signaler sans retard au médecin une tachycardie, une baisse de tension ou une baisse de la diurèse. Il pourra ainsi au mieux adapter les vitesses de perfusion.
Les changements de seringue devront être particulièrement rigoureux. Préparer une nouvelle seringue dès la pré-alarme.

Effets indésirables

Tachycardie sinusale et hyperexcitabilité ventriculaire (favorise les tachycardies ventriculaires). Déstabilisation d'un angor.
Épuisement de l'efficacité au bout de 48 à 72 h, imposant une augmentation des doses.

FICHE PHARMACOLOGIE

TONICARDIAQUES – TONICARDIAQUES INHIBITEURS DES PHOSPHODIESTÉRASES

■ **Milrinone (dérivé de la bipyridine)**

COROTROPE				
Bolus de 50 mg/kg en 10 min puis perfusion de 0,375 à 0,750 mg/kg/min en IVSE sans dépasser une dose totale de 1,13 mg/kg/24h Dilution dans du sérum glucosé isotonique Conservation de 15 à 25 °C	10 amp. 10 mg/10 mL	HOP	I	

■ **Énoximone (dérivé de l'imidazolone)**

PERFANE				
Bolus de 0,5 à 1 mg/kg (vitesse < 12,5 mg/min) éventuellement répété toutes les 30 min sans dépasser 3 mg/kg puis perfusion de 5 à 20 mg/kg/min en IVSE Dilution dans du sérum salé isotonique Conservation à température < 20 °C	10 amp. 100 mg/20 mL	HOP	I	

Propriétés

Substances augmentant l'AMPc intracellulaire en diminuant son hydrolyse par la phosphodiestérase III (pas d'action sur les récepteurs adrénergiques). Effets inotrope positif et vasodilatateur. Augmentation du débit cardiaque avec diminution de la pression capillaire pulmonaire, de la pression auriculaire droite et des résistances périphériques. Faible augmentation de la fréquence cardiaque. Pas d'augmentation de la consommation myocardique en oxygène.
Pas de phénomène d'échappement thérapeutique.

Demi-vie : **milrinone** (2 à 3 h), et **énoximone** (4 à 6 h).
Élimination urinaire.

Indications

Traitement à court terme de l'insuffisance cardiaque aiguë congestive, en association ou à la place de la **dobutamine**, notamment en cas d'épuisement de son effet.

Contre-indications

Grossesse, allaitement, enfants : innocuité non démontrée (pas d'effet tératogène rapporté).

Hypersensibilité à ces produits.
Troubles du rythme supraventriculaire non contrôlés et troubles du rythme ventriculaire graves.
Obstacles à l'éjection ventriculaire (rétrécissement aortique, cardiopathie obstructive).
Anévrisme ventriculaire.
Hypotension, collapsus.
Hypovolémie non corrigée.
Insuffisance rénale.

Précautions d'emploi

Utilisation sous surveillance scopique, tensionnelle, ECG, de la diurèse et éventuellement hémodynamique (Swan-Ganz) et biologique (ionogramme sanguin, fonction rénale, bilan hépatique et numération plaquettaire).
Défibrillateur à proximité.
Adaptation de la posologie à la fonction rénale. **Milrinone** : réduire la posologie si clairance < 30 mL/min.
Ne pas utiliser de matériel en verre (cristallisation).

Effets indésirables

Choc anaphylactique aux sulfites.
Troubles du rythme ventriculaire et supraventriculaire.
Hypotension.
Céphalées, diminution du goût et de l'odorat, tremblements.
Thrombopénie, fièvre, frissons.
Douleurs des extrémités.
Nausées, vomissements, diarrhée, élévation des transaminases (réversible à la diminution ou à l'arrêt du traitement).

Interactions médicamenteuses

Énoximone : incompatibilité avec les solutés glucosés (cristallisation).
Pas d'incompatibilité médicamenteuse mise en évidence.

TONICARDIAQUES SYMPATHOMIMÉTIQUES

■ Dobutamine

DOBUTAMINE MYLAN				
Posologie de 5 à 20 µg/kg/min en IVSE à adapter à la réponse clinique	10 amp. 250 mg/20 mL	HOP	I	

Propriétés

Amine sympathomimétique ayant des propriétés α_1-, β_2- et surtout β_1-adrénergiques à l'origine de l'effet inotrope positif. Élévation du débit cardiaque avec réduction des pressions de remplissage ventriculaire (pression capillaire) et des résistances vasculaires systémiques et pulmonaires. Élévation modérée de la fréquence cardiaque (discret effet chronotrope positif) et de la consommation myocardique en oxygène. Accélération de la conduction auriculo-ventriculaire. Peu d'effet sur la pression artérielle.
Délai d'action de 1 à 2 min, demi-vie de 2 min et élimination urinaire rapide.

Indications

Syndrome de bas débit cardiaque (en post-opératoire de chirurgie cardiaque, infarctus du myocarde, embolie pulmonaire grave, valvulopathies et cardiomyopathies dilatées décompensées, sepsis graves à pression de remplissage élevée, modification de la précharge associée à de hauts niveaux de PEEP, troubles de conduction hissiens).
Exploration fonctionnelle cardiologique (notamment couplée à l'échocardiographie).

Contre-indications

Allergie (contient des sulfites).
Obstacle à l'éjection ou au remplissage ventriculaire (rétrécissement aortique, cardiomyopathie obstructive, tamponnade).
Troubles du rythme ventriculaire graves.

Précautions d'emploi

Grossesse : aucun effet tératogène décrit.

Correction d'une hypovolémie, des troubles hydroélectrolytiques et acido-basiques.
Utilisation sous surveillance scopique, tensionnelle, ECG, de la diurèse et hémodynamique (Swan-Ganz), défibrillateur à proximité.
Chez les patients en fibrillation auriculaire, une imprégnation digitalique préalable est recommandée.
Utilisation possible au cours de l'infarctus du myocarde à la phase aiguë malgré le risque d'augmentation de la consommation myocardique en oxygène (posologie adaptée de façon à prévenir une accélération du rythme cardiaque et une élévation tensionnelle).
Réduire ou suspendre temporairement la perfusion en cas de tachycardie importante, d'hypertension, d'angor et de troubles du rythme ventriculaire.
Traitement à arrêter progressivement.
Surveillance étroite chez l'enfant : élévation de la pression artérielle et de la fréquence cardiaque plus importante que chez l'adulte et parfois augmentation de la pression capillaire.

Effets indésirables

Tachycardie excessive et déstabilisation angineuse chez le coronarien.
Hypertension.
Troubles du rythme ventriculaire.
Épuisement d'effet lors d'administration > 3 j, conduisant à l'augmentation des doses.
Nausées, céphalées, dyspnée.
Réactions allergiques : rash cutané, fièvre, éosinophilie, bronchospasme.
Choc anaphylactique aux sulfites.

Interactions médicamenteuses

Incompatibilité avec les solutés alcalins.
Bêtabloquants (antagonisme).
Vasodilatateurs : potentialisation de leurs effets.

■ Dopamine

DOPAMINE AGUETTANT				
Posologie de 3 à 20 µg/kg/min en IVSE à adapter à la réponse clinique Incompatibilité avec les solutés alcalins	50 amp. 50 mg/5 mL 50 amp. 200 mg/5 mL	HOP HOP	I I	
DOPAMINE MYLAN				
Idem *DOPAMINE AGUETTANT*	50 amp. 50 mg/10 mL 50 amp. 200 mg/5 mL	HOP HOP	I I	
DOPAMINE RENAUDIN				
Idem *DOPAMINE AGUETTANT*	10 amp. 50 mg/10 mL 100 amp. 50 mg/5 mL 100 amp. 200 mg/5 mL	HOP HOP HOP	I I I	

Propriétés

Amine sympathomimétique dont les propriétés dépendent de la dose :
• dopaminergiques (< 5 µg/kg/min) : vasodilatation coronaire, mésentérique et surtout rénale entraînant une augmentation du débit sanguin, de la filtration glomérulaire, de la diurèse et de la natriurèse ;
• β_1-adrénergiques (5 à 15 µg/kg/min) : puissant effet inotrope positif responsable de l'élévation du débit cardiaque. Chute des résistances périphériques. Élévation modérée de la pression artérielle et de la fréquence cardiaque ;
• β-adrénergiques (> 15 µg/kg/min) : tachycardie, élévation des résistances périphériques (vasoconstriction), augmentation de la pression artérielle, de la consommation myocardique en oxygène et diminution de la diurèse.
Délai d'action de 2 à 4 min, demi-vie de 2 min et élimination urinaire rapide.

Indications

Correction des troubles hémodynamiques de l'état de choc (cardiogénique, septique,

traumatique, hypovolémique après restauration de la volémie).
Syndrome de bas débit cardiaque.

Contre-indications

Grossesse et allaitement.
Allergie aux sulfites.
Phéochromocytome.
Troubles du rythme ventriculaire graves.

Précautions d'emploi

Correction d'une hypovolémie, des troubles hydroélectrolytiques et acido-basiques.
Utilisation sous surveillance scopique, tensionnelle, ECG, de la diurèse et hémodynamique (Swan-Ganz), défibrillateur à proximité.
Arrêter progressivement le traitement.
Réduire ou suspendre temporairement le traitement en cas de tachycardie importante, d'hypertension, d'angor et de troubles du rythme ventriculaire.
Artérite des membres inférieurs : posologie initiale faible et augmentation très progressive.
Utilisation déconseillée à la phase aiguë d'un infarctus du myocarde (risque de vasoconstriction, de troubles du rythme ventriculaire et de majoration de l'ischémie).

Effets indésirables

Tachycardie et crise d'angor, hypertension.
Troubles du rythme ventriculaire.
Épuisement d'effet lors d'administration > 3 j conduisant à l'augmentation des doses.
Choc anaphylactique aux sulfites.

Interactions médicamenteuses

Antidépresseurs imipraminiques : hypertension et troubles du rythme ventriculaire.
Anesthésiques volatils halogénés : utilisation déconseillée (risque accru d'arythmies ventriculaires).
IMAO non sélectifs : grande prudence, doses 10 fois moindres (risque d'hypertension).

▪ Épinéphrine (ou adrénaline)

ADRÉNALINE				
Arrêt cardiaque : 1 à 3 mg en IVD à renouveler toutes les 3-5 min en cas d'inefficacité (utilisation possible en intratrachéal : 3 à 5 mg à diluer dans 5 à 10 mL de sérum physiologique suivi de 3 insufflations au masque) Choc rebelle : 1 à 10 mg/h en IVSE idéalement sur voie centrale Choc anaphylactique : 0,25 à 0,5 mg en IV, IM ou SC éventuellement renouvelée, associée aux corticoïdes et au remplissage Adaptation posologique chez l'enfant (*cf.* Précautions d'emploi) Ne pas mélanger avec d'autres solutés injectables et incompatibilité avec les solutés alcalins	10 amp. 0,25 mg/1 mL 100 amp. 0,25 mg/1 mL 10 amp. 1 mg/1 mL 100 amp. 1 mg/1 mL	HOP HOP HOP HOP	I I I I	

▪ Norépinéphrine (ou noradrénaline)

NORADRÉNALINE AGUETTANT				
À diluer obligatoirement avant inj. IV de préférence dans du glucose isotonique	10 amp. 8 mg/4 mL 50 amp. 8 mg/4 mL 10 amp. 16 mg/8 mL	HOP HOP HOP	I I I	

Propriétés

Amine sympathomimétique aux propriétés :

- β-adrénergiques : vasoconstriction avec élévation de la pression artérielle et des résistances artérielles périphériques ;
- β_2-adrénergiques : bronchodilatation ;
- β_1-adrénergiques : effets inotrope positif puissant, chronotrope et bathmotrope positifs.

Augmentation du débit cardiaque. Rôle favorisant la reprise d'une activité cardiaque en cas d'asystolie. Inhibition de la libération des médiateurs de l'allergie et de l'inflammation. Résorption rapide par voie sublinguale (destruction par voie orale). Délai d'action IV de 3/5 min, durée d'action de quelques dizaines de min.

Indications

Arrêt cardiaque.
Choc anaphylactique.
Autres détresses cardiocirculatoires : infectieuses, hémorragiques (après rétablissement de la volémie), etc.
Réactions allergiques sévères (œdèmes de Quincke, etc.) et état de mal asthmatique.
Les kits auto-injectables doivent être impérativement prescrits aux sujets susceptibles de faire un choc anaphylactique.

Contre-indications

Aucune contre-indication absolue dans le choc anaphylactique et l'arrêt cardiaque.
Allergie aux sulfites (kits auto-injectables).
Association contre-indiquée avec la spartéine (syncope).
Insuffisance coronarienne non contrôlée.
Troubles du rythme ventriculaire graves.
Hypertension artérielle sévère.
Obstacle à l'éjection ventriculaire.
Hyperthyroïdie.
Diabète.

Précautions d'emploi

Conservation à l'abri de la lumière à température ambiante pour l'**adrénaline** injectable et entre + 2 et + 8 °C pour les kits auto-injectables (mais stabilité conservée plusieurs semaines à température ambiante). L'**adrénaline** est normalement incolore et devient rose lorsqu'elle est oxydée.
Utilisation sous surveillance scopique, tensionnelle, ECG, de la diurèse et hémodynamique (Swan-Ganz).
Choc anaphylactique : adaptation de la posologie à l'âge :

- enfant > 12 ans : 0,25 à 0,50 mg ;
- enfant > 6 ans : 0,25 mg ;
- enfant > 2 ans : 0,01 à 0,20 mg ;
- enfant < 2 ans : 0,01 mg/kg.

Effets indésirables

Réactions anaphylactiques : choc, bronchospasme (kits auto-injectables).
Tachycardie excessive et déstabilisation angineuse chez le coronarien.
Hypertension.
Troubles du rythme ventriculaire.
Hypertension pulmonaire majeure et œdème aigu du poumon consécutif à la vasoconstriction.

Interactions médicamenteuses

Antidépresseurs imipraminiques : hypertension et troubles du rythme ventriculaire.
Anesthésiques volatils halogénés : utilisation déconseillée du fait du risque accru d'arythmies ventriculaires.
IMAO non sélectifs : grande prudence, doses 10 fois moindres (risque d'hypertension).
Dérivés de l'ergot de seigle : potentialisation de l'effet vasoconstricteur.

ARRÊT CARDIOCIRCULATOIRE

FICHE MALADIE

DÉFINITION

L'arrêt cardiocirculatoire est défini par l'interruption brutale de la ventilation et de la circulation.
Il se traduit par un état de mort apparente et est confirmé par l'abolition des pouls fémoraux et carotidiens. C'est une urgence absolue ou chaque seconde est importante.

CAUSES ET MÉCANISME

Seul l'électrocardiogramme permet d'établir le mécanisme de l'arrêt. Il peut révéler :
- une fibrillation ventriculaire (FV) : le tracé est complètement anarchique ;
- une tachycardie ventriculaire rapide (TV) : le tracé est régulier, rapide, les QRS sont larges ;
- une asystolie : le tracé est plat, sans QRS visibles ;
- une dissociation électromécanique : le tracé est apparemment normal mais le cœur ne se contracte plus.

L'arrêt survient le plus souvent au décours d'un infarctus, d'une insuffisance respiratoire aiguë (état de mal asthmatique) ou d'une intoxication.

DIAGNOSTIC

Le patient est brutalement inconscient, totalement inerte.
Le premier réflexe est de rechercher un pouls fémoral ou carotidien. L'absence de pouls signe le diagnostic.

Il n'y a plus de respiration organisée ; au début, il peut persister des *gasps* (saccades respiratoires inorganisées).
Ce n'est qu'après branchement de l'ECG ou du scope qu'on pourra connaître exactement la cause de l'arrêt et débuter un traitement adapté.

TRAITEMENT

Dès le diagnostic confirmé par l'absence de pouls, il faut débuter sans retard une séquence d'événements stéréotypée :
- Le premier réflexe est de prévenir les médecins. Tous les services disposent de procédures d'urgence (téléphone rouge, numéros spéciaux). Il est capital de les consulter dès la prise de fonction dans un service. En extrahospitalier, faire prévenir le 15 (Samu) par une autre personne.

En présence d'un seul secouriste, il faut réaliser les séquences suivantes :
- Débuter le massage cardiaque externe (C).
- Libérer les voies aériennes (A, Airway).
- Ventilation par bouche à bouche (B, breath)

En présence de deux secouristes, le 1er réalise les compressions thoraciques et le 2nd libère les voies aériennes et fait respirer + défibrillation.

Tachycardie ventriculaire (TV)

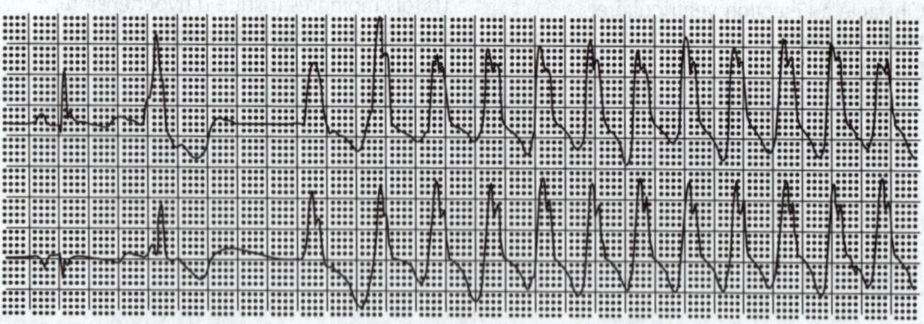

Fibrillation ventriculaire (FV)

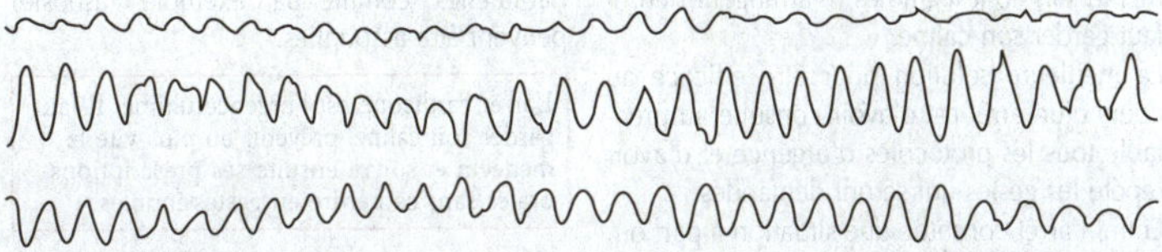

PRONOSTIC

Même en cas de mise en route très rapide d'une réanimation efficace, les chances de récupération sont inférieures à 20 %. On estime qu'après 3 min d'anoxie (absence d'oxygène), les dégâts cérébraux sont irréversibles.

FICHE INFIRMIÈRE

EXAMENS

Aucun examen ne doit venir perturber la séquence des manœuvres de réanimation. Seul le branchement du scope du défibrillateur a un intérêt diagnostique et thérapeutique.

SURVEILLANCE DU TRAITEMENT

SOINS – TRAITEMENT

- Donner l'alerte.
- Débuter le massage cardiaque externe et la ventilation (*cf.* Fiche technique, p. 62).
- Dès l'arrivée de renfort, il faut, tout en poursuivant le massage et la ventilation :
  - brancher ou faire brancher le scope du défibrillateur. Une infirmière expérimentée est autorisée lorsqu'elle en a les compétences à délivrer un choc électrique externe lorsqu'elle reconnaît un trouble du rythme ventriculaire au décours d'un arrêt cardiaque ;
  - poser une voie veineuse périphérique s'il n'y en a pas.
- Administrer les traitements indiqués par le médecin :
  - **Adrénaline** : injection IV directe selon la prescription, de 1 à 5 mg. À renouveler. En cas de reprise d'un rythme cardiaque, le relais peut être pris en IVSE (IV à la seringue électrique).
  - **Chlorure de calcium** : injection IVL.
  - *XYLOCAÏNE* : injection IVD avec relais en IVSE.

Toutes les minutes, on arrête quelques secondes le massage pour contrôler le pouls fémoral ou carotidien et détecter ainsi une reprise d'une activité cardiaque efficace.

EFFICACITÉ DU TRAITEMENT

Au mieux, la réanimation permet de récupérer une activité cardiaque efficace et le transfert en unité de réanimation. Le pronostic à long terme dépend initialement de la durée de l'arrêt (séquelles neurologiques).

Dans le cas contraire, il faut arrêter la réanimation après un temps laissé à l'appréciation du médecin (en général 20 à 30 min). La réanimation peut être bien plus prolongée (supérieure à 1 h) lorsque le sujet est jeune, en cas d'hypothermie ou en cas d'intoxication médicamenteuse.

EFFETS INDÉSIRABLES

Le MCE peut se compliquer de fractures costales, d'enfoncement sternal voire de contusion myocardique.

L'intubation et la ventilation peuvent se compliquer d'inhalation de liquide gastrique, de fractures dentaires.

ÉDUCATION ET CONSEILS

L'ensemble du personnel médical et paramédical se retrouve souvent sur le lieu de l'arrêt. Il peut y avoir beaucoup de personnes dans une pièce. Chacun devra s'astreindre à une tâche pour que les prescriptions soient exécutées au plus vite. Le stress et l'excitation, même s'ils sont légitimes, n'arrangent rien. Il faut garder son calme.

La meilleure solution pour être efficace au cours d'un arrêt est d'avoir consulté au préalable tous les protocoles d'urgence et d'avoir répété les gestes qui seront demandés.

Enfin, l'arrêt constitue une situation à part où, pour répondre à l'urgence absolue, les règles habituelles (comme par exemple l'asepsie) peuvent être assouplies.

> L'arrêt cardiaque est l'urgence ultime. Il faut garder son calme, prévenir au plus vite le médecin et suivre ensuite ses prescriptions orales sans se perdre en gestes inutiles.

FICHE TECHNIQUE

MASSAGE CARDIAQUE EXTERNE ET VENTILATION AU MASQUE

Le massage cardiaque externe (MCE) et la ventilation doivent être pratiqués en attendant l'arrivée du médecin si celui-ci n'est pas présent. Ils permettent de maintenir une oxygénation tissulaire minimale en attendant le rétablissement d'une activité cardiaque efficace.

- Installer le patient sur un plan dur (glisser une planche prévue à cet effet qui se trouve sur les chariots de réanimation sous le malade).
- Se placer à côté du malade, à genoux s'il est à terre, debout s'il est dans son lit. Le thorax du patient ne doit pas être plus haut que la taille de l'opérateur.
- Placer la paume d'une main sur le tiers inférieur du sternum ; l'autre main est posée dessus, les doigts en crochet.
- Appuyer avec force mais sans à-coups sur le sternum. Le rythme de compression doit être de 80 à 100/min. Le sternum doit s'enfoncer de 3 à 4 cm. Le temps de relaxation doit être égal au temps de compression.

Parallèlement au MCE, il faut pratiquer une ventilation au masque (le bouche à bouche ne se conçoit qu'en l'absence de celui-ci, ce qui ne devrait jamais arriver en milieu hospitalier).

- Libérer les voies aériennes (retirer les dentiers ou les débris alimentaires éventuels).
- Mettre la tête en hyperextension pour faciliter le passage de l'air dans le larynx.
- Brancher le masque au ballon et le ballon sur l'oxygène (mural ou bouteille) qui sera ouvert au maximum.
- Maintenir d'une main le masque contre la bouche et le nez. Les doigts crochètent la mandibule par en dessous tandis que le pouce maintient le masque par au-dessus.
- Pratiquer avec l'autre main les insufflations, en pressant sur le ballon à intervalles réguliers. Elles doivent se faire à 20/min sans brutalité. Le thorax se soulève à chaque insufflation.

Si deux personnes réaniment, l'une masse, tandis que l'autre ventile. Si l'on est seul, pratiquer 2 insufflations pour 15 compressions.

VALVULOPATHIES

FICHE MALADIE

DÉFINITION

Il s'agit d'une atteinte d'une valve cardiaque. Les valves cardiaques (aortique, mitrale, pulmonaire et tricuspide) peuvent être le siège d'une sténose (rétrécissement) ou d'une fuite (insuffisance). En cas de sténose, comme par exemple le rétrécissement aortique où la valve aortique ne s'ouvre pas bien, il existe un obstacle à l'éjection du sang. En cas de fuite, comme par exemple l'insuffisance mitrale où la valve mitrale ne ferme plus bien, le sang reflux dans l'oreillette gauche, entraînant un surcroît de travail pour le cœur.

CAUSES ET MÉCANISMES

Les quatre valves peuvent être le siège soit d'une sténose, soit d'un rétrécissement. On ne parlera ici que des trois plus fréquentes, le rétrécissement aortique (RA), l'insuffisance aortique (IA) et l'insuffisance mitrale (IM).

• Le rétrécissement aortique est une maladie du sujet âgé. La valve aortique dégénère en se calcifiant. Elle s'ouvre mal en systole et ne laisse qu'un petit orifice pour le passage du sang. Le ventricule doit lutter contre cet obstacle et se fatigue.

• L'insuffisance aortique peut être aiguë, comme dans les endocardites infectieuses où la déchirure d'une valvule se fait brutalement, ou se constituer progressivement. Lorsqu'elle est aiguë, elle peut très rapidement entraîner une insuffisance cardiaque grave du fait de l'importance de la fuite.

• L'insuffisance mitrale peut elle aussi être aiguë (infarctus, endocardite, etc.) ou chronique (dilatation de l'anneau, prolapsus, etc.). Elle résulte soit d'une atteinte d'un des deux feuillets, soit d'une dilatation de l'anneau.

DIAGNOSTIC

SIGNES CLINIQUES

À l'auscultation, les valvulopathies se traduisent par des souffles cardiaques. Chaque atteinte valvulaire peut être reconnue à l'auscultation. Dans le rétrécissement aortique, par exemple, il y a un souffle systolique au foyer aortique.

Les atteintes valvulaires chroniques sont souvent découvertes lors d'une auscultation systématique qui est réalisée à chaque consultation. Au contraire, dans les atteintes aiguës, on a des signes cliniques essentiellement d'insuffisance cardiaque.

EXAMENS COMPLÉMENTAIRES

L'échographie est l'examen capital dans le diagnostic des valvulopathies. L'échographie transthoracique est parfois complétée par un examen trans-œsophagien, essentiellement pour bien apprécier la valve mitrale. On peut ainsi déterminer le mécanisme de l'atteinte valvulaire, son retentissement sur le myocarde et décider du meilleur moment pour opérer.

Avant la chirurgie, il faudra réaliser un bilan préopératoire complet comprenant une coronarographie et une recherche de foyer infectieux.

TRAITEMENT

Le traitement curatif des valvulopathies repose sur la chirurgie cardiaque. Elle permet soit de remplacer complètement la valve soit de tenter une réparation, comme dans les insuffisances mitrales. Lorsqu'on remplace totalement la valve, on peut mettre en place soit une valve mécanique qui nécessite une anticoagulation à vie, soit une valve biologique avec laquelle on peut se passer d'anticoagulant mais qui a l'inconvénient de s'user au bout de 10 à 15 ans.

Après la chirurgie, le traitement de fond est assuré par les antivitamines K (AVK). Ils permettent une anticoagulation sur le long terme par prise de comprimés 1 fois/j. On utilise le plus souvent le *PRÉVISCAN* et plus rarement le *SINTROM* ou la *COUMADINE*. Des traitements percutanés, en particulier pour le rétrécissement aortique, peuvent être indiqués lorsque les patients sont jugés inopérables (transcatheter aortic valve implantation, TAVI).

PRONOSTIC

Lorsque la valvulopathie est isolée, le traitement chirurgical permet un traitement efficace. Bien que la chirurgie cardiaque reste une chirurgie lourde, la mortalité est largement inférieure à 5 %.

En revanche, lorsque l'atteinte valvulaire complique une autre pathologie, le pronostic est beaucoup plus péjoratif (par exemple, les insuffisances mitrales au cours des infarctus antérieurs).

FICHE INFIRMIÈRE

EXAMENS

INR

Prélèvement sur un tube de 5 mL citraté (souvent à bouchon bleu clair). Sa valeur est normalement reproductible d'un laboratoire à l'autre.

Bilan préopératoire

Le médecin prescrit en général :

- Bilan standard : ionogramme sanguin, NFS-plaquettes, TP-TCA, CRP. ECG, radiographie thoracique.
- Bilan prétransfusionnel : groupage sanguin ABO-Rhésus, RAI (recherche d'agglutinines irrégulières). Sérologie VIH, hépatites avec l'accord du patient.
- Bilan infectieux comprenant systématiquement un examen stomatologique. Lorsqu'il faut réaliser un geste d'extraction dentaire, on n'oubliera pas l'antibioprophylaxie.

Lorsque le sujet a plus de 40 ans, on réalise systématiquement une coronarographie et un Doppler des troncs supra-aortiques.

SURVEILLANCE DU TRAITEMENT

SOINS – TRAITEMENT

Avant la chirurgie, l'IDE réalise le bilan préopératoire. Avant le départ au bloc, elle assure avec les aides-soignants la préparation qui comprend une douche bétadinée, un rasage complet.

Après la chirurgie, elle fait les pansements de sternotomie. Il n'est pas rare que le malade sorte de réanimation avec un boîtier de stimulation cardiaque externe. Il faut vérifier régulièrement les seuils de stimulation lorsque le malade est dépendant. Les électrodes épicardiques seront retirées par le médecin.

Après la chirurgie, l'anticoagulation est assurée par l'héparine non fractionnée (HNF) administrée en IV à la seringue électrique (IVSE). Le relais est rapidement pris par AVK (*cf.* Fiche technique, p. 64). Tant que l'INR n'est pas dans la fourchette thérapeutique, on poursuit l'HNF à dose efficace. Les AVK seront ensuite poursuivis à vie.

SURVEILLANCE

Standard

Fréquence cardiaque, pression artérielle, température, qui sont notées sur la feuille de surveillance.

Biologique

L'efficacité de l'héparine se surveille par le TCA ou l'héparinémie, celle des AVK par l'INR. On contrôle la régression du syndrome inflammatoire biologique en postopératoire (NFS-plaquettes, CRP).

Locale

À chaque pansement, vérifier l'absence de signes inflammatoires locaux (rougeurs, chaleur, sensibilité, écoulement). Après quelques jours, on s'assure de la stabilité du sternum. Les agrafes seront retirées en deux temps entre 8 et 10 jours.

ÉDUCATION ET CONSEILS

Le séjour en rééducation cardiaque postopératoire doit être mis à profit pour éduquer le patient. Il est capital qu'il comprenne le fonctionnement des anticoagulants. Il faut aussi le sensibiliser au risque d'endocardite infectieuse.

> La chirurgie cardiaque permet aux patients de retrouver une vie quasi-normale, avec uniquement la contrainte de la prise d'anticoagulant à vie pour ceux qui ont une prothèse mécanique.

FICHE TECHNIQUE

ÉDUCATION D'UN PATIENT TRAITÉ PAR ANTIVITAMINE K

L'éducation est capitale dans ce traitement chronique. Le patient sera amené au bout de quelques mois à gérer seul son traitement. Il doit parfaitement connaître les points suivants.

Relation dose-INR

L'INR normal chez quelqu'un qui ne reçoit pas de traitement est de 1.

Un changement de dose n'aura de répercussion sur l'INR que quelques jours plus tard. Par exemple, avec le *PRÉVISCAN*, il faut au moins 48 h avant que l'INR ne commence à s'élever après la prise du premier comprimé.

INR cible

- Un patient qui a une valve mécanique mitrale devra avoir un INR entre 3 et 4,5.
- Un patient qui a une valve mécanique aortique devra avoir un INR entre 2 et 3.
- Un patient qui a une valve biologique et une fibrillation atriale devra avoir un INR entre 2 et 3.

Prise du traitement et surveillance

Le patient prend son comprimé toujours à la même heure, en général le soir.

Les contrôles se font par prise de sang le matin. Les résultats sont transmis au médecin traitant le jour même. L'INR doit être surveillé au moins une fois par mois. Cependant, au début du traitement ou lorsque l'INR est difficile à équilibrer, il n'est pas rare d'avoir à effectuer des contrôles toutes les semaines, voire toutes les 72 h.

Le patient dispose d'un carnet sur lequel il reporte tous les résultats de ces contrôles et les adaptations de dose effectuées.

Ajustement des doses

La règle est de ne jamais changer son traitement tout seul. Toutefois, de nombreux patients traités depuis des années gèrent seuls les adaptations de doses.

- En cas d'INR trop faible, on augmente la dose d'un quart de comprimé.
- En cas d'INR trop élevé, on diminue la dose d'un quart de comprimé.
- En cas de surdosage important (INR supérieur à 6), on saute une prise et on contrôle tous les jours l'INR pour savoir quand reprendre les AVK.

Précautions, interdictions et interactions

Le patient doit indiquer à chaque médecin qu'il prend un traitement par AVK.

Les aliments riches en vitamine K (choux, abats) sont à éviter car ils diminuent l'efficacité du traitement.

En cas de saignement anormal ou d'hématome spontané, faire faire immédiatement une prise de sang pour contrôle de l'INR et consulter un médecin.

Les anti-inflammatoires ont des interactions avec les AVK et sont donc à éviter.

Les injections IM, les infiltrations sont contre-indiquées à cause du risque d'hématome.

ENDOCARDITE INFECTIEUSE

FICHE MALADIE

DÉFINITION

L'endocardite infectieuse (EI) est la conséquence d'une greffe, le plus souvent bactérienne, sur l'endocarde. Elle se traduit par des lésions ulcéro-végétantes des valves. Elle peut survenir sur valves natives ou sur prothèse.

CAUSES ET MÉCANISMES

Lors d'une septicémie, les bactéries diffusent dans la circulation à partir d'une porte d'entrée. Elles peuvent se greffer sur l'endocarde lésé par une fuite ou sur une valve mécanique. Des micro-abcès se forment, rendant difficile l'accès des cellules immunitaires et des antibiotiques. L'infection se développe et des végétations (masse contenant des bactéries, cellules sanguines et de l'inflammation) se forment.

L'infection peut détruire plus ou moins rapidement la valve et conduire à l'insuffisance cardiaque. Des emboles septiques peuvent migrer vers le cerveau, les membres ou les reins.

DIAGNOSTIC

SIGNES CLINIQUES

Ce diagnostic doit être évoqué devant tout malade présentant une fièvre et un souffle cardiaque.

EXAMENS COMPLÉMENTAIRES

Le diagnostic est confirmé par :

• l'imagerie (échographie transthoracique et, surtout, échographie trans-œsophagienne) qui permet de visualiser la fuite valvulaire et, éventuellement, les végétations ;

• les hémocultures, qui identifient le germe responsable.

On recherche les complications que sont l'insuffisance cardiaque et les embolies septiques.

Il faut s'attacher à rechercher une porte d'entrée à l'aide de tous les examens cliniques ou paracliniques nécessaires (abcès dentaire, brèche cutanée, chirurgie récente, cathéter périphérique ou central).

TRAITEMENT

Le traitement curatif repose sur les antibiotiques IV pendant une durée de 6 à 8 semaines. L'antibiothérapie est adaptée au germe si celui-ci est retrouvé. On traite bien évidemment la porte d'entrée (extraction dentaire, ablation d'un cathéter infecté, etc.).

En cas d'insuffisance cardiaque, on met en route un traitement symptomatique par diurétiques. En cas de destruction valvulaire importante, la chirurgie cardiaque est nécessaire pour remplacer la valve.

Le traitement préventif doit être institué chez tous les malades à haut risque (patients porteurs de prothèse valvulaire ou atteints de cardiopathies congénitales) devant subir des soins dentaires ou une intervention chirurgicale.

PRONOSTIC

Le pronostic reste grave, avec une mortalité hospitalière initiale proche de 20 %. Il est pire encore dans les endocardites survenant sur prothèse.

FICHE INFIRMIÈRE

EXAMENS

• Bilan biologique standard : ionogramme sanguin, créatininémie, TP-TCA.
• CRP et NFS-plaquettes à la recherche d'un syndrome inflammatoire.
• Hémocultures : avant antibiothérapie. À prélever au mieux lors des pics thermiques par séries de 3. Il n'est par rare de devoir réaliser une dizaine d'hémocultures avant d'isoler le germe. Il existe des flacons aérobies (qui permettent aux bactéries ayant besoin d'oxygène de se développer) et des flacons anaérobies (pour les bactéries qui n'ont pas besoin d'oxygène).
• Dosages sériques des antibiotiques : on dose des taux résiduels par prélèvement juste avant l'injection et des taux « pics » par prélèvement 1 h après injection. Le taux résiduel permet de vérifier l'absence de surdosage et le taux « pic » permet d'apprécier l'efficacité des antibiotiques dose-dépendants. Le prélèvement est réalisé sur un tube hépariné.
• Radiographie thoracique, ECG.
• Échographie transthoracique et échographie trans-œsophagienne (*cf.* Fiche technique, p. 68).
• Recherche d'une porte d'entrée et bilan d'extension. Le médecin peut prescrire tout ou partie de ces examens : scanner cérébral et thoracique, scintigraphie pulmonaire, échographie abdominale, examen ORL.

SURVEILLANCE DU TRAITEMENT

SOINS – TRAITEMENT

En service de cardiologie, voire en USIC si l'endocardite infectieuse se complique d'insuffisance cardiaque.

Après 15 jours de bi-antibiothérapie IV hospitalière, on tente souvent de poursuivre les soins dans une structure de soins de suite ou en hospitalisation à domicile.

Administration des antibiotiques selon la prescription :

• Les β-lactamines (**amoxicilline**, **oxacilline**, **tazocilline**…) s'administrent en 3 à 6 prises par 24 h IV, diluées dans des poches de 50 ou 100 mL.
• Les aminosides (**gentamicine**, **amikacine**, etc.) s'administrent en 1 ou 2 fois par 24 h. Ils peuvent être toxiques pour le rein. On surveille l'absence de surdosage en déterminant le taux résiduel (TR).
• La **vancomycine** est très utilisée car elle reste active sur les staphylocoques résistant aux autres antibiotiques. On l'administre souvent en perfusion continue à la seringue électrique sur 24 h. On surveille son efficacité en dosant la vancomycinémie.

Traitement de la porte d'entrée si elle est retrouvée : soins locaux après ablation d'un cathéter infecté, pansements et détersion d'une plaie cutanée…

> **TRAITEMENT PRÉVENTIF**
>
> Il repose sur l'antibioprophylaxie (administration d'antibiotique de manière préventive) et le strict respect des procédures d'asepsie.
> L'antibioprophylaxie est instituée avant les soins dentaires (même un détartrage) ou les interventions chirurgicales. Elle est administrée *per os* ou IV en fonction du risque du patient et du geste. Pour qu'aucun patient à risque n'échappe au traitement préventif, il faut que le malade lui-même connaisse les procédures et qu'il se signale à tous les intervenants médicaux.
> Les soins donnés aux malades à risque d'endocardite infectieuse nécessitent un respect encore plus strict que d'habitude des procédures d'asepsie.

SURVEILLANCE

Clinique

• Prise de température 3 fois/j.
• Fréquence cardiaque, pression artérielle.
• Recherche de signe d'insuffisance cardiaque.

Paraclinique

• CRP, NFS, ionogramme sanguin, créatininémie.

- Hémocultures.
- Dosages sériques des antibiotiques.
- Échographies répétées, au besoin trans-œsophagiennes.

EFFICACITÉ DU TRAITEMENT

Elle se juge sur l'obtention d'une apyrexie stable et prolongée, régression du syndrome inflammatoire biologique, négativation des hémocultures, stabilisation des lésions en échographie trans-œsophagienne, stérilisation de la porte d'entrée.

En fait, le critère le plus fiable de guérison est l'absence de rechute à l'arrêt du traitement.

EFFETS INDÉSIRABLES

L'antibiothérapie IV prolongée pose le problème des voies d'abord périphériques. Il faut dès le départ s'attacher à préserver le capital veineux. On est souvent obligé de poser une voie veineuse centrale pour continuer à administrer les antibiotiques.

Les aminosides (**gentamicine**, **amikacine**...), souvent employés pour leur pouvoir bactéricide, sont toxiques pour le rein, essentiellement en cas de surdosage. On surveille donc la fonction rénale et la concentration sanguine de ces antibiotiques.

ÉDUCATION ET CONSEILS

Le traitement préventif est primordial pour éviter l'apparition des endocardites infectieuses. Le patient porteur d'une prothèse valvulaire ou d'une cardiopathie congénitale doit connaître la nécessité de l'antibioprophylaxie. Il doit montrer sa carte de porteur de prothèse lorsqu'il va chez le dentiste ou avant de subir une intervention, même minime.

Lorsque le diagnostic d'endocardite infectieuse est confirmé, un soutien psychologique doit être institué. Le patient rentre dans un traitement qui le maintiendra sur une longue période à l'hôpital. Il faut expliquer les modalités et les raisons de l'antibiothérapie et tenter de rassurer un maximum l'entourage.

> Le traitement préventif est capital pour éviter la survenue d'endocardites infectieuses chez les porteurs de prothèse valvulaire.

FICHE TECHNIQUE

ÉCHOGRAPHIE TRANS-ŒSOPHAGIENNE

L'échographie trans-œsophagienne (ETO) permet de positionner la sonde d'échographie dans l'œsophage, juste derrière l'oreillette gauche. On visualise ainsi très bien la valve mitrale et des structures comme l'auricule qui ne sont pas vues en échographie transthoracique classique.

Avant l'examen

- Vérifier la bonne stérilisation de la sonde œsophagienne. Chaque service dispose de protocoles validés. La traçabilité est capitale.
- Le patient doit être à jeun depuis au moins 4 h.
- En cas d'antécédents de maladie œsophagienne (cancer, diverticule, varices, etc.), le signaler au médecin.
- Pose d'une voie veineuse périphérique avec garde-veine en fonction de la prescription.

Déroulement

- Retrait des dentiers, faux palais.
- Anesthésie du palais et de la gorge à l'aide de *XYLOCAÏNE* en spray ou en gel.
- Introduction de la sonde. Le patient doit déglutir lorsqu'il sent la sonde au fond de la gorge. Le passage de la sonde active les réflexes nauséeux, ce qui rend l'examen souvent mal supporté. Néanmoins, il n'est pas douloureux.
- Rappeler au patient plusieurs fois pendant l'examen qu'il doit respirer calmement par le nez et laisser couler sa salive hors de sa bouche sans chercher à l'avaler.

Le médecin enregistre l'examen sur une cassette ou un CD-rom.

Après l'examen

Après retrait de la sonde, se conformer strictement aux procédures de stérilisation en notant notamment le nom des différents intervenants (médecin, IDE, patient).
Il est interdit de boire et manger avant 4 h. Avant la reprise alimentaire, tester la déglutition avec un peu d'eau.

PÉRICARDITE

FICHE MALADIE

DÉFINITION

La péricardite est une inflammation des feuillets du péricarde. On distingue la péricardite aiguë (la plus courante) et la péricardite chronique.

CAUSES ET MÉCANISMES

La péricardite aiguë est le plus souvent virale ou idiopathique (on ne retrouve pas de cause). Plus rarement, elle peut être due à une néoplasie, une maladie de système (lupus, polyarthrite rhumatoïde), ou secondaire à un infarctus.

DIAGNOSTIC

SIGNES CLINIQUES

La péricardite se traduit par une douleur thoracique constrictive. Elle se distingue de la douleur d'origine coronarienne par son caractère prolongé, son augmentation à l'inspiration profonde.
Dans le cas d'une péricardite virale ou idiopathique, elle est souvent accompagnée d'une légère fièvre et précédée d'un syndrome grippal.
À l'auscultation, le médecin peut entendre un frottement péricardique qui correspond au frottement des deux feuillets péricardiques l'un sur l'autre.

EXAMENS COMPLÉMENTAIRES

▶ ECG

Il permet essentiellement d'élimer un infarctus ou un angor instable.

▶ Radiographie de thorax

Dans les épanchements abondants, la silhouette cardiaque est augmentée de volume avec un aspect « en sabot » ou « en carafe ».

▶ Échographie transthoracique (ETT)

Il s'agit d'un examen capital. Il visualise parfaitement un épanchement péricardique. À noter que toutes les péricardites ne s'accompagnent pas d'épanchement (péricardites sèches). Il permet de dépister une évolution vers la tamponnade.

▶ Biologie

On recherche un syndrome inflammatoire. On dose le plus souvent les enzymes myocardiques pour dépister une myocardite associée et éliminer un syndrome coronarien aigu.

DIAGNOSTIC DIFFÉRENTIEL

Il est capital d'éliminer les autres causes de douleurs thoraciques que sont les syndromes coronaires aigus, les dissections aortiques ou les embolies pulmonaires.

TRAITEMENT

Il repose sur le repos et les anti-inflammatoires (essentiellement l'*ASPIRINE*) dans les péricardites aiguës virales ou idiopathiques. Dans les péricardites chroniques, le traitement est celui de la cause (corticoïdes pour une maladie de système, chimiothérapie ou chirurgie dans un cancer).

PRONOSTIC

Dans les péricardites virales ou idiopathiques, l'évolution est le plus souvent favorable. Elles évoluent exceptionnellement vers la tamponnade (*cf.* Tamponnade, p. 70). La principale complication est alors la récidive, qui survient dans 20 à 30 % des cas.

Pour les autres péricardites, le pronostic dépend essentiellement de la maladie causale (néoplasie, lupus).

FICHE INFIRMIÈRE

EXAMENS

- Électrocardiogramme 17 dérivations (les 12 classiques et V3R, V4R, V7, V8, V9).
- Bilan biologique : ionogramme sanguin, numération-formule sanguine, TP-TCA, CRP, bilan hépatique ; enzymes cardiaques (troponine, myoglobine, CPK), prélèvement sur un tube sec de 5 mL (souvent bouchon rouge).
- Radiographie thoracique.
- Échographie cardiaque transthoracique (ETT) de débrouillage, réalisée par le cardiologue au lit du malade.

SURVEILLANCE DU TRAITEMENT

SOINS – TRAITEMENT

L'hospitalisation n'est pas toujours nécessaire dans les péricardites aiguës bénignes non compliquées :

- Repos (arrêt de travail).
- *ASPIRINE* à dose anti-inflammatoire : 1 g 3 fois/j *per os* pendant 1 semaine puis doses décroissantes pour une durée totale de 3 semaines.

Dans les péricardites néoplasiques ou secondaires, l'hospitalisation est nécessaire pour bilan étiologique et, le plus souvent, un traitement évacuateur par ponction ou drainage chirurgical (*cf.* Tamponnade, p. 70).

La surveillance est :

- clinique : fréquence cardiaque, pression artérielle. Une accélération de la fréquence cardiaque ou une chute tensionnelle font craindre une évolution vers la tamponnade (*cf.* Tamponnade, p. 70). Il faut alors avertir sans tarder le médecin. La douleur et la fièvre régressent en général en quelques jours ;
- biologique : réalisation d'un cycle enzymatique pour vérifier l'absence d'évolution vers la myocardite ;
- échographique : on contrôle souvent la disparition de l'épanchement péricardique à 1 mois s'il existait au début.

EFFETS INDÉSIRABLES

L'*ASPIRINE*, comme tous les *AINS*, a une gastrotoxicité. En cas d'antécédents d'ulcère, on peut associer un traitement préventif par IPP (inhibiteur de la pompe à protons, de type *MOPRAL*).

> La péricardite aiguë virale est une pathologie le plus souvent bénigne ; elle ne doit pas être confondue avec une autre douleur thoracique (infarctus, embolie pulmonaire) qui réclame un traitement urgent.

TAMPONNADE

FICHE MALADIE

DÉFINITION

La tamponnade est définie par une augmentation de la pression intrapéricardique due à un épanchement liquidien qui comprime les cavités cardiaques.

CAUSES ET MÉCANISMES

Le sac péricardique n'étant que peu extensible, la présence de liquide en son sein provoque une compression des cavités cardiaques. Il en résulte une gêne au retour veineux et au remplissage des ventricules. Lorsque la pression intrapéricardique devient supérieure à la pression intracardiaque, la pompe est désamorcée et le patient décède dans un tableau de dissociation électromécanique.

La tamponnade est le plus souvent néoplasique. Elle peut aussi compliquer un hémopéricarde comme dans les traumatismes thoraciques, après une chirurgie cardiaque ou dans certaines dissections aortiques.

DIAGNOSTIC

SIGNES CLINIQUES

Dyspnée d'effort et de repos majorée par le décubitus dorsal.

À l'examen, on retrouve des signes témoignant de pressions droites élevées : turgescence jugulaire avec reflux hépatojugulaire. On peut mettre en évidence une baisse de la pression artérielle à l'inspiration (pouls paradoxal). Ce signe s'explique par l'augmentation du retour veineux en inspiration qui augmente le volume des cavités cardiaques droites. Celles-ci compriment le ventricule gauche et la pression baisse.

Au maximum, il existe un état de choc qui évolue vers une dissociation électromécanique si l'on ne fait rien.

EXAMENS COMPLÉMENTAIRES

ECG

Il permet essentiellement d'éliminer un autre diagnostic (infarctus du myocarde étendu au ventricule droit). On peut voir des signes non spécifiques, comme un microvoltage ou une alternance électrique.

Bilan biologique

Il est nécessaire avant tout drainage chirurgical. Il permet d'apporter des arguments étiologiques et d'éliminer un diagnostic différentiel.

Échographie cardiaque

C'est l'examen principal qui affirme la présence de l'épanchement, permet de quantifier son abondance. Il permet de retrouver des signes de prétamponnade avant que la clinique soit évocatrice.

TRAITEMENT

Le traitement repose sur l'évacuation de l'épanchement péricardique compressif. Cette évacuation peut être réalisée par voie chirurgicale ou par voie percutanée. On réserve en général la voie percutanée aux situations où la chirurgie n'est pas possible : urgence immédiate ou absence d'équipe chirurgicale. En effet, l'évacuation chirurgicale permet de réaliser des biopsies péricardiques à visée étiologique (néoplasie, tuberculose, etc.). De plus, le chirurgien peut réaliser dans le même temps une fenêtre pleuropéricardique (communication entre plèvre et péricarde) qui empêche l'épanchement de se reconstituer pendant quelques semaines.

En attendant l'évacuation, on assure un bon remplissage en perfusant des macromolécules ou du sérum salé.

À terme, le traitement est avant tout étiologique (chimiothérapie pour un néo).

PRONOSTIC

Une tamponnade non drainée peut entraîner rapidement la mort par désamorçage de la pompe cardiaque. Une fois le drainage effectué, le pronostic dépend essentiellement de l'étiologie. Une tamponnade postchirurgicale est de bon pronostic si la cause peut être traitée. À l'inverse, une tamponnade néoplasique complique souvent un cancer métastasé de mauvais pronostic.

FICHE INFIRMIÈRE

EXAMENS

- Électrocardiogramme 17 dérivations (les 12 classiques et V3R, V4R, V7, V8, V9).
- Bilan biologique : ionogramme sanguin, numération-formule sanguine, TP-TCA, CRP, bilan hépatique ; enzymes cardiaques (troponine, myoglobine, CPK), prélèvement sur un tube sec de 5 mL (souvent bouchon rouge) ; groupage ABO-Rhésus ; recherche d'anticorps anti-érythocytaires (RAI).
- Radiographie thoracique.
- Échographie cardiaque réalisée au lit par le cardiologue : elle ne demande pas de préparation particulière.

SURVEILLANCE DU TRAITEMENT

SOINS – TRAITEMENT

Au mieux en USIC (unité de soins intensifs cardiaque).

Mise en condition du patient

- Position semi-assise : le patient trouve de lui-même la position qui lui convient. Ne pas le forcer à s'allonger.
- Pose de 2 voies veineuses de bon calibre : au moins vert (18 G). Le médecin prescrit le plus souvent un remplissage soit par des macromolécules (type *VOLUVEN* ou *PLASMION*) ou du sérum salé.
- Installation du scope, du tensiomètre automatique et de l'oxymètre de pouls.
- Dispositif de recueil des urines : sonde urinaire chez la femme, un Penilex suffit souvent chez l'homme.
- Oxygénothérapie : 15 L au masque sauf prescription contraire (attention aux pathologies respiratoires et cardiaques intriquées).

Drainage péricardique

Par voie percutanée

Réalisé par le cardiologue ou le réanimateur en extrême urgence, il nécessite une bonne coopération de l'IDE. Il faut préparer la région sous-xiphoïdienne avec un protocole bétadiné, habiller le médecin de façon chirurgicale. Il existe des kits de drainage déjà préparés, comprenant une aiguille de ponction, un drain et un sac de recueil. On prélève en général du liquide d'épanchement pour analyses bactériologique, biochimique et cytologique (recherche de cellules néoplasiques).

Par voie chirurgicale

Préparer le patient comme pour une chirurgie thoracique. S'assurer que le bilan biologique est complet, notamment le bilan prétransfusionnel (2 groupages, RAI datant de moins de 72 h). Laisser le patient à jeun. Le drainage est, là aussi, souvent réalisé par voie sous-xiphoïdienne. Parfois, on peut recourir à une sternotomie.

SURVEILLANCE

La surveillance doit être particulièrement stricte :

- Toutes les heures, il faut noter sur la feuille de surveillance la PA, la FC.
- On recueille la diurèse horaire et cumulée.
- Une baisse de tension, l'apparition de troubles de la conscience, une diminution de la diurèse horaire doivent être immédiatement signalées au médecin.
- Après drainage, il faut surveiller le débit horaire du sac de drainage. Une augmentation rapide indique souvent une complication grave (reprise du saignement) qui doit être prise en charge immédiatement.

EFFICACITÉ DU TRAITEMENT

Après drainage, l'effet hémodynamique est presque immédiat. La pression diminue rapidement, permettant une amélioration du remplissage. L'absence d'amélioration fait craindre une pathologie associée de très mauvais pronostic (dissection aortique, saignement actif postchirurgical).

> La tamponnade est une urgence qui complique le plus souvent les épanchements péricardiques néoplasiques. Le traitement repose sur le drainage rapide.

PHLÉBITE

FICHE MALADIE

DÉFINITION

Ce que l'on dénomme communément une phlébite est en fait une thrombose veineuse profonde. C'est l'occlusion d'une veine profonde par un thrombus (caillot). La phlébite touche le plus souvent les membres inférieurs.

CAUSES ET MÉCANISMES

La phlébite est favorisée par :

- une stase veineuse. Lorsqu'un malade doit garder la jambe allongée après une chirurgie ou lorsqu'il ne peut bouger à cause d'une maladie neurologique (hémiplégie) ;
- une altération de l'endothélium (revêtement interne de la veine). Après une procédure invasive (cathétérisme veineux) ;
- des facteurs activant la coagulation : cancer, problèmes hématologiques ou constitutionnels.

Une fois le thrombus formé, il peut se fractionner et envoyer une partie vers les poumons, provoquant ainsi une embolie pulmonaire.

Lorsque la veine est totalement occluse par le thrombus, sur le long terme, le sang stagne en amont, provoquant ainsi la maladie post-thrombotique.

DIAGNOSTIC

SIGNES CLINIQUES

Douleur du mollet, spontanée ou provoquée par la palpation, et œdème unilatéral du membre.

EXAMENS COMPLÉMENTAIRES

L'écho-Doppler veineux permet de voir le caillot et de le localiser.

Les D-dimères sont des produits de la dégradation du caillot : lorsqu'ils sont absents, on peut éliminer une phlébite.

Il faut systématiquement rechercher des signes d'embolie pulmonaire, principale complication aiguë de la phlébite.

On recherche aussi à l'examen clinique une cause à la phlébite, comme un cancer.

TRAITEMENT

PRÉVENTIF

Il permet d'éviter la survenue de la phlébite dans la majorité des cas. Il est prescrit en cas de faveur favorisant. Le traitement préventif de référence est l'HBPM (héparine de bas poids moléculaire) à dose préventive. Le traitement médicamenteux est accompagné de mesures préventives comme le lever précoce après une chirurgie. De nouveaux anticoagulants peuvent être utilisés en cas d'intolérance aux HBPM : les inhibiteurs du facteur Xa par voie SC (**fondaparinux**, *ARIXTRA*) ou orale (**rivaroxaban**, *XARELTO*) et les inhibiteurs de la thrombine (**dabigatran**, *PRADAXA*) par voie orale.

CURATIF

Lorsque la phlébite est déjà présente : il repose sur l'héparine de bas poids moléculaire (HBPM) à dose curative, relayée précocement par les **antivitamines K** (AVK). Les AVK seront poursuivis au moins 3 mois. On prescrit aussi le port de bas de contention. Les inhibiteurs du facteur Xa par voie SC (**fondaparinux**, *ARIXTRA*) ou par voie orale (**rivaroxaban**, *XARELTO*) et les inhibiteurs de la thrombine (**dabigatran**, *PRADAXA*) peuvent également être utilisés. Ils ont l'avantage de ne pas nécessiter de surveillance (INR) mais n'ont pas d'antidote en cas d'hémorragie.

PRONOSTIC

La phlébite peut être compliquée d'embolie pulmonaire dans 30 % des cas. Dans le cas contraire, l'évolution est favorable sous traitement avec disparition de la douleur et de l'œdème.

L'évolution à distance peut se compliquer d'une maladie post-thrombotique responsable d'œdèmes des membres inférieurs, d'une dermite ocre avec fragilisation cutanée et survenue d'ulcères veineux.

FICHE INFIRMIÈRE

EXAMENS

Biologie

• Numération-formule sanguine, plaquettes, ionogramme sanguin créatininémie, TP-TCA, groupe, Rhésus, RAI. Le médecin peut demander un bilan plus complet à la recherche d'une particularité favorisant la thrombose (déficit en protéine C, mutation du facteur V de Leyden).

• D-dimères : ils se dosent à partir d'un prélèvement veineux sur un tube citraté (souvent à bouchon bleu clair).

ECG, radiographie thoracique

Pour rechercher des signes en faveur d'une embolie pulmonaire.

Écho-Doppler

Sa réalisation s'apparente à celle d'une échographie. Un médecin promène une sonde de Doppler sur la jambe du malade. La propagation du faisceau ultrasonore est facilitée par l'application d'un gel. Cet examen ne nécessite pas de préparation particulière.

SURVEILLANCE DU TRAITEMENT

SOINS – TRAITEMENT

Préventif

HBPM à faible dose : une injection SC par jour.

Ce traitement est associé à des mesures non médicamenteuses toutes aussi importantes qu'il ne faut pas négliger, comme le lever précoce ou la mobilisation passive associée à des massages drainants. Les HBPM peuvent entraîner une thrombopénie ; il faut donc surveiller régulièrement la numération plaquettaire.

Curatif

En l'absence d'embolie pulmonaire associée, le traitement de la phlébite ne nécessite pas forcément d'hospitalisation. Il peut être conduit en ambulatoire.

• Repos au lit jusqu'à ce que le traitement soit institué.

• HBPM : à dose curative (anticoagulante). Le plus souvent en 2 injections SC par jour (*cf.* Fiche technique, p. 75). On utilise de moins en moins l'héparine non fractionnée (HNF).

• Confection de bas de contention : pour ce faire, on relève les mesures du membre inférieur à la cheville, au genou et au mollet. Le médecin réalise ensuite une ordonnance pour que le malade ou ses proches puissent acheter des bas adaptés en pharmacie.

• Relais précoce par les AVK (par voie orale), permettant l'arrêt des injections SC au bout de quelques jours. L'INR cible dans la phlébite est entre 2 et 3.

SURVEILLANCE

• Des signes locaux : œdème, douleur, coloration. Leur régression est un signe d'efficacité du traitement.

• Des signes généraux : fréquence cardiaque, fréquence respiratoire, pression artérielle, douleur thoracique.

• Du traitement anticoagulant : tout saignement doit être signalé au médecin. Il peut s'agir d'un surdosage en héparine ou d'une complication (thrombopénie). Une numération plaquettaire est prescrite 2 fois par semaine. Les HBPM se surveillent avec l'anti-Xa : prélèvement sur un tube citraté (souvent à bouchon bleu clair) ; les AVK avec l'INR : prélèvement sur un tube citraté (souvent à bouchon bleu clair).

ÉDUCATION ET CONSEILS

En cas d'identification d'un facteur favorisant, celui-ci doit être contrôlé. Ainsi, un fumeur devra arrêter le tabac, au besoin avec une aide médicale. Une femme prenant une pilule œstroprogestative devra probablement changer de mode de contraception.

Un patient qui a déjà présenté une phlébite est à risque de récidive. Il devra particulièrement suivre les mesures de prévention. En cas ▶

Nadroparine calcique

FRAXIPARINE					
Prévention risque modéré : 0,3 mL/j en 1 SC. 1re inj. 2 h avant l'intervention puis 1 inj./j Prévention risque élevé : 38 UI/kg en 1 SC 12 h avant l'intervention et 12 h après, puis 1 fois/j jusqu'à J3 inclus, puis 57 UI/kg/j à partir de J4 postopératoire Prévention au cours de l'hémodialyse : < 4h : 65 UI/kg en 1 inj. intravasculaire au début de la dialyse Traitement curatif des TVP : 85 UI anti-Xa/kg/12 h en SC soit 0,1 mL/10 kg de poids/12 h (= 2 inj./j) Traitement curatif de l'angor instable et IDM sans onde Q : 86 UI anti-Xa/kg/12 h en SC (= 2 inj./j) associée à l'**aspirine**	10 ser. 1 900 UI anti-Xa/ 0,2 mL	HOP	I		
	2 ser. 2 850 UI anti-Xa/ 0,3 mL	7,74	I	65 %	3,87
	6 ser. 2 850 UI anti-Xa/ 0,3 mL	22,12	I	65 %	3,69
	10 ser. 2 850 UI anti-Xa/ 0,3 mL	HOP	I		
	10 ser. 3 800 UI anti-Xa/ 0,4 mL	HOP	I		
	2 ser. 5 700 UI anti-Xa/ 0,6 mL	14,91	I	65 %	7,45
	6 ser. 5 700 UI anti-Xa/ 0,6 mL	42,22	I	65 %	7,04
	10 ser. 5 700 UI anti-Xa/ 0,6 mL	HOP	I		
	2 ser. 7 600 UI anti-Xa/ 0,8 mL	18,78	I	65 %	9,39
	10 ser. 7 600 UI anti-Xa/ 0,8 mL	84,42	I	65 %	8,44
	2 ser. 9 500 UI anti-Xa/ 1 mL	18,78	I	65 %	9,39
	10 ser. 9 500 UI anti-Xa/ 1 mL	HOP	I		
FRAXODI					
Traitement curatif des TVP : 171 UI anti-Xa/kg en une seule inj./j, soit 0,1 mL/10 kg de poids x 1/j	2 ser. 11 400 UI anti-Xa/0,6 mL	27,89	I	65 %	13,94
	10 ser. 11 400 UI anti-Xa/0,6 mL	124,39	I	65 %	12,44
	2 ser. 15 200 UI anti-Xa/0,8 mL	34,76	I	65 %	17,38
	10 ser. 15 200 UI anti-Xa/0,8 mL	156,54	I	65 %	15,65
	2 ser. 19 000 UI anti-Xa/1 mL	34,76	I	65 %	17,38
	10 ser. 19 000 UI anti-Xa/1 mL	156,54	I	65 %	15,65

NB : Les prix ne sont comparables qu'en fonction du nombre d'unités anti-Xa.

Énoxaparine sodique

LOVENOX					
1 mg = 0,01 mL = 100 UI anti-Xa Prévention risque modéré : 20 mg/j en 1 SC. 1re inj. 2 h avant l'intervention Prévention risque élevé : 40 mg/j en 1 SC 1re inj. 12 h avant l'intervention Puis 1 inj. SC/j. Hémodialyse rénale : 0,5 à 1 mg/kg en 1 inj. dans la ligne artérielle en début de dialyse Traitement curatif des TVP, EP, angor instable (en association avec **aspirine**) : 1 mg/kg/12 h soit 100 UI anti-Xa/kg/j en SC (= 2 inj./j) IDM en phase aigüe : 3 000 UI en IV bolus puis 100 UI/kg x 2/j en SC à commencer 15 min après le bolus ou 30 UI/kg en IV bolus 1 seule fois (voir en focntion des thérapeutiques associées)	2 ser. 2 000 UI anti-Xa/ 0,2 mL	7,37	I	65 %	3,69
	6 ser. 2 000 UI anti-Xa/ 0,2 mL	21,05	I	65 %	3,51
	2 ser. 4 000 UI anti-Xa/ 0,4 mL	14,22	I	65 %	7,11
	6 ser. 4 000 UI anti-Xa/ 0,4 mL	40,33	I	65 %	6,72
	2 ser. 6 000 UI anti-Xa/ 0,6 mL	16,31	I	65 %	8,16
	10 ser. 6 000 UI anti-Xa/ 0,6 mL	73,50	I	65 %	7,35
	2 ser. 8 000 UI anti-Xa/ 0,8 mL	18,18	I	65 %	9,09
	10 ser. 8 000 UI anti-Xa/ 0,8 mL	81,78	I	65 %	8,18
	10 ser. 10 000 UI anti-Xa/1 mL	100,73	I	65 %	10,07
	1 ser. 30 000 UI anti-Xa/3 mL	HOP	I		

Tinzaparine sodique

INNOHEP					
Traitement préventif 1 mL = 10 000 UI anti-Xa Prévention risque modéré : 2 500 UI anti-Xa/j en 1 SC. 1re inj. 2 h avant l'intervention Prévention risque élevé : 4 500 UI anti-Xa/j en 1 SC. 1re inj. 12 h avant l'intervention puis 3 500-4 500 UI/j pendant 10 jours Prévention au cours de l'hémodialyse : < 4h : 2 500- 4 500 UI en 1 inj. intravasculaire au début de la dialyse	2 ser. 2 500 UI anti-Xa/ 0,25 mL	6,23	I	65 %	3,12
	6 ser. 2 500 UI anti-Xa/ 0,25 mL	17,53	I	65 %	2,92
	2 ser. 3 500 UI anti-Xa/ 0,35 mL	9,04	I	65 %	4,52
	6 ser. 3 500 UI anti-Xa/ 0,35 mL	26,04	I	65 %	4,34
	2 ser. 4 500 UI anti-Xa/ 0,45 mL	11,87	I	65 %	5,94
	6 ser. 4 500 UI anti-Xa/ 0,45 mL	34,17	I	65 %	5,70
Traitement curatif 1 mL = 20 000 UI anti-Xa Traitement curatif des TVP, EP : 175 UI anti-Xa/kg/24 h en 1 inj. SC/j	2 ser. 10 000 UI anti-Xa/0,5 mL	23,13	I	65 %	11,57
	10 ser. 10 000 UI anti-Xa/0,5 mL	103,54	I	65 %	10,35
	2 ser. 14 000 UI anti-Xa/0,7 mL	28,60	I	65 %	14,30
	10 ser. 14 000 UI anti-Xa/0,7 mL	127,63	I	65 %	12,76
	2 ser. 18 000 UI anti-Xa/0,9 mL	35,62	I	65 %	17,81
	10 ser. 18 000 UI anti-Xa/0,9 mL	160,87	I	65 %	16,09

NB : Les prix ne sont comparables qu'en fonction du nombre d'unités anti-Xa.

Propriétés

Les **HBPM** sont le résultat du fractionnement des chaînes polysaccharidiques de l'héparine naturelle. Elles sont caractérisées par une activité anti-Xa élevée et une faible activité anti-IIa ou antithrombinique. Elles n'allongent pas le temps de saignement ni le TCA.

> Avantages par rapport à l'**héparine standard** :
> - moindre risque hémorragique,
> - moindre fréquence des thrombopénies,
> - demi-vie environ 2 fois plus longue,
> - surveillance biologique limitée.

Indications

Traitement prophylactique de la maladie veineuse thromboembolique en médecine et en chirurgie, à risque modéré et à risque élevé (toutes sauf **nadroparine** et **tinzaparine traitement curatif**).

Traitement curatif des thromboses veineuses profondes constituées (toutes sauf **tinzaparine traitement préventif**).

Prévention de la coagulation dans le circuit extracorporel au cours de l'hémodialyse (**énoxaparine, tinzaparine traitement préventif, nadroparine, daltéparine**).

Traitement curatif de l'embolie pulmonaire non compliquée (**énoxaparine, tinzaparine traitement curatif**).

Traitement de l'angor instable et de l'infarctus du myocarde sans onde Q à la phase aiguë en association avec l'**aspirine** (**daltéparine, nadroparine, énoxaparine**).

Contre-indications

Idem **héparines standards non fractionnées**.

Administration par voie intramusculaire.

Insuffisance rénale sévère (clairance inférieure à 30 mL/min) en cas d'utilisation à doses curatives.

Précautions d'emploi

Ne pas administrer par voie IM.

Prudence en cas de rachianesthésie ou d'anesthésie péridurale, d'insuffisance hépatique ou rénale, d'antécédents ulcéreux, de maladies vasculaires de la choriorétine.

Surveillance de l'activité anti-Xa

Traitement préventif : surveillance inutile.

Traitement curatif : surveillance utile uniquement en cas de risque de surdosage : insuffisance rénale légère à modérée (clairance de la créatinine entre 30 et 60 mL/min), poids extrême (maigreur, obésité), hémorragie inexpliquée. Évaluation de l'activité anti-Xa par une prise de sang réalisée 4 h après la 3e inj. en cas de traitement avec 2 inj. par jour ou 4 h après la 2e inj. en cas traitement avec une seule injection par jour et à répéter seulement si besoin (activité anti-Xa souhaitée = 0,5 à 1 UI/mL). Pour *INNOHEP* et *FRAXODI*, l'activité anti-Xa doit être entre 0,8 et 1,5 UI/mL.

Remarque : En cas d'hémodialyse, ajuster les doses si l'activité anti-Xa est < 0,4 ou > 1,2.

Durée du traitement :

Angor instable et IDM sans onde Q : 6 j jusqu'à stabilisation clinique.

Traitement curatif des TVP, EP : ne doit pas excéder 10 j, délai d'équilibration du traitement AVK inclus.

Traitement préventif : à maintenir jusqu'à déambulation active et complète du patient, associé à la contention élastique des membres inférieurs. Le plus souvent, ne doit pas excéder 10 j.

Traitement thrombolytique associé

Si un traitement thrombolytique s'avère nécessaire, il est recommandé d'interrompre le traitement par **HBPM**, étant donné l'absence de données cliniques sur l'administration conjointe.

Surveillance de la numération plaquettaire

Dans tous les cas (traitement préventif ou curatif ou hémodialyse) : à pratiquer avant traitement puis 2 fois/sem.

Grossesse : absence d'AMM mais aucun effet tératogène démontré chez les patientes enceintes ayant reçu des **HBPM**.

Allaitement : pas de contre-indication.

Effets indésirables

Manifestations hémorragiques rares (2 à 4 %).

Risque de thrombopénie mais moindre qu'avec l'**héparine standard** ; la prévention repose sur l'interrogatoire avant la prescription, sur la surveillance régulière de la numération plaquettaire et sur l'arrêt du traitement idéalement avant le 10e jour.

Petits hématomes au point d'injection.

Rarement : nécrose cutanée au point d'injection, manifestations allergiques cutanées ou générales.

Risque d'ostéoporose non exclu en cas de traitement prolongé.

Élévation transitoire des transaminases, rares cas d'hyperkaliémie réversible, rares cas d'hyperéosinophilie réversible.

Interactions médicamenteuses

Idem **héparines standards non fractionnées.**

INHIBITEURS DIRECTS DU FACTEUR XA (MALADIE THROMBOEMBOLIQUE ARTÉRIELLE)

▪ Rivaroxaban

XARELTO					
Traitement préventif de l'accident thromboembolique ou AVC ischémique dans la fibrillation auriculaire 20 mg/j, 15 mg chez le sujet âgé ou en cas d'insuffisance rénale modérée	14 cp. 15 mg 28 cp. 15 mg 42 cp. 15 mg 100 cp. 15 mg 14 cp. 20 mg 28 cp. 20 mg 100 cp. 20 mg	37,66 71,02 104,37 HOP 37,66 71,02 HOP	I I I I I I I	65 % 65 % 65 % 65 % 65 %	2,69 2,54 2,49 2,69 2,54

Les autres indications de ce médicament sont proposées dans le chapitre Inhibiteurs directs du facteur Xa (maladie veineuse).

▪ Apixaban

ELIQUIS					
Traitement préventif de l'accident thromboembolique ou AVC ischémique dans la fibrillation auriculaire : 5 mg x 2/j (2,5 mg x 2/j chez sujet à risque)	10 cp. 2,5 mg 20 cp. 2,5 mg 60 cp. 2,5 mg 60 cp. 5 mg	13,42 26,30 72,21 72,21	I I I I	65 % 65 % 65 % 65 %	1,34 1,32 1,20 1,20

Les autres indications de ce médicament sont proposées dans le chapitre Inhibiteurs directs du facteur Xa (maladie veineuse).

Propriétés

Inhibiteurs sélectifs du facteur Xa.

La biodisponibilité de l'**apixaban** est de l'ordre de 50 % alors que celle du**rivaroxaban** est comrise entre 80 et 100 % ; les concentrations maximales sont atteintes en 2 à 4 h.

La prise alimentaire n'a pas d'influence sur les paramètres pharmacocinétiques ; l'**apixaban** et le **rivaroxaban** peuvent donc être pris pendant comme en dehors des repas.

Indications

Prévention des accidents vasculaires cérébraux (AVC) et des embolies systémiques chez les patients adultes atteints de fibrillation atriale non valvulaire et présentant un ou plusieurs facteur(s) de risque.

Contre-indications

Hypersensibilité respectivement au **raviroxaban** ou à l'**apixaban**.

Saignement évolutif cliniquement significatif.

Pathologie hépatique associée à un trouble de l'hémostase.
Grossesse et allaitement.

Précautions d'emploi

Surveillance étroite pour la recherche de signes hémorragiques.

Effets indésirables

Les effets indésirables observés sont à remettre dans le contexte post-chirurgical du traitement puisqu'il est parfois difficile d'en déterminer la cause exacte.

Les effets indésirables observés sont les suivants : anémies, hémorragies, confusions et nausées. Parfois, augmentation des transaminases.

Interactions médicamenteuses

L'association de *XARELTO* ou d'*ELIQUIS* avec les inhibiteurs/inducteurs puissants du CYP 3A4 et/ou de la P-gp n'est pas recommandée. Les médicaments concernés sont les **antifongiques azolés** et les **inhibiteurs de la protéase** du VIH. Tout traitement concomitant avec un autre **anticoagulant** et/ou un **AINS** justifie une vigilance particulière en raison du risque de saignement accru.

INHIBITEURS DIRECTS DU FACTEUR XA (MALADIE VEINEUSE)

■ Fondaparinux sodique

ARIXTRA					
Traitement préventif après chirurgie orthopédique lourde des membres inférieurs, après chirurgie abdominale pour cancer ou chez patient alité à haut risque : 2,5 mg en 1 inj. SC/j à débuter 6 h après la fin de la chirurgie (en l'absence de saignement actif) Durée moyenne du traitement : 5 à 9 j (max 33 j) Traitement curatif TVP, EP stable : 7,5 mg en 1 inj. SC/j pdt 5 à 10 j	2 ser. 2,5 mg/0,5 mL	13,30	I	65 %	6,65
	7 ser. 2,5 mg/0,5 mL	43,56	I	65 %	6,22
	10 ser. 2,5 mg/0,5 mL	HOP	I		
	2 ser. 5 mg/0,4 mL	32,56	I	65 %	16,28
	7 ser. 5 mg/0,4 mL	103,22	I	65 %	14,75
	10 ser. 5 mg/0,4 mL	145,62	I	65 %	14,56
	2 ser. 7,5 mg/0,6 mL	32,56	I	65 %	16,28
	7 ser. 7,5 mg/0,6 mL	103,22	I	65 %	14,75
	10 ser. 7,5 mg/0,6 mL	145,62	I	65 %	14,56
	2 ser. 10 mg/0,8 mL	32,56	I	65 %	16,28
	7 ser. 10 mg/0,8 mL	103,22	I	65 %	14,75
	10 ser. 10 mg/0,8 mL	145,62	I	65 %	14,56

Les autres indications de ce médicament sont proposées dans le chapitre Inhibiteurs directs du facteur Xa (maladie coronaire).

Propriétés

Pentasaccharide inhibiteur synthétique et sélectif du facteur X activé (Xa) ; en se liant à l'antithrombine III (ATIII), il potentialise l'inhibition naturelle du facteur Xa par l'ATIII, ce qui interrompt la cascade de la coagulation.

Indications

À la dose de 2,5 mg/j, ce médicament est indiqué :

- dans la prévention des événements thromboemboliques veineux:
  - en chirurgie orthopédique majeure du membre inférieur de l'adulte, telle que fracture de hanche, prothèse de hanche ou chirurgie majeure du genou.
  - en chirurgie abdominale chez les patients jugés à haut risque de complications thromboemboliques, tels que les patients soumis à une chirurgie abdominale pour cancer ;
  - chez l'adulte à haut risque d'événements thromboemboliques veineux, alité pour une affection médicale aiguë telle que insuffisance cardiaque et/ou trouble respiratoire aigu, et/ou maladie infectieuse ou inflammatoire aiguë.
  - dans le traitement de la thrombose veineuse superficielle spontanée aiguë symptomatique des membres inférieurs de

l'adulte sans thrombose veineuse profonde associée.

À des doses comprises entre 5 et 10 mg/j, ce médicament est indiqué dans le traitement des thromboses veineuses profondes et des embolies pulmonaires aiguës de l'adulte, à l'exclusion des patients hémodynamiquement instables ou des patients nécessitant une thrombolyse.

Contre-indications

Hypersensibilité au **fondaparinux**.
Saignement actif.
Endocardite bactérienne aiguë.
Insuffisance rénale sévère (clairance de la créatinine < 20 mL/min).
Déconseillé chez les moins de 17 ans et pendant la grossesse et l'allaitement.

Précautions d'emploi

Insuffisance rénale : contre-indiqué si clairance de la créatinine < 20 mL/min. Adaptation de la dose à 1,5 mg/j si clairance entre 20 et 30 mL/min.

Effets indésirables

Anémie.
Épistaxis, hémoptysie, hématurie, saignement intracrânien.
Purpura, troubles de la coagulation.
Céphalée, confusion, anxiété, vertige.
Dyspnée, toux.
Nausées, vomissements, gastrite, élévation des transaminases.
Rash, prurit.

Interactions médicamenteuses

Précaution si association avec des médicaments susceptibles d'augmenter le risque hémorragique (**fibrinolytiques, anti-GPIIbIIIa, HNF, HBPM, AINS, antiagrégants plaquettaires**).

Relais avec un autre anticoagulant :

- avec **HNF** ou **HBPM** : 1re injection 24 h après l'arrêt du **fondaparinux** ;
- avec **AVK** : poursuivre le **fondaparinux** jusqu'à obtention de l'INR cible.

INHIBITEUR DIRECT DE LA THROMBINE (ANTI-IIA) (MALADIE VEINEUSE)

■ Dabigatran étexilate

PRADAXA					
1 gél. 1 à 4 h après intervention puis 2 gél./j pdt 10 j (genou) ou 28 à 35 j (PTH) A > 18 ans : 110 mg x 2/j en 1 prise 75 mg x 2/j en 1 prise en cas d'ins. rénale modérée (Clce créat. 30-50 mL/min), sujet âgé, association à **amiodarone**	10 gél. 75 mg 30 gél. 75 mg 60 gél. 75 mg 10 gél. 110 mg 30 gél. 110 mg 60 gél. 110 mg	30,37 82,93 161,56 30,37 82,93 161,56	I I I I I I	65 % 65 % 65 % 65 % 65 % 65 %	3,04 2,76 2,69 3,04 2,76 2,69

Les autres indications de ce médicament sont proposés dans le chapitre Inhibiteur direct de la thrombine (anti-IIa) (maladie thromboembolique artérielle).

Propriétés

Inhibiteur direct, puissant et réversible de la thrombine qui joue un rôle majeur dans la formation du thrombus.

Indications

Prévention primaire des évènements thromboemboliques veineux chez les patients adultes ayant bénéficié d'une chirurgie programmée du genou ou d'une prothèse totale de hanche.

Contre-indications

Hypersensibilité au **dabigatran étexilate**.
Trouble de la coagulation.
Insuffisance rénale sévère (clairance de la créatinine < 20 mL/min).

Saignement évolutif, lésion organique susceptible de saigner.
Insuffisance hépatique sévère.
Traitement par **quinidine**.
Grossesse et allaitement : déconseillé.

Effets indésirables

Anémie, thrombopénie, hémorragie.
Augmentation des ASAT, des ALAT, de la bilirubine.
Réaction allergique.

Interactions médicamenteuses

Augmentation du risque de saignement si association à d'autres **anticoagulants** (**HNF, warfarine, thrombolytiques, antiagrégants plaquettaires**).

EMBOLIE PULMONAIRE

FICHE MALADIE

DÉFINITION

L'embolie pulmonaire correspond à l'obstruction d'une ou plusieurs artères pulmonaires par un embole. Dans l'immense majorité des cas, il s'agit d'un thrombus (caillot) en provenance de la circulation veineuse ou du cœur droit.

CAUSES ET MÉCANISMES

Lorsqu'une artère ou la branche d'une artère pulmonaire est occluse, les échanges gazeux dans le territoire de cette artère ne peuvent plus se dérouler correctement. De plus, la présence du caillot induit une surcharge de pression en amont (sur le ventricule droit), ce qui peut provoquer une insuffisance ventriculaire droite aiguë.
On comprend aisément qu'une petite embolie pulmonaire (occlusion d'une branche distale) pourra passer inaperçue alors qu'une embolie massive (bilatérale) pourra être très grave. Elle entraînera au maximum un désamorçage ventriculaire gauche et l'arrêt cardiaque.

DIAGNOSTIC

SIGNES CLINIQUES

L'embolie pulmonaire reste un diagnostic très difficile qui peut prendre toutes les formes cliniques. La première étape est d'abord de penser à l'embolie pulmonaire. Le diagnostic doit être évoqué devant une dyspnée (essoufflement), une douleur thoracique ou, plus rarement, une hémoptysie, voire un malaise. L'examen apporte peu d'éléments ; il faut néanmoins rechercher systématiquement des signes de phlébite. En raison de la difficulté de diagnostic clinique, seuls les examens complémentaires peuvent affirmer l'embolie pulmonaire.
Il faut aussi rechercher des signes de gravité que sont l'insuffisance cardiaque, l'hypotension artérielle ou la syncope.

EXAMENS COMPLÉMENTAIRES

- ECG, radiographie thoracique.
- Gaz du sang artériel pour rechercher une hypoxie, une hypocapnie.
- Biologie usuelle.
- D-dimères. Leur négativité permet d'éliminer le diagnostic. En revanche, leur positivité ne permet pas de porter le diagnostic.
- Angioscanner pulmonaire : c'est le meilleur examen ; ce scanner particulier nécessite l'injection d'iode par voie veineuse. Il permet de visualiser directement le thrombus dans les artères pulmonaires.
- Scintigraphie pulmonaire de ventilation-perfusion : elle permet, par l'injection d'un marqueur radioactif dans les veines, de visualiser la circulation pulmonaire. Parallèlement, on visualise la répartition de l'air dans les poumons en faisant respirer un gaz lui aussi marqué. Les zones qui sont ventilées sans être perfusées représentent les zones d'embolies pulmonaires. On utilise souvent la scintigraphie si le scanner est contre-indiqué (insuffisance rénale).

TRAITEMENT

Il repose sur les anticoagulants.

Dès la découverte de l'embolie pulmonaire : HNF (héparines non fractionnées) ou HBPM (héparine de bas poids moléculaire). À noter que seules certaines HBPM comme l'*INNOHEP* sont autorisées dans l'embolie pulmonaire.

À J1, on prend précocement le relais par les AVK (antivitamines K).

Une embolie pulmonaire grave est prise en charge en USIC ou en USIP.

Dans les embolies pulmonaires massives mal tolérées, on peut avoir recours à la thrombolyse voire à l'embolectomie chirurgicale.

PRONOSTIC

Le pronostic est très variable. Il dépend essentiellement de la taille de l'embolie et de la présence ou non d'une pathologie sous-jacente. Une petite embolie chez un insuffisant cardiaque grave sera très mal tolérée. On estime que l'embolie pulmonaire est responsable de 10 000 morts par an en France.

FICHE INFIRMIÈRE

EXAMENS

- ECG, radiographie thoracique.
- Bilan biologique standard : NFS, ionogramme sanguin, bilan de coagulation (TP/INR-TCA).
- D-dimères : prélèvement sur un tube citraté (souvent à bouchon bleu clair). Lorsqu'ils sont négatifs, ils permettent d'éliminer presque à coup sûr le diagnostic d'embolie pulmonaire.
- Gaz du sang : *cf.* Fiche technique, p. 85.
- Scintigraphie pulmonaire de ventilation et de perfusion : cet examen nécessite la pose d'une perfusion avec garde-veine pour pouvoir injecter le produit marqué. Les traceurs radioactifs utilisés ne sont pas toxiques pour le rein et sont exceptionnellement allergisants. Elle n'est donc pas contre-indiquée chez l'insuffisant rénal.
- Angioscanner pulmonaire : perfusion avec garde-veine pour pouvoir injecter l'iode. S'assurer de l'absence d'allergie à l'iode. Laisser le malade à jeun. Vérifier la présence d'un chiffre de créatinine dans le dossier.

SURVEILLANCE DU TRAITEMENT

SOINS – TRAITEMENT

Hospitalisation

- En soins intensifs cardiologiques ou pneumologiques en cas d'embolie pulmonaire grave, sinon dans un service classique.
- Repos au lit. En cas de phlébite associée, le repos au lit devra être particulièrement strict. En effet, c'est au mouvement et surtout au lever que le caillot a le plus de probabilité de se détacher et de migrer vers les poumons en provoquant une nouvelle embolie pulmonaire.
- Voie veineuse de bon calibre avec garde-veine.
- Oxygène à la sonde nasale ou au masque à adapter en fonction de la saturation et de l'état respiratoire antérieur.

Anticoagulants

- Héparine :
  - soit HNF : héparine non fractionnée au pousse-seringue selon la prescription. L'efficacité de l'héparine se juge par le TCA ou l'héparinémie : prélèvement sur un tube citraté (souvent à bouchon bleu clair). Un contrôle devra être effectué 4 à 6 h après la mise en route de l'héparine puis 4 a 6 h après chaque changement de dose ;
  - soit HBPM : par exemple, *INNOHEP*. Une injection SC par 24 h (*cf.* Fiche technique, *chapitre* Phlébite, p. 75).
- Relais précoce par des AVK, souvent dès le premier jour. Par exemple, *PRÉVISCAN* 1 cp. le soir. L'objectif cible de l'INR est entre 2 et 3 après une embolie pulmonaire.
- Antalgiques.

SURVEILLANCE

Clinique

Pression artérielle, fréquence cardiaque, fréquence respiratoire, oxymètre de pouls. Ces paramètres sont notés sur la feuille de surveillance.

Paraclinique

L'HNF se surveille sur le TCA et l'héparinémie, les HBPM sur l'activité anti-Xa et les AVK sur l'INR.

EFFETS INDÉSIRABLES

Les effets indésirables des traitements anticoagulants sont essentiellement hémorragiques. Ils surviennent surtout en cas de surdosage. Il faut donc les surveiller cliniquement (saignements extériorisés) et biologiquement. Toutes les héparines (HNF et HBPM) peuvent provoquer des thrombopénies (baisse des plaquettes) par toxicité. On réalise donc une numération plaquettaire une fois par semaine pendant la durée du traitement par héparine.

ÉDUCATION ET CONSEILS

Après la phase aiguë, on débute un traitement par AVK. C'est un traitement chronique (au moins 6 mois), qui nécessite un contrôle régulier par des prises de sang (INR). Pour une stabilité maximale de l'INR et donc de l'efficacité de l'anticoagulation, il faut éviter les aliments qui contiennent beaucoup de vitamine K (choux, etc.) (*cf.* Fiche technique, *chapitre* Valvulopathies, p. 64).

> L'embolie pulmonaire est un diagnostic difficile. Elle peut être très grave lorsqu'elle est massive ou lorsqu'elle survient chez un patient insuffisant cardiaque ou pulmonaire.

FICHE TECHNIQUE

GAZ DU SANG

But

C'est une ponction à but diagnostique qui permet d'étudier la composition gazeuse du sang artériel. Elle est particulièrement utile dans l'étude des maladies pulmonaires.

Matériel

- Crème anesthésiante souvent présentée sous forme de patch (à poser au moins 1 h avant la ponction) ; en dehors du contexte de l'urgence, évidemment.
- Aiguille : soit des IM vertes soit des aiguilles à prélèvement veineux avec ailette.
- Seringue à usage unique de 3 mL héparinée.
- Petite bande d'*Élastoplast* ou autre adhésif fort pour le pansement compressif.

Ponction

Un test d'Allen est réalisé avant la ponction de l'artère radiale : on comprime les deux artères (radiale et cubitale) afin de bloquer l'apport artériel quelques secondes. Lorsque la main est devenue pâle, l'artère cubitale est relâchée. Si la main se recolore, cela signifie qu'en cas de lésion de l'artère radiale après le geste, l'artère cubitale est capable d'assurer seule la vascularisation de la main.

- Se laver les mains.
- Préparer le matériel.
- Réaliser l'asepsie de la zone à ponctionner.
- Mettre les gants.
- Repérer l'artère radiale à 2 doigts et en tendant le poignet. Percevoir l'artère avec ses 2 doigts et ponctionner obliquement à 45°, la pointe de l'aiguille face au courant artériel.
- Ponctionner progressivement jusqu'à l'apparition de sang rouge dans la seringue.
- Prélever au moins 2 mL de sang.
- Après le retrait de l'aiguille, comprimer immédiatement l'artère pendant 5 min (utiliser

une compresse stérile). Avec l'autre main, planter l'aiguille dans le morceau de caoutchouc prévu à cet effet.
• Après la compression, confectionner un compressif avec de l'*Élastoplast.*
• Remplir soigneusement le bon en indiquant notamment les conditions du prélèvement (malade sous O_2 ou non, ainsi que le débit d'oxygène éventuel).
• La seringue doit être adressée au laboratoire dans les plus brefs délais.

FICHE PHARMACOLOGIE

HÉPARINES STANDARDS NON FRACTIONNÉES

Héparine standard par voie intraveineuse

HÉPARINE CHOAY					
Traitement curatif des thromboses veineuses ou artérielles : à adapter au poids, à la pathologie sous-jacente et aux TCA : 20 UI/kg/j en perfusion IV continue à la seringue électrique Parfois bolus initial de 50 UI/kg en IVD Traitement préventif des accidents thromboemboliques artériels en cas de circulation extracorporelle ou extrarénale : à adapter au poids, à la pathologie sous-jacente et aux TCA	1 fl. 25 000 UI/5 mL 10 fl. 25 000 UI/5 mL 20 amp. 5 000 UI/mL	4,31 HOP HOP	I I I	65 %	4,31

Héparine standard par voie sous-cutanée

CALCIPARINE					
Traitement curatif (TVP, EP, IDM, angor instable) à adapter au poids, à la pathologie sous-jacente et aux TCA : 500 UI/kg/24 h en 2 ou 3 inj. SC/j Traitement préventif en cas d'intervention chirurgicale : 5 000 UI en une inj. SC 2 h avant l'intervention puis 5 000 UI toutes le 12 h pdt au moins 10 j après l'intervention Traitement préventif de la thromboembolie : 5 000 UI x 2/j (risque modéré) ou x 3/j (risque élevé) Surveillance plaquettes utile et surveillance TCA inutile	2 ser. prér. 5 000 UI pour 0,2 mL	3,42	I	65 %	1,71
	10 ser. prér. 5 000 UI pour 0,2 mL	HOP	I		
	2 ser. prér. 7 500 UI pour 0,3 mL	3,71	I	65 %	1,86
	10 ser. prér. 7 500 UI pour 0,3 mL	HOP	I		
	2 amp. 12 500 UI pour 0,5 mL + ser.	4,71	I	65 %	2,36
	10 amp. 12 500 UI pour 0,5 mL + ser.	HOP	I		
	2 amp. 20 000 UI pour 0,8 mL + ser.	6,20	I	65 %	3,10
	10 amp. 20 000 UI pour 0,8 mL + ser.	HOP	I		
	2 amp. 25 000 UI pour 1 mL + ser.	6,58	I	65 %	3,29
	10 amp. 25 000 UI pour 1 mL + ser.	HOP	I		

Propriétés

Polysaccharide sulfaté naturel extrait de l'intestin de porc. La fixation de l'héparine sur l'antithrombine augmente fortement l'activation naturelle de l'inhibiteur vis-à-vis de la thrombine, du facteur Xa et de tous les facteurs activés de la coagulation. Il en résulte un effet anticoagulant puissant qui dépend de la concentration d'**héparine**, de la concentration de l'antithrombine et de celles des facteurs de coagulation.

Indications

Traitement curatif de la maladie veineuse thromboembolique déclarée (thrombose veineuse, embolie pulmonaire).

Phase aiguë de l'infarctus du myocarde avec ou sans onde Q, de l'angor instable.

Traitement curatif des embolies artérielles extracérébrales.

Traitement curatif de certains cas de coagulopathie.

Prévention des accidents thromboemboliques artériels en cas de cardiopathie emboligène, de thérapeutique endovasculaire et de chirurgie vasculaire artérielle (voie intraveineuse).

Héparinisation des circuits de perfusion dans la circulation extracorporelle et dans l'épuration extrarénale.

Indication particulière à l'héparine standard sous-cutanée : prévention des accidents thromboemboliques veineux en milieu chirurgical ou chez des patients alités présentant une affection médicale aiguë (indication réservée à l'insuffisance rénale sévère : clairance de la créatinine inférieure à 30 mL/min, comme alternative aux **HBPM**).

Contre-indications

Antécédent de thrombopénie grave de type II (*Cf.* Thrombopénie induite par l'héparine (TIH)) et/ou hypersensibilité vraie à l'**héparine** (très rare).

Manifestations ou tendances hémorragiques liées à des troubles de l'hémostase, à l'exception des CIVD non liées à l'**héparine**.

Lésion organique susceptible de saigner (ex. : ulcère digestif récent).

Endocardite infectieuse aiguë en dehors de celles survenant sur valve mécanique.

Période postopératoire après chirurgie du cerveau et de la moelle épinière.

Accident vasculaire cérébral hémorragique.

Dissection aortique, péricardite liquidienne.

Précautions d'emploi

Pratiquer TCA, NFS, plaquettes avant traitement.

Dès que le traitement est mis en route, la surveillance biologique est quotidienne.

> On peut utiliser en fonction des cas :
> • le temps de céphaline activé (TCA) qui doit se situer entre 1,5 et 3 fois le témoin ;
> • l'héparinémie qui doit se situer entre 0,2 et 0,6 UI/mL. À préférer en réanimation et en cas de syndrome inflammatoire important.

En cas de perfusion IV continue : 1er contrôle biologique à effectuer 6 h après le début de la perfusion et 4 à 6 h après chaque modification posologique, et à n'importe quel moment 1 fois/j.

Le prélèvement est réalisé dans une veine périphérique à distance des cathéters de perfusion, et rapidement acheminé au laboratoire.

En cas d'injections SC, 1er contrôle biologique à effectuer exactement entre les 2 premières injections et autre prélèvement après tout changement de dose.

Les injections SC se font dans l'abdomen ou à la face antérieure des cuisses, au mieux en décubitus ; l'aiguille doit être perpendiculaire au pli cutané formé par l'opérateur et maintenu pendant toute l'injection.

> La numération plaquettaire doit être contrôlée 2 fois par semaine pendant 21 j.

Le relais de l'héparine par les **anticoagulants oraux (AVK)** doit se faire dès que possible, de façon à ce que la durée totale de l'héparinothérapie n'excède pas 7 à 10 j. *Cf.* Modalités de prescription des AVK.

Éviter toute effraction vasculaire hormis les injections IV et SC strictes.

Utiliser avec prudence en cas d'insuffisance hépatique ou rénale, d'HTA sévère et chez les sujets âgés.

Grossesse : l'**héparine** ne traverse pas la barrière placentaire et peut donc être utilisée prudemment pendant toute la grossesse. Surveiller les risques hémorragiques utéro-placentaires. Traitement à arrêter si possible avant une anesthésie péridurale.

Allaitement : il n'est pas contre-indiqué (pas de passage dans le lait maternel).

Effets indésirables

Manifestations hémorragiques (5 à 7 %).

Thrombopénies de type I précoces (avant J5) : les plus fréquentes, souvent modérées (> 100 000/mm^3), spontanément résolutives et ne nécessitant pas l'arrêt du traitement.

Thrombopénies de type II (TIH ; *cf.* Thrombopénie induite par l'héparine) sévères mais très rares, tardives (entre J6 et J25) avec thromboses artérielles et/ou veineuses fréquentes : arrêt impératif de l'**héparine**, surveillance rapprochée et relais par **AVK**.

Rarement : nécrose cutanée au point d'injection, hyperéosinophilie, ostéoporose (traitement > 6 mois), alopécie, réactions allergiques cutanées, élévation des transaminases, priapisme, hypoaldostéronisme avec hyperkaliémie.

Interactions médicamenteuses

Associations déconseillées : **AINS**, **dextran 40 IV**, **aspirine** et salicylés à dose antalgique : augmentation du risque hémorragique.

Associations avec précautions d'emploi (surveillance biologique renforcée) : **aspirine** à dose antiagrégante, **ticlopidine**, **clopidogrel**, **anti-GPIIbIIIa**, thrombolytiques, **AVK**, **corticoïdes généraux**.

Association incompatible dans les flacons de perfusion avec de nombreux antibiotiques.

ANTIVITAMINES K – DÉRIVÉS COUMARINIQUES

■ Warfarine

COUMADINE					
Dose initiale : 5 mg/j en 1 seule prise/j à adapter ensuite selon la zone thérapeutique choisie	20 cp. séc. 2 mg 30 cp. séc. 5 mg	2,43 6,75	I I	65 % 65 %	0,12 0,23

■ Acénocoumarol

SINTROM					
Dose initiale : 4 mg/j en 2 prises/j à adapter ensuite selon la zone thérapeutique choisie	30 cp. quadriséc. 4 mg	2,98	I	65 %	0,10
MINISINTROM					
À adapter à l'objectif d'INR	20 cp. 1 mg	1,94	I	65 %	0,10

DÉRIVÉ DE L'INDANEDIONE

■ Fluindione

PRÉVISCAN					
Dose initiale : 20 mg/j en 1 seule prise/j à adapter ensuite selon la zone thérapeutique choisie	30 cp. séc. 20 mg	3,85	I	65 %	0,13

Propriétés

Anticoagulants actifs par voie orale qui inhibent la synthèse hépatique des formes actives des facteurs de la coagulation II, VII, X, IX ainsi que la synthèse des protéines C et S en entrant en compétition avec la vitamine K. Résorption digestive complète, fixation importante à l'albumine plasmatique, catabolisme hépatique, élimination urinaire.

	Délai d'action	Durée d'action
COUMADINE	Lent 2 à 3 j	4 à 5 j
SINTROM *MINISINTROM*	Semi-lent 1 à 2 j	2 à 4 j
PRÉVISCAN	Semi-lent 1 à 2 j	2 j

Indications

Indications où la zone thérapeutique préconisée en INR est entre 2 et 3 :

• Traitement des thromboses veineuses profondes et embolies pulmonaires.

• Prévention des embolies systémiques en cas de fibrillation auriculaire, infarctus du myocarde compliqué d'anévrisme, cardiomyopathie dilatée avec altération de la fonction VG, cardiopathie valvulaire (rétrécissement mitral serré avec oreillette gauche dilatée), prothèse valvulaire biologique (3 premiers mois postopératoires).

• Prothèse valvulaire mécanique aortique de 2e génération sans facteur de risque embolique type fibrillation auriculaire, dysfonction ventriculaire gauche, antécédent thromboembolique.

Indications où la zone thérapeutique préconisée en INR est entre 3 et 4,5 :

• prothèse valvulaire mécanique mitrale

• prothèse valvulaire mécanique aortique de première génération ou avec facteur de risque embolique type fibrillation auriculaire, dysfonction ventriculaire gauche, antécédent thromboembolique.

• Embolies systémiques récidivantes.

Contre-indications

Allergie connue aux produits.

Syndromes hémorragiques et lésions susceptibles de saigner.

Ulcère gastroduodénal récent ou évolutif, varices œsophagiennes.

HTA maligne (valeur diastolique > 120 mmHg).

Intervention neurochirurgicale ou oculaire récente.

Insuffisance rénale ou insuffisance hépatique sévères.

Accident vasculaire cérébral récent (sauf en cas d'embolie).

Péricardite liquidienne.

Certaines associations médicamenteuses : **aspirine** à forte dose, **miconazole**, **phénylbutazone**.

Grossesse : contre-indication pendant toute la durée de la grossesse.

Allaitement : contre-indiqué.

Précautions d'emploi

En raison du délai d'action, les **antivitamines K** ne constituent pas un traitement d'attaque.

Modalités de prescription des **AVK** (bilan préalable, introduction du traitement, adaptation de la posologie et surveillance) : *cf.* Tableau, p. 89.

La posologie sera adaptée et la surveillance accrue :
• en cas d'insuffisance hépatique,
• en cas d'insuffisance rénale,
• en cas d'hypoprotidémie,
• chez le sujet âgé,
• au cours de tout événement pathologique intercurrent.

En cas d'intervention chirurgicale ou d'extraction dentaire, la modification du traitement anticoagulant sera examinée au cas par cas auprès d'un avis spécialisé :

• chirurgie programmée : arrêter l'**AVK** 4 j avant l'intervention et relais par **héparine de bas poids moléculaire** à doses curatives ;

• chirurgie en urgence : utiliser PPSB (effet immédiat) et **vitamine K** (action retardée mais prolongée) pour ramener INR < 2.

L'arrêt d'un traitement par **AVK** doit être progressif.

Contre-indication de toute injection et/ou ponction par voie intramusculaire ou intra-articulaire.

Effets indésirables

Manifestations hémorragiques de gravité variable qui peuvent être un signe de surdosage ou révéler une lésion organique. Fréquence : 2 à 4 % quand INR entre 2 et 3, et 10 à 15 % quand INR entre 3 et 4,5.

Propres aux **dérivés coumariniques** : troubles gastro-intestinaux (nausées, vomissements, diarrhée) ; éruptions cutanées allergiques (urticaire, prurit) réversibles à l'arrêt du traitement.

Propres aux **dérivés de l'indanedione** : éruptions cutanées, fièvre, arthralgies, leucopénie réversibles à l'arrêt du traitement ; manifestations immunoallergiques avec insuffisance rénale aiguë et/ou hépatique ou médullaire imposant l'arrêt du traitement ; exceptionnellement hépatite cytolytique.

Interactions médicamenteuses

Associations contre-indiquées : **aspirine** à forte dose, **miconazole**, **phénylbutazone**, millepertuis.

Associations déconseillées : **aspirine** aux doses antalgiques ou antipyrétiques (entre 500 mg et 3 g/j) et aux doses antiagrégantes (de 50 à 375 mg/j), **AINS**, **fluorouracile**.

Ces associations entrainent une augmentation du risque hémorragique.

Associations faisant l'objet de précautions d'emploi :

Potentialisation des effets des **AVK** *(augmentation du risque hémorragique) :*

• *augmentation de la résorption digestive* : ralentisseur du transit ;

• *déplacement des* **AVK** *des sites de fixation protéique* : **antibiotiques sufamides**, **sulfamides hypoglycémiants**, **acide tiénilique**, **clofibrate**, **fénofibrate**, **phénytoïne**, **miconazole** ;

• *diminution du catabolisme des* **AVK** : **disulfirame**, **chloramphénicol**, **tolbutamide**, **allopurinol**, **miconazole**, **métronidazole**, **cimétidine** ;

• *diminution de l'élimination rénale* : **probénécide** ;

• *diminution de synthèse des facteurs vitamine K-dépendants* : **quinidine**, **quinine**, **paracétamol**, **amiodarone** ;

• *diminution de synthèse de vitamine K* : **cyclines**, **antibiotiques sufamides** ;

• *augmentation du catabolisme de la vitamine K* : **hormones thyroïdiennes**.

Diminution des effets des **AVK** *:*

• *diminution de la résorption digestive* : **antiacides**, **pansements digestifs**, **colestyramine**, **charbon activé**, **laxatifs** ;

• *augmentation du catabolisme par inducteurs enzymatiques* : **rifampicine**, **barbituriques**, **méprobamate**, **phénytoïne**, **carbamazépine**, **griséofulvine**, alcoolisme chronique ;

• *augmentation de synthèse des facteurs vitamines K dépendants* : **vitamine K**, **œstrogènes**.

Interactions

Aliments riches en **vitamine K** : choux, brocolis, céréales, choucroute, carottes, crudités, abats : ces aliments ne sont pas interdits mais il faut éviter les changements d'alimentation brusques.

HÉMOSTATIQUES GÉNÉRAUX EN CARDIOLOGIE – ANTIDOTES DES TRAITEMENTS THROMBOLYTIQUES

■ Acide tranexamique

EXACYL					
Surdosage en thrombolytique : 2 à 4 g/24 h à répartir en 2 à 3 administrations/j	20 cp. 500 mg 5 amp. inj. 500 mg/ 5 mL	3,71 9,08	I I	65 % 65 %	0,19 1,82
Forme injectable à administrer en IV lente	5 amp. inj. 1 g/10 mL	2,93	I	65 %	0,59
SPOTOF					
Idem *EXACYL*	5 amp. buv. 1 g/10 mL 20 cp. 500 mg	2,93 3,71	I I	30 % 30 %	0,59 0,19

Propriétés

Action antifibrinolytique par inhibition de la plasmine.

Indications

En cardiologie : traitement d'urgence des hémorragies majeures liées à un surdosage en **thrombolytique** (*cf.* chapitre correspondant).

Contre-indications

Manifestations thromboemboliques, états fibrinolytiques réactionnels à une CIVD, insuffisance rénale grave, hématurie macroscopique.

Grossesse et allaitement : utilisation déconseillée.

Précautions d'emploi

Diminuer la posologie en cas d'insuffisance rénale.

Injections IV à pratiquer très lentement. Ne pas utiliser la voie IM.

Effets indésirables

Rarement vertiges, nausées, vomissements, lipothymies, éruption cutanée allergique.

Interactions médicamenteuses

Urokinase, **noradrénaline**, **benzylpénicillines**, **tétracyclines**, **dipyridamole**, **diazépam**.

ANTIDOTE DES TRAITEMENTS HÉPARINIQUES

■ Sulfate de protamine

PROTAMINE CHOAY					
100 UAH (unités antihéparine) en inj. IV lente neutralisent 100 UI d'**héparine standard**, 50 à 60 UI anti-Xa de *FRAXIPARINE* ou de *FRAGMINE*	1 fl. 10 000 UAH/ 10 mL 1 mL = 1 000 UAH	35,04	I	65 %	35,04

Propriétés

Antidote de l'**héparine** d'action immédiate en IV.

Indications

Neutralisation instantanée de l'action anticoagulante de l'**héparine** en cas de surdosage par exemple.

Contre-indications

Aucune. Une allergie alimentaire au poisson peut faire prévoir une intolérance à la **protamine**.

Précautions d'emploi

Pratiquer un temps de thrombine pour s'assurer d'une bonne neutralisation de l'**héparine** par la **protamine** : il doit être normalisé.
La persistance du syndrome hémorragique peut être un signe de surdosage en protamine qui possède une activité anticoagulante propre.

Effets indésirables

Rarement hypotension, bradycardie, hypertension pulmonaire aiguë.

Interactions médicamenteuses

Aucune.

ANTIDOTE DES TRAITEMENTS PAR ANTIVITAMINES K

- **Vitamine K**

VITAMINE K1 ROCHE					
Surdosage en AVK avec INR > 6 et sans hémorragie sévère : 0,5 mg en perfusion IV continue sur 20 à 30 min Si INR 10 et sans hémorragie sévère : 1 mg en perfusion IV continue sur 20 à 30 min Surdosage en AVK avec hémorragie sévère : 10 à 20 mg en perfusion IV continue d'1 h en association au PPSB	5 amp. 2 mg/0,2 mL 3 amp. 10 mg/1 mL	5,68 4,12		65 % 65 %	1,14 1,37

Propriétés

Cofacteur indispensable à la synthèse hépatique des facteurs de la coagulation II, VII, IX, X, protéines C et S.

Indications

En cardiologie : hypoprothrombinémie induite par les **anticoagulants oraux antivitamines K.**
Cholestase : hypoprothrombinémie induite par la carence en vitamine K liée à la cholestase.
Correction d'une hypoprothrombinémie liée à une cholestase : 20 mg IV.

Contre-indications

Antécédent d'allergie à la **vitamine K.**

Précautions d'emploi

Ne pas utiliser la voie IM pour corriger un traitement antivitamine K : utiliser la voie IV.
Ne pas utiliser une ampoule avec un contenu devenu trouble.
Grossesse et allaitement : risques non connus.

Effets indésirables

Voie IV : risque faible de réactions anaphylactiques.

Interactions médicamenteuses

L'administration de **vitamine K** à un patient sous **AVK** le rend réfractaire aux AVK pendant 8 j environ.

ARYTHMIE COMPLÈTE PAR FIBRILLATION AURICULAIRE

FICHE MALADIE

DÉFINITION

La fibrillation auriculaire est une tachycardie supraventriculaire caractérisée par une activité auriculaire rapide et désorganisée.

Le diagnostic se fait sur l'ECG par :

• la disparition des ondes P (reflet, on le rappelle, de l'activité auriculaire) qui sont remplacées par une trémulation de la ligne de base ;

• des QRS (reflet de l'activité ventriculaire) irréguliers.

CAUSES ET MÉCANISMES

L'arythmie complète par fibrillation auriculaire (ACFA) peut survenir chez des sujets avec un cœur apparemment sain, on dit alors qu'elle est primitive ; mais, le plus souvent, on la retrouve chez des sujets atteints de cardiopathie (valvulaire, ischémique, hypertrophique, etc.). Elle peut être favorisée par des troubles ioniques (hypokaliémie) ou métaboliques (hyperthyroïdie).

DIAGNOSTIC

SIGNES CLINIQUES

À l'interrogatoire

La fibrillation auriculaire est ressentie par le patient sous forme de palpitations. Cependant, elle est souvent asymptomatique, surtout lorsqu'elle est chronique. De ce fait, elle peut passer inaperçue et n'être révélée que par des complications dont les deux principales sont :

• l'accident thromboembolique (en particulier accident vasculaire cérébral). L'oreillette ne se contractant plus, il peut se former à l'intérieur un caillot qui pourra migrer vers le cerveau ou vers les membres. Ce risque est important à partir de 24 h d'arythmie. Il est majoré en cas de cardiopathie, notamment lorsque l'oreillette est dilatée ;

• l'insuffisance cardiaque (d'autant plus que le cœur est déjà malade). Les oreillettes ne se contractent plus et que les ventricules battent rapidement et irrégulièrement.

À l'examen

Le pouls est irrégulier, de même que les bruits du cœur à l'auscultation. Il faut rechercher des complications et des facteurs favorisants.

EXAMENS COMPLÉMENTAIRES

ECG

C'est l'examen capital permettant de poser le diagnostic (*cf.* figure, p. 94). Les ondes P ont disparu, il existe à la place une trémulation (tremblement) de la ligne de base. Les QRS sont irréguliers.

Échographie

Elle permet de rechercher une cardiopathie.

Biologie

On recherche une cause (hypokaliémie, hyperthyroïdie, etc.), une contre-indication au traitement.

TRAITEMENT

Le traitement anticoagulant est presque systématique. Il est capital pour éviter les embolies, principales complications de la fibrillation auriculaire.

Pour le traitement de la fibrillation auriculaire proprement dite, il existe deux possibilités :

• soit laisser le patient en fibrillation atriale en ralentissant le rythme ;

• soit tenter de restaurer le rythme sinusal (le rythme « normal ») par CEE (choc électrique externe) ou par *CORDARONE*. En cas de réduction, il faut ensuite maintenir le rythme sinusal par un traitement antiarythmique au long cours.

Arythmie complète par fibrillation auriculaire

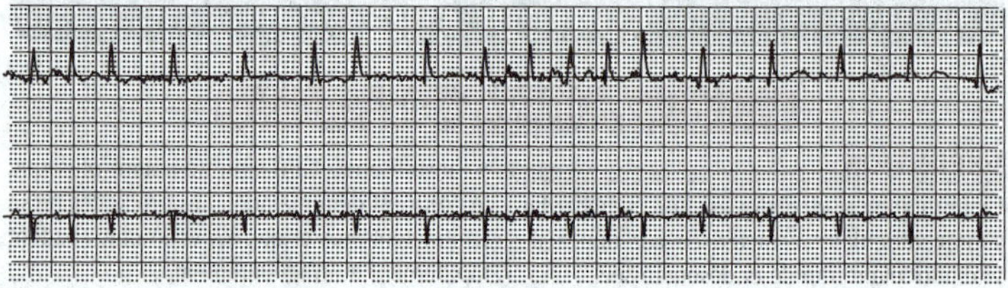

Traitement anticoagulant systématique

Héparine, dès la découverte de la fibrillation auriculaire, SC ou IV, permettant une anticoagulation immédiate puis relais par des antivitamines K *per os* pour une anticoagulation stable sur le long terme (*cf.* Fiche technique, *chapitre* Valvulopathies, p. 64).

Traitement ralentisseur

Lorsque la fibrillation auriculaire est mal tolérée initialement, on peut ralentir la fréquence par de la **digoxine** IVD. Le relais est ensuite pris soit par de la **digoxine** *per os*, soit par d'autres traitements comme les **β-bloquants** ou les inhibiteurs calciques.

En cas de tentative de réduction de l'arythmie

- CEE (choc électrique externe) : *Cf.* fiche technique, p. 0000.
- *CORDARONE* : c'est un antiarythmique un peu à part qui peut être utilisé aussi bien initialement pour réduire la fibrillation auriculaire qu'au long cours pour éviter la récidive. Elle a en plus l'intérêt de ne pas diminuer la contractilité du cœur, on peut donc l'utiliser chez les malades ayant une cardiopathie. Malheureusement, on recense de nombreux effets indésirables, notamment thyroïdiens. On évite de l'utiliser lorsque le patient est jeune et on surveille régulièrement le bilan thyroïdien (TSH). Elle peut s'administrer par voie IV ou *per os* en comprimés. Il faut attendre plusieurs jours pour que l'efficacité soit complète. On dit alors que le patient est imprégné en *CORDARONE*. Le médecin prescrit souvent une dose de charge en donnant 6 à 8 cp./j initialement.
- *Antiarythmique* : une fois le retour en rythme sinusal obtenu, on utilise des antiarythmiques pour le maintenir. Il en existe plusieurs classes ayant des propriétés différentes. Les plus connus sont la *FLÉCAÏNE*, le *RYTHMOL* et la *CORDARONE*. Tous ces traitements s'administrent par voie orale au long cours.

FICHE INFIRMIÈRE

EXAMENS

- ECG.
- Radiographie thoracique.
- Biologie : ionogramme sanguin, NFS, TP-INR, TCA, TSH, groupe, Rhésus, RAI.

SURVEILLANCE DU TRAITEMENT

SOINS – TRAITEMENT

En aigu, une fibrillation auriculaire rapide peut très rapidement provoquer une insuffisance cardiaque grave (OAP). Il faut donc surveiller fréquemment les constantes (FC, PA, diurèse) et rechercher les signes de mauvaise tolérance comme la dyspnée. Cette sur- ▶

veillance peut nécessiter un transfert en soins intensifs.

À l'inverse, une fibrillation auriculaire chronique est souvent parfaitement tolérée. La surveillance est alors essentiellement biologique. Le patient réalise une fois par mois une prise de sang pour dosage de l'INR, qui doit en général être compris entre 2 et 3 (*cf.* Fiche technique, *chapitre* Valvulopathies, p. 64).

EFFICACITÉ DU TRAITEMENT

Anticoagulant

L'efficacité de l'héparine doit être contrôlée par mesure du TCA ou de l'héparinémie à partir d'un prélèvement veineux (souvent à bouchon bleu). En général, on cherche à atteindre un TCA entre 2 et 3 fois le témoin ou une héparinémie entre 0,3 et 0,6.

L'efficacité des AVK se juge sur l'INR qui nécessite aussi une prise de sang. Il doit être compris entre 2 et 3.

Ralentisseur

Le but est d'obtenir une fréquence cardiaque suffisamment lente pour permettre un bon remplissage des ventricules (en général, inférieure à 120/min).

ÉDUCATION ET CONSEILS

Il faut rassurer le patient, pour qui le mot arythmie a souvent une connotation très péjorative. Des millions de personnes vivent avec une fibrillation auriculaire et sont souvent parfaitement asymptomatiques.

L'éducation au traitement AVK est primordiale, la majorité des accidents thromboemboliques survenant sous AVK sont dus à un mauvais équilibre du traitement (*cf.* Fiche technique, *chapitre* Valvulopathies, p. 64).

En cas de traitement par *CORDARONE*, il faut informer le patient des effets indésirables. Ainsi prévenu, il pourra consulter son médecin en cas d'apparition de symptômes. Il devra éviter au maximum l'exposition au soleil, car la *CORDARONE* provoque parfois une photosensibilité.

> La prévention des complications thromboemboliques par un traitement anticoagulant bien conduit est capitale.

FICHE PHARMACOLOGIE

ANTIARYTHMIQUES - ANTIARYTHMIQUES - MÉCANISMES ET CLASSIFICATION

RAPPELS ÉLECTROPHYSIOLOGIQUES

LES DIFFÉRENTS TYPES CELLULAIRES

On distingue 2 types de cellules cardiaques :

- fibres à réponse rapide (cellules auriculaires, ventriculaires et du système His-Purkinje) : potentiel de repos fortement négatif et potentiel d'action classique en 5 phases ;
- fibres à réponse lente (cellules du nœud sinusal et du nœud auriculo-ventriculaire) : potentiel de repos faiblement négatif et potentiel d'action particulier.

LES 5 PHASES DU POTENTIEL D'ACTION

Phase 0 : dépolarisation (courant sodique entrant).

Phase 1 : repolarisation rapide initiale (courant chlore entrant).

Phase 2 : plateau du potentiel d'action (courant calcique entrant).

Phase 3 : repolarisation terminale (courant potassique sortant).

Phase 4 : phase de repos.

Les cellules à réponse lente ont un potentiel d'action différent avec une phase 0 correspondant à un courant calcico-sodique entrant et une phase 4, sous influence sympathique, présentant une dépolarisation spontanée à l'origine de l'activité *pacemaker*.

CLASSIFICATION DES ANTIARYTHMIQUES

CLASSIFICATION DE VAUGHAN-WILLIAMS

Classe I : inhibiteurs des canaux sodiques.
Classe II : **β-bloquants.**
Classe III : bloqueurs de l'influx potassique.
Classe IV : **inhibiteurs calciques.**
En fait, les **antiarythmiques** ne sont pas des substances pures : l'**amiodarone** est un **antiarythmique** de classe I, II, III et IV.

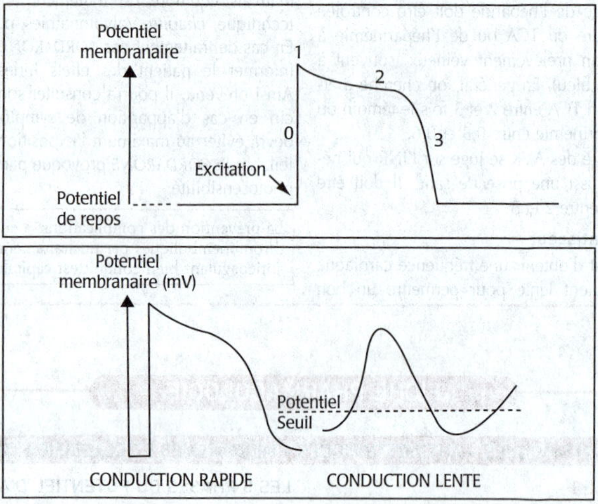

MÉCANISMES D'ACTION

ANTIARYTHMIQUES DE CLASSE I

Ils agissent au niveau de la phase 0 en diminuant l'influx entrant de sodium (effet stabilisant de membrane), ce qui a pour effet d'augmenter la durée du QRS. Leur action s'exerce surtout sur les fibres à réponse rapide. On différencie trois sous-classes selon leur action sur la repolarisation (voir Tableau, p. 97) :

- classe Ia : **hydroquinidine** (*SÉRÉCOR*), **disopyramide** (*RYTHMODAN, ISORYTHM*) ;
- classe Ib : **lidocaïne** (*XYLOCARD*), **mexilétine, phénytoïne** (*DILANTIN*) ;
- classe Ic : **cibenzoline** (*CIPRALAN, EXACOR*), **propafénone** (*RYTHMOL*), **flécaïnide** (*FLÉCAÏNE*).

ANTIARYTHMIQUES DE CLASSE II

Les **β-bloquants** agissent sur la phase IV en diminuant la dépolarisation spontanée. Ils sont donc essentiellement actifs sur les fibres à réponse lente.

ANTIARYTHMIQUES DE CLASSE III

Il s'agit de l'**amiodarone** et du **sotalol**. Leur action porte sur la phase 3 : augmentation du temps de repolarisation et de la durée du potentiel d'action, mais aucun n'est pur.

ANTIARYTHMIQUES DE CLASSE IV (vérapamil, diltiazem)

Les **inhibiteurs calciques** agissent sur la phase 2 des fibres rapides (diminution de l'entrée de calcium) et la phase 0 des fibres lentes.

> Antiarythmiques responsables d'effet proarythmique
> Classe Ia et Ic : extrasystoles, tachycardie et fibrillation ventriculaire, torsades de pointes, flutter 1/1.
> Classe III (la *CORDARONE* présente peu ou pas d'effet arythmogène) : extrasystoles, tachycardie et fibrillation ventriculaire, torsades de pointes.

> Antiarythmiques responsables de torsades de pointes
> Classe Ia : **quinidiniques** +++ et **disopyramide**.
> Classe III.
> Classe II et IV par leur effet bradycardisant.

> Antiarythmiques responsables de troubles conductifs
> Classe Ia et Ic : troubles de conduction infranodaux et intraventriculaires.
> Classe II et IV : dysfonction sinusale et blocs auriculo-ventriculaires nodaux.
> Classe III : provoquent des troubles de conduction.

> Principaux antiarythmiques inotropes négatifs
> Classe Ia et Ic.
> Classe II.
> Classe IV.

> Associations d'antiarythmiques
> Elles seront à éviter surtout entre **antiarythmiques** de même classe ou inotropes négatifs. Certaines associations peuvent être utiles (*DIGOXINE/CORDARONE*, *CORDARONE*/**β-bloquants**).

Antiarythmiques de classe I

	ANTIARYTHMIQUE DE CLASSE Ia	ANTIARYTHMIQUE DE CLASSE Ib	ANTIARYTHMIQUE DE CLASSE Ic
Électrophysiologie	↑du temps de repolarisation (ralentissement de la phase 3) et ↑ de la durée du potentiel d'action	↑du temps de repolarisation (raccourcissement de la phase 3) et ↓ de la durée du potentiel d'action	Pas d'action sur la repolarisation et la durée du potentiel d'action
Effet inotrope négatif	Marqué	Très faible	Marqué
ECG	↑PR ↑QRS ↑QT	↑QRS → ou ↓ QT	↑PR ↑QRS → QT
Effets indésirables	BSA Bloc intraventriculaire BAV infranodal Torsades de pointe	Peu de troubles conductifs	BSA Bloc intraventriculaire BAV infranodal

Antiarythmiques de classes II, III et IV

	ANTIARYTHMIQUE DE CLASSE II	ANTIARYTHMIQUE DE CLASSE III	ANTIARYTHMIQUE DE CLASSE IV
ECG	↓ Fréquence cardiaque ↑ PR → QRS → QT	↓ Fréquence cardiaque → PR → QRS ↑ QTc Aplatissement de l'onde T et onde u	↓ Fréquence cardiaque ↑ PR → QRS
Effet inotrope négatif	Marqué	Non	Marqué
Effets indésirables	BSA BAV nodal	BSA Torsades de pointes	BSA BAV

Choix du traitement médical antiarythmique en fonction du trouble du rythme

FIBRILLATION AURICULAIRE :

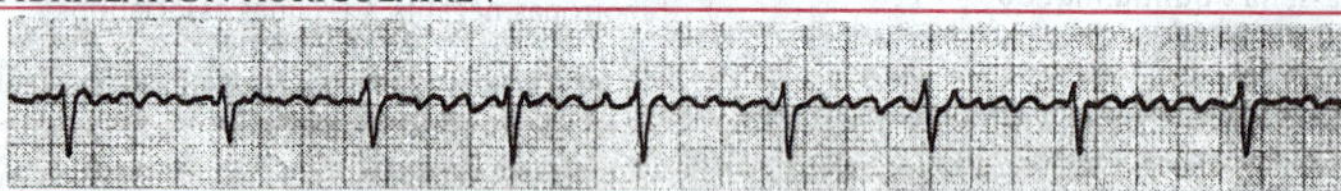

	Première intention	Seconde intention
Réduction	*CORDARONE, MULTAQ*	*FLÉCAÏNE, RYTHMOL, SOTALEX*
Entretien (fonction du terrain et du mécanisme de la fibrillation)	*FLÉCAÏNE, RYTHMOL, SOTALEX, MULTAQ*	*CORDARONE*

FLUTTER AURICULAIRE :

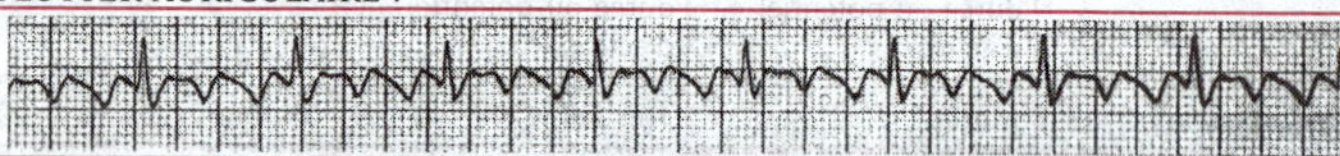

	Première intention	Seconde intention
Réduction	*CORDARONE*	
Entretien	*SÉRÉCOR, RYTHMODAN, FLÉCAÏNE*	*CORDARONE*, bêtabloquants

TACHYSYSTOLIE AURICULAIRE :

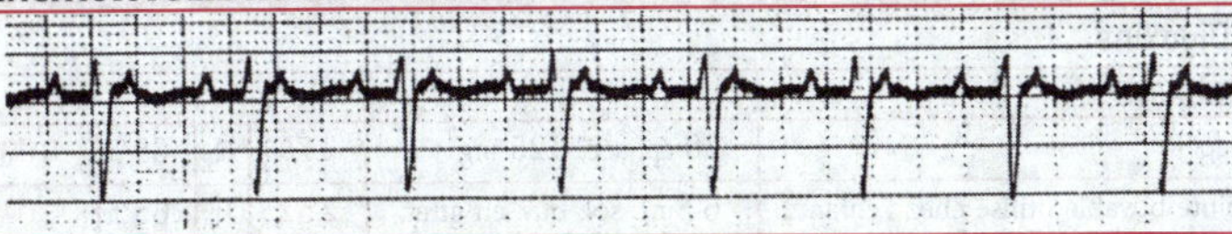

	Première intention	Seconde intention
Réduction	*CORDARONE*	
Entretien	*SÉRÉCOR, RYTHMODAN, FLÉCAÏNE*	*CORDARONE*, bêtabloquants

TACHYCARDIE JONCTIONNELLE :

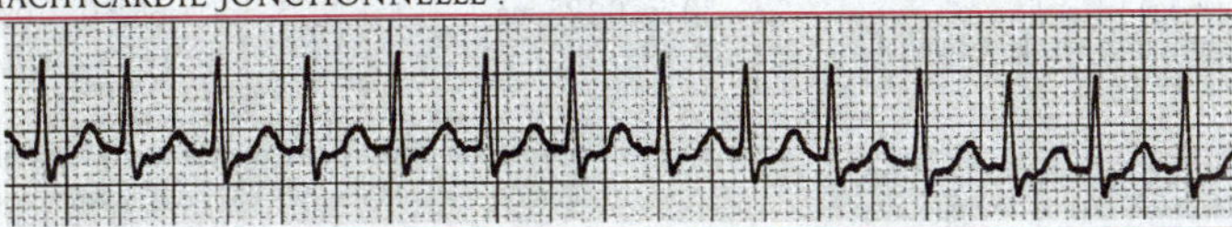

	Première intention	Seconde intention
Réduction	*STRIADYNE*	*ISOPTINE*
Entretien	*FLÉCAÏNE, RYTHMOL*	*ISOPTINE* en l'absence de voie accessoire

TACHYCARDIE VENTRICULAIRE :

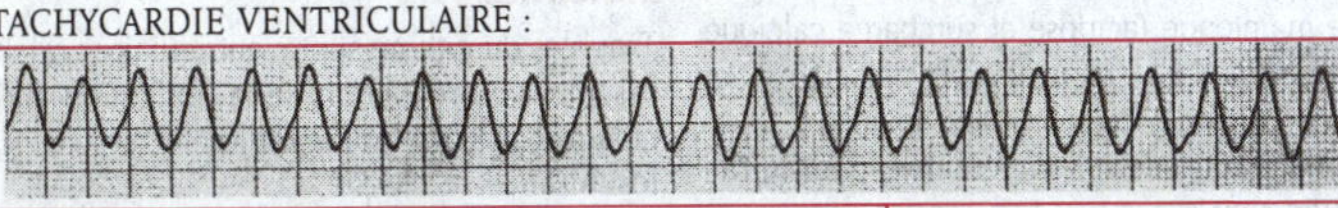

	Première intention	Seconde intention
Réduction	*CORDARONE*	*XYLOCARD*
Entretien (dépend de la cardiopathie causale et de la fonction ventriculaire gauche)	Cardiopathie ischémique : *TÉNORMINE* et/ou *CORDARONE* Cardiopathie dilatée : *CORDARONE* Cardiopathie hypertrophique : *TÉNORMINE* ou *ISOPTINE* ± *CORDARONE* ou *RYTHMODAN* Prolapsus valvulaire mitral : *TÉNORMINE* Dysplasie du ventricule droit : *SOTALEX*	

DIGITALIQUES

Digoxine

DIGOXINE					
1 cp./j	30 cp. séc. 0,25 mg	2,75	I	65 %	0,09
Soluté buvable utilisé chez l'enfant : dose initiale de 7 à 15 mg/kg puis 7 à 15 mg/kg/j en 2 ou 3 prises	60 mL sol. buv. en gttes 5 µg/0,1 mL + pipette	2,52	I	65 %	0,04
Forme injectable pour adulte : 1 à 2 amp./j en attaque puis 1/2 à 1 amp./j en IV lente	6 amp. sol. inj. IV 0,5 mg/2 mL	7,05	I	65 %	1,18
HEMIGOXINE					
Sujet âgé : 1 cp./j Insuffisance rénale sévère : 1 cp. tous les 2 j	30 cp. 0,125 mg	2,75	I	65 %	0,09

Propriétés

Hétéroside d'origine végétale.

Les digitaliques inhibent la pompe Na^+/K^+, l'extrusion du Na^+ étant compensée par l'échangeur Na^+/Ca^{2+}. Il en résulte une augmentation du calcium intracellulaire à l'origine de l'effet inotrope positif. La toxicité survient lorsque l'inhibition de la pompe Na^+/K^+ est telle que l'homéostasie cellulaire ne peut plus être maintenue (acidose et surcharge calcique intracellulaire). L'hypoxie, l'hypokaliémie et l'hypercalcémie favorisent leur toxicité.

Les différents effets thérapeutiques des **digitaliques** sont :

- effet inotrope positif ;
- effet chronotrope négatif ;
- effet dromotrope négatif ;
- effet bathmotrope positif ;
- effet vasculaire : vasoconstrictions artérielle et veineuse chez le sujet sain et vasodilatation chez le sujet en insuffisance cardiaque ;
- effet natriurétique direct par son action sur les cellules tubulaires et indirect via l'amélioration hémodynamique ;
- modification de l'arc baroréflexe avec augmentation du tonus parasympathique et diminution du tonus sympathique ;
- effet variable sur la consommation myocardique en oxygène.

La liposolubilité, liée au nombre de radicaux OH, conditionne les propriétés pharmacocinétiques des **digitaliques**.

L'absorption digestive est d'environ 70 %. L'élimination est rénale (90 %) sous forme non transformée et hépatique (10 %). La liaison aux protéines plasmatiques est faible, d'où un début d'action rapide (1 à 2 h *per os* ; 10 à 30 min IV). La demi-vie est de 36 h et l'équilibre obtenu à partir du 6e jour. La digoxinémie ne devra donc être vérifiée qu'après ce délai.

Indications

Troubles du rythme supraventriculaire : ralentissement ou réduction de la fibrillation auriculaire ou du flutter auriculaire.

Insuffisance cardiaque.

Contre-indications

Dysfonction sinusale et troubles de conduction de haut degré non appareillés.

Hyperexcitabilité ventriculaire (tachycardie et fibrillation ventriculaires).

Syndrome de Wolff-Parkinson-White.

Cardiopathies obstructives (rétrécissement aortique, cardiopathie hypertrophique).

Cardioversion électrique.

Temporaires : hypokaliémie non corrigée.

Sultopride, sels de calcium IV.

> Arrêt de la *DIGOXINE* depuis au moins 3 j avant un choc électrique externe.

Précautions d'emploi

Grossesse : on peut prescrire la *DIGOXINE* en surveillant les taux sériques, notamment au 3e trimestre.

Allaitement : risque non connu mais très faible passage dans le lait maternel.

Surveillance clinique et ECG stricte en début de traitement, d'autant plus que la fonction ventriculaire gauche est altérée.

Réduire la posologie de la *DIGOXINE* de moitié en cas d'insuffisance rénale ou chez le sujet âgé (baisse physiologique de la fonction rénale, masse musculaire plus faible, troubles fréquents de la kaliémie et de la magnésémie).

Diminuer la posologie chez l'insuffisant respiratoire avec hypoxie.

Réduire la posologie en cas d'hypothyroïdie.

Correction et prévention d'une hypokaliémie.

Pas de dose de charge en cas d'insuffisance rénale, chez le sujet âgé, en cas de dysthyroïdie et en cas d'insuffisance cardiaque évoluée.

Les **digitaliques** doivent être évités à la phase aiguë d'un infarctus du myocarde.

Effets indésirables

Troubles du rythme ventriculaire liés à une hypersensibilité ou un surdosage (nécessitent l'arrêt du traitement).

Troubles de conduction et dysfonction sinusale.

Manifestations allergiques (exceptionnelles) cutanées et purpura thrombocytopénique.

Gynécomastie (très rare).

Troubles digestifs : anorexie, nausées, vomissements, diarrhées (premiers signes de surdosage).

Troubles neuro-sensoriels : céphalées, vertiges, coloration en jaune de la vision et confusion (surdosage).

Interactions médicamenteuses

Association contre-indiquée avec le **calcium** intraveineux et surveillance en cas d'utilisation de **calcium** *per os* associé ou non de la **vitamine D**.

Contre-indication du **millepertuis** (inducteur enzymatique) et du **sultopride**.

Midodrine déconseillée (sympathomimétique alpha).

Précaution d'emploi avec les médicaments bradycardisants (notamment **bêtabloquants**, **amiodarone**, **vérapamil**), la **carbamazépine**, la **colestyramine**, l'**érythromycine**, les médicaments hypokaliémiants, l'**itroconazole**, le **ritonavir**, les topiques gastro-intestinaux.

SURVEILLANCE D'UN PATIENT SOUS DIGOXINE

▶ Clinique

Rythme et fréquence cardiaque.
- Signes d'efficacité ;
- Signes de surdosage : troubles digestifs et neuro-sensoriels, bradycardie, accélération paradoxale de la fréquence cardiaque et arythmies.

▶ ECG

Signes d'imprégnation digitalique :
- diminution de la fréquence cardiaque,
- augmentation de l'espace PR qui reste < 0,24 s,
- raccourcissement de l'espace QT,
- sous-décalage cupuliforme du segment ST,
- onde U.

Signes de surdosage :
- troubles du rythme à tous les étages (tachysystolie auriculaire +++),
- troubles de conduction.

▶ Biologique

Ionogramme sanguin, urée, créatinine.

Taux sériques.

TAUX SANGUINS (DIGOXINÉMIE)

Par microméthode.
• Prélèvement fait à l'équilibre, c'est-à-dire à la fin de la 1re sem., au moins 8 h après la dernière prise.
• Digoxinémie : taux thérapeutiques entre 0,8 et 1,5 ng/mL chez l'adulte. Digoxinémie entre 2 et 3 ng/mL chez le nourrisson < 2 ans et entre 1 et 2 ng/mL au-dessus de 2 ans.
Il faut signaler l'importante susceptibilité individuelle et la faible marge thérapeutique.

ANTIARYTHMIQUES DE CLASSE IA

Hydroquinidine chlorhydrate

SÉRÉCOR LP					
1 gél. x 2/j (max 4/j) gél. à libération prolongée	20 gél. LP 300 mg 60 gél. LP 300 mg	7,58 18,54	I I	30 % 30 %	0,38 0,31

Disopyramide

RYTHMODAN					
Forme simple : 1 gél. x 3 ou 4/j (traitement d'attaque : jusqu'à 600 mg/j)	40 gél. 100 mg	4,79	I	30 %	0,12
Forme LP : 1 cp. x 2/j (500 mg/j)	20 cp. séc. LP 250 mg	4,79	I	30 %	0,24
ISORYTHM LP					
1 gél. x 2/j (dose recommandée : 500 mg/j)	20 gél. LP 125 mg 20 gél. LP 250 mg	4,31 7,16	I I	30 % 30 %	0,22 0,36

Propriétés

Quinidiniques : antiarythmiques de classe Ia actifs surtout à l'étage supraventriculaire. Faible effet atropinique. Résorption digestive à 70 %, efficacité obtenue en 2 h pour une durée de 6 à 8 h (12 h pour les formes LP). Métabolisation hépatique et élimination urinaire.

Taux plasmatiques efficaces : 2 à 5 mg/mL.

Disopyramide : antiarythmique de classe Ia ayant des propriétés anticholinergiques. Ralentissement de la conduction antérograde et rétrograde des voies accessoires rendant son utilisation possible en cas de syndrome de Wolff-Parkinson-White.

Absorption orale rapide pour une durée de 6 à 8 h (12 h pour les formes LP). Action IV en 5 à 10 min pendant 2 h. Faible métabolisation hépatique et éliminations urinaire et fécale. Passage transplacentaire et dans le lait maternel.

Indications

Traitement curatif et prévention des récidives des troubles du rythme ventriculaire en l'absence de dysfonction cardiaque et/ou de coronaropathie.

Prévention des récidives des tachycardies supraventriculaires en l'absence de dysfonction cardiaque.

Prévention des chocs cardiaques électriques chez les patients porteurs de défibrillateur implantable.

Contre-indications

Grossesse et allaitement : innocuité non établie.

Hypersensibilité.

Dysfonction sinusale et troubles de conduction de haut degré non appareillés.

QT long et antécédents de torsades de pointes.

Arythmie complète par fibrillation auriculaire

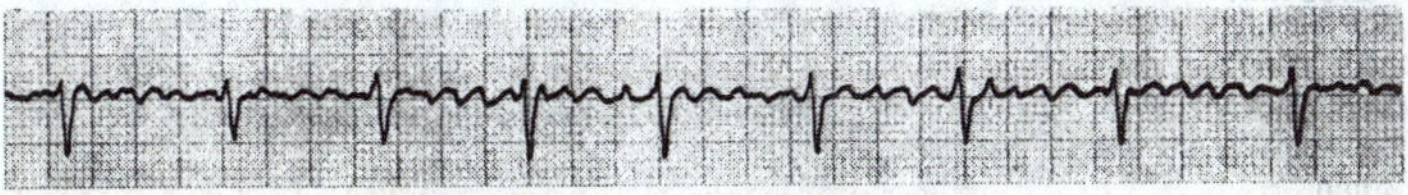

Insuffisance cardiaque non contrôlée.
Troubles du rythme de l'intoxication digitalique (**quinidiniques**).
Risque de glaucome par fermeture de l'angle et de rétention urinaire par obstacle urétroprostatique (**disopyramide**).
Relative : myasthénie (**quinidiniques**).

Précautions d'emploi

Surveillance de la kaliémie et de la glycémie.
Insuffisance cardiaque.
Surveillance ECG : arrêt du traitement en cas d'allongement du PR > 0,24 s, QT > 0,40 s et QRS > 25 % ou de troubles du rythme ventriculaire.
Le sous-décalage en cupule du segment ST et l'aplatissement de l'onde T sont des signes normaux d'imprégnation quinidinique.
Quinidiniques :

- dose test à la recherche d'un effet idiosyncrasique (examen clinique et ECG 4 à 6 h après puis 1/j) ;
- utiliser avec prudence en cas d'insuffisance rénale, de risque de glaucome par fermeture de l'angle ou de rétention urinaire.

Disopyramide : réduire la posologie de 50 % chez le sujet âgé, de 50 à 75 % en cas d'insuffisance rénale (forme injectable : 1 mg/kg en 1 h) et de 25 % en cas d'insuffisance hépatique. Chez l'enfant, adaptation au poids et à l'âge (formes LP contre-indiquées).

Effets indésirables

Insuffisance cardiaque, choc cardiogénique.
Troubles de conduction, allongement du QT et torsades de pointes, effets proarythmiques (troubles du rythme ventriculaire et flutter 1/1) (rares avec le **disopyramide**).
Troubles digestifs (fréquents avec les **quinidiniques**) : diarrhée, nausées, vomissements.
Quinidiniques

- Effets idiosyncrasiques (imposent l'arrêt définitif du traitement) : rash cutané, crise d'asthme, fièvre, hypotension, purpura thrombopénique, anémie hémolytique, bloc auriculo-ventriculaire, allongement du QT, torsades de pointes, troubles du rythme ventriculaire, syncope et arrêt cardiocirculatoire.
- Cinchonisme (surdosage) : vertiges, diplopie, photophobie, bourdonnement d'oreille, hypoacousie.
- Atteinte hépatique immunoallergique fébrile (rare).
- Aggravation d'une myasthénie.

Disopyramide

- Effets atropiniques : bouche sèche, constipation, hypertension intra-oculaire, troubles de l'accommodation, diplopie, dysurie, rétention d'urine et parfois accélération de la fréquence cardiaque.
- Risque d'hypoglycémie chez les sujets âgés, dénutris, diabétiques et insuffisants rénaux.

Interactions médicamenteuses

Association contre-indiquée avec les médicaments donnant des torsades de pointes.
Association aux autres **antiarythmiques**.
Médicaments chronotropes, dromotropes et inotropes négatifs.
Médicaments hypokaliémants.
Inducteurs enzymatiques.
Quinidiniques :

- alcalinisants urinaires : diminution de l'élimination et risque de surdosage.
- **magnésium** : majoration des taux sériques.
- *DIGOXINE* : augmentation de la digoxinémie.
- *CORDARONE* : majoration de la quinidinémie.
- **antivitamines K** : risque de surdosage.

Disopyramide : médicaments anticholinergiques (*cf.* **Atropine**).

ANTIARYTHMIQUE DE CLASSE IB

■ Lidocaïne

XYLOCARD					
XYLOCARD 2 % Bolus en IVD de 1 à 1,5 mg/kg en 2 min	10 amp. 5 mL 20 mg/mL	HOP	II		
XYLOCARD perfusion 5 % Perfusion de 1,5 à 4 mg/min en IVSE en relais du bolus	10 fl. 20 mL 50 mg/mL	HOP	II		

Propriétés

Antiarythmique de la classe Ib agissant préférentiellement à l'étage ventriculaire. Faible effet inotrope négatif et hypotenseur. Inactivation hépatique. Action immédiate et durant 20 à 30 min.

Indications

Prévention et traitement des récidives des troubles du rythme ventriculaire menaçant le pronostic vital, notamment à la phase aiguë de l'infarctus du myocarde.

Contre-indications

Grossesse : pas d'effet tératogène mis en évidence dans les études épidémiologiques humaines mais faiblesse des études expérimentales animales.

Antécédents neuropsychiques graves, notamment convulsifs, allergie, troubles hépatiques graves.

Choc cardiogénique, troubles de conduction de haut degré non appareillés.

Précautions d'emploi

Insuffisance cardiaque ou hépatique ou traitement par **β-bloquants** ou **cimétidine** : réduire les doses de 50 %.

XYLOCARD PERFUSION 5 % : jamais en IVD.

Effets indésirables

Réactions allergiques (exceptionnelles) : cutanées, œdème laryngé, choc anaphylactique.

Surdosage : agitation, délire, syndrome confusionnel, paresthésies des extrémités et des lèvres, puis dépression respiratoire, troubles du rythme et de conduction, collapsus cardiovasculaire, crises convulsives et coma. Le traitement est symptomatique.

Interactions médicamenteuses

Autres **antiarythmiques, β-bloquants** et **cimétidine**.

ANTIARYTHMIQUES DE CLASSE IC

■ Flécaïnide

FLÉCAÏNE					
1 cp. x 2/j (max 300 mg/j) Forme injectable : bolus de 1 à 2 mg/kg en au moins 10 min, éventuellement complété d'une dose de 0,02 mg/kg/min pendant 1 h puis 0,003 mg/kg/min en IVSE Dilution dans du sérum glucosé	30 cp. séc. 100 mg 5 amp. 10 mg/mL	8,04 HOP	I I	65 %	0,27
FLÉCAÏNE LP 1 prise/j Tachycardies supra-ventriculaires : 100 mg/j Tachycardies ventriculaires : 200 mg/j Posologie max. : 300 mg/j	30 gél. LP 50 mg 30 gél. LP 100 mg 30 gél. LP 150 mg 30 gél. LP 200 mg	16,67 16,67 16,67 16,67	I I I I	65 % 65 % 65 % 65 %	0,56 0,56 0,56 0,56

■ **Propafénone**

RYTHMOL					
1 cp. x 2 ou 3/j	30 cp. séc. 300 mg	11,64	I	65 %	0,39

■ **Cibenzoline**

CIPRALAN					
1 cp. x 2 ou 3/j (max 3/j)	30 cp. séc. 130 mg	15,90	I	65 %	0,53
EXACOR					
1 cp. x 2 ou 3/j (max 3/j)	30 cp. séc. 130 mg	14,37	I	65 %	0,48

Propriétés

Antiarythmiques actifs à tous les étages présentant un effet inotrope négatif. Ralentissement de la conduction antérograde et rétrograde des voies accessoires. La **propafénone** présente de plus un effet β-bloquant.

Flécaïnide : résorption digestive importante. Pic plasmatique obtenu en 2 à 3 h par voie orale et 10 min en IV. Demi-vie de 14 h. Métabolisation hépatique et élimination urinaire (à 40 % sous forme inchangée). Taux plasmatiques efficaces : 0,2 à 1 mg/mL.

Propafénone : résorption digestive complète. Concentration maximale obtenue au bout de 3 h et demi-vie de 4 h. Élimination biliaire et urinaire (métabolites actifs et inactifs). Taux plasmatiques efficaces : 0,3 à 0,7 mg/mL.

Cibenzoline : résorption digestive quasi complète avec un pic d'efficacité obtenu en 2 h. Demi-vie plasmatique de 7 h. Métabolisation hépatique et élimination urinaire (60 % sous forme inchangée).

Indications

Traitement et prévention des récidives de troubles du rythme ventriculaire en l'absence de dysfonction cardiaque et/ou de coronaropathie.

Prévention des récidives des tachycardies supraventriculaires en l'absence de dysfonction cardiaque.

Prévention des chocs cardiaques électriques inopinés chez les patients porteurs de défibrillateur implantable (**flécaïnide, propafénone**).

Contre-indications

Dysfonction sinusale et troubles de conduction de haut degré non appareillés.

Insuffisance cardiaque sévère.

Cardiopathie ischémique (extension de l'étude CAST).

Hypersensibilité.

Relatives (**propafénone**) : intoxication digitalique, insuffisance hépatique ou rénale grave, hypotension artérielle, BPCO sévère.

Précautions d'emploi

Grossesse et allaitement : utilisation déconseillée surtout les 3 premiers mois.

Cardiopathie ischémique : l'étude CAST a montré une surmortalité (globale et rythmique) du traitement préventif des arythmies ventriculaires non menaçantes par la *FLÉCAÏNE* en cas d'altération modérée à moyenne de la fraction d'éjection (précaution étendue aux autres **antiarythmiques de classe Ic**).

Insuffisance cardiaque : réduire la posologie.

Surveillance ECG : arrêt du traitement en cas d'augmentation du PR > 0,24 s, QRS > 25 %, ou de troubles du rythme ventriculaire.

Surveillance de la kaliémie et correction d'une hypomagnésémie.

Posologie adaptée à la fonction rénale et chez le sujet âgé :

- **Flécaïnide** : diminuer la posologie de moitié en cas de clairance de la créatinine < 20 mL/min.
- **Propafénone** : réduire la posologie de moitié.
- **Cibenzoline** : 3 mg/kg/j en 2 prises *per os* (clairance de la créatinine entre 20 et 40 mL/

min) et 2,5 mg/kg/j en 2 prises *per os* (clairance de la créatinine entre 10 et 20 mL/min).

Effets indésirables

Insuffisance cardiaque, choc cardiogénique.
Bradycardie et troubles de conduction.
Effets proarythmiques : troubles du rythme ventriculaire et flutter 1/1.
Troubles digestifs.
Troubles neuro-sensoriels à fortes doses (vertiges, tremblements, lipothymies, troubles visuels et céphalées).
Propafénone : troubles du goût, réactions cutanées allergiques.
Cibenzoline : hypoglycémie en cas de surdosage (surtout chez le sujet âgé, dénutri et insuffisant rénal).
Surdosage : traitement symptomatique et lactate de sodium molaire (**cibenzoline**).

Interactions médicamenteuses

Autres **antiarythmiques.**
Médicaments donnant des torsades de pointes.
Médicaments inotropes, dromotropes et chronotropes négatifs.
AVK : augmentation de l'effet anticoagulant.

ANTIARYTHMIQUES DE CLASSE II

Cf. **Bêtabloquants**, p. 13.

ANTIARYTHMIQUES DE CLASSE III

■ Amiodarone

CORDARONE					
Per os : Traitement d'attaque : 3 cp./j (jusqu'à 5 dans certains cas exceptionnels) pdt 8 à 10 j Traitement d'entretien 1/2 à 2 cp./j IV : Troubles du rythme Traitement d'attaque : 5 mg/kg en IVSE sur 20 min à 2 h, renouvelables x 2 à 3/24 h Traitement d'entretien : 10 à 20 mg/kg/j (moyenne de 600 à 800 mg/24 h) idéalement sur une voie veineuse centrale Arrêt cardiorespiratoire Posologie usuelle : 5 mg/kg/administration Posologie cumulée : 2,5 mg/kg/administration	30 cp. séc. 200 mg 50 cp. séc. 200 mg 6 amp. 150 mg/3 mL	12,65 HOP HOP	I I I	65 %	0,42

Propriétés

Puissant antiarythmique de classe III mais aussi I, II et IV.
Diminution de l'automatisme sinusal, de la conduction sino-auriculaire et auriculo-ventriculaire sans modification de la conduction intraventriculaire. L'effet bradycardisant est modéré.
Augmentation des périodes réfractaires et diminution de l'excitabilité myocardique aux étages auriculaire, nodal et ventriculaire.
Ralentissement de la conduction et allongement des périodes réfractaires dans les voies accessoires auriculo-ventriculaires.
Diminution de la consommation myocardique en oxygène et effet vasodilatateur coronarien.

Effet inotrope négatif négligeable.
Action rapide par voie IV (effet maximal en 15 à 20 min) mais de courte durée (1 à 4 h).
Par voie orale, résorption moyenne de 50 % avec effet maximal en 3 à 7 h, l'activité thérapeutique n'étant obtenue qu'au bout d'au moins une semaine.
Forte affinité tissulaire (importante accumulation) et demi-vie longue (20 à 100 j).
Élimination biliaire et fécale se poursuivant plusieurs mois après l'arrêt du traitement.
Chaque comprimé contient 75 mg d'iode (300 fois les besoins journaliers en iode).
Signes d'« imprégnation à la *CORDARONE* » : allongement du QT, onde T bifide, onde U (et bradycardie sinusale, discrète augmentation du PR sans allongement du QRS).

Indications

Per os, ce médicament est indiqué dans la prévention des récidives :

- des tachycardies ventriculaires menaçant le pronostic vital : le traitement doit être instauré en milieu hospitalier sous monitorage ;
- des tachycardies ventriculaires documentées symptomatiques et invalidantes ;
- des tachycardies supraventriculaires documentées lorsque la nécessité d'un traitement est établie en cas de résistance ou de contre-indication aux autres thérapeutiques ;
- des fibrillations ventriculaires.

Ce médicament est indiqué dans le traitement des tachycardies supraventriculaires : ralentissement ou réduction de la fibrillation auriculaire ou du flutter auriculaire.
Par voie IV, ce médicament est indiqué dans les troubles du rythme graves lorsque la voie orale n'est pas adaptée, notamment dans :

- les tachycardies du syndrome de Wolff Parkinson White ;
- les troubles du rythme auriculaire, avec rythme ventriculaire rapide ;
- les troubles du rythme ventriculaire documentés symptomatiques et invalidants.

Ce médicament est également indiqué dans la réanimation cardiorespiratoire en cas d'arrêt cardiaque lié à une fibrillation ventriculaire résistante aux chocs électriques externes.

Contre-indications

Grossesse et allaitement : manifestations cardiaques et hypothyroïdie chez le fœtus ou le nouveau-né (passage dans le lait maternel).
Bradycardie, dysfonction sinusale et troubles conductifs de haut degré non appareillés.
Hyperthyroïdie : contre-indication formelle.
Allergie à l'iode.
Hypotension et collapsus (forme injectable).

Précautions d'emploi

Bilan préthérapeutique : ECG, ionogramme sanguin, bilan thyroïdien et radiographie pulmonaire.
Correction d'une hypokaliémie.
Antécédents personnels ou familiaux de dysthyroïdie.
Exposition solaire ou aux ultraviolets.
Insuffisance respiratoire sévère (forme injectable).
Voie intraveineuse : dilution uniquement dans du sérum glucosé. Relais *per os* précoce après une période de chevauchement.

Effets indésirables

Voie IV : hypotension, veinite, flush, aggravation d'une insuffisance respiratoire sévère.
Cardiaques : bradycardie, bloc sino-auriculaire, bloc auriculo-ventriculaire ; les effets proarythmiques sont très rares.
Oculaires : dépôts cornéens (constants) et sans conséquence thérapeutique (réversibles à l'arrêt du traitement), halos colorés.
Cutanés : photosensibilisation, pigmentation cutanée grise.
Thyroïdiens :

- hormonémie thyroïdienne dissociée (sans dysthyroïdie) : élévation de la T4, T3 normale ou basse, TSH normale ;
- hypothyroïdie : possibilité de poursuivre la *CORDARONE* si elle est indispensable ;
- hyperthyroïdie : arrêt impératif de l'**amiodarone**.

Hépatiques : élévation isolée et modérée des transaminases, exceptionnellement hépatite aiguë.
Troubles digestifs bénins.

Très rares : neuropathie périphérique sensitivo-motrice et/ou myopathie, pneumopathie interstitielle diffuse dose-dépendante (arrêt impératif du fait du risque de fibrose pulmonaire irréversible).

Interactions médicamenteuses

Association contre-indiquée avec les médicaments donnant des torsades de pointes (*cf.* Torsades de pointes).
Médicaments chronotropes et dromotropes négatifs (majoration du risque de bradycardie et de troubles conductifs).
Digitaliques : augmentation de la digoxinémie de 50 %.
Quinidiniques : augmentation de la quinidinémie de 33 % (association non recommandée).
Médicaments hypokaliémants.
Antivitamines K (potentialisation de l'effet anticoagulant).
Antithyroïdiens.
Phénytoïne : augmentation des taux plasmatiques.
Anesthésiques généraux.

■ Dronédarone

MULTAQ					
Antécédent de fibrillation auriculaire ou fibrillation auriculaire actuelle, non permanente, pour prévenir les récidives ou ralentir la conduction : 400 mg x2/j pendant un repas	60 cp. 400 mg 100 cp. 400 mg		I I	NR NR	

Propriétés

Antiarythmique de classe III (inhibiteur des courants potassiques prolongeant le potentiel d'action et les périodes réfractaires), IV (inhibiteur des courants calciques), Ib (inhibiteur des courants sodiques) et II (antagoniste adrénergique non compétitif).
Diminution de la fréquence cardiaque ; prolongement de la longueur du cycle de Wenckebach et des intervalles AH, PQ, QT sans effet marqué ou avec une augmentation faible de l'intervalle QTc, et sans changement sur les intervalles HV et QRS.

Indications

Antécédent de fibrillation auriculaire (FA) ou FA actuelle non permanente, afin de prévenir les récidives ou de ralentir la fréquence cardiaque.

Contre-indications

• Grossesse, allaitement.
• Hypersensibilité.
• Blocs auriculoventriculaires des 2e et 3e degrés ou maladie du sinus (à l'exception des patients appareillés avec un stimulateur cardiaque en activité).
• Bradycardie < 50.
• Conditions hémodynamiques instables incluant les patients avec des symptômes d'insuffisance cardiaque au repos ou lors d'un effort minime (correspondant aux patients de classe IV NYHA et de classe III NYHA instables).
• Intervalle QTc ≥ 500 ms.
• Insuffisance hépatique sévère.
• Insuffisance rénale sévère (ClCr < 30 mL/min).

Précautions d'emploi

Ne pas prendre avec du jus de pamplemousse : augmentation de l'exposition à la dronédarone.
Risque d'aggravation d'une insuffisance cardiaque.
Des hépatites graves mettant en jeu le pronostic vital ont été rapportées : effectuer un bilan hépatique avant le début du traitement puis tous les mois pendant 3 mois puis tous les 3 mois ; arrêter le traitement si les ALAT sont ≥ 3 fois la valeur limite supérieure de la normale.
Risque d'élévation de la créatininémie ne devant pas forcément faire arrêter le traitement.

Corriger toute carence en potassium ou en magnésium (effet arythmogène).

Effet arythmogène : un allongement modéré de l'intervalle QTc Bazett (environ 10 ms), liée à une prolongation de la repolarisation.

Allongement du risque d'hyperkaliémie chez les patients diabétiques ou ayant une fonction rénale altérée.

Effets indésirables

- Neurologiques : dysgeusie.
- Cardiaques : insuffisance cardiaque congestive, bardycardie.
- Hépatogastroentérologiques : hépatites fulminantes. Effectuer un bilan hépatique avant le début du traitement puis tous les mois pendant 3 mois puis tous les 3 mois ; arrêter le traitement si les ALAT sont ≥ 3 fois la valeur limite supérieure de la normale. Diarrhée, nausées, vomissements, douleurs abdominales, dyspepsie.
- Cutanées : rash, érythème.
- Asthénie.

Interactions médicamenteuses

Risque de torsades de pointes :

- Ne pas associer à : **phénothiazines, bépridil, antidépresseurs tricycliques, érythromycine**, **terfénadine**, **antiarythmiques de classe I** et **III**.
- La coadministration de **β-bloquants** ou de **digoxine** doit être réalisée avec précaution.

Risque d'augmentation de l'exposition à la dronédarone avec : **kétoconazole, itraconazole, clarithromycine, télithromycine, érythromycine, inhibiteurs calciques (diltiazem, vérapamil, nifédipine)**.

Risque de diminution de l'exposition aux médicaments suivants : **rifampicine, phénobarbital, carbamazépine, phénytoïne**.

■ Sotalol

SOTALEX					
Per os : dose initiale de 80 mg en 1 ou 2 prises/j puis augmentation progressive entre 160 et 320 mg en 2 prises/j (max. : 640 mg/j)	30 cp. séc. 80 mg 30 cp. séc. 160 mg	3,28 5,41	I I	65 % 65 %	0,11 0,18

Propriétés

Bêtabloquant non cardiosélectif dépourvu d'activité sympathomimétique intrinsèque, possédant des propriétés de classe III. Effet globalement inotrope négatif. Prolonge la durée des périodes réfractaires des voies accessoires dans le sens antérograde et rétrograde. Diminution de la pression artérielle systolique et diastolique chez l'hypertendu. Biodisponibilité de 90 % (diminuée si prise lors des repas). Pic atteint en 2,5 à 4 h. Demi-vie de 10 à 20 h. Pas de métabolisation et élimination urinaire. Important passage transplacentaire et dans le lait maternel.

Indications

Prévention des récidives des tachycardies ventriculaires menaçant le pronostic vital, des tachycardies ventriculaires symptomatiques et invalidantes en l'absence d'insuffisance cardiaque non contrôlée, des tachycardies supraventriculaires documentées en l'absence d'insuffisance cardiaque non contrôlée.

Contre-indications

Hypersensibilité.

Bradycardie, dysfonction sinusale et troubles de conduction de haut degré non appareillés.

QT long et antécédents de torsades de pointes.

Insuffisance cardiaque non contrôlée.

Hypotension artérielle, choc cardiogénique.

Angor de Prinzmetal.

Asthme, BPCO sévère.

Phénomène de Raynaud et artériopathie sévère des membres inférieurs.

Phéochromocytome non traité.

Insuffisance rénale (clairance < 10 mL/min).

Acidose métabolique.

Précautions d'emploi

Grossesse et allaitement : utilisation déconseillée. Absence d'effet tératogène mais risque

de bradycardie, de détresse respiratoire et d'hypoglycémie chez le fœtus et le nouveau-né.
Ne jamais interrompre brutalement.
Surveillance de l'équilibre hydroélectrolytique et acido-basique.
Débuter à faible posologie (40 mg x 2/j) puis augmenter progressivement, particulièrement chez le sujet âgé.
Adaptation de la posologie à la clairance de la créatinine : > 60 mL/min : dose usuelle, entre 30 et 60 mL/min : demi-dose, et entre 10 et 30 mL/min : quart de dose.
Diabétiques : les **β-bloquants** peuvent masquer les signes d'hypoglycémie et en augmenter la sévérité.

Effets indésirables

Troubles de conduction, effets proarythmiques (troubles du rythme ventriculaire et torsades de pointes).
Insuffisance cardiaque, choc cardiogénique.
Manifestation de Raynaud et aggravation d'une artérite.
Aggravation d'un psoriasis.
Troubles digestifs, fatigue, vertiges, asthénie, dépression, insomnie, impuissance.
Hypoglycémie en cas de surdosage.
Crise d'asthme.

Interactions médicamenteuses

Associations contre-indiquées : médicaments donnant des torsades de pointes, médicaments inotropes, chronotropes et dromotropes négatifs et la **floctafénine**.
Associations déconseillées ou à surveiller : **antiarythmiques**, **antihypertenseurs**, **médicaments hypokaliémants**, **anesthésiques généraux** surtout dépresseurs myocardiques (**anesthésiques volatils halogénés**), **hypoglycémiants oraux** et insuline.
Lidocaïne : majoration de la lidocaïnémie.
Digitaliques.
Produits de contraste iodés : moins bonne réponse à l'**adrénaline** en cas de choc anaphylactique.

ANTIARYTHMIQUE DE CLASSE IV

■ Vérapamil

ISOPTINE					
1 à 2 cp. x 3/j aux repas	75 cp. 40 mg	4,12	I	65 %	0,05
2 à 3 gél. x 2/j aux repas	30 gél. 120 mg 90 gél. 120 mg	4,05 10,99	I I	65 % 65 %	0,14 0,12
1 cp./j en 1 prise matinale pour la forme LP	30 cp. séc. LP 240 mg 90 cp. séc. LP 240 mg	6,47 18,17	I I	65 % 65 %	0,22 0,20
1 amp. en IV sur 3 min à renouveler éventuellement 10 min après en cas d'échec	5 amp. 5 mg/2 mL	2,97	I	65 %	0,59

Propriétés

Inhibiteur des canaux calciques ayant un effet antiarythmique de classe IV. Effet inotrope négatif marqué et vasodilatateur artériel. Diminution de la consommation myocardique en oxygène et effet vasodilatateur coronarien. Facilitation de la conduction antérograde dans les voies accessoires. Métabolisation hépatique avec intense effet de premier passage. Demi-vie (prise unique) 3 à 7 h (formes simples) et 11 h (formes LP).

Indications

Forme 40 mg : traitement de l'angor sous toutes ses formes, traitement et prévention des tachycardies paroxystiques supraventriculaires.
Forme 120 mg : traitement de l'angor sous

toutes ses formes, traitement et prévention des tachycardies paroxystiques supraventriculaires, HTA, prévention secondaire de l'IDM en cas de contre-indication à un **bêtabloquant** et en l'absence d'insuffisance cardiaque.
Forme 240 LP : HTA, traitement de l'angor stable.
Forme IV : tachycardies jonctionnelles paroxystiques, certains troubles du rythme ventriculaire.

Contre-indications

Hypersensibilité, hypotension.
Dysfonction sinusale et troubles de conduction de haut degré non appareillés.
Insuffisance cardiaque non contrôlée.
Infarctus du myocarde à la phase aiguë.
Troubles du rythme supraventriculaire sur Wolff-Parkinson-White (sauf crise de tachycardie jonctionnelle).

Précautions d'emploi

Grossesse : pas de fœtotoxicité observée.
Enfant : 5 mg/kg (forme simple), innocuité non établie pour les formes LP.
Sujet âgé : réduire la posologie de 30 à 50 %.
Insuffisance hépatique : réduire la posologie de 80 %.
Infarctus du myocarde : ne commencer le traitement que 7 à 15 j après.

Effets indésirables

Bradycardie et troubles de conduction.
Effet arythmogène paradoxal dans la fibrillation auriculaire sur Wolff-Parkinson-White.
Insuffisance cardiaque, hypotension.
œdème des membres inférieurs, constipation parfois opiniâtre, gastralgies, nervosité, asthénie transitoire, réactions allergiques, gynécomastie.
Surdosage : traitement symptomatique et *ISUPREL*.

Interactions médicamenteuses

Association contre-indiquée avec le **dantrolène** IV.
Association déconseillée avec les autres **antiarythmiques**, les médicaments inotropes, dromotropes et chronotropes négatifs.
Antihypertenseurs et **baclofène**.
Antidépresseurs imipraminiques, **antipsychotiques**.
Digoxine (majoration de la digoxinémie), **carbamazépine** (augmentation de la tégrétolémie), **ciclosporine** (majoration des taux circulants), **midazolam** (diminution de son métabolisme hépatique et majoration de la sédation).

STIMULATION ATRIALE

VOIE ŒSOPHAGIENNE

C'est une méthode d'exploration semi-invasive non sanglante utilisable au lit du patient, qui est à visée diagnostique ou thérapeutique.
Patient *a jeun* et perfusé.
Introduction d'une sonde souple et fine par voie nasale après une anesthésie locale soigneuse.
L'électrode est reliée à un appareil ECG pour la détection (tracés œsophagien et de surface simultanés) ou à un générateur pour la stimulation.
La sonde est positionnée de façon à obtenir un signal auriculaire isodiphasique (électrode monopolaire) ou d'amplitude maximale (électrode bipolaire).

VOIE ENDOCAVITAIRE

C'est une technique invasive.
Patient *a jeun* et perfusé.
Stimulation de l'oreillette droite à l'aide d'une sonde introduite par voie veineuse fémorale.
Sous amplificateur de brillance.
En salle de cathétérisme.

PRINCIPALES INDICATIONS DE LA VOIE ŒSOPHAGIENNE

Diagnostiques (= enregistrement)

- Certaines tachycardies à complexes fins.
- Tachycardies à complexes larges bien tolérées (éliminer une tachycardie ventriculaire).
- Démasquer certains syndromes de Wolff-Parkinson-White.
- Étude de la fonction sinusale et de la conduction nodale.

Thérapeutiques (= stimulation)

- Réduction du flutter auriculaire.
- Réduction des tachycardies jonctionnelles.
- Plus difficilement, réduction des tachysystolies auriculaires.

Comparaison voie œsophagienne/voie endocavitaire

	VOIE ŒSOPHAGIENNE	VOIE ENDOCAVITAIRE
Anesthésie	Locale (nasale)	Locale (fémorale)
Tolérance	Plus ou moins bonne (parfois douloureuse ++)	Bonne (peu ou pas douloureuse)
Complications	Quasi nulles	Locales (ponction veineuse fémorale), générales liées aux sondes et à l'alitement post-examen
Efficacité	60 à 80 % à la 24e h	Modérément plus efficace (80 %)

ABLATION PAR RADIOFRÉQUENCE

ECG : Flutter auriculaire

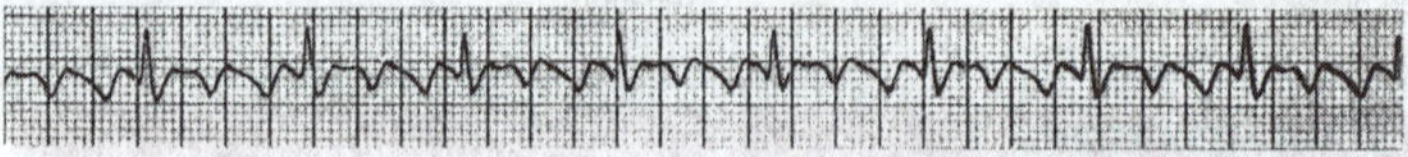

PRINCIPE

C'est actuellement la méthode de choix utilisée en rythmologie interventionnelle.

Son mécanisme d'action repose sur l'ablation d'une zone arythmogène par échauffement tissulaire en utilisant des courants de haute fréquence. Les lésions tissulaires aiguës évoluent vers une fibrose cicatricielle bien limitée qui respecte l'architecture tissulaire.

La radiofréquence n'induit pas d'excitation des cellules musculaires, évitant les contractions algiques et la nécessité d'une anesthésie générale. Elle produit des lésions de petite taille peu délabrantes et ne provoque pas de barotraumatisme.

TECHNIQUE

Réalisée par des équipes entraînées, elle requiert un générateur, une salle de cathétérisme et des cathéters spéciaux. Ces derniers sont introduits par voie veineuse fémorale et éventuellement artérielle sous traitement anticoagulant efficace. L'ablation est réalisée après repérage soigneux de la zone arythmogène (cartographie).

INDICATIONS

Les critères d'elligibilité pour chacune de ces indications ne sont pas détaillés.

Tachycardies jonctionnelles.

Tachysystolie auriculaire.

Flutter auriculaire.
Fibrillation auriculaire.
Ablation de la jonction auriculo-ventriculaire.
Tachycardies ventriculaires.

COMPLICATIONS

Actuellement le taux de complication est faible. Il est de 1,5 % dans l'expérience française, avec un taux de mortalité de 0,04 %.

COMPLICATIONS LOCALES FÉMORALES

Hématome.
Faux anévrisme.
Fistule artério-veineuse.
Dissection.
Phlébite.
Ischémie aiguë de membre.

COMPLICATIONS GÉNÉRALES LIÉES AU CATHÉTÉRISME

Embolie pulmonaire.
Accident vasculaire cérébral.
Tamponnade.
Traumatisme valvulaire.
Atteinte coronaire.

COMPLICATIONS SECONDAIRES À L'ABLATION

Bloc auriculo-ventriculaire pouvant nécessiter la mise en place d'un stimulateur cardiaque
Troubles du rythme ventriculaire.

FICHE TECHNIQUE

CHOC ÉLECTRIQUE EXTERNE

Le choc électrique externe (ou CEE, ou cardioversion) est une régularisation du cœur par une onde électrique de forte puissance. Il s'agit d'un acte médical qui se pratique sous anesthésie générale de courte durée (3 à 4 min).

- En programmé : ACFA.
- En urgence : TV ou FV.

À l'arrivée

- Vérifier :
  - Anticoagulation efficace depuis 1 mois (INR entre 2 et 3), sinon ETO.
  - Kaliémie normale.
  - Arrêt de la **digoxine** depuis au moins 3 jours.
  - Consultation anesthésique datant de plus de 48 h.
- Bilan sanguin (ionogramme, INR, TCA, NFS, groupe-Rhésus et RAI).
- Radiographie thoracique.
- ECG pour confirmer l'arythmie.
- Rasage du thorax pour les hommes.

Le jour du choc

- À jeun à partir de minuit.
- Pose d'une voie veineuse périphérique à partir de minuit.
- Vérification du dossier médical.
- Vérifier que l'INR est entre 2 et 3 (en l'absence de valve mécanique) et que la kaliémie est dans les valeurs de la normale.

Au retour

- ECG.
- Surveillance des constantes (FC, PA, conscience).
- *BIAFINE* si brûlure cutanée sous les patchs.
- Sortie le lendemain (ou le jour même) selon les services.

FICHE PHARMACOLOGIE

CHOC ÉLECTRIQUE EXTERNE (CEE)

PRÉPARATION

En dehors de l'urgence, le choc électrique externe s'effectue en présence d'un cardiologue et d'un anesthésiste :

• en USIC ;
• patient à jeun ;
• monitorage cardiaque et tensionnel et de la saturation artérielle en oxygène par oxymètre de pouls,
• voie veineuse périphérique de bon calibre ;
• bilan sanguin du jour (ionogramme sanguin, urée, créatinine, TP, TCA) ;
• arrêt des **digitaliques** (*DIGOXINE*) depuis au moins 3 j.
• sous traitement anticoagulant efficace ;
• vérification de l'absence d'autres contre-indications à la cardioversion.

DÉROULEMENT

• Anesthésie générale brève (*DIPRIVAN*) avec ventilation au masque en oxygène pur.
• Électrodes de taille suffisante appliquées fermement et complètement sur la peau par l'intermédiaire d'un gel conducteur.

Une électrode est placée en position médiosternale, l'autre en position latérale gauche ou postérieure (pas de différence significative d'efficacité) ; chez la femme on évitera la région mammaire.

• Défibrillateur réglé en position synchrone.
• Opérateurs et assistants éloignés du lit.
• Le premier choc sera effectué à 150 joules dans la fibrillation auriculaire et 100 joules pour un flutter. En cas d'échec du premier choc, on effectuera jusqu'à 2 autres chocs de 300-360 joules, éventuellement en modifiant la position des électrodes.

On vérifiera attentivement en post-choc immédiat la présence d'un pouls et le rythme obtenu.

RÉSULTATS

Le taux de succès dans la fibrillation auriculaire est de 80 à 90 %. Il est d'autant plus important qu'elle est récente et est amélioré par une imprégnation par la *CORDARONE*.

CONTRE-INDICATIONS À LA CARDIOVERSION

• Digitalisation (risque d'arythmie ventriculaire).
• Traitement anticoagulant insuffisant.
• Hypokaliémie.
• Thrombus intra-auriculaire gauche.
• Accident embolique systémique récent.
• État infectieux ou inflammatoire récent ou en poussée.
• Chirurgie cardiothoracique récente.
• Bloc auriculo-ventriculaire de haut degré et dysfonction sinusale sévère non appareillés.

COMPLICATIONS DE LA CARDIOVERSION

• Arythmies de régularisation (extrasystoles et fibrillation ventriculaires).
• Troubles de la repolarisation transitoires (sans signification).
• Altération myocardique (élévation de la troponine).
• Embolies systémiques dites de régularisation.
• Bloc auriculo-ventriculaire.
• Sidération myocardique transitoire avec risque d'œdème aigu pulmonaire.

BLOC AURICULO-VENTRICULAIRE

FICHE MALADIE

DÉFINITION

Les blocs auriculo-ventriculaires (BAV) désignent l'ensemble des troubles de conduction affectant l'influx électrique du cœur entre les oreillettes et les ventricules. Il existe différents niveaux de gravité suivant que le courant est simplement ralenti ou complètement coupé.

CAUSES ET MÉCANISMES

BAV aigu, souvent réversible : intoxication médicamenteuse, infarctus du myocarde, après chirurgie cardiaque.

BAV chronique : dégénérescence des faisceaux de conduction chez la personne âgée.

DIAGNOSTIC

SIGNES CLINIQUES

Le BAV est souvent asymptomatique et découvert à l'occasion d'un ECG systématique. Lorsqu'il est symptomatique, il peut se traduire par :

• une perte de connaissance brutale, brève avec reprise rapide de la conscience, souvent traumatisante. Cette syncope est liée à un BAV paroxystique (brutal) par absence de contraction ventriculaire qui entraîne une anoxie cérébrale ;

• des signes d'insuffisance cardiaque en cas de cardiopathie sous-jacente.

À l'examen, on note une bradycardie.

EXAMENS COMPLÉMENTAIRES

L'ECG permet d'affirmer le diagnostic lorsque le BAV est permanent.

Il existe trois degrés de BAV, classés en fonction de leur gravité :

• BAV 1 : ralentissement de l'influx électrique (espace PR à l'ECG trop long).

• BAV 2 : blocage paroxystique de l'influx électrique (au moins une onde P non suivie de QRS).

• BAV 3 : dissociation complète entre les oreillettes et les ventricules.

L'ECG peut être normal dans un BAV paroxystique. Dans ce cas, un Holter-ECG est nécessaire.

TRAITEMENT

• Arrêt des traitements pouvant aggraver le BAV : médicaments bradycardisants (**β-bloquants, inhibiteurs calciques, digoxine**).

• BAV 1 : pas de traitement.

• BAV 2 et 3 : stimulateur cardiaque (pacemaker).

PRONOSTIC

Il est bon en cas de BAV 1, mais peut aller jusqu'à la mort subite dans les BAV 3.

FICHE INFIRMIÈRE

EXAMENS

Les examens suivants peuvent être prescrits par le médecin :

• ECG : il permet de faire le diagnostic en cas de BAV chronique, de préciser les causes du BAV.

• Holter : c'est l'enregistrement de l'ECG pendant 24 h grâce à des électrodes et un boîtier que le patient porte sur lui. Il permet de détecter un BAV paroxystique.

• Biologie : ionogramme, glycémie, TP/TCA, numération, CRP, groupe, Rhésus, RAI. Permet de rechercher un facteur favorisant et de faire le bilan avant la pose du stimulateur (bilan de coagulation, recherche d'un syndrome inflammatoire, d'un diabète).

• Radiographie thoracique.

• Échographie cardiaque.

L'exploration électrophysiologique endocavitaire (souvent dénommée His, car elle permet ▶

d'enregistrer le potentiel hissien, c'est-à-dire des « fils électriques cardiaques ») est un examen invasif qui consiste à monter une sonde de mesure dans les cavités cardiaques droites, souvent par ponction veineuse fémorale. Cet examen permet de localiser précisément le bloc sur les « voies électriques » du cœur et d'évaluer le risque d'aggravation en BAV 3.

ÉDUCATION ET CONSEILS

Après pose d'un pacemaker

L'appareil permet une vie quasi normale.

Ce qui est interdit :

- l'IRM. Prévenir tous les professionnels de santé de la présence du pacemaker ;
- certaines professions particulières (champ magnétique très puissant) ;
- les chocs violents ou répétés sur le boîtier (boxe).

Les portiques de détection de métaux (aéroports, magasins) ne risquent pas de dérégler le pacemaker. Toutefois, ils peuvent sonner au passage du porteur : il faut donc se faire connaître des contrôleurs et montrer sa carte de porteur de stimulateur.

Ce qui ne pose aucun problème : tous les appareils électroménagers (télévision, micro-ondes).

Le boîtier a une durée de vie limitée, entre 5 et 7 ans ; on le change lorsqu'il est déchargé.

> Le BAV 1 est fréquent et souvent sans conséquence. Les BAV 3 nécessitent en général la mise en place d'un stimulateur cardiaque.

FICHE TECHNIQUE

HOLTER-ECG DES 24 H

Le Holter permet de recueillir l'activité cardiaque pendant 24 h grâce à des électrodes posées sur le thorax du patient et reliées à un boîtier que le patient porte sur lui pendant la durée de l'enregistrement. Il est capital pour enregistrer les phénomènes paroxystiques (qui apparaissent et disparaissent brutalement).

Pose

- Préparation du thorax. Chez l'homme, un rasage localisé est souvent nécessaire.
- Pose des électrodes. On colle en général 4 électrodes. Il est capital que celles-ci soient bien fixées pour limiter au maximum les parasites.
- Vérification du dispositif d'enregistrement (cassette classique ou carte numérique).
- Mise en route de l'enregistrement.

Conseils

- Le patient devra garder le boîtier d'enregistrement avec lui pendant les 24 h. Il ne devra pas prendre de douche pendant ce délai. Il mènera une vie la plus normale possible pendant l'enregistrement.
- On lui remet une fiche sur laquelle il devra marquer heure par heure tous les événements particuliers (palpitations, grande fatigue, efforts intenses). Le médecin pourra ensuite relier les symptômes aux tracés enregistrés.

Retrait

- Après 24 h, retrait des électrodes et du boîtier.
- Vérifier que l'enregistrement a bien eu lieu.

FICHE TECHNIQUE

POSE D'UN PACEMAKER

La pose consiste à introduire par voie veineuse une ou plusieurs sondes positionnées dans les cavités droites du cœur. Elles sont connectées à un boîtier positionné dans le creux sous-claviculaire. Le pacemaker sert à pallier un rythme trop lent.

Ce geste est réalisé sous anesthésie locale.

La veille

- Vérification du dossier médical et des examens biologiques.
- Vérifier l'absence de syndrome infectieux ; ECBU s'il y a doute.
- À jeun à partir de minuit.
- Douche bétadinée.

Le jour même

- Pose d'une perfusion du côté opposé au site d'implantation du pacemaker.
- Seconde douche bétadinée, préparation locale.
- Si anticoagulant : arrêt 4 h avant le geste.

Au retour

- ECG.
- Radiographie au lit afin de vérifier la position des sondes et l'absence de pneumothorax.
- Reprise de l'héparine selon prescription.

À la sortie

- Ablation des fils à J10 en externe.
- Remise du carnet de surveilllance et rendez-vous de consultation à 1 mois ou à 3 mois pour réglage.

FICHE PHARMACOLOGIE

STIMULATEURS CARDIAQUES

DISPOSITIFS IMPLANTABLES ACTUELLEMENT UTILISÉS

Ils ont des fonctions :

- de stimulation cardiaque ;
- de défibrillation cardiaque ;
- de resynchronisation cardiaque.

Ces fonctions peuvent être seules ou associées entre elles si besoin, au sein du même dispositif implantable.

PRINCIPALES PATHOLOGIES RELEVANT D'UN STIMULATEUR CARDIAQUE IMPLANTABLE

Cf. Bradycardies - troubles de conduction.

- Dysfonction sinusale.
- Bloc auriculo-ventriculaire de haut degré.

MODALITÉS

Anesthésie locale. Abord de la veine sous-clavière (droite).

Mise en place des sondes de stimulation dans les cavités droites (dans le ventricule droit pour un système mono-chambre, dans le ventricule droit et l'oreillette droite pour un système double chambre). Un dispositif triple-chambre est un système de stimulation double chambre associée à une troisième sonde dite de **resynchronisation**, mise en place au contact du ventricule gauche.

Implantation du boîtier de stimulation sous la peau en région pectorale. Il contient les programmes et les paramètres de surveillance du rythme cardiaque adaptés au patient. Le boitier de stimulation délivre de faibles impulsions électriques.

Le plus souvent, couverture antibiotique antistaphylococcique pendant 12 à 24 h.

CARACTÉRISATION DES STIMULATEURS CARDIAQUES

Elle comporte actuellement 4 à 5 lettres :

- 1re lettre : cavité entraînée (A : oreillette, V : ventricule, D : oreillette et ventricule) ;
- 2e lettre : cavité détectée (A : oreillette, V : ventricule, D : oreillette et ventricule) ;
- 3e lettre : effet de la détection (I : inhibition, T : déclenchement de stimulation, D : inhibition et déclenchement) ;
- 4e lettre : asservissement (R) ;
- 5e lettre : capacités antitachycardiques.

CHOIX DU TYPE DE STIMULATEUR CARDIAQUE

Il est fonction :

- de l'indication initiale ;
- de la persistance d'une réponse chronotrope ;
- de l'association à des troubles du rythme supraventriculaire ;
- des pathologies associées ;
- de l'état général et l'activité.

En cas d'incompétence chronotrope, il est préférable d'implanter un pacemaker pouvant s'accélérer à l'effort : VVIR, DDD, etc.

DYSFONCTION SINUSALE

Isolée : AAI.

Associée à des troubles conductifs ou nécessité de traitement chronotrope ou dromotrope négatif :

- DDD en l'absence de troubles du rythme supraventriculaire ;
- DDI ou DDD avec possibilité de repli en cas de troubles du rythme supraventriculaire.

TROUBLES DE CONDUCTION

Rythme sinusal : DDD ou VDD.

En ACFA : VVI.

(Les indications sont posées en milieu spécialisé.)

COMPLICATIONS

Précoces

- Hémothorax, pneumothorax.
- Tamponnade.
- Hématome de loge.
- Infection.
- Déplacement des sondes.
- Thrombose veineuse du membre supérieur.

Tardives

- Dysfonction.
- Usure des piles du boîtier.
- Endocardite sur sonde.
- Syndrome du « pacemaker » (asynchronisme auriculo-ventriculaire).

HYPERTENSION ARTÉRIELLE

FICHE MALADIE

DÉFINITION

L'hypertension artérielle (HTA) de l'adulte est définie par une pression artérielle systolique (PAS) égale ou supérieure à 140 mmHg et/ou une pression artérielle diastolique (PAD) égale ou supérieure à 90 mmHg au cabinet médical (Anaes).

En pratique, il faut 3 mesures sur au moins 2 consultations différentes par le même opérateur avec un brassard adapté. C'est le caractère permanent qui définit l'hypertension artérielle.

MESURES EN POSITION ASSISE APRÈS 5 MIN DE REPOS	PAS (MMHG) ET/OU	PAD (MMHG)
PA optimale	< 120	< 80
PA normale	120-129	80-84
PA normale haute	130-139	85-89
HTA légère (grade I)	140-159	90-99
HTA modérée (grade II)	160-179	100-109
HTA sévère (grade III)	≥ 180	≥ 110
HTA systolique isolée	≥ 140 et	< 90

CAUSES ET MÉCANISMES

La régulation de la pression artérielle met en jeu des mécanismes complexes faisant intervenir le cœur, les vaisseaux, le rein et des systèmes neuro-hormonaux comme le système rénine-angiotensine-aldostérone.

L'hypertension artérielle peut apparaître sans que l'on retrouve de cause; on parle alors d'HTA essentielle, c'est le cas le plus fréquent (90 %).

Dans d'autres cas, c'est une autre maladie qui provoque l'HTA. Il peut s'agir, entre autres, d'une atteinte rénale primitive (HTA rénovasculaire), d'une tumeur sécrétrice d'hormone (tumeur bénigne surrénalienne) ou bien d'un obstacle à l'éjection du sang dans l'aorte (coarctation aortique). On parle alors d'HTA secondaire.

DIAGNOSTIC

SIGNES CLINIQUES

L'HTA est le plus souvent asymptomatique. On la détecte donc lors d'une prise de tension systématique qui doit être effectuée à chaque consultation médicale (médecine du travail, médecine préventive…). Parfois, elle peut se traduire par des signes aspécifiques : céphalées, acouphènes (sifflement d'oreille), phosphènes (« mouches » devant les yeux).

Aussi n'est-il pas rare de ne la détecter qu'au stade des complications :

• cardiovasculaires : athérosclérose, insuffisance cardiaque, troubles du rythme, accidents vasculaires cérébraux transitoires ou constitués ;

• rénales : insuffisance rénale ;

• ophtalmologiques : baisse de l'acuité visuelle par atteinte de la rétine (rétinopathie).

EXAMENS COMPLÉMENTAIRES

• ECG 12 dérivations.

• Radiographie thoracique.

• Bilan biologique : ionogramme sanguin et urinaire, numération-formule sanguine, plaquettes, glycémie à jeun, bilan lipidique.

Examens auxquels le médecin peut ajouter des examens plus spécifiques, surtout en cas de suspicion d'HTA secondaire :

• morphologiques : échographie cardiaque, échographie rénale, Doppler des artères rénales, fond d'œil, scanner abdominal ;

• biologiques : dosages hormonaux dans le sang et sur les urines de 24 h ;

• étiologique : même si elle est peu fréquente, il faut systématiquement rechercher des signes en faveur d'une HTA secondaire comme : une insuffisance rénale préexistante, une prise de médicament ou de drogues, une tumeur surrénalienne.

TRAITEMENT

Les traitements médicamenteux sont systématiquement associés à des mesures hygiéno-diététiques.

Ils visent à rétablir des chiffres tensionnels normaux. Les objectifs seront d'autant plus stricts que le sujet est jeune ou qu'il existe une pathologie associée. Ainsi, chez le sujet de plus de 80 ans, on tolère souvent une PAS à 160mmHg, alors qu'on cherche à ne pas dépasser les 120 mmHg chez l'insuffisant cardiaque chronique.

Il existe de multiples classes d'antihypertenseurs. Les plus utilisés en pratique courante sont :

• IEC (inhibiteurs de l'enzyme de conversion) : *TRIATEC, COVERSYL, ZESTRIL, RENITEC*, etc., très utiles chez l'insuffisant cardiaque ou rénal ;

• ARA II (antagoniste des récepteurs de l'angiotensine II) : *APROVEL, TAREG, COZAAR*, etc. ;

• inhibiteurs de la rénine : RASILEZ. Il s'agit d'une nouvelle classe utlisée en cas d'intolérance ou d'inefficacité des IEC et ARA II.

• diurétiques : *LASILIX, ESIDREX, ALDACTONE* ;

• inhibiteurs calciques : *LOXEN, ADALATE*, etc., souvent bien tolérés chez le sujet âgé ;

• β-bloquants : *TÉNORMINE, SECTRAL, DETENSIEL*, etc., systématique chez le coronarien ;

• antihypertenseurs centraux : *CATAPRESSAN, EUPRESSYL*.

Ces classes peuvent être associées dans un même comprimé (*CO-RENITEC, HYZAAR*, etc.) pour limiter le nombre de prises.

Il faut souvent associer ces traitements pour obtenir une normalisation complète des chiffres tensionnels.

En cas d'HTA secondaire, il faut bien évidemment traiter la cause.

PRONOSTIC

L'HTA chronique est un facteur de risque important de survenue des accidents vasculaires cérébraux, des cardiopathies hypertensives ou ischémiques et des insuffisances rénales. Le traitement bien conduit permet de réduire de façon très importante le risque de leur survenue.

FICHE INFIRMIÈRE

EXAMENS

• Noter le poids, la PA aux 2 bras (*cf.* Fiche technique, p. 121), la fréquence cardiaque, la diurèse des 24 h.

• On réalise systématiquement une bandelette urinaire à la recherche d'une protéinurie, d'une hématurie, d'une glycosurie. La bandelette est un examen simple, peu coûteux, qui apporte beaucoup de renseignements. Elle permet par immersion dans l'urine une appréciation semi-quantitative de nombreux paramètres.

• ECG, radiographie thoracique.

• Examens biologiques selon la prescription.

SURVEILLANCE DU TRAITEMENT

SOINS – TRAITEMENT

On expliquera leur but au malade et on surveillera l'apparition d'éventuels effets indésirables.

▶ IEC

• Administration *per os* en 1 à 2 prises/j. On débute à faible dose (par exemple, 1,25 mg de *TRIATEC* matin et soir) et on augmente progressivement les doses en fonction de la tolérance. Il faut surveiller la PA, surtout au début.

• Effets indésirables à rechercher :

– hypotension artérielle, dont le premier signe est l'hypotension orthostatique ;

– aggravation d'une insuffisance rénale et tendance à l'hyperkaliémie, surtout en cas d'association avec d'autres médicaments ;

– toux sèche, parfois incessante, qui peut nécessiter l'arrêt du traitement.

▶ ARA II

Administration *per os* en 1 prise/j. Ils ont les mêmes effets que les IEC mais présentent l'avantage de ne pas provoquer de toux.

▶

β-bloquants

• Administration *per os*, généralement en 2 prises/j. Ils diminuent la PA, la FC et la force de contraction du cœur. Il faut donc surveiller ces paramètres à l'introduction du traitement.

• Effets indésirables à rechercher :
– bradycardie excessive ;
– troubles de conduction intracardiaque ;
– poussée d'insuffisance cardiaque ;
– bronchospasme (qui se présente cliniquement comme un asthme).

Diurétiques

• Administration *per os* en 1 prise/j. On distingue les hypokaliémiants (qui font baisser le potassium) comme le *LASILIX* ou le *BURINEX*, et les **hyperkaliémiants** comme l'*ALDACTONE*. Ils sont souvent prescrits en association.

• Effets indésirables à rechercher :
– déshydratation (surveillance de la diurèse des 24 h, du poids et recherche d'une hypotension orthostatique) ;
– dyskaliémie (hyper- ou hypokaliémie, en fonction du diurétique utilisé).

EFFICACITÉ DU TRAITEMENT

Elle se juge en consultation par la prise de la PA. Le traitement doit permettre d'atteindre les objectifs tensionnels. On peut aussi prescrire un Holter tensionnel (surveillance de la PA pendant 24 h par un appareil automatique). Il permet de connaître la PA tout au long de la journée et de ne pas la surestimer sur une seule mesure. En effet, la PA en présence du personnel médical est souvent surestimée (effet « blouse blanche » dû au stress de la consultation).

ÉDUCATION ET CONSEILS

L'éducation est capitale. Le traitement chronique de l'HTA débute toujours par des mesures hygiéno-diététiques :

• Restriction sodée : il faut limiter l'apport sodé à 6 g/j (alors que l'apport peut être de 15 à 20 g dans l'alimentation actuelle). Le patient ne doit pas rajouter de sel à table, éviter les charcuteries, les fruits de mer et proscrire les plats cuisinés. Cette éducation se fait en collaboration avec la diététicienne.

• Réduction de l'excès de poids et pratique d'une activité physique régulière.

• Arrêt du tabac et réduction de la consommation d'alcool.

• Contrôle des autres facteurs de risque cardiovasculaires que sont les dyslipidémies et le diabète.

Le patient doit savoir qu'il ne tirera bénéfice du traitement qu'en cas de baisse durable des chiffres tensionnels. L'observance doit donc se poursuivre sur le long terme.

> L'HTA est une pathologie très fréquente qui augmente le risque d'AVC, de pathologies cardiaques ou rénales. Des traitements efficaces existent, associant médicaments et mesures hygiéno-diététiques.

FICHE TECHNIQUE

MESURE DE LA PRESSION ARTÉRIELLE

Il existe des tensiomètres automatiques fiables ; néanmoins, il reste indispensable de savoir déterminer la pression artérielle (PA) avec un brassard et un stéthoscope.

Chez un patient au repos depuis 5 min au moins, dans un endroit calme :

• Mettre en place le brassard, qui doit être bien ajusté au bras du patient. Un brassard trop petit surestime la PA, un brassard trop grand la sous-estime.

• Maintenir le bras au niveau du cœur pendant toute la mesure.

• Repérer le trajet de l'artère humérale en cherchant le pouls au pli du coude (à la partie interne). Poser le stéthoscope à cet endroit. Il doit être bien stable.

• Gonfler le brassard jusqu'à 220 mmHg et le dégonfler très doucement en auscultant l'artère.

• Noter le premier bruit perçu qui correspond à la PA systolique (maximale) : PAS.

• Recommencer la mesure en partant 20 mmHg au-dessus de la PAS pour affiner les chiffres.
• Le dernier bruit perçu correspond à la tension minimale : PA diastolique (minimale) : PAD.
• Noter la PA et la fréquence cardiaque, l'heure de la prise et le côté (droit ou gauche) sur la feuille de surveillance.
• Recommencer la même manœuvre à l'autre bras.

En cas de difficulté, on peut approcher la PAS en prenant le pouls radial tout en dégonflant le brassard. Lorsque le brassard est suffisamment gonflé, le pouls n'est pas perçu (le sang ne peut plus passer). La pression pour laquelle le pouls réapparaît est la PAS.

FICHE TECHNIQUE

HOLTER TENSIONNEL OU MAPA (MESURE AMBULATOIRE DE LA PRESSION ARTÉRIELLE)

Définition

Le Holter tensionnel est une méthode d'enregistrement ambulatoire sur 24 heures de la pression artérielle afin de diagnostiquer une hypertension artérielle ou de surveiller une hy-pertension artérielle connue (au cours du jour et de la nuit).

Il s'appelle aussi MAPA = Mesure ambulatoire de pression artérielle.

L'examen permet d'apprécier la variabilité tensionnelle sur 24 h et d'éliminer les « pseudo-HTA » engendrées par un stress lors d'une visite médicale (phénomène lié à la « peur de blouse blanche » par exemple), Il permet aussi d'identifier des hypotensions chez les patients suivant un traitement anti hypertenseur.

Sa finalité est ensuite d'adapter le traitement le plus adéquat au patient hypertendu.

Méthode

L'instauration du Holter tensionnel consiste à positionner un brassard pneumatique autour du bras, le relier à un tensiomètre automatique qui enregistre les pressions systoliques et diastoliques ainsi que la fréquence cardiaque au moyen d'une mémoire flash (carte mémoire).

Ce dispositif se porte à la ceinture du patient.

La programmation de la fréquence des prises de pression est précise :
• toutes les 15 minutes toute la journée ;
• toutes les 30 minutes pendant la nuit.

Tout au long de l'examen, le patient doit vivre normalement.

Il notera sur un carnet de suivi :
• l'ensemble de ses activités (repas, effort physique, lever, coucher) ;
• l'heure de chaque activité ;
• l'heure de prise de médicaments éventuels.

Au bout de 24 heures, la carte mémoire et le carnet de suivi sont remis au médecin pour être analysés par un logiciel informatique et restituer les résultats de l'examen au cardiologue et au médecin traitant.

Conseils

Demander au patient s'il est allergique au sparadrap.

Il n'est pas nécessaire d'être à jeun.

Le port de cet appareillage biomédical interdit au patient de prendre des douches ou des bains pendant l'examen.

Le patient pourra toutefois se laver au lavabo.

FICHE PHARMACOLOGIE

INHIBITEURS CALCIQUES – INHIBITEURS CALCIQUES NON DIHYDROPYRIDINES

Diltiazem

TILDIEM					
Angors* : 1 cp. x 3/j (max : 360 mg/j)	30 cp. 60 mg	4,10	I	65 %	0,14
Prévention de l'ischémie myocardique en péri-opératoire chez des coronariens lors d'une chirurgie non cardiaque sous anesthésie générale : inj. en IVD sur 2 min de 0,15 mg/kg 30 min avant l'induction, puis perfusion IV continue de 0,2 à 0,3 mg/kg/h Crise de tachydardie jonctionnelle : 0,25 mg à 0,3 mg/kg en IVD sur 2 min	20 fl. 25 mg (pdre pour sol. inj. IV) 20 fl. 100 mg (pdre pour sol. inj. IV)	HOP HOP	I I		
BI-TILDIEM					
Angor stable ou d'effort : 1 cp. 90 mg x 2/j	28 cp. LP 90 mg	10,74	I	65 %	0,38
Angor d'effort ou spontané : 1 cp. 120 mg x 2/j	28 cp. LP 120 mg	11,83	I	65 %	0,42
MONO-TILDIEM LP					
HTA, angor stable : 1 gél. 200 ou 300 mg/j à heure fixe Ne pas ouvrir ni croquer	28 gél. LP 200 mg 50 gél. LP 200 mg 84 gél. LP 200 mg 28 gél. LP 300 mg 50 gél. LP 300 mg 84 gél. LP 300 mg	17,18 HOP 48,38 17,31 HOP 48,76	I I I I I I	65 % 65 % 65 % 65 %	0,61 0,58 0,62 0,58

* Angors : angor stable, angor d'effort, angor spontané, angor de Prinzmetal.

Vérapamil

ISOPTINE					
Angor et tachycardie supraventriculaire : 1 à 2 cp. x 3/j	75 cp. 40 mg	4,12	I	65 %	0,05
1 gél. x 2/j	30 gél. 120 mg 90 gél. 120 mg	4,05 10,99	I I	65 % 65 %	0,14 0,12
HTA : 1 cp. LP le matin	30 cp. séc. LP 240 mg 90 cp. séc. LP 240 mg	6,47 18,17	I I	65 % 65 %	0,22 0,20

Propriétés

Diltiazem : inhibiteur calcique sélectif du canal calcique lent au niveau de la fibre musculaire myocardique et de la fibre musculaire lisse des vaisseaux.

- Effets inotrope négatif et bradycardisant modérés.
- Effet antiarythmique au niveau jonctionnel.
- Effet antiangineux en augmentant le débit coronaire par diminution des résistances.
- Effet antispastique coronaire.

Vérapamil : *cf.* **Antiarythmiques de classe IV.**

Indications

HTA : **diltiazem** formes LP 200 ou 300 mg, **vérapamil** formes 120 mg et LP 240 mg.

Traitement préventif des crises d'angine de poitrine :

- angor stable, d'effort, spontané, Prinzmetal : **diltiazem** formes 60 mg ;
- angor stable, angor d'effort : **diltiazem** formes LP 90 ou 120 mg.

Prévention de l'ischémie myocardique au cours de l'anesthésie générale de patients coronariens pour interventions non cardiaques, pendant les périodes péri- et postopératoire chez des malades recevant antérieurement un traitement oral antiangineux : **diltiazem** injectable 25 et 100 mg.

Traitement de la crise de tachycardie jonctionnelle paroxystique : **diltiazem** injectable 25 mg.

Contre-indications

Diltiazem (toutes formes) : dysfonctionnement sinusal ; blocs auriculo-ventriculaires de degrés II et III non appareillés ; insuffisance ventriculaire gauche avec signes congestifs.

En plus pour *MONO-TILDIEM LP 300* : bradycardie sévère ≤ 40/min.

En plus pour **diltiazem** forme injectable : fibrillations ou flutters auriculaires avec syndromes de préexcitation ventriculaire surtout si la période réfractaire de la voie accessoire est courte ; hypotension artérielle avec hypovolémie et/ou insuffisance cardiaque, choc cardiogénique, association à la *CORDARONE*.

Grossesse, allaitement.

Précautions d'emploi

Diltiazem

- Utiliser prudemment et surveiller en cas de bradycardie ou de BAV du 1er degré.
- Pas de précaution en cas de bloc de branche isolé.
- Respecter les contre-indications et les précautions d'emploi et surveiller attentivement (fréquence cardiaque, ECG) chez les sujets âgés, insuffisants rénaux ou hépatiques.

Effets indésirables

Diltiazem

- Les plus fréquents : bradycardie sinusale, bloc sino-auriculaire, bloc auriculo-ventriculaire, œdèmes des membres inférieurs, érythèmes simples, urticaires localisées, rarement érythèmes desquamatifs ± fébriles réversibles.
- Rares et transitoires : asthénie, somnolence, céphalées, insomnie, vertiges, troubles digestifs (dyspepsie, constipation, diarrhée), élévation des transaminases.

Exceptionnelles hépatites cliniques.

Interactions médicamenteuses

Diltiazem

- Associations contre-indiquées : **dantrolène** IV.
- Associations déconseillées : **esmolol**, **antiarythmiques**.
- Associations avec précautions d'emploi : **α_1-bloquants**, **amiodarone**, **β-bloquants**, **ciclosporine**, **carbamazépine**, **midazolam** IV, **rifampicine**, **baclofène**, **imipraminiques**, **corticoïdes**, **antipsychotiques**.

INHIBITEURS CALCIQUES DIHYDROPYRIDINES

Nifédipine

ADALATE					
Angor Prinzmetal : 1 caps. x 4/j dont 1 le soir au coucher Angor stable : 1 caps. x 3/j associée à un **β-bloquant** (max : 60 mg/j)	30 caps. 10 mg 90 caps. 10 mg	2,93 6,41	I I	65 % 65 %	0,10 0,07
HTA : 1 cp. LP 20 mg x 2/j sans croquer	30 cp. LP 20 mg 180 cp. LP 20 mg	3,96 20,04	I I	65 % 65 %	0,13 0,11

CHRONADALATE LP					
HTA : 1 cp./j le matin à heure fixe Angor stable : 1 à 2 cp./j en 1 prise associés à un **β-bloquant**	30 cp. LP 30 mg 90 cp. LP 30 mg 100 cp. LP 30 mg	8,99 25,29 HOP	I I I	65 % 65 %	0,30 0,28

- **Amlodipine**

AMLOR					
HTA et angors (stable, d'effort, spontané, de Prinzmetal) : 5 mg/j puis jusqu'à 10 mg/j en 1 seule prise le matin	30 gél. 5 mg 90 gél. 5 mg 30 gél. 10 mg 90 gél. 10 mg	8,21 23,10 8,21 23,10	I I I I	65 % 65 % 65 % 65 %	0,27 0,26 0,27 0,26

- **Amlodipine + atorvastatine**

CADUET					
HTA + hypercholestérolémie 1 cp./j	30 cp. 5 mg amlodipine + 10 mg atorvastatine	22,29	I	65 %	0,74
	90 cp. 5 mg amlodipine + 10 mg atorvastatine	62,80	I	65 %	0,70
	30 cp. 10 mg amlodipine + 10 mg atorvastatine	22,29	I	65 %	0,74
	90 cp. 10 mg amlodipine + 10 mg atorvastatine	62,80	I	65 %	0,70

- **Nicardipine**

LOXEN					
LOXEN 20 mg HTA : 1 cp. x 3/j avant chaque repas. Max : 90 mg/j	30 cp. séc. 20 mg 90 cp. séc. 20 mg	5,31 13,96	I I	65 % 65 %	0,18 0,16
LOXEN 50 mg LP HTA : 1 gél. matin et soir avant les repas	60 gél. LP 50 mg 180 gél. LP 50 mg	15,36 43,24	I I	65 % 65 %	0,26 0,24
LOXEN injectable Réservé à l'urgence hypertensive : - effet rapide : 2,5 mg en IVD à renouveler après 10 min si besoin jusqu'à une dose cumulée de 10 mg - effet progressif : 8 à 15 mg/h en perfusion IV sur 30 min - dans les 2 cas, relais si besoin par perfusion IV continue : 2 à 4 mg/h avec adaptation des doses par paliers de 0,5 mg/h. Relais possible par voie orale	5 amp. 10 mg/10 mL		I	NR	

Félodipine

FLODIL LP					
HTA, angor stable : 5 mg/j puis jusqu'à 10 mg/j en 1 seule prise le matin Posologie réduite à 5 mg/j chez le sujet âgé et l'insuffisant hépatique sévère	30 cp. LP 5 mg 90 cp. LP 5 mg	10,36 21,77	I I	65 % 65 %	0,35 0,24

Isradipine

ICAZ LP					
HTA : 5 mg/j en 1 prise le matin Débuter à 2,5 mg/j chez le sujet âgé, l'insuffisant rénal ou hépatique	30 gél. LP 2,5 mg 90 gél. LP 2,5 mg 30 gél. LP 5 mg 90 gél. LP 5 mg	13,35 37,59 17,45 49,14	I I I I	65 % 65 % 65 % 65 %	0,45 0,42 0,58 0,55

Lacidipine

CALDINE					
HTA : 4 mg/j puis jusqu'à 6 mg/j en 1 prise le matin. Posologie réduite à 2 mg/j chez le sujet âgé et l'insuffisant hépatique	30 cp. 2 mg 90 cp. 2 mg 30 cp. 4 mg 90 cp. 4 mg	13,73 38,67 23,57 66,44	I I I I	65 % 65 % 65 % 65 %	0,46 0,43 0,79 0,74

Nitrendipine

NIDREL					
HTA : 20 mg/j en 1 prise Débuter à 10 mg/j chez le sujet âgé et l'insuffisant hépatique	28 cp. 10 mg 50 cp. 10 mg 90 cp. 10 mg 28 cp. 20 mg 50 cp. 20 mg 90 cp. 20 mg	8,40 HOP 25,21 14,29 HOP 43,04	I I I I I I	65 % 65 % 65 % 65 %	0,30 0,28 0,51 0,48
BAYPRESS					
Idem *NIDREL*	30 cp. 10 mg 50 cp. 10 mg 30 cp. 20 mg 50 cp. 20 mg 90 cp. 20 mg	8,96 HOP 15,28 HOP 43,04	I I I I I	65 % 65 % 65 %	0,30 0,51 0,48

Lercanidipine

LERCAN					
HTA : 1 cp. le matin	30 cp. 10 mg 90 cp. 10 mg 30 cp. 20 mg 90 cp. 20 mg	13,12 36,96 13,12 36,96	I I I I	65 % 65 % 65 % 65 %	0,44 0,41 0,44 0,41
ZANIDIP					
HTA : 1 cp. le matin	30 cp. 10 mg 90 cp. 10 mg 30 cp. 20 mg 90 cp. 20 mg	13,12 36,96 13,12 36,96	I I I I	65 % 65 % 65 % 65 %	0,44 0,41 0,44 0,41

Manidipine

IPERTEN					
Posologie initiale : 10 mg/j pendant 2 à 4 sem. puis 20 mg/j si besoin	30 cp. 10 mg 90 cp. 10 mg 30 cp. 20 mg 90 cp. 20 mg	12,50 35,19 12,50 35,19	I I I I	65 % 65 % 65 % 65 %	0,42 0,39 0,42 0,39

Propriétés

Inhibiteurs calciques sélectifs du canal calcique lent de la famille des dihydropyridines.

Action prédominante au niveau vasculaire avec un effet vasodilatateur artériel (périphérique et coronaire) très puissant supérieur à celui des non dihydropyridines.

Diminution de la pression artérielle par diminution des résistances périphériques totales.

Augmentation des apports en O_2 au myocarde normal et ischémique.

Effet antispastique coronaire.

Pas d'effet inotrope négatif notable *in vivo* mais existe *in vitro*.

Pas d'effet bradycardisant.

Durée d'action des différents produits

Nifédipine (caps. 10 mg)	6 h
Nifédipine (LP 20 mg)	12 h
Nifédipine (LP 30 mg)	24 h
Nicardipine (cp. 20 mg)	8 h
Nicardipine (LP 50 mg)	12 h
Amlodipine, félodipine, isradipine, lacidipine	24 h
Nitrendipine	12 à 24 h

Indications

Hypertension artérielle (tous).

Prévention des crises d'angine de poitrine :

- angor stable, angor d'effort : *ADALATE* 10 mg, *CHRONADALATE LP* 30 mg, *AMLOR*, *FLODIL LP* ;
- angor spontané, angor de Prinzmetal : *ADALATE* 10 mg, *AMLOR*.

Traitement symptomatique des phénomènes de Raynaud : *ADALATE* 10 mg.

Poussée hypertensive en milieu médical et en période postopératoire : *LOXEN injectable*.

Contre-indications

Hypersensibilité aux dihydropyridines.

IDM de moins de 1 mois, angor instable : *ADALATE* 10 mg, *CHRONADALATE LP* 30 mg, *LOXEN* 20 mg.
Chez l'enfant en l'absence de données cliniques : *ICAZ LP, AMLOR, FLODIL LP*.
Altération marquée de la fonction ventriculaire gauche : *CALDINE*.
Grossesse et allaitement.

Précautions d'emploi

Des données récentes indiquent que les formes à libération immédiate peuvent s'accompagner à fortes posologies d'un risque accru d'événements coronariens graves chez des patients coronariens.

Nifédipine : utiliser avec prudence en cas d'hypovolémie, de collapsus, de choc cardiogénique, de dysfonctionnement sinusal, d'anomalie de la conduction. À administrer avec précaution en cas d'insuffisance hépatique.

Nicardipine injectable : associer un **β-bloquant** chez les coronariens.

Amlodipine : à utiliser prudemment chez l'insuffisant hépatique. En cas d'asthénie, d'anorexie, de nausées tenaces, doser les enzymes hépatiques ; en cas d'augmentation ou d'ictère, arrêter le traitement.

Isradipine : à utiliser prudemment en cas de dysfonctionnement sinusal non appareillé.

Réduire la posologie chez le sujet âgé et l'insuffisant hépatique.

Effets indésirables

Effets communs :
• bouffées vasomotrices, céphalées (apparition en début de traitement puis atténuation) ;
• œdèmes des chevilles et/ou de la face (dose-dépendants) ;
• plus rarement : tachycardie, palpitations, éruptions prurigineuses eczématiformes ou urticariennes, asthénie, sensations vertigineuses, troubles du sommeil, dyspepsie, nausées, gastralgies. Chez les coronariens, douleurs angineuses très rares mais imposant l'arrêt du traitement (vol coronaire). Risque d'élargissement gingival sur une gingivite/parodontite (hygiène buccale soigneuse).

Effets spécifiques :
• **amlodipine** : crampes musculaires, paresthésies, tremblements, dyspnée, dysgueusie, atteinte hépatique exceptionnelle réversible ;
• **nifédipine** : atteinte hépatique exceptionnelle réversible ;
• **lacidipine, nitrendipine** : polyurie transitoire.

Interactions médicamenteuses

Associations déconseillées : **dantrolène IV, ciclosporine.**

Associations avec précautions : **α_1-bloquants, baclofène, cimétidine, itraconazole, phénytoïne, rifampicine, vasodilatateurs.**

Associations à prendre en compte : **imipraminiques, corticoïdes, antipsychotiques.**

Association synergique et bénéfique avec les **β-bloquants.**

INHIBITEUR DE LA RÉNINE

■ Aliskirène

RASILEZ					
HTA 150 à 300 mg/j en une prise avec un repas léger	30 cp. 150 mg 56 cp. 150 mg 30 cp. 300 mg 56 cp. 300 mg	19,30 HOP 23,15 HOP	I I I I	15 % 15 %	0,64 0,77

Propriétés

L'**aliskirène** est un inhibiteur direct de la rénine humaine, non peptidique, sélectif et puissant, actif par voie orale. L'**aliskirène** inhibe le système rénine-angiotensine-aldostérone en bloquant la conversion de l'angiotensinogène en angiotensine I et en réduisant les taux d'angiotensine I et d'angiotensine II ; par rapport aux autres inhibiteurs du système rénine-angiotensine-aldostérone, l'**aliskirène** n'entraine pas d'élévation de l'activité rénine.

Indications

Hypertension artérielle essentielle.

Contre-indications

Hypersensibilité.
Antécédent personnel ou familila d'angiœdème.
Grossesse : 2e et 3e trimestres.
Allaitement en association avec **ciclosporine**, **quinidine**, **vérapamil** (inhibiteur puissant de la gp-P) ou le jus de pamplemousse.

Précautions d'emploi

Ne pas prendre avec du jus de pamplemousse.
Risque d'insuffisance rénale chez les patients à risque : diabète, sténose artère rénale, insuffisance rénale, insuffisance cardiaque congestive.
Risque d'hyperkaliémie chez les patients diabétiques ou ayant une fonction rénale altérée.
Arrêter la prise de *RASILEZ* si diarrhée sévère ou persistante.

Effets indésirables

Diarrhée.
Angiœdèmes.
Éruption cutanée.
Légère diminution de l'hémoglobine et de l'hématocrite.
Augmentation de la kaliémie.

Interactions médicamenteuses

Prudence avec :
- **kétoconazole**, **itraconazole**, **clarithromycine**, **télithromycine**, **érythromycine**, **amiodarone** (inhibiteurs modérés de la gp-P) : risque de surdosage en *RASILEZ* ;
- **AINS** chez le patient âgé (risque d'insuffisance rénale) ;
- **furosémide** ;
- **diurétiques épargneurs de potassium**, suppléments potassiques, médicaments inhibant le système rénine angiotensine : risque d'hyperkaliémie ;
- millepertuis et **rifampicine** (inducteur de gp-P) : biodisponibilité du *RASILEZ* diminuée ;
- autres inhibiteurs du système rénine angiotensine : risque d'insuffisance rénale.

ANTIHYPERTENSEURS – ANTIHYPERTENSEURS VASODILATATEURS

Alpha-1-bloquants

■ **Prazosine**

MINIPRESS					
0,5 mg/j au coucher puis augmentation progressive de 0,5 à 1 mg/sem. pdt 3 sem. jusqu'à la posologie efficace HTA : 2 à 20 mg/j en 2 prises/j (posologie moyenne entre 3 et 7,5 mg/j en 2 prises/j)	30 cp. séc. 1 mg 30 cp. séc. 5 mg	4,80 18,18	I I	65 % 65 %	0,16 0,61
ALPRESS LP					
Posologie initiale : 2,5 mg/j en 1 prise Posologie d'entretien : 2,5-10 mg/j en 1 prise Posologie max : 20 mg/j en 1 prise	30 cp. LP 2,5 mg 90 cp. LP 2,5 mg 30 cp. LP 5 mg 90 cp. LP 5 mg	10,74 30,21 17,84 50,26	I I I I	65 % 65 % 65 % 65 %	0,36 0,34 0,59 0,56

Urapidil

EUPRESSYL					
HTA : 120 mg/j en 2 prises/j (max 180 mg/j) Sujet âgé : débuter à 60 mg/j en 2 prises/j	30 gél. 30 mg 30 gél. 60 mg	7,12 13,69	I I	65 % 65 %	0,24 0,46
EUPRESSYL injectable Urgence hypertensive : inj. IV de 25 mg en 20 s à renouveler 5 min après si besoin. Si résultat insuffisant après 5 min : nouvelle inj. IV de 50 mg en 20 s puis traitement d'entretien en perf. IV ou à la seringue électrique de 9 à 30 mg/h pendant 7 j max Pour la perf. IV, ajouter 5 amp. de 50 mg dans 500 mL de solution ; pour la seringue électrique, ajouter 2 amp. de 50 mg dans 50 mL de solution	5 amp. 25 mg/5 mL 5 amp. 50 mg/10 mL 5 amp. 100 mg/20 mL	HOP HOP HOP	I I I		
MÉDIATENSYL					
HTA : idem *EUPRESSYL* oral	30 gél. 30 mg 30 gél. 60 mg	7,12 13,69	I I	65 % 65 %	0,24 0,46

Vasodilatateurs directs

Minoxidil

LONOTEN					
HTA : débuter à 5 mg/j en 1 ou 2 prises puis augmentation progressive de 5 à 10 mg/j tous les 3 j (max : 40 mg/j)	40 cp. séc. 5 mg 40 cp. séc. 10 mg	8,05 14,18	I I	65 % 65 %	0,20 0,35

Nitroprussiate de sodium

NITRIATE					
Urgence hypertensive et insuffisance cardiaque aiguë avec bas débit : reconstituer avec le solvant puis diluer dans du G5 % jusqu'à la concentration voulue ; débuter à 0,3 µg/kg/min et augmenter si besoin jusqu'à 5 µg/kg/min)	5 fl. pdre et solv. sol. inj.	HOP	I		

Dihydralazine

NEPRESSOL					
Urgence hypertensive et pré-éclampsie grave menaçant le pronostic vital : 50 à 100 mg à atteindre progressivement et à adapter à la pression artérielle	5 amp. 25 mg/2 mL	HOP	I		

Propriétés

α_1-bloquants

Antihypertenseur vasodilatateur (artériolaire et veineux) agissant en bloquant les récepteurs α_1-postsynaptiques et avec également un effet sur la régulation centrale de la pression artérielle. Pas de modification de la fréquence ou du débit cardiaque.

Vasodilatateurs directs

Antihypertenseur vasodilatateur artériolaire avec un effet direct sur les fibres musculaires lisses artériolaires.

Indications

Formes orales

Hypertension artérielle (HTA).

- *LONOTEN* : indiqué dans l'HTA sévère après échec d'un traitement associant au moins 2 **antihypertenseurs** dont un **diurétique**.
- *MINIPRESS* : indiqué également dans l'insuffisance ventriculaire gauche congestive, dans le traitement symptomatique des phénomènes de Raynaud et dans le traitement des manifestations fonctionnelles de l'adénome de prostate.

Formes injectables

Traitement de l'urgence hypertensive.

NITRIATE : indiqué également dans l'insuffisance cardiaque aiguë en particulier ventriculaire gauche avec bas débit cardiaque.

NEPRESSOL : réservé aux pré-éclampsies graves menaçant le pronostic vital.

Contre-indications

Allergie au produit.

MINIPRESS, ALPRESS : insuffisance cardiaque à débit élevé, insuffisance cardiaque droite par embolie pulmonaire ou épanchement péricardique, œdème pulmonaire secondaire à une sténose aortique ou mitrale, angor non contrôlé, enfant < 12 ans.

LONOTEN : IDM récent, hypertension artérielle pulmonaire secondaire à une sténose mitrale.

NITRIATE : hypovolémie, insuffisance hépatique sévère, hypothyroïdie.

Grossesse et allaitement : innocuité non démontrée avec **prazosine**, **urapidil**, **minoxidil**, **nitroprussiate**.

NEPRESSOL : hypersensibilité.

Précautions d'emploi

Urapidil : réduire la posologie en cas d'insuffisance hépatique sévère.

Prazosine : augmenter les doses très progressivement jusqu'à la posologie efficace. Utiliser prudemment chez les sujets âgés, coronariens ou conducteurs de véhicules.

Minoxidil : ne pas utiliser en première intention. Associer obligatoirement un **diurétique** et un **β-bloquant** pour compenser certains effets. Surveiller les signes de rétention hydrosodée.

Nitroprussiate : doser quotidiennement les thiocyanates sanguins qui ne doivent pas dépasser 5 mg/100 mL. Surveiller l'apparition d'une acidose métabolique.

Effets indésirables

Cardiaques

- Hypotension orthostatique (**urapidil**, **prazosine**) avec parfois perte de connaissance au début du traitement (**prazosine**).
- Rétention hydrosodée avec œdèmes et prise de poids (**prazosine**, **minoxidil**).
- Risque d'aggravation d'un angor chez des patients sans traitement antiangineux (**prazosine**, **dihydralazine**).
- Tachycardie, palpitations (**prazosine**, **minoxidil**, **nitroprussiate**, **dihydralazine**).
- Épanchement péricardique (**minoxidil**).

Neurosensoriels

- Tendance lipothymique avec étourdissement, asthénie, vertiges, sueurs (**urapidil**, **prazosine**).
- Céphalées (**urapidil**, **prazosine**), acouphènes, somnolence, troubles visuels, paresthésies (**prazosine**).

Digestifs : nausées, gastralgies (**urapidil**), constipation, diarrhée, bouche sèche (**prazosine**).

Uro-génitaux : impuissance, priapisme, pollakiurie, incontinence urinaire (**prazosine**).

ORL : épistaxis, hyperhémie conjonctivale, larmoiement, congestion nasale (**prazosine**).

Dermatologiques : réactions cutanées allergiques (**prazosine**, **urapidil**). Hypertrichose gênante mais réversible à l'arrêt (**minoxidil**).

Interactions médicamenteuses

Associations contre-indiquées : **α_1-bloquants** associés.

Associations déconseillées : autres **antihypertenseurs vasodilatateurs.**

Associations avec précaution : **inhibiteurs calciques, antidépresseurs, antipsychotiques, AINS, baclofène, corticoïdes, anesthésiques généraux.**

ANTIHYPERTENSEURS D'ACTION CENTRALE

Clonidine

CATAPRESSAN					
HTA : 1 à 4 cp./j en moyenne en 2 prises/j La posologie d'entretien doit être atteinte progressivement (max : 7 cp./j)	30 cp. séc. 0,15 mg 50 cp. séc. 0,15 mg	4,47 HOP	II II	65 %	0,15
CATAPRESSAN injectable Urgence hypertensive : 3 à 4 amp./j en moyenne en IM ou perfusion IV En inj. IM : 1 amp. 1 mL à répéter toutes les 4 h en fonction de la clinique puis relais *per os* En perfusion IV : 4 amp. dans 500 mL de G5 % (= 1,2 mg/mL), débuter à 1,2 mg/min et la dose maximale sera de 7,2 mg/min puis diminution des doses ou relais *per os* En inj. IV : 1 amp. 1 mL dans 10 mL de sérum physiologique à injecter en 10 min, à répéter toutes les 4 h si besoin	10 amp. 0,15 mg/mL	HOP	II		

Méthyldopa

ALDOMET					
HTA : débuter à 250 mg x 2 ou 3/j pendant 48 h puis augmentation progressive (de préférence le soir) toutes les 48 h pour atteindre 750 mg à 1,5 g/j (max : 3 g/j)	30 cp. 250 mg 30 cp. 500 mg	3,96 6,41	I I	65 % 65 %	0,13 0,21

Moxonidine

PHYSIOTENS					
HTA : 0,2 mg/j en 1 prise le matin (max : 0,4 mg en 1 ou 2 prises/j)	30 cp. 0,2 mg 90 cp. 0,2 mg 30 cp. 0,4 mg 90 cp. 0,4 mg	9,64 27,12 10,21 28,72	I I I I	65 % 65 % 65 % 65 %	0,32 0,30 0,34 0,32

■ Rilménidine

HYPERIUM					
HTA : 1 cp./j en 1 prise le matin (max : 1 cp. x 2/j)	30 cp. 1 mg 90 cp. 1 mg 100 cp. 1 mg	11,44 32,20 HOP	I I I	65 % 65 %	0,38 0,36

Propriétés

Antihypertenseurs d'action centrale : effet α_2-sympathomimétique sur les centres bulbaires entraînant une diminution du tonus sympathique périphérique et de la pression artérielle systolique et diastolique. Le tonus vagal est augmenté, entraînant une bradycardie modérée.

Remarque : *HYPERIUM* et *PHYSIOTENS* sont des agonistes sélectifs des récepteurs imidazoliniques I1 centraux entraînant une baisse du tonus sympathique périphérique et donc de la pression artérielle ; ils ont une affinité moindre pour les récepteurs α_2-adrénergiques centraux, ce qui permet une meilleure tolérance (moins de somnolence et de sécheresse buccale).

Indications

Formes orales : hypertension artérielle.

CATAPRESSAN INJECTABLE : traitement d'attaque des urgences hypertensives.

Contre-indications

État dépressif grave.

Allergie au produit.

ALDOMET : antécédents d'hépatite médicamenteuse ou de maladie hépatique évolutive ; anémie hémolytique.

HYPERIUM et *PHYSIOTENS* : insuffisance rénale sévère.

Précautions d'emploi

- Administrer à doses progressives.
- Diminuer la posologie en cas d'insuffisance rénale.
- Ne pas interrompre brutalement surtout à forte posologie.
- Utiliser avec prudence chez les sujets âgés et chez les conducteurs de véhicules.
- *ALDOMET* : contrôle régulier du bilan hématologique, du bilan hépatique et de la tolérance clinique.

Grossesse :
- autorisés : *CATAPRESSAN, ALDOMET* ;
- déconseillés : *PHYSIOTENS, HYPERIUM*.

Allaitement :
- autorisés : *CATAPRESSAN, ALDOMET* ;
- déconseillés : *PHYSIOTENS, HYPERIUM*.

Effets indésirables

Effets indésirables communs
- Digestifs : sécheresse de la bouche, constipation plus fréquente que diarrhée, gastralgies, nausées.
- Cardiaques : palpitations, hypotension orthostatique, bradycardie.
- Neuropsychiques : baisse de la libido, somnolence, asthénie, anxiété, syndromes dépressifs, insomnie (*HYPERIUM*), extrémités froides, paresthésies des extrémités.
- Psychiatriques : possibilité de majoration de troubles dépressifs.
- Cutanés : prurit, éruptions cutanées, rashs.
- Rétention hydrosodée transitoire (œdèmes).

Syndrome de sevrage à l'arrêt brutal du traitement surtout à forte dose (essentiellement avec *CATAPRESSAN*) : rebond hypertensif, tachycardie, tremblements.

Effets spécifiques à *ALDOMET*
- Neurologiques : syndrome parkinsonien, paralysie faciale, mouvements choréoathétosiques.
- Psychiques : cauchemars, perturbation de l'acuité mentale, états psychotiques ou dépressifs transitoires et réversibles.
- Cardiovasculaires : aggravation d'un angor.
- Digestifs : colite, langue saburrale ou noire, pancréatite, inflammation des glandes salivaires.
- Hépatiques : hépatites aiguës cytolytiques, hépatite chronique active, ictère fébrile ou non (rarement cholestatique), nécrose hépatocellulaire parfois mortelle.

• Hématologiques : test de Coombs positif, anémie hémolytique, aplasie médullaire, leucopénie, granulopénie, thrombopénie ; présence d'anticorps antinucléaires, de cellules LE et du facteur rhumatoïde.
• Allergiques : fièvre, syndrome lupique, myocardite, péricardite.
• Dermatologiques : réaction eczémateuse, lichénoïde, nécrose épidermique toxique.
• Divers : gynécomastie, galactorrhée, impuissance, congestion nasale, arthralgies, myalgies.

Interactions médicamenteuses

• Associations déconseillées : **IMAO** non sélectifs, **antidépresseurs** imipraminiques, **miansérine**, alcool, sympatholytiques alpha. Médicaments hépatotoxiques avec *ALDOMET*.
• Associations avec précaution : **AINS, baclofène, β-bloquants, corticoïdes, antipsychotiques, lithium, lévodopa.**

ANTAGONISTES DES RÉCEPTEURS DE L'ANGIOTENSINE II

Losartan

COZAAR					
HTA essentielle : 50 mg x 1/j juqu'à 100 mg x 1/j max. Insuffisance cardiaque chronique (intolérance aux IEC) : 12,5 mg x 1/j puis posologie doublée chaque semaine si besoin jusqu'à 150 mg x 1/j max. Atteinte rénale chez patient diabétique hypertendu avec protéinurie : 50 mg x 1/j puis 100 mg x 1/j si besoin 1 mois après le début du traitement. Réduction du risque d'AVC chez patient hypertendu avec IVG : 50 mg x 1/j puis ajout faible dose d'**hydrochlorothiazide** et/ou augmentation à 100 mg x 1/j si besoin. En cas d'**hypovolémie** (traitement par diurétique forte dose) : 25 mg x 1/j.	28 cp. séc. 50 mg 90 cp. séc. 50 mg 28 cp. 100 mg 90 cp. 100 mg 1 fl. pdre sol. susp. buv. 2,5 mg/mL	15,25 46,25 26,12 78,74	I I I I I	65 % 65 % 65 % 65 % NR	0,54 0,51 0,93 0,87

■ Valsartan

TAREG					
HTA : 20-80 mg/j en 1 prise	30 cp. séc. 40 mg	13,31	I	65 %	0,44
	56 cp. séc. 40 mg	HOP	I		
	90 cp. séc. 40 mg	37,49	I	65 %	0,42
	30 cp. séc. 80 mg	15,97	I	65 %	0,53
	56 cp. séc. 80 mg	HOP	I		
	90 cp. séc. 80 mg	44,94	I	65 %	0,50
	30 cp. séc. 160 mg	19,95	I	65 %	0,67
	56 cp. séc. 160 mg	HOP	I		
	90 cp. séc. 160 mg	56,21	I	65 %	0,62
	1 sol. buv. 3 mg/mL. 160 mL	7,58	I	65 %	7,58
NISIS					
HTA : 1 cp./j	30 cp. séc. 40 mg	13,31	I	65 %	0,44
	90 cp. séc. 40 mg	37,49	I	65 %	0,42
	30 cp. séc. 80 mg	15,97	I	65 %	0,53
	90 cp. séc. 80 mg	44,94	I	65 %	0,50
	30 cp. séc. 160 mg	19,95	I	65 %	0,66
	90 cp. séc. 160 mg	56,21	I	65 %	0,62

■ Irbésartan

APROVEL					
HTA : 1 cp./j en 1 prise	30 cp. pell. 75 mg	11,03	I	65 %	0,37
	56 cp. pell. 75 mg	HOP	I		
	90 cp. pell. 75 mg	31,08	I	65 %	0,35
	30 cp. pell. 150 mg	16,66	I	65 %	0,56
	56 cp. pell. 150 mg	HOP	I		
	90 cp. pell. 150 mg	46,93	I	65 %	0,52
	30 cp. pell. 300 mg	22,31	I	65 %	0,74
	56 cp. pell. 300 mg	HOP	I		
	90 cp. pell. 300 mg	62,86	I	65 %	0,70

■ Candésartan

ATACAND					
HTA : de 4 à 16 mg/j en 1 prise/j Insuffisance cardiaque : 4 à 32 mg/j en 1 prise/j	30 cp. séc. 4 mg	12,70	I	65 %	0,42
	90 cp. séc. 4 mg	35,73	I	65 %	0,40
	30 cp. séc. 8 mg	16,62	I	65 %	0,55
	90 cp. séc. 8 mg	46,83	I	65 %	0,52
	30 cp. séc. 16 mg	17,87	I	65 %	0,60
	90 cp. séc. 16 mg	50,36	I	65 %	0,56
	30 cp. séc. 32 mg	32,90	I	65 %	1,10
KENZEN					
HTA : de 4 à 16 mg/j en 1 prise/j Insuffisance cardiaque : 4 à 32 mg/j en 1 prise/j	30 cp. séc. 4 mg	12,70	I	65 %	0,42
	30 cp. séc. 8 mg	16,62	I	65 %	0,55
	90 cp. séc. 8 mg	46,83	I	65 %	0,52
	30 cp. séc. 16 mg	17,87	I	65 %	0,60
	90 cp. séc. 16 mg	50,36	I	65 %	0,56
	30 cp. séc. 32 mg	32,90	I	65 %	1,10

Telmisartan

MICARDIS					
HTA : de 20 à 80 mg/j en 1 prise/j Prévention cardiovasculaire : réduction de la morbidité cardiovasculaire chez les patients présentant : – une maladie cardiovasculaire athérothrombotique connue (antécédents de coronaropathie, d'accident vasculaire cérébral, ou d'artériopathie périphérique) ou – un diabète de type 2 avec une atteinte d'organe cible documentée Posologie usuelle : 80 mg/j en 1 prise	28 cp. 20 mg 30 cp. 40 mg 90 cp. 40 mg 30 cp. 80 mg 90 cp. 80 mg	 14,18 39,94 17,15 48,29	I I I I I	NR 65 % 65 % 65 % 65 %	 0,47 0,44 0,57 0,54
PRITOR					
HTA : de 20 à 80 mg/j en 1 prise/j Prévention cardiovasculaire : réduction de la morbidité cardiovasculaire chez les patients présentant : – une maladie cardiovasculaire athérothrombotique connue (antécédents de coronaropathie, d'accident vasculaire cérébral, ou d'artériopathie périphérique) ou – un diabète de type 2 avec une atteinte d'organe cible documentée Posologie usuelle : 80 mg/j en 1 prise	30 cp. 20 mg 30 cp. 40 mg 90 cp. 40 mg 30 cp. 80 mg 90 cp. 80 mg	 14,14 39,94 17,15 48,29	I I I I I	NR 65 % 65 % 65 % 65 %	 0,47 0,44 0,57 0,54

Éprosartan

TEVETEN					
HTA : 1 cp. x 2/j	56 cp. 300 mg 168 cp. 300 mg	15,93 44,84	I I	65 % 65 %	0,28 0,27

■ Olmésartan

ALTEIS					
HTA : 10 à 40 mg/j en 1 prise/j	30 cp. 10 mg 90 cp. 10 mg 30 cp. 20 mg 90 cp. 20 mg 30 cp. 40 mg 90 cp. 40 mg	12,58 35,43 19,72 55,57 20,04 56,45	I I I I I I	65 % 65 % 65 % 65 % 65 % 65 %	0,42 0,39 0,66 0,62 0,67 0,63
OLMETEC					
HTA : 10 à 40 mg/j en 1 prise/j	30 cp. 10 mg 90 cp. 10 mg 30 cp. 20 mg 90 cp. 20 mg 30 cp. 40 mg 90 cp. 40 mg	12,58 35,43 19,72 55,57 20,04 56,45	I I I I I I	65 % 65 % 65 % 65 % 65 % 65 %	0,42 0,39 0,66 0,62 0,67 0,63

Propriétés

Antagoniste sélectif du récepteur AT1 de l'angiotensine II.
Effet hypotenseur.
Régression de l'hypertrophie ventriculaire gauche.
Vasodilatation coronaire.
Protection rénale chez le diabétique.
Réduction de la prolifération intimale.
Absence d'élévation de la bradykinine, contrairement aux **IEC**, ce qui entraîne une absence théorique de toux et d'œdème angioneurotique.

Indications

Hypertension artérielle essentielle.
Post-IDM récent (12 h à 10 j) en cas d'intolérance aux **IEC** chez des patients cliniquement stables présentant une dysfonction ventriculaire gauche asymptomatique et/ou des signes cliniques ou radiologiques d'insuffisance ventriculaire gauche.
Réduction de la morbi-mortalité cardiovasculaire chez des patients hypertendus avec hypertrophie ventriculaire gauche.
Traitement de l'insuffisance rénale chez les patients hypertendus et diabétiques de type 2 avec protéinurie.
Traitement de l'insuffisance cardiaque de classe II à IV NYHA avec dysfonction systolique ventriculaire gauche (FEVG ≤40 %) en cas d'intolérance aux **IEC** ou en association avec un **IEC** chez des patients restant symptomatiques sous **IEC**.

Contre-indications

Allergie au produit.
Sténose bilatérale des artères rénales ou sténose sur rein unique.
Insuffisance hépatique sévère, cirrhose biliaire et cholestase (en particulier *TAREG*).
Grossesse et allaitement.

Précautions d'emploi

Chez les sujets âgés et les insuffisants rénaux : pas de réduction de la posologie mais surveillance renforcée de la kaliémie et de la créatininémie.
Réduire la posologie en cas d'insuffisance hépatique.

Effets indésirables

Hypotension orthostatique dose-dépendante.
Détérioration de la fonction rénale (réversible à l'arrêt du traitement) surtout en cas de déplétion hydrosodée préalable (**diurétique**, régime désodé, diarrhées, vomissements).
Hyperkaliémie, baisse de l'uricémie et augmentation modérée de l'acide urique urinaire.
Céphalées, vertiges.

Interactions médicamenteuses

Associations possibles avec précaution :
• **diurétiques épargneurs de potassium** : surveillance de la kaliémie et la fonction rénale ; *cf.* Insuffisance cardiaque gauche chronique ;

- **lithium** : augmentation de la lithémie ;
- **insuline, sulfamides hypoglycémiants** : hypoglycémie ;
- **AINS, corticoïdes** : diminution de l'effet ;
- **antidépresseurs tricycliques, antipsychotiques** : hypotension artérielle ;
- autres **antihypertenseurs.**

ANTIHYPERTENSEURS : ASSOCIATIONS – ASSOCIATIONS DE DIURÉTIQUES

■ Amiloride + furosémide

LOGIRÈNE					
Amiloride 5 mg + furosémide 40 mg Insuffisance cardiaque congestive : 1 cp./j le matin (max 2 cp./j)	30 cp. séc.	6,49	I	65 %	0,22

■ Altizide + spironolactone

ALDACTAZINE					
Altizide15 mg + spironolactone 25 mg HTA : 1/2 à 1 cp./j œdèmes de cause rénale ou cardiaque : 3 à 4 cp./j en attaque puis 1 à 2 cp./j en entretien œdèmes de cause hépatique : 4 à 6 cp./j en attaque puis 1 à 2 cp./j en entretien	30 cp. séc. 90 cp. séc.	5,89 16,45	II II	65 % 65 %	0,20 0,18

■ Triamtérène + méthyclothiazide

ISOBAR					
Triamtérène150 mg + méthyclothiazide 5 mg HTA : 1 cp./j	30 cp. séc.	6,29	II	65 %	0,21

■ Triamtérène + hydrochlorothiazide

PRESTOLE					
Triamtérène 50 mg + hydrochlorothiazide 25 mg HTA : 1 gél./j	30 gél.	6,06	II	65 %	0,20

■ Amiloride + hydrochlorothiazide

MODURETIC					
Amiloride 5 mg + hydrochlorothiazide 50 mg HTA : 1/2 cp./j le matin œdèmes d'origine cardiaque : débuter à 1 ou 2 cp./j puis réduire la dose pour le traitement d'entretien Ascite cirrhotique : débuter entre 1/2 et 1 cp./j puis traitement d'entretien (max : 2 cp./j)	30 cp. séc.	3,98	I	65 %	0,13

IEC + DIURÉTIQUE THIAZIDIQUE OU DIURÉTIQUE APPARENTÉ

■ Quinapril + hydrochlorothiazide

ACUILIX					
Quinapril 20 mg + hydrochlorothiazide 12,5 mg HTA : 1 cp./j en 1 prise	28 cp. séc. 90 cp. séc.	9,34 28,07	I I	65 % 65 %	0,33 0,31

■ Bénazépril + hydrochlorothiazide

BRIAZIDE					
Bénazépril 10 mg + hydrochlorothiazide 12,5 mg HTA : 1 cp./j en 1 prise Si sujet âgé : débuter à 1/2 cp./j	30 cp. séc. 90 cp. séc.	7,85 22,07	I I	NR 65 %	0,26 0,25
CIBADREX					
Bénazépril 10 mg + hydrochlorothiazide 12,5 mg Idem *BRIAZIDE*	30 cp. séc. 90 cp. séc.	7,85 22,07	I I	65 % 65 %	0,26 0,25

■ Captopril + hydrochlorothiazide

CAPTEA					
Captopril 50 mg + hydrochlorothiazide 25 mg HTA : 1 cp./j en 1 prise. Si insuffisance rénale modérée ou sujet âgé : débuter à 1/2 cp./j	30 cp. séc. 90 cp. séc.	9,96 28,04	I I	65 % 65 %	0,33 0,31
ECAZIDE					
Captopril 50 mg + hydrochlorothiazide 25 mg Idem *CAPTEA*	30 cp. séc. 90 cp. séc.	9,96 28,04	I I	65 % 65 %	0,33 0,31

■ Énalapril + hydrochorothiazide

CO-RENITEC					
Énalapril 20 mg + hydrochlorothiazide 12,5 mg HTA : 1 cp./j en 1 prise. Si insuffisance rénale modérée ou sujet âgé : débuter à 1/2 cp./j	28 cp. séc. 50 cp. séc. 90 cp. séc.	8,32 HOP 24,98	I I I	65 % 65 %	0,30 0,28

■ Fozinopril + hydrochlorothiazide

FOZIRETIC					
Fosinopril 20 mg + hydrochlorothiazide 12,5 mg HTA : 1 cp./j	30 cp. séc. 90 cp. séc.	8,09 22,75	I I	65 % 65 %	0,27 0,25

Lisinopril + hydrochlorothiazide

PRINZIDE					
Lisinopril 20 mg + hydrochlorothiazide 12,5 mg HTA : 1 cp./j en 1 prise. Si insuffisance rénale modérée : débuter à 1/2 cp./j	28 cp. séc.	8,57	I	65 %	0,31
ZESTORETIC					
Lisinopril 20 mg + hydrochlorothiazide 12,5 mg Idem *PRINZIDE*	30 cp. séc. 90 cp. séc.	15,90 44,78	I I	65 % 65 %	0,53 0,50

Périndopril + indapamide

PRETERAX					
Périndopril 2,5 mg + indapamide 0,625 mg HTA : 1 cp./j (AMM en 1re intention)	30 cp. 90 cp.	9,42 26,51	I I	65 % 65 %	0,31 0,29
BIPRETERAX					
Périndopril 5 mg + indapamide 1,25 mg HTA : 1 cp./j	30 cp. 90 cp.	9,42 26,51	I I	65 % 65 %	0,31 0,29
Périndopril 10 mg + indapamide 2,5 mg HTA: 1 cp./j	30 cp. 90 cp.	22,15 62,41	I I	65 % 65 %	0,74 0,69

Ramipril + hydrochlorothiazide

COTRIATEC					
Ramipril 5 mg + hydrochlorothiazide 12,5 mg HTA : 1 cp./j	30 cp.	17,96	I	65 %	0,60

Zofénopril + hydrochlorothiazide

ZOFENILDUO					
Zofénopril 30 mg + hydrochlorothiazide 12,5 mg HTA : 1 cp./j	30 cp. 90 cp.	18,03 50,79	I I	65 % 65 %	0,60 0,56

ARA II + DIURÉTIQUE THIAZIDIQUE

■ Losartan + hydrochlorothiazide

HYZAAR					
Hydrochlorothiazide 12,5 mg + losartan 50 mg HTA : 1 cp./j en 1 prise	28 cp. 90 cp.	15,37 46,25	I I	65 % 65 %	0,55 0,51
FORTZAAR					
Hydrochlorothiazide 12,5 mg + losartan 100 mg HTA: 1 cp./j	28 cp. 90 cp.	26,12 78,74	I I	65 % 65 %	0,93 0,87
Hydrochlorothiazide 25 mg + losartan 100 mg HTA : 1 cp./j	28 cp. 90 cp.	26,12 78,74	I I	65 % 65 %	0,93 0,87

■ Valsartan + hydrochlorothiazide

COTAREG					
Hydrochlorothiazide 12,5 mg + valsartan 80 mg HTA : 1 cp./j	30 cp. 90 cp.	15,97 44,94	I I	65 % 65 %	0,53 0,50
Hydrochlorothiazide 12,5 mg + valsartan 160 mg HTA : 1 cp./j	30 cp. 90 cp.	19,95 56,21	I I	65 % 65 %	0,67 0,62
Hydrochlorothiazide 25 mg + valsartan 160 mg HTA : 1 cp./j	30 cp. 90 cp.	19,95 56,21	I I	65 % 65 %	0,67 0,62
NISISCO					
Hydrochlorothiazide 12,5 mg + valsartan 80 mg HTA : 1 cp./j	30 cp. 90 cp.	15,97 44,94	I I	65 % 65 %	0,53 0,50
Hydrochlorothiazide 12,5 mg + valsartan 160 mg HTA : 1 cp./j	30 cp. 90 cp.	19,95 56,21	I I	65 % 65 %	0,66 0,62
Hydrochlorothiazide 25 mg + valsartan 160 mg HTA : 1 cp./j	30 cp. 90 cp.	19,95 56,21	I I	65 % 65 %	0,66 0,62

Telmisartan + hydrochlorothiazide

MICARDISPLUS						
Hydrochlorothiazide 12,5 mg + telmisartan 40 mg HTA : 1 cp./j	30 cp. 90 cp.		17,60 49,56	I I	65 % 65 %	0,59 0,55
Hydrochlorothiazide 12,5 mg + telmisartan 80 mg HTA : 1 cp./j	30 cp. 90 cp.		21,30 60,00	I I	65 % 65 %	0,71 0,67
Hydrochlorothiazide 25 mg + telmisartan 80 mg HTA : 1 cp./j	30 cp. 90 cp.		21,30 60,00	I I	65 % 65 %	0,71 0,67
PRITORPLUS						
Hydrochlorothiazide 12,5 mg + telmisartan 40 mg HTA : 1 cp./j	30 cp. 90 cp.		17,60 49,56	I I	65 % 65 %	0,59 0,55
Hydrochlorothiazide 12,5 mg + telmisartan 80 mg HTA : 1 cp./j	30 cp. 90 cp.		21,30 60,00	I I	65 % 65 %	0,71 0,67
hydrochlorothiazide 25 mg + telmisartan 80 mg HTA: 1 cp./j	30 cp. 90 cp.		21,30 60,00	I I	65 % 65 %	0,71 0,67

Candésartan + hydrochlorothiazide

COKENZEN						
Hydrochlorothiazide 12,5 mg + candésartan 8 mg HTA : 1 cp./j	30 cp. 90 cp.		16,62 46,83	I I	65 % 65 %	0,55 0,52
Hydrochlorothiazide 12,5 mg + candésartan 16 mg HTA : 1 cp./j	30 cp. 90 cp.		17,87 50,36	I I	65 % 65 %	0,60 0,56
HYTACAND						
Hydrochlorothiazide 12,5 mg + candésartan 8 mg HTA : 1 cp./j	30 cp. 90 cp.		16,62 46,83	I I	65 % 65 %	0,55 0,52
Hydrochlorothiazide 12,5 mg + candésartan 16 mg HTA : 1 cp./j	30 cp. 90 cp.		17,87 50,36	I I	65 % 65 %	0,60 0,56

■ Olmésartan + hydrochlorothiazide

ALTEISDUO					
Hydrochlorothiazide 12,5 mg + olmésartan 20 mg HTA : 1 cp./j	30 cp. 90 cp.	19,72 55,57	I I	65 % 65 %	0,66 0,62
Hydrochlorothiazide 25 mg + olmésartan 20 mg HTA : 1 cp./j	30 cp. 90 cp.	19,72 55,57	I I	65 % 65 %	0,66 0,62
Hydrochlorothiazide 12,5 mg + olmésartan 40 mg HTA: 1 cp./j	30 cp. 90 cp.	20,04 56,45	I I	65 % 65 %	0,67 0,63
Hydrochlorothiazide 25 mg + olmésartan 40 mg HTA: 1 cp./j	30 cp. 90 cp.	20,04 56,45	I I	65 % 65 %	0,67 0,63
COOLMETEC					
Hydrochlorothiazide 12,5 mg + olmésartan 20 mg HTA : 1 cp./j	30 cp. 90 cp.	19,72 55,57	I I	65 % 65 %	0,66 0,62
Hydrochlorothiazide 25 mg + olmésartan 20 mg HTA : 1 cp./j	30 cp. 90 cp.	19,72 55,57	I I	65 % 65 %	0,66 0,62
Hydrochlorothiazide 12,5 mg + olmésartan 40 mg HTA: 1 cp./j	30 cp. 90 cp.	20,04 53,14	I I	65 % 65 %	0,67 0,59
Hydrochlorothiazide 25 mg + olmésartan 40 mg HTA: 1 cp./j	30 cp. 90 cp.	20,04 53,14	I I	65 % 65 %	0,67 0,59

■ Irbésartan + hydrochlorothiazide

COAPROVEL					
Irbésartan 150 mg + hydrochlorothiazide 12,5 mg HTA : 1 cp./j	30 cp. pell. 56 cp. pell. 90 cp. pell.	16,66 HOP 46,93	I I I	65 % 65 %	0,56 0,52
Irbésartan 300 mg + hydrochlorothiazide 12,5 mg HTA : 1 cp./j	30 cp. pell. 56 cp. pell. 90 cp. pell.	22,31 HOP 62,86	I I I	65 % 65 %	0,74 0,70
Irbésartan 300 mg + hydrochlorothiazide 25 mg HTA : 1 cp./j	30 cp. pell. 56 cp. pell. 90 cp. pell.	22,31 HOP 62,86	I I I	65 % 65 %	0,74 0,70

ARA II + INHIBITEUR CALCIQUE

Valsartan + amlodipine

EXFORGE					
Valsartan 80 mg + amlodipine 5 mg HTA : 1 cp./j	30 cp. 56 cp. 90 cp.	21,80 HOP 61,42	I I I	65 % 65 %	0,73 0,68
Valsartan 160 mg + amlodipine 5 mg HTA : 1 cp./j	30 cp. 56 cp. 90 cp.	24,81 HOP 69,91	I I I	65 % 65 %	0,83 0,78
Valsartan 160 mg + amlodipine 10 mg HTA : 1 cp./j	30 cp. 56 cp. 90 cp.	24,81 HOP 69,91	I I I	65 % 65 %	0,83 0,78

Telmisartan + amlodipine

TWYNSTA					
Telmisartan 40 mg + amlodipine 5 mg HTA : 1 cp./j	30 cp. 90 cp.	22,91 64,56	I I	65 % 65 %	0,76 0,72
Telmisartan 40 mg + amlodipine 10 mg HTA : 1 cp./j	30 cp. 90 cp.	22,91 64,56	I I	65 % 65 %	0,76 0,72
Telmisartan 80 mg + amlodipine 5 mg HTA : 1 cp./j	30 cp. 90 cp.	26,57 74,88	I I	65 % 65 %	0,89 0,83
Telmisartan 80 mg + amlodipine 10 mg HTA : 1 cp./j	30 cp. 90 cp.	26,57 74,88	I I	65 % 65 %	0,89 0,83

Olmésartan + amlodipine

SEVIKAR					
Olmésartan 20 mg + amlodipine 5 mg HTA : 1 cp./j	30 cp. 90 cp.	23,74 66,87	I I	65 % 65 %	0,79 0,74
Olmésartan 40 mg + amlodipine 5 mg HTA : 1 cp./j	30 cp. 90 cp.	23,74 66,87	I I	65 % 65 %	0,79 0,74
Olmésartan 40 mg + amlodipine 10 mg HTA : 1 cp./j	30 cp. 90 cp.	23,74 66,87	I I	65 % 65 %	0,79 0,74

■ **Olmésartan + Amlodipine**

AXELER					
Olmésartan 20 mg + amlodipine 5 mg HTA : 1 cp./j	30 cp. 90 cp.	23,74 66,87	I I	65 % 65 %	0,79 0,74
Olmésartan 40 mg + amlodipine 5 mg HTA : 1 cp./j	30 cp. 90 cp.	23,74 66,87	I I	65 % 65 %	0,79 0,74
Olmésartan 40 mg + amlodipine 10 mg HTA : 1 cp./j	30 cp. 90 cp.	23,74 66,87	I I	65 % 65 %	0,79 0,74

ARA II + INHIBITEUR CALCIQUE + DIURÉTIQUE THIAZIDIQUE

■ **Valsartan + amlodipine + hydrochlorothiazide**

EXFORGE HCT					
Valsartan 160 mg + amlodipine 5 mg + hydrochlorothiazide 12,5 mg HTA : 1 cp./j le matin	30 cp.		I	NR	
Valsartan 160 mg + amlodipine 5 mg + hydrochlorothiazide 25 mg HTA : 1 cp./j le matin	30 cp.		I	NR	
Valsartan 160 mg + amlodipine 10 mg + hydrochlorothiazide 12,5 mg HTA : 1 cp./j le matin	30 cp.		I	NR	
Valsartan 160 mg + amlodipine 10 mg + hydrochlorothiazide 25 mg HTA : 1 cp./j le matin	30 cp.		I	NR	

BÊTABLOQUANTS + DIURÉTIQUES

■ **Métoprolol + chlortalidone**

LOGROTON					
Métoprolol 200 mg + chlortalidone 25 mg HTA : 1 cp./j le matin au petit-déjeuner (max 2 cp./j en 2 prises)	30 cp. séc. 90 cp. séc.	8,21 23,10	I I	65 % 65 %	0,27 0,26

Timolol + amiloride + hydrochlorothiazide

MODUCREN					
Timolol 10 mg + amiloride 2,5 mg + hydrochlorothiazide 25 mg HTA : 1 cp./j en 1 prise	30 cp.	5,73	I	65 %	0,19

Pindolol + clopamide

VISKALDIX					
Pindolol 10 mg + clopamide 5 mg HTA : 1 cp./j le matin au petit-déjeuner (max 2 cp./j en 2 prises)	30 cp. 90 cp.	5,60 15,56	I I	65 % 65 %	0,19 0,17

Bisoprolol + hydrochlorothiazide

LODOZ					
Hydrochlorothiazide 6,25 mg + bisoprolol 2,5 ou 5 ou 10 mg HTA : 1 cp./j	30 cp. 90 cp.	6,33 17,74	I I	65 % 65 %	0,21 0,20
WYTENS					
Hydrochlorothiazide 6,25 mg + bisoprolol 2,5 ou 5 ou 10 mg HTA : 1 cp./j	30 cp.	6,33	I	65 %	0,21

Aténolol + chlortalidone

TENORETIC					
Aténolol 50 mg + chlortalidone 12,5 mg HTA : 1 cp./j	30 cp. 90 cp.	6,68 18,79	I I	65 % 65 %	0,22 0,21

Nébivolol + hydrochlorothiazide

CONEBILOX					
Nébivolol 5 mg + hydrochlorothiazide 12,5 mg HTA : 1 cp./j	30 cp. 90 cp.	12,23 34,43	I I	65 % 65 %	0,41 0,38
Nébivolol 5 mg + Hydrochlorothiazide 25 mg HTA : 1 cp./j	30 cp. 90 cp.	12,23 34,43	I I	65 % 65 %	0,41 0,38
TEMERITDUO					
Nébivolol 5 mg + hydrochlorothiazide 12,5 mg HTA : 1 cp./j	30 cp. 90 cp.	12,23 34,43	I I	65 % 65 %	0,41 0,38
Nébivolol 5 mg + hydrochlorothiazide 25 mg HTA : 1 cp./j	30 cp. 90 cp.	12,23 34,43	I I	65 % 65 %	0,41 0,38

BÊTABLOQUANTS + INHIBITEURS CALCIQUES

Aténolol + nifédipine

TENORDATE					
Aténolol 50 mg + nifédipine 20 mg HTA : 1 gél./j	30 gél. 90 gél.	15,72 44,28	I I	65 % 65 %	0,52 0,49
BETA ADALATE					
Aténolol 50 mg + nifédipine 20 mg HTA : 1 gél./j	28 gél.	14,71	I	65 %	0,53

Métoprolol (succinate de) + félodipine

LOGIMAX					
Succinate de métoprolol 47,5 mg + félodipine 5 mg HTA : 1 cp./j le matin sans croquer (max : 2 cp./j) Sujets âgés et insuffisants hépatiques : 1 cp./j	30 cp. LP 90 cp. LP	18,69 52,66	I I	65 % 65 %	0,62 0,59

47,5 mg de succinate de métoprolol sont équivalents en efficacité antihypertensive à 100 mg de **tartrate de métoprolol** (*LOPRESSOR, SELOKEN*)

DIURÉTIQUE + RÉSERPINE

Bendrofluméthiazide + réserpine

TENSIONORME					
Bendrofluméthiazide 2,5 mg + réserpine 0,1 mg HTA : 1 à 3 cp./j	24 cp. séc.	2,50	II	65 %	0,10

IEC + INHIBITEURS CALCIQUES

Périndopril + amolodipine

COVERAM					
Périndopril 5 mg + amolodipine 5 mg HTA : 1 cp./j	30 cp. 90 cp.	22,22 62,60	I I	65 % 65 %	0,74 0,70
Périndopril 5 mg + amolodipine 10 mg HTA : 1 cp./j	30 cp. 90 cp.	22,22 62,60	I I	65 % 65 %	0,74 0,70
Périndopril 10 mg + amolodipine 5 mg HTA : 1 cp./j	30 cp. 90 cp.	30,05 84,70	I I	65 % 65 %	1,00 0,94
Périndopril 10 mg + amolodipine 10 mg HTA : 1 cp./j	30 cp. 90 cp.	30,05 84,70	I I	65 % 65 %	1,00 0,94

■ Trandolapril + vérapamil

TARKA LP					
Trandolapril 2 mg + vérapamil 180 mg HTA : 1 cp./j	28 cp. 84 cp.	17,57 49,49	I I	65 % 65 %	0,63 0,59

■ Énalapril + lercanidipine

LERCAPRESS					
Énalapril 20 mg + lercanidipine 10 mg HTA : 1 cp./j	30 cp. 90 cp.	22,06 62,14	I I	65 % 65 %	0,74 0,69
ZANEXTRA					
Énalapril 20 mg + lercanidipine 10 mg HTA : 1 cp./j	30 cp. 90 cp.	22,06 62,14	I I	65 % 65 %	0,74 0,69

INHIBITEUR DE LA RÉNINE + DIURÉTIQUE THIAZIDIQUE

■ Aliskirène + hydrochlorothiazide

RASILEZ HCT					
Aliskirène 150 mg + hydrochlorothiazide 12,5 mg HTA : 1 cp./j	30 cp. 56 cp.	19,30 HOP	I I	65 %	0,64
Aliskirène 300 mg + hydrochlorothiazide 12,5 mg HTA : 1 cp./j	30 cp. 56 cp.	23,15 HOP	I I	65 %	0,77
Aliskirène 300 mg + hydrochlorothiazide 25 mg HTA : 1 cp./j	30 cp. 56 cp.	23,15 HOP	I I	65 % 65 %	0,77

INHIBITEUR CALCIQUE + STATINE

■ Amlodipine + atorvastatine

CADUET					
Prévention des accidents cardiovasculaires en cas d'HTA associée à plusieurs facteurs de risque : 1 cp./j	30 cp. 5 mg/10 mg 90 cp. 5 mg/10 mg 30 cp. 10 mg/10 mg 90 cp. 10 mg/10 mg	22,29 62,80 22,29 62,80	I I I I	65 % 65 % 65 % 65 %	0,74 0,70 0,74 0,70

Propriétés

Se reporter aux différentes classes thérapeutiques.

Indications

Traitement de l'hypertension artérielle lorsque la monothérapie n'est pas efficace ou en première intention.

Contre-indications

Se reporter aux différentes classes thérapeutiques.

Précautions d'emploi

Se reporter aux différentes classes thérapeutiques.

Effets indésirables

Se reporter aux différentes classes thérapeutiques.

Interactions médicamenteuses

Se reporter aux différentes classes thérapeutiques.

PARTIE 2

DERMATOLOGIE

ACNÉ

FICHE MALADIE

DÉFINITION

L'acné est une affection très fréquente, touchant préférentiellement le visage et le dos des adolescents. Bénigne, elle évolue spontanément vers la guérison, parfois après plusieurs années d'évolution. Le seul risque est celui de l'évolution cicatricielle locale dans les formes graves (visage « grêlé »).

CAUSES ET MÉCANISMES

L'acné affecte le follicule pilo-sébacé (la racine du poil et la glande sébacée attenante), sur lequel vont intervenir plusieurs facteurs :

- Génétique : transmission héréditaire sur un mode mal éclairci.
- Sécrétion : le sébum est le « fuel de l'inflammation de l'acné ».
- Facteurs hormonaux : essentiellement les androgènes, chez l'homme comme chez la femme.
- Facteurs bactériens : en particulier *Propionibacterium acnes,* retrouvé en abondance dans le follicule pilo-sébacé.

Facteurs inducteurs ou aggravants (à toujours rechercher) :

- Certains médicaments (corticoïdes par voie générale ou dermocorticoïdes, vitamine B12, androgènes, contraceptifs à activité androgénique, *RIMIFON*, *DI-HYDAN*, barbituriques, etc.).
- Certaines professions exposées (goudron, chlore, etc.).
- Rebond après une exposition solaire.
- Pathologie endocrinienne (hypercortisolisme, tumeurs virilisantes).

DIAGNOSTIC

Il est clinique.

L'acné associe, à des degrés variables :

- les comédons ouverts : sébum et kératine s'accumulent dans un follicule pilo-sébacé ouvert sur l'extérieur ; ce sont les points noirs ;
- les comédons fermés : sébum et kératine s'accumulent dans un follicule pilo-sébacé fermé ; ce sont les microkystes, ou points blancs ;
- les papules, élevures rouges, traduisant l'inflammation autour de ce follicule obstrué ;
- les pustules, traduisant la destruction puriforme du follicule pilo-sébacé ;
- les nodules, très inflammatoires, pouvant laisser une cicatrice inesthétique ; ils sont développés à partir de kystes profonds, inflammatoires et rompus.

L'acné débutante se limite aux comédons et aux microkystes. L'acné juvénile est dite « polymorphe » car elle associe ces diverses lésions. L'atteinte du visage est prédominante et peut s'accompagner de lésions du dos, des épaules et de la région présternale.

TRAITEMENT

L'acné doit être traitée pour éviter :

- un retentissement psychologique, parfois majeur ;
- la constitution de cicatrices inesthétiques.

Le traitement a trois cibles :

- Agir sur la composante rétentionnelle en vidant les comédons et en empêchant leur formation :
  - par des nettoyages de peau avec extraction mécanique des kystes et des comédons ;
  - associés à la **vitamine A** acide locale (*LOCACID, EFFEDERM, KÉTREL*).
- Agir sur les composantes infectieuse et inflammatoire :
  - par une action locale en utilisant le **peroxyde de benzoyle** (*CUTACNYL, ECLARAN*) ou un antibiotique (*ERYFLUID, ERYACNE, DALACINE T TOPIC, STIMYCINE)*;
  - par une antibiothérapie générale : cyclines à faibles doses en cures prolongées (*GRANUDOXY, TOLEXINE, MYNOCINE, MESTACINE*).
- Réduire la séborrhée. Un traitement antiandrogénique est utilisable seulement chez la

femme et en l'absence de contre-indications : **acétate de cyprotérone** (*ANDROCUR*).

Schématiquement, on utilise la **vitamine A** acide dans les acnés débutantes rétentionnelles comédoniennes et microkystiques et l'**antibiothérapie générale** associée au **peroxyde de benzoyle** dans les acnés polymorphes ou nodulaires.

Dans les formes sévères et rebelles aux traitements cités, on utilise des dérivés synthétiques de la **vitamine A** (*ROACCUTANE*), de la famille des rétinoïdes de synthèse, avec de très bons résultats.

PRONOSTIC

L'évolution se fait par poussées à partir de la puberté jusqu'à 25-30 ans, où l'acné disparaît habituellement. Il existe des formes tardives chez la femme adulte, des formes graves par leur intensité, leur évolution cicatricielle et leur retentissement psychologique.

FICHE INFIRMIÈRE

ÉDUCATION ET CONSEILS

L'acné est le résultat d'une sensibilité des glandes sébacées, génétiquement déterminée, aux androgènes circulants et à divers autres stimuli (soleil, stress et tabac, notamment).

L'acné ne disparaît pas « avec le mariage » ou « les premiers rapports sexuels », ni « avec le bac », mais avec un traitement et avec le temps.

Les traitements sont longs, n'ont pas d'effets visibles immédiatement mais après un délai d'un à deux mois.

Le début du traitement peut être marqué par une exacerbation des lésions, par des irritations dues aux traitements ; il faudra limiter ces effets indésirables transitoires en espaçant les applications des traitements et en utilisant un hydratant adapté.

Le traitement doit être poursuivi longtemps, jusqu'à disparition complète et durable des lésions rétentionnelles (kystes et comédons).

Les kystes fermés ne doivent pas être manipulés mais traités soit par les thérapeutiques prescrites soit par un nettoyage de peau dermatologique associé ; la manipulation peut laisser des cicatrices définitives.

Le soleil, le « stress » et le tabac sont trois facteurs aggravant l'acné par stimulation des glandes sébacées ; le rôle de l'alimentation n'est pas clairement démontré.

> Le traitement majeur de l'acné par isotrétinoïne oral (*ROACCUTANE*, *CURACNÉ*, *PROCUTA* et *CONTRACNE*) est réservé aux acnés sévères et ayant résisté à un traitement bien conduit.
> Ce traitement nécessite une contraception efficace, légalement obligatoire, quel que soit l'âge de la patiente.

FICHE PHARMACOLOGIE

ANTIACNÉIQUES – ANTIACNÉIQUES LOCAUX

Dérivés de la vitamine A

■ **Trétinoïne (ou vitamine A acide)**

EFFEDERM					
Acné : 1 appl. le soir après la toilette sur une peau bien sèche pendant plusieurs sem. en attaque puis × 2 à 3/sem. en entretien	30 g (crème 0,05 %) 50 mL (lotion 0,05 %)	3,22 4,80	I I	30 % 30 %	0,11 0,10
LOCACID					
Idem *EFFEDERM* Réservé aux acnés du tronc	30 g (crème 0,05 %) 15 mL (fl. de sol. 0,1 %)	3,00 3,00	I I	30 % 30 %	0,10 0,20
RETACNYL					
Idem *EFFEDERM*	30 g (crème 0,025 %) 30 g (crème 0,05 %)		I I	NR NR	
KETREL					
Idem *EFFEDERM*	30 g (crème 0,05 %)	2,87	I	30 %	0,10

■ **Adapalène**

DIFFERINE					
Acné : 1 appl. le soir après la toilette sur une peau bien sèche pendant plusieurs sem. en attaque puis × 2 à 3/sem. en entretien	30 g (gel ou crème 0,1 %)	5,37	I	30 %	0,18
EPIDUO					
Idem *DIFFERINE*	30 g (gel)		I	NR	

Propriétés

La **trétinoïne** favorise l'élimination des kystes ouverts et fermés et prévient leur formation.

L'**adapalène** possède de plus une activité anti-inflammatoire.

Indications

- Acné à prédominance rétentionnelle.
- Troubles de la kératinisation.
- Prévention et traitement de l'héliodermie (**trétinoïne** seulement).

Précautions d'emploi

Tester la sensibilité individuelle en début de traitement par une touche d'essai sur une petite partie du visage, espacer les applications en cas d'irritation.

Commencer par des faibles concentrations chez les sujets à peau fragile (roux, blonds, peau fine) et en cas d'association avec d'autres topiques irritants (**peroxyde de benzoyle**, **érythromycine**).

Appliquer avec prudence autour des yeux, des narines et de la bouche.

Ne pas s'exposer au soleil (photosensibilisation).

Grossesse : ne pas utiliser pendant la grossesse. Donner une contraception aux femmes en âge de procréer.

Effets indésirables

Des signes d'irritation à type d'érythème, de cuisson et de desquamation peuvent survenir en début de traitement, ils doivent faire espacer les applications (1 soir sur 2 ou 3) ; ces signes sont transitoires.

Une poussée d'acné est possible en début de traitement.

Les effets indésirables de l'**adapalène** sont moins intenses pour une efficacité qui semble identique.

Interactions médicamenteuses

Inactivation par le **peroxyde de benzoyle**. Ne pas associer avec **isotrétinoïne** (risque d'irritation +++).

■ Isotrétinoïne locale

ROACCUTANE					
Acné : 1 appl. le soir après la toilette sur une peau bien sèche en traitement d'attaque pendant plusieurs sem., puis 2 à 3 appl./sem. en entretien	30 g (gel 0,05 %)		I	NR	

Propriétés

L'**isotrétinoïne locale** a la même action que la **trétinoïne** dont elle est dérivée. Son efficacité semble identique à celle de la **trétinoïne** pour un prix nettement supérieur.

Indications

Acné rétentionnelle.

Précautions d'emploi

Tester la sensibilité individuelle en début de traitement par une touche d'essai sur une petite partie du visage, espacer les applications en cas d'irritation. Appliquer avec prudence autour des yeux, des narines et de la bouche. Ne pas s'exposer au soleil (photosensibilisation).

Grossesse : ne pas utiliser pendant la grossesse. Donner une contraception aux femmes en âge de procréer.

Effets indésirables

Une irritation et une poussée de l'acné peuvent se voir en début de traitement ; ces effets sont transitoires et doivent faire espacer les applications.

Peroxyde de benzoyle

■ Peroxyde de benzoyle

CUTACNYL					
Acné mixte : 1 appl. le soir après la toilette sur peau sèche, plusieurs sem. en attaque, puis × 2 à 3/sem. en entretien	40 g (gel aqueux 2,5 %) 40 g (gel aqueux 5 %) 40 g (gel aqueux 10 %)	2,87 2,95 2,95	II II II	30 % 30 % 30 %	0,07 0,07 0,07
EFFACNÉ					
Idem *CUTACNYL*	40 g (gel aqueux 5 %)		II	NR	
PANNOGEL					
Idem *CUTACNYL*	40 g (gel aqueux 5 %) 40 g (gel aqueux 10 %)	 2,75	II II	NR 30 %	 0,07
ECLARAN					
Idem *CUTACNYL*	45 g (gel 5 %) 45 g (gel 10 %)	3,07 3,07	II II	30 % 30 %	0,07 0,07
CURASPOT					
Idem *CUTACNYL*	100 g (gel 5 %)			NR	

Propriétés

Anti-inflammatoire, antibactérien et un peu kératolytique.

Indications

Acné polymorphe avec prédominance inflammatoire.

Contre-indications

Hypersensibilité aux peroxydes (eau oxygénée).

Précautions d'emploi

Commencer par des faibles concentrations pour les peaux fragiles avec une touche d'essai (*cf.* **trétinoïne**). Espacer les applications en cas d'irritation. Appliquer avec prudence autour des yeux, des narines et de la bouche.

Pas d'exposition solaire (photosensibilisation).

Décoloration des textiles (literie, vêtements).

Pas de contre-indication pendant la grossesse.

Effets indésirables

Irritation imposant un espacement des applications. Photosensibilisation.

Interactions médicamenteuses

Le **peroxyde de benzoyle** inactive la **trétinoïne** et l'**érythromycine**.

DERMATOLOGIE

Antibiotiques

■ Érythromycine percutanée

ERYFLUID					
Acné inflammatoire : à tamponner sur toutes les lésions inflammatoires × 1 à 2/j pendant plusieurs sem.	30 mL (sol. alcool. 4 %) 100 mL (sol. alcool. 4 %)	2,52 5,30	I I	15 % 15 %	0,08 0,05
ÉRYTHROGEL					
Idem *ERYFLUID*	30 g (gel alcool. 4 %)	3,05	I	15 %	0,10
ÉRYTHROMYCINE BAILLEUL					
Idem *ERYFLUID*	100 mL (sol. alcool. 4 %)	5,06	I	15 %	0,05

■ Érythromycine en association

ERYLIK					
Idem *ERYFLUID*	30 g (gel alcool. 4 %)	4,71	I	30 %	0,16

■ Clindamycine percutanée

DALACINE T TOPIC					
Idem *ERYFLUID*	30 mL (sol. alcool. 1 %)		I	NR	
ZINDACLINE					
Idem *ERYFLUID*	30 g (gel 1 %)		I	NR	
CLINDAFLUID					
Idem *ERYFLUID*	30 mL (sol. 1 %) 100 mL (sol. 1 %)		I I	NR NR	

■ Acide azélaïque

FINACEA					
Idem *ERYFLUID*	30 g (tube 15 %)		I	NR	

Propriétés

Antibiotiques locaux de la famille des macrolides et des lincosanides agissant sur *Propionibacterium acnes* et ayant une action anti-inflammatoire dans l'acné.

Indications

Acné inflammatoire.

Précautions d'emploi

Éviter l'application à proximité des yeux et de la bouche.

Utiliser la **clindamycine** avec prudence en cas d'antécédent de colite pseudo-membraneuse.
Grossesse : innocuité de la **clindamycine** non démontrée.
Allaitement : innocuité de la **clindamycine** non démontrée.

Effets indésirables

Signes d'irritation transitoires.
Risque non exclu de colite pseudo-membraneuse avec la **clindamycine**.

Interactions médicamenteuses

Inactivation par le **peroxyde de benzoyle**.

ANTIACNÉIQUES GÉNÉRAUX

Dérivés de la vitamine A

■ Isotrétinoïne

CONTRACNÉ GÉ					
Réservé aux acnés sévères ou résistantes aux traitements bien conduits : 0,5 à 1 mg/kg/j en 1 à 2 prises/j aux repas jusqu'à une dose cumulée de 100 à 150 mg/kg	30 caps. 5 mg 30 caps. 10 mg 30 caps. 20 mg	8,13 13,38 22,80	I I I	65 % 65 % 65 %	0,27 0,45 0,76
CONTRACNÉ					
Idem *CONTRACNÉ GÉ*	30 caps. 40 mg	41,77	I	65 %	1,39
PROCUTA GÉ					
Idem *CONTRACNÉ GÉ*	30 caps. 5 mg 30 caps. 10 mg 30 caps. 20 mg	9,05 14,94 25,50	I I I	65 % 65 % 65 %	0,30 0,50 0,85
CURACNÉ GÉ					
Idem *CONTRACNÉ GÉ*	30 caps. 5 mg 30 caps. 10 mg 30 caps. 20 mg	8,13 13,38 22,80	I I I	65 % 65 % 65 %	0,27 0,45 0,76
CURACNÉ					
Idem *CONTRACNÉ GÉ*	30 caps. 40 mg	41,77	I	65 %	1,39

Propriétés

Dérivé de la vitamine A, l'**isotrétinoïne** est antiséborrhéique, kératolytique et dans une moindre mesure anti-inflammatoire.

Indications

D'emblée dans les acnés sévères (nodulo-kystique, conglobata) ; en seconde intention dans les acnés résistantes ou récidivantes après des traitements majeurs bien conduits.
Hidrosadénite suppurée à un stade peu avancé, folliculite disséquante du cuir chevelu.

Contre-indications

Grossesse et allaitement.

Femmes en âge de procréer sans contraception efficace.
Dyslipidémie, hypervitaminose A, insuffisances hépatique ou rénale.

Précautions d'emploi

Contraception efficace chez la femme en période d'activité génitale, débutée 1 mois avant le début du traitement et poursuivie 1 mois après la fin du traitement.
Accord de soins et de contraception signé par la patiente ; évaluation mensuelle de l'observance de la contraception et de la compréhension par la patiente des risques d'une grossesse sous **isotrétinoïne**. Réalisation avant le traitement puis de façon mensuelle d'un test qualitatif plasmatique de grossesse.
Surveillance avant et pendant le traitement (à 1 mois puis tous les 2 mois) des transaminases, des triglycérides et du cholestérol total.
Pas de port de lentilles de contact.

Effets indésirables

Tératogénicité +++.

La contraception et la réalisation d'un test qualitatif plasmatique de grossesse sont obligatoires pour toutes les femmes traitées par **isotrétinoïne**.

Cutanéo-muqueux : chéilite, xérose, sécheresse buccale, desquamation palmo-plantaire, érythème facial, chute de cheveux, fragilité des ongles, poussée transitoire de l'acné dans le 1er mois.
Osseux : douleurs osseuses, arthralgies, hyperostoses, soudure prématurée des cartilages de conjugaison chez l'enfant.
Ophtalmologiques : sécheresse oculaire, intolérance au port des lentilles cornéennes, conjonctivite, opacités cornéennes, myopie.
Divers : myalgies, céphalées par hypertension intracrânienne, élévation des phosphatases alcalines et des transaminases, hépatites, élévation du cholestérol total et des triglycérides.

Interactions médicamenteuses

Les **tétracyclines** sont contre-indiquées en raison du risque d'hypertension intracrânienne. Association avec la **phénytoïne** à surveiller.

Dérivés du zinc

■ **Zinc (ou gluconate de zinc)**

GRANIONS DE ZINC					
Acné inflammatoire : 30 mg/j à distance des repas, pendant 3 mois puis 15 mg/j en entretien	30 amp. buv. 15 mg	4,53	I	30 %	0,15
RUBOZINC					
Idem *GRANIONS DE ZINC*	30 gél. 15 mg 60 gél. 15 mg	5,55 8,30	I I	30 % 30 %	0,19 0,14
EFFIZINC					
Idem *GRANIONS DE ZINC*	30 gél. 15 mg 60 gél. 15 mg	4,84 8,30	I I	30 % 30 %	0,16 0,14

Propriétés

Agit sur la composante inflammatoire de l'acné par un mécanisme mal connu.

Indications

Acné inflammatoire.
Acrodermatite entéropathique.

Effets indésirables

Gastralgies spontanément résolutives, surtout avec le sulfate de zinc.

Précautions d'emploi

Prendre à distance des repas et d'autres médicaments éventuellement associés.

DERMATOLOGIE

Anémie sidéroblastique par carence en cuivre si traitement prolongé à forte dose.

Interactions médicamenteuses

Possibilité de chélation intestinale du **zinc** par les aliments riches en acide phytique (pain complet, maïs, soja, etc.).

Associations déconseillées : **cyclines**, **anti-acides**, **calcium**, **fer** (chélation).

Antiandrogène

■ Cyprotérone acétate

ANDROCUR					
Acné sévère et/ou hyperandrogénie d'origine ovarienne ou périphérique : 1 cp. du 5e au 25e j du cycle associé à un œstrogène du 16e au 25e j (schéma de Kutten)	20 cp. séc. 50 mg	12,09	I	65 %	0,60

Propriétés

Progestatif de synthèse ayant une action anti-androgénique, une action antigonadotrope et une action anti-œstrogénique.

Indications

Hirsutismes féminins majeurs d'origine non tumorale.

Manifestations d'hyperandrogénie chez la femme jeune désirant une contraception orale.

Certaines pubertés précoces, contraception orale chez les femmes ayant un lupus érythémateux systémique, cancer de la prostate.

Contre-indications

Affections hépatiques graves, diabète sévère, antécédents ou maladie thromboemboliques, dépression chronique grave, tuberculose.

Celles des œstrogènes lorsqu'ils sont associés.

Grossesse et allaitement.

Précautions d'emploi

Arrêt du traitement si : troubles oculaires, signes d'hépatite, accident thromboembolique, céphalées importantes.

Surveillance clinique : examen gynécologique avec palpation des seins, poids, pression artérielle.

Surveillance biologique : lipides sanguins, glycémie, bilan hépatique.

Effets indésirables

Chez la femme : troubles des règles (possible aménorrhée), prise de poids.

Chez l'homme : inhibition de la spermatogenèse, gynécomastie, variation du poids, impuissance.

Dans les 2 sexes : dyspnée, troubles visuels, aggravation d'une insuffisance veineuse existante, migraines et céphalées, accidents hépatiques dose-dépendants.

ÉRYSIPÈLE

FICHE MALADIE

DÉFINITION

L'érysipèle est une dermatose bactérienne aiguë atteignant le derme et l'hypoderme (dermo-hypodermite bactérienne), siégeant le plus souvent aux membres inférieurs et réalisant classiquement l'aspect d'une grosse jambe rouge aiguë fébrile. Certains érysipèles moins fréquents siègent au visage.

CAUSES ET MÉCANISMES

L'érysipèle est toujours d'origine bactérienne, dû à un streptocoque β-hémolytique du groupe A. Toutefois, d'autres bactéries peuvent être à l'origine de dermo-hypodermites prenant l'aspect d'un érysipèle (streptocoques d'un autre groupe, staphylocoques, bactéries Gram⁻, anaérobies).

Il existe fréquemment une porte d'entrée cutanée (intertrigo inter-orteil, ulcère de jambe, plaie traumatique) et/ou un terrain favorisant (insuffisance veino-lymphatique des membres inférieurs, obésité, diabète).

DIAGNOSTIC

Il est clinique.

Le début est brutal, avec une fièvre élevée (39 °C à 40 °C) habituellement, des frissons qui précèdent de quelques heures l'apparition du placard cutané inflammatoire caractérisé par une rougeur et un œdème bien limités et une douleur à la palpation. La présence de décollements bulleux superficiels est possible et ne constitue pas un facteur de gravité. Des adénopathies régionales inflammatoires sont fréquentes ainsi qu'une porte d'entrée cutanée.

TRAITEMENT

Il peut s'envisager en ambulatoire, en l'absence de critères de gravité, chez un patient pouvant être facilement surveillé par l'entourage. Il repose alors sur une antibiothérapie orale type **amoxicilline** 3 g/j pour 15 jours, avec application des « mesures associées » et prévention des récidives.

Dans le cas contraire, le patient est hospitalisé.

MISE EN CONDITION DU PATIENT

- Hospitalisation en milieu médical.
- Repos au lit.
- Mise en place d'un arceau pour éviter le contact douloureux de la peau avec les draps.
- Voie veineuse périphérique.
- Dessiner au marqueur les contours de l'inflammation cutanée.

ANTIBIOTHÉRAPIE

Forme typique

En première intention :

- *PÉNICILLINE G* par voie IV : posologie adaptée au poids, 200 000 UI/kg/j en 6 inj. (par exemple, 90 kg = 3 MUI 6 fois/j).
- Relais *per os* après 48 h d'apyrexie par **pénicilline V** (*ORACILLINE*) : 1 à 2 cp. à 1 million d'unités 3 fois/j ou **amoxicilline** 1 g x 3/j pour une durée totale de 15 jours à 3 semaines.

Doute sur l'origine streptococcique

Dans les cas où l'érysipèle ne réalise pas la forme typique (grosse jambe rouge aiguë fébrile), l'origine streptococcique peut être remise en cause et une autre antibiothérapie doit être prescrite. Les situations principales sont : sujet jeune, maladie générale notamment diabète avec mal perforant plantaire, ulcère de jambe, morsure animale.

En cas de doute sur l'origine streptococcique : **amoxicilline + acide clavulanique**, (*AUGMENTIN*), 1 g IVL 3 fois/j et relais *per os* à la même dose pour une durée totale de 3 semaines.

MESURES ASSOCIÉES

- Traitement de la porte d'entrée cutanée : soins d'ulcères, de plaies, d'intertrigo inter-orteil. Par exemple : antisepsie de plaies cutanées par éraflures par *BÉTADINE* solution dermique 10 % 2 fois/j pendant 1 semaine.
- Repos, le plus possible.
- Anticoagulation préventive s'il existe des facteurs de risque de thrombose veineuse associés. Par exemple : *LOVENOX* 0,2 mL ou 0,4 mL SC 1 fois/j jusqu'à amélioration des signes inflammatoires et reprise normale de la marche.
- Vaccination antitétanique à jour.
- Antalgiques contre la douleur.
- Déconseiller les anti-inflammatoires.

Le traitement de l'érysipèle de la face est identique, à l'exception de l'anticoagulation préventive qui est inutile.

PRONOSTIC

L'évolution est habituellement favorable sous traitement en 10 jours. La récidive est la complication la plus fréquente (persistance de facteurs favorisants locaux comme une insuffisance veineuse, un lymphœdème ou un ulcère de jambe).

PRÉVENTION DES RÉCIDIVES

Traitement d'une porte d'entrée, hygiène rigoureuse, traitement énergique de l'insuffisance veineuse et lymphatique par contention des membres inférieurs, drainages lymphatiques. Une antibiothérapie au long cours est parfois nécessaire : par exemple, **pénicilline G** (*EXTENCILLINE*), 2,4 millions d'unités en IM toutes les 3 semaines au long cours tant que persiste la porte d'entrée.

FICHE INFIRMIÈRE

EXAMENS

Biologie standard comportant notamment NFS-plaquettes, VS, CRP, hémocultures et prélèvement bactériologique d'une porte d'entrée cutanée.

SURVEILLANCE DU TRAITEMENT

SOINS – TRAITEMENT

• Dessiner les limites de l'inflammation à l'aide d'un marqueur pour la surveillance.

• Pose d'une voie veineuse périphérique pour perfusion d'antibiotiques actifs sur le streptocoque (type penicilline), toujours après avoir interrogé le patient sur l'existence ou non d'une allergie à la **pénicilline**.

• Héparine de bas poids moléculaire SC si prescrite.

• Port de gants lors des soins et de la préparation des perfusions de pénicilline.

• Soins locaux de la porte d'entrée (*BÉTADINE* sur une plaie cutanée, sur un intertrigo inter-orteils).

• Vaccination antitétanique à vérifier.

EFFICACITÉ DU TRAITEMENT

Apyrexie en 48 à 72 h, diminution des douleurs et de l'inflammation en plusieurs jours.

EFFETS INDÉSIRABLES

Surveiller la voie veineuse (douleur, inflammation, dépistage d'une lymphangite), dépister une allergie aux antibiotiques (urticaire, œdème de Quincke voire choc), évaluer la douleur et la tolérance de la fièvre. Prise de la pression artérielle, du pouls et de la température 3 fois/j.

Il faut dépister l'évolution vers une forme nécrosante (fasciite nécrosante) en repérant les signes de gravité suivants :

• Signes généraux : fièvre > 39 °C persistante, confusion, hypothermie, hypotension artérielle, oligoanurie.

• Signes locaux : douleur très intense, extension rapide de l'inflammation (œdème, érythème), induration diffuse, cyanose et/ou nécrose cutanée, lividités, crépitation, hypoesthésie cutanée.

ÉDUCATION ET CONSEILS

Il est fondamental de prévenir la récidive de l'érysipèle ; pour cela, il faut expliquer au patient de :

• bien suivre le traitement prescrit en insistant sur la durée de l'antibiothérapie d'au moins 15 jours ;

• prendre en charge l'insuffisance veineuse et/ou lymphatique par des drainages des membres inférieurs, le port d'une contention veineuse adaptée du matin jusqu'au soir, la marche régulière, le repos jambes surélevées, la perte de poids ;

• prendre en charge un ulcère de jambe ;

• avoir une hygiène rigoureuse des pieds et des jambes ;

• traiter rapidement une nouvelle porte d'entrée cutanée.

• suivre le traitement antibiotique au long cours, s'il est prescrit en raison de la persistance d'une porte d'entrée.

FICHE TECHNIQUE

ERYSIPÈLE : SOINS DES PIEDS

Définition

La prévention d'un érysipèle fait appel à une bonne hygiène corporelle et au bon usage des antiseptiques topiques car la moindre effraction cutanée peut être une porte d'entrée au streptocoque responsable de dermatoses infectieuses graves.

Toute plaie cutanée même de petite taille doit être soigneusement nettoyée.

Méthode et conseils

À propos des plaies :

Attention aux antiseptiques utilisés : le choix d'un bon antiseptique est important car il peut être irritant et hypersensibilisant pour la peau et les muqueuses. Le médecin préfère en général prescrire l'utilisation l'*HIBITANE* (savon antiseptique non iodé) ou la *BÉTADINE SCRUB* (savon antiseptique iodé si le patient n'est pas allergique).

L'hygiène des pieds doit être quotidienne :

- laver les pieds et les espaces interdigitaux à l'eau tiède avec un savon doux ;
- bien rincer et sécher par tamponnement ;
- en dehors de tout contexte infectieux, réaliser un bain de pieds une fois par semaine pendant 5 à 7 minutes maximum. Il est important de ne pas dépasser cette durée pour éviter le ramollissement et la sécheresse cutanée qui prédisposeraient à la survenue de lésions ;
- couper les ongles au carré. Ils ne doivent pas dépasser le bord de l'orteil ni être trop courts (pour éviter les ongles incarnés) ;
- hydrater la surface des pieds chaque jour avec une crème nourrissante dépourvue de lanoline (car allergisante), sans en mettre entre les orteils pour éviter de créer un environnement humide propice aux mycoses ;
- préférer des bas en coton blanc non serrés pour éviter macération et problèmes circulatoires ;
- si les pieds tendent à transpirer ou à être malodorants facilement : un antiseptique et un antitranspirant spécifique peuvent être indiqués pour prévenir les moiteurs et les échauffements ;
- changer régulièrement de chaussures en fonction des activités est fortement recommandé quotidiennement ;
- le choix d'une chaussure doit tenir compte de la morphologie du pied pour éviter toute blessure ou problème circulatoire ;
- éviter sparadraps autocollants et sprays déodorants qui abîment la peau ;
- Ne pas marcher pieds nus pour éviter toute blessure ;
- éviter toute source de chaleur telles que bain brûlant, bouillotte et radiateurs ;
- bien observer l'ensemble du pied, à l'aide d'un miroir et signaler sans attendre l'apparition d'une rougeur, d'un œdème, d'une fissure, d'une lésion, d'un écoulement, au pédicure, au podologue ou au médecin traitant.

FICHE PHARMACOLOGIE

ANTIBIOTIQUES LOCAUX

Mupirocine

MUPIDERM					
Impétigo et dermatoses impétiginisées 2 à 3 appl./j pendant 5 à 10 j	15 g (pom. 2 %)	6,33	I	30 %	0,42

Acide fusidique

FUCIDINE					
Infections cutanées bactériennes Éradication du portage dans les staphylococcies cutanées récidivantes 2 à 3 appl./j	15 g (cr. ou pom. 2 %)	3,06	I	30 %	0,20

Propriétés

Antibiotiques à usage local, ayant une action antistaphylococcique et sur de nombreux autres germes en raison des concentrations élevées (bactéricides) obtenues *in situ*.

Indications

Éradication du portage nasal de staphylocoque doré dans les staphylococcies récidivantes (pour *FUCIDINE* uniquement, pas pour *MUPIDERM* selon les mentions du *Vidal* et l'AMM).

Traitement des dermatoses cutanées infectieuses (impétigo, folliculite bactérienne, etc.).

Contre-indications

Hypersensibilité à l'un des constituants.

Application sur les yeux, et sur les seins chez la femme qui allaite.

Ne pas utiliser *MUPIDERM* sur la muqueuse nasale (*BACTROBAN* est réservé pour cette indication en milieu hospitalier).

Précautions d'emploi

Risques d'émergence de souches résistantes.

Ne pas utiliser la **mupirocine** sur de grandes surfaces (< 20%).

Effets indésirables

Cf. Précautions d'emploi.

Sulfadiazine argentique

FLAMMAZINE					
1 appl./j	50 g (cr. 1 %) 500 g (cr. 1 %)	3,91	I I	15 % NR	0,08

Sulfadiazine argentique + nitrate de cérium

FLAMMACÉRIUM					
1 appl./j pendant 1 sem. puis tous les 2-3 j	500 g (cr. 1 % stérile)	HOP	I	NR	

Propriétés

Sulfadiazine : sulfamide bactériostatique.
Argent : pouvoir bactéricide.

Microbiologie

Gram (-) tels que *Pseudomonas aeruginosa*, *Aerobacter aerogenes*, *Klebsiella pneumoniae*.
Staphylococcus aureus.

Indications

FLAMMAZINE : infections cutanées bactériennes, plaies infectées et brûlures.
FLAMMACÉRIUM : brûlures étendues avec lésions profondes.

Contre-indications

Sensibilisation connue aux sulfamides.
Nouveau-né, prématuré, fin de gestation (3e trim.), allaitement (risque d'ictère nucléaire du nouveau-né).

Précautions d'emploi

Déficit en G6PD : risque d'hémolyse.

Interactions médicamenteuses

Anticoagulants oraux : nombreux cas rapportés d'augmentation de leur activité, déséquilibre de l'INR.

FURONCLES

FICHE MALADIE

DÉFINITION, CAUSES ET MÉCANISMES

Furoncles

Les furoncles sont des folliculites profondes à staphylocoque doré. Ils atteignent électivement l'adolescent et l'adulte jeune. Ils sont favorisés par le diabète.

Folliculites

Les folliculites, ou inflammation des follicules des poils, sont le plus souvent superficielles et banales. Dues au staphylocoque doré, elles se caractérisent par des pustules centrées par un poil ; elles peuvent atteindre la barbe, on parle alors de sycosis staphylococcique. Il existe d'autres germes responsables de folliculites (bacille pyocyanique, dermatophytes et *Candida*, etc.), et des folliculites non infectieuses (accidents médicamenteux, acné où l'infection est secondaire, maladie de Behçet, etc.).

Anthrax

L'anthrax est un agglomérat de furoncles, réalisant un placard inflammatoire avec des signes généraux fréquents.

DIAGNOSTIC

Le furoncle se manifeste par l'apparition d'un nodule rouge, chaud et douloureux, centré par un orifice pilaire qui laisse sourdre du pus et par lequel s'élimine le bourbillon jaunâtre correspondant à la nécrose de tout le follicule pilo-sébacé.
Le furoncle est unique ou multiple et siège surtout sur les zones de frottement : cuisses, fesses, épaules et dos.
Le diagnostic est clinique et ne nécessite aucun examen complémentaire, sauf en cas d'indication à un traitement général où un prélèvement bactériologique local est indiqué pour adapter l'antibiotique aux résultats de l'antibiogramme.

TRAITEMENT

TRAITEMENT LOCAL

- Ne pas manipuler.
- Antisepsie locale, par exemple **chlorhexidine** sur les lésions 1 à 2 fois/j et pansement, associée à une douche quotidienne avec un antiseptique (*CYTÉAL*, *SEPTIVON*).
- Hygiène correcte fondamentale, avec lavages des mains pluriquotidiens lors des situations de la vie courante et après chaque

pansement, brossage des ongles, coupés court, avec un savon antiseptique.

• Antibiothérapie locale dans les gîtes réservoirs de staphylocoque (narines, anus, conduits auditifs externes, creux axillaires, ombilic, régions rétroauriculaires et cicatrices d'anciens furoncles) 2 fois/j pendant 1 semaine en cas de furonculose avec *FUCIDINE* ou *MUPIDERM* en cas de staphylocoque méticilline-résistant (SARM) après prélèvements bactériologiques du patient et, parfois, de sa famille en cas de récidives.

TRAITEMENT GÉNÉRAL

• En présence de fièvre, l'hospitalisation s'impose.

• Il est indiqué en cas de furoncles multiples, de furoncle médio-facial, de terrain débilité, ou en cas de furonculose ; on choisit un antibiotique anti-staphylocoque doré, *PYOSTACINE* 50 mg/kg/j.

• En cas de furonculose, on recherchera un diabète associé, une prise de corticoïdes au long court et tout autre traitement immunosuppresseur, un contage familial, un déficit immunitaire (sida), une atopie, une carence martiale.

• Arrêt de travail en cas de travail au contact des aliments.

• Port de vêtements amples.

PRONOSTIC

L'évolution est favorable sous traitement antiseptique local et antibiotique par voie générale.

La manipulation d'un furoncle favorise la diffusion de l'infection et peut aboutir, au visage, à la redoutable et gravissime staphylococcie maligne de la face ; il faut donc insister sur le fait que l'on ne doit jamais manipuler (tripoter, tenter d'extraire le bourbillon central) un furoncle du visage.

Les furoncles peuvent récidiver pendant plusieurs mois ou années, on parle alors de furonculose chronique.

FICHE INFIRMIÈRE

EXAMENS

Prélèvement bactériologique d'une pustule : *cf.* Fiche technique, p. 166.

ÉDUCATION ET CONSEILS EN CAS DE FURONCULOSE CHRONIQUE

Les furoncles sont des infections bactériennes profondes des follicules des poils.

De nombreux facteurs favorisent leur survenue, notamment les frottements répétés et le manque d'hygiène, on insistera sur :

• le port de sous-vêtements et de vêtements amples, plutôt en coton ;

• le brossage des ongles, coupés court, avec un antiseptique, et les lavages des mains pluriquotidiens ;

• la réalisation d'une douche quotidienne avec un savon antiseptique ;

• la non-manipulation des furoncles.

Les furoncles récidivent volontiers ; il faut alors rechercher un diabète, un terrain atopique, un traitement immunosuppresseur, un déficit immunitaire (notamment acquis : infection par le VIH), une carence en fer et un portage chronique du germe (staphylocoque doré) dans certains gîtes réservoirs qui sont principalement les fosses nasales mais également les conduits auditifs externes, les plis axillaires, l'ombilic, l'anus, les régions rétro-auriculaires et les cicatrices d'anciens furoncles.

S'il existe de la fièvre au cours de l'évolution, une hospitalisation est justifiée devant le risque de dissémination par voie sanguine de l'infection.

On fera préciser au patient s'il prend déjà des médicaments et s'il existe des cas semblables dans sa famille ou dans son entourage.

FICHE TECHNIQUE

PRÉLÈVEMENT BACTÉRIOLOGIQUE D'UNE PUSTULE

Ce prélèvement est effectué avant une éventuelle antibiothérapie et est indiqué devant l'apparition de pustules, qu'elles soient folliculaires ou non folliculaires (non centrées par un poil) ; il peut, selon les suspicions cliniques, être demandé à la recherche de champignons (*Candida* ou dermatophyte).

Matériel

- Aiguille SC stérile.
- Seringue stérile 2 mL.
- Bon de demande d'examen bactériologique.
- Étiquettes au nom du patient.

Réalisation

- Expliquer au patient l'intérêt et le déroulement de l'examen.
- Installer le patient confortablement.
- Se laver les mains.
- Adapter stérilement l'aiguille sur la seringue.
- Prélever le contenu d'une pustule *sans toucher la peau alentour*, en perçant une pustule avec l'aiguille et en aspirant le contenu avec la seringue.
- Ne pas désadapter l'aiguille de la seringue.
- Désinfecter la lésion.
- Identifier le prélèvement.
- Remplir le bon de laboratoire en précisant l'identité du patient, le service d'origine, le lieu, la nature, la date et l'heure des prélèvements, ainsi que le traitement reçu par le patient, *et surtout que l'aiguille reste en place en raison de la nature du prélèvement* (l'essentiel du matériel à examiner étant dans l'aiguille et non pas dans la seringue).
- Acheminer sans délai le prélèvement au laboratoire de bactériologie.

Transmissions

Noter la réalisation du prélèvement sur le dossier de soins du patient.
Les résultats sont obtenus en 1 h pour l'examen direct, en 24 h pour la culture et l'identification et en 48 h pour l'antibiogramme.

MYCOSES CUTANÉES ET MUQUEUSES

CANDIDOSES

FICHE MALADIE

DÉFINITION

Les candidoses sont des infections cutanées ou muqueuses provoquées par des champignons levuriformes du genre *Candida*, dont l'espèce *albicans* est responsable de la plupart des manifestations pathologiques chez l'homme.

CAUSES ET MÉCANISMES

Candida albicans est quasiment la seule espèce pathogène en dermatologie ; il est normalement présent dans le tube digestif, sur les muqueuses et sur la peau altérée ; il n'est pas présent sur la peau saine. *Candida albicans* peut se multiplier et devenir pathogène, c'est-à-dire provoquer une maladie que l'on nomme candidose, sous l'influence de différents facteurs locaux ou généraux.

Les facteurs favorisant le développement de *Candida albicans* sont :

- Locaux :
  - Macération, humidité (occlusion, transpiration, obésité, contacts répétés avec l'eau, conditions souvent réunies dans les plis cutanés).
  - Irritations chroniques (prothèse dentaire), pH acide.
  - Sécheresse buccale (syndrome sec, médicaments anticholinergiques, séquelles de radiothérapie).
- Généraux :
  - Immunosuppression congénitale ou acquise (médicaments, VIH).
  - Grossesse, diabète.
  - Âges extrêmes de la vie.
  - Médicaments (antibiotiques à large spectre, œstroprogestatifs, corticoïdes, immunodépresseurs).

DIAGNOSTIC

SIGNES CLINIQUES

Candidoses muqueuses

- Buccale et péribuccale :
  - Muguet : atteinte diffuse de la cavité buccale, qui est érythémateuse, douloureuse et recouverte de dépôts blancs crémeux « lait caillé », surtout chez le nourrisson.
  - Glossite : atteinte de la langue qui est rouge, dépapillée, sèche et douloureuse.
  - Perlèche : érythème fissuraire des coins de la bouche.
- Anale : la candidose est une des causes les plus fréquentes de prurit anal. Une anite douloureuse peut l'accompagner. Elle s'associe souvent à un foyer digestif.
- Vulvo-vaginale : cause fréquente de prurit vulvaire avec érythème, œdème, dépôts blanchâtres et vaginite douloureuse responsable de leucorrhées (à différentier d'une simple vulvite irritative, d'une dermatite séborrhéïque ou d'un psoriasis vulvaires).
- Génitale masculine : atteinte du gland, parfois du prépuce (balanite ± posthite), qui est rouge vernissé et recouvert d'un enduit blanchâtre ; une urétrite est parfois associée.

Les atteintes des muqueuses génitales peuvent se transmettre sexuellement mais surviennent le plus souvent sans contage sexuel.

Candidoses cutanées

Elles touchent essentiellement les plis :

- Grands plis : nappes érythémateuses humides, recouvertes d'un enduit blanchâtre, symétriques de part et d'autre du fond du pli où l'atteinte est maximale, à limites périphériques émiettées, avec semis de pustulettes ; les plis interfessier, sous-mammaires, inguinaux et axillaires peuvent être atteints, surtout chez le vieillard, l'obèse, le diabétique.
- Petits plis : interdigitaux des mains, notamment chez la ménagère (rôle favorisant de l'humidité) ; inter-orteils.

Candidose unguéale (onyxis)

La région périunguéale est d'abord atteinte : c'est le périonyxis. Un léger décollement grisâtre apparaît sur les bords latéraux ou à la racine de l'ongle, lequel peut être atteint ensuite dans son ensemble.

Folliculites

Surtout chez l'héroïnomane, se traduisant essentiellement par des pustules du cuir chevelu.

EXAMENS COMPLÉMENTAIRES

- Le prélèvement mycologique, à l'écouvillon sur les lésions suintantes, par grattage et prélèvement d'un fragment d'ongle pour les atteintes unguéales, est pratiqué avant tout traitement.
- L'examen direct montre la présence de spores et, surtout, de filaments ou pseudofilaments signant le caractère pathogène du *Candida*.
- La culture sur milieu de Sabouraud pousse en 24 à 48 h et précise le genre *Candida* et le nombre de colonies ; l'espèce de *Candida* en cause (*albicans*, en pratique) est déterminée secondairement.

Sur les muqueuses, il faut rappeler que la présence de *Candida* est normale ; la culture est donc à interpréter en fonction de la clinique et il doit exister de nombreuses colonies pour conclure à une présence pathogène.

TRAITEMENT

- Le préalable indispensable est la recherche d'une cause favorisante avec, si possible, son exclusion.
- Les candidoses des plis seront traitées localement : application locale d'antiseptique (*BÉTADINE*) sur une compresse, séchage puis *imidazolé* local.
- Les candidoses buccales nécessitent un traitement oral (*FUNGIZONE*, *DAKTARIN* comprimés ou *TRIFLUCAN* chez l'immunodéprimé).
- Les candidoses cutanées, unguéales et muqueuses superficielles sont traitées localement :
  - ovules gynécologiques en cas de vaginite ;
  - découpage de toute la tablette unguéale décollée et séchage du lit de l'ongle et antifongique oral prolongé en cas d'atteinte de la matrice.
- Les candidoses viscérales septicémiques sont traitées par les antimycosiques par voie générale : le *TRIFLUCAN* et le *SPORANOX* apportent ici un atout considérable et sont utiles dans toutes les candidoses graves ; l'**amphotéricine B** (*FUNGIZONE*) injectable est de maniement beaucoup plus délicat.

PRONOSTIC

- Sous traitement, l'évolution est le plus souvent favorable.
- L'existence de récidives doit faire rechercher, outre une cause favorisante, un foyer méconnu non traité, en particulier digestif.
- Certaines candidoses sont chroniques sur certains terrains.
- Dans d'autres conditions, les levures du genre *Candida* peuvent donner des septicémies avec localisations viscérales (endocarde, surtout sur prothèse valvulaire, cerveau, rétine, méninges, etc.) surtout chez les immunodéprimés, les héroïnomanes.

FICHE INFIRMIÈRE

PRATIQUE INFIRMIÈRE DEVANT UNE CANDIDOSE BUCCALE

EXAMENS

Prélèvement mycologique de la cavité buccale à l'écouvillon stérile à apporter sans délai au laboratoire pour examen direct, culture et identification.

SURVEILLANCE DU TRAITEMENT

OBJECTIFS

- Supprimer les facteurs favorisant la prolifération locale de *Candida albicans* (correction d'un diabète, prothèse dentaire, sécheresse buccale, médicaments – notamment antibiothérapie).
- Traiter l'infection buccale et le probable foyer digestif associé.

TRAITEMENTS – SOINS

Éradication des facteurs favorisants

- Équilibre d'un diabète.
- Arrêt d'un traitement favorisant si possible.
- Brossage, avec la suspension buvable de *FUNGIZONE*, d'une prothèse dentaire puis rinçage dans de l'eau bicarbonatée (**bicarbonate de sodium**).

Traitement de la muqueuse buccale

- Bains de bouche avec *ELUDRIL* 3 à 4 fois/j ou avec du **bicarbonate de sodium** pour augmenter le pH endobuccal (1 cuillère à café dans un verre d'eau).
- *FUNGIZONE* suspension buvable, 4 cuillères à café 2 fois/j, à distance des repas et à laisser au contact de la muqueuse buccale quelques minutes avant d'avaler. Le traitement sera de 15 jours.

DERMATOLOGIE

Traitement d'un foyer digestif

On peut associer *FUNGIZONE* 2 capsules 3 fois/j.

FICHE TECHNIQUE

MYCOSES : PRÉLÈVEMENTS MUQUEUX

Définition

La recherche de *Candida albicans* au niveau des muqueuses doit être réalisée avant l'instauration de tout traitement antifongique ou bien à distance de celui-ci, s'il est préalablement débuté. Dans ce dernier cas, il sera réalisé après une fenêtre thérapeutique de 4 semaines.

Il permet d'identifier précisément le germe en cause par examen direct et d'une culture.

La qualité du prélèvement conditionnera les résultats mycologiques.

Le respect des conditions rigoureuses d'aseptie lors du prélèvement est incontournable pour la fiabilité des résultats.

Méthode

La méthode prévoit de se munir d'un plateau propre et décontaminé et de 2 écouvillons (l'un pour l'examen direct et l'autre pour la mise en culture).

- Gants non stériles à usage unique.
- Si besoin un masque.
- Sachet double poches pour acheminer l'examen au laboratoire avec la feuille d'examen.
- Étiquettes du patient.
- Feuille de demande d'examen dûment remplie.
- Se laver les mains.
- Enfiler les gants.
- Sortir l'écouvillon de son emballage en le saisissant par le bouchon à l'extrémité de la tige sans la toucher.
- Réaliser le prélèvement très précisément sur la zone de la lésion.
- Replacer l'écouvillon dans son étui d'origine sans contact avec l'extérieur de l'emballage.
- Étiqueter le prélèvement, indiquer la date et l'heure du prélèvement.
- Décontaminer le plateau.
- Éliminer les gants.
- Se laver les mains.
- Acheminer le prélèvement au laboratoire sans délai.
- Noter la réalisation de l'examen dans le dossier de soin du patient.

Sur les muqueuses buccales et péri-buccales, le prélèvement s'effectue directement au niveau de la lésion.

Pour les mycoses vaginales, un prélèvement cervico-vaginal est réalisé par le gynécologue. La patiente est installée en position gynécologique, le médecin introduit un spéculum dans le vagin et prélève les pertes vaginales à l'aide d'un écouvillon au niveau du col et du vagin. Ce prélèvement est indolore, il est recommandé de ne pas réaliser de toilette vaginale avant le prélèvement afin de ne pas négativer les résultats.

Chez l'homme, le prélèvement se fera au niveau du méat urinaire et des lésions, en position assise ou semi-assise, de préférence le matin avant la miction.

Dans le cadre d'une mycose anale : l'écouvillonnage sera réalisé au niveau de la marge anale sans pénétration rectale.

Conseils

Pour éviter la récidive de mycose vaginale :
- éviter les endroits chauds tels que jacuzzi et piscine ;
- préférer les douches aux bains ;
- laver les sous-vêtements au-delà de 60 °C ;
- éviter les vêtements synthétiques, trop serrés ;
- éviter les déodorants, les sprays et savons parfumés ;
- éviter les gels douches ;
- préférer un savon doux gynécologique ;
- utiliser des préservatifs.

DERMATOPHYTIES

FICHE MALADIE

DÉFINITION

Les dermatophyties sont des dermatoses dues à des champignons, les dermatophytes, qui se développent exclusivement dans la couche cornée (peau, poils et ongles).

CAUSES ET MÉCANISMES

La contamination est :
- soit interhumaine par contact (espèces anthropophiles) :
  - direct (petites épidémies familiales ou scolaires) ;
  - indirect (linge, sols des douches, piscines) ;
- soit animale (espèces zoophiles) : chat, cheval, etc. ;
- soit à partir du sol (espèces géophiles).

DIAGNOSTIC

SIGNES CLINIQUES

Peau glabre

Le dermatophyte réalise une lésion circinée, en plaque, unique ou multiple, prurigineuse, ronde ou ovalaire, d'un à plusieurs centimètres de diamètre, avec une bordure rouge, vésiculeuse, extensive, parfaitement limitée et un centre plus pâle, érythémato-squameux, parfois quasi normal.

Plis

- Au pli inguinal : l'aspect est celui d'une dermatophytie de la peau glabre, avec une bordure nette, vésiculeuse, extensive, et un aspect de guérison centrale.
- Au pli inter-orteils, c'est l'intertrigo dermatophytique ou « pied d'athlète » : desquamation blanche et sèche des derniers espaces inter-orteils, puis macération blanche et douloureuse. Une atteinte unguéale est fréquemment associée. Puis, peuvent survenir des lésions vésiculeuses des bords latéraux des orteils, de la plante, des faces latérales et du dos du pied et, plus à distance, sur les mains et les doigts, prurigineuses : c'est la dysidrose.

Atteinte des poils et des cheveux (teignes)

- Les teignes tondantes affectent les enfants et réalisent des plaques d'alopécie de taille variable sur lesquelles les cheveux sont cassés court. Le cuir chevelu est squameux. Elles peuvent guérir spontanément à la puberté. La repousse est constante.
- Les teignes suppurées, ou kérions (dermatophytes d'origine animale), sont plus rares ; il s'agit de folliculites dermatophytiques du cuir chevelu qui réalisent un ou plusieurs placards suppurés, croûteux, épais, bien limités, de plusieurs centimètres de diamètre, indolores, sans fièvre, ni adénopathies. Les cheveux s'extraient sans résistance. Ces teignes

peuvent, en l'absence de traitement, guérir, mais en donnant une alopécie cicatricielle.

• Le favus s'observe surtout chez des patients originaires d'Afrique du Nord. Il réalise le « godet favique », lésion cupuliforme jaunâtre d'un centimètre de diamètre. L'évolution chronique aboutit à une alopécie cicatricielle.

• Teignes de la barbe : c'est le sycosis dermatophytique, dont l'aspect se rapproche de celui du kérion.

Atteinte des ongles

Elle est souvent associée à un intertrigo, en particulier des espaces inter-orteils. Elle réalise une atteinte du bord libre de l'ongle, soulevé par un épaississement gris verdâtre qui progresse vers la matrice de l'ongle, lequel devient brun jaune (onyxis) ; puis l'ongle est totalement envahi et devient friable. La peau périunguéale est respectée, il n'y a pas de périonyxis (contrairement aux candidoses).

EXAMENS COMPLÉMENTAIRES

Prélèvement mycologique par grattage à la curette et recueil de squames en périphérie des lésions sèches, à l'écouvillon pour les lésions suintantes, par découpage d'un fragment d'ongle le plus proximal possible pour les lésions unguéales, avec prélèvements de cheveux pour les teignes.

Examen direct révélant la présence de filaments mycéliens et culture sur milieu de Sabouraud poussant en 3 semaines.

TRAITEMENT

Il est toujours général en cas de teignes.

TRAITEMENT LOCAL

Les imidazolés sont efficaces sur les dermatophytes de la peau glabre ; la récidive est toutefois fréquente.

TRAITEMENT GÉNÉRAL

• **Griséofulvine**, 20 mg/kg/j pendant 1 à 2 mois dans les teignes, voire 3 à 6 mois en cas d'atteinte unguéale.

• *LAMISIL*, 1 cp./j pendant plusieurs mois, dans les atteintes unguéales.

PRONOSTIC

L'évolution est favorable sous traitement.

Sans traitement, l'extension est progressive, pouvant aboutir à la destruction des cheveux et des ongles dans ces localisations.

FICHE INFIRMIÈRE

Cf. Fiche infirmière du *chapitre* Intertrigo, p. 180.

FICHE TECHNIQUE

DERMATOPHYTIE : PRÉLÈVEMENTS CUTANÉS

Définition

La recherche du champignon responsable d'une dermatophytie doit être réalisée avant l'instauration de tout traitement antifongique ou bien à distance de celui-ci s'il est préalablement débuté. Dans ce dernier cas, il sera réalisé après une fenêtre thérapeutique de 4 semaines.

Il permet d'identifier précisément le germe en cause par examen direct et d'une culture.

La qualité du prélèvement conditionnera les résultats mycologiques.

Le respect des conditions rigoureuses d'aseptie lors du prélèvement est incontournable pour la fiabilité des résultats.

L'examen direct de prélèvement révèle le germe (filament mycélien) sur lame et lamelle après adjonction de gouttes de potasse et passage à la flamme.

La mise en culture de l'échantillon présentera des colonies au bout de 10 à 20 jours. ▶

Méthode

La méthode prévoit de se munir d'un plateau propre et décontaminé.
Si la lésion est sèche : prévoir une « curette – mousse » stérile pour l'obtention de squames de la lésion.
Si la lésion est suintante : prévoir 2 écouvillons stériles.
Pour une lésion sur un ongle : prévoir un coupe-ongle stérile.
Dans le cadre de teignes : le prélèvement de cheveux nécessitera une petite boite stérile pour réserver le prélèvement.

- Gants non stériles à usage unique.
- Si besoin un masque.
- Sachet double poches pour acheminer l'examen au laboratoire avec la feuille d'examen.
- Étiquettes du patient.
- Feuille de demande d'examen dûment remplie.
- Se laver les mains.
- Enfiler les gants.

Sur une lésion sèche : racler la lésion à l'aide de la curette et mettre stérilement les squames dans un petit pot stérile prévu à cet effet.
Sur une lésion suintante : sortir l'écouvillon de son emballage en le saisissant par le bouchon à l'extrémité de la tige sans la toucher.
Replacer l'écouvillon dans son étui d'origine sans contact avec l'extérieur de l'emballage.

- Étiqueter le prélèvement, indiquer la date et l'heure du prélèvement.
- Décontaminer le plateau.
- Éliminer les gants.
- Se laver les mains.
- Acheminer le prélèvement au laboratoire sans délai.
- Noter la réalisation de l'examen dans le dossier de soin du patient.

Conseils

Pour les teignes, des mesures d'accompagnement prévoient de :

- compléter une déclaration obligatoire ;
- traiter l'animal contaminateur par le vétérinaire si le champignon est zoophile ;
- procéder à l'éviction scolaire de l'enfant atteint si le germe est anthropophile et ne prévoir la reprise de la scolarité qu'après l'obtention de prélèvements négatifs.

PITYRIASIS VERSICOLOR

FICHE MALADIE

DÉFINITION

Le pityriasis versicolor est une mycose cutanée superficielle très fréquente, sans gravité, volontiers récidivante.

CAUSES ET MÉCANISMES

La maladie est due à la prolifération de *Malassezia furfur*, champignon saprophyte de la peau ; elle se développe essentiellement l'été, favorisée par la chaleur, l'humidité, la macération, les huiles solaires, et est maximum dans les régions séborrhéiques du corps.

DIAGNOSTIC

SIGNES CLINIQUES

De petites taches, de coloration variée, jaune chamois, brunes ou blanches achromiques (pityriasis achromiant), rondes, ovalaires, bien limitées, sont recouvertes de petites squames

(« pityriasis »), se détachant d'un seul bloc « en copeau ».
Elles siègent sur les régions sternale et interscapulaire, plus dispersées à la base du cou, aux membres supérieurs (régions séborrhéiques).
Elles ne sont pas habituellement prurigineuses.

EXAMENS COMPLÉMENTAIRES

- L'examen à la lumière de Wood montre une fluorescence jaune verdâtre.
- Une bande adhésive transparente (*Scotch-Test*) appliquée sur une tache colle les champignons, visibles immédiatement à l'examen, sur verre au microscope, sous forme de « grappes de raisin ».
- La culture mycologique sur huile, rarement nécessaire en pratique, confirme le diagnostic.

TRAITEMENT

La place est actuellement à une thérapeutique locale permettant de traiter l'ensemble du tégument (*KÉTODERM* monodose).
Dans les formes extensives et rebelles, on peut utiliser une cure brève (10 j) de *NIZORAL*.
Le *LAMISIL* est inefficace.

PRONOSTIC

Les récidives saisonnières sont habituelles.

FICHE PHARMACOLOGIE

ANTIFONGIQUES – ANTIFONGIQUES LOCAUX

Antifongiques azolés

Bifonazole

AMYCOR					
Mycoses cutanées et muqueuses à dermatophytes et à *Candida*, érythrasma, pityriasis versicolor : 1 à 2 appl./j pendant 2 à 3 sem.	15 g (crème 1 %) 15 mL (spray 1 %) 15 g (fl. pdre 1 %)	4,68 4,53 4,68	I I I	30 % 30 % 30 %	0,31 0,30 0,31

Oxiconazole

FONX					
Idem *AMYCOR*	15 g (crème 1 %) 15 mL (spray 1 %) 15 g (fl. pdre 1 %)	3,89 3,89 3,89	I I I	30 % 30 % 30 %	0,26 0,26 0,26

Fenticonazole

LOMEXIN					
Idem *AMYCOR*	15 g (crème 2 %) 30 g (crème 2 %)	3,76	I	30 % NR	0,25

Omoconazole

FONGAMIL					
Idem *AMYCOR*	15 g (crème 1 %) 30 g (spray 1 %) 20 g (fl. pdre 1 %)	3,76 4,35	I I I	30 % 15 % NR	0,25 0,14

■ Miconazole

DAKTARIN					
Idem *AMYCOR*	12 c-mes. (gel buccal) 2 % 30 g (fl. pdre 2 %)	5,28 3,05	I I	65 % 30 %	0,44 0,10
LORAMYC					
Pycoses oropharyngées : 1 cp. muco-adhésif x 1/j pdt 7 à 14 j	14 cp. 50 mg	71,02	I	65 %	5,07

■ Isoconazole

FAZOL					
idem *AMYCOR*	30 g (crème 2 %) 30 g (1 fl. émuls. 2 %)	4,58 4,39	I I	30 % 30 %	0,15 0,15

■ Sertaconazole

MONAZOL					
Mycoses cutanées et muqueuses à dermatophytes et à *Candida*, érythrasma, pityriasis versicolor : 1 à 2 appl./j pendant 2 à 3 sem.	15 g (crème 2 %)	3,89		30 %	0,26

■ Éconazole

PEVARYL					
Idem *MONAZOL*	30 g (crème 1 %) 30 mL (fl. d'émuls. 1 %) 30 g (fl. pdre 1 %) 30 g (fl. de sol. 1 %)	4,79 4,95 6,53 5,51		30 % 30 % 30 % 30 %	0,16 0,17 0,22 0,18

■ Tioconazole

TROSYD					
Idem *MONAZOL*	30 g (crème 1 %)	3,64	I	30 %	0,12

■ Kétoconazole

KÉTODERM					
Dermite séborrhéique : 2 sach./sem. pdt 1 mois en attaque puis 1 sach. tous les 8 à 15 j en entretien Pityriasis versicolor : traitement minute : 1 tube à appliquer sur tout le corps ; laisser 5 min et rincer ; renouveler à 15 j si atteinte profuse Mycoses cutanées à dermatophytes et à *Candida*, érythrasma, dermite séborrhéique profuse : 1 à 2 appl./j pendant 2 à 3 sem.	8 sach.-dose 6 g (gel moussant 2 %) 20 g (tube monodose de gel 2 %) 15 g (crème 2 %)	9,33 4,65 4,68	I I I	30 % 30 % 30 %	1,17 0,23 0,31

Propriétés

Les imidazolés sont des antifongiques à large spectre, ayant une puissante action contre les *Candida*, les dermatophytes, *Malassezia furfur* (agent du *pityriasis versicolor*, également impliqué dans la dermite séborrhéique et le pityriasis capitis), *Corynebacterium minutissimum*, ils sont également bactéricides sur les germes Gram+.

Indications

Mycoses cutanées et muqueuses à *Candida* et à dermatophytes.
Pityriasis versicolor.
Dermite séborrhéique.
Érythrasma.

Contre-indications

Hypersensibilité à l'un des constituants.

Précautions d'emploi

Grossesse : ne pas utiliser au cours du 1er trimestre **kétoconazole**, **bifonazole**, **tioconazole** et **omoconazole**.
Éviter tout contact avec les yeux et proscrire les solutions alcoolisées chez le nourrisson et sur les muqueuses.
TROSYD : l'excipient huileux peut détériorer le latex.

Effets indésirables

Irritation locale lors d'une utilisation prolongée ; rares eczémas de contact.

Kératolytique

■ **Bifonazole + urée**

AMYCOR ONYCHOSET					
Onychomycoses à dermatophytes et à *Candida* : occlusion de 12 ou de 24 h jusqu'à élimination de l'ongle pathologique	10 g (pomm. + pansements)	24,41	I	30 %	2,44

Propriétés

Association d'un imidazolé et d'un kératolytique, l'**urée**, ayant une affinité particulière pour l'ongle pathologique qu'elle détruit.

Indications

Onychomycoses.

Contre-indications

Hypersensibilité connue à l'un des composants.

Précautions d'emploi

Grossesse : ne pas utiliser au cours du 1er trimestre.
Association à un traitement oral en cas d'atteinte matricielle.
Protection éventuelle de la peau périunguéale par un vernis incolore.

Effets indésirables

Possibles irritations locales périunguéales dues au kératolytique ; rares eczématisations de contact.

Vernis antifongiques

■ Amorolfine

LOCÉRYL					
Onychomycoses : 1 à 2 appl./sem. jusqu'à la guérison clinique et mycologique	2 mL (sol. filmogène 5 % + 10 spatules)	21,84	I	30 %	10,92

Propriétés

Antifongique actif sur les *Candida*, les dermatophytes et les moisissures.
La solution filmogène diffuse dans la tablette unguéale.

Indications

Onychomycoses.

Contre-indications

Hypersensibilité connue à l'un des composants.

Précautions d'emploi

Grossesse et allaitement : à éviter.
Ne pas utiliser chez l'enfant.
Associer un traitement par voie générale en cas d'atteinte matricielle.
Utiliser un dissolvant avant chaque nouvelle application de la solution filmogène.

Effets indésirables

Possible sensation de brûlure en début de traitement, transitoire cédant habituellement avec la poursuite du traitement.

■ Ciclopiroxolamine

MYCOSTER					
Onychomycoses : 1 appl./j jusqu'à la guérison clinique et mycologique	3 mL (sol. filmogène 8 % + pinceau)	10,14	I	30 %	3,38

Propriétés

Antifongique actif sur les *Candida*, les dermatophytes, *Malassezia furfur*, et les bactéries Gram+ et Gram-.

Indications

Onychomycoses.

Contre-indications

Hypersensibilité connue à l'un des composants.

Précautions d'emploi

Grossesse : utilisation déconseillée.
Enlever le film avec un dissolvant × 1/sem.

Effets indésirables

Possibles irritations locales ; rares eczématisations de contact.

Famille des pyridones

■ Ciclopiroxolamine

MYCOSTER					
Mycoses cutanées et muqueuses à dermatophytes et à *Candida* : 1 à 2 appl./j pendant 2 à 3 sem., pityriasis versicolor pour la sol. : 1 appl./j pendant 3 sem.	30 g (crème 1 %) 30 mL (sol. alcool. 1 %) 30 g (fl. de pdre. 1 %)	4,68 4,63 4,63		30 % 30 % 30 %	0,16 0,15 0,15

Propriétés

Antifongique actif sur les *Candida*, les dermatophytes, *Malassezia furfur*, et les bactéries Gram+ et Gram-.

Indications

Mycoses à *Candida* et à dermatophytes, pityriasis versicolor.

Contre-indications

Hypersensibilité connue à l'un des composants.

Précautions d'emploi

Grossesse : utilisation déconseillée.
Éviter tout contact avec les yeux et proscrire les solutions alcoolisées chez le nourrisson et sur les muqueuses.

Effets indésirables

Possibles irritations locales ; rares eczématisations de contact.

Divers

- Terbinafine

LAMISIL					
Candidoses cutanées 1 appl./j pendant 1 sem.	15 g (crème 1 %) 15 mL (fl. sol. pulv. 1 %)	4,34 5,33	II II	30 % 30 %	0,29 0,36
1 cp./j au cours d'un repas	14 cp. 250 mg 28 cp. 250 mg	18,78 36,33	II II	65 % 65 %	1,34 1,30
LAMISILDERMGEL					
Idem *LAMISIL*	15 g (gel 1 %)	5,33	II	30 %	0,36
LAMISILATE					
Idem *LAMISIL*	10 g (crème 1 %)		II	NR	
LAMISILATE MONODOSE					
Idem *LAMISIL*	4 g (sol. appl. cut.) 1%		II	NR	

- Ciclopiroxolamine

SEBIPROX					
Shampooing réservé au traitement de la dermite séborrhéique	100 mL 1,5 %	9,88	II	30 %	0,10

Propriétés

Antifongique actif sur les *Candida* et les dermatophytes.

Indications

Mycoses cutanées et muqueuses à dermatophytes et à *Candida*.

Contre-indications

Hypersensibilité connue à l'un des composants.

Précautions d'emploi

Grossesse et allaitement : utilisation déconseillée.

Ne pas appliquer sur les yeux.

Effets indésirables

Rares érythèmes et prurit.

ANTIFONGIQUES ORAUX

- Griséofulvine

GRISÉFULINE					
A. : 500 à 1 000 mg/j E. : 10 à 20 mg/kg/j	30 cp. 250 mg 30 cp. 500 mg	4,14 6,56	I I	65 % 65 %	0,14 0,22

Propriétés

Antifongique actif sur les dematophytes (*Microsporon, Trichophyton et Epidermophyton*) mais inactif sur les *Candida*.

Indications

Dermatophyties de la peau glabre, de la barbe et du cuir chevelu et palmo-plantaires.
Onychomycose.

Contre-indications

Grossesse (innocuité non démontrée).
Allaitement.
Allergie à la **griséofulvine**.
Porphyrie, lupus.

Précautions d'emploi

Prise au milieu des repas.
Surveillance mensuelle de la numération sanguine.
Photosensibilisation.
Effet antabuse.

Effets indésirables

Digestifs : nausées, vomissements, anorexie, altération du goût, sensation de soif.
Cutanés : photosensibilisation, allergie.
Neurologiques : insomnie, somnolence, céphalées, asthénie, vertiges, effet antabuse.
Hématologiques : anémie, leucopénie.
Divers : risque de crise de porphyrie aiguë, hépatotoxicité au cours de la porphyrie.

Interactions médicamenteuses

Par induction enzymatique : **contraceptifs oraux, kétoconazole, antivitamines K, bromocriptine, ciclosporine, hormones thyroïdiennes, isoniazide.**
Phénobarbital : augmenter les doses de **griséofulvine.**

> NB : Pour les autres **antifongiques** utilisés par voie orale ou IV : *cf.* Candidoses invasives (chap. Maladies infectieuses).

INTERTRIGO

FICHE MALADIE

GÉNÉRALITÉS

DÉFINITION

L'intertrigo est une dermatose superficielle et érythémateuse d'un ou de plusieurs plis (plis inguinaux, plis axillaires, espaces inter-orteils, etc.), ayant de nombreuses causes.

CAUSES ET MÉCANISMES

Certains facteurs favorisants sont communs à de nombreux intertrigos, notamment la macération locale et les frottements des plis.
Un intertrigo peut être dû à :

- une candidose : intertrigo suintant, avec érythème et fissures du fond du pli et pustules en périphérie ; diabète (++), obésité et antibiothérapie ;
- une dermatophytie : intertrigo érythémato-squameux avec bordure active vésiculeuse ;
- un psoriasis : intertrigo érythémateux très bien limité ;
- un eczéma : intertrigo suintant, vésiculeux et prurigineux ;
- une infection bactérienne : staphylocoques, streptocoques et pyocyanique sont responsables d'intertrigos macérés. *Corynebacterium minutissimum* est responsable de l'érythrasma.

ÉRYTHRASMA

DÉFINITION

L'érythrasma est une infection cutanée superficielle chronique, bénigne, due à une bactérie, *Corynebacterium minutissimum*.

La contagiosité est faible, souvent indirecte (vêtements de corps, etc.).

DIAGNOSTIC

SIGNES CLINIQUES

L'érythrasma réalise une plaque localisée, de façon uni-ou bilatérale, à la face supéro-interne des cuisses et dans les plis inguinaux, brune ou bistre, à contours nets, arrondis. La peau y est finement squameuse, non prurigineuse.

L'atteinte des aisselles est possible.

L'évolution est chronique, marquée par un étalement lent des plaques, sans tendance spontanée à la guérison.

EXAMENS COMPLÉMENTAIRES

- L'examen en lumière de Wood montre une fluorescence rouge orangé très caractéristique, « corail ».
- L'examen bactériologique direct montre la présence d'une bactérie Gram$^+$.

TRAITEMENT

Le traitement local employé seul peut être suivi de récidives. On utilise un dérivé imidazolé, ou l'**érythromycine** locale (*ERYFLUID*) ; séchage des plis, port de vêtements amples sont associés.

Le traitement général repose sur une antibiothérapie (**érythromycine**).

MALADIE DE HAILEY-HAILEY (PEMPHIGUS CHRONIQUE BÉNIN FAMILIAL)

Cette maladie héréditaire se caractérise par l'apparition à l'âge adulte d'intertrigos fissurés (rhagades) d'évolution chronique.

FICHE INFIRMIÈRE

PRATIQUE INFIRMIÈRE DEVANT UN INTERTRIGO MYCOSIQUE

EXAMENS

Des prélèvements bactériologiques et mycologiques des plis sont effectués avant le début de toute thérapeutique, puis les soins sont commencés.

SURVEILLANCE DU TRAITEMENT

SOINS – TRAITEMENT

- Préparer le matériel nécessaire au soin.
- Effectuer le soin : *cf.* Fiche technique, p. 181.

EFFICACITÉ DU TRAITEMENT

Régression de l'intertrigo.

EFFETS INDÉSIRABLES

Recherche de signes d'irritation liés à l'utilisation d'antifongiques.

ÉDUCATION ET CONSEILS

- Hygiène rigoureuse avec toilette quotidienne des plis, rinçage à la douche et séchage minutieux à l'aide du sèche-cheveux.
- Conseils diététiques pour perdre du poids et limiter les frottements et la macération des grands plis.
- Pour l'atteinte inter-orteils, laver à au moins 60 °C le linge au contact des pieds (chaussettes, tapis de bain, serviettes de toilette), poudrer les chaussures avec un antifongique. ▶

• Porter des sous-vêtements amples en coton et des vêtements amples.

• Supprimer les facteurs favorisants généraux (antibiotiques, s'ils sont inutiles).

FICHE TECHNIQUE

INTERTRIGO MYCOSIQUE

SOINS DE PIEDS

• Bain quotidien de 10 min avec **permanganate de potassium** dilué au 1/10 000e.
• Séchage à l'aide du sèche-cheveux.
• Appliquer l'antifongique en crème entre tous les orteils des deux pieds.
• Placer une compresse roulée entre tous les orteils à leur extrémité distale, pour permettre au fond du pli inter-orteils d'être bien aéré.
• Faire ces soins tous les jours.

SOINS DES AUTRES PLIS ATTEINTS

• Antisepsie des plis à l'aide de compresses non stériles imbibées de **chlorhexidine** aqueuse ; si les plis sont très suintants, on utilisera *BÉTADINE* solution dermique ou **nitrate d'argent** aqueux 1 %, après avis du médecin, pour leur caractère asséchant ; les autres colorants aqueux (éosine, fluorescéine, bleu de Milian) n'ont pas de vertu antiseptique majeure.
• Sécher les plis avec des compresses puis avec le sèche-cheveux.
• Laisser en place une compresse sèche dépliée dans les plis.
• L'application d'antifongiques de type *AMYCOR* poudre ou *PÉVARYL* lait, ne sera effectuée qu'en cas d'intertrigo mycosique prouvé par les prélèvements ou, dans ce cas précis, effectuée d'emblée devant la présence de pustulettes permettant de suspecter la présence de *Candida albicans*.
• Mettre un vêtement propre.

Les soins seront effectués 2 fois/j en cas d'intertrigo très suintant.
La durée du traitement sera d'au moins 15 jours.

DERMATOSES PARASITAIRES

GALE HUMAINE

FICHE MALADIE

DÉFINITION

La gale, ou scabiose, est une parasitose cutanée due à un acarien, *Sarcoptes scabiei hominis*.

CAUSES ET MÉCANISMES

La contamination est le plus souvent directe, interhumaine, par contacts intimes (mère/enfant, enfants/enfants, rapports sexuels, etc.) ; la contamination indirecte, par la literie ou les vêtements, est beaucoup plus rare.
La gale est une affection fréquente et cosmopolite.

AGENT PATHOGÈNE DE LA GALE

La femelle sarcopte adulte mesure environ 300 µm ; elle pénètre dans les couches superficielles de l'épiderme où elle creuse un sillon dans lequel elle pond un à deux œufs par jour ; les larves naissent en quatre à cinq jours, gagnent la surface de la peau où elles deviennent adultes ; le mâle sarcopte, plus petit (200 µm), reste à la surface de la peau, féconde une femelle puis meurt.

DIAGNOSTIC

PRURIT

Le prurit est le signe fondamental :

- Il est très intense, féroce, maximum le soir.
- Il s'accompagne de lésions spécifiques et de lésions secondaires.

LÉSIONS SPÉCIFIQUES

Sillons

Stries de quelques millimètres de longueur, grisâtres, mieux visibles à la loupe après coloration à l'encre de Chine ; ce sont les lésions initiales, elles correspondent au trajet de la femelle sarcopte dans l'épiderme. Elles siègent surtout aux faces latérales des doigts et à la face antérieure des poignets.

Vésicules perlées

Petites élevures transparentes de la taille d'une tête d'épingle, isolées ou situées à l'extrémité d'un sillon.

Nodules scabieux

Élevures fermes de couleur rouge sombre, très prurigineuses, pouvant persister longtemps après traitement ; ils correspondent à une réaction inflammatoire contre le parasite ; ils siègent préférentiellement dans les plis axillaires, sur les fesses et les organes génitaux externes.

LÉSIONS SECONDAIRES

- Lésions de grattage, avec phénomènes d'usure des ongles, témoins de l'importance du prurit.
- Chancres scabieux : papulo-nodules érythémateux, croûteux et excoriés du fourreau de la verge, du gland et du scrotum.
- Lésions urticariennes.
- Eczéma.
- Impétigo.
- Lichénification.

LOCALISATION DES LÉSIONS ET DU PRURIT

Elle est un élément fondamental du diagnostic : faces latérales des doigts, face antérieure des poignets, aisselles, mamelons, ombilic, pubis, organes génitaux externes, fesses et face antéro-interne des cuisses.

FORMES CLINIQUES

Sujets à hygiène correcte

Ces lésions peuvent être minimes voire absentes ; deux signes sont alors importants à considérer :

- le prurit intense à recrudescence vespérale ;
- le caractère familial du prurit.

Gale du nourrisson

Des lésions vésiculo-pustuleuses palmo-plantaires et des sillons palmo-plantaires s'associent aux signes décrits précédemment. Une atteinte du visage et du cuir chevelu est également possible.

Gale norvégienne

Cette forme croûteuse, généralisée, avec atteinte unguéale, peu prurigineuse, survient chez des sujets immunodéprimés. Il s'agit d'une forme extrêmement contagieuse en raison du très grand nombre de sarcoptes, très superficiels, dans l'épiderme du patient ; on a rapporté la contamination de tout un service de dermatologie, de l'aide soignante au chef de service, à partir d'un patient atteint de gale norvégienne.

EXAMENS COMPLÉMENTAIRES

La mise en évidence du sarcopte adulte ou de ses œufs est possible après effraction d'un sillon ou d'une vésicule perlée avec une lame de bistouri, raclage, étalement sur lame du matériel recueilli et observation au microscope optique.

LE DIAGNOSTIC DE GALE EST CLINIQUE

Il repose sur :
- L'existence d'un prurit, de localisation antérieure, à recrudescence nocturne et à caractère familial.
- La topographie évocatrice des lésions.
- La mise en évidence des sillons.
- Le succès de la thérapeutique, qui est souvent un véritable test diagnostique.
- Un prélèvement parasitologique peut être demandé : il est peu productif et, en pratique, souvent faussement négatif.

TRAITEMENT

MOYENS

- **Ivermectine** (*STROMECTOL*) : 200 µg/kg en 1 prise orale associé à un traitement local si les lésions sont nombreuses.
- **Benzoate de benzyle** (*ASCABIOL* lotion 10 %). C'est le traitement le plus utilisé et le moins cher. Les effets indésirables sont essentiellement locaux, avec irritation et eczéma. Les effets généraux neurologiques sont à type de convulsions (rares).
- **Lindane** (*ÉLÉNOL* crème, *SCABÉCID* crème). Il est contre-indiqué chez la femme enceinte et le nourrisson. Les effets indésirables locaux sont à type d'irritation et d'eczéma. Des effets indésirables neurologiques (convulsions), hématologiques et hépatiques sont possibles en raison du fort pouvoir de pénétration percutanée du **lindane**.

Les effets indésirables généraux de ces traitements n'apparaissent que lors du non-respect des temps d'application chez le nourrisson et l'enfant, ou en cas d'application sur une peau lésée, ou lors d'une ingestion accidentelle.

- **Pyréthrines** (*SPRÉGAL* aérosol, *A-PAR* aérosol). Les effets indésirables sont minimes ; la tolérance est très bonne, mais l'efficacité probablement inférieure au **benzoate de benzyle**.
- **Clofénomate** ou DDT (*BENZOCHLORYL* lotion). Ses effets indésirables généraux et son efficacité limitée en restreignent l'utilisation.

Les autres produits (baume du Pérou, vaseline soufrée, crème *EURAX*) sont d'un intérêt secondaire ou tombés en désuétude.

INDICATIONS

- Le traitement doit être appliqué de manière simultanée à tous les sujets contacts et à toute la famille, même chez les sujets apparemment indemnes ; ces mesures indispensables doivent être expliquées au patient et à son entourage.
- Une hospitalisation courte s'impose chez les sujets vivant dans des conditions sociales défavorables, ou dans les formes très profuses ou surinfectées ou eczématisées.
- Dans les formes surinfectées, commencer les soins par des bains antiseptiques (*SEPTIVON* ou **permanganate de potassium**) éventuellement associés à une antibiothérapie générale (pénicilline ou macrolide) pendant environ 48 h avant le traitement antiscabieux.
- Dans les formes eczématisées, on conseillera l'utilisation d'émollients en bains et de dermocorticoïdes pendant environ 48 h avant de commencer le traitement antiscabieux.
- On conseillera la prise d'un antihistaminique sédatif (*ATARAX*).
- Les ongles du patient seront coupés court et brossés avec un antiseptique.
- Chez le nourrisson, on effectue un seul badigeon d'*ASCABIOL* rincé au bout de quelques heures de contact.
- Chez l'enfant, on limitera les temps d'application de l'*ASCABIOL* à 12 h.

PRÉVENTION DE LA CONTAMINATION

Éviction scolaire jusqu'à guérison clinique des enfants atteints ; pas d'éviction pour les sujets contacts.

On conseillera l'isolement du patient en chambre seule et des mesures de prévention élémentaires telles que le port de gants afin d'éviter la contamination du personnel soignant, surtout dans les cas de gales profuses.

Désinfection du linge et de la literie (lavage à 60 °C, pulvérisation *A-PAR aérolsol*

DERMATOLOGIE

PRONOSTIC

En l'absence de traitement, la gale évolue de façon chronique, indéfiniment.

Les complications sont essentiellement des surinfections cutanées à type d'impétigo, favorisées par le grattage ; d'exceptionnelles atteintes rénales poststreptococciques ont été décrites. Un impétigo du corps, surtout lorsqu'il est prurigineux, doit faire suspecter une gale sous-jacente.

Après traitement correct, le prurit ne disparaît progressivement qu'en 2 à 4 semaines (*il faut en informer le patient*, +++).

Si le prurit persiste au-delà de ce délai, il peut s'agir :

- d'une irritation due au traitement parfois appliqué de manière répétée à la propre initiative du patient ;
- d'une réinfestation en raison d'un traitement mal conduit ;
- d'une réinfestation à partir d'un sujet contact non traité ;
- de nodules scabieux qui peuvent persister plusieurs semaines après traitement et guérison de la gale ; ils sont source de prurit ; ils disparaissent progressivement, spontanément ou après une corticothérapie locale ;
- d'une acarophobie, responsable d'un prurit d'origine psychogène, sans lésions spécifiques.

FICHE INFIRMIÈRE

SURVEILLANCE DU TRAITEMENT

Gale humaine adulte en hospitalisation : *cf.* Fiche technique, p. 184.

FICHE TECHNIQUE

TRAITEMENT D'UNE GALE HUMAINE ADULTE IMPÉTIGINISÉE ET ECZÉMATISÉE

J0 – Le soir

Bain tiède antiseptique prolongé :

- *SEPTIVON*, 2 bouchons pour 10 litres d'eau, ou **permanganate de potassium**, 1 sachet de 500 mg pour 5 litres d'eau afin d'obtenir une coloration rose pâle (couleur « étiquette d'eau d'Évian »).
- Savonnage.
- Surveillance du patient à l'entrée dans le bain, car il existe un risque de choc chez les sujets n'ayant pas pris de bain depuis longtemps.

À la sortie du bain, sur la peau bien rincée et encore humide :

- Premier badigeon d'*ASCABIOL* lotion 10 %, appliquée sur tout le corps sans oublier les organes génitaux externes et les plantes des pieds, mais en respectant le visage et le cuir chevelu.
- Second badigeon 10 min après.

Vêtements propres pour la nuit, après séchage des badigeons.

J1 – Le matin

Pas de toilette le matin ; en cas de lavage des mains, le patient doit en informer l'équipe soignante pour nouvelle application d'*ASCABIOL*.

J1 – Le soir

Nouveau bain suivi d'un troisième badigeon à garder 24 h. ▶

J2 – Le soir

Bain et rinçage définitif.

Une nouvelle application peut être indiquée une semaine plus tard.

Désinfection du linge

Linge de corps, linge de toilette et literie seront désinfectés soit par lavage en machine à 60 °C pour ce qui peut l'être, soit par poudrage du linge avec *A-PAR* aérosol dans un sac-poubelle fermé pendant 48 h.

Traitement de l'entourage

On interrogera le patient pour connaître l'existence de sujets contacts qui devront être traités simultanément.

On signalera le cas auprès de l'assistante sociale.

PÉDICULOSES

FICHE MALADIE

DÉFINITION

Les pédiculoses sont des parasitoses exclusivement humaines dues à des insectes. Il en existe trois types :

- la pédiculose du cuir chevelu due à *Pediculus humanus capitis* ;
- la pédiculose du corps due à *Pediculus humanus corporis* ;
- la phtiriase pubienne due à *Phtirius inguinalis.*

CAUSES ET MÉCANISMES

La prolifération des poux est favorisée par le manque d'hygiène et la promiscuité.

PÉDICULOSE DU CUIR CHEVELU

La plus fréquente, elle sévit habituellement chez l'enfant sur un mode épidémique en milieu scolaire, mais peut survenir à tout âge et dans tous les milieux. La transmission est strictement interhumaine, le plus souvent directement par contact ou, plus rarement, indirectement par l'intermédiaire des peignes, brosses à cheveux, chapeaux, etc.

PÉDICULOSE CORPORELLE

Elle affecte les sujets vivant dans des conditions d'hygiène très défectueuses. Les poux de corps ne se déplacent sur la peau que pour s'alimenter ; ils se réfugient dans les vêtements où s'effectue la ponte des œufs, notamment dans les coutures.

Les poux de corps transmettent le typhus.

PHTIRIASE PUBIENNE

Transmise directement lors des rapports sexuels, il s'agit d'une infection sexuellement transmissible (IST).

AGENTS PATHOGÈNES

Les poux sont des insectes hématophages qui parasitent exclusivement l'espèce humaine et vivent sur le système pileux ou dans les vêtements :

- *Pediculus h. capitis* : long de 3,5 mm et de forme allongée, il parasite les cheveux.
- *Pediculus h. corporis* : long de 4,5 mm et de forme allongée, il parasite les poils du corps et les vêtements.
- *Phtirius inguinalis*, plus communément dénommé « morpion ». Plus petit que les *Pediculus*, il mesure 1 à 2 mm de long, il est de forme trapue « en crabe » et il parasite les poils pubiens.

Les lentes, ou œufs des poux, sont fixées aux cheveux ou aux vêtements par un manchon qui les rend très adhérentes à leur support. Les lentes éclosent en 8 jours et maturent en une quinzaine de jours.

DIAGNOSTIC

PÉDICULOSE DU CUIR CHEVELU

Prurit et lésions de grattage plutôt localisés en occipital avec extension à la nuque et derrière les oreilles.

Un impétigo du cuir chevelu est possible, associé ou non à des adénopathies cervicales notamment postérieures. La mise en évidence de nombreuses lentes (+++), petits sacs ovalaires blanc gris à jaunâtres fermement attachés aux cheveux, affirme le diagnostic ; les poux adultes sont rares, inférieurs à 10.

Tout impétigo du cuir chevelu est associé à une pédiculose sous-jacente jusqu'à preuve du contraire.

PÉDICULOSE DU CORPS

Prurit, lésions de grattage et surinfections siègent le plus souvent à la partie haute du dos et peuvent prendre un aspect « en pèlerine ». Les poux et les lentes sont à rechercher dans les vêtements.

PHTIRIASE INGUINALE

Prurit, excoriations, papules urticariennes notamment périombilicales, rares « taches bleues » (macules bleu-gris localisées à la partie basse de l'abdomen et aux fesses). Lentes sur les poils pubiens et adultes à la racine des tiges pilaires sont à rechercher à la loupe. D'autres poils peuvent être atteints : dans les creux axillaires, sur la poitrine chez l'homme ; enfin, les poils du nez, les poils des oreilles, la barbe, les cils et les sourcils peuvent héberger des parasites.

TRAITEMENT

MOYENS

▶ Malathion (*PRIODERM* lotion)

- C'est le traitement le plus actif sur les poux et les lentes.
- Effets indésirables cholinergiques (larmoiement, salivation, diarrhée, convulsions) en cas d'applications répétées chez le jeune enfant ou en cas d'ingestion accidentelle.
- C'est un produit malodorant et irritant.

▶ Pyréthrines

- *HÉGOR ANTIPOUX* shampooing, aérosol, *HELDIS* aérosol, *ITAX* aérosol, shampooing, *ITEMANTIPOUX* shampooing, lotion, *MARIE-ROSE* aérosol, lotion, shampooing, *NIX* crème, *PARA-POUX* aérosol, shampooing, *PARASIDOSE* aérosol, shampooing, *PYRÉFLOR* lotion, shampooing, *SPRAY-PAX* aérosol.
- Produits très utilisés, moins toxiques que le précédent, moins actifs que le **malathion**.
- Plusieurs applications sont nécessaires.
- À n'utiliser qu'après avis médical chez le nourrisson.

▶ Nouvelles molécules

- À base d'huile de coco (Apaisyl Poux, Paranix, etc.).
- À base de diméticone (Itax, Altopou, etc.).

Ces produits empêchent la respiration des poux et lentes. Deux à trois applications de 10 à 20 minutes sont nécessaires à une semaine d'intervalle.

CONDUITE À TENIR

▶ Pédiculose du cuir chevelu

- **Malathion** lotion :
  – Appliqué raie par raie et gardé 12 h pendant la nuit sous un bonnet, renouvelé tous les 8 jours jusqu'à disparition des lentes.
  – Le lendemain matin : cheveux peignés soigneusement de la racine vers la pointe avec un peigne fin (dont l'espace entre les dents est inférieur au diamètre des lentes) trempé dans de l'eau vinaigrée pour retirer les lentes, puis shampooing avec une pyréthrine, *MARIE-ROSE* par exemple, et à nouveau peignage des cheveux. Les lentes mortes coulissent le long des cheveux.
- Literie, bonnets, écharpes, brosses et peignes seront soigneusement lavés à température élevée ou enfermés dans un sac-poubelle 48 h avec *A-PAR* spray.
- L'usage de répulsifs n'est pas recommandé.
- Pas d'éviction scolaire légale. En revanche, les élèves au contact d'un sujet contaminé seront tous prévenus, examinés et, si nécessaire, traités immédiatement afin de rompre la chaîne de contamination.

Pédiculose corporelle

- Bain antiseptique et savonnage.
- Pyréthrine ou **malathion** en lotion 12 h sur le corps puis bain.
- Désinfection du linge (+++), soit en machine, soit dans un grand sac pendant 48 h avec *A-PAR* spray.

Phtiriase pubienne

- **Malathion** en application locale 12 h.
- Renouveler le lendemain et à une semaine.
- Enlever les lentes à la pince ou raser les poils (solution la plus simple et la plus efficace).
- Désinfection du linge comme précédemment décrit.
- Recherche et traitement des partenaires sexuels.
- Recherche d'une autre maladie sexuellement transmissible associée.
- Dans les formes compliquées de surinfection : soins antiseptiques locaux et discussion d'une antibiothérapie générale (*cf.* Gale humaine, p. 181).

PRONOSTIC

Il est favorable au prix d'un traitement minutieux ; malheureusement, en pratique, il est souvent non ou mal fait par les parents des enfants atteints.

FICHE INFIRMIÈRE

SURVEILLANCE DU TRAITEMENT

SOINS – TRAITEMENTS

Modalité d'administration dans le cadre d'une pédiculose du cuir chevelu :

- Le Malathion s'applique raie par raie et se garde toute la nuit sous un bonnet pendant 12 heures.
- Le lendemain et les jours suivants, il est indispensable de peigner les cheveux de la racine vers les pointes avec un peigne fin trempé dans l'eau vinaigrée pour éliminer le maximum de lentes.
- On réalise ensuite un shampoing avec une pyréthrine.
- De nouveau les cheveux seront soigneusement peignés pour éliminer les lentes mortes.
- Cette opération sera renouvelée ensuite tous les 8 jours jusqu'à complète disparition des lentes.

Modalité d'administration dans le cadre d'une pédiculose corporelle :

- Réaliser un bain tiède antiseptique avec du *septivon (2 bouchons pour 10 litres d'eau).*
- Savonner minutieusement.
- *Attention* : chez les patients n'ayant pas pris de bain depuis longtemps (ex : patients SDF), un risque de choc peut survenir, une surveillance étroite du patient à l'entrée du bain est donc indispensable.
- Rincer et sécher par tamponnement.
- Appliquer sur l'ensemble du corps la lotion malathion ou pyréthrine pendant 12 heures.
- Le lendemain matin reprendre un bain.

Modalité d'administration dans le cadre d'une phtiriase pubienne :

- Le patient portera un slip préalablement poudré avec *Aphtiria* pendant 12 heures.
- Il fera de même le lendemain puis une semaine après ce premier traitement.
- Le retrait des lentes se fera à la pince ou plus simplement par rasage.

EFFICACITÉ DU TRAITEMENT

- Bien vérifier l'état du cuir chevelu au cours des 7 à 10 jours suivant le premier traitement. Le Malathion est le produit le plus efficace avec 95 % de guérison au bout de 7 jours.
- Le dépistage de toute lente persistante nécessitera obligatoirement le renouvellement du traitement.
- La minutie avec laquelle le traitement est réalisé conditionne très nettement le délai de guérison.

ÉDUCATION ET CONSEILS

Pour les pédiculoses du cuir chevelu : un shampoing utilisé seul est inefficace et risque de créer des résistances, le bon usage du traitement sous avis médical est donc indispensable.

Concernant les collectivités telles que crèches et écoles: les parents doivent prévenir la contamination afin de surveiller l'ensemble des enfants et d'administrer les traitements nécessaires. Il n'y a pas de recommandation relative à l'éviction scolaire dans ce cas.

Dans le cas de pthiriase pubienne: La recherche et le traitement des partenaires sexuels seront très importants. La recherche d'IST (infections sexuellement transmissibles) sera aussi recommandée.

Dans tous les cas, concernant le nettoyage du linge: enfermer l'ensemble du linge (vêtements, bonnet, taie d'oreiller, draps, couvertures, etc.) dans un sac préalablement pulvérisé d'un spray anti-pédiculeux tel que *A-PAR Spray* pendant 48 h, sinon laver le linge à très haute température.

FICHE PHARMACOLOGIE

ANTISCABIEUX NON PYRÉTHRYNOÏDE

■ Benzoate de benzyle

ASCABIOL					
Gale : appliquer sur tout le corps sauf le visage et le cuir chevelu puis laver après 24 h Changer les draps avant et après le traitement	125 mL (fl. de sol. 10 %)			NR	

Propriétés

Antiparasitaire actif sur les acariens dont les sarcoptes de la gale ; également actif sur les poux et les aoûtats.

Indications

Gale et aoûtats.

Précautions d'emploi

Grossesse et nourrisson : ne pas appliquer pendant plus de 12 h.

Déparasiter les vêtements et la literie avec *A-PAR aérosol*.

Ne pas avaler ni appliquer sur le visage, les yeux et les muqueuses.

Traitement simultané de tous les sujets contacts.

Ne pas laisser à la portée des enfants.

Effets indésirables

Irritation locale, surtout si eczématisation.

Possible eczématisation.

Convulsion en cas de non-respect des précautions d'emploi.

ANTIPARASITAIRE

■ Ivermectine

STROMECTOL					
Traitement oral de la gale humaine : 200 µg/kg en 1 prise/j	1 cp. 3 mg 4 cp. 3 mg 20 cp. 3 mg	5,37 19,56 HOP	II II II	65 % 65 %	5,37 4,89

Propriétés

Antiparasitaire dérivé des avermectines présentant une affinité importante pour les canaux chlorure glutamate-dépendants présents dans les cellules musculaires et nerveuses des invertébrés.

Pharmacocinétique

Usage *per os*, excellente absorption digestive, métabolisation mal connue, excrétion biliaire, faible passage transplacentaire.

Indications

- Gale humaine.
- Anguillose gastro-intestinale.
- Microfilarémie à *Wucheria bancrofti*.

Contre-indications

Hypersensibilité à l'un des composants.

Précautions d'emploi

Grossesse et allaitement.
Sécurité non établie si poids < 15 kg.

Interactions médicamenteuses

Aucune.

ANTISCABIEUX ET ANTIPÉDICULEUX PYRÉTHRYNOÏDES

Néopynamine = tétraméthrine + sumithrine

A-PAR aérosol					
Complément de traitement de la gale, des poux, des puces et punaises, pour le linge et la literie	125 g (aérosol)			NR	

Esdéthrine + pipéronyle butoxyde

SPRÉGAL					
Traitement de la gale : pulvériser sur tous le corps sauf le visage et le cuir chevelu le soir de préférence puis laver après 12 h Changer les draps avant et après le traitement	152 g (aérosol)			NR	

Phénothrine

ITEM ANTI-POUX					
Pédiculoses : appl. sur le cuir chevelu (et toute région atteinte), laisser 10 min puis laver et peigner rigoureusement	150 mL (lotion) 150 mL (shamp.)			NR NR	
ITAX					
Pédiculoses : 2 shamp. consécutifs en laissant le 2e 5 min avant de laver et peigner rigoureusement	150 mL (shamp.) 300 mL (shamp.)			NR NR	
PARASIDOSE					
Idem *ITAX*	200 mL (shamp.)			NR	

Phénothrine + acide acétique

HÉGOR					
Idem *ITAX*	150 mL (shamp.)			NR	

Dépalléthrine + pipéronyle butoxyde

PARA spécial poux					
Shamp. : idem *ITAX* Solution : pulvériser sur le cuir chevelu et laisser agir 30 min puis peigner après lavage avec le shampoing habituel	125 mL (shamp.) 250 mL (shamp.) 125 mL (aérosol)			NR NR NR	

Perméthrines naturelles + pipéronyle butoxyde

MARIE ROSE					
Shamp. de 10 à 15 min 2 j consécutifs et rincer puis peigner	125 mL (lotion)			NR	

Propriétés

Insecticides peu toxiques et pédiculicides. Tous les composés dont la DCI se termine par le suffixe « -thrine » sont des dérivés synthétiques de pyréthrines. Le pipéronyle butoxyde agit en synergie avec les pyréthrines et permet de limiter l'émergence de résistances.

Indications

Pédiculoses, gale (*SPRÉGAL* : port d'un masque par le patient et le soignant pendant la pulvérisation).

Contre-indications

Pas chez l'enfant < 30 mois. Ne pas utiliser les aérosols chez les asthmatiques.

Précautions d'emploi

Déparasiter les vêtements et la literie avec *A-PAR aérosol*. En cas de gale, traitement simultané de tous les sujets contacts. Ne pas avaler ni appliquer sur le visage, les yeux et les muqueuses. Ne pas laisser à la portée des enfants.

Effets indésirables

Sensation de cuisson.

Toxicité centrale mal connue mais inférieure à celle des organophosphorés.

Irritation cutanée.

ANTIPÉDICULEUX

Malathion

PRIODERM					
Laisser agir environ 8 h puis laver les cheveux et les peigner au peigne fin	110 mL (lotion pressurisée 0,5 %)			NR	

■ **Malathion + perméthrine + pipéronyl butoxyde**

PARA PLUS						
Laisser agir environ 40 min puis laver les cheveux et les peigner au peigne fin	125 mL				NR	

Propriétés

Insecticides organophosphorés, pediculicides et lenticides.

Indications

Poux de tête et de corps.

Contre-indications

Enfant < 30 mois pour les aérosols.
Ne pas utiliser les aérosols chez l'asthmatique.

Précautions d'emploi

Ne pas avaler ni appliquer sur le visage, les yeux et les muqueuses.

Diminuer le temps d'application avant l'âge de 2 ans, en particulier avant 6 mois (diminuer de moitié).
Ne pas laisser à la portée des enfants.
Ne pas sécher avec un sèche-cheveux (inflammabilité du flacon pressurisé).
Pédiculose : déparasiter les vêtements et la literie avec *A-PAR AÉROSOL*.

Effets indésirables

Odeur désagréable, irritation possible.
Larmoiement, salivation, vomissements, diarrhée, dyspnée, convulsions, coma en cas d'ingestion ou de résorption transcutanée (non-respect des précautions d'emploi, utilisation répétée, peau lésée).

PSORIASIS

FICHE MALADIE

DÉFINITION

Le psoriasis est une dermatose érythémato-squameuse en plaques bien limitées, d'évolution chronique, très fréquente, caractérisée par :
• une inflammation du derme responsable de l'érythème ;
• un renouvellement accéléré de l'épiderme, qui se fait en 2 jours au lieu de 21 jours pour l'épiderme normal, et est responsable des squames.

CAUSES ET MÉCANISMES

Les causes sont multiples :
• Un facteur génétique est probable compte tenu de la fréquence des formes familiales et de l'association préférentielle à certains groupes HLA.
• Les poussées sont souvent déclenchées par un stress ou un choc affectif.
• On connaît des médicaments qui favorisent les poussées (anti-inflammatoires non stéroïdiens, β-bloquants, etc.).
• L'alcool et le surpoids sont des cofacteurs aggravants et gênant les traitements systémiques.
• Enfin, des traumatismes locaux peuvent provoquer des lésions de psoriasis (phénomène de Koebner).

Les sujets infectés par le VIH font des formes profuses de psoriasis.
Le psoriasis touche 2 % de la population occidentale ; la fréquence est la même chez l'homme et chez la femme. Certaines ethnies sont moins fréquemment atteintes : les Noirs, les Asiatiques et les Indiens d'Amérique.

DIAGNOSTIC

Il est clinique : le psoriasis peut prendre de multiples formes, atteindre diverses parties du corps de manière isolée ou simultanée, et possède une évolution chronique capricieuse.

Il est commun de dire qu'il existe autant de formes cliniques de psoriasis que de sujets psoriasiques.

FORME CLASSIQUE

Il s'agit du psoriasis vulgaire.

Lésions

Les lésions sont caractérisées par :
- leur bordure bien limitée ;
- leur aspect érythémato-squameux ; les squames nacrées plus ou moins épaisses masquent l'érythème sous-jacent, révélé par le grattage à la curette qui laisse sourdre une rosée sanglante ;
- leur taille variable allant de quelques millimètres (lésion en goutte) à plusieurs centimètres, réalisant des placards ;
- leur topographie : *faces d'extension des coudes et des genoux*, région lombaire, ombilic, cuir chevelu, de façon *symétrique*.

L'état général est conservé ; un prurit est présent dans plus de 50 % des cas.

On recherchera à l'interrogatoire des cas de psoriasis dans la famille et des facteurs déclenchants, notamment psychologiques.

Formes cliniques

- Atteinte du cuir chevelu : elle est très fréquente, allant d'un simple état pelliculaire à des plaques érythémato-squameuses pouvant engainer tout le cuir chevelu avec un débord sur la peau, réalisant une atteinte dite « en casque » ; *il n'y a pas d'alopécie*.
- Atteinte unguéale :
  - Soulèvement du bord libre par une accumulation de squames sèches (hyperkératose sous-unguéale et onycholyse).
  - Dépressions punctiformes du lit, réalisant l'ongle en « dé à coudre ».
  - Périonyxis indolore.
- Atteinte des muqueuses :
  - Génitale masculine : lésion arrondie, bien limitée, rouge vernissé sans squames, sur le gland.
  - Buccale : non caractéristique.
- Atteinte des paumes et des plantes : elle est fréquente, réalisant une kératodermie bilatérale et symétrique, prédominant aux zones de frottement.
- Atteinte des plis : la caractéristique principale de l'atteinte des plis, ou intertrigo psoriasique, est l'absence de squames ; les plaques érythémateuses sont symétriques et bien limitées.

FORMES COMPLIQUÉES

Érythrodermie

Il s'agit d'une atteinte de tout le tégument, sans intervalle de peau saine, s'accompagnant d'une altération de l'état général et de fièvre. L'hospitalisation s'impose pour faire les soins, prévenir les complications infectieuses et la déshydratation inhérentes à toute atteinte cutanée généralisée.

Psoriasis pustuleux

Les pustules apparaissent sur fond érythémateux ; l'atteinte est soit généralisée, érythrodermique, avec une grande altération de l'état général et une fièvre à 40 °C, soit plus localisée, annulaire en médaillons disséminés sur le tégument, soit palmo-plantaire. Les pustules sont aseptiques.

Rhumatisme psoriasique

L'atteinte articulaire peut précéder l'atteinte cutanée (*cf.* Rhumatisme psoriasique, *spécialité* Rhumatologie, p. 1592) ; le rhumatisme touche le plus souvent les articulations périphériques, avec arthrites, notamment des interphalangiennes distales des doigts et des orteils, bilatérales et asymétriques ; il existe des formes axiales touchant le rachis.

TRAITEMENTS

Ils sont nombreux, tant locaux que généraux, et sont tous des traitements suspensifs, c'est-à-dire qu'ils ne permettent pas de débarrasser définitivement le patient de la maladie.

Les traitements sont souvent longs, entraînant volontiers un défaut de compliance. Il est important de bien expliquer que le psoriasis est une maladie chronique, récidivante, de bien expliquer le type de traitement utilisé et que ce dernier ne pourra pas faire disparaître définitivement la maladie.

TRAITEMENTS LOCAUX

Ils sont utilisés chaque fois que cela est possible, c'est-à-dire lorsque la surface cutanée atteinte n'est pas trop importante et est compatible avec l'application de topiques 1 à 2 fois/j sans exposer le patient à des effets indésirables généraux par pénétration et diffusion systémique des produits appliqués.

Kératolytiques

La **vaseline salicylée** — dont le pourcentage peut varier classiquement de 5 à 20 %, en fonction de la quantité d'acide salicylique mélangé à la vaseline — est utilisée quelques jours dans le but de décaper les plaques de psoriasis, avant de prendre le relais par une autre thérapeutique. Elle ne s'utilise pas chez le nourrisson et seulement sur de petites surfaces chez l'enfant ; on utilise de forts pourcentages (20 %, parfois plus) sur les plaques très épaisses ou dans certaines localisations (cuir chevelu, paumes et plantes).

Réducteurs

Les goudrons sont utilisés dans le but de réduire les états très squameux ; on distingue :

- les goudrons de bois, ou **huile de cade** (*CADITAR* lotion 2 à 4 cuillers à soupe par bain, nombreux shampooings : *ITEM CADIQUE*, etc.) ;
- les **goudrons de houille**, ou coaltar, actuellement interdits dans les préparations locales en raison d'un risque carcinogène potentiel.

D'autres goudrons plus forts sont utilisés en milieu hospitalier : la **pommade de Brocq**, modulable en concentration (faible, moyenne, forte), nécessite une hospitalisation de 3 semaines et est réservée aux psoriasis très épais, diffus, chez des sujets chez qui un traitement général est contre-indiqué.

Dermocorticoïdes

Ils sont une des armes thérapeutiques essentielles dans le traitement ambulatoire des psoriasis limités, après décapage avec un kératolytique ou un réducteur. On utilise :

- une lotion pour le cuir chevelu ;
- une crème de niveau III pour le visage et les plis ;
- une crème ou une pommade de niveau II pour le corps ;
- une pommade ou une crème de niveau I pour les paumes et les plantes, souvent sous occlusion de 12 h la nuit.

Les dermocorticoïdes sont répartis en quatre classes suivant leur puissance d'action : la classe I désigne les dermocorticoïdes les plus puissants. L'intensité de l'activité d'un dermocorticoïde peut être renforcée par la forme galénique : une pommade augmente l'absorption cutanée du produit et donc renforce son action par rapport à une crème.

Vitamine D

Le **calcipotriol**, ou *DAIVONEX* crème, pommade, est une alternative intéressante aux dermocorticoïdes de classe II. On dispose aussi d'*APSOR* et *SILKIS*, plus récents.

Associations, autres

Association vitamine D et dermocorticoïde de classe II : *DAIVOBET* pommade.

La **méchloréthamine**, ou *CARYOLYSINE*, doit être abandonnée dans cette indication.

Rétinoïde local

Le **tazarotène** (*ZORAC*) est indiqué dans le psoriasis en plaques.

TRAITEMENTS GÉNÉRAUX

On n'utilise pas de corticothérapie générale, responsable de rebond redoutable à l'arrêt (érythrodermie, psoriasis pustuleux).

PUVAthérapie

Elle est utilisée pour les psoriasis étendus, volontiers les psoriasis en goutte. Il s'agit d'un traitement astreignant qui oblige le patient à se rendre 3 fois par semaine au début du traitement chez un dermatologue, à prendre les mesures de protection contre le rayonnement lumineux dès la prise des comprimés de psoralène. Le principe de la PUVAthérapie est d'administrer *per os* au patient un médicament photosensibilisant (psoralène) et d'exposer le patient aux rayons ultraviolets A. L'irradiation se passe dans une cabine.

Il existe des variantes de cette technique : irradiation localisée à une petite surface cutanée (PUVAthérapie des mains), irradiation avec des UVB (UVB TLO1, à spectre étroit), application du psoralène sur la peau au cours d'un bain (balnéopuvathérapie).

▶ **Rétinoïdes oraux**

Ils sont un excellent traitement des psoriasis invalidants, étendus, mais possèdent de nombreux effets indésirables et sont tératogènes.

▶ **RéPUVAthérapie**

C'est l'association du *SORIATANE*, à doses plus faibles que lorsqu'il est utilisé seul, et de la PUVAthérapie.

▶ **Méthotrexate**

Il est réservé aux formes graves, après échec ou contre-indication de tous les traitements précédents. Il est utilisé *per os* ou par voie IM, 1 fois par semaine, avec contrôle de la numération sanguine et surveillance hépatique.

▶ **Ciclosporine**

C'est, avec le *MÉTHOTREXATE*, le second traitement majeur des psoriasis très graves résistants à tous les traitements. La **ciclosporine** s'utilise *per os* en prises quotidiennes sous stricte surveillance de la pression artérielle et de la fonction rénale.

▶ **Biothérapies**

Les **anti-TNFα**, très coûteux, sont réservés aux psoriasis résistant à tous les autres traitements y compris photothérapie, **ciclosporine**.

TRAITEMENTS ADJUVANTS

Le repos, le soleil, les cures thermales et la prise en charge psychologique sont des mesures générales pouvant aider un traitement spécifique à agir ; elles peuvent être suffisantes dans certains psoriasis peu invalidants.

L'hydratation quotidienne est fondamentale (émollients type *EXCIPIAL LIPOLOTION*, Cold Cream, etc.).

AU TOTAL

Le traitement doit être adapté à chaque patient et est essentiellement fonction du retentissement du psoriasis sur la vie du patient :

- un psoriasis peu étendu mais atteignant les zones visibles de la peau chez une jeune femme (visage, dos des mains) peut être vécu très difficilement et doit être considéré comme un psoriasis « grave » ;
- au contraire, un psoriasis diffus sur des zones cachées chez un homme âgé peut être vécu sans aucune demande thérapeutique et sera considéré comme un psoriasis « bénin ».

Dans tous les cas, il est fondamental d'expliquer la maladie et les traitements envisageables au patient.

PRONOSTIC

L'évolution est chronique ; des lésions localisées peuvent persister indéfiniment, subir des poussées imprévisibles, parfois secondaires à un médicament (β-bloquants), un choc psychoaffectif, ou régresser à l'occasion d'une exposition solaire. Après un blanchiment complet des lésions par un traitement local ou général, il est impossible de dire si le patient refera ou non une poussée de psoriasis, et s'il en refait une, quelles en seront l'intensité et la localisation.

Trois formes sont graves, mettant parfois en jeu le pronostic vital : les érythrodermies, les formes pustuleuses diffuses, le rhumatisme psoriasique.

FICHE INFIRMIÈRE

ÉDUCATION ET CONSEILS

Le psoriasis est une maladie chronique, qui évolue par poussées tout au long de la vie.

Les poussées peuvent être déclenchées ou favorisées par des stress, des chocs affectifs, des infections, des médicaments.

Il existe à l'évidence un terrain génétique du psoriasis, si l'on en juge par le nombre de cas familiaux.

Les traitements sont purement suspensifs : ils ne débarrassent pas le patient définitivement de son psoriasis ; la peau même saine en ap- ▶

parence « garde » en elle tout pour déclencher une poussée de psoriasis.

Les traitements sont nombreux et doivent être adaptés à chaque cas ; ils permettent de blanchir le psoriasis, c'est-à-dire de faire disparaître les lésions.

Il est impossible de prévoir l'évolution de la maladie et de dire si le patient, une fois blanchi, refera une poussée, quand et avec quelle intensité.

Le psoriasis est une maladie cutanéomuqueuse qui ne témoigne d'aucune maladie organique sous-jacente.

Le psoriasis n'est pas contagieux.

La gravité d'un psoriasis ne se juge pas sur le pourcentage de surface corporelle atteinte mais sur la manière dont il est vécu par le patient (par exemple, un psoriasis localisé uniquement sur le dos des mains pourra être extrêmement mal vécu chez une boulangère et nécessiter un traitement lourd).

FICHE TECHNIQUE

PSORIASIS : PHOTOTHÉRAPIE

Définition

La photothérapie dite également PUVAthérapie (Psoralène + UVA) est indiquée chez les patients atteints de psoriasis étendu. Ce traitement est contraignant car il nécessite de suivre 3 séances d'UV par semaine chez le dermatologue en début de traitement.

Il s'accompagne également de précautions indispensables à respecter.

Les UV utilisés sont des UVA. Ils sont dans certaines indications associés à des UVB.

Méthode

Le patient doit prendre avant chaque séance un photosensibilisant *per os*, le **psoralène** qui a pour but d'inhiber la division cellulaire.

Le suivi du patient doit être bien tracé : à ce titre, le patient possèdera un carnet de photothérapie mentionnant chaque séance, la quantité d'UV reçue en Joules/cm^2 et une fiche de bon usage du **psoralène** avec la dose et l'horaire de prise à respecter avant chaque séance. Toute modification cutanée sera signalée au dermatologue.

Le port de lunettes de protection est obligatoire : le patient portera des lunettes de protection dès la prise de **psoralène** et jusqu'à la tombée du jour.

Lors de chaque séance le patient portera des lunettes spécifiques opaques pour protéger les yeux des irradiations d'UV.

Il sera recommandé de porter un slip pendant la séance pour protéger les organes génitaux. Les mamelons seront également préservés des irradiations par un écran solaire.

Avant toute séance, ne rien appliquer sur la peau.

Après chaque séance il faudra en revanche bien hydrater la peau (crème *LIPIKAR*) et en cas d'ensoleillement on utilisera un écran solaire total.

Les séances se réalisent en cabine, il est donc nécessaire de bien informer le patient de leur déroulement de la séance, le rassurer surtout s'il est claustrophobe.

FICHE PHARMACOLOGIE

VITAMINE D LOCALE

■ **Calcipotriol**

DAIVONEX					
Psoriasis en plaques du corps < 40 % surface corporelle : 2 appl./j pendant 6 sem. Psoriasis du cuir chevelu : 2 appl./j.	30 g (crème 50 µg/g) 120 g (crème 50 µg/g)	13,01 40,35	II II	65 % 65 %	0,43 0,34

■ **Calcipotriol + corticoïde**

DAIVOBET					
1 appl./j pendant 1 mois Ne pas dépasser 100 g/sem.	60 g (pomm. 50 µg/ 0,5 mg/g)	46,62	I	65 %	0,78
	60 g (gel 50 µg/0,5 mg/g)	46,62	I	65 %	0,78

■ **Calcitriol**

SILKIS					
Réservé aux zones fragiles (visage-pli) : 2 appl./j max 6 sem. Ne pas dépasser 30 g/j	30 g (pomm. 3 µg/g) 100 g (pomm. 3 µg/g)	10,40 28,47	I I	30 % 30 %	0,35 0,28

Propriétés

Dérivé de la vitamine D, il inhibe la prolifération des kératinocytes et stimule leur différenciation ; il est peu résorbé par voie percutanée et ne présente pas de risque d'hypercalcémie dans les conditions normales d'utilisation. Son efficacité semble comparable à celle des **dermocorticoïdes de classe III**.

Indications

Psoriasis en plaques, atteignant moins de 40 % de la surface corporelle.
Psoriasis du cuir chevelu.

Contre-indications

Grossesse.
Allaitement.
Hypercalcémies, application sur le visage et dans les plis.

Précautions d'emploi

Ne pas dépasser 30 g/j ni 35 % de la surface cutanée.

Effets indésirables

Irritation locale et lésions eczématiformes, risque d'hypercalcémie, réversibles à l'arrêt du traitement, en cas de surdosage.

■ **Tacalcitol**

APSOR					
Psoriasis en plaques : 1 appl./j de préférence le soir	15 g (pomm.) 60 g (pomm.) 50 mL (fl. émul. cut.)	9,88 32,09 27,57	II II II	65 % 65 % 65 %	0,66 0,53 0,55

DERMATOLOGIE

Propriétés

Idem *DAIVONEX*.

Indications

Psoriasis en plaques.
Utilisation possible sur le visage et dans les plis.

Contre-indications

Grossesse et allaitement.
Hypercalcémies.

Précautions d'emploi

Ne pas dépasser 50 g par semaine.
Ne pas utiliser dans les psoriasis pustuleux, en gouttes ou érythrodermiques.
Se laver les mains après utilisation.
Éviter le contact avec les yeux.

Effets indésirables

Hypercalcémie modérée et réversible si surdosage.
Dégradation par les UV.
Irritation locale transitoire.

RÉTINOÏDE LOCAL

■ **Tazarotène**

ZORAC					
Psoriasis en plaques < 10 % de surface corporelle 1 appl. le soir pendant 12 sem.	60 g (gel 0,05 %) 60 g (gel 0,1 %)	30,57 32,09	I I	30 % 30 %	0,51 0,53

Propriétés

Rétinoïde local ayant au cours du psoriasis une action sur l'inflammation, la prolifération et les anomalies de différenciation des kératinocytes.

Indications

Psoriasis en plaques < 10 % de surface corporelle.

Contre-indications

Femme enceinte ou susceptible de l'être.
Allaitement.
Hypersensibilité connue au produit.
Application sur le visage, le cuir chevelu, et les plis.
Surface à traiter > 10 %.

Précautions d'emploi

N'appliquer que sur la peau psoriasique.
Interrompre le traitement en cas d'irritation.
Associer un **dermocorticoïde de classe III** le matin.
Éviter de prescrire avant l'âge de 18 ans.
Laver les mains après application.

Effets indésirables

Prurit, sensation de brûlure, érythème, irritation, desquamation, aggravation du psoriasis.
Photosensibilisation.

GOUDRONS

▪ Anthraline (ou dioxyanthranol ou dithranol)

ANAXÉRYL					
Psoriasis en plaques du corps et du cuir chevelu : *short contact therapy*, application pendant 10 min/j, rinçage abondant avec un savon acide, puis augmentation des temps de pose en fonction de l'efficacité (ex : 10 min/j pdt 1 sem. puis 20 min/j pdt 2 sem. puis 30 min/j pdt 3 sem.)	38 g (pomm. 0,35 % d'anthraline)			NR	

▪ Huile de cade

CADITAR					
Psoriasis, eczémas secs, névrodermites, lichénifications, autres dermatoses hyperkératosiques : bain quotidien avec de l'eau tiède 2 càs par bain, 1 càc par litre pour bains localisés (mains, pieds)	250 mL (fl. de prép. diluer pour bain)	4,01		15 %	0,02

▪ Pommade de Brocq

POMMADE DE BROCQ					
Psoriasis très épais et diffus en cas de contre-indication aux autres traitements	250 prép. magistrale	HOP			

▪ Acide sacylique + huile essentielle de cade + huile essentielle de cèdre + huile de vaseline

DERMAGOR BETACADE					
Visage et corps. Peaux irritées, squameuses. Soin et entretien des peaux psoriasiques. Accompagnement et relais de la corticothérapie locale	100 mL			NR	

Propriétés

Réducteurs utilisés dans les états hyperkératosiques, notamment dans le psoriasis, seuls ou en association, pour réduire la vitesse de renouvellement de l'épiderme.

Indications

Psoriasis, eczémas secs, névrodermites, lichénifications, autres dermatoses hyperkératosiques.

Sous forme de shampooings, ils sont très utilisés pour les états squameux du cuir chevelu. La *POMMADE DE BROCQ* n'est utilisée qu'en milieu hospitalier.

Contre-indications

Dermatoses suintantes.

Hypersensibilité aux constituants.

Psoriasis inflammatoires, irrités, érythrodermiques.

Précautions d'emploi

Ne jamais utiliser sur les muqueuses ni sur les yeux.
Tache les vêtements et la literie ; odeur désagréable.
L'**anthraline** s'oxyde à l'air, doit être appliquée avec des gants et jamais sur les zones fragiles (plis, visage, cou, organes génitaux).
Effets carcinogènes cutanés des **goudrons** (surtout si association aux ultraviolets).
ANAXÉRYL contient du baume du Pérou.

Effets indésirables

Irritation, éruptions acnéiformes, folliculites.

RÉTINOÏDE ORAL

■ **Acitrétine**

SORIATANE					
Psoriasis invalidant, 10 mg/j en augmentant progressivement jusqu'à la dose maximale tolérée Troubles de la kératinisation, idem Psoriasis pustuleux, 1 mg/kg/j	30 gél. 10 mg 30 gél. 25 mg	25,01 51,36	I I	65 % 65 %	0,83 1,71

Propriétés

Dérivés de synthèse de la vitamine A, l'**acitrétine**, inefficace dans l'acné, réduit la prolifération cellulaire et la kératinisation de l'épiderme.

Indications

Psoriasis sévères : érythrodermique, pustuleux, rhumatisme psoriasique, kératodermie palmo-plantaire, psoriasis résistants aux autres traitements classiques.
Troubles de la kératinisation : ichtyoses héréditaires, kératodermies palmo-plantaires, maladie de Darier, pityriasis rubra pilaire.
Dermatoses inflammatoires : lichen plan.

Contre-indications

Femmes en âge de procréer sans contraception efficace.
Dyslipidémie, hypervitaminose A, insuffisance hépatique ou rénale.
Grossesse et allaitement : contre-indication absolue. Voir Précautions d'emploi.

Précautions d'emploi

Contraception efficace obligatoire chez la femme en période d'activité génitale, débutée 1 mois avant le début du traitement et poursuivie 2 ans après la fin du traitement par **acitrétine**.
Contrôle avant le début du traitement et surveillance régulière des enzymes hépatiques et des lipides sanguins pendant toute la durée du traitement.
Recherche d'anomalies osseuses lors des traitements prolongés.

Effets indésirables

Tératogénicité +++.

Cutanéo-muqueux : chéilite, xérose, sécheresse buccale, desquamation palmo-plantaire, érythème facial, chute de cheveux, fragilité des ongles.
Osseux : douleurs osseuses, arthralgies, hyper-ostoses, soudure prématurée des cartilages de conjugaison chez l'enfant.

Ophtalmologiques : sécheresse oculaire, intolérance au port des lentilles cornéennes, conjonctivite, opacité cornéenne, myopie.

Divers : myalgies, céphalées par hypertension intracrânienne, élévation des phosphatases alcalines et des transaminases, hépatites, élévation du cholestérol total et des triglycérides.

Interactions médicamenteuses

Les **tétracyclines** sont contre-indiquées en association en raison du risque d'hypertension intracrânienne, association avec la **phénytoïne** à surveiller. Attention aux contraceptifs progestatifs microdosés en raison du risque de leur inefficacité contraceptive, il faut utiliser un œstroprogestatif.

PHOTOTHÉRAPIES UVA-UVB – LES DIFFÉRENTS TYPES DE PHOTOTHÉRAPIE

PUVATHÉRAPIE

La PUVAthérapie (psoralène + UVA) est l'inhibition de la division cellulaire par un psoralène sous l'action des ultra-violets A.

BALNÉOPUVATHÉRAPIE

Le psoralène se trouve dans la baignoire et il n'y a donc pas de prise orale du médicament ; intérêt chez les sujets insuffisants hépatiques ou rénaux, notamment les patients éthyliques chroniques ; ce traitement nécessite une baignoire. Les doses d'UVA sont moindres qu'avec la PUVAthérapie classique.

PUVATHÉRAPIE LOCALE

Essentiellement pour les atteintes palmo-plantaires du psoriasis ; intérêt pour les dermites irritatives et de contact des mains. Elle s'effectue grâce à des lampes de petite taille n'irradiant que les pieds et les mains, après ingestion d'un psoralène.

ASSOCIATION RÉTINOÏDES PUVATHÉRAPIE = REPUVATHÉRAPIE

SORIATANE associé à la PUVAthérapie indiquée dans le psoriasis.

PHOTOTHÉRAPIES UVB

Il n'y a pas de prise de psoralènes dans ce type de photothérapie ; les UVB sont à spectres larges ou à spectre étroit (lampe TL 01). Indications dans le psoriasis, les eczémas, le vitiligo notamment. Ces photothérapies n'ont pas les contre-indications liées au psoralène (insuffisances hépato-cellulaire et rénale, grossesse), et seraient, pour les UVB à spectre étroit, moins carcinogènes que celles utilisant les UVA.

PHOTOTHÉRAPIES UVA + UVB

En première intention chez un patient atopique si une photothérapie est indiquée.

Phototypes selon Fitzpatrick

Phototype I : roux, coup de soleil (= brûlure), ne bronze pas.

Phototype II : peau blanche, coup de soleil (= brûlure), bronze un peu.

Phototype III : peau blanche, ne brûle pas ou peu au soleil, bronze.

Phototype IV : peau mate, ne brûle pas, bronze.

Phototype V : peau marron (sujets asiatiques, d'Afrique du Nord, etc.).

Phototype VI : peau noire.

PRÉCAUTIONS À PRENDRE POUR UN TRAITEMENT PAR PHOTOTHÉRAPIE

Remettre une fiche au patient mentionnant la quantité de psoralène et l'horaire de la prise par rapport à l'irradiation pour une PUVA.

Remettre un carnet de photothérapie mentionnant le nombre de séances et la quantité d'UV reçue (J/cm^2).

Protection oculaire dès la prise du psoralène, pendant la séance et jusqu'à la tombée du jour avec des lunettes adéquates (absorption à 330 nm, ex. : *Orma* UVX *Essilor* incolores) pour une PUVA.

Protection des organes génitaux externes pendant la séance (port d'un slip type string si lésions fessières) et les mamelons avec 1 écran solaire.

Signaler au dermatologue toute modification cutanée (rougeurs, démangeaisons, etc.).

Signaler toute prise médicamenteuse tout au long de la photothérapie.

Ne rien appliquer sur la peau avant les irradiations UV sauf protocole particulier.

Hydrater la peau après chaque séance (ex : *LIPIKAR*) et appliquer un écran solaire si ensoleillement (ex. : écran indice 50+).

EXEMPLE DE PROTOCOLE UVB TL01 POUR UN PSORIASIS POUR UN SUJET DE PHOTOTYPE II À III

Débuter à 0,2 J/cm^2, augmenter de 0,1 à 0,2 J/cm^2 à chaque séance sauf problème jusqu'à 1,7 J/cm^2 à raison de 2 à 3 séances/sem. jusqu'au blanchiment du psoriasis et arrêt (durée totale habituelle de 15 à 30 séances (2 à 3 mois).

Entente préalable auprès de la Caisse d'assurance-maladie.

DERMATOLOGIE

PSORALÈNE PAR VOIE ORALE

■ 8-Méthoxsalène

MÉLADININE					
PUVAthérapie : 0,6 mg/kg ou 25 mg/m², 2 h avant l'irradiation UVA	30 cp. 10 mg	4,07	I	65 %	0,14

PSORALÈNE PAR VOIE LOCALE

■ 8-Méthoxsalène

MÉLADININE					
MÉLADININE faible PUVAthérapies localisées par ex. dans le vitiligo : application homogène de la solution 2 h avant l'irradiation UVA	24 mL (sol. alcool. 0,1 %)	3,64	I	65 %	0,15
MÉLADININE forte BalnéoPUVAthérapie : 2 fl. pour une baignoire de 160 L	24 mL (sol. alcool. 0,75 %)	4,07	I	65 %	0,17

Propriétés

Les psoralènes sont toujours utilisés en association avec une photothérapie. Ils s'intercalent dans l'ADN et, uniquement sous l'action des UVA, provoquent des liaisons des bases pyrimidiques bloquant ainsi la division cellulaire.

Les indications, contre-indications, précautions d'emploi et effets indésirables se superposent donc à ceux de la PUVAthérapie.

Indications

Psoriasis > 40 % de la surface corporelle +++.
Parapsoriasis et mycosis fongoïde, lichen plan, mastocytoses, eczémas notamment dermatite atopique, vitiligo, pelade, prurit chronique et prurigos, photodermatoses (lucite estivale bénigne).

Contre-indications

Contre-indications à la PUVAthérapie

Absolues : Grossesse. Allaitement. Antécédents de mélanome. Syndrome des nævi atypiques familial. Nævomatose basocellulaire, maladies de la réparation de l'ADN. Lupus systémique, dermatomyosite.

Relatives majeures : Âge < 10 ans. Antécédent de carcinome cutané épithélial (baso- et spinocellulaire). Antécédent d'exposition à l'arsenic ou aux radiations ionisantes. Kératoses actiniques, traitement immunosuppresseur, porphyries, insuffisance cardiaque.

Relatives mineures : Âge < 16 ans ; cataracte, maladies bulleuses auto-immunes ; insuffisances hépatique ou rénale (intérêt de la balnéoPUVAthérapie), phototype I, photosensibilité.

Précautions d'emploi

Une contraception efficace est nécessaire en âge de procréer.

Bilan préthérapeutique comprenant : examen cutané complet (antécédents, phototype, degré d'héliodermie, nævi, kératoses actiniques), examen cardiovasculaire, consultation ophtalmologique, bilan biologique (fonction rénale, bilan hépatique).

Protection des yeux, du scrotum et des mamelons pendant la séance de PUVA.

Quantités d'UV reçus précisément notées à chaque séance en Joules par cm².

Effets indésirables

Cancers cutanés épithéliaux et probable augmentation de l'incidence du mélanome, justifiant de ne pas dépasser 100 à 200 séances de PUVAthérapie au cours d'une vie, soit 1 500 J/cm^2. Ce risque justifie une surveillance dermatologique clinique annuelle à vie.

Photosensibilisation, déclenchement rarissime d'une dermatose photosensible (dermatite actinique, lupus érythémateux, pemphigus, pemphigoïde bulleuse). Vieillissement cutané précoce.

Cataracte (chez les sujets âgés et les atopiques, pour des doses importantes). Troubles digestifs.

Interactions médicamenteuses

Ne jamais associer un médicament photosensibilisant (**phénotiazines**, **amiodarone**, **cyclines**, **vitamine A acide**, **quinolones**, **sulfamides**, nombreux **antihypertenseurs**).

ECZÉMAS

FICHE MALADIE

DÉFINITION

L'eczéma est une dermatose prurigineuse, érythémateuse et microvésiculeuse en placards, volontiers diffuse. On distingue :

- l'eczéma de contact et l'eczéma atopique, principalement ;
- l'eczéma nummulaire et l'eczéma craquelé, deux formes cliniques particulières.

CAUSES ET MÉCANISMES

ECZÉMA DE CONTACT

Mécanismes

L'eczéma de contact est une allergie dite de contact : l'agent allergisant est appliqué sur la peau, il pénètre par voie percutanée et sensibilise les lymphocytes T locaux ; lors de la réapplication du même agent sensibilisant, des semaines ou des années après, il se produit en 24 à 48 h une réaction allergique locale médiée par les lymphocytes T précédemment sensibilisés et aboutissant aux lésions cliniques d'eczéma. La réaction allergique peut se généraliser par diffusion des lymphocytes sensibilisés.

Particularités cliniques

La topographie des lésions est évocatrice (par exemple, un eczéma des paupières oriente vers un contact cosmétique : fard à paupières ou vernis à ongles) ; elle dessine, au moins au début, la zone de contact. L'eczéma peut s'étendre et diffuser à distance de la zone initialement atteinte ; ainsi, un eczéma de contact partant de la jambe gauche peut donner des lésions d'eczéma sur le tronc, sur le visage, etc.

L'eczéma peut survenir des années après le premier contact allergisant, mais l'accident aigu survient 1 à 2 jours après le contact déclenchant.

On s'efforcera par l'interrogatoire, souvent difficile, répété, très « policier », de mettre à jour le facteur contact déclenchant (cosmétiques, profession, vêtements, médicaments topiques, loisirs).

Évolution

Elle est favorable en cas d'identification et d'éviction de l'allergène responsable. Attention aux allergies croisées et aux nombreux produits susceptibles de contenir l'allergène suspecté ; par exemple, en cas d'allergie au nickel, on peut développer un eczéma de contact à tous les produits contenant du nickel : bijoux, alliages, boutons de jeans, etc.

Il faut remettre au patient une liste exhaustive de tout ce qui peut contenir l'allergène responsable de son eczéma de contact.

En cas de non-identification de l'agent sensibilisant, l'évolution est rythmée par le contact avec l'allergène.

Examens complémentaires

Ils reposent sur les tests épicutanés ; une batterie standard et les produits autres suspectés lors de l'interrogatoire sont déposés sur des patchs et maintenus dans le dos, au contact de la peau, par un *Élastoplaste*, pendant 48 h, avec lecture des résultats par un dermatologue. Les tests sont posés à distance de toute poussée d'eczéma et de toute corticothérapie locale. Les résultats sont cotés de « Négatif » à « ++++ » (4 +).

> Les principaux responsables d'eczéma de contact sont : le nickel (bijoux, boutons de jeans), le chrome (colorants, textiles, eau de Javel, ciment), les amines en PARA (teintures de cheveux, révélateurs photographiques, caoutchouc), antibiotiques locaux, *PARFENAC*, colophane contenue dans les sparadraps, etc.

ECZÉMA ATOPIQUE

Il est aussi dénommé eczéma constitutionnel ou dermatite atopique. Cette dermatose s'intègre dans un tableau déterminé génétiquement — le terrain atopique —, qui prédispose à l'apparition de manifestations allergiques : eczéma, asthme, rhume des foins et conjonctivite. Une classe particulière d'immunoglobulines intervient dans l'atopie, les immunoglobulines E.

Clinique

- Chez le nourrisson, l'eczéma apparaît vers l'âge de 3 mois sur les joues et le front, en plaques d'eczéma aigu respectant le nez.
- Cet eczéma subit des poussées et guérit souvent vers l'âge de 18 mois.
- Après l'âge de 2 ans, l'eczéma siège surtout aux plis de flexion des membres ; il guérit souvent à la puberté.
- L'eczéma de l'adulte est rare, de topographie mixte (plis et visage), souvent sec, lichénifié ; il s'agit de l'évolution chronique.

Évolution

L'évolution est chronique avec des poussées déclenchées par différents facteurs (psychologiques, climatiques, etc.) ; il n'existe pas de traitement autre que symptomatique.

L'évolution est le plus souvent spontanément favorable, au plan dermatologique, avant l'âge de 2 ans, et dans presque tous les cas avant la puberté.

Risque de complications infectieuses

Impétigo (+++), grave pustulose de Kaposi-Juliusberg en cas d'herpès ; fréquence importante des urticaires chez les sujets atopiques.

ECZÉMA NUMMULAIRE

Plaques érythémato-vésiculeuses, arrondies en « pièce de monnaie », prédominant aux membres inférieurs. Il évoque avant tout un eczéma atopique ou un foyer infectieux à distance (ORL ou dentaire).

ECZÉMA CRAQUELÉ

Plaques érythémato-squameuses, sèches et craquelées, siégeant sur les faces d'extension des membres des sujets âgés.

DIAGNOSTIC

Il est clinique.

L'eczéma, quelle que soit sa cause, se caractérise par des placards rouges, prurigineux, à contours mal limités, émiettés.

On décrit classiquement quatre phases successives :

- Phase érythémateuse, marquée par l'apparition d'une plaque rouge, granitée en surface, parfois œdémateuse, notamment dans les zones lâches (paupières).
- Phase vésiculeuse, marquée par l'existence de vésicules claires sur fond érythémateux ; quelquefois, il existe de véritables bulles.
- Phase de suintement, due à la rupture des vésicules, laissant s'écouler une sérosité claire et aboutissant à la formation de croûtes.
- Phase de desquamation, précédant la guérison.

La succession de ces différentes phases est en fait théorique et, le plus souvent, des lésions de différentes phases sont associées au même moment au sein d'un même placard d'eczéma.

TRAITEMENT

TRAITEMENT LOCAL DE LA POUSSÉE

- Antiseptiques, voire antibiotiques en cas d'impétigo.
- **Nitrate d'argent** aqueux 1 % sur les lésions suintantes.
- Émollients à volonté : par exemple, cérat de Galien.
- Application de dermocorticoïdes, à espacer dès que possible, avec arrêt progressif.
- **Tacrolimus** topique (*PROTOPIC*), après l'âge de 2 ans.

TRAITEMENT DE FOND

Eczéma de contact

Il n'y a pas de désensibilisation possible ; l'exclusion définitive du contact est impérative.

Eczéma atopique

Il n'y a pas de traitement de fond spécifique de l'eczéma atopique, pourtant la sécheresse cutanée (xérose) observée entre les poussées est un facteur de prurit et de rechute. La peau de l'atopique doit être « graissée » (huile de bain en onction sur peau humide, Cold Cream). Les cures thermales et le changement de climat peuvent être utiles. Il faut éviter le contact avec les animaux (chats, chiens), les moquettes et les tapis. Il faut également éviter le contact avec le virus herpès et traiter rapidement tout herpès déclaré. Il n'y a pas de régime alimentaire d'exclusion à suivre de façon systématique, et les désensibilisations sont inutiles (contrairement à l'asthme). Il ne faut pas méconnaître une sensibilisation de contact, fréquente chez l'atopique, et savoir demander des tests épicutanés.

Les vaccinations doivent être faites, même si elles peuvent entraîner une exacerbation de la maladie cutanée. Les contrôles de BCG doivent être faits en dehors des poussées (il existe un risque de résultat faussement négatif si le test est fait en pleine poussée).

TRAITEMENT GÉNÉRAL

- Antihistaminiques H_1.
- Cures thermales utiles.
- Une antibiothérapie générale est indiquée assez largement s'il existe une surinfection de l'eczéma.
- Ultraviolets (photothérapie UVA + UVB) et **ciclosporine** dans les formes sévères, résistantes aux autres traitements.

PRONOSTIC

- L'eczéma peut se surinfecter et se compliquer d'impétigo, c'est une complication classique de l'eczéma atopique de l'enfant ; l'impétigo expose alors le patient à toutes les complications des infections bactériennes cutanées.
- L'eczéma atopique peut se compliquer d'un redoutable syndrome de Kaposi-Juliusberg en cas de contact avec le virus herpès.
- L'eczéma peut se généraliser et évoluer vers une érythrodermie.
- L'eczéma peut se lichénifier, après une évolution chronique et un grattage répété, c'est-à-dire devenir épais avec des striations évoquant un lichen ; les lichénifications sont elles-mêmes prurigineuses.

FICHE INFIRMIÈRE

SURVEILLANCE DU TRAITEMENT

SOINS – TRAITEMENT

Premier temps

- Application de dermocorticoïdes de classe II (*DIPROSONE* pommade) sur le corps avec les gants non stériles 1 fois/j, et application de *dermocorticoïdes* de classe III (*TRIDÉSONIT*) sur le visage 1 fois/j.
- Sur les lésions très suintantes, on peut appliquer du **nitrate d'argent** solution aqueuse à 1 %, 1 fois/j avant les dermocorticoïdes.
- Antihistaminiques H_1 *per os* en l'absence de contre-indication.

Second temps

- Après quelques jours, les lésions s'améliorent ; on prend le relais des dermocorticoïdes par le cérat *CODEXIAL*, produit émollient.

• Dermocorticoïdes sur le visage et sur le corps un jour sur deux en alternance avec le cérat pour la durée prescrite.

EFFICACITÉ DU TRAITEMENT

Noter les soins faits et la quantité de dermocorticoïdes utilisée par semaine ou mois en grammes (1 tube = 15 ou 30 g).

Noter l'évolution de l'état cutané et le retentissement du prurit (insomnie, lésions de grattage, échelle de quantification du prurit).

ÉDUCATION ET CONSEILS AU PATIENT ATTEINT DE DERMATITE ATOPIQUE

La dermatite atopique, ou eczéma atopique, est une dermatose chronique qui évolue par poussées entrecoupées de rémissions.

La maladie s'améliore classiquement avec l'âge, mais il existe des formes allant jusqu'à l'âge adulte.

RECOMMANDATIONS GÉNÉRALES

• Éviter tout contact avec les sujets ayant un herpès en raison du risque de survenue d'une pustulose de Kaposi-Juliusberg.

• Éviter les climats secs et froids, en effet les atopiques vont mieux quand il fait chaud et humide.

• Éviter le contact avec la laine; mettre des sous-vêtements en coton à manches longues.

• Il n'y a pas de régime alimentaire particulier en dehors des très rares cas ou un aliment (lait, œufs, poissons) est manifestement responsable de la survenue des poussées d'eczéma.

• En cas de responsabilité prouvée d'allergènes acariens, une désinfection peut être proposée contre les acariens.

LUTTE CONTRE LA SÉCHERESSE CUTANÉE

• La lutte contre la xérose cutanée est fondamentale, elle est un moyen de prévenir les poussées d'eczéma, elle doit être permanente, quotidienne. En effet, une des caractéristiques de la peau de l'atopique est d'être sèche.

• Les émollients (*EXCIPIAL LIPOLOTION*, Cold Cream, cérat *CODEXIAL*, après l'âge de 3 ans, glycérolé d'amidon, etc.) sont à appliquer tous les jours sur la peau encore un peu humide, à la sortie du bain.

TRAITEMENT DES POUSSÉES

• Il fait obligatoirement appel aux dermocorticoïdes et, maintenant, au *PROTOPIC*, après l'âge de 2 ans.

• Les corticoïdes locaux, prescrits par le dermatologue suivant des règles précises, ne seront pas dommageables pour l'enfant.

• Il faut appliquer scrupuleusement la prescription.

• Un traitement dermocorticoïde ne doit pas être interrompu de manière intempestive.

• Le dermatologue doit être à nouveau consulté en cours de traitement pour réadapter la prescription si besoin.

• Le traitement des poussées doit lutter contre le prurit en utilisant les antihistaminiques H_1.

• Enfin, le traitement des poussées doit lutter contre la surinfection de la peau à l'aide de bains antiseptiques et d'antibiotiques *per os*, le plus souvent un macrolide.

FICHE PHARMACOLOGIE

ÉMOLLIENTS

ÉMOLLIENTS	
LIPIKAR *ATODERM PP* *TOPIALYSE* *EXOMEGA* *EMULSION COLD CREAM AVÈNE* *CRÈME TRIXERA DE AVÈNE* *CERAT DE GALIEN* (préparation) *DEXERYL* 250 g (remboursable dans les indications atopie, ichtyoses, psoriasis, brûlures superficielles) Préparations magistrales (mention obligatoire sur l'ordonnance pour le remboursement : «Prescription à but thérapeutique en l'absence de spécialités équivalentes»), ex : glycérolé d'amidon 40 g Excipial lipolotion qsp 400 g	Les émollients sont utilisés pour l'hydratation de la peau, dans la dermatite atopique, les xéroses et les ichtyoses, le psoriasis ; ils sont appliqués quotidiennement de préférence après la toilette sur une peau un peu humide.

Liste non exhaustive ; nombreuses spécialités ; ne sont citées que les plus fréquemment utilisées par le dermatologue.

DERMOCORTICOÏDES – DERMOCORTICOÏDES DE CLASSE IV

■ Clobétasol propionate

DERMOVAL					
Indications préférentielles : eczémas, lichen, psoriasis et lupus érythémateux chronique ; 1 à 2 appl./j À renouveler en cas de dermatose suintante Décroissance toujours progressive	10 g (crème 0,05 %) 20 mL (gel 0,05 %)	2,25 3,29	I I	65 % 65 %	0,22 0,16
CLARELUX Gé					
A. et E. > 12 ans : 1 à 2 appl./j	10 g (crème 500 µg/g)	2,07	I	65 %	0,41
CLARELUX					
A. : 1 à 2 appl./j Dose max. : 1/2 fl./sem. (50 g)	100 g (mousse 500 µg/g)	14,67	I	65 %	0,15

■ Bétaméthasone dipropionate + propylène glycol

DIPROLÈNE					
Idem *DERMOVAL*	15 g (pomm. 0,05 %)	2,52	I	65 %	0,17

DERMOCORTICOÏDES DE CLASSE III

■ **Bétaméthasone valérate**

BETNEVAL					
Indications préférentielles : eczémas, lichen, psoriasis et lupus érythémateux chronique ; 1 à 2 appl./j À renouveler en cas de dermatose suintante Décroissance toujours progressive	10 g (crème 0,1 %) 30 g (crème 0,1 %) 100 g (crème 0,1 %) 10 g (pomm. 0,1 %) 30 g (pomm. 0,1 %) 100 g (pomm. 0,1 %) 15 g (lotion 0,1 %)	2,02 2,95 HOP 2,02 2,92 HOP 2,38	I I I I I I	65 % 65 % 65 % 65 % 65 %	0,20 0,10 0,20 0,10 0,16

■ **Bétaméthasone dipropionate**

DIPROSONE					
Idem *BETNEVAL*	30 g (crème 0,05 %) 30 g (pomm. 0,05 %) 30 mL (lotion 0,05 %)	3,80 3,80 3,80	I I I	65 % 65 % 65 %	0,13 0,13 0,13

■ **Diflucortolone valérate**

NÉRISONE					
Idem *BETNEVAL*	30 g (crème 0,1 %) 30 g (pomm. 0,1 %)	3,44 3,44	I I	65 % 65 %	0,11 0,11
NÉRISONE GRAS					
Idem *BETNEVAL*	30 g (pomm. 0,1 %)	3,44	I	65 %	0,11

■ **Fluticasone**

FLIXOVATE					
AMM chez l'enfant dès 1 an : 1 à 2 appl./j	30 g (pomm. 0,05 %) 30 g (crème 0,05 %)	4,09 4,09	I I	65 % 65 %	0,14 0,14

■ **Hydrocortisone acéponate**

EFFICORT LIPOPHILE					
Traitement des lésions sèches Indications préférentielles : eczémas, lichen, psoriasis et lupus érythémateux chronique 1 à 2 appl./j Arrêt progressif du traitement	30 g (crème 0,127 %)	3,32	I	65 %	0,11
EFFICORT HYDROPHILE					
Traitement des lésions suintantes Indications préférentielles : eczémas de contact, lichénification, dermatite atopique, dysidrose et dermite séborrhéique 1 à 2 appl./j Arrêt progressif du traitement	30 g (crème 0,127 %)	3,32	I	65 %	0,11

Hydrocortisone butyrate

LOCOÏD					
Indications préférentielles : eczémas, lichen, psoriasis et lupus érythémateux chronique 1 à 2 appl./j À renouveler en cas de dermatose suintante Décroissance toujours progressive	30 g (crème 0,1 %) 30 g (pomm. 0,1 %) 30 mL (lotion 0,1 %) 30 g (émuls. fluide sans alcool 0,1 %) 30 g (crème épaisse 0,1 %)	3,49 3,49 3,49 3,49 3,49	I I I I	65 % 65 % 65 % 65 % 65 %	0,12 0,12 0,12 0,12 0,12

DERMOCORTICOÏDES DE CLASSE II

Désonide

LOCAPRED					
Indications préférentielles : eczémas, lichen, psoriasis et lupus érythémateux chronique 1 à 2 appl./j À renouveler en cas de dermatose suintante Décroissance toujours progressive	15 g (crème 0,1 %)	2,64	I	65 %	0,18
LOCATOP					
Idem *LOCAPRED*	30 g (crème 0,1 %)	2,94	I	65 %	0,10
TRIDÉSONIT					
Idem *LOCAPRED*	30 g (crème 0,05 %)	2,52	I	65 %	0,08

DERMOCORTICOÏDES DE CLASSE I

Hydrocortisone

DERMOFENAC DEMANGEAISONS					
Dermocorticoïde d'activité faible 2 appl./j pdt 3 j	15 g (crème)		I	NR	
HYDROCORTISONE KERAPHARM					
Idem *DERMOFENAC DEMANGEAISONS*	15 g (crème)		I	NR	
CORTISEDERMYL					
Idem *DERMOFENAC DEMANGEAISONS*	15 g (crème)		I	NR	

APHILAN DEMANGEAISONS					
Idem *DERMOFENAC DEMANGEAISONS*	15 g (crème 0,5 %)			NR	
CORTAPAISYL					
Idem *DERMOFENAC DEMANGEAISONS*	15 g (crème 0,5 %)			NR	

* Inutiles au dermatologue

Propriétés

Anti-inflammatoire, immunosuppressive et antimitotique.

Les **dermocorticoïdes** possèdent une structure de base commune et diffèrent par certains radicaux.

Il existe 4 classes de **dermocorticoïdes** définies en fonction de l'intensité de leur activité.

- Classe IV : la plus puissante comprenant uniquement le *DERMOVAL* et le *DIPROLÈNE*.
- Classe III : la plus utilisée.
- Classe II : utilisée principalement sur le visage et chez le nouveau-né, le nourrisson et l'enfant.
- Classe I : très peu utile en pratique.

Après application d'un **dermocorticoïde**, la couche cornée sert de réservoir et assure un passage continu et prolongé de la molécule dans le derme. Les facteurs influençant le passage de la barrière cutanée sont :

- la puissance du **dermocorticoïde** (de IV classe la plus puissante à I classe la moins puissante) ;
- l'excipient (pommade plus grasse que crème, réalise une occlusion qui favorise la pénétration du principe actif) ;
- la surface et l'état de la peau traitée (une peau lésée par un eczéma par exemple laisse plus facilement pénétrer un topique) ;
- l'épaisseur de la peau (paupières et scrotum sont les régions du tégument les moins épaisses et laissent facilement pénétrer les topiques, paumes et plantes sont au contraire les régions les plus épaisses du tégument et laissent moins bien pénétrer les principes actifs) ;
- une occlusion naturelle, par exemple au niveau des plis, ou volontaire par un pansement, favorise la pénétration cutanée du topique appliqué.

Le phénomène de tachyphylaxie est à connaître : la répétition des applications entraîne une diminution de l'efficacité du **dermocorticoïde** sans en diminuer les effets indésirables ; il est inutile, sauf cas particulier (peau suintante par exemple dans un eczéma aigu), d'appliquer un **dermocorticoïde** plus de 2 fois par jour.

Indications

Elles sont multiples :

- eczémas de contact et atopiques ;
- lichénifications, lichen plan ;
- lupus érythémateux chronique ;
- psoriasis ;
- toxidermies ;
- pelade ;
- dysidrose ;
- chéloïdes ;
- prurigos non parasitaires.

Contre-indications

Dermatoses infectieuses : bactériennes (impétigo), virales (herpès, zona), parasitaires (gale), mycosiques (dermatophyties, candidoses).

Acné.

Rosacée.

Érythème fessier du nourrisson.

Précautions d'emploi

Choisir la classe du **dermocorticoïde** en fonction de la pathologie, de la quantité de surface à traiter, de la localisation (peau très fine des paupières ou peau très épaisse de la plante des pieds), de l'âge du patient (peau fine des enfants), de l'excipient (pommade, crème, gel ou lotion).

Décroître le nombre des applications lentement pour éviter l'effet rebond.

Le nombre de tubes doit être précisé sur l'ordonnance afin qu'il ne puisse pas y avoir d'autoprescription.

Informer le patient des risques de la corticothérapie en cas de non-respect de l'ordonnance.

Associer un **antiseptique** à appliquer avant le **dermocorticoïde** en cas de dermatose surinfectée.

Proscrire les associations **dermocorticoïde - antibiotique** et **dermocorticoïde - antifongique**.

Effets indésirables

Locaux : atrophie cutanée avec fragilité cutanée et visualisation des vaisseaux du derme, retard de cicatrisation, anomalies de la pigmentation, hypertrichose, lésions acnéiformes, dermite péri-orale, granulome glutéal sur le siège des nourrissons, possible allergie de contact à l'excipient, effet rebond à l'arrêt, souvent intempestif, du traitement.

Généraux : ils sont rares et se rencontrent lors d'applications répétées, sur de grandes surfaces, de **dermocorticoïdes** puissants. Ce sont ceux de la corticothérapie générale.

RÈGLES DE PRESCRIPTION D'UN DERMOCORTICOÏDE

Pas de prescription d'un dermocorticoïde sans un diagnostic précis

Choix de la classe en fonction de la localisation de la dermatose et de l'âge du patient

Classe I réservée aux lésions épaisses (plaque d'eczéma lichénifié) et aux localisations où la peau est épaisse (paumes et plantes).

Classe II pour la plupart des lésions du tronc (chez l'adulte).

Classe III sur le visage et chez l'enfant.

Choix de la forme galénique en fonction de la dermatose et de sa localisation

Lotions dans les plis et sur le cuir chevelu.

Pommades sur les lésions épaisses (plaques de psoriasis, eczéma lichénifié) et dans les localisations où la peau est épaisse (paumes et plantes).

Crèmes sur des lésions du tronc, du visage et sur des lésions suintantes (eczéma aigu).

Préciser sur l'ordonnance

1 à 2 appl./j en attaque.

La durée du traitement d'attaque.

Le traitement ne sera jamais interrompu brutalement en raison du risque d'un effet rebond (reprise évolutive brutale de la dermatose).

Le mode de décroissance sera clairement précisé :

Ex. : 1 application un soir sur 2 pendant 2 semaines puis 2 applications par semaine pendant 2 semaines.

Mentionner le nombre de tubes à délivrer par le pharmacien et la contenance de ces tubes (ex. : *DIPROSONE* crème, 2 tubes de 30 g).

Informer le patient

Du caractère personnel de son traitement.

Du possible effet rebond en cas de non-décroissance progressive (très fréquent en pratique +++).

De l'inutilité d'appliquer le **dermocorticoïde** plus d'une à deux fois par jour.

Appliquer un antiseptique avant le dermocorticoïde en cas de lésions surinfectées

Proscrire les associations

Dermocorticoïde + antibiotique.

Dermocorticoïde + antifongique.

En cas de doute diagnostique, il faut effectuer un prélèvement bactériologique ou mycologique ou réaliser une biopsie cutanée puis traiter selon l'hypothèse diagnostique la plus probable (**dermocorticoïde** seul ou **antibiotique local** seul ou **antifongique local** seul en premier).

URTICAIRE – ŒDÈME DE QUINCKE

FICHE MALADIE

DÉFINITION

L'urticaire est une maladie fréquente, faite de papules fugaces, érythémateuses, œdémateuses et prurigineuses.

L'œdème de Quincke, ou angio-œdème, est une atteinte profonde de l'hypoderme, non prurigineuse, donnant une sensation de tension sous-cutanée. Lorsque l'angio-œdème atteint les muqueuses, notamment laryngées, il existe un risque d'asphyxie.

CAUSES ET MÉCANISMES

MÉCANISMES

L'urticaire et l'angio-œdème sont dus à la libération de substances vasoactives, comme l'histamine, par des cellules (les mastocytes notamment) sous l'influence de différents mécanismes :

- mécanismes immunologiques faisant intervenir des anticorps de classe IgE après ingestion d'un aliment ou d'un médicament ;
- mécanismes non immunologiques par ingestion d'aliments riches en histamine ou d'aliments histamino-libérateurs, ou par stimulation par des agents physiques (chaud, froid, soleil, vibrations, etc.).

CAUSES D'URTICAIRE

Dans l'immense majorité des cas, l'urticaire est de cause inconnue.

▶ **Médicaments**

De nombreux médicaments peuvent être incriminés ; les premières lésions apparaissent dans les minutes ou dans les heures qui suivent la prise du médicament responsable. Il faut savoir que le patient peut prendre ce médicament depuis de nombreuses années sans n'avoir jamais eu aucun problème. Les antibiotiques de la famille des **pénicillines**, l'*ASPIRINE* et les autres **anti-inflammatoires non stéroïdiens**, les **produits de contraste iodés**, sont les agents le plus souvent responsables d'urticaire. À part les **inhibiteurs de l'enzyme de conversion** responsables d'angio-œdème chronique, les médicaments sont plus souvent responsables d'urticaire aiguë que chronique.

▶ **Aliments**

Aliments contenant des moisissures (pain, bière, fromages, choucroute), conserves, noix, blanc d'œuf, crustacés, poissons, fraises, bananes, tomates, etc.

En cas de suspicion d'urticaire chronique d'origine alimentaire et médicamenteuse dont on n'arrive pas à faire la preuve avec certitude, il faut demander au patient de noter minutieusement sur un cahier tous les aliments pris dans la journée, pendant et en dehors des repas, tous les médicaments pris, ceux prescrits par le médecin, ceux pris en automédication et le nombre de crises d'urticaire ainsi que leur horaire de survenue, ceci sur 3 ou 4 semaines.

Infections

• Virales : hépatites, mononucléose infectieuse, etc.
• Parasitaires : vers ronds intestinaux, bilharziose, distomatose, hydatidose, anisakiase, toxocarose.
• Bactériennes : foyers ORL et dentaires principalement.

Facteurs contacts

Les urticaires de contact sont rares et surviennent souvent chez un sujet ayant un terrain atopique. Une localisation préférentielle est les lèvres ; on peut citer dans cette catégorie les piqûres d'ortie et de méduse et les urticaires au latex, actuellement très préoccupantes dans le milieu médical.

Facteurs physiques

Dermographisme

Caractérisé par la survenue d'une urticaire lors du grattage de la peau, par exemple avec la pointe d'un marteau à réflexe ; les lésions sont rouges, œdémateuses et prurigineuses, apparaissent en quelques minutes à quelques heures et reproduisent le trajet du frottement.

Urticaire cholinergique

Forme fréquente, caractérisée par la survenue de petites papules blanches ou rouges sur les zones d'hypersudation du corps, lors de l'effort, d'une émotion ou d'un stress.

Urticaire retardée à la pression

Forme rare, caractérisée par la survenue élective de lésions urticariennes sur les zones de pression du corps, notamment les paumes et les plantes, les fesses après une station assise prolongée ou encore l'épaule après le port d'une charge lourde, plusieurs heures après la pression.

Urticaire au froid

Caractérisée par la survenue d'une urticaire sur une zone cutanée ou muqueuse en contact avec le froid, par exemple œdème de la muqueuse buccale lors de l'ingestion d'une glace ; parfois, il s'agit d'une urticaire généralisée réflexe au froid due à l'abaissement de la température interne, par exemple lors d'une baignade en eau froide.

Urticaire à l'eau

Forme rare, caractérisée par la survenue d'une urticaire quelques minutes après un contact avec de l'eau quelle que soit sa température ; il faut différencier cette urticaire d'une urticaire au froid ou au chaud.

Urticaire au chaud

Forme rare, caractérisée par la survenue d'une urticaire après contact avec un objet chaud.

Urticaire solaire

Forme exceptionnelle, caractérisée par la survenue en zone photo-exposée d'une urticaire dans les minutes qui suivent une exposition solaire.

Piqûres d'hyménoptères

Guêpes, frelons, abeilles ; risque de choc anaphylactique, surtout si les piqûres sont multiples, cervico-faciales ou intravasculaires chez un sujet déjà sensibilisé.

Maladies générales

Des lésions d'urticaire peuvent être présentes dans de nombreuses maladies générales et peuvent en être le mode de révélation. Ces lésions d'urticaire sont volontiers :

• fixes — c'est-à-dire qu'elles n'ont pas le caractère fugace des lésions d'urticaire banale ;
• bilatérales et symétriques ;
• associées à de la fièvre, à des douleurs articulaires et à des anomalies biologiques notamment à un syndrome inflammatoire.

Il s'agit de vascularites, du lupus érythémateux systémique, de la maladie de Still, plus rarement de la polyarthrite rhumatoïde, de cancers notamment les hémopathies, des dysglobulinémies (myélome), de l'hyperthyroïdie.

Facteurs génétiques

L'œdème angio-neurotique héréditaire est une affection rare, autosomique dominante, due à un déficit en inhibiteur de la C1-estérase, et caractérisée par la survenue d'angio-œdèmes récidivants exposant à un risque d'asphyxie en cas de localisation pharyngo-laryngée.

Facteurs psychiques

Ils sont souvent importants et peuvent intervenir dans le déclenchement ou l'aggravation des poussées d'urticaire.

> Dans la majorité des cas, notamment d'urticaire chronique, aucune cause n'est mise en évidence. On parle alors d'urticaire idiopathique, même si le rôle de facteurs physiques déclenchants est le plus vraisemblable.

DIAGNOSTIC

- Papules œdémateuses de taille variable (de quelques millimètres à plusieurs centimètres), à contours nets, prurigineuses.
- Placards œdémateux.
- Œdème sans modification visible de la peau, surtout marqué aux endroits lâches (paupières, lèvres, langue).
- Les lésions papuleuses sont rouges, rosées, avec un aspect plus clair au centre pour les grandes lésions, enfin typiquement blanches dans l'urticaire cholinergique.

Les formes sont variables : les lésions peuvent se grouper en anneau, en arceau, etc.

La topographie est variable, de localisée à généralisée ; lorsque les lésions surviennent aux points de pression, cette localisation est évocatrice d'une urticaire physique à la pression.

Les lésions sont *fugaces,* c'est-à-dire qu'elles changent de place au fil des heures ; une urticaire fixe (qui ne bouge pas) est évocatrice d'urticaire systémique.

Il convient de rechercher des signes d'atteinte muqueuse, facteur de gravité dans l'urticaire, en particulier :

- des signes d'atteinte pharyngée se manifestant par une dysphagie ;
- des signes d'atteinte laryngée se manifestant par une dyspnée.

Des signes peuvent être associés à l'atteinte cutanéo-muqueuse (douleurs articulaires, fièvre, etc.), orientant vers certaines causes.

TRAITEMENT

Il faut toujours supprimer le facteur déclenchant lorsqu'il est identifié : suppression définitive d'un aliment ou d'un médicament, traitement d'une parasitose intestinale ou d'une infection dentaire, etc.

Il faut remettre au patient une liste des aliments riche en histamine et des aliments entraînant une libération d'histamine sans mécanisme allergique en cas d'urticaire chronique de cause inconnue. Il faut savoir qu'il existe de la pénicilline dans certains aliments, notamment dans le lait, qu'il existe des dérivés de l'aspirine dans la banane, etc.

Le traitement de l'urticaire aiguë et de l'urticaire chronique repose sur les antihistaminiques H_1.

TRAITEMENT DE LA CRISE AIGUË

En l'absence de signes de gravité

Antihistaminique H_1 par voie orale.

En cas de crise invalidante, ne cédant pas sous traitement oral, une hospitalisation courte peut être proposée pour réaliser des perfusions de *POLARAMINE*.

Les corticoïdes par voie générale, orale ou injectable, sont inutiles.

En présence de signes de gravité

Ils sont le témoin d'un œdème de Quincke avec atteinte muqueuse de la langue, du pharynx ou du larynx et doivent être connus ; ils imposent une attitude thérapeutique en urgence.

La survenue d'un choc anaphylactique impose une réanimation médicale en extrême urgence ; le traitement repose sur l'administration d'**adrénaline** IV à la seringue électrique en continu.

TRAITEMENT DE L'URTICAIRE CHRONIQUE

Il repose sur les antihistaminiques H_1 au long cours ; par exemple *KESTIN*, *AERIUS* ou *XYZALL* 1 cp./j pendant au moins 2 mois.

En cas d'urticaire cholinergique, les antihistaminiquesanticholinergiques tels que *POLARAMINE* ou *ATARAX* sont plus efficaces.

Seules l'urticaire retardée à la pression et les vascularites urticariennes peuvent relever de la corticothérapie par voie générale.
L'œdème angio-neurotique héréditaire se traite par les androgènes (*DANATROL*), ou l'**acide tranexamique** (*EXACYL*) en cas de contre-indication au *DANATROL*. L'hospitalisation peut être nécessaire pour perfusion de C1 inhibiteur purifié.

PRONOSTIC

Favorable dans la majorité des cas, l'évolution peut être chronique.

L'évolution peut être dramatique en cas de localisation pharyngée ou de choc anaphylactique.

FICHE INFIRMIÈRE

PRATIQUE INFIRMIÈRE DEVANT UN ŒDÈME DE QUINCKE PHARYNGÉ

RECONNAÎTRE LES SIGNES DE GRAVITÉ

- Œdème de la langue.
- Dysphasie, stagnation de la salive dans la cavité buccale.
- Grande angoisse.
- Dyspnée, patient assis cherchant l'air, voire cyanose, sueurs.

SURVEILLANCE DU TRAITEMENT

SOINS – TRAITEMENT

En urgence, faire appeler le médecin ou le réanimateur en cas de signes de choc.
Sans attendre l'arrivée du médecin :

- Asseoir le patient.
- **Adrénaline** 0,1 % : 0,25 mg SC, renouvelable ; voie sublinguale possible.
- Pose d'une voie veineuse.
- Injecter 1 amp. de *SOLU-MÉDROL* 20 mg en IV direct (il ne faut pas utiliser le *SOLUDÉCADRON* qui contient des sulfites pouvant entraîner une réaction anaphylactique).
- *POLARAMINE* IV.

EFFICACITÉ DU TRAITEMENT

L'œdème diminue rapidement dans les secondes ou les minutes qui suivent l'injection d'**adrénaline** ; les signes d'intolérance régressent (dyspnée, cyanose).
En l'absence d'amélioration rapide, une intubation est nécessaire ; si celle-ci est impossible, une trachéotomie s'impose.

EFFETS INDÉSIRABLES

Une poussée hypertensive est possible après injection d'**adrénaline**.

ÉDUCATION ET CONSEILS

- Connaître et éviter les facteurs déclenchants.
- Avoir sur soi écrite la liste des allergènes déclenchant la réaction anaphylactique (médicaments, aliments).
- Avoir sur soi une seringue d'**adrénaline** (*ANAHELP*) pour auto-injection SC.

FICHE PHARMACOLOGIE

ANTIHISTAMINIQUES H_1 – NON SÉDATIFS ET NON ANTICHOLINERGIQUES

Loratadine

CLARITYNE					
Rhinites, urticaire chronique idiopathique : 1 cp./j en 1 prise E. 2-12 ans : > 30 kg : 2 c-mes. x 1/j ≤ 30 kg : 1 c-mes. x 1/j	15 cp. séc. 10 mg 12 c-mes. 5 mg (fl. 60 mL) 24 c-mes. 5 mg (fl. 120 mL)	4,45 2,53 3,94	II II II	30 % 30 % 30 %	0,30 0,21 0,16

Desloratadine

AERIUS					
1 cp./j en 1 prise	15 cp. 5 mg 30 cp. 5 mg	4,07 7,35	II II	30 % 30 %	0,27 0,25
E. 1-5 ans : 2,5 mL x 1/j E. 6-11 ans : 5 mL x 1/j A. ou E. > 12 ans : 10 mL x 1/j	1 fl. 150 mL (0,5 mg/mL)	4,76	II	30 %	4,76

Ébastine

KESTINLYO					
Urticaires, rhinites allergiques 1 à 2 lyocs/j	30 lyocs 10 mg	9,19	II	30 %	0,31
KESTIN					
Urticaires, rhinites allergiques 1 à 2 cp./j	15 cp. 10 mg 30 cp. 10 mg	4,95 9,19	II II	30 % 30 %	0,33 0,31

Cétirizine

ZYRTEC					
Rhinites allergiques, conjonctivites allergiques, urticaire A., E. > 12 ans : 20 gttes x 1/j E. 6-12 ans : 10 gttes x 2/j E. 2-6 ans : 5 gttes x 2/j	300 fl. 15 mL (gttes 0,5 mg)	3,90	II	30 %	0,01
VIRLIX					
A., E. > 12 ans : 1 cp. x 1/j E. 6-12 ans : 1/2 cp. x 2/j	15 cp. séc. 10 mg	4,17	II	30 %	0,28

Lévocétirizine

XYZALL					
A. et E. > 6 ans : 1 cp./j À adapter chez l'insuffisant rénal en fonction de la clairance : 30-50 mL/min : 1 cp./2 j < 30 mL/min : 1 cp./3 j	14 cp. 5 mg 28 cp. 5 mg	3,73 6,63	II II	30 % 30 %	0,27 0,24

Méquitazine

PRIMALAN					
Rhinites, urticaire chronique idiopathique :1 cp./j en 1 prise > 30 kg : 2 c-mes. x 1/j ≥ 30 kg : 1 c-mes. x 1/j	14 cp. séc. 5 mg 14 cp. séc. 10 mg 24 c-mes. 1,25 mg (fl. 60 mL) 50 c. mes. 1,25 mg (fl. 125 mL)	3,69 5,39 2,62 4,09	I I I I	30 % 30 % 30 % 30 %	0,26 0,38 0,11 0,08

Fexofénadine

TELFAST					
Rhinite allergique saisonnière > 12 ans : 1 cp. 120 mg/j Prurit de l'urticaire chronique ≥ 12 ans : 1 cp. 180 mg/j	30 cp. 120 mg 15 cp. 180 mg	5,00 3,89	II II	30 % 30 %	0,17 0,26

SÉDATIFS ET ANTICHOLINERGIQUES

Bromphéniramine

DIMÉGAN					
Dermatoses allergiques (urticaires), dermatoses prurigineuses (eczémas, prurigos), manifestations ORL et respiratoires allergiques (rhinites) : 8 à 24 mg/j	10 gél. 12 mg	3,40		15 %	0,34

Dexchlorphéniramine

POLARAMINE					
Idem *DIMÉGAN* : 6 à 8 mg/j	30 cp. séc. 2 mg 25 càc 0,5 mg (fl. 125 mL)			NR NR	
POLARAMINE injectable 5 à 10 mg SC, IM ou IV	5 amp. 1 mL (= 5 mg)			NR	

■ **Hydroxyzine**

ATARAX					
Rhinite, conjonctivite, urticaire, anxiété 25 à 100 mg/j le soir au coucher	30 cp. séc. 25 mg	2,93	I	65 %	0,10

■ **Isothipendyl**

HISTAPAISYL					
Idem *DIMÉGAN* : 2 à 3 cp./j	20 cp. 12 mg			NR	

SÉDATIFS ET ANTICHOLINERGIQUES (PHÉNOTHIAZINES)

■ **Prométhazine**

PHÉNERGAN					
Dermatoses allergiques (urticaires), dermatoses prurigineuses (eczémas, prurigos), manifestations ORL et respiratoires allergiques (rhinites) : 1 cp./j en une prise 10 à 150 mg/j	20 cp. 25 mg 30 càc 5 mg (fl. 150 mL)	1,53		15 % NR	0,08
50 à 100 mg/j en IM ou IV	5 amp. 2 mL = 50 mg		I	NR	

■ **Alimémazine**

THÉRALÈNE					
Idem *PHÉNERGAN* : 1 à 8 cp./j	50 cp. séc. 5 mg	1,78	II	15 %	0,04
A. : 10 à 20 mL x 1 à 4/j E. > 2 ans : 0,25 à 0,5 mL/kg x 1 à 4/j	15 gobelets doseurs 2,5 mg (fl. sirop 150 mL)			NR	
A. : 5 à 10 gttes x 1 à 4/j E. 2-15 ans : 0,1 à 0,2 gttes/kg x 1 à 4/j	1200gttes 1 mL (fl. 30 mL)	2,0	II	15 %	0,00

Propriétés

Les antihistaminiques H_1 agissent en bloquant les effets de l'histamine sur les vaisseaux, les bronches et le tube digestif.

Indications

Rhinite allergique, asthme allergique, conjonctivite allergique, urticaire et œdème de Quincke.

Prurit non médié par l'histamine, où l'efficacité est surtout marquée par la sédation provoquée par les antihistaminiques sédatifs.

Contre-indications

Grossesse :

- *POLARAMINE* : à éviter au 3e trimestre, autorisée aux 1er et 2e trimestres ;
- *ZYRTEC* et *VIRLIX* : contre-indiqués au 1er trimestre, possible en fin de grossesse ;
- *CLARITYNE* et *KESTINLYO* : déconseillées ;
- *ATARAX* : contre-indiqué au 1er trimestre.

Allaitement : tous déconseillés.

Pour les produits anticholinergiques : obstacle prostatique, sujets à risque de glaucome aigu (chambre antérieure étroite, angle irido-cornéen étroit, femme de 50 ans hypermé-

trope, sujet âgé avec cataracte) : prendre un avis ophtalmologique.
< 2 ans pour la **loratadine** sirop et la **cétirizine**solution buvable.
< 6 ans pour la **cétirizine** en cp.
< 12 ans pour la **fexofénadine**, la **desloratadine**, l'**ébastine** et la **loratadine** en cp.

Précautions d'emploi

Chez les conducteurs de véhicules, baisse de la vigilance avec les produits sédatifs.

Effets indésirables

Rares troubles digestifs et céphalées.
Somnolence avec les produits sédatifs.
Effets anticholinergiques à type de sécheresse buccale et oculaire, de constipation.
Risque de rétention aiguë d'urines et de glaucome aigu avec les produits anticholinergiques.

Interactions médicamenteuses

Aucune avec la **cétirizine**.
Majoration des effets sédatifs avec l'alcool et d'autres médicaments sédatifs comme par exemple les **benzodiazépines** pour les **antihistaminiques H_1** sédatifs.
Avec les médicaments anticholinergiques tels que les **antidépresseurs tricycliques**, certains **antiparkinsoniens**, l'*ATARAX*, certains **antispasmodiques** et les **antipsychotiques** pour les **antihistaminiques H_1** anticholinergiques, avec les **macrolides** et les **imidazolés** pour **ébastine**.

ANTISEPTIQUES – RÉCAPITULATIF ET ACTIVITÉ PRÉFÉRENTIELLE

Iode *BÉTADINE SOLUTION, SCRUB, TULLE, ALCOOL IODÉ*	Antiseptique à large spectre bactéricide et fongicide.
Chlore *AMUKINE, DAKIN COOPER*	Antiseptique bactéricide, fongicide après un temps de contact prolongé, virucide notamment sur le VIH.
Carbanilides *SOLUBACTER, SEPTIVON, CUTISAN POUDRE*	Antiseptiques bactériostatiques sur les Gram+ (bactéricides si utilisés non dilués).
Amidines *HEXOMÉDINE SOLUTION, GEL, TRANSCUTANÉE*	Antiseptiques actifs sur les bactéries Gram+.
Alcool éthylique *ALCOOL MODIFIÉ GIFRER 70°*	Antiseptique bactéricide à 70°, fongicide et virulicide.
Chlorhexidine *SEPTÉAL, HIBISCRUB, CHLORHEXIDINE 0,05 %, HIBIDIL 0,05 %, HIBITANE, HIBITANE CHAMP, MERFÈNE, HIBISPRINT* **Chlorhexidine + hexamidine + chlorocrésol** *CYTÉAL SOLUTION* **Chlorhexidine + chlorure de benzalkonium** *DERMOBACTER, MERCRYL, MERCRYL spray* **Chlorhexidine + chlorure de benzalkonium + alcool benzylique** *BISEPTINE, DERMASPRAID ANTISEPTIQUE*	Antiseptique bactériostatique (puis bactéricide après un temps de contact de 10 min), essentiellement sur les germes Gram+, fongistatique sur Candida albicans. Très utilisés en pratique dermatologique.
Oxydants *EAU OXYGÉNÉE*	Antiseptiques bactériostatiques (faibles sauf pour le permanganate de potassium).

Colorants *ÉOSINE AQUEUSE*	Antiseptiques en solution alcoolique, bactériostatiques sur les bactéries Gram+ et à un moindre degré sur les Gram-. Très asséchants.
Ammoniums quaternaires *STERLANE SOLUTION*	Antiseptiques bactéricides sur les bactéries Gram+, faiblement fongistatiques.
Détergents anioniques *DERMACIDE LIQUIDE*	Antiseptiques faiblement bactériostatiques sur les germes Gram+.
Sulfate de cuivre *CRÈME DE DALIBOUR (SANS CAMPHRE)* *DERMOCUIVRE,MÉTACUPROL*	Antiseptique bactéricide sur les germes Gram+ et fongistatique sur Candida albicans. Bien toléré chez le nourrisson.
Nitrate d'argent *NITRATE D'ARGENT*	Antiseptique très astringent utilisé dans les dermatoses suintantes. Utilisé à forte concentration pour son effet caustique dans les ulcères de jambe sous forme de crayon.
Acide parahydroxybenzoïque *NISASOL SOLUTION*	Antiseptique bactéricide in vitro sur les germes Gram+ et fongistatique.

ANTISEPTIQUES

■ Iode

BÉTADINE DERMIQUE					
Antisepsie de la peau. Traitement d'appoint des dermatoses infectieuses. Lavage des plaies	125 mL (sol. aqueuse 10 %) 500 mL (sol. alcool. 10 %) 50 unidoses de 10 mL (sol. alcool. 10 %) 10 unidoses 10 %	2,60 HOP HOP		30 %	0,02
BÉTADINE					
Antisepsie de la peau Traitement d'appoint des dermatoses infectieuses	30 g (gel 10 %) 100 g (gel 10 %)	HOP		NR	
Antisepsie des plaies et brûlures superficielles	6 compr. imprégnées 350 mg 50 compr. imprégnées 350 mg	HOP		NR	
Antisepsie de la cavité buccale	125 mL (fl.) 10 unidoses 10 mL (sol. 10 %)	HOP		NR	
Antisepsie vaginale	8 ovules 250 mg			NR	
Antisepsie vaginale et génitale externe	8 125 mL (fl.) 500 mL (fl.)				
Antisepsie cutanée périoculaire et conjonctivale en chirurgie ophtalmique	100 fl. de 20 mL sol. irrig. ocul. 5 %	HOP			

BÉTADINE ALCOOLIQUE					
Réservée à l'antisepsie du champ opératoire	125 mL (fl. 5 %) 500 mL (fl. 5 %) 40 unidoses 10 mL (5 %)	HOP HOP HOP			
BÉTADINE SCRUB					
Toilette des mains Lavage des plaies (dilué au 1/3)	125 mL (sol. moussante 4 %) 500 mL (sol. moussante 4 %) 10 doses 10 mL (4 %) 50 doses 10 mL (4 %)	2,41 HOP HOP HOP		30 %	0,02
BÉTADINE TULLE					
Plaies ou brûlures	5 pans. méd. 10 x 10 cm (10 %) 10 pans. méd. 10 x 10 cm (10 %)			NR NR	
ALCOOL IODÉ					
Antisepsie de la peau Traitement d'appoint des dermatoses infectieuses	100 g (sol. officinale 1 ou 2 %)			NR	

Propriétés

Antiseptique à large spectre bactéricide et fongicide.

Contre-indications

Antécédent d'allergie à l'iode.
Association aux dérivés mercuriels (ulcérations).
Nouveau-né < 1 mois.
Pathologie thyroïdienne.

Précautions d'emploi

Ne pas utiliser de façon prolongée (irritation, retard à la cicatrisation), ni sur des surfaces étendues (surcharge iodée et hypothyroïdie), notamment chez la femme enceinte et le jeune enfant.

Effets indésirables

Irritation, retard à la cicatrisation, coloration brune des téguments et des textiles, surcharge iodée et hypothyroïdie.

Interactions médicamenteuses

Provoque des ulcérations quand association aux dérivés mercuriels.
Inactivation par le **thiosulfate de sodium**.

■ Chlore

AMUKINE					
Antisepsie de la peau et des muqueuses dans une fl. opaque aux UV de sol. aqueuse Antisepsie des plaies et brûlures (Stabilité 36 mois à l'abri de la lumière et à une température < 30 °C)	60 mL 0,06 % 200 mL 0,06 % 500 mL 0,06 % 1 L 0,06 %			NR NR NR NR	
DAKIN COOPER STABILISÉ					
Antisepsie de la peau et des muqueuses Antisepsie des plaies et brûlures (Stabilité 30 mois à l'abri de la lumière et à une température < 30 °C)	60 mL (sol. aq. 0,5 %) 250 mL (sol. aq. 0,5 %) 500 mL (sol. aq. 0,5 %)	2,82		NR 30 % NR	0,01

Propriétés

Antiseptique bactéricide, fongicide après un temps de contact prolongé, virucide notamment sur le VIH.

Effets indésirables

Dermite irritative caustique si utilisation sous occlusion.

Interactions médicamenteuses

Éviter l'utilisation d'autres **antiseptiques** (inactivation par les dérivés mercuriels).

■ Carbanilides

SOLUBACTER					
Antisepsie de la peau et des muqueuses Bains (1 càs dans 10 L d'eau) Nettoyage et antisepsie des mains	150 mL (sol. moussante 1 %)			NR	
	400 mL (sol. moussante 1 %)			NR	
SEPTIVON					
Antisepsie de la peau et des muqueuses Bains (3 bouchons dans 2 L d'eau) Nettoyage et antisepsie des mains	250 mL (sol. moussante 1,5 %)	2,91		15 %	0,01
	500 mL (sol. moussante 1,5 %)			NR	
CUTISAN					
Traitement d'appoint des dermatoses infectieuses suintantes	80 g (pdre 1 %)			NR	

Propriétés

Antiseptiques bactériostatiques sur les bactéries Gram+ (bactéricides si utilisés non dilués).

Contre-indications

Hypersensibilité au **triclocarban**.
Nourrisson < 6 mois, pour la crème 2 %.

Précautions d'emploi

Ne pas chauffer car risque de production de métabolites toxiques pouvant entraîner une méthémoglobinémie.
Bien rincer et utiliser très dilué chez l'enfant (importante résorption percutanée). Ne pas mettre en contact avec l'œil.
Ne pas associer à d'autres **antiseptiques.**

Effets indésirables

Rares réactions allergiques ou par photosensibilisation.

■ Amidines

HEXOMÉDINE					
Antisepsie de la peau et des muqueuses Traitement d'appoint des dermatoses infectieuses	45 mL (sol. alcool. 1/1 000)	2,10		15 %	0,05
	500 mL (sol. alcool. 1/1 000)	3,15		15 %	0,01
	75 mL (fl. pour pulv. cutanée)	3,10		15 %	0,04
Traitement d'appoint des dermatoses infectieuses non suintantes	30 g (gel 1/1 000)	2,77		15 %	0,09

HEXOMÉDINE TRANSCUTANÉE					
Traitement d'appoint des dermatoses infectieuses Périonyxis bactérien (bains de doigt de quelques min)	45 mL (sol. alcool. 1,5/ 1 000)	3,07		15 %	0,07
HEXAMIDINE GILBERT					
Traitement d'appoint des surinfections de la peau	45 mL (sol. alcool. 1 %)			NR	

Propriétés

Antiseptiques actifs sur les bactéries Gram+.

Contre-indications

Hypersensibilité connue aux **diamidines**.

Précautions d'emploi

Ne pas utiliser pour l'antisepsie avant un geste chirurgical car son délai d'action est trop long.

Ne pas appliquer la solution transcutanée sur les plaies ni sur les muqueuses, ni sous pansement (risque de nécrose).

Effets indésirables

Rares phénomènes de sensibilisation cutanée.

Interactions médicamenteuses

Ne pas utiliser d'autres **antiseptiques**.

■ Alcool éthylique

ALCOOL MODIFIÉ GIFRER 70 °					
Antisepsie de la peau saine Désinfection du petit matériel chirurgical après son nettoyage	1 fl. (prép. officinale)			NR	

Propriétés

Antiseptique bactéricide à 70°, fongicide et virucide.

L'alcool à 90° est réputé moins efficace.

Contre-indications

Application sur les yeux, les muqueuses et les plaies.

Effets indésirables

Asséchant et irritant.

■ Chlorhexidine

SEPTÉAL					
Antisepsie des plaies et brûlures Antisepsie de la peau	250 mL (sol. alcool. 0,5 %)	3,73		15 %	0,01
DIASEPTYL					
Antisepsie des plaies et brûlures Antisepsie de la peau	75 mL (sol. 0,5 %) 125 mL (sol. 0,5 %) 250 mL (sol. 0,5 %)	 3,72		NR 15 % NR	 0,03
HIBISCRUB					
Antisepsie de la peau Lavages des mains	125 mL (sol. moussante 4 %) 500 mL (sol. moussante 4 %)			NR NR	

HIBIDIL					
Antisepsie de la peau et des muqueuses Antisepsie des plaies	15 mL (25 unidoses de sol. aqueuse 0,05 %)			NR	
HIBITANE					
Antisepsie des plaies et brûlures	125 mL (sol. alcool. 0,5 %) 500 mL (sol. alcool. 0,5 %)	HOP HOP			
DOSISEPTINE					
Antisepsie des plaies superficielles	10 unidoses 5 mL 20 unidoses 5 mL	 2,74		NR 15 %	 0,14

Chlorhexidine + hexamidine + chlorocresol

CYTÉAL					
Antisepsie des plaies et brûlures Antisepsie de la peau et des muqueuses	250 mL (sol. moussante 0,1 %)	3,83		15 %	0,02
	500 mL (sol. moussante 0,1 %)	8,41		NR	0,02

Propriétés

Antiseptique bactériostatique (puis bactéricide après un temps de contact de 10 min), actif essentiellement sur les germes Gram+ et fongistatique sur *Candida albicans*.

Contre-indications

Hypersensibilité connue à la **chlorhexidine**.
Association avec les dérivés anioniques et les savons (inactivation).
Ne pas mettre en contact avec le cerveau, les méninges et l'oreille moyenne.

Précautions d'emploi

Conserver à l'abri de la lumière.
Rincer après application (pour les solutions moussantes).
Ne pas utiliser pour les lavages d'oreille.

Effets indésirables

Rares eczémas de contact.
Risque d'effets systémiques si application sur de grandes surfaces ou sous occlusion, notamment chez l'enfant.

Interactions médicamenteuses

Ne pas utiliser d'autres **antiseptiques**.

Chlorhexidine + chlorure de benzalkonium

DERMOBACTER					
Antiseptie de la peau (solution pure) et des muqueuses (solution diluée)	300 mL (sol.)	4,16		15 %	0,01
MERCRYL					
Antisepsie de la peau (solution pure) et des muqueuses (solution diluée)	125 mL (sol. moussante)			NR	
MERCRYL SPRAY					
Antisepsie de la peau	50 mL (sol.)			NR	

- **Chlorhexidine + chlorure de benzalkonium + alcool benzylique**

BISEPTINE					
Antisepsie des plaies, dermatoses infectieuses sensibles, antisepsie du champ opératoire	100 mL (fl. pulv.) 250 mL 500 mL	4,04 3,81 HOP		30 % 30 %	0,04 0,02

Propriétés

Bactéricide, fongicide, actif sur les germes Gram+ et Gram- et sur *Candida albicans.*

Contre-indications

Hypersensibilité connue à l'un des constituants.

Application sur les muqueuses.

Précautions d'emploi

Pas d'emploi successif avec des savons ou d'autres antiseptiques non cationiques.

Effets indésirables

Allergies de contact et anaphylaxie.

Interactions médicamenteuses

Savons, **antiseptiques** anioniques.

- **Oxydants**

EAU OXYGÉNÉE GILBERT					
Antisepsie des plaies	120 mL (fl. pulv. de sol. 10 vol.) 120 mL (fl. de sol. 10 vol.) 250 mL (fl. de sol. 10 vol.) 10 unidoses 10 mL (10 vol.) 60 unidoses 10 mL (10 vol.) 100 unidoses 10 mL (10 vol.)	 HOP HOP		NR NR NR NR	

Propriétés

Antiseptiques bactériostatiques (faibles sauf pour le permanganate de potassium).

Contre-indications

Hypersensibilité connue au produit.

Association à l'eau oxygénée et au nitrate d'argent pour le permanganate de potassium.

Contact avec les yeux.

Effets indésirables

Assèchement de la peau.

Le permanganate de potassium est très salissant et peut entraîner des brûlures en cas d'erreur de dilution.

Interactions médicamenteuses

Association à l'eau oxygénée et au nitrate d'argent pour le permanganate de potassium.

- **Colorants**

ÉOSINE AQUEUSE GIFRER					
Traitement d'appoint de l'érythème fessier du nourrisson	2 mL (10 unidoses 2 %) 5 mL (20 unidoses 2 %) 45 mL (fl. 2 %) 100 mL (fl. 2 %)		II II II II	NR NR NR NR	
ÉOSINE AQUEUSE GILBERT					
Traitement d'appoint de l'érythème fessier du nourrisson	2 mL (10 unidoses 2 %) 5 mL (10 unidoses 2 %) 50 mL (fl. 2 %) 100 mL (fl. 2 %)		II II II II	NR NR NR NR	

Propriétés

Antiseptiques bactériostatiques sur les bactéries Gram+ et à un moindre degré sur les Gram-. Très asséchant.

Précautions d'emploi

Contamination très rapide de l'éosine aqueuse.

Effets indésirables

Photosensibilisation avec l'éosine.
Très salissant.

■ Ammoniums quaternaires

STERLANE					
Traitement d'appoint des dermatoses infectieuses Antisepsie des plaies	125 mL (sol. 0,5 %) 350 mL (sol. 0,5 %)		II II	NR NR	

Propriétés

Antiseptiques bactéricides sur les bactéries Gram+, faiblement fongistatiques.

Contre-indications

Hypersensibilité aux produits.

Contact avec les muqueuses génitales et oculaires.

Association avec les **antiseptiques** anioniques et les savons (inactivation).

Contact avec le cerveau, les méninges et l'oreille moyenne.

Effets indésirables

Dermites irritatives, eczémas de contact.
Effets systémiques possibles si utilisation sur de grandes surfaces, sous occlusion, notamment chez le nourrisson.
Effets caustiques si utilisation sous occlusion.

Interactions médicamenteuses

Ne pas utiliser d'autres **antiseptiques**.

■ Détergents anioniques

DERMACIDE					
Nettoyage de la peau et des muqueuses et rinçage	250 mL (sol. moussante)		II	NR	

Propriétés

Antiseptique faiblement bactériostatique sur les germes Gram+.

Contre-indications

Hypersensibilité au produit.

Association aux ammoniums quaternaires et à la **chlorhexidine.**

Précautions d'emploi

Rincer soigneusement.

Effets indésirables

Irritation, eczéma de contact et développement de levures.

Interactions médicamenteuses

Ne pas utiliser d'autres **antiseptiques**.

■ Sulfate de cuivre

CRÈME DE DALIBOUR (sans camphre)					
Dermatoses infectieuses, érythème fessier	250 prép. magistrale			NR	
DERMOCUIVRE					
Idem *CRÈME DE DALIBOUR (sans camphre)*	25 g (pomm.) 100 g (pomm.)		II	NR NR	

Propriétés

Antiseptique bactéricide sur les germes Gram+ et fongistatique sur *Candida albicans*. Bien toléré chez le nourrisson.

Contre-indications

Hypersensibilité à l'un des composants.

Effets indésirables

Rares eczémas de contact.

INFECTIONS SEXUELLEMENT TRANSMISSIBLES

FICHE MALADIE

DÉFINITION

Les infections sexuellement transmissibles (IST)[1] sont des maladies infectieuses transmises par voie sexuelle, localisées ou généralisées. La pathologie VIH et l'hépatite B sont envisagées dans d'autres chapitres (*cf.* Sida *et* Hépatites virales).

QUATRE IST À DÉCLARATION OBLIGATOIRE (LOIS DE 1942 ET 1948)

- Syphilis.
- Gonococcie.
- Chancre mou.
- Maladie de Nicolas-Favre.

SYPHILIS

DÉFINITION, CAUSES ET MÉCANISMES

Maladie infectieuse, due à un tréponème (*Treponema pallidum*) transmis par voie sexuelle, évoluant en plusieurs phases[1]. Le diagnostic précoce et le traitement extrêmement simple par la **pénicilline** doivent permettre d'éviter les redoutables complications cardiaques et neurologiques de la phase tertiaire.

DIAGNOSTIC

SIGNES CLINIQUES

Phase primaire

Elle est marquée, après une incubation de 3 semaines, par l'apparition d'une ulcération : le chancre.

Le chancre est une ulcération indolore, superficielle, à fond propre, indurée, unique, de siège génital le plus souvent : gland, sillon balano-prépucial chez l'homme, vulve ou col de l'utérus, passant alors volontiers inaperçu, chez la femme ; il s'accompagne d'un ganglion inguinal unilatéral (« le préfet de l'aine »).

En l'absence de traitement, l'évolution se fait vers la cicatrisation du chancre, en règle sans cicatrice, vers la disparition de l'adénopathie, et le passage à la phase secondaire.

Phase secondaire

Elle fait suite à une syphilis primaire non traitée et se caractérise par l'apparition de signes cutanés et muqueux, inconstamment associés à des signes généraux (adénopathies, fièvre, etc.). Les signes dermatologiques de la syphilis secondaire sont au premier plan du tableau clinique et sont très polymorphes : ils peuvent mimer quasiment toutes les maladies derma-

1. « Infections sexuellement transmissibles » (IST) remplace officiellement l'ancienne dénomination « Maladies sexuellement transmissibles » (MST).

tologiques, d'où le surnom de « grande simulatrice » donné à la syphilis secondaire. Ce polymorphisme clinique justifie la prescription quasi systématique en hospitalisation d'une sérologie TPHA et VDRL.

Signes cutanés et muqueux de la 1re floraison

- La roséole syphilitique est un érythème maculeux ressemblant à celui de la rubéole, fait de petites macules disséminées, rosées, à la limite de la visibilité, non prurigineuses.
- Les plaques muqueuses sont des érosions ou ulcérations buccales et génitales indolores et extrêmement contagieuses.
- Une alopécie en clairière, non cicatricielle et transitoire, peut se voir.

Signes cutanés et muqueux de la 2e floraison

Ces signes sont extrêmement polymorphes et peuvent ressembler à presque toutes les maladies dermatologiques existantes ; cependant, des éléments sont évocateurs : éléments papuleux, lenticulaires, rouge cuivré avec collerette désquamative en périphérie, non prurigineux, avec atteinte des paumes et des plantes, ce sont les syphilides secondaires Ces lésions sont contagieuses.

Phase latente

Elle peut durer plusieurs années et être marquée par une absence de signes cliniques et une positivité des sérologies syphilitiques. Elle fait suite à une syphilis primaire ou secondaire non traitée et précède une possible phase tertiaire.

Phase tertiaire (10 % des syphilis)

C'est le stade ultime de la maladie, émaillé de complications graves cardiaques, aortiques et neurologiques. Elle ne devrait plus être observée si le diagnostic était fait précocement.

- Atteinte cardiaque et aortique : insuffisance de la valve aortique, dilatation de l'aorte ascendante aboutissant à un anévrysme.
- Atteinte neurologique : démence avec paralysie générale, méningite, tabès, etc.
- Manifestations ophtalmologiques : uvéite, signe d'Argyll-Robertson, rétinite.
- Manifestations cutanées et muqueuses : ce sont les gommes syphilitiques, lésions aseptiques profondes, indolores et ulcérées, cutanées et muqueuses.

EXAMENS COMPLÉMENTAIRES

Prélèvement bactériologique

Il doit se faire au laboratoire sur le chancre et sur les lésions ulcérées de syphilis secondaire pour examen direct au microscope à fond noir à la recherche des tréponèmes, pâles, mobiles.

Sérologies

Le TPHA et le VDRL sont systématiques. Leur positivité dépend de la phase clinique de la syphilis : ils peuvent être négatifs à la phase primaire si l'on est trop proche du début de la maladie, il convient de répéter les sérologies ; lors des phases ultérieures, TPHA et VDRL sont positifs, sauf le VDRL qui peut être négatif à la phase tertiaire.

Les autres sérologies, FTA et FTA IgM seront demandées au cas par cas.

TRAITEMENT

Il est obligatoire.

Il repose sur la **pénicilline G** en injection IM (*EXTENCILLINE* 2,4 millions d'unités) et est constamment efficace dans les phases primaire et secondaire, peu efficace dans la phase tertiaire.

Dans la phase tertiaire, on prendra soin lors du traitement par **pénicilline** de prévenir la réaction d'Herxheimer (fièvre, choc) par une corticothérapie générale.

On associera à toutes ces mesures la recherche et le traitement du ou des partenaires sexuels et la recherche d'autres infections sexuellement transmissibles.

On surveillera l'évolution des sérologies syphilitiques qui doivent décroître après le traitement.

PRONOSTIC

Il est favorable si le traitement est précoce. Se souvenir que les phases précoces « disparaissent seules » en l'absence de traitement pour laisser place aux redoutables complications des phases tardives.

GONOCOCCIE

DÉFINITION, CAUSES ET MÉCANISMES

La gonococcie, ou urétrite à gonocoque, est l'infection sexuellement transmissible la plus fréquente. Elle est due à une bactérie Gram$^-$, le gonocoque.

DIAGNOSTIC

SIGNES CLINIQUES

La gonococcie est responsable d'une urétrite, s'accompagnant :

- chez l'homme, d'un écoulement purulent jaunâtre et de brûlures mictionnelles ;
- chez la femme, d'une vulvo-vaginite, d'une cervicite ; en fait, l'infection est le plus souvent latente, passant facilement inaperçue et se révélant lors d'une complication.

L'urétrite peut être la porte d'entrée d'une infection plus étendue et se compliquer :

- chez l'homme, d'une orchi-épididymite avec risque de stérilité, d'une prostatite et d'un rétrécissement de l'urètre ;
- chez la femme, d'une salpingite avec risque de stérilité tubaire, d'une péritonite, d'une périhépatite ;
- chez les deux sexes, d'une septicémie à gonocoque avec dissémination du germe notamment à la peau, réalisant des pustules sur fond érythémateux, en petit nombre, siégeant surtout aux extrémités (mains, pieds), et aux articulations, réalisant une mono-, oligo-ou polyarthrite des genoux, des chevilles, des poignets et des doigts.

EXAMENS COMPLÉMENTAIRES

Mise en évidence du germe par prélèvement local urétral — au mieux directement au laboratoire en raison de la fragilité du gonocoque — pour étude immédiate par examen direct, puis culture avec identification et antibiogramme.

Hémocultures en cas de signes de septicémie, prélèvement bactériologique des pustules cutanées, ponction d'un épanchement articulaire.

RECHERCHE SYSTÉMATIQUE D'UNE AUTRE INFECTION SEXUELLEMENT TRANSMISSIBLE ASSOCIÉE

Notamment d'une urétrite non gonococcique ; TPHA, VDRL systématiques, sérologie de l'hépatite B et sérologie VIH proposées.

TRAITEMENT

Il repose sur une antibiothérapie, le plus souvent « minute » : une injection IM de *ROCÉPHINE* 250 mg. Ce traitement permet de diffuser dans les éventuelles localisations pharyngées et anales possiblement associées à l'urétrite et de détruire les gonocoques éventuellement résistants à la **pénicilline**.

On traitera systématiquement une urétrite à Chlamydia associée, qu'on ait réussi à en faire la preuve ou non, par cyclines pendant 7 jours.

Les rapports sexuels seront évités ou protégés jusqu'à la guérison authentifiée par le dermatologue.

Un contrôle clinique et un nouveau prélèvement bactériologique urétral seront effectués à une semaine pour vérifier la guérison.

On recherchera et on traitera le ou les partenaires sexuels du patient.

On rappellera les conseils de prévention vis-à-vis des IST.

PRONOSTIC

L'évolution est favorable sous traitement.

L'urétrite peut être la porte d'entrée d'une infection plus étendue et se compliquer : *cf.* Signes cliniques, p. 228.

URÉTRITES NON GONOCOCCIQUES

DÉFINITION, CAUSES ET MÉCANISMES

Les urétrites non gonococciques sont des urétrites sexuellement transmissibles dues à d'autres micro-organismes que le gonocoque : *Chlamydia* (*Chlamydia trachomatis*), mycoplasmes (*Ureaplasma urealyticum* et *Mycoplasma genitalum* dont la pathogenèse est discutée), *Trichomonas,* etc.

DIAGNOSTIC

SIGNES CLINIQUES

Chlamydia trachomatis est responsable d'une urétrite moins bruyante, notamment chez l'homme, que l'urétrite à gonocoque et souvent asymptomatique, passant inaperçue ; ce caractère peu bruyant et sournois de l'infection à *Chlamydia* explique la fréquence des complications. Les mycoplasmes peuvent être responsables d'urétrites chez l'homme (*Ureaplasma urealyticum*).

EXAMENS COMPLÉMENTAIRES

Le diagnostic repose sur la mise en évidence des bactéries à partir de prélèvements urétraux profonds qui doivent ramener des cellules urétrales : examen direct des frottis et cultures sur milieux spéciaux. Les sérologies doivent être faites à 15 jours d'intervalle et sont peu rentables (le plus souvent négatives) dans les urétrites non compliquées.

TRAITEMENT

Il repose sur une antibiothérapie par **azithromycine** : 1 g en une prise orale.

Il comprend le dépistage et le traitement du ou des partenaires sexuels et le dépistage et le traitement des autres IST.

On rappellera les conseils de prévention vis-à-vis des IST.

PRONOSTIC

Le caractère peu symptomatique de l'urétrite à *Chlamydia trachomatis* explique la fréquence des complications en cas de non-traitement précoce :

- Orchi-épididymite avec risque de stérilité et prostatite chez l'homme.
- Salpingite (+++) avec risque de stérilité tubaire (70 % des stérilités tubaires sont dues à des infections génitales à *Chlamydia*) et péritonite chez la femme.
- Syndrome de Fiessinger-Leroy-Reiter, associant urétrite, conjonctivite et arthrites ; il s'agit d'un syndrome réactionnel à une infection génitale ou à une infection digestive, survenant chez des sujets prédisposés (HLA B27). Il peut s'accompagner de signes cutanés ressemblant à ceux du psoriasis et de lésions muqueuses à type de balanite érosive.

CHANCRE MOU

DÉFINITION, CAUSES ET MÉCANISMES

Le chancre mou est une maladie sexuellement transmise due à une bactérie Gram⁻, *Haemophilus ducreyi*.

DIAGNOSTIC

L'incubation est courte et la clinique dominée par l'apparition d'un chancre douloureux, non induré (mou), à fond sale, volontiers multiple, localisé au gland ou au prépuce chez l'homme.

Le chancre s'accompagne d'une adénopathie satellite unilatérale, très inflammatoire, pouvant se fistuliser à la peau.

Le diagnostic de certitude est difficile et repose sur la mise en évidence à l'examen direct et en culture du germe après prélèvement bactériologique de l'ulcération et/ou du ganglion.

TRAITEMENT

Le traitement repose entre autres sur l'antibiothérapie par **érythromycine** 2 g/j pendant 15 jours ; on associe le dépistage et le traitement du ou des partenaires sexuels et le dépistage et le traitement des autres IST possiblement associées, ainsi que les rappels de prévention.

PRONOSTIC

Il est favorable sous traitement.

FICHE INFIRMIÈRE

ÉDUCATION ET CONSEILS

Expliquer au patient qu'une IST peut en cacher une autre.

Un dépistage des autres IST est donc indispensable devant toute IST diagnostiquée.

Prévenir de la gravité de certaines IST :

- condylomes par infection à papilloma virus responsables de cancers du col de l'utérus ;
- hépatite B ;
- VIH responsable du sida ;
- *Chlamydia trachomatis*, 1re cause de stérilité tubaire.

Expliquer la nécessité :

- de précautions en cas de rapports sexuels « à risques » par le port du préservatif ;
- de rapports sexuels protégés pendant la durée du traitement ;
- des contrôles clinique et bactériologique ou sérologique des traitements ;
- de rechercher et traiter le ou les partenaires sexuels.

FICHE TECHNIQUE

PRÉLÈVEMENT URÉTRAL

Définition

Les prélèvements urétraux sont pratiqués pour distinguer les différents types d'infections urétrales. Dans la plupart des cas, l'examen clinique suffit cependant à les distinguer. Pour le réaliser, il faut se munir de 2 écouvillons stériles, de lames pour y déposer le prélèvement, d'un plateau propre et décontaminé et de gants non stériles.

Méthode

Informer le patient sur les modes préalables de prélèvement : il ne doit pas uriner pendant les 4 heures précédant le prélèvement. Il est conseillé de boire beaucoup la veille. Le patient est prélevé debout ou bien allongé sur une table d'examen.

Décalotter le gland si possible complètement. Observer attentivement le prépuce et le gland pour rechercher toute ulcération et vésicules.

Se laver les mains avant l'examen et mettre les gants.

Deux cas peuvent se présenter :

- *Il existe un écoulement purulent* : recueil de cet écoulement sur l'écouvillon éventuellement en massant l'urètre pour activer l'écoulement : placer le pouce sur la face inférieure de la verge et tout en maintenant une pression modérée, remonter sur 5 cm d'un mouvement lent (2 à 3 secondes). Répéter 3 à 5 fois le massage jusqu'à ce que du pus apparaisse au méat.
- *Il n'y a pas ou peu d'écoulement* : maintenir le sexe d'une main, de l'autre enfoncer l'écouvillon humidifié de 0.5 à 1 centimètre, le tourner une fois sur lui-même si possible puis retirer délicatement, pour ne pas laisser le bout de coton dans l'urètre. C'est un prélèvement très douloureux, surtout en présence d'une infection, il est donc recommandé de le faire avec soin pour ne pas être obligé de recommencer.

L'écoulement est recueilli sur 3 à 4 lames pour être ensuite analysé à l'examen direct par colorations.

Se laver les mains à l'issu du prélèvement, éliminer les déchets et décontaminer le plateau.

Étiqueter le prélèvement au nom du patient, joindre la demande d'examen et l'acheminer sans délai au laboratoire.

DERMATOSES VIRALES VERRUES ET CONDYLOMES

FICHE MALADIE

DÉFINITION, CAUSES ET MÉCANISMES

Les verrues et les condylomes sont des lésions cutanées et muqueuses bénignes épidermiques, associant à des degrés divers végétations et hyperkératose. Ils sont dus à des virus du groupe papillomavirus (HPV), dont il existe plus de 70 types différents.

Verrues

Elles sont fréquentes chez l'enfant. Leur survenue est favorisée par les contacts en atmosphère humide, notamment par la fréquentation des piscines. Leur extension est favorisée par les microtraumatismes responsables d'une auto-inoculation.

Condylomes

Ce sont des lésions le plus souvent sexuellement transmises (il existe des contaminations manu-portées à partir de verrues vulgaires des doigts).

> Chez la femme, devant des condylomes génitaux ou anaux, un examen gynécologique au spéculum avec réalisation d'un frottis cervical est indispensable afin de dépister les lésions du col de l'utérus, pouvant évoluer vers des dysplasies et un cancer du col de l'utérus. Le risque dépend du type de virus transmis.

DIAGNOSTIC

Il est clinique.

SIGNES CLINIQUES

Verrues vulgaires

Elles sont les plus fréquentes. Elles réalisent de petites tumeurs cornées, sèches, grisâtres, de taille variable, de surface irrégulière, volontiers végétantes. Elles siègent aux membres, en particulier en regard des zones d'extension des articulations.

Verrues plantaires

Elles sont de deux types :

- myrmécies : elles siègent aux points d'appui plantaires où elles réalisent de petites lésions grisâtres, rugueuses, limitées par un sillon périphérique et volontiers douloureuses ;
- mosaïques : elles sont plus superficielles, plus étendues.

Le grattage des verrues laisse apparaître une zone translucide bien limitée, marquée par des ponctuations noires permettant de faire la différence avec un durillon ou un cor.

Verrues planes

Elles siègent volontiers sur le visage, les avant-bras et les mains. Ce sont des petites papules plates, lisses, de la couleur de la peau normale ou jaunâtres, volontiers multiples.

Des verrues planes disséminées pouvant évoluer vers des cancers cutanés réalisent l'épidermodysplasie verruciforme, affection héréditaire transmise sur le mode récessif autosomique.

Condylomes

Ce sont des végétations vénériennes transmises au cours des rapports sexuels ; ce sont de petites masses aplaties transversalement en « crête de coq », grenues ou végétantes. Leur siège est habituellement génital et/ou anal. Il faut retenir que ces lésions transmises sexuellement peuvent donner chez la femme des dysplasies du col évoluant vers des cancers du col de l'utérus.

EXAMENS COMPLÉMENTAIRES

La biologie moléculaire permet de typer les HPV et de leur donner un numéro (actuellement plus de 70 types différents). Ceci a un intérêt en recherche clinique car certains types d'HPV (HPV16, 18, 33, 35) sont plus fréquemment associés à l'apparition de cancers surtout pour les lésions du col de l'utérus et pour l'épidermodysplasie verruciforme (HPV5 et 8).

TRAITEMENT

VERRUES

L'évolution imprévisible des verrues rend l'interprétation des résultats thérapeutiques difficile ; la *possible régression spontanée* des verrues permet de comprendre la quantité de remèdes décrits comme pouvant guérir les verrues.

Il n'existe pas de drogue spécifique contre les papillomavirus ; le traitement repose sur la destruction des lésions.

Cette destruction s'effectue le plus souvent avec le froid, c'est la cryothérapie. Un coton monté sur un petit bâton de bois est trempé dans l'azote liquide puis appliqué sur la verrue jusqu'à en obtenir le blanchiment complet ; une phlyctène peut apparaître dans les jours qui suivent ; cette bulle doit être percée et peut être découpée stérilement, emportant ainsi la verrue nécrosée. L'azote et le bâtonnet utilisés pour un patient sont jetés après utilisation, en effet le froid ne détruit pas le virus. On utilise maintenant plus volontiers le *CRYAC*, spray d'azote liquide.

La cryothérapie est douloureuse. Elle provoque des cicatrices si les applications d'azote ont été trop longues ou trop appuyées. Elle est efficace sur des verrues peu épaisses, et doit être faite chez l'enfant sous crème *EMLA* pour limiter la douleur. La cryothérapie est peu efficace sur les verrues plantaires.

On peut s'aider d'un décapage chimique par **vaseline salicylée** à forte concentration (jusqu'à 50 %) sous pansement la nuit, en protégeant la peau périlésionnelle avec un vernis incolore.

Le traitement des verrues épaisses comprend toujours un premier temps de décapage manuel (avec une lame de bistouri n° 15, idéalement).

De nouvelles techniques, telles que le laser à colorant pulsé et l'**imiquimod** (crème *ALDARA*), actuellement non remboursées, sont en cours d'évaluation.

La chirurgie (électrocoagulation, laser CO_2) doit être abandonnée.

Il semble que plus le dermatologue est expérimenté, plus il est attentiste vis-à-vis des verrues virales.

CONDYLOMES ACUMINÉS

Les condylomes génitaux sont traités soit par topique (**podophyline** ou *ALDARA*, beaucoup plus chère), soit, le plus souvent, par azote liquide ou électrocoagulation ou laser CO_2 sous anesthésie locale.

Le patient sera revu régulièrement, jusqu'à guérison complète. On s'aide d'acide acétique 5 % en application locale pour dépister les lésions peu ou pas visibles ; en effet, l'acide acétique fait blanchir les condylomes.

Le patient sera prévenu du caractère sexuellement transmissible des lésions. Il devra prévenir sa/son ou ses partenaires qui devront consulter un dermatologue ou un gynécologue. Le patient aura des rapports sexuels protégés jusqu'à guérison affirmée par le dermatologue. On fera les sérologies à la recherche d'une autre infection sexuellement transmissible et l'on recommandera au patient un dépistage de l'infection par le VIH.

PRONOSTIC

- Guérison spontanée ou sous traitement pour les verrues.
- Dépistage des autres IST et dépistage du cancer du col de l'utérus en cas de condylomes.
- Pronostic réservé pour l'épidermodysplasie verruciforme lors de l'apparition de cancers cutanés.

FICHE INFIRMIÈRE

ÉDUCATION ET CONSEILS

Les verrues virales sont une maladie infectieuse, donc contagieuse : autocontagieuse pour soi — il ne faut donc pas « tripoter » les verrues — et contagieuse pour les autres.

L'évolution est spontanément favorable, en l'absence d'immunodépression, et toute verrue disparaîtra pour peu qu'on lui en laisse le temps et qu'elle ne soit pas trop épaisse.

Il n'existe pas de vaccin, pas de traitement préventif et pas de traitement spécifique du virus.

Lorsque la verrue est superficielle (sur le dos des mains, par exemple), elle est habituellement facilement accessible à une technique de destruction simple (azote liquide).

Lorsque la verrue est épaisse, plus enchâssée dans l'épiderme (verrue plantaire), l'azote, douloureux, est habituellement inefficace ; le temps qui passe et l'application régulière d'un agent kératolytique pour diminuer le volume de la masse tumorale sont les meilleurs garants du succès. Le laser à colorant pulsé (pour supprimer la vascularisation nourricière) et l'**imiquimod** crème doivent être évalués.

FICHE PHARMACOLOGIE

KÉRATOLYTIQUES - ACIDE SALICYLIQUE - FORMES RÉSERVÉES AUX VERRUES

■ **Acide salicylique**

DUOFILM					
16,7 % d'ac. salicylique + 16,7 % d'ac. lactique Verrues vulgaires, cors et durillons : 1 à 2 appl./j (protéger la peau périlésionnelle avec un vernis incolore *VERLIM 3* ou vernis à ongles du commerce), après avoir ramolli la lésion au cours d'un bain, gratter la peau blanchie avec une lime à ongles jetable, sans faire saigner, x 1/sem.	1 fl. 15 mL			NR	
VERRUFILM					
Idem *DUOFILM*	1 fl. 14 mL			NR	
KÉRAFILM					
1,5 g d'ac. salicylique + 1,5 g d'ac. lactique Idem *DUOFILM*	1 fl. 10 mL + 6 rondelles protect. + appl.			NR	
TRANSVERCID					
Dispositif pour appl. cutanée Traitement local de verrues vulgaires À poser le soir et enlever le lendemain matin	10 disp. 6 mm, 3,62 mg d'ac. salicylique 8 disp. 12 mm, 14,54 mg d'ac. salicylique			NR NR	

CORICIDE LE DIABLE					
1 application cutanée le matin pendant 1 semaine	1 fl. 4 g sol. appl. cutanée 12,5 %			NR	
FEUILLE DE SAULE					
Cors-Durillons 1 emplâtre/j pendant 3 à 5 j *Verrues* 3 appl./j de solution pendant 2 sem.	5 emplâtres durillons 9 emplâtres cors 1 emplâtre à découper sol. 10 % appl. loc.			NR NR NR	
POMMADE M.O. COCHON					
1 appl. le soir	10 g (pomm. 50 %)			NR	
SANITOS					
1 à 2 appl./j	10 fl. 5 mL sol. 11 %			NR	
VERRUPAN					
1 à 2 appl./j	2 fl. 3 g			NR	

Propriétés

Kératolytiques.

Indications

Verrues vulgaires, cors, durillons.
Verrues vulgaires plantaires des zones d'appui exclusivement pour le verutal.

Contre-indications

Grossesse : pas d'**acide salicylique** au cours du 3e trimestre.

Acide salicylique : hypersensibilité aux salicylés, application sur les muqueuses, dans les plis et sur les dermatoses suintantes.

Précautions d'emploi

Arrêt pendant quelques jours si douleurs, saignement.

Ne pas utiliser des produits trop puissants chez le diabétique et l'artéritique.

POMMADE KÉRATOLYTIQUE

▪ Acide salicylique + vaseline

VASELINE SALICYLÉE					
Dermatoses squameuses et hyperkératosiques (psoriasis, lichénifications, kératodermies palmo-plantaires, verrues vulgaires) : % fonction de l'épaisseur des lésions	1 tube (prép. magistrale)			NR	

POMMADE KÉRATOLYTIQUE + CORTICOÏDE

▪ Acide salicylique + diflucortolone

NÉRISALIC					
Psoriasis et autres dermatoses hyperkératosiques avec composante inflammatoire : 1 appl./j puis diminution progressive	30 g pomm. 3 %	3,40	I	15 %	0,11

LOTIONS KÉRATOLYTIQUES + CORTICOÏDES

■ Acide salicylique + bétaméthasone

DIPROSALIC					
Psoriasis et états psoriasiformes du cuir chevelu : 1 appl./j en friction puis dégression progressive	30 g (sol. alcool. 2 %)	3,59	I	15 %	0,12

■ Acide salicylique + triamcinolone

LOCALONE					
Idem *DIPROSALIC*	122 mL (sol. alcool. 0,1 %)		I	NR	

Propriétés

L'**acide salicylique** est un kératolytique utilisé pour le décapage des dermatoses hyperkératosiques telles que le psoriasis, les kératodermies palmo-plantaires, les ichtyoses, les verrues vulgaires.

L'association à un **dermocorticoïde** a un intérêt lorsqu'une composante inflammatoire est associée (psoriasis, eczéma lichénifié).

Indications

Cf. Propriétés.

Contre-indications

Grossesse : pas d'acide salicylique au cours du 3e trimestre.

Acide salicylique : hypersensibilité aux salicylés, application sur les muqueuses, dans les plis et sur les dermatoses suintantes.

Précautions d'emploi

Ne pas appliquer sur des surfaces étendues chez l'enfant.

Ne pas utiliser de façon prolongée car risque d'irritation locale (prendre le relais par une lotion corticoïde type *DIPROSONE*, lotion pour le traitement des psoriasis du cuir chevelu).

ANTIMITOTIQUES LOCAUX

■ Fluorouracile

EFUDIX					
Kératoses actiniques, maladie de Bowen, kérato-acanthome, certains basocellulaires et condylomes génitaux : 1 à 2 appl./j pendant 4 à 6 sem.	20 g crème 5 %	26,30	I	65 %	1,32

Propriétés

Antimitotique.

Indications

Kératoses actiniques étendues pour lesquelles une cryothérapie n'est pas envisageable +++, maladie de Bowen, kérato-acanthome, certains carcinomes basocellulaires et certains condylomes génitaux.

Contre-indications

Grossesse et allaitement.

Hypersensibilité connue au produit.

Précautions d'emploi

Éviter tout contact avec les yeux et les muqueuses ; se laver les mains après l'application.

L'évolution normale des lésions sous traitement est une nécrose avec possible perte de substance puis réépidermisation, dont il faut bien prévenir le patient.

Effets indésirables

Érythème, érosion, ulcération, nécrose.
Risque de majoration des effets du produit en cas d'exposition solaire.

■ Podophyllotoxine

CONDYLINE					
Condylomes ano-génitaux : 2 appl./j pendant 3 j, à répéter si besoin au maximum pendant 5 sem.	3 mL (sol. avec 6 applicateurs)	20,39	I	65 %	6,80

Propriétés

Antimitotique cytolytique d'origine végétale (extrait de la résine de podophylline).

Indications

Condylomes ano-génitaux pour lesquels une cryothérapie n'est pas envisageable ; à réserver à l'homme car le produit peut facilement couler et entraîner des brûlures chez la femme (préférer l'utilisation d'une préparation de podophylline 25 % dans la vaseline chez la femme) ; surface traitable < 4 cm².

Contre-indications

Grossesse et allaitement.
Utilisation en intravaginal et chez l'enfant.

Précautions d'emploi

Appliquer avec précautions en utilisant l'applicateur sélectivement sur les lésions et laisser sécher en évitant tout écoulement du produit.

Se laver les mains après application.

Rincer à grande eau en cas de contact oculaire.

Effets indésirables

Érythème, douleur, possible ulcération.

œdème, balanoposthite.

IMMUNOMODULATEUR

■ Imiquimod

ALDARA					
3 appl./sem. au coucher : contact de 6 à 10 h Applications poursuivies jusqu'à disparition ; pour 16 sem. max.	12 sach. de crème 5 % usage unique	62,37	I	65 %	5,20

Propriétés

Cytokine immunomodulatrice.

Induction de synthèse d'interféron alpha par les cellules immunitaires répondeuses.

Indications

Traitement local des verrues génitales et périanales externes de l'adulte (condylomes).

Traitement des petits carcinomes basocellulaires superficiels.

Contre-indications

Hypersensibilité à l'un des composants.

Précautions d'emploi

Applications déconseillées sur les lésions du prépuce chez les patients non circoncis.

Verrues génitales ou anales internes : pas d'étude d'évaluation.

Pas d'occlusion par pansement.

Pas d'application sur peau lésée (ex. : après cryothérapie).

Enlever la crème avant un rapport sexuel (elle fragilise les moyens contraceptifs ou de protection locaux).
Grossesse et allaitement : aucune information disponible.

Effets indésirables

Réactions cutanées locales.

Interactions médicamenteuses

Non étudiées avec les **immunosuppresseurs** : prudence chez les greffés.

CANCERS CUTANÉS

MÉLANOME CUTANÉ

FICHE MALADIE

DÉFINITION

Le mélanome est une tumeur maligne développée à partir des mélanocytes.

> La malignité peut être une des plus agressives de tous les cancers.
> Le traitement à une phase initiale de l'évolution peut guérir le patient.

CAUSES ET MÉCANISMES

On retient la notion de sujets à risque de mélanome cutané :

- Antécédent familial de mélanome.
- Phototype 1, 2 ou 3 (peau claire, bronzant mal).
- Expositions solaires surtout dans l'enfance.
- Existence de nombreux nævi (plus de 50).
- Nævi dysplasiques et nævi congénitaux de grande taille.

Le mélanome cutané survient dans 80 % des cas en peau saine et dans seulement 20 % des cas sur un nævus préexistant.

DIAGNOSTIC

SIGNES CLINIQUES

On distingue trois principaux aspects cliniques.

Mélanome de Dubreuilh

Il s'agit de la forme la moins grave ; elle touche le sujet âgé. Un placard pigmenté, volontiers au visage, s'étend très lentement : la malignité y est alors purement locale. Après une dizaine d'années, un nodule peut se constituer, c'est le signe d'une invasion en profondeur.

Mélanome à extension superficielle

Il peut être confondu avec un nævus (ou « grain de beauté ») alors que certains caractères cliniques devraient inquiéter : évolutivité avec modifications récentes, irrégularité des bords, polychromie de la lésion. Le stade de la malignité locale est beaucoup plus court dans ce type de mélanome que dans le mélanome de Dubreuilh, avant l'envahissement en profondeur de la prolifération mélanocytaire.

Mélanome nodulaire d'emblée

Forme la plus grave (invasive d'emblée en profondeur avec métastases précoces), elle survient à tout âge. Le mélanome forme un nodule noir de croissance rapide, devenant bourgeonnant et hémorragique ; le pronostic est des plus sombres.

Autres formes

Il existe d'autres formes de mélanome cutané : les formes acrales atteignant les extrémités et les formes achromiques, ces dernières étant de redoutables pièges pour le diagnostic car le mélanome a perdu sa caractéristique essentielle qui est sa pigmentation.

EXAMENS COMPLÉMENTAIRES

L'exérèse de toute lésion soupçonnée d'être un mélanome s'impose pour un examen anatomopathologique.

TRAITEMENT

Il est chirurgical. Une fois le diagnostic confirmé, une reprise chirurgicale systématique, avec marges d'exérèse, et un bilan d'extension en fonction du stade du mélanome, sont entrepris :

- Cliniquement : recherche d'un second mélanome cutané, d'adénopathies, de métastases (cutanées, pulmonaires, hépatiques, cérébrales, etc.).
- Par imagerie : radiographie pulmonaire, biologie et échographie hépatiques, scanner cérébral et thoraco-abdominal.

Pour les mélanomes dont le Breslow est > 1,5 mm (*cf.* Pronostic, p. 238), un traitement par **interféron alpha** peut être proposé après bilan d'extension et recherche du ganglion sentinelle.

En cas de métastases, les thérapies ciblées pourraient améliorer le pronostic.

PRONOSTIC

Moins le mélanome s'enfonce dans le derme, moins il est épais, plus le pronostic est favorable : c'est l'indice de Breslow qui mesure l'épaisseur de la tumeur. Au-delà de 0,75 mm, le pronostic est réservé et d'autant plus mauvais que l'on s'éloigne de ce chiffre. L'indice de Breslow conditionne les marges d'exérèse à 1, 2 voire 3 cm.

Les éléments de surveillance concernent :

- le dépistage de métastases par des examens cliniques et complémentaires répétés ;
- le dépistage et la prévention de la survenue d'un second mélanome malin ;
- la surveillance de la tolérance des éventuels traitements entrepris.

> L'exérèse chirurgicale large de la lésion initiale est le véritable traitement du mélanome cutané ; ce traitement peut guérir le patient à condition que le mélanome soit à un stade précoce, c'est-à-dire qu'il ait été diagnostiqué tôt. Aucun protocole thérapeutique n'a encore fait la preuve de son efficacité à un stade avancé de la maladie (chimiothérapies, immunothérapies). C'est dire toute l'importance que revêtent la prévention et les campagnes d'information et de dépistage du mélanome cutané.

FICHE INFIRMIÈRE

ÉDUCATION ET CONSEILS

Il est fondamental de dépister le plus tôt possible le mélanome cutané en raison de son agressivité et de la possibilité d'une guérison par une exérèse précoce.

- Se reconnaître sujet à risque ou non de mélanome cutané :
  - Antécédents familiaux de mélanome.
  - Phototype clair (1, 2, 3) : peau claire ne bronzant pas ou peu, au prix de coups de soleil.
  - Nombreux nævi (> 50), de grande taille, irréguliers.
  - Nævi dysplasiques et congénitaux. Le mélanome malin survient dans 80 % des cas en peau saine et dans seulement 20 % des cas sur un nævus préexistant.
  - Expositions solaires répétées (UV naturels et/ou artificiels), coups de soleil dans l'enfance.
- Connaître les signes d'alerte devant une lésion cutanée d'apparition récente ou devant un nævus existant : c'est l'« abécédaire » (*cf.* encadré, p. 239). Une autre théorie, complémentaire de la précédente, est celle du « vilain petit canard » c'est-à-dire une lésion apparaissant d'emblée différente parmi un ensemble d'autres lésions homogènes entre elles.

ABÉCÉDAIRE DES SIGNES D'ALERTE

A – L'asymétrie du dessin.
B – La bordure est normalement nette, l'apparition d'un caractère déchiqueté, irrégulier, en « carte de géographie », doit inquiéter.
C – La couleur est normalement homogène, brun plus ou moins foncé. L'apparition d'une polychromie est hautement suspecte et doit faire prendre un avis spécialisé. Se rappeler qu'un mélanome peut être achromique, c'est-à-dire non pigmenté, couleur de la peau normale ; un mélanome peut également être érythémateux (coloration rouge).
D – diamètre supérieur à 6 mm.
E – extension de la lésion ou Évolutivité (c'est-à-dire toute modification de la lésion).

FICHE TECHNIQUE

EXERÈSE D'UNE TUMEUR CUTANÉE

Méthode

L'intervention se déroule sous anesthésie locale avec **xylocaïne adrénalinée** ou non ou sous anesthésie générale selon l'importance du geste.
L'exérèse est réalisée par le dermatologue ou le chirurgien et sera analysée ensuite en anatomopathologie.
La suture de la peau suite à l'exérèse peut se faire de 4 façons différentes :
- Par suture simple.
- Par lambeau : une palette de peau est prélevée au voisinage de la lésion et déplacée pour couvrir la perte de substance.
- Par greffe de peau : une pastille de peau est entièrement prélevée souvent derrière l'oreille ou au-dessus de la clavicule, parfois sur le scalp, le bras ou la cuisse, puis appliquée sur la perte de substance.
- Par cicatrisation dirigée : par l'application d'un pansement gras qui fera bourgeonner le fond de la perte de substance pour combler la perte de substance. Cette technique nécessite le renouvellement de nombreux pansements (parfois plusieurs semaines) et peut laisser, une cicatrice peu esthétique.

Bien surveiller le risque hémorragique, évaluer la douleur, surveiller la tolérance hémodynamique du patient et son état de conscience tout au long de l'exérèse.

Conseils

Ne pas prendre d'aspirine dans les 10 jours qui précèdent l'intervention.
Sous anesthésie locale : il est parfois souhaitable de bien déjeuner le matin de l'intervention.
Demandez confirmation au chirurgien (sous anesthésie générale, il faut toujours rester à jeun).
Prévoir une consultation postopératoire pour l'ablation éventuelle des fils.
Sur le visage, les pansements sont souvent importants, très visibles et peuvent gêner la vie sociale.
Évaluer la douleur : souvent légère, elle cède rapidement sous **antalgiques** de pallier 1.
Un œdème peut apparaître et s'accompagner d'une **ecchymose** qui peut descendre de la région opérée vers les zones sous-jacentes. Il disparaît spontanément en quelques jours.
Préférer les douches aux bains.
L'ablation des fils est prévue selon le site entre 5 et 15 jours.
Le patient sera ensuite revu par le chirurgien afin de communiquer les résultats d'anatomopathologie et évaluer les suites opératoires.
Recommander de masser la cicatrice un mois après l'intervention pour limiter les adhérences et l'assouplir.

FICHE PHARMACOLOGIE

INHIBITEURS DE PROTÉINE-KINASE ANTINÉOPLASIQUES

- **Ipilimumab**

YERVOY					
Perfusion IV de 90 min 3 mg/kg toutes les 3 sem. pendant 9 sem. (soit 4 doses)	1 fl. 50 mg (10 mL)	HOP	I		

Propriétés

L'antigène 4 des lymphocytes T cytotoxiques (CTLA-4) est un régulateur négatif de l'activation des cellules T.

L'ipilimumab est un potentialisateur des cellules T qui bloque spécifiquement le signal inhibiteur du CTLA-4, conduisant à une activation des cellules T, à leur prolifération, et l'infiltration des tumeurs par les lymphocytes, aboutissant à la mort des cellules tumorales.

Le mécanisme d'action de l'ipilimumab est indirect, en activant la réponse immunitaire *via* les cellules T.

Indications

Traitement du mélanome avancé (non résécable ou métastatique) chez les patients adultes ayant déjà reçu un traitement.

Contre-indications

Hypersensibilité connue au produit.

Précautions d'emploi

Bilan hépatique et thyroïdien avant traitement.

Surveillance biologique, hépatique, surrénalienne, gastro-intestinale, dermatologique, thyroïdienne et neurologique pendant le traitement.

Déconseillé en cas de grossesse ou allaitement.

Effets indésirables

Confusion, troubles psychocomportementaux, dépression, ataxie, myoclonie, neuropathie périphérique, réactions cutanées, troubles de la vision, hémorragie gastro-intestinale, colite, insuffisance hépatique, hépatite, hypothroïdie, troubles cardiovasculaires (fibrillation, hypotension, arythmie), dépression respiratoire.

Anémie, neutropénie, lymphopénie, thrombopénie, augmentation des enzymes hépatiques et pancréatiques, perturbation du bilan thyroïdien et surrénalien, hypokaliémie, hyponatrémie.

Asthénie, céphalées, tremblements, vertiges, douleurs musculaires, diarrhées, vommissements, nausées, douleurs abdominales, reflux, amaigrissement, bouffées de chaleur, dyspnée, toux.

Interactions médicamenteuses

Corticostéroïdes : interférence avec le mécanisme d'action de l'ipilimumab. À éviter pendant le traitement mais peuvent être utilisés après.

Anticoagulants : majoration du risque hémorragique notamment gastro-intestinal. Une surveillance étroite est recommandée.

■ **Vémurafénib**

ZELBORAF					
4 cp. (960 mg) x 2/j à 12 h d'intervalle et dans les mêmes conditions (au cours ou en dehors des repas mais de façon constante) Poursuite du traitement et adaptation posologique conditionnées par la tolérance En cas d'oubli : prise si ≥ 4 h avant la prise suivante En cas de vomissement : ne pas reprendre la dose, poursuivre le traitement normalement	56 cp. 240 mg	HOP	I		

Propriétés

Inhibiteur par voie orale de la sérine-thréonine-kinase BRAF. La substitution de la valine 600 des protéines BRAF conduit à leur activation constitutive et donc à une absence de contrôle par les facteurs de croissance physiologiques. Le **vémurafénib** s'oppose à cette activation permanente en inhibant cette kinase mutée avec une certaine sélectivité vis-à-vis des BRAF non mutées.

Pharmacocinétique

Le **vémurafénib** présente une demi-vie longue qui mène à une certaine accumulation dans l'organisme. Ce composé est très peu biotransformé (≤ 5 %) et est excrété à 94 % dans les selles.

Indications

Traitement en monothérapie du mélanome métastatique porteur de la mutation BRAF V600 ou non résécable.

Contre-indications

Hypersensibilité, évaluation du rapport bénéfice/risque en cas de grossesse, d'allaitement. Contraception efficace obligatoire.

Précautions d'emploi

La présence de la mutation BRAF V600 doit être confirmée avant l'initiation du traitement.

Une surveillance oculaire est indispensable en raison du risque d'uvéite.

Une surveillance cutanée est également nécessaire en raison du risque d'apparition de CEC (cancer épidermoïde cutané) ; toute lésion suspecte devra être caractérisée en anatomopathologie. La survenue de CEC ne doit pas conduire à l'arrêt du traitement.

Ajustements posologiques et arrêt du traitement

Grade de l'événement indésirable	Conduite à tenir
Grade 1 ou 2 tolérable	Poursuite à la posologie usuelle : 960 mg x 2/j
Grade 2 intolérable ou 3	- 1re fois : interruption puis reprise à 720 mg x 2/j lors du retour au grade 0 ou 1 - 2e fois : interruption puis reprise à 480 mg x 2/j lors du retour au grade 0 ou 1 - 3e fois : arrêt définitif
Grade 4	- 1re fois : interruption puis reprise à 480 mg x 2/j ou arrêt définitif - 2e fois : arrêt définitif

Effets indésirables

L'allongement de l'intervalle QTc justifie une adaptation de la prise en charge :
- un QTc > 500 ms et allongé ≥ 60 ms depuis l'initiation du traitement conduit à l'arrêt définitif ;
- un QTc > 500 ms et allongé ≤ 60 ms depuis l'initiation du traitement conduit à une interruption puis une reprise lors du retour du QTc ≤ 500 ms à la posologie inférieure à chaque réapparition (720 mg x 2/j puis 480 mg x 2/j puis arrêt définitif).

Les plus fréquents : arthralgies, éruptions cutanées, photosensibilité, nausées, alopécie et prurit.

L'apparition de CEC est très fréquente.

On note également les manifestations suivantes : anorexie, céphalées, divers troubles digestifs, réactions cutanées pouvant être sévères, réactions oculaires (uvéites), allongement de l'intervalle QT, anomalies du bilan hépatique.

Interactions médicamenteuses

Avec les inhibiteurs et inducteurs puissants du CYP3A4.

Le *ZELBORAF* est un inducteur du CYP3A4 et peut rendre inefficaces les médicaments métabolisés par cette enzyme comme certaines pilules contraceptives. Il induit également légèrement le CYP2B6 et inhibe le CYP1A2.

CARCINOME BASOCELLULAIRE

FICHE MALADIE

DÉFINITION

Il s'agit d'une tumeur épithéliale maligne de la peau, épargnant les muqueuses, lentement extensive, à malignité purement locale mais pouvant entraîner de grands délabrements.

CAUSES ET MÉCANISMES

Plusieurs facteurs favorisant leur survenue sont connus :
- Expositions solaires, importance de la dose cumulée d'ultraviolets reçus.
- Radiations ionisantes.
- Grand âge et sujet blanc.
- Préexistence de lésions cutanées dites *précancéreuses*, en particulier les kératoses actiniques (toutefois, celles-ci se transforment surtout en carcinome épidermoïde ou spinocellulaire) : petites plaques rouges sèches fréquemment squameuses sur les surfaces exposées à la lumière (visage, crâne des chauves et dos des mains).
- Thérapeutiques arsénicales.

DIAGNOSTIC

La lésion clinique élémentaire est la « perle », petite papule translucide de 1 à 5 mm de diamètre, opaline, ferme, parfois parcourue de télangiectasies ; elle est unique ou, le plus souvent, retrouvée à la périphérie du carcinome basocellulaire, formant une bordure perlée.

La biopsie cutanée s'impose : l'histologie est caractéristique.

TRAITEMENT

Le traitement doit être précoce ; l'exérèse chirurgicale complète de la lésion est le traitement de choix, associée ou non à une réparation plastique.

PRONOSTIC

- Évolution spontanée : elle est lentement extensive en surface, avec invasion tardive en profondeur, pouvant entraîner des délabrements importants.
- Sous traitement : elle est favorable.
- Des récidives locales, parfois mutilantes, sont le fait de traitements mal conduits n'ayant pas entraîné une disparition complète de la tumeur.

FICHE INFIRMIÈRE

ÉDUCATION ET CONSEILS

Ces cancers cutanés sont directement liés à la quantité de soleil reçu au cours d'une vie et sont dus aux ultraviolets A et B sur une peau claire prédisposée se défendant mal contre le soleil.

Ces cancers surviennent le plus souvent sur les zones exposées (visage, crâne, cou, nuque, mains, avant-bras, jambes).

Le risque d'en faire plusieurs est élevé et deux éléments préventifs sont indispensables :

- une protection solaire efficace (vêtements, écrans solaires d'indice 50+) ;
- une surveillance dermatologique régulière.

FICHE TECHNIQUE

BIOPSIE CUTANÉE

Définition

La biopsie cutanée est réalisée par un dermatologue et consiste à prélever sous anesthésie locale un fragment de peau d'au moins 3 mm à l'aide d'un punch ou d'un bistouri mécanique afin d'être analysé.

Le punch est un emporte-pièce muni d'une lame cylindrique qui permet l'obtention d'une carotte de peau.

Sitôt réalisée, le fragment obtenu est placé dans un fixateur choisi en fonction de l'examen à réaliser.

Méthode

L'infirmière prépare le matériel, le place sur une table à instruments et règle l'éclairage de la salle.

Matériel d'anesthésie : seringue montée d'une aiguille contenant de la lidocaïne à 1 % adrénalinée ou non en fonction du site à biopsier, compresses stériles et antiseptique.

Matériel de biopsie : compresses stériles, antiseptique, gants stériles, champ opératoire fenêtré, un biopsy-punch de taille souhaitée par le médecin (4 mm le plus couramment), ou un bistouri n° 11, une paire de ciseaux, une pince à griffe, du fil à peau, un porte-aiguille et une pince à hémostase.

Pansement, flacon contenant le fixateur.

Étiquettes du patient, demande d'examen dûment remplie.

S'assurer qu'un chariot d'urgence se trouve à proximité pour pallier toute urgence.

Vérifier l'identité du patient, le rassurer, lui expliquer le déroulement de l'examen.

L'installer confortablement, dégager la zone à biopsier, réaliser l'aseptie cutanée et placer le champ fenêtré sur la zone à prélever.

Interroger le patient pour dépister toute contre-indication à l'anesthésie.

L'infirmière sert le médecin tout au long de l'examen et veille à la tolérance du patient.

Réaliser le pansement à l'issue du prélèvement après que l'hémostase est faite.

Aider le patient à s'habiller doucement pour éviter tout malaise.

Acheminer les prélèvements au laboratoire dûment étiquetés et associés à la demande d'examen.

Noter l'examen dans le dossier de soins du patient.

Éliminer les déchets.

Se laver les mains.

FICHE PHARMACOLOGIE

ANTINÉOPLASIQUE INHIBITEUR DE LA VOIE HEDGEHOG

- **Vismodégib**

ERIVEDGE					
1 gél./j	28 gél. 150 mg	HOP	I		

Propriétés

Le **vismodégib** est une petite molécule inhibitrice de la voie Hedgehog, administrée par voie orale. Cette voie entraîne la transcription de gènes impliqués dans la prolifération, la survie et la différenciation cellulaire.

Indications

Traitement des patients adultes atteints de carcinome basocellulaire :
- métastatique symptomatique ;
- localement avancé pour lequel la chirurgie ou la radiothérapie ne sont pas appropriées.

Contre-indications

Ayant montré une tératogénécité chez l'animal, *ERIVEDGE* est contre-indiqué chez la femme enceinte, allaitante ou en âge de procréer en l'absence de contraception efficace.
En raison de l'absence d'études, ce médicament est contre-indiqué chez les patients de moins de 18 ans.
Hypersensibilité au produit ou à l'un des excipients.

Précautions d'emploi

Femme en âge de procréer : test de grossesse, contraception chimique et mécanique.
La sécurité, l'efficacité et la tolérance du médicament n'ayant pas été établies chez les patients insuffisants hépatiques ou insuffisants rénaux chroniques, une surveillance étroite est recommandée en cas d'administration chez ce type de patient.

Effets indésirables

Effets indésirables cliniques, fréquents ou très fréquents, de gravité mineure à modérée :
- troubles de l'état général : perte de poids, douleur, asthénie ;
- troubles du système nerveux : dysgueusie, agueusie;
- troubles cutanés : alopécie, prurit, rash ;
- troubles musculosquelettiques : spasmes musculaires, athralgies, myalgies ;
- troubles gastro-intestinaux : diarrhées, constipation, vomissements, douleurs abdominales ;
- perte d'appétit ;
- aménorrhée.

Interactions médicamenteuses

Les études pharmacocinétiques montrent que le **vismodégib** est un substrat de la pompe d'efflux P-gp et que les enzymes métabolisant le médicament sont les CYP2C9 et CYP3A4 : il est donc sensible à leurs inhibiteurs (augmentation de son efficacité) et à leurs inducteurs (diminution de son efficacité).
Il peut également diminuer l'efficacité des stéroïdes contraceptifs.

CARCINOME SPINOCELLULAIRE

FICHE MALADIE

DÉFINITION

Ce cancer cutané épidermoïde est plus rare que le carcinome basocellulaire mais plus grave, en raison de son potentiel métastatique; il peut atteindre les muqueuses.

CAUSES ET MÉCANISMES

Les facteurs favorisants sont superposables à ceux des carcinomes basocellulaires, mais des facteurs supplémentaires sont à noter :

• Il succède le plus souvent à une kératose actinique.

• Dégénérescence maligne de cicatrices anciennes (brûlures), de plaies chroniques (ulcères de jambe).

• Dégénérescence d'une maladie de Bowen.

DIAGNOSTIC

Il s'agit parfois de lésions manifestement malignes par leur aspect bourgeonnant, ulcéré, saignant au contact ; mais, souvent, l'aspect est plus anodin surtout au début.

La biopsie s'impose au moindre doute.

TRAITEMENT

L'exérèse chirurgicale est le traitement de choix, suivie ou non de réparation plastique, et associée si besoin à un curage ganglionnaire.

La chimiothérapie est indiquée dans les formes métastatiques.

PRONOSTIC

L'évolution est celle d'une tumeur maligne avec extension locale, puis régionale (adénopathies) et enfin générale (métastases à distance).

FICHE INFIRMIÈRE

ÉDUCATION ET CONSEILS

Cf. Carcinome basocellulaire, p. 242.

MALADIES BULLEUSES : PEMPHIGOÏDE BULLEUSE

FICHE MALADIE

DÉFINITION

La pemphigoïde bulleuse est une dermatose bulleuse auto-immune du sujet âgé.

CAUSES ET MÉCANISMES

Les bulles sont dues à un clivage dermo-épidermique provoqué par le dépôt d'anticorps fabriqués par le patient. Les causes de la survenue de tels anticorps chez les patients sont inconnues. Il existe un lien statistique avec la prise de certains médicaments (diurétiques antialdostérone et antipsychotiques).

DIAGNOSTIC

SIGNES CLINIQUES

Le début est rapide, marqué par un prurit d'abord isolé puis rapidement associé à des placards eczématiformes, urticariens et bulleux : les bulles sont claires, tendues, de taille variable, souvent grosses, reposant sur une base érythémateuse. L'atteinte muqueuse est possible mais rare.

EXAMENS COMPLÉMENTAIRES

• La numération sanguine montre une hyperéosinophilie.

• La biopsie cutanée doit portr sur une bulle récente ; l'image histologique est celle d'une bulle sous-épidermique par clivage de la jonction dermo-épidermique, à toit épidermique intact, avec un infiltrat dermique riche en éosinophiles.

• L'immunofluorescence directe, réalisée à partir d'une biopsie en peau péribulleuse, montre des dépôts linéaires à la jonction dermo-épidermique, d'IgG et de complément.

• L'immunofluorescence indirecte révèle souvent la présence d'anticorps anti-membrane basale.

TRAITEMENT

Il repose le plus souvent sur la corticothérapie locale (*DERMOVAL*), associée à des soins antiseptiques locaux.
Un traitement immunosuppresseur (**méthotrexate**) est parfois associé à but d'épargne cortisonique ou dans les formes rebelles.

PRONOSTIC

L'évolution se fait par poussées en l'absence de traitement, avec risques de déshydratation et d'infection.

La corticothérapie locale permet de suspendre l'évolution de la maladie, tout en réduisant le risque de complications d'une corticothérapie générale chez le sujet âgé.

FICHE INFIRMIÈRE

EXAMENS

• Pose d'une voie veineuse si elle est prescrite pour réhydratation parentérale, et éventuelle antibiothérapie. Cette voie veineuse est posée en peau saine en dehors des lésions bulleuses.
• Biologie standard prélevée, éventuels hémocultures et prélèvement bactériologique d'une bulle avant antibiothérapie.

SURVEILLANCE DU TRAITEMENT

SOINS – TRAITEMENT

• Compter, percer et nitrater les bulles (**nitrate d'argent** aqueux 1 %) ; noter matin et soir le nombre de bulles sur la feuille de surveillance.
• Appliquer le *DERMOVAL* crème (selon le nombre de bulles initiales : de 10 à 40 g/j, soit 1 à 4 tubes) en une fois, corps entier sauf visage, y compris donc sur les zones saines.
• Héparine de bas poids moléculaire SC si prescrite.
• Stimuler l'alimentation, l'hydratation et la mobilisation.
• Température, signes de déshydratation, pression artérielle et pouls, 2 fois/j.
• Échelle de douleur lors de la réalisation des soins.
• Prévention des escarres.
• Localement, surveiller la surinfection cutanée, notamment des érosions post-bulleuses, atrophie cutanée, purpura capillaire.

EFFICACITÉ DU TRAITEMENT

Disparition du prurit, des zones érythémateuses et urticariennes, non-apparition de nouvelles bulles.

EFFETS INDÉSIRABLES

Dépister les effets indésirables qui sont ceux d'une corticothérapie générale (*cf.* Corticothérapie par voie générale).

ULCÈRES DE JAMBE

FICHE MALADIE

DÉFINITION

Les ulcères de jambe sont des pertes de substance cutanée, de profondeur variable, pouvant atteindre l'os.

CAUSES ET MÉCANISMES

Le plus souvent, il s'agit de l'ultime complication de troubles trophiques, dus à des difficultés circulatoires, locales, artérielles ou veineuses :

• Origine veineuse, dans un contexte d'insuffisance veineuse chronique :

– ulcère variqueux ;
– ulcère postphlébitique.

• Origine artérielle, dans un contexte d'artérite des membres inférieurs.

D'autres causes sont plus rares :

• Traumatiques, infectieuses (streptocoques, staphylocoques).

• Ulcère des vascularites nécrosantes, débutant par une plaque de purpura infiltré.

• Angiodermite nécrotique, variété particulièrement douloureuse d'ulcères de jambe d'origine artérielle, due à une hypertension artérielle, un diabète, chez une femme âgée.

• Escarres de décubitus et maux perforants plantaires (pertes de substance cutanée, particulières par leur siège en regard des zones d'appui).

DIAGNOSTIC

SIGNES CLINIQUES

Un certain nombre d'éléments cliniques caractérisent un ulcère et permettent de suspecter son origine veineuse ou artérielle, ou — souvent en pratique — son origine mixte, artérielle et veineuse.

Siège

• Volontiers malléolaire, le plus souvent au tiers inférieur de jambe dans les insuffisances veineuses.

• Haut situés en plein mollet, suspendus, ou sur le pied, dans les artérites.

Taille

• Grande pour les ulcères veineux.

• Petite pour les ulcères artériels.

Profondeur

Les ulcères artériels sont très creusants, au contraire des ulcères veineux.

Aspect des bords

• Réguliers pour l'ulcère veineux.

• Déchiquetés, irréguliers pour l'ulcère artériel.

Aspect du fond

• Jaune fibrineux.

• Vert suintant.

• Atone ou bourgeonnant.

• Rouge sec.

• Noir nécrotique.

Nombre d'ulcères

• Unique (veineux) ou multiples (artériels).

• Uni-ou bilatéral.

Signes locaux associés

Signes d'insuffisance veineuse :

• varices ;

• œdèmes ;

• dermite ocre ;

• botte scléreuse ;

• atrophie blanche.

Signes d'artérite :

• douleurs à la marche, douleurs de décubitus ;

• pâleur et froideur de la peau ;

• disparition des pouls ;

• allongement du temps de recoloration cutanée.

Signes généraux associés

Insuffisance veineuse :

• surcharge pondérale ;

• antécédents de phlébite.

Artérite :

• facteurs de risque cardiovasculaire : tabac, hypertension artérielle, diabète, dyslipidémie ;

• insuffisance coronarienne, accident vasculaire cérébral.

EXAMENS COMPLÉMENTAIRES

• Biologie standard à la recherche d'une anomalie pouvant entretenir ou aggraver les ulcères, et à la recherche de facteurs de risque cardiovasculaire :

– NFS-plaquettes, à la recherche d'une anémie, d'une polyglobulie, d'une grande hyperleucocytose au cours de certaines leucémies.

– Électrophorèse des protides sanguins, à la recherche d'une hypoprotidémie ou, au contraire, d'une hyperprotidémie, par exemple dans le myélome par augmentation des gammaglobulines.

– Glycémie à jeun, cholestérol total et triglycérides, uricémie.
- Imagerie, à la recherche d'une participation veineuse et/ou artérielle, et en préopératoire :
  – Écho-Doppler veineux des membres inférieurs avec étude des réseaux veineux superficiel et profond et des perforantes.
  – Écho-Doppler artériel des membres inférieurs.
  – Artériographie des membres inférieurs et aortographie, dans l'optique d'une thérapeutique chirurgicale.
- Bactériologie locale : elle n'est en aucun cas systématique et sera réalisée quand il existe des signes objectifs de « surinfection » de l'ulcère (un ulcère cutané est en effet normalement colonisé par de nombreuses bactéries).
- Retentissement de l'atteinte vasculaire en cas d'artérite :
  – ECG.
  – Fond d'œil.
- Urée, créatininémie, protéinurie et cytologie urinaire.

TRAITEMENT

Il est local et général.

TRAITEMENT LOCAL

Le but essentiel des soins d'une plaie chronique, principalement de jambe, quelle que soit sa cause, est de favoriser la cicatrisation. Les pansements actuellement disponibles permettent le maintien de la plaie en milieu humide, indispensable à la cicatrisation, en tentant de contrôler l'exsudat, d'éliminer les tissus nécrosés, de contrôler la surinfection, de favoriser le bourgeonnement, de ne pas altérer la peau péri-ulcéreuse et de ne pas adhérer à la plaie. Ils ne sont pas douloureux et n'entravent pas l'épidermisation. C'est pour agir sur ces différents paramètres que le choix de tel ou tel pansement est important.

Les trois temps de la cicatrisation, parfois intriqués pour une même plaie, doivent être connus. Il s'agit :
- de la détersion ;
- du bourgeonnement ;
- de l'épidermisation.

▶ Détersion

La détersion est l'élimination des tissus nécrotiques et de la fibrine, étape souvent douloureuse, nécessitant une antalgie, classiquement locale par application de **lidocaïne** (*XYLOCAÏNE* visqueuse) sur la plaie. Celle-ci est recouverte d'une compresse pendant 1 h. Un traitement antalgique par voie générale pouvant aller jusqu'à 1 amp. de 1 cg de **morphine** SC est parfois nécessaire.

La détersion est le plus souvent mécanique, à la curette, voire au bistouri en réalisant des scarifications.

Elle est complétée par une détersion chimique (*ÉLASE* crème à laisser 24 h ; *HYDROGEL* avec pansement secondaire à laisser 48 h), en protégeant la peau péri-ulcéreuse, avec une pâte à l'eau par exemple.

▶ Bourgeonnement

Souvent intriqué avec la poursuite de la détersion, il vise à ramener le fond de l'ulcère au niveau des plans épidermiques voisins.

Les pansements utilisables à ce stade sont les pansements gras (**vaseline**, *JELONET*, etc.), les ***hydrocolloïdes***, les ***hydrocellulaires*** et les ***hydrogels***. Les pansements peuvent être changés tous les 3 à 4 jours.

▶ Épidermisation

On utilise des **pansements gras**, des **hydrocolloïdes** ou des **hydrocellulaires**. À ce stade, le meilleur des pansements semble être la **greffe de peau mince**, en pastilles sur les petits ulcères, en filets sur les ulcères de grande taille.

Dans tous les cas, il faut également veiller à l'état de la peau péri-ulcéreuse qui doit être hydratée à chaque pansement par une Cold Cream par exemple. En cas d'eczématisation, un traitement par dermocorticoïdes sera entrepris et des tests épicutanés réalisés.

TRAITEMENT GÉNÉRAL

Son but est de traiter le fond de la maladie, c'est-à-dire le trouble circulatoire sous-jacent responsable de l'ulcère.

On traitera également un facteur favorisant le développement de l'ulcère, comme une anémie ou une hypoprotidémie.

Traitement de l'insuffisance veineuse

• Surélévation des membres inférieurs, le plus souvent possible dans la journée et toute la nuit en surélevant les pieds du lit (aux pieds et non pas à la tête : il faut bien l'expliquer au patient).

• Port indispensable d'une compression veineuse, en expliquant au patient les modalités de la pose.

• Veinotoniques type *GINKOR FORT, VEINAMITOL, DAFLON*.

• Prévention antitétanique à jour.

• Chirurgie éventuelle, après avis du chirurgien vasculaire, après échographie-Doppler veineux superficiel et profond avec études des communicantes, et seulement après que l'ulcère veineux a cicatrisé.

Traitement de l'artérite

• Antalgiques lors des pansements.

• Vaccination antitétanique à jour.

• Antiagrégants plaquettaires *per os* (aspirine) et éventuellement vasodilatateurs de type *TORENTAL* pour surseoir à un geste chirurgical.

• Correction des facteurs de risque cardiovasculaire avec priorité à l'équilibre parfait d'un diabète, d'une hypertension et à l'arrêt du tabac.

• Le seul traitement réellement efficace est un geste chirurgical de revascularisation après avis du chirurgien vasculaire et aorto-artériographie ; ce traitement n'est envisageable qu'en cas d'atteinte vasculaire artérielle proximale.

PRONOSTIC

L'évolution est volontiers chronique et persistante, la mauvaise trophicité locale ne permettant pas toujours une cicatrisation définitive.

Certaines complications peuvent survenir :

• La surinfection est marquée par une fièvre, une lymphangite, une adénopathie inguinale douloureuse.

• Un ulcère peut être la porte d'entrée d'un érysipèle.

• Les prélèvements bactériologiques avant tout traitement antibiotique sont impératifs.

• Un tétanos peut avoir un ulcère comme porte d'entrée, ce qui impose une mise à jour de la vaccination antitétanique chez tout sujet ayant un ulcère de jambe.

• Une hémorragie peut survenir, en particulier dans les ulcères variqueux.

• Un eczéma est fréquent autour de la zone ulcérée.

• Une dégénérescence maligne (carcinome spinocellulaire) peut intervenir dans le cas d'un ulcère chronique évoluant depuis de nombreuses années ; un bourgeonnement exubérant doit faire pratiquer une biopsie.

FICHE INFIRMIÈRE

PRATIQUE INFIRMIÈRE DEVANT UN ULCÈRE VEINEUX

EXAMENS

Éventuel écouvillonnage de la plaie, uniquement si une porte d'entrée pour une infection est suspectée : non systématique (+++).

SURVEILLANCE DU TRAITEMENT

SOINS – TRAITEMENTS

• Changement du pansement : *cf.* Fiche technique, p. 250.

• Échelle de douleur avant et après le pansement.

• Surveillance :

– de l'aspect de l'ulcère : bourgeonnement excessif, atonie, nécrose, extension, surinfection (couleur verte et odeur caractérisent une infection par un pyocyanique), écoulement ;

– du moral, de l'état nutritionnel, de la mobilité du patient.

EFFICACITÉ DU TRAITEMENT

• Diminution de la douleur.

• Évolution favorable de la plaie (ne coule plus, absence d'odeur, détersion, bourgeonnement et épidermisation).

• Mobilisation du patient.

EFFETS INDÉSIRABLES

État de la peau péri-ulcéreuse : intolérance au pansement, eczéma ; signes d'infection (*cf.* Érysipèle, p. 160).

ÉDUCATION ET CONSEILS AU PATIENT ATTEINT D'ULCÈRE VEINEUX

Sont à éviter :

- La station debout prolongée.
- Le port de sous-vêtements et de vêtements trop serrés.
- Le surpoids.
- Le chauffage par le sol.

Sont à conseiller :

- Surélever les pieds du lit de quelques centimètres à l'aide de cales (expliquer au malade qu'il faut avoir les membres inférieurs plus hauts que la cage thoracique).
- Pratiquer la natation, la marche.
- Bain ou douche tiède (la chaleur entraîne une vasodilatation).
- Aspersion d'eau froide en remontant du pied à la cuisse.
- Réduire l'excès pondéral (rendez-vous avec une diététicienne).
- Le port d'une contention ou compression veineuse est *indispensable.*

LES DIFFÉRENTES CONTENTIONS EN PRATIQUE

Il s'agit de bas à varices, dont il convient d'adapter la force de contention à la pathologie du patient :

- *Force 1* : insuffisance veineuse fonctionnelle (station debout prolongée, avion, etc.).
- *Force 2* : varices.
- *Force 3* : antécédent de phlébite ou phlébite évolutive lors de la reprise de la marche.
- *Force 4* : lymphœdème.

Il peut s'agir de collants.

Les bandes à varices sont indiquées en cas d'ulcère de jambe : par exemple, bande *DUPRAFLEX* grade 3 ou 4 étalonnée correspondant à une contention forte.

La contention veineuse doit être installée le matin avant le lever, en position allongée (si le patient s'est levé, il devra s'allonger les jambes surélevées pendant 10 min avant la pose de la contention). Elle doit être portée tous les jours. Elle ne sera enlevée que le soir au coucher.

FICHE TECHNIQUE

PANSEMENT D'UN ULCÈRE VEINEUX

- Ouvrir délicatement le pansement, en imbibant les compresses de sérum physiologique ou en s'aidant d'un bain antiseptique tiède.
- Installer confortablement la patiente au fauteuil, jambe surélevée sur un tabouret recouvert d'une protection jetable.
- *XYLOCAÏNE* visqueuse recouverte d'une compresse à laisser une demi-heure.
- Rincer l'ulcère et sa périphérie au sérum physiologique.
- Effectuer une détersion manuelle avec la curette et, si besoin, le bistouri, en partant des berges vers le centre afin de libérer la bordure de l'ulcère et permettre sa réépithélialisation.
- Nettoyer à nouveau au sérum physiologique.
- Sécher.
- Tanner la peau péri-ulcéreuse avec la solution de **nitrate d'argent** à 1 % en cas d'eczéma suintant.
- Appliquer l'*ALOPLASTINE* en couche épaisse pour protéger la peau péri-ulcéreuse.
- Utiliser le pansement choisi en concertation avec le médecin : par exemple, un hydrogel recouvert d'un tulle, de type *MEPITEL* ou *PHYSIOTULLE*, favorisant la détersion, changé toutes les 48 h.
- Maintenir le tout par des compresses stériles non tissées et une bande type Nylex ou Velpeau.
- Mettre en place la bande de contention et installer une surélévation de la jambe.

FICHE PHARMACOLOGIE

BAS ET BANDES DE COMPRESSION VEINEUSE

BAS ET BANDES DE COMPRESSION VEINEUSE

Bandes (systématiques si pansement)
Indiquées en cas d'ulcères de jambe.
DUPRAFLEX, étalonnées, largeur 10 cm, longueur 3 m.
Prescrire 2 paires.
Grade 1-2 : faible à moyen.
Grade 3-4 : moyen à fort.
Bas
Jarret (+++), mi-cuisse ou collant.
1 = insuffisance veineuse fonctionnelle.
2 = existence de varices.
3 = phlébite antérieure ou évolutive.
4 = lymphœdème.

ULCÈRES CUTANÉS - PANSEMENTS – PANSEMENTS ABSORBANTS

	Hydrocolloïdes	
COMFEEL PLUS et *PLUS TRANSPARENTCOMFEEL PÂTE, DUODERM E* et *DUODERM EXTRA MINCE, ALGOPLAQUE*	Indications : tous les stades de la cicatrisation. Laisser au moins 48 h en place. Existent en mince (contrôle visuel), épais (plus absorbants) et bordés (utiles dans les zones de friction).	LPPR
	Hydrocellulaires et mousses	
ALLEVYN non adhésif et *MEPILEX, TIELLE* et *TIELLE S, COMBIDERM* et *COMBIDERM* non adhésif *BIATIN* et *BIATIN* non adhésif, sacrum, talon	Indications : idem hydrocolloïdes, plus absorbants et mieux tolérés. En pratique : escarres +++, macération, ulcères de jambe. Interactions avec H_2O_2 et *DAKIN*.	LPPR
	Hydrogels	
DUODERM HYDROGEL, PURILON, NU-GEL, INTRASITE, NORMLGEL, HYPERGEL	Indications : détersion et bourgeonnement des plaies sèches +++.	LPPR
	Alginates	
URGOSORB (association avec un hydrocolloïde), *ALGOSTÉRIL, MELGISORB*	Indications : détersion, plaie hémorragique, plaie infectée, suintement +++. Contiennent tous des CMC, sauf *ALGOSTÉRIL*.	LPPR pour les plaques

Hydrofibres		
AQUACEL	Indications : plaie suintante +++, c'est le plus absorbant des pansements.	LPPR
Charbons		
CARBONET	Indications : limite la prolifération bactérienne. Pansement peu absorbant, mal toléré si mal humidifié, nécessite un pansement secondaire (américain, film).	LPPR
Polysaccharides		
DEBRISAN	Uniquement en détersion sur une courte période.	
POLYACRYLATE, TENDERWET	Indications : détersion et hydratation des plaies sèches ou fibrineuses. Nécessitent un pansement secondaire.	Non LPPR
Pansements hydrosélectifs		
CUTINOVA HYDRO	Indications : ulcères, escarres, brûlures peu ou moyennement exsudatives	LPPR
Acide hyalorunique		
IALUSET : compresses et crème	Plutôt en phase de baugeonnement et d'épidermisation	

Liste des produits et prestations remboursables = tarif de base sécurité sociale remboursé et opposable pour les pansements

PANSEMENTS D'INTERFACE (NON ABSORBANTS)

Gras		
JELONET, ADAPTIC, PHYSIOTULLE (+ hydrocolloïde)	Ne contient pas de baume du Pérou, très allergisant. Indications : tous les stades de la cicatrisation.	LPPR sauf *JELONET*
Siliconés		
MEPITEL	Indications : épidermolyses, dermabrasion.	LPPR

PANSEMENTS ARGENTIQUES

ACTISORB AG+	10,5 × 10,5 10,5 × 19	boîtes de 12	Absorption et drainage des germes et des exsudats de la plaie Activité in vitro anti-bactéries Gram+ et Gram- Diminuent les odeurs Indications : plaies infectées ou à risque d'infection, plaies fortement exsudatives Précautions : contre-indication en cas de sensibité connue à l'argent, en pansement secondaire sous tulle *ADAPTIC* par exemple pour *ACTISORB AG+*
AQUACEL AG	2,5 × 40 10 × 12 13,5 × 15 15 × 20 16 × 30	boîte de 16 boîte de 16 boîte de 16 boîte de 10 boîte de 10	
	Modèles hospitaliers : 4 × 20 4 × 30	boîte de 10 boîte de 10	
BIATAIN AG	10 × 12 15 × 15	boîte de 16 boîte de 10	

Exemples de pansements utilisés correspondant à une pratique de soin quotidienne des plaies de jambes

AQUACEL	10 × 12	boîte de 16
MEPITEL	7,5 × 10	boîte de 10
ADAPTIC	7,6 × 7,6 et 7,6 × 20,3	boîte de 10
COMFEEL PLUS	10 × 10	boîte de 16
COMFEEL PLUS TRANSPARENT	10 × 10	boîte de 16
ALLEVYN non adhésif	10 × 10	boîte de 10
ALGOSTÉRIL	10 × 10	boîte de 10
PHYSIOTULLE	10 × 10	boîte de 10
ACTISORB + 25	10,5 × 10,5 et 10,5 × 19	boîte de 12
BIATAIN ARGENT non adhésif	10 × 12	boîte de 16

FILMS

Polyuréthanes		
OPSITE POST OP, OPSITE FLEXIFLIX et *OPSITE FLEXIGRID, TEGADERM*	Indications : épidermisation, post-chirurgie cutanée, brûlures superficielles	LPPR
Matrice à effet antiprotéases		
PROMOGRAN	Indications : toutes plaies chroniques. À renouveler /72 heures	NR

NOUVELLES CLASSES

Pansements biologiques «inertes»		
INTEGRA (matrice collagène + silicone)		
Facteur de croissance		
REGRANEX gel 0,01 % (tube 15 g)	Stimulation de la granulation et de la cicatrisation des plaies ≥ 5 cm^2 chez le diabétique avec neuropathie périphérique	65 % médicament d'exception (coût élevé : 357,83 €)

ESCARRES

FICHE MALADIE

DÉFINITION

Ulcération due à une nécrose tissulaire d'origine ischémique formant une croûte noirâtre intéressant la peau, le tissu sous-cutané et, parfois, le muscle sous-jacent.

CAUSES ET MÉCANISMES

Le mécanisme essentiel est la compression ischémique des vaisseaux entre l'os sous-jacent à la peau et un point de pression extérieur. Les zones les plus touchées sont les talons, les régions trochantériennes et la région sacrée.

Le facteur prédisposant est, avant tout, l'immobilisation prolongée. L'obésité, la dénutrition et l'insuffisance sphinctérienne sont des facteurs aggravants.

DIAGNOSTIC

Au début, simple érythème d'un point de pression, puis apparition rapide de l'ulcération et de la nécrose gagnant en profondeur.

Quatre stades successifs peuvent être décrits :

- stade 1 : érythème ;
- stade 2 : phlyctène évoluant vers l'ulcération ;
- stade 3 : nécrose de la peau et des tissus sous-cutanés ;
- stade 4 : évolution en profondeur de la nécrose jusqu'à l'os.

TRAITEMENT

TRAITEMENT PRÉVENTIF

Le traitement préventif est essentiel :

- changements fréquents de position, mise au fauteuil, kinésithérapie ;
- massages prolongés (5 min) des points d'appui ;
- régime hypercalorique et hyperprotidique, réhydratation.

Utilisation d'un matériel particulier :

- matelas à eau ou pneumatique ;
- lits fluidisés ;
- pansements de type *COMFEEL* sur les zones de pression.

TRAITEMENT CURATIF

Il est long, difficile, et n'est pas toujours couronné de succès. Le but du traitement est de déterger la plaque nécrotique afin de permettre la cicatrisation par bourgeonnement de la périphérie de l'escarre.

Le traitement va consister en la détersion des tissus nécrosés à la curette ou au bistouri, ou par utilisation d'enzymes protéolytiques.

L'utilisation de pansements hydrocolloïdes (*DUODERM*, *COMFEEL*) ou hydrocellulaires favorise le bourgeonnement.

FICHE INFIRMIÈRE

EXAMENS

La prévention d'escarres s'effectue systématiquement chez tous les sujets ayant une perte transitoire ou définitive de l'autonomie.

SURVEILLANCE DU TRAITEMENT

SOINS – TRAITEMENT

Changements de position

Ils doivent être effectués toutes les 2 à 3 h ; le patient doit être installé au fauteuil quand cela est possible ; la kinésithérapie motrice doit être quotidienne.

Il faut indiquer au patient les mouvements à faire pour varier les positions.

Massages

Les massages des points d'appui ont pour but de rétablir et d'activer la circulation sanguine aux points de pression ; ils doivent être suffisamment longs pour être efficaces (au moins 5 min). Ils sont réalisés lors des changes et des changements de position, sur une peau propre, à mains nues. On utilise des pommades du type *CÉRAT* ou *BIAFINE* ; on évitera l'alcool qui irrite la peau et modifie les conditions d'équilibre de la flore cutanée.

D'autres techniques de massages utilisent des glaçons et un sèche-cheveux, dans le but de réaliser alternativement une vasoconstriction puis une vasodilatation ; on alterne glaçons et sèche-cheveux 4 à 5 fois ; cette technique est à proscrire lorsqu'il existe une perte de sensibilité car il existe un risque de brûlure.

ÉDUCATION ET CONSEILS

Une éducation systématique doit être envisagée pour tous les patients à mobilité réduite permanente et pour lesquels le risque d'escarre est constant.

Il s'agit d'aider les patients, quel que soit leur niveau d'autonomie à acquérir ou à conserver les compétences nécessaires pour gérer au mieux leur vie avec leur maladie chronique.

Cette éducation thérapeutique comprend des activités conçues pour rendre les patients conscients et informés de leur maladie ainsi que de l'organisation des procédures et des stratégies médicales et soignantes qui les concernent. Une démarche de ce type doit demeurer applicable à tous les publics pour lesquels le risque d'escarre est chronique, y compris les personnes âgées dépendantes.

La démarche éducative consiste à :

- adapter l'éducation en fonction de la connaissance du patient et de l'identification de facteurs facilitant et limitant l'acquisition de compétences (diagnostic éducatif) ;
- négocier et se mettre d'accord avec le patient sur les compétences qui lui sont les plus utiles à acquérir en intégrant les éléments suivant chaque fois que nécessaire : les facteurs de risque d'escarre spécifiques au patient, l'autosurveillance cutanée aux points d'appui, la mobilisation et les changements de position, l'hydratation et l'alimentation, l'hygiène de la peau, l'élimination urinaire et/ou fécale, l'habillement, l'adaptation à l'environnement, la prise en charge de la douleur et la participation aux soins de plaies ;
- proposer au patient et éventuellement à son entourage des applications pratiques concernant les mesures de prévention et le traitement de l'escarre ;
- évaluer les réussites et les difficultés de mise en œuvre au quotidien.

FICHE TECHNIQUE

ESCARRES : PRÉVENTION ET TRAITEMENT

Définition

L'infirmière comme tout autre professionnel de santé doit systématiquement évaluer et identifier les facteurs de risques d'altération cutanée du patient dès son entrée. C'est le ▶

début d'une démarche de prévention avant de déployer les soins qui éviteront la survenue d'escarre. Chez un patient porteur d'escarres, les soins curatifs seront réalisés selon un protocole issu de consensus pluridisciplinaires et institutionnels.

Méthode

Les mesures de prévention sont :

- Identifier les facteurs de risque à partir d'échelle d'identification des risques.
- Diminuer la pression en évitant les appuis prolongés. Le changement de position doit se faire toutes les 2 à 3 heures, en évitant les effets de cisaillement et de frottement.
- Utiliser les supports conçus dans la prévention d'escarres : matelas à mémoire de formes, matelas à air fluidisé, coussins de siège, talonnières.
- Observer l'état cutané du patient avec minutie et régularité, particulièrement sur les zones à risques (sacrum, trochanter, talons, omoplates, etc.).
- Maintenir une bonne hygiène corporelle, éviter toute macération.
- Assurer un bon équilibre nutritionnel, évaluer le risque et le degré de dénutrition, solliciter si besoin la diététicienne et respecter les goûts du patient.
- Favoriser la participation du patient et son entourage par l'information et l'éducation.

Les traitements des escarres répondent à une prise en charge pluridisciplinaire, l'implication des soignants dans le respect des protocoles et l'adhésion du patient et son entourage.

- L'érythème : changer de position toutes les 2 à 3 heures pour éviter les pressions et appliquer un film hydrocolloïde transparent.
- La plaie : nettoyer la plaie et son pourtour au sérum physiologique, il ne faut surtout pas l'assécher (donc pas d'antiseptique).
- La phlyctène : évacuer le contenu de la phlyctène après l'avoir percée de façon à laisser le segment de peau en guise de protection et recouvrir d'un pansement hydrocolloïde ou pansement gras.
- L'escarre constitué : la détersion est indispensable sur les nécroses et plaies fibrineuses. Celle-ci peut être mécanique à condition qu'elle ne soit ni sanglante, ni douloureuse. Plus simplement, elle peut être aidée avec un pansement alginate ou hydrogel.
- Recouvrir ensuite la plaie d'un pansement adapté de façon à maintenir un milieu local favorable à la cicatrisation : par exemple, une plaie anfractueuse nécessitera un hydrocolloïde en pâte ou en poudre ou bien un pansement hydrocellulaire ; une plaie exsudative ou hémorragique nécessitera un pansement alginate ; une plaie bourgeonnante nécessitera un pansement gras ou hydrocolloïde ; une plaie malodorante nécessitera un pansement au charbon...
- Le VAC-thérapie (*Vacuum Assisted Closure*) dite aussi TPN (technique de pression négative) est une technique assistée qui a montré de réels effets très positifs sur la cicatrisation des plaies et des escarres. Son mode d'action consiste à appliquer une pression négative par un appareil spécifique au niveau de la plaie grâce à une structure spongieuse qui va ainsi éliminer les exsudats, faciliter la croissance d'un tissu de granulation, rapprocher les berges, améliorer la vascularisation dermique et favoriser un environnement humide propice à la cicatrisation. Cette méthode est de plus en plus déployée car son efficacité concourt aussi à optimiser plus rapidement la guérison de l'escarre. Elle fait diminuer la durée de séjour des patients. Un relais de prise en charge de la VAC-thérapie peut être assuré au domicile des patients si nécessaire.

PARTIE 3

ENDOCRINOLOGIE

HYPERTHYROÏDIE

FICHE MALADIE

DÉFINITION

Les hyperthyroïdies, ou thyrotoxicoses, ont une symptomatologie commune résultant de l'hyperproduction des hormones thyroïdiennes : thyroxine (T4) et triiodothyronine (T3).

CAUSES ET MÉCANISMES

Plusieurs mécanismes peuvent entraîner un hyperfonctionnement de la glande thyroïde. Parmi les causes les plus fréquentes :

- la maladie de Basedow, affection auto-immune au cours de laquelle l'organisme produit des anticorps qui ont la capacité de se fixer sur les récepteurs thyroïdiens de la TSH et de les stimuler de façon non régulée ;
- l'adénome toxique, tumeur bénigne unique et localisée de la thyroïde, qui échappe au contrôle de l'hypophyse et produit en excès les hormones thyroïdiennes, mettant au repos le tissu sain péritumoral ;
- le goitre multi-hétéronodulaire toxique, hypertrophie diffuse et souvent ancienne de la thyroïde, au sein de laquelle s'individualisent plusieurs nodules, dont certains sont non fonctionnels, les autres devenant toxiques ;
- l'hyperthyroïdie induite par l'**iode**, au cours de laquelle l'hyperfonctionnement thyroïdien est la conséquence d'un apport d'iode excessif ; les produits le plus souvent en cause sont les produits iodés de contraste utilisés en radiologie et les médicaments iodés, au premier rang desquels figure l'**amiodarone** (*CORDARONE*).

DIAGNOSTIC

SIGNES CLINIQUES

Comme toutes les maladies thyroïdiennes, l'hyperthyroïdie est plus fréquente chez la femme que chez l'homme.

▶ Syndrome de thyrotoxicose

Le syndrome de thyrotoxicose est commun à toutes les hyperthyroïdies ; il associe avec une fréquence et une intensité variables selon les patients et la durée d'évolution :

- une baisse de l'état général avec asthénie et amaigrissement contrastant avec un appétit conservé ou même augmenté ;
- une hypersudation avec thermophobie et une polyurie responsable d'une soif exagérée ;
- une tachycardie avec palpitations et dyspnée, s'accentuant à l'effort ;
- des troubles digestifs : accélération du transit ou véritable diarrhée ;
- des troubles neuropsychiques : hypernervosité, irritabilité, humeur labile, insomnie et tremblements fins des extrémités ;
- des troubles musculaires : faiblesse prédominant au niveau des ceintures expliquant la difficulté à monter les escaliers ou à se relever de la position accroupie et s'accompagnant parfois de myalgies et d'une fonte musculaire.

▶ Palpation du cou

La palpation du cou permet souvent de découvrir un goitre dont les caractéristiques dépendent en général de l'étiologie :

- diffus, homogène, élastique et vasculaire (soufflant à l'auscultation) au cours de la maladie de Basedow ;
- uni-nodulaire en cas d'adénome toxique ;
- diffus et bosselé en raison de la présence de plusieurs nodules dans les goitres multi-hétéronodulaires toxiques.

▶ Signes oculaires

Les signes oculaires sont caractéristiques de la maladie de Basedow : ils ne sont pas dus à l'excès d'hormones thyroïdiennes mais également d'origine auto-immune. L'ophtalmopathie basedowienne, présente dans 40 % des cas, associe de façon variable : rétraction de la paupière supérieure, protusion des globes oculaires (exophtalmie), hyperhémie conjonctivale et œdème palpébral. Elle peut se compliquer de troubles oculomoteurs responsables de diplopie et de troubles trophiques de la cornée lorsque l'exophtalmie empêche la fermeture des yeux.

EXAMENS COMPLÉMENTAIRES

• Le bilan thyroïdien confirme le diagnostic en montrant une élévation des taux plasmatiques de la T4 et de la T3 libres et un effondrement de la TSH.

• La présence d'auto-anticorps thyroïdiens et notamment d'anticorps anti-récepteurs de la TSH (Trak) permet d'affirmer le diagnostic de maladie de Basedow.

• L'échographie précise la morphologie de la thyroïde : goitre diffus et vasculaire dans la maladie de Basedow, nodule solide isolé révélateur de l'adénome toxique, thyroïde hypertrophiée et hétérogène truffée de multiples nodules du goitre multi-hétéronodulaire toxique.

• La scintigraphie thyroïdienne à l'iode radioactif 123 n'est réalisée que si le goitre est nodulaire ou si on envisage un traitement par l'iode radioactif : l'adénome toxique se présente sous la forme d'une plage arrondie hyperfixante alors que le parenchyme péri-nodulaire ne fixe pas ; le goitre multinodulaire toxique donne une image en damier ; le goitre de la maladie de Basedow fixe l'iode de façon homogène et importante ; dans l'hyperthyroïdie induite, la glande thyroïde ne fixe pas l'iode (scintigraphie blanche).

TRAITEMENT

Le traitement symptomatique consiste à administrer un anxiolytique et un **β-bloquant** (*AVLOCARDYL* de préférence car non cardiosélectif), qui s'opposent aux effets des hormones thyroïdiennes.

Les antithyroïdiens (*NÉO-MERCAZOLE*, **propylthiouracile**, *BASDÈNE*) bloquent la synthèse des hormones thyroïdiennes ; ils sont prescrits en première intention pendant au moins 18 mois dans la maladie de Basedow (seuls pendant les premières semaines puis en association avec la **L-thyroxine**) ; ils peuvent être donnés, de même que le *LUGOL*, transitoirement pour réduire la thyrotoxicose en préopératoire.

Le traitement chirurgical s'impose dans les hyperthyroïdies nodulaires : lobectomie en cas d'adénome toxique, thyroïdectomie subtotale en cas de goitre multinodulaire toxique. Il peut également être choisi pour traiter la maladie de Basedow, notamment après échec des antithyroïdiens de synthèse chez le sujet jeune (thyroïdectomie de réduction).

Le traitement par iode radioactif consiste à administrer une dose de 3 à 4 millicuries d'iode 131. Il est indiqué lorsque le goitre est homogène (maladie de Basedow chez le sujet âgé) ou encore en cas de goitre nodulaire inopérable.

PRONOSTIC

Les complications s'observent dans les formes sévères diagnostiquées tardivement, chez le sujet âgé ou fragile. Il peut s'agir de complications cardiaques (troubles du rythme, insuffisance cardiaque, insuffisance coronarienne), psychiatriques (agitation, syndrome confusionnel, délire), musculaires (myopathie avec amyotrophie). La crise aiguë thyrotoxique due à la libération massive et brutale des hormones thyroïdiennes est rare, mais dramatique.

L'ophtalmopathie grave survient dans 1 % des cas de maladie de Basedow.

FICHE INFIRMIÈRE

EXAMENS

L'efficacité du traitement est progressive et le premier bilan hormonal de contrôle ne doit pas être réalisé avant 6 semaines.

SURVEILLANCE DU TRAITEMENT

SOINS – TRAITEMENT

Le **carbimazole** (*NÉO-MERCAZOLE*) peut être pris en une seule prise quotidienne, mais il est préférable d'administrer le **propylthiouracile** en 2 ou 3 fois dans la journée.

La grossesse et l'allaitement ne sont pas des contre-indications absolues des antithyroïdiens de synthèse, mais ils doivent être utilisés à la dose la plus faible possible.

EFFICACITÉ DU TRAITEMENT

L'efficacité du traitement se juge d'abord cliniquement sur la régression des signes de thyrotoxicose, puis sur le dosage de la T4 libre et de la TSH.

EFFETS INDÉSIRABLES

- Le traitement par les antithyroïdiens de synthèse impose la réalisation d'une NFS tous les 10 à 15 jours pendant les 2 premiers mois de traitement, puis tous les 2 mois, pour dépister une neutropénie. En dessous de 1 500 leucocytes/mm^3, le traitement doit être interrompu.
- Les antithyroïdiens de synthèse peuvent engendrer des réactions de type allergique : arthralgies, réactions fébriles et éruption urticarienne ; elles peuvent être transitoires ; dans le cas contraire, on peut changer de produit car il n'y a pas d'allergie croisée entre le **carbimazole** et les deux autres antithyroïdiens.
- Le traitement par l'iode radioactif peut être suivi par une exacerbation transitoire de la thyrotoxicose et, dans la maladie de Basedow, des signes oculaires.
- Après traitement chirurgical, il faut savoir dépister les complications postopératoires : hémorragie, hypocalcémie par hypoparathyroïdie (transitoire ou définitive) et paralysie récurrentielle.
- Après chirurgie ou iode radioactif, il faut savoir dépister l'hypothyroïdie ; sous traitement médical, elle est évitée par association à la **L-thyroxine** quelques mois après le début du traitement.

ÉDUCATION ET CONSEILS

Le repos doit être conseillé dans les premières semaines du traitement de toute hyperthyroïdie.

Chez la femme ayant des antécédents d'hyperthyroïdie, un bilan thyroïdien doit être conseillé lorsqu'une grossesse est programmée.

La polyphagie de l'hyperthyroïdie peut persister après traitement ; un régime doit être prescrit pour éviter une prise de poids excessive.

FICHE TECHNIQUE

MALADIE DE BASEDOW : SOIN DES YEUX

Méthode et conseils

Interroger et écouter le patient sur la perception de sa maladie, le handicap qu'elle entraîne, l'intensité et la fréquence des douleurs, ses difficultés dans la vie quotidienne liées au problème visuel engendré par la maladie.

- Conseiller le port de lunettes équipées de verres fumés (lunettes de soleil), l'intérêt est triple : elles évitent d'être ébloui par la lumière, elles protègent du vent (irritant et asséchant), elles permettent de camoufler la protusion des yeux du regard d'autrui.
- Utiliser un, voire deux oreillers pour dormir : la position surélevée de la tête permettra de ne pas majorer l'œdème palpébral.
- Réduire la consommation de sel et de sucre pour éviter la rétention d'eau.

• Contre la sécheresse oculaire, le médecin pourra prescrire un onguent ou des larmes artificielles pour hydrater l'œil.
• Ne pas utiliser de gouttes pour « blanchir » les yeux. Elles pourraient masquer un symptôme de vasodilatation.
• Ne pas masquer l'œil exorbité comme un « œil de pirate » car le couvre-œil provoque une pression inconfortable sur le pourtour de l'œil.

FICHE PHARMACOLOGIE

ANTITHYROÏDIENS DE SYNTHÈSE

■ Benzylthiouracile

BASDÈNE					
Traitement d'attaque : 9 à 12 cp./j Traitement d'entretien : 2 à 4 cp./j	50 cp. 25 mg	3,86	I	65 %	0,08

■ Carbimazole

NÉO-MERCAZOLE					
Traitement d'attaque : 40 à 60 mg/j Traitement d'entretien : 10 à 15 mg/j à atteindre progressivement	50 cp. 5 mg 30 cp. 20 mg	3,81 4,52	I I	65 % 65 %	0,08 0,15

■ Propylthiouracile

PROPYLEX					
Traitement d'attaque : 6 à 9 cp./j Traitement d'entretien : 1 à 4 cp./j	30 cp. 50 mg 90 cp. 50 mg	8,88 25,55	I I	65 % 65 %	0,30 0,28

Propriétés

Les thiourés (**benzylthiouracile**) et les imidazoles (**carbimazole**) bloquent l'activité de la thyroïde en inhibant l'organification de l'iode et la transformation des iodotyrosines en iodothyronines. Le **propylthiouracile** (PTU) inhibe en outre la conversion périphérique de la T4 en T3.

Indications

Hyperthyroïdies diffuses.
Préparation à la thyroïdectomie de toutes les hyperthyroïdies.

Contre-indications

Cancers thyroïdiens différenciés.
Hémopathies préexistantes.
Insuffisance hépatique.

Précautions d'emploi

Grossesse
Les **ATS** traversent la barrière placentaire. Il n'y a pas de contre-indication absolue mais le traitement par **ATS** doit être prescrit à la dose la plus faible possible et sous surveillance (*cf.* Hyperthyroïdies - Formes particulières).
Avant la 7e sem., il faut prescrire le **propylthiouracile** car il y a un risque d'aplasie du cuir chevelu chez l'enfant avec le **carbimazole**.
Allaitement : contre-indiqué car les **ATS** sont excrétés dans le lait.

Effets indésirables

LEUCONEUTROPÉNIE MODÉRÉE

Une leucopénie entre 3 500 et 4 000/mm^3 et une neutropénie = 1 500/mm^3 sont fréquentes au cours de l'hyperthyroïdie : elles ne contre-indiquent pas les **ATS**. La surveillance rapprochée de la NFS permet de s'assurer de sa normalisation spontanée. L'arrêt s'impose si les PNN sont < 1 200/mm^3.

L'agranulocytose, rare mais grave, est de mécanisme immunoallergique (0,5 % des cas).

L'allergie au **carbimazole** n'est pas forcément croisée avec une allergie au PTU.

Surveillance de la NFS tous les 10 j pendant 2 mois puis tous les mois et si fièvre, angine ou toute autre infection.

L'aplasie médullaire est exceptionnelle.

ACCIDENTS DIGESTIFS

Nausées, vomissements et épigastralgies.

Toxicité hépatique : le **carbimazole** peut entraîner un ictère cholestatique pur ; le PTU peut provoquer une cytolyse.

RÉACTIONS CUTANÉES

Rash érythémateux, urticaire, arthralgies et myalgies.

AUGMENTATION DU VOLUME DU GOITRE

Cette manifestation se rencontre lors de traitements prolongés sans surveillance ou en cas de surdosage par les **ATS**. Il existe toujours une hypothyroïdie associée. Cet inconvénient est évité par l'adjonction de **L-thyroxine**.

IODE

■ Iode

LUGOL FORT (SOLUTION DE)					
60 à 90 gttes/j en 3 prises (20 gttes avant chaque repas dans un peu de lait pour le goût) Le traitement ne doit pas dépasser quelques semaines	1 fl. (iodure métalloïdique 5 g + iodure de potassium 10 g + eau distillée qsp 10 mL)			NR	

Propriétés

L'iode est indispensable à la synthèse des hormones thyroïdiennes. L'apport souhaitable est de 250 à 300 mg/j.

En excès, l'iode bloque les mécanismes d'élaboration des hormones thyroïdiennes. Il est accumulé massivement dans la glande thyroïde puis est lentement éliminé dans les urines en plusieurs semaines ou mois.

Il y a un phénomène d'échappement qui se traduit par la réapparition d'une hyperthyroïdie.

Indications

Goitre endémique : prévention et traitement.

L'administration d'**iode** à titre préventif se fait par iodation du sel de cuisine, ou de l'eau de boisson, ou plus rarement du pain. Ce traitement est réalisé à l'échelon national.

Hyperthyroïdie : l'**iode** est un traitement efficace des hyperthyroïdies diffuses (maladie de Basedow).

Il n'est utilisé qu'en cas de contre-indication des **antithyroïdiens de synthèse** et dans le but de préparer le patient à la chirurgie.

Contre-indications

Allergie à l'iode : des accidents graves peuvent survenir : œdème de Quincke, rashs généralisés.

Grossesse.

Contre-indication formelle : blocage de la thyroïde fœtale.

Effets indésirables

Iodisme : goût métallique de la salive, troubles digestifs, éruptions cutanées acnéiformes.

Allergie à l'iode.

Hypothyroïdies par blocage thyroïdien.

Hyperthyroïdies (effet Wolff-Chaïkoff).

ENDOCRINOLOGIE

FACTEURS DÉCLENCHANTS D'UNE CRISE AIGUË THYROTOXIQUE

- Traitement chirurgical ou par iode radioactif d'une hyperthyroïdie chez un patient mal préparé.
- Infection.
- Traumatisme.
- Intervention chirurgicale.
- Accouchement, toxémie gravidique.
- Acidocétose diabétique.

TRAITEMENT D'UNE CRISE AIGUË THYROTOXIQUE

- Hospitalisation en réanimation.
- Nursing.
- Refroidissement progressif en cas d'hyperthermie.
- Traitement du collapsus : **amines vasopressives**.
- **ATS** par voie digestive intensive (sonde gastrique) : **propylthiouracile** (80 à 100 mg).
- **Iodure de sodium** IV : 250 mg toutes les 6 h.
- **β-bloquant s à forte dose :** *AVLOCARDYL* **140 mg/j.**
- **Corticoïdes** : 1 mg/kg/j.

IODE ET MÉDICAMENTS

Les besoins en iode de l'organisme sont de 250 mg/j environ, chez l'adulte. Les apports iodés (eau et aliments) couvrent ces besoins. Lorsque les apports iodés augmentent, la production des hormones thyroïdiennes s'accroît jusqu'à une valeur limite, puis elle diminue par blocage de l'organification des iodures. Il s'agit de l'effet Wolff-Chaïkoff ; il est en général transitoire, d'où l'action limitée dans le temps du soluté iodo-ioduré dit de *LUGOL*, autrefois utilisé dans le traitement de la maladie de Basedow. L'augmentation des apports iodés, réalisée notamment par la prescription de médicament iodés ou l'administration de produits iodés de contraste (voir tableaux, p. 265) peut conduire à deux situations pathologiques opposées :

- chez certains sujets, notamment en cas d'anomalie mineure de la synthèse des hormones thyroïdiennes ou d'existence d'une thyroïdite sous-jacente, il n'y a pas d'échappement à l'effet Wolff-Chaïkoff et une hypothyroïdie s'installe ;
- à l'inverse, d'autres sujets développent une hyperthyroïdie soit parce qu'ils sont porteurs d'un goitre ancien, remanié, en général multinodulaire, comportant des nodules fonctionnels qui s'activent en raison de l'apport accru d'iode, soit parce que l'apport d'iode entraîne sur une glande antérieurement saine la libération subite de la réserve hormonale contenue dans les vésicules thyroïdiennes (thyroïdite iodée).

Ces dysthyroïdies induites par l'iode sont en général transitoires ; leur durée dépend de la quantité du produit iodé administré et de sa vitesse d'élimination. Elle va de quelques jours (produit à base d'érythrosine) à plusieurs mois.

Des recommandations relatives à l'utilisation des produits de contraste iodés ont été émises par la Société française d'endocrinologie et la Société de radiologie, à l'usage des radiologues.

Chez le nouveau-né prématuré et de petit poids : éviter autant que possible l'administration de produits de contraste iodés, ou utiliser la dose la plus faible possible (risque d'hypothyroïdie).

Chez l'adulte, il y a contre-indication absolue en cas d'hyperthyroïdie non traitée (risque d'aggravation), ou si le patient doit bénéficier d'une scintigraphie thyroïdienne ou d'une administration thérapeutique d'iode radioactif. Les contre-indications relatives sont les suivantes :

- goitre nodulaire (notamment chez les sujets âgés ou cardiaques) ;
- thyroïdite auto-immune ;
- maladie de Basedow en rémission (pas de contre-indication en cours de traitement par les **ATS**) ;
- antécédents d'hyperthyroïdie par surcharge iodée.

Les dysthyroïdies (hyperthyroïdie ou hypothyroïdie) secondaires à une surcharge iodée les plus fréquentes sont dues à l'**amiodarone** (*CORDARONE*). Alors que les besoins quotidiens en iode sont environ de 0,2 mg/j, un comprimé en apporte environ 9 mg. De plus l'**amiodarone** a une demi-vie d'élimination longue d'environ 10 j.

Médicaments les plus riches en iode *

MÉDICAMENT	UNITÉ	CONTENU (en µg)	PRODUIT IODÉ	SPÉCIALITÉ
BÉTADINE	solution, pansements 10 g p. 100 g	100 000	**Polyvidone iodée**	Mal. infectieuses
CORDARONE	cp.	80 000	**Amiodarone**	Cardiologie
COLCHIMAX	cp.	14 300	**Iodure de tiémonium**	Rhumatologie

* Les besoins moyens en iode d'un adulte étant de 200 à 250 µg/j, un seul comprimé de *CORDARONE* apporte près de 400 fois la dose quotidienne !

HYPOTHYROÏDIE

FICHE MALADIE

DÉFINITION

L'hypothyroïdie est l'ensemble des manifestations résultant de l'insuffisance de sécrétion des hormones thyroïdiennes : thyroxine (T4) et triiodothyronine (T3).

CAUSES ET MÉCANISMES

Il existe deux variétés d'hypothyroïdie :

• L'hypothyroïdie primitive est la plus fréquente et prédomine chez la femme ; elle est due à une atteinte de la glande thyroïde, dont les causes sont nombreuses :

– destruction d'origine immunologique du parenchyme thyroïdien : il s'agit des thyroïdites auto-immunes, qui peuvent s'accompagner d'une hypertrophie de la thyroïde en raison d'une infitration lymphoplasmocytaire (thyroïdite d'Hashimoto) ou évoluer vers l'atrophie glandulaire (myxœdème d'involution) ;

– destruction thérapeutique de la thyroïde soit après administration d'iode radioactif pour traiter une hyperthyroïdie, soit après thyroïdectomie pour un goitre, quelle qu'en soit la nature ;

– hypothyroïdies iatrogènes par administration d'un médicament bloquant la synthèse des hormones thyroïdiennes : antithyroïdien de synthèse (lorsque la thyroxine n'est pas prescrite simultanément), médicament iodé (notamment *CORDARONE*, qui peut induire aussi une hyperthyroïdie), traitement par le **lithium**.

• L'hypothyroïdie secondaire est plus rare et survient dans le cadre d'une insuffisance antéhypophysaire ou hypothalamique : la thyroïde est indemne, mais au repos en l'absence de stimulation par la TSH secrétée par l'hypophyse.

DIAGNOSTIC

SIGNES CLINIQUES

• L'atteinte de l'état général est constante associant asthénie, apathie, ralentissement psychomoteur, troubles de la mémoire, prise de poids contrastant avec une diminution de l'appétit.

• La peau et le tissu sous-cutané sont infiltrés par une substance mucoïde responsable du tableau de myxœdème. Il explique l'aspect bouffi et cireux du visage avec effacement des rides et des plis et épaississement des lèvres et l'aspect boudiné des doigts. La peau est froide et sèche ; les lèvres et les pommettes sont cyanosées.

- Les troubles des phanères se traduisent par une dépilation touchant la queue des sourcils, le pubis et les aisselles, une chute des cheveux et des ongles secs et cassants.
- L'infiltration myxœdémateuse touche aussi les muqueuses, expliquant la raucité de la voix (cordes vocales), l'hypoacousie (oreille interne), la macroglossie (langue) et les ronflements nocturnes (nasopharynx).
- Les signes cardiovasculaires sont constitués par une bradycardie et, dans les formes évoluées, par une cardiomégalie due à l'infiltration mucoïde du péricarde et une insuffisance coronarienne souvent latente.
- Les signes neuromusculaires sont rarement absents : paresthésies des extrémités et crampes musculaires.
- La constipation et les signes génitaux (troubles des règles chez la femme et impuissance chez l'homme) complètent le tableau.
- La palpation du cou donne des résultats variables : thyroïde non palpable dans le myxœdème d'involution, goitre hétérogène, ferme et élastique dans la maladie d'Hashimoto.

EXAMENS COMPLÉMENTAIRES

- Le diagnostic est confirmé par la baisse du taux plasmatique des hormones thyroïdiennes (T3 et T4 libres).
- Le dosage de la TSH ultrasensible permet de savoir s'il s'agit d'une hypothyroïdie primitive (TSH élevée) ou secondaire (TSH normale ou abaissée).
- La présence d'auto-anticorps antithyroïdiens (anti-thyroperoxydase et/ou anti-thyroglobuline) permet d'affirmer l'origine auto-immune de l'hypothyroïdie.
- L'échographie précise la morphologie de la thyroïde ; dans les thyroïdites, le parenchyme glandulaire est vascularisé, hétérogène et souvent nodulaire.

TRAITEMENT

Le traitement fait appel à l'hormonothérapie substitutive par la **L-thyroxine** (*LÉVOTHYROX, L-THYROXINE*) qui est prescrite à doses progressivement croissantes ; la dose d'entretien est en général comprise entre 75 et 150 µg/j. Le traitement doit être poursuivi à vie, sauf dans les hypothyroïdies médicamenteuses qui guérissent après arrêt de la médication en cause.

Chez le sujet à risque cardiovasculaire, on associe en général un **β-bloquant** lors de l'instauration du traitement.

PRONOSTIC

L'insuffisance cardiaque ou coronarienne, l'anémie et la dépression sont des complications fréquentes dans les formes évoluées, notamment chez les sujets âgés et fragiles. Le coma myxœdémateux est une complication rare mais gravissime des formes diagnostiquées tardivement.

FICHE INFIRMIÈRE

EXAMENS

L'efficacité du traitement est progressive en raison de la longue demi-vie de la thyroxine ; le premier bilan hormonal de contrôle ne doit pas être réalisé avant 6 semaines.

SURVEILLANCE DU TRAITEMENT

SOINS – TRAITEMENT

Le traitement substitutif doit être administré le matin à jeun à distance des traitements qui diminuent l'absorption de la thyroxine (pansements gastriques, carbonate de calcium).

Lorsque l'hypothyroïdie est ancienne, chez les patients âgés, coronariens ou anémiques, on doit commencer par une faible dose de **L-thyroxine** (25 µg/j) et l'augmenter progressivement par paliers de 4 à 6 semaines.

En cas d'hypothyroïdie secondaire, survenant dans le cadre d'une insuffisance hypophysaire, le traitement du déficit corticotrope par l'**hydrocortisone** doit précéder le traitement par **L-thyroxine**.

EFFICACITÉ DU TRAITEMENT

L'efficacité du traitement se juge d'abord cliniquement sur la régression de signes d'hypothyroïdie puis sur la normalisation de la T4 libre et de la TSH. Une fois l'équilibre thérapeutique atteint, un contrôle biologique annuel suffit. Une élévation de la TSH malgré la prise d'une dose de thyroxine (125 à 150 µg de **L-thyroxine**) traduit en général une prise irrégulière du traitement substitutif.

EFFETS INDÉSIRABLES

La mise en route du traitement peut révéler une coronaropathie latente chez les sujets âgés ou à risque, d'où la nécessité d'une surveillance clinique (pouls, PA, 2 fois/j) et électrocardiographique.

ÉDUCATION ET CONSEILS

Il faut prévenir les patients que le traitement substitutif doit être pris régulièrement à vie (excepté en cas d'hypothyroïdie induite par l'iode).

Les doses doivent être souvent augmentées au cours de la grossesse.

FICHE PHARMACOLOGIE

HORMONES THYROÏDIENNES

■ Lévothyroxine sodique

LÉVOTHYROX					
La posologie de remplacement est de 1,5 µg/kg/j soit 100 à 150 µg/j en une seule prise le matin à jeun	30 cp. séc. 25 µg	1,34	II	65 %	0,04
	30 cp. séc. 50 µg	1,79	II	65 %	0,06
	30 cp. séc. 75 µg	2,28	II	65 %	0,08
	30 cp. séc. 100 µg	2,74	II	65 %	0,09
	30 cp. séc. 125 µg	3,20	II	65 %	0,11
	30 cp. séc. 150 µg	3,68	II	65 %	0,12
	30 cp. séc. 175 µg	4,14	II	65 %	0,14
	30 cp. séc. 200 µg	4,62	II	65 %	0,15
L THYROXINE SERB					
Seule forme injectable disponible (voie IM ou IV)	450 gttes (1 gtte = 5 µg) soluté buvable 15 mL conserver à + 4° C	4,77	II	65 %	0,01
	6 amp. 1 mL 200 µg/mL	HOP	II		

■ Liothyronine sodique

CYNOMEL					
Hypothyroïdie non traitée : posologie initiale est de 1/4 ou 1/2 cp. à adapter de façon hebdomadaire	30 cp. 25 µg	3,01	II	65 %	0,10

■ **Liothyronine sodique + lévothyroxine sodique**

EUTHYRAL					
Produit à n'utiliser que dans des cas très particuliers (comas thyroïdiens)	50 cp. 100 µg LT4 + 20 µg LT3	3,32	II	15 %	0,07

Propriétés

L'hormone active est la T3 mais l'hormone de remplacement utilisée est la T4. Elle est de durée plus longue (8 j), convertie en T3 dans l'organisme.

Absorption digestive rapide. Biodisponibilité : 50 %. Passage intact dans la circulation. Durée d'action : 1 sem.

Action sur la croissance et le développement, la calorigenèse, le système cardiovasculaire, le métabolisme de la cellule, et l'inhibition de la sécrétion de TSH.

La fraction libre représente la forme active. La LT4 ne passe pas la barrière placentaire, mais est retrouvée dans le lait maternel.

La tri-iodothyronine ou liothyronine (LT3) a une diffusion tissulaire rapide et une durée d'action de 48 h.

Contre-indications

Hyperthyroïdie, cardiopathie décompensée non hypothyroïdienne, troubles du rythme.

Précautions d'emploi

Chez le sujet âgé, la mise en route du traitement doit être très progressive.

Chez le sujet coronarien, le traitement doit être instauré sous surveillance clinique et ECG + **β-bloquants.**

Il doit être commencé à doses faibles par paliers de 8 à 15 j.

En cas de panhypopituitarisme, le traitement de l'insuffisance corticotrope doit primer.

Grossesse : le traitement peut être prescrit pendant toute la durée de la grossesse.

Effets indésirables

Aggravation d'une cardiopathie (angor, infarctus du myocarde, troubles du rythme).

Apparition de signes d'hyperthyroïdie (surdosage) : insomnie, excitabilité, tachycardie, céphalées, sueurs, amaigrissement, diarrhée, tremblements.

Interactions médicamenteuses

Aux doses substitutives habituelles, les **hormones thyroïdiennes** n'ont pas d'interactions médicamenteuses. Ce n'est qu'en cas de surdosage qu'apparaissent les effets.

Seuls les patients sous **anticoagulants** doivent être surveillés plus étroitement au début du traitement par **hormones thyroïdiennes.**

Les **sels de fer**, les **pansements gastriques**, les **inhibiteurs de la pompe à protons** et la **colestyramine** diminuent l'absorption digestive de la **lévothyroxine** et doivent donc être administrés à distance.

Hypothyroïdies de l'enfant : *cf.* Hypothyroïdies de l'enfant (pédiatrie).

GOITRES

FICHE MALADIE

DÉFINITION

Sous le terme de goitre, on regroupe toute hypertrophie diffuse ou localisée de la thyroïde, quel que soit l'état de fonctionnement de la glande.

CAUSES ET MÉCANISMES

Le goitre n'est qu'un signe clinique commun à plusieurs affections thyroïdiennes. Plusieurs mécanismes peuvent engendrer un goitre :

• une carence en iode dans l'alimentation, qui fait obstacle à la formation des hormones thyroïdiennes ;

• la prise d'un médicament bloquant la synthèse des hormones thyroïdiennes (antithyroïdiens de synthèse, **lithium**) ;
• un déficit congénital de l'hormonosynthèse thyroïdienne ;
• une thyroïdite, c'est-à-dire un processus inflammatoire ayant pour siège la thyroïde, qu'il soit auto-immun ou infectieux ;
• un processus tumoral, qui peut être bénin (adénome) ou malin (carcinome).

DIAGNOSTIC

SIGNES CLINIQUES

Le goitre survient, comme toutes les affections thyroïdiennes, 8 fois sur 10 chez une femme. On retrouve assez souvent des antécédents familiaux.

Il est parfois visible mais c'est la palpation qui permet de le diagnostiquer (la thyroïde normale n'est pas palpable). La palpation se fait en se plaçant derrière le patient en lui demandant d'avaler (la thyroïde est mobile à la déglutition). Elle permet de déterminer la topographie de l'hypertrophie glandulaire (diffuse, localisée à un lobe ou à une partie d'un lobe), sa consistance (molle, ferme, dure), sa mobilité par rapport à la peau et la sensibilité éventuelle.

Il est important de noter l'aspect cutané en regard du goitre, de rechercher des adénopathies cervicales, ainsi que des signes de compression trachéale (dyspnée), œsophagienne (dysphagie) et vasculaire en cas de goitre plongeant dans le thorax (circulation veineuse préthoracique).

EXAMENS COMPLÉMENTAIRES

• Le bilan hormonal (dosage de la T4 libre et de la TSH) permet d'apprécier l'état du fonctionnement de la thyroïde, en sachant qu'il peut être normal (euthyroïdie), insuffisant (hypothyroïdie) ou exagéré (hyperthyroïdie).
• L'échographie, réalisée par un opérateur entraîné et disposant d'un matériel performant, est l'examen clé pour préciser la morphologie de la thyroïde. Elle renseigne sur la taille et la structure du goitre, et le caractère homogène ou hétérogène du parenchyme glandulaire. Elle visualise les nodules, permet d'apprécier leur échogénicité : anéchogènes pour les nodules remplis de liquide (kystes) ou échogènes pour les nodules solides. L'échographie visualise aussi les calcifications et les adénopathies cervicales, et indique le degré de vascularisation du goitre.
• La scintigraphie thyroïdienne à l'iode 123 ne se justifie que s'il existe une hyperthyroïdie. Elle permet de distinguer les nodules hyperfixants, ou chauds, qui captent l'iode des nodules hypofixants, ou froids, qui ne le fixent pas.
• La cytoponction à l'aiguille fine, réalisée de préférence sous échographie lorsque le diamètre des nodules dépasse 1 cm, permet un examen cytologique à la recherche de cellules suspectes.

TRAITEMENT

Il dépend de l'étiologie :
• Le goitre simple survient chez l'adolescente ou la femme jeune. Bien que le bilan thyroïdien soit normal, il traduit un trouble latent de la synthèse thyroïdienne et doit être traité par la **L-thyroxine** (*LÉVOTHYROX, L-THYROXINE*) à une dose freinant la TSH.
• Les goitres nodulaires toxiques et les cancers thyroïdiens sont chirurgicaux (*cf.* Hyperthyroïdie, p. 259 et Cancers thyroïdiens, p. 270).
• Le goitre de la thyroïdite auto-immune d'Hashimoto, qui s'accompagne d'une hypothyroïdie, est également traité par la **L-thyroxine**. Il peut être chirurgical s'il comporte des nodules de diamètre supérieur à 3 cm, qui ont tendance à augmenter de volume.
• Les goitres multinodulaires euthyroïdiens sont chirurgicaux, quand ils sont volumineux, inesthétiques ou compressifs. Un traitement par **L-thyroxine** est instauré en postopératoire.
• Les nodules solides et non fonctionnels justifient une ablation chirurgicale avec examen histologique extemporané lorsque leur diamètre dépasse 3 cm et qu'ils grossissent progressivement, ou encore s'ils sont stables mais ont un diamètre supérieur à 4 cm.

Dans les autres cas, l'administration freinatrice de **L-thyroxine** est parfois utile, mais son efficacité est inconstante et elle est controversée.

PRONOSTIC

Il varie selon la nature du goitre. Les goitres anciens peuvent devenir compressifs ou plongeants ou se compliquer d'une hyperthyroïdie, notamment lors d'un apport iodé excessif médicamenteux.

FICHE INFIRMIÈRE

EXAMENS

L'échographie doit être demandée en premier, car c'est l'examen le plus utile dans la démarche diagnostique.

Lorsqu'on demande une scintigraphie thyroïdienne, il faut s'assurer que le patient ne prend pas de médicament à base d'iode et n'a pas eu récemment d'examen radiologique avec injection d'un produit de contraste iodé.

SURVEILLANCE DU TRAITEMENT

SOINS – TRAITEMENT

Lorsqu'un traitement médical par **L-thyroxine** est prescrit, il doit être administré le matin à jeun à distance des traitements qui diminuent l'absorption de la thyroxine (pansements gastriques, carbonate de calcium).

EFFICACITÉ DU TRAITEMENT

La surveillance à long terme des goitres non opérés se fait cliniquement (mesure du tour du cou) et par l'échographie thyroïdienne.

EFFETS INDÉSIRABLES, RISQUES CHIRURGICAUX

Après traitement chirurgical, il faut savoir dépister les complications postopératoires : hémorragie, hypocalcémie par hypoparathyroïdie (transitoire ou définitive) et paralysie récurrentielle.

Il faut savoir dépister les signes de surdosage par la **L-thyroxine** (nervosité, insomnie, palpitations).

ÉDUCATION ET CONSEILS

Les goitres diffus, notamment le goitre simple, ont tendance à augmenter de volume au cours de la grossesse, ce qui nécessite l'augmentation des doses de **L-thyroxine** ; il faut conseiller à la patiente de consulter dès le début de la grossesse.

Les patientes porteuses d'un goitre doivent être prévenues du risque d'apparition d'une hypothyroïdie ou d'une hyperthyroïdie en cas d'apport iodé excessif.

CANCERS THYROÏDIENS

FICHE MALADIE

DÉFINITION

Relativement rares, les cancers thyroïdiens ont une traduction clinique et un pronostic qui dépend du type histologique, qui permet de distinguer trois grands types de cancers :

- les cancers différenciés (vésiculaires, papillaires) qui se développent à partir des cellules principales de la thyroïde et gardent la capacité d'être stimulés par la TSH, de fixer l'iode et de sécréter la thyroglobuline, protéine de stockage des hormones dans la thyroïde ;
- les cancers indifférenciés, ou anaplasiques, résultant de la prolifération de cellules ayant perdu les caractéristiques des cellules thyroïdiennes ;
- le cancer médullaire à stroma amyloïde de la thyroïde, développé à partir des cellules C de la thyroïde, productrices de calcitonine.

CAUSES ET MÉCANISMES

Les cancers thyroïdiens sont plus fréquents chez la femme et surviennent avec prédilection entre 40 et 60 ans. Les cancers différenciés ne sont pas rares chez l'enfant et l'adolescent. Les cancers anaplasiques apparaissent surtout après 60 ans.

La radiothérapie cervicale ou l'irradiation dans l'enfance est reconnue comme une cause favorisante (incidence accrue des cancers thyroïdiens en Ukraine après la catastrophe de Tchernobyl).

Le cancer médullaire se distingue des autres cancers thyroïdiens par la fréquence des formes familiales et son association à d'autres tumeurs endocrines (adénome parathyroïdien, phéochromocytome) dans le cadre d'une néoplasie endocrinienne multiple (NEM de type 2).

DIAGNOSTIC

SIGNES CLINIQUES

Les cancers différenciés sont habituellement nodulaires, se présentant sous la forme d'un nodule isolé ou d'un goitre multinodulaire ; ils peuvent être diagnostiqués à l'occasion de la découverte d'une adénopathie cervicale ou encore d'une métastase à distance (pulmonaire ou osseuse, le plus souvent). Ils sont parfois découverts au cours de l'examen anatomopathologique peropératoire d'un goitre ancien.

Le cancer anaplasique se manifeste le plus souvent par une volumineuse masse cervicale diffuse, mal limitée, augmentant rapidement de volume et responsable de signes compressifs (dyspnée, dysphagie, circulation veineuse collatérale préthoracique).

Le cancer médullaire se présente le plus souvent sous la forme d'un nodule isolé, dur, douloureux à la palpation et s'accompagnant d'adénopathies cervicales. La présence d'une diarrhée motrice et de bouffées vasomotrices, dues à la sécrétion de calcitonine, est inconstante.

EXAMENS COMPLÉMENTAIRES

• L'échographie thyroïdienne précise la morphologie thyroïdienne ; les nodules cancéreux sont solides et en général hypo-échogènes, mal limités et vascularisés ; la présence de microcalcifications est évocatrice d'un cancer papillaire ; l'échographie visualise aussi les adénopathies non perçues cliniquement.

• La cytoponction à l'aiguille fine échoguidée conduit au diagnostic lorsqu'elle rapporte des cellules malignes.

• La cervicotomie exploratrice avant exérèse chirurgicale et l'examen histologique extemporané permettent un diagnostic de certitude. L'examen anatomopathologique de la pièce opératoire précise la taille de la lésion, son type histologique, son degré de différenciation et recherche une effraction de la capsule du nodule et/ou un envahissement vasculaire.

• La biologie n'a de valeur diagnostique que pour le cancer médullaire de la thyroïde : ce cancer est caractérisé par une augmentation de l'antigène carcinoembryonnaire (ACE) et de la calcitonine plasmatique. La calcitonine augmente après stimulation par la pentagastrine (test à la pentagastrine). La chromogranine A est également augmentée. On recherche également une mutation du proto-oncogène (*RET*), qui facilite le dépistage des formes familiales.

• Le dosage de la thyroglobuline et la scintigraphie « corps entier » à l'iode après injection de TSH humaine recombinante (*THYROGEN*) n'ont pas d'intérêt diagnostique, mais sont essentiels pour la surveillance post-opératoire des cancers différenciés.

TRAITEMENT

TRAITEMENT DES CANCERS DIFFÉRENCIÉS (EN DEHORS DU MICROCANCER)

Il se réalise en trois temps successifs.

• L'exérèse chirurgicale (thyroïdectomie) est d'emblée totale en cas de goitre multinodulaire ; en cas de nodule isolé, on commence par une lobo-isthmectomie emportant le nodule avec exploration ganglionnaire homolatérale ; si l'examen histologique confirme le

ENDOCRINOLOGIE

caractère malin du nodule, on procède à une thyroïdectomie totale et si les ganglions sont envahis, à un curage ganglionnaire, complété par l'exploration ganglionnaire controlatérale.
- Une injection IV de 100 mCi d'iode 131 est effectuée un mois après la chirurgie afin de détruire le tissu thyroïdien résiduel.
- Le traitement substitutif et freinateur par la **L-thyroxine** (*LÉVOTHYROX, L-THYROXINE*) est ensuite institué à une dose maintenant la TSH en dessous des valeurs normales (en général de l'ordre de 150 µg/j).

TRAITEMENT DU CANCER ANAPLASIQUE

Il est chirurgical lorsque l'état du patient et l'extension tumorale le permettent : il est complété par une radiothérapie externe ou une chimiothérapie.

TRAITEMENT DU CANCER MÉDULLAIRE

Il est également chirurgical, après dépistage et traitement d'un éventuel phéochromocytome associé. Dans les formes familiales, la thyroïdectomie totale préventive s'impose chez tout sujet porteur de la mutation, ou, en l'absence de mutation, dès que la calcitonine dépasse 30 pg/mL sous pentagastrine.

PRONOSTIC

Il dépend de plusieurs facteurs, dont :
- l'âge du patient (il est moins bon au-delà de 45 ans) ;
- le type histologique et le degré de différenciation : les cancers différenciés ont le meilleur pronostic (le cancer papillaire meilleur que le cancer vésiculaire) ; le cancer anaplasique a très mauvais pronostic ;
- du degré d'envahissement : les lésions encapsulées ont meilleur pronostic que celles qui s'accompagnent d'une effraction capsulaire et d'un envahissement vasculaire ; les microcancers, dont la taille ne dépasse pas 1 cm ont un bon pronostic ;
- le degré d'extension : le pronostic est moins bon avec la découverte d'adénopathies et de métastases à distance (osseuses, pulmonaires, hépatiques ou cérébrales).

FICHE INFIRMIÈRE

EXAMENS

Lorsqu'on demande une scintigraphie à l'iode, il faut s'assurer que le patient ne prend pas de médicament à base d'iode et n'a pas eu récemment d'examen radiologique avec injection d'un produit de contraste iodé.

Test à la **pentagastrine** : *cf.* Fiche technique, p. 273.

SURVEILLANCE DU TRAITEMENT

SOINS – TRAITEMENT

La **L-thyroxine** doit être administrée le matin à jeun à distance des traitements qui diminuent l'absorption de la thyroxine (pansements gastriques, carbonate de calcium).

EFFICACITÉ DU TRAITEMENT

Dans les cancers différenciés

L'efficacité du traitement freinateur par la **L-thyroxine** est jugée par le dosage de la TSH ultrasensible, qui doit rester en dessous de la valeur inférieure de la normale, au voisinage de 0,01 mUI/L.

Dans les cancers autres que les microcancers, on réalise à 6 mois une scintigraphie en administrant 5 mCi d'iode 131 après stimulation par la TSH humaine recombinante (*THYROGEN*) pour vérifier l'absence de tissu thyroïdien résiduel ; s'il est présent, on le détruit par une nouvelle administration de 100 mCi d'iode 131.

La surveillance peut alors s'effectuer par le dosage de la thyroglobuline plasmatique, marqueur du tissu thyroïdien sécrétant : une récidive est suspectée lorsque son taux s'élève au-delà de 0,5 ng/mL sous traitement hormonal freinateur ; elle est certaine quand la valeur atteint 2 ng/mL après stimulation par la TSH humaine recombinante ; dans ces conditions, une scintigraphie « corps entier » est indiquée pour localiser la récidive, qui sera ▶

traitée par une nouvelle administration de radio-iode.

Dans le cancer médullaire

Le taux de la calcitonine de base ou après stimulation par la pentagastrine et le taux de chromogranine A permettent de juger de la totalité du geste chirurgical et de dépister une récidive locale ou à distance.

EFFETS INDÉSIRABLES, RISQUES CHIRURGICAUX

Après traitement chirurgical, il faut savoir dépister les complications postopératoires : hémorragie, hypocalcémie par hypoparathyroïdie (transitoire ou définitive) et paralysie récurrentielle.

Après administration d'une forte dose d'iode radioactif, des douleurs cervicales peuvent survenir ; elles sont liées à l'inflammation secondaire à la destruction du tissu thyroïdien et nécessitent parfois une corticothérapie transitoire.

Les fortes doses de **L-thyroxine** à visée freinatrice peuvent générer des troubles cardiovasculaires (tachycardie, angor) et entraîner à terme une ostéoporose.

En cas de métastases multiples non opérables et nécessitant des administrations répétées d'iode 131, il y a risque de leucémie lorsque la dose cumulée atteint 600 à 800 mCi.

ÉDUCATION ET CONSEILS

Il est important de dire au patient de prendre régulièrement chaque jour le traitement hormonal et d'éviter, autant que faire se peut, les apports d'iode à visée thérapeutique ou diagnostique, qui peuvent gêner le dépistage et le traitement d'une éventuelle récidive.

ENDOCRINOLOGIE

FICHE TECHNIQUE

TEST À LA PENTAGASTRINE

Indications

- Diagnostic et suivi évolutif du cancer médullaire de la thyroïde.
- Dépistage au cours de l'enquête familiale pour cancer médullaire de la thyroïde.
- Bilan d'une néoplasie endocrinienne multiple de type 2.

Réalisation

- Mettre en place un cathéter dans une veine du bras.
- Injecter sur 3 min dans une veine de l'autre bras 0,5 µg/kg de **pentagastrine** (*PENTAVLON*), dilués dans 5 mL de sérum physiologique.
- Faire les prélèvements sanguins sur tube sec 5 min avant l'injection (T – 5 min), avant le début de l'injection (T0), juste après (T + 3 min), puis à T + 5 min et T + 10 min.
- Les tubes sont mis dans la glace et transportés rapidement au laboratoire ou immédiatement centrifugés de façon à congeler le sérum.

Précautions

- Test à faire sur un sujet à jeun depuis 12 h en présence d'un médecin.
- Test contre-indiqué chez le sujet coronarien.
- Réaliser un test intradermique préalable chez le sujet allergique.

Effets indésirables

- Nausées, céphalées et sensation de chaleur cessant en général à la fin de l'injection.

Interprétation

- Chez le sujet normal, le pic de calcitonine qui survient à la 3e ou 5e minute ne dépasse pas 30 pg/mL.
- Une réponse supérieure à 100 pg/mL est en faveur du diagnostic de cancer médullaire.
- Le résultat est douteux pour les valeurs comprises entre 30 et 100 pg/mL, mais n'exclut pas une hyperplasie des cellules C, qui prédispose au cancer.

HYPERPARATHYROÏDIE PRIMITIVE

FICHE MALADIE

DÉFINITION

C'est une affection due à l'hyperfonctionnement d'une ou de plusieurs glande(s) parathyroïde(s), qui se traduit par une sécrétion exagérée de l'hormone parathyroïdienne, ou parathormone (PTH), hormone clé du métabolisme phosphocalcique.

CAUSES ET MÉCANISMES

La cause principale de l'hyperparathyroïdie est l'adénome parathyroïdien, tumeur bénigne qui apparaît dans l'une des quatre parathyroïdes, les autres glandes étant par voie de conséquence mises au repos.

L'hyperplasie des parathyroïdes est moins fréquente : il s'agit de l'hyperfonctionnement des quatre parathyroïdes ; elle survient dans le cadre d'une néoplasie endocrinienne multiple (NEM de type 1 ou 2), dans laquelle l'hyperparathyroïdie est associée à un cancer médullaire de la thyroïde et à un phéochromocytome.

Le cancer parathyroïdien est exceptionnel.

DIAGNOSTIC

SIGNES CLINIQUES

Ils sont tardifs et assez rarement révélateurs :

- asthénie, associée à des signes digestifs (anorexie, nausée, constipation) ;
- troubles urinaires : syndrome polyuro-polydipsique, lithiase rénale calcique ;
- manifestations osseuses : douleurs, déminéralisation et fractures ; les tuméfactions osseuses sont devenues exceptionnelles.

EXAMENS COMPLÉMENTAIRES

- Le diagnostic est presque toujours porté à l'occasion de la découverte, lors d'un examen biologique systématique, d'une hypercalcémie associée à une hypophosphorémie.
- Il existe une hypercalciurie et une hyperphosphaturie.
- Les phosphatases alcalines élevées témoignent de l'accélération du remodelage osseux.
- Le diagnostic est confirmé par l'augmentation du taux plasmatique de la PTH.
- Deux examens sont utiles pour localiser les lésions parathyroïdiennes : l'échotomographie cervicale et la scintigraphie au HIBI marqué au technétium, substance qui se fixe électivement sur les parathyroïdes.

TRAITEMENT

Il est avant tout chirurgical.

Le traitement médical s'impose en urgence lorsque la calcémie atteint 3,5 mmol/L ; il fait appel au **furosémide** (*LASILIX*) et aux biphosphonates (*ARÉDIA*, *CLASTOBAN*).

PRONOSTIC

À terme, l'hyperparathyroïdie non traitée conduit à l'insuffisance rénale. La survenue d'une pancréatite calcifiante est possible. Les crises aiguës hypercalcémiques peuvent émailler l'évolution : souvent déclenchées par une déshydratation, elles se manifestent par une obnubilation pouvant aboutir au coma.

FICHE INFIRMIÈRE

EXAMENS

La scintigraphie au sestamibi nécessite un traitement préalable par la **L-thyroxine** pour mettre au repos la thyroïde et augmenter les chances de visualiser un adénome parathyroïdien.

SURVEILLANCE DU TRAITEMENT

SOINS – TRAITEMENT

En cas d'hypercalcémie sévère, le traitement par biphosphonates est administré en perfusion IV unique ou répétée pendant 2 à 4 jours. ▶

La perfusion doit durer au moins 2 h et le patient doit être correctement hydraté. La dose doit être réduite chez l'insuffisant rénal.

EFFICACITÉ DU TRAITEMENT

Elle s'apprécie à l'aide du bilan phosphocalcique.

EFFETS INDÉSIRABLES

Dans les suites opératoires immédiates de la chirurgie, il faut surveiller la survenue d'une hypoparathyroïdie, souvent transitoire, par sidération des parathyroïdes restées en place. Elle se manifeste par l'apparition de paresthésies, voire d'une crise de tétanie, et nécessite l'administration de calcium.

ÉDUCATION ET CONSEILS

En cas d'hyperparathyroïdie, il faut prévenir le patient que certains médicaments peuvent aggraver l'hypercalcémie (**vitamines A et D**, diurétiques thiazidiques, **lithium**).

FICHE PHARMACOLOGIE

AGENT ANTIPARATHYROÏDIEN

■ Cinacalcet

MIMPARA					
Hyperparathyroïdie secondaire : Poso. initiale : 30 mg x 1/j au cours du repas Adaptation des doses toutes les 2 à 4 sem. Poso. max. 180mg/j. Objectif : PTH intacte plasmatique : 150-300 pg/mL Cancer parathyroïdien : Poso. initiale 30 mg x 2/j puis augmentation toutes les 2 à 4 sem. jusqu'à 90 mg x 2/j pour atteindre une calcémie à la limite supérieure de la normale	28 cp. 30 mg 28 cp. 60 mg 28 cp. 90 mg	198,01 356,72 529,78	I I I	65 % 65 % 65 %	7,07 12,74 18,92

Propriétés

Agent calcimimétique qui diminue directement le taux de parathormone (PTH) en augmentant la sensibilité du récepteur au calcium extracellulaire. La diminution du taux de PTH est associée à une réduction concomitante de la calcémie.

Indications

Hyperparathyroïdie secondaire chez les patients atteints d'insuffisance rénale chronique terminale.

Hypercalcémie chez les patients atteints de cancer de la parathyroïde.

Peut être utilisé dans le cadre d'un traitement comportant des **chélateurs du phosphate** et/ou des **analogues de la vitamine D** selon les besoins.

Contre-indications

Hypersensibilité au **cinacalcet**, patients de moins de 18 ans, allaitement.

Déconseillé pendant la grossesse.

Effets indésirables

Réaction d'hypersensibilité.

Anorexie, nausées, vomissements, dyspepsie.

Rash, myalgie, asthénie, hypocalcémie, diminution du taux de testostérone.

Vertige, paresthésies, crise convulsive.

Interactions médicamenteuses

Le **cinacalcet** est en partie métabolisé par le CYP3A4, donc un ajustement de sa posologie est nécessaire si un inhibiteur (**kétoconazole**, **voriconazole**, **ritonavir**, etc.) ou un inducteur (**rifampicine**) du CYP3A4 est administré de façon concomitante.

Le **cinacalcet** est un inhibiteur puissant du CYP2A6, d'où la nécessité d'adapter la posologie des médicaments métabolisés par le CYP2D6 (**flécaïnide**, **propafénone**, **métoprolol**, **désipramine**, **nortriptyline**, **clomipramine**, etc.).

HYPOPARATHYROÏDIE

FICHE MALADIE

DÉFINITION

Il s'agit des manifestations liées à l'insuffisance de sécrétion de l'hormone parathyroïdienne, ou parathormone (PTH).

CAUSES ET MÉCANISMES

Le déficit en PTH peut être d'origine traumatique (ablation ou nécrose vasculaire des parathyroïdes à la suite d'une thyroïdectomie), congénitale (absence de développement des parathyroïdes), auto-immune (présence d'auto-anticorps anti-parathyroïdes) ou sans cause apparente (hypoparathyroïdie idiopathique).

Il faut distinguer ces causes de la pseudo-hypoparathyroïdie qui résulte de l'absence de réceptivité à la PTH et s'accompagne d'anomalies morphologiques.

DIAGNOSTIC

SIGNES CLINIQUES

Ils sont en rapport avec l'hypocalcémie :

- La crise de tétanie est un état aigu d'hyperexcitabilité neuromusculaire se manifestant par des paresthésies qui débutent aux extrémités et à la région péribuccale, se propageant aux membres et à la face et s'accompagnant de fasciculations musculaires puis de contractures (main d'accoucheur, spasme carpo-pédal).
- À l'état chronique, l'hyperexcitabilité neuromusculaire est retrouvée à l'examen clinique (signe de Chvostek et signe de Trousseau).
- Les troubles psychiques ne sont pas spécifiques : syndrome asthénodépressif, névrose.
- Des troubles trophiques touchant la peau, les ongles et les dents sont parfois présents, ainsi qu'une cataracte.

EXAMENS COMPLÉMENTAIRES

- L'hypocalcémie est constante, portant essentiellement sur la fraction ionisée.
- Elle s'accompagne d'une hyperphosphorémie.
- La PTH est en général basse, sauf dans la pseudo-hypoparathyroïdie où elle est élevée.

TRAITEMENT

Il repose sur l'administration d'un dérivé de la vitamine D3 (ou colécalciférol) : **calcifédiol** (*DÉDROGYL*), **alfacalcidol** (*UN-ALPHA*) ou **calcitriol** (*ROCALTROL*).

On y associe du calcium *per os* (ou par voie IV en cas de crise de tétanie).

PRONOSTIC

Les complications sont rares mais, en l'absence de traitement, on peut observer une insuffisance cardiaque et des troubles neurologiques. Un spasme laryngé peut survenir chez le nourrisson.

FICHE INFIRMIÈRE

EXAMENS

Devant toute crise de tétanie, il est conseillé de faire un prélèvement sanguin pour détermination de la calcémie, avant d'administrer du calcium.

SURVEILLANCE DU TRAITEMENT

SOINS – TRAITEMENT

Les dérivés de la vitamine D sont administrés en une seule prise quotidienne.

EFFICACITÉ DU TRAITEMENT

Elle s'apprécie sur le dosage de la calcémie et celui de la phosphorémie réalisés de façon hebdomadaire au début du traitement.

EFFETS INDÉSIRABLES

Il faut éviter la survenue d'un surdosage par la vitamine D, qui peut être responsable d'une hypercalcémie, d'une hypercalciurie (avec risque de lithiase urinaire) et d'une insuffisance rénale, d'où l'intérêt de doser également la créatinine plasmatique et le calcium urinaire des 24 h au cours de la surveillance. En cas de résistance à la vitamine D, il faut rechercher une hypomagnésémie et la compenser.

ÉDUCATION ET CONSEILS

Les femmes doivent être prévenues de la nécessité fréquente d'une diminution des doses du traitement vitaminique lors de la grossesse et de l'allaitement.

HYPERCORTISOLISME, SYNDROME DE CUSHING

FICHE MALADIE

DÉFINITION

L'hypercortisolisme regroupe l'ensemble des manifestations cliniques, métaboliques et endocriniennes secondaires à l'hypersécrétion non freinable du cortisol par les surrénales. Cette définition exclut le syndrome de Cushing iatrogène lié à une corticothérapie prolongée à fortes doses.

CAUSES ET MÉCANISMES

Il y a deux variétés d'hypercortisolismes :

- les hypercortisolismes ACTH-dépendants caractérisés par la stimulation excessive d'ACTH, eux-mêmes divisés en deux étiologies :
  - la maladie de Cushing, cause la plus fréquente, qui correspond à une hyperplasie bilatérale des surrénales, secondaire à la production excessive d'ACTH par un adénome hypophysaire corticotrope ;
  - les syndromes de Cushing paranéoplasiques, au cours desquels l'hyperplasie bilatérale des surrénales est due à la sécrétion ectopique d'ACTH par une tumeur maligne (le plus souvent pulmonaire ou pancréatique) ;
- les hypercortisolismes par tumeur sécrétante de la corticosurrénale s'accompagnant d'une baisse de l'ACTH ; il peut s'agir d'un adénome bénin, d'un corticosurrénalome malin ou d'une hyperplasie nodulaire bilatérale des surrénales.

DIAGNOSTIC

SIGNES CLINIQUES

Le tableau clinique s'installe progressivement et comporte :

- des modifications morphologiques : obésité facio-tronculaire avec visage arrondi en pleine lune, accumulation des graisses à la partie postérieure du cou (« bosse de bison »),

abdomen distendu en besace ; cette fausse obésité contraste avec l'aspect grêle des membres secondaire à l'amyotrophie qui prédomine aux racines (épaules et cuisses) ;
• des signes cutanés : érythrose du visage, atrophie cutanée (peau amincie très fragile), acné, séborrhée, hypertrichose, présence d'hématomes, d'ecchymoses et de vergetures pourpres ;
• une hypertension artérielle et un risque accru d'accidents thromboemboliques ;
• des troubles psychiques : insomnie, anxiété, syndrome dépressif, bouffées d'excitation ;
• une ostéoporose responsable de douleurs osseuses et facilitant à long terme la survenue de fractures ;
• des troubles gonadiques : impuissance par baisse de la libido chez l'homme, troubles du cycle menstruel chez la femme.

EXAMENS COMPLÉMENTAIRES

• Le bilan biologique standard peut découvrir un diabète, une polyglobulie et une hypokaliémie (cette dernière est évocatrice d'une étiologie néoplasique).
• Le diagnostic est porté sur le dosage du cortisol plasmatique ou salivaire qui est élevé de façon constante au cours de la journée (rupture du rythme circadien), et s'accompagne d'une augmentation du cortisol libre urinaire.
• L'augmentation des androgènes surrénaliens (DHEA notamment) et des minéralocorticoïdes témoigne d'une étiologie néoplasique (corticosurrénalome malin, syndrome paranéoplasique).
• L'ACTH est augmentée dans les syndromes de Cushing ACTH-dépendants et diminuée dans les tumeurs surrénaliennes.
• Les tests de freinage à la **dexaméthasone** confirment le diagnostic lorsqu'ils sont négatifs ; le test de freinage fort à la dexaméthasone et les tests de stimulation (à la CRH, à la *METOPIRONE* ou à la **desmopressine**) sont réalisés en cas de syndrome de Cushing ACTH-dépendant pour faire la différence entre maladie de Cushing et syndrome paranéoplasique.
• L'imagerie des surrénales est indispensable : la tomodensitométrie (scanner) est utilisée pour visualiser les surrénales ; elle met en évidence une hyperplasie bilatérale dans les syndromes ACTH-dépendants ou permet de découvrir une tumeur corticosurrénalienne.
• Dans la maladie de Cushing, l'IRM de l'hypophyse permet de rechercher un adénome corticotrope.

TRAITEMENT

Le traitement médical fait appel aux anticortisoliques de synthèse : **Op'DDD** ou **mitotane** (*LYSODREN*), **kétoconazole** (*NIZORAL*), **métyrapone** (*METOPIRONE*) ; il est utilisé pour préparer à la chirurgie, après échec des autres traitements et dans l'hypercortisolisme malin (corticosurrénalome malin, syndrome paranéoplasique).

La chirurgie consiste en une surrénalectomie uni-ou bilatérale dans les tumeurs surrénaliennes et, dans la maladie de Cushing, à l'ablation trans-sphénoïdale de l'adénome corticotrope.

La radiothérapie conventionnelle ou focalisée après repérage stéréotaxique (*gamma-knife*) est parfois utilisée dans le traitement de la maladie de Cushing.

PRONOSTIC

Non traité, l'hypercortisolisme expose aux complications cardiovasculaires, du diabète, d'une ostéoporose et à un risque de psychose. Les causes malignes ont un très mauvais pronostic.

FICHE INFIRMIÈRE

EXAMENS

- Pour doser le cortisol salivaire, on recueille la salive dans un tube ou à l'aide d'une tige en coton placée sous la langue pendant 1 à 2 min et on envoie le prélèvement au laboratoire à température ambiante.
- Le dosage du cortisol libre urinaire nécessite un recueil complet des urines de 24 h.
- La détermination du cycle nycthéméral du cortisol s'établit en faisant un prélèvement sanguin à 8, 12, 16, 20 et 24 h.
- Les tubes destinés au dosage de l'ACTH doivent être placés dans la glace.
- Les tests de freinage (minute ou standard) à la **dexaméthasone** sont indispensables au diagnostic positif (*cf.* Fiche technique, p. 279), mais ils peuvent être faussés par les œstrogènes (contraceptifs oraux, **tamoxifène**, **raloxifène** et grossesse) ou par la prise de **rifampicine** et d'antiépileptiques (**phénobarbital**, **phénytoïne**, **carbamazépine**).
- Le test de freinage fort à la **dexaméthasone** (*cf.* Fiche technique, p. 279) et le test à la **desmopressine** (*cf.* Fiche technique, p. 280) peuvent être demandés pour le diagnostic étiologique.
- On peut également recourir aux tests à la CRH (*cf.* Fiche technique, *chapitre* Insuffisance surrénale chronique, p. 287) et à la *METOPIRONE* (*cf.* Fiche technique, *chapitre* Insuffisance surrénale chronique, p. 287).

SURVEILLANCE DU TRAITEMENT

SOINS – TRAITEMENT

La prescription d'un anticortisolique nécessite d'y associer assez rapidement l'**hydrocortisone**.

EFFICACITÉ DU TRAITEMENT

Elle est jugée sur l'évolution clinique et le dosage du cortisol.

EFFETS INDÉSIRABLES

Les anticortisoliques sont tous responsables d'interactions médicamenteuses. L'**Op'DDD** ou **mitotane** (*LYSODREN*) est un inducteur enzymatique qui diminue l'efficacité des antivitaminiques K et des sulfamides hypoglycémiants.

Après traitement chirurgical, il y a risque d'insuffisance surrénale, soit en raison de l'apparition d'une insuffisance hypophysaire après ablation d'un adénome corticotrope responsable d'une maladie de Cushing, soit par sidération de la surrénale controlatérale après surrénalectomie unilatérale pour corticosurrénalome bénin.

ÉDUCATION ET CONSEILS

Les conseils diététiques donnés aux patients sous corticothérapie à visée anti-inflammatoire s'appliquent aux patients tant que l'hypercortisolisme persiste : régime pauvre en sel et en glucides et riche en protéines et potassium.

FICHE TECHNIQUE

TESTS DE FREINAGE À LA DEXAMÉTHASONE

Test de freinage minute

Indication : Test réalisé en ambulatoire pour le dépistage d'un syndrome de Cushing.

Réalisation :

- Administrer 1 mg de **dexaméthasone** (2 cp. de *DECTANCYL*) vers minuit.
- Dosage du cortisol plasmatique le lendemain matin à 8 h.

Interprétation : Le test est positif et permet d'éliminer un hypercortisolisme lorsque le taux est inférieur à 2 µg/L (55 nmol/L).

Test de freinage standard (ou faible)

Indication : Test réalisé en milieu hospitalier pour confirmer le diagnostic de syndrome de Cushing.

ENDOCRINOLOGIE

Réalisation :
- Jour 0 : dosage du cortisol libre urinaire des 24 h.
- Jour 1 : dosage du cortisol et de l'ACTH plasmatiques à 8 h puis administration de 2 mg de **dexaméthasone** en 4 prises (1 cp. de *DECTANCYL* à 8, 12, 18 et 24 h).
- Jour 2 : administration de **dexaméthasone** comme le jour précédent et recueil des urines pour dosage du cortisol libre urinaire.
- Jour 3 : dosage du cortisol et de l'ACTH plasmatiques à 8 h.

Interprétation : Le test est positif et permet d'éliminer un hypercortisolisme lorsque le taux du cortisol plasmatique à J3 est inférieur à 1,8 µg/L (50 nmol/L) et le cortisol libre urinaire à J2 inférieur à 1 µg/24 h (28 nmol/24 h).

Test de freinage fort

Indication : Hypercortisolisme ACTH-dépendant, pour faire la différence entre maladie de Cushing et syndrome paranéoplasique.

Réalisation :
- Jour 0 : dosage du cortisol libre urinaire des 24 h.
- Jour 1 : dosage du cortisol et de l'ACTH plasmatiques à 8 h puis administration de 8 mg de **dexaméthasone** en 4 prises (4 cp. de *DECTANCYL* à 8, 12, 18 et 24 h).
- Jour 2 : administration de **dexaméthasone** comme le jour précédent et recueil des urines pour dosage du cortisol libre urinaire.
- Jour 3 : dosage du cortisol et de l'ACTH plasmatiques à 8 h.

Interprétation : Dans la maladie de Cushing, les taux du cortisol et de l'ACTH baissent d'au moins 50 %. Les taux restent inchangés dans les syndromes paranéoplasiques.

FICHE TECHNIQUE

TEST DE STIMULATION À LA DESMOPRESSINE

Indications

Hypercortisolisme ACTH-dépendant, pour faire la différence entre maladie de Cushing et syndrome paranéoplasique.

Réalisation

En milieu hospitalier, sous surveillance médicale, chez un patient à jeun et allongé :
- Dosage du cortisol et de l'ACTH plasmatiques le matin à 30 min d'intervalle.
- Immédiatement après (T0), injection IVL (pendant 3 min) de 10 µg de **desmopressine** (2 ampoules et demie de *MINIRIN*).
- Dosage du cortisol et de l'ACTH plasmatiques à T + 15, 30, 45 et 60 min.

Précautions

- Surveillance du pouls et de la PA toutes les 15 min.
- Limiter les apports hydriques à 1 litre le jour du test (la **desmopressine** est un analogue de l'hormone antidiurétique).
- Avoir à portée de la main un dérivé nitré et un antihypertenseur.

Effets indésirables

- Nausées, céphalées, crampes abdominales et bouffées vasomotrices.
- Aggravation d'un glaucome.
- Crise d'angor, poussée tensionnelle.

Contre-indications

- Sujets âgés de plus de 60 ans.

- Hypertension artérielle, coronaropathie, insuffisance cardiaque.
- Artérite des membres inférieurs, antécédents d'accident vasculaire cérébral.
- Glaucome.

Interprétation

- Une augmentation du cortisol de plus de 20 % et de l'ACTH de plus de 35 % oriente plutôt vers une maladie de Cushing.
- L'absence de réponse est en faveur d'un syndrome de Cushing paranéoplasique.

FICHE PHARMACOLOGIE

ANTICORTISOLIQUES

Mitotane (ou OP'DDD)

LYSODREN					
Dose initiale : 2 à 3 g/j à augmenter progressivement si besoin Débuter à 4 à 6 g/j en cas de syndrome de Cushing sévère et adapter secondairement la dose	100 cp. 500 mg	HOP	I		

Propriétés

Dérivé du DDT, c'est un bloqueur enzymatique de la synthèse du cortisol ; il possède également une activité antitumorale (action cytotoxique pour le cortex surrénalien).

Indications

Syndrome de Cushing.

Précautions d'emploi

Doses progressives avec surveillance du taux plasmatique, quand c'est possible (ne pas dépasser 20 mg/L).

Associer systématiquement, immédiatement ou au bout de quelques jours, à un traitement par **hydrocortisone**.

Effets indésirables

Ses effets indésirables sont nombreux, parmi les plus fréquents :

- troubles digestifs : nausées, diarrhée, vomissements, élévation des enzymes hépatiques (GGT, ASAT, ALAT) ;
- troubles métaboliques : hypercholestérolémie, hypertriglycéridémie ;
- troubles neurologiques : paresthésies, vertiges, somnolence, confusion, polynévrite, etc. ;
- rashs cutanés.

Il existe un risque d'insuffisance surrénale aiguë à partir du 15e j de traitement qui nécessite de débuter une hormonothérapie substitutive par **hydrocortisone** voire **fludrocortisone** en cas de traitement prolongé ou à fortes doses.

Interactions médicamenteuses

L'association à la **spironolactone** est contre-indiquée (elle bloque l'action du **mitotane**).

En raison de l'effet inducteur enzymatique : nécessité d'augmenter les doses d'**antivitamines K**, les doses substitutives d'hydrocortisone (une asthénie soulagée par une majoration des doses d'hydrocortisone signe le sous-dosage de ce traitement), risque d'efficacité moindre de la contraception œstroprogestative.

■ **Métyrapone**

MÉTOPIRONE				
Dose habituelle entre 250 mg et 6 g/j	50 caps. 250 mg	HOP	I	

Propriétés

Bloqueur enzymatique de la synthèse du cortisol et de l'aldostérone.

Indications

Syndromes de Cushing tumoraux.
Exploration de l'axe hypophyso-surrénalien (test à la métopirone).

Précautions d'emploi

Doses à adapter en fonction de la cortisolémie.

Effets indésirables

Risque à long terme d'HTA ou d'insuffisance surrénalienne (associer à l'**hydrocortisone**).

Troubles digestifs : nausées, vomissements, douleurs abdominales.

Troubles neurologiques : céphalées, vertiges.

Allergies cutanées.

Interactions médicamenteuses

Phénytoïne, fosphénytoïne.

HYPERALDOSTÉRONISME

FICHE MALADIE

DÉFINITION

L'hyperaldostéronisme résulte de l'hypersécrétion par la glande surrénale de l'aldostérone, hormone régulant le métabolisme du sodium et du potassium.
L'excès d'aldostérone est responsable de la rétention du sodium et de l'élimination exagérée du potassium dans les urines.

CAUSES ET MÉCANISMES

Il a deux variétés d'hyperaldostéronisme :

• l'hyperaldostéronisme primaire, ou syndrome de Conn, dû à la production excessive d'aldostérone par une tumeur surrénalienne (qui est presque toujours un adénome bénin) ou, plus rarement, par une hyperplasie bilatérale des surrénales ;

• l'hyperaldostéronisme secondaire qui est le résultat de l'augmentation de la production de l'aldostérone par la rénine, le plus souvent en réponse à une hypovolémie secondaire à une cirrhose, une insuffisance cardiaque décompensée, un syndrome néphrotique, un traitement diurétique ou une sténose de l'artère rénale.

DIAGNOSTIC

SIGNES CLINIQUES

Le syndrome de Conn se manifeste par une hypertension artérielle associée à des signes musculaires (faiblesse et crampes musculaires, accès de pseudo-paralysie, signe de Chvostek traduisant l'hyperexcitabilité musculaire) et à un syndrome polyuro-polydipsique.

EXAMENS COMPLÉMENTAIRES

• L'ionogramme montre une hypokaliémie et une alcalose métabolique. Il existe une augmentation de la kaliurèse.

• Le diagnostic repose sur le dosage conjoint de l'aldostérone et de la rénine plasmatiques en décubitus et en orthostatisme. Le syndrome de Conn se traduit par une aldostérone élevée et une rénine effondrée non stimulable par l'orthostatisme. Dans l'hyperaldostéronisme secondaire, l'aldostérone et la rénine sont augmentées.

• L'imagerie (scanner avec injection d'iode, plus rarement scintigraphie surrénalienne) est demandée pour visualiser la surrénale à la recherche d'un adénome.

TRAITEMENT

Le traitement de l'adénome relève de la chirurgie.

Le traitement médical repose sur les substances anti-aldostérone, notamment la **spironolactone** (*ALDACTONE*), indiquée dans les hyperaldostéronismes secondaires et dans les hyperplasies ou encore dans l'attente de l'exérèse chirurgicale d'un adénome.

PRONOSTIC

L'hyperaldostéronisme non traité expose aux complications de l'hypertension artérielle et de l'hypokaliémie.

FICHE INFIRMIÈRE

EXAMENS

Le dosage de la rénine et de l'aldostérone est réalisé une semaine après un régime normalement salé (6 g/j de NaCl) et après recharge en potassium (3 à 4 g/j).

Certains antihypertenseurs peuvent fausser les dosages et doivent être arrêtés : la **spironolactone** 6 semaines avant, les inhibiteurs de l'enzyme de conversion ou des récepteurs de l'angiotensine, les diurétiques et les vasodilatateurs 2 semaines avant, les **β-bloquants** 1 semaine avant. Ils peuvent être remplacés par les inhibiteurs calciques ou la **prazosine** (*MINIPRESS*).

La scintigraphie surrénalienne au cholestérol marqué à l'iode se fait après freinage par la **dexaméthasone** et saturation de la thyroïde par le *LUGOL*.

SURVEILLANCE DU TRAITEMENT

EFFICACITÉ DU TRAITEMENT

L'efficacité est jugée sur la baisse de la pression artérielle et la normalisation de la kaliémie.

EFFETS INDÉSIRABLES

À forte dose, le traitement par la **spironolactone** peut causer des effets indésirables : asthénie, troubles gastro-intestinaux, impuissance et gynécomastie chez l'homme, troubles des règles chez la femme.

FICHE TECHNIQUE

HYPERALDOSTÉRONISME : PRÉLÈVEMENT RÉNINE ALDOSTÉRONE

En prévision de l'examen biologique, l'infirmière interrogera au préalable le patient sur le traitement qu'il prend quotidiennement pour identifier des médicaments susceptibles d'interagir sur l'examen et de fausser les résultats. Les médicaments à arrêter 1 à 6 semaines avant l'examen sur avis médical sont les suivants : les **inhibiteurs de l'enzyme de conversion** (IEC), les **antagonistes du récepteur de l'angiotensine II** (ARA-II), les **bêtabloquants** et les **diurétiques.**

Il sera important d'expliquer à l'avance le déroulement du prélèvement et sa durée (compter environ 2 h 30) afin de permettre au patient de prendre les dispositions nécessaires dans son emploi du temps pour réaliser l'examen dans les meilleures conditions.

Le dosage de la rénine et de l'aldostérone se réalise une semaine après un régime normosodé (comportant un apport en sel de 6 g par jour) et après une recharge en potassium de 3 à 4 g par jour.

Il permet de rechercher un hyperaldostéronisme primaire (adénome de Conn, hyperplasie bilatérale des surrénales) ou secondaire.

Méthode

Préparation du matériel : l'infirmière prévoit un plateau décontaminé, un garrot, deux aiguilles à prélèvement sécurisées, deux corps de pompe, des compresses non stériles, deux petits pansements, deux paires de gants non stériles à usage unique, un tube de prélèvement sec et un tube contenant de l'EDTA, les étiquettes du patient en vérifiant son identité, la demande d'examen dûment complétée, un antiseptique et un flacon de solution hydro-alcoolique pour respecter les règles d'asepsie.

Le prélèvement se réalise en plusieurs temps :

- Le patient doit rester couché pendant 1 heure en décubitus dorsal strict. Après cette première heure, l'infirmière réalise un premier prélèvement sanguin sur un tube sec pour doser la rénine.
- Ensuite le patient se lève et doit rester 1 heure en position debout à se promener. Au terme de cette heure, l'infirmière réalise un second prélèvement sanguin sur un tube contenant de l'EDTA pour doser l'aldostérone.

À l'issue de cet examen, l'acheminement des tubes doit se réaliser dans les plus courts délais : le tube sec dédié au dosage de la rénine doit rester à température ambiante et le tout doit parvenir au laboratoire en moins de 2 heures pour assurer la qualité des résultats.

Les normes sont :

- Rénine : position couchée 3 à 16 pg/mL ; position debout 3 à 33 pg/mL ;
- Aldostérone : position couchée 15 à 150 pg/ mL ; position debout 35 à 350 pg/mL.

INSUFFISANCE SURRÉNALE

INSUFFISANCE SURRÉNALE LENTE OU CHRONIQUE

FICHE MALADIE

DÉFINITION

Les insuffisances surrénales, ou hypocorticismes, correspondent à la diminution du fonctionnement des glandes corticosurrénales. Elles peuvent mettre en jeu le pronostic vital et nécessitent une éducation du patient.

CAUSES ET MÉCANISMES

On distingue deux grandes variétés d'insuffisance surrénale :

- l'insuffisance surrénale secondaire, ou insuffisance corticotrope, d'origine hypothalamique ou hypophysaire (*cf.* Insuffisance antéhypophysaire, p. 301) ; l'insuffisance corticotrope iatrogène secondaire à la corticothérapie prolongée entre dans ce cadre ;
- l'insuffisance surrénale primitive, ou maladie d'Addison, due à une atteinte des corticosurrénales ; trois causes principales sont responsables de la destruction progressive des surrénales : la tuberculose (diagnostic porté longtemps après l'épisode initial), la rétraction corticale auto-immune et la leucodystrophie (maladie génétique liée au chromosome X).

DIAGNOSTIC

SIGNES CLINIQUES

Le tableau, d'apparition progressive, associe cinq signes cliniques :

- l'asthénie globale, qui est de caractère organique (s'aggravant au cours de la journée et à l'effort) ;

- l'amaigrissement associé à des signes de déshydratation ;
- les troubles digestifs ;
- les troubles de la pigmentation, qui orientent vers la cause de l'insuffisance surrénale : la mélanodermie est caractéristique de l'insuffisance primitive ; il s'agit d'une pigmentation diffuse prédominant sur les zones découvertes, les zones de frottement et les cicatrices. Au contraire, l'insuffisance surrénale secondaire est associée à une dépigmentation responsable de la pâleur des téguments.

EXAMENS COMPLÉMENTAIRES

- Le bilan biologique standard découvre souvent une anémie, une tendance à l'hypoglycémie et des troubles ioniques (hyponatrémie et hyperkaliémie).
- Le dosage des hormones corticosurrénaliennes est l'examen primordial. La baisse du cortisol plasmatique ou salivaire dosé à 8 h et du cortisol libre urinaire est commune à toutes les insuffisances surrénales. La diminution de l'aldostérone plasmatique associée à celle de la rénine ne s'observe que dans l'insuffisance primitive.
- Le dosage de l'ACTH oriente le diagnostic étiologique : elle est diminuée dans les insuffisances secondaires ; elle augmente dans la maladie d'Addison.
- Les tests dynamiques de stimulation (test au *SYNACTHÈNE IMMÉDIAT*, test à la CRH, test à la *METOPIRONE*, *cf.* Fiches techniques, p. 286) sont négatifs, permettant de confirmer l'insuffisance surrénale.

TRAITEMENT

L'**hydrocortisone** est prescrite dans tous les cas à une dose quotidienne de 20 à 30 mg/j, le plus souvent en 2 prises (matin et midi).

La **fludrocortisone** est administrée à une dose de 20 à 50 µg/j, uniquement dans l'insuffisance primitive pour compenser l'insuffisance en aldostérone.

PRONOSTIC

La complication à redouter est l'insuffisance surrénale aiguë (*cf.* chapitre correspondant, p. 288).

ENDOCRINOLOGIE

FICHE INFIRMIÈRE

EXAMENS

- Pour doser le cortisol salivaire, on recueille la salive dans un tube ou à l'aide d'une tige en coton placée sous la langue pendant 1 à 2 min et on envoie le prélèvement au laboratoire à température ambiante.
- Le dosage du cortisol libre urinaire nécessite un recueil complet des urines de 24 h.
- La détermination du cycle nycthéméral du cortisol s'établit en faisant un prélèvement sanguin à 8, 12, 16, 20 et 24 h.
- Les tubes destinés au dosage de l'ACTH doivent être placés dans la glace.
- Le dosage de la rénine et de l'aldostérone est réalisé une semaine après un régime normalement salé (6 g/j de NaCl) et après recharge en potassium (environ 4 g/j). Certains antihypertenseurs peuvent fausser les dosages et être arrêtés : la **spironolactone** 6 semaines avant, les inhibiteurs de l'enzyme de conversion ou des récepteurs de l'angiotensine, les diurétiques et les vasodilatateurs 2 semaines avant, les **β-bloquants** 1 semaine avant. Ils peuvent être remplacés par les inhibiteurs calciques ou la **prazosine** (*MINIPRESS*).
- Les tests de stimulation utilisés pour affirmer le diagnostic sont décrits dans les fiches techniques.

SURVEILLANCE DU TRAITEMENT

SOINS – TRAITEMENT

L'**hydrocortisone** est administrée en général en 2 prises quotidiennes (le matin et le midi), car la prise le soir est souvent responsable d'insomnie.

Il est des règles à respecter pour éviter l'insuffisance corticotrope lors de l'arrêt de la corticothérapie à visée inflammatoire (*cf.* encadré, p. 286).

CE QU'IL FAUT SAVOIR ET FAIRE À L'ARRÊT DE LA CORTICOTHÉRAPIE

Connaître l'équivalence de dose entre le corticoïde et l'**hydrocortisone**. Par exemple : 5 mg de **prednisone** (*CORTANCYL*) ou de **prednisolone** (*SOLUPRED*) sont équivalents à 20 mg d'**hydrocortisone**.
Considérer que tout patient traité par une dose supérieure à 5 mg de **prednisone** (ou équivalent) pendant plus de 3 semaines comme possiblement insuffisant surrénalien à l'arrêt de la corticothérapie.
Savoir qu'à l'arrêt de la corticothérapie, la réponse au stress peut être insuffisante pendant plusieurs mois, même si le cortisol plasmatique à 8 h est normal.
Diminuer progressivement les doses jusqu'à la dose de 5 mg de **prednisone**.
Quand cette dose est atteinte, la remplacer par 20 mg d'**hydrocortisone** en une prise unique le matin.
Si elle est bien tolérée, passer à 10 mg d'**hydrocortisone** le matin (dose à augmenter en cas d'affection intercurrente, de stress, d'intervention chirurgicale, etc.).
Deux mois après, faire un dosage du cortisol plasmatique le matin 24 h après la prise d'**hydrocortisone** :

• si le résultat est inférieur à 10 µg/dL (270 nmol/L), il faut reprendre 10 mg d'**hydrocortisone** et recommencer l'opération 2 mois plus tard ;
• si le résultat est supérieur à 10 µg/dL (270 nmol/L), il faut réaliser un test au *SYNACTHÈNE IMMÉDIAT* (*cf.* Fiche technique). Si la rtéponse est positive, l'**hydrocortisone** peut être arrêtée ; si elle est négative, il faut reprendre l'**hydrocortisone**.

EFFICACITÉ DU TRAITEMENT

Elle s'apprécie essentiellement sur la clinique et l'ionogramme. Les dosages hormonaux ne sont pas utiles.

EFFETS INDÉSIRABLES

Il faut savoir reconnaître et éviter la survenue d'une décompensation aiguë (*cf. Insuffisance surrénale aiguë*, p. 288).

ÉDUCATION ET CONSEILS

Le régime doit être normalement salé et sucré ; en aucun cas on ne doit appliquer au patient traité pour insuffisance surrénale les règles diététiques qui s'appliquent lors des traitements par les corticoïdes de synthèse à visée anti-inflammatoire.

Le patient doit être prévenu de la nécessité d'augmenter lui-même les doses d'**hydrocortisone** en les multipliant par 2 ou 3 dès qu'il est atteint d'une maladie intercurrente (infection fébrile), soumis à une agression physique (fracture, etc.) ou psychique, ou encore avant une intervention chirurgicale ou un accouchement. En cas de vomissements, il est indispensable de passer à la voie parentérale (**hémisuccinate d'hydrocortisone**).

Le patient doit constamment porter sur lui une carte d'insuffisant surrénal portant mention du traitement prescrit, des coordonnées de son médecin et de la conduite à tenir pour éviter une insuffisance aiguë en situation d'urgence (accident sur la voie publique, par exemple).

FICHE TECHNIQUE

TEST AU SYNACTHÈNE IMMÉDIAT

Indications

• Dépistage de l'insuffisance surrénale.
• Diagnostic d'un bloc enzymatique congénital de la stéroïdogenèse surrénalienne.

Réalisation

• Injection à T0 d'une ampoule de *SYNACTHÈNE IMMÉDIAT*.
• Dosage du cortisol (et pour le diagnostic d'un bloc, de la 17-hydroxyprogestérone et du 21-désoxycortisol) à T0 et à T + 60 min.

Précaution

Si le sujet est sous **hydrocortisone**, le test doit être réalisé à 8 h du matin avant la prise de l'hydrocortisone, qui sera donnée en fin de test.

Interprétation

Le test est positif et élimine une insuffisance surrénale si le cortisol à T + 60 min est supérieur à 20 µg/dL (552 nmol/L).

FICHE TECHNIQUE

TEST À LA CRH

Indications

- Diagnostic d'une insuffisance surrénale secondaire (corticotrope).
- Diagnostic étiologique d'un hypercorticisme ACTH-dépendant (pour différencier une maladie de Cushing d'un syndrome paranéoplasique).

Réalisation

- Dosage du cortisol et de l'ACTH plasmatiques le matin à 8 h.
- Injection IVL à T0 d'une ampoule de 100 µg de CRH humain (*STIMU ACTH*).
- Dosage du cortisol et de l'ACTH plasmatiques à T + 15, 30, 45, 60, 90 et 120 min.

Précautions

Si le sujet est sous **hydrocortisone**, le test doit être réalisé avant la prise de l'hydrocortisone, qui sera donnée en fin de test.

Interprétation

- Le test est positif si l'ACTH augmente d'au moins 50 % (en général à T +30 min) et le cortisol d'au moins 20 %, en général à T +60 min avec un taux supérieur à 20 µg/dL (551 nmol/L).
- Dans les hypercortisolismes, le test est positif en cas de maladie de Cushing et négatif dans les syndromes paranéoplasiques.

FICHE TECHNIQUE

TEST À LA *METOPIRONE*

Indications

- Diagnostic d'une insuffisance surrénale secondaire (corticotrope).
- Diagnostic étiologique d'un hypercorticisme ACTH-dépendant (pour différencier une maladie de Cushing d'un syndrome paranéoplasique).

Réalisation

- Administration de 4,5 g de *METOPIRONE* pendant 24 h, soit 3 gélules à 250 mg toutes les 4 h.
- Dosage du cortisol, du 11-désoxycortisol (composé S) et de l'ACTH à 8 h le premier jour (avant la première prise) et le lendemain (4 h après la dernière prise).

Précautions

- Réalisation du test au cours d'une hospitalisation de 24 h.
- Prise de la tension et du pouls toutes les 4 h après chaque prise médicamenteuse.

Effets indésirables

Risque de décompensation surrénalienne (chute tensionnelle, vomissements, douleurs abdominales). Il faut alors faire le prélèvement sanguin, arrêter la prise de *METOPIRONE* et injecter en IM une ampoule de 100 mg d'**hémisuccinate d'hydrocortisone**.

Interprétation

Après la prise de *METOPIRONE*, le cortisol doit être inférieur à 5 µg/dL (138 nmol/L) et le composé S supérieur à 10 µg/dL (200 nmol/L).

INSUFFISANCE SURRÉNALE AIGUË

FICHE MALADIE

DÉFINITION

L'insuffisance surrénale aiguë résulte d'une faillite sécrétoire des surrénales d'apparition brutale. C'est une urgence médicale mettant en jeu le pronostic vital et nécessitant un traitement d'urgence.

CAUSES ET MÉCANISMES

L'insuffisance surrénale aiguë peut survenir dans trois circonstances :

- soit par décompensation d'une insuffisance chronique connue, à l'occasion d'une circonstance déclenchante : infection (grippe), maladie intercurrente, stress physique ou psychique, sans augmentation des doses du traitement substitutif, ou encore à la suite de son arrêt intempestif ; elle peut aussi révéler une insuffisance méconnue ;
- soit par destruction brutale de la surrénale : thrombose des veines surrénales, hématome surrénalien chez un patient sous anticoagulant, nécrose hémorragique des surrénales au cours d'une septicémie à germes Gram négatif, ou encore par nécrose de l'hypophyse survenant à la suite d'un accouchement hémorragique (syndrome de Sheehan) ;
- soit au décours de la chirurgie de la surrénale ou de l'hypophyse, et, surtout, au cours ou au décours d'une corticothérapie prolongée par diminution trop rapide des doses ou à l'occasion d'une affection intercurrente à la fin ou après le sevrage.

DIAGNOSTIC

SIGNES CLINIQUES

Le tableau est dramatique, associant un collapsus cardiovasculaire, des troubles digestifs sévères (vomissements incoercibles, diarrhée profuse, douleurs abdominales), troubles neurologiques (agitation et convulsions ou adynamie avec prostration évoluant vers le coma) et des signes de déshydratation.

EXAMENS COMPLÉMENTAIRES

- Le ionogramme est très perturbé : hyponatrémie, hypochlorémie, hypernatrémie.
- Les modifications de l'ECG (allongement de QRS, onde T ample et pointue) exposent au risque de mort subite.
- On réalise un prélèvement sanguin pour dosages hormonaux, mais on n'attend pas les résultats pour traiter le patient.

TRAITEMENT

Le traitement curatif repose sur l'administration parentérale d'**hémisuccinate d'hydrocortisone** et éventuellement d'acétate de **désoxycortone** (*SYNCORTYL*), associée à la réhydratation (perfusion de sérum glucosé et salé) et, si besoin, au remplissage vasculaire (macromolécules).

Il est complété par le traitement de la cause de la décompensation et par les mesures préventives destinées à éviter les récidives.

PRONOSTIC

En l'absence de diagnostic et de traitement, le pronostic vital est mis en jeu.

FICHE INFIRMIÈRE

EXAMENS

L'urgence est au traitement. On réalise seulement un prélèvement sanguin pour confirmation rétrospective du diagnostic.

SURVEILLANCE DU TRAITEMENT

SOINS – TRAITEMENT

Dès que le diagnostic est évoqué, il faut immédiatement administrer en urgence 100 mg d'**hémisuccinate d'hydrocortisone** IV et poser une perfusion.

La voie veineuse doit être de bon calibre et, en cas de choc ou de trouble de la conscience, il faut mettre en place un scope, une mesure de la pression centrale, une sonde urinaire et une sonde gastrique. Les mesures de nursing sont également appliquées (matelas anti-escarres, réchauffement, oxygénothérapie, humidification des muqueuses, prévention des thromboses veineuses).

EFFICACITÉ DU TRAITEMENT

La surveillance doit être :

• clinique : pression artérielle, diurèse, température, état de conscience, disparition des signes digestifs ;

• biologique : ionogramme sanguin et urinaire, créatinine, répétés toutes les 2 h dans les 6 premières heures.

• électrocardiographique.

EFFETS INDÉSIRABLES

• Craindre la persistance de l'hyperkaliémie, notamment en cas d'insuffisance rénale.

• Éviter le surdosage prolongé en **hydrocortisone** lorsque le patient s'améliore.

• Ne pas méconnaître l'affection qui a causé la décompensation et qui peut être responsable de l'absence d'amélioration de l'état du patient ou de son aggravation.

ÉDUCATION ET CONSEILS

Elle est indispensable pour éviter les récidives (*cf.* Insuffisance surrénale chronique, p. 284).

ENDOCRINOLOGIE

FICHE PHARMACOLOGIE

HORMONES SURRÉNALIENNES – GLUCOCORTICOÏDES

■ **Hydrocortisone**

HYDROCORTISONE ROUSSEL					
Hormone administrable par voie orale à raison de 20 à 30 mg/j en moyenne Répartir en 2 ou 3 fois du fait de la durée de vie réduite (6 h)	25 cp. 10 mg 50 cp. 10 mg	3,24 HOP	I I	65 %	0,13

Propriétés

L'**hydrocortisone** est l'hormone glucocorticoïde physiologique ayant un rôle de maintien de la glycémie (par action sur la néoglucogenèse) et de l'équilibre hydrosodé (en complément de l'aldostérone).

L'**hydrocortisone** a également une action anti-inflammatoire et antiallergique.

Elle agit également sur la volémie et la masse sanguine et a une action antichoc.

Indications

L'indication majeure de l'**hydrocortisone** est le traitement substitutif de l'insuffisance surrénale d'origine surrénalienne et hypophysaire. On l'utilise également en réanimation.

Contre-indications

Aucune : l'**hydrocortisone** est une hormone substitutive d'importance vitale.

Effets indésirables

Ils n'apparaissent qu'en cas de surdosage : signes d'hypercorticisme, HTA, hypokaliémie, diabète.

MINÉRALOCORTICOÏDES

■ **Désoxycortone**

SYNCORTYL					
1/2 à 1 amp. en IM 1 à 2/j en fonction des signes cliniques et du ionogramme	4 amp. 10 mg	8,46	I	65 %	2,12

■ **Fludrocortisone (acétate)**

FLUCORTAC					
En période aiguë d'insuffisance surrénale : 100 à 200 µg/j (souvent remplacée par le *SYNCORTYL* IM du fait des troubles digestifs) En période d'insuffisance surrénale chronique : 50 à 200 µg/j Exceptionnellement : 300 µg/j	30 cp. séc. 50 µg 60 cp. séc. 50 µg	 107,95	I I	65 % 65 %	 1,80

Propriétés

Hormone d'épargne du sodium, l'aldostérone, minéralocorticoïde naturel, est indispensable à la vie.
Elle permet la réabsorption du sodium et l'élimination du potassium en échange.
Elle contribue à maintenir l'osmolarité plasmatique et la pression artérielle.
Le stimulant principal de sa sécrétion est le système rénine-angiotensine.
Non disponible sous sa forme naturelle, elle est remplacée par la **désoxycortone** injectable ou la **fludrocortisone** administrable par voie orale.

Indications

Insuffisance surrénale par atteinte des glandes surrénales.

Contre-indications

Aucune.

Précautions d'emploi

Association déconseillée avec des médicaments susceptibles d'entraîner des torsades de pointes, digitaliques, inducteurs enzymatiques.

Effets indésirables

Surdosage : rétention sodée, hypokaliémie.

Interactions médicamenteuses

Rifampicine, barbituriques, phénytoïne, carbamazépine, diurétiques hypokaliémiants.

PHÉOCHROMOCYTOME

FICHE MALADIE

DÉFINITION

Le phéochromocytome est une tumeur de la médullosurrénale, qui sécrète en quantité excessive les catécholamines (adrénaline et noradrénaline).

CAUSES ET MÉCANISMES

Le phéochromocytome est une tumeur développée aux dépens du tissu chromaffine de la médullosurrénale dans 85 % des cas. Dans 15 % des cas, il est extrasurrénalien, développé à partir de reliquats embryonnaires de ce tissu situés le long de l'aorte. Il s'agit d'une tumeur bénigne dans 90 % des cas. Dans 10 % des cas, il est bilatéral.

Il existe des formes familiales au cours desquelles le phéochromocytome peut être associé à d'autres tumeurs endocriniennes (adénome parathyroïdien, carcinome médullaire de la thyroïde), dans le cadre d'une néoplasie endocrinienne multiple (NEM de type 2).

DIAGNOSTIC

SIGNES CLINIQUES

L'hypertension artérielle est présente dans 85 % des cas. Il peut s'agir d'une hypertension permanente, qui permet d'évoquer le diagnostic lorsqu'elle s'accompagne de sueurs, de céphalées et de palpitations. Plus caractéristique mais moins fréquente est l'hypertension artérielle paroxystique ; elle est déclenchée par un traumatisme, un effort, une intervention chirurgicale, la prise d'un médicament (**β-bloquant**) ou de certains aliments (fromages fermentés), débute brutalement et s'accompagne de douleurs ascendantes, d'une pâleur importante et d'une tachycardie. Il existe des formes atypiques, révélées par des signes trompeurs : hypotension orthostatique, céphalée migraineuse, syndrome fébrile avec baisse de l'état général, diarrhée, tableau pseudo-hyperthyroïdien (tachycardie, tremblements, hypernervosité, amaigrissement, thermophobie et hypersudation), trouble de la glycorégulation…

EXAMENS COMPLÉMENTAIRES

• Le diagnostic repose sur le dosage des métabolites des catécholamines ; métabolites méthoxylés ou métanéphrines (métadrénaline + métanoradrénaline) dans les urines et le sang.

• La chromogranine A est élevée.

• La visualisation de la tumeur fait appel au scanner, à l'IRM et à la scintigraphie à la méta-iodo-benzylguanidine (MIBG).

TRAITEMENT

Le traitement du phéochromocytome est chirurgical. L'intervention doit être réalisée après une préparation médicale soigneuse (**β-bloquant**, *DIBENZYLINE* ou *TRANDATE*, ou inhibiteur calcique) par une équipe anesthésique et chirurgicale familiarisée avec les problèmes délicats que pose l'affection avant, pendant et même après l'intervention.

PRONOSTIC

Le choc adrénergique est une complication redoutable du phéochromocytome : il est dû à la libération massive de catécholamines par la tumeur, provoquée par un traumatisme, une exploration radiologique, une intervention chirurgicale, un accouchement. Il commence par une hypertension sévère, à laquelle succède un collapsus cardiovasculaire majeur avec pression artérielle imprenable, tachycardie extrême, sueurs profuses et anurie.

ENDOCRINOLOGIE

FICHE INFIRMIÈRE

EXAMENS

• Lors d'une crise paroxystique, il faut avoir le réflexe de faire un prélèvement sanguin qui permettra de doser les catécholamines.

• Le recueil des urines pour le dosage des métabolites des catécholamines doit se faire sur la totalité des urines de 24 h, dans un bocal dans lequel on a placé au préalable 10 mL d'acide chlorhydrique pur.

• Pour éviter les causes d'erreur, le régime alimentaire doit exclure dans les 3 jours précédents certains aliments (café, thé, chocolat, vanille, banane) et il faut interrompre les médicaments qui peuvent interférer avec les dosages : **β-bloquants**, antihypertenseurs centraux (*ALDOMET*, *CATAPRESSAN*), phénothiazines (*LARGACTIL*, *NOZINAN*), IMAO (*MOCLAMINE*), L-dopa (*MODOPAR*).

• La scintigraphie à la MIBG nécessite l'administration préalable de *LUGOL* pour saturer la thyroïde.

• Les examens invasifs tels que les angiographies sont proscrits car ils font courir un risque au malade.

SURVEILLANCE DU TRAITEMENT

SOINS – TRAITEMENT

Le patient doit être soigneusement préparé à la chirurgie : il doit être au repos, mis en confiance, car tout stress peut être préjudiciable.

EFFICACITÉ DU TRAITEMENT

Elle se fait sur la surveillance de l'évolution clinique (PA, pouls) et sur les dosages hormonaux.

EFFETS INDÉSIRABLES

Le patient doit être très soigneusement et constamment surveillé avant l'intervention et dans les 3 jours qui la suivent, afin d'éviter la survenue d'une hypertension paroxystique, d'un choc adrénalique ou d'une complication cardiovasculaire (infarctus du myocarde, trouble du rythme), qui peuvent mettre en jeu le pronostic vital.

ÉDUCATION ET CONSEILS

Dans l'attente de l'intervention chirurgicale, il est bon de déconseiller aux patients toutes les situations qui peuvent déclencher une libération brutale des catécholamines et, par voie de conséquence, un accident paroxystique : effort de toux ou défécation, effort physique brusque, émotion, consommation de certains aliments (fromages fermentés, cuisine chinoise, agrumes), ainsi que la prise de sympathomimétiques (*ACTIFED*, *EFFORTIL*, *HEPT A MYL*, **dihydroergotamine**) et d'antidépresseurs tricycliques (*ANAFRANIL*, etc.).

FICHE TECHNIQUE

PHÉOCHROMOCYTOME : PRÉLÈVEMENT CATÉCHOLAMINES URINAIRES

Il est nécessaire d'interroger le patient au préalable afin de dépister les médicaments qui pourraient interférer sur la qualité des résultats de l'examen :

• les psychotropes (IMAO, tricycliques), l'absorption massive d'alcool augmentent les valeurs ;

• la clonidine, l'α-méthyldopa les diminuent ;

• les β-bloquants ont peu d'effet sur les valeurs de repos ;

• ne jamais arrêter un β-bloquant ou la clonidine dans les jours qui précèdent les prélèvements pour éviter l'élévation temporaire des catécholamines simultanée du rebond tensionnel.

Pour éviter des résultats faussement élevés, il faut également recommander au patient :

• un repos de 24 heures : éviter les efforts musculaires, le stress... ;

• ainsi que la suppression de certains aliments 48 heures avant le prélèvement : ne pas absorber de vanille, de thé, de café, de banane, de chocolat et de nicotine.

Méthode

Le dosage des catécholamines urinaires se réalise sur un prélèvement d'urines acidifiées recueillies pendant 24 heures, si possible 3 jours de suite.

La noradrénaline et l'adrénaline s'oxydent spontanément avec l'oxygène dissous en noradénochrome et en adrénochrome. Pour éviter cette auto-oxydation, l'urine du patient nécessitera donc d'être conservée en milieu acide : pour acidifier les urines, on utilisera chaque jour un pot réservé au prélèvement d'urines contenant 10 mL d'une solution d'acide chlorhydrique concentré à 6 N.

Les prélèvements doivent être acheminés le plus rapidement possible au laboratoire où ils seront conditionnés et éventuellement congelés si le dosage doit être différé ou transféré.

La méthode de dosage la plus spécifique et performante pour déterminer les résultats utilise la chromatographie liquide haute performance couplée à la détection électrochimique (HPLC-ED). Elle est préférée à toutes les autres méthodes (fluorimétrie, spectrophotométrie, dosage radio-enzymatique).

ACROMÉGALIE

FICHE MALADIE

DÉFINITION

L'acromégalie est la conséquence d'une hypersécrétion permanente et non freinable de l'hormone de croissance (GH, *Growth Hormone*, ou STH, somathormone).

CAUSES ET MÉCANISMES

L'affection est due à un adénome (tumeur bénigne) développé aux dépens des cellules somatotropes de l'hypophyse.

La symptomatologie est directement sous la dépendance de la GH, qui stimule la croissance des os longs. Avant la puberté, la GH en excès provoque une accélération de la croissance des os longs tant que les cartilages de conjugaison ne sont pas soudés, et, chez l'adulte, un épaississement des os courts et plats, responsable de la déformation des extrémités. La GH sécrétée en excès augmente aussi la taille et le poids des organes contenant du tissu conjonctif.

DIAGNOSTIC

SIGNES CLINIQUES

Le syndrome dysmorphique est d'évolution très progressive et régresse rarement ; il est acquis (photos antérieures normales). Les mains et les pieds sont épaissis, ce qui oblige à un changement de taille des bagues et de pointure des chaussures. La dysmorphie du visage se traduit par un prognathisme, l'écartement des dents et la saillie des arcades sourcilières et des pommettes ; le tableau est complété par un syndrome du canal carpien, des arthropathies et une cyphose. La peau est épaissie. Lorsque l'affection se déclare avant la puberté, le syndrome dysmorphique s'accompagne d'une grande taille, réalisant le tableau d'acromégalo-gigantisme.

Le syndrome tumoral est commun aux adénomes hypophysaires : il peut se limiter à des céphalées frontales inconstantes. Il faut toujours contrôler le champ visuel, car la tumeur peut comprimer le chiasma optique et entraîner une amputation du champ visuel sur les côtés (hémianopsie bitemporale).

Il s'y associe souvent une hypertension artérielle et une insuffisance cardiaque, un diabète de type 2, des troubles des règles chez la femme, une impuissance ou une baisse de la libido chez l'homme. Une hyperprolactinémie existe dans 15 % des cas.

EXAMENS COMPLÉMENTAIRES

- Le diagnostic est affirmé par l'augmentation du taux plasmatique de la GH (> 5 ng/mL à jeun), non freinable au cours de l'épreuve d'hyperglycémie provoquée par voie orale et paradoxalement stimulable par la TRH ; le taux de l'IGF-1 (*Insulin-like Growth Factor 1* ou somatomédine C), qui est le médiateur de l'action de GH, est également élevé.
- Le scanner ou, mieux, l'IRM permettent de visualiser l'adénome hypophysaire et d'en préciser les caractéristiques.
- Les radiographies du crâne, des mains et des pieds, du rachis et du thorax objectivent le syndrome dysmorphique.

TRAITEMENT

Le traitement chirurgical s'impose en première intention : il consiste à enlever l'adénome somatotrope par voie trans-sphénoïdale.

Le traitement médical est indiqué en postopératoire lorsque la chirurgie n'a pas normalisé le taux de la GH. Il fait appel aux analogues de la somatostatine qui inhibent la sécrétion de la GH : **octréotide** (*SANDOSTATINE* LP) ou **lanréotide** (*SOMATULINE* LP) ou à un antagoniste de la GH, le **pegvisomant** (*SOMAVERT*).

La cobaltothérapie hypophysaire est utilisée en cas de contre-indication ou en complément de la chirurgie.

PRONOSTIC

Il est sévère en l'absence de traitement ou lorsque la sécrétion de GH n'est pas normalisée, en raison de la survenue d'une insuffisance cardiaque résistante au traitement, des complications du diabète, d'un rhumatisme acromégalique et d'un risque accru de néoplasies (cancer colique, notamment).

FICHE INFIRMIÈRE

EXAMENS

- Le dosage plasmatique de base de la GH, répété plusieurs fois dans la journée, a plus de valeur diagnostique qu'un dosage seul.
- L'hyperglycémie provoquée par voie orale est le test le plus sensible et le plus spécifique pour parvenir au diagnostic (*cf.* Fiche technique, p. 332).
- Le test à la TRH avec dosage de la GH (*cf.* Fiche technique, *chapitre* Adénomes hypophysaires) consiste à injecter à T0 250 µg de TRH et à doser la GH à T –15, 0, +15, 30, 60, 90 et 120 min.

SURVEILLANCE DU TRAITEMENT

SOINS – TRAITEMENT

Les formes retard des analogues de la somatostatine sont prescrites à raison d'une injection toutes les 4 semaines. L'**octréotide** (*SANDOSTATINE* LP) s'administre en injection profonde dans le muscle fessier ; le **lanréotide** (*SOMATULINE* LP) s'injecte par voie SC profonde dans la fesse en introduisant l'aiguille perpendiculairement sur toute sa longueur.

Le **pegvisomant** (*SOMAVERT*) est administré en une injection SC quotidienne.

EFFICACITÉ DU TRAITEMENT

Elle se juge sur l'évolution clinique et sur la biologie, la guérison étant définie par la normalisation de l'IGF-1 (interprétée en fonction de l'âge) et une GH inférieure à 1 µg/L sous hyperglycémie provoquée par voie orale.

L'IRM et l'examen du champ visuel permettent de dépister une éventuelle récidive de l'adénome hypophysaire.

EFFETS INDÉSIRABLES

Après ablation d'un adénome somatotrope, les suites opératoires peuvent être émaillées :

- d'un syndrome polyuro-polydipsique transitoire (sidération de la posthypophyse), excep- ▶

tionnellement définitif, d'où la nécessité de surveiller la diurèse ;
• d'une insuffisance hypophysaire, le déficit corticotrope étant le premier à se manifester (baisse tensionnelle).
Les analogues de la somatostatine ont souvent des effets indésirables digestifs transitoires : diarrhée, douleurs abdominales et nausées survenant après l'injection. Ils peuvent engendrer à terme une lithiase biliaire, d'où la nécessité d'un contrôle échographique au cours du traitement.

FICHE PHARMACOLOGIE

INHIBITEURS DE LA SOMATHORMONE (GH) – ANALOGUES DE LA SOMATOSTATINE

Octréotide

SANDOSTATINE					
Ruptures de varices œsophagiennes : 25 µg/h à la seringue électrique pendant 5 j	6 amp. 50 µg/mL 6 amp. 100 µg/mL 6 amp. 500 µg/mL	44,68 79,81 359,30	I I I	100 % 100 % 100 %	7,45 13,30 59,88
SANDOSTATINE LP					
1 inj. IM profonde toutes les 4 sem. en commençant par 20 mg, puis 20 mg pour la 2e et la 3e inj. Ajustement ultérieur selon les taux de GH et d'IGF1	1 fl. 10 mg + ser. 2,5 mL 1 fl. 20 mg + ser. 2,5 mL 1 fl. 30 mg + ser. 2,5 mL	1128,32 1320,29 1512,16	I I I	100 % 100 % 100 %	1128,32 1320,29 1512,16

Lanréotide

SOMATULINE LP					
1 inj. IM toutes les 2 sem.	1 fl. 30 mg + solv. 2 mL + ser.	660,33	I	100 %	660,33
1 inj. SC profonde toutes les 4 sem.	1 ser. 60 mg 1 ser. 90 mg 1 ser. 120 mg	1128,32 1320,30 1512,16	I	100 % 100 % 100 %	1128,32 1320,30 1512,16

Pasiréotide

SIGNIFOR					
Maladie de Cushing : chez les patients inopérables ou en cas d'échec de la chirurgie 0,6 mg x 2/j en SC Posologie pouvant varier de 0,3 à 0,9 mg par prise en fonction de la clinique	60 amp 1 mL (0,3 mg/mL) 6 amp 1 mL (0,6 mg/mL) 60 amp 1 mL (0,6 mg/mL) 60 amp 1 mL (0,9 mg/mL)	3382,06 405,04 3753,27 4124,49	I I I I	100 % 100 % 100 % 100 %	56,37 67,51 62,55 68,74

Propriétés

Les analogues de la somatostatine (**octréotide**, **lanréotide**, **pasiréotide**) ont une action similaire à la somatostatine : comme elle, ils se fixent sur les récepteurs des cellules somatotropes et ils inhibent la sécrétion de l'hormone de croissance. Ils peuvent réduire la taille de la tumeur.

Ils inhibent la sécrétion de somathormone, l'**octréotide** se fixe sur les récepteurs hypophysaires des cellules sécrétant l'hormone de croissance. Il inhibe également mais dans une moindre mesure les sécrétions de TSH et de prolactine.

Actifs également sur les sites somatostatinosensibles du tube digestif, les **analogues de la somatostatine** inhibent les sécrétions endocrines pancréatiques (insuline, glucagon, amyline) et les sécrétions digestives (gastrine, cholécystokinine, VIP, sérotonine).

Octréotide et **lanréotide** sont présentés sous des formes à libération prolongée, qui permettent une durée d'action de plusieurs semaines.

Le **pasiréotide** présente une affinité différente des deux autres pour les récepteurs à la somatostatine, il n'a donc pas les mêmes indications.

Indications

Acromégalie : lorsque la sécrétion d'hormone de croissance n'est pas normalisée après chirurgie et/ou radiothérapie ou en cas de macroadénomes expansifs ou invasifs, non opérables.

Adénomes thyréotropes primitifs : lorsque la sécrétion n'est pas normalisée après chirurgie ou radiothérapie ou chez les patients ne relevant pas d'un traitement chirurgical ou radiothérapique.

Autres adénomes hypophysaires (indications exceptionnelles non reconnues par l'AMM) ; adénomes gonadotropes, adénomes corticotropes (au cours du syndrome de Nelson), adénomes non fonctionnels notamment en cas de troubles visuels liés à une compression des voies optiques avant la chirurgie, avant ou après la radiothérapie ou lorsqu'aucun geste thérapeutique n'est possible ou efficace.

Indications digestives :

- traitement des tumeurs digestives endocrines;
- rupture des varices œsophagiennes (**octréotide**, forme d'action rapide);
- prévention et traitement des fistules pancréatiques.

Maladie de Cushing : chez les patients adultes inopérables ou en cas d'échec de la chirurgie.

Contre-indications

Grossesse et allaitement.

Pasiréotide : insuffisance hépatique sévère. La grossesse et l'allaitement sont déconseillées mais non contre-indiquées pour ce médicament.

Précautions d'emploi

Le diabète de type 2 peut être aggravé par l'administration des **analogues de la somatostatine** ; au contraire, ils diminuent les besoins en insuline du diabétique de type 1.

Effets indésirables

Troubles digestifs mineurs (nausées, vomissements) et possible altération de l'état général (anémie, asthénie, céphalées) essentiellement les 3 à 6 premiers mois.

Le principal effet indésirable est la survenue d'une lithiase vésiculaire qui se complique exceptionnellement. Une échographie de surveillance avant la mise en route du traitement est indiquée en cas de traitement prolongé. La pertinence de la surveillance échographique sous traitement se discute.

Élévation de la glycémie (compensée par l'amélioration de l'insulinorésistance sous traitement).

Le **pasiréotide** entraine fréquemment des élévations des enzymes hépato-biliaires et pancréatiques ainsi que des troubles cardiovasculaires tels qu'hypotension artérielle ou bradychardie. Une surveillance clinique étroite est donc recommandée en début de traitement surtout en cas d'association à des médicaments présentant les mêmes propriétés.

ANTAGONISTES DES RÉCEPTEURS DE LA SOMATROPINE

■ Pegvisomant

SOMAVERT					
1 inj. SC de 10 mg/j avec augmentation toutes les 4 à 6 sem. par paliers de 5 mg Dose max. 30 mg/j	30fl. 10 mg + solv.	2 128,67	I	100 %	70,96
	30fl. 15 mg + solv.	3 172,45	I	100 %	105,75
	1 fl. 20 mg + solv.	157,49	I	100 %	157,49
	30fl. 20 mg + solv.	4 216,22	I	100 %	140,54

Propriétés

Le **pegvisomant** est le seul antagoniste des récepteurs de la GH : c'est un analogue de la GH, génétiquement modifié, qui se fixe sur les récepteurs périphériques de cette dernière et en bloque l'activité. Il entraîne une baisse sélective de la production d'IGF1.

Indications

Traitement de l'acromégalie chez les patients ayant une réponse insuffisante à la chirurgie et/ou la radiothérapie, chez lesquels les **analogues de la somatostatine** ont été mal tolérés ou insuffisamment efficaces pour normaliser le taux circulant de l'IGF1.

Contre-indications

Grossesse et allaitement.

Précautions d'emploi

Une réduction des doses d'**hypoglycémiants oraux** ou d'insuline est parfois nécessaire chez les patients sous **pegvisomant** (augmentation de la sensibilité à l'insuline).
Risque d'augmentation du volume tumoral (surveillance par l'imagerie hypophysaire et le champ visuel).
Surveillance des transaminases toutes les 4 à 6 sem. pendant les 6 premiers mois de traitement.

Effets indésirables

Réaction au point d'injection, sudation, céphalées, asthénie.

Développement d'anticorps anti-hormone de croissance dont la signification est inconnue.

Diarrhée, constipation, nausées, vomissements, météorisme abdominal, dyspepsie, flatulence, bouche sèche, sialorrhée, troubles dentaires.

Syndrome grippal, asthénie, ecchymose ou hémorragie au point d'injection, œdèmes des membres inférieurs.

Myalgies, arthralgies, arthrite.

Vertiges, tremblements, hypoesthésie, dysgueusie.

Sudation, prurit, rash, peau sèche.

Troubles du sommeil, troubles de l'humeur, augmentation de la libido, troubles mnésiques.

Prise de poids, hyperglycémie (rarement hypoglycémie), hypercholestérolémie (rarement hypertriglycéridémie), faim.

Dyspnée, troubles visuels.

Hématurie, protéinurie, insuffisance rénale.

Hypertension artérielle.

Thrombopénie, leucopénie, leucocytose.

Hépatites médicamenteuses exceptionnelles.

Interactions médicamenteuses

Surveiller et éventuellement diminuer la posologie de l'insuline ou d'**hypoglycémiants oraux**.

HYPERPROLACTINÉMIES

FICHE MALADIE

DÉFINITION

L'hyperprolactinémie est l'augmentation du taux circulant de la prolactine (PRL). Cette hormone sécrétée par les cellules lactotropes de l'hypophyse a pour rôle de provoquer et de maintenir la lactation après l'accouchement. Sécrétée en excès, la PRL perturbe le fonctionnement des gonades.

CAUSES ET MÉCANISMES

Trois mécanismes peuvent entraîner une sécrétion excessive de la PRL :

- une hyperplasie des cellules lactotropes pouvant constituer une tumeur bénigne ; l'adénome à PRL ou prolactinome ; il existe des adénomes mixtes secrétant la GH et la PRL (15 % des cas d'acromégalie) ;
- la prise d'un médicament hyperprolactinémiant agissant soit en levant l'inhibition hypothalamique normale de la PRL (substances antidopaminergiques : antipsychotiques, antidépresseurs tricycliques, alphaméthyldopa) ou stimulant directement sa sécrétion (œstrogènes contenus dans les pilules contraceptives) ;
- la sécrétion excessive de la TRH, hormone hypothalamique qui stimule à la fois la sécrétion de la TSH et de la PRL : il s'agit essentiellement des hyperprolactinémies dites fonctionnelles survenant au cours de l'hypothyroïdie primitive.

DIAGNOSTIC

SIGNES CLINIQUES

- Chez la femme : troubles des règles évoluant vers aménorrhée et galactorrhée (écoulement mamelonnaire lactescent spontané ou provoqué).
- Chez l'homme : impuissance et gynécomastie.
- Dans les deux sexes : lorsque l'hyperprolactinémie est dû à un adénome hypophysaire, on peut observer, comme dans toute tumeur hypophysaire, des céphalées et des troubles du champ visuel.

EXAMENS COMPLÉMENTAIRES

Le diagnostic est porté sur l'augmentation du taux plasmatique de la PRL (largement au-dessus de 30 ng/mL). Le test à la TRH est parfois utile : il est négatif dans 80 % des adénomes ; mais il peut l'être aussi dans les hyperprolactinémies non tumorales.

L'imagerie hypophysaire (IRM) est indispensable pour rechercher un prolactinome. Lorsque son diamètre est inférieur ou égal à 10 mm, on parle de microadénome ; au-delà de 10 mm, il s'agit d'un macroadénome.

TRAITEMENT

Le traitement chirurgical est en général choisi d'emblée en cas de macroadénome. L'ablation s'effectue par voie trans-sphénoïdale.

Le traitement médical fait appel aux agonistes dopaminergiques, qui inhibent la sécrétion de la PRL et réduisent dans 70 % des cas le volume de l'adénome. On a le choix entre quatre molécules : la **bromocriptine** (*PARLODEL*), le **quinagolide** (*NORPROLAC*), le **lisuride** (*AROLAC*) et la **cabergoline** (*DOSTINEX*). Le traitement est prescrit en première intention dans les microadénomes ou en cas d'hyperprolactinémie résiduelle après chirurgie.

PRONOSTIC

Il dépend du volume de l'adénome, qui peut provoquer une compression chiasmatique.

FICHE INFIRMIÈRE

EXAMENS

• Le dosage de la prolactine doit se faire le matin entre 8 h et 10 h. Le stress élève la sécrétion de prolactine, c'est pourquoi on conseille de faire le prélèvement 15 min après la pose d'un cathéter.

• Le test à la TRH avec dosage de la prolactine (*cf.* Fiche technique, p. 299) consiste à injecter à T0 250 μg de TRH et à doser la prolactine à T –15, 0, +15, 30, 60 et 90 min.

SURVEILLANCE DU TRAITEMENT

SOINS – TRAITEMENT

Les agonistes dopaminergiques s'administrent par voie orale. La **bromocriptine** et le **lisuride** s'administrent en 2 ou 3 prises/j, le **quinagolide** en une seule prise quotidienne et la **cabergoline** en une prise hebdomadaire ; pour les 3 premiers produits, on débute par des doses faibles qu'on augmente progressivement sur 3 à 6 jours, pour favoriser la tolérance.

EFFICACITÉ DU TRAITEMENT

L'efficacité thérapeutique est établie à court terme sur la clinique : retour des menstruations et des ovulations (apprécié sur la courbe de température et par le dosage de la progestérone plasmatique en deuxième partie de cycle). Le contrôle biologique permet de moduler les doses du traitement avec pour but la normalisation du taux de la prolactine ; à 6 et 12 mois, l'IRM montre parfois la diminution du volume de l'adénome.

Lorsqu'une grossesse a été induite par le traitement antiprolactinique chez une femme porteuse d'un adénome, le dosage de la PRL a peu d'utilité ; deux cas se présentent :

• s'il s'agit d'un microadénome, le traitement est interrompu dès le diagnostic de grossesse ; il n'y pas de surveillance paraclinique systématique, mais seulement si des signes cliniques apparaissent ;

• s'il s'agit d'un macroadénome, le traitement est poursuivi ; on demande un examen du champ visuel tous les mois et on réalise une IRM dès qu'apparaissent des céphalées ou des troubles visuels.

EFFETS INDÉSIRABLES

Des effets indésirables sont fréquents, surtout au début du traitement médical : céphalées, nausées, vomissements, douleurs abdominales, impressions vertigineuses, somnolence, hypotension orthostatique. Ils disparaissent ou s'atténuent parfois lors de la poursuite du traitement.

Pendant la grossesse, l'effet stimulant des œstrogènes augmente la taille des macroadénomes et il y a risque de compression chiasmatique.

Après exérèse d'un macroadénome, les suites opératoires peuvent être émaillées :

• d'un syndrome polyuro-polydipsique transitoire (sidération de la posthypophyse), exceptionnellement définitif ; d'où la nécessité de surveiller la diurèse ;

• d'une insuffisance hypophysaire, le déficit corticotrope étant le premier à se manifester (baisse tensionnelle).

ÉDUCATION ET CONSEILS

Chez la femme traitée par un agoniste dopaminergique ne désirant pas de grossesse, la mise en route d'une contraception orale s'impose ; on évite les œstroprogestatifs et on choisit une contraception par progestatif seul, ou encore les méthodes mécaniques (stérilet, préservatif).

L'allaitement n'est pas contre-indiqué, en cas de microadénome à PRL.

FICHE TECHNIQUE

TEST À LA TRH

Indications

- Exploration de la fonction thyréotrope (faire la différence entre adénome à TSH et résistance aux hormones thyroïdiennes).
- Exploration des hyperprolactinismes.
- Exploration des adénomes gonadotropes et somatotropes.

Réalisation

- Faire à T0 une injection IV de 250 µg de TRH (*STIMU TSH*).
- Prélèvements sanguins 15 min avant l'injection (T – 15 min), à T0 et à T + 15, 30, 60, 90 et 120 min.
- Dosage de la TSH, de la prolactine, de la GH et de la sous-unité alpha.

Effets indésirables

Céphalées, nausées, sensations vertigineuses, bouffées vasomotrices.

Contre-indications

Grossesse, épilepsie.

Interprétation

Fonction thyréotrope :

- réponse normale : taux de la TSH multiplié par 3 ;
- test positif dans le syndrome de résistance aux hormones thyroïdiennes ;
- test négatif dans les adénomes thyréotropes.

Fonction lactotrope :

- réponse positive : taux de la prolactine multiplié par 2 ;
- test négatif dans 80 % des adénomes à prolactine.

Fonctions somatotrope et gonadotrope :

- pas de réponse chez le sujet normal ;
- réponse paradoxale de la GH dans les adénomes somatotropes ;
- réponse paradoxale de la FSH et de la sous-unité alpha, plus rarement de la LH, dans les adénomes gonadotropes.

FICHE PHARMACOLOGIE

ANTIPROLACTINIQUES

Bromocriptine

PARLODEL					
Posologie progressive : 1/2 cp. le 1er j puis 1 cp. le 2e j puis augmentation progressive par paliers de 1 cp. tous les 2 j Traitement prolongé La posologie maximale est de 40 mg/j	20 cp. séc. 2,5 mg 30 cp. séc. 2,5 mg 30 gél. 5 mg 30 gél. 10 mg	4,21 5,89 9,03 15,96	I I I I	65 % 65 % 65 % 65 %	0,21 0,20 0,30 0,53

■ **Quinagolide**

NORPROLAC					
Posologie progressive : 25 µg pendant 3 j, puis 50 µg pendant 3 j, puis 75 µg jusqu'à la fin du 1er mois de traitement Traitement maximum : 300 mg/j	3 cp. 25 µg + 3 cp. 50 µg 30 cp. 75 µg 30 cp. 150 µg	6,75 30,03 51,42	I I I	65 % 65 % 65 %	2,25 1,00 1,71

■ **Cabergoline**

DOSTINEX					
Commencer par 0,5 mg/sem. Augmenter la dose par paliers de 0,5 mg en fonction de la prolactinémie mesurée 4 sem. après l'initiation du traitement	8 cp. 0,50 mg	32,28	I	65 %	4,04

■ **Lisuride**

AROLAC					
Posologie progressive : 1/2 cp. le 1er j puis 2 x 1/2 cp. le 2e j et 3 x 1/2 cp./j puis augmenter éventuellement la dose tous les 3 à 4 j	20 cp. séc. 0,2 mg	6,51	I	65 %	0,33
DOPERGINE					
Idem *AROLAC*	30 cp. séc. 0,2 mg	9,01	I	65 %	0,30

Propriétés

Agonistes dopaminergiques réduisant la sécrétion hypophysaire de prolactine.

Indications

Hyperpolactinémie idiopathique.

Prolactinomes.

Inhibition de la montée laiteuse pour **bromocriptine** (*PARLODEL*) et **lisuride** (*AROLAC*, *DOPERGINE*).

Contre-indications

Toxémie gravidique et hypertension du post-partum (contre-indication formelle).

Insuffisance coronaire.

L'allaitement n'est pas possible sous traitement.

Traitements par les **antipsychotiques** (sauf **clozapine**).

Précautions d'emploi

Administrer avec prudence en cas de troubles psychiatriques, troubles confusionnels, délires, syndromes d'excitation psychomotrice.

Surveillance de la pression artérielle.

Effets indésirables

Troubles digestifs : nausées, vomissements, constipation.

Troubles neurologiques : céphalées, vertiges, dyskinésies, malaise général.

Hypotension.

Interactions médicamenteuses

Antagonisme avec les **antipsychotiques** et les **antiémétiques.**

Dérivés de l'ergot de seigle et **sympathomimétiques** : risque de vasoconstriction et de poussées hypertensives.

Macrolides (sauf **spiramycine**) : risque d'augmentation des taux plasmatiques du dopaminergique.

INSUFFISANCE ANTÉHYPOPHYSAIRE

FICHE MALADIE

DÉFINITION

On réunit sous le terme d'insuffisance antéhypophysaire, ou encore d'hypopituitarisme, les tableaux cliniques qui résultent de l'insuffisance de la sécrétion d'une ou plusieurs hormones produites par l'antéhypophyse.

CAUSES ET MÉCANISMES

Deux mécanismes principaux peuvent conduire à une insuffisance antéhypophysaire :

- une atteinte directe de l'hypophyse. Les causes pouvant conduire à la destruction de l'hypophyse sont variées : tumorales (adénomes hypophysaires), inflammatoires (hypophysites), vasculaires (nécrose hypophysaire) ou traumatiques (chirurgie et radiothérapie hypophysaire) ;
- une atteinte suprahypophysaire touchant l'hypothalamus, organe qui commande toutes les fonctions hypophysaires. Il s'agit en général d'une tumeur (craniopharyngiome, gliome) ou d'une infiltration granulomateuse dans le cadre d'une maladie de système (sarcoïdose, histiocytose X, tuberculose).

Parfois, aucune cause n'est retrouvée et on parle d'insuffisance antéhypophysaire idiopathique.

DIAGNOSTIC

SIGNES CLINIQUES

Chez l'enfant, le tableau est dominé par un nanisme et l'absence de développement pubertaire.

Chez l'adulte, le tableau clinique complet associe :

- une asthénie avec tendance à l'amaigrissement et à l'hypoglycémie, hypothermie et ralentissement psychomoteur ;
- une pâleur cutanée avec peau fine, sèche, lisse et dépilée, associée à des troubles des phanères (cheveux fins et ongles cassants) ;
- une régression des caractères sexuels (dépilation pubienne et atrophie des organes génitaux externes) avec troubles de règles chez la femme et impuissance chez l'homme.

EXAMENS COMPLÉMENTAIRES

Le bilan biologique standard montre une anémie, une hyponatrémie et une hypoglycémie.

Le bilan endocrinien a pour but d'explorer tous les secteurs hormonaux de l'hypophyse :

- L'insuffisance thyréotrope se manifeste par une diminution des hormones thyroïdiennes (T4 et T3 libres) et de la TSH ultrasensible.
- L'insuffisance gonadotrope se traduit par la diminution des hormones gonadiques (testostérone chez l'homme, œstradiol et progestérone chez la femme) et l'absence de stimulation des gonadotrophines (LH et FSH) au cours du test à la LH-RH.
- L'insuffisance corticotrope est responsable de la diminution du cortisol plasmatique et du cortisol libre urinaire ainsi que la négativité des tests de stimulation : test à la CRH, test à la *METOPIRONE*, hypoglycémie insulinique (test dangereux).
- L'insuffisance somatotrope est objectivée par l'absence d'élévation de l'hormone de croissance (GH) au cours des tests de stimulation (test à la GHRH et hypoglycémie insulinique).
- Le taux de la prolactine peut être normal ou élevé (adénome à prolactine ou insuffisance d'origine hypothalamique).

L'IRM est indispensable pour visualiser la région hypothalamo-hypophysaire à la recherche d'une étiologie.

TRAITEMENT

Il s'agit d'un traitement substitutif à vie destiné à compenser toutes les fonctions hypophysaires déficitaires :

- l'insuffisance thyréotrope par la **thyroxine** (*LÉVOTHYROX*, *L-THYROXINE*) ;
- l'insuffisance corticotrope par l'**hydrocortisone** ;
- l'insuffisance somatotrope par l'hormone de croissance humaine recombinante (*GENO-*

TONORM, SAIZEN, NORDITROPINE, MAXOMAT, UMATROPE, ZOMACTON) ;
• l'insuffisance gonadotrope par les gonadotrophines (FSH, LH) afin d'induire la spermatogenèse ou l'ovulation s'il y a désir d'une descendance ; dans le cas contraire, on prescrit de la **testostérone** chez l'homme et un traitement œstroprogestatif chez la femme.

PRONOSTIC

Le pronostic dépend de l'étiologie ; la complication à redouter est le coma hypophysaire, coma calme, avec hypothermie, collapsus, hypoglycémie et hyponatrémie sévère.

FICHE INFIRMIÈRE

EXAMENS

Plusieurs tests de stimulation sont mis en œuvre pour diagnostiquer une insuffisance antéhypophysaire :
• le test à la LH-RH (*cf.* Fiche technique, p. 303) permet d'explorer la fonction gonadotrope ; le test à la GHRH explore la fonction somatotrope (*cf.* Fiche technique, p. 304) ;
• le test à la CRH (*cf.* Fiche technique, *chapitre* Insuffisance surrénale chronique, p. 287) et le test à la *METOPIRONE* (*cf.* Fiche technique, *chapitre* Insuffisance surrénale chronique, p. 287) explorent la fonction corticotrope.

SURVEILLANCE DU TRAITEMENT

SOINS – TRAITEMENT

• Il est indispensable de compenser d'abord le déficit corticotrope par l'**hydrocortisone**, qui est administrée le plus souvent en 2 prises/j (matin et soir).
• Le déficit thyréotrope est compensé par l'administration de **L-thyroxine** (*LÉVOTHYROX, L-THYROXINE*) en une prise le matin à jeun.
• Le déficit gonadotrope est traité (*cf.* Hypogonadismes masculins, p. 311, Hypogonadismes féminins, p. 312).
• Le déficit somatotrope se fait par auto-injection de GH par voie SC à l'aide d'un stylo.

EFFICACITÉ DU TRAITEMENT

Elle se fait presque uniquement sur l'évolution clinique. Mis à part le dosage de la T4, les dosages hormonaux ne sont pas utiles.
Chez l'enfant dont l'insuffisance antéhypophysaire survient avant la puberté, on suit la courbe de croissance, le développement pubertaire et l'âge osseux.

EFFETS INDÉSIRABLES

On évitera les surdosages sur les signes spécifiques à chaque secteur hypophysaire et la survenue d'une décompensation à l'occasion d'une affection intercurrente, d'une agression physique ou psychique (*cf.* Insuffisance surrénale chronique, p. 284).

ÉDUCATION ET CONSEILS

Ce sont ceux donnés aux patients en cas de traitement d'une hypothyroïdie, p. 259, d'un hypogonadisme, p. 311 et d'une insuffisance surrénale chronique, p. 284 (*cf.* chapitres correspondants).

FICHE TECHNIQUE

TEST À LA LH-RH (OU À LA GNRH)

Indication

Exploration de la fonction gonadotrope.

Réalisation

• Injection IV à T0 de 100 µg de LH-RH (2 ampoules de *STIMU LH*).

▶

• Dosage de la FSH et de la LH (et éventuellement de la sous-unité alpha) à T – 15, T0 et T + 15, 30, 60, 90 et 120 min.

Précautions

• Chez la femme ayant des cycles menstruels, le test doit être réalisé en première partie de cycle.

• Les traitements hormonaux (contraceptifs, œstrogènes et progestatifs) doivent être arrêtés depuis au moins 1 mois.

Interprétation

• Le test normal se manifeste par un pic de FSH (´ 2) à 60 min et de LH (´ 3 à 4) à 30 min.

• Le test est négatif dans les insuffisances gonadotropes, mais ne permet pas de distinguer l'origine hypophysaire ou hypothalamique du déficit.

FICHE TECHNIQUE

TEST À LA GHRH

Indication

Diagnostic d'une insuffisance somatotrope.

Réalisation

• Administration IV rapide au temps T0 de GHRH (*STIMU GH*) à raison de 1 µg/kg, le sujet étant à jeun.

• Prélèvement veineux pour dosage de la GH à T – 15, T0 et T +15, 30 et 60 min.

• Le test peut être couplé à l'arginine (perfusion sur 30 min de 0,5 g/kg, sans dépasser 30 g) avec prélèvements veineux supplémentaires à 90 et 120 min.

Précaution

Le test doit être effectué après correction des autres déficits hypophysaires.

Effets indésirables

Flush, trouble du goût et de l'odorat.

Interprétation

Une réponse inférieure à 10 mU/L (3,3 µg/L) permet d'affirmer l'existence d'un déficit somatotrope.

FICHE PHARMACOLOGIE

HORMONE DE CROISSANCE

- **Somatropine**

NORDITROPINE SIMPLEXX					
Retard de croissance lié à un déficit somatotrope chez l'enfant : 25 à 35 µg/kg/j Retard de croissance lié à un syndrome de Turner : 50 µg/kg/j Retard de croissance chez les enfants nés petits pour l'âge gestationnel : 35 µg/kg/j Retard de croissance chez les enfants prépubères lié à une insuffisance rénale chronique : 50 µg/kg/j Déficit en hormone de croissance en rapport avec un syndrome hypothalamo-hypophysaire connu chez l'adulte : 0,1 à 0,3 mg/j	1 inj. 5 mg/1,5 mL 1 inj. 10 mg/1,5 mL 1 inj. 15 mg/1,5 mL	160,54 312,20 463,08	I I I	100 % 100 % 100 %	160,54 312,20 463,08
NUTROPINAQ					
Idem *NORDITROPINE SIMPLEXX*	1 inj. 10 mg/2 mL	312,20	I	100 %	312,20
SAIZEN					
Retard de croissance lié à un déficit somatotrope chez l'enfant : 0,7 à 1 mg/m²/j Retard de croissance lié à un syndrome de Turner et retard de croissance chez les enfants prépubères lié à une insuffisance rénale chronique : 1,4 mg/m²/j Retard de croissance chez les enfants nés petits pour l'âge gestationnel : 35 µg/kg/j Déficit en hormone de croissance en rapport avec un syndrome hypothalamo-hypophysaire connu chez l'adulte : 0,15 à 0,3 mg/j	1 sol. inj. 5,83 mg/mL 1 sol. inj. 8 mg/mL	191,49 608,88	I I	100 % 100 %	191,49 608,88
SAIZEN CLICKEASY					
Idem *SAIZEN*	1 fl. pdre + amp. solv. 8 mg/1,37 mL	251,84	I	100 %	251,84
UMATROPE					
Idem *SAIZEN*	1 cart. 6 mg/3 mL 1 cart. 12 mg/3 mL 1 cart. 24 mg/3 mL	191,49 372,55 722,43	I I I	100 % 100 % 100 %	191,49 372,55 722,43

ZOMACTON					
Idem *SAIZEN*	1 fl. pdre + amp. solv. 4 mg/3,5 mL	119,39	I	100 %	119,39
	1 fl. pdre + amp. solv. 10 mg/mL	288,97	I	100 %	288,97

GENOTONORM MINIQUICK					
Idem *SAIZEN*	7 inj. pdre et solv. 0,6 mg	136,24	I	100 %	19,46
	7 inj. pdre et solv. 0,8 mg	180,22	I	100 %	25,75
	7 inj. pdre et solv. 1 mg	222,79	I	100 %	31,83
	7 inj. pdre et solv. 1,2 mg	265,27	I	100 %	37,90
	7 inj. pdre et solv. 1,4 mg	307,74	I	100 %	43,96
	7 inj. pdre et solv. 1,6 mg	350,21	I	100 %	50,03
	7 inj. pdre et solv. 1,8 mg	392,68	I	100 %	56,10
	7 inj. pdre et solv. 2 mg	435,16	I	100 %	62,17
OMNITROPE					
Idem *SAIZEN*	1 cart. inj. 5,5 mg/ 1,5 mL	136,60	I	100 %	136,60
	5 cart. inj. 5,5 mg/ 1,5 mL	642,05	I	100 %	128,41
	10 cart. inj. 10 mg/ 1,5 mL	1242,97	I	100 %	124,30
	1 cart. inj. 10 mg/ 1,5 mL	265,95	I	100 %	265,95
	5 cart. inj. 6,7 mg/mL	1 242,97	I	100 %	248,59
	10 cart. inj. 6,7 mg/mL	2 444,82	I	100 %	244,48
GENOTONORM					
Idem *SAIZEN*	1 cart. inj. 5,3 mg/mL	170,8	I	100 %	170,80
	1 stylo inj. 5,3 mg/mL	170,8	I	100 %	170,80
	5 stylos inj. 5,3 mg/mL	797,42	I	100 %	159,48
	1 cart. inj. 12 mg/mL	374,48	I	100 %	374,48
	1 stylo inj. 12 mg/mL	374,48	I	100 %	374,48
	5 stylos inj. 12 mg/mL	1753,47	I	100 %	350,69

Propriétés

Hormone de croissance humaine recombinante.

Indications

Retard de croissance lié à un déficit somatotrope chez l'enfant.

Retard de croissance lié à un syndrome de Turner.

Retard de croissance intra-utérin avec une taille < - 2,5 DS.

Retard de croissance chez les enfants prépubères lié à une insuffisance rénale chronique.

Déficit en hormone de croissance en rapport avec un syndrome hypothalamo-hypophysaire connu chez l'adulte.

Contre-indications

Processus tumoral connu et évolutif.

Épiphyses soudées chez l'enfant.

État critique aigu dû aux complications d'une intervention chirurgicale à cœur ouvert.

État critique aigu dû aux complications d'une intervention chirurgicale abdominale.
Insuffisance respiratoire aiguë.
Grossesse, allaitement.

Effets indésirables

Effet lipodystrophique local et réactions au point d'injection.
Rétention hydrosodée responsable d'œdèmes, myalgies, arthralgies et paresthésies, surtout en cas de surdosage.
Hyperglycémie.
Augmentation de la conversion de T4 en T3.
Élévation des phosphatases alcalines.
Élévation du taux sérique des acides gras non estérifiés.

Précautions d'emploi

Optimiser la corticothérapie de substitution avant l'introduction du traitement (risque de décompenser une insuffisance corticotrope).
La **somatropine** risque d'entraîner un état de résistance à l'insuline chez le diabétique. Surveillance de la glycémie conseillée.
Surveillance accrue de la T4 et de la T3 au début du traitement.

Interactions médicamenteuses

L'administration de **glucocorticoïdes** risque d'inhiber l'effet de la **somatropine** sur la croissance.
Augmentation de la clairance des médicaments métabolisés par le cytochrome P450 (**corticoïdes**, **stéroïdes sexuels**, **anticonvulsivants** et **ciclosporine**).

DIABÈTE INSIPIDE

FICHE MALADIE

DÉFINITION

Le diabète insipide définit l'élimination abondante et non contrôlable d'urines diluées ; il est dû à l'incapacité du rein à concentrer les urines en raison d'un déficit en hormone antidiurétique (ADH) sécrétée par la posthypophyse.

CAUSES ET MÉCANISMES

Il existe trois grandes variétés de diabète insipide :

• le diabète insipide central, dû à une sécrétion insuffisante ou absente de l'ADH par la posthypophyse, dont la cause peut être congénitale (apparition dans l'enfance, prédisposition familiale) ou acquise, secondaire à la destruction de la posthypophyse par un processus tumoral (gliome, craniopharyngiome), inflammatoire (hypophysite), granulomateux (sarcoïdose, histiocytose X) ou traumatique (chirurgie, traumatisme crânien) ;

• le diabète insipide néphrogénique, par insensibilité du tubule rénal à l'ADH ;

• le diabète insipide transitoire de la grossesse, dû à la destruction de l'ADH par une enzyme produite par le placenta.

DIAGNOSTIC

SIGNES CLINIQUES

Le signe révélateur est l'apparition d'un syndrome polyuro-polydipsique caractérisé par une polyurie pouvant atteindre ou dépasser 8 L/j, compensée par une prise hydrique équivalente, le patient buvant jour et nuit.
Le diabète insipide doit être distingué de la potomanie qui est un trouble du comportement se traduisant par une prise de liquides excessive, la polyurie étant secondaire.

EXAMENS COMPLÉMENTAIRES

• Le bilan biologique est normal ; on constate dans les urines une baisse de la densité (< 1 005) et de l'osmolalité (< 200 mOsmol/kg).

• Le test de restriction hydrique réalisé en milieu hospitalier est indispensable : dans le diabète insipide, malgré l'absence de prise hydrique, les urines restent abondantes et diluées (densité et osmolalité basse).

• Le test de restriction hydrique, véritable test de stimulation endogène de l'hormone antidiurétique, permet de tester le pouvoir de concentration du rein et de distinguer entre diabète insipide et potomanie. Il se poursuit par l'injection de **desmopressine** (*MINIRIN*) afin de faire la différence entre diabète insipide central et diabète insipide néphrogénique.

• Dosage de l'ADH (dosage difficile) : l'ADH est absente dans le diabète insipide.

TRAITEMENT

La **desmopressine** (*MINIRIN*), analogue de synthèse de l'ADH, est le seul traitement du diabète insipide central. Il peut s'administrer par voie orale, nasale ou parentérale.

PRONOSTIC

Il dépend de l'étiologie. Il faut savoir qu'un diabète insipide peut révéler une tumeur de la région hypothalamo-hypophysaire.

FICHE INFIRMIÈRE

EXAMENS

• Le dosage de l'hormone antidiurétique (ADH) dans le plasma est délicat ; dès le prélèvement, il faut placer le tube dans la glace et le centrifuger.

• Le test de restriction hydrique (*cf.* Fiche technique, p. 308) est indispensable dans l'enquête d'un syndrome polyuro-polydipsique. Il doit être réalisé au cours d'une hospitalisation.

SURVEILLANCE DU TRAITEMENT

SOINS – TRAITEMENT

La **desmopressine** (*MINIRIN*) s'administre en 3 prises quotidiennes par voie orale (comprimé à 0,1 mg) ou en 1 ou 2 prises quotidiennes par voie nasale à l'aide d'un flacon pulvérisateur (spray nasal) ou d'un cathéter gradué (instillation nasale). En postopératoire, on utilise la voie parentérale (1 ou 2 injections/j SC, IVL ou IM).

En cas d'insuffisance hypophysaire globale (anté- et posthypophysaire), il faut d'abord traiter l'insuffisance corticotrope par l'**hydrocortisone** avant de commencer le traitement du diabète insipide.

EFFICACITÉ DU TRAITEMENT

L'efficacité s'apprécie essentiellement sur le volume de la diurèse et la quantité de boissons ingérée par jour. La mesure de l'osmolalité et du sodium sanguins et urinaires peut être utile.

EFFETS INDÉSIRABLES

• La **desmopressine** peut provoquer des céphalées, des crampes abdominales et des bouffées vasomotrices, lorsqu'elle est prescrite à forte dose.

• L'administration parentérale doit se faire avec prudence chez les sujets atteints d'affections cardiovasculaires (hypertension, angor).

• Il faut savoir éviter un surdosage, se manifestant par une intoxication par l'eau avec hémodilution et hyponatrémie. S'il apparaît, il se traite par le **furosémide** (*LASILIX*).

ÉDUCATION ET CONSEILS

Il faut apprendre au patient à moduler les doses de **desmopressine** ou la fréquence d'administration en fonction de la diurèse.

FICHE TECHNIQUE

TEST DE RESTRICTION HYDRIQUE

Indication

Diagnostic étiologique des syndromes polyuro-polydipsiques.

Réalisation

• Après avoir vidé sa vessie, le patient doit s'abstenir de toute boisson à partir de 8 h du matin jusqu'à 16 h si possible.

• Recueillir les urines jusqu'à la fin du test et, pour tous les échantillons, mesurer le volume, la densité, l'osmolalité, le taux du sodium et du potassium et calculer la diurèse horaire.

• Prélever un échantillon de sang à 8, 10, 12, 14 et 16 h pour détermination de l'osmolalité, de la créatininémie et de l'ionogramme. L'ADH est dosée sur le premier et le dernier prélèvement.

• Examen clinique horaire avec pesée, prise du pouls, mesure de la pression artérielle et recherche de signes de déshydratation (pli cutané, soif, sécheresse des muqueuses).

• Le test est arrêté si le poids diminue de plus de 4 %, la pression systolique baisse en dessous de 90 mmHg et si des signes de déshydratation apparaissent, ou encore si l'osmolalité reste inférieure à 30 mOsm/kg durant 2 h de suite.

• Sinon, le test est poursuivi jusqu'à son terme.

• On réalise à la fin de l'épreuve un test à la **desmopressine** : injection SC de 2 µg (une demi-ampoule de *MINIRIN*) et on mesure toutes les 30 min jusqu'à 2 h des paramètres cliniques (volume urinaire, pouls, pression artérielle et poids) et biologiques sanguins et urinaires (osmolalité, ionogramme, créatinine).

Précautions

Le test doit être réalisé au cours d'une hospitalisation sous surveillance médicale.
Il est contre-indiqué en cas de natrémie supérieure à 150 mmol/L.

Interprétation

Dans le diabète insipide, le test est mal toléré (baisse de pression artérielle, accélération de la fréquence cardiaque, diminution du poids et apparition de signes de déshydratation) et doit être arrêté avant son terme, la diurèse ne diminue pas, les urines restent hypotoniques (osmolalité urinaire < 300 mOsm/kg) et l'osmolalité plasmatique s'élève.

Le test à la **desmopressine** permet de différencier entre diabète insipide central (amélioration des anomalies cliniques et biologiques) et diabète insipide néphrogénique (pas d'amélioration).

Dans la potomanie, le test de restriction est bien toléré, la diurèse diminue (moins de 0,5 mL par heure), les urines se concentrent (osmolalité > 600 mOsm/kg) et l'osmolalité plasmatique reste normale (< 300 mOsm/kg).

FICHE PHARMACOLOGIE

ANTIDIURÉTIQUES

■ **Desmopressine**

MINIRIN					
MINIRIN SPRAY A. : administration de 1 dose/j en respectant un intervalle de 12 h, soit 10 à 20 µg/j (0,1 à 0,2 mL) E. : 5 à 10 µg/j (0,05 à 0,1 mL)	25 doses sol. endonasales (une dose 10 µg = 0,1 mL) fl. pulvérisateur 2,5 mL + embout nasal	23,08	II	65 %	0,92
MINIRIN solution injectable Diabète insipide aigu : - A. : 1 à 4 µg - E. : 0,4 à 1 µg - N. : 0,2 à 0,4 µg Étude du pouvoir de concentration du rein dans le diagnostic de diabète insipide	10 amp. 1 mL	HOP	II		
MINIRINMELT					
Traitement au long cours du diabète insipide par voie orale : 100 à 600 µg/j en moyenne	30 lyocs 60 µg 100 lyocs 60 µg 30 lyocs 120 µg 100 lyocs 120 µg 30 lyocs 240 µg 100 lyocs 240 µg	25,43 77,21 48,05 150,12 91,79 292,06	II II II II II II	65 % 65 % 65 % 65 % 65 % 65 %	0,85 0,77 1,60 1,50 3,06 2,92

Propriétés

La **desmopressine** est un analogue de l'hormone antidiurétique naturelle ou arginine-vasopressine : elle augmente le pouvoir de concentration du rein en favorisant la réabsorption de l'eau.

La **desmopressine** entraîne également une augmentation du facteur VIII et du facteur de Willebrand, ce qui explique son action hémostatique dans certaines hémopathies.

Elle a une action spécifique de mécanisme mal expliqué dans l'énurésie.

Indications

Diabète insipide d'origine centrale par lésion post-hypophysaire ou hypothalamique.

Étude du pouvoir de concentration du rein.

Énurésie nocturne isolée.

Contre-indications

Aucune en cas de déficit de l'hormone.

Précautions d'emploi

Chez les sujets atteints d'HTA ou d'une insuffisance coronarienne, l'administration de l'hormone antidiurétique doit être particulièrement surveillée.

Effets indésirables

L'excès d'hormone antidiurétique peut entraîner une intoxication par l'eau (augmentation rapide du poids, céphalées, nausées, vomissements, troubles de la conscience) et une hyponatrémie.

Interactions médicamenteuses

Médicament agissant sur la sécrétion d'ADH : **carbamazépine**.

Médicaments potentialisant l'action antidiurétique : **sulfamides hypoglycémiants**.

HYPOGONADISMES

HYPOGONADISMES MASCULINS

FICHE MALADIE

DÉFINITION

On dénomme hypogonadisme masculin toute altération du fonctionnement testiculaire, portant sur la fonction endocrine (sécrétion de testostérone) et/ou sur la fonction exocrine (formation de spermatozoïdes).

CAUSES ET MÉCANISMES

Il y a trois grandes catégories d'hypogonadismes masculins :

- les hypogonadismes secondaires qui sont dus à une insuffisance hypothalamo-hypophysaire (ou insuffisance gonadotrope) ; elle peut être isolée ou s'accompagner d'autres déficits hormonaux, dans le cadre d'une insuffisance antéhypophysaire ;
- les hypogonadismes primitifs (syndrome de Klinefelter avec caryotype 47, XXY, cryptorchidie, déficit enzymatique portant sur la synthèse de la testostérone, insensibilité des tissus à la testostérone) ;
- les hypogonadismes acquis, apparaissant après une infection (oreillons), un traumatisme ou une irradiation des testicules.

DIAGNOSTIC

SIGNES CLINIQUES

Le tableau clinique dépend du caractère congénital ou acquis de l'hypogonanisme et du moment de sa survenue :

- s'il existe avant la naissance, il peut être responsable d'une ambiguïté sexuelle : micropénis, cryptorchidie, hypospadias ;
- s'il débute avant la puberté, il se manifeste par un impubérisme avec grande taille (sauf s'il existe une insuffisance hypophysaire portant sur la GH et/ou la TSH), pilosité pubienne peu fournie, organes génitaux externes infantiles et parfois gynécomastie ;
- si le déficit est acquis et survient après la puberté, il est responsable d'une impuissance par baisse de la libido, de la régression des caractères sexuels (diminution de la pilosité et de la taille des testicules) et d'une stérilité.

EXAMENS COMPLÉMENTAIRES

- Dans tous les cas, la testostérone plasmatique est basse.
- Le dosage des gonadotrophines (LH et FSH) permet de préciser le niveau de l'atteinte ; elles sont élevées dans les hypogonadismes primitifs ; elles sont basses et non stimulables lors du test à la LHRH dans les hypogonadismes par insuffisance gonadotrope.
- Le dosage des autres hormones hypophysaires, la détermination du caryotype et de l'âge osseux sont utiles pour faire le diagnostic étiologique.

TRAITEMENT

La **testostérone**, administrée par voie IM (*ANDROTARDYL*), orale (*PANTESTONE*) ou transdermique (*ANDROGEL*), est utilisée après la puberté pour pallier le déficit en hormone mâle.

Dans les insuffisances gonadotropes, on induit la puberté et la spermatogenèse par les gonadotrophines sous forme extractive (*GONADOTROPHINE CHORIONIQUE*, *MENOPUR*) ou sous forme recombinante (*GONAL-F*, *PUREGON*) ou encore par l'administration pulsée de LH-RH (*LUTRELEF*, *STIMU-LH*), à l'aide d'une pompe.

La cryptorchidie idiopathique est également traitée par les gonadotrophines administrées avant la fin de la deuxième année. En cas d'échec, les testicules sont abaissés chirurgicalement.

PRONOSTIC

Il dépend de l'étiologie, notamment pour ce qui concerne la possibilité de procréer.

FICHE INFIRMIÈRE

EXAMENS

Le test à la LH-RH est le test utilisé dans le bilan diagnostique des hypogonadismes (*cf.* Fiche technique, Test à la LH-RH (ou à la GnRH) *chapitre* Insuffisance antéhypophysaire, p. 303).

SURVEILLANCE DU TRAITEMENT

SOINS – TRAITEMENT

La **testostérone** injectable est constituée d'une solution huileuse : l'injection doit suivre immédiatement le remplissage de la seringue et être réalisée en IM profonde.

EFFICACITÉ DU TRAITEMENT

Elle s'apprécie par la clinique, sur le dosage de la testostérone pour la fonction endocrine testiculaire et sur le spermogramme pour la fonction exocrine.

EFFETS INDÉSIRABLES

Le traitement par la **testostérone** nécessite un contrôle de la prostate chez l'homme de plus de 50 ans.

ÉDUCATION ET CONSEILS

Il faut mettre en garde les patients, notamment les sportifs, du risque de dopage par la **testostérone**.

HYPOGONADISMES FÉMININS

FICHE MALADIE

DÉFINITION

On entend par hypogonadisme féminin toute altération pathologique se traduisant par une insuffisance du fonctionnement ovarien survenant chez la femme après la puberté et avant la ménopause.

CAUSES ET MÉCANISMES

Il y a deux grandes catégories d'hypogonadismes féminins :

- les hypogonadismes secondaires, qui sont dus à une insuffisance hypothalamo-hypophysaire (ou insuffisance gonadotrope) ; ils peuvent être isolés ou s'accompagner d'autres déficits hormonaux, dans le cadre d'une insuffisance antéhypophysaire ;
- les hypogonadismes primitifs, par atteinte ovarienne, dénommés insuffisances ovariennes primitives. Elles peuvent être congénitales (syndrome de Turner), auto-immunes (présence d'auto-anticorps anti-ovaire), iatrogènes (chimiothérapie anticancéreuse) ou dues à une insensibilité aux gonadotrophines (ovaires résistants aux gonadotrophines).

DIAGNOSTIC

SIGNES CLINIQUES

Les hypogonadismes existant à la naissance (congénitaux) ou apparaissant avant la puberté (prépubertaires) se traduisent par l'absence de développement pubertaire (impubérisme).

L'aménorrhée (absence de règles) est le signe clinique commun à tous les hypogonadismes. L'aménorrhée est dite primaire (pas d'apparition des premières règles) dans les hypogonadismes prépubertaires et secondaires (absence de règles depuis au moins trois mois) dans les hypogonadismes qui surviennent après la puberté.

Dans le syndrome de Turner et en cas d'insuffisance hypophysaire prépubertaire, l'hypogonadisme s'accompagne d'une petite taille.

L'existence de bouffées de chaleur constitue un tableau de ménopause précoce et oriente alors vers une atteinte primitive de l'ovaire.

La stérilité est la conséquence logique des hypogonadismes.

EXAMENS COMPLÉMENTAIRES

- Le taux plasmatique des hormones ovariennes (œstradiol et progestérone) est bas.
- Le dosage des gonadotrophines est essentiel pour déterminer la nature de l'hypogonadisme : elles sont élevées dans les insuffisances ovariennes primitives ; basses et ne répondant pas à la stimulation par la LH-RH, dans les hypogonadismes secondaires.
- L'exploration des autres fonctions hypophysaires (dosage de la prolactine notamment), l'imagerie hypophysaire et le caryotype (45, XO dans le syndrome de Turner) et la détermination de l'âge osseux sont utiles pour porter le diagnostic étiologique.

TRAITEMENT

Il dépend de l'étiologie et du désir ou non de grossesse :

- Le traitement hormonal substitutif œstroprogestatif est indiqué lorsqu'il n'y a pas désir de grossesse.
- Dans le cas contraire, on a recours dans les hypogonadismes secondaires aux inducteurs de l'ovulation : gonadotrophines sous forme extractive (*GONADOTROPHINES CHORIONIQUES, FOSTIMON, MENOPUR*) ou sous forme recombinante (*OVITRELLE, LUVERIS, GONAL-F, PUREGON*), ou encore par l'administration pulsée de LH-RH (*LUTRELEF, STIMU-LH*) à l'aide d'une pompe. En cas d'échec ou dans les hypogonadismes primitifs, il faut s'adresser aux techniques de la procréation médicalement assistée.
- Le traitement étiologique est parfois primordial : ablation d'un adénome hypophysaire, traitement antiprolactinique.
- Le traitement par l'hormone de croissance est indiqué lorsqu'un retard statural est associé à l'hypogonadisme.

PRONOSTIC

Il dépend de la cause et de l'âge de survenue. La stérilité est la règle générale dans les insuffisances ovariennes primitives.

FICHE INFIRMIÈRE

EXAMENS

Le test à la LH-RH est le test essentiel dans le bilan diagnostique des hypogonadismes (*cf.* Fiche technique, *chapitre* Insuffisance antéhypophysaire, p. 303).

SURVEILLANCE DU TRAITEMENT

SOINS – TRAITEMENT

Lorsque le traitement hormonal substitutif est choisi, il s'agit de reproduire le cycle hormonal de la femme en administrant un œstrogène (**œstradiol** en comprimé, en gel ou en patch) de façon cyclique (21 jours sur 28) et en y associant la **progestérone** naturelle ou un progestatif de synthèse à partir du 10e ou 12e jour (traitement séquentiel).

L'induction de l'ovulation par les gonadotrophines consiste à administrer par voie parentérale d'abord la FSH (*FOSTIMON, MENOPUR, PUREGON*) de façon à favoriser la maturation d'un follicule ovarien puis la L8H (*LUVERIS, GONAL-F, OVITRELLE*) pour induire l'ovulation.

EFFICACITÉ DU TRAITEMENT

Elle est jugée sur la clinique en fonction du tableau initial : apparition des signes pubertaires, des cycles menstruels, d'une ovulation.

EFFETS INDÉSIRABLES

Le traitement inducteur de l'ovulation doit être surveillé de façon très rigoureuse par l'échographie ovarienne et le dosage de l'œstradiol plasmatique pour éviter un syndrome d'hyperstimulation ovarienne.

Le traitement œstroprogestatif nécessite une surveillance gynécologique et mammaire. Il est contre-indiqué en cas d'antécédents thromboemboliques et de cancer du sein.

FICHE PHARMACOLOGIE

ANDROGÈNES

■ Testostérone

ANDROGEL					
5 g de gel/j en application sur la peau Dose max. : 10 g/j	30 sach. dose 2,5 g (25 mg de testostérone) 30 sach. dose 5 g (50 mg de testostérone)		I I	NR NR	
FORTIGEL					
3 à 4 g de gel/j le matin	1 fl. 60 g (gel 2 %)		I	NR	
TESTOPATCH					
2 patchs de 2,4 mg/24 h renouvelés tous les 48 h	30 disp. transderm. 1,2 mg/24 h 30 disp. transderm. 1,8 mg/24 h 30 disp. transderm. 2,4 mg/24 h		I I I	NR NR NR	

■ Androstanolone

ANDRACTIM					
Une dose de 5 g de gel/j assure une testostéronémie de 2 à 4 ng/mL Dose habituelle : 5 à 10 g/j	16 doses de gel pour appl. locale	24,94	I	30 %	1,56

Propriétés

La testostérone et son métabolite actif, l'androstanolone, provoquent le développement chez l'homme des organes génitaux et le développement et le maintien des caractères sexuels secondaires masculins (morphologie : voix, muscles, pilosité, comportement). Ils stimulent la libido. La testostérone n'entraîne pas le développement testiculaire.

Indications

Hypogonadismes primitifs d'origine testiculaire (congénitaux ou acquis).

Hypogonadismes d'origine hypothalamo-hypophysaire.

Gynécomastie (applications locales).

Contre-indications

Insuffisance cardiaque, rénale et hépatique.

Chez l'homme : cancer de la prostate, adénome de la prostate.

Chez la femme : seule l'**androstanolone** locale est autorisée dans le lichen vulvaire.

Précautions d'emploi

Chez le sportif : produit inscrit sur la liste des produits dopants, dépisté lors des tests effectués dans le cadre de la lutte contre le dopage.

Effets indésirables

Irritabilité, prise de poids, séborrhée, acné, rétention hydrosodée, hypercalcémie.

Avec les formes orales : augmentation des lipides sanguins (cholestérol, triglycérides).

Gynécomastie (par aromatisation en œstrogènes) en cas de surdosage.

Polyglobulie.

Rares hépatites cholestatiques.

Interactions médicamenteuses

Anticoagulants : surtout avec les formes injectables, surveiller les fluctuations de l'INR.

DIABÈTE DE TYPE 1 (INSULINODÉPENDANT)

FICHE MALADIE

DÉFINITION

Le diabète de type 1 résulte de la destruction des cellules β du pancréas endocrine, aboutissant à une carence absolue en insuline.

CAUSES ET MÉCANISMES

Le diabète de type 1 représente 10 % des diabètes et apparaît essentiellement chez le sujet jeune.

La destruction des cellules pancréatiques est due le plus souvent à un processus auto-immunitaire qui se traduit par l'apparition dans le sang d'auto-anticorps (anti-insuline, anti-îlots, anti-glutamate décarboxylase).

La carence en insuline ne se manifeste que lorsque plus de 90 % des cellules insulinosécrétrices sont détruites, d'où l'existence d'une phase cliniquement silencieuse avant le diagnostic.

Il existe quelques cas de diabète par carence en insuline qui ne sont pas d'origine auto-immune.

Les facteurs qui président à l'apparition du diabète de type 1 sont à la fois génétiques (antécédents familiaux dans 5 à 10 % des cas, gènes du système HLA prédisposants) et environnementaux, dont la responsabilité n'est pas totalement établie (allaitement du nourrisson au lait de vache, infections virales, traumatismes).

DIAGNOSTIC

SIGNES CLINIQUES

Le diabète de type 1 survient chez un sujet jeune, de moins de 40 ans dans 80 % des cas. Il apparaît en général de façon brutale. Les cas d'apparition progressive sont beaucoup plus rares, ceux découverts de façon systématiques exceptionnels.

La symptomatologie fonctionnelle est bruyante, associant trois signes cardinaux :

- polyurie d'au moins 3 à 4 L/j, diurne et nocturne ;
- polydipsie en rapport avec une soif permanente ;
- amaigrissement de plusieurs kilogrammes associé à une asthénie.

L'état général est paradoxalement peu altéré avec un appétit conservé et l'examen clinique est pratiquement normal.

EXAMENS COMPLÉMENTAIRES

Le diagnostic est immédiat grâce à deux gestes :

- la mise en évidence à l'aide d'un lecteur de glycémie de l'hyperglycémie sur le sang capillaire prélevé au bout du doigt à l'aide d'une bandelette ;
- la découverte d'une glycosurie, souvent associé à une cétonurie, à l'aide d'une bandelette semi-quantitative (*KÉTO-DIABUR TEST 5000* ou *KÉTO-DIASTIX*).

Les anticorps anti-îlots et anti-GAD/glutamate décarboxylase sont positifs.

La surveillance du traitement se fait par les mesures pluriquotidiennes de la glycémie capillaire pré- et postprandiale dans le cadre de l'autocontrôle glycémique et par le dosage tous les 3 ou 4 mois de l'hémoglobine glyquée (HbA1c).

TRAITEMENT

OBJECTIFS GLYCÉMIQUES

Les objectifs glycémiques doivent être fixés individuellement pour chaque patient en fonction de l'âge et du risque de complications à long terme :

- chez le diabétique jeune, les glycémies préprandiales doivent être comprises entre 0,8 et 1,2 g/L, les glycémies postprandiales entre 1,4 et 1,8 g/L et l'HbA1c voisine de 6,5 % ;
- chez le sujet âgé, on tolère des glycémies plus élevées, de l'ordre de 1,8 g/L avant les repas et une HbA1c comprise entre 7,5 et 8 % ;
- chez la femme enceinte, l'équilibre doit être plus strict, avec des glycémies à jeun inférieures à 0,90 g/L et postprandiales inférieures à 1,20 g/L.

ENDOCRINOLOGIE

RÉGIME

Le régime du diabétique doit éviter les variations importantes de la glycémie grâce à une alimentation régulière avec répartition adaptée des hydrates de carbone au cours de la journée.

INSULINE

L'insuline est le moyen principal du traitement du diabète de type 1.

On dispose de plusieurs types d'insuline : insuline humaine obtenue par génie génétique ou analogues de l'insuline qu'on distingue, selon la durée d'action, en insulines rapides, intermédiaires ou lentes. Il existe des mélanges insuline rapide + insuline intermédiaire (NPH) prêts à l'emploi (« prémix »).

Le schéma d'insulinothérapie, qui définit le nombre d'injections quotidiennes (deux, trois ou quatre), est choisi en fonction des objectifs glycémiques sur plusieurs critères : âge, existence ou risque de complications dégénératives, capacité du diabétique à se prendre en charge. Le schéma le plus utilisé est le « basal-bolus » avec une insuline lente pour couvrir 24 h et des injections d'insuline ultrarapide pour couvrir les repas. Les schémas à 2 injections quotidiennes ne sont utilisés que chez les diabétiques ayant de petits besoins en insuline, âgés ou ayant une vie régulière.

Pour administrer l'insuline, on a recours aux stylos préremplis jetables ou aux stylos rechargeables à l'aide de cartouches de 3 mL, qui ont remplacé les seringues à insuline jetables graduées en unités. Certains diabétiques de type 1 sont traités par l'insuline injectée à l'aide d'une pompe : pompe externe le plus souvent, pompe implantable beaucoup plus rarement.

L'autosurveillance consiste à la mesure 3 ou 4 fois/j par le diabétique de sa glycémie au bout du doigt ; il peut ainsi adapter ses doses d'insuline en tenant compte également de son alimentation et de son activité physique.

PRONOSTIC

- À court et moyen terme, le traitement par insuline doit permettre d'éviter la survenue d'hypoglycémies sévères ou trop fréquentes et d'épisodes de cétoacidose.
- À long terme, le bon équilibre du diabète permet d'éviter l'apparition des complications de la microangiopathie.

FICHE INFIRMIÈRE

EXAMENS

MESURE DE LA GLYCÉMIE CAPILLAIRE

L'appareil auto-piqueur permet de prélever à l'aide d'une aiguille (lancette) une micro-goutte de sang au bout du doigt, en évitant autant que faire se peut le pouce et l'index et en réglant pour chaque patient la profondeur de la piqûre en fonction de l'épaisseur et de la qualité de la peau. Il faut choisir les lancettes les plus fines possible et les changer systématiquement après chaque piqûre ; le prélèvement se fait après lavage des mains au savon, sans utiliser d'alcool. Un appareil (*SofTact*) permet de prélever le sang dans l'avant-bras lorsqu'il n'est pas possible de le faire au bout du doigt.

Le lecteur portable de glycémie permet d'afficher le résultat après introduction d'une bandelette réactive adaptée à chaque lecteur.

Tous les lecteurs disponibles sur le marché français ont été testés par les autorités sanitaires et donnent des résultats avec une précision des plus ou moins 20 % (valeurs comprises entre 1,6 et 2,4 pour une glycémie de 2 g/L).

Il est souhaitable de comparer 2 à 3 fois par an le résultat d'une glycémie capillaire avec celui d'un dosage réalisé au laboratoire.

Des solutions ou des bandelettes d'étalonnage permettent un contrôle de qualité des lecteurs de glycémie.

Si un lecteur de glycémie est utilisé pour plusieurs patients, ce qui est le cas dans les services hospitaliers, il faut absolument éviter le risque de contamination et choisir un lecteur ►

facile à nettoyer, qui n'entraîne pas de dépôt de sang sur l'appareil.

SURVEILLANCE DU TRAITEMENT

SOINS – TRAITEMENT

Technique d'injection

Les injections d'insuline se font dans différents territoires : cuisses, fesses, abdomen et bras. Il faut garder le même territoire pour un moment donné de la journée mais changer de quelques centimètres le point de l'injection pour éviter la survenue de lipodystrophies qui perturbent la résorption de l'insuline.

Le coton et l'alcool ne sont pas indispensables : une peau propre suffit.

L'injection se fait perpendiculairement à la peau avec une aiguille de 8, 12 ou 15 mm selon l'épaisseur du pannicule adipeux. L'aiguille doit être changée à chaque injection.

Les stylos injecteurs, qu'ils soient rechargeables ou jetables, ont une capacité de 300 unités ; ils permettent de programmer la dose à injecter. Chaque stylo doit être utilisé pour un seul patient.

Les insulines en suspension (insuline NPH notamment) nécessitent une agitation du stylo (ou du flacon) en le retournant au moins 10 fois de haut en bas avant l'injection.

Moment des injections

Les injections d'insuline rapide ou de mélanges « prémix » sont habituellement faites avant les repas, immédiatement s'il s'agit d'un analogue d'action rapide de l'insuline (*HUMALOG, NOVORAPID, APIDRA*). Pour l'insuline rapide ordinaire, le délai entre l'injection et le début du repas peut varier en fonction de la glycémie capillaire préprandiale : immédiat si elle est inférieure ou égale à 0,8 g/L, 30 min si elle est comprise entre 0,8 et 1,6 g/L, 45 min si elle est supérieure à 1,6 g/L et 60 min si elle dépasse 2,0 g/L. Les analogues rapides de l'insuline (*HUMALOG, NOVORAPID, APIDRA*) ou les mélanges qui les contiennent doivent être injectés immédiatement avant les repas.

Les insulines d'action prolongée (intermédiaire ou lente) peuvent s'administrer à distance des repas, le plus souvent le soir à 22 h ou au coucher.

Adaptation des doses d'insuline

Elle doit se faire en fonction de trois facteurs : les résultats des glycémies capillaires durant les jours précédents, la quantité de glucides ingérés et l'activité physique prévisionnelle.

L'adaptation des doses en fonction des glycémies capillaires doit tenir compte des objectifs fixés individuellement au patient. Idéalement, chez le sujet jeune, il faut pratiquer la double adaptation :

- L'adaptation rétrospective consiste à prendre en compte les résultats des jours précédents, en modifiant la dose d'insuline d'action prolongée injectée le soir en fonction des valeurs du matin, celle de l'insuline rapide du matin en fonction des valeurs de la matinée et de midi, celle de la rapide de midi en fonction des valeurs de l'après-midi et du soir avant le dîner ; la progression des doses d'insuline peut être faite de 2 en 2 unités pour chacune des injections jusqu'à atteindre l'objectif glycémique.
- L'adaptation instantanée a pour objet de tenir compte de la valeur de la glycémie juste avant l'injection en ajoutant ou en diminuant la dose de quelques unités selon que la glycémie est élevée ou basse.

Pompe externe à insuline

Les pompes, désormais miniaturisées, sont portées à la ceinture.

L'insuline est contenue dans un réservoir ; elle est administrée à l'aide d'un cathéter se terminant par une aiguille qu'on implante dans le tissu sous-cutané de l'abdomen.

Le réservoir et le cathéter sont changés 2 à 3 fois par semaine.

L'insuline utilisée dans les pompes est l'insuline rapide ou un analogue ayant une stabilité suffisante (*VELOSULINE, INSUMAN, HUMALOG, NOVORAPID*).

EFFICACITÉ DU TRAITEMENT

Les objectifs glycémiques fixés au patient s'apprécient grâce aux glycémies capillaires, dont les résultats doivent être inscrits dans un carnet qui indiquera chaque jour le moment

du contrôle (matin, midi, soir, avant ou après le repas), ainsi que les doses d'insuline réalisées et les éventuels événements inhabituels (hypoglycémie, repas ou effort physique plus importants).
Le dosage trimestriel de l'hémoglobine glyquée A1c vérifie l'équilibre sur le long terme.

EFFETS INDÉSIRABLES

• Il faut éviter la survenue d'hypoglycémies trop fréquentes, ce qui se fait par l'adaptation des doses en fonction de la glycémie instantanée, de l'alimentation et de l'activité prévue. En cas d'hypoglycémies nocturnes répétées, il convient d'obtenir une glycémie au réveil inférieure ou égale à 1,6 g/L.

• Il convient de savoir prévenir une décompensation acido-cétosique en recherchant l'acétone sur les urines et le sang devant l'apparition d'une polyuro-polydipsie ou une glycémie supérieure à 3,0 g/L.

• L'existence de lipodystrophies doit être systématiquement recherchée en examinant les zones d'injection ; elles sont responsables d'une résorption aléatoire de l'insuline.

• La prise de poids est souvent la rançon de l'insulinothérapie ; elle ne doit pas dépasser 4 kg.

ÉDUCATION ET CONSEILS

Le rôle de l'infirmière est capital pour éduquer le diabétique insulinodépendant, lui faire accepter sa maladie et obtenir sa collaboration dans la prise en charge de sa maladie. Elle exerce un rôle de conseil et de contrôle à tous les niveaux :

• autosurveillance : technique de la mesure des glycémies capillaires, régularité des mesures, détermination des valeurs postprandiales, tenu du carnet ;

• vérification de la technique des injections, du respect de la rotation des sites d'injection et des délais entre les injections et les repas ;

• adaptation des doses d'insuline en fonction des glycémies, de l'activité physique et des prises alimentaires ;

• prévention des hypoglycémies (*cf.* Hypoglycémie du diabétique, p. 349) et des décompensations cétoacidosiques (*cf.* Acidocétose diabétique, p. 353) ;

• surveillance des pieds (*cf.* Pied diabétique, p. 346) et du poids.

L'infirmière doit rester en contact avec les autres membres de l'équipe multidisciplinaire qui prend en charge le diabétique (médecin, ophtalmologiste, diététicienne, podologue).

Durée d'action des insulines

TYPE D'INSULINE	VOIE	DÉLAI D'ACTION	PIC D'ACTION	FIN D'ACTION
Insuline humaine rapide	Intraveineuse	Immédiat	10 min	20 min
	Intramusculaire	10 min	30 min	2 h
	Sous-cutanée	15 à 20 min	2 à 4 h	6 h
Insuline humaine intermédiaire à la protamine (NPH)	Sous-cutanée	60 à 90 min	4 à 8 h	12 à 18 h
Analogue d'action rapide	Sous-cutanée	10 à 15 min	1 à 2 h	4 h
Analogue d'action prolongée	Sous-cutanée	60 à 90 min	4 à 8 h	20 à 24 h

Tableau d'utilisation des principaux stylos injecteurs d'insuline

	STYLOS	STYLOS JETABLES PRÉREMPLIS, réservoirs de 3 ml	
JETABLES	**ELI LILLY** *UMULINE PEN (1 en 1)* *HUMALOG PEN (1 en 1)* *LILLYPEN (2 en 2)*	**UMULINE PEN** Umuline NPH Pen Umuline Profil 30 Pen	**HUMALOG PEN** Humalog Pen Humalog Mix 25 Pen Humalog Mix 50 Pen
		LILLYPEN Umuline Rapide	
	NOVO NORDISK *NOVOLET (2 en 2)*	Actrapid Mixtard 10 Mixtard 20	Mixtard 30 Mixtard 40 Mixtard 50
	INNOLET (1 en 1)	Insulatard	Mixtard 30
	FLEXPEN (1 en 1)	Novorapid NovoMix 30	Insulatard Levemir
	AVENTIS OPTISET (2 en 2)	**INSUMAN** Rapid Basal	Comb 15 Comb 25 Comb 50 **LANTUS**
		CARTOUCHES 3 ml	
RÉUTILISABLES	**ELI LILLY** HUMAPEN **B BRAUN** OMNICAN PEN 3 **OWEN MUMFORD** AUTOPEN	**Cartouches Umuline de 3 ml** Rapide NPH Profil 30	Humalog Humalog Mix 25 Humalog Mix 50
	NOVO NORDISK NOVOPEN 3 NOVOPEN 3 (1/2 unité) INNOVO	**Cartouches Penfill de 3 ml** Novorapid Actrapid Insulatard Mixtard 10 Mixtard 20	Mixtard 30 Mixtard 40 Mixtard 50 NovoMix 30 Levemir
	AVENTIS OPTIPEN PRO 1 (1 en 1) OPTIPEN PRO 2 (2 en 2)	**Cartouches Insuman de 3 ml**	**LANTUS**

AIGUILLES COMPATIBLES*
BD MICRO-FINE+5 x 0,25 mm
BD MICRO-FINE+8 x 0,30 mm
BD MICRO-FINE+ 12,7 x 0,33mm
AUTRES AIGUILLES
NOVOFINE, 6 x 0,25 mm
PIC INDOLOR, 6 x 0,25 mm
MARQUE VERTE, 6 x 0,25 mm
PENFINE, 6 x 0,26 mm
NOVOFINE, 6 x 0,30 mm
UNIFINE, 6 x 0,30 mm
MARQUE VERTE, 8 x 0,25 mm
PIC INDOLOR, 8 x 0,25 mm
PENFINE, 8 x 0,26 mm
NOVOFINE, 8 x 0,30 mm
UNIFINE, 8 x 0,30 mm
OMNICAN MINI, 8 x 0,30 mm
PENFINE, 10 x 0,33 mm
UNIFINE, 12 x 0,33 mm
OMNICAN FINE, 12 x 0,33 mm
PENFINE, 12 x 0,33 mm
MARQUE VERTE, 12 x 0,33 mm
PIC INDOLOR, 12 x 0,33 mm
NOVOFINE, 12 x 0,36 mm

*** La comptabilité des aiguilles BD MICRO-FINE+ a été établie par le Laboratoire National d'Essais - G-MED (mise à jour juillet 2003).**
Pour l'utilisation des autres aiguilles se reporter à la notice des fabricants.

FICHE TECHNIQUE

CONSERVATION DE L'INSULINE

Le stylo (ou le flacon) d'insuline en cours d'utilisation ne doit pas être obligatoirement conservé au réfrigérateur. L'insuline est stable à 25 °C pendant plusieurs mois. Elle doit toujours être administrée à température ambiante pour éviter les injections douloureuses et limiter la variabilité de sa résorption par le tissu sous-cutané.

Les réserves d'insuline (cartouches, stylos jetables ou flacons) doivent être conservées au réfrigérateur.

L'insuline craint plus le gel que la chaleur : elle est dégradée par la congélation ; elle ne doit pas voyager au contact de la glace, dans une glacière ou dans la soute d'un avion. Au sport d'hiver, elle doit être transportée dans une poche intérieure.

L'insuline ne doit pas être exposée à la lumière ou à de très fortes températures.

FICHE TECHNIQUE

INSULINOTHÉRAPIE INTENSIVE

Elle consiste à reproduire le plus exactement l'insulino-sécrétion physiologique en assurant une insulinémie basale la plus stable possible durant 24 h et trois pics d'insulinémie au moment de chacun des trois repas.

Elle est hautement souhaitable chez le diabétique jeune pour assurer un équilibre glycémique satisfaisant (hémoglobine glyquée A1c < 7 %) et prévenir les complications.

Elle est réalisée grâce à des schémas à 4 ou 3 injections quotidiennes, qualifiés par les diabétologues de « basal prandial » ou encore « basal-bolus ».

Exemple de schémas à 4 injections

- Une injection d'un analogue à action prolongée (*LANTUS*, *LEVEMIR*) le soir à 22 h et une injection d'un analogue rapide avant chacun des trois repas.

Exemples de schémas à 3 injections

- Une injection d'un mélange analogue rapide + NPH matin et soir avant le repas et injection d'un analogue rapide à midi.
- Une injection d'insuline rapide le matin et à midi et d'un mélange rapide + intermédiaire le soir.

FICHE TECHNIQUE

UTILISATION DU STYLO À INSULINE

- Changer l'aiguille à chaque injection.
- Agiter le stylo par retournement au moins 10 fois avant l'injection d'une insuline en suspension (NPH).
- Ne pas purger obligatoirement l'aiguille après chaque injection, mais seulement lorsqu'on change de cartouche.
- Maintenir l'aiguille dans la peau pendant au moins 5 secondes (en comptant jusqu'à 10) avant de la retirer, afin de laisser à l'insuline le temps de s'écouler.
- Ne pas laisser l'aiguille en place après l'injection afin d'éviter l'apparition de bulles d'air dans la cartouche.
- En cas de stylo rechargeable, avoir toujours un stylo (ou des seringues) de secours.

FICHE TECHNIQUE

QUE FAIRE LORSQU'UN DIABÉTIQUE INSULINODÉPENDANT DOIT RESTER À JEUN ?

• Examen de courte durée en début de matinée : retarder l'injection d'insuline qui sera faite après le petit déjeuner pris dès la fin de l'examen.

• Examen prolongé ou réalisé en fin de matinée :

– si l'insuline du matin est une rapide : faire l'injection à l'heure habituelle en diminuant la dose d'un quart et poser une perfusion de glucosé à 5 % jusqu'à la fin de l'examen ;

– si l'insuline du matin est un mélange rapide + NPH, n'injecter que l'insuline NPH le matin, poser la perfusion et faire la rapide avant la prise alimentaire qui suit la réalisation de l'examen.

FICHE PHARMACOLOGIE

INSULINES INTERMÉDIAIRES NPH PURES

Insuline NPH biogénétique

INSULATARD					
Insuline d'action intermédiaire injectable par voie SC × 1 ou 2/j Début d'action : 1 h 30 Fin d'action : 24 h	1 fl. 10 mL 100 UI/mL (1 000 U)	17,27	II	65 %	17,27
INSULATARD INNOLET	5 stylos 3 mL 100 UI/mL (300 U)	39,25	II	65 %	7,85
INSULATARD FLEXPEN	5 stylos 3 mL 100 UI/mL (300 U)	39,25	II	65 %	7,85
INSULATARD PENFILL	5 cart. 3 mL 100 UI/mL (300 U)	33,87	II	65 %	6,77
UMULINE NPH					
Insuline d'action intermédiaire injectable par voie SC × 1 ou 2/j Début d'action : 1 h 30 Fin d'action : 16 à 18 h	1 fl. 10 mL 100 U/mL (1 000 U) 5 cart. 3 mL 100 UI/mL (300 U)	20,12 33,87	II II	65 % 65 %	20,12 6,77
UMULINE NPH KWIKPEN	5 stylos 3 mL 100 U/mL (300 U)	38,19	II	65 %	7,64

ENDOCRINOLOGIE

MÉLANGES ANALOGUE ULTRARAPIDE EN SOLUTION ET ANALOGUE PROTAMINE EN SUSPENSION

Insuline lispro

HUMALOG MIX					
HUMALOG MIX25 Mélange d'insuline d'action **lispro** ultrarapide en solution (25 %) et de lispro protamine en suspension (75 %)	5 cart. 3 mL 100 U/mL (300 U)	38,87	II	65 %	7,77
HUMALOG MIX25 KWIKPEN	5 stylos 3 mL 100 UI/mL (300 U)	40,58	II	65 %	8,12
HUMALOG MIX50 Mélange d'insuline d'action **lispro** ultrarapide en solution (50 %) et de lispro protamine en suspension (50 %)	5 cart. 3 mL 100 U/mL (300 U)	38,87	II	65 %	7,77
HUMALOG MIX50 KWIKPEN	5 stylos 3 mL 100 UI/mL (300 U)	40,58	II	65 %	8,12

Insuline analogue asparte

NOVOMIX					
Mélange d'insuline asparte ultrarapide en solution (30 %) et d'asparte protamine en suspension (70 %)	5 styl. 3 mL 100 U/mL (300 U)	40,58	II	65 %	8,12
NOVOMIX 30 PenFill	5 cart. 3 mL 100 U/mL	38,87	II	65 %	7,77
NOVOMIX 50 FLEXPEN Mélange d'insuline asparte ultrarapide en solution (50 %) et d'asparte protamine en suspension (50 %)	5 styl. 3 mL 100 U/mL (300 U)	40,58	II	65 %	8,12
NOVOMIX 70 FLEXPEN Mélange d'insuline asparte ultrarapide en solution (70 %) et d'asparte protamine en suspension (30 %)	5 styl. 3 mL 100 U/mL (300 U)	40,58	II	65 %	8,12

MÉLANGES INSULINE RAPIDE EN SOLUTION ET NPH EN SUSPENSION

■ Mélanges d'insulines humaines biogénétiques

INSUMAN COMB					
INSUMAN COMB 15 Mélange contenant 15 % d'**insuline rapide** et 85 % de **NPH**	1 fl. 5 mL 100 U/mL (500 U)	8,92	II	65 %	8,92
INSUMAN COMB 15 OPTISET	5 stylos 3 mL 100 UI/mL (300 mL)	38,19	II	65 %	7,64
INSUMAN COMB 25 Mélange contenant 25 % d'**insuline rapide** et 75 % de **NPH**	1 fl. 5 mL 100 U/mL (500 U)	8,92	II	65 %	8,92
INSUMAN COMB 25 OPTISET	5 stylos 3 mL 100 UI/mL (300 mL)	38,19	II	65 %	7,64
INSUMAN COMB 50 Mélange contenant 50 % d'**insuline rapide** et 50 % de **NPH**	1 fl. 5 mL 100 U/mL (500 U)	8,92	II	65 %	8,92
INSUMAN COMB 50 OPTISET	5 stylos 3 mL 100 UI/mL (300 mL)	38,19	II	65 %	7,64
UMULINE PROFIL					
UMULINE PROFIL 30 Mélange contenant 30 % d'**insuline rapide** et 70 % de **NPH**	1 fl. 10 mL 100 U/mL (1 000 U) 5 cart. 3 mL 100 U/mL (300 U)	20,12 33,87	II II	65 % 65 %	20,12 6,77
UMULINE PROFIL 30 KWIKPEN	5 stylos 3 mL 100 UI/mL (300 mL)	38,19	II	65 %	7,64

ANALOGUES LENTS DE L'INSULINE

■ Insuline détémir

LEVEMIR					
Analogue d'insuline d'action prolongée, à utiliser comme insuline basale en 1 à 2 inj./j *LEVEMIR FLEXPEN*	1500 stylos 3 mL 100 UI/mL (300 UI)	63,73	II	65 %	0,04
LEVEMIR PENFILL	1500 cart. 3 mL 100 UI/mL (300 UI)	63,73	II	65 %	0,04
LEVEMIR INNOLET	1500 stylos 3 mL 100 UI/mL (300 UI)	63,73	II	65 %	0,04

Insuline glargine

LANTUS					
Analogue d'insuline d'action prolongée, à utiliser comme insuline basale en 1 inj./j	1000 fl. 10 mL 100 UI/mL (1 000 UI)	43,92	II	65 %	0,04
	1500 cart. 3 mL 100 UI/mL (1 500 UI)	63,73	II	65 %	0,04
LANTUS SOLOSTAR					
Idem *LANTUS*	1500 stylos 3 mL 100 UI/mL (1 500 UI)	63,73	II	65 %	0,04

Les **analogues lents de l'insuline** injectés par voie sous-cutanée sont libérés régulièrement sans pic ; ils sont utilisés comme insuline basale :
- dans l'insulinothérapie optimisée dite fonctionnelle en association, avec un bolus d'**analogue ultrarapide** avant chaque repas (diabète de type 1 ou diabète insulinorequérant) ;
- en association avec des **hypoglycémiants oraux** dans le diabète de type 2.

ANALOGUES ULTRARAPIDES DE L'INSULINE

Insuline analogue lispro

HUMALOG					
Analogue de l'insuline humaine pouvant être injectée par toutes les voies (IV, IM, SC) et administrée par pompe à insuline externe Dose dépendant des besoins - début d'action rapide (10 à 15 min) - pic d'action : 45 à 70 min - durée moins prolongée que l'insuline habituelle par voie SC : 2 à 5 h	1 fl. 10 mL 100 U/mL (1 000 U)	20,12	II	65 %	20,12
	5 cart. 3 mL 100 U/mL (300 U)	37,28	II	65 %	7,46
HUMALOG KWIKPEN	5 stylos jetables 3 mL 100 UI/mL (300 U)	40,58	II	65 %	8,12

Insuline analogue aspart

NOVORAPID					
Analogue de l'insuline humaine pouvant être injectée par toutes les voies (IV, IM, SC) et administrée par pompe à insuline externe Dose dépendant des besoins - début d'action rapide (10 à 15 min) - pic d'action : 40 à 80 min - durée moins prolongée que l'insuline habituelle par voie SC : 2 à 5 h	1 fl. 10 mL 100 U/mL (1 000 U)	20,12	II	65 %	20,12

NOVORAPID FLEXPEN	5 stylos jetables 3 mL 100 U/mL (300 U)	40,58	II	65 %	8,12
NOVORAPID PENFILL	5 cart. 3 mL 100 U/mL (300 U)	37,28	II	65 %	7,46

■ Insuline analogue glulisine

APIDRA					
Analogue de l'insuline humaine pouvant être injectée par toutes les voies (IV, IM, SC) et administrée par pompe à insuline externe Dose dépendant des besoins - début d'action rapide (10 à 15 min) - pic d'action : 40 à 80 min - durée moins prolongée que l'insuline habituelle par voie SC : 2 à 5 h	1 fl. 10 mL 100 U/mL (1 000 U)	20,12	II	65 %	20,12
APIDRA OPTICLIK	5 stylos jetables 3 mL 100 U/mL (300 U)	37,28	II	65 %	7,46
APIDRA SOLOSTAR	5 stylos jetables 3 mL 100 U/mL (300 U)	40,58	II	65 %	8,12

INSULINES RAPIDES

■ Insuline humaine recombinante

ACTRAPID					
Insuline soluble à injecter en IV, IM ou SC 20 à 30 min avant le repas Dose dépendant des besoins Pic d'action de la 2e à la 4e h Fin d'action vers la 6e-8e h	1 fl. 10 mL 100 U/mL (1 000 U)	18,29	II	65 %	18,29
INSUMAN INFUSAT					
Insuline spécifique pour pompe à insuline Dose dépendant des besoins	5 cart. 3,15 mL 100 U/mL (315 U) pour pompe	48,68	II	65 %	9,74
UMULINE RAPIDE					
Insuline à injecter en IV, IM ou SC 20 à 30 min avant le repas Dose dépendant des besoins Pic d'action de la 2e à la 4e h Fin d'action vers la 6e-8e h	1 fl. 10 mL 100 UI/mL (1 000 U)	20,12	II	65 %	20,12
Insuline soluble : cartouche pour stylo *Humapen*, pouvant être injectée en IV, IM ou SC Dose dépendant des besoins	5 cart. 3 mL 100 UI/mL (300 U) pour stylos *Humapen*	33,87	II	65 %	6,77

Attention : les prix ne sont comparables qu'en fonction du nombre d'unités d'insuline contenues dans les flacons ou cartouches.

ENDOCRINOLOGIE

BANDELETTES URINAIRES

BANDELETTES	CARACTÉRISTIQUES	NB ET PRIX
Kéto-Diastix (Bayer Diagnostics)	Bandelettes réactives pour détermination semi-quantitative de la glycosurie et de la cétonurie.	50 = 8,63 NR
Kéto-Diabur-Test 5000 (Roche Diagnostics)	Bandelettes réactives pour la détermination semi-quantitative de la glycosurie jusqu'à 50 g/L et la détection de l'acétone dans l'urine.	50 = 8,23 NR

LECTEURS

LECTEURS	CARACTÉRISTIQUES	LOGICIELS	BANDELETTES	NOMBRE ET PRIX DES BANDELETTES	VITESSE DE LECTURE (S)
Accu-Chek Performa (Roche Diagnostics)	Permet l'analyse avec une petite goutte de sang (0,6 μL), système très précis, capable de reconnaître automatiquement les bandelettes périmées.		Accu-Chek Performa	100 = 38,61 €	5
Ascencia Breeze 2 (Bayer Diagnostics)	Lecteur sans codage. Électrode intégrée dans l'appareil qui apsire la goutte (1 μL). 420 glycémies en mémoire. Moyenne des 1, 7, 14 et 30 dernier(s) jour(s).	Win Glucofacts	Ascensia Glucodisc (disque de 10 capteurs)	50 = 19,31 €	5
Ascensia Brio (Bayer Diagnostics)	Mise en route et arrêt automatique du lecteur par insertion et retrait de la bandelette. 10 mémoires.	-	Ascensia Easyfill	50 = 19,31 €	20
Freestyle Papillon mini (Abbott Diabetes Care)	Aspiration du sang sur la bandelette goutte de 3 μL. 250 glycémies en mémoire. Moyenne des 14 derniers jours.	Diabass	FreeStyle Papillon	100 = 38,61 €	15

LECTEURS	CARACTÉRISTIQUES	LOGICIELS	BANDELETTES	NOMBRE ET PRIX DES BANDELETTES	VITESSE DE LECTURE (S)
One Touch Ultra (Lifescan)	Conseil de vérifier l'acétonurie en cas de glycémie élevée. 150 glycémies en mémoire. Moyenne des 14 derniers jours.	In Touch	One Touch Ultra	100 = 38,61 €	5

Les bandelettes d'autosurveillance glycémique sont prises en charge sans restriction à 100 % pour le diabète de type 1. Pour le diabète de type 2 traité par insulinosécréteurs, elles sont depuis l'arrêté du 25 février 2011 remboursées à hauteur de 200 bandelettes/an, à l'exception des patients chez lesquels une insulinothérapie est prévue à court ou moyen terme.

Dans tous les cas, 1 lecteur de glycémie est pris en charge tous les 4 ans chez l'adulte, 2 lecteurs tous les 4 ans chez l'enfant et l'adolescent de moins de 18 ans. Les lecteurs sont en fait garantis au minimum 4 ans.

Un kit d'autosurveillance glycémique (1 lecteur de glycémie + au minimum 10 bandelettes d'autocontrôle de la glycémie + 1 autopiqueur + au minimum 10 lancettes pour autopiqueur, non réutilisables, stériles) est remboursé une seule fois pour un patient, lors de l'initiation de l'autosurveillance glycémique. Un lecteur seul est ensuite prescrit lors du renouvellement.

AUTOPIQUEURS POUR PRÉLÈVEMENT DE SANG CAPILLAIRE

Prix = 12,76 €

Le remboursement est assuré pour : une attribution par an chez l'adulte et deux attributions par an chez l'enfant de moins de 18 ans.

DÉNOMINATION FABRICANT	CARACTÉRISTIQUES
Accu-Chek Softclix Roche Diagnostics	11 positions de réglage de profondeur de la piqûre Existe en 2 versions : mini ou classique
Glucoject Dual A Menarini Diagnostics	Système d'atténuation de la douleur 7 positions de réglage de profondeur de la piqûre 3 puissances de propulsion
One Touch Delica Lifescan	7 positions de réglage de profondeur de la piqûre Contrôle précis de la trajectoire pour une pénétration rapide et rectiligne Vibrations contrôlées pour une piqûre nette et en douceur
Accu-Chek Safe-T-Pro Roche Diagnostics	Spécialement adapté à l'usage professionnel (usage unique) Manchon amovible protégeant la lancette Rétraction de la lancette après utilisation
Vitrex Compact Chronolyss	5 positions de réglage de profondeur de la piqûre

LANCETTES

200 lancettes non réutilisables stériles pour autopiqueur : 15,20 €.

DÉNOMINATION	FABRICANT	DIAMÈTRE (mm)	AUTOPIQUEURS COMPATIBLES
Accu-Chek Softclix	Roche Diagnostics	0,40	Accu-Chek Softclix
Accu-Chek Multiclix	Roche Diagnostics	0,375	Accu-Chek Multiclix
BD Micro-Fine +	Beckman Dikinson	0,20	La plupart des autopiqueurs
FreeStyle Papillon	Abbott Diabetes Care	0,50	FreeStyle
One Touch Delica	Lifescan	0,30	One Touch Delica
Unilet Confort	Owen Mumford	0,40	Autolet impression
Vitrex Soft	Chronolyss	0,30	Vitrex Compact

DIABÈTE DE TYPE 2

FICHE MALADIE

DÉFINITION

Le diabète de type 2 est une affection métabolique complexe due à la résistance tissulaire à l'action de l'insuline et à un défaut relatif de la sécrétion d'insuline, évoluant vers un épuisement insulinosécrétoire progressif.

C'est de loin le diabète le plus fréquent. On estime que le nombre de diabétiques de type 2 est d'environ 2 millions en France. Son incidence augmente de 3 % par an.

CAUSES ET MÉCANISMES

Le diabète de type 2 est classiquement dénommé diabète de la maturité parce qu'il est diagnostiqué le plus souvent vers la quarantaine, mais il peut survenir à tout âge.

Il survient chez des sujets génétiquement prédisposés : le risque pour un enfant de développer un diabète de type 2 est de 30 % lorsqu'un des parents est diabétique, de 50 % lorsque les deux le sont.

Son apparition est néanmoins fortement influencée par des facteurs liés au mode de vie, à savoir la consommation excessive de graisses saturées et de sucres raffinés et la sédentarité, dont la résultante est l'obésité avec répartition abdominale des graisses.

La découverte du diabète est souvent précédée par une phase silencieuse au cours de laquelle existent déjà des altérations du métabolisme glucido-lipidique secondaires à l'insulinorésistance.

Le diabète de type 2 est presque toujours associé à des anomalies lipidiques et vasculaires (dysfonctionnement endothélial et prédisposition à la thrombose) responsables d'une athérosclérose sévère et précoce et d'une augmentation du risque cardiovasculaire. Il fait partie du syndrome métabolique défini par des troubles du métabolisme glucidique secondaires à l'insulinorésistance, une dyslipidémie (élévation des triglycérides et baisse du cholestérol-HDL), une obésité androïde et une hypertension artérielle.

SYNDROME MÉTABOLIQUE – SYNDROME D'INSULINO-RÉSISTANCE

- Obésité tronculaire :
  – *Tour de taille* ≥ 94 cm (homme) ou ≥ 80 cm (femme).
- Au moins 2 des paramètres suivants :
  – *Triglycérides* ≥ 1,50 g/L [1,7 mmol/L] ou hypertriglycéridémie traitée ;
  – *HDL-cholesterol* < 0,40 g/L [1,0 mmol/L] (homme) ou < 0,50 g/L [1,3 mmol/L] (femmes) ou hypercholestérolémie traitée ;
  – *pression artérielle* systolique ≥ 130 mmHg ou diastolique ≥ 85 mmHg ou HTA traitée ;
  – *glycémie* ≥ 1,0 g/L [5,6 mmol/L] ou diabète de type II traité.
- (Consensus. International diabetes federation - www.idf.org/webdata/docs/Metabolic_syndrome_definition.pdf)

DIAGNOSTIC

SIGNES CLINIQUES

Il s'agit d'une maladie d'installation progressive et insidieuse, dont le diagnostic est souvent fait à l'occasion d'un examen systématique ou encore lors d'une complication vasculaire ou infectieuse. Plusieurs éléments cliniques doivent faire rechercher un diabète de type 2 :

- l'existence d'antécédents familiaux de diabète ou de maladies cardiovasculaires ;
- une surcharge pondérale définie par un indice de masse corporel (rapport poids/taille^2 avec poids en kg et taille en m) supérieur ou égal à 27 ;
- une répartition préférentiellement abdominale des graisses, caractérisée par un tour de taille supérieur à 102 cm chez l'homme et supérieur à 88 cm chez la femme ;
- la présence d'une hypertension artérielle.

EXAMENS COMPLÉMENTAIRES

Le diagnostic se fait en demandant une glycémie à jeun, une glycémie postprandiale (1 h 30 après le petit déjeuner ou le déjeuner) et en recherchant une glycosurie. Le diagnostic est porté si la glycémie à jeun est supérieure à 1,26 g/L (7 mmol/L) à deux reprises ou si la glycémie postprandiale atteint 2 g/L (11 mmol/L).

Le bilan lipidique est très souvent perturbé ; les anomalies les plus fréquentes sont l'hypertriglycéridémie et la baisse du cholestérol-HDL.

Il faut réaliser d'emblée la recherche de complications qui peuvent être présentes au moment du diagnostic en demandant un dosage de la créatininémie, une recherche de la microalbuminurie, un fond d'œil et éventuellement des explorations cardiovasculaires.

TRAITEMENT

OBJECTIFS DU TRAITEMENT

Objectifs glycémiques

Ils doivent être fixés individuellement pour chaque patient en fonction de l'âge et du risque de complications à long terme :

- Chez le diabétique jeune, les glycémies préprandiales doivent être inférieures à 1,4 g/L, les glycémies postprandiales inférieures à 1,8 g/L et l'HbA1c inférieure à 7 %.
- Chez le sujet âgé, on tolère des glycémies ne dépassant pas 1,8 g/l avant les repas et une HbA1c voisine de 8 %.
- Chez la femme enceinte, l'équilibre doit être plus strict, avec des glycémies à jeun inférieures à 0,90 g/L et postprandiales inférieures à 1,20 g/L.

Objectifs lipidiques

- Triglycérides inférieurs à 1,5 g/L.
- Cholestérol-HDL supérieur à 0,35 g/L chez l'homme et 0,40 g/L chez la femme.
- Cholestérol-LDL fixé en fonction de l'âge et des facteurs de risque associés (antécédents coronariens, dyslipidémie, tabagisme, HTA) : inférieur à 1,6 g/L (un seul facteur de risque), à 1,3 (deux facteurs de risque) et à 1,0 (au moins trois facteurs de risque).

Objectifs tensionnels

La pression artérielle systolique ne doit pas dépasser 130 mmHg et la diastolique 80 mmHg.

DIÉTÉTIQUE

Le régime doit être personnalisé et prescrit après une enquête diététique ; il sera modérément hypocalorique, apportant 50 % de glucides et 30 % de lipides environ. On conseillera la réduction de l'alcool et des graisses insaturées (viandes, charcuteries, fromages) pour privilégier les acides gras insaturés (huiles végétales, poisson) et des légumes et fruits qui apportent fibres et vitamines.

ACTIVITÉ PHYSIQUE

Elle doit être régulière et adaptée à l'âge et aux possibilités du patient. Quand c'est possible, il faut conseiller un exercice suffisant tous les 2 jours en privilégiant les sports d'endurance : 30 min de jogging, 1 h de vélo ou 2 h de marche.

Chez le sujet de plus de 50 ans, une épreuve d'effort est souhaitable au préalable pour dépister une ischémie myocardique silencieuse.

HYPOGLYCÉMIANTS ORAUX

On a recours aux médicaments lorsque les mesures hygiéno-diététiques sont insuffisantes pour atteindre les objectifs glycémiques. On a tendance à prescrire d'abord les médicaments qui luttent contre l'insulinorésistance puis, dans un second temps, ceux qui stimulent l'insulinosécrétion. L'évolution habituelle au cours du temps oblige à une escalade qui aboutit rapidement à une bi- puis une trithérapie.

▶ Metformine

La **metformine** a une action antihyperglycémiante, due à l'augmentation de la sensibilité à l'insuline du tissu hépatique.

Elle s'administre en 2 ou 3 prises quotidiennes pendant ou après les repas à des posologies variables (*STAGID*, *GLUCOPHAGE*).

Elle ne crée jamais d'hypoglycémie, ni de prise de poids. Ces inconvénients sont la possibilité de troubles digestifs (nausées, crampes abdominales, diarrhée motrice), surtout si elle est administrée avant les repas, et le risque d'acidose lactique en cas d'insuffisance rénale.

▶ Sulfamides hypoglycémiants

Les sulfamides hypoglycémiants sont utilisés de longue date ; ils stimulent la sécrétion de l'insuline en se fixant sur un récepteur spécifique de la cellule β du pancréas.

Les molécules se distinguent par leur durée d'action : courte (*GLIBÉNÈSE*), moyenne (*DAONIL*) ou longue (*AMAREL*, *DIAMICRON*). Les sulfamides ont une élimination rénale et sont contre-indiqués dans l'insuffisance rénale. Ils peuvent entraîner une prise de poids de quelques kilogrammes et parfois des hypoglycémies, notamment chez le sujet âgé.

▶ Glinides

Ils ont le même mode d'action que les sulfamides, mais ils agissent plus vite, plus brièvement et n'ont pas d'élimination rénale. Ils s'administrent avant chaque repas et ne sont pas contre-indiqués chez l'insuffisant rénal. Un seul glinide est disponible en France (*NOVONORM*).

▶ Inhibiteurs de l'α-glucosidase

Ils diminuent la digestion des sucres et sont intéressants pour diminuer les glycémies post-prandiales. Ils doivent être administrés au début de chaque repas (*GLUCOR*, *DIASTABOL*). Leur effet est modeste mais ils ont peu d'effets indésirables, à l'exception des flatulences, souvent gênantes, qui s'expliquent par la fermentation des sucres non digérés par les bactéries du côlon.

▶ Incrétines ou incrétinomimétiques

Ces molécules amplifient la sécrétion de l'insuline, inhibent celle du glucagon et diminuent la prise alimentaire. Elles sont particulièrement utiles chez les patients en surpoids ou obèses. Elles peuvent entraîner des nausées et une sensation de satiété.

L'effet incrétine désigne l'amplification de l'action de l'insuline grâce à l'action d'autres hormones, notamment le GLP-1. La sécrétion de GLP-1 est diminuée chez le patient diabétique de type II. On peut donc proposer d'introduire un traitement par un agoniste du GLP-1 (**Exenatide**, *BYETTA*) : 1 inj SC/j ou par un inhibiteur de l'enzyme qui dégrade le GLP-1 (les dipeptidyl-peptidases ou DPP4) (**Sitagliptine**, *JANUVIA*) : 1 cp/j.

INSULINE

Le recours temporaire à l'insuline chez le diabétique de type 2 se fait dans des situations bien codifiées : grossesse, intervention chirurgicale, phase aiguë de l'infarctus, prescription d'une corticothérapie.

L'insulinothérapie peut être définitive soit parce qu'il existe une contre-indication aux traitements oraux, en cas d'insuffisance rénale le plus souvent, ou parce que la sécrétion insulinique est épuisée (on dit que le diabète est devenu insulino-requérant).

Reste le cas du diabétique de type 2 sans contre-indication absolue aux traitements oraux, mais mal équilibré par des doses maximales. Dans ce cas, l'insulinothérapie n'est indiquée que si les règles hygiéno-diététiques sont respectées par le patient car on risque de rentrer dans le cercle vicieux prise de poids/aggravation de l'insulinorésistance/augmentation des doses d'insuline. On commence alors à prescrire une injection d'insuline d'action prolongée le soir au coucher (*bed time*) en maintenant le traitement oral.

AUTRES TRAITEMENTS

La normalisation de la pression artérielle et du bilan lipidique fait partie du traitement du diabète de type 2 (*cf.* Macroangiopathie diabétique, p. 342).

PRONOSTIC

À court et moyen terme, le traitement par insuline doit permettre d'éviter la survenue de complications aiguës, en particulier du coma hyperosmolaire (sujets âgés) ou par acidose lactique (sujets traités par la **metformine**).

À long terme, le bon équilibre du diabète permet d'éviter l'apparition des complications de la microangiopathie et de la macroangiopathie.

ENDOCRINOLOGIE

FICHE INFIRMIÈRE

EXAMENS

Réalisation des glycémies capillaires (*cf.* Diabète de type 1, p. 315).

SURVEILLANCE DU TRAITEMENT

SOINS – TRAITEMENT

Il est important de respecter pour chaque hypoglycémiant le moment des prises médicamenteuses :

- le matin en une seule prise pour *AMAREL*, *DIAMICRON 30* et les glitazones ;
- avant chacun des 3 repas pour les glinides (*NOVONORM*) et les inhibiteurs de l'α-glucosidase (*DIASTABOL*, *GLUCOR*) ;
- pendant ou après les repas pour la **metformine** (*STAGID*, *GLUCOPHAGE*).

L'augmentation progressive des doses est souhaitable pour éviter soit les hypoglycémies (sulfamides, glinides), soit les effets indésirables digestifs (**metformine**, inhibiteurs de l'α-glucosidase).

EFFICACITÉ DU TRAITEMENT

- Les objectifs glycémiques fixés au patient s'apprécient grâce aux glycémies capillaires, dont les résultats doivent être inscrits dans un carnet. Les autocontrôles sont beaucoup moins fréquents dans le diabète de type 2 que dans le diabète de type 1. On peut se contenter ici de 3 à 4 contrôles hebdomadaires, en faisant varier l'horaire dans la journée (matin, midi ou soir) et par rapport aux repas (pré- et postprandial).
- Le dosage trimestriel de l'hémoglobine glyquée A1c vérifie l'équilibre sur le long terme.
- Le poids et la pression artérielle doivent être mesurés de façon régulière.
- Il ne faut pas négliger de suivre les paramètres lipidiques 1 ou 2 fois par an.

EFFETS INDÉSIRABLES

- On doit prendre en compte le risque d'hypoglycémie sous sulfamides : retard de la prise si le patient doit être à jeun ou effectuer un effort physique inhabituel.
- Il faut rechercher la présence d'œdèmes des membres inférieurs et surveiller le taux des ▶

transaminases au cours du traitement par les glitazones.

• Avant tout acte chirurgical, qu'il soit réalisé sous anesthésie générale ou locorégionale, il faut suspendre le traitement par **metformine** 48 h avant l'intervention et la reprendre après reprise de l'alimentation, en l'absence de complications postopératoires.

• En cas d'examen radiologique avec un produit de contraste iodé, arrêter la **metformine** 48 h auparavant et la réintroduire le 3e jour après l'examen, après avoir vérifié que la fonction rénale est normale.

ÉDUCATION ET CONSEILS

Le rôle de l'infirmière est capital pour éduquer le diabétique de type 2, lui faire accepter sa maladie et obtenir sa collaboration dans la prise en charge de sa maladie. Elle exerce un rôle de conseil et de contrôle à tous les niveaux :

• autosurveillance : technique de la mesure des glycémies capillaires, régularité des mesures, détermination des valeurs postprandiales, tenu du carnet ;

• respect des mesures hygiéno-diététiques (suivi du régime, régularité de l'activité physique) ;

• pesée régulière et surveillance de la pression artérielle (intérêt de l'automesure tensionnelle) ;

• chez le sujet âgé : prévention des hypoglycémies et de la déshydratation, cause fréquente du coma hyperosmolaire ;

• surveillance des pieds (*cf.* Pied diabétique, p. 346).

L'infirmière doit rester en contact avec les autres membres de l'équipe multidisciplinaire qui prend en charge le diabétique (médecin, diététicienne, podologue).

FICHE TECHNIQUE

TEST D'HYPERGLYCÉMIE PROVOQUÉE PAR VOIE ORALE

Indication

Diagnostic de l'acromégalie en mettant à profit la disparition du freinage de la sécrétion de GH lorsque la glycémie s'élève.

Réalisation

• Administration en moins de 5 min à T0 de 250 mL d'une solution à 30 % de glucose (soit au total 75 g de glucose).

• Prélèvements veineux pour dosage de la glycémie et de la GH à T – 15, 0, 30, 60, 90, 120, 150 et 180 min.

Effets indésirables

Nausées, vomissement et malaise vagal.

Interprétation

• Chez le sujet normal, la GH est inférieure à 1 µg/L au cours du test.

• Chez l'acromégale, la GH reste élevée ou parfois s'élève paradoxalement au cours du test.

FICHE PHARMACOLOGIE

HYPOGLYCÉMIANTS ORAUX – BIGUANIDES

■ **Metformine**

GLUCOPHAGE					
GLUCOPHAGE 500 (390 mg metformine) 2 à 3 cp./j matin et soir aux repas	30 cp. 500 mg 50 cp. 500 mg 90 cp. 500 mg 30 sach. 500 mg	2,93 HOP 6,80 2,57	I I I I	65 % 65 % 65 %	0,10 0,08 0,09
GLUCOPHAGE 850 (663 mg metformine) 1 à 2 cp./j à administrer aux repas pour diminuer les effets indésirables	30 cp. 850 mg 90 cp. 850 mg 30 sach. 850 mg	4,61 11,82 3,89	I I I	65 % 65 % 65 %	0,15 0,13 0,13
GLUCOPHAGE 1 000 (780 mg metformine) 2 à 3 cp. ou sach./j. La dose de 3 cp. ou sach./j est maximale	30 cp. 1 000 mg 90 cp. 1 000 mg 30 sach. 1 000 g	5,10 13,28 4,09	I I I	65 % 65 % 65 %	0,17 0,15 0,14
STAGID					
280 mg metformine 1 à 3 cp./j aux repas	30 cp. 700 mg 100 cp. 700 mg	3,60 9,05	I I	65 % 65 %	0,12 0,09

Propriétés

La **metformine** abaisse la glycémie du diabétique, sans provoquer d'hypoglycémie, car elle n'agit pas sur la sécrétion d'insuline, mais elle en potentialise l'action.
Elle diminue la néoglucogenèse et la glycogénolyse et par voie de conséquence la production de glucose par le foie.

Indications

Diabète de type 2 non compliqué (surtout en cas de surpoids).

Contre-indications

Grossesse, allaitement.
Diabète de type 1, si donnée seule.
Insuffisance rénale, insuffisance cardiaque, infarctus du myocarde, insuffisance hépatique.

Précautions d'emploi

Contrôler la créatininémie régulièrement, surtout chez le sujet âgé.
Prendre les comprimés au cours ou à la fin des repas pour minimiser les effets indésirables digestifs.
Arrêter le traitement la veille de l'administration de produits de contraste iodés et reprendre le traitement 48 h après l'examen, après avoir vérifié la créatinine sanguine.

Effets indésirables

Acidose lactique à laquelle il faut penser si le malade se plaint d'une fatigue avec crampes musculaires. Il faut alors interrompre immédiatement le traitement et demander d'urgence un ionogramme sanguin avec dosage des lactates. L'acidose lactique survient chez des sujets âgés avec fonctionnement rénal déficient.
Troubles digestifs : nausées, vomissements, diarrhée, douleurs abdominales. La prise de **metformine** est la 1re cause de diarrhée chez le diabétique.

Interactions médicamenteuses

Alcool : risque majoré d'acidose lactique.

ENDOCRINOLOGIE

SULFAMIDES HYPOGLYCÉMIANTS

Glibenclamide

DAONIL					
2 à 3 cp./j à prescrire aux repas La posologie maximale de 3 cp./j doit être atteinte progressivement et non dépassée	20 cp. 5 mg 100 cp. 5 mg 180 cp. 5 mg	2,64 8,80 14,65	I I I	65 % 65 % 65 %	0,13 0,09 0,08
HÉMI-DAONIL					
Posologie moyenne : 2 à 3 cp./j	60 cp. 2,5 mg 100 cp. 2,5 mg 180 cp. 2,5 mg	3,37 HOP 8,96	I I I	65 % 65 %	0,06 0,05

Glipizide

GLIBÉNÈSE					
Sulfamide de durée d'action assez courte La posologie max. est de 4 cp./j à répartir à chaque repas	20 cp. 5 mg 100 cp. 5 mg	3,04 9,76	I I	65 % 65 %	0,15 0,10
MINIDIAB					
Idem *GLIBÉNÈSE*	20 cp. 5 mg 100 cp. 5 mg	3,04 9,76	I I	65 % 65 %	0,15 0,10
OZIDIA					
Forme à libération prolongée Prise unique le matin Poso. max. 20 mg	30 cp. 5 mg 30 cp. 10 mg	6,70 12,25	I I	65 % 65 %	0,22 0,41

Gliclazide

DIAMICRON					
Cp. à libération modifiée 1/2 à 2 cp./j en une prise au petit-déjeuner	30 cp. séc. 60 mg 90 cp. séc. 60 mg 100 cp. séc. 60 mg	10,61 30,47 HOP	I I I	65 % 65 %	0,35 0,34

Glimépiride

AMAREL					
Sulfamide ayant une action puissante tout en maintenant des taux d'insulinémie modérée mais prolongée Dose à adapter en fonction du patient : en moyenne 2 à 4 mg/j en une seule prise le matin	30 cp. 1 mg 90 cp. 1 mg 120 cp. 1 mg 30 cp. 2 mg 90 cp. 2 mg 120 cp. 2 mg 30 cp. 3 mg 90 cp. 3 mg 120 cp. 3 mg 30 cp. 4 mg 90 cp. 4 mg 120 cp. 4 mg	4,79 13,16 HOP 7,36 20,70 HOP 9,46 26,62 HOP 10,86 30,56 HOP	I I I I I I I I I I I	65 % 65 % 65 % 65 % 65 % 65 % 65 % 65 % 	0,16 0,15 0,25 0,23 0,32 0,30 0,36 0,34

Propriétés

Tous les **sulfamides hypoglycémiants (SH)** stimulent la sécrétion d'insuline en se fixant sur des récepteurs spécifiques au niveau de la cellule β-langerhansienne. Une dose maximale de **SH** peut, sur un pancréas encore répondeur, faire sécréter jusqu'à 30 U d'insuline par 24 h.

Peuvent être associés à la **metformine** et aux **glitazones**.

On distingue les sulfamides :

• à durée d'action courte (**glipizide**) à prescrire à chaque repas ;

• à durée d'action moyenne (**glibenclamide**, **gliclazide**) à prescrire à chaque repas ;

• à durée d'action longue (**glimépiride**, *OZIDIA*), à pendre en 1 prise le matin.

Indications

Diabète de type 2 non compliqué après échec des mesures hygiénodiététiques.

Contre-indications

Grossesse, allaitement.

Diabète de type 1 ; insuffisance rénale, hépatique sévère.

Précautions d'emploi

Le traitement doit être instauré de façon progressive.

Autocontrôle par les diabétiques souhaitable (surtout entre les repas et à jeun) car les hypoglycémies peuvent être sévères (surtout avec les produits d'action prolongée).

Il est inutile d'associer 2 **sulfamides** ou 1 **sulfamide** et un **glinide**.

Effets indésirables

Le principal danger des **sulfamides** est l'hypoglycémie par surdosage, entraînant une hyperinsulinémie absolue ou relative :

• surdosage ou absence de catabolisme lors d'une insuffisance rénale ;

• apport insuffisant en hydrates de carbone ;

• potentialisation médicamenteuse.

Chez les malades âgés, ces hypoglycémies peuvent être durables. Il faut alors installer une perfusion de sérum glucosé à 10 % et ne pas se contenter de «resucrer» le malade avec un ou deux verres de jus de fruits.

Les autres inconvénients des **sulfamides hypoglycémiants** sont très rares avec les produits actuels : accidents allergiques cutanés, leucogranulopénies, thrombopénies.

L'atteinte hépatique est en revanche possible et constitue une contre-indication à la prescription.

Interactions médicamenteuses

Potentialisent l'action : **coumariniques, anti-inflammatoires non stéroïdiens, β-bloquants, miconazole, éconazole. Alcool.**

Diminuent l'action : **corticoïdes, progestatifs macrodosés, salbutamol.**

INHIBITEURS DES Α-GLUCOSIDASES

■ Acarbose

GLUCOR					
2 à 3 cp./j aux repas Commencer par 3 cp. à 50 mg Si nécessaire passer progressivement à 3 x 100 mg	90 cp. 50 mg 270 cp. 50 mg 90 cp. séc. 100 mg 270 cp. séc. 100 mg	12,36 34,79 16,63 46,84	I I I I	65 % 65 % 65 % 65 %	0,14 0,13 0,18 0,17

■ Miglitol

DIASTABOL					
1 cp. à 50 mg x 3/j Jusqu'à 3 x 100 mg si nécessaire	90 cp. 50 mg 90 cp. 100 mg	15,52 20,92	I I	65 % 65 %	0,17 0,23

Propriétés

Les **inhibiteurs des α-glucosidases** agissent dans la lumière intestinale en inhibant de façon compétitive et sélective les enzymes qui dégradent les disaccharides en sucres simples. Administrés avant les repas, ils réduisent l'hyperglycémie postprandiale.

Indications

Diabète de type 2.

Contre-indications

Pathologie digestive.
Insuffisance rénale sévère.

Effets indésirables

Flatulences, douleurs digestives, selles molles, voire diarrhées, surtout en début de traitement. De rares cas d'élévation de transaminases ont été relevés pour des doses dépassant 600 mg/j.

ASSOCIATIONS D'ANTIDIABÉTIQUES

Metformine + glibenclamide

GLUCOVANCE					
1 à 6 cp./j en 1 à 3 prises Augmentation progressive des doses	30 cp. pell. 500 mg/ 2,5 mg 30 cp. pell. 500 mg/5 mg		I I	NR NR	

Metformine + sitagliptine

JANUMET					
1 cp. x 2/j À corréler aux posologies du traitement antérieur	56 cp. 1 000 mg/50 mg	44,00	I	65 %	0,79
VELMETIA					
Idem *JANUMET*	56 cp. 1 000 mg/50 mg	44,00	I	65 %	0,79

Metformine + vildagliptine

EUCREAS					
1 cp. x 2/j À corréler aux posologies du traitement antérieur	60 cp. 1 000 mg/50 mg 180 cp. 1 000 mg/50 mg	46.83 HOP	I I	65 %	0,84

Metformine + saxagliptine

KOMBOGLYZE					
1 cp. x 2/j À corréler aux posologies du traitement antérieur	60 cp. 1 000 mg/2,5 mg	44,69	I	65 %	0,74

Propriétés

GLUCOVANCE : association d'un **biguanide** et d'un **sulfamide hypoglycémiant**.

JANUMET, *VELMETIA*, *EUCREAS* et *KOMBOGLYZE* : association d'un **biguanide** et d'une **incrétine**.

Indications

GLUCOVANCE : traitement du diabète non insulinodépendant de l'adulte en substitution d'une bithérapie par **metformine et glibenclamide** chez des patients dont l'équilibre glycémique est stable et bien contrôlé.

JANUMET, VELMETIA, EUCREAS et *KOMBOGLYZE* : diabète de type 2 insuffisamment contrôlé par la **metformine** en monothérapie. Se référer à chaque DCI pour la pharmacologie

RÉPAGLINIDE

■ Répaglinide

NOVONORM					
1 cp. à administrer avant chacun des 3 repas	90 cp. 0,5 mg	13,31	I	65 %	0,15
	270 cp. 0,5 mg	37,47	I	65 %	0,14
	90 cp. 1 mg	13,31	I	65 %	0,15
	270 cp. 1 mg	37,47	I	65 %	0,14
	90 cp. 2 mg	13,31	I	65 %	0,15
	270 cp. 2 mg	37,47	I	65 %	0,14

Propriétés

Hypoglycémiant oral. Le **répaglinide** ferme les canaux potassiques ATP-dépendants de la membrane des cellules bêta en se fixant sur une protéine cible différente de celle des **sulfamides**.

Chez des patients diabétiques de type II, la réponse insulinosécrétrice au repas survient 30 min après la prise d'une dose orale de **répaglinide**. La concentration plasmatique diminue ensuite rapidement et le **répaglinide** est éliminé en 4 à 6 h. La demi-vie d'élimination plasmatique est de 1 h environ.

L'action insulinosecrétrice est donc plus rapide et moins durable que celle des **sulfamides**.

Indications

Idem **sulfamides hypoglycémiants**.

Il faut ajouter que le **répaglinide** est surtout indiqué en cas de pics hyperglycémiques postprandiaux avec des glycémies assez basses avant les repas. Il est aussi indiqué en cas de repas très irréguliers puisqu'il peut être pris au moment des repas et que son action est rapide.

Peut être associé à la **metformine** mais pas aux **sulfamides**.

Le **répaglinide** est éliminé par la bile et non par les reins (il n'est donc pas contre-indiqué en cas d'insuffisance rénale).

Contre-indications

Allergie au produit.

Diabète de type 2.

Insuffisance hépatique sévère.

Précautions d'emploi

Prendre le produit au moment du repas. Ne pas le prendre en cas de saut d'un repas.

Effets indésirables

Idem : **sulfamides hypoglycémiants**.

Les hypoglycémies sont en rapport avec une dose trop forte, un repas non pris, un exercice physique violent.

Interactions médicamenteuses

L'association à la **rifampicine**, au **kétoconazole**, à l'**itraconazole** et au **fluconazole** est contre-indiquée.

INCRÉTINO-MIMÉTIQUES - ANALOGUE DU GLP-1 ET INHIBITEUR DE LA DPP-4

- **Exénatide**

BYETTA					
2 inj. SC/j 5 µg x 2/j en SC pendant 1 mois, avant éventuellement d'augmenter la dose à 10 µg x 2 /j	60 doses 1,2 mL (5 µg) pour cart. en stylo inj. prérempli 60 doses 2,4 mL (10 µg) pour cart. en stylo inj. prérempli	109,74 315,88	I I	65 % 65 %	1,83 5,26

- **Liraglutide**

VICTOZA					
1 inj. SC/j L'initiation du traitement se fait à la dose de 0,6 mg/j pour obtenir une meilleure tolérance gastro-intestinale. On augmente ensuite à 1,2 mg/j puis si besoin à 1,8 mg/j max avec 1 sem. d'intervalle minimum	2 stylos inj. préremplis 3 mL	109.74	I	65 %	54,87

- **Sitagliptine**

JANUVIA					
1 cp./j	28 cp. 100 mg 50 cp. 100 mg	44,00 HOP	I I	65 %	1,57
XELEVIA					
1 cp./j	28 cp. 100 mg	44,00	I	65 %	1,57

- **Vildagliptine**

GALVUS					
1 à 2 cp./j en 1 ou 2 prises	30 cp. 50 mg 60 cp. 50 mg 90 cp. 50 mg	24,74 46,83 HOP	I I I	65 % 65 %	0,82 0,78

- **Saxagliptine**

ONGLYZA					
1 cp./j	30 cp. 5 mg 90 cp. 5 mg	44,69 HOP	I I	65 %	1,49

Propriétés

L'**exénatide** et le **liraglutide** sont deux incrétino-mimétiques analogues du glucagon-like peptide-1 (GLP-1). Ils exercent donc plusieurs actions hypoglycémiantes comme le GLP-1 dont la concentration est diminuée en cas de diabète de type 2 : augmentation de la sécrétion d'insuline ; inhibition de la sécrétion de glucagon ; ralentissement de la vidange gastrique, diminuant ainsi le taux d'absorption intestinale du glucose.

L'action de l'**exénatide** est très courte, avec une demi-vie de 3 h ; il devra être administré 2 fois/j. Le **liraglutide** est acylé, ce qui lui confère une cinétique plus favorable (demi-vie : 13 h) et 1 inj. SC/j suffit.

Le GLP-1 est inhibé par une enzyme : la dipeptidyl-peptidase-4 (DPP-4). La **sitagliptine**, la **vildagliptine** et la **saxagliptine**, inhibiteurs de la DPP-4, favorisent donc l'effet GLP-1 endogène.

L'**exénatide** et le **liraglutide** permettent un bon contrôle des glycémies postprandiales. Ils entraînent généralement une perte de poids (environ 2 kg).

Indications

Traitement du diabète de type 2 en association à la **metformine** et/ou un **sulfamide hypoglycémiant** chez les sujets n'ayant pas obtenu un contrôle glycémique adéquat aux doses maximales tolérées de ces traitements.

GALVUS bénéficie d'une extension d'indication pour le traitement en monothérapie du diabète de type 2 lorsque les règles hydiéno-diététiques ne suffisent pas et que l'association avec la **metformine** n'est pas possible.

Contre-indications

Diabète de type 1.

Allergie à la substance active ou un excipient.

Grossesse.

Relative : insuffisance rénale terminale et modérée.

Précautions d'emploi

Pour l'**exénatide**, commencer le traitement à la dose de 5 µg x 2/j en sous-cutané pendant 1 mois, avant éventuellement d'augmenter la dose à 10 µg x 2/j pour obtenir un meilleur contrôle glycémique.

Pour le **liraglutide**, commencer le traitement à la dose de 0,6 mg/j pendant 1 sem., avant éventuellement d'augmenter la dose à 1,2 mg/j voire 1,8 mg/j pour obtenir un meilleur contrôle glycémique.

Envisager l'adaptation de la dose d'un **sulfamide hypoglycémiant** prescrit en association, pour diminuer le risque d'hypoglycémie.

Effets indésirables

Nausées. Vomissements. Diarrhée.

Diminution de l'appétit.

Hypoglycémie en cas d'association à un **sulfamide hypoglycémiant**.

De rares cas de pancréatites aiguës ont été décrits et imposent l'arrêt du médicament.

La **sitagliptine** augmenterait les infections des voies aériennes supérieures.

Interactions médicamenteuses

Surveillance rapprochée de l'INR en début de traitement et lors de l'augmentation de dose.

Prise d'antibiotiques au moins une heure avant l'injection.

MICROANGIOPATHIE DIABÉTIQUE

FICHE MALADIE

DÉFINITION

Le terme microangiopathie diabétique recouvre l'ensemble des complications vasculaires spécifiques du diabète (de type 1 et de type 2), dues à l'atteinte des petits vaisseaux. Il s'agit de la rétinopathie, de la néphropathie et de la neuropathie.

CAUSES ET MÉCANISMES

Les lésions de la microangiopathie siègent sur les capillaires ; elles comportent un épaississement de la membrane basale et une prolifération des cellules endothéliales.

Ces modifications s'accompagnent de perturbations hémodynamiques du flux sanguin à l'intérieur des capillaires, entraînant une ischémie (perte de l'apport en oxygène) au niveau des organes irrigués.

Il existe également une tendance à la throm-

bose due à plusieurs facteurs : moindre capacité des globules rouges à se déformer, augmentation de certains facteurs de la coagulation (fibrinogène notamment) et hyperagrégabilité plaquettaire.
Il est prouvé que la survenue et l'évolutivité des lésions de la microangiopathie diabétique sont directement corrélées à la durée du diabète et au mauvais équilibre glycémique.
L'âge (plus de 50 ans), l'hypertension artérielle et les perturbations lipidiques sont des facteurs aggravants.

RÉTINOPATHIE DIABÉTIQUE

cf. spécialité Ophtalmologie, p. 1188.

NÉPHROPATHIE DIABÉTIQUE

DIAGNOSTIC

Le diabète s'attaque au glomérule, d'où le nom de glomérulopathie donnée à l'atteinte spécifique du rein chez le diabétique.
Elle est détectée par trois gestes :

- la surveillance régulière de la pression artérielle ;
- la recherche d'une albuminurie ; on parle de microalbuminurie lorsque le taux est compris entre 30 et 300 mg/24 h ; la mesure doit être répétée et n'a de valeur qu'en dehors de toute infection urinaire ou déséquilibre aigu du diabète ;
- l'évaluation de la filtration glomérulaire par le calcul de la clairance de la créatinine.

La néphropathie diabétique évolue en plusieurs stades :

- stade infraclinique : augmentation de la taille des reins et de la filtration glomérulaire sans anomalie clinico-biologique (pas d'HTA, ni d'albuminurie) ;
- néphropathie débutante (ou *incipiens*) : existence d'une microalbuminurie et pression artérielle ayant tendance à augmenter bien qu'encore normale ;
- néphropathie patente : albuminurie supérieure à 300 mg/24 h, HTA (< 140/90 mmHg), diminution de la filtration glomérulaire (clairance < 60 mL/min) ;
- néphropathie terminale : HTA sévère, clairance < 10 mL/min.

TRAITEMENT

Au stade de néphropathie débutante, trois mesures s'imposent :

- équilibration optimisée du diabète avec obtention d'une hémoglobine glyquée A1c voisine de 7 % ;
- restriction des apports protéiques (0,8 à 1,0 g/kg de poids) ;
- prescription d'un inhibiteur de l'enzyme de conversion (IEC) ou d'un inhibiteur de récepteurs de l'angiotensine II (sartan).

Au stade de la néphropathie, on ajoute aux mesures précédentes :

- la restriction sodée (4 à 5 g/j) ;
- la normalisation tensionnelle, en associant plusieurs antihypertenseurs (introduction des antagonistes calciques et des diurétiques de l'anse).

Au stade de néphropathie terminale, on a recours à la dialyse rénale ou à la transplantation rénale.

PRONOSTIC

En France, 20 % des dialysés sont des diabétiques et environ 70 % des diabétiques dialysés sont des diabétiques insulinodépendants.
La néphropathie diabétique augmente le risque cardiovasculaire (la microalbuminurie est un bon marqueur du risque cardiovasculaire).
Les infections urinaires, fréquentes chez le diabétique et souvent latentes, peuvent aggraver l'atteinte rénale due à la néphropathie.

NEUROPATHIE DIABÉTIQUE

DIAGNOSTIC

SIGNES CLINIQUES

La neuropathie diabétique atteint surtout les diabétiques âgés de plus de 50 ans et/ou dont la maladie évolue depuis plus de 20 ans. Elle réalise des tableaux cliniques variés.

La forme la plus fréquente est la polyneuropathie sensitivo-motrice distale symétrique : elle se manifeste par des paresthésies (fourmillements, démangeaisons, etc.) débutant à l'extrémité distale des membres inférieurs et remontant vers les segments proximaux ; elle peut s'accompagner de douleurs à recrudescence nocturne, intéresser les membres supérieurs et être associée à une atteinte motrice avec amyotrophie. L'examen neurologique montre une abolition des réflexes et des troubles de la sensibilité superficielle (test du monofilament) et de la sensibilité profonde (test du diapason).

Il existe des mononeuropathies par atteinte d'un nerf isolé ; les plus fréquentes touchent les nerfs oculomoteurs (diplopie) ou le nerf crural (cruralgie avec abolition du réflexe rotulien et amyotrophie du quadriceps).

La neuropathie végétative peut engendrer des troubles divers : anhidrose des extrémités ou crises sudorales, hypotension orthostatique, troubles du rythme, gastroparésie (« paralysie » de l'estomac), diarrhée ou constipation, impuissance, éjaculation rétrograde.

EXAMENS COMPLÉMENTAIRES

L'électromyogramme des membres inférieurs montre un ralentissement de la vitesse de conduction nerveuse et une diminution de l'amplitude des potentiels d'action des nerfs touchés.

Dans la neuropathie végétative, l'enregistrement ECG met en évidence la variation de la fréquence cardiaque lors de la respiration profonde ou du passage de la position couchée à l'orthostatisme.

TRAITEMENT

Il repose sur l'obtention d'un équilibre glycémique aussi parfait que possible.

En cas de neuropathie douloureuse, le traitement est symptomatique : on prescrit d'abord un antalgique banal et, si ce n'est pas suffisant, soit un antidépresseur tricyclique (*LAROXYL, EFFEXOR*), soit un antiépileptique (*RIVOTRIL, TÉGRÉTOL, NEURONTIN*).

PRONOSTIC

La neuropathie diabétique est aggravée par l'alcoolisme chronique et la dénutrition (carence en vitamines du groupe B).

La neuropathie favorise l'apparition de troubles trophiques des membres inférieurs (*cf.* Pied diabétique, p. 346).

FICHE INFIRMIÈRE

EXAMENS

- Le dosage de la microalbuminurie se fait soit sur la diurèse des 24 h, soit sur la diurèse nocturne, soit sur la miction du matin.
- La clairance de la créatinine se calcule à l'aide de la formule de Cokroft à partir de la créatininémie, de l'âge et du poids.
- L'angiographie rétinienne est contre-indiquée en cas d'allergie à la fluorescéine.

SURVEILLANCE DU TRAITEMENT

SOINS – TRAITEMENT

- La présence d'une microangiopathie nécessite un strict contrôle glycémique grâce à un traitement intensif.
- La **metformine** est contre-indiquée quand la clairance de la créatinine devient inférieure à 60 mL/min.
- Les glinides, contrairement aux sulfamides, ne s'éliminent pas par le rein et peuvent être prescrits en cas d'insuffisance rénale.

• L'insuline est le seul traitement du diabète lorsque la clairance de la créatinine est inférieure à 30 mL/min.

EFFICACITÉ DU TRAITEMENT

Chez le diabétique atteint de microangiopathie, les objectifs tensionnels sont 140/80 mmHg au plus, et les objectifs glycémiques sont les suivants :

• glycémie à jeun < 1,4 g/L ;
• glycémie postprandiale < 1,8 g/L ;
• hémoglobine glyquée < 7 %.

La microalbuminurie rend compte de l'atteinte rénale lorsqu'il n'y a pas d'infection ni de déséquilibre glycémique important.

L'angiographie rétinienne permet de suivre l'évolution de la rétinopathie après traitement par le laser.

EFFETS INDÉSIRABLES

Après une période de déséquilibre, l'amélioration des chiffres glycémiques peut causer une aggravation transitoire de la rétinopathie et de la neuropathie.

Après panphotocoagulation de la rétine, on peut observer une réduction du champ visuel périphérique et une gêne à la vision crépusculaire, ainsi parfois qu'une baisse de l'acuité visuelle, le plus souvent transitoire.

ÉDUCATION ET CONSEILS

La présence d'une microangiopathie est l'occasion de renforcer la motivation du patient et l'observance thérapeutique, afin d'atteindre les objectifs glycémiques et tensionnels.

En cas de rétinopathie évoluée, il faut conseiller au patient d'éviter les efforts (toux, défécation, éternuement...) qui augmentent brutalement la pression intraoculaire et risquent de favoriser une hémorragie du vitré.

En cas de néphropathie, les conseils diététiques (régime pauvre en protéines et en sel) doivent être réitérés.

En cas de neuropathie, les soins relatifs à l'hygiène des pieds doivent être expliqués au diabétique (*cf.* Pied diabétique, p. 346).

MACROANGIOPATHIE DIABÉTIQUE

FICHE MALADIE

DÉFINITION

Sous le terme macroangiopathie diabétique, on désigne l'atteinte des artères de gros et moyen calibre, caractérisée par une athérosclérose qui, chez le diabétique, est plus précoce et plus sévère que chez le non-diabétique. Elle se traduit par des sténoses et des oblitérations artérielles. Elle est le plus important facteur de mortalité du diabétique.

CAUSES ET MÉCANISMES

La macroangiopathie s'observe dans les deux types de diabète : d'une part chez le diabétique de type 2 avec surcharge pondérale androïde (augmentation de la graisse abdominale) et hyperinsulinisme et, d'autre part, dans les deux types de diabète lorsqu'ils sont compliqués d'une néphropathie.

L'hyperglycémie n'est pas le seul facteur responsable de la macroangiopathie. D'autres facteurs interviennent, notamment les troubles lipidiques (augmentation des triglycérides et du cholestérol-LDL), l'hypertension artérielle et les facteurs favorisant la thrombose (augmentation de l'agrégabilité plaquettaire et de certains facteurs de la coagulation, diminution de la fibrinolyse).

Le tabagisme joue un rôle aggravant.

DIAGNOSTIC

SIGNES CLINIQUES

Les tableaux cliniques sont ceux de l'athérosclérose, avec quelques particularités, notamment une survenue plus précoce et une sévérité plus grande que chez le sujet non diabétique.

Coronaropathie

Malgré l'importance des lésions anatomiques, la symptomatologie classique de l'insuffisance coronarienne est rare : la douleur classique de l'angor est souvent absente ou atypique ; on parle d'ischémie myocardique silencieuse.

La mort subite ou la survenue d'un infarctus du myocarde sont souvent révélatrices de l'atteinte coronarienne ; l'infarctus est aussi souvent indolore, mais rarement asymptomatique ; il faut y penser devant une dyspnée d'effort, des troubles digestifs, une asthénie, une baisse de la pression artérielle, etc.

Hypertension artérielle

Elle est plus fréquente et plus grave chez le diabétique. Elle doit être prise en compte dès que la systolique dépasse 140 mmHg et la diastolique 85 mmHg.

Accidents vasculaires cérébraux

Ils sont rarement hémorragiques mais de nature ischémique par ischémie cérébrale. Ils sont parfois dus à une sténose des artères du cou.

Insuffisance cardiaque

L'insuffisance cardiaque se manifeste de façon habituelle par une dyspnée et des œdèmes des membres inférieurs ; elle peut se compliquer d'un œdème pulmonaire ; elle peut être secondaire à l'atteinte coronarienne (cardiopathie ischémique), à l'hypertension (cardiopathie hypertensive) ou encore à une atteinte spécifique du myocarde (myocardiopathie diabétique).

Artérite des membres inférieurs

Elle peut se traduire par une claudication intermittente avec douleur à la marche, dont la topographie dépend des artères touchées. Elle est cependant souvent indolore, en raison de son association à la neuropathie, mais peut aussi se manifester par une douleur nocturne. Elle peut être révélée par un trouble trophique secondaire à un traumatisme minime, pouvant évoluer vers la gangrène par nécrose ischémique.

EXAMENS COMPLÉMENTAIRES

- L'électrocardiogramme doit être réalisé au moins une fois par an chez le diabétique de plus de 50 ans.
- L'épreuve d'effort permet de dépister l'ischémie silencieuse et d'apprécier la sévérité de l'atteinte coronarienne. Elle doit être réalisée chez le diabétique non insulinodépendant de plus de 60 ans ou ayant un diabète depuis plus de 10 ans, et chez le diabétique insulinodépendant de plus de 45 ans et traité depuis plus de 15 ans, si au moins 2 facteurs de risque parmi les suivants sont présents : tabagisme, obésité, HTA, hyperlipidémie, microalbuminurie, antécédents cardiovasculaires dans la parenté du 1er degré.
- La scintigraphie myocardique est utile lorsque l'épreuve d'effort n'est pas possible.
- L'échocardiographie bidimensionnelle renseigne sur les capacités hémodynamiques du myocarde en cas d'insuffisance cardiaque ou après un infarctus.
- L'écho-Doppler est l'examen de choix pour préciser la topographie et l'importance des lésions des artères des membres inférieurs et des artères à visée cérébrale.
- La coronarographie se justifie en cas d'anomalies de l'ECG de repos ou d'effort.
- Une artériographie des membres inférieurs est indiquée lorsqu'on envisage une chirurgie de revascularisation.

TRAITEMENT

TRAITEMENT PRÉVENTIF

Il est indispensable pour éviter ou retarder la survenue (prévention primaire) ou la récidive (prévention secondaire) des manifestations cliniques ; il fait appel à une approche multifactorielle.

Mesures hygiéno-diététiques

Elles reposent sur une modification des habitudes de vie :

- arrêt du tabagisme ;
- activité physique régulière adaptée à chaque patient ;
- régime hypocalorique en cas d'obésité, modération de l'apport lipidique avec réduction

ENDOCRINOLOGIE

de l'alcool, des graisses saturées et consommation suffisante d'acides gras poly-insaturés (poissons) et de légumes sources d'antioxydants et de fibres.

Contrôle glycémique

L'étude prospective UKPDS a montré que l'obtention de la réduction de 1 % de l'hémoglobine glyquée A1c réduisait de 28 % sur 8 ans le risque cardiovasculaire du diabétique, d'où l'intérêt du traitement intensifié ayant pour but d'obtenir une hémoglobine glyquée A1c voisine ou inférieure à 7 % pour le diabète de type 1. On accepte une hémoglobine glyquée un peu plus élevée pour le diabète de type 2.

Après un accident coronarien aigu chez le diabétique de type 2, le relais temporaire des hypoglycémiants oraux par l'insuline pendant quelques mois permet de réduire la mortalité.

Traitement des troubles lipidiques

Les études de prévention primaire (avant l'apparition du premier épisode) ou secondaire (après un premier épisode) conduites avec les statines ont montré une réduction notable du risque coronarien. Chez le diabétique de type 2, en présence d'une atteinte rénale (clairance de la créatinine < 60 mL/min) ou de deux facteurs de risque, l'objectif du traitement est de maintenir le taux du LDL-cholestérol < 1,0 g/L.

Les fibrates sont indiqués en cas d'hypertriglycéridémie prépondérante.

Traitement de l'hypertension artérielle

Le traitement antihypertenseur du diabétique de type 2 hypertendu réduit la morbidité et la mortalité cardiovasculaires avec un bénéfice supérieur à celui observé chez le non-diabétique.

L'objectif est l'obtention d'une systolique entre 135 et 140 mmHg et une diastolique entre 75 et 80 mmHg. L'association de plusieurs antihypertenseurs est presque toujours nécessaire pour atteindre cet objectif. On donne d'abord la préférence à un inhibiteur de l'enzyme de conversion (IEC) ou à un inhibiteur des récepteurs de l'angiotensine II (sartan), auxquels on ajoute si nécessaire un diurétique et/ou, en cas de cardiopathie ischémique, un antagoniste calcique ou un **β-bloquant**.

Antiagrégants plaquettaires

Chez tout diabétique ayant fait un accident ischémique, une réduction d'environ 25 % du risque de récidive est obtenue par la prescription d'un antiagrégant plaquettaire : **aspirine** à une dose de 125 à 250 mg/j, ou **clopidogrel** (*PLAVIX*).

TRAITEMENT CURATIF

À côté du traitement préventif, les complications de la macroangiopathie diabétique doivent être traitées de façon spécifique :

- angioplastie transluminale ou pontage en cas de sténose serrée sur les coronaires, visualisées sur la coronarographie ;
- traitement par IEC ou ARA II et **β-bloquants** ± diurétiques en cas d'insuffisance cardiaque ;
- chirurgie de revascularisation en cas d'atteinte obstructive des artères du cou ou des membres inférieurs.

PRONOSTIC

L'existence d'une macroangiopathie est un important facteur de gravité du diabète :

- 70 % des diabétiques meurent d'une complication cardiovasculaire et 50 % d'une ischémie myocardique (infarctus, mort subite).
- Le taux de décès cardiovasculaire est 3 fois plus élevé que chez le non-diabétique.
- L'HTA associée au diabète de type 2 majore considérablement le risque de survenue d'une néphropathie diabétique et d'un accident vasculaire cérébral.
- L'existence d'une artérite aggrave les lésions trophiques du pied dues à la neuropathie diabétique (*cf.* Pied diabétique, p. 346).

FICHE INFIRMIÈRE

EXAMENS

Ne pas oublier d'arrêter la **metformine** 48 h avant la réalisation d'une coronarographie ou d'une angiographie, et ne la reprendre que 48 h après l'examen.

SURVEILLANCE DU TRAITEMENT

SOINS – TRAITEMENT

Le diabète est une maladie chronique qui oblige le patient à prendre chaque jour de nombreux médicaments : l'infirmière a un rôle majeur dans le respect de l'observance thérapeutique. Il faut respecter les modalités de prescription (nombre des prises quotidiennes, heure d'administration par rapport au repas).

Les traitements doivent être poursuivis même en cas de disparition de symptômes et il est dangereux d'arrêter brutalement les antihypertenseurs et les antiangoreux.

EFFICACITÉ DU TRAITEMENT

La surveillance clinique consiste à suivre régulièrement l'évolution du poids, de la pression artérielle et de la fréquence cardiaque, à rechercher les signes évocateurs de la macroangiopathie diabétique : dyspnée, claudication intermittente, œdèmes des membres inférieurs…

La surveillance de l'équilibre glycémique est assurée par la mesure des glycémies capillaires dans le cadre de l'autosurveillance et par le dosage trimestriel de l'hémoglobine glyquée A1c.

La surveillance biologique doit aussi comprendre le bilan lipidique, l'ionogramme et le dosage de la créatininémie.

La surveillance comporte également un examen cardiologique avec ECG à une fréquence fixée pour chaque patient en fonction de la sévérité des atteintes cardiovasculaires.

EFFETS INDÉSIRABLES

Il faut connaître les effets des traitements suivis par les patients, notamment :

- l'hypotension orthostatique qui peut être due aux antihypertenseurs, mais aussi à l'existence d'une neuropathie végétative ;
- l'hyperkaliémie causée par certains IEC, les sartans ou les diurétiques anti-aldostérone ;
- les œdèmes des membres inférieurs engendrés par les inhibiteurs calciques ;
- le risque de méconnaissance d'une hypoglycémie, l'apparition d'une insuffisance cardiaque ou l'aggravation d'une artérite sous **β-bloquant** non sélectif ;
- la possibilité d'une apparition d'une insuffisance rénale sous IEC en cas d'hypovolémie ou de sténose de l'artère rénale ;
- la toux provoquée par les IEC ;
- l'impuissance favorisée par les antihypertenseurs ;
- les crampes musculaires pouvant annoncer une rhabdomyolyse chez les sujets traités par une statine ou un fibrate (intérêt du dosage de la CPK).

ÉDUCATION ET CONSEILS

En collaboration avec les autres membres de l'équipe soignante, l'infirmière doit participer à l'éducation thérapeutique du patient dans les domaines suivants :

- savoir-faire technique de l'autosurveillance glycémique et de l'automesure de la pression artérielle ;
- modalités d'administration des traitements ;
- respect des mesures hygiéno-diététiques : arrêt du tabac, équilibre alimentaire et activité physique régulière.

FACTEURS DE RISQUE DE MACROANGIOPATHIE CHEZ LE DIABÉTIQUE

- *Âge*: 50 ans ou plus chez l'homme, 60 ans ou plus chez la femme.
- *Tabagisme*: en cours ou arrêté depuis moins de 3 ans.
- *Hypertension artérielle*: permanente, même si la pression artérielle est normalisée sous traitement.
- *Obésité*: BMI > 30; tour de taille > 102 cm chez l'homme, > 88 cm chez la femme.
- *Paramètres lipidiques*: triglycérides > 1,50 g/L, LDL-cholestérol > 1,60 g/L, HDL-cholestérol < 0,40 g/L.
- *Insuffisance rénale*: clairance de la créatinine < 60 mL/min.
- *Microalbuminurie*: > 30 mg/24 h.
- *Antécédents familiaux de maladie coronarienne précoce*: infarctus du myocarde ou mort subite avant 55 ans chez le père ou un parent au 1er degré de sexe masculin et avant 65 ans chez la mère ou un parent de 1er degré de sexe féminin.

PIED DIABÉTIQUE

FICHE MALADIE

DÉFINITION

On regroupe sous ce terme les lésions trophiques chroniques du pied, survenant chez le diabétique à la faveur des complications neurologiques et vasculaires. Elles exposent au risque d'amputation, qui doit être évitée grâce à une prise en charge multidisciplinaire.

CAUSES ET MÉCANISMES

La survenue d'une plaie du pied chez le diabétique résulte en général de la conjonction de plusieurs facteurs, intrinsèques ou extrinsèques.

FACTEURS INTRINSÈQUES

Ils sont liés au diabète et favorisés par le mauvais équilibre glycémique :

- la neuropathie est le facteur principal : elle agit par le biais d'une diminution de la sudation responsable de sécheresse de la peau et d'hyperkératose, par les troubles de la sensibilité superficielle (tactile, thermique et douloureuse) et profonde, ou par une atteinte ostéoarticulaire favorisant les déformations du pied (orteils en griffe, pied creux, avant-pied plat) ;
- la présence d'une angiopathie est un facteur aggravant, qu'il s'agisse de l'atteinte des gros vaisseaux (macroangiopathie) ou des capillaires distaux (microangiopathie) ; elle est responsable d'une diminution du débit sanguin ;
- la survenue d'une infection crée un cercle vicieux : elle est favorisée par l'altération des fonctions leucocytaires, elle retarde la cicatrisation.

FACTEURS EXTRINSÈQUES

- La plupart des plaies du pied ont une origine traumatique : chaussure trop serrée ou blessante, ongle incarné, geste de pédicure agressif…
- Le manque d'hygiène favorise la macération, les fissurations et les surinfections.
- Les mycoses interdigitales sont responsables de fissurations.

DIAGNOSTIC

SIGNES CLINIQUES

Au stade initial

Les lésions se limitent à une peau sèche qui présente des fissurations (notamment au bord externe du talon et à la plante des pieds) et des épaississements localisés (hyperkératose) au niveau des zones d'appui (têtes métatarsiennes, talon, pulpe des orteils quand ils sont déformés en griffe). Il existe une neuropathie avec perte de la sensibilité objectivée par la perte de sensation au monofilament de Nylon.

À un stade plus avancé

Une plaie apparaît, dont l'aspect le plus caractéristique est le mal perforant : ulcération suintante apparaissant au sein d'une zone d'hyper-kératose, localisée au niveau d'une zone d'appui, soit au niveau des têtes métatarsiennes (mal perforant plantaire), soit à l'extrémité des orteils en griffe (mal perforant pulpaire).

À un stade très évolué

Une ostéoarthropathie, ou pied cubique de Charcot, se constitue, due à une atteinte osseuse avec luxation de l'articulation tarsométatarsienne et fractures spontanées du tarse.

EXAMENS COMPLÉMENTAIRES

Il faut rechercher deux facteurs de gravité :

- la présence d'une ostéite :
  – elle est affirmée cliniquement par la mise en évidence d'un contact osseux lorsqu'on explore la plaie à l'aide d'une pointe mousse stérile ;
  – elle est visualisée avec un retard de 2 semaines par la radiographie du pied centrée sur la lésion ;
  – elle doit entraîner un prélèvement bactériologique pour isoler un germe et étudier sa sensibilité aux antibiotiques (antibiogramme) ;
- une artérite sous-jacente :
  – elle est suspectée par l'abolition des pouls distaux ou l'aspect nécrotique de la peau, mais la douleur est souvent absente en raison de la neuropathie associée ;
  – elle est affirmée par l'écho-Doppler artériel des membres inférieurs, complété par une artériographie si on envisage un geste de revascularisation.

TRAITEMENT

La prise en charge du pied diabétique est multidisciplinaire, impliquant diabétologues, infirmières, podologues, pédicures et chirurgiens vasculaires ou orthopédiques.

Avant l'apparition d'une plaie

Le traitement est essentiellement préventif :

- port de semelles orthopédiques ou de chaussures thérapeutiques de série ;
- soins quotidiens avec application matin et soir d'une crème hydratante pour les pieds ;
- éviter de marcher pieds nus et de porter des chaussures sans chaussettes ;
- soins de pédicure et de podologie.

Plaie constituée

Traitement de la plaie constituée :

- nettoyage et débridement de la plaie (soins quotidiens) ;
- mise en décharge de la plaie à chaque fois que le patient pose le pied à terre par le port d'une chaussure spéciale dite de décharge, d'un plâtre ou encore par l'utilisation de béquilles ou d'un fauteuil roulant ;
- antibiothérapie en cas d'écoulement purulent ou de plaie inflammatoire : on commence par prescrire l'association **amoxycilline + acide clavulanique** (*AUGMENTIN*) ou, en cas d'allergie à la **pénicilline**, la **pristinamycine** (*PYOSTACINE*). On adapte ultérieurement le traitement en fonction du résultat de l'antibiogramme ;
- application locale de facteurs de croissance (*Regranex*) ; mais ces produits coûteux sont d'utilisation limitée et contre-indiqués en cas d'artérite.

Dans tous les cas, il convient d'obtenir un équilibre glycémique satisfaisant en optimisant le traitement du diabète.

En présence d'une artérite, il faut étudier au préalable l'éventualité d'un geste de revascularisation par pontage ou angioplastie.

PRONOSTIC

On définit plusieurs niveaux de gravité, qui conditionnent le risque de lésion et la prise en charge du diabétique :

- Grade 0 : examen du pied strictement normal, risque faible ne nécessitant que l'examen annuel des pieds.
- Grade 1 : existence d'une neuropathie avec hypoesthésie, 5 à 10 % de risque, examen des pieds à chaque consultation et éducation du patient.
- Grade 2 : neuropathie associée à une déformation du pied ou à la présence d'une artérite, risque de 25 %, soins de podologie tous les 2 mois et, si nécessaire, prescription de

semelles orthopédiques et/ou de chaussures pour pieds sensibles.

• Grade 3 : antécédent d'amputation ou d'ulcération du pied ayant duré plus de 3 mois, risque de 50 %, adresser le patient à une équipe spécialisée.

Les plaies chroniques du pied chez le diabétique exposent au risque d'amputation, qu'il faut éviter par un traitement adapté et patient, en sachant que la cicatrisation est longue à obtenir ; la survenue d'une infection et la présence d'une artérite assombrissent le pronostic.

FICHE INFIRMIÈRE

EXAMENS

Le prélèvement bactériologique se fait à l'aide d'un écouvillon après désinfection des bords de la plaie par un antiseptique.

SURVEILLANCE DU TRAITEMENT

SOINS – TRAITEMENT

Traitement local d'une plaie du pied :

• Nettoyer la plaie avec du sérum physiologique.

• Retirer largement toute l'hyperkératose et les tissus dévitalisés entourant l'ulcération à l'aide d'un scalpel ou d'une pince gouge.

• Appliquer ensuite un pansement peu gras, uniquement sur la partie ulcérée.

• Appliquer deux compresses sur la plaie et fermer le pansement à l'aide d'une bande *Nylex* (maintenu à l'aide de sparadrap ne touchant pas la peau).

Il faut éviter d'utiliser localement les antiseptiques, les antibiotiques et les produits irritants, allergisants ou les colorants.

EFFICACITÉ DU TRAITEMENT

• L'efficacité est jugée localement chaque jour, y compris le dimanche, lors du renouvellement du pansement.

• La présence d'un exsudat fibrineux malodorant doit faire redouter une surinfection.

• L'apparition de bourgeons au sein de la lésion est le préalable à la cicatrisation.

• Il faut s'assurer auprès du patient que la mise en décharge de la plaie est assurée, sans laquelle la cicatrisation est impossible.

COMPLICATIONS

L'hospitalisation s'impose dans les circonstances suivantes :

• plaie de diamètre supérieur à 2 cm ;
• artérite des membres inférieurs ;
• diabète mal équilibré ;
• découverte d'une ostéite ;
• présence d'une microangiopathie sévère, en particulier d'une néphropathie ;
• antécédents d'amputation ;
• signes généraux d'infection (fièvre, hyperleucocytose).

ÉDUCATION ET CONSEILS

Le rôle de l'infirmière est capital pour prévenir la survenue ou la récidive d'une plaie du pied chez le patient diabétique.

• Il faut conseiller au diabétique de se laver les pieds chaque jour en évitant les bains de pieds prolongés et l'eau trop chaude ; ils doivent être séchés, surtout entre les orteils, pour éviter la macération.

• Les chaussures ne doivent être ni trop serrées, ni trop larges, en cuir souple afin d'éviter toute irritation locale ; les chaussures en caoutchouc favorisant la macération doivent être proscrites.

• Il faut interdire au patient de marcher les pieds nus et lui recommander de porter en toute occasion des chaussettes en coton.

• Les ongles doivent être entretenus en évitant les objets coupants et pointus et en privilégiant le meulage.

• Il convient d'assurer l'intégrité du revêtement cutané en conseillant l'utilisation d'une crème hydratante en cas de pieds secs.

▶

• L'état des pieds doit être contrôlé : il faut surveiller l'apparition de fissures liées à la sécheresse cutanée, de cors et durillons et de lésions interdigitales (mycoses). Les coricides ne doivent pas être utilisés.

• En cas de mycose, ne pas oublier de traiter les chaussures et les chaussettes par un antimycosique en poudre ou en spray pour empêcher le réensemencement par les spores.

• Il faut conseiller le recours au pédicure-podologue, notamment lorsqu'existent des déformations et une hyperkératose aux points de pression du pied, en sachant que le forfait de soins podologiques prévoit un bilan initial et 5 séances de soins par an pour les grades 2 et 3.

• Il faut prendre en compte les troubles de la sensibilité et éviter les sources de chaleur (évaluer avec la main la température de l'eau avant la toilette des pieds).

FICHE TECHNIQUE

QUEL PANSEMENT POUR UNE PLAIE DU PIED CHEZ LE PATIENT DIABÉTIQUE ?

• Sur les ulcérations fibrineuses, exsudatives, surinfectées ou hémorragiques : un pansement à base d'alginate (*MELGISORB*, *URGOSORB*), éventuellement recouvert par une compresse de charbon activé (*ACTISORB*) ou un pansement composé de plusieurs couches (*CARBOFLEX*).

• Sur les lésions sèches sans exsudat ; un hydrogel en gel (*DUODERM*, *PURILON*...) ou en plaque (*HYPERGEL*), recouvert d'un pansement gras (*ADAPTIC*, *JELONET*...).

• Sur les lésions bourgeonnantes exsudatives : un pansement hydrocellulaire sans adhésif (*MEPILEX*, *TIELLE*, *HYDROCLEAN*).

• Sur les lésions bourgeonnantes sèches : un pansement gras doublé d'un pansement hydrocellulaire.

HYPOGLYCÉMIE DU DIABÉTIQUE

FICHE MALADIE

DÉFINITION

L'hypoglycémie est définie par l'abaissement du glucose sanguin en dessous d'un seuil compris entre 0,5 et 0,6 g/L (2,8 et 3,3 mmol/L). La traduction clinique dépend de l'importance de la diminution de la glycémie, mais elle est variable d'un sujet à l'autre ; on distingue :

• les hypoglycémies asymptomatiques, qui n'ont qu'une traduction biologique ;

• les hypoglycémies symptomatiques modérées, qui déclenchent des réactions permettant au patient de percevoir la baisse de la glycémie et de prendre les mesures qui permettent de la corriger ;

• les hypoglycémies symptomatiques sévères, qui nécessitent l'assistance d'une tierce personne.

CAUSES ET MÉCANISMES

L'hypoglycémie du diabétique est toujours due à un excès d'insuline circulante.

CAUSES COMMUNES AUX DEUX TYPES DE DIABÈTE

• Repas ou collation insuffisant, sauté ou pris tardivement par rapport à l'administration du traitement anti-hyperglycémiant.

• Exercice physique excessif ou non programmé avec mauvaise adaptation du traitement et/ou des apports glucidiques.

• Insuffisance rénale.

• Prise de médicaments favorisant les hypoglycémies (*cf.* Hypoglycémie en dehors du diabète).

• Prise d'alcool à jeun.

CAUSES PROPRES AU DIABÈTE TRAITÉ PAR L'INSULINE

- Excès d'insuline, le plus souvent dans le cadre d'une insulinothérapie intensive : augmentation trop rapide des doses, dose excessive d'insuline rapide.
- Résorption trop rapide de l'insuline : injection dans une zone de lipodystrophie ou dans une zone soumise à une activité excessive, bain chaud après l'injection.

CAUSE PROPRE AU DIABÈTE NON INSULINODÉPENDANT

- Utilisation d'un sulfamide hypoglycémiant puissant ou à longue durée d'action, surtout chez le sujet âgé et l'insuffisant rénal.

DIAGNOSTIC

SIGNES CLINIQUES

Symptômes neurovégétatifs

Ils surviennent pour une valeur de la glycémie d'environ 0,6 g/L (3,3 mmol/L) et sont dus à la stimulation du système neurovégétatif. Les plus courants sont les sueurs, les palpitations avec tachycardie, les tremblements, la pâleur du visage et des extrémités, la sensation de faim impérieuse, l'anxiété et la nervosité.

Symptômes neuroglucopéniques

Ils apparaissent pour un seuil glycémique plus bas, autour de 0,5 g/L (2,8 mmol/L) et traduisent la souffrance du système nerveux central. Il s'agit, selon les sujets, d'une sensation de malaise avec asthénie intense, d'une difficulté à se concentrer, de troubles visuels, de paresthésies des extrémités, de céphalées, de troubles du caractère, de l'humeur ou du comportement. Une baisse plus importante de la glycémie peut entraîner des troubles plus graves : manifestations psychiatriques, déficits neurologiques moteurs, convulsions et troubles de la conscience pouvant aller jusqu'au coma.

EXAMENS COMPLÉMENTAIRES

Il faut rapidement confirmer l'hypoglycémie en réalisant immédiatement une glycémie capillaire.

TRAITEMENT

TRAITEMENT CURATIF

Il repose sur le resucrage, c'est-à-dire sur l'administration de sucre ou d'un produit destiné à augmenter la glycémie :

- En l'absence de troubles de la conscience ou de troubles digestifs, le resucrage par voie orale suffit.
- En présence de troubles de la conscience modérés, il faut faire en IM une ampoule de **glucagon** (*GLUCAGEN* 1 mg), éventuellement renouvelable 10 min après si le résultat est insuffisant. Le glucagon est inefficace lorsque les réserves hépatiques en glycogène sont épuisées, notamment après un effort physique intense ou pour corriger les hypoglycémies induites par l'alcool ou les sulfamides hypoglycémiants.
- En cas de coma, il faut administrer en IV 30 à 50 mL de sérum glucosé hypertonique à 30 %.

TRAITEMENT PRÉVENTIF

Il est essentiel chez le patient diabétique : il consiste à renforcer l'éducation et le suivi et parfois à modifier le traitement (nouveau schéma d'insulinothérapie, prescription d'un hypoglycémiant oral à vie courte).

PRONOSTIC

Les hypoglycémies du diabétique sont en général réversibles sans séquelles. Le seuil de tolérance est variable d'un sujet à l'autre, mais elles peuvent affecter la qualité de vie et engendrer anxiété ou angoisse. Elles sont parfois responsables d'une véritable phobie qui empêche toute possibilité de bon contrôle glycémique.

Les hypoglycémies répétées sont parfois responsables d'une aggravation de la rétinopathie diabétique.

Les comas hypoglycémiques profonds, prolongés ou répétés peuvent engendrer des complications neurologiques ou psychiatriques chroniques, mais cette éventualité est rare. Il y a risque de détérioration cognitive, surtout chez les sujets âgés, ce qui explique que les objectifs glycémiques du diabétique sont moins stricts en gériatrie.

L'association hypoglycémie-ivresse alcoolique peut être catastrophique.

FICHE INFIRMIÈRE

EXAMENS

Le seul examen est la mesure rapide de la glycémie capillaire (*cf.* Diabète de type 1, p. 315).

SURVEILLANCE DU TRAITEMENT

SOINS – TRAITEMENT

Resucrage par voie orale

Il consiste à administrer immédiatement 15 g de sucre d'absorption rapide, à savoir : trois morceaux de sucre, deux barres de pâte de fruit, un verre de *Coca-Cola* ou de soda sucré, une boîte de jus de fruit ou une cuillerée de confiture ou de miel.

Il ne faut pas utiliser de fruit frais, de chocolat ou de jus de fruit frais.

Mesures à prendre chez le diabétique après le resucrage initial

En cas d'hypoglycémie induite par l'insuline, une collation (30 g de pain + 15 g de fromage ou trois biscuits secs) est nécessaire pour éviter une rechute.

En cas d'hypoglycémie induite par les sulfamides, la surveillance de la glycémie capillaire doit être poursuivie dans les heures qui suivent. Si le sulfamide est à longue durée d'action (*AMAREL, DIAMICRON*), il est souhaitable de poser une perfusion de sérum glucosé à 10 %.

EFFICACITÉ DU TRAITEMENT

Le resucrage est en général suivi de la disparition immédiate des symptômes, confirmée par la normalisation de la glycémie capillaire.

Un coma hypoglycémique ne s'hospitalise que dans les cas suivants :

- hypoglycémie persistante au bout de 2 h malgré un resucrage correct ;
- présence de vomissements ou d'une angine empêchant l'alimentation ;
- troubles neurologiques associés (déficit ou convulsions) ;
- tentative de suicide à l'insuline ;
- sujet âgé vivant seul.

EFFETS INDÉSIRABLES

Les effets indésirables du **glucagon** sont rares : nausées, vomissements, pâleur, asthénie.

En cas d'inefficacité, il ne faut pas hésiter à recourir à l'administration de glucose IV.

Après le resucrage initial, une nouvelle prise de sucre doit se faire uniquement d'après la glycémie capillaire en sachant que la sensation de malaise peut persister et conduire à un excès de resucrage.

ÉDUCATION ET CONSEILS

Chez le patient diabétique, le rôle de l'infirmière est primordial dans la prévention des récidives.

Il convient de renforcer l'éducation du patient en insistant sur l'obligation de :

- ne pas sauter ou retarder un repas ;
- prendre une collation au milieu de la matinée si les glycémies sont basses avant midi, ou au coucher si les glycémies au coucher sont inférieures à 1,5 g/L (8,2 mmol/L), supplémentaire en cas d'exercice physique ;
- adapter les doses d'insuline non seulement en fonction des glycémies mais aussi de l'alimentation et de l'activité physique prévues ;
- diminuer les doses d'insuline non seulement avant mais aussi après un effort physique important.

Les recommandations suivantes doivent être répétées au patient :

- avoir toujours dans la poche 3 morceaux de sucre ;
- faire un contrôle glycémique avant de prendre le volant ;
- avoir dans le bas du réfrigérateur une ampoule de *GLUCAGEN*.

En cas d'hypoglycémies récidivantes, il faut renforcer les autocontrôles glycémiques et le suivi du patient en lui proposant, si c'est possible, des contacts téléphoniques.

Il faut dédramatiser les hypoglycémies, surtout chez le sujet jeune auquel on propose une insulinothérapie.

Si les hypoglycémies persistent malgré les mesures indiquées ci-dessus, il est souhaitable de conseiller au patient de revoir le médecin afin de modifier éventuellement le traitement : remplacement de l'insuline rapide par un analogue rapide, d'un sulfamide à longue durée d'action par une molécule à demi-vie courte et à métabolisation complète (*GLIBÉNÈSE* ou *NOVONORM*).

FICHE PHARMACOLOGIE

HYPERGLYCÉMIANTS

Diazoxide

PROGLICEM					
Dose moyenne de 5 à 10 mg/kg/j soit 350 à 500 mg pour l'adulte de poids moyen	100 gél. 25 mg 100 gél. 100 mg	HOP HOP	I I		

Propriétés

Médicament ayant une action hyperglycémiante essentiellement par inhibition de la libération pancréatique d'insuline et par action stimulante sur les catécholamines médullo-surrénaliennes. Le **diazoxide** a aussi une action antihypertensive et inhibitrice sur les fibres musculaires lisses.

Indications

Hypoglycémies tumorales pancréatiques.
Hypoglycémies leucine-sensibles de l'enfant.

Précautions d'emploi

Mise en œuvre du traitement en milieu hospitalier.

Surveillance de la glycémie.

Effets indésirables

Rétention hydrosodée.

Hirsutisme souvent marqué aux fortes posologies, chez l'enfant.
Troubles digestifs.

Accidents allergiques.

Interactions médicamenteuses

Potentialisation de l'action hyperglycémiante par les **diurétiques**.
Augmentation des taux plasmatiques d'**AVK**.

Glucagon

GLUCAGEN					
1 amp. injectable à diluer dans le solvant : injecter immédiatement en IM Chez l'enfant : 0,5 mg	1 amp. injectable 1 mg (1 mL de solv.)	18,63	I	65 %	18,63
GLUCAGEN KIT					
Idem *GLUCAGEN*	1 ser. préremplie 1 mg/mL	22,91	I	65 %	22,91

Propriétés

Hormone hyperglycémiante par mobilisation immédiate des réserves de glucose hépatique. La néoglucogenèse et la glycogénolyse sont également accélérées.
Le **glucagon** a également une action lipolytique et éventuellement, à doses élevées, des actions chronotrope et inotrope positives.

Indications

Hypoglycémies : action rapide (3 à 10 min) et brève (20 à 30 min).

Contre-indications

Insuffisances hépatiques : le **glucagon** y est inactif.
Hypoglycémies alcooliques, insulinomes, glucagonomes.

Effets indésirables

À doses importantes (> 2 mg) : flush, nausées, vomissements. En cas de surdosage : risque d'hypokaliémie.

ACIDOCÉTOSE DIABÉTIQUE

FICHE MALADIE

DÉFINITION

L'acidocétose diabétique est définie par l'association de trois anomalies biologiques :
- une hyperglycémie supérieure à 2,5 g/L (13,8 mmol/L) ;
- la présence de corps cétoniques dans le sang et les urines ;
- une acidose se traduisant par une baisse du pH et des bicarbonates sanguins.

Il s'agit d'une urgence qui nécessite une prise en charge médicale en milieu hospitalier.

CAUSES ET MÉCANISMES

L'acidocétose diabétique est la conséquence d'une carence en insuline, qui entraîne les désordres métaboliques suivants :
- réduction de la captation tissulaire du glucose ;
- augmentation de la production hépatique du glucose à partir des substrats non glucidiques (néoglucogenèse) ;
- accroissement de la lipolyse (dégradation des graisses), responsable de la formation des corps cétoniques (acétoacétate, hydroxybutyrate et acétone) ;
- troubles ioniques : excès des ions H^+ en rapport avec la production des corps cétoniques, hyperkaliémie par sortie du potassium des cellules.

L'acidocétose s'observe presque uniquement dans le diabète de type 1, exceptionnellement dans le diabète de type 2.
Elle est révélatrice du diabète insulinodépendant dans 30 % des cas.
Chez le diabétique connu, sa fréquence a diminué en raison de l'éducation et de l'autosurveillance glycémique ; les causes les plus fréquentes sont :
- arrêt intempestif de l'insulinothérapie, soit volontaire (attitude d'abandon du patient) ou involontaire (mauvais fonctionnement d'un stylo ou d'une pompe à insuline) ;
- survenue d'une complication du diabète : pied diabétique infecté, infarctus du myocarde, gangrène artéritique ;
- existence d'une affection intercurrente hyper-glycémiante : traumatisme, syndrome infectieux, hyperthyroïdie, hypercorticisme ;
- prise d'un médicament hyperglycémiant (bêtamimétique, corticoïde), sans augmentation compensatrice des doses d'insuline.

DIAGNOSTIC

SIGNES CLINIQUES

- Les signes dus à la carence en insuline sont constants : fatigue, soif, polyurie, amaigrissement.

• Les signes dus à la cétose sont précoces : nausées, douleurs abdominales, anorexie, crampes et odeur acétonique de l'haleine.

• Les signes dus à l'acidose apparaissent ensuite : dyspnée ample et bruyante (dite de Kussmaul), troubles de la conscience pouvant aller jusqu'au coma, hypothermie et déshydratation (pli cutané, sécheresse des muqueuses, hypotension artérielle).

EXAMENS COMPLÉMENTAIRES

• La glycémie est constamment élevée (3 à 8 g/L soit 16,5 à 44 mmol/L).

• Le diagnostic de cétose se fait sur les urines à l'aide de bandelettes semi-quantitatives ; il est désormais possible de quantifier la cétonémie sur le sang capillaire.

• Le degré d'acidose est évalué sur le sang veineux par la détermination du pH (< 7,3) et des bicarbonates (< 15 mEq/L).

• Les troubles ioniques sont constants et variables : le plus souvent, il existe une pseudo-hyponatrémie due à l'hyperglycémie et une pseudo-hyperkaliémie liée à l'acidose.

• La créatinine est modérément élevée, en raison de la déshydratation et de l'hypovolémie.

TRAITEMENT

TRAITEMENT CURATIF

L'hospitalisation s'impose en service spécialisé, en réanimation lorsque les troubles de la conscience sont présents (précoma ou coma). Un cathéter veineux doit être mis en place pour assurer la réhydratation, les apports ioniques et l'insulinothérapie.

Apports hydroélectrolytiques

Le volume à perfuser est de 6 à 8 litres sur 24 h, dont la moitié sur les 8 premières heures, à adapter en fonction de l'âge, de l'état cardiovasculaire, de l'osmolarité plasmatique et de la tolérance clinique. Il ne faut pas dépasser 1 litre par heure dans les 3 premières heures.

La quantité des ions administrés est fixée en fonction des bilans ioniques et de l'ECG. Les apports en sodium et potassium sont d'environ 8 à 12 g/24 h.

En général, dans les 3 premières heures, on perfuse du sérum salé physiologique à 9 pour 1 000. Ensuite, lorsque la glycémie atteint 2,5 g/L (13 mmol/L), on remplace le sérum salé par du glucosé à 10 %, additionné de NaCl (4 à 6 g/L) et de KCl (1 à 2 g/L).

Quand le patient a repris conscience et peut avaler sans problème, la réhydratation peut être poursuivie *per os* (bouillon de viande et de légumes + jus de fruit).

Insulinothérapie

On utilise désormais les analogues rapides de l'insuline : **lispro** (*HUMALOG*) ou **aspart** (*NOVORAPID*).

La perfusion continue à la seringue électrique a remplacé les autres voies d'administration : au début, on fixe le débit à 0,15 unité/kg/h (environ 10 unités/h chez l'adulte). Ce débit est diminué lorsque la cétose a disparu.

Lorsque la glycémie est redevenue normale ou subnormale, on passe à la voie SC.

La surveillance de la glycémie capillaire doit se faire toutes les heures tant que l'insuline est administrée par voie IV.

TRAITEMENT ÉTIOLOGIQUE

Toute affection intercurrente responsable de la décompensation cétoacidosique doit être traitée. Par exemple, une antibiothérapie adaptée est prescrite en cas d'infection.

TRAITEMENT PRÉVENTIF

• En cas de diabète inaugural, il faut instaurer une insulinothérapie intensifiée en privilégiant un schéma à 3 ou 4 injections quotidiennes et en éduquant le patient.

• En cas de diabète antérieurement connu, on renforce l'insulinothérapie et on intensifie la surveillance glycémique et acétonurique.

PRONOSTIC

Il est en général favorable en 24 h sous traitement bien conduit.

L'évolution défavorable, voire fatale (4 % des cas), s'observe surtout chez les sujets âgés.

Il faut éviter les complications iatrogènes : surcharge hydrosodée en cas d'insuffisance cardiaque ou rénale.

FICHE INFIRMIÈRE

EXAMENS

Sur les urines, les bandelettes *KÉTO-DIABUR TEST 5000* ou *KÉTO-DIASTIX* permettent de déterminer le glucose urinaire et de rechercher les corps cétoniques ; l'évaluation se fait après 2 min par comparaison à une échelle colorimétrique.

La recherche des corps cétoniques peut se faire sur le sang capillaire à l'aide d'une électrode, *OPTIUM B-CÉTONE*, utilisable sur les lecteurs de glycémie *OPTIUM* et *OPTIUM XCEED*.

SURVEILLANCE DU TRAITEMENT

SOINS – TRAITEMENT

Perfusion continue d'insuline : *cf.* Fiche technique, p. 355.

En cas de coma, il faut poser une sonde vésicale, voire une sonde gastrique pour vidanger l'estomac, et mettre en œuvre les soins habituels de nursing (humidification des muqueuses, prévention des escarres et des thromboses veineuses).

EFFICACITÉ DU TRAITEMENT

- Surveillance clinique toutes les heures pendant les 8 premières heures, puis toutes les 2 h : état de conscience, pouls, pression artérielle, diurèse…
- Détermination de la glycémie capillaire et recherche des corps cétoniques avec la même fréquence.
- Monitoring de l'électrocardiogramme incluant la fréquence cardiaque et la pression artérielle.
- Ionogramme répété à 3, 6, 9, 12 et 24 h.

EFFETS INDÉSIRABLES

- Dépister une surcharge hydrosodée chez le sujet âgé (diurèse, fréquence cardiaque, pression artérielle).
- En cas d'aggravation de la conscience malgré l'amélioration des paramètres biologiques, penser à un œdème cérébral dû à la perfusion trop rapide.
- Ne pas arrêter l'insuline dès que la glycémie se normalise, afin d'éviter une récidive.

ÉDUCATION ET CONSEILS

Renforcer l'éducation du diabétique pour prévenir les récidives :

- intensifier l'autosurveillance (glycémie capillaire et recherche des corps cétoniques) ;
- en cas d'inappétence, maintenir l'apport de boissons glucidiques et ne pas arrêter les injections d'insuline ;
- faire des injections d'insuline rapide supplémentaires en cas de diabète déséquilibré (glycémie > 3 g/L, apparition d'acétone) ;
- consulter si le déséquilibre persiste.

FICHE TECHNIQUE

PERFUSION CONTINUE D'INSULINE À LA SERINGUE ÉLECTRIQUE

Préparation de la solution d'insuline à administrer en continu à l'aide de la seringue électrique : à partir d'un flacon de 10 mL, contenant 100 unités/mL d'un analogue rapide de l'insuline, prélever 6 mL (600 unités) qui sont dilués dans 60 mL de sérum physiologique. Un débit horaire de 1 mL permet de délivrer 10 unités d'insuline par heure.

Si on décide de maintenir le débit de l'insuline constant, il est parfois utile de disposer une perfusion en « Y » de glucosé à 10 %, dont on règle le débit à la demande de façon à maintenir la glycémie entre 1,5 et 2,5 g/L.

Cf. Insulines rapides et ultrarapides *chapitre* Diabète de type 1, p. 324

HYPERLIPIDÉMIES

FICHE MALADIE

DÉFINITION

Les hyperlipidémies (ou hyperlipoprotéinémies) sont des affections fréquentes caractérisées par l'augmentation permanente de la concentration plasmatique d'une lipoprotéine (forme circulante des graisses). Elles accélèrent le développement de l'athérosclérose et augmentent le risque de ses complications cardiovasculaires.

CAUSES ET MÉCANISMES

Trois mécanismes peuvent conduire à l'accumulation des lipoprotéines dans le plasma : un excès de leur production, un défaut de leur épuration par le foie, ou encore le déficit d'une enzyme impliquée dans leur métabolisme intravasculaire.

On distingue deux grandes variétés d'hyperlipidémies :

- les hyperlipidémies secondaires. On doit les évoquer en cas d'hyperlipidémie récente, en l'absence d'antécédent familial et en rechercher la cause : hypothyroïdie, diabète, alcoolisme, contraception orale ;
- les hyperlipidémies primaires. Elles sont dues à une ou plusieurs anomalies génétiques, qui peuvent être influencées par les facteurs environnementaux (alimentation).

La captation par les macrophages des lipoprotéines accumulées dans la circulation est à l'origine de la surcharge en lipides de la paroi vasculaire et des remaniements qui conduisent à la formation de la plaque d'athérome.

LES LIPOPROTÉINES

Les lipoprotéines sont des particules de taille et de densité variables, solubles dans le plasma et formées de lipides (cholestérol, triglycérides et phospholipides) liés à des protéines (les apolipoprotéines) ; il en existe quatre variétés principales.

Chylomicrons

- Lipoprotéines de très grosse taille très riches en triglycérides.
- Elles sont synthétisées par l'intestin après les repas.
- Elles assurent le transport des triglycérides vers les tissus puis le foie.

VLDL (*Very Low Density Lipoproteins*)

- Lipoprotéines de grande taille, elles contiennent 80 % de triglycérides et 20 % de cholestérol.
- Elles sont produites par le foie à partir des chylomicrons.
- Elles assurent le transport des triglycérides dans le sang à distance des repas.

LDL (*Low Density Lipoproteins*)

- Lipoprotéines de taille moyenne riches en cholestérol (le « mauvais cholestérol ») et en apolipoprotéine B.
- Elles proviennent des VLDL après appauvrissement en triglycérides.
- Elles assurent la distribution du cholestérol aux tissus.
- Elles sont responsables du dépôt du cholestérol dans les vaisseaux, donc du développement de l'athérome.

HDL (*High Density Lipoproteins*)

- Lipoprotéines de petite taille riches en cholestérol (le « bon cholestérol ») et en apopolipoprotéine A1.
- Elles sont produites par le foie et l'intestin.
- Elles transportent le cholestérol des tissus vers le foie.
- Elles ont un rôle d'épuration du cholestérol, donc protecteur vis-à-vis du développement de l'athérome.

DIAGNOSTIC

SIGNES CLINIQUES

Le diagnostic est exceptionnellement porté sur la clinique. Mais un certain nombre de circonstances peuvent conduire au diagnostic d'hyperlipidémie :

- l'existence d'antécédents familiaux ;
- la survenue de complications : pancréatite aiguë, coronaropathie ischémique, accident

vasculaire cérébral, artérite oblitérante des membres inférieurs ;
• la présence de dépôts lipidiques jaunâtres visibles à l'examen clinique sur la cornée (arc cornéen, ou gérontoxon), sur les paupières (xanthélasma), dans le derme (xanthomes plans ou tubéreux) ou sur les tendons (xanthomes tendineux).

EXAMENS COMPLÉMENTAIRES

Dans la presque totalité des cas, les hyperlipidémies sont diagnostiquées à l'occasion d'un bilan lipidique :
• Le bilan lipidique systématique de dépistage chez un sujet n'ayant aucun facteur de risque cardiovasculaire doit se limiter au dosage du cholestérol total et des triglycérides.
• L'exploration d'une anomalie lipidique est indiquée chez un sujet ayant des facteurs de risque ou chez lequel on a déjà mis en évidence une perturbation du bilan lipidique. Il est pratiqué à jeun et comporte :
- une description de l'aspect du sérum (clair, opalescent ou lactescent) ;
- un dosage du cholestérol total (CT) et des triglycérides (T) ;
- un dosage du cholestérol-HDL (C-HDL) ;
- un calcul du cholestérol-LDL à l'aide de la formule de Friedewald : C-LDL = CT – (C-HDL + T/5), les valeurs étant exprimées en g/L et T étant inférieur à 4 g/L.

En fonction des résultats du bilan lipidique, on distingue :
• les hypercholestérolémies pures, caractérisées par un sérum clair, une élévation variable du cholestérol total (> 2 g/L ou 5,16 mmol/L), les triglycérides étant normaux ; les plus fréquentes sont liées à une élévation exclusive du cholestérol-LDL directement lié au risque athérogène ; les hypercholestérolémies avec augmentation exclusive du cholestérol-HDL sont plus rares et doivent être respectées ;
• les hypertriglycéridémies pures, qui se manifestent par un sérum trouble (opalescent voire lactescent), une élévation prépondérante des triglycérides (> 1,50 g/L ou 1,71 mmol/L), le cholestérol total étant normal ou légèrement élevé et le cholestérol-HDL souvent abaissé ;
• les hypertriglycéridémies mixtes, au cours desquelles le sérum est opalescent avec élévation conjointe du cholestérol et des triglycérides ; l'augmentation du cholestérol est due à celle du cholestérol-LDL, le cholestérol-HDL étant diminué.

L'électrophorèse des lipides est un examen spécialisé, qui n'est pas pratiqué couramment, mais permet d'identifier quelle lipoprotéine est augmentée dans le sang et de permettre ainsi de typer l'hyperlipidémie selon la classification internationale :
• type I : élévation des chylomicrons (très rare) ;
• type IIa : élévation isolée des LDL (athérogène) ;
• type IIb : élévation des LDL et des VLDL (fréquente, le plus souvent familiale, athérogène) ;
• type III : élévation d'une lipoprotéine intermédiaire (IDL) normalement absente du sérum (très rare) ;
• type IV : élévation isolée des VLDL (très fréquente, peu athérogène, sensible aux facteurs diététiques) ;
• type V : élévation des VLDL et des chylomicrons (il s'agit du type IV décompensé).

TRAITEMENT

OBJECTIFS THÉRAPEUTIQUES

Ils font l'objet d'un consensus et sont fixés en fonction des facteurs de risque cardiovasculaire associés à l'hyperlipidémie (*cf.* encadré, p. 358). Le taux du cholestérol-LDL ne doit pas dépasser les seuils suivants :
• 2,2 g/L (5,7 mmol/L) en l'absence de facteur de risque ;
• 1,9 g/L (4,9 mmol/L) en présence d'un facteur de risque ;
• 1,6 g/L (4,1 mmol/L) en présence de 2 facteurs de risque ;
• 1,3 g/L (4,1 mmol/L) en présence de 3 facteurs de risque ;
• 1,0 g/L (3,4 mmol/L) chez les patients à haut risque cardiovasculaire.

FACTEURS DE RISQUE CARDIOVASCULAIRE À PRENDRE EN COMPTE CHEZ LE PATIENT HYPERLIPIDÉMIQUE (AFSSAPS, MARS 2005)

Facteurs de risque

• Âge : plus de 50 ans pour l'homme, plus de 60 ans pour la femme.

• Antécédent d'infarctus du myocarde ou mort subite avant 50 ans chez le père ou un parent de 1er degré de sexe masculin ou avant 60 ans chez la mère ou un parent de 1er degré de sexe féminin.

• Tabagisme actuel ou arrêté depuis moins de 3 ans.

• Hypertension artérielle permanente, traitée ou non.

• Diabète de type 2, traité ou non.

• HDL < 0,4 g/L (1,0 mmol/L), quel que soit le sexe.

Facteur protecteur (soustraire un risque au score de niveau de risque)

• HDL > 0,6 g/l (1,5 mmol/L).

Patient à haut risque cardiovasculaire

• Antécédents de maladie cardiovasculaire avérée.

• Diabète de type 2 avec atteinte rénale ou 2 des facteurs de risque indiqués ci-dessus, auxquels on ajoute une microalbuminurie > 30 mg/24 h.

• Risque de survenue d'un événement coronarien d'au moins 20 % dans les 10 ans.

MOYENS THÉRAPEUTIQUES

Traitement diététique

C'est la première étape du traitement. Elle consiste à prescrire un régime personnalisé après enquête diététique. Dans tous les cas, le régime doit s'accompagner d'une reprise de l'activité physique.

Hypercholestérolémies

Le régime des hypercholestérolémies repose sur les principes suivants :

• Réduction de la consommation des lipides, qui ne doivent pas représenter plus de 35 % de la ration quotidienne.

• Limitation des apports en acides gras saturés (graisses d'origine animale) au profit des acides gras mono- et poly-insaturés, en privilégiant les acides gras poly-insaturés oméga-3 par la consommation 3 fois par semaine de poisson.

• Augmentation de la consommation de fibres et de substances antioxydantes présentes dans les produits céréaliers, les légumes et les fruits.

• Limitation des apports en cholestérol par diminution de la consommation des œufs et des abats.

Hypertriglycéridémies

Le régime des hypertriglycéridémies repose sur l'étude de la sensibilité à l'alimentation, ce qui suppose de rechercher si l'élévation des triglycérides dépend des glucides, des graisses, de l'alcool ou de la surcharge pondérale. La prescription diététique est alors adaptée selon les cas : réduction des apports en sucres rapides ou en graisses animales, exclusion de l'alcool, régime hypocalorique.

Traitements médicamenteux

Ils sont prescrits lorsque la diététique ne parvient pas à normaliser le profil lipidique.

Statines

• Ce sont des hypocholestérolémiants puissants qui agissent en inhibant l'HMG-coenzyme A réductase, enzyme intervenant dans la synthèse endogène du cholestérol.

• Elles ont d'autres effets, dits pleïotropes, sur l'endothélium vasculaire (vasodilatateur, antithrombogène, anti-inflammatoire), qui expliquent qu'elles réduisent à terme le risque cardiovasculaire, indépendamment de la baisse du cholestérol.

• Elles sont indiquées en première intention dans les hypercholestérolémies, lorsque le cholestérol-LDL est élevé.

• Leurs effets indésirables sont hépatiques (augmentation des transaminases) et surtout musculaires (crampes et élévation des CPK), pouvant conduire à une rhabdomyolyse.

Fibrates

• Ils agissent en se fixant sur des récepteurs nucléaires et entraînent une diminution des triglycérides, une baisse de 20 à 30 % du cholestérol aux dépens du cholestérol-LDL et une augmentation du cholestérol-HDL.

• Ils sont indiqués dans les hypertriglycéridémies isolées et dans les hypercholestérolémies en cas d'intolérance aux statines.

• Leurs effets indésirables sont hépatiques (élévation des transaminases, lithiase biliaire) et musculaires. Ils ne doivent pas être associés aux statines (sauf exception, prise par un spécialiste et sous stricte surveillance).

Résines

• Elles abaissent de plus de 50 % le cholestérol en facilitant son excrétion sous forme d'acides biliaires. La **colestyramine** (*QUESTRAN*) est la seule résine disponible en France.

• Il est conseillé de les associer aux statines ou aux fibrates dans le traitement des hypercholestérolémies. Les résines sont les seuls hypolipidémiants pouvant être prescrits aux enfants atteints d'hypercholestérolémies familiales sévères.

• Les résines peuvent être responsables de troubles digestifs (constipation, météorisme) et d'une diminution de l'absorption intestinale des vitamines liposolubles (A, D, E et K).

Inhibiteurs de l'absorption intestinale du cholestérol

• Il s'agit de l'**ézétimibe** (*ÉZÉTROL*), qui inhibe l'absorption digestive du cholestérol au niveau de la bordure en brosse de l'intestin grêle.

• Il est utilisé dans le traitement des hypercholestérolémies en seconde intention en association avec les statines.

Acides gras de type ω3 (oméga-3)

Pour les hypertriglycéridémies, les acides de type ω3 peuvent être ajoutés sous forme de capsule lorsque les règles diététiques sont insuffisantes

PRONOSTIC

Les hypercholestérolémies non traitées sont grevées d'une lourde morbidité et mortalité cardiovasculaire par accident coronarien, accident vasculaire cérébral ou artérite des membres inférieurs. Les formes familiales sévères de l'hypercholestérolémie de type IIa sont responsables d'infarctus du myocarde avant l'âge de 20 ans.

Les hypertriglycéridémies sévères peuvent se compliquer d'une pancréatite aiguë lors des poussées.

FICHE INFIRMIÈRE

EXAMENS

Le bilan lipidique doit être fait sur un prélèvement sanguin effectué après 12 h de jeûne complet et à distance de toute maladie aiguë (infection, infarctus du myocarde, opération chirurgicale).

SURVEILLANCE DU TRAITEMENT

SOINS – TRAITEMENT

En dehors des formes familiales, le traitement diététique seul doit être suivi pendant au moins 3 mois chez les patients ayant moins de 2 facteurs de risque, avant d'être déclaré insuffisamment efficace.

Les statines doivent être administrées le soir en une seule prise car la synthèse du cholestérol est maximale durant la nuit.

L'association d'une statine et d'un fibrate est en général déconseillée car elle augmente le risque de rhabdomyolyse.

EFFICACITÉ DU TRAITEMENT

L'efficacité du traitement est jugée sur le bilan lipidique (évaluation d'une anomalie lipidique) réalisé 1 à 2 mois après chaque ajustement thérapeutique, puis 1 fois par an après normalisation.

EFFETS INDÉSIRABLES

Un dosage des transaminases doit être demandé au moins 1 fois dans les 3 mois qui suivent l'instauration d'un traitement par statine ou fibrate puis 1 fois par an ; le traitement doit être arrêté lorsque leur taux dépasse 3 fois la limite supérieure de la normale.

La survenue de myalgies sous traitement par statine ou fibrate doit faire demander un dosage des CPK, en demandant au patient de ne pas effectuer d'effort physique important avant la prise de sang. Une élévation chronique et modérée des CPK n'est pas une contre-indication formelle au traitement.

►

Il est important de connaître les interactions médicamenteuses avec les hypolipidémiants : risque de rhabdomyolyse parfois mortelle lorsqu'on associe un fibrate (notamment le **gemfibrozil**) et une statine, nécessité d'adapter le traitement anticoagulant lorsqu'on prescrit un fibrate ou une statine, risque de rhabdomyolyse lorsque certaines statines sont administrées en même temps que la **ciclosporine**, le **vérapamil**, l'**érythromycine**, la **clarithromycine** et les **antiprotéases**.

ÉDUCATION ET CONSEILS

Il faut dire et répéter aux patients que le régime doit précéder la prescription d'un médicament et que ce dernier ne dispense en aucun cas de la poursuite de la diététique.

Il est indispensable de s'assurer du contrôle des facteurs de risque cardiovasculaire associés aux hyperlipidémies : arrêt du tabac, normalisation du poids et de la pression artérielle, bon équilibre du diabète.

FICHE PHARMACOLOGIE

HYPOLIPÉMIANTS – STATINES

Simvastatine

ZOCOR					
Posologie initiale usuelle : 10 à 20 mg/j en 1 prise le soir	28 cp. 5 mg		I	NR	
	28 cp. séc. 20 mg	20,61	I	65 %	0,74
	50 cp. séc. 20 mg	HOP	I		
	84 cp. séc. 20 mg	58,04	I	65 %	0,69
	28 cp. 40 mg	23,02	I	65 %	0,82
	50 cp. 40 mg	HOP	I		
	84 cp. 40 mg	64,83	I	65 %	0,77
LODALÈS					
Idem *ZOCOR*	28 cp. séc. 20 mg	20,61	I	65 %	0,74
	90 cp. séc. 20 mg	62,08	I	65 %	0,69
	28 cp. 40 mg	23,02	I	65 %	0,82
	90 cp. 40 mg	69,35	I	65 %	0,77

Pravastatine

ELISOR					
Dose recommandée : 10 à 40 mg x 1/j	28 cp. séc. 10 mg	9,76	I	65 %	0,35
	28 cp. séc. 20 mg	18,96	I	65 %	0,68
	84 cp. séc. 20 mg	53,42	I	65 %	0,64
	28 cp. séc. 40 mg	21,17	I	65 %	0,76
	84 cp. séc. 40 mg	59,66	I	65 %	0,71
VASTEN					
Idem *ELISOR*	28 cp. séc. 10 mg	9,76	I	65 %	0,35
	28 cp. séc. 20 mg	18,96	I	65 %	0,68
	84 cp. séc. 20 mg	53,42	I	65 %	0,64
	28 cp. 40 mg	21,17	I	65 %	0,76
	84 cp. 40 mg	59,66	I	65 %	0,71

Pravastatine + acide acétylsalicylique

PRAVADUAL					
Prévention secondaire après un angor instable ou un infarctus du myocarde avec cholestérol normal ou élevé : 1 cp. /j	30 cp. 40 mg/80 mg 90 cp. 40 mg/80 mg	19,39 54,72	I I	65 % 65 %	0,65 0,64

Fluvastatine

FRACTAL					
Posologie habituelle : 20 à 40 mg/j Dose max. : 80 mg/j	30 gél. 20 mg 90 gél. 20 mg 30 gél. 40 mg 90 gél. 40 mg 30 cp. LP 80 mg 90 cp. LP 80 mg	7,18 20,20 7,98 22,46 13,10 37,19	I I I I I I	65 % 65 % 65 % 65 % 65 % 65 %	0,24 0,22 0,27 0,25 0,44 0,41
LESCOL					
Idem *FRACTAL*	30 gél. 20 mg 90 gél. 20 mg 30 gél. 40 mg 90 gél. 40 mg 28 cp. LP 80 mg 30 cp. LP 80 mg 90 cp. LP 80 mg	7,18 20,20 7,98 22,46 HOP 13,20 37,19	I I I I I I I	65 % 65 % 65 % 65 % 65 % 65 %	0,24 0,22 0,27 0,25 0,44 0,41

Atorvastatine

TAHOR					
Posologie initiale : 10 mg/j à tout moment de la journée, à augmenter au bout de 4 sem. Posologie max. : 80 mg/j La dose de 10 mg peut être augmentée à 20 mg au bout de 4 sem.	28 cp. 10 mg 50 cp. 10 mg 90 cp. 10 mg 28 cp. 20 mg 50 cp. 20 mg 90 cp. 20 mg 28 cp. 40 mg 50 cp. 40 mg 90 cp. 40 mg 28 cp. 80 mg 50 cp. 80 mg 90 cp. 80 mg	14,82 HOP 44,60 27,33 HOP 82,40 30,54 HOP 91,76 30,54 HOP 91,76	I I I I I I I I I I I I	65 % 65 % 65 % 65 % 65 % 65 % 65 % 65 %	0,53 0,50 0,98 0,92 1,09 1,02 1,09 1,02

Atorvastatine + amlodipine

CADUET					
Prévention cardiovasculaire chez l'hypertendu sans maladie coronaire avec 3 facteurs de risque et cholestérol normal ou modérément élevé : 1 cp. /j	30 cp. 5/10 mg 30 cp. 10/10 mg 90 cp. 5/10 mg 90 cp. 10/10 mg	22,29 22,29 62,87 62,87	I I I I	65 % 65 % 65 % 65 %	0,74 0,74 0,70 0,70

ENDOCRINOLOGIE

■ Rosuvastatine

CRESTOR					
Commencer le traitement à la dose de 5 ou 10 mg/j Posologie maximale : 40 mg/j en 2 prises	30 cp. 5 mg	18,71	I	65 %	0,62
	50 cp. 5 mg	HOP	I		
	90 cp. 5 mg	52,69	I	65 %	0,59
	30 cp. 10 mg	27,21	I	65 %	0,91
	50 cp. 10 mg	HOP	I		
	90 cp. 10 mg	76,67	I	65 %	0,85
	30 cp. 20 mg	35,71	I	65 %	1,19
	50 cp. 20 mg	HOP	I		
	90 cp. 20 mg	100,71	I	65 %	1,12

Propriétés

Les **statines** bloquent l'étape initiale de la biosynthèse du cholestérol en inhibant l'HMG-CoA réductase qui permet normalement cette réaction.

Les **statines** réduisent en moyenne le cholestérol total de 30 à 40 %, le LDL-C de 40 % et, les triglycérides de 20 %. Elles augmentent le HDL-C de 10 %.

Les **statines** de deuxième génération (**atorvastatine**, **rosuvastatine**) sont les plus puissantes ; elles réduisent modérément les triglycérides et élèvent de façon variable le HDL cholestérol.

Ce sont donc des produits qui agissent essentiellement dans les hypercholestérolémies pures ou mixtes.

Indications

Hypercholestérolémies pures (IIa) et mixtes (IIb et III).

Prévention des événements cardiovasculaires chez des sujets à risque.

Contre-indications

Hypersensibilité aux **statines**.

Insuffisances hépatocellulaires.

Grossesse et allaitement.

Précautions d'emploi

Avant prescription : bilan hépatique (ASAT, ALAT et dosage des CPK seulement dans les situations à risque de rhabdomyolyse). Surveillance des transaminases dans les 3 mois suivant le début du traitement.

Les **statines** doivent être arrêtées si les transaminases sont > 3N sauf si l'élévation peut être rapportée à une stéatose ou une NASH (stéatopathie dysmétabolique : atteinte hépatique liée au syndrome métabolique) du sujet obèse ou en surpoids.

Dosage des CPK en cas de symptômes musculaires uniquement. Les **statines** doivent être arrêtées si les CPK sont > 5N.

Effets indésirables

Atteinte hépatique : surveillance des transaminases avant traitement et de façon régulière, notamment avec les fortes doses. Une élévation à 3 fois la normale doit faire arrêter le traitement.

Troubles musculaires : ils se manifestent par des crampes, des douleurs, des contractures musculaires. L'accident le plus sévère est une rhabdomyolyse. Le dosage de la CPK musculaire permet de dépister ces troubles. Le risque d'atteinte musculaire augmente en cas de traitement immunosuppresseur simultané (**ciclosporine**).

Troubles digestifs : nausées, douleurs abdominales, diarrhée.

Autres effets : céphalées, asthénie, syndrome dépressif ; réactions allergiques cutanées.

Interactions médicamenteuses

Fibrates : ils sont déconseillés car ils augmentent le risque de rhabdomyolyse lorsqu'ils sont associés aux **statines**. L'association est possible dans certains cas particuliers sous surveillance étroite.

Antivitamines K : augmentation de l'activité anticoagulante.

Ciclosporine : diminution du métabolisme des **statines**.

Digoxine : augmentation de 20 % de la digoxinémie.

Érythromycine : augmentation du risque musculaire.

Jus de pamplemousse : augmente les concentrations de **statines**.

INHIBITEURS DE L'ABSORPTION INTESTINALE DU CHOLESTÉROL

Ézétimibe

EZETROL					
1 cp./j	28 cp. 10 mg 50 cp. 10 mg 90 cp. 10 mg	39,64 HOP 124,68	I I I	65 % 65 %	1,42 1,39

Ézétimibe + simvastatine

INEGY					
1 cp./j 10/20 mg à 20/80 mg/j le soir	30 cp. 10 mg/20 mg 30 cp. 10 mg/40 mg 90 cp. 10 mg/20 mg 90 cp. 10 mg/40 mg	54,52 60,24 154,09 170,31	I I I I	65 % 65 % 65 % 65 %	1,82 2,01 1,71 1,89

Propriétés

L'**ézétimibe** est un hypolipémiant entraînant une inhibition sélective de l'absorption intestinale du cholestérol et des phytostérols apparentés. Il diminue d'environ 20 % le LDL cholestérol.

La **simvastatine** diminue la synthèse hépatique du cholestérol (*cf.* **Statines**).

En association avec la **simvastatine**, l'ézétimibe diminue le cholestérol par l'association de deux mécanismes distincts.

Indications

Hypercholestérolémie primaire :

- en association avec une statine comme traitement adjuvant chez les patients répondant partiellement au traitement par **statine** seule ;
- en monothérapie en cas d'intolérance aux **statines**.

Hypercholestérolémie familiale homozygote : en association avec une **statine**.

Sitostérolémie homozygote : en traitement adjuvant au régime.

Contre-indications

Grossesse, allaitement.

Hypersensibilité à l'**ézétimibe**, allaitement, galactosémie congénitale, syndrome de malabsorption en glucose ou galactose, déficit en lactate.

Déconseillé en cas d'insuffisance hépatique modérée à sévère, chez l'enfant de moins de 10 ans et pendant la grossesse.

Contre-indications de la **simvastatine** pour *INEGY*.

Précautions d'emploi

Celles de la **simvastatine** pour *INEGY*.

Effets indésirables

Céphalées, douleurs abdominales, diarrhée, constipation.

Pancréatite, hépatite, cholécystite.

Rash cutané, thrombopénie.

Myopathie, rhabdomyolyse, élévation des CPK.

Effets indésirables de la **simvastatine** pour *INEGY*.

ENDOCRINOLOGIE

RÉSINE

Colestyramine

QUESTRAN					
3 sach./j en moyenne : 1 à chaque repas, la posologie pouvant aller jusqu'à 24 g dans les hypercholestérolémies majeures	50 sach. 4 g à dissoudre	18,23	I	65 %	0,36

Propriétés

Résine échangeuse d'ions, fixant les acides biliaires et augmentant leur élimination fécale (en particulier le cholestérol transformé en acides cholique et chénodésoxycholique)

Indications

Hypercholestérolémie

Prurit lié à une cholestase.

Diarrhée liée à une résection iléale (pour chélater les acides biliaires).

Effets indésirables

Constipation fréquente, opiniâtre, pouvant dans les cas extrêmes réaliser une pseudo-occlusion.

Risque de malabsorption des vitamines A, D, E, K et de nombreux médicaments.

Précautions d'emploi

Traitement à posologie progressive, à administrer à distance des autres médications.

Associer un traitement par lubrifiant digestif.

Grossesse : évaluer les risques : hypercholestérolémie majeure contre malabsorption des vitamines liposolubles.

Interactions médicamenteuses

Diminution de l'effet des **AVK** et des **hormones thyroïdiennes**.

DÉPISTAGE ET SURVEILLANCE BIOLOGIQUES D'UNE HYPERLIPIDÉMIE

1. Il n'y a pas lieu, chez un patient jeune (homme < 50 ans, femme avant la ménopause), sans dyslipidémie et sans facteur de risque, dont les résultats d'une première mesure, après 12 h de jeûne, du cholestérol total et des triglycérides sont normaux, de répéter ce dosage avant 5 ans.
2. Il n'y a pas lieu, chez un homme après 50 ans, sans facteur de risque et dont les résultats d'une première mesure, après 12 h de jeûne, du cholestérol total et des triglycérides sont normaux, de répéter ce dosage avant 3 ans.
3. Il n'y a pas lieu, chez une femme après la ménopause, sans facteur de risque et dont les résultats d'une première mesure, après 12 h de jeûne, du cholestérol total et des triglycérides sont normaux, de répéter ce dosage avant 3 ans.
4. Il n'y a pas lieu, chez les patients porteurs de facteurs de risque, suivant une thérapeutique hypolipidémiante hygiénodiététique et/ou médicamenteuse, de répéter les dosages plus d'une fois tous les 6 mois, une fois les valeurs cibles atteintes et stabilisées.
5. Il n'y a pas lieu, si une dyslipidémie est dépistée, de prescrire, dans le cadre de l'exploration d'une anomalie lipidique, d'autres examens que le dosage du cholestérol total, du cholestérol HDL (permettant le calcul du LDL cholestérol) et des triglycérides.

Prélèvement effectué après 12 h de jeûne.

Caractéristiques des différents types d'hyperlipidémies

TYPE D'HYPER-LIPIDÉMIE	CHYLOMI-CRONS	β (LDL)	Pré β (VLDL)	AUTRE	RISQUES MAJEURS
I	+++	Nl	Nl à +	0	pancréatite
IIa	Nl	+++	Nl	0	athérosclérose
IIb	Nl	++	++		athérosclérose pancréatite
III	Nl	++	++	IDL	athérosclérose pancréatite
IV	Nl à +	Nl à +	+++	0	xanthomatose éruptive pancréatite
V	++		++	0	pancréatite

FIBRATES

■ Bézafibrate

BÉFIZAL					
La dose moyenne est de 400 mg/j	84 cp. 200 mg 30 cp. LP 400 mg 90 cp. LP 400 mg	6,70 7,93 22,30	II II II	65 % 65 % 65 %	0,08 0,26 0,25

■ Ciprofibrate

LIPANOR					
1 gél./j	30 gél. 100 mg	5,62	II	65 %	0,19

■ Fénofibrate

LIPANTHYL					
LIPANTHYL MICRONISÉ : 2 à 4 gél./j en 2 à 3 prises	60 gél. 67 mg 90 gél. 67 mg 30 gél. 200 mg 90 gél. 200 mg	6,06 8,38 9,69 27,27	II II II II	65 % 65 % 65 % 65 %	0,10 0,09 0,32 0,30
LIPANTHYL à libération modifiée : 1 cp./j	30 cp. 145 mg 90 cp. 145 mg 30 cp. 160 mg 90 cp. 160 mg	7,70 21,65 9,61 27,06	II II II II	65 % 65 % 65 % 65 %	0,26 0,24 0,32 0,30

■ Gemfibrozil

LIPUR					
1 cp./j à chaque repas	60 cp. 450 mg	11,97	II	65 %	0,20

Propriétés

Les **fibrates** agissent à la fois sur la synthèse du cholestérol (inhibition de l'HMG-CoA réductase) et des triglycérides. Ils réduisent ainsi le LDL de 25 % et les TG de 40-60 %. Le HDL augmente de 10-20 %.

Indications

Hyperlipidémies mixtes (IIa, III) et de type IV.
Hyperlipidémies de type IIa (moins efficaces que les **statines**).

Contre-indications

Grossesse et allaitement.

Précautions d'emploi

Surveillance du TP ou de L'INR avec les **antivitamines K**. Surveillance régulière de la créatinine et des transaminases.

Effets indésirables

Myalgies, et dans les cas extrêmes, rhabdomyolyse (effet dose-dépendant).
Effets hépatotoxiques : élévation des transaminases (10 à 20 %). Lithiase biliaire.
Nausées, asthénie, céphalées, vertiges.
Impuissance.
Allergies cutanées.

Interactions médicamenteuses

Ne pas associer aux **statines** car risque de potentialisation des effets indésirables hépatiques et musculaires.

ACIDES GRAS OMÉGA-3

■ Triglycérides d'acides gras oméga-3

TRIGLISTAB					
3 caps./j	30 caps. 1 010 mg		II	NR	
YSOMEGA					
Idem *TRIGLISTAB*	30 caps. 1 g 60 caps. 1 g		II II	NR NR	

■ Acides oméga-3 + alpha-tocophérol

OMACOR					
1 à 4 caps./j	28 caps. 1 g/4 mg	26,35	II	65 %	0,94

Propriétés

Préparations à base d'huile de chair de poisson, riche en acides gras oméga-3 polyinsaturés (acides ecosapentaénoïque et docosahexaénoïque).

Indications

Hyperlipidémies avec hypertriglycéridémie isolée ou prédominante (type IIb, III et IV).
Prévention des accidents cardiovasculaires chez des sujets prédisposés ou ayant déjà eu un infarctus du myocarde.

Précautions d'emploi

Traitements anticoagulants : surveillance.

Effets indésirables

Nausées, éructations.

INHIBITEURS DE L'ABSORPTION INTESTINALE DU CHOLESTÉROL

Ézétimibe

EZETROL					
1 cp./j	28 cp. à 10 mg 50 cp. à 10 mg	42,2 HOP	I I	65 % NR	1,51

Ézétimibe + simvastatine

INEGY					
1 cp./j 10/20 mg à 20/80 mg/j le soir	30 cp. 10 mg/20 mg 30 cp. 10 mg/40 mg	60,65 70,96	I I	65 % 65 %	2,02 2,37

Propriétés

L'**ézétimibe** est un hypolipémiant entraînant une inhibition sélective de l'absorption intestinale du cholestérol et des phytostérols apparentés. Il diminue d'environ 20 % le LDL cholestérol.
La **simvastatine** diminue la synthèse hépatique du cholestérol (*cf.* **Statines**).
En association avec la **simvastatine**, l'ézétimibe diminue le cholestérol par l'association de deux mécanismes distincts.

Indications

Hypercholestérolémie primaire :
- en association avec une statine comme traitement adjuvant chez les patients répondant partiellement au traitement par **statine** seule ;
- en monothérapie en cas d'intolérance aux **statines**.

Hypercholestérolémie familiale homozygote : en association avec une **statine**.
Sitostérolémie homozygote : en traitement adjuvant au régime.

Contre-indications

Grossesse, allaitement.
Hypersensibilité à l'**ézétimibe**, allaitement, galactosémie congénitale, syndrome de malabsorption en glucose ou galactose, déficit en lactate.
Déconseillé en cas d'insuffisance hépatique modérée à sévère, chez l'enfant de moins de 10 ans et pendant la grossesse.
Contre-indications de la **simvastatine** pour *INEGY*.

Précautions d'emploi

Celles de la **simvastatine** pour *INEGY*.

Effets indésirables

Céphalées, douleurs abdominales, diarrhée, constipation.
Pancréatite, hépatite, cholécystite.
Rash cutané, thrombopénie.
Myopathie, rhabdomyolyse, élévation des CPK.
Effets indésirables de la **simvastatine** pour *INEGY*.

ENDOCRINOLOGIE

VITAMINE E

■ Alpha-tocophérol

TOCO 500					
1 caps/j au petit-déjeuner	30 caps. 500 mg	3,59		65 %	0,12
TOCOLION					
1 caps/j au petit-déjeuner	30 caps. 500 mg	4,18		65 %	0,14
TOCOPA					
1 gél/j au petit-déjeuner	30 gél. 500 mg	3,59	I	65 %	0,12

Propriétés

L'**alpha-tocophérol** est une vitamine liposoluble comme les vitamices A, D et K. Son absorption *per os* est de 50 %.
Un syndrome de malabsorption peut causer une carence vitaminique.

Indications

Traitement des carences en vitamine E.

Contre-indications

Aucune.

Effets indésirables

Il a été suggéré que la **vitamine E** pourrait augmenter le risque d'accident vasculaire cérébral hémorragique et le risque de cancer de la prostate.

OBÉSITÉ

FICHE MALADIE

DÉFINITION

L'obésité est définie par un excès de masse grasse entraînant des conséquences néfastes pour la santé et mettant en cause le bien-être psychologique et social de l'individu.
L'augmentation de la prévalence et de la sévérité de l'obésité en fait un problème de santé publique dans les pays développés.

CAUSES ET MÉCANISMES

L'obésité est la conséquence du déséquilibre de la balance énergétique résultant d'un excès des apports alimentaires par rapport aux besoins de l'organisme.
Elle est d'origine multifactorielle et dépend à la fois de facteurs génétiques, environnementaux et comportementaux.

• Les facteurs alimentaires sont prépondérants : l'apport énergétique est souvent excessif, mais la ration calorique qui fait prendre du poids dépend d'un sujet à l'autre. Les lipides et la consommation d'alcool ont un rôle prédominant. Les troubles du comportement alimentaire (grignotage permanent ou prise alimentaires impulsives) favorisent la prise de poids.

• La sédentarité favorise l'obésité en réduisant la dépense énergétique et en diminuant la masse maigre.

• Les facteurs génétiques jouent un rôle non négligeable, comme le montrent les études portant sur les jumeaux et les familles d'obèses ; la prédisposition héréditaire fait intervenir plusieurs gènes, les cas d'obésité résultant de la mutation d'un seul gène étant exceptionnels.

• Les facteurs psychologiques, sociaux et culturels ont aussi leur part de responsabilité. À titre d'exemples, on citera les troubles dépressifs ou obsessionnels qui influencent les comportements alimentaires, la diminution de l'activité physique liée à l'urbanisation, au développement des transports et au travail sédentaire, l'augmentation de la température des logements qui diminue les dépenses caloriques, la consommation d'aliments préparés industriellement qui favorisent les apports en graisses animales et en sucres simples.

DIAGNOSTIC

SIGNES CLINIQUES

La détermination de l'indice de masse corporelle (IMC), ou indice de Quetelet, est indispensable au diagnostic. Il est déterminé à partir du poids (P) en kilogrammes et de la taille (T) en mètres (IMC = P/T^2). On parle de surpoids pour un IMC > 25 kg/m^2 et d'obésité pour une valeur supérieure à 30.

Relation entre le poids et l'IMC

POIDS	IMC (kg/m^2)
Poids insuffisant	< 18
Poids normal	18-25
Surpoids	25-30
Obésité non morbide	30-40
Obésité morbide	> 40

Pour apprécier la masse grasse, on mesure le pli cutané au niveau du triceps ou de l'abdomen. La valeur trouvée est à interpréter en fonction de l'âge.

Il est important de déterminer la répartition des graisses, qui peut être androïde (prédominant au niveau de la partie supérieure du corps : abdomen, cou et épaules) ou gynoïde (prédominant au niveau des cuisses et des fesses) ; la répartition de type androïde est évaluée par la mesure du tour de taille à l'aide d'un mètre de couturière. Un tour de taille supérieur à 80 cm chez la femme et à 94 cm chez l'homme témoigne d'une augmentation du risque cardiovasculaire.

Syndrome métabolique – Syndrome d'insulinorésistance (IDF [1])

> • Obésité tronculaire :
> • Tour de taille 94 cm (homme) ou 80 cm (femme).
> • Au moins 2 des paramètres suivants :
> • Triglycérides 1,50 g/L (1,7 mmol/L) ou hypertriglycéridémie traitée.

• HDL-cholesterol < 0,40 g/L (1,0 mmol/L) (homme) ou < 0,50 g/L (1,3 mmol/l) (femme) ou hypercholestérolémie traitée.

• Pression artérielle systolique ≥ 130 mmHg ou diastolique ≥ 85 mmHg ou HTA traitée.

• Glycémie ≥ 1,0 g/L (5,6 mmol/L) ou diabète de type 2 traité.

EXAMENS COMPLÉMENTAIRES

La mesure directe de la masse grasse par densitométrie n'est pas réalisée en pratique courante.

Les examens biologiques se limitent à un bilan lipidique, une glycémie à jeun et postprandiale et un dosage de l'uricémie.

Il n'existe pas de marqueur biologique spécifique de l'obésité.

TRAITEMENT

OBJECTIFS THÉRAPEUTIQUES

Le contrôle du poids est l'objectif primordial. Il doit être individualisé, tenant compte du mode de vie du patient, et réaliste. Il ne faut pas fixer comme objectif le retour au poids idéal, mais plutôt se donner comme objectif une perte de 5 à 15 % du poids initial, à obtenir en 3 à 4 mois et à maintenir sur le long terme.

Le traitement des facteurs de risque associés (dits facteurs de comorbidité) est également indispensable : normalisation de la pression artérielle, traitement d'une hyperlipidémie, équilibration du diabète.

MOYENS THÉRAPEUTIQUES

Activité physique

Elle a l'avantage de favoriser la perte de poids en préservant la masse musculaire. Il y a deux approches possibles :

• L'approche classique, la meilleure quand elle est possible, consiste à préconiser la pratique régulière d'exercices suffisamment prolongés (3 séances de sport par semaine, par exemple).

• L'approche pragmatique, la plus souvent utilisée, est de conseiller une activité physique à l'occasion de tous les gestes de la vie courante : utiliser les escaliers plutôt que l'ascenseur, descendre du bus avant l'arrêt prévu, marcher plus et éviter de faire des courts trajets en voiture, jardiner…

Dans tous les cas, l'activité physique doit être adaptée aux capacités du sujet.

Diététique

Le rôle des diététicien(ne)s est de première importance dans la prise en charge de l'obésité.

Le préalable à la prescription d'un régime est l'enquête diététique qui doit évaluer les apports caloriques quotidiens par un interrogatoire, destiné à connaître le contenu quantitatif et qualitatif des repas, et en analysant les comportements alimentaires (grignotage, prise alimentaire en dehors des repas, prise compulsive de nourriture, période de boulimie alternant avec des périodes de jeûne).

La diminution des apports caloriques doit tenir compte des habitudes alimentaires et du résultat de l'enquête diététique, en évitant les régimes trop restrictifs et en proscrivant le jeûne complet prolongé qui est dangereux.

On a le plus souvent recours aux régimes personnalisés peu restrictifs qui consistent à fixer des apports correspondant aux deux tiers de la dépense énergétique, ou encore à réduire de 15 à 30 % les apports alimentaires évalués par l'enquête (soit en pratique 1 400 à 2 200 kcal/j).

Les régimes plus draconiens ne font pas partie de la pratique courante en ambulatoire et ne s'appliquent que pendant de courtes durées et sous stricte surveillance médicale, qu'il s'agisse des régimes à bas niveau calorique (800 à 1 200 kcal/j) ou à très bas niveau calorique (< 800 kcal/j), dits « diètes protéiques » ; ils exposent à la dénutrition, à la diminution de la masse osseuse et des tissus musculaires et ne sont pas compatibles avec une activité physique normale.

Médicaments

Les traitements médicamenteux de l'obésité doivent être évités.

Chirurgie

L'indication est réservée aux obésités morbides avec IMC atteignant 40 kg/m^2 ou dépassant 35 kg/m^2 en présence de facteurs de comorbidité.

Il en existe différents types.

La chirurgie de l'obésité n'est pas dénuée de risques ; globalement elle augmente l'espérance de vie des patients, lorsque l'indication est bien portée.

Chirurgie bariatique

Elle augmente l'espérance de vie des patients lorsque l'indication est bien portée.

Elle est indiquée après échec d'une prise en charge médicalisée d'au moins un an :

• chez les patients avec IMC > 40 kg/m^2 ;

• chez les patients avec IMC > 35 kg/m^2 avec comorbidités (maladies cardiorespiratoires, ostéo-articulaires ou métaboliques).

Il en existe différents types :

• la gastroplastie par anneau vertical (réduction du volume gastrique) ;

• le court-circuit gastrique (réduction du volume gastrique et malabsorption) ;

• la gastroplastie verticale bandée (réduction du volume gastrique).

Elles nécessitent un suivi spécialisé.

Autres moyens

Le soutien psychologique est nécessaire en cas de dépression ou de troubles de l'image de soi.

Les thérapies cognitivo-comportementales sont parfois utiles pour faire respecter la diététique durablement.

PRONOSTIC

La morbidité est directement corrélée à l'importance de l'obésité. Les complications sont nombreuses :

- cardiovasculaires : insuffisance coronarienne, hypertension artérielle, accidents vasculaires cérébraux, accidents thromboemboliques veineux ;
- respiratoires : insuffisance respiratoire chronique, syndrome d'apnée du sommeil, hypertension artérielle pulmonaire ;
- ostéoarticulaires : gonarthrose, coxarthrose, nécrose de la tête fémorale, rachialgies, goutte ;
- métaboliques : hyperlipidémie, insulinorésistance avec diminution de la tolérance au glucose ou diabète de type 2, hyperuricémie ;
- endocriniennes : infertilité, dysovulation, aménorrhée, hyperandogénie chez la femme, hypogonadisme en cas d'obésité sévère chez l'homme ;
- hépatiques : stéatose non alcoolique du foie.

L'obésité augmente la fréquence de certains cancers (prostate, endomètre, côlon...), des infections cutanées (mycose des plis) et des complications à l'occasion d'une opération chirurgicale ou d'un accouchement. Elle a aussi des conséquences psychosociales car elle retentit sur la qualité de vie et altère l'image du corps.

FICHE INFIRMIÈRE

EXAMENS

La pesée doit se faire le matin à jeun chez un patient en sous-vêtements, vessie vide, à l'aide d'un pèse-personne adapté au degré de l'obésité.

Le périmètre abdominal est mesuré à mi-distance entre les dernières côtes et la crête iliaque.

SURVEILLANCE DU TRAITEMENT

SOINS – TRAITEMENT

L'infirmière a toute sa place au sein de l'équipe soignante qui prend en charge les obèses, en collaboration avec les médecins, les diététiciennes, les kinésithérapeutes et les psychologues ; elle doit veiller au respect du régime et à la pratique régulière d'une activité physique régulière et maintenir dans la durée la motivation et l'équilibre psychologique du patient.

EFFICACITÉ DU TRAITEMENT

La surveillance du poids est primordiale, mais une pesée hebdomadaire est suffisante. Il faut savoir qu'après une perte de poids initiale assez rapide, le poids a tendance à se stabiliser.

EFFETS INDÉSIRABLES

Il faut éviter les régimes trop restrictifs ou les pertes de poids trop rapides qui exposent au risque de carences, de troubles du comportement alimentaire et, en cas d'échappement, aux reprises pondérales avec rebond.

Lors des régimes à niveau calorique bas et très bas, il faut surveiller la pression artérielle et la fréquence cardiaque et donner une supplémentation en vitamines et en calcium.

ÉDUCATION ET CONSEILS

Il faut à la fois convaincre les patients que l'obésité est une maladie qui peut conduire à de nombreuses complications et les dissuader de vouloir maigrir trop rapidement ou atteindre un poids idéal. Les amaigrissements de plus de 20 % ou le retour à un IMC inférieur à 25 kg/m^2 risquent en effet de mettre en danger l'équilibre psychologique et social du sujet. En revanche, une perte pondérale de 15 % est déjà bénéfique pour la santé.

Il faut s'assurer que les facteurs de comorbidité sont pris en charge et, lorsqu'il existe, lutter contre le tabagisme qui aggrave le pronostic cardiovasculaire et respiratoire.

FICHE PHARMACOLOGIE

ADJUVANT DE LA SURCHARGE PONDÉRALE

■ Orlistat

XÉNICAL					
1 gél. avant, pendant ou jusqu'à 1 h après chacun des principaux repas Si un repas est sauté ou ne contient pas de graisses, la prise d'**orlistat** doit être supprimée Des posologies supérieures à 120 mg x 3/j n'apportent pas de bénéfice supplémentaire	84 gél. 120 mg		I	NR	

Propriétés

L'**orlistat** est un inhibiteur puissant, spécifique et d'action prolongée des lipases gastro-intestinales. Il forme dans la lumière de l'estomac et de l'intestin grêle une liaison covalente avec le site sérine actif des lipases gastriques et pancréatiques. L'enzyme ainsi inactivée ne peut plus hydrolyser les triglycérides alimentaires en acides gras libres et monoglycérides absorbables.

Indications

XÉNICAL : traitement de l'obésité (indice de masse corporelle [IMC] ≥ 30 kg/m²) ou du surpoids (IMC ≥ 28 kg/m²) associé à des facteurs de risques.

Si un régime seul a précédemment permis une perte de poids d'au moins 2,5 kg en 4 sem. consécutives. Le traitement par **orlistat** doit être arrêté après 12 sem. si les patients n'ont pas perdu au moins 5 % du poids initial.

Contre-indications

Syndrome de malabsorption chronique.

Cholestase.

Allaitement (le passage dans le lait maternel n'est pas connu). Grossesse.

Hypersensibilité au principe actif ou à l'un des excipients.

Précautions d'emploi

Diminution de l'absorption des vitamines liposolubles (A, D, E, K). Maintien d'une alimentation riche en fruits et en légumes.

Si besoin, supplémentation multivitaminique à distance (2 h) de la prise d'**orlistat**.

Effets indésirables

Gastro-intestinaux (+++)

Ils sont liés à l'activité de l'**orlistat** et témoignent de son efficacité. Pendant la première année de traitement, les effets très fréquents sont des traces de graisses au niveau anal (27 %), des gaz avec suintement (24 %), des selles impérieuses (22 %), des selles grasses/huileuses (20 %), des émissions de graisses (12 %), des selles abondantes (11 %), des incontinences fécales (8 %).

L'incidence des effets indésirables diminue lors de l'utilisation prolongée d'**orlistat**.

Les autres événements (plus rares) sont : douleur/gêne abdominale, flatulence, selles liquides, selles molles, douleur/gêne rectale, problèmes dentaires, problèmes gingivaux.

Troubles respiratoires, thoraciques et médiastinaux : infection respiratoire haute, infection respiratoire basse, grippe.

Système nerveux : céphalées.

Troubles des organes de reproduction et des seins : règles irrégulières.

Troubles psychiques : anxiété.

Troubles généraux et accidents liés au site d'administration : asthénie.

Troubles rénaux et urinaires : infection urinaire.

Allergies : prurit, rash cutané, urticaire, angiocœdème et réaction anaphylactique, rares cas d'éruptions bulleuses.

De très rares cas d'augmentation des transaminases et des phosphatases alcalines hépatiques, et d'exceptionnels cas d'hépatite potentiellement graves ont été rapportés.

Interactions médicamenteuses

L'association à l'**acarbose** est déconseillée.

Anorexigènes.

Anticoagulants : en traitement à long terme, une évaluation de l'INR doit être réalisée.

Vitamines et **bêta-carotène** : la diminution de l'absorption des vitamines **D**, **E** et du **bêta-carotène** doit être prise en compte.

Ciclosporine : diminution des taux plasmatiques.

DÉNUTRITION

FICHE MALADIE

DÉFINITION

La dénutrition est un état pathologique qui survient lorsque les apports protéino-caloriques ne suffisent plus à couvrir les besoins de l'organisme. Elle se traduit par un amaigrissement involontaire ayant des conséquences délétères.

Elle est particulièrement fréquente chez les sujets hospitalisés et en milieu gériatrique (environ 8 % des sujets de plus de 80 ans vivant à domicile et 40 % de ceux qui sont en institution).

CAUSES ET MÉCANISMES

En pratique médicale, la dénutrition relève de mécanismes multiples souvent intriqués chez le même patient, qu'on peut classer en trois catégories.

DÉFAUT DES APPORTS ALIMENTAIRES

• Réduction de la prise alimentaire en raison d'un défaut d'approvisionnement, d'une anorexie, d'un dégoût de la nourriture, d'un état dépressif ou d'une démence.

• Obstacle mécanique aux passages des aliments : trouble de la mastication ou de la déglutition, pathologie œsophagienne empêchant le passage des aliments.

• Maladies responsables de vomissements répétés ou d'une malabsorption intestinale (pancréatite, cirrhose, mucoviscidose, séquelles de la chirurgie digestive).

AUGMENTATION DES BESOINS CALORIQUES (SITUATIONS D'HYPERMÉTABOLISME)

• Situations d'agression aiguë : traumatismes multiples, interventions chirurgicales majeures, brûlures étendues, états infectieux sévères (choc septique).

MALADIES CACHECTISANTES CHRONIQUES

• Hyperthyroïdie, cancer ou hémopathie maligne, sida, insuffisance rénale, insuffisance respiratoire chronique, cirrhose.

AUGMENTATION DES PERTES EN PROTÉINES

• Diarrhée chronique (maladie de Crohn, rectocolite hémorragique).

• Syndrome néphrotique.

DIAGNOSTIC

SIGNES CLINIQUES

• La mesure de l'indice de masse corporelle (IMC) à partir du poids et de la taille est indispensable au diagnostic ; une dénutrition doit être évoquée pour un IMC < 18 kg/m^2.

• La perte de poids, surtout si elle est récente et rapide, est un bon moyen de diagnostic ; une diminution de 5 à 10 % par rapport au poids de forme signe une dénutrition modérée ; elle est sévère à partir de 10 %.

• L'inspection et la palpation des membres et de l'abdomen montrent une diminution des masses adipeuses et musculaires ; elles peuvent être quantifiées par la mesure de la circonférence du bras à l'aide d'un mètre ruban et du pli cutané tricipital à l'aide d'une pince.

• La présence d'œdèmes est un signe de gravité.

• L'apparition de troubles trophiques de carence est évocatrice : perlèches (exulcérations des commissures labiales), glossite, peau sèche, perte des cheveux, ongles cassants.

• Des index composites tels que le *Mini Nutritional Assessment – Short Form* (MNA-SF) (*cf.* encadré, p. 375) permettent de calculer un score clinique utile au dépistage de dénutrition.

EXAMENS COMPLÉMENTAIRES

Trois marqueurs protéiques plasmatiques sont utiles pour le diagnostic :

• l'albumine : un taux inférieur à 30 g/L est le témoin d'une dénutrition sévère ;

• la préalbumine, ou transthyrétine : le taux normal est compris entre 0,25 et 0,35 g/L ; son dosage est surtout utile pour le suivi de la renutrition ;

• la protéine C réactive (CRP) : son augmentation témoigne d'un syndrome inflammatoire ; elle est corrélée à la résistance à la renutrition.

Le dosage de certaines vitamines (folates, vitamines B12, A, D et E) est parfois demandé pour mettre en évidence des carences spécifiques.

TRAITEMENT

Le traitement est diététique, car il n'y a pas de médicaments de la dénutrition.

TRAITEMENT PRÉVENTIF

Il doit s'appliquer à tout sujet hospitalisé depuis plus d'une semaine pour une affection aiguë, chez les personnes âgées de plus de 70 ans ou en situation de précarité et chez les patients atteints d'une maladie chronique.

Il consiste à maintenir des apports caloriques et protéiques suffisants, en luttant contre les régimes abusivement restrictifs.

Il faut prévenir les carences en vitamines, en minéraux et en oligoéléments chez le sujet âgé, l'alcoolique, la femme enceinte et l'adolescente s'imposant des régimes trop restrictifs.

TRAITEMENT DE LA DÉNUTRITION AVÉRÉE

On a d'abord recours à la prescription d'un régime hypercalorique grâce à la prise de collations entre les repas, en s'aidant si nécessaire de compléments alimentaires hyperprotéinés.

Lorsque ces mesures sont insuffisantes ou impossibles à mettre en œuvre, l'assistance nutritionnelle par nutrition entérale est nécessaire.

L'alimentation parentérale est le dernier recours, le plus souvent en complément d'apports oraux ou entéraux. Elle n'est exclusive qu'en cas de sténose digestive serrée ou de fistule gastro-intestinale.

PRONOSTIC

Les conséquences délétères de la dénutrition sont multiples :

• diminution de la masse musculaire responsable d'une diminution de l'activité physique et favorisant les chutes ;

• réduction de la masse osseuse qui augmente le risque de fractures ;

• détérioration du système immunitaire facilitant la survenue d'infections ;

• anémie diminuant l'oxygénation des tissus ;

• hyperglycémie avec insulinorésistance en dehors de tout diabète, par augmentation de la sécrétion des hormones catabolisantes (cortisol, adrénaline) ;

• pertes tissulaires (escarres) et retard de cicatrisation ;

• apparition ou aggravations de troubles neuropsychiatriques (dépression, démence).

Toutes ces conséquences expliquent la mortalité importante observée chez les sujets déjà fragilisés par l'âge, la maladie ou une intervention chirurgicale récente.

FICHE INFIRMIÈRE

EXAMENS

Le calcul de l'IMC (P/T^2) nécessite une mesure du poids (P, kg) et de la taille (T, m) appropriée à l'état du patient :

- le poids doit être mesuré chez un patient de préférence en sous-vêtements, vessie vide, par une méthode adaptée au degré d'autonomie (pèse-personne, chaise-balance ou système de pesée couplé au lève-personne) ;
- chez le patient de plus de 70 ans : la mesure de la taille est plus discutable en pratique gériatrique. Avec l'âge, les tassements vertébraux, l'amincissement des disques intervertébraux et l'accentuation de la cyphose dorsale sont responsables d'une diminution de la taille par rapport à celle atteinte à l'âge adulte. La distance talon-genou (dtG) est bien corrélée à la taille maximale atteinte et moins susceptible de varier au cours de la vie. À partir de la dtG, les formules de Chumlea permettent de calculer la taille :
  - Taille (homme) = (2,02 × dtG cm) – (0,04 × âge) + 64,19
  - Taille (femme) = (1,83 × dtG cm) – (0,24 × âge) + 84,88

SURVEILLANCE DU TRAITEMENT

SOINS – TRAITEMENT

La nutrition entérale se fait le plus souvent en site gastrique, à l'aide d'une sonde naso-gastrique si elle est prévue pour durer moins d'un mois, par gastrostomie perendoscopique pour des durées plus longues. Dans certains cas (pancréatite, ou après une opération de chirurgie viscérale), elle se fait en site jéjunal par sonde naso-jéjunale ou après jéjunostomie posée en peropératoire.

Afin de permettre la prise alimentaire durant la journée, la nutrition entérale de complément est réalisée la nuit.

Lors d'une renutrition, l'apport en vitamines et oligoéléments ne doit pas être oublié.

EFFICACITÉ DU TRAITEMENT

Elle se juge cliniquement sur l'évolution du poids (pesée du patient au moins 1 fois par semaine).

La surveillance biologique se fait en surveillant le taux plasmatique de la préalbumine, l'ionogramme, la phosphorémie et la magnésémie.

DÉPISTAGE CLINIQUE DE LA DÉNUTRITION PAR LE *MINI NUTRITIONAL ASSESSMENT – SHORT FORM* (MNA–SF) (D'APRÈS NESTLÉ NUTRITION SERVICES)

A. Le patient présente-t-il une perte d'appétit ? A-t-il mangé moins ces derniers mois par manque d'appétit, problèmes digestifs, difficulté de mastication ou de déglutition ?
0 : Anorexie sévère. 1 : Anorexie modérée. 2 : Pas d'anorexie.
B. Perte récente de poids ?
0 : Perte > 3 kg. 1 : Ne sait pas. 2 : Perte de poids entre 1 et 2 kg. 3 : Pas de perte de poids.
C. Motricité.
0 : Du lit au fauteuil. 1 : Autonome à l'intérieur. 2 : Sort du domicile.
D. Maladie aiguë ou stress psychologique lors des derniers trois mois ?
0 : Oui. 2 : Non.
E. Problèmes neuropsychologiques.
0 : Démence ou dépression sévère. 1 : Démence ou dépression modérée. 2 : Pas de problème psychologique.
F. Index de masse corporelle (IMC) = poids/(taille²) en kg/m².
0 : IMC < 19. 1 : IMC de 19 à 20. 2 : IMC de 21 à 23. 3 : IMC > 23.
Score de dépistage :
- 12 à 14 : pas de dénutrition.
- ≤ 11 : possibilité de dénutrition.

EFFETS INDÉSIRABLES

Il est essentiel de prévenir, grâce à un nursing régulier, les infections et les complications du décubitus (accidents thromboemboliques, escarres, encombrement bronchique) qui aggraveraient la dénutrition.

ÉDUCATION ET CONSEILS

L'équipe soignante doit savoir dépister les sujets à risque de dénutrition et prendre les mesures préventives. Elle doit assurer le suivi du poids et vérifier la consommation des repas.
En institution, il faut privilégier la convivialité au cours des repas.
En ambulatoire, il convient de donner des conseils pour éviter la monotonie de l'alimentation, enrichir les repas et lutter contre les régimes trop restrictifs.
Il faut savoir que les compléments alimentaires trouvés dans le commerce coûtent cher, que certains sont en partie remboursés par l'assurance-maladie, sauf chez la personne âgée.
En fin de vie, il faut éviter les excès de traitements et se contenter de mesures diététiques modestes conformément au souhait et au confort du patient.

PARTIE 4

GASTROENTÉROLOGIE – HÉPATOLOGIE

CANCER DE L'ŒSOPHAGE

FICHE MALADIE

DÉFINITION

Il existe deux types histologiques de cancer de l'œsophage :

- l'adénocarcinome (20 %, incidence en augmentation) ;
- le carcinome épidermoïde (80 %).

CAUSES ET MÉCANISMES

CARCINOME ÉPIDERMOÏDE

Le rôle dose-dépendant d'une intoxication alcoolo-tabagique est retrouvé dans 90 % des cas. Le mégaœsophage et un antécédent d'ingestion de caustique sont également des facteurs de risque.

ADÉNOCARCINOME

Il complique dans 10 à 15 % des cas l'évolution d'un endobrachyœsophage. Il est favorisé par l'obésité.

DIAGNOSTIC

SIGNES CLINIQUES

Ils sont parfois absents, en cas de découverte fortuite au cours d'une endoscopie.

- Dysphagie (gêne voire blocage à la déglutition) : ce symptôme est fréquent (90 %) mais tardif, d'aggravation rapide, concernant les aliments solides puis les liquides.
- Autres : douleur rétro-sternale, dysphonie par envahissement du nerf récurrent gauche, fausse route ou hémorragie digestive.

EXAMENS COMPLÉMENTAIRES

L'endoscopie œsophagienne est l'examen essentiel permettant le diagnostic macroscopique, topographique (distance par rapport aux arcades dentaires) et de certitude par la réalisation de biopsies pour examen anatomopathologique.

BILAN PRÉTHÉRAPEUTIQUE

Il comporte :

- Échographie abdominale.
- Scanner thoracoabdominal.
- Fibroscopie trachéobronchique : elle permet d'éliminer une extension muqueuse trachéobronchique ou une deuxième localisation ; moins indispensable en cas d'adénocarcinome du tiers inférieur.
- Examen ORL à la recherche d'une paralysie récurrentielle contre-indiquant la chirurgie (et recherche d'une lésion ORL synchrone).

S'il y a *absence de métastases* sur les examens précédents :

- Échoendoscopie : sauf si la tumeur est localement évoluée (sténose du tiers supérieur, envahissement trachéal).
- PET-scan à la recherche de métastases.
- Pan-endoscopie ORL sous anesthésie générale.

Bilan d'opérabilité :

- État nutritionnel (importance de l'amaigrissement, protidémie, albuminémie).
- Examen respiratoire (explorations fonctionnelles respiratoires, gaz du sang).
- Examen cardiovasculaire avec ECG et échographie.
- Bilan biologique hépatique.

TRAITEMENT

Il sera toujours discuté en comité multidisciplinaire de cancérologie après réalisation d'un bilan préthérapeutique ayant permis de préciser le stade de la tumeur en fonction de sa taille, de la présence ou non d'adénopathies et/ou de métastases.

TRAITEMENT CURATIF

Traitement chirurgical

Il concerne les patients opérables présentant une tumeur superficielle ou peu à moyennement étendue et sans métastases ganglionnaires à distance ou viscérales. La technique chirurgicale standard est l'œsophagectomie transthoracique subtotale avec curage ganglionnaire (médiastinal et coronaire stomachique) et plastie gastrique (estomac allongé et tubulisé dans le médiastin).

GASTROENTÉROLOGIE-HÉPATOLOGIE

Traitement médical

• L'association radiothérapie-chimiothérapie (RT-CT) concomitante concerne les patients présentant une tumeur moyennement étendue sans métastases à distance (obtenant les mêmes résultats que la chirurgie) ou peu étendue chez des patients inopérables. Dans certains cas, on peut réaliser une chimiothérapie néoadjuvante (en préopératoire afin d'améliorer les résultats de la chirurgie).

• La radiothérapie délivre une irradiation de 45 gray (Gy) au niveau de la tumeur et des aires ganglionnaires concernées à raison de 1,8 Gy par séance (correspondant à un « tir » de quelques minutes), 1 séance/j, 5 j/7, soit pendant 5 semaines. La réalisation du traitement nécessite une préparation par le radiothérapeute pour définir au mieux le champ d'irradiation.

• La chimiothérapie utilise l'association du **5-fluoro-uracile** (5-FU) et des **sels de platine** administrée sur 48 h toutes les 2 semaines. La perfusion est généralement réalisée sur une chambre implantable.

TRAITEMENT PALLIATIF

Traitement endoscopique

Mise en place sous anesthésie générale d'une prothèse œsophagienne pour permettre au patient dysphagique de se réalimenter par voie orale, souvent préférée aux dilatations endoscopiques ou aux destructions de la tumeur par photocoagulation au laser.
Mise en place d'une gastrostomie percutanée si la tumeur est franchissable.

Traitement chirurgical

En situation palliative, il se limite souvent à la gastro-ou jéjunostomie d'alimentation quand la tumeur n'est pas franchissable.

Traitement médical

Chimiothérapie (**5-fluoro-uracile, sels de platine**), éventuellement associée à une radiothérapie en l'absence de métastases à distance ou de fistule œsobronchique ; les soins palliatifs sont centrés essentiellement sur la sédation des douleurs et le maintien d'un état nutritionnel correct.

PRONOSTIC

Il est sombre : la survie est de 20 % à 5 ans après traitement à visée curative (réalisable dans 20 % des cas).

FICHE INFIRMIÈRE

EXAMENS

• Réalisation d'une endoscopie œsogastroduodénale (*cf.* Fiche technique, *chapitre* Reflux gastro-œsophagien, p. 385) et d'une fibroscopie bronchique (*cf.* Fiche technique, *chapitre* Hémoptysie, *spécialité* Pneumologie, p. 1365).

• Réalisation d'une échoendoscopie haute : sonde d'échographie positionnée à l'extrémité d'un endoscope pour l'exploration échographique précise du tractus digestif supérieur et des organes adjacents (pancréas, arbre biliaire extra-hépatique, adénopathies) ; la durée de l'examen (environ 30 min), l'utilisation d'un appareil de gros diamètre et la nécessité d'une immobilité du patient en décubitus latéral gauche justifient une anesthésie générale systématique :

- patient préparé pour un examen sous anesthésie ;
- réalimentation environ 4 h après l'examen.

• Réalisation des examens radiologiques :

- le patient doit habituellement être à jeun dans les 5 h précédant l'examen ;
- vérifier l'absence d'allergie (nécessitant une prémédication), d'insuffisance rénale et l'arrêt d'un éventuel traitement par biguanides depuis 48 h.

SURVEILLANCE DU TRAITEMENT

SOINS – TRAITEMENT

Réalisation de la chimiothérapie selon procédure.

Administration du traitement antalgique :

- administration IV ou *per os*, continue ou à la demande, d'un antalgique de niveau I ou II ;
- administration IV, *per os* ou transdermique continue d'un antalgique de niveau III avec interdoses selon prescription et besoin du patient.

EFFICACITÉ DU TRAITEMENT

En cas de traitement à visée curative, l'efficacité sera évaluée par la clinique (dysphagie, altération de l'état général) et les examens complémentaires (échographie abdominale, radiographie pulmonaire, fibroscopie œsogastroduodénale) à la recherche d'une récidive.

En cas de traitement à visée palliative, s'assurer de l'efficacité du traitement antalgique (échelle EVA) et du traitement endoscopique sur la dysphagie.

EFFETS INDÉSIRABLES

Il faut gérer la toxicité de la radiothérapie et de la chimiothérapie (*cf.* Chimiothérapie, p. 621 et *cf.* Radiothérapie, p. 676, *spécialité* Hématologie-Oncologie).

En cas de traitement antalgique morphinique, surveiller la survenue éventuelle d'effets indésirables (constipation, nausées voire vomissements, confusion, surdosage marqué par une dépression respiratoire, myosis).

Vérifier l'absence de complications après un geste endoscopique (hémorragie digestive, perforation œsophagienne).

ÉDUCATION ET CONSEILS

Motiver le patient afin d'obtenir un sevrage de l'intoxication alcoolotabagique.

Expliquer au patient les modalités du traitement par radiochimiothérapie et ses effets indésirables.

Expliquer au patient les différentes classes de traitement antalgique pour permettre une sédation efficace des douleurs, le rassurer quant aux effets indésirables des morphiniques, souvent transitoires (en dehors de la constipation), et expliquer les moyens d'évaluation de la douleur (échelle EVA).

ŒSOPHAGITE CAUSTIQUE

FICHE MALADIE

DÉFINITION

L'œsophagite caustique est une brûlure de l'œsophage secondaire à l'ingestion volontaire ou accidentelle de produits caustiques. Par extension, les lésions caustiques gastriques ou duodénales seront traitées dans ce chapitre.

CAUSES ET MÉCANISMES

On distingue :

- deux types d'ingestion :
  – accidentelle (lésions souvent moins sévères car le caustique est immédiatement recraché) ;
  – volontaire à visée autolytique (lésions souvent plus graves car les quantités sont plus importantes) ;
- et trois types de caustiques :
  – les acides (acide chlorhydrique, *Harpic*) : ils provoquent des lésions étendues et peu profondes de l'estomac ;
  – les bases (ammoniac, soude, *Destop*) : elles lèsent principalement l'œsophage où les lésions sont plus profondes ;
  – les oxydants (eau de Javel) : seule la forme concentrée est caustique.

EXAMENS

SIGNES CLINIQUES

Interrogatoire

Rechercher la nature, la quantité, l'heure d'ingestion du caustique et l'association à d'autres absorptions (alcool, médicaments).

GASTROENTÉROLOGIE-HÉPATOLOGIE

Signes cliniques
Douleurs œsophagiennes, dysphagie, défense voire contracture abdominale (signes de perforation digestive), voire état de choc.

EXAMENS COMPLÉMENTAIRES

- Bilan préopératoire biologique.
- Radiographie thoracique et abdominale.
- Endoscopie œsogastroduodénale : réalisée entre la 3e et 24e h, elle permet un bilan lésionnel précis (érythème, ulcérations, nécrose) permettant d'adapter le traitement.

TRAITEMENT

Poser une voie veineuse périphérique, laisser le patient à jeun, soins de bouche, traitement antalgique, éventuellement traitement d'un état de choc.

> Éviter impérativement certains gestes : faire vomir, faire boire, faire absorber un antidote, mettre en place une sonde naso-gastrique avant l'endoscopie, tenter de neutraliser le pH.

Attitude thérapeutique en fonction de la sévérité des lésions (après endoscopie) :
- En cas de lésions superficielles : surveillance de quelques jours en milieu hospitalier, reprise alimentaire rapide, surveillance endoscopique ultérieure (risque de sténose).
- En cas de lésions profondes : nécessité d'une nutrition parentérale totale pendant plusieurs semaines voire une intervention chirurgicale initiale en cas de nécrose étendue ou de perforation (conduisant souvent à une œsophagectomie par *stripping* ± gastrectomie).

Ne pas oublier l'avis psychiatrique avant la sortie en cas de prise à visée suicidaire.

PRONOSTIC

- Immédiat : risque de perforation, hémorragie digestive, surinfection, état de choc.
- À moyen terme : risque de sténose œsophagienne nécessitant une ou plusieurs séances de dilatations endoscopiques de l'œsophage.
- À long terme : risque accru de survenue de cancer (œsophage et estomac) justifiant d'une surveillance endoscopique.

FICHE INFIRMIÈRE

EXAMENS

- Mettre en place une voie veineuse périphérique.
- Réaliser un bilan préopératoire : prélever un bilan biologique (NFS, plaquettes, ionogramme sanguin, urée et créatininémie, groupe sanguin, Rhésus (2 déterminations) et recherche d'agglutinines irrégulières), faire un électrocardiogramme, faire pratiquer le bilan radiologique.
- Assister le médecin endoscopique dans la réalisation d'une endoscopie œsogastroduodénale (*cf.* Fiche technique, *chapitre* Reflux gastro-œsophagien, p. 385).

SURVEILLANCE DU TRAITEMENT

Prise en charge d'un éventuel état de choc et administration d'un traitement antalgique en fonction des besoins du patient (échelle EVA).

Vérifier l'absence de survenue de complications : prise régulière des constantes hémodynamiques, surveillance de la courbe thermique, surveillance de douleurs abdominales.

ÉDUCATION ET CONSEILS

Tenter de rassurer, écouter le patient, d'autant plus en cas d'acte à visée suicidaire.

Expliquer et faire respecter le jeûne.

Informer le patient sur le déroulement de l'examen endoscopique, sur la nécessité d'une surveillance endoscopique à moyen terme (recherche de sténose) et à long terme (cancérisation).

REFLUX GASTRO-ŒSOPHAGIEN ET ŒSOPHAGITE PEPTIQUE

FICHE MALADIE

DÉFINITION

Il s'agit du passage involontaire et sans effort de vomissement, à travers le cardia, du contenu gastrique vers l'œsophage. Ce phénomène, physiologique après les repas, peut devenir pathologique lorsqu'il est à l'origine de symptômes et/ou de lésions de l'œsophage (œsophagite peptique).

CAUSES ET MÉCANISMES

La survenue d'un reflux gastro-œsophagien (RGO) est favorisée par l'existence d'une hernie hiatale par glissement (ascension du cardia à travers l'orifice diaphragmatique), d'une diminution de la pression du sphincter inférieur de l'œsophage (SIO) par des facteurs alimentaires, médicamenteux (sur lesquels on peut agir, *cf.* Traitement, p. 384) ou hormonaux, et d'une augmentation de la pression abdominale (surcharge pondérale, ceinture, grossesse).

Un RGO pathologique peut, de manière imprévisible, être à l'origine d'une perte de substance de la muqueuse du bas œsophage (œsophagite peptique) d'intensité variable non corrélée à l'intensité des symptômes.

DIAGNOSTIC

SIGNES CLINIQUES

Le RGO est parfois totalement asymptomatique.

Symptomatologie caractéristique

Le *pyrosis* est une douleur rétro-sternale ascendante, à type de brûlure, à point de départ épigastrique, perçue en période postprandiale et souvent lors de l'antéflexion du tronc ou en décubitus (syndrome postural). Il s'accompagne parfois de régurgitations de liquide acide dans la bouche.

Autre symptomatologie atypique

• Digestive : dyspepsie à type de nausées, hoquet, éructations, hypersalivation, odynophagie, voire signes d'alarme tels qu'hémorragie (hématémèse, méléna, anémie par carence martiale), dysphagie.

• Extradigestive : asthme chronique, bronchite, bronchectasies, pneumonies, atélectasies, hémoptysies, fibrose pulmonaire, enrouement chronique, brûlures ou paresthésies pharyngés, pharyngite chronique, toux chronique postprandiale ou nocturne, laryngospasme, otalgies, douleurs cervicales, simulant une douleur angineuse.

EXAMENS COMPLÉMENTAIRES

Endoscopie œsogastroduodénale (EOGD)

Souvent le premier et le seul examen complémentaire réalisé, elle est indiquée en cas de RGO atypique ou de RGO typique chez un patient de plus de 50 ans ou présentant des signes d'alarme (afin d'écarter les diagnostics différentiels, en particulier le cancer de l'œsophage) :

• affirme le RGO en cas d'œsophagite peptique, toutefois celle-ci n'est présente que dans 50 % des RGO ;

• évalue la sévérité de l'œsophagite (4 stades de la classification de Savary-Miller) ;

• dépiste les complications : sténose peptique plus ou moins serrée, parfois infranchissable, concentrique, endobrachyœsophage correspondant à une cicatrisation anormale de l'œsophagite ;

• dépiste une hernie hiatale.

pH-métrie

• Principes : une sonde enregistrant le pH est introduite par voie nasale, jusqu'à la partie inférieure de l'œsophage ; réalisée de préférence dans des conditions ambulatoires, la pH-métrie œsophagienne permet de mesurer sur une durée d'environ 24 h (parfois 3 h) l'exposition acide (pH < 4) de l'œsophage. Elle permet donc d'affirmer ou non la présence d'un RGO.

• Indications : symptomatologie atypique avec fibroscopie œsogastroduodénale normale, avant une intervention chirurgicale (pour confirmation si besoin, et mesure de la valeur de référence pour évaluation ultérieure), ou en cas de résistance au traitement médical.

Autres examens complémentaires (rarement indiqués)

• Manométrie œsophagienne : elle mesure la pression de l'œsophage et du sphincter inférieur de l'œsophage dans les formes sévères, à rechutes fréquentes, ou résistantes au traitement médical, pour éliminer un trouble moteur de l'œsophage.

• Transit œsogastrique : l'indication est limitée à la recherche d'une sténose peptique œsophagienne et éventuellement avant une intervention chirurgicale antireflux.

TRAITEMENT

BUTS

Soulager les symptômes, cicatriser l'œsophagite, prévenir les récidives et les complications.

MOYENS

• Règles hygiéno-diététiques : arrêt du tabac et de l'alcool, éviter certains aliments (menthe, chocolat, graisses, épices), suppression du décubitus postprandial, surélévation de la tête du lit de 20 cm, éviter les vêtements serrant l'abdomen, éviter certains médicaments (théophylline, anticholinergiques, dérivés nitrés et inhibiteurs calciques).

• Alginates (*GAVISCON*, *TOPAAL*) : gel visqueux formant une barrière entre la muqueuse œsophagienne et le liquide gastrique acide. Souvent utilisé en automédication.

• Antisécrétoires : ils diminuent l'acidité du liquide gastrique ; les inhibiteurs de la pompes à protons (IPP, type **oméprazole**) sont les antisécrétoires les plus utilisés.

• Médicaments prokinétiques et renforçant le tonus du sphincter inférieur de l'œsophage (*MOTILUM*, *PRIMPÉRAN*) : à prendre avant les repas, ils favorisent la vidange gastrique tout en augmentant le tonus du sphincter inférieur de l'œsophage.

• Chirurgie antireflux : consistant à recréer un dispositif antireflux. Elle est indiquée dans les RGO invalidants résistant au traitement médical.

INDICATIONS

Suivre les règles hygiéno-diététiques dans tous les cas.

• RGO typique sans signe d'alarme et âge < 50 ans : traitement à la demande par alginates ou IPP en cas de symptômes espacés (< 1/sem.), traitement par IPP pendant 4 semaines en cas de symptômes rapprochés et EOGD en cas de persistance des symptômes ou de récidive précoce.

• RGO atypique ou avec signes d'alarme et/ou âge > 50 ans : réaliser une EOGD qui conditionnera l'attitude thérapeutique. IPP pleine dose pendant 4 semaines en l'absence d'œsophagite ou en cas d'œsophagite de bas grade, IPP pleine dose pendant 8 semaines en cas d'œsophagite de haut grade avec EOGD de contrôle et doublement de la dose en l'absence de cicatrisation.

• Stratégie à long terme : en cas de récidives espacées, traitement intermittent ; en cas de récidives fréquentes, discuter un traitement d'entretien ou une chirurgie antireflux ; en cas d'échec du traitement médical bien conduit, vérifier le diagnostic et discuter la chirurgie.

PRONOSTIC

Dans l'immense majorité des cas, le RGO est une affection sans gravité marquée par des rechutes fréquentes à l'arrêt du traitement.

Les œsophagites sévères se caractérisent par des ulcérations superficielles étendues, confluentes ou circonférentielles, par un ou des ulcères de l'œsophage (ulcère de Barrett), ou par une sténose peptique. L'œsophagite sévère expose au risque d'hémorragie digestive (le plus souvent anémie ferriprive) et de sténose œsophagienne (sténose peptique). Ces complications sont parfois révélatrices du RGO.

L'endobrachyœsophage, correspondant à un mode de cicatrisation anormal de l'œsophagite aboutissant au remplacement de l'épithélium malpighien de l'œsophage par un épithélium métaplasique de type intestinal, expose au risque d'adénocarcinome de l'œsophage.

FICHE INFIRMIÈRE

EXAMENS

L'endoscopie œsogastroduodénale (EOGD, *cf.* Fiche technique, p. 385) est l'acte médical permettant l'exploration du tractus digestif supérieur (œsophage, estomac, jusqu'au 2e voire 3e duodénum).

SURVEILLANCE DU TRAITEMENT

Vérifier la sédation des douleurs sous traitement par alginates ou antisécrétoires ou la disparition des symptômes atypiques.

Vérifier l'absence de récidive, éventuellement sous couvert d'un traitement prokinétiques, d'un traitement antisécrétoire d'entretien, voire d'une chirurgie antireflux.

ÉDUCATION ET CONSEILS

Rassurer le patient sur la fréquence importante de la maladie et sur son caractère bénin dans la majorité des cas.

Expliquer ou rappeler les règles hygiéno-diététiques et leur importance, en insistant sur l'arrêt du tabac et de l'alcool et les mesures posturales.

FICHE TECHNIQUE

ENDOSCOPIE ŒSOGASTRODUODÉNALE

Matériel

L'endoscopie œso-gastro-duodénale (gastroscopie ou fibroscopie œso-gastro-duodénale) consiste en l'introduction d'un appareil vidéo de 1,20 m de long et 9 mm de diamètre dans le tube digestif par la bouche : le gastroscope (fibroscope gastrique). Schématiquement, le gastroscope comporte à son extrémité introduite dans le tube digestif une lumière froide de type LCD, transmise par fibre optique qui est associée à une mini-caméra. Cette caméra est reliée à l'autre extrémité à un moniteur qui permet de visualiser l'intérieur du tube digestif. L'ensemble est souple et l'extrémité lumineuse (caméra) est articulée par deux molettes situées à l'extrémité de l'endoscope (voir photographie).

Préparation du malade

Idéalement, il faut pratiquer cet examen désagréable sous brève anesthésie générale. À défaut, on peut également le faire sous anesthésie locale. Le patient doit être à jeun depuis 6 h. On doit disposer d'un bilan d'hémostase récent et s'assurer de l'absence de prise d'anticoagulant ou d'antiagrégant plaquettaire avant de réaliser un geste tel que des biopsies.

Il s'agit d'un examen indolore mais désagréable ; bien expliquer au patient le déroulement de l'examen et le rassurer permet d'obtenir sa nécessaire coopération.

Prémédication : anesthésie locale par un spray ou un gel de *XYLOCAÏNE*.

Déroulement de l'examen

Dans une salle d'endoscopie, le patient est en décubitus latéral gauche, le cale-dents en place.

L'endoscope est introduit doucement dans la bouche, est dirigé vers l'œsophage sous le contrôle de la vue, puis est poussé jusqu'au 2e duodénum sous le contrôle de la vue. L'exploration minutieuse s'effectue essentiellement au retrait.

En cours d'examen, la salive ne doit pas être avalée.
Durée : 5 à 10 min, voire plus en cas de situation délicate telle que l'hémostase d'une hémorragie digestive.
En cas d'anesthésie locale, le patient doit rester à jeun 30 min après l'examen (risque de fausse route).
L'appareil est stérilisé selon les recommandations officielles.

Incidents et accidents

Risque anesthésique, pneumopathies de déglutition, perforations (notamment de l'œsophage cervical). Le patient doit être calmé par des sédatifs et intubé en cas de troubles de la conscience ou d' « estomac plein » (comme au cours des hémorragies digestives). Le taux d'accident est de 0,05 % et de décès de l'ordre de 0,033 %.

FICHE PHARMACOLOGIE

ANTIREFLUX – ANTIÉMÉTIQUES

Dompéridone

MOTILIUM					
Reflux gastro-œsophagien et œsophagite, nausées, vomissements : 1 à 2 cp. (ou c-mes.) x 3/j	40 cp. 10 mg 80 c-mes. (2,5 mL = 2,5 mg) susp. buv. 200 mL	3,65 2,97	II II	30 % 30 %	0,09 0,04
PÉRIDYS					
Idem *MOTILIUM*	40 cp. 10 mg 40 c-mes. à 5 mg (ou 160 c-mes. à 1,25 mg) (fl. 200 mL)	3,65 2,97	II II	30 % 30 %	0,09 0,07
OROPÉRIDYS					
Idem *MOTILIUM*	30 cp. orodisp. 10 mg	3,19	II	30 %	0,11
BIPÉRIDYS					
Mêmes indications que *MOTILIUM* 1 cp. x 3/j Dose maximale : 80 mg/j	20 cp. 20 mg 40 cp. 20 mg	3,67 5,84	II II	30 % 30 %	0,18 0,15
BIPÉRIDYSFLASH					
Idem *MOTILIUM*	30 cp. orodisp. 20 mg	3,92	II	30 %	0,13

Propriétés

Antiémétique antipsychotique sans effet anticholinergique passant très faiblement la barrière hémato-encéphalique. Il augmente la vitesse de vidange de l'estomac et s'oppose au reflux duodéno-œsophagien. Il renforce le péristaltisme du tube digestif supérieur :

- augmentation du tonus du sphincter inférieur de l'œsophage ;
- inhibition de la relaxation du fundus gastrique et stimulation de l'activité motrice ;
- élargissement du pylore au moment de son ouverture ;
- augmentation de la fréquence, de l'amplitude et de la durée des contractions duodénales.

La **dompéridone** normalise les contractions anarchiques de la maladie des spasmes étagés de l'œsophage. Elle ne modifie pas les fonctions sécrétoires.

Contre-indications

Ne pas utiliser si la stimulation de la motricité gastro-intestinale présente un danger : hémorragie gastro-intestinale, obstruction mécanique, perforation digestive.
Dyskinésies tardives iatrogènes (antipsychotiques).

Précautions d'emploi

Insuffisance rénale : diminuer les doses de 30 à 50 % en cas d'utilisation prolongée.
Grossesse : aucune malformation rapportée.
Allaitement : passage dans le lait.

Effets indésirables

Syndrome extrapyramidal exceptionnel (1,4 cas par million) presque toujours en rapport avec un surdosage ou une perméabilité anormale de la barrière hémato-encéphalique (immaturité, lésion).
Rarement, à posologie élevée et prolongée : gynécomastie, troubles des règles.

Interactions médicamenteuses

L'association d'**anticholinergiques** est illogique car ils ont des effets opposés à la **dompéridone**.

Cf. aussi **métoclopramide**.

GELS ANTIREFLUX

■ Alginate de sodium + bicarbonate de sodium

GAVISCON					
1 à 2 sach. x 3/j après les repas et éventuellement au coucher	24 sach. à 500 mg	3,16		15 %	0,13
2 à 3 càc. x 3/j après les repas et éventuellement au coucher	50 càc (250 mg/càc ; fl. 250 mL)	2,47		15 %	0,05
TOPAAL					
(acide alginique) Idem *GAVISCON*	42 cp. à 200 mg 14 càs (susp. buv. ; fl. 210 mL)	3,49 3,37		15 % 15 %	0,08 0,24

Propriétés

Formation d'un gel visqueux surnageant au-dessus du contenu gastrique. En cas de reflux, le gel régurgite en premier et forme une barrière évitant le contact entre la muqueuse œsophagienne et le liquide gastrique acide.

Indications

Pyrosis, reflux gastro-œsophagien, œsophagite par reflux.

Effets indésirables

Exceptionnels et liés à la présence d'aluminium : constipation, déplétion phosphorée.

Interactions médicamenteuses

Rares et liées à la présence d'aluminium : retard et/ou diminution de l'absorption des médicaments suivants : **furosémide, indométacine, tétracyclines, digoxine, isoniazide, anticholinergiques.**

CANCER DE L'ESTOMAC

FICHE MALADIE

DÉFINITION

Cette tumeur maligne correspond à un adénocarcinome dans 90 % des cas. L'incidence est en diminution en France, mais il reste au troisième rang des cancers digestifs. L'incidence est élevée au Japon.

L'âge moyen au diagnostic est de 65 ans.

CAUSES ET MÉCANISMES

FACTEURS DE RISQUE

On incrimine : une infection à *Helicobacter pylori*, une consommation excessive de sel ou de poissons fumés (nitrates).

AFFECTIONS PRÉDISPOSANTES

Gastrite atrophique (maladie de Biermer) ou hypertrophique (maladie de Ménétrier), gastrectomie partielle, syndrome HNPCC (*cf.* Cancer colorectal, p. 433), polypes adénomateux ou ulcère. La réalisation d'une surveillance endoscopique avec biopsies est recommandée.

DIAGNOSTIC

SIGNES CLINIQUES

Ils sont souvent tardifs : altération de l'état général, douleurs épigastriques, dyspepsie, ascite, complications (hémorragie digestive, perforation, intolérance alimentaire par sténose). L'examen est pauvre.

Ils sont parfois absents en cas de découverte fortuite au cours d'une endoscopie.

EXAMENS COMPLÉMENTAIRES

L'endoscopie œsophagienne est l'examen essentiel permettant le diagnostic macroscopique, topographique et de certitude par la réalisation de biopsies pour examen anatomopathologique.

BILAN PRÉTHÉRAPEUTIQUE

- Scanner thoraco-abdomino-pelvien : recherche de métastases ganglionnaires ou viscérales.
- Échoendoscopie haute : en cas de cancer superficiel, on peut pratiquer une mucosectomie.
- Bilan pré-anesthésique en fonction de la consultation d'anesthésie et du terrain :
  – état nutritionnel (importance de l'amaigrissement, protidémie, albuminémie) ;
  – examen cardiaque (ECG, échographie).
- Marqueurs tumoraux (ACE, CA 19-9).
- Cœlioscopie exploratrice : en cas de grosses tumeurs à l'extirpabilité douteuse, suspicion de métastases hépatiques ou de carcinose péritonéale.

TRAITEMENT

TRAITEMENT CURATIF

Chirurgie

- Gastrectomie totale avec anastomose œso-jéjunale en cas d'atteinte fundique.
- Gastrectomie subtotale (4/5e) avec anastomose gastrojéjunale en cas d'atteinte antropylorique.
- Curage ganglionnaire nécessitant parfois une splénectomie.

Traitement complémentaire

Radiochimiothérapie concomitante postopératoire associant une irradiation de 45 grays et une chimiothérapie à base de **5-fluoro-uracile** et de **sels de platine** : elle est indiqué en cas de curage ganglionnaire insuffisant ou d'envahissement ganglionnaire ou de tumeur atteignant la séreuse.

Traitements associés

- En cas de gastrectomie totale : vitamine B12, 1 mg IM tous les 3 mois.
- En cas de splénectomie :
  – Vaccination : *PNEUMO 23* (rappel tous les 5 ans) ; *Haemophilus influenzae b* (rappel tous les 3 ans) ; méningococcique A + C (rappel tous les 3 ans) ; grippe (tous les ans).
  – Pénicilline V : *ORACILLINE* 1 cp. à 1 MUI 2 fois/j en 2 prises pendant au moins 2 ans.

TRAITEMENT PALLIATIF

- Chimiothérapie à base de **5-fluoro-uracile** et **sel de platine** ou **irinotécan** en cas de cancer non résécable et/ou métastatique si l'état du patient le permet.

• Radiothérapie, parfois à visée hémostatique ou antalgique, ou en cas de cancer non résécable ou patient inopérable.

• Traitement endoscopique : destruction par laser ou mise en place d'une prothèse dans les formes sténosantes ; mucosectomie endoscopique pour certaines tumeurs très limitées.

• Des théraphies ciblées peuvent être proposées.

PRONOSTIC

Il est globalement mauvais, surtout en présence d'un envahissement ganglionnaire (20 % de survie à 5 ans contre 60 à 80 % en l'absence d'envahissement ganglionnaire).

FICHE INFIRMIÈRE

EXAMENS

• Réalisation d'une endoscopie œsogastroduodénale (*cf.* Fiche technique, *chapitre* Reflux gastro-œsophagien, p. 385).

• Réalisation d'une échoendoscopie haute (*cf.* Cancer de l'œsophage, p. 379) et d'un examen radiologique avec injection de produit de contraste.

SURVEILLANCE DU TRAITEMENT

SOINS – TRAITEMENT

Il s'agit principalement de prendre en charge le patient après la gastrectomie.

EFFICACITÉ DU TRAITEMENT

En cas de traitement à visée curative, l'efficacité sera évaluée par la clinique (douleur abdominale, altération de l'état général) et les examens complémentaires (échographie abdominale, radiographie thoracique, éventuellement endoscopie œsogastroduodénale, et marqueurs tumoraux tels qu'ACE et CA 19.9) à la recherche d'une récidive.

En cas de traitement à visée palliative, s'assurer de l'efficacité du traitement antalgique (échelle EVA) et du traitement endoscopique sur l'intolérance alimentaire.

EFFETS INDÉSIRABLES

Complications de la chirurgie

Postopératoires : mortalité de l'ordre de 5 % et morbidité de 20 % avec des fistules anastomotiques et des abcès sous-phréniques.

À long terme :

• Diarrhée fréquente en cas de gastrectomie totale.

• Syndrome du petit estomac conduisant à un amaigrissement.

• *Dumping syndrome* (passage rapide du bol alimentaire) à type de malaise postprandial (malaise, palpitations, troubles digestifs).

• Carence en vitamine B12 (par déficit en facteur intrinsèque) en l'absence de supplémentation après gastrectomie totale.

• Complications des splénectomisés (infection) en l'absence de vaccination antipneumococcique et de traitement préventif par *ORACILLINE*.

Gestion de la toxicité de la radiothérapie et de la chimiothérapie

Cf. Chimiothérapie et *cf.* Radiothérapie, *spécialité* Hématologie-Oncologie.

En cas de traitement antalgique morphinique

Surveiller la survenue éventuelle d'effets indésirables (constipation, nausées voire vomissements, confusion, surdosage marqué par une dépression respiratoire, myosis).

ÉDUCATION ET CONSEILS

Prise d'*ORACILLINE* et vaccination à jour après splénectomie ; injection trimestrielle de vitamine B12 après gastrectomie totale.

Conseils diététiques au patient gastrectomisé : repas fractionnés en 6 prises en mangeant lentement et en mâchant bien.

Dépistage de la famille vis-à-vis d'*Helicobacter pylori* et éradication en cas de présence.

FICHE TECHNIQUE

PRISE EN CHARGE D'UN PATIENT APRÈS GASTRECTOMIE

Jusqu'au réveil

• Décubitus dorsal, tête tournée.
• Perfusion fonctionnelle, sondage urinaire, sonde gastrique en déclive ou en aspiration douce.
• Surveillance des constantes hémodynamiques, de la conscience, de la diurèse et des pansements (hémorragie).

Entre le réveil et la reprise du transit

• Surveillance : pouls, PA, température toutes les 8 h ; diurèse/24 h et vérification de la bonne position de la sonde gastrique 1 fois/équipe.
• Faire respirer le patient en mobilisant le thorax et en maintenant la cicatrice.
• Lever le plus tôt possible.
• Surveiller la reprise du transit permettant l'arrêt de l'aspiration digestive et la reprise de l'alimentation.
• Faire les pansements selon le type de drainage : pour une lame, pansements quotidiens ; pour un redon, pansements plus espacés.
• Surveiller la plaie opératoire : dépister un hématome, un abcès (rougeur, douleur) vers le 6e jour ou un lâchage de suture ou une éviscération vers le 10e jour.
• Enlever les fils (1 sur 2 à J10 et le reste à J12) ou les agrafes (desserrer à J7 et enlever à J10).

ULCÈRE GASTRODUODÉNAL

FICHE MALADIE

DÉFINITION

L'ulcère gastroduodénal est une affection multifactorielle chronique, évoluant spontanément par poussées, caractérisées par la présence d'un cratère ulcéreux correspondant à une perte de substance profonde arrondie ou ovalaire, à bords nets, recouverte d'une fausse membrane jaunâtre amputant la musculeuse (distinguant l'ulcère vrai des abrasions, érosions et ulcérations, voire gastrite et bulboduodénite).

L'évolution actuelle, depuis les nouveaux traitements, se fait vers une maladie se réduisant à une poussée.

CAUSES ET MÉCANISMES

Helicobacter pylori est une bactérie présente dans l'estomac, qui joue un rôle majeur dans l'ulcèrogenèse (associée dans 95 % des cas à un ulcère duodénal et dans 85 % des cas à un ulcère gastrique).

L'ulcère gastroduodénal résulterait également d'un déséquilibre entre agression (sécrétion acide) et défense (mucus, vascularisation, réparation de la muqueuse) :

• Au cours de l'ulcère duodénal, le facteur agression prédomine par toxicité d'une hypersécrétion acide gastrique, surtout au niveau du bulbe où siègent souvent les lésions.
• Au cours de l'ulcère gastrique prédominent les anomalies de défense et de réparation de la muqueuse.

DIAGNOSTIC

SIGNES CLINIQUES

Il s'agit préférentiellement d'un homme âgé d'environ 45 ans présentant typiquement (que ce soit dans l'ulcère duodénal ou gastrique) : douleur à type de faim douloureuse ou crampe de siège épigastrique sans irradiation et d'intensité variable, pouvant évoluer par poussées (périodicité) de fréquence et de durée variable, et rythmée par les repas : post-prandiale (1 à 4 h après le repas) et calmée par la prise alimentaire.

La douleur peut être atypique ; parfois, l'ulcère est indolore, révélé par une complication (*cf.* Pronostic, p. 392).

EXAMENS COMPLÉMENTAIRES

Endoscopie œsogastroduodénale

Elle permet le diagnostic en visualisant une perte de substance creusante recouverte d'un enduit fibrineux jaunâtre. Elle précise sa topographie, une complication associée, permet la réalisation de biopsies de l'ulcère gastrique (et non duodénal), compte tenu du risque de cancer ulcériforme. On biopsie également la muqueuse gastrique (antre et fundus) pour rechercher *Helicobacter pylori.*

Recherche d'*Helicobacter pylori*

- Tests invasifs, à partir de biopsies gastriques : par examen anatomopathologique classique ou par test rapide à l'uréase (*CLO-TEST*, méthode colorimétrique réalisable au cours de l'endoscopie permettant d'obtenir une réponse rapide, positive dans 75 % des cas en 20 min avec une sensibilité de 80 % et une spécificité de 95 %).
- Tests non invasifs : test respiratoire à l'urée marquée ou sérologie.

TRAITEMENT

MESURES HYGIÉNO-DIÉTÉTIQUES

Suppression du tabac et de l'alcool ; contre-indication des médicaments gastrotoxiques (*ASPIRINE*, *AINS*).

TRAITEMENT ANTI-ULCÉREUX

En cas d'infection à *Helicobacter pylori*

Le traitement repose sur l'éradication de la bactérie. On utilise un traitement séquentiel pour une durée totale de 10 jours ou bien un traitement associant des sels de bismuth à des antibiotiques.

Traitement séquentiel de l'ulcère gastrique ou duodénal avec infection à Helicobacter pylori

TRAITEMENT	J1 À J5	J6 À J10
Inhibiteur de la pompe	Double dose	
Amoxicilline	1 g × 2	Non
Clarithromycine	Non	500 mg × 2
Métronidazole	Non	500 mg × 2

On peut en alternative prescrire un traitement à base de bismuth, associé à des antibiotiques (**tétracycline** + **métronidazole**) : *PYLERA*. On doit y associer un inhibiteur de la pompe à protons. La durée du traitement est également de 10 jours.

Le contrôle de l'éradication d'Helicobacter pylori doit être systématique.

En cas d'ulcère duodénal, il se fait par un test respiratoire.

En cas d'ulcère gastrique, l'endoscopie de contrôle est systématique pour vérifier la cicatrisation car il existe un risque de cancer. On profite de cette endoscopie pour pratiquer des prélèvements visant à vérifier si Helicobacter pylori a bien été éradiqué.

En l'absence d'infection à *Helicobacter pylori*

Le traitement repose sur les inhibiteurs de la pompe à protons pendant 4 à 6 semaines. Un traitement d'entretien peut être nécessaire chez le sujet âgé (> 65 ans), en cas d'antécédent d'ulcère ou en cas de prise de gastrotoxiques.

TRAITEMENT DE L'HÉMORRAGIE DIGESTIVE ULCÉREUSE

Cf. Hémorragie digestive haute, p. 498.

TRAITEMENT CHIRURGICAL

Il est réservé aux ulcères compliqués

- Hémorragie : suture d'ulcère ou gastrectomie d'hémostase et vagotomie.
- Sténose : gastrectomie des deux tiers et anastomose gastrojéjunale ou dilatation endoscopique.

PRONOSTIC

En l'absence de traitement, l'évolution est chronique et cyclique, émaillée parfois de complications :

- Hémorragie digestive : dans environ 20 % des ulcères. Elle se traduit par une hématémèse, méléna, voire rectorragies, choc hémorragique, ou par une anémie chronique par carence martiale (hémorragie digestive occulte). La prise d'antiagrégants plaquettaires (*ASPIRINE*, *PLAVIX*), d'antiinflammatoires non stéroïdiens ou d'anticoagulants constitue un facteur favorisant.
- Perforation : elle correspond typiquement à un tableau de *péritonite*, tableau douloureux abdominal intense avec contracture associé à un tableau septique. La perforation a parfois lieu dans un organe de voisinage (foie, pancréas, péritoine) et réalise un ulcère perforé bouché de tableau moins aigu.
- Sténose pyloro-duodénale : elle est révélée par des vomissements postprandiaux. L'endoscopie retrouve une dilatation gastrique avec stase alimentaire et sténose plus ou moins franchissable. On peut alors s'aider d'un transit œsogastroduodénal (TOGD).

FICHE INFIRMIÈRE

EXAMENS

- Préparation à la réalisation d'une endoscopie œsogastroduodénale (*cf.* Fiche technique, *chapitre* Reflux gastro-œsophagien, p. 385).
- Préparation à la réalisation d'une radiographie de l'abdomen (ASP) avec clichés de face debout et des coupoles debout (à la recherche d'un croissant aérique interhépatodiaphragmatique correspondant à un pneumopéritoine témoignant d'une perforation digestive).

SURVEILLANCE DU TRAITEMENT

Vérifier l'absence de prise médicamenteuse gastrotoxique (*ASPIRINE*, *AINS*) et en aviser le médecin en cas de prise.

Conduite à tenir en cas d'hémorragie digestive : *cf.* Hémorragie digestive haute, p. 498.

Vérifier la sédation rapide des douleurs sous traitement et l'absence de récidive à l'arrêt du traitement ou pendant le traitement d'entretien.

ÉDUCATION ET CONSEILS

Expliquer au patient ce qu'est un ulcère (plaie de la muqueuse digestive), du rôle de l'hyperacidité gastrique et d'une infection à *Helicobacter pylori* et de l'interaction de facteurs extérieurs comme le tabac, l'alcool (qu'il est nécessaire d'arrêter) et la prise de gastrotoxiques (*ASPIRINE*, *AINS*).

Aucun régime particulier ne doit être préconisé.

Rassurer le patient vis-à-vis de la fibroscopie œsogastroduodénale en lui expliquant ses modalités.

Expliquer le traitement au patient :

- Règles hygiéno-diététiques : arrêt du tabac et de l'alcool, arrêt si possible des médicaments gastrotoxiques (*ASPIRINE*, *AINS*).
- Traitement médicamenteux : antisécrétoire (surtout les inhibiteurs de la pompe à protons) avec parfois des antibiotiques visant *Helicobacter pylori*.

Éduquer le patient vis-à-vis des principales complications possibles :

• Perforation intestinale se manifestant par une douleur abdominale violente, syncopale, souvent associée à des signes d'infection.
• Hémorragie digestive : à surveiller d'autant plus que le patient est sous traitement modifiant l'hémostase (anticoagulant ou antiagrégant plaquettaire) (*cf.* Hémorragie digestive haute, p. 498).

FICHE TECHNIQUE

VIDÉOCAPSULE

Définition

Il s'agit d'une technique non invasive dont le but est de visualiser l'intestin grêle. Elle utilise une caméra vidéoendoscopique miniaturisée à usage unique.

Le système est composé d'un objectif, d'une source lumineuse et d'un circuit électronique relié à distance par un système de radiofréquences. Ces dernières sont perçues par des électrodes appliquées sur le thorax et l'abdomen du patient et assurent l'enregistrement de l'examen sur un disque dur externe. On visualise *a posteriori,* sur un ordinateur, le parcours gastro-intestinal très détaillé de la capsule sur écran.

Il s'agit d'un examen à visée diagnostique sur l'intestin grêle.

On l'emploie pour mettre en évidence :
• des saignements digestifs chroniques inexpliqués ;
• des anémies inexpliquées :
• une surveillance de polyposes familiales :
• une recherche de lésions liées aux AINS.

Méthode

Rassurer le patient, cet examen est totalement indolore.

Etre à jeun depuis au moins 6 heures.

Placer l'ensemble des électrodes sur le patient au niveau du thorax et l'abdomen.

Placer le boîtier enregistreur dans la ceinture prévue à cet effet que le patient portera durant tout l'enregistrement.

Brancher les électrodes au boîtier.

Saisir la vidéocapsule et l'approcher face à chaque électrode appliquée pour assurer une reconnaissance électronique. La capsule s'illumine.

Le patient avale ensuite la vidéocapsule lumineuse avec un grand verre d'eau.

Conseils

Le patient peut boire 2 heures après l'ingestion de la capsule et manger au bout de 4 heures.

L'enregistrement dure 6 heures.

L'élimination de la capsule se fait par voie naturelle dans les selles.

Elle est biodégradable.

FICHE PHARMACOLOGIE

INHIBITEURS DE LA POMPE À PROTONS

■ Oméprazole

MOPRAL					
œsophagite évolutive, ulcère gastroduodénal évolutif : 1 gél. (20 mg)/j Éradication d'*Helicobacter pylori* : 1 gél. (20 mg) x 2/j pendant 7 j, en association avec des antibiotiques Traitement symptomatique du RGO (si échec des autres traitements) : 10 mg/j Traitement d'entretien des œsophagites grade III et IV : 1 gél. (10 ou 20 mg)/j Traitement préventif et curatif des lésions induites par les **AINS** : 1 gél. (20 mg)/j Syndrome de Zollinger-Ellison : jusqu'à 80 mg/j	14 gél. 10 mg 28 gél. 10 mg 7 gél. 20 mg 14 gél. 20 mg 28 gél. 20 mg	7,41 14,27 4,50 8,23 15,93	II II II II II	65 % 65 % 65 % 65 % 65 %	0,53 0,51 0,64 0,59 0,57
Voie IV si voie orale impossible : 40 à 80 mg/j en IV lente (5 min) Hémorragie digestive : 8 mg/h pendant 72 h en IVSE	5 lyoph. pour usage parentéral 40 mg	HOP	II		
MOPRALPRO					
Idem *MOPRAL*	7 cp. 20 mg 14 cp. 20 mg			NR NR	
ZOLTUM					
Idem *MOPRAL*	28 gél. 10 mg 14 gél. 20 mg 28 gél. 20 mg	14,27 8,23 15,93	II II II	65 % 65 % 65 %	0,51 0,59 0,57

■ Lansoprazole

LANZOR					
Idem *MOPRAL* Pleine dose : 30 mg Demi-dose : 15 mg	15 gél. 15 mg 30 gél. 15 mg 14 gél. 30 mg 28 gél. 30 mg	7,90 16,67 8,23 15,93	II II II II	65 % 65 % 65 % 65 %	0,53 0,56 0,59 0,57
OGAST					
Idem *MOPRAL*	15 gél. 15 mg 30 gél. 15 mg 14 gél. 30 mg 28 gél. 30 mg	7,90 16,67 8,23 15,93	II II II II	65 % 65 % 65 % 65 %	0,53 0,56 0,59 0,57

OGASTORO					
Idem *MOPRAL*	14 cp. orodisp. 15 mg	5,82	II	65 %	0,42
	28 cp. orodisp. 15 mg	11,03	II	65 %	0,39
	14 cp. orodisp. 30 mg		II	NR	
	28 cp. orodisp. 30 mg	15,93	II	65 %	0,57

■ Pantoprazole

INIPOMP					
Idem *MOPRAL*	14 cp. 20 mg	7,41	II	65 %	0,53
Pleine dose : 40 mg	28 cp. 20 mg	14,27	II	65 %	0,51
Demi-dose : 20 mg	50 cp. 20 mg	HOP	II		
	7 cp. 40 mg	4,50	II	65 %	0,64
	14 cp. 40 mg	8,23	II	65 %	0,59
	28 cp. 40 mg	15,93	II	65 %	0,57
	50 cp. 40 mg	HOP	II		
	1 fl. 40 mg (IV)	8,68	II	65 %	8,68
EUPANTOL					
Idem *MOPRAL*	14 cp. 20 mg	7,41	II	65 %	0,53
	28 cp. 20 mg	14,27	II	65 %	0,51
	50 cp. 20 mg	HOP	II		
	7 cp. 40 mg	4,50	II	65 %	0,64
	14 cp. 40 mg	8,23	II	65 %	0,59
	28 cp. 40 mg	15,93	II	65 %	0,57
	50 cp. 40 mg	HOP	II		
	1 fl. 40 mg (IV)	8,68	II	NR	8,68
PANTOZOL Control					
Idem *MOPRAL*	7 cp. 20 mg			NR	
	14 cp. 20 mg			NR	
PANTOLOC Control					
Idem *MOPRAL*	7 cp. 20 mg			NR	
	14 cp. 20 mg			NR	
IPRAALOX					
Idem *MOPRAL*	7 cp. 20 mg			NR	
	14 cp. 20 mg			NR	

■ Rabéprazole

PARIET					
Idem *MOPRAL*	14 cp. 10 mg	7,41	II	65 %	0,53
	28 cp. 10 mg	14,27	II	65 %	0,51
	50 cp. 10 mg	HOP	II		
	14 cp. 20 mg	8,23	II	65 %	0,59
	28 cp. 20 mg	15,93	II	65 %	0,57
	50 cp. 20 mg	HOP	II		

Gastroentérologie-Hépatologie

Ésoméprazole

INEXIUM					
Idem *MOPRAL* Pleine dose : 40 mg Demi-dose : 20 mg	28 sach. 10 mg	19,41	II	65 %	0,69
	7 cp. 20 mg	4,10	II	65 %	0,59
	14 cp. 20 mg	7,41	II	65 %	0,53
	28 cp. 20 mg	25,46	II	65 %	0,91
	50 cp. 20 mg	HOP	II		
	14 cp. 40 mg	8,23	II	65 %	0,59
	28 cp. 40 mg	25,46	II	65 %	15,93
	50 cp. 40 mg	HOP	II		
	10 fl. 5 mL 40 mg	HOP	II		

Propriétés

Inhibiteur extrêmement puissant de la sécrétion acide gastrique par inhibition de la pompe à protons H^+K^+ATPase de la cellule pariétale gastrique. Efficacité supérieure aux autres **antiulcéreux**.

Indications

Œsophagite par reflux gastro-œsophagien (prouvée par endoscopie) : traitement d'attaque ; traitement d'entretien si stade III ou IV.

– Traitement symptomatique du reflux gastro-œsophagien avec ou sans œsophagite, après échec du traitement de première intention (règles hygiéno-diététiques, alginates).

– Ulcère gastrique et duodénal évolutif.

– Éradication d'*Helicobacter pylori* en association avec des antibiotiques.

– Traitement préventif et curatif des lésions gastroduodénales induites par les anti-inflammatoires non stéroïdiens.

– Syndrome de Zollinger-Ellison.

Contre-indications

Allaitement.

Précautions d'emploi

Grossesse : l'utilisation de l'**oméprazole** au cours de la grossesse est autorisée. Toutefois la prescription de ce produit ne doit être envisagée que si nécessaire.

Ulcère gastrique : vérifier l'absence de malignité par biopsie avant de traiter.

Insuffisance hépatique : ne pas dépasser 20 mg/j d'**oméprazole**, 30 mg/j de **lansoprazole** et 40 mg/j de **pantoprazole**.

Effets indésirables

Rares (plus fréquents avec l'**oméprazole**) et réversibles à l'arrêt du traitement.

Digestifs : diarrhée, constipation, nausées, vomissements.

Cutanés : éruption, prurit, urticaire.

Neuropsychiques : céphalées, vertiges, confusion, agitation, hallucinations (sujets âgés).

Hématologiques : leucopénie, neutropénie, thrombopénie ; exceptionnellement anémie hémolytique et pancytopénie.

Hépatiques : élévation des transaminases.

Oculaires : quelques rares cas de cécité ont été rapportés avec l'**oméprazole** IV mais l'imputabilité du produit reste douteuse.

Interactions médicamenteuses

Ces produits sont des inducteurs enzymatiques : ils peuvent en théorie diminuer l'efficacité de la **théophylline** et des **contraceptifs oraux** (mais en pratique courante, l'effet sur la contraception est négligeable).

Diminution de l'efficacité du **clopidogrel** en cas d'association aux **inhibiteurs de la pompe à protons**, en particulier avec l'**oméprazole.** L'**oméprazole** est en vente libre.

SELS DE BISMUTH

Bismuth (subcitrate)

PYLERA					
(+ **métronidazole** + tétracycline) 3 gél./prise x 4/j, après le repas pendant 10 j	120 gél. 140 mg/ 125 mg/125 mg	60	I	65 %	0,50

Propriétés

Bismuth : toxicité directe et indirecte sur *Helicobacter pylori*. Effet exact inconnu.
Métronidazole : antibiotique bactéricide et antiparasitaire de la classe des **nitro-imidazolés**.
Tétracycline : antibiotique bactériostatique de la classe des **tétracyclines**.

Indications

En association avec l'**oméprazole** (20 mg x 2/j) :
- éradication d'*Helicobacter pylori* ;
- prévention des récidives d'ulcères gastroduodénaux chez les patients ayant un ulcère actif ou un antécédent d'ulcère associés à *Helicobacter pylori*.

Contre-indications

Grossesse et allaitement.
Enfant < 12 ans.
Insuffisance rénale chronique.
Insuffisance hépatique.
Hypersensibilité à l'un des composants.

Précautions d'emploi

Effet antabuse (**métronidazole**) pendant et au moins 24 h après arrêt du traitement.
Photosensibilité (tétracycline).
Prudence chez le sujet âgé et le patient atteint de troubles du système nerveux central, de myathénie ou d'anomalie sanguine.
Lactose + 96 mg de potassium par prise.

Effets indésirables

Troubles digestifs : dysgueusie, diarrhées, nausées, selles noires, anorexie, perte d'appétit, vomissements, douleurs abdominales, constipation, sécheresse buccale, flatulences.
Troubles neurologiques : céphalées, sensations vertigineuses, somnolence.
Autres : asthénie, infection vaginale, éruption cutanée, élévation des ASAT et ALAT, chromaturie.

Interactions médicamenteuses

Avec le bismuth : **ranitidine** (absorption du bismuth augmentée)
Avec le métronidazole : alcool, **disulfirame**, **antivitamine K** (surdosage), **phénobarbital**, **phénytoïne**, **5-fluorouracile**, **ciclosporine**, **busulfan**, **lithium**.
Avec la tétracycline : méthoxyflurane (néphrotoxicité), **antivitamine K** (allongement du TP et du TCA), **antiacides**/supplémentation en Fe, **Zn**, Al, Ca/produits laitiers (absorption de la tétracycline diminuée), **rétinoïdes**, **atovaquone**.

TOPIQUES ANTIULCÉREUX

Sucralfate

KÉAL					
Traitement curatif d'un ulcère : 2 g x 2/j ou 1 g x 4/j Traitement d'entretien : 1 g x 2/j ou 2 g au coucher	30 cp. séc. 1 g 30 sach. 1 g 15 sach. 2 g	5,17 5,17 6,40		15 % 15 % 15 %	0,17 0,17 0,43
ULCAR					
Idem *KÉAL*	30 cp. séc. 1 g 30 sach. 1 g			NR NR	

GASTROENTÉROLOGIE-HÉPATOLOGIE

Propriétés

Le **sucralfate** est un **antiulcéreux** dépourvu d'activité antisécrétoire ou antiacide. Il s'agit d'un sel d'aluminium qui se fixe électivement sur les lésions des muqueuses œsophagienne, gastrique, duodénale et colique par une interaction entre les protéines de l'exsudat inflammatoire et le **sucralfate**. Cette interaction isole les lésions et favorise leur cicatrisation. De plus, le **sucralfate** inhibe les lésions induites par les **AINS** et l'**aspirine** sur la muqueuse gastro-duodénale.

Indications

Traitement d'attaque et d'entretien de l'ulcère gastrique et duodénal.

Contre-indications

Grossesse : autorisée.
Allaitement : autorisé.

Précautions d'emploi

Insuffisance rénale chronique : risque d'accumulation tissulaire d'aluminium pouvant conduire à l'encéphalopathie en cas de traitement prolongé.
Hypophosphatémie (hyperparathyroïdie primitive, rachitisme dystrophique vitamino-résistant) : risque de déplétion phosphorée en cas de traitement prolongé.

Effets indésirables

Constipation liée à la présence d'aluminium.
Très rarement : nausées, vomissements, sécheresse buccale, vertiges, rashs cutanés.
Risque théorique de déplétion phosphorée par fixation d'aluminium sur les phosphates alimentaires en cas de traitement prolongé à forte dose.

Interactions médicamenteuses

Prendre le **sucralfate** à distance (2 h) des autres médicaments, notamment la **digoxine** et les **antivitamines K**.

PROSTAGLANDINES ANTIULCÉREUSES

■ Misoprostol

CYTOTEC					
Prévention des lésions induites par les **AINS** : 1 cp. x 2/j ou 1/2 cp. x 4/j Ulcère gastrique ou duodénal : 1 cp. x 4/j	60 cp. séc. 200 µg	18,64	I	15 %	0,31

Propriétés

Antiulcéreux antisécrétoire (moins efficace que les **inhibiteurs de la pompe à protons**) et cytoprotecteur, analogue des prostaglandines naturelles. Protège la muqueuse gastrique contre les lésions induites par des facteurs agressifs (**aspirine**, **AINS**, alcool, tabac).

Indications

Traitement préventif et curatif des lésions gastroduodénales induites par les **AINS** chez les sujets à risque (âge > 65 ans, antécédent d'ulcère, intolérance) pour lesquels la poursuite des **AINS** est indispensable.
Traitement d'attaque et d'entretien de l'ulcère gastrique et duodénal.

Contre-indications

Allergie aux prostaglandines.
Grossesse : contre-indiquée (contraception nécessaire).
Allaitement : absence d'études.

Précautions d'emploi

Vérifier la bénignité d'un ulcère gastrique avant de débuter le traitement.

Effets indésirables

Diarrhée modérée et transitoire cédant à la poursuite du traitement. Moins de 1 % des malades doivent arrêter le traitement du fait de cette diarrhée.
Rarement : nausées, vertiges, céphalées, gêne abdominale.

ANTIHISTAMINIQUES H_2

■ Ranitidine

AZANTAC					
300 mg au coucher (posologie à augmenter en cas de gastrinome) Traitement d'entretien : 150 mg au coucher	28 cp. efferv. 75 mg 30 cp. 150 mg 30 cp. efferv. 150 mg 14 cp. 300 mg 14 cp. efferv. 300 mg	6,62 14,23 13,53 13,08 12,47	II II II II II	15 % 15 % 15 % 15 % 15 %	0,24 0,47 0,45 0,93 0,89
1 à 4 amp./j en IV lente ou en perf.	5 amp. 50 mg	5,25	II	15 %	1,05
RANIPLEX					
300 mg au coucher (posologie à augmenter en cas de gastrinome) Traitement d'entretien : 150 mg au coucher	30 cp. efferv. 150 mg 14 cp. efferv. 300 mg	11,58 10,68	II II	15 % 15 %	0,39 0,76

■ Nizatidine

NIZAXID					
300 mg au coucher (posologie à augmenter en cas de gastrinome) Traitement d'entretien : 150 mg au coucher	30 gél. 150 mg	20,79	II	15 %	0,69

Propriétés

Antiulcéreux majeurs réduisant la sécrétion acide gastrique par blocage des récepteurs H_2 à l'histamine de la cellule pariétale. Absence d'effet anti-androgénique et d'inhibition du métabolisme hépatique des autres médicaments (contrairement à la **cimétidine**). Efficacité inférieure aux **inhibiteurs de la pompe à protons** et équivalente à la **cimétidine**.

Indications

Ulcère duodénal, ulcère gastrique.
Syndrome de Zollinger-Ellison.
Œsophagite par reflux.
Éradication d'*Helicobacter pylori* (associé aux antibiotiques).

Contre-indications

Hypersensibilité à la **ranitidine**.

Précautions d'emploi

Grossesse : pas d'effet néfaste démontré.
Allaitement : déconseillé (passage dans le lait).
Ulcère gastrique : vérifier l'absence de malignité avant de traiter.

Ranitidine, diminuer la posologie en cas d'insuffisance rénale ou hépatique sévère :

- clairance créatinine > 50 mL/min : posologie normale ;
- clairance créatinine < 50 mL/min : 150 mg/24 h ;
- clairance créatinine < 20 mL/min : 150 mg/48 h.

Effets indésirables

Rares : myalgies, céphalées, rashs cutanés, vertiges, diarrhées, constipation, asthénie, excitation, nausées, réactions anaphylactoïdes (parfois à la 1re administration), élévation transitoire et réversible des transaminases.

Exceptionnels et réversibles : hépatite cytolytique, confusion (sujet âgé, insuffisance rénale sévère), bradycardie sinusale, tension mammaire. Leucopénie, thrombopénie, agranulocytose, pancytopénie avec ou sans hypoplasie médullaire.

Interactions médicamenteuses

Prescrire les **antiacides** à distance (2 h) de la **ranitidine**.

GASTROENTÉROLOGIE-HÉPATOLOGIE

▪ Cimétidine

STOMEDINE					
800 mg au coucher (posologie à augmenter en cas de gastrinome)	10 cp. efferv. 200 mg			NR	
CIMÉTIDINE MYLAN					
Idem *STOMEDINE*	60 cp. efferv. 200 mg 30 cp. 400 mg 15 cp. 800 mg	11,56 12,25 12,25	II II II	30 % 15 % 15 %	0,19 0,41 0,82

Propriétés

Antiulcéreux majeur réduisant la sécrétion acide gastrique par blocage des récepteurs H_2 à l'histamine de la cellule pariétale. Efficacité inférieure aux **inhibiteurs de la pompe à protons** mais équivalente à la **ranitidine**. Inhibition du métabolisme hépatique des autres médicaments (inhibition du cytochrome P450).

Indications

Ulcère duodénal, ulcère gastrique.
Syndrome de Zollinger-Ellison.

Contre-indications

Hypersensibilié à la **cimétidine**.

Précautions d'emploi

Grossesse : pas d'effet néfaste démontré.
Allaitement : déconseillé (passage dans le lait).
Ulcère gastrique : vérifier l'absence de malignité par biopsie avant de traiter.
Insuffisance rénale : diminuer la posologie :
- clairance créatinine > 5 mL/min : posologie normale ;
- clairance créatinine < 50 mL/min : 200 mg/6 h ;
- clairance créatinine < 30 mL/min : 200 mg/8 h ;
- clairance créatinine < 15 mL/min : 200 mg/12 h.

Effets indésirables

Diarrhée, myalgies, étourdissements, éruption cutanée, fièvre, élévation transitoire et réversible des transaminases, augmentation légère de la créatininémie.
Rares et réversibles : gynécomastie, galactorrhée, confusion (sujet âgé, insuffisance rénale), bradycardie sinusale, tachycardie, bloc auriculo-ventriculaire, hépatite, néphrite interstitielle, pancréatite, leucopénies, agranulocytose (3 cas/million), thrombopénie, anémie aplasique.

Interactions médicamenteuses

Mécanisme : inhibition du cytochrome P450 hépatique. Risques de surdosage des produits suivants : **phénytoïne, antivitamines K, benzodiazépines** (**chlordiazépoxide, diazépam**), **β-bloquants (labétalol, métoprolol, propranolol), lidocaïne (parentérale), théophylline et dérivés, ciclosporine, carmustine, lidocaïne (parentérale).**
Incompatibilité physico-chimique avec le **phénobarbital.**
Antiacides à prescrire à distance (2 h) de la **ranitidine.**
La cimétidine est en vente libre.

TOPIQUES ANTIACIDES

▪ Hydroxydes d'aluminium et de magnésium

MAALOX MAUX D'ESTOMAC					
1 à 2 cp. après chaque repas	12 cp. à croquer 40 cp. à croquer			NR NR	
1 càs après chaque repas	16 càs (fl. 250 mL)			NR	
1 sach. après chaque repas	20 sach. 15 mL			NR	

MAALOX MAUX D'ESTOMAC sans sucre 1 à 2 cp. après chaque repas	40 cp. à croquer			NR	
GELOX					
1 sach. après chaque repas	30 sach. 2,5 g	5,33		15 %	0,18
ROCGEL					
(sans magnésium) 1 sach. après chaque repas	24 sach.	4,39		15 %	0,18
POLYSILANE DELALANDE					
Idem *MAALOX MAUX D'ESTOMAC*	32 cp.			NR	
POLYSILANE UPSA					
Idem *MAALOX MAUX D'ESTOMAC*	12 sach. 15 g			NR	
PHOSPHALUGEL					
(phosphate d'aluminium) 1 à 2 càs après chaque repas	12 càs (fl. 250 mL)	2,48		15 %	0,21
1 à 2 sach. après chaque repas	26 sach. 12,38 g	4,05		15 %	0,16
GASTROPULGITE					
(+ attapulgite [silicate]) 1 sach. x 3/j	30 sach.	4,23		15 %	0,14
RIOPAN					
1 à 2 cp. après chaque repas	20 cp. à 800 mg			NR	
1 à 2 sach.-dose après chaque repas	10 sach.-dose à 800 mg/10 mL			NR	
XOLAAM					
1 à 2 cp. après chaque repas	40 cp. à 400 mg 50 càc (fl. 250 mL)	2,62 2,04		15 % 15 %	0,07 0,04

Propriétés

Antiacide : diminution de l'acidité gastrique par le pouvoir tampon et neutralisant.

Efficacité brève et suivie d'un rebond d'acidité ; absence d'action antisécrétoire.

Traitement uniquement symptomatique ne permettant pas aux ulcères de cicatriser.

Transparent aux rayons X.

Indications

Traitement symptomatique des douleurs liées aux affections œsogastroduodénales.

Contre-indications

Grossesse et allaitement autorisés.

Précautions d'emploi

Du fait de l'effet tampon propre des aliments, ne pas prendre les **antiacides** à proximité immédiate d'un repas.

Vérifier l'absence de lésion organique et de malignité avant de prescrire un traitement symptomatique.

Effets indésirables

Aluminium : risque d'encéphalopathie à l'aluminium en cas d'insuffisance rénale (à posologie élevée et prolongée) ; possibilité de déplétion phosphorée par captation des phosphates alimentaires (hydroxyde d'aluminium) ; effet constipant (phosphate d'aluminium).

Magnésium : effet laxatif.

Interactions médicamenteuses

Prendre les autres médicaments à distance (2 h) des **antiacides**.

DIARRHÉE

FICHE MALADIE

DÉFINITION

Émission quotidienne de selles trop abondantes (> 300 g/j) ; elles sont alors souvent trop nombreuses (> 3/j) et de consistance anormale (molles ou liquides).

On parle de diarrhée aiguë si elle évolue depuis moins de 14 jours et de diarrhée chronique au-delà d'un mois.

ÉPIDÉMIOLOGIE

La diarrhée aiguë représente, avec les vomissements et les douleurs abdominales, la deuxième cause de morbidité dans les pays développés. La mortalité concerne essentiellement les âges extrêmes (nourrissons et personnes âgées). Le coût économique en est important.

CAUSES ET MÉCANISMES – TABLEAUX CLINIQUES

On différencie plusieurs mécanismes de diarrhée (*cf.* tableau, p. 403).

PAR ACCÉLÉRATION DU TRANSIT : DIARRHÉE MOTRICE

Selles nombreuses (> 5/24 h) mais poids des selles < 500 g/j, d'allure hydrique avec résidus alimentaires du jour même ; horaire matinal et postprandial ; habituellement, pas de douleurs abdominales et état général toujours conservé ; le stress est un facteur aggravant ou déclenchant ; les ralentisseurs du transit sont efficaces (++).

Étiologie

Causes endocriniennes (par exemple, hyperthyroïdie, syndrome carcinoïde), neurologiques (par exemple, vagotomie tronculaire ou sélective, neuropathie diabétique) et, surtout, le syndrome de l'intestin irritable (+++).

PAR AUGMENTATION DU POUVOIR OSMOTIQUE INTRA-LUMINAL : DIARRHÉE OSMOTIQUE

Selles d'allure hydrique voire acides et mousseuses, en nombre et volume variables en fonction de la prise de la charge osmotique ; d'horaire variable selon l'agent incriminé. Elle s'associe parfois à des douleurs abdominales, des borborygmes et gaz (++), mais l'état général est conservé, sans déshydratation ou troubles hydroélectrolytiques, *sauf chez le nourrisson.* L'éviction de l'agent incriminé est efficace.

Étiologie

Malabsorption spécifique des hydrates de carbone (par exemple, déficit en disaccharidases), laxatifs osmotiques, antiacides.

PAR MÉCANISME SÉCRÉTOIRE : DIARRHÉE SÉCRÉTOIRE

Parfois au décours d'une diarrhée aiguë infectieuse, selles hydriques, de volume > 500 mL/j, et souvent > 1 L/j ; nombre de selles variable selon volume et cause. Elle est souvent associée à des douleurs abdominales et flatulences ; hypokaliémie, acidose métabolique et déshydratation sont possibles.

Étiologie

Médicaments (laxatifs « irritants » type anthraquinones, biguanide, colchicine), lésions organiques coliques (adénome villeux hypersécrétant, cancer colorectal), infections (amibiase, salmonelle, CMV et HSV chez l'immunodéprimé), tumeurs endocrines.

PAR AUGMENTATION DES SÉCRÉTIONS DIGESTIVES HAUTES : DIARRHÉE VOLUMOGÉNIQUE

Selles hydriques, plus ou moins graisseuses, de volume modéré entre 500 et 1 000 mL/j, nombre de selles élevé ; épigastralgies et pyrosis fréquents.

Étiologie

Gastrinome (syndrome de Zollinger-Ellison).

DIARRHÉE PAR MALABSORPTION

Le tableau clinique est lié :

• à l'atteinte digestive : diarrhée chronique grasse ou hydrique, flatulence, douleurs abdominales postprandiales ;

• à la malabsorption protéino-énergétiques, vitaminiques et en oligo-éléments : altération de l'état général, œdème, anémie, aménorrhée, ostéomalacie, tétanie, syndrome hémorragique, glossite.

Étiologie

Trois origines sont possibles :

• intestinale : type maladie cœliaque, correspondant à une atrophie des villosités intestinales (diagnostic par biopsies duodénales au cours d'une endoscopie digestive haute) résultant d'une allergie au gluten (présent dans le blé, l'orge, le seigle et l'avoine) et nécessitant un régime sans gluten ;

• pancréatique : insuffisance pancréatique exocrine au cours de la pancréatite chronique ;

• biliaire : insuffisance en sels biliaires (cholestase extra-ou intra-hépatiques).

DIARRHÉE LIÉE À UNE ENTÉROPATHIE EXSUDATIVE

Diarrhée liée à l'exsudation de mucus et/ou sang et/ou pus dans la lumière digestive secondaire aux lésions de la muqueuse intestinale. Les selles sont nombreuses, peu abondantes.

Étiologie

Maladie de Crohn et rectocolite hémorragique, entérocolite radique (*cf.* Maladie de Crohn, p. 413 et *cf.* Rectocolite hémorragique, p. 430).

Tableaux cliniques et étiopathogénie des différents types de diahrrée.

	MOTRICE	OSMOTIQUE	SÉCRÉTOIRE	ENTÉROPATHIE EXSUDATIVE	MALABSORPTION
Physiopathologie	Accélération du transit	Augmentation du pouvoir osmotique intra-luminal	Augmentation des sécrétions intestinales	Lésion de la muqueuse intestinale	Atteinte intestinale, pancréatique ou biliaire perturbant l'absorption
Clinique	Selles nombreuses Poids < 500 g/j État général conservé Efficacité du jeûne et des ralentisseurs du transit	Volume variable État général conservé Parfois : douleurs abdominales, gaz Efficacité de l'éviction de l'agent incriminé	Volume > 500 mL/j Selles hydriques ± glairo-sanglantes Souvent : douleurs abdominales, déshydratation	Présence de sang, glaires, pus Retentissement sur l'état général	Signes cliniques de carence protéino-énergétique, vitaminique et en oligoéléments Diarrhée grasse
Étiologie	Troubles fonctionnels, endocriniens, neurologiques	Malabsorption spécifique des hydrates de carbone, laxatifs osmotiques	Laxatifs « irritants », adénome villeux hypersécrétant, cancer colorectal, infections intestinales, tumeurs endocrines	Maladie inflammatoire du côlon et/ou du grêle	Maladie cœliaque, pancréatite chronique, cholestase chronique

DIARRHÉE INFECTIEUSE

Syndrome cholériforme (mécanisme sécrétoire)

Émission trop rapide de selles trop liquides, aqueuses, souvent accompagnées de vomissements (« gastro-entérite »).

- Mécanisme : entérotoxine adhérant à la surface intestinale, non altérée.
- Risque : déshydratation.
- Type : choléra, « turista ».

Syndrome dysentériforme (mécanisme invasif)

Émission de selles glaireuses, mucosanglantes, parfois purulentes, associées à des coliques.

- Mécanisme : invasion bactérienne de la muqueuse iléocolique (« entérocolite »).
- Risque : foyers de suppuration péricolique, perforation, septicémie.
- Type : shigelle, amibiase, *Clostridium difficile* (post-antibiotique).

Toxi-infection alimentaire

Tableau de diarrhée collective. Individualisation d'un repas contaminant avec un délai plus ou moins court.

- Mécanisme : absorption d'aliments contaminés par certaines bactéries et par leur toxine.
- Type : salmonelle, staphylocoque.
- Déclaration obligatoire.

DIAGNOSTIC

SIGNES CLINIQUES

Interrogatoire

Ce temps essentiel précisera :

- les antécédents médicaux et chirurgicaux, personnels et familiaux, les prises médicamenteuses ;
- les caractéristiques de la diarrhée : date d'apparition, durée, aspect, fréquence et horaire des selles, facteur déclenchant ou améliorant ;
- les circonstances de survenue (voyage, absorption d'aliments suspects, diarrhée collective, prise médicamenteuse, postopératoire) ;
- les signes associés : altération de l'état général, douleurs abdominales, signes extradigestifs…

Examen physique

- En cas de diarrhée aiguë, rechercher des signes de gravité, surtout aux âges extrêmes :
  - signes de déshydratation : hypotension artérielle, tachycardie, soif, pli cutané ;
  - signes d'infection sévère : hyper-ou hypothermie, oligurie, choc septique.
- Examen digestif :
  - palpation de l'abdomen à la recherche d'une hépatomégalie, splénomégalie, masse abdominale, défense ;
  - toucher rectal à la recherche d'une tumeur, d'une hémorragie digestive, d'un fécalome (fausse diarrhée du constipé).
- Examen des autres appareils : recherche d'un goitre, de signes de carence (œdème, pâleur…), de signes neurologiques.

EXAMENS COMPLÉMENTAIRES

Examens biologiques

- Bilan sanguin (selon orientation) : NFS, ionogramme sanguin, urée, créatinine, vitesse de sédimentation, hémostase, protidémie, calcémie, TSH ou autres dosages hormonaux, hémoculture, sérologies (salmonelles, *Yersinia*…).
- Examen des selles : coproculture, examen parasitologique des selles, recherche de *Clostridium difficile* et sa toxine, mesure de la quantité de graisses dans les selles ou stéatorrhée.

Examens morphologiques

- Fibroscopie œsogastroduodénale avec biopsies duodénales : à la recherche notamment d'une atrophie villositaire.
- Coloscopie : elle permet le diagnostic d'une atteinte tumorale (type cancer colorectal), inflammatoire (maladie de Crohn ou rectocolite hémorragique) ou infectieuse (type colite pseudomembraneuse), et la réalisation de biopsies étagées (y compris dans l'iléon terminal) à la recherche d'une pathologie microscopique.
- Transit du grêle : recherche des anomalies de la paroi intestinale.

TRAITEMENT

TRAITEMENT DES DIARRHÉES AIGUËS

• Réhydratation hydroélectrolytique : utiliser la voie orale si possible (solution OMS, *Coca Cola*), et la voie parentérale en présence d'une déshydratation sévère ou de vomissements.

• Ralentisseurs du transit (type **lopéramide**, *IMODIUM*) : très efficaces, ils sont contre-indiqués en cas de diarrhée invasive compte tenu du risque d'aggravation par pullulation microbienne intestinale.

• Antisécrétoires intestinaux type racécadotril pour une durée limitée.

• Traitements associés : antispasmodiques (type *SPASFON*), antiémétiques (type *PRIMPÉRAN*).

• Traitements spécifiques :

– antibiotiques type **fluoroquinolone** (*OFLOCET*) en cas de diarrhée invasive (colite pseudomembraneuse : **métronidazole**, *FLAGYL*, ou **vancomycine** *per os*) ou antiparasitaire.

– pour le choléra et les toxi-infections alimentaires : isolement du patient, désinfection du linge et des sanitaires, déclaration obligatoire.

TRAITEMENT DE LA DIARRHÉE CHRONIQUE

Outre les ralentisseurs du transit, il repose sur le traitement de la cause.

PRONOSTIC

Déshydratation ; bactériémie, septicémie, foyers septiques à distance (germes invasifs) ; choc ; mégacôlon toxique, voire perforation colique.

FICHE INFIRMIÈRE

EXAMENS

Mesure de la stéatorrhée

• Elle permet de quantifier le contenu en graisses des selles.

• Technique : prise orale d'une quantité précise de graisses (50 g de beurre) pendant 6 jours. Recueil des selles dès 24 h pendant les 3 derniers jours : peser et transmettre les prélèvements au laboratoire.

• Attention ! Éviter de réaliser cet examen après une préparation pour coloscopie ou après un examen radiologique avec utilisation orale de produit de contraste.

Coproculture, examen parasitologique des selles

• Elle permet de rechercher la présence de bactéries pathogènes ou de parasites dans les selles.

• Technique : recueil des selles, parfois pendant plusieurs jours (recherche de parasites dont l'élimination dans les selles est cyclique), dans un pot stérile et étanche, pour le transmettre au laboratoire dans les meilleurs délais. Préciser si la recherche de *Clostridium difficile* et sa toxine est nécessaire.

• Attention ! Éviter de réaliser cet examen après une préparation pour coloscopie ou après un examen radiologique avec utilisation orale de produit de contraste.

SURVEILLANCE DU TRAITEMENT

SOINS – TRAITEMENT

• Prélever le bilan biologique prescrit.

• Mettre en place une voie veineuse périphérique avec un garde-veine (sérum glucosé 5 %) ou un soluté de remplissage selon prescription.

• Donner, en l'absence de vomissements, au minimum 2 L de boisson (boissons sucrées, bouillons salés).

• Isolement du patient si nécessaire.

EFFICACITÉ DU TRAITEMENT

Surveillance du transit : vérifier la normalisation de la quantité, de la consistance et de l'aspect des selles (éventuellement avec une fiche de surveillance remise au patient).

Surveillance de l'état d'hydratation (soif, sécheresse des muqueuses) surtout pour les personnes sans autonomie quant à l'accès aux boissons (âges extrêmes, infirme moteur et/ou cérébral).

EFFETS INDÉSIRABLES

En cas de diarrhée aiguë d'allure invasive, il convient d'éviter la prise de ralentisseurs du transit qui peuvent aggraver la symptomatologie. Préférer dans ce cas un antidiarrhéique antisécrétoire type **racécadotril** (*TIORFAN*).

ÉDUCATION ET CONSEILS

Diarrhées infectieuses

- Déclaration obligatoire des toxi-infections alimentaires.
- Insister auprès du patient sur la nécessité d'un apport hydrique oral satisfaisant (en l'absence de vomissements).
- Régime sans résidus et sans lactose à la phase aiguë ; les apports caloriques doivent être maintenus.

Au cours de la maladie cœliaque

Un régime strict sans gluten représente le seul traitement efficace de la maladie. Il permet une amélioration rapide de la clinique (en quelques semaines) et plus lente des altérations histologiques. Le régime sera poursuivi à vie : un écart de régime aboutira à une récidive des symptômes et des anomalies histologiques. L'éducation est primordiale car il s'agit d'un régime contraignant (*cf.* tableau, p. 411) ; les aliments contenant du gluten (c'est-à-dire à base d'orge, de blé, de seigle et d'avoine) sont très nombreux.

FICHE TECHNIQUE

RECUEIL DES SELLES

Définition

Il existe plusieurs types d'examen nécessitant le recueil des selles, les deux plus courants sont la coproculture et l'examen parasitologique des selles.

Méthode

La coproculture permet la culture de micro-organismes à partir de matières fécales afin de rechercher des bactéries pathogènes dans les selles (ex : salmonelles, shigelles).

La coproculture

Elle doit être pratiquée :

- avant toute exploration radiologique du tube digestif comprenant un produit de contraste (transit oesogastroduodénal, lavement baryté) ;
- avant une coloscopie.

Vérifier la prescription médicale.

Expliquer au malade qu'il faut recueillir les selles dans un pot stérile et donc qu'il doit garder la main à l'extérieur du pot.

Si le malade est alité, on le mettra sur un bassin propre et décontaminé et on procèdera au recueil de selles. Dans ce cas, prévoir des gants à usage unique.

Étiqueter le pot après avoir vérifié l'identité du patient.

Mettre le pot et la demande d'examen dûment remplie dans un sachet.

Se laver les mains (lavage simple).

Transporter rapidement le prélèvement au laboratoire.

Si le transport est impossible, le conserver au réfrigérateur.

Noter le soin dans le dossier et récupérer les résultats.

L'examen parasitologique des selles

Il permet la recherche de parasites dans les selles.

La méthode est la même que celle de la coproculture.

FICHE PHARMACOLOGIE

RÉHYDRATATION ORALE

Solutions de réhydratation orale

COCA-COLA (non light)					
Glucides : 110 g/L Sodium : 147 mg/L (6,4 mmol/L) Potassium : 508,3 mg/L (13 mmol/L) Calories : 440 kcal/L	40 Bout. 19 et 25 cL 50 Bout. 1,5 L et 1 L 15 Canettes 33 cL			NR NR NR	
PRÉPARATION DE L'OMS					
Glucides : 20 g/L Sodium : 2,07 mg/L (90 mmol/L) Potassium : 977,5 mg/L (25 mmol/L) Bicarbonates : 30 mmol/L Calories : 80 kcal/L	40 qsp eau 1 L			NR	

Propriétés

Solutés de réhydratation.
L'avantage du *Coca-Cola* est sa disponibilité partout dans le monde et son conditionnement qui assure sa stérilité.
Le soluté de l'OMS, très riche en sel, peut parfois provoquer une hypernatrémie.

Indications

Réhydratation des diarrhées.

Le *Coca-Cola* permet d'éviter de boire l'eau du robinet dans les pays à risque de diarrhée du voyageur.

Précautions d'emploi

Le *Coca-Cola* non light, très riche en sucre, expose à des risques de déséquilibre d'un diabète sucré, mais le *Coca-Cola* light ne permet pas d'assurer une réhydratation correcte en cas de diarrhée.

ANTIDIARRHÉIQUES – ANTISÉCRÉTOIRES INTESTINAUX

Racécadotril

TIORFAN					
1 gél. x 3/j avant chaque repas	20 gél. 100 mg	9,43	II	30 %	0,47
Nourrisson de 1 à 9 mois (< 9 kg) : 1 sach. x 4 le 1^er^j, puis 1 sach. x 3/j Nourrisson de 9 à 30 mois (9-13 kg) : 2 sach. x 4 le 1er j, puis 2 sach. x 3/j	16 sach. 10 mg	9,43	I	30 %	0,59
E. de 30 mois à 9 ans (13-27 kg) : 1 sach. x 4 le 1^er^j, puis 1 sach. x 3/j E. ≥ 9 ans (≥ 27 kg) : 2 sach. x 4 le 1er j, puis 2 sach. x 3/j	30 sach. 30 mg	9,43	I	30 %	0,31
TIORFANOR					
1 cp. x 3/j avant chaque repas	12 cp. 175 mg	6,76	II	30 %	0,56
TIORFAST					
Idem *TIORFAN*	10 gél. 100 mg			NR	
DIARFIX					
Idem *TIORFAN*	10 gél. 100 mg			NR	

GASTROENTÉROLOGIE-HÉPATOLOGIE

Propriétés

Inhibiteur de l'enképhalinase, enzyme responsable de la dégradation des enképhalines endogènes qui régulent les échanges hydroélectrolytiques transmembranaires et la motricité intestinale (mais dont les rôles précis sont mal connus).
Antisécrétoire intestinal pur : diminue l'hypersécrétion intestinale induite par l'inflammation et la toxine cholérique sans avoir d'effet sur la sécrétion basale.
Absence d'action sur le système nerveux central.

Indications

Traitement symptomatique des diarrhées aiguës de l'adulte.

Contre-indications

Grossesse, allaitement : absence d'étude chez l'homme.

Précautions d'emploi

Ne pas poursuivre le traitement plus de 7 j.

Effets indésirables

Rarement : somnolence.

RALENTISSEURS DU TRANSIT

Lopéramide

IMODIUM					
Diarrhée aiguë : 2 gél. en 1 prise puis 1 gél. après chaque selle liquide sans dépasser 8/j	20 gél. 2 mg	3,37	II	30 %	0,16
Diarrhée aiguë : 1 dose-kg après chaque selle liquide sans dépasser 5/j	90 mL (fl. sol. buv.)	2,89	II	30 %	0,14
IMODIUMCAPS					
Idem *IMODIUM*	12 gél. 2 mg			NR	
DIASTROLIB					
Idem *IMODIUM*	20 lyoph. 2 mg			XXX	

Propriétés

Antidiarrhéique opiacé.
Le **sulfate d'atropine** présent dans la préparation a pour but d'éviter un abus.

Indications

Traitement symptomatique des diarrhées en association avec une réhydratation.

Contre-indications

Grossesse et allaitement.
Liées au **sulfate d'atropine** : glaucome par fermeture de l'angle et obstacle urétroprostatique.

Précautions d'emploi

À éviter dans les syndromes dysentériques et en cas de diarrhée post-antibiothérapie : risque de stase bactérienne intestinale.

Effets indésirables

Nausées, vomissements, ballonnement, céphalées, sécheresse buccale, somnolence.

Interactions médicamenteuses

Potentialise les effets des dépresseurs du système nerveux central (alcool, **benzodiazépines**, etc.).

PRODUITS D'ORIGINE MICROBIENNE

■ Saccharomyces boulardii

ULTRA-LEVURE					
1 à 4 gél./j	20 gél. 50 mg 50 gél. 50 mg 10 gél. 200 mg 30 gél. 200 mg			NR NR NR NR	
1 sach. x 2/j	20 sach. 100 mg			NR	

■ Lactobacillus acidophilus

LACTEOL					
1 à 2 gél/j	10 gél. 340 mg 30 gél. 340 mg			NR NR	
1 à 2 sach./j (max 3 à l'instauration)	10 sach. 340 mg			NR	

■ Bacillus bifidus

LYO-BIFIDUS					
2 sach./j	6 sach.			NR	

Propriétés

Flore lévurique (*Saccharomyces boulardii*) : flore non pathogène, inhibant la croissance de *Clostridium difficile* et de *Candida albicans* et stimulant le système immunitaire.

Flores bactériennes : proposées dans les diarrhées secondaires aux antibiotiques, liées à un déséquilibre de la flore intestinale ; favoriseraient la réimplantation de la flore saprophyte.

Fractions antigéniques : stimuleraient le système immunitaire.

Indications

Proposés dans la prévention des diarrhées secondaires aux antibiotiques.

Saccharomyces boulardii aurait une certaine efficacité à forte dose dans les colites pseudomembraneuses en rechute.

Précautions d'emploi

Ces produits contiennent des cellules vivantes et ne doivent pas être mélangés avec un liquide ou un aliment trop chaud ou trop froid, ou alcoolisé.

Interactions médicamenteuses

ULTRA-LEVURE ne peut être prescrit avec des **antifongiques** oraux ou systémiques.

> L'action de ces produits n'a jamais été clairement démontrée et leur association systématique aux antibiotiques n'est pas justifiée.

ANTISEPTIQUES INTESTINAUX - NITROFURANES

■ Nifuroxazide

ERCÉFURYL					
100 à 200 mg x 4/j	12 gél. 200 mg			NR	
BACTERIX					
Idem *ERCÉFURYL*	12 gél. 200 mg			NR	

GASTROENTÉROLOGIE-HÉPATOLOGIE

DIAFURYL					
Idem *ERCÉFURYL*	12 gél. 200 mg			NR	
IMOSEPTYL					
Idem *ERCÉFURYL*	12 gél. 200 mg			NR	
PANFUREX					
Idem *ERCÉFURYL*	28 gél. 200 mg			NR	
1 c-mes. x 3/j	18 c-mes. (1 fl. 90 mL)			NR	
EDISTON					
Idem *ERCÉFURYL*	12 gél. 200 mg			NR	

Propriétés

Anti-infectieux intestinal à action locale intraluminale actif sur la plupart des germes habituellement rencontrés dans les infections intestinales.

Spectre d'action : *Escherichia coli, Staphylococcus saprophyticus,* streptocoques, entérocoques, *Bacteroides* ; à un moindre degré : *Klebsiella, Enterobacter, Serratia.*

Résistance fréquente de *Proteus, Providencia, Pseudomonas,* colibacilles entéropathogènes.

Indications

Diarrhée aiguë infectieuse non invasive en complément de la réhydratation.

Contre-indications

Allergie aux **nitrofuranes.**

Prématurité et nouveau-nés.

Précautions d'emploi

Grossesse : absence de tératogénicité chez l'animal.

Effets indésirables

Réactions allergiques.

Interactions médicamenteuses

En cas de suspicion de diarrhée invasive, une antibiothérapie par voie générale doit être envisagée.

PURIFICATION DE L'EAU DE BOISSON

■ Tosylchloramide sodium

HYDROCLONAZONE					
1 cp. pour 1 L d'eau	180 cp. 12,2 mg 1 000 cp. 12,2 mg			NR NR	

■ Complexe de chlorure de sodium et d'argent

MICROPUR					
1 cp. pour 1 L d'eau 1 cp. pour 5 L d'eau 1 cp. pour 20 L d'eau	100 cp. pour 1 L (MT1) 50 cp. pour 5 L (MT5) 20 cp. pour 20 L (MT20)			NR NR NR	

Propriétés

Antisepsie pour la désinfection de l'eau de boisson.

Indications

Cf. Propriétés.

Précautions d'emploi

Filtrer préalablement l'eau si besoin (filtre à café) ; mettre 1 cp. dans l'eau ; agiter et laisser agir 1 à 2 h avant de consommer.

ALIMENTS SANS GLUTEN – LISTE DES ALIMENTS AUTORISÉS ET INTERDITS

TYPES D'ALIMENTS	AUTORISÉS	INTERDITS
Céréales Féculents	Maïs, riz, soja, tapioca, millet, sarrazin et produits dérivés : farines sans gluten, pâtes sans gluten, semoule sans gluten, Corn-Flakes, Rice Krispies.	Blé, orge, avoine, seigle et dérivés : farines, semoule, pâtes, chapelure.
Viandes Charcuteries Œufs Poisson, crustacés	Viandes, volailles, abats, poissons, œufs frais, jambons (ces aliments doivent être frais ou congelés mais non cuisinés), poissons et œufs de poissons.	Viandes et poissons cuisinés (conserves, traiteur, surgelés), charcuterie, chair à saucisse, beurre de poissons et de crustacés.
Laitages	Lait entier, allégé, demi-écrémé, yaourts, fromage blanc, petits-suisses, fromages sans moisissures, crème fraîche.	Flancs, crèmes et laits gélifiés du commerce ; glaces et sorbets du commerce, fromages à moisissures (bleu, roquefort), crème de gruyère (Vache qui rit).
Graisses Sauces	Beurre, huile, margarine, saindoux, végétaline, mayonnaise Bénédicta.	Toutes les autres sauces du commerce.
Crudités Légumes	Légumes frais ou secs, surgelés ou en conserve, non cuisinés. Pomme de terre, chips, flocons de pomme de terre (Mousline, Maggi, Nestlé).	Légumes frais ou secs cuisinés du commerce, potages de légumes, sauce tomate du commerce, autres purées.
Fruits	Tous les fruits frais, au sirop et surgelés, châtaignes, marrons glacés.	Crème et purée de marrons du commerce, compotes de pommes du commerce, figues sèches.
Produits sucrés	Sucre, miel, confitures, gelées pur fruit-pur sucre, chocolat Poulain, levure alsacienne Alsa, entremets et pâtisseries maison avec farine autorisée, crème Montblanc.	Farines maltées type Ovomaltine, Banania, Ricorée, caramels, nougats, pâtes d'amande, pâtes de fruits, dragées, chewing-gum.
Condiments Apéritifs	Épices en grains, fines herbes, cornichons, câpres, sel, noix de Cajou, cacahuètes.	Épices en poudre, moutarde ordinaire du commerce.
Boissons	Thé, café, Nescafé, Nesquick, mélanges chicorée, café. Tous les sodas et eaux en bouteilles.	Bières, panachés, cidre.

SPÉCIALITÉS SANS GLUTEN VENDUES EN PHARMACIE

AGLUTELLA

Pâtes (spaghetti et tagliatelle)	Boîte de 500 g
Pâtes (fusilli, rigatoni)	Boîte de 250 g
Gaufrettes à la vanille	Boîte de 150 g
Semoule	Paquet de 150 g

APROTEN

Biscottes	Boîte de 240 g
Biscuits	Boîte de 180 g
Pâtes (annellini, rigatini, tagliatelle, penne, fusilli, spaghetti)	Boîte de 500 g
Farine pour gâteaux	Boîte de 300 g
Farine pour pâte à pain	Boîte de 250 g

DREI PAULY

Pâtes (spaghetti)	Sachet de 500 g
Pâtes (spirales)	Sachet de 250 g
Farine pour gâteaux et pour pâte à pain	Boîte de 400 g
Cookies aux noisettes	Boîte de 100 g
Biscuits au muesli	Boîte de 150 g
Pain précuit	500 g

RIESAL

Biscottes	Sachet de 200 g
Toasts	Sachet de 200 g
Coquillettes	Sachet de 250 g
Nouilles	Sachet de 200 g
Biscuits (vanille, chocolat ou citron)	Sachet de 200 g
Biscuits à la cuiller	Sachet de 150 g
Pain	Boîte de 350 g
Farine	Sachet de 500 g
Semoule	Sachet de 500 g

MALADIE DE CROHN

FICHE MALADIE

DÉFINITION

La maladie de Crohn est une maladie inflammatoire chronique intestinale, pouvant toucher n'importe quel segment de la bouche à l'anus, préférentiellement l'iléon terminal et/ou le côlon proximal. Elle évolue par poussées.

CAUSES ET MÉCANISMES

De cause inconnue, faisant intervenir des facteurs génétiques et environnementaux, elle touche préférentiellement une population d'adultes jeunes avec une incidence de 6 pour 100 000 habitants. L'atteinte de la paroi digestive est profonde, expliquant la survenue fréquente d'abcès et fistules. L'étendue des lésions est variable, respectant des intervalles de muqueuse saine, avec atteinte anopérinéale possible (un tiers des cas).

DIAGNOSTIC

SIGNES CLINIQUES

Typiquement, il s'agit d'un tableau de douleurs abdominales associées à une diarrhée parfois glairo-sanglante et des manifestations générales (asthénie, amaigrissement). On observe parfois des signes extradigestifs (*cf.* Rectocolite hémorragique, p. 430). La forme anopérinéale s'exprime par des fissures, fistules ou abcès périnéaux. Un index de sévérité (CDAI), reposant sur des critères cliniques et biologiques, permet d'apprécier la gravité d'une poussée. En dehors des poussées, le patient est asymptomatique.

EXAMENS COMPLÉMENTAIRES

▶ **Endoscopiques**

La coloscopie permet de préciser la localisation (visualisation de la dernière anse grêle) et la sévérité de l'atteinte ; elle permet la réalisation de biopsies (granulome épidermoïde, présent dans un un tiers des cas, caractéristique de la maladie de Crohn). Enfin, elle permet le dépistage du cancer colorectal (*cf.* Fiche technique, *chapitre* Cancer colorectal, p. 437).

L'endoscopie œsogastroduodénale (*cf.* Fiche technique, *chapitre* Reflux gastro-œsophagien, p. 385) sera réalisée en cas de signes d'appel cliniques.

▶ **Radiologiques**

La réalisation d'un scanner abdominopelvien et/ou d'une entéro-IRM permet d'apprécier l'étendue de l'atteinte grêlique, voire la présence de complications (abcès, fistules, sténoses).

▶ **Biologiques**

Syndrome inflammatoire (VS, CRP), anémie (Hb), hyperleucocytose, examen coproparasitologique des selles pour éliminer une cause infectieuse.

TRAITEMENT

MESURES GÉNÉRALES

Aucun régime n'est nécessaire, en dehors d'un régime sans résidus au cours des poussées, du jeûne dans les formes sévères ou d'un régime hypo-sodé et pauvre en sucres au cours des corticothérapies à une dose supérieure à 30 mg/j.

L'arrêt du tabac, dont l'utilisation augmente le risque de survenue de poussée, doit être encouragé.

Un traitement symptomatique (antispasmodique type *SPASFON*, 2 cp. 3 fois/j ; antalgiques) doit être associé au traitement spécifique.

L'utilisation d'une héparine de bas poids moléculaire (*LOVENOX*), en prévention des thromboses veineuses, est recommandée à titre systématique au cours des formes sévères.

TRAITEMENT MÉDICAL

Au cours des poussées

- Anti-inflammatoires aminosalicylés (**salazopyrine** ou **5-ASA**, type **mésalazine**, *PENTASA*) par voie orale (3 à 4 g/j) dans les formes légères à modérées, ou par voie locale dans les formes basses.
- Corticoïdes (**prednisone**, *CORTANCYL*, *per os*; **méthylprednisolone**, *SOLUMÉDROL*, IV) : utilisés dans les formes modérées résistantes au **5-ASA** (*per os*) ou au cours des poussées sévères (IV) à forte dose, pendant environ 4 semaines avec décroissance progressive ultérieure (*cf.* Rectocolite hémorragique, p. 430). Le **budésonide** (*ENTOCORT*) est réservé aux formes iléocoliques droites. L'utilisation des corticoïdes locaux en lavements est possible dans les formes basses.
- anticorps anti-TNFα : ce sont des anticorps qui diminuent le processus inflammatoire. On les réservait aux formes fistulisantes ou corticorésistantes mais du fait de leur grande efficacité, on les introduit plus précocement : **infliximab** (*REMICADE*) ou **adalimumab** (*HUMIRA*).

À distance des poussées

Traitement préventif des récidives par un aminosalicylé (type **mésalazine**, *PENTASA*) pendant de nombreuses années, ou par un immunosuppresseur : **azathioprine** (*IMUREL*) ou **6-mercaptopurine** (*PURINÉTHOL*) pendant au moins 4 ans, au décours d'une intervention chirurgicale ou d'une poussée sévère corticodépendante ou en cas d'échec des 5-ASA, avec surveillance clinique et biologique (hématologique). Leur délai d'action est d'environ 3 à 6 mois.

TRAITEMENT CHIRURGICAL

Il doit être économe en raison du risque de récidive postopératoire sur un autre segment digestif.

Au cours des poussées

Les indications sont restreintes aux complications (perforation, drainage d'abcès) ou aux formes résistantes à un traitement médical maximal bien conduit (rares). Le risque de stomie digestive est alors élevé.

À distance des poussées

Résection (ou stricturoplastie) de sténoses digestives, mise à plat de fistules.

PRONOSTIC

Au cours des poussées

Il est marqué par la survenue de complications : fistule à partir d'un segment digestif, abcès, perforation, septicémie.

À moyen ou long terme

On peut craindre la survenue de sténose digestive, d'un cancer colorectal surtout en cas d'atteinte colique étendue et ancienne.

FICHE INFIRMIÈRE

EXAMENS

Prélever un bilan biologique comportant habituellement NFS, ionogramme sanguin, CRP, TP-TCA, groupe-Rhésus et recherche d'agglutinines irrégulières.

Réaliser les prélèvements à visée bactériologique en cas de fièvre.

Préparer le patient à la coloscopie : *cf.* Fiche technique, *chapitre* Cancer colorectal, p. 437.

SURVEILLANCE DU TRAITEMENT

SOINS – TRAITEMENT

Parallèlement au traitement systématique, estimer et satisfaire les besoins des traitements « à la demande » (type antalgiques, antispasmodiques, antidiarrhéiques).

EFFICACITÉ DU TRAITEMENT

Évaluer l'évolution de la symptomatologie sous traitement : douleurs (échelle de 0 à 10), diarrhée (au mieux par feuille de surveillance). Vérifier l'absence de récidive des symptômes lors de la décroissance thérapeutique.

Biologiquement : surveillance de la NFS, du ionogramme et de la CRP tous les 1 à 2 jours.

EFFETS INDÉSIRABLES

Cliniquement, surveiller la survenue de douleurs abdominales chez les patients sous 5-ASA ou **azathioprine** en raison du risque de pancréatite aiguë (confirmation par dosage de la lipase).

Une réaction d'hypersensibilité est fréquente lors de la perfusion d'**infliximab** (surveillance étroite : scope et ***DYNAMAP***).

Les effets indésirables des corticoïdes sont très nombreux (rétention sodée responsable d'une prise de poids, HTA, insuffisance cardiaque, infections, ulcère, troubles psychiques, hypokaliémie, décompensation de diabète, etc.) et d'autant plus qu'ils sont utilisés longtemps à des posologies élevées. Respecter une décroissance progressive à l'arrêt du traitement après une utilisation prolongée.

Surveillance biologique sous immunosuppresseurs en raison des risques hématologiques (leucopénie).

ÉDUCATION ET CONSEILS

Expliquer au patient ce qu'est une maladie de Crohn, dont la cause est inconnue, qui se manifeste par des poussées d'inflammation de l'intestin entrecoupées par des périodes de rémission complète plus ou moins longues. Il ne s'agit ni d'une maladie héréditaire ni d'une maladie infectieuse transmissible.

Aucun facteur déclenchant sur la survenue de poussées n'a été retrouvé de manière formelle en dehors de l'usage du tabac, dont l'arrêt ferme et définitif doit être encouragé. En revanche, aucun aliment ne doit être proscrit à titre systématique, aucun régime particulier n'est à suivre en dehors des poussées (régime d'épargne digestive) et des patients sous corticoïdes (régime hyposodé).

L'observance thérapeutique doit être conseillée, gage de son efficacité. Cependant, les effets indésirables usuels doivent être expliqués au patient, tout en le rassurant quant à leurs conséquences, minimisées par une surveillance clinique et biologique (surtout pour les immuno-suppresseurs) étroite.

Expliquer à la patiente les possibilités de mener normalement à terme une grossesse, sans risque supplémentaire de malformation, prématurité, stérilité ou risque de déclenchement de poussées. Programmer la grossesse en dehors d'une poussée ; préférer l'accouchement par césarienne seulement dans certains cas d'atteinte anopérinéale. Il n'y a pas de risque de transmission à l'enfant (seulement un risque relatif un peu augmenté par rapport à la population générale).

Sensibiliser le patient au risque du cancer colorectal en cas de maladie ancienne et étendue sur le côlon.

Les patients peuvent adhérer à l'Association François Aupetit qui regroupe les patients atteints de maladies inflammatoires coliques intestinales.

FICHE TECHNIQUE

ENTÉRO-IRM

Définition

Examen non invasif et non irradiant qui utilise la résonance magnétique (IRM) pour explorer l'intestin grêle préalablement opacifié. Il dure environ 30 minutes. Le résultat est généralement restitué au patient immédiatement après l'examen. C'est une technique de référence dans l'imagerie des MICI (maladies inflammatoires et chroniques de l'intestin).

Selon l'indication de l'entéro-IRM, l'opacification de l'intestin grêle peut se faire soit par voie orale (dans le cadre de maladie de Crohn) soit par entéroclyse, technique qui nécessite la pose d'une sonde sous contrôle scopique, positionnée dans l'angle de Trêtz (dans le cadre de tumeur).

Indications

L'entéro-IRM est indiquée pour :

- diagnostiquer et suivre les maladies inflammatoires de l'intestin : la maladie de Crohn est la principale indication ;
- rechercher un saignement au niveau de l'intestin grêle dans le cadre d'un bilan d'anémie ;
- rechercher un obstacle ou une tumeur de l'intestin grêle ;
- rechercher des fistules digestives.

Contre-indications absolues

- Tout patient porteur de pacemaker, valves cardiaques, clips vasculaires neurochirurgicaux ferromagnétiques et corps étrangers intraoculaires.

Préparation du patient avant l'examen

La veille de l'examen

- Prévoir un dosage de créatinémie (résultat indispensable si l'injection de produit de contraste par voie IV s'avère nécessaire pendant l'examen).
- Le patient doit suivre un régime sans résidus 24 à 48 h avant l'examen.
- Être à jeun d'aliments solides depuis la veille de l'examen. En revanche, il est permis de boire (boissons sucrées autorisées) jusqu'à 6 h avant l'examen pour éviter les hypoglycémies notamment.

Le jour de l'examen

- Être à jeun strict 6 h avant l'examen.
- Poser un cathéter veineux périphérique obturé pour :
- l'administration d'antispasmodique pour réduire le flou des images à réaliser lié au péristaltisme intestinal ;
- l'administration de produit de contraste IV afin de mieux analyser les parois de l'intestin.
- 45 minutes avant l'examen, le patient doit boire 1 litre à 1,5 litre de PEG (FORTRANS ou KLEAN-PREP, solutions utilisées pour la préparation des coloscopies) ou 1 litre de MANNITOL 6 %.
- Si l'examen est réalisé par entéroclyse : administrer 1 litre à 1,5 litre d'eau ou de PEG à l'aide d'un entéroclyseur avec un débit programmé entre 120 et 150 mL/min.

Conseils

- Rassurer le patient quant à l'IRM (tunnel qui peut être impressionnant notamment pour les patients claustrophobes, une prémédication peut être indiquée dans ce cas).
- Le patient ne doit porter aucun bijou, ni bouton ou fermeture éclaire.
- Le personnel soignant doit également s'assurer de ne porter aucun objet métallique avant d'entrer dans l'enceinte de l'IRM.

FICHE TECHNIQUE

RÉGIME SANS RÉSIDUS

Le régime sans résidus est dit strict dans le cadre d'une préparation du patient avant un examen endoscopique tel qu'une coloscopie.

Il ne doit comporter ni fibres, ni lactose. Seront donc supprimés tous les fruits, les légumes, le lait, les laitages et le pain, tout comme les viandes rouges.

Il existe aussi le régime sans résidus large, indiqué dans le cadre d'une maladie de Crohn par exemple, qui est moins restrictif. Les fibres sont exclues mais le pain et les laitages sont tolérés.

FICHE PHARMACOLOGIE

ANTI-INFLAMMATOIRES COLIQUES

■ Mésalazine (ou acide 5-aminosalicylique ou 5-ASA)

PENTASA					
RCH (attaque) : 2 à 4 g/j en 3-4 prises Crohn (attaque) : 4 g/j en 4 prises RCH (entretien) : 0,75 à 1,5 g/j en 3 prises	100 cp. séc. 500 mg 60 cp. 1 g 120 sach. dose 1 g 60 sach. dose 2 g	43,23 50,77 97,73 97,73		65 % 65 % 65 % 65 %	0,43 0,85 0,81 1,63
Crohn (entretien) : 2 g/j en 4 prises 1 sup. le soir au coucher 1 lavement au coucher	15 sup. 1 g 5 susp. rectale 1 g	32,25 22,54		65 % 65 %	2,15 4,51
ROWASA					
Idem *PENTASA*	90 cp. 250 mg 90 cp. 500 mg	19,72 39,33		65 % 65 %	0,22 0,44
1 sup. x 2 à 3/j	15 sup. 500 mg 30 sup. 500 mg	10,72 20,90		65 % 65 %	0,71 0,70
FIVASA					
RCH (attaque) : 4 à 8 cp. à 400 mg/j ou 2 à 4 cp. à 800 mg/j ou 2 à 3 sup./j RCH (entretien) : 2 à 4 cp. à 400 mg/j ou 1 à 2 cp. à 800 mg/j ou 1 sup. le soir au coucher Crohn (entretien) : 6 cp. à 400 mg/j ou 3 cp. à 800 mg/j	100 cp. 400 mg 30 sup. 500 mg 90 cp. 800 mg	39,22 22,04 67,15		65 % 65 % 65 %	0,39 0,73 0,75

■ Olsalazine

DIPENTUM					
Idem *FIVASA*	100 gél. 250 mg 60 cp. 500 mg	40,33 47,54		65 % 65 %	0,40 0,79

Propriétés

La **mésalazine** (**5-ASA**), fraction active de la **sulfasalazine** (responsable de l'activité thérapeutique) a des actions immunosuppressives et anti-inflammatoires.

La libération digestive de la molécule active (pour les formes orales) est fonction de la spécialité :

PENTASA : le **5-ASA**, encapsulé dans des microgranules enfermés dans un cp., diffuse à travers la membrane de ces granules sur toute la longueur de l'intestin, du duodénum au rectum ; 65 % de la dose est retrouvée dans le côlon.

ROWASA et *FIVASA* : cp. gastrorésistants libérant le **5-ASA** dans l'iléon terminal et le côlon ascendant.

DIPENTUM : deux molécules de **5-ASA** sont reliées entre elles par un pont azoïque (comme dans la *SALAZOPYRINE*). Sous l'action des bactéries coliques, le pont azoïque est rompu et le **5-ASA** libéré : 95 % du produit arrive au niveau colique.

Indications

• Voie orale

Rectocolite hémorragique : traitement d'attaque des poussées légères ou modérées ; traitement d'entretien.

Maladie de Crohn : traitement des poussées légères ou modérées ; prévention des poussées aiguës, pour les formes fréquemment récidivantes.

• Voie rectale

Localisations rectales ou rectosigmoïdiennes des poussées légères ou modérées de rectocolite hémorragique.

Contre-indications

Allaitement.

Hypersensibilité à l'**aspirine** et aux salicylés.

Précautions d'emploi

Grossesse : les études effectuées chez l'animal n'ont pas mis en évidence d'effet tératogène de la **mésalazine** et un effet malformatif chez l'homme n'est pas attendu ; il n'existe pas actuellement de données suffisantes pour évaluer un effet malformatif ou fœtotoxique de la **mésalazine** lorsqu'elle est administrée pendant la grossesse. Le traitement par **mésalazine** sera poursuivi aux doses efficaces les plus faibles possibles, en évitant de dépasser 2 g/j.

Le métabolisme hépatique et l'élimination rénale imposent la prudence en cas d'insuffisance rénale ou hépatique.

Une intolérance à la **sulfasalazine** ne contre-indique pas l'emploi du **5-ASA** (en l'absence d'hypersensibilité aux salicylés) car elle traduit vraisemblablement une intolérance à la **sulfapyridine**, partie inactive de la molécule.

Des néphropathies (néphrite tubulo-interstitielles ou syndromes néphrotiques) ont été rapportées (exceptionnellement avec la forme rectale). L'hypovolémie serait favorisante et la réversibilité dépend de la durée du traitement. Un calcul de la clairance de la créatinine et une recherche de protéinurie doivent être pratiqués tous les 6 mois.

Effets indésirables

• Néphropathies (*cf.* Précautions d'emploi).

• Pneumopathies interstitielles (toux fébrile) régressent à l'arrêt du traitement.

Exceptionnellement : fibrose pulmonaire.

Voie orale : **olsalazine** (*DIPENTUM*) : diarrhée (25 %), prévenue par une augmentation progressive des doses, pouvant conduire à diminuer la posologie voire à arrêter le traitement.

Rarement et en début de traitement : céphalées, nausées, vomissements, vertiges ; exceptionnellement : pancréatite aiguë, péricardite, myocardite, leucopénie, alopécie.

Voie rectale : intolérance, douleurs abdominales.

Interactions médicamenteuses

Absence de données.

■ Budésonide

ENTOCORT					
Maladie de Crohn, hépatite auto-immune Traitement d'attaque : 9 mg en 1 prise le matin avant le petit-déjeuner pdt 8 sem., puis arrêt progressif du traitement Traitement d'entretien : en attente de l'efficacité du traitement immunosuppresseur : subsitution de la **prednisolone** à une dose < 30 mg/j	45 gél. 3 mg 90 gél. 3 mg	55,70 107,09	I I	65 % 65 %	1,24 1,19
MIKICORT					
Maladie de Crohn Traitement d'attaque : 1 gél. x 3/j Colite collagène : traitement de la diarrhée	50 gél. 3 mg	55,70	I	65 %	1,11

Propriétés

Glucocorticoïde dont les particularités sont :
- une résorption digestive au niveau de l'iléon et du côlon ascendant ;
- des métabolites hépatiques avec peu d'effet glucocorticoïde. Ainsi, le **budésonide** entraîne peu d'effet sur la cortisolémie (donc faible freinage surrénalien). Globalement, par rapport à la **prednisone**, les Effets indésirables sont franchement diminués ;
- une efficacité sur l'inflammation colique à peine inférieure à celle de la prednisone.

Indications

Traitement d'attaque de la maladie de Crohn d'intensité légère à modérée affectant l'iléon et/ou le côlon ascendant.

Hépatite auto-immune.

Contre-indications

Bien qu'il n'existe aucune contre-indication absolue pour une corticothérapie vitale, le **budésonide** est contre-indiqué dans les situations suivantes :
- tout état infectieux, certaines viroses évolutives (herpès, varicelle, zona) ;
- vaccins vivants ;
- états psychotiques non contrôlés par un traitement ;
- hypersensibilité aux différents constituants.

Précautions d'emploi

Grossesse et allaitement : pas d'effet tératogène des **corticoïdes** connu chez l'homme. Surveillance néonatale du nouveau-né rapprochée (poids, diurèse, glycémie).

Effets indésirables

Rares (< 5 %) : aggravation d'une diarrhée ou de rectorragies.

Non différents du placebo : nausées, dyspepsie.

Peuvent aussi être observés : crampes, tremblements, palpitations, nervosité, vision floue, réactions cutanées (éruption, prurit), troubles menstruels.

Les effets indésirables inhérents à toute corticothérapie peuvent être observés mais sont beaucoup plus rares (5 à 15 %).

Interactions médicamenteuses

Éviter l'association avec des médicaments donnant des torsades de pointe : **suinidiniques**, **disopyramide**, **sotalol**, **amiodarone**, **bépridil**, **antidépresseurs tricycliques**, **sultopride**, **cisapride**, **érythromycine** IV, **sparfloxacine**, **halofantrine**, et en général tous les médicaments pouvant provoquer une hypokaliémie.

■ Sulfasalazine

SALAZOPYRINE					
Traitement d'attaque : 4 à 6 g/j en 3 à 6 prises Traitement d'entretien : 1 g x 2/j	100 cp. 500 mg	14,07	I	65 %	0,14

Propriétés

Molécule unissant par un pont azoïque une molécule d'acide 5-aminosalicylique (partie active) et une molécule d'un **sulfamide** (**sulfapyridine**) qui sert de transporteur.

Après ingestion, la **sulfasalazine** est scindée par les bactéries de la flore colique en acide 5-aminosalicylique (absorbé à 30 %) et en **sulfapyridine** (absorbée presque totalement et métabolisée au niveau du foie).

L'acide 5-aminosalicylique a des actions immunosuppressives et anti-inflammatoires.

Indications

Rectocolite hémorragique (traitement d'attaque et d'entretien).

Maladie de Crohn colique (traitement d'attaque et d'entretien).

Polyarthrite rhumatoïde.

Contre-indications

Hypersensibilité aux **sulfamides** ou aux salycilés.

Déficit en G6PD.

Prématurés et nouveau-nés.

Précautions d'emploi

Grossesse : réduire les doses mais ne pas arrêter le traitement du fait du risque de poussée de la maladie.

Assurer une hydratation abondante.

Surveiller régulièrement la NFS et les urines (diurèse).

Réduire les doses en cas d'insuffisance hépatique ou rénale.

Effets indésirables

Troubles digestifs : nausées, anorexie (cédant avec la diminution des doses).

Troubles hématologiques : anémies hémolytiques immunoallergiques, neutropénies, thrombopénie, aplasie médullaire ; ces manifestations imposent l'arrêt du traitement.

Réactions d'hypersensibilité : éruption cutanée (rash, urticaire), syndrome de Lyell, fièvre, anaphylaxie, éosinophilie ; ces manifestations imposent l'arrêt du traitement.

Coloration possible des urines en brun pendant le traitement.

Rares : oligospermie chez l'homme, lentement réversible.

Interactions médicamenteuses

Potentialisation des **antivitamines K** et des **sulfamides hypoglycémiants**.

Absorption du produit augmentée en cas d'utilisation de **ralentisseur du transit**.

Diminution de l'absorption d'**acide folique**.

Diminution de la digoxinémie.

ANTICORPS ANTI-TNF ALPHA

■ Infliximab

REMICADE					
Maladie de Crohn sévère : 5 mg/kg en 2 h suivis de la même perf. après 2 et 6 sem. Maladie de Crohn fistulisée : 5 mg/kg en 2 h suivis de la même perf. après 2 et 6 sem. Retraitement : possible dans les 14 sem. suivant la dernière perf. Polyarthrite rhumatoïde : 3 mg/kg en 2 h suivis par des perf. supplémentaires	1 fl. 100 mg	HOP	I		

L'**adalimumab** (*HUMIRA*) est décrit en Rhumatologie - Orthopédie, p. 1584.

Propriétés

Anticorps monoclonal chimérique humain/souris inhibant l'activité fonctionnelle du TNF (*Tumor Necrosis Factor*) alpha humain.

Indications

Maladie de Crohn active, sévère ou fistulisée chez des patients n'ayant pas répondu à un traitement corticoïde ou immunosuppresseur bien conduit.

Maladie de Crohn fistulisée ne répondant pas aux autres traitements.

Polyarthrite rhumatoïde lorsque la réponse au traitement de fond est inappropriée.

Contre-indications

Grossesse : nécessité d'une contraception efficace.

Allaitement.

Sepsis, infection évolutive.

Hypersensibilité à l'**infliximab**.

Précautions d'emploi

Réaction aiguë à la perfusion : elle survient au cours de la première ou seconde perfusion ou dans les 2 h qui les suivent. Dans ce cas, ralentir voire interrompre la perfusion jusqu'à régression des symptômes et reprendre à une

vitesse plus faible. Une prémédication par **paracétamol** ou **antihistaminique** H_1 peut être pratiquée. Risque de réaction allergique sévère en cas d'apparition d'anticorps anti-infliximab.
Hypersensibilité retardée : elle s'observe en cas de retraitement après une période sans traitement de 2 à 4 ans.
Prédisposition aux infections opportunistes par diminution de l'immunité à médiation cellulaire (tuberculose principalement) : traiter toute infection avant l'administration d'**infliximab** et durant les 4 mois qui suivent son arrêt.

Effets indésirables

cf. Précautions d'emploi.
Réaction aiguë à la perfusion : fièvre, frissons, urticaire, douleurs thoraciques, hypo- ou hypertension.
Hypersensibilité retardée : myalgies, arthralgies, fièvre, rash, prurit, œdème facial pouvant être associé à une dysphagie, céphalées.
Infections opportunistes : tuberculose, pneumocystose, histoplasmose ; coccidioïdomycose, aspergillose, candidose.
Apparition d'anticorps antichimériques humains (AACH) : risque augmenté d'effets indésirables.
Troubles lymphoprolifératifs : des lymphomes et des myélomes ont été rapportés sous **infliximab** sans que la responsabilité de ce produit soit certaine.
Anticorps anti-ADN natif (double brin), rarement lupus.
De nombreux autres effets ont été rapportés avec une fréquence rare de l'ordre de 1 pour 1 000 ; sans être exhaustif :
- anémie, leucopénie, thrombopénie ;
- aggravation de maladies démyélinisantes ;
- bradycardie, palpitations ;
- myalgies, arthralgies.

Interactions médicamenteuses

L'**infliximab** ne doit pas être mélangé à d'autres médicaments.

CONSTIPATION

FICHE MALADIE

DÉFINITION

La constipation est définie par un ralentissement du transit (< 3 selles par semaine) associé à une déshydratation excessive des selles (poids sec > 22 % du poids total).

CAUSES ET MÉCANISMES

Deux mécanismes peuvent être observés.

TROUBLES DE LA PROGRESSION : RALENTISSEMENT DU TRANSIT

- Par hyperactivité, paradoxalement (« hypersegmentation non propulsive »), correspondant à une hyperspamodicité freinant la progression des matières (par exemple, lors d'un syndrome de l'intestin irritable).
- Par hypoactivité motrice : côlon atone, manque de stimulants (faible activité physique, anorexie, hydratation insuffisante, déficit en fibres alimentaires).
- Trouble primitif (exceptionnel) ou secondaire (neurologique, médicamenteux, toxique, métabolique ou endocrinien).
- Par anomalie colique organique : sténose tumorale ou non tumorale, compression extrinsèque, pseudo-obstruction intestinale chronique.

TROUBLE DE L'ÉVACUATION : CONSTIPATION DISTALE OU TERMINALE

Impossibilité de vider le rectum (malgré des poussées répétées et manœuvres digitales), absence de sensation du besoin, existence de douleurs pelviennes mal expliquées pendant ou après la défécation :
- organique : sténose tumorale ou non tumorale, fissures et hémorroïdes compliquées ;
- organo-fonctionnelle : insuffisance de la poussée par déficience de la paroi abdominale ou des releveurs de l'anus ; hyposensibi-

lité rectale avec ou sans mégarectum ; hypertonie anale et anisme ; hypertonie du muscle puborectal.

DIAGNOSTIC

INTERROGATOIRE

L'interrogatoire repose sur les éléments suivants :

• Nature des troubles couverts par le terme constipation :
  – fréquence des selles ;
  – consistance et aspect des selles ;
  – difficulté d'exonération ;
  – alternance diarrhée/constipation.

• Date d'apparition (récente ou ancienne) et circonstances de survenue.

• Antécédents :
  – médicaux : neurologique, endocrinien et métabolique de type diabète, amylose, syndrome paranéoplasique ;
  – chirurgicaux : chirurgie gynécologique, proctologique ou urinaire ;
  – obstétricaux : traumatisme périnéal.

• Condition de vie et hygiène alimentaire.

• Prise médicamenteuse +++ (notamment prise de laxatifs).

• Manifestations digestives associées : douleurs abdominopelviennes, rectorragies…

• Dysfonction d'organe :
  – métabolique : polyphagie, polyurie-polydipsie, frileux, voix plus rauque ;
  – cutané : peau plus épaisse (sclérodermie) ;
  – psychiatrique : dépression ;
  – neurologique : tremblements (Parkinson), hémiplégie et parésie.

• Altération de l'état général.

EXAMEN

• Prise de la température.

• État général : poids (en cas de prise de poids, penser à une hypothyroïdie).

• Abdominal : signe d'occlusion, état de la paroi abdominale (avant et pendant la mise en tension), hernie, éventration…

• Examen anorectopérinéal (en position genu-pectorale) :
  – inspection au repos et lors de la poussée de la marge anale ;
  – toucher rectal (recherche une sténose, évalue la tonicité du canal anal, la contraction volontaire et paradoxale, recherche de lésion tumorale, révèle une rectocèle) ;
  – anuscopie : recherche d'une lésion du canal anal.

• Examen gynécologique : recherche d'une masse anormale.

• Examen neurologique : « roue dentée » (Parkinson), polynévrite (diabète).

TRAITEMENT

MESURES HYGIÉNO-DIÉTÉTIQUES

• Repas pris lentement, au calme, à heures fixes, en mâchant bien, avec boissons abondantes, si possible riches en magnésium (eau *Hépar*) ; le régime doit comporter des aliments de ballast (pain complet, légumes verts, fruits). On peut éventuellement s'aider de fibres alimentaires.

• Défécation : à heures fixes, de préférence le matin après un grand verre d'eau froide.

• Activité physique régulière.

TRAITEMENTS MÉDICAMENTEUX

• Traitement de la maladie causale ou éviction d'un médicament ralentissant le transit.

• Laxatifs : de préférence non irritants, de type laxatifs osmotiques (**lactulose**, *DUPHALAC* ou *MOVICOL*, à dose progressivement croissante, en une prise matinale) ou laxatifs lubrifiants (**huile de paraffine**, *LANSOŸL*, 1 à 4 fois/j) ; les laxatifs irritants ne doivent pas être utilisés sauf pour de courte durée (risque de colopathie aux laxatifs, entraînant diarrhée et troubles hydroélectrolytiques).

• Laxatifs par voie rectale, type *ÉDUCTYL* 1 suppositoire/j ou *MICROLAX* 1 lavement/j, associés à une rééducation du réflexe exonérateur et une reconstitution de l'appareil musculaire d'exonération. En cas de fécalome, on peut proposer des lavements plus importants pour ramollir les selles, de type *NORMACOL* jusqu'à 4 à 5/j.

PRONOSTIC

Il est essentiellement fonctionnel, pouvant entraver la qualité de vie.

FICHE INFIRMIÈRE

SURVEILLANCE DU TRAITEMENT

Procéder aux lavements évacuateurs (*cf.* Fiche technique, p. 423).

Noter l'aspect et la quantité de selles exonérées sous traitement laxatif ; vérifier l'efficacité du lavement.

ÉDUCATION ET CONSEILS

Rassurer le patient sur le caractère bénin de la maladie.

Expliquer au patient l'importance du respect des règles hygiéno-diététiques, qu'il faudra rappeler au patient (*cf.* Fiche maladie, p. 422).

FICHE TECHNIQUE

LAVEMENTS

Injection par l'anus dans le canal anal, le rectum et le côlon distal d'une quantité variable de liquide.

Indications habituelles

Lavement évacuateur, préparation aux examens, lavements de 5-ASA ou corticoïde dans les maladies inflammatoires intestinales.

Matériel

Bock + tubulure, sonde rectale, poche à usage unique, alèse, vaseline, bassin, papier hygiénique, gants non stériles à usage unique.

Préparation du patient

Expliquer au patient le déroulement de l'examen. L'installer en décubitus latéral gauche.

Lavement

Introduire la sonde en douceur, de 4 cm environ dans la direction de l'ombilic, élever le bock, vérifier l'absence de douleurs. Retirer doucement la canule et installer le patient sur le bassin avec une sonnette. Vérifier le résultat du lavement.

FICHE PHARMACOLOGIE

LAXATIFS – LAXATIFS OSMOTIQUES

■ Lactulose

DUPHALAC					
Constipation : 1 à 3 sach./j ou 15 mL x 1 à 3/j Encéphalopathie hépatique : 6 à 10 sach./j ou 30 mL x 1 à 3/j	20 sach. 10 g 400 sach. 10 g 200 mL (fl. + godet)	3,58 HOP 2,55		30 % 30 %	0,18 0,20
LAXARON					
Constipation : idem *DUPHALAC*	12 sach. 10 g/15 mL			NR	

■ Lactitol

IMPORTAL					
Constipation : idem *DUPHALAC*	20 sach. 10 g	4,05		30 %	0,20

■ Sorbitol

SORBITOL DELALANDE					
Constipation : idem *DUPHALAC*	20 sach. 5 g			NR	

■ Pentaérythritol

AUXITRANS					
Constipation : idem *DUPHALAC*	20 sach. 5 g	4,00		15 %	0,20

■ Macrogol

FORLAX					
A. : 1 à 2 sach./j en 1 prise le matin	20 sach. 10 g	3,81		30 %	0,19
E. : 1 à 2 sach./j en 1 prise le matin	20 sach. 4 g	3,42		30 %	0,17
MOVICOL					
A. : 1 à 2 sach./j en 1 prise le matin	20 sach.	4,83		30 %	0,24
MOVICOL ENFANTS					
E. : 1 à 2 sach./j en 1 prise le matin	20 sach.	6,64		30 %	0,33
TRANSIPEG					
A. : 1 à 2 sach. à 5,9 g/j ou 2 à 4 sach. à 2,95 g/j en 1 prise le matin	30 sach. 2,95 g 200 sach. 2,95 g 20 sach. 5,9 g 200 sach. 5,9 g	5,65 HOP 4,44 5,72		30 % 30 %	0,19 0,22
MOXALOLE					
Idem *MOVICOL*	10 sach. 13,125 g			NR	

■ Magnésium (hydroxyde)

CHLORUMAGÈNE					
A. : 1 càc/j le matin à jeun ou le soir au coucher	100 g (pdre sups. buv.)			NR	

Propriétés

Laxatifs osmotiques augmentant l'hydratation du bol fécal. Le **lactulose** et le **lactitol** sont hypoammoniémiants : ils abaissent le pH colique en étant hydrolysés et facilitent ainsi la diffusion de l'ammoniac sanguin dans la lumière intestinale.

Les **macrogols** sont des polymères linéaires sur lesquels sont retenues les molécules d'eau. Ils entraînent une augmentation du volume des liquides intestinaux.

Indications

Traitement symptomatique de la constipation.
Encéphalopathie hépatique pour le **lactulose** et le **lactitol**.

Contre-indications

Colites inflammatoires : rectocolite hémorragique, maladie de Crohn ; syndrome occlusif

(ou subocclusif) ; douleurs abdominales d'origine indéterminée.
Régime sans galactose pour les **laxatifs anti-hyperammoniémiques** (**lactulose** et **lactitol**).
Intolérance au fructose pour le **sorbitol**.

Précautions d'emploi

Posologie à atteindre progressivement pour éviter un météorisme abdominal. L'efficacité est meilleure si le laxatif est pris en une seule prise (le matin ou le soir) car l'appel d'eau par effet osmotique est plus important. L'utilisation prolongée d'un laxatif est déconseillée et ne remplace pas les règles hygiéno-diététiques.

Effets indésirables

Météorisme abdominal, diarrhée (signe de surdosage).

LAXATIFS LUBRIFIANTS

Huile de paraffine (ou huile de vaseline)

LANSOŸL					
LANSOŸL FRAMBOISE gel oral 1 à 3 càs/j	15 càs 15 g (pot 225 g)			NR	
LANSOŸL FRAMBOISE gel oral 1 à 3 doses/j	9 unidoses 15 g			NR	
LANSOŸL ORANGE gel oral 1 à 3 càs/j	9 càs 15 g (pot 225 g)			NR	
LANSOŸL sans sucre gel oral 1 à 3 càs/j	15 càs 15 g (pot 215 g)			NR	
LANSOŸL sans sucre gel oral 1 à 3 doses/j	220 unidoses 15 g			NR	
LUBENTYL					
2 càc/j	50 càc (pot 250 g)	2,87		15 %	0,06
TRANSITOL					
2 à 6 càc/j	1 pot 200 g			NR	
HUILE DE PARAFFINE GILBERT					
1 à 3 càs/j	16 fl. 250 mL 33 fl. 500 mL			NR NR	

Propriétés

L'**huile de paraffine ou de vaseline** est un laxatif à action mécanique qui agit en lubrifiant le contenu du tube digestif et en ramollissant les selles.
Elle n'est pas absorbée et son apport calorique est donc nul.

Indications

Traitement symptomatique de la constipation.

Précautions d'emploi

Risque de réduction de l'absorption des vitamines liposolubles (A, D, E, K) en cas d'utilisation prolongée.
Risque de pneumopathie d'inhalation en cas de fausse route ou de régurgitations (sujets âgés alités) : paraffinome.

Effets indésirables

Suintement anal assez fréquent.
Irritation périanale plus rarement.

LAXATIFS DE LEST

Mucilages et fibres alimentaires

Gomme de sterculia

NORMACOL					
1 à 3 c-mes. x 3/j	200 c-mes. (boîte 1 kg)	9,92		15 %	0,05
1 à 3 sach. x 3/j (1 sachet = 2 càc)	30 sach. 10 g	5,35		15 %	0,18

Hémicellulose de psyllium

TRANSILANE sans sucre					
2 càc matin et soir	40 càc (boîte 140 g)	3,40		30 %	0,09
PSYLIA					
1 sach. x 1 à 3/j	20 sach. 3,6 g	3,40		30 %	0,17

Fibres diététiques : sons, blé et orge

Ispaghul

IMEGUL					
1 à 2 gél./j	20 gél. 100 mg	3,80		30 %	0,19
SPAGULAX MUCILAGE PUR					
1 sach. avant ou après chacun des principaux repas, à absorber en doses fractionnées	20 sach.	3,80		30 %	0,19
3 càc avant ou après chacun des principaux repas	160 càc (boîte 700 g)	8,34		30 %	0,05

Propriétés

Polysaccharides ou fibres non digérés ayant des propriétés hydrophiles et agissant en quelques jours en hydratant le bol fécal.

L'augmentation du volume du bol fécal stimule le péristaltisme.

Indications

Traitement symptomatique de la constipation.

Contre-indications

Affections sténosantes du tube digestif.

Colites inflammatoires (rectocolite hémorragique, maladie de Crohn).

Syndrome douloureux abdominal d'étiologie indéterminée ; fécalome.

Précautions d'emploi

Boire abondamment à chaque prise pour éviter une stagnation du produit dans le tube digestif.

Ne pas croquer les granulés.

Ne pas absorber en position allongée.

Effets indésirables

Météorisme abdominal.

Risque d'accidents obstructifs en cas de prise sans eau des mucilages.

LAXATIFS STIMULANTS

■ Laxatifs anthraquinoniques (ou dérivés anthracéniques)

TAMARINE					
1 à 2 gél./j le soir	10 gél.			NR	
MODANE					
1 à 2 cp./j le soir	20 cp.			NR	

■ Laxatif salin : magnésie

LUBENTYL à la magnésie					
2 càc le matin à jeun ou à distance des repas	52 càc (pot 260 g)			NR	

■ Docusate de sodium

JAMYLÈNE					
2 à 6 cp./j en 1 ou 2 prises	50 cp. 50 mg			NR	

Propriétés

Laxatifs stimulants augmentant la motricité colique et la sécrétion intestinale d'eau, d'électrolytes et de protéines. Les laxatifs salins agissent par effet osmotique en entraînant une hyperhydratation du contenu intestinal.

Indications

Traitement symptomatique de courte durée de la constipation.

Contre-indications

Grossesse ; allaitement ; âge < 15 ans.
Colite inflammatoire (rectocolite hémorragique et maladie de Crohn).
Syndrome occlusif ou subocclusif ; douleurs abdominales d'étiologie indéterminée.

Précautions d'emploi

> Ne pas utiliser de façon prolongée.
> L'utilisation au long cours de dérivés anthracéniques expose à la maladie des laxatifs.

Tous ces laxatifs exposent à un risque de dépendance avec besoin régulier d'augmenter les doses, souvent à l'insu du médecin.

Effets indésirables

Douleurs abdominales, diarrhée (signe de surdosage).
Troubles hydroélectrolytiques : alcalose hypokaliémique.
Mélanose colique, hyperpigmentation de la marge anale.
Phénolphtaléine : hypersensibilité (érythème polymorphe, syndrome de Stevens-Johnson), photosensibilisation.

Interactions médicamenteuses

Contre-indiqué avec les médicaments hypokaliémiants :

• médicaments responsables de torsades de pointes : **amiodarone, sotalol, bépridil, disopyramide, érythromycine** IV, **sultopride, vincamine** ;
• **digitaliques** : toxicité favorisée par l'hypokaliémie ;
• autres **hypokaliémants : amphotéricine B** (IV), gluco- et **minérolocorticoïdes, diurétiques hypokaliémiants.**

LAXATIFS PAR VOIE RECTALE

■ Bicarbonate de Na + tartrate acide de K

ÉDUCTYL					
1 sup./j	12 sup. adulte	2,35		30 %	0,20
1 sup./j	12 sup. enfant	2,17		30 %	0,18

■ Citrate et laurylsulfoacétate de sodium + sorbitol

MICROLAX					
1 microlavement/j	4 unidoses de gel rectal 12 unidoses de gel rectal 50 unidoses de gel rectal	HOP		NR NR	
MICROLAX BÉBÉ					
1 microlavement/j	4 unidoses de gel rectal			NR	

■ Glycérine

GLYCÉRINE GIFRER					
1 sup./j	10 sup. adulte			NR	

■ Docusate sodique

NORGALAX					
1 microlavement/j	6 unidoses de gel rectal			NR	

Propriétés

Produits utilisés par voie rectale, ramolissant les matières fécales et provoquant l'évacuation du rectosigmoïde en déclenchant le réflexe de la défécation.

Indications

Traitement symptomatique occasionnel des constipations basses par dyschésie.

Contre-indications

Lésions locales : poussées hémorroïdaires, fissures anales, anites, rectites (rectocolite hémorragique et maladie de Crohn).

Effets indésirables

Un usage prolongé peut donner lieu à des sensations de brûlures anales et exceptionnellement à des rectites congestives.

SPÉCIALITÉS CONTENANT DES DÉRIVÉS ANTHRACÉNIQUES

- Dépuratif des Alpes
- Dépuratif Parnel
- Dépuratum
- Dragées Fuca
- Dragées végétales Rex
- Grains de Vals
- Herbesan tisane
- Ideolaxyl
- Médiflor tisane laxative n° 7
- Mucinum et Mucinum à l'extrait de cascara
- Néo-Boldolaxine
- Normacol à la Bourdaine

- Opobyl
- Peristaltine
- Petites pilules Carters pour le foie
- Pilule Dupuis
- Pursennide
- Rhubarbe Larfan
- Sénokot
- Sirop Manceau
- Spark pilules
- Spévin
- Tamarine
- Tisane (T) : T abbé Hamon laxative, T Clairo, T des Familles, T Grandes Chartreuse, T Obéflorine, T Touraine
- Végélax
- Vulcase

SPÉCIALITÉS CONTENANT DE LA PHÉNOLPHTALÉINE

- Boldolaxine
- Mucinum
- Purganol Daguin

ENTÉROCINÉTIQUE

Prucalopride

RESOLOR					
Médicament réservé à la femme 2 mg en une prise à n'importe quel moment de la journée, au cours ou en dehors des repas Réduire à 1 mg si > 65 ans, en cas d'insuffisance rénale sévère, et d'insuffisance hépatique sévère	7 cp. 1 mg/2 mg 14 cp. 1 mg/2 mg 28 cp. 1 mg/2 mg 84 cp. 1 mg/2 mg		I I I I	NR NR NR NR	

Propriétés

Le **prucalopride** est un agoniste sélectif de haute affinité des récepteurs 5-HT_4 de la sérotonine. Cette activation implique une action entérocinétique.

Biodisponibilité orale absolue > 90 % avec une absorption rapide (C_{max} atteinte en 2 à 3 h) non influencée par une prise alimentaire. La métabolisation est faible (15 %), élimination urinaire sous forme initiale à plus de 60 %.

Indications

Traitement symptomatique de la constipation chronique chez les femmes pour lesquelles les laxatifs n'ont pas eu les effets escomptés. En l'attente de données, *RESOLOR* n'est pas recommandé chez l'homme et avant l'âge de 18 ans.

Contre-indications

Hypersensibilité au **prucalopride** ou à l'un des excipients. Intolérance au lactose. Insuffisance rénale nécessitant une dialyse. Perforation ou obstruction intestinale quelle qu'en soit l'étiologie.

Les médicaments pouvant provoquer des torsades de pointe doivent être évités : **antiarythmiques de classe Ia** (**quinidiniques**) et III (**amiodarone**), **antipsychotiques**, **antidépresseurs**, **macrolides**, **fluoroquinolones**, imidazolés et triazolés.

Précautions d'emploi

L'excrétion rénale étant la principale voie d'élimination du **prucalopride**, la dose recommandée est de 1 mg/j chez l'insuffisant rénal sévère. En l'absence de données, cette même dose de 1 mg/j est recommandée chez l'insuffisant hépatique sévère malgré la faible probabilité de conséquences significatives. L'excipient majoritaire est le lactose, les patients intolérants ne doivent donc pas prendre ce médicament.

Effets indésirables

Nausées, diarrhée, douleurs abdominales, maux de tête, vertiges, vomissements, rectorragie, fatigue.

Interactions médicamenteuses

Le **prucalopride** ne présente que peu de risques d'interactions médicamenteuses. On note tout de même l'augmentation des taux plasmatiques de **prucalopride** en présence d'inhibiteurs puissants de la P-gp comme : le **kétoconazole**, le **vérapamil**, la **ciclosporine A** et la quinidine mais sans conséquence clinique *a priori*. Une attention particulière doit être portée en cas de prise de médicaments allongeant l'intervalle QT. L'utilisation d'analogues atropiniques peut réduire les effets du **prucalopride** par interaction pharmacodynamique.

RECTOCOLITE HÉMORRAGIQUE

FICHE MALADIE

DÉFINITION

La rectocolite hémorragique est une atteinte inflammatoire de la muqueuse du rectum, s'étendant de manière continue plus ou moins haut vers le cæcum, évoluant par poussées et respectant l'intestin grêle.

CAUSES ET MÉCANISMES

La physiopathologie fait intervenir des facteurs génétiques et environnementaux ; elle atteint préférentiellement l'adulte jeune avec un second pic de fréquence à 60-80 ans. L'incidence est de l'ordre de 10 pour 100 000 habitants.

DIAGNOSTIC

SIGNES CLINIQUES

Au cours des poussées surviennent différents symptômes tels qu'une diarrhée glairo-sanglante (isolée dans les formes d'intensité minime), pouvant être associée à des douleurs abdominales et une asthénie (dans les formes d'intensité moyenne), voire à des signes généraux tels qu'hyperthermie, tachycardie (dans les formes graves).

On observe parfois des signes extradigestifs : articulaires, oculaires, cutanés ou hépatobiliaires.

En dehors des poussées, de survenue imprévisible (rarement, un facteur déclenchant, tel qu'un stress, une infection, est retrouvé), le patient est asymptomatique.

EXAMENS COMPLÉMENTAIRES

▶ Coloscopie

Elle permet le diagnostic (par mise en évidence des lésions inflammatoires rectocoliques et de l'aspect normal du grêle, par la réalisation de biopsies), le pronostic (intensité et étendue en aval des lésions) et le dépistage du cancer colorectal.

▶ Abdomen sans préparation

Il montre une dilatation colique en cas de colectasie, un pneumopéritoine en cas de perforation.

▶ Biologie

Syndrome inflammatoire (VS, CRP), anémie (NFS, Hb), examen coproparasitologique des selles pour éliminer une cause infectieuse.

TRAITEMENT

MESURES GÉNÉRALES

Aucun régime n'est nécessaire, en dehors d'un régime sans résidus au cours des poussées, du jeûne dans les formes sévères, ou d'un régime hypo-sodé et pauvre en sucres au cours des corticothérapies à une dose supérieure à 0,5 mg/kg/j.

Un traitement symptomatique (antispasmodique type *SPASFON*, 2 3 fois/j ; antalgiques ; ralentisseur du transit type **lopéramide**, *IMODIUM*, en l'absence de sténose) doit être associé au traitement spécifique.

L'utilisation d'une héparine de bas poids moléculaire (*LOVENOX*), en prévention des thromboses veineuses, est recommandée à titre systématique au cours des formes graves.

TRAITEMENT MÉDICAL

Poussées minimes à modérées

Atteinte distale (en aval de l'angle colique gauche)

5-ASA type **mesalazine** (*PENTASA*), suppositoires ou lavements, 1 g/j pendant 14 à 28 jours. En cas d'échec, y associer 5-ASA *per os* ou corticoïdes locaux en lavement.

En cas d'inefficacité, il s'agit d'une forme distale dite réfractaire justifiant d'une corticothérapie orale à forte dose pendant 2 à 7 semaines. En cas de corticodépendance, le recours à l'**azathioprine**, *IMUREL*, ou la **mercaptopurine**, *PURINÉTHOL*, peut être indiqué.

Atteinte étendue (en amont de l'angle colique gauche)

5-ASA oral type **mesalazine** (*PENTASA*), 3 à 4 g/j pendant 4 à 8 semaines, éventuellement associé à un traitement local.

En cas d'inefficacité, corticothérapie orale à la dose de 40 mg/j à 1 mg/kg/j d'équivalent **prednisone**. En cas de corticodépendance, le recours à un immunosuppresseur est indiqué.

Poussées sévères (formes graves)

Corticothérapie par voie IV à forte dose avec réévaluation à J5. Poursuite du traitement par voie orale en cas de réponse. Anticorps anti-TNFα (**infliximab**, *REMICADE*) ou **ciclosporine** en cas d'échec. Chirurgien en dernier recours.

En dehors des poussées

Traitement préventif des récidives soit par un aminosalicylé type *PENTASA* pendant de nombreuses années, ou par un immunosuppresseur (**azathioprine**, *IMUREL*, ou **6-mercaptopurine**, *PURINÉTHOL*) pendant au moins 4 ans pour les patients en rémission d'une poussée sévère, ne répondant pas ou ne tolérant pas les aminosalicylés. Il sera important de surveiller et favoriser l'observance.

> **DÉCROISSANCE DES CORTICOÏDES**
>
> Elle doit toujours être progressive. La diminution de la posologie se fera de 10 mg/10 j jusqu'à demi-dose puis de 5 mg/10 j jusqu'à l'arrêt complet. Lors d'une utilisation prolongée, on expose le patient à un risque d'insuffisance surrénale imposant un traitement substitutif par **hydrocortisone** (*cf.* Corticothérapie par voie générale).

TRAITEMENT CHIRURGICAL

Indications

- En urgence : poussées graves ne répondant pas rapidement (3 à 5 jours) au traitement médical, complications.
- En dehors du contexte d'urgence : malades résistant au traitement médical bien conduit, incluant **azathioprine**, *IMUREL*, ou **6-mercaptopurine**, *PURINÉTHOL*, ou le refusant.

Modalités

Trois interventions peuvent être proposées :

- coloproctectomie totale suivie d'une anastomose iléo-anale avec réservoir ;
- colectomie totale suivie d'une anastomose iléo-rectale (nécessitant la surveillance ultérieure du rectum) ;
- coloproctectomie totale avec iléostomie définitive (rarement).

PRONOSTIC

À COURT TERME

Il est marqué par la survenue de complications, essentiellement au cours des poussées sévères, nécessitant une prise en charge chirurgicale : perforation colique, dilatation colique aiguë (également dénommée colectasie ou mégacôlon toxique) avec risque de perforation digestive, hémorragie digestive. Il peut aussi s'agir de septicémie.

À LONG TERME

En dehors des manifestations fonctionnelles liées à un défaut de contraction colique (atonie colique) ou à un rétrécissement du rectum (microrectie), le risque essentiel reste la survenue d'un cancer colorectal, d'autant plus que la maladie est ancienne, étendue sur tout le côlon (pancolite) et associée à des manifestations hépatobiliaires (cholangite sclérosante primitive), justifiant une surveillance endoscopique.

FICHE INFIRMIÈRE

EXAMENS

Prélever un bilan biologique, comportant habituellement NFS, ionogramme sanguin, CRP, TP-TCA, groupe-Rhésus et recherche d'agglutinines irrégulières. Réaliser les prélèvements à visée bactériologiques en cas de fièvre.

S'assurer du bon déroulement de la préparation colique en vue d'une coloscopie : régime sans résidus strict 4 jours avant l'examen et ingestion d'une purge laxative de type *KLEAN-PREP* la veille de l'examen entre 16 h et minuit, puis rester à jeun jusqu'à l'examen (*cf.* Fiche technique, *chapitre* Cancer colorectal, p. 437).

SURVEILLANCE DU TRAITEMENT

SOINS – TRAITEMENT

Parallèlement au traitement systématique, estimer et satisfaire les besoins des traitements « à la demande » (antalgiques tels que **paracétamol**, antispasmodiques type *SPASFON*, antidiarrhéiques type **lopéramide**, *IMODIUM*).

EFFICACITÉ DU TRAITEMENT

Évaluer l'évolution de la symptomatologie sous traitement : douleurs (échelle de 0 à 10), diarrhée (au mieux par feuille de surveillance). Vérifier l'absence de récidive des symptômes lors de la décroissance thérapeutique.

Biologiquement : surveillance de la NFS, du ionogramme sanguin et de la CRP tous les 1 à 2 jours.

EFFETS INDÉSIRABLES

Cliniquement, surveiller la survenue de douleurs abdominales chez les patients sous 5-ASA, *PENTASA*, ou **azathioprine**, *IMUREL*, en raison du risque de pancréatite aiguë (confirmation par dosage de la lipase).

Les effets indésirables des corticoïdes sont d'autant plus nombreux (rétention sodée responsable d'une prise de poids, HTA, insuffisance cardiaque, infections, ulcère, troubles psychiques, hypokaliémie, décompensation de diabète) qu'ils sont utilisés longtemps à des posologies élevées. Respecter une décroissance progressive à l'arrêt du traitement après une utilisation prolongée.

Surveillance biologique sous immunosuppresseurs en raison des risques hématologiques (leucopénie).

ÉDUCATION ET CONSEILS

Expliquer au patient ce qu'est une rectocolite hémorragique, dont la cause est inconnue, qui se manifeste par des poussées d'inflammation sur le rectum, voire le côlon, entrecoupées par des périodes de rémission complète plus ou moins longues. Il ne s'agit ni d'une maladie héréditaire ni d'une maladie infectieuse transmissible.

Aucun facteur déclenchant sur la survenue de poussées n'a été retrouvé. Aucun aliment ne doit être proscrit à titre systématique, aucun régime particulier n'est à suivre en dehors des poussées (régime d'épargne digestive) et des ►

patients sous corticoïdes (éventuel régime hypo-sodé).
L'observance thérapeutique doit être conseillée, gage de l'efficacité. Cependant, les effets indésirables usuels doivent être expliqués au patient, tout en le rassurant quant à leurs conséquences, minimisées par une surveillance clinique et biologique (surtout pour les immunosuppresseurs) étroite.
Rassurer le patient sur les possibilités thérapeutiques allant jusqu'à la coloproctectomie totale permettant de guérir définitivement.
Expliquer à la patiente les possibilités de mener normalement à terme une grossesse, sans risque supplémentaire de malformation, prématurité, stérilité ou risque de déclenchement de poussées. Programmer la grossesse en dehors d'une poussée. Il n'y a pas de risque de transmission à l'enfant (seulement un risque relatif un peu augmenté par rapport à la population générale).
Sensibiliser le patient au risque du cancer colorectal en cas de maladie ancienne et étendue sur le côlon.
Les patients peuvent adhérer à l'Association François Aupetit qui regroupe les patients atteints de maladies inflammatoires coliques intestinales.

CANCER COLORECTAL

FICHE MALADIE

DÉFINITION

L'incidence du cancer colorectal (CCR) en France se situe en troisième position, tous sexes confondus, représentant 36 000 nouveaux cas par an (après le sein et la prostate), en augmentation, responsable d'environ 15 000 décès par an. Le CCR atteint plus particulièrement la population de plus de 50 ans avec un pronostic de survie à 5 ans de 55 % seulement.

CAUSES ET MÉCANISMES

On distingue dans la population trois niveaux de risque vis-à-vis du CCR.

POPULATION À RISQUE MOYEN

Il s'agit de l'ensemble de la population de plus de 50 ans, ne présentant pas de facteur de risque élevé ou très élevé vis-à-vis du cancer colorectal. Le risque de développer un cancer colorectal avant 75 ans est de l'ordre de 3,5 %. Dans les pays occidentaux, 80 % des CCR sont des adénocarcinomes qui résultent de la transformation d'un polype adénomateux.

POPULATION À RISQUE ÉLEVÉ

- Antécédent personnel de polype adénomateux (surtout si taille > 1 cm, nombreux polypes, contingent villeux), de CCR ou de pancolite inflammatoire (rectocolite hémorragique ou Crohn) évoluant depuis longtemps.
- Antécédent familial au 1er degré d'adénome > 1 cm ou de CCR (risque avant 75 ans : 6 à 10 %).

À noter que 15 à 20 % des patients atteints de CCR ont eu un parent atteint. L'augmentation du risque de CCR en cas d'antécédent familial au 1er degré concerne surtout un âge au moment du diagnostic < 45 ans et/ou les deux parents atteints.

POPULATION À RISQUE TRÈS ÉLEVÉ

Polypose adénomateuse familiale

Elle représente moins de 1 % des CCR ; elle correspond à une maladie héréditaire se traduisant par d'innombrables polypes adénomateux (souvent plus de 100) évoluant systématiquement et à court terme vers le CCR.

Syndrome du cancer colique héréditaire sans polypose (HNPCC, ou syndrome de Lynch)

Au cours de ce syndrome, responsable de 1 à 2 % des CCR mais de 14 % des CCR survenant avant 50 ans, les gènes mutés appartiennent à la famille des gènes impliqués dans le système de réparation des mésappariements de l'ADN. Il est reconnaissable par des critères généalogiques et anamnestiques (critères d'Amsterdam II). La survenue de CCR chez un patient portant l'anomalie génétique est inéluctable.

DÉPISTAGE

Le dépistage est fonction du niveau de risque et du type de population.

POPULATION À RISQUE MOYEN

Le dépistage de masse s'adresse aux 12 millions de personnes en France sans facteur de risque de cancer colorectal, âgées entre 50 et 75 ans, présentant un risque moyen de développer la maladie. On utilise un test de recherche d'un saignement occulte dans les selles (test *HÉMOCCULT*). La réalisation d'une coloscopie est indiquée quand ce test est positif. La pratique à grande échelle de ce dépistage tous les 2 ans pourrait faire diminuer la mortalité par cancer colorectal de la population soumise au dépistage de 15 à 20 %, à condition que le taux de participation soit élevé lors de la première campagne (plus de 50 %) et que ces sujets continuent à participer massivement aux campagnes successives et que la quasi-totalité des sujets avec un test positif aient une coloscopie.

POPULATION À RISQUE ÉLEVÉ

- Coloscopie de dépistage dès 45 ans ou 5 ans avant l'âge au diagnostic du cas index si antécédent familial au 1er degré de CCR avant 60 ans ou si 2 parents atteints quel que soit l'âge. Si la coloscopie est normale, le contrôle suivant se fait à 5 ans.
- En cas d'antécédent personnel de CCR ou de polype adénomateux > 1 cm ou d'adénome avec contingent villeux, faire une coloscopie à 3 ans. Si la coloscopie est normale, le contrôle suivant se fait à 5 ans.
- En cas d'antécédent de maladie inflammatoire colique intestinale : coloscopie tous les 2 ans en cas de pancolite après 15-20 ans d'évolution.

DIAGNOSTIC ET BILAN D'EXTENSION

SIGNES CLINIQUES

Le CCR peut être décelé à l'occasion d'une campagne de dépistage ; il est alors par définition asymptomatique.

Les signes cliniques évocateurs sont la modification récente du transit, une hématochésie (rectorragie, anémie, méléna), l'apparition de douleurs abdominales, une altération de l'état général ou la survenue d'une complication : occlusion intestinale aiguë, perforation tumorale (25 %) ou diastatique (75 %).

L'examen clinique peut retrouver une masse abdominale ou rectale, des métastases, une adénopathie sus-claviculaire gauche (ou ganglion de Troisier).

EXAMENS COMPLÉMENTAIRES

Biologie

Bilan préopératoire (hémogramme, ionogramme, urée, créatinine, bilan de coagulation, groupe, Rhésus et recherche d'agglutinines irrégulières) ; le dosage du marqueur tumoral ACE (antigène carcinoembryonnaire) est optionnel, il va servir de valeur de référence pour le suivi mais n'est en aucun cas un test diagnostique.

Coloscopie

Examen de référence pour le diagnostic de CCR, elle permet de localiser la lésion (et d'éventuelles autres lésions associées), d'en apprécier la taille, le caractère sténosant, et de faire des biopsies pour confirmation histologique (*cf.* Fiche technique, p. 437). Si elle est incomplète en préopératoire, il faut la prévoir dans les 3 à 6 mois postopératoires.

Opacification radiologique, type lavement baryté

Seulement en cas d'occlusion aiguë, de coloscopie incomplète ou de problème de repérage.

Échographie abdominale

À la recherche de métastases hépatiques, d'une carcinose péritonéale (associée souvent à la présence d'ascite). S'il y a un doute : scanner.

Scanner thoraco-abdomino-pelvien

À la recherche de métastases.

Pet-Scan

En cas de doute au scanner, à la recherche de métastases.

Radiographie pulmonaire

À la recherche de métastases pulmonaires. S'il y a un doute : scanner.

Échoendoscopie rectale

C'est le meilleur examen pour les localisations rectales, permettant d'apprécier l'extension locorégionale de la tumeur.

TRAITEMENT

CHIRURGIE

Elle sera réalisée lorsque les conditions liées à la tumeur et au patient permettent un geste curatif avec un risque opératoire acceptable. Ce geste a pour but l'exérèse colique segmentaire de la tumeur primitive avec des marges de côlon sain (> 5 cm), l'ablation des différents relais ganglionnaires (un minimum de 8 à 12 ganglions est requis pour préciser correctement le statut ganglionnaire), voire la résection de métastases (surtout hépatiques, mais aussi pulmonaires et péritonéales). Quand la tumeur envahit les organes de voisinage, la résection se fait en bloc. L'intervention peut être réalisée par laparotomie médiane ou laparoscopie. Elle comportera toujours une exploration soigneuse de la cavité péritonéale et du foie.

En cas d'occlusion, une colostomie d'amont sera tout d'abord réalisée, suivie d'un geste chirurgical à visée curative dans un second temps. Cependant, selon les équipes et l'état général du patient, l'exérèse peut être faite en un temps.

En cas de perforation, on pratique une résection du côlon tumoral et de la zone perforée ; une colostomie temporaire est nécessaire.

Cas particuliers du cancer du rectum :

- Cancer du tiers supérieur : il faut sectionner le rectum 5 cm sous le bord inférieur de la tumeur en emportant le mésorectum correspondant.
- Cancers des tiers moyen et inférieur : respect d'une marge distale de 2 cm sur la pièce non fixée et excision de tout le mésorectum postérieur et latéral jusqu'à la paroi pelvienne ; si la marge distale de 2 cm ne peut être respectée, le geste chirurgical consistera alors en une amputation abdominopérinéale avec colostomie définitive.

PLACE DE LA CHIMIOTHÉRAPIE

La chimiothérapie adjuvante est actuellement indiquée pour diminuer significativement le risque de récidive des CCR (cancer N+) avec envahissement ganglionnaire opérés. Le schéma utilisé est dénommé FOLFOX 4 et utilise le **5-fluoro-uracile** (5-FU) en bolus et perfusion continue, potentialisé par l'**acide folinique**, associé à l'**oxaliplatine** (*ELOXATINE*) administré en 2 h en début de cure. Chaque cure dure 48 h et sera renouvelée tous les 14 jours pendant 6 mois.

La chimiothérapie palliative sera réalisée chez un patient ayant un cancer non résécable, en bon état général. Les produits actifs sont le **5-fluoro-uracile** (utilisable par voie IV et orale : **capécitabine**, *XELODA*), l'**oxaliplatine** (*ELOXATINE*), l'**irinotécan** (*CAMPTO*) et des thérapies ciblées (anticorps monoclonaux dirigés contre des molécules intervenant dans le processus de croissance tumorale) : les anticorps anti-VEGF type **bévacuzimab** et les anticorps anti-EGFR type **cetuximab** ou **panitumumab**.

PLACE DE LA RADIOTHÉRAPIE

La radiothérapie préopératoire diminue la fréquence des récidives locorégionales des cancers du rectum. Elle est indiquée dans les grosses tumeurs et/ou avec envahissement ganglionnaire (T3 ou T4 ; N+), voire dans les formes métastatiques potentiellement résécables. Elle délivre soit 45 Gy en 5 semaines (1,8 Gy par séance) soit 25 Gy en 5 jours (5 Gy par séance, 5 séances).

PRONOSTIC

Le facteur pronostique essentiel est établi par le stade TNM indiquant la profondeur de l'envahissement tumoral pariétal, la présence et le degré d'invasion ganglionnaire et la présence de métastases à distance.

Classifications des cancers colorectaux.

STADE UICC	TNM	EXTENSION TUMORALE
0	Tis N0 M0	Carcinome *in situ* (atteinte muqueuse sans extension à la sous-muqueuse à travers la *muscularis mucosæ*)
I	T1 N0 M0	Atteinte sous-muqueuse
I	T2 N0 M0	Atteinte musculeuse
IIA	T3 N0 M0	Atteinte sous-séreuse
IIB	T4 N0 M0	Atteinte séreuse (péritoine) et/ou envahissement des organes de voisinage sans métastases ganglionnaires
IIIA (T1, T2) ou B (T3, T4)	Tout T N1 M0	Atteinte de 1 à 3 ganglions régionaux
IIIC	Tout T N2 M0	Atteinte d'au moins 4 ganglions
IV	Tout T Tout N M1	Métastases (y compris atteinte ganglionnaire iliaque)

FICHE INFIRMIÈRE

EXAMENS

Coloscopie

Cet examen permet de visualiser (via une optique sur l'appareil ou sur un écran vidéo) le côlon à l'aide d'un endoscope souple (*cf.* Fiche technique, p. 437). Elle sera pratiquée à visée diagnostique (recherche d'un cancer) ou thérapeutique (polypectomie).

Échoendoscopie par voie basse

Cet examen permet de réaliser une échographie à l'intérieur du rectum (visualisation des parois du rectum et des organes adjacents) à l'aide d'un endoscope spécial muni d'une sonde d'échographie à son extrémité.

L'examen se fait sans anesthésie, 2 h après un lavement évacuateur (*NORMACOL*).

Le patient est installé en décubitus dorsal, un toucher rectal lubrifie le canal anal puis l'appareil est introduit et positionné dans le rectum. Un ballonnet autour de la sonde est alors rempli d'eau, placé au contact de la structure à explorer pour permettre une bonne transmission et réception des ultrasons. La visualisation de l'échographie s'effectue sur un écran en continu.

SURVEILLANCE DU TRAITEMENT

SOINS – TRAITEMENT

- Prélever le bilan biologique (bilan préopératoire).
- Programmer les examens préthérapeutiques (radiographie de thorax, échographie abdominale, voire scanner abdominopelvien ± thoracique).
- Préparer le patient pour le bloc opératoire.
- S'assurer du respect du régime sans résidus.
- Préparation à l'intervention chirurgicale ;

▶

• Soins et appareillage des stomies digestives (*cf.* Fiche technique, p. 439).

EFFICACITÉ DU TRAITEMENT

Après traitement à visée curative, l'efficacité du traitement sera appréciée au cours de la surveillance. Elle aura pour but le diagnostic des récidives locorégionales et/ou métastatiques. Elle s'exerce, chez des patients capables de supporter une réintervention, selon le rythme suivant :

• Examen clinique tous les 3 mois les 2 premières années, puis tous les 6 mois pendant 3 ans.

• Échographie abdominale tous les 3 à 6 mois pendant les 3 premières années, puis annuelle pendant 2 ans.

• Cliché pulmonaire annuel jusqu'à 5 ans.

• Coloscopie à 3 ans, puis tous les 5 ans si elle est normale. Si la coloscopie initiale a découvert 3 adénomes ou plus, dont l'un présentant un contingent villeux, la surveillance sera effectuée à 1 an.

• La surveillance de l'ACE doit être réalisée en postopératoire puis est optionnelle.

EFFETS INDÉSIRABLES

L'utilisation de la chimiothérapie expose à la survenue d'éventuels effets indésirables tels que nausées, vomissements, mucite (inflammation de la bouche), diarrhée et toxicité hématologique (les traitements peuvent entraîner une baisse des globules blancs, des plaquettes et des globules rouges, nécessitant une surveillance par une prise de sang).

Certains produits ont une toxicité spécifique :

• **oxaliplatine** : neurotoxicité cumulative ;

• **irinotécan** : diarrhée pouvant être très importante, chute de cheveux ;

• **capécitabine** (*XELODA*) : syndrome main-pied ;

• **cetuximab** : éruption cutanée acnéiforme ;

• **bévacuzimab** : HTA, saignement.

Par ailleurs, la radiothérapie est actuellement réalisée dans des conditions limitant au maximum les complications, notamment digestives.

ÉDUCATION ET CONSEILS

Encourager le patient à participer :

• au programme de dépistage dans la population à risque moyen ;

• aux consultations et examens de surveillance dans la population à risque élevé ou très élevé.

Expliquer au patient les modalités du traitement et ses principaux effets indésirables.

Éducation vis-à-vis d'une stomie digestive (*cf.* Fiche technique, p. 439).

FICHE TECHNIQUE

COLOSCOPIE

Préparation du patient

• Expliquer au patient le principe de l'examen, le recours à une anesthésie générale pour éviter les douleurs, la nécessité d'une préparation optimale consistant en un régime sans résidus les 3 jours précédant l'examen et une purge la veille de l'examen.

• Régime sans résidus : limiter l'apport de fibres alimentaires qui augmentent les déchets fécaux ; il convient donc d'éviter les légumes secs ou verts, les fruits frais ou secs, les céréales, les fromages fermentés, les viandes en sauce. Les aliments permis sont : les produits laitiers, les viandes blanches, poissons, volailles non préparés en sauce, les féculents, le pain et biscotte, les produits sucrés et les corps gras. Par ailleurs, ne pas prendre du fer ou du charbon les 8 jours précédant l'examen.

• Préparation du côlon, ou purge : la veille de l'examen, le patient doit absorber un produit laxatif spécifiquement conçu pour rendre les parois du côlon parfaitement propres (condition indispensable pour garantir la qualité des résultats de la coloscopie). Il existe trois grandes familles de produits prescrits pour cette préparation : les produits à base de PEG (polyéthylène glycol), les produits à base de NaP (phosphate de sodium) et les produits à base de picosulfate de sodium et de citrate de magnésium. Voici les modalités d'emploi spécifiques de ces différents produits médicamenteux.

- Les produits à base de PEG (*KLEANPREP, FORTRANS, COLOPEG*) : 4 sachets à diluer dans 1 litre d'eau, soit un volume total de 4 litres de solution, à prendre en deux temps. Généralement, débuter les deux premiers litres en 2 heures la veille de l'examen à 16 h ; faire 1 heure de pause et boire les deux derniers litres en 2 heures également. Si l'examen est programmé l'après-midi, il est recommandé de boire 3 litres de PEG la veille et prendre 1 à 2 litres le matin de la coloscopie (en moins de 2 heures) et en restant à jeun au moins 3 heures avant l'intervention.
- Les produits à base de NaP :
  - en solution (*FLEET PHOSPHO SODA*) : deux flacons de 45 mL à prendre la veille de l'examen, à 10 h d'intervalle. Le second flacon doit être bu 6 heures avant l'examen. Pendant les 24 heures qui précédent la coloscopie, le patient doit suivre une diète hydrique : il faut être à jeun d'aliments solides et ne consommer que des boissons, bouillons, et infusions ;
  - le protocole conseillé est le suivant : la veille de la coloscopie, à 8 h 00 et à la place du petit-déjeuner, le patient boit un verre entier de liquide clair, avale de suite le premier flacon de 45 mL suivi d'au moins 250 mL d'eau froide. À midi, à la place du déjeuner, le patient doit boire au moins 750 mL de liquides clairs et le soir, à la place du dîner il boit un verre entier de liquide clair, avale de suite le second flacon de 45 mL suivi d'au moins 250 mL d'eau froide. Il peut continuer de s'hydrater jusqu'à minuit. Si l'examen est programmé l'après-midi, seule une légère collation est autorisée lors du petit-déjeuner la veille de l'examen ;
  - en comprimés (*COLOKIT*) : au total, 32 cp. sont à prendre selon la répartition suivante : la veille de l'examen, prendre 4 cp. avec 250 mL d'eau, 5 fois de suite et toutes les 15 minutes. Puis le jour de l'examen (il est conseillé de commencer à 4 heures du matin), prendre 4 cp. avec 250 mL d'eau toutes les 15 minutes 3 fois de suite (soit 12 cp.).
- Les produits à base de picosulfate de sodium et de citrate de magnésium (*CITRAFLEET, PICOPREP*) : au total 2 sachets de poudre à diluer à prendre à 6 h d'intervalle, chaque sachet est à diluer dans 150 mL d'eau. Le patient doit de plus boire 1,5 à 2 litres de liquides clairs (boissons, tisanes ou bouillons) entre ces deux prises. Il est par exemple conseillé de boire la première solution reconstituée à 20 h, commencer à s'hydrater de liquides clairs dès les premiers effets du produit et prendre le second sachet à 2 h du matin. Le patient doit être à jeun d'aliments solides à minuit et à jeun d'aliments liquides à 5 heures du matin.

• Bilan minimal avant l'examen : bilan d'hémostase (vérifier par ailleurs l'arrêt des anticoagulants et des antiagrégants plaquettaires) et carte de groupe.

• Pour les examens sous anesthésie générale, programmer la consultation d'anesthésie au moins 48 h avant l'examen, une éventuelle prémédication ou antibioprophylaxie selon prescription, et préparer le patient comme pour le bloc opératoire (casaque, pas de maquillage, prothèses dentaires enlevées, perfusé au bras droit).

Préparation du matériel

L'appareil est semblable au gastroscope. Les seules différences sont la longueur et le diamètre du coloscope qui sont plus importants.

Vérifier le coloscope (lumière, insufflation, aspiration), les accessoires (pinces à biopsie, anse diathermique) et autres consommables (gants, gel, pot à biopsie).

Déroulement de l'examen

• Patient installé en décubitus latéral gauche ou dorsal.

• Durée : environ 20 min.

• Toucher rectal avant l'introduction de l'appareil pour lubrifier le canal anal, détecter une lésion et apprécier la qualité de la préparation.
• Introduire l'appareil puis le diriger progressivement, sous le contrôle de la vue, jusqu'au bas-fond cæcal, voire dans la dernière anse iléale.
• Différents gestes thérapeutiques peuvent être réalisés, notamment la résection de polypes : la polypectomie consiste à saisir le polype par son pied comme au lasso grâce à une anse diathermique, un courant passant par l'anse va ensuite permettre la section et la coagulation du pied du polype qui pourra être récupéré pour analyse histologique.

Surveillance après l'examen

Le patient reste en salle de réveil quelques heures pour surveillance (pouls, pression artérielle, température, douleur abdominale) puis peut sortir s'il est accompagné. Selon le geste thérapeutique effectué, une hospitalisation jusqu'au lendemain peut être décidée par le médecin.

Complications

Elles sont estimées à 0,3 % (mortalité de l'ordre de 0,01 %) :
• Hémorragies : essentiellement en cas de polypectomie, immédiate ou différée (chute d'escarre), se manifestant par des rectorragies, d'éventuels signes de choc.
• Perforation : souvent liée à la présence de diverticules (++), d'une colite, d'antécédents de chirurgie abdominale, elle se manifeste par des douleurs abdominales, de la fièvre et un pneumopéritoine à la radiographie de l'abdomen.
Voir Fiche technique, *Échoendoscopie*, p. 457.

FICHE TECHNIQUE

SOINS ET APPAREILLAGE DES STOMIES DIGESTIVES

Objectif

Utiliser un appareil étanche, solide et discret, pour recueillir les selles tout en respectant le capital cutané, tout en permettant une activité physique normale.

Choix du matériel

Il se fait en fonction du type de stomie :
• Colostomie (selles plus ou moins moulées et gaz) : utiliser des poches non vidangeables avec filtre de dégazage et protecteur cutané, soit monobloc (poche et support solidaires) soit bibloc (poche détachable du support).
• Iléostomie (selles liquides et abondantes) : nécessité d'un matériel parfaitement étanche, vidangeable ; protecteur cutané indispensable. Elles sont monobloc ou bibloc.
Il existe différents diamètres à adapter aux dimensions de la stomie.

Technique de soins

• Matériel : poche et support, gants non stériles, savon de Marseille, compresses non stériles, protecteur cutané, sac poubelle.
• Technique : elle peut être réalisée seul à l'aide d'une glace ; soin non stérile. Ôter la poche usagée, vérifier le support et le changer si besoin, ôter les matières adhérentes à la stomie, nettoyer la peau péristomiale (eau et savon), sécher (+++), utiliser une pâte stomadhésive si la peau est irritée, ajuster le diamètre de la poche (monobloc) ou du support (bibloc) à celui de la stomie. Enfin, replacer stomie et poche.

FICHE PHARMACOLOGIE

SANG DANS LES SELLES (RECHERCHE DE)

■ **Réaction peroxydasique de l'hémoglobine**

HÉMOCCULT II					
Mise en évidence de sang dans les selles	30 plaquettes 100 plaquettes			NR NR	
	3 plaquettes			NR	
HÉMOCCULT II unitaire					
Mise en évidence de sang dans les selles	3 plaquettes			NR	

Propriétés

Recherche d'hémoglobine dans les selles par une réaction peroxydasique de l'hémoglobine.

Indications

Dépistage des polypes et cancers colorectaux chez les patients asymptomatiques de plus de 40 ans.

Les patients ayant des facteurs de risque importants (antécédents familiaux, symptômes évocateurs) doivent être explorés par des techniques endoscopiques.

Précautions d'emploi

Éviter de consommer de la viande, des betteraves, des navets, des médicaments contenant du fer, de l'**acide ascorbique**, de l'**aspirine** ou des **AINS** afin de réduire le risque de fausse positivité du test.

Éviter de pratiquer le test en période menstruelle.

> Il s'agit d'un test qui doit être utilisé dans des campagnes de dépistage de masse. Il ne doit pas être proposé à titre individuel par un médecin à son patient en dehors de ces campagnes. En effet, le test est :
> • peu sensible : 50 % des cancers ne sont pas dépistés (nombre élevé de faux négatifs) ;
> • peu spécifique : environ 50 % de tests faussement positifs.
> Néanmoins, il est socioéconomiquement satisfaisant dans le cadre de campagnes de dépistage de masse.

DIVERTICULOSE

FICHE MALADIE

DÉFINITIONS

Cette maladie acquise voit sa prévalence augmenter avec l'âge. Elle est l'affection organique colique la plus fréquente dans la population occidentale : 50 % à 80 ans.

▶ Diverticule

Hernie acquise de la muqueuse et de la sous-muqueuse à travers la musculeuse.

▶ Diverticulose colique

État asymptomatique caractérisé par la présence de diverticules sur la paroi du côlon en nombre très variable.

▶ Diverticulite

Inflammation ou infection aiguë d'un diverticule.

Sigmoïdite diverticulaire

Diverticulite associée à des remaniements inflammatoires dans la graisse du méso-sigmoïde.

CAUSES ET MÉCANISMES

Les topographies préférentielles sont sigmoïdienne (80-85 %) et colique gauche.

Les diverticules sont des hernies acquises de la muqueuse et de la sous-muqueuse à travers les couches musculaires.

DIAGNOSTIC

SIGNES CLINIQUES

Souvent asymptomatique.

Les circonstances du diagnostic peuvent être fortuites lors d'un examen radiologique ou endoscopique, en rapport avec des symptômes tels que douleur abdominale, troubles du transit (plus souvent témoins d'une colopathie fonctionnelle), ou en rapport avec la survenue de complications :

- Diverticulite (ou sigmoïdite diverticulaire) : elle associe des douleurs souvent localisées en fosse iliaque gauche, voire une défense avec toucher rectal douloureux, témoignant de signes d'irritation péritonéale, des troubles du transit à type de diarrhée et une hyperthermie. En l'absence de traitement, l'évolution peut se faire soit vers l'abcédation, la fistulisation et/ou la péritonite, soit vers une cicatrisation spontanée sur un mode sténosant.
- Hémorragie diverticulaire : elle se manifeste la plupart du temps sous la forme de rectorragies d'abondance variable, souvent favorisées et aggravées par la prise d'*ASPIRINE*, *AINS* ou *anticoagulant*. Elle correspond à l'érosion d'un vaisseau au niveau du collet diverticulaire.

EXAMENS COMPLÉMENTAIRES

Biologie

Normale en dehors d'une complication ; hyperleucocytose en cas de complication infectieuse (hémocultures). Prélever groupe-Rhésus et recherche d'agglutinines irrégulières.

Examen endoscopique

La coloscopie montre les orifices diverticulaires, en apprécie le nombre, la taille et la topographie. Elle permet d'exclure une autre pathologie à l'origine d'éventuels symptômes. Elle sera réalisée avec prudence compte tenu du risque de perforation.

Examen radiologique

- Scanner abdominal : examen de référence pour le diagnostic de sigmoïdite diverticulaire, il montre un épaississement pariétal et des remaniements inflammatoires de la graisse péricolique.

DIVERTICULES DE L'INTESTIN GRÊLE

Diverticule de Meckel

Localisation iléale, 60 à 80 cm en amont de la valvule de Bauhin, sur le bord anti-mésentérique.

Muqueuse intradiverticulaire soit iléal (45 % des cas) soit hétérotopique (gastrique, 85 %).

Vascularisé par une branche terminale de l'artère mésentérique supérieure.

Révélé par des complications (chez un sujet jeune) : saignement digestif, occlusion intestinale, pseudo-appendicite aiguë, péritonite généralisée, douleurs abdominales (ulcération), abcès, voire tumeurs (carcinoïde, adénocarcinome, lymphome).

Diagnostic :

- Scanner.
- Transit du grêle.
- Laparotomie exploratrice.

Traitement : seulement si symptomatique, par exérèse chirurgicale.

GASTROENTÉROLOGIE-HÉPATOLOGIE

Diverticule du grêle proximal

Localisation souvent sur le bord interne du 2e duodénum.
Révélé fortuitement ou par malabsorption (colonisation bactérienne chronique du grêle) ou complications (hémorragie, perforation, occlusion, infection, atteinte biliopancréatique).
Diagnostic radiologique, opératoire et endoscopique.
Traitement : en cas de complication, par exérèse chirurgicale ou électrocoagulation endoscopique si hémorragie.

TRAITEMENT

La diverticulose non compliquée ne nécessite pas de traitement particulier, en dehors d'un traitement purement symptomatique.
Traitement de la sigmoïdite diverticulaire :

- Prise en charge en hospitalisation en milieu médico-chirurgical.
- Associe le jeun à une réhydratation hydroélectrolytique, une antibiothérapie par voie parentérale, un traitement antalgique et antispasmodique et, parfois, une prise en charge chirurgicale est indiquée en cas de complications, d'une résistance au traitement médical, de 2e poussée quel que soit l'âge ou dès la 1re poussée avant 50 ans et, enfin, après une poussée chez un patient immunodéprimé ou obèse chez qui une récidive pourrait être fatale.

FICHE INFIRMIÈRE

EXAMENS

La coloscopie sera pratiquée à distance. Si elle est impossible, on peut pratiquer un scanner du côlon (coloscanner) ou un lavement baryté est un examen qui consiste à injecter dans le rectum et le côlon, un produit opaque aux rayons X, la baryte ou un produit hydrosoluble, puis à prendre des clichés radiographiques en variant l'orientation des rayons. Même s'il est désagréable, l'examen n'est pas douloureux. Une sensation de ballonnement peut être ressentie, parfois des petits maux de ventre.

SURVEILLANCE DU TRAITEMENT

En cas de complication infectieuse, l'instauration d'un traitement médical doit conduire à la disparition des symptômes (retour à l'apyrexie, régularisation du transit, disparition des douleurs abdominales).

ÉDUCATION ET CONSEILS

Rassurer le patient âgé sur la banalité d'une diverticulose, tout en sachant reconnaître une éventuelle complication.
Informer le patient sur l'absence de traitement spécifique en cas de diverticulose non compliquée.

FICHE TECHNIQUE

COLO-SCANNER OU COLOSCOPIE VIRTUELLE

Définition

Le colo-scanner est un examen radiologique utilisant les rayons X, un produit de contraste et l'insufflation d'air ou de CO_2 pour obtenir une vision endoluminale du côlon. À partir d'un scanner et d'un logiciel spécifique, les images en coupes du côlon sont assemblées et éditées en 3 dimensions, donnant les résultats d'« une coloscopie virtuelle ». Cet examen est uniquement à visée diagnostique et est indiqué lorsque la coloscopie est contre-indiquée ou en cas de refus du patient, pour la recherche de polypes ou le dépistage de tumeurs à un stade précoce. Il dure environ 30 minutes.

Préparation du patient

La veille de l'examen

• Prévoir un dosage de créatinémie (résultat indispensable pour l'injection de produit de contraste iodé par voie IV).

• Le patient doit suivre la même préparation que pour une coloscopie : un régime sans résidus les 3 jours qui précèdent l'examen et l'absorption de produit laxatif spécifique pour coloscopie (cf. Fiche technique, p. 439).

Le jour de l'examen

• Être à jeun strict 3 h avant l'examen.
• Revêtir le patient d'une casaque à usage unique.
• Poser un cathéter veineux périphérique obturé pour :
– l'administration IV d'antispasmodique pour réduire le flou des images à réaliser lié au péristaltisme intestinal ;
– l'administration IV de produit de contraste iodé.
• Installer le patient en décubitus dorsal sur le lit du scanner.
• Poser une canule au niveau du rectum pour insuffler de l'air ou du CO_2 lors de l'examen.

Déroulement de l'examen

Le patient est allongé sur le dos sur la table d'examen qui se déplace au centre de l'anneau composant le scanner et émettant les rayons X. Le scanner est relié à un poste de travail informatique qui traite les données pour les émettre en 3D. Au cours de l'examen, il est demandé au patient de s'allonger d'abord sur le dos puis sur le ventre et/ou sur le côté afin de bien enregistrer toutes les données de l'abdomen et du bassin. Le patient peut communiquer avec l'équipe de radiologie tout au long de l'examen par le biais de microphones et haut-parleurs.

Conseils

Se montrer rassurant et disponible auprès du patient, être à son écoute et lui expliquer le déroulement de l'examen qui reste non invasif.

HÉMORROÏDES

FICHE MALADIE

DÉFINITION

On dénomme hémorroïdes ou, de préférence, maladie hémorroïdaire, les affections anales résultant de complications liées aux dilatations veineuses normales sous-muqueuses (hémorroïdes internes) ou sous-cutanées (hémorroïdes externes).

CAUSES ET MÉCANISMES

Les plexus hémorroïdaires sont des structures vasculaires normales. Les hémorroïdes résultent d'une hyperpression de ces plexus qui entourent le canal anal. Elles sont formées par la juxtaposition de petites logettes veineuses regroupées en nappe. Cette hypertrophie est due à l'altération du tissu fibroblastique de soutien des plexus qui devient trop lâche.

DIAGNOSTIC

Il est clinique : les symptômes sont principalement liés à l'extériorisation hémorroïdaire, entraînant celle de la muqueuse de la région sus-pectinéale.

Ce sont :

• des douleurs (aiguës et vives en cas de thrombose ; ou chroniques, liées au prolapsus) ou une gêne intermittente, voire un prurit ;
• la souillure du linge ;

GASTROENTÉROLOGIE-HÉPATOLOGIE

• des rectorragies : sang rouge, sans caillot, enrobant mais non mêlé aux selles, survenant après la défécation ;
• une tuméfaction anale spontanée ou à l'effort.

THROMBOSE HÉMORROÏDAIRE

Thrombose hémorroïdaire externe

La thrombose hémorroïdaire externe simple résulte de la formation d'un caillot de quelques millimètres à 2 centimètres. Elle s'accompagne d'un œdème de volume variable, non proportionnel à la taille du thrombus.

Cliniquement, la douleur a un début brutal, elle est intense et continue. Le patient a souvent perçu une tuméfaction douloureuse qui peut empêcher la position assise. La douleur n'est pas augmentée par la défécation.

À l'examen, la lésion est une tuméfaction bleuâtre très douloureuse à la palpation, siégeant à la limite inférieure de la zone cutanée lisse. Elle est souvent entourée d'un œdème qui peut être important.

En l'absence de traitement, la douleur se calme spontanément en 2 à 7 jours, la tuméfaction régresse et laisse place à une marisque.

Thrombose hémorroïdaire interne

Elle est rare, se manifeste par une douleur vive et est perceptible au toucher rectal sous forme de petites masses sphériques douloureuses. La thrombose hémorroïdaire interne peut, très rarement, être prolabée à travers l'anus. C'est le prolapsus étranglé qu'il faut traiter d'urgence (réintégration, AINS, repos, puis hémorroïdectomie).

TRAITEMENT

TRAITEMENT MÉDICAL

• Mesures hygiéno-diététiques : éviter épices et alcool, éviter la constipation (laxatifs si nécessaire), voire la diarrhée, éviter le sédentarisme, hygiène locale.
• Médicaments (traitement de la crise, sans effet à long terme démontré) : veinotoniques, anti-inflammatoires généraux et locaux (type *TITANORÉÏNE* pommade ou suppositoire), antalgiques.

TRAITEMENT INSTRUMENTAL

Réalisé au cours de séances itératives en ambulatoire, sous anuscopie :
• Sclérothérapie : injection d'un produit sclérosant dans la sous-muqueuse au-dessus des hémorroïdes.
• Ligature élastique : strangulation d'un paquet hémorroïdaire par mise en place d'un élastique à sa base, entraînant une nécrose et une élimination de l'hémorroïde.
• Cryothérapie : destruction du paquet hémorroïdaire traité par application d'azote liquide.

TRAITEMENT CHIRURGICAL

Hémorroïdectomie selon la technique de Milligan et Morgan. Ce traitement concerne la thrombose hémorroïdaire interne extériorisée (urgence), les échecs des traitements instrumentaux et les hémorragies répétées et abondantes.

Traitement de la thrombose hémorroïdaire externe

Le traitement de la thrombose hémorroïdaire externe récente et douloureuse est l'extraction du caillot sous anesthésie locale. L'anesthésie locale se fait par l'injection de *XYLOCAÏNE* sous et autour du caillot. L'incision se fait le long des plis radiés, suivie de l'excision des berges, pour éviter leur fermeture précoce, et de l'extraction du caillot, puis du nettoyage de la cavité à la curette.

En cas de thrombose œdémateuse, vue tardivement ou peu douloureuse, on a recours au traitement médical associant **paracétamol**, **AINS** par voie orale et application d'une pommade contenant des **corticoïdes**.

Traitement de la thrombose hémorroïdaire interne

Le thrombus peut être excisé si besoin, mais le traitement est le plus souvent médicamenteux par une pommade aux corticoïdes et des AINS *per os*.

FICHE INFIRMIÈRE

EXAMENS

Prélever un bilan biologique avec numération-plaquettes, temps de coagulation, groupe-Rhésus, recherche d'agglutinines irrégulières en cas de rectorragies importantes.

La réalisation des traitements instrumentaux se fera en ambulatoire, chez un patient détendu, non à jeun, installé sur une table d'examen en position genu-pectorale.

SURVEILLANCE DU TRAITEMENT

SOINS – TRAITEMENT

Administration d'un traitement antalgique selon prescription et à la demande.

EFFICACITÉ DU TRAITEMENT

Vérifier l'amélioration des symptômes sous traitement : sédation des douleurs, arrêt des rectorragies.

ÉDUCATION ET CONSEILS

On rassurera le patient sur la bénignité de la maladie hémorroïdaire.

Cependant, devant des symptômes tels que rectorragies, tuméfaction anale ou gêne/douleur anale, il est impératif de ne retenir le diagnostic de maladie hémorroïdaire, cause de loin la plus fréquente, qu'après avoir éliminé les autres causes, les tumeurs rectocoliques en particulier. Une coloscopie doit donc toujours être envisagée.

FICHE PHARMACOLOGIE

ANTIHÉMORROÏDAIRES LOCAUX – SANS ANESTHÉSIQUES NI CORTICOÏDES

■ **Trimébutine + ruscogénines**

PROCTOLOG					
1 à 2 sup./j après les selles	10 sup.		II	NR	
1 à 2 appl./j après les selles	1 pommade 20 g		II	NR	

■ **Oxyde de zinc**

TITANORÉÏNE					
1 à 2 sup./j après les selles	12 sup.		II	NR	
1 à 2 appl./j après les selles	1 tube crème 40 g		II	NR	

AVEC ANESTHÉSIQUES, SANS CORTICOÏDES

■ **Oxyde de zinc + lidocaïne**

TITANORÉÏNE					
1 à 2 appl./j après les selles	1 pommade 20 g		II	NR	

■ **Quinisocaïne + cétrimide**

RECTOQUOTANE					
1 à 2 appl./j après les selles	1 pommade 20 g		II	NR	

AVEC ANESTHÉSIQUES ET CORTICOÏDES

- **Prednisolone + cinchocaïne**

DELIPROCT					
1 à 2 sup./j après les selles	6 sup.		I	NR	
1 à 2 appl./j après les selles	1 pommade 10 g		I	NR	

Propriétés

Topiques antihémorroïdaires à action anti-inflammatoire (**corticoïdes**), antalgique et antiprurigineuse (anesthésiques) et veinotonique (**ruscogénines**).

Contre-indications

Allergie à l'un des constituants (**lidocaïne** surtout).

Indications

Traitement symptomatique des manifestations douloureuses et prurigineuses anales, en particulier dans la crise hémorroïdaire et les fissures.

Précautions d'emploi

Traitement de courte durée ne dispensant pas d'un traitement spécifique (mesures hygiéno-diététiques, traitement instrumental ou chirurgical).

Ne pas appliquer de **corticoïdes** en cas de lésion infectieuse locale (syphilis, tuberculose, etc.).

Effets indésirables

Réactions allergiques locales (anesthésiques surtout).

FISSURE ANALE

FICHE MALADIE

DÉFINITION

La fissure anale est une ulcération superficielle de la partie distale du canal anal.

CAUSES ET MÉCANISMES

Sa formation est favorisée par une hypertonie du sphincter interne entraînant la déchirure de la muqueuse au cours des efforts de défécation.

DIAGNOSTIC

Il est clinique.

À l'interrogatoire, elle se manifeste le plus souvent par une douleur qui se produit au passage de la selle. Elle peut être très vive. Elle peut disparaître pendant quelques minutes après la selle, puis réapparaître, réalisant un rythme à trois temps. Elle est due à la lésion et, surtout, à une *contraction anale involontaire* pouvant entraîner une constipation par crainte de l'exonération.

Il arrive que la douleur soit une simple gêne ou soit remplacée par un prurit. Une rectorragie est possible, avec ou sans douleur.

À l'examen, le déplissement des plis radiés de l'anus permet de voir la fissure en forme de « raquette » à bords nets, à peine surélevés dans les fissures récentes, à fond rouge. Au stade de fissure chronique, le bord s'épaissit en arrière pour former un capuchon mariscal. Le toucher rectal, même fait avec précautions, peut être très douloureux en raison de la contracture sphinctérienne réflexe et nécessiter une anesthésie locale. La fissure peut être infectée et se prolonger par un petit abcès inter-sphinctérien. Elle siège en général au pôle postérieur de l'anus ; parfois au pôle antérieur chez la femme.

Il conviendra de se méfier d'une fissure n'ayant pas les caractéristiques habituelles :

toute fissure d'aspect inhabituel, indolore, de localisation latérale, remontant dans le canal anal au-dessus de la ligne pectinée, ou associée à une adénopathie inguinale, est suspecte. Elle doit faire pratiquer des prélèvements ou des explorations complémentaires visant à identifier une localisation anale de la maladie de Crohn, une affection vénérienne ou néoplasique, enfin une tuberculose.

TRAITEMENT

TRAITEMENT MÉDICAL (EN PREMIÈRE INTENTION)

Il comporte :

- le ramollissement des selles et la régularisation du transit ;
- la prescription d'antalgiques et de topiques locaux ;
- l'injection sous-fissuraire d'une petite quantité du mélange **quinine-urée** et *XYLOCAÏNE* peut apporter un soulagement rapide, à condition d'être techniquement bien faite.

L'utilisation de dérivés nitrés en applications répétées sur la marge anale ou l'injection de toxine botulique intrasphinctérienne sont en cours d'évaluation clinique.

TRAITEMENT CHIRURGICAL

Le traitement radical est chirurgical, sous anesthésie locorégionale ou générale. Il consiste en une sphinctérotomie interne pour supprimer l'hypertonie.

FICHE INFIRMIÈRE

EXAMENS

La réalisation des traitements instrumentaux se fera en ambulatoire, chez un patient détendu, non à jeun, installé sur une table d'examen en position genu-pectorale.

SURVEILLANCE DU TRAITEMENT

SOINS – TRAITEMENT

Administration d'un traitement antalgique et laxatif selon prescription et à la demande.

EFFICACITÉ DU TRAITEMENT

Vérifier la sédation des douleurs sous traitement.

ÉDUCATION ET CONSEILS

On rassurera le patient sur la bénignité de la maladie.

Cependant, il ne faudra pas omettre une autre pathologie sous-jacente en cas d'aspect inhabituel, et réaliser les examens nécessaires.

FICHE PHARMACOLOGIE

SCLÉROSANTS HÉMORROÏDAIRES

■ Quinine-urée

KINURÉA H					
Hémorroïdes : inj. sous-muqueuse de 1 à 5 mL tous les 15 j, x 2 à 3 Fissure : inj. sous-fissuraire de quelques gttes	6 amp. 5 mL	10,71	I	30 %	1,79

Propriétés

Produit sclérosant utilisé pour la sclérose des hémorroïdes en ambulatoire.

Indications

Saignement d'origine hémorroïdaire.

Fissure anale jeune.

Contre-indications

Grossesse.
Intolérance à la **quinine**.
Anus douloureux.

Précautions d'emploi

Hémorroïdes : traitement réservé aux hémorroïdes internes.
Traitement réservé aux fissures jeunes non infectées ; 2 à 3 gttes de produit suffisent.
Une anesthésie locale avec au moins 6 à 8 mL de **lidocaïne** à 1 % doit toujours précéder l'injection.
Éviter les scléroses chez les patients sous anticoagulants.
Éviter la répétition des séances de sclérose qui témoignent d'une inefficacité de la technique.

Effets indésirables

Douleur au point d'injection.
Sensation de corps étranger intra-rectal.
Rectorragies.
Atteinte cochléovestibulaire avec bourdonnement d'oreille, hypoacousie, vertiges.

PANCRÉATITE

PANCRÉATITE AIGUË

FICHE MALADIE

DÉFINITION

Inflammation aiguë du pancréas, caractérisée par une douleur abdominale vive associée à une élévation des enzymes pancréatiques sanguines.

CAUSES ET MÉCANISMES

L'alcool et la lithiase biliaire représentent 80 % des causes de pancréatite aiguë. Parmi les 20 % restant, citons certains médicaments (par exemple : **furosémide**, *LASILIX* ; **mésalazine**, *PENTASA*), les causes métaboliques (hypercalcémie, hypertriglycéridémie), obstructives (cancer du pancréas, ampullome vatérien) ou infectieuses (oreillons).

Quel que soit le mécanisme, on assiste à une activation des enzymes pancréatiques provoquant :

- au début, un œdème intrapancréatique avec infiltrat à polynucléaires et stéatonécrose péri-glandulaire ;
- quand l'inflammation progresse, on aboutit à une nécrose de la glande pancréatique, associée ou non à un foyer hémorragique.

Cet épanchement (tissu nécrosé ± sang + suc pancréatique) fuse en coulées dans l'abdomen jusqu'au pelvis, voire traverse le diaphragme pour envahir la plèvre ou le médiastin. Ces coulées peuvent régresser totalement, se collecter en pseudokystes, se fistuliser, éroder un vaisseau, s'infecter.

DIAGNOSTIC

SIGNES CLINIQUES

Douleur

Elle est épigastrique, très intense, irradiant souvent dans le dos, induisant une position en chien de fusil, parfois accompagnée de nausées, vomissements, arrêt des gaz, voire de signes généraux dans les formes graves (agitation, anxiété, coma ; cyanose et polypnée ; choc avec extrémités froides, pouls filant, hypotension artérielle).

Examen clinique

L'épigastre est sensible ; il y a un léger météorisme mais présence initiale des bruits intestinaux.

Secondairement, en cas de pancréatite sévère : iléus paralytique (disparition des bruits hydroaériques), masse épigastrique, ascite, épanchement pleural, syndrome de détresse respiratoire aiguë, hyperthermie, anurie.

On recherche des signes évoquant une étiologie : signes d'hépatopathie alcoolique, ictère, douleur biliaire.

EXAMENS COMPLÉMENTAIRES

Biologie

• Marqueurs diagnostiques : élévation dans le sang des enzymes pancréatiques (hyperlipasémié 3 ; l'amylasémie ne doit plus être dosée).

• Marqueurs pronostiques : hyperleucocytose, hyperglycémie, hypocalcémie, augmentation des transaminases (surtout les ASAT), hypoxémie, élévation des paramètres de l'inflammation (CRP).

• Marqueurs étiologiques : élévation des transaminases (ALAT), de la bilirubine et des phosphatases alcalines ; hypertriglycéridémie ; hypercalcémie, γ-GT.

Imagerie

• Radiographie standard : radiographie pulmonaire, abdomen sans préparation.

• Échographie abdominale : elle est souvent difficile, car le pancréas est un organe profond et il existe souvent des interpositions gazeuses. Elle visualise également une lithiase vésiculaire, cholédocienne, une dilatation des canaux biliaires.

• Scanner abdominal : meilleur examen, il permet l'évaluation précise de la gravité, le dépistage d'éventuelles complications. Il doit être réalisée entre le 48e et la 72e heure.

• Le bili-IRM et l'échoendoscopie permettent de rechercher une lithiase biliaire ou une tumeur lorsque les autres examens sont négatifs.

• La cholangio-pancréatographie rétrograde par voie endoscopique (CPRE) est réalisée que dans un but thérapeutique pour extraire des calculs dans le cholédoque.

TRAITEMENT

TRAITEMENT SYMPTOMATIQUE

• Suppression de toute alimentation orale (afin de réduire la sécrétion pancréatique).

• Hydratation parentérale.

• Antalgiques.

• Sonde naso-gastrique : en cas de vomissements ou de douleurs mal soulagées par les antalgiques.

Traitement des complications en cas de pancréatite grave

• Correction des désordres hydroélectrolytiques.

• Nutrition parentérale ou entérale en site jéjunal (pour éviter la stimulation pancréatique).

• Remplissage vasculaire.

• Oxygénothérapie, voire ventilation artificielle en cas de détresse respiratoire.

• Drainage chirurgical des coulées surinfectées ou dérivation chirurgicale de pseudokystes.

TRAITEMENT ÉTIOLOGIQUE

En cas de pancréatite lithiasique

Dans la majorité des cas, le calcul s'évacue spontanément.

Si le calcul est toujours présent, assurer la liberté de la voie biliaire principale par cholangiopancréatographie rétrograde endoscopique et sphinctérotomie endoscopique (section du sphincter d'Oddi pour permettre l'extraction lithiasique).

Réaliser secondairement une cholécystectomie pour éviter les récidives (tout geste chirurgical devra être réaliser à distance de la pancréatite aiguë).

En cas de pancréatite alcoolique

Sevrage ferme et définitif des boissons alcoolisées pour éviter, d'une part, les récidives et, d'autre part, une pancréatite chronique.

PRONOSTIC

L'évolution dépend de la gravité :

• Mortalité nulle en cas de pancréatite aiguë œdémateuse, mais de 40 % en cas de pancréatite nécrotico-hémorragique.

• Évolution favorable avec disparition rapide des douleurs, normalisation du bilan biologique et restitution *ad integrum* en cas de pancréatite bénigne.

• Survenue de complications en cas de pancréatite nécrotico-hémorragique :
  – complications précoces : collapsus cardiovasculaire, syndrome de détresse respiratoire aiguë, hypoglycémie, hypocalcémie, insuffisance rénale ;

– complications tardives : abcès ou infection des coulées de nécrose, destruction tissulaire (fistule, hémorragie), formation de pseudo-kystes.

FICHE INFIRMIÈRE

EXAMENS

Échoendoscopie par voie haute : *cf.* Cancer de l'œsophage, p. 380.

Cholangiopancréatographie rétrograde endoscopique : *cf.* Fiche technique, *chapitre* Lithiase biliaire, p. 461.

SURVEILLANCE DU TRAITEMENT

SOINS – TRAITEMENT

Mise en place d'une voie veineuse périphérique pour réhydratation (patient à jeun) et éventuellement d'une sonde d'oxygène et d'une sonde naso-gastrique (*cf.* Fiche technique, *chapitre* Hémorragie digestive haute, p. 501).

Si le jeun doit se prolonger (> 7 jours), une nutrition artificielle sera habituellement prescrite soit parentérale sur voie veineuse centrale, soit entérale sur sonde naso-jéjunale (mise en place en radiologie interventionnelle ou per-endoscopique).

Administrer le traitement antalgique selon les prescriptions et les besoins du patient.

EFFICACITÉ DU TRAITEMENT

S'assurer de l'efficacité du traitement antalgique (échelle EVA).

Vérifier l'absence de survenue de complications, telles qu'hémorragie digestive, détresse respiratoire, infection, hypoglycémie (surveillance des glycémies capillaires).

EFFETS INDÉSIRABLES

Vérifier le débit correct de perfusion, la voie veineuse centrale (débit, pansement) et éventuellement la bonne position de la sonde naso-gastrique ou jéjunale.

En cas de traitement antalgique morphinique, surveiller la survenue éventuelle d'effets indésirables (constipation, nausées voire vomissements, confusion, surdosage marqué par une dépression respiratoire, myosis).

ÉDUCATION ET CONSEILS

Expliquer au patient la nécessité de respecter le jeûne qui constitue la base du traitement.

Motiver le patient afin d'obtenir un sevrage de l'intoxication alcoolique.

PANCRÉATITE CHRONIQUE

FICHE MALADIE

DÉFINITION

La pancréatite chronique est une inflammation progressive et continue donnant naissance à des altérations morphologiques (sclérose pancréatique plus ou moins calcifiée) et à une perte irréversible des fonctions pancréatiques exocrine et endocrine.

CAUSES ET MÉCANISMES

L'alcool est responsable de plus de 90 % des pancréatites chroniques dans nos pays ; la survenue d'une pancréatite chronique est liée à la durée (de l'ordre de 15-17 ans chez l'homme et 12 ans chez la femme) et à l'importance de la consommation d'alcool.

Autres causes :

- obstacle sur le canal pancréatique principal (pancréatite chronique obstructive) ;
- hypercalcémie (hyperparathyroïdie) ;
- pancréatite héréditaire ;

• malnutrition protéino-lipidique (pancréatite tropicale) : cause très fréquente dans les pays intertropicaux survenant chez les sujets jeunes.

On distingue deux types de pancréatite chronique :

• la *pancréatite chronique obstructive* : obstacle à l'écoulement du suc pancréatique provoquant une dilatation uniforme d'amont du canal de Wirsung, une atrophie et une fibrose du parenchyme (par exemple, ampullome, sténose oddienne, pancréas divisum) ;

• la *pancréatite chronique calcifiante* : formation de calculs dans les canaux pancréatiques. La pancréatite chronique calcifiante (Occident) et la pancréatite tropicale (région équatoriale) en sont les deux principales formes.

DIAGNOSTIC

SIGNES CLINIQUES

La symptomatologie est marquée par la douleur dans un premier temps, puis par les signes en rapport avec une insuffisance pancréatique ou par des complications dans un second temps. Parfois, la pancréatite chronique se manifeste initialement par un accès de pancréatite aiguë. Il s'agit souvent d'hommes d'âge aux alentours de 40 ans.

Douleur

Elle est souvent intense, épigastrique à irradiation dorsolombaire, calmée par l'antéflexion et par l'*ASPIRINE* — mais le recours aux morphiniques est fréquent —, exacerbée par la position couchée et, surtout, par la prise d'alcool en quantité excessive ; d'une durée souvent supérieure à 24 h, évoluant par crises douloureuses.

Amaigrissement

Il est fréquent mais inconstant, survenant par restriction alimentaire volontaire (à but antalgique) ou par maldigestion (et donc malabsorption) ou diabète insulinoprive.

Ictère (25 % des cas)

Il est soit fugace (contemporain d'une poussée aiguë), soit prolongé, suggérant une compression par un faux kyste dans la tête du pancréas ou par engainement dans le tissu de sclérose pancréatique (du fait du rapport étroit entre tête du pancréas et cholédoque).

Diarrhée graisseuse (stéatorrhée)

Elle est due à la malabsorption lipidique liée à l'insuffisance pancréatique exocrine.

Examen clinique

L'examen clinique est relativement pauvre : sensibilité accrue au niveau de l'étage sus-ombilical de l'abdomen (épigastre, hypocondre gauche, sus-ombilicale droite) ; masse traduisant la présence d'un faux kyste ; stigmates d'alcoolisme chronique.

EXAMENS COMPLÉMENTAIRES

Examens biologiques

• Enzymes pancréatiques (lipase, amylase) augmentées au moment des poussées.

• Cholestase (phosphatases alcalines, bilirubine) en cas d'atteinte de la voie biliaire principale ou en cas de lésions associées hépatiques chez l'alcoolique.

• Hyperglycémie spontanée ou provoquée.

• Stigmates biologiques de malabsorption : déficits protéiques, lipidiques et vitaminiques (baisse du temps de prothrombine par carence en vitamine K).

• Stigmates d'alcoolisme chronique.

• Stéatorrhée : dosage des graisses dans les selles après régime adapté.

Examens morphologiques

• Échographie et scanner abdominal : modification de volume et de structure du pancréas, présence d'un faux kyste éventuellement compliqué, présence de calcifications, retentissement sur les voies biliaires et sur les vaisseaux (thrombose splénique, portale).

• Pancréatographie rétrograde endoscopique (*cf.* Fiche technique, *chapitre* Lithiase biliaire, p. 461) : elle retrouve les anomalies des canaux pancréatiques (irrégularités, dilatations et sténoses, calcul canalaire).

• Échoendoscopie pancréatique : elle visualise les remaniements pancréatiques du parenchyme et des canaux caractéristiques, mais l'examen est souvent rendu difficile du fait de la présence de calcifications. C'est l'examen essentiel pour la recherche d'un cancer de la tête du pancréas.

• Cholangiopancréatographie par résonance magnétique (wirsungo-IRM) : elle permet la visualisation par méthode non invasive des anomalies des canaux pancréatiques.

TRAITEMENT

TRAITEMENT MÉDICAL

• Antalgiques en cas de douleurs (jusqu'aux morphiniques parfois, mais il y a alors risque de toxicomanie ; alcoolisation splanchnique par voie percutanée).

• Administration d'enzymes pancréatiques (par exemple, *CRÉON*).

• Régime : apport calorique suffisant obtenu soit par supplémentation orale (type compléments nutritionnels) soit par nutrition entérale sur sonde naso-gastrique ou gastrostomie endoscopique percutanée.

• Insulinothérapie en cas de diabète.

• Traitement des poussées aiguës : *cf.* Pancréatite aiguë, p. 448.

TRAITEMENT ENDOSCOPIQUE

• Drainage des kystes par voie transdigestive.

• Sphinctérotomie endoscopique, associée parfois à la mise en place d'une prothèse dans le canal de Wirsung et/ou à une lithotripsie (destruction des calculs par ondes).

TRAITEMENT CHIRURGICAL

• Dérivation biliaire (anastomose cholédoco-jéjunale), digestive (gastroentérostomie), kystique (anastomose kysto-jéjunale).

• Dérivation du Wirsung, voire exérèse d'une portion du pancréas.

PRONOSTIC

ÉVOLUTION

Au début de la maladie, on assiste à la survenue fréquente de poussées de pancréatite aiguë.

Puis, après 5 à 10 ans d'évolution, les poussées s'espacent ; le risque de pseudokystes est important.

Après 10 ans d'évolution, survient :

• une insuffisance pancréatique exocrine : mauvaise digestion des aliments par réduction de la production de suc pancréatique, entraînant une malabsorption des nutriments ; responsable d'une diarrhée graisseuse (confirmation par dosage de la stéatorrhée) et d'un amaigrissement ;

• une insuffisance pancréatique endocrine, à un stade terminal, responsable d'un diabète insulinorequérant.

COMPLICATIONS

• Poussée de pancréatite aiguë (parfois le diagnostic différentiel est difficile à faire entre pancréatite chronique douloureuse et pancréatite aiguë œdémateuse).

• Faux kyste compliqué. Ils sont de 2 types : kystes nécrotiques (consécutifs à une pancréatite aiguë nécrotico-hémorragique) et kystes rétentionnels (en amont des canaux obstrués) ; il y a risque d'hémorragie intrakystique, de surinfection, de compression des organes de voisinage (compression du cholédoque, compression gastroduodénale) ou de fistulisation responsable d'une ascite ou d'un épanchement pleural riche en enzymes pancréatiques.

• Thrombose des veines splénique et/ou porte (non seulement possible par compression mais également via un foyer local inflammatoire), responsable d'une hypertension portale segmentaire ou généralisée.

• Hémorragie digestive par ulcère duodénal, wirsungorragies, rupture de varices œsophagogastriques par hypertension portale segmentaire ou généralisée.

FICHE INFIRMIÈRE

EXAMENS

Dosage de graisses dans les selles (stéatorrhée) : il consiste à recueillir les selles sous régime adapté avec apport quantifié de graisses dans l'alimentation.
Réalisation d'une cholangio-pancréatographie rétrograde endoscopique (*cf.* Fiche technique, *chapitre* Lithiase biliaire, p. 461) ou d'une échoendoscopie haute (*cf.* Cancer de l'œsophage, p. 380).

SURVEILLANCE DU TRAITEMENT

SOINS – TRAITEMENT

- Administration d'un schéma insulinique selon les glycémies capillaires en cas de diabète insulinoprive.
- Administration d'un traitement antalgique selon les prescriptions et les besoins du patient.
- Administration d'une assistance nutritionnelle soit orale, de type compléments nutritionnels, soit entérale sur sonde naso-gastrique ou, parfois, si la nutrition est prévue pour un délai de plus d'un mois, gastrostomie percutanée endoscopique (sonde d'alimentation dans l'estomac passant à travers la paroi abdominale mise en place par voie endoscopique).

EFFICACITÉ DU TRAITEMENT

Vérifier la reprise du poids et la normalisation des selles (disparition de la diarrhée graisseuse) sous apport d'enzymes pancréatiques type *CRÉON*, plus ou moins associé à un support nutritionnel.
Vérifier la parfaite sédation des douleurs sous traitement antalgique.

EFFETS INDÉSIRABLES

Surveillance étroite de la glycémie capillaire chez les patients sous insuline.
En cas de traitement antalgique morphinique, surveiller la survenue éventuelle d'effets indésirables (constipation, nausées voire vomissements, confusion, surdosage marqué par une dépression respiratoire, myosis).

ÉDUCATION ET CONSEILS

Motiver le patient afin d'obtenir un sevrage de l'intoxication alcoolotabagique.
Expliquer au patient les différentes classes de traitement antalgique pour permettre une sédation efficace des douleurs, le rassurer quant aux effets indésirables des morphiniques, souvent transitoires (en dehors de la constipation), et expliquer les moyens d'évaluation de la douleur (échelle EVA).

FICHE PHARMACOLOGIE

EXTRAITS PANCRÉATIQUES

■ **Poudre de pancréas**

CRÉON					
2 à 3 gél. au cours des repas À adapter au degré de malabsorption	60 gél. 12 000 U de lipase	12,82		65 %	0,21
	100 gél. 12 000 U de lipase	HOP			
	120 gél. 12 000 U de lipase	22,90		65 %	0,19
	60 gél. 25 000 U de lipase	20,66		65 %	0,34
	100 gél. 40 000 U de lipase			NR	

EUROBIOL					
6 gél. ou 8 à 12 c-mes. au cours des repas À adapter au degré de malabsorption	90 gél. 25 000 U de lipase	32,21		65 %	0,36
	100 gél. 25 000 U de lipase	34,50		65 %	0,35
	105 c-mes. 12 500 U/dose (fl. 20 g)	18,57		65 %	0,18

Propriétés

Extraits de pancréas apportant les activités enzymatiques pancréatiques nécessaires à la digestion (activités lipolytique, amylolytique et protéolytique). Les spécialités en gélules sont gastrorésistantes, évitant une destruction des enzymes par l'acidité gastrique.

Indications

Insuffisance pancréatique exocrine : pancréatite chronique, mucoviscidose, séquelles de gastrectomie et de pancréatectomie.

Précautions d'emploi

Risque de troubles digestifs chez les sujets ayant une hypersensibilité aux extraits pancréatiques.

Ouvrir les gélules en cas de gastrectomie.

Deux à trois mois de traitement sont nécessaires pour obtenir l'efficacité optimale. La posologie peut être exceptionnellement augmentée en cas de stéatorrhée rebelle ; un traitement antisécrétoire complémentaire peut être utile.

TRIGLYCÉRIDES À CHAÎNE MOYENNE

Triglycérides à chaîne moyenne (TCM)

LIPROCIL					
1,2 g/kg de poids/j à inclure dans la quantité de lipides prévue dans le régime	1 fl. 1 L			NR	

Participation TIPS pour la mucoviscidose : 17,6 €/boîte

Propriétés

Triglycérides à chaîne moyenne. Ils sont absorbés directement par l'intestin sans nécessiter une hydrolyse par les enzymes pancréatiques.

Indications

Apport lipidique :

- troubles de l'absorption des graisses : mucoviscidose, insuffisance pancréatique exocrine ;
- exceptionnelles hyperlipidémies de type I.

Précautions d'emploi

Ne pas chauffer à plus de 130 °C.

Fractionner les doses.

Ne pas dépasser 40 % de l'apport énergétique total du régime.

CANCER DU PANCRÉAS

FICHE MALADIE

DÉFINITION

Cette tumeur du pancréas correspond dans la très grande majorité des cas à un adénocarcinome (près de 90 % des tumeurs pancréatiques non endocrines) dont la présentation clinique est hétérogène en fonction de la localisation de la lésion.

Le cancer du pancréas représente, avec environ 3 500 nouveaux cas par an en France, 10 % des cancers digestifs, 2 % de tous les cancers et la 7e cause de décès par cancer en France.

Il touche plutôt les hommes (sex-ratio : 2/1) après 40 ans.

CAUSES ET MÉCANISMES

Il n'existe pas d'étiologie proprement reconnue, mais on distingue habituellement la pancréatite chronique et le tabac comme étant des facteurs de risque.

DIAGNOSTIC

SIGNES CLINIQUES

Les symptômes apparaissent souvent à un stade tardif, ce qui explique en partie le mauvais pronostic.

• Ictère : il concerne les localisations céphaliques (70 % des cas), par compression de la partie intrapancréatique de la voie biliaire principale ; souvent responsable d'un prurit. L'examen peut retrouver une grosse vésicule par dilatation de l'arbre biliaire.

• Douleur abdominale : habituellement elle est épigastrique à irradiation dorsale par envahissement des plexus nerveux cœliaques.

• Altération de l'état général, en raison d'une évolution souvent ancienne au moment du diagnostic, avec amaigrissement très fréquent. Cette altération est aggravé par l'existence d'un ictère.

• Autre : diarrhée, diabète, ascite par extension péritonéale (carcinose), palpation d'une masse épigastrique, d'une hépatomégalie tumorale, d'une adénopathie.

EXAMENS COMPLÉMENTAIRES

Biologie

En cas de compression de la voie biliaire, le bilan hépatique sera perturbé avec apparition d'une cholestase ictérique ; le suivi de la maladie par le marqueur tumoral CA 19.9 est habituellement utilisé.

Imagerie

À visée diagnostique et dans le cadre du bilan d'extension préthérapeutique :

• échographie abdominale : visualisation de la tumeur, des voies biliaires, d'une ascite, d'adénopathies ;

• scanner pancréatique et hépatique, ou cholangio-wirsungo-IRM afin d'apprécier l'extension locorégionale de la tumeur ;

• radiographie pulmonaire à la recherche de métastases pulmonaires.

Ce bilan sera complété, lorsque la lésion paraît résécable et si le patient est opérable, par :

• une échoendoscopie pancréatique qui visualise les petites tumeurs et l'extension locale et permet en outre la réalisation d'une ponction échoguidée ;

• un scanner thoracique à la recherche de métastases pulmonaires ;

• un bilan d'opérabilité orienté par les antécédents, l'examen clinique et la consultation d'anesthésie : état nutritionnel, respiratoire et cardiaque.

Confirmation anatomopathologique

La réalisation d'une biopsie est nécessaire pour confirmation histologique du diagnostic. En l'absence d'un abord percutané possible (volumineuse tumeur, métastases), il faudra aborder la tumeur par ponction à l'aiguille par voie transduodénale ou transgastrique sous repérage échoendoscopique.

GASTROENTÉROLOGIE-HÉPATOLOGIE

TRAITEMENT

TRAITEMENT À VISÉE CURATIVE

Seule la chirurgie peut permettre la guérison. Elle s'adresse aux tumeurs apparemment extirpables (moins de 10 % des cas) chez les patients dont le terrain ne contre-indique pas l'intervention :

• laparotomie exploratrice (éventuellement précédée d'une cœlioscopie) sans exérèse en cas de métastases hépatiques, de carcinose péritonéale ou d'adénopathies tumorales à distance de la tumeur (cœliaques ou inter-aortico-caves), passées inaperçues aux examens précédents ;

• pancréatectomie partielle adaptée au siège de la tumeur (duodéno-pancréatectomie céphalique ou spléno-pancréatectomie caudal) avec curage ganglionnaire.

La chimiothérapie adjuvante repose sur **le 5-fluoro-uracile** et l'acide folinique sur le *GEMZAR*.

TRAITEMENT À VISÉE PALLIATIVE

Traitement médical

• Traitement antalgique : on a recours habituellement aux antalgiques de classe II (**tramadol**, *TOPALGIC*) ou *IXPRIM* ou au morphiniques type *SKÉNAN LP* avec interdose d'*ACTISKENAN* ; la radiothérapie à visée antalgique peut être utilisée, de même que les infiltrations par de l'alcool des plexus nerveux péripancréatiques.

• Traitement du prurit : en attendant l'efficacité du drainage biliaire, on peut proposer un traitement chélateur des sels biliaires (**colestyramine**, *QUESTRAN*, 1 sachet 3 fois/j) associé à un antihistaminique H1 de type *POLARAMINE* jusqu'à 6 cp./j).

• Support nutritionnel par voie orale (compléments nutritionnels hypercaloriques de type *FORTIMEL*, parfois complétés par des extraits pancréatiques de type *CRÉON* 25 000 UI 3 fois/j) ou par voie entérale ou parentérale.

• Soutien psychologique : anxiolytiques et antidépresseurs peuvent être utiles.

• Chimiothérapie : utilisant habituellement le *GEMZAR*, elle augmente significativement la survie et le confort des patients métastatiques par rapport au traitement symptomatique. La radiochimiothérapie peut être proposée dans les tumeurs localement avancées.

Traitement endoscopique ou radiologique interventionnel

• En cas d'obstacle tumoral sur les voies biliaires, le drainage biliaire peut être assuré par la mise en place d'une prothèse biliaire par voie rétrograde endoscopique au cours d'une cholangio-pancréatographie rétrograde endoscopique (*cf.* Fiche technique, *chapitre* Lithiase biliaire, p. 461) ou par abord transpariétal sous contrôle radiologique.

• En cas d'obstacle tumoral duodénal, la vidange gastrique peut être assurée par la mise en place d'une prothèse duodénale par voie endoscopique ou sous contrôle radiologique.

• Complications : migration ou obstruction de prothèse, angiocholite.

Traitement chirurgical

On peut pratiquer une anastomose chirurgicale biliodigestive (souvent cholédocojéjunale sur anse montée en « Y ») et gastrojéjunale sur anse en « Y ». Le choix entre la méthode chirurgicale ou endoscopique/radiologique se fera en fonction de l'état général du malade et de l'existence d'une carcinose péritonéale contre-indiquant la chirurgie.

PRONOSTIC

Il est redoutable, avec une médiane de survie tous stades confondus inférieure à 1 an et une survie à 5 ans nulle.

PRÉVENTION

Chez les sujets ayant plusieurs antécédents familiaux de cancer du pancréas, à des âges jeunes, on peut proposer un dépistage par IRM et/ou échoendoscopie.

FICHE INFIRMIÈRE

EXAMENS

Réalisation d'une échoendoscopie haute : *cf.* Cancer de l'œsophage, p. 380.

Réalisation des examens radiologiques : le patient doit habituellement être à jeun dans les 5 h précédant l'examen ; vérifier l'absence d'allergie (nécessitant une prémédication), d'insuffisance rénale et l'arrêt d'un éventuel traitement par biguanides depuis 48 h.

SURVEILLANCE DU TRAITEMENT

SOINS – TRAITEMENT

Réalisation de la chimiothérapie selon procédure.

Administration du traitement antalgique :

- administration IV ou *per os*, continue ou à la demande, d'un antalgique de niveau I ou II.
- administration IV, *per os* ou transdermique continue d'un antalgique de niveau III avec interdoses, selon prescription et besoin du patient.

EFFICACITÉ DU TRAITEMENT

En cas de traitement à visée curative, l'efficacité sera évaluée par la clinique tous les 3 mois puis de manière plus espacée (douleur, ascite, récidive, altération de l'état général) et les examens complémentaires (échographie abdominale, radiographie pulmonaire, voire dosage du CA 19.9) à la recherche d'une récidive.

En cas de traitement à visée palliative, s'assurer de l'efficacité du traitement antalgique (échelle EVA), du traitement endoscopique sur l'ictère ou l'intolérance alimentaire.

EFFETS INDÉSIRABLES

Gestion de la toxicité de la radiothérapie et de la chimiothérapie (*cf.* Chimiothérapie et *cf.* Radiothérapie, *spécialité* Hématologie-Oncologie).

En cas de traitement antalgique morphinique, surveiller la survenue éventuelle d'effets indésirables (constipation, nausées voire vomissements, confusion, surdosage marqué par une dépression respiratoire, myosis).

Vérifier l'absence de complications après un geste endoscopique ou de radiologie interventionnelle.

ÉDUCATION ET CONSEILS

Fractionner les repas chez un patient présentant une substénose duodénale ou porteur d'une prothèse duodénale.

Surveiller la réapparition d'un ictère (conjonctives jaunes, hypercoloration des urines, puis jaunissement cutané) plus ou moins associé à de la fièvre, témoignant d'une infection de la bile (angiocholite) et nécessitant une hospitalisation.

Maintenir un soutien psychologique compte tenu du pronostic souvent sombre à court terme.

FICHE TECHNIQUE

ÉCHOENDOSCOPIE

Matériel

Cet examen consiste en l'introduction d'une sonde d'échographie dans les cavités digestives (tube souple équipé de fibre de verre transmettant les images et la lumière). On utilise un gastroscope qui possède à son extrémité une sonde à ultrasons pour visualiser les organes. L'appareil utilisé s'appelle un échoendoscope.

Indications

Ses indications sont orientées dans le cadre de :

- calculs biliaires, tumeur gastrique, ou duodénale ;
- recherche d'une lésion pancréatique (calcul, tumeur, kyste) ;
- pour réaliser certaines ponctions.

Préparation du malade

La préparation est identique à la fibroscopie gastrique :
- patient à jeun depuis 6 h ;
- ayant eu une consultation d'anesthésie générale 48 h au préalable ;
- sans prothèses ;
- poser une voie d'abord à droite ;
- installé en décubitus latéral gauche.

L'examen se réalise en 30 minutes et nécessite une anesthésie générale.

Surveillance

À l'issue de l'examen, le patient est transféré en salle de réveil 1 à 2 h sous scope.
- La réalimentation sera possible ensuite.
- Les résultats seront communiqués le jour même.

FICHE TECHNIQUE

ÉCHOGRAPHIE ENDORECTALE

Matériel

Cet examen consiste en l'introduction d'un coloscope dans les cavités digestives basses (tube souple équipé de fibre de verre transmettant les images et la lumière qui possède à son extrémité une sonde à ultrasons pour visualiser les organes).

Indications

L'examen se réalise sans anesthésie générale, est indolore et dure 20 minutes.

Il est indiqué pour explorer des pathologies rectales, surveiller une tumeur, une fistule, un abcès, un polype.

Préparation du malade

La préparation est simple :
- patient ne nécessitant pas d'être à jeun ;
- réaliser préalablement des lavements évacuateurs : un la veille, un le matin de l'examen et un dernier lavement 2 h avant l'examen ;
- installer le patient en décubitus dorsal.

Le diagnostic est ici immédiat.

Conseils

L'infirmière a un rôle prépondérant pour expliquer tout le déroulement de l'examen, depuis la préparation jusqu'au suivi du patient *a posteriori*. Ceci s'inscrit dans la qualité de l'information donnée au patient et le rassure quant à sa prise en charge.

LITHIASE BILIAIRE

FICHE MALADIE

DÉFINITION

La lithiase vésiculaire est définie par la présence d'un ou de plusieurs calculs dans la vésicule biliaire.

CAUSES ET MÉCANISMES

Deux types de calculs sont incriminés :
- Calculs cholestéroliques (80 % des calculs biliaires en Occident) : le cholestérol, en

quantité trop importante dans la bile (sursaturation), cristallise pour former un *sludge* (sédiment macroscopiquement visible) puis, par agglomération progressive, des calculs. Facteurs de risque : âge, sexe féminin, origine ethnique, obésité, grossesse.

• Calculs pigmentaires (20 % des calculs) : soit noirs, composés de bilirubine non conjuguée en excès dans la bile (surtout en cas d'hémolyse), soit bruns, composés de bilirubine conjuguée hydrolysée par les bactéries en cas d'infection biliaire chronique par stase biliaire.

Asymptomatiques dans 80 % des cas, les calculs vésiculaires peuvent migrer dans les voies biliaires (canal cystique ou canal cholédoque) à l'origine d'une douleur typique : la colique hépatique. Les complications sont liées à une infection de la vésicule biliaire par enclavement d'un calcul dans le canal cystique (cholécystite), un blocage du calcul dans la voie biliaire principale responsable d'une infection de la voie biliaire (angiocholite) ou d'une obstruction du canal de Wirsung à l'origine d'une pancréatite aiguë. La lithiase vésiculaire est également incriminée dans la genèse du cancer vésiculaire (localisation cancéreuse rare) après au moins 20 ans d'évolution.

DIAGNOSTIC

SIGNES CLINIQUES

Dans les formes non compliquées

La lithiase est le plus souvent asymptomatique.

La mobilisation des calculs dans les voies biliaires (cystique ou cholédoque) est à l'origine d'une douleur caractéristique : la colique hépatique, à type de spasme brutal situé au niveau de l'hypocondre droit ou de l'épigastre, pendant quelques minutes ou quelques heures, irradiant vers l'épaule droite et inhibant la respiration. La palpation de l'hypocondre droit reproduit cette douleur (signe de Murphy).

Dans les formes compliquées

• En cas de cholécystite : colique hépatique associée à de la fièvre. L'examen peut retrouver une défense sous-costale ou une grosse vésicule tendue.

• En cas d'angiocholite : colique hépatique puis fièvre puis ictère, dont la succession chronologique est un argument majeur en faveur du diagnostic.

• En cas de cancer de la vésicule biliaire : douleur de l'hypocondre droit et altération de l'état général avec parfois ictère.

EXAMENS COMPLÉMENTAIRES

Dans les formes non compliquées

• Les examens biologiques sont normaux, sauf en cas de migration dans la voie biliaire principale (possible élévation des transaminases, phosphatases alcalines et bilirubine).

• La radiographie de l'abdomen permet de visualiser les calculs radio-opaques.

• L'échographie abdominale est l'examen réalisé en première intention, permettant de visualiser le ou les calculs dans plus de 90 % des cas et de vérifier l'absence de complications.

• L'échoendoscopie biliaire et la cholangio-IRM sont des examens de seconde intention, plus sensibles dans la détection des calculs vésiculaires et, surtout, des voies biliaires.

Dans les formes compliquées

• En cas de cholécystite :
  – Les examens biologiques retrouvent une hyperleucocytose à polynucléaires neutrophiles, les hémocultures peuvent isoler un germe. Le bilan hépatique est normal.
  – L'échographie abdominale confirme le diagnostic en montrant une vésicule aux parois épaissies, parfois dilatées, avec une lithiase vésiculaire.

• En cas d'angiocholite :
  – Le bilan biologique retrouve une hyperleucocytose à polynucléaires neutrophiles, les hémocultures peuvent isoler un germe. Le bilan hépatique montre une cholestase (élévation de la γ-GT et des phosphatases alcalines) souvent ictérique (élévation de la bilirubine), avec cytolyse souvent associée

(élévation des transaminases). Une élévation transitoire de la lipasémie est très évocatrice du diagnostic.

– L'échographie abdominale permet de visualiser aisément des arguments indirects du diagnostic (lithiase vésiculaire et dilatation de la voie biliaire principale). Elle visualise parfois (30 % des cas) un calcul dans la voie biliaire principale.

– Échoendoscopie biliaire et cholangio-IRM : *cf.* Formes non compliquées, p. 459.

- En cas de cancer de la vésicule biliaire :

  – Le bilan biologique retrouve un syndrome inflammatoire biologique (élévation de la VS) et des perturbations du bilan hépatique en cas d'envahissement de la voie biliaire principale.

  – Bilan d'extension : l'échographie abdominale permet de préciser la localisation et l'extension locorégionale de la tumeur (extension au foie, adénopathies du hile hépatique). On complétera souvent le bilan par la réalisation d'un scanner abdominal, voire une cholangio-IRM en préopératoire. Une radiographie pulmonaire est systématique, complétée par un scanner thoracique en cas de doute sur une lésion.

TRAITEMENT

LITHIASE VÉSICULAIRE NON COMPLIQUÉE

Elle ne doit être traitée que si elle est symptomatique.

Traitement de la colique hépatique

Il associe repos au lit, jeûne, antispasmodiques et antalgiques IV.

Traitement de la lithiase vésiculaire

La cholécystectomie par laparoscopie est l'intervention chirurgicale de référence en raison d'une moindre morbidité et d'un raccourcissement de la durée de l'hospitalisation. La dissection et la résection de la vésicule biliaire sont réalisées à l'aide d'instruments introduits dans la cavité abdominale via deux trocarts. L'intervention est guidée par une caméra miniaturisée introduite par un troisième orifice. Selon les équipes, l'exploration de la voie biliaire principale, pour en vérifier préalablement la liberté, sera réalisée soit par cholangiographie peropératoire avec extraction lithiasique soit par échoendoscopie biliaire préopératoire avec extraction lithiasique par cathétérisme rétrograde endoscopique de la voie biliaire.

Les contre-indications à la laparoscopie sont l'insuffisance respiratoire et les antécédents chirurgicaux sur le même site.

Dans de rares cas (5 %), la cholécystectomie se fera par laparotomie par voie sous-costale droite.

CHOLÉCYSTITE AIGUË LITHIASIQUE

Traitement de la colique hépatique

Cf. Lithiase vésiculaire non compliquée., p. 460

Traitement de l'infection

Antibiothérapie après les prélèvements (hémoculture) ayant une bonne diffusion biliaire et adaptée aux germes habituellement incriminés, puis en fonction de l'antibiogramme ; en général : **amoxicilline + acide clavulanique** ou **céphalosporine de 3e génération**, débuté par voie IV puis relais *per os*.

Traitement de la lithiase vésiculaire

La cholécystectomie aura lieu selon les mêmes modalités qu'en cas de lithiase non compliquée. Certains proposent d'opérer rapidement alors que d'autres proposent quelques jours d'antibiotiques avant l'intervention.

ANGIOCHOLITE

Traitement de l'infection

Cf. Cholécystite aiguë lithiasique, p. 460.

Traitement de la lithiase de la voie biliaire

Cholangiographie rétrograde endoscopique associée à une sphinctérotomie endoscopique et extraction lithiasique, suivie d'une cholécystectomie souvent par voie cœlioscopique à froid (4 à 6 semaines après l'épisode aigu).

PRONOSTIC

Il est lié à la survenue de complications :

- Complications de la cholécystite aiguë lithiasique : abcès périvésiculaire, péritonite généralisée, fistule, cholécystite gangréneuse, emphysémateuse ou toxique.
- Complications de l'angiocholite : forme ictéro-urémigène (septicémie avec ictère et insuffisance rénale), empierrement cholédocien (> 10 calculs dans le cholédoque), pancréatite aiguë biliaire (*cf.* Pancréatite aiguë, p. 448).

FICHE INFIRMIÈRE

EXAMENS

Assister le médecin dans la réalisation de la cholangio-pancréatographie rétrograde endoscopique (CPRE) : *cf.* Fiche technique., p. 461

SURVEILLANCE DU TRAITEMENT

SOINS – TRAITEMENT

Mettre en place une voie veineuse périphérique avec les perfusions prescrites, une sonde naso-gastrique en cas de vomissements ; injection des antibiotiques et des antalgiques selon prescription (sac de glace, éventuellement).

EFFICACITÉ DU TRAITEMENT

Retentissement général, température, constantes hémodynamiques, courbe de diurèse, ictère, coloration des urines.

On doit obtenir une sédation des douleurs, un déjaunissement et l'apyrexie.

EFFETS INDÉSIRABLES

Les complications de la cholangio-pancréatographie rétrograde endoscopique sont favorisées par les gestes thérapeutiques tels que la sphinctérotomie endoscopique ; les plus fréquentes sont la pancréatite aiguë, l'angiocholite, l'hémorragie digestive, la perforation.

ÉDUCATION ET CONSEILS

Rassurer le patient en lui expliquant qu'il a des calculs dans la vésicule biliaire ou dans la voie biliaire principale, responsables d'une infection.

Expliquer au patient le déroulement d'une cholangio-pancréatographie rétrograde endoscopique, son but et ses complications.

Expliquer au patient la nécessité de réaliser une cholécystectomie.

FICHE TECHNIQUE

CHOLANGIO-PANCRÉATOGRAPHIE RÉTROGRADE ENDOSCOPIQUE

But

Examen à visée diagnostique et thérapeutique dans la prise en charge de certaines pathologies de la voie biliaire principale et/ou du canal de Wirsung. Après cathétérisme et opacification du canal cholédoque et/ou de Wirsung, on peut réaliser une sphinctérotomie endoscopique, extraire d'éventuels calculs avec une sonde spéciale (sonde de Dormia), mettre en place un drain naso-biliaire, une endoprothèse biliaire.

Préparation du malade

Examen sous anesthésie générale : malade à jeun depuis 12 h, consultation d'anesthésie si possible au moins 48 h avant l'examen, prémédication selon prescription de l'anesthésiste, bilan préopératoire (hémogramme, hémostase, carte de groupe, ECG, radiographie thoracique), explications données au patient.

Le patient est allongé en décubitus latéral droit sur une table de radiologie, perfusé au bras droit, revêtu d'une casaque.

Déroulement de l'examen

L'endoscope (duodénoscope, ayant la particularité d'avoir une vision latérale permettant de mieux voir la papille) est poussé sous contrôle de la vue jusqu'à la papille. Un cathéter est introduit dans les canaux biliaire et/ou pancréatique qu'on opacifie. On suit l'opacification des canaux sous contrôle scopique ; des clichés sont réalisés. En fonction des cas, certains gestes thérapeutiques peuvent être réalisés.
Au total, l'examen dure entre 30 min et 2 h.

Surveillance après l'examen

En salle de réveil : on surveille la température, la fréquence cardiaque, la PA, la survenue de douleurs, l'état de conscience.
Dans le service : administration d'antalgiques et antibiotiques selon les prescriptions ; réalimentation sur prescription médicale : souvent, réalimentation dès le lendemain en l'absence de douleur.

FICHE PHARMACOLOGIE

ANTISPASMODIQUES – ANTISPASMODIQUES NON ANTICHOLINERGIQUES

Phloroglucinol + triméthylphloroglucinol

SPASFON					
2 cp. x 3/j	30 cp. 80 mg	2,95		15 %	0,10
Traitement d'attaque : 2 lyoph. x 3/j	10 lyoph. oraux 80 mg 100 5 lyoph. oraux 160 mg	2,32 2,32		15 % 15 %	0,23
1 sup. x 2 à 3/j	10 sup. 150 mg	3,00		15 %	0,30
1 à 3 amp./j en IM ou IV lente	6 amp. 40 mg	3,64		15 %	0,61

Trimébutine

DÉBRIDAT					
1 cp. x 3/j	30 cp. 100 mg 30 cp. 200 mg	6,51 7,48	II II	15 % 15 %	0,22 0,25
1 sach. x 3/j	30 sach. 74,4 mg	6,65	II	15 %	0,22
1 càs x 3/j	16 càs à 72 mg (fl. 250 mL)	3,96	II	15 %	0,25
1 à 3 amp./j en IM ou IV lente	25 amp. 50 mg/5 mL	HOP	II		
DÉBRIDAT enfant et nourisson 4,8 mg/mL 1 mL/kg/j, soit 1 graduation/kg/j en 3 prises	25 graduations (fl. 125 mL)	2,82	II	15 %	0,11

■ **Mébévérine**

DUSPATALIN					
1 gél. x 2 à 3/j	30 gél. 200 mg		II	NR	
MEBEVERINE ZENTIVA					
100 à 200 mg x 3/j	30 gél. 100 mg 30 cp. séc.	2,64 4,44	II II	15 % 30 %	0,09 0,15

■ **Pinavérium bromure**

DICETEL					
1 cp. x 3 à 4/j	20 cp. 50 mg	4,31	II	15 %	0,22
1 cp. x 2/j	30 cp. 100 mg	8,05	II	15 %	0,27

■ **Alvérine**

MÉTÉOSPASMYL					
1 caps. x 2 à 3/j	20 caps. 60 mg	3,69	II	15 %	0,18

Propriétés

Antispasmodiques non atropiniques (sans effet anticholinergique) agissant directement au niveau des fibres musculaires lisses du tube digestif, des voies biliaires et urinaires et du muscle utérin.

Indications

Colique hépatique ou néphrétique (**phloroglucinol** et **alvérine**).

Colopathie fonctionnelle ; traitement symptomatique des douleurs, des troubles du transit et de l'inconfort intestinal.

Phloroglucinol, **alvérine** et **mébévérine chlorhydrate** : manifestations spasmodiques ou douloureuses d'origine utérine telles que dysménorrhées, tranchées du post-partum, menaces d'avortement, dystocies dynamiques.

Contre-indications

Exceptionnelle allergie à l'un de ces produits.

Suppositoires de *SPASMAVÉRINE* : allergie à la **benzocaïne**.

Précautions d'emploi

Grossesse et allaitement : le **phloroglucinol** a été bien étudié et est autorisé. Les données sont insuffisantes pour les autres produits.

Pinavérium : prendre les comprimés en position debout, avec un verre d'eau sans les sucer ni les croquer.

Effets indésirables

Ils sont très rares.

Troubles digestifs mineurs.

Réactions cutanées allergiques (**phloroglucinol** et **trimébutine**).

Trimébutine : risque de lipothymies en cas d'injection IV trop rapide.

Interactions médicamenteuses

Phloroglucinol et **morphiniques** : annulation de l'effet antispasmodique.

Phloroglucinol : incompatibilité avec la **noramidopyrine**.

Trimébutine : incompatibilité physicochimique en solution injectable avec **dihydrostreptomycine**, **bipénicilline**, **pentobarbital sodique** injectable, **gamma-OH**, **oxyferriscorbine sodique**.

ANTISPASMODIQUES ANTICHOLINERGIQUES

- **Dihexyvérine**

SPASMODEX					
1 à 5 cp./j	30 cp. 10 mg		II	NR	
1 à 3 sup./j	6 sup. 50 mg		II	NR	

- **Atropine**

ATROPINE SULFATE LAVOISIER					
0,25 à 0,50 mg x 2 à 3/j sans dépasser 2 mg/j	10 amp. 0,25 mg/1 mL 100 amp. 0,25 mg/1 mL 10 amp. 0,5 mg/1 mL 100 amp. 0,5 mg/1 mL 10 amp. 1 mg/1 mL 100 amp. 1 mg/1 mL	2,06 HOP 2,09 HOP HOP HOP	I I I I I I	30 % 30 %	0,21 0,21

Propriétés

Antispasmodiques anticholinergiques agissant au niveau des fibres musculaires lisses du tube digestif, des voies biliaires et urinaires.

Indications

Coliques hépatiques et néphrétiques (formes injectables).

Colopathie fonctionnelle ; traitement symptomatique des douleurs, des troubles du transit et de l'inconfort intestinal.

Manifestations spasmodiques ou douloureuses d'origine utérine : dysménorrhées, tranchées du post-partum.

Contre-indications

Risque de glaucome par fermeture de l'angle.

Risque de rétention urinaire par obstacle urétro-prostatique.

Précautions d'emploi

Grossesse : éviter par prudence, bien qu'aucun effet tératogène n'ait été rapporté.

Allaitement : déconseillé (passage dans le lait).

Utiliser avec prudence en cas d'insuffisance hépatique ou rénale, d'insuffisance coronarienne, de troubles du rythme, d'hyperthyroïdie, de bronchite chronique, d'hypertrophie prostatique et chez la personne âgée ou alitée (risque d'iléus paralytique).

Risque de troubles de l'accommodation pouvant perturber la vigilance et la conduite.

Effets indésirables

Ce sont principalement les effets atropiniques qui sont dose-dépendants : sécheresse buccale, troubles de l'accommodation, épaississement des sécrétions bronchiques, diminution des sécrétions lacrymales, constipation, rétention d'urine, tachycardie, palpitations, irritabilité et confusion mentale (personnes âgées).

Interactions médicamenteuses

Addition des effets anticholinergiques en cas d'administration concomitante d'autres substances atropiniques : **antiparkinsoniens anticholinergiques**, **antidépresseurs imipraminiques**, **antipsychoptiques phénothiaziniques**, certains **antihistaminiques H_1**, **disopyramide**.

HÉPATITE VIRALE

HÉPATITE VIRALE AIGUË

FICHE MALADIE

DÉFINITION

Inflammation et destruction hépatique aiguë liée à un virus.

CAUSES ET MÉCANISMES

On distingue plusieurs types d'hépatites en fonction du type de virus en cause : A (VHA), B (VHB), C (VHC), D ou delta (VHD ou virus delta) et E (VHE).

Les caractéristiques sont résumées dans le tableau ci-dessous, p. 465.

Les hépatites

	VHA	VHB	VHC	VHE
Contamination	Oro-fécale	Sang et dérivés (transfusion, toxicomanie, tatouages, acupuncture, piercing) Sexuelle Mère-enfant	Sang et dérivés (transfusion, toxicomanie tatouages, acupuncture, piercing) Mère-enfant (coinfection VIH) Exceptionnellement sexuelle	Oro-fécale Viande de porc ou gibier peu ou pas assez cuit
Population	Principalement Afrique, Asie, Amérique du Sud ; mais tous les pays sont touchés (voyageurs)	Afrique, Asie Toxicomanie, tatouage, piercing, partenaires sexuels multiples Transfusion ancienne	Toxicomanie, tatouage, piercing Transfusion	Inde, Amérique du Sud (voyageurs) Cas sporadiques dans le sud de la France
Incubation (silencieuse)	2-4 semaines	2-6 mois	5-45 jours	4 semaines
Traitement de l'hépatite aiguë	Symptomatique	Symptomatique	Interféron	Symptomatique
Hépatite fulminante	Oui	Oui	Exceptionnelle	Oui (femme enceinte)
Hépatite chronique	Non	Oui (10 %)	Oui (70-80 %)	Exceptionnelle
Vaccin	Oui	Oui	Non	Non

DIAGNOSTIC

SIGNES CLINIQUES

Ils sont communs à toutes les hépatites.

Dans 80 à 90 % des cas, l'infection passe totalement inaperçue.

Dans les autres cas, on observe :

- une phase préictérique évoquant une grippe (asthénie, fièvre, anorexie, myalgies), qui dure 1 semaine environ ;
- une phase ictérique, avec urines foncées et selles décolorées. L'asthénie peut être intense. On peut noter en outre un gros foie douloureux. Cette phase dure environ 2 semaines ;
- une phase de convalescence, qui dure 2 à 6 semaines : les différents signes disparaissent progressivement.

Très rarement, des troubles de conscience peuvent apparaître. L'astérixis en est le premier signe[1]. Il s'agit alors d'une hépatite fulminante.

EXAMENS COMPLÉMENTAIRES

Biologie hépatique

Les transaminases (ALAT, ASAT) sont très élevées, souvent supérieures à 100 fois la normale ; γ-GT et phosphatases alcalines peuvent également être augmentées. La fonction hépatique est appréciée sur le taux de prothrombine (TP) et le facteur V qui s'abaissent en cas d'insuffisance hépatique alors que la bilirubine monte.

Sérologies virales

Elles sont indispensables pour préciser le virus responsable de l'hépatite aiguë.

Parfois, d'autres sérologies sont demandées, voire une biopsie hépatique.

Échographie hépatique

Elle permet d'éliminer une atteinte biliaire (lithiase).

TRAITEMENT

PRÉCAUTIONS GÉNÉRALES

Dans tous les cas, tous les médicaments non indispensables, en particulier les contraceptifs oraux, doivent être arrêtés.

RÈGLES HYGIÉNO-DIÉTÉTIQUES

L'hépatite virale aiguë est le plus souvent bénigne et il n'y a pas de règle hygiéno-diététique spécifique. L'hospitalisation n'est pas indispensable dans les formes non compliquées : un simple arrêt de travail peut suffire. Il est nécessaire d'arrêter la consommation de toutes boissons alcoolisées mais le reste du régime peut être normal.

TRAITEMENT MÉDICAMENTEUX

Aucun médicament spécifique n'est nécessaire dans les hépatites virales aiguës, sauf pour l'hépatite C où un traitement par interféron à forte dose permet d'éviter l'évolution vers une hépatite chronique.

PRONOSTIC

Pour les hépatites A et E, la guérison spontanée est la règle. Les hépatites B et C peuvent évoluer vers une hépatite chronique.

L'hépatite fulminante, caractérisée par une destruction massive des cellules hépatiques, nécessite une transplantation hépatique en urgence pour éviter le décès.

1. L'astérixis est une chute du tonus des muscles extenseurs des doigts

FICHE INFIRMIÈRE

EXAMENS

Les transaminases et le taux de prothrombine doivent être régulièrement surveillés dans la crainte d'une forme fulminante ou chronique.

SURVEILLANCE DU TRAITEMENT

Expliquer les règles hygiéno-diététiques et les mesures d'hygiène ; surveiller leur respect. En cas d'hépatite aiguë C, expliquer le traitement par interféron et réaliser les injections (*cf.* Hépatite virale chronique, p. 468).

Surveiller cliniquement la survenue de

troubles de conscience ou d'un astérixis et, biologiquement, les transaminases et le TP (risque d'hépatite fulminante).

ÉDUCATION ET CONSEILS

EXPLIQUER LA MALADIE

Une hépatite aiguë est due à une infection par un virus qui entraîne une destruction massive des cellules du foie. La maladie est fatigante mais l'évolution se fait le plus souvent vers la guérison spontanée (pour l'hépatite virale aiguë C, un traitement est nécessaire). Une fatigue peut persister quelque temps mais elle finit par disparaître.

EXPLIQUER LE TRAITEMENT

Le repos est nécessaire. La consommation d'alcool est déconseillée mais il n'y a pas d'autre précaution alimentaire à prendre. Tous les médicaments non indispensables doivent être arrêtés. Une prise de sang doit être régulièrement pratiquée pour suivre l'évolution (risque d'hépatite fulminante ou chronique).

PRÉVENTION

Informer le patient et l'entourage sur la prévention de l'infection et les précautions à prendre dans la vie de tous les jours : *cf.* encadré, p. 467.

MESURES D'HYGIÈNE

Hépatites A et E

Pas d'isolement, précautions vis-à-vis des selles qui peuvent être infectieuses.

Hépatites B et delta

Brosse à dents, rasoir demeurent personnels.

Isolement et précautions lors des prélèvements sanguins.

Rapports sexuels protégés.

Vaccination.

Hépatite C

Brosse à dents, rasoir demeurent personnels.

Isolement et précautions lors des prélèvements sanguins.

Éviter les rapports sexuels anaux et pendant les règles non protégés.

VACCINATION ET SÉROPROPHYLAXIE

Hépatite A

Il existe un vaccin qui peut être proposé en particulier aux sujets exposés (personnels de crèche, militaires, voyageurs en zone d'endémie) et à toute personne souhaitant être protégée. La séroprophylaxie permet d'assurer une protection immédiate en cas de contamination récente ou de risque imminent.

Hépatite B

Le vaccin est extrêmement efficace. Il est nécessaire chez tous les groupes à risques et à l'entourage familial des sujets porteurs du virus. Il pourrait s'étendre à l'ensemble de la population. La séroprophylaxie permet d'assurer une protection immédiate en cas de contamination récente (piqûre accidentelle, rapports sexuels). Le risque de maladie démyélinisante (sclérose en plaques) est développé dans la Fiche pharmacologie.

Hépatite C

Aucun vaccin n'est actuellement disponible (*cf.* Hépatite virale chronique, p. 467).

Hépatite D

La vaccination vis-à-vis de l'hépatite B protège vis-à-vis du virus de l'hépatite D.

Hépatite E

Il n'y a pas encore de vaccin. La prévention repose sur la prévention du risque oro-fécal.

HÉPATITE VIRALE CHRONIQUE

FICHE MALADIE

DÉFINITION

Une hépatite chronique est définie par des lésions nécrotiques et inflammatoires du foie évoluant sur une durée supérieure à 6 mois, qui se traduisent par une élévation des transaminases. Le risque est l'évolution vers une cirrhose et un carcinome hépatocellulaire.

GASTROENTÉROLOGIE-HÉPATOLOGIE

CAUSES ET MÉCANISMES

En France, le virus le plus fréquemment responsable d'une hépatite chronique virale est le virus de l'hépatite C (VHC). Le virus de l'hépatite B (VHB) et de l'hépatite D ou delta (VHD) peuvent également provoquer une hépatite chronique. Environ 80 % des infections par le virus de l'hépatite C se compliquent d'une hépatite virale chronique. Ce risque n'est que de 10 % en cas d'infection par le virus de l'hépatite B à l'âge adulte mais plus élevé chez l'enfant.

DIAGNOSTIC

SIGNES CLINIQUES

Les signes cliniques sont variables. L'hépatite chronique peut être complètement asymptomatique ou se traduire par des signes aspécifiques : asthénie, douleur de l'hypocondre droit, arthralgies. Le diagnostic est le plus souvent biologique.

EXAMENS COMPLÉMENTAIRES

▶ Biologie hépatique

Transaminases (ALAT, ASAT), bilirubine, phosphatases alcalines, taux de prothrombine, électrophorèse des protéines sériques.

▶ Sérologies virales

- Pour le VHC : sérologie VHC, PCR VHC.
- Pour le VHB : Ag HBs et Ag HBe, Ac anti-HBe, ADN du VHB.

▶ Recherche de maladie associée et bilan préthérapeutique

THS, auto-anticorps, bilan du fer (fer sérique, ferritine).

▶ Évaluation de l'activité et de la fibrose

L'évaluation de l'activité et de la fibrose permet de décider de l'utilité d'un traitement. La ponction biopsie hépatique consiste à prélever sous anesthésie locale un morceau de foie qui sera analysé au microscope. Cette analyse permettra de définir le degré d'activité (inflammation et destruction des cellules hépatiques) et de fibrose. En fonction de l'intensité des lésions, un traitement antiviral sera indiqué ou non.

La biopsie du foie reste la méthode de référence mais des marqueurs non invasifs se sont développés.

- Pour l'hépatite C, on peut utiliser en première intention le *FIBROTEST* ou l'élastométrie impulsionnelle (*FIBROSCAN*). Le *FIBROTEST* repose sur des dosages sanguins et le *FIBROSCAN* sur une évaluation de l'élasticité (dureté) du foie. L'appareil utilisé ressemble à une échographie (cf. fiche technique).
- Pour l'hépatite B, les tests non invasifs ne sont pas validés mais sont toutefois réalisés et la biopsie du foie reste l'examen de référence.

TRAITEMENT

Dans tous les cas, l'arrêt de l'alcool est impératif. Il n'y a aucun autre régime particulier à suivre.

HÉPATITE CHRONIQUE VIRALE B

Trois médicaments peuvent être utilisés pour traiter une hépatite B.

▶ Interféron alpha pégylé

Une injection SC par semaine.

Les effets indésirables de ce traitement justifient la prise systématiquement de **paracétamol** (*DOLIPRANE*) avant et après injection.

L'interféron permet de diminuer voire d'arrêter la réplication virale chez environ 30 % des patients. Le risque est la récidive à l'arrêt du traitement.

▶ Analogues nucléosidiques et nucléotidiques

Deux molécules sont disponibles :
- l'**entecavir** (*BARACLUDE*) ;
- le **ténofovir** (*VIREAD*).

Ces molécules stoppent la réplication virale n'entraînant pas de résistance virale.

La durée du traitement est de plusieurs années car à son arrêt le virus reprend sa réplication.

HÉPATITE CHRONIQUE VIRALE C

La prise en charge de l'hépatite C a été profondément modifiée en 2014 par l'arrivée des **antiprotéases** et des **inhibiteurs de l'ARN polymérase** et des **inhibiteurs de la protéine NS5A** du virus de l'hépatite C (VHC). Schématiquement, on ne devrait quasiment plus utiliser l'interféron mais une association d'antiviraux directs avec éventuellement de la ribavirine. La durée du traitement sera diminuée à 3 ou 6 mois et l'efficacité augmentée à près de 100 % de guérison.

Les médicaments utilisables sont les suivants :

- Inhibiteur pangénotypique de l'ARN-polymérase ARN dépendante (NS5B) : sofosbuvir (*SOVALDI*) ;
- Antiprotéase active sur les virus de génotype 1 et 4 : le siméprévir (*OLYSIO*) ;
- un inhibiteur pangénotypique de la protéine NS5A qui participe à la réplication virale : le daclatasvir ;

On utilisera de moins en moins :

- Interféron alpha pégylé (*PEGASYS, VIRAFERON-PEG*) ;
- Antiviral non spécifique : ribavirine (*REBETOL, COPEGUS*) ;

Le choix des médicaments et la durée du traitement dépend du type de virus, de la sévérité des lésions hépatiques et des antécédents éventuels de traitement.

PRONOSTIC

L'évolution d'une hépatite chronique se fait sur plusieurs années. La vitesse d'évolution est variable en fonction des patients. En moyenne, on estime que le risque de développer une cirrhose est de 20 % après 10 à 20 ans d'évolution. En cas de cirrhose, le risque de carcinome hépatocellulaire est d'environ 5 % par an. Ce sont ces risques qui justifient le traitement antiviral. Les nouveaux antiviraux devraient guérir presque tous les patients. Néanmoins, un patient qui a une cirrhose devra être suivi toute sa vie pour dépister le cancer du foie et les varices œsophagiennes.

FICHE INFIRMIÈRE

EXAMENS

Les transaminases et les examens virologiques doivent être surveillés 1 fois/mois pour évaluer l'efficacité et la NFS pour la tolérance du traitement.

SURVEILLANCE DU TRAITEMENT

SOINS – TRAITEMENT

Expliquer le traitement. Insister sur la nécessité d'une bonne observance pour optimiser l'efficacité.

Enseigner la technique d'injection d'*INTERFÉRON* si besoin : *cf.* Fiche technique, p. 470.

Prévenir l'infection de l'entourage.

EFFICACITÉ DU TRAITEMENT

L'efficacité est évaluée sur la biologie : normalisation des transaminases, négativation de l'ADN du VHB ou de l'ARN du VHC.

EFFETS INDÉSIRABLES

Ils sont minimes avec les nouveaux antiviraux. Ceux décrits ci-dessous concernent les injections d'interféron.

Surveiller cliniquement la survenue d'effets indésirables de l'interféron : fatigue, dépression. Vérifier la prise de traitement. La tolérance à l'**interféron** est évaluée par la NFS tous les mois.

ÉDUCATION ET CONSEILS

EXPLIQUER LA MALADIE

Une hépatite chronique est due à la persistance de l'infection par un virus qui entraîne une réaction inflammatoire au niveau du foie. Le risque est l'évolution vers une fibrose du foie voire une cirrhose. Le degré d'atteinte du foie est apprécié au mieux par l'examen microscopique d'une biopsie hépatique.

EXPLIQUER LE TRAITEMENT

L'objectif du traitement est d'arrêter la multiplication du virus et de l'éliminer si possible de l'organisme afin d'éviter l'évolution vers la cirrhose. Le traitement peut consister en l'administration d'interféron par voie SC 1 fois (hépatite C) ou 3 fois (hépatite B) par semaine. Les effets indésirables de l'interféron sont fréquents mais ne présentent pas de danger. Les effets indésirables les plus fréquents sont : fièvre, frissons, fatigue, courbatures. La prise de **paracétamol** (*DOLIPRANE*) permet de limiter ces effets qui ont tendance à s'estomper ▶

avec le temps. D'autres effets indésirables plus rares (troubles de l'humeur, manifestations cutanées) peuvent apparaître et doivent être signalés au médecin. Une prise de sang doit être effectuée tous les mois pour vérifier l'efficacité et la tolérance du traitement.

L'interféron doit être conservé dans le réfrigérateur. Les aiguilles usagées doivent être jetées dans une boîte à aiguilles.

La **ribavirine** peut entraîner une anémie, donc le patient devient essoufflé. Il faut recommander au patient de bien surveiller sa NFS selon les prescriptions du médecin.

Les nouveaux anti-viraux sont en général bien tolérés. Le risque d'anémie impose une NFS régulière.

Le patient, après éducation, doit être capable de réaliser lui-même son injection devant nous (*cf.* Fiche technique, p. 470). Cette étape est indispensable pour évaluer réellement ses facultés à bien gérer lui-même le traitement, et estimer s'il est préférable de conseiller une infirmière à domicile les premières semaines.

PRÉCAUTIONS À PRENDRE DANS LA VIE DE TOUS LES JOURS

La consommation d'alcool est déconseillée. Il faut éviter de prendre des médicaments. Le mode de vie ne doit pas être perturbé. Il n'y a pas de repos obligatoire, il est d'ailleurs souhaitable de maintenir une activité physique. Les voyages sont permis.

Le traitement de l'hépatite C (**ribavirine**) peut entraîner des malformations fœtales. Une contraception est indispensable afin d'éviter toute grossesse.

Pour éviter la contamination de l'entourage, il faut éviter le prêt de rasoir, de brosse à dents, de coupe-ongles. Il n'y a pas de risque à échanger la vaisselle.

En ce qui concerne l'hépatite C, le risque de transmission sexuelle est minime et il n'y a pas lieu de changer les habitudes sexuelles. Les rapports protégés sont conseillés pour éviter la transmission d'autres virus si le couple n'est pas stable. Il faut néanmoins éviter les rapports anaux ou pendant les règles non protégés.

Les dons de sang ne sont pas acceptés.

En ce qui concerne l'hépatite B, il est nécessaire de dépister et de vacciner l'entourage.

FICHE TECHNIQUE

INJECTION D'INTERFÉRON

Avant l'injection

- Se laver les mains avant toute manipulation du matériel.
- Adapter l'aiguille à la seringue préremplie (*PÉGASYS)* ou au stylo (*VIRAFÉRON-PEG : armer le conditionnement pour reconstituer la solution puis régler la dose prescrite*).

L'injection sous-cutanée

Elle se réalise soit dans la cuisse, soit dans la ceinture abdominale loin de l'ombilic.

- Passer un tampon désinfectant sur le site d'injection.
- Pincer la peau pour former le pli cutané et introduire l'aiguille selon un angle de 90 degrés.
- Injecter doucement la totalité de la dose prescrite, attendre 5 secondes en fin d'administration et retirer l'aiguille délicatement.
- Appuyer sur le site à l'aide d'une compresse sèche pendant 2 secondes.

Attention ! Au début, le patient appréhende beaucoup et tend à se piquer très superficiellement, avec le risque d'une mauvaise diffusion de la solution médicamenteuse, et d'une altération de l'efficacité du traitement. Bien souligner que l'injection se fait en introduisant l'aiguille jusqu'à la gaine et perpendiculairement au pli cutané.

Après l'injection

• Éliminer la totalité du matériel d'injection dans la boîte à aiguilles délivrée à cet effet par le pharmacien.
• Se laver les mains.
Insister sur l'intérêt de la boîte à aiguilles et la nécessité de la rapporter une fois pleine.

Conditions de conservation

Les seringues préremplies tout comme les stylos se conservent à l'abri de la lumière et au réfrigérateur entre + 2 °C et + 8 °C dans leur emballage extérieur d'origine.
Concernant les stylos (*VIRAFÉRON-PEG*), dont la solution n'est reconstituée qu'extemporanément, la stabilité du produit ainsi formé est de 24 h, toujours entre + 2 °C et + 8 °C.
Des petites trousses isothermes sont délivrées par les laboratoires auprès des pharmaciens pour optimiser la stabilité des produits lors des voyages des patients.

FICHE PHARMACOLOGIE

VACCIN ANTI-HÉPATITE A

■ Vaccin anti-hépatite A

HAVRIX					
A. 1 440 U 1 inj. suivie d'un rappel à 6 mois puis tous les 10 ans	1 ser. 1 440 U 1 mL	24,66	I	65 %	24,66
E. 720 U 2 inj. à 1 mois d'intervalle ; rappel à 6 ou 12 mois puis tous les 10 ans	1 ser. 720 U 1 mL	16,35	I	65 %	16,35
AVAXIM					
A. 1 inj. suivie d'un rappel à 6 mois puis tous les 10 ans	1 ser. 0,5 mL + 2 aig.	24,66	I	65 %	24,66

■ Vaccin anti-hépatite A + vaccin anti-hépatite B

VACCIN TWINRIX					
A. 1 inj. suivie d'un rappel à 1 mois et à 6 mois	1 ser. 1 mL 720 U VHA + 20 µg Ac HBs		I	NR	

Propriétés

Vaccin préparé à partir du virus de l'hépatite A, purifié et inactivé. L'immunité apparaît chez plus de 99 % des sujets immunocompétents.

Indications

Prévention de l'hépatite A.
Cette vaccination est recommandée :
• chez les voyageurs se rendant en zone endémique (régions tropicales et subtropicales d'Afrique, d'Asie (Moyen et Extrême-Orient), d'Amérique (centrale et du Sud) ;
• chez les sujets exposés professionnellement : employés de crèches et d'institutions d'enfants ou d'adolescents, assistantes maternelles, personnel médical et paramédical ; employés du secteur alimentaire, agents des cuisines, professions d'entretien d'eaux usées ;
• chez les sujets à risque particulier de contamination : homosexuels (rapports oraux-anaux), toxicomanes ;

- chez les sujets au contact de personnes infectées car l'excrétion du virus peut se prolonger après la maladie ;
- chez les personnels militaires.

Il est possible que l'infection soit méconnue au moment de la vaccination. Dans ce cas, la vaccination ne modifie pas le cours de la maladie.

La vaccination est recommandée systématiquement en cas de contage si les conditions suivantes sont réunies : naissance après 1945, absence d'antécédent connu d'ictère et absence de séjour de plus d'un an dans un pays de forte endémicité. Dans les autres cas, une sérologie préalable est préférable.

Contre-indications

Hypersensibilité à l'un des constituants du vaccin (albumine).
Infection fébrile.

Précautions d'emploi

Grossesse : effet non évalué mais le risque sur le fœtus devrait être négligeable (comme avec tous les vaccins viraux inactivés).
Allaitement : effet non évalué.

Ne pas injecter par voie IV : vérifier avant l'injection que l'aiguille n'est pas dans une veine ; préférer l'injection dans le deltoïde plutôt que dans le muscle fessier ; exceptionnellement, le vaccin pourra être administré par voie SC en cas de risque hémorragique grave.

La réponse immunitaire est moins bonne chez les patients immuno-déprimés ; une administration répétée du vaccin peut être nécessaire.
Bien agiter le vaccin avant l'injection.

Effets indésirables

Réaction locale transitoire cédant en 48 h.
Rarement, réactions générales : fièvre, céphalées, nausées, vertiges, fatigue.

Interactions médicamenteuses

Injecter en un site différent avec une aiguille différente les **immunoglobulines anti-hépatite A**.

> Le contrôle des taux sériques d'anticorps anti-VHA est inutile avant (il n'y a pas de risque à vacciner un sujet ayant déjà contracté la maladie) et après la vaccination chez les sujets immunocompétents.

IMMUNOGLOBULINES SPÉCIFIQUES ANTI-HÉPATITE A

■ Immunoglobulines G contenant des anticorps anti-VHA

IMMUNOGLOBULINES anti-VHA					
Inj. IM Protection de l'adulte : 1 dose unique de 5 mL Protection de l'enfant : 1 dose unique de 2 mL	1 ser. 2 mL 1 ser. 5 mL			NR NR	

Ces immunoglobulines ne sont pas disponibles en France. On peut les obtenir en Autriche, en Belgique, en Allemagne ou en Suisse.

Propriétés

Gammaglobulines spécifiques anti-hépatite A assurant une immunoprotection contre cette maladie pendant les 2 mois qui suivent l'injection. Le mode d'obtention de ces immunoglobulines exclut le risque de transmission du VIH et des hépatites virales.

Indications

Prévention de l'hépatite A en cas d'épidémie ou de contage en milieu hospitalier, en crèche et en général dans toutes les collectivités de sujets fragiles. Les indications sont limitées depuis le développement de la vaccination.

Contre-indications

Déficit complet en IgA.
Immunisation anti-IgA.

Précautions d'emploi

En cas d'association au vaccin anti-hépatite A, pratiquer les 2 inj. à des sites différents avec des aiguilles différentes.
Ne pas utiliser de vaccins à virus vivants atténués dans les 15 j qui précèdent et les 2 mois qui suivent l'injection des **gammaglobulines** (risque d'échec de la vaccination).

Effets indésirables

Exceptionnellement, sensation de malaise ou rash cutané cédant spontanément ou après injection d'**antihistaminiques** H_1 ou de **corticoïdes**.

Interactions médicamenteuses

Cf. Précautions d'emploi.

ANTIVIRAUX - ANTI-HÉPATITE B

■ Entécavir

BARACLUDE					
Patient n'ayant jamais reçu de traitement par un analogue nucléosidique : 0,5 mg x 1/j Patient résistant à la **lamivudine** : 1 mg x 1/j, prise à jeun (plus de 2 h avant ou plus de 2 h après un repas)	30 cp. 0,5 mg 30 cp. 1 mg 1 fl. 210 mL 0,05 mg/mL	477,75 477,75 554,28	I I I	65 % 65 % 65 %	15,93 15,93 554,28

Le **ténofovir** (*VIRÉAD*) est décrit en Maladies infectieuses, p. 917.

Propriétés

Analogue nucléosidique de la guanosine phosphorylé en forme triphosphate active. Par compétition avec le substrat naturel, le désoxyguanosine triphosphate, l'entécavir triphosphate inhibe les 3 fonctions de la polymérase virale : l'amorce des polymérases du VHB, la transcription inverse du brin négatif d'ADN à partir de l'ARN messager prégénomique, et la synthèse du brin positif d'ADN du VHB.

Indications

Hépatite chronique virale B en phase de réplication et active histologiquement ou fibrose.
Cirrhose virale B.

Contre-indications

Hypersensibilité à la substance active.
Grossesse, allaitement.

Précautions d'emploi

Insuffisance rénale : adapter la posologie (*cf.* Tableau *infra*). Surveiller une fois/an la fonction rénale avec clairance, protéinurie, hématurie, glucosurie.

Cl. créatinine (mL/min)	Posologie du *BARACLUDE*	
	Patients naïfs de nucléosides	Patients résistants à la **lamivudine**
≥ 50	0,5 mg x 1/j	1 mg x 1/j
30-49	0,25 mg x 1/j ou 0,5 mg/48 h	0,5 mg x 1/j

10-29	0,15 mg x 1/j ou 0,5 mg/72 h	0,3 mg x 1/j ou 0,5 mg/48 h
< 10 Hémodialyse ou DPAC	0,05 mg x 1/j ou 0,5 mg/5-7 j	0,1 mg x 1/j ou 0,5 mg/72 h

Les jours d'hémodialyse, administrer l'entécavir après l'hémodialyse.

Exacerbations de l'hépatite : augmentation transitoire des transaminases.
L'**entécavir** ne doit pas être utilisé chez les patients co-infectés VIH/VHB ne recevant pas de traitement antirétroviral hautement actif (HAART).

Effets indésirables

Céphalée, sensation vertigineuse, somnolence.

Vomissements, diarrhée, nausée, dyspepsie.

Fatigue, insomnie.

Interactions médicamenteuses

Augmentation de la concentration sérique de l'**entécavir** en cas de prise simultanée d'une molécule altérant la fonction rénale.

■ Lamivudine

ZEFFIX					
Hépatite chronique B : 100 mg/j Choisir la suspension buvable si des doses < 100 mg/j sont utilisées (insuffisance rénale)	28 cp. 100 mg 1 fl. 240 mL (5 mg/mL) + pipette doseuse	90,02 41,05	I I	65 % 65 %	3,22 41,05
EPIVIR					
Idem *ZEFFIX*	60 cp. séc. 150 mg 30 cp. 300 mg 48 càc 1 fl. 240 mL 10 mg/mL	145,81 145,81 51,47	I I I	100 % 100 % 100 %	2,43 4,86 1,07

Propriétés

Antiviral très actif contre le virus VHB. La **lamivudine** est transformée en lamivudine triphosphate dans les hépatocytes, s'intègre dans le génome viral et inhibe la transcriptase inverse et l'ADN polymérase virale. Elle n'interfère pas avec le métabolisme cellulaire normal.
La **lamivudine** entraîne des résistances qui sont quasi constantes après 1 an de traitement.

Indications

La **lamivudine** ne doit plus être utilisée en première intention du fait des résistances qu'elle entraîne.
Hépatite B chronique de l'adulte avec réplication virale et :

- inflammation hépatique active histologiquement documentée et/ou fibrose ;
- ou atteinte hépatique décompensée.

Contre-indications

Grossesse au 1er trimestre.
Allaitement.
Hypersensibilité à la **lamivudine**.

Précautions d'emploi

Expérience clinique
Le traitement doit être administré jusqu'à la séroconversion dans le système e (ou dans le systèmes) avec VHB DNA négatif. L'arrêt du traitement peut aussi être envisagé en cas de retour à des valeurs sériques d'ALAT préthérapeutiques ou à une détérioration histologique. La **lamivudine** entraîne des mutations virales, notamment la mutation YMDD : 20 % à 1 an

et 53 % à 3 ans de traitement. La poursuite du traitement malgré ces mutations permettrait toutefois de maintenir un certain bénéfice. Les implications à long terme de ces mutations sont inconnues. 53 % des patients reviennent au virus sauvage après arrêt de la **lamivudine**. Il existe ainsi un risque d'exacerbation de la maladie à l'arrêt du traitement. En pratique, la présence d'une mutation YMDD implique de ne pas arrêter le traitement.

Insuffisance rénale

Adapter la posologie (*cf.* Tableau *infra*, p. 475).

Cl. créatinine (mL/min)	Posologie initiale	Dose d'entretien
30 à 50	20 mL (100 mg)	10 mL (50 mg)
15 à 30	20 mL (100 mg)	5 mL (25 mg)
5 à 15	7 mL (35 mg)	3 mL (15 mg)
< 5	7 mL (35 mg)	2 mL (10 mg)

Effets indésirables

La **lamivudine** est très bien tolérée chez les patients infectés par le VHB. Les effets indésirables les plus fréquents sont : malaise, asthénie, infections respiratoires, gêne au niveau de la gorge et des amygdales, céphalées, douleur ou gêne abdominale, nausée, vomissements, diarrhées.

Interactions médicamenteuses

BACTRIM : augmentation de 40 % de l'exposition à la **lamivudine** mais en l'absence d'insuffisance rénale, ne pas modifier la posologie de la **lamivudine**.

■ Adéfovir dipivoxil

HEPSERA					
1 cp. x 1/j, à prendre au moment ou en dehors des repas	30 cp. 10 mg	528,14	I	65 %	17,60

Propriétés

L'**adéfovir dipivoxil** est une prodrogue orale de l'adéfovir, analogue nucléotidique phosphonate acyclique de l'adénosine monophosphate, qui est converti en adéfovir diphosphate. L'adéfovir diphosphate inhibe les polymérases virales par compétition directe de liaison avec le substrat naturel (désoxyadénosine triphosphate) et, après incorporation dans l'ADN viral, il provoque la terminaison de la chaîne d'ADN. L'adéfovir diphosphate inhibe de manière sélective les polymérases de l'ADN du VHB à des concentrations 12, 700 et 10 fois plus faibles que celles nécessaires pour inhiber respectivement les polymérases a, b et g de l'ADN humain. L'adéfovir diphosphate a une demi-vie intracellulaire comprise entre 12 et 36 h dans les lymphocytes activés et au repos. L'**adéfovir** entraîne des résistances et n'est plus utilisé en première intention.

Indications

Du fait des résistances qu'il entraîne, l'**adéfovir** ne doit plus être utilisé en première intention. Hépatite B chronique avec réplication virale active, élévation persistante des ALAT, inflammation hépatique active et fibrose histologiquement prouvées.

Hépatite B décompensée.

Contre-indications

Grossesse et allaitement.

Hypersensibilité à la substance active ou à l'un des excipients.

Précautions d'emploi

Adapter la posologie à la clairance de la créatinine :
- 20 à 49 mL/min : 1 cp./48 h ;
- 10 à 19 mL/min : 1 cp./72 h ;
- hémodialyse : 1 cp./7 h après la dialyse.

Effets indésirables

Très fréquent : asthénie.
Fréquents : nausées, flatulences, diarrhées, dyspepsie, douleurs abdominales, céphalées.
Apparition fréquente d'une insuffisance rénale (néphropathie tubulaire).

Interactions médicamenteuses

Adapter la posologie des médicaments associés en cas d'élévation de la créatininémie.

IMMUNOGLOBULINES SPÉCIFIQUES ANTI-HÉPATITE B

■ Immunoglobulines G contenant des anticorps anti-HBs

IMMUNOGLOBULINES ANTI-HBs					
Inj. IV ou IM Prévention après contact sexuel : 500 UI Sérovaccination des nouveau-nés de mère HBs- : 30 UI/kg à la naissance, à répéter jusqu'à ce que la protection soit assurée par des anticorps produits activement Prévention d'une contamination accidentelle par voie IV : 5 000 UI si le traitement est débuté dans les 24 h ; cette dose doit être doublée si le délai dépasse 24 h ou si l'Ag HBs est présent dans le produit contaminant Prévention de la réinfection du greffon lors de transplantations hépatiques : 10 000 UI/j le jour de la greffe et les 6 j qui suivent puis traitement d'entretien à renouveler en fonction du taux d'Ac anti-HBs qui doit rester > 100 UI/L	1 ser. 100 UI (1 mL) 1 ser. 500 UI (5 mL)		I I	NR NR	

Propriétés

Gammaglobulines spécifiques anti-HBs assurant une immunoprotection contre l'hépatite B ; demi-vie de 21 jours. Le mode d'obtention de ces immunoglobulines exclut le risque de transmission du VIH et des hépatites virales.

Indications

Prévention de l'hépatite B :
- chez les nouveau-nés de mère HBs+ (à associer à la vaccination) ;
- chez un sujet en cours de vaccination ou dont la sérologie vis-à-vis du VHB est inconnue ou négative, après contamination accidentelle (produit sanguin HBs+, contact sexuel, toxicomanie, etc.) ;
- chez les sujets à risque lorsque la vaccination est inefficace (insuffisants rénaux, immunodéprimés).

Prévention de la réinfection du greffon par le VHB lors des transplantations hépatiques chez les patients porteurs du VHB.

Contre-indications

Déficit complet en IgA.
Immunisation anti-IgA.

Précautions d'emploi

En cas de contage, pratiquer la recherche des marqueurs du VHB avant l'injection des gammaglobulines.

En cas d'association au vaccin anti-hépatite B, pratiquer les 2 inj. à des sites différents avec des aiguilles différentes.

Ne pas utiliser de vaccins à virus vivants atténués (rougeole, oreillons, rubéole, poliomyélite buvable, etc.) dans les 15 j qui précèdent et les 2 mois qui suivent l'injection des gammaglobulines (risque d'échec de la vaccination).

L'injection IV doit se faire en une seule fois, immédiatement après la reconstitution du produit, à l'aide d'un filtre, sans dépasser un débit de 0,01 mL/kg/min pendant la première demi-heure puis en augmentant progressivement en fonction de la tolérance.

Effets indésirables

Exceptionnellement, sensation de malaise ou rash cutané cédant spontanément ou après injection d'**antihistaminiques H_1** ou de **corticoïdes**.

Voie IV : réactions d'intolérance en cas de débit trop rapide (fièvre, frissons, modifications hémodynamiques) ; dans ce cas, arrêter transitoirement la perfusion et injecter en IV des **corticoïdes** ou des **antihistaminiques H_1** ; de telles réactions impliquent la recherche d'anticorps anti-IgA.

Rarement, réactions d'intolérance chez les transplantés hépatiques.

Interactions médicamenteuses

Cf. Précautions d'emploi.

VACCIN ANTI-HÉPATITE B

■ Vaccin anti-hépatite B

VACCIN GENHEVAC B PASTEUR					
Primovaccination : 3 inj. IM à 1 mois d'intervalle ; rappel : 1 inj. à 1 an puis tous les 5 ans En cas d'insuffisance rénale faire une 4e inj. 2 mois après la 3e Autre schéma possible : 2 inj. à 1 mois d'intervalle ; rappel à 6 mois puis tous les 5 ans Chez les nouveau-nés de mère HBs+, administrer simultanément la 1re dose de vaccin et les immunoglobulines spécifiques	1 ser. 0,5 mL	18,12		65 %	18,12
ENGERIX B					
ENGERIX B adulte 20 µg Idem *VACCIN GENHEVAC B PASTEUR*	1 ser. 1 mL	18,12		65 %	18,12
ENGERIX B enfant et nourrisson 10 µg Même schéma vaccinal que *VACCIN GENHEVAC B PASTEUR* mais forme réservée à l'enfant	1 ser. 0,5 mL	10,42		65 %	10,42

HBVAXPRO					
Vaccin 10 µg Idem *VACCIN GENHEVAC B PASTEUR*	1 ser. 1 mL	17,24	I	65 %	17,24
Vaccin 5 µg Même schéma vaccinal que *VACCIN GENHEVAC B PASTEUR* mais forme réservée à l'insuffisant rénal	1 ser. 1 mL	9,92	I	65 %	9,92

Propriétés

Vaccin préparé à partir d'une fraction antigénique virale non infectante (Ag HBs). L'immunité apparaît dans presque 100 % des cas après la troisième injection.

Le vaccin protège également de l'hépatite Delta puisque ce virus ne peut se répliquer chez les patients infectés par le virus de l'hépatite B.

Durée de la protection : 5 ans minimum.

Indications

Prévention de l'hépatite B.

La vaccination devrait être systématique dans l'enfance.

Chez l'adulte, elle concerne tous les sujets exposés à un risque de contamination, en particulier les professions médicales et paramédicales ; les patients insuffisants rénaux et polytransfusés ; les militaires, pompiers, grands voyageurs, toxicomanes prostitués, homosexuels, etc.

La sérovaccination est indiquée chez les nouveau-nés de mère HBs+ et chez les sujets non vaccinés pour prévenir une infection accidentelle.

Contre-indications

Aucune.

Précautions d'emploi

Ne pas congeler ; conserver au frais (4 à 8 °C) ; agiter le vaccin avant l'injection.

L'injection doit être faite de préférence chez l'adulte dans le deltoïde et chez le nouveau-né et l'enfant dans la partie antéro-latérale de la cuisse. Exceptionnellement, en cas de risque hémorragique (hémophiles), le vaccin pourra être injecté par voie sous-cutanée.

Faire une 4e injection en cas d'insuffisance rénale.

Étant donné la longue période d'incubation de l'hépatite B, il est possible que l'infection, non reconnue, soit présente au moment de la vaccination. Dans de tels cas, il se peut que la vaccination soit sans effet sur le développement de l'hépatite B.

Effets indésirables

Douleur locale transitoire cédant en 48 h, voire induration.

Très rarement, syndrome pseudo-grippal, vertiges, rash, prurit, urticaire.

D'autres syndromes ont été décrits mais la relation avec la vaccination est douteuse : anaphylaxie, hypotension, syndrome de Guillain-Barré, névrite optique, sclérose en plaques.

> Bien que les études soient contradictoires, la vaccination contre l'hépatite B pourrait favoriser les poussées chez les patients ayant une sclérose en plaques avérée et doit donc être évitée chez ces patients. Le rapport bénéfice/risque doit être évalué au cas par cas pour les apparentés à une personne ayant une sclérose en plaques. Les autres vaccinations sont autorisées en dehors des poussées chez une patiente atteinte de sclérose en plaques.

Interactions médicamenteuses

Diminution de l'efficacité du vaccin chez les patients immunodéprimés (cirrhotiques, insuffisants rénaux, transplantés, sujets infectés par le VIH, etc.).

Injecter en un site différent avec une aiguille différente les immunoglobulines anti-HBs.

Le contrôle des taux sériques d'anticorps anti-HBs est inutile :

• avant la vaccination (il n'y a pas de risque de vacciner un sujet HBs+) ;

• après la vaccination chez les sujets immunocompétents.

Un taux 10 UI/L est considéré comme protecteur.

INTERFÉRON ALPHA

Peginterféron alfa-2b recombinant

VIRAFERONPEG					
Hépatite chronique C : 1,5 mg/kg/sem. SC	1 fl. 50 µg stylo prérempli	95,44	I	65 %	95,44
	4 fl. 50 µg stylo prérempli	362,47	I	65 %	90,62
	1 fl. 80 µg stylo prérempli	150,12	I	65 %	150,12
	4 fl. 80 µg stylo prérempli	571,00	I	65 %	142,75
	1 fl. 100 µg stylo prérempli	186,45	I	65 %	186,45
	4 fl. 100 µg stylo prérempli	703,47	I	65 %	175,87
	1 fl. 120 µg stylo prérempli	221,66	I	65 %	221,66
	4 fl. 120 µg stylo prérempli	835,93	I	65 %	208,98
	1 fl. 150 µg stylo prérempli	274,46	I	65 %	274,46
	4 fl. 150 µg stylo prérempli	1034,64	I	65 %	258,66

Peginterféron alfa-2a recombinant

PEGASYS					
Hépatite chronique C : 180 mg/sem. SC	1 fl. 135 µg	156,77	I	65 %	156,77
	4 fl. 135 µg	595,15	I	65 %	148,79
	1 fl. 180 µg	179,93	I	65 %	179,93
	4 fl. 180 µg	679,31	I	65 %	169,83

Interféron alfa-2b recombinant

INTRONA					
Hépatite chronique C : 3 MUI x 3/sem. Hépatite chronique B : 5 MUI/m² x 3/sem. Leucémie à tricholeucocytes : 3 MUI x 3/sem. Sarcome de Kaposi : jusqu'à 36 MUI/j Leucémie myéloïde chronique : 9 MUI/j Lymphome cutané à cellules T : 18 MUI/j Mélanome malin, cancer du rein : 10 MUI/m²/j	1 fl. 10 MUI/1 mL 1 fl. 18 MUI/3 mL 1 fl. 18 MUI/1,2 mL 1 fl. 30 MUI/1,2 mL 1 stylo 60 MUI/1,2 mL	78,63 138,10 138,10 225,80 441,15	I I I I I	65 % 65 % 65 % 65 % 65 %	78,63 138,10 138,10 225,80 441,15

■ Interféron alfa-2a recombinant

ROFÉRON-A					
Idem *INTRONA*	1 fl. 3 MUI	25,92	I	65 %	25,92
	12 fl. 3 MUI	268,86	I	65 %	22,40
	1 fl. 4,5 MUI	37,76	I	65 %	37,76
	12 fl. 4,5 MUI	398,08	I	65 %	33,17
	1 fl. 6 MUI	48,91	I	65 %	48,91
	12 fl. 6 MUI	527,32	I	65 %	43,94
	1 fl. 9 MUI	71,22	I	65 %	71,22
	12 fl. 9 MUI	770,45	I	65 %	64,20

Propriétés

Interféron alpha 2a ou 2b produit par génie génétique. Propriétés multiples dont les mécanismes restent imparfaitement compris :

• activité antivirale : inhibition de la réplication en modulant le métabolisme de la cellule hôte ;

• activité immunomodulatrice : augmentation de l'activité phagocytaire des macrophages ;

• activité antiproliférative sur certaines tumeurs.

L'**interféron pégylé** a une demi-vie prolongée et permet de ne pratiquer qu'une seule injection par sem. au lieu de 3. L'efficacité est supérieure et la tolérance identique à l'**interféron** non pégylé.

Indications

Hépatite chronique virale C histologiquement prouvée chez des patients n'ayant jamais été traités par **interféron alpha** et présentant des transaminases élevées, en l'absence de cirrhose décompensée.

Hépatite chronique active virale B de l'adulte histologiquement prouvée avec réplication virale persistante prouvée par le taux d'ADN sérique du VHB à 2 examens au moins, réalisés à environ 2 mois de distance dont 1 dans le mois précédant la mise sous traitement.

Leucémie à tricholeucocytes ; leucémie myéloïde chronique ; sarcome de Kaposi associé au sida ; lymphome cutané à cellules T.

Mélanome malin disséminé ; cancer du rein métastatique ou récidivant.

Contre-indications

Allergie à l'interféron ou à l'excipient.

Affection cardiaque préexistante (la fièvre et les frissons peuvent décompenser une insuffisance cardiaque).

Insuffisance rénale, hépatique ou médullaire sévère ; cirrhose du foie décompensée.

Antécédent d'épilepsie et/ou atteinte du système nerveux central ; antécédents psychiatriques graves.

Précautions d'emploi

Grossesse : nécessité d'évaluer le bénéfice d'un traitement par rapport au risque pour le fœtus ; pas d'effet tératogène rapporté.

Allaitement : absence de données sur le passage dans le lait ; évaluation du bénéfice par rapport au risque nécessaire.

Chez des patients transplantés, l'effet du traitement immunosuppresseur peut être diminué du fait de l'activité immunomodulatrice de l'**interféron**.

Le développement de manifestations auto-immunes est favorisé par l'**interféron** chez des patients prédisposés.

Effets indésirables

Généraux : syndrome pseudo-grippal quasi constant, fatigue, fièvre, myalgies, lassitude ; ces effets peuvent être atténués par la prise de **paracétamol** (1 g avant l'inj. d'**interféron**) et l'injection de l'**interféron** au coucher.

Digestifs : anorexie, nausées, vomissements, troubles du transit.

Hépatiques : élévation des transaminases.

Neurologiques : vertiges, troubles mnésiques et du sommeil ; somnolence ; paresthésies.

Cardio-pulmonaires : variations tensionnelles, palpitations.
Cutanés : alopécie réversible, sécheresse cutanéo-muqueuse, psoriasis.
Rénaux : rarement insuffisance rénale.
Hématologiques : leucopénie fréquente, anémie et thrombopénie plus rarement.
Endocriniens : dysthyroïdies, hyperglycémie, hypocalcémie.
Réaction au point d'injection ; apparition d'anticorps anti-interféron.

Interactions médicamenteuses

Salicylés et **corticoïdes** inhibent l'action de l'interféron.
Toxicité digestive du **5-FU** augmentée.
Théophylline : contrôler les taux sériques.
Éviter les sédatifs.

ANTIVIRAUX - ANTI-HÉPATITE C

Ribavirine

RÉBÉTOL					
Hépatite chronique C : < 65 kg : 2 gél. x 2/j 65-85 kg : 2 gél. matin + 3 gél. le soir > 85 kg : 3 gél. x 3/j	84 gél. 200 mg 112 gél. 200 mg 140 gél. 200 mg 168 gél. 200 mg	161,91 213,37 264,11 314,84	I I I I	65 % 65 % 65 % 65 %	1,93 1,91 1,89 1,87
2 mL/10 kg de poids matin et soir	1 fl. sol. buv. 40 mg/mL	95,11	I	65 %	95,11
COPEGUS					
Hépatite chronique C : < 75 kg : 2 cp. matin + 3 cp. le soir ≥ 75 kg : 3 cp. x 2/j	42 cp. 200 mg 112 cp. 200 mg 168 cp. 200 mg 14 cp. 400 mg 56 cp. 400 mg	83,11 213,37 314,84 56,84 213,37	I I I I I	65 % 65 % 65 % 65 % 65 %	1,98 1,91 1,87 4,06 3,81

Prescription initiale par un médecin habitué à prendre en charge les hépatites C

Propriétés

Antiviral à large spectre actif sur les virus à ADN et ARN : virus de l'hépatite C (VHC), *influenza A et B, parainfluenza,* virus respiratoire syncitial (VRS), virus de la fièvre de Lassa. La **ribavirine** pénètre dans les cellules et est convertie en dérivés mono-, di- et triphosphates. Son mécanisme d'action reste mal connu. Elle pourrait entraîner la synthèse d'un ARN viral anormal ou empêcher la réplication du génome viral. Seule, elle n'a pas prouvé son effet sur le VHC. Son association à l'interféron montre une action synergique entre les 2 molécules.

Indications

Hépatite virale chronique à virus C.

Infection à VRS.

Fièvre de Lassa.

Hépatite virale chronique E (hors AMM).

Contre-indications

ABSOLUES

Grossesse : tératogène et clastogène chez l'animal.
Allaitement.
Les contre-indications absolues à la **ribavirine** sont :
- insuffisance rénale terminale ;
- anémie, hémoglobinopathie ;
- cardiopathie sévère ;
- absence de contraception.

RELATIVES

Hypertension artérielle.
Âge avancé.
À ces contre-indications s'ajoutent celles de l'interféron lorsque ces deux molécules sont associées.
Hypertension artérielle ;
Âge avancé.

GASTROENTÉROLOGIE-HÉPATOLOGIE

À ces contre-indications s'ajoutent celles de l'**interféron** lorsque ces deux molécules sont associées.

Précautions d'emploi

Prévention de la grossesse.
Homme traité : utilisation par le malade et sa partenaire, d'une contraception efficace pendant le traitement et les 7 mois qui suivent son arrêt ; la femme partenaire doit effectuer un test de grossesse tous les mois pendant le traitement et les 7 mois qui suivent son arrêt. L'homme dont la partenaire est enceinte doit porter des préservatifs pour éviter que la **ribavirine** n'entre en contact avec le vagin.
Femme traitée : un test de grossesse doit être réalisé avant de débuter le traitement puis tous les mois pendant les traitements et les 4 mois qui suivent son arrêt.
Insuffisance cardiaque, angor, antécédent d'infarctus : surveillance rapprochée.

Effets indésirables

Anémie hémolytique pouvant nécessiter une adaptation de la posologie.
Dépression.
Bronchospasme : favorisé par un asthme préexistant, une bronchopneumopathie préexistante et la prise en aérosol du produit.
Conjonctivite.
Sécrétion inappropriée d'hormone antidiurétique.

Interactions médicamenteuses

La **ribavirine** inhibe la phosphorylation de la **zidovudine** et de la **stavudine** *in vitro*. En cas d'association à ces médicaments, surveiller la virémie du VIH. Si elle augmente, arrêter la **ribavirine**. Ce risque d'interaction peut persister 2 mois après l'arrêt de la **ribavirine**.

ANTIPROTÉASES

Télaprévir

INCIVO					
2 cp. x 3/j (toutes les 8 h) à avaler entier avec de la nourriture. Traitement à administrer pdt 12 sem. dans le cadre d'une trithérapie, en association avec l'**interféron alfa** et la **ribavirine**	42 cp. 375 mg 168 cp. 375 mg	HOP HOP	I I		

Bocéprévir

VICTRELIS					
4 gél. x 3/j (toutes les 8 h) avec de la nourriture. La trithérapie débute après 4 sem. de bithérapie associant l'**interféron alfa** et la **ribavirine**	336 gél. 200mg	3313,88	I	65 %	9,86

Siméprévir

OLYSIO					
1 gél. x 1/j pendant 12 sem., avec de la nourriture. A associer avec l'interféron alpha et la ribavirine.	7 gél. 150 mg 28 gél. 150 mg	HOP HOP			

Propriétés

Le **télaprévir**, le **bocéprévir** et le **siméprévir** sont des inhibiteurs de la sérine-protéase NS3/4A du VHC qui joue un rôle majeur dans la réplication du virus. Le **télaprévir** et le **bocéprévir** sont de très forts inhibiteurs de la réplication du VHC de génotype 1. Le **siméprévir** est également un très bon inhibiteur de la réplication du VHC de génotype 4. Ils peuvent entraîner rapidement des résistances donc **doivent tous être associés au peginterféron alfa et à la ribavirine.**

Indications

Traitement de l'hépatite chronique virale C due au virus VHC de génotype 1 (**télaprévir** et **bocéprévir**) ou 4 (**siméprévir**) chez les patients adultes ayant une maladie hépatique compensée (au stade de fibrose F4 pour le **siméprévir**), naïfs ou en échec après un précédent traitement. Le siméprévir ne peut être prescrit, lors de la rédaction de ce chapitre, que sous forme d'ATU.

Contre-indications

Hypersensibilité à la substance active ou à l'un des excipients.

INCIVO : toute substance dont la métabolisation dépend fortement du CYP3A ou induisant le CYP3A. Grossesse/allaitement/absence de contraception.

VICTRÉLIS : toute substance dont la métabolisation dépend fortement du CYP3A4/5 ou induisant le CYP3A4/5. Grossesse/allaitement/absence de contraception. Hépatite auto-immune.

OLYSIO: toute substance fortement inductrice ou inhibitrice du CYP3A, ou dont la métabolisation dépend fortement du CYP3A4 intestinal. Allaitement (risque non exclu).

Associations aux molécules suivantes :

Principaux médicaments contre-indiqués en association avec les antiprotéases

Nature de l'interaction	Substances impliquées
Inducteurs de CYP3A (diminuent l'efficacité des inhibiteurs de protéase)	**Rifampicine**, rifabutine, millepertuis, dexaméthasone, **carbamazépine**, **phénytoine**, **phénobarbital**
Inhibiteurs de CYP3A (risque de toxicité par accumulation des inhibiteurs de protéase)	**Antifongiques azolés**, **macrolides**, cimétidine, pamplemousse, **INNTI** (**éfavirenz**, **étravirine**, **névirapine**), **inhibiteurs de protéases anti-VIH**
L'efficacité des composés suivants est augmentée avec *INCIVO*, *VICTRÉLIS* ou *OLYSIO* Attention : risque de toxicité	**Antiarythmiques de classe I** et **III** (**amiodarone**, **flécainide**, quinidine, **propafénone**, etc.), **dérivés de l'ergot**, **benzodiazépines** (**midazolam**, **triazolam**, etc.), **statines** (sauf **fluvastatine**), **inhibiteurs calciques**, **inhibiteurs de PDE5** (HTAP), **bosentan**, **salmétérol**, **immunosuppresseurs** (**ciclosporine**, **sirolimus**, **tacrolimus**), astémizole, terfénadine
L'efficacité des composés suivants est diminuée avec *INCIVO* ou *VICTRÉLIS* Risque d'inefficacité	**Éthinylestradiol**, **déscitalopram**, **désipramine**, **zolpidem**

Précautions d'emploi

Les règles d'arrêt sont les suivantes :

Règles d'arrêt de la trithérapie comprenant un antiprotéase

Spécialité	**Télaprévir** (*INCIVO*)	**Bocéprévir** (*VICTRELIS*)	**Siméprévir** (*OLYSIO*)
Mesure de l'ARN VHC	À S4 et S12	À S8 et S24	À S4, S12 et S24
Arrêt de la trithérapie	Si ARN VHC 1000 UI/mL	Si ARN VHC 100 UI/mL à S8 ou détectable à S24	Si ARN VHC 25 UI/mL à S4
Arrêt du traitement en cours	Si ARN VHC détectable à S36 ou S48	Si détectable à S8 et négatif à S24, poursuite jusqu'à S36	Si détectable à S12 ou S24

OLYSIO : éviter une exposition directe importante aux UV pendant le traitement.

VICTRÉLIS et *OLYSIO* contiennent du lactose.

Effets indésirables

Télaprévir : éruptions cutanées parfois sévères pouvant évoluer jusqu'au syndrome de Lyell (la présence de bulles doit faire arrêter le traitement), anémie, symptômes anorectaux (hémorroïdes, proctalgie, prurit anal), nausées, diarrhées, vomissements.

Bocéprévir : anémie, neutropénie, nausées, céphalées, asthénie.

Siméprévir : éruption cutanée, prurit, bilirubinémie augmentée, réaction de photosensibilité (peu fréquente).

INHIBITEURS DES PROTÉINES NS5A ET NS5B

■ Sofosbuvir

SOVALDI					
Pré-transplantation : 1 cp./j pdt 48 sem. Post-transplantation : 1 cp./j pdt 24 sem. De nouvelles indications vont se développer. A associer ou non avec l'interféron alpha et la ribavirine en fonction des génotypes viraux.	28 cp. 400 mg	HOP	I		

■ Daclatasvir

BMS-790052					
60 mg x 1/j En association avec **sofosbuvir** 400 mg pendant 24 sem. (± **peginterféron alfa** ± **ribavirine**)	33 cp. 30 mg 33 cp. 60 mg	HOP HOP			

Propriétés

Inhibiteurs pan-génotypiques de composants essentiels à la réplication du virus de l'hépatite C :

• **daclatasvir** : protéine NS5A qui participe à la réplication virale ;

• **sofosbuvir** : protéine NS5B ARN-polymérase ARN-dépendante.

Indications

Sofosbuvir : AMM.

Daclastavir : ATU de cohorte.

Traitement du patient adulte atteint d'infection virale C chronique :
• qui présente une maladie à un stade avancé (avec fibrose hépatique F3/F4 ou manifestations extra-hépatiques du VHC), sans alternative thérapeutique appropriée ;
• ou qui est sur liste d'attente pour une transplantation hépatique ou rénale et nécessite un traitement pour éviter la réinfection par le VHC ;
• ou qui a subi une transplantation hépatique et présente une récurrence agressive de l'infection.

Le **sofosbuvir** est également pris en charge par l'assurance-maladie en cas de contre-indication ou d'échec de traitement par une alternative thérapeutique prise en charge.

Contre-indications

Hypersensibilité à l'un des composants.
Utilisation en monothérapie.
Allaitement.
Cf. Interactions médicamenteuses.

Précautions d'emploi

Non recommandés pendant la grossesse : contraception efficace.

Bilans hépatique, rénal et hématologique à réaliser avant traitement. Surveillance clinique et biologique étroite à l'instauration.
La présentation du **daclatasvir** contient du lactose.

Effets indésirables

Très fréquents : fatigue, céphalées, nausée.
Fréquents : appétit diminué, anxiété, insomnie, dépression, vertiges, bouffées de chaleur, dyspnée, douleur abdominale, myalgie, prurit, etc.

Interactions médicamenteuses

Inducteurs puissants du CYP3A4 et de la Pgp (diminution de l'exposition), contre-indiqués avec le **sofosbuvir** et le **daclatasvir** : **carbamazépine**, **rifampicine**, **phénytoïne**, **phénobarbital**, **dexaméthasone**, **millepertuis**.
Inhibiteurs puissants du CYP3A4 (adaptation de posologie du **daclatasvir**) : **amiodarone**, **clarithromycine**, **érythromycine**, **itraconazole**, **kétoconazole**, **quinidine**, **ranolazine**, **ritonavir**, **atazanavir**, **efavirenz**, etc.
Modafinil déconseillé avec le **sofosbuvir**.
Digoxine, **rosuvastatine** : prudence avec le **daclatasvir**.

CIRRHOSE

FICHE MALADIE

DÉFINITION

La cirrhose est la conséquence de toute lésion chronique des hépatocytes, quelle qu'en soit la cause :

• développement d'une quantité exagérée de tissu fibreux aboutissant à la fibrose ;

• régénération anarchique des hépatocytes restants aboutissant à la constitution de nodules de régénération (fibrose empêche la reconstitution de lobules normaux) ayant perdu les connexions vasculaires et biliaires.

La définition de la cirrhose est don chistologique.

CAUSES ET MÉCANISMES

▶ **Éthylisme**

La cirrhose alcoolique représente 90 % des cirrhoses en France. Globalement, le risque commence à une consommation quotidienne d'alcool de 60 g chez l'homme et 40 g chez la femme (1 litre de vin à 10̊ contient 80 g d'alcool pur).

▶ **Infections virales**

Les hépatites chroniques B et C peuvent évoluer vers la cirrhose.

Surcharge pondérale

La surcharge pondérale, lorsqu'elle est associée à un diabète, à une hypertension artérielle ou à une hyperlipidémie, peut être à l'origine d'une cirrhose.

Hémochromatose

L'hémochromatose est la plus fréquente des maladies génétiques en Europe occidentale. De caractère autosomique récessif, elle se caractérise cliniquement par une hyperabsorption digestive du fer qui aboutit à son accumulation dans les tissus (foie, articulation, pancréas, cœur) et à des lésions tissulaires irréversibles (notamment cirrhose, mais aussi arthrite chronique, diabète, troubles du rythme cardiaque et mélanodermie).

Causes rares

Maladie de Wilson (maladie héréditaire rare marquée par une accumulation du cuivre notamment dans le foie), cirrhose biliaire primitive ou secondaire, hépatite chronique auto-immune.

Causes exceptionnelles

Médicamenteuse, syndrome de Budd-Chiari (obstacle au retour veineux), maladies métaboliques (mucoviscidose, déficit en α_1-antitrypsine).

DIAGNOSTIC

SIGNES CLINIQUES

Les signes cliniques de la cirrhose résultent d'une *insuffisance hépatocellulaire* (les hépatocytes restants n'assurent plus les fonctions hépatiques) et d'une *hypertension portale* (le tissu fibreux forme un barrage sur la circulation portale, entraînant une hypertension en amont).

• Foie : il est dur, de volume souvent augmenté, parfois normal ou diminué de volume (forme atrophique).

• Signes d'insuffisance hépatocellulaire : ils peuvent être absents en cas de cirrhose compensée. On peut parfois retrouver un ictère, des angiomes stellaires (petites anomalies vasculaires cutanées rouges en forme d'étoiles), une érythrose palmaire, des ongles blancs, un hippocratisme digital (déformation arrondie des ongles et des extrémités des doigts), une encéphalopathie hépatique (trouble de la conscience allant de la simple confusion jusqu'au coma), un hypogonadisme et une féminisation chez l'homme, une dysménorrhée chez la femme.

• Signes d'hypertension portale : splénomégalie, circulation veineuse abdominale collatérale porto-cave, ascite et œdème.

EXAMENS COMPLÉMENTAIRES

Examen biologique

• Une anémie est fréquente, de cause souvent multifactorielle ; le volume globulaire moyen est augmenté en cas d'éthylisme, on peut noter une leuconeutropénie et une thrombopénie en cas d'hypersplénisme.

• Anomalies fréquentes des tests hépatiques : bilirubinémie, transaminases, phosphatases alcalines, γ-glutamyltranspeptidase (GGT). Un bilan hépatique normal n'exclut pas le diagnostic.

• Marqueurs du degré d'insuffisance hépatocellulaire : baisse de l'albuminémie et des facteurs d'hémostase (II, V, VII + X) responsables de l'abaissement du taux de prothrombine (TP).

• Électrophorèse des protéines sériques : augmentation polyclonale des immunoglobulines (bloc β-γ).

• Orientation étiologique : sérologies virales B et C, bilan ferrique (augmentation du coefficient de saturation de la transferrine et de la ferritinémie, recherche de la mutation), auto-anticorps.

• Dépistage du carcinome hépatocellulaire : dosage de l'α-fœtoprotéine.

• Analyse du liquide d'ascite : citrin, pauvre en protides, paucicellulaire et stérile.

Ponction-biopsie hépatique (par voie transcutanée ou transjugulaire)

Elle permet le diagnostic histologique (de certitude) en retrouvant les lésions élémentaires (fibrose, nodules de régénération). Elle peut apporter des arguments en faveur d'une étiologie.

Endoscopie œsogastroduodénale

Elle recherche des signes d'hypertension portale (varices œsophagiennes, cardiotubérositaires, gastropathie en mosaïque) ou des complications (ulcère gastroduodénal).

Imagerie médicale

Échographie abdominale

Elle est systématique si le diagnostic est suspecté ; elle précise la taille, les contours, la morphologie hépatique, une éventuelle lésion focale, la perméabilité de la veine porte. On recherche des signes d'hypertension portale (ascite, splénomégalie). Dans le cadre du dépistage du cancer du foie, elle doit être renouvelée tous les 3 à 6 mois à vie, même en l'absence de symptôme.

TDM et IRM

Pour préciser la nature d'éventuelles lésions focales hépatiques.

TRAITEMENT

MESURES GÉNÉRALES

- Arrêt de l'alcool, quelle que soit la cause de la cirrhose.
- Éviter tout médicament non indispensable (surtout hépatotoxiques et neurosédatifs).
- Régime : maintenir un apport calorique suffisant ; régime sans sel en cas d'ascite récente.
- Vaccination contre l'hépatite B (sauf en cas de cirrhose post-hépatite B).
- Transplantation : en cas de cirrhose Child C ou Child B (*cf.* tableau, p. 488) compliquée d'une ascite réfractaire, d'hémorragies digestives à répétition ou d'encéphalopathie hépatique invalidante.

TRAITEMENT ÉTIOLOGIQUE

Il a pour but d'éviter l'aggravation des lésions, mais ne permet pas la régression des lésions déjà installées ; par exemple :

- Prise en charge du sevrage alcoolique en cas de cirrhose éthylique.
- Traitement de l'hémochromatose : éviction de l'alcool (mais pas de régime pauvre en fer), phlébotomies (ou saignées) à un rythme soutenu (400 à 500 mL/sem.) pour obtenir un bilan ferrique bas, puis phase d'entretien à vie (400 à 500 mL tous les mois à 3 mois).
- Traitement antiviral en cas de cirrhose post-hépatitique B ou C.
- Transplantation hépatique à discuter devant une cirrhose grave chez un sujet jeune.

TRAITEMENT DES COMPLICATIONS

- Hémorragie digestive sur hypertension portale (*cf.* Hémorragie digestive haute, p. 498).
- Syndrome œdémato-ascitique : régime sans sel, repos au lit, diurétiques et ponction d'ascite évacuatrice ; antibiotiques en cas d'infection du liquide d'ascite.
- Encéphalopathie hépatique : arrêt de tout traitement sédatif ; laxatif type *DUPHALAC* par la sonde naso-gastrique, ou par lavements en cas de trouble de la vigilance.
- Carcinome hépatocellulaire : *cf.* Hépatocarcinome, p. 495.

PRONOSTIC

Le risque de décompensation est de l'ordre de 10 % par an. L'évolution est émaillée par la survenue de complications :

- Poussées d'insuffisance hépatique responsables d'un ictère, et d'épisodes d'encéphalopathie hépatique allant du simple état confusionnel au profond coma.
- Hémorragies digestives par hypertension portale (*cf.* Hémorragie digestive haute, p. 498).
- Décompensation œdémato-ascitique : épanchement intra-abdominal (parfois abondant, > 10 L) d'un liquide jaune citrin, s'associant parfois à des œdèmes des membres inférieurs. L'infection du liquide d'ascite se manifeste par de la fièvre, des douleurs abdominales, de la diarrhée et/ou une décompensation de la cirrhose, voire un choc septique.
- Développement d'un hépatocarcinome.

Le pronostic de la cirrhose est apprécié grâce au score de Child-Pugh (*cf.* tableau, p. 488). Le score est établi en additionnant les points de chaque item :

- score de 5 ou 6 : classe A ;
- score de 7 à 9 : classe B ;
- score de 10 à 15 : classe C.

Score de Child-Pugh

	1 POINT	2 POINTS	3 POINTS
Encéphalopathie	Absente	Confusion	Coma
Ascite	Absente	Modérée	Importante
Bilirubine	< 35 µmol/L	35-50 µmol/L	> 50 µmol/L
Albumine	> 35 g/L	28-35 g/L	< 28 g/L
TP	> 50 %	40-50 %	< 40 %

FICHE PHARMACOLOGIE

ACIDES BILIAIRES

Acide ursodésoxycholique

DELURSAN					
Cirrhose biliaire primitive : 13 à 15 mg/kg/j Cholangite sclérosante primitive : 20 mg/kg/j maximum Cholestase gravidique : 10 à 20 mg/kg/j en 2 prises, sans dépasser 1000 mg/j, jusqu'à l'accouchement	20 cp. 250 mg 60 cp. 500 mg	10,86 58,7	I I	65 % 65 %	0,54 0,98
URSOLVAN					
Idem *DELURSAN*	30 gél. 200 mg	9,80	I	65 %	0,33
CHOLURSO					
Idem *DELURSAN*	50 cp. 250 mg 60 cp. 250 mg 50 cp. 500 mg 60 cp. 500 mg	 25,30 47,82	I I I I	NR 65 % NR 65 %	 0,42 0,80

Propriétés

Inhibition du cycle entéro-hépatique : diminution de l'absorption des acides biliaires hydrophobes (la modification de la composition de la bile par augmentation du pool des acides biliaires la rend moins lithogène).

Effet cytoprotecteur : amélioration de la fluidité et de la perméabilité membranaire.

Effet immunomodulateur : augmentation de la réaction mixte lymphocytaire expérimentale et augmentation de l'expression du complexe majeur d'histocompatibilité de classe I.

Le traitement médical des calculs biliaires n'a que très peu d'indication.

L'**acide ursodésoxycholique** est de plus en plus utilisé pour le traitement de certaines cholestases.

Indications

Cirrhose biliaire primitive, surtout en début de maladie : amélioration de la biologie hépatique, retardement de la date de transplantation, augmentation de l'espérance de vie.

Cholangite sclérosante primitive : amélioration de la biologie hépatique mais pas d'effet sur l'espérance de vie.

Cholestase gravidique symptomatique.
Cholestase chronique de la mucoviscidose
Traitement symptomatique du prurit secondaire à une cholestase.
Dissolution des calculs biliaires de moins de 15 mm, radiotransparents avec une vésicule fonctionnelle. Cette indication est obsolète depuis l'avènement de la cholécystectomie par voie laparoscopique.

Contre-indications

Infections biliaires, affections gastro-intestinales organiques.

Précautions d'emploi

En cas d'utilisation pour le traitement d'une lithiase vésiculaire, vérifier par cholécystographie orale que la vésicule est bien fonctionnelle.

Effets indésirables

Rarement diarrhée.

Interactions médicamenteuses

Éviter les produits hépatotoxiques et les **chélateurs des sels biliaires** (**colestyramine**).

FICHE INFIRMIÈRE

EXAMENS

Ponction-biopsie hépatique (PBH) par voie transcutanée

Il s'agit d'un acte médical qui consiste à prélever un petit fragment de foie à l'aide d'une aiguille introduite, sous anesthésie locale, par voie transpariétale, pour en faire l'analyse histologique à des fins diagnostiques et d'orientation thérapeutique. Elle peut se faire « au lit du patient » ou sous repérage échographique : *cf.* Fiche technique, p. 490.

Ponction d'ascite

Ce geste technique simple peut être réalisé à visée exploratrice (diagnostique) et/ou évacuatrice : *cf.* Fiche technique, p. 491.

SURVEILLANCE DU TRAITEMENT

SOINS – TRAITEMENT

• Décompensation œdémato-ascitique : préparation et aide à la ponction d'ascite, perfusion pour compensation volémique par albumine concentrée, surveillance clinique et biologique par prélèvements sanguins selon prescription.
• Infection du liquide d'ascite : administration du traitement antibiotique, surveillance clinique et biologique selon prescriptions.
• Encéphalopathie hépatique : mise en place une sonde naso-gastrique en cas de troubles profonds de la vigilance (*cf.* Fiche technique, *chapitre* Hémorragie digestive haute, p. 501), éviction de tout traitement sédatif, administration du **lactulose**.

EFFICACITÉ DU TRAITEMENT

• Amélioration du score de Child-Pugh après obtention d'une abstinence complète vis-à-vis des boissons alcoolisées.
• Traitement d'une décompensation œdémato-ascitique : surveillance de la diurèse, perte de poids, diminution du périmètre ombilical et des œdèmes des membres inférieurs.
• Infection du liquide d'ascite : retour à l'apyrexie et disparition des symptômes sous antibiotiques.
• Traitement d'une encéphalopathie hépatique : disparition des troubles de la conscience et de la vigilance sous traitement.

EFFETS INDÉSIRABLES

On recherche une hypotension artérielle, des signes d'encéphalopathie hépatique et des désordres hydroélectrolytiques (hyponatrémie, dyskaliémie, insuffisance rénale).

ÉDUCATION ET CONSEILS

• Obtention et maintien d'un sevrage ferme et définitif vis-à-vis des boissons alcoolisées.
• S'assurer de l'absence de médicaments potentiellement hépatotoxiques ou neurosédatifs.

• Conseiller au patient, sur avis de son médecin, une vaccination contre l'hépatite B.
• Éduquer le patient sur l'intérêt de respecter un régime sans sel dans le cadre de l'ascite et des traitements diurétiques instaurés.
• Éduquer le patient et son entourage sur sa maladie et ses éventuelles complications (hémorragie digestive, décompensation œdémato-ascitique, encéphalopathie hépatique).
• Rappeler au patient l'absence de « guérison » possible de la cirrhose, nécessitant une surveillance à vie. On dépiste tous les 3 à 6 mois par échographie hépatique la survenue d'un cancer du foie, le risque est estimé de 3 à 5 % par an.
• Réaliser un dépistage familial de l'hémochromatose lorsque le diagnostic est établi chez un patient.

FICHE TECHNIQUE

PONCTION-BIOPSIE HÉPATIQUE PAR VOIE PERCUTANÉE

Bilan avant PBH

• Bilan d'hémostase : TP, TCA, plaquettes, temps de saignement.
• NFS, groupe Rhésus, RAI.
• Échographie abdominale : recherche une contre-indication au geste, à savoir une dilatation des voies biliaires, une ascite, une lésion vasculaire sur le trajet de ponction.

Une hémostase non correcte, une ascite ou une lésion vasculaire rendent nécessaire un abord hépatique par voie transjugulaire.

Préparation du patient

• Le rassurer en expliquant le déroulement de l'examen.
• Vérifier l'arrêt d'éventuels traitements anticoagulant ou antiagrégant plaquettaire.
• Le jeûne strict n'est pas nécessaire.
• Prémédication éventuelle une demi-heure avant l'examen en cas d'anxiété.

Préparation du matériel

• *BÉTADINE* jaune pour désinfection locale.
• *XYLOCAÏNE* 1 % pour anesthésie locale.
• Gants stériles pour l'opérateur.
• Kit pour PBH.
• Pansement.
• Tubes pour prélèvement, le plus souvent formol pour examen anatomopathologique avec demandes remplies.

Surveillance après l'examen

• Décubitus latéral droit strict pendant 2 h, puis décubitus dorsal 4 h avec surveillance clinique (pouls, PA, douleur) étroite (tous les quarts d'heure la 1re heure, toutes les demi-heures la 2e heure, puis toutes les heures) et perfusion, puis lever autorisé.
• Retour à domicile possible le soir même dans certains cas.
• Antalgiques sur prescription médicale.
• Alimentation après la 2e heure.

Complications possibles

• Banales : douleur modérée, malaise vagal.
• Graves : hématome intra-hépatique ou sous-capsulaire ou intrapéritonéal (douleurs abdominales importantes, signes de choc), pneumothorax (douleur thoracique et dyspnée).

FICHE TECHNIQUE

PONCTION D'ASCITE

Matériel à préparer

- Compresses stériles, gants stériles, antiseptique cutané, pansement adhésif.
- Cathéter de bon calibre.
- Tubes pour prélèvement (bactériologie, cytologie, biochimie).
- Tubule stérile de perfusion, dispositif d'aspiration avec bocaux ou sacs.

Préparation

Patient informé, rassuré, en décubitus dorsal ; asepsie rigoureuse de la région de ponction.

Technique

Geste médical simple, réalisé au lit du patient, par ponction en un point de l'abdomen correspondant à l'union des deux tiers internes et du tiers externe d'une ligne fictive joignant l'ombilic et l'épine iliaque antéro-supérieure gauche, en pleine matité. Au retrait du mandrin, une seringue de 50 mL est remplie pour les prélèvements, puis le système d'aspiration ou la tubulure, installée en déclive dans un bocal, est adapté au cathéter en cas de ponction évacuatrice.

Compensation

Habituellement une compensation volémique est effectuée à partir du 4e L évacué par perfusion d'un flacon d'albumine humaine concentrée (20 %) pour 3 L d'ascite évacués.

Surveillance

Rythme d'évacuation, pouls et PA toutes les heures, quantité d'ascite évacuée et aspect.

FICHE TECHNIQUE

ÉLASTOMÉTRIE IMPULSIONNELLE : *FIBROSCAN*

Méthode

Le principe consiste à créer à l'aide d'une sonde, des vibrations à la surface de la peau qui diffusent jusqu'au foie et à mesurer la vitesse de propagation de l'onde ainsi produite.

Le fibroscan est un appareil équipé d'un ordinateur auquel est reliée une carte d'acquisition d'ultrasons qui traite et enregistre l'émission des ondes de choc produites.

Le concept se fonde sur la corrélation étroite qui existe entre la vitesse de conduction et l'élasticité (la dureté) du foie : plus la vitesse de l'onde est élevée plus l'élasticité du foie est forte (le foie s'avère dur donc fibreux), en conséquence plus la fibrose est étendue.

Cet examen exploratoire est court et indolore, il ne dure que 5 minutes.

La sonde s'applique selon une pression de l'opérateur contrôlée par l'ordinateur au niveau du foie, sur le côté droit par voie intercostale.

Le patient est installé comme pour une PBH : en décubitus dorsal, main droite surélevée et positionnée derrière la nuque.

Si le patient présente un état de stress ou de nervosité : lui demander de bloquer sa respiration le temps de chaque mesure pour optimiser les résultats.

La réussite de l'examen nécessite pour l'opérateur de prendre 10 mesures valides.

Limites

L'examen est en revanche moins efficace dans le cadre d'une obésité morbide, car la mesure de la vitesse de conduction des ondes produites par la sonde est modifiée par la graisse. On ne peut pas réaliser cet examen en cas d'ascite.

HÉMOCHROMATOSE

FICHE MALADIE

DÉFINITION

L'hémochromatose génétique est une maladie autosomique récessive caractérisée par l'augmentation de l'absorption intestinale du fer. Elle est liée à une mutation du gène HFE. L'augmentation de l'absorption du fer conduit à une surcharge de l'organisme en fer. Il existe d'autres causes de surcharge en fer, mais qui ne sont pas d'origine génétique.

CAUSES ET MÉCANISMES

Le mécanisme précis de la surcharge en fer liée à la mutation du gène de l'hémochromatose reste mal connu. Au niveau intestinal, le fer est absorbé en quantité anormalement élevée. Il va donc se déposer dans de nombreux organes et en particulier dans le foie. La surcharge en fer a également des conséquences sur la peau, le pancréas, les autres glandes endocrines, le cœur, les os et les articulations.

DIAGNOSTIC

SIGNES CLINIQUES

Ils sont tardifs. Ils ne devraient plus s'observer depuis que le diagnostic de la maladie est porté grâce au dépistage génétique. On observait classiquement, en fonction du stade de la maladie, une coloration grisâtre de la peau, une augmentation du volume du foie, puis une cirrhose, un diabète, un hypogonadisme, une insuffisance cardiaque.

EXAMENS COMPLÉMENTAIRES

La ferritine est très augmentée ainsi que le coefficient de saturation de la transferrine.

Le diagnostic repose alors sur la recherche de la mutation C282Y qui doit être trouvée à l'état homozygote pour que le patient soit malade. Une surcharge en fer peut également être observée chez les patients ayant une double hétérozygotie (on parle d'hétérozygotie composite) C282Y et H63D.

Certains proposent de quantifier le fer intrahépatique par une IRM.

La biopsie du foie est réservée aux rares cas où on suspecte une cirrhose.

TRAITEMENT

Il repose sur les saignées. Des phlébotomies sont réalisées de façon hebdomadaire jusqu'à normalisation de le ferritine. Pour prévenir la réaccumulation du fer, des phlébotomies sont ensuite pratiquées tous les 1 à 3 mois.

DÉPISTAGE

Il concerne les apparentés au patient : frères, sœurs, enfants. Le dépistage est ensuite étendu à la descendance des homozygotes et des hétérozygotes composites dépistés.

HÉMOCHROMATOSE SECONDAIRE

Il s'agit d'une surcharge en fer secondaire à une autre maladie : anémie avec transfusions répétées, drépanocytose, thalassémie, hémodialyse. L'hémochromatose secondaire n'entraîne pas les mêmes complications que l'hémochromatose génétique. Elle est parfois traitée par déféroxamine (*Desféral*).

FICHE INFIRMIÈRE

EXAMEN

L'infirmière doit vérifier que le patient a bien signé son accord à un dépistage génétique avant d'envoyer le prélèvement sanguin pour l'analyse du gène HFE.

SURVEILLANCE DU TRAITEMENT

Il consiste à surveiller la tolérance de la saignée, comme lors d'un don du sang : fréquence cardiaque, pression artérielle. Le médecin doit être prévenu en cas de malaise.

ÉDUCATION ET CONSEILS

Expliquer l'efficacité du traitement et l'importance de bien suivre la fréquence recommandée des saignées pour éviter les complications de la maladie.

Expliquer l'origine génétique de la maladie et l'importance du dépistage familial.

FICHE TECHNIQUE

SAIGNÉE

Définition

La saignée est un soin sur prescription réalisée par l'infirmière. Elle consiste à prélever un volume précis de sang veineux dans le cadre d'affections hématologiques telle qu'une hémochromatose (surcharge en fer), maladie de Vaquez ou un symptôme d'hyperviscosité. Les patients qui présentent une anémie ou une maladie cardiovasculaire nécessiteront une surveillance particulière afin de pallier tout risque hypovolémique : le volume prélevé sera amoindri et la compensation volémique sera assurée à l'aide de glucosé 5 % ou sérum physiologique NaCl 0,9 %.

Il est nécessaire d'avoir une pression artérielle correcte pour réaliser une saignée : la systolique doit être comprise entre 100 et 180 mmHg et la diastolique doit être comprise entre 50 et 90 mmHg. Au-delà de ces paramètres, le médecin jugera du report ou non de la saignée.

Les précautions préalables de réalisation sont rigoureuses :

- vérifier qu'un chariot d'urgence conforme et complet se trouve à proximité du patient ;
- vérifier les résultats du taux d'hémoglobine du patient daté de moins de 7 jours ;
- mesurer la pression artérielle du patient avant le prélèvement ;
- appliquer les précautions standard relatives aux risques d'accidents exposant au sang.

Méthode

Le volume de sang à prélever est prescrit par le médecin et se définit en fonction du poids du patient et des pathologies sous-jacentes à la maladie.

Le volume maximal à prélever est de 450 mL par jour.

Chez un patient de moins de 50 kg : le volume à prélever est défini par l'équation suivante : Volume saignée = Poids (kg) x 9.

Déroulement du soin :

- Procéder à une friction hydro-alcoolique des mains avec SHA.
- Installer le patient en décubitus dorsal.
- Procéder à l'asepsie cutanée du site de prélèvement du patient selon les trois temps d'asepsie : savon antiseptique, sérum physiologique, antiseptique dermique fort.
- Poser le garrot pour repérer la veine à prélever.
- Procéder à une friction hydro-alcoolique des mains avec SHA.
- Préparer la poche de prélèvement dans les conditions rigoureuses d'asepsie : la poche de transfusion de sang se dépose sur un carré de protection disposé dans un plateau à proximité du patient et à un niveau inférieur au patient.
- Mettre des gants à usage unique.
- Désinfecter la peau du patient une dernière fois à l'aide d'une compresse imbibée d'antiseptique.
- Perfuser le patient à l'aide d'un cathéter de gros calibre (16 gauges).
- Fixer le cathéter à la peau à l'aide d'un pansement stérile et adapter l'extrémité distale de la poche au cathéter.

- La compensation volémique peut être préalablement adaptée en Y au dispositif de prélèvement et sera déclampée dès la fin du soin.
- Installer un tensiomètre électronique au bras du patient afin de relever les paramètres hémodynamiques au cours de 30 premières minutes du prélèvement.
- Contrôler régulièrement le poids de la poche de sang prélevé.
- À l'issue de la saignée, réaliser un pansement, procéder à l'élimination des déchets selon la procédure standard et aider le patient à se lever.
- Noter le volume prélevé dans le dossier du patient.
- Inviter le patient à bien s'hydrater à l'issue du soin (boire environ 500 mL d'eau).

Conseils

Inviter le patient à signaler instantanément le moindre trouble.

Au moindre signe d'intolérance du patient au plan hémodynamique ou de la conscience, alerter le médecin.

FICHE PHARMACOLOGIE

CHÉLATEUR DU FER

■ Déféroxamine

DESFÉRAL					
20 à 60 mg/kg/j, la voie d'administration est à adapter à chaque patient Idéalement, voie SC lente continue sur 8 à 12 h par pompe miniaturisée Voie IM seulement si voie SC impossible Voie IV pendant une transfusion	1 fl. + solv.	6,63	I	100 %	6,63

Propriétés

Agent chélateur des anions trivalents: ion ferrique et ion aluminium trivalents.

La **déféroxamine** est capable de fixer le fer libre du plasma ou des cellules pour former le complexe ferrioxamine qui est éliminé dans les urines et les fécès. La **déféroxamine** réduit ainsi les dépôts pathologiques de fer dans les organes.

La **déféroxamine** est rapidement absorbée après administration par bolus intramusculaire ou perfusion lente sous-cutanée, mais son absorption gastro-intestinale est médiocre.

Indications

Hémochromatose primitive non curable par saignées.

Hémosidérose secondaire.

Intoxications martiales aiguës.

Intoxication aluminique chez l'insuffisant rénal dialysé.

Test au *DESFÉRAL* : diagnostic de l'intoxication aluminique.

Contre-indications

Grossesse et allaitement.

Hypersensibilité à la **déféroxamine**.

Insuffisance rénale sévère non dialysée.

Infection bactérienne évolutive.

Précautions d'emploi

Grossesse : aucun effet malformatif ou fœtotoxique particulier mais à n'utiliser qu'en cas de nécessité absolue : en cas d'intoxication maternelle sévère au fer, on ne retrouve pas d'augmentation parallèle des concentrations du fer sérique chez l'enfant ; de plus, le traitement de la mère par la **déféroxamine** semble sans retentissement sur les concentrations en fer de l'enfant.

Allaitement : absence d'information sur le passage de la substance active dans le lait.

En cas de perfusion trop rapide : risque de réaction vasomotrice (hypotension, collapsus, tachycardie, érythème).

Effets indésirables

Douleurs, tuméfaction, érythème, prurit au point d'injection.

Fréquemment myalgies et arthralgies.

Nausées, vomissements, fièvre, urticaire, asthme, douleurs abdominales.

Troubles visuels et auditifs, surtout en cas de ferritine basse, nécessitant l'interruption immédiate de la **déféroxamine**.

Majoration de l'encéphalopathie des dialysés.

Retards de croissance, notamment chez l'enfant.

Syndrome de détresse respiratoire de l'adulte.

Infections à *Yersinia enterocolitica* et *pseudotuberculosis* en cas de surcharge en fer : interrompre le traitement, pratiquer les tests bactériologiques et une antibiothérapie.

Interactions médicamenteuses

Solution injectable d'**héparine**.

Vitamine C : la prise concomitante de **vitamine C** augmente l'excrétion du fer ; il existe un risque d'insuffisance cardiaque en début de traitement.

Cesser l'administration de **déféroxamine** 48 h avant une scintigraphie.

HÉPATOCARCINOME (OU CARCINOME HÉPATOCELLULAIRE)

FICHE MALADIE

DÉFINITION

Cancer primitif du foie le plus fréquent, il se développe 9 fois sur 10 sur cirrhose.

L'incidence est en constante augmentation : entre 2 et 5 pour 100 000 habitants dans les pays industrialisés. Il représente 1 % des cancers en France.

CAUSES ET MÉCANISMES

La cirrhose représente un facteur de risque déterminant : le risque de développer un carcinome hépatocellulaire (CHC) sur une cirrhose est d'environ 3 à 5 % par an. Le virus de l'hépatite virale B, et peut être le virus de l'hépatite virale C, ont un rôle carcinogène propre, même en l'absence de cirrhose.

D'autres facteurs peuvent être en cause : l'aflatoxine (en Afrique et en Asie, moisissure de développant sur les céréales) et les stéroïdes anabolisants.

DIAGNOSTIC

SIGNES CLINIQUES

Circonstances de découverte

- Fortuite (à l'occasion d'une échographie).
- Surveillance systématique d'une cirrhose connue.
- Décompensation d'une cirrhose.
- Altération de l'état général, douleurs.
- Survenue d'une complication (hémopéritoine).

Examen clinique

On retrouve une hépatomégalie dure et irrégulière et, surtout, les signes liés à la cirrhose, souvent décompensée.

EXAMENS COMPLÉMENTAIRES

Biologie

- Perturbations en rapport avec la cirrhose (*cf.* Cirrhose, p. 485).
- Dosage de l'α-fœtoprotéine (AFP) : ce marqueur tumoral est souvent élevé au cours du

CHC, très spécifique surtout quand il est supérieur à 500 ng/mL chez un patient porteur d'une cirrhose (normale < 10 ng/mL) ; utilisé pour le dépistage, le diagnostic et le suivi après traitement.

▶ Imagerie

• Échographie hépatique : elle est essentielle pour le dépistage du CHC. Sa présentation échographique étant hétérogène, toute image nodulaire d'apparition récente chez un patient cirrhotique doit être considérée comme un CHC jusqu'à preuve du contraire. L'examen apprécie par ailleurs la perméabilité du tronc porte, pouvant classiquement être thrombosé en cas de CHC.

• Scanner et IRM hépatique : ils permettent le diagnostic de CHC par la mise en évidence de ses caractéristiques aux différents temps des examens. On réalise le bilan d'extension.

• Autres examens : radiographie thoracique ; examens orientés en fonction de la clinique.

▶ Diagnostic histologique

Contrairement aux autres cancers, une preuve histologique n'est pas indispensable pour faire le diagnostic de CHC. Chez un patient présentant une cirrhose, lorsque l'imagerie est typique et l'AFP est supérieure à 400 ng/mL, on peut considérer le diagnostic comme certain. Par ailleurs, une biopsie n'est pas toujours possible (trouble de la coagulation, ascite, problème d'accessibilité), non dénuée de risque (dissémination tumorale sur le trajet de ponction, hématome), avec de surcroît un taux élevé d'examens faussement négatifs.

TRAITEMENT

TRAITEMENT CHIRURGICAL

Il est le traitement à prétention curative de référence mais il reste rarement faisable (< 10 %), avec des récidives fréquentes. Il consiste en une hépatectomie, lobectomie, voire tumorectomie (en laissant une marge de tissu sain autour de la tumeur d'au moins 1 cm).

▶ En cas de carcinome hépatocellulaire sur cirrhose

La transplantation hépatique est le meilleur traitement et doit systématiquement être discutée. Elle est possible en cas de CHC sur cirrhose de taille limitée (un nodule < 5 cm ou moins de 3 nodules < 3 cm), sans thrombose vasculaire ou métastases. Elle permet en outre de régler le problème de la cirrhose, avec un risque de récidive faible.

La résection est indiquée quand la tumeur est de taille limitée, non métastatique, s'il n'y a pas d'envahissement portal et si la fonction hépatique permet le type d'exérèse dicté par la localisation et la taille de la tumeur.

▶ En cas de carcinome hépatocellulaire sur foie sain

L'exérèse par hépatectomie partielle est la seule modalité chirurgicale. Elle doit être réalisée quand il n'y a pas d'envahissement vasculaire, de localisations extra-hépatiques et que la tumeur est limitée. Les exérèses incomplètes doivent être proscrites.

TECHNIQUES PERCUTANÉES

L'alcoolisation (injections intratumorales d'alcool absolu) et la radiofréquence (destruction thermique de la tumeur) constituent des traitements à prétention curative pour les tumeurs limitées ; leur place par rapport à la chirurgie est en cours d'évaluation (chirurgie impossible, solution d'attente avant une transplantation hépatique).

CHIMIO-EMBOLISATION

Elle consiste en une injection de produit de chimiothérapie et de particules embolisantes par la branche de l'artère hépatique vascularisant la tumeur, en salle de radiologie vasculaire interventionnelle.

La chimio-embolisation peut être indiquée pour le traitement du CHC dans certaines situations bien codifiées, notamment en l'absence de possibilité de traitement chirurgical ou percutané.

De morbidité élevée, avec une mortalité non négligeable, elle ne doit s'adresser qu'à des patients gardant une fonction hépatique correcte.

THÉRAPIES CIBLÉES

On utilise le **sorafénib** (*NEXAVAR*) qui permet d'augmenter la survie. On réserve ce traitement coûteux aux patients en bon état général non éligibles pour un autre traitement.

PRONOSTIC

L'évolution est essentiellement locale, détériorant la fonction hépatique, à l'origine d'épisodes de décompensation (hémorragie digestive, syndrome œdémato-ascitique, encéphalopathie hépatique), souvent aggravés par la survenue d'une thrombose portale.

Le pronostic dépend du stade de la tumeur et du stade de la cirrhose. La survie à 5 ans après exérèse chirurgicale est de l'ordre de 30 %, avec un taux de récidive très important. Il faut noter l'existence d'évolutions spontanées parfois très lentes.

FICHE INFIRMIÈRE

EXAMENS

Réalisation des examens radiologiques : le patient doit habituellement être à jeun dans les 5 h précédant l'examen ; vérifier l'absence d'allergie (nécessitant une prémédication), d'insuffisance rénale et l'arrêt d'un éventuel traitement par biguanides depuis 48 h.

SURVEILLANCE DU TRAITEMENT

EFFICACITÉ DU TRAITEMENT

Elle sera appréciée au cours de la surveillance du patient au moyen de la clinique, la biologie (AFP) et l'imagerie :

- Après transplantation : surveillance en accord avec l'équipe de transplantation.
- Après résection :
  - clinique et biologie (tests hépatiques et AFP), et échographie hépatique tous les 3 mois la première année puis tous les 6 mois ;
  - examen de référence préopératoire (IRM ou scanner hépatique) à 6 et 12 mois puis tous les ans ;
  - radiographie pulmonaire tous les 6 mois ;
  - scintigraphie osseuse et scanner cérébral seulement en cas de point d'appel clinique.
- Après alcoolisation ou radiofréquence : scanner ou IRM (avec injection de produit de contraste) 3 et 6 mois plus tard, puis tous les 6 mois. Le reste de la surveillance est le même qu'après résection.

EFFETS INDÉSIRABLES

- Complications de l'alcoolisation : les rares complications sont celles liées à la ponction du foie (mortalité de 0,1 %).
- Complications de la radiofréquence : les complications majeures sont la survenue d'un hématome, d'un hémopéritoine, d'un abcès hépatique, de lésion vasculaire ou biliaire.
- Complications de la chimio-embolisation. Elles sont nombreuses : fièvre (46 %), douleurs sévères (37 %), élévation des transaminases (32 %), ascite (15 %), cholécystite aiguë (8 %). Plus rares sont l'hémorragie digestive, une infection sévère, une nécrose biliaire. Tous ces événements sont responsables d'une mortalité de 1 %.

ÉDUCATION ET CONSEILS

Une surveillance régulière des patients présentant une cirrhose, même asymptomatique, est impérative pour dépister à un stade précoce et donc curable la survenue d'un CHC. Cette surveillance requiert la réalisation d'une échographie hépatique, associée éventuellement à un dosage de l'alpha-fœtoprotéine, tous les 3 à 6 mois.

Il est impératif d'obtenir auprès du patient un sevrage ferme et définitif vis-à-vis des boissons alcoolisées.

On expliquera au patient l'intérêt des traitements proposés, leurs modalités et les éventuelles complications pouvant survenir.

Chez les patients présentant un CHC sur cirrhose alcoolique, il est recommandé de dépister d'autres cancers liés à l'intoxication alcoolo-tabagique.

HÉMORRAGIE DIGESTIVE

HÉMORRAGIE DIGESTIVE HAUTE

FICHE MALADIE

DÉFINITION

Il s'agit de saignements provenant de l'œsophage, de l'estomac et du duodénum en amont de l'angle de Treitz.

CAUSES ET MÉCANISMES

CAUSES FRÉQUENTES (80 %)

• Ulcères gastroduodénaux (~ 56 %) : l'hémorragie peut révéler la maladie ou survenir dans un contexte de symptômes d'ulcère ou d'un ulcère connu.

• Hypertension portale (~ 25 %) se manifestant par la présence de varices œsophagiennes, gastriques (cardiotubérositaire) ou d'une gastropathie d'hypertension portale. La rupture des varices entraîne une hémorragie qui résulte d'une augmentation de la pression dans le territoire porte en amont d'un obstacle correspondant dans la majorité des cas à une cirrhose.

AUTRES CAUSES (20 %)

Œsophagite, syndrome de Mallory-Weiss (déchirure de la jonction œsogastrique secondaire à des efforts de vomissement), gastrite hémorragique, cancer gastrique, angiome.

DIAGNOSTIC

SIGNES CLINIQUES

▶ Modes de révélation (pouvant être associés)

• Hématémèse : rejet de sang rouge (voire noirâtre) dans un effort de vomissement. À différencier d'une hémoptysie (crachat de sang « aéré » au cours d'une quinte de toux) ou d'une épistaxis déglutie.

• Méléna : exonération de selles noires et d'odeur fétide correspondant à du sang digéré.

• Rectorragies : émission de sang rouge par l'anus, plus souvent associée à un saignement d'origine basse, mais pouvant correspondre à une hémorragie digestive haute très abondante.

• État de choc : devant tout état de choc hypovolémique (hypotension artérielle, tachycardie, pâleur, marbrures), la réalisation d'un toucher rectal est indispensable à la recherche d'un méléna ou de rectorragies non encore extériorisés.

• Anémie chronique : elle est alors microcytaire, hypochrome et arégénérative par carence en fer liée à une hémorragie digestive occulte. Elle peut être découverte de manière fortuite ou se manifester par une asthénie, pâleur, lipothymie, dyspnée d'effort.

▶ Interrogatoire et examen clinique

L'interrogatoire recherche :

• les antécédents : ulcère, cirrhose ;

• les prises médicamenteuses (++) : gastrotoxiques (*ASPIRINE*, *AINS*) et/ou anticoagulant (*AVK*, ***héparine***) et/ou antiagrégant plaquettaire (*ASPIRINE*, *PLAVIX*).

L'examen doit rechercher en priorité les signes de gravité témoignant d'une hypovolémie (tachycardie, marbrures, pâleur, soif, hypotension artérielle). Dans un but étiologique, on recherchera surtout des signes de cirrhose (*cf.* Cirrhose, p. 485).

EXAMENS COMPLÉMENTAIRES

▶ Biologique

Numération-formule sanguine (NFS), plaquettes, hémostase (TP, TCA), ionogramme sanguin, urée, créatininémie, groupe sanguin avec Rhésus (2 déterminations) et recherche d'agglutinines irrégulières (RAI).

Endoscopie œsogastroduodénale

Examen clé ayant un intérêt diagnostique, étiologique de l'hémorragie digestive, pronostique (caractère actif ou non de l'hémorragie) et thérapeutique, elle doit être réalisée après rétablissement de constantes hémodynamiques stables, si nécessaire chez un patient intubé et après avoir obtenu une vacuité gastrique la plus complète possible.

TRAITEMENT

MESURES D'URGENCE

- Libération des voies aériennes supérieures, décubitus latéral (si hématémèse).
- Mise en place de 2 voies veineuses périphériques de bon calibre (voire voie centrale en cas d'hémorragie importante).
- Perfusion de solutés macromoléculaires (si hypotension artérielle) puis transfusion (si déglobulisation).
- Oxygénothérapie par sonde nasale, mise en place d'un scope et un *DYNAMAP*.
- Obtenir une vacuité de l'estomac par mise en place d'une sonde gastrique puis lavage à l'eau glacée pour obtenir un liquide clair (si possible) et/ou perfusion d'**érythromycine** 250 mg IVL.
- Prélever un bilan biologique : NFS, plaquettes, hémostase, groupe sanguin, Rhésus et RAI, ionogramme sanguin et fonction rénale (urée, créatinine).
- Surveillance rapprochée : pouls, PA, diurèse, aspiration gastrique et quantité de culots globulaires transfusés, biologie (hémoglobine).

TRAITEMENT SPÉCIFIQUE

Il peut être débuté avant la réalisation de l'endoscopie œsogastroduodénale, devant une suspicion clinique sur l'origine de l'hémorragie.

Hémorragie digestive d'origine ulcéreuse

- Administration d'IPP (inhibiteur de pompe à protons type *INIPOMP*, *MOPRAL*) à fortes doses par voie IV (jusqu'à 8 mg/h IVSE) avec relais oral secondaire.
- Prise en charge endoscopique : au cours de la fibroscopie, on réalise dans l'ulcère hémorragique une injection à visée hémostatique de sérum physiologique + **adrénaline**. On peut éventuellement associer à ce geste la pose d'un clip hémostatique.

Le traitement chirurgical, réservé au rare échec du traitement combiné médical et endoscopique, ne doit cependant pas être retardé.

Hémorragie digestive par rupture de varices œsophagiennes et/ou gastriques

- Administration de drogues vasoactives visant à diminuer la pression dans les varices (d'efficacité comparable au traitement endoscopique) : **somatostatine** (*SOMATOSTATINE UCB*) 0,250 mg en IV lente puis 0,250 mg/h en perfusion continue maintenu pendant 48 h.
- Prise en charge endoscopique : au cours de la fibroscopie, il sera réalisé un geste hémostatique consistant soit en une injection de produit sclérosant (type *AETOXYSCLÉROL*) soit en une ligature élastique, actuellement préférée en raison d'une meilleure efficacité avec moins de complications. On peut également injecter de la colle biologique plus particulièrement indiquée au cours des ruptures de varices gastriques.
- Autres traitements : dans les rares cas d'hémorragie résistante au traitement habituel :
  - Tamponnement œsophagien ou gastrique à l'aide d'une sonde hémostatique (type sonde de Blakemore) : un ballonnet dégonflé est introduit dans l'œsophage et l'estomac puis est secondairement gonflé pour comprimer les varices et stopper l'hémorragie.
  - Réalisation d'une anastomose porto-cave chirurgicale (exceptionnellement) ou radiologique, par mise en place d'un shunt porto-sus-hépatique par voie transjugulaire (TIPS).
- Traitements associés :
  - Antibioprophylaxie systématique de type *AUGMENTIN* 1 g/8 h ou *OFLOCET* 200 mg 2 fois/j.
  - Prévention du *delirium tremens* et de l'encéphalopathie de Gayet-Wernicke : hydra-

tation abondante avec apport de vitamine B1.

– Prévention de l'encéphalopathie hépatique : *cf.* Cirrhose, p. 485.

• Traitement préventif primaire ou secondaire : indiqué en cas de varices œsophagiennes moyennes à grosses ou gastriques, ou après rupture de varices œsophagiennes et/ou gastriques. Il prend deux modalités :

– Traitement médical (β-bloquant non cardiosélectifs type **propranolol**, *AVLOCARDYL*, ou **nadolol**, *CORGARD*).

– Traitement endoscopique (par séances itératives de ligature élastique jusqu'à éradication des varices, à un mois d'intervalle ; 4 séances sont nécessaires habituellement).

PRONOSTIC

Des facteurs prédictifs de mortalité ont été individualisés au cours des hémorragies digestives d'origine ulcéreuse : âge > 60 ans, état de choc à l'admission, récidive hémorragique, pathologies associées et délai entre le début de l'hémorragie et la chirurgie. Les constatations endoscopiques permettent d'apprécier le risque de récidive ou de persistance du saignement (élevé en cas de saignement actif ou de vaisseau visible dans l'ulcère). Le chiffre de mortalité globale se situe autour de 6 à 10 %.

La survenue d'une hémorragie digestive sur hypertension portale chez le cirrhotique est un élément péjoratif compte tenu du terrain, avec une mortalité de l'ordre de 30 %.

FICHE INFIRMIÈRE

EXAMENS

Préparation en vue d'une endoscopie œsogastroduodénale au cours d'une hémorragie digestive haute :

• Expliquer au malade le but de l'examen et ses modalités (*cf.* Fiche technique, *chapitre* Reflux gastro-œsophagien, p. 385).

• Le patient doit être stable sur le plan hémodynamique.

• En cas d'hématémèse, il faut assurer la vacuité de l'estomac, garant d'un examen performant tant sur le plan diagnostique que thérapeutique, soit par lavage gastrique à l'eau jusqu'à obtention d'un liquide clair, soit par à une injection en IVL d'**érythromycine** 250 mg.

• Dans certains cas, l'examen se fera chez un patient intubé pour éviter tout risque d'inhalation en cours d'examen, d'autant plus que le patient présente des troubles de la vigilance (par exemple, en cas de coma par encéphalopathie hépatique chez le cirrhotique).

SURVEILLANCE DU TRAITEMENT

SOINS – TRAITEMENT

• Mettre rapidement en route les mesures d'urgence (*cf.* Fiche maladie, p. 499).

• Mettre en place une sonde naso-gastrique (*cf.* Fiche technique, p. 501). En dehors des situations d'hémorragie digestive où le but est de rechercher la présence de sang dans l'estomac ou de laver l'estomac pour en assurer la vacuité, la pose d'une sonde naso-gastrique peut être rendue nécessaire en cas de vomissements abondants (par exemple en cas d'occlusion pour aspirer l'air et le liquide de stase) ou pour une nutrition entérale.

EFFICACITÉ DU TRAITEMENT

Vérifier la correction sous traitement des signes de gravité traduisant l'état de choc : mesure de la fréquence cardiaque, pression artérielle, appréciation de l'état de conscience, nombre de culots globulaires transfusés.

▶

Outre la stabilisation des constantes hémodynamiques, on vérifiera l'arrêt du saignement après mise en route d'un traitement spécifique.

Au cours d'un traitement préventif par β-bloquant, l'efficacité est attendue en cas de diminution de la fréquence cardiaque d'au moins 25 % (aux alentours de 55-60/min).

EFFETS INDÉSIRABLES

Complications de l'hémostase endoscopique des varices : inhalation responsable de détresse respiratoire et de pneumopathies, ulcères hémorragiques et complications septiques surtout en cas de sclérose de varices.

Tolérance des β-bloquants : ils peuvent être responsable de chute tensionnelle.

ÉDUCATION ET CONSEILS

Rassurer le patient.

Débuter une éducation relative aux β-bloquants avec le patient :

- lui apprendre à mesurer son pouls sur 1 minute ;
- lui donner les normes à respecter pour savoir s'il peut ou non prendre son traitement ; par exemple :
  - si le pouls est supérieur à 60 battements par minute, il peut prendre le traitement ;
  - si le pouls est inférieur à 60 battements par minute, il ne peut pas le prendre.

FICHE TECHNIQUE

POSE D'UNE SONDE NASO-GASTRIQUE

Définition

Procédure consistant à introduire une sonde par voie nasale jusqu'à l'estomac pour une indication médicale précise.

Buts – indications

- Pratiquer un lavage d'estomac.
- Aspirer le contenu gastrique.
- Pratiquer une alimentation entérale dans le cadre d'une alimentation orale difficile ou insuffisante.
- Réaliser un examen bactériologique : recherche de BK (bacille de Koch : tuberculose).

Matériel

- La sonde : il en existe différents types mais elles sont toutes radio-opaques et munies de repères. Elle sera rigide et de bon calibre en cas d'aspiration digestive (type sonde de Salem) ou souple et fine (type sonde de Levin siliconée) en cas d'alimentation entérale.
- Autre : gants et compresses non stériles, huile de vaseline, sparadrap, stéthoscope, seringue de 50 mL, système d'aspiration ou tubulure pour nutrition entérale selon l'indication.

Exécution du soin

- Vérifier la prescription médicale.
- Expliquer le soin au patient afin d'obtenir sa coopération.
- Installer le patient en position demi-assise si possible.
- Se laver les mains (lavage simple).
- Installer la protection sur le thorax du patient.
- Lui donner le haricot.
- Retirer la prothèse dentaire si besoin.
- Ouvrir les conditionnements.
- Préparer la solution de nettoyage prescrite.
- Mettre les gants.
- Nettoyer en renouvelant les tampons successivement : gencives, dents, face interne des joues, palais, langue avec les tampons imbibés de la solution de nettoyage.

- Éliminer au fur et à mesure les tampons dans le sac à déchets dits toxiques.
- Procéder ensuite aux soins du nez (Coton-Tige + sérum physiologique en monodose).
- Prendre les repères de la sonde : mesure nez/estomac ou bouche/ombilic.
- Lubrifier la sonde avec l'aérosol de silicone.
- Introduire la sonde par voie nasale jusqu'au carrefour oropharyngé, faire déglutir le malade afin de faciliter la progression de la sonde dans l'œsophage.
- Effectuer des pauses en laissant le patient se détendre, lui demander de respirer calmement :
  – 1re pause après l'introduction nasale et avant le carrefour oropharyngé ;
  – 2e pause après le passage du carrefour (le passage de l'oropharynx, qui est le temps le plus délicat, peut être facilité par la déglutition d'une petite quantité d'eau).
- Faire progresser la sonde lentement jusqu'à l'estomac.
- Vérifier la position de la sonde dans l'estomac : poser le stéthoscope au niveau du creux épigastrique et injecter 20 mL d'air (écouter le bruit de passage : bruit aérique caractéristique).
- Dans le cadre d'une nutrition entérale, la vérification de la position de la sonde est systématiquement faite au moyen d'une radiographie thoracique.
- Fixer la sonde sur les ailes du nez à l'aide du sparadrap et d'un pansement adhésif transparent (*TEGADERM*) sur la joue du patient.
- Retirer les gants et la tenue de protection.
- Se laver les mains.
- Inscrire au dossier de soin du patient.

Dans le cadre d'une indication d'aspiration digestive

- Relier la sonde gastrique au bocal d'aspiration.
- Mettre en aspiration douce (dépression 60 à 80 cm d'eau).
- Vérifier l'étanchéité du système d'aspiration.
- Retire les gants et la tenue de protection.
- Se laver les mains.
- Inscrire au dossier de soin du patient.

Surveillance et évaluation

- Vérifier le point de repère sur la sonde.
- Changer le sparadrap tous les jours et surveiller l'apparition de signes de mauvaise tolérance locale naso-pharyngée (état cutané de la narine).
- Réaliser les soins de bouche 3 fois/j.
- Noter le suivi sur le dossier de soins.
- Surveiller l'apparition de troubles digestifs, nausées, vomissements.

HÉMORRAGIE DIGESTIVE BASSE

FICHE MALADIE

DÉFINITION

L'hémorragie digestive basse est un saignement provenant de lésions digestives situées en aval de l'angle de Treitz (grêle, côlon, rectum et anus).

CAUSES ET MÉCANISME

Diverticules coliques

Elles représentent 13 % de toutes les complications de la diverticulose et sont responsables d'environ le quart des hémorragies digestives basses de l'adulte.

Le tarissement est spontané dans 80 % des cas.

Le principal problème réside dans la difficulté à imputer de manière certaine l'hémorragie à la diverticulose.

Angiodysplasie colique

Il s'agit de dilatations de veines sous-muqueuses coliques et des capillaires muqueux qui les recouvrent, siégeant préférentiel au niveau du cæcum et du côlon ascendant. Sa prévalence est de 3 % après 60 ans; elle est souvent bien tolérée (mortalité < 2 %).

Cancers et polypes

Ils représentent 11 % des causes d'hémorragies digestives basses; le plus souvent, il s'agit d'un suintement sanglant.

Le risque d'hémorragie digestive basse après polypectomie est de 0,2 %.

Hémorroïdes

Il s'agit de la cause la plus fréquente d'hémorragie digestive basse. On réalise une coloscopie pour éliminer une autre cause.

Colite ischémique

Elle est accompagnée de douleurs abdominales qui précédent une diarrhée sanglante. Le siège se situe préférentiellement au niveau du côlon gauche.

Terrain: sujet âgé, athéromateux, HTA, déshydratation et hypovolémie, prise d'AINS, réanimation, décours d'une chirurgie vasculaire abdominale.

Affections du grêle

Ces causes rares sont de diagnostic difficile.

Étiologie: diverticule de Meckel (chez l'enfant et l'adulte jeune; muqueuse hétérotopique gastrique; diagnostic par scintigraphie au Tc), tumeurs bénignes ou malignes, anomalies vasculaires, Crohn, grêle radique.

Autres

Colite inflammatoire, radique, infectieuse.

DIAGNOSTIC

SIGNES CLINIQUES

Mode de révélation

Rectorragies, méléna.

Au moindre doute sur une origine haute (antécédent de lésions œsogastroduodénales, choc, déglobulisation importante), on réalisera une fibroscopie œsogastroduodénale, même si le lavage gastrique est clair.

Attention au saignement d'origine génitale chez la femme et à la prise de fer (selles de coloration noire).

Interrogatoire

Âge, aspect du saignement extériorisé, chronologie et aspect des selles, sang sur papier, prise de température rectale ou manœuvres endo-anales traumatisantes, altération de l'état général, trouble du transit récent, douleur abdominale, antécédents (radiothérapie, maladies inflammatoires chroniques intestinales, diverticulose, anévrysme, artérite, HTA).

Examen clinique

En priorité, il doit rechercher les signes de gravité témoignant d'une hypovolémie (tachycardie, marbrures, pâleur, soif, hypotension artérielle). Par ailleurs, il faudra réaliser un examen proctologique, un toucher rectal et une palpation abdominale.

EXAMENS COMPLÉMENTAIRES

- Biologie: numération-formule sanguine (NFS), plaquettes, hémostase (TP, TCA), ionogramme sanguin, urée, créatininémie, groupe sanguin avec Rhésus (2 déterminations) et recherche d'agglutinines irrégulières (RAI).
- Endoscopie œsogastroduodénale en cas d'hémorragie abondante.
- Coloscopie: même en cas de persistance du saignement; elle apporte le diagnostic de siège et de nature dans 75 % des cas. Éventuellement, elle permet un geste thérapeutique d'hémostase.
- Scanner abdominopelvien spiralé: cet examen est en cours d'évaluation; il est à réaliser s'il ne retarde pas la prise en charge.
- Artériographie cœliomésentérique: elle est réservée aux cas d'hémorragie abondante (> 0,5 mL/min), par cathétérisme de l'artère mésentérique supérieure, inférieure et le tronc cœliaque. Actuellement, elle est indiquée uniquement en cas d'hémorragie massive avant chirurgie (pour localisation), compte tenu de sa faible rentabilité par rapport aux complications (11 %). Un geste d'hémostase

est possible par perfusion de vasopressine ou embolisation hypersélective.

• Entéroscopie ou capsule vidéoendosocopique à la recherche d'une étiologie devant une hémorragie d'origine grêlique.

TRAITEMENT

MESURES D'URGENCE

• Mise en place de 2 voies veineuses périphériques de bon calibre (voire voie centrale si l'hémorragie est importante).

• Perfusion de solutés macromoléculaires (en cas d'hypotension artérielle) puis transfusion (si déglobulisation).

• Oxygénothérapie par sonde nasale, mise en place d'un scope et d'un *DYNAMAP*.

• Dès que possible, préparation colique (orale ou par sonde gastrique) en vue d'une coloscopie.

• Prélever un bilan biologique : NFS, plaquettes, hémostase, groupe sanguin, Rhésus et RAI, ionogramme sanguin et fonction rénale (urée, créatinine).

• Surveillance rapprochée : pouls, PA, diurèse, quantité d'évacuations hémorragiques et quantité de culots globulaires transfusés, biologie (hémoglobine).

TRAITEMENTS SPÉCIFIQUES

Au cours de la coloscopie, un geste hémostatique pourra être réalisé (injection de sérum physiologique et adrénaline, associée éventuellement à la pose d'un clip au niveau d'un diverticule hémorragique ; électrocoagulation au plasma argon d'une angiodysplasie).

Au cours d'une artériographie cœliomésentérique, une embolisation hypersélective peut permettre d'obtenir le tarissement de l'hémorragie.

En cas d'échec de ces techniques, le recours à une laparotomie est nécessaire, éventuellement aidée d'une endoscopie peropératoire pour localiser le saignement. Lorsqu'aucune lésion n'est retrouvée, une colectomie totale doit être discutée.

PRONOSTIC

Il est fonction de la cause.

FICHE INFIRMIÈRE

EXAMENS

Entéroscopie

L'examen est réalisé avec un entéroscope, endoscope particulièrement long permettant l'exploration de l'intestin grêle par voie haute dans sa partie proximale et par voie basse dans sa partie distale. Une anesthésie générale est nécessaire. La préparation est identique à celle d'une coloscopie (*cf.* Fiche technique, *chapitre* Cancer colorectal, p. 437).

Capsule vidéoendoscopique

Cette caméra vidéoendoscopique miniaturisée (26 mm de longueur et 11 mm de diamètre), à usage unique, recueille et transmet à un système de traitement informatique des images endoscopiques. L'enregistrement se pratique en ambulatoire. La vidéocapsule ingérée par le patient progresse le long du tractus gastro-intestinal et transmet au boîtier enregistreur les images vidéo et les données permettant de suivre son parcours. Les images sont visionnées en différé. La situation de la caméra dans l'intestin grêle est obtenue par rapport à la position des antennes ayant reçu les signaux les plus intenses.

La vidéocapsule endoscopique est un outil diagnostique innovant et particulièrement intéressant, car permettant en théorie une exploration complète et non invasive de l'intestin grêle, réalisée en ambulatoire et sans anesthésie. Ses limites se résument à son incapacité à réaliser des biopsies ou des gestes thérapeutiques. Elle a surtout été évaluée dans les saignements digestifs et les anémies inexpliquées.

SURVEILLANCE DU TRAITEMENT

SOINS – TRAITEMENT

Mise en route rapide des mesures d'urgence : *cf.* Fiche maladie, p. 502.

Arrêt des traitements modifiant l'hémostase (anticoagulant et antiagrégant plaquettaire).

EFFICACITÉ DU TRAITEMENT

Vérifier la correction sous traitement des signes de gravité traduisant l'état de choc : mesure de la fréquence cardiaque, pression artérielle, appréciation de l'état de conscience, nombre de culots globulaires transfusés.

Outre la stabilisation des constantes hémodynamiques, on vérifiera l'arrêt du saignement après un traitement spécifique.

EFFETS INDÉSIRABLES

Complications des actes endoscopiques : *cf.* Fiche technique, *chapitre* Cancer colorectal, p. 437.

La vidéocapsule endoscopique ne présente pas de complications particulières si on a pris soin de s'assurer de l'absence de sténose digestive, empêchant la progression et l'évacuation de la capsule.

ÉDUCATION ET CONSEILS

Rassurer le patient.

Ne pas attribuer trop facilement l'origine d'une hémorragie digestive basse à une pathologie hémorroïdaire : réaliser dans tous les cas une coloscopie pour vérifier l'intégrité du cadre rectocolique.

> Attention ! La prise de température anale ou les lavements peuvent être traumatisants et à l'origine d'ulcérations potentiellement hémorragiques.

FICHE PHARMACOLOGIE

ANALOGUE DE LA VASOPRESSINE

■ Terlipressine

GLYPRESSINE					
Toutes les 4 h, voie IV : poids > 70 kg : 2 mg ; entre 50 et 70 kg : 1,5 mg ; < 70 kg : 1 mg	5 fl. 1 mg + 5 mL solv. 5 amp. 1 mg/ 8,5 mL	HOP HOP	I I		

Propriétés

Analogue synthétique de la **vasopressine**.

Dans les hypertensions portales, la *GLYPRESSINE* diminue la pression portale par vasoconstriction dans le territoire porte.

Après injection IV, la *GLYPRESSINE* est métabolisée en lysine-vasopressine qui est l'hormone active (délai d'action : 40-60 min ; durée d'action : 180 min).

Indications

Ruptures de varices œsophagiennes (en attendant le traitement spécifique).

Contre-indications

Absolues :
- grossesse : effet embryofœtotoxique ;
- choc septique.

Relatives :
- insuffisance coronaire ; antécédent d'infarctus du myocarde ;
- troubles du rythme cardiaque ;
- hypertension artérielle non contrôlée ;
- insuffisance vasculaire cérébrale ou périphérique ;
- asthme, insuffisance respiratoire ;
- insuffisance rénale chronique ;
- âge > 70 ans.

Précautions d'emploi

Voie IV stricte : risque de nécrose cutanée en cas d'extravasation.

Surveillance rapprochée de la PA, de la fréquence cardiaque, de la diurèse et du ionogramme.

Effets indésirables

Ils sont rares.

Graves : poussée hypertensive (cédant sou-

vent spontanément) ; bradycardie ; insuffisance coronaire (chez les sujets à risque).
Mineurs :
- crampes abdominales, diarrhée ;
- céphalées ;
- acrocyanose.

Interactions médicamenteuses

Incompatibilité majeure avec les solutés alcalins ou contenant des sucres réducteurs.

ANALOGUE DE LA SOMATOSTATINE

Somatostatine

SOMATOSTATINE EUMEDICA					
Perf. continue 0,004 mg/kg/h environ Rupture de varices œsophagiennes : 0,250 mg IV lente puis 0,250 mg/h Fistule digestive : 0,250 mg/h	1 inj. 0,25 mg 1 inj. 3 mg 1 inj. 6 mg	HOP HOP HOP	I I I		

Propriétés

Analogue de synthèse de la somatostatine naturelle ; demi-vie de 2 à 3 min impliquant une perfusion continue.

Inhibition des sécrétions exocrines et endocrines digestives (acide chlorhydrique, sécrétions pancréatiques et biliaires).

Réduction du débit circulatoire splanchnique.

Inhibition de la motilité gastrique et intestinale.

Indications

Soins intensifs en gastro-entérologie :
- ruptures de varices œsophagiennes (en attendant le traitement spécifique) ;
- fistule digestive postopératoire.

Précautions d'emploi

Surveiller la glycémie (inhibition de la sécrétion d'insuline et de **glucagon**).

Réduire progressivement la vitesse de perfusion avant d'arrêter le traitement : risque d'effet rebond sécrétoire en cas d'arrêt brutal.

Inhibition de l'absorption intestinale de certains nutriments : nutrition parentérale conseillée.

Injecter lentement un éventuel bolus en dose de charge (> 1 min) (*cf.* Effets indésirables).

Effets indésirables

En cas d'injection trop rapide : bradycardie, flush, nausées, inconfort abdominal.

Interactions médicamenteuses

Une synergie avec la **cimétidine** a été rapportée.

Incompatibilité majeure : la **somatostatine** est instable à pH alcalin : éviter sa dilution dans une solution alcaline.

NAUSÉES – VOMISSEMENTS

FICHE MALADIE

DÉFINITIONS

Nausées

Sensation subjective désagréable non douloureuse provenant du tractus digestif haut, associé au besoin de vomir ou à la sensation que les vomissements sont imminents.

Vomissements

Mécanisme actif de contractions cycliques violentes de la musculature abdominale, du diaphragme et des muscles respiratoires conduisant au rejet brutal par la bouche du contenu de l'estomac ; ils sont spontanés ou provoqués.

Haut-le-cœur

Contraction synchrone du diaphragme, des muscles abdominaux et des muscles intercostaux externes contre glotte fermée.

CAUSES ET MÉCANISMES

- Relaxation de l'estomac proximal et contraction rétrograde de l'intestin proximal.
- Puis contraction spasmodique des muscles respiratoires à glotte fermée.
- Modification des pressions thoracique et abdominale, contraction de la musculature striée de l'œsophage.
- Ascension du cardia en position intrathoracique, ce qui supprime la barrière antireflux.
- Relaxation des piliers du diaphragme, du sphincter cardial et du sphincter supérieur de l'œsophage.
- Augmentation des contractions duodénales, plus souvent rétropéristaltiques.
- Violentes contractions de la musculature abdominale, avec augmentation importante du gradient de pression thoraco-abdominal, qui aboutissent à l'expulsion.
- Mécanisme nerveux :
  - Stimulation : elle intervient par des afférences nerveuses corticales, vestibulaires (par exemple, lors du mal des transports), viscérales, cardiaques, de la circulation sanguine et du liquide céphalorachidien.
  - Coordination : au niveau du centre du vomissement.
  - Efférences : par une innervation somatique vers les muscles respiratoires (diaphragme, muscles intercostaux), abdominaux, langue et mâchoire, et par une innervation autonome vers les glandes salivaires, le système cardiovasculaire, respiratoire et le tractus digestif.

DÉMARCHE DIAGNOSTIQUE

INTERROGATOIRE

Description des vomissements

- Caractère aigu ou chronique.
- Horaire et fréquence (par exemple, souvent matinaux en cas d'origine psychogène, grossesse ou trouble métabolique).
- Rythmicité par rapport aux repas et contenu :
  - vomissements postprandiaux tardifs d'aliments nauséabonds partiellement digérés : obstacle gastroduodénal ;
  - vomissements fécaloïdes postprandiaux tardifs : obstruction basse (ou fistule gastrocolique) ;
  - vomissements au cours des repas : origine psychogène.
- Type de vomissements : en jet ou avec effort.

Antécédents

- Médicaux : diabète, traumatisme crânien, grossesse.
- Chirurgicaux : chirurgie digestive, en particulier gastrique (vagotomie).

Prise médicamenteuse (++)

Antibiotiques, AINS, antimitotiques, œstrogènes, opiacés…

Habitudes de vie

Alcool, tabac, stress, dépression.

Signes accompagnateurs

- Digestifs : douleur abdominale (épigastralgies) ; diarrhée (gastroentérite virale ou bactérienne) ; ralentissement du transit (constipation voire arrêt des matières et des gaz) ; reflux gastro-œsophagien ; ictère (hépatite virale, affection biliaire) ; altération de l'état général (cancer).
- Neuropsychologiques : vertiges (atteinte vestibulo-labyrinthique) ; migraine (céphalées avec prodromes et évolution par crises) ; méningite (raideur de nuque avec photophobie et fièvre) ; suspecter une origine psychogène devant des vomissements matinaux, dans un contexte anxiodépressifs, anciens et intermittents, sans retentissement somatique et disparaissant au cours d'une hospitalisation.
- Endocriniens et métaboliques : aspect cushingoïde (HTA, obésité tronculaire, rougeur du visage), antécédent de diabète, d'hyperthyroïdie ou d'hyperparathyroïdie.
- Obstétriques : date des dernières règles (+++) (grossesse).
- Cardiovasculaires : précordialgie, angor (infarctus inférieur).

EXAMEN PHYSIQUE

Signes vitaux et généraux

- Signes de déshydratation.
- Hypotension artérielle ou hypertension artérielle sévère.
- Température.
- État général : dénutrition, amyotrophie.

Examen cardiorespiratoire

- Insuffisance cardiaque droite.
- Pneumopathie (de déglutition ?).

Examen digestif

- Palpation abdominale (défense, contracture, masse abdominale).
- Cicatrice abdominale.
- Palpation des orifices herniaires et toucher rectal.
- Recherche d'un ganglion de Troisier.

Examen neurologique

- Raideur de nuque.
- Signe de focalisation neurologique.
- Recherche d'une atteinte du système vestibulaire.

Examen gynécologique

- Recherche des signes de grossesse.

EXAMENS COMPLÉMENTAIRES (EN FONCTION DE L'ORIENTATION CLINIQUE)

Biologique

Hémogramme ; ionogramme, urée créatinine, glycémie, calcémie ; bilan hépatique (avec sérologie virale selon l'orientation) ; lipasémie ; β-HCG ; TSHus.

Morphologique

- Radiographie de l'abdomen sans préparation face debout (avec ou sans coupoles).
- Radiographie pulmonaire.
- Échographie abdominopelvienne.
- Transit du grêle.
- Scanner (voire IRM) cérébral.

Endoscopique

Endoscopie œsogastroduodénale.

Autres

ECG, audiométrie, électronystagmogramme (ENG), fond d'œil (recherche d'un œdème papillaire).

TRAITEMENT

RÉÉQUILIBRATION HYDROÉLECTROLYTIQUE

Par voie orale si elle est possible (bouillon salé, jus de fruit, *Coca-Cola*) ; sinon, par voie IV, en fonction des désordres hydroélectrolytiques : sérum physiologique ou sérum glucosé 5 % avec électrolytes.

MÉDICAMENTS ANTIÉMÉTIQUES

Les plus utilisés sont :

- les antipsychotiques : **métoclopramide** (*PRIMPÉRAN*), **métopimazine** (*VOGALÈNE*). Ils exposent aux effets indésirables extrapyramidaux ou troubles de la vigilance ;
- les stimulants de la motricité gastroduodénale : **dompéridone** (*MOTILIUM, PÉRIDYS*). Ils sont utilisables sous différentes formes (orale, IV, suppositoires, gouttes).

Le *PRIMPÉRAN* et le *MOTILIUM* sont utilisables chez la femme enceinte.

Les antiémétiques sont à éviter en cas d'occlusion intestinale (préférer alors une aspiration digestive).

TRAITEMENT ÉTIOLOGIQUE

Il est indispensable.

ANTIÉMÉTIQUES PARTICULIERS

Les chimiothérapies ou les radiothérapies peuvent être très émétisantes ; on a alors recours aux antagonistes des récepteurs 5-HT3, qui empêchent la stimulation du centre cérébral du vomissement : **granisétron** (*KYTRIL*) ou **ondansétron** (*ZOPHREN*).

Lors des vomissements d'origine labyrinthique, on utilise :

- des anticholinergiques de type **scopolamine** (*SCOPODERM TTS*) par voie transcutanée au cours du mal des transports ;
- des antivertigineux, *TANGANIL* ou *SERC*, au cours de la maladie de Ménière.

PRONOSTIC

Il dépend d'éventuelles complications :

- métaboliques : déshydratation marquée par une tachycardie, hypotension artérielle, pli cutané, soif, muqueuse sèche ;
- locales : syndrome de Mallory-Weiss (hémorragie digestive liée à une déchirure de la

jonction œsogastrique induite par les efforts de vomissements), œsophagite, rupture spontanée de l'œsophage, pneumopathie de déglutition par inhalation.

FICHE INFIRMIÈRE

EXAMENS

Prélever le bilan biologique prescrit.
Organiser la programmation et la préparation des examens prescrits.

SURVEILLANCE DU TRAITEMENT

SOINS – TRAITEMENT

En cas de déshydratation, perfuser le patient pour réhydratation selon prescription.
Administration des antiémétiques par voie orale en l'absence de vomissements itératifs, sinon par voie rectale ou par voie IV si le patient est hospitalisé, parallèlement à la réhydratation.
Mettre en place une sonde naso-gastrique (*cf.* Fiche technique, *chapitre* Hémorragie digestive haute, p. 501) en cas de vomissements abondants pour éviter la survenue de complications.

EFFICACITÉ DU TRAITEMENT

Surveillance des constantes hémodynamiques, de la courbe thermique, du poids, de la diurèse et de l'intensité des vomissements (nombre, volume, quantité d'aspiration digestive).

EFFETS INDÉSIRABLES

Surveiller l'apparition d'effets indésirables aux antipsychotiques : somnolence, symptômes extrapyramidaux (mouvements anormaux, hypertonie).
Éviter la prise d'antiémétiques, en particulier de stimulants de la motricité gastroduodénale, au cours d'une occlusion intestinale : ils peuvent être à l'origine d'une aggravation des douleurs abdominales.

ÉDUCATION ET CONSEILS

S'assurer que le patient est dans un environnement calme pour lui éviter les stimuli pouvant déclencher les nausées et vomissements (par exemple, odeurs de cuisine) ; par ailleurs, proscrire l'alcool et le tabac.
En cas de gastroparésie, fragmenter les repas, diminuer les apports en graisse et fibres alimentaires, supprimer les boissons gazeuses.

FICHE PHARMACOLOGIE

ANTIÉMÉTIQUES

- **Métopimazine**

VOGALÈNE					
1 lyoc x 2 à 4 /j	16 lyoph. 7,5 mg	3,68	II	30 %	0,23
	20 lyoph. 7,5 mg	4,77	II	30 %	0,24
1 à 2 càc x 2 à 3/j	30 càc 5 mg (fl. 150 mL)	3,40	II	30 %	0,11
E. : 0,5 mg/kg/j en 2 à 3 prises	1 200 gttes (1 mg = 10 gttes) fl. 30 mL	2,52	II	30 %	0,00

▶

1 à 2 amp./j IM (ou IV lente) Chimiothérapie : la posologie peut être portée à 50 mg/j en IM ou en perf.	10 amp. 10 mg	4,22	II	65 %	0,42
En 3 prises : < 6 ans : 1 mg/kg/j 6-12 ans : 1,5-3 sup./j > 12 ans : 3 à 6 sup./j	10 sup. séc. 5 mg	2,13	II	30 %	0,21
VOGALIB					
1 lyoc x 2 à 4 /j	8 lyoph. 7,5 mg		II	NR	

Propriétés

Antiémétique appartenant à la classe des phénothiazines (**antipsychotique**) se caractérisant par une activité antidopaminergique élective en raison de son très faible passage à travers la barrière hémato-encéphalique.

Indications

Traitement symptomatique des nausées et vomissements.

Prévention et traitement des vomissements induits par la chimiothérapie anticancéreuse (forme IV).

Contre-indications

Risque de glaucome par fermeture de l'angle.

Risque de rétention urinaire lié à des troubles urétro-prostatiques.

Précautions d'emploi

Grossesse : pas d'effet tératogène chez l'animal ; absence d'effet tératogène rapporté chez l'homme ; toutefois, la sécurité d'emploi lors de la grossesse chez la femme n'a pas été évaluée lors d'essais thérapeutiques et il est conseillé par prudence de limiter la prescription pendant la grossesse (analogie avec les **phénothiazines**).

Éviter l'absorption de boissons alcoolisées pendant le traitement.

Voie IV : risque d'hypotension ; éviter cette forme chez les sujets âgés ; injecter chez un patient en décubitus.

Risque de somnolence : prévenir les conducteurs et utilisateurs de machines.

Présence d'aspartam dans la forme lyoc : éviter en cas de phénylcétonurie.

Effets indésirables

Neurologiques : sédation, somnolence, dyskinésies précoces (torticolis spasmodique, crises oculogyres, trismus) cédant à l'administration d'un **antiparkinsonien anticholinergique** ; syndrome extrapyramidal ; possibilité de dyskinésies tardives en cas d'utilisation prolongée (comme avec tous les **antipsychotiques**).

Végétatifs : hypotension orthostatique, sécheresse buccale, constipation, troubles de l'accommodation, rétention urinaire.

Endocriniens : impuissance, frigidité, aménorrhée, galactorrhée, gynécomastie, hyperprolactinémie.

Rarement éruption cutanée.

Interactions médicamenteuses

Risque de potentialisation des **antihypertenseurs** et des dépresseurs du système nerveux central : **hypnotiques**, **sédatifs**, **analgésiques**, **anesthésiques**.

MAL DES TRANSPORTS (MÉDICAMENTS DU)

■ Scopolamine

SCOPODERM TTS					
1 patch à placer derrière l'oreille 6 à 12 h avant le voyage et à retirer à l'arrivée Le patch délivre du produit pendant 72 h	5 patchs 1 mg 30 patchs 1 mg	HOP	I I	NR	

■ **Diménhydrinate**

MERCALM					
(contient de la caféine) 1 à 2 cp. 30 min avant le départ à renouveler toutes les 6 à 8 h sans dépasser 3 prises	15 cp. séc. 50 mg		I	NR	
NAUSICALM					
1 à 2 cp. 30 min avant le départ à renouveler toutes les 6 à 8 h sans dépasser 3 prises	14 gél. 50 mg		I	NR	
E. : 1 à 2 càc 30 min avant le départ à renouveler toutes les 6 à 8 h sans dépasser 3 prises	30 càc (16 mg/càc) ; fl. 150 mL		I	NR	

■ **Diphénhydramine**

NAUTAMINE					
Idem **NAUSICALM**	20 cp. séc. 90 mg		I	NR	

Propriétés

Scopolamine : parasympatholitique de type atropinique.

Diménhydrinate et **diphénhydramine** : **antihistaminiques H_1**.

Ces produits seraient plus efficaces que les autres **antiémétiques** dans le mal des transports.

Indications

Mal des transports.

Les **antihistaminiques H_1** sont proposés dans les nausées et vomissements autres que ceux induits par la chimiothérapie.

Contre-indications

Allaitement.

Risque de glaucome par fermeture de l'angle et de rétention urinaire par obstacle urétro-prostatique.

Précautions d'emploi

Grossesse : à éviter par prudence ; pas d'effets malformatifs rapporté pour la **scopolamine**.

Éviter l'absorption de boissons alcoolisées pendant le traitement.

Risque de somnolence : prévenir les conducteurs et utilisateurs de machines ; utiliser avec prudence chez le sujet âgé.

Effets indésirables

Effets atropiniques : bouche sèche, constipation, troubles de l'accommodation, risque de poussée de glaucome par fermeture de l'angle et de rétention urinaire, somnolence, confusion.

SCOPODERM TTS (0,5 mg/72 h) : à l'arrêt du traitement après une utilisation de quelques jours, des cas de vertiges, nausées, vomissements et céphalées ont été rapportés.

Interactions médicamenteuses

Risque de potentialisation des dépresseurs du système nerveux central : **hypnotiques**, **sédatifs**, **analgésiques**, **anesthésiques**.

Majoration des effets atropiniques en cas de prise simultanée d'autres **anticholinergiques**.

ANTIREFLUX

■ Métoclopramide

PRIMPÉRAN					
1/2 à 1 cp. x 3/j	40 cp. séc. 10 mg 150 cp. 10 mg	3,87 HOP	I I	30 %	0,10
1 sup. x 2/j	10 sup. 10 mg 10 sup. 20 mg	2,13 2,28	I I	30 % 30 %	0,21 0,23
1 à 2 càc x 3/j	40 càc fl. 200 mL (5 mg/càc)	2,70	I	30 %	0,07
1/2 à 1 amp. x 3/j IM ou IV lente Réservé à la chimiothérapie : 2 à 10 mg/kg/j IM ou IV lent	3 amp. 2 mL (10 mg) 12 amp. 2 mL (10 mg) 6 amp. 5 mL (100 mg)	1,90 2,82 8,73	I I I	65 % 65 % 65 %	0,63 0,24 1,46

■ Alizapride

PLITICAN					
Nausées et vomissements induits par la chimiothérapie : 100 à 200 mg/j	12 cp. 50 mg 6 amp. 50 mg	 5,55	II II	NR 65 %	 0,93

Propriétés

Antiémétique antipsychotique de la famille des benzamides modificateur du comportement digestif. Il augmente l'amplitude des ondes de contractions œsophagiennes, le tonus du sphincter inférieur de l'œsophage et la vitesse de vidange gastrique. Il normalise le péristaltisme gastroduodénal et augmente celui du grêle.

Les effets antipsychotiques de ces antagonistes dopaminergiques «périphériques» s'expliquent par leur passage significatif de la barrière hémato-encéphalique ; ils vont donc agir comme antagoniste des récepteurs dopaminergiques centraux.

Indications

Nausées, vomissements, hoquet.

Reflux gastro-œsophagien, œsophagite par reflux.

Manifestations dyspeptiques liées à un trouble de la motricité digestive.

Métoclopramide : chez l'adulte uniquement.

Contre-indications

Métoclopramide : contre-indiqué chez l'enfant de moins de 18 ans du fait des effets antipsychotiques.

Ne pas utiliser si la stimulation de la motricité gastro-duodénale présente un danger : hémorragie gastro-intestinale, obstruction mécanique, perforation digestive.

Dyskinésies tardives iatrogènes (**antipsychotiques**).

Phéochromocytome (suspecté ou connu) : risque d'accident hypertensif.

Précautions d'emploi

Grossesse : utilisé couramment ; pas de malformation rapportée.

Allaitement : passage dans le lait.

Effets indésirables

Ils sont liés aux propriétés antipsychotiques.

Somnolence, lassitude, vertiges.

Exceptionnellement : céphalées, insomnie, diarrhée, gaz intestinaux, syndrome extrapyramidal précoce avec un risque majoré chez l'adulte jeune (parfois dès la première administration), syndrome parkinsonien.

Dyskinésies tardives en cas de traitement prolongé, aménorrhée, galactorrhée, gynécomastie, hyperprolactinémie, tendance dépressive, méthémoglobinémie chez le prématuré.

Les dyskinésies étaient plus fréquentes chez l'enfant et pouvaient présenter un caractère aigu.

Interactions médicamenteuses

Antipsychotiques : synergie d'effet central.
Anticholinergiques : effets antagonistes sur la motricité digestive.
Antiparkinsoniens : inhibition possible de l'effet des 2 produits.
Cf. aussi **dompéridone**.

PARTIE 5

GYNÉCOLOGIE – OBSTÉTRIQUE

INFECTIONS GÉNITALES BASSES

FICHE MALADIE

DÉFINITION

Cervicites, vaginites et vulvites.

Elles peuvent être associées à des infections génitales hautes (endométrites ou salpingites).

La flore vaginale normale est constituée principalement par les bacilles de Doderlein, mais également des *Staphylococcus epidermidis*, des corynébactéries, quelques *E. coli* et des germes à Gram négatif.

CAUSES ET MÉCANISMES

- Toute perturbation du climat hormonal : spontanée, due à la grossesse, la ménopause, les menstruations, ou iatrogène (œstroprogestatifs).
- Les infections sexuellement transmissibles.
- La mauvaise hygiène gynécologique.
- Les explorations gynécologiques telles qu'hystéroscopie ou hystérosalpingographies.
- Les cancers, les patientes immunodéprimées.
- La prise de médicaments : antibiotiques ou corticoïdes.

DIAGNOSTIC

Les principaux signes sont surtout des leucorrhées malodorantes et abondantes, colorées, une dyspareunie orificielle, des brûlures vulvovaginales, un prurit, des troubles mictionnels.

Il n'y a pas de douleur pelvienne.

L'examen au toucher vaginal confirme l'absence de douleurs pelviennes. Le speculum inspecte la vulve, le vagin et le col. Il recherche une rougeur locale, un œdème, des ulcérations, examine les leucorrhées, recherche un ectropion.

Il faut demander un prélèvement bactériologique des leucorrhées en cas de doute sur une infection génitale haute associée ou en cas d'infection génitale basse récidivante.

TRAITEMENT

Le traitement diffère suivant le germe retrouvé ou suspecté.

VULVOVAGINITES MYCOSIQUES

Elles représentent 15 à 25 % des vulvovaginites. Classiquement, il s'agit de leucorrhées blanches, caillebottées, associées à une vulvovaginite érythémateuse pouvant être associée à un grand intertrigo descendant jusqu'à l'anus.

Les facteurs favorisants sont la grossesse, les menstruations, le diabète, les corticoïdes et l'immunosuppression, la prise d'antibiotique.

La contamination est essentiellement intestinale. Un traitement local par ovules et crèmes à base d'**éconazole** ou de **butoconazole** est en général suffisant, associé à des mesures d'hygiène locale : pas d'excès d'hygiène, éviter les douches vaginales et les vêtements serrés, toilette intime avec un savon neutre ou alcalin. Un traitement par voie générale est proposé en cas de vulvovaginites récidivantes. Un traitement du partenaire est associé en cas de balanite.

VULVOVAGINITES À *TRICHOMONAS*

Elles représentent 25 % des vulvovaginites. Il s'agit d'une infection sexuellement transmissible. Le *Trichomonas* n'est jamais responsable d'infection génitale haute. Les signes fonctionnels sont à type de dysurie, de brûlures vulvovaginales, dyspareunie, prurit. Les leucorrhées sont verdâtres, spumeuses, et la muqueuse vulvovaginale est rouge violacé. Il faut traiter le partenaire, associer à un traitement local par des ovules de **métronidazole** un traitement général monodose par du **tinidazole**.

VULVOVAGINITES À *GARDNERELLA VAGINALIS*

Ils sont souvent associés à des anaérobies et sont responsables de la « malodeur vaginale ». Il s'agit de leucorrhées grisâtres, bulleuses, sans inflammation vulvovaginale ; le test à la potasse identifie l'odeur de poisson pourri et retrouve les *clue cells*.

Le traitement est le même que celui des vulvovaginites à *Trichomonas* ; il faut aussi traiter le partenaire.

VULVOVAGINITES À GONOCOQUES

Il s'agit d'une infection sexuellement transmissible due à *Neisseria gonorrhoeae*, pouvant être responsable d'infection génitale haute et à déclaration obligatoire.

La leucorrhée peut être peu symptomatique, jaunâtre, associée à une dysurie avec une notion de contage 2 à 7 jours auparavant, associée à une urétrite chez le partenaire ; ou alors il peut s'agir d'une leucorrhée purulente, épaisse, associée à une vulve œdématiée.

Le traitement minute par *ROCÉPHINE* ou *ROVAMYCINE* offre 10 % de résistance ; on doit préférer un traitement classique. Le partenaire doit être traité.

On doit associer un traitement antichlamydiae pendant 15 jours et, de même, rechercher une infection syphilitique 20 jours et 3 mois après le contage.

VULVOVAGINITES À *CHLAMYDIAE* ET MYCOPLASMES

Les infections sexuellement transmissibles à *chlamydiae* sont en recrudescence.

Elles sont très souvent symptomatiques, responsables de leucorrhées banales, d'une dysurie ou d'une urétrite, ou de métrorragies. Il est d'autant plus important d'en faire le diagnostic que, malgré sa paucisymptomatologie, elle peut être responsable de stérilité.

Le traitement repose sur les cyclines, les macrolides et les quinolones pendant 15 jours. Le traitement du partenaire est indispensable.

Il faut faire un prélèvement vaginal de contrôle à la fin du traitement.

La pathogénicité des mycosplasmes est remise en question.

VULVOVAGINITES À GERMES BANALS

Il s'agit de leucorrhées jaunâtres, épaisses, purulentes. Elles sont dues à des saprophytes du vagin qui deviennent pathologiques au cours de circonstances favorisantes. Le partenaire doit être traité. Le traitement est local par des ovules d'amphocyclines ou de *POLYGYNAX* pendant 10 jours.

ULCÉRATIONS VULVOVAGINALES À HERPÈS

Elles sont principalement dues à HSV2 (80 % des cas).

La primo-infection est très symptomatique, se manifestant par une vulve très inflammatoire et douloureuse, parsemée de petites vésicules survenant 2 à 7 jours après le rapport. Les récidives sont moins symptomatiques. Le diagnostic est essentiellement clinique, au moment de l'apparition des vésicules. On peut proposer un prélèvement au niveau de celles-ci ; mais le virus est très fragile.

Le traitement est symptomatique et antiviral par **aciclovir** pendant 5 jours localement et *per os*.

La recherche d'autres infections sexuellement transmissibles est systématique.

ULCÉRATIONS VULVOVAGINALES DUES À LA SYPHILIS

La syphilis primaire se caractérise par un chancre dur unique, indolore, associé à des adénopathies inguinales apparaissant au bout de 15 à 20 jours d'incubation.

La syphilis secondaire apparaît 6 à 8 semaines après la primo-infection. Il peut s'y associer une micropolyadénopathie et des signes cutanés : roséole, alopécie.

Il s'agit d'une maladie à déclaration obligatoire. Le traitement repose sur la **pénicilline** pendant 15 jours et le traitement du partenaire.

VAGINITES DE LA FEMME ENCEINTE

Elles sont le plus souvent dues au streptocoque β. Elles doivent être traitées en cas de menace d'accouchement prématuré associée ou en cas d'ouverture de l'œuf.

La vulvovaginite herpétique survenant 8 jours avant la mise en travail, en cas de récurrence, ou 15 jours avant en cas de primo-infection contre-indique l'accouchement par les voies naturelles : il faut réaliser une césarienne.

VULVOVAGINITES DE LA PETITE FILLE

Penser aux corps étrangers ou à l'oxyure ou encore aux sévices sexuels en cas de gonocoques.

VULVOVAGINITES DE LA FEMME MÉNOPAUSÉE

Penser aux cancers, en particulier du col ou de l'endomètre. La carence œstrogénique postménopausique favorise également l'infection.

FICHE TECHNIQUE

PRÉLÈVEMENT VAGINAL

Définition

Le prélèvement vaginal peut être réalisé par un médecin, une sage-femme ou une infirmière.
L'objectif de cet examen consiste à réaliser un prélèvement au niveau du vagin afin de mettre en évidence par une analyse bactériologique une infection vaginale d'origine bactérienne, mycosique ou parasitaire.
Cet examen est indolore.

Méthode

La patiente est installée en position gynécologique.
Le soignant place le spéculum au niveau du vagin.
Il effectue un premier prélèvement au moyen d'un écouvillon autour du col (cette zone est spécifique à la localisation de gonocoques et de trichomonas).
Ensuite, il utilise un second écouvillon pour réaliser un autre prélèvement ciblé cette fois-ci au niveau du col uniquement (cette zone est spécifique à la localisation de chlamydiae).
Le soignant place ensuite chaque écouvillon dans son étui respectif en veillant à ne toucher ni l'intérieur, ni l'orifice des écouvillons.
Procéder ensuite à la décontamination et à la stérilisation du matériel utilisé.
Les prélèvements sont soigneusement étiquetés au nom de la patiente, datés et acheminés au laboratoire de bactériologie pour être analysés.

FICHE PHARMACOLOGIE

ANTIFONGIQUES LOCAUX GYNÉCOLOGIQUES

■ Éconazole

GYNO-PEVARYL					
1 ovule le soir en administration unique	1 ovule LP 150 mg	4,54		30 %	4,54
1 ovule le soir pdt 3 j	3 ovules 150 mg	4,65		30 %	1,55

■ Miconazole

GYNO-DAKTARIN					
1 ovule le soir pdt 3 j à prolonger pdt 6 j si persistance des symptômes	3 ovules 400 mg	4,77	I	30 %	1,59

■ Tioconazole

GYNO-TROSYD					
1 ovule le soir en administration unique	1 ovule 300 mg	4,36	I	30 %	4,36

■ Fenticonazole

LOMEXIN					
1 caps. le soir en administration unique	1 caps. vaginale 600 mg 2 caps. vaginales 600 mg	4,74	I I	30 % NR	4,74

■ Isoconazole

FAZOL G					
1 ovule le soir pdt 3 j	3 ovules 300 mg	4,93	I	30 %	1,64

■ Sertaconazole

MONAZOL					
1 ovule le soir en 1 administration unique À renouveler à J7 si persistance des symptômes	1 ovule 300 mg	4,32	I	30 %	4,32

Propriétés

Antifongiques locaux actifs sur *Candida albicans*et sur les bacilles Gram+.

Indications

Candidoses vulvovaginales.

Contre-indications

Hypersensibilité au produit.

Précautions d'emploi

Placer l'ovule au fond du vagin (en général le soir au coucher) et rester allongé un quart d'heure.

Ne pas interrompre le traitement pendant les règles.

Éviter les rapports sexuels, les tampons vaginaux pendant le traitement.

Préservatifs, diaphragmes en latex : risque de rupture.

Spermicides : risques d'inactivation.

Effets indésirables

Irritation locale.

ANTISEPTIQUES GYNÉCOLOGIQUES POLYVALENTS – OVULES

■ Métronidazole

FLAGYL					
1 à 2 ovules le soir pdt 15 j	10 ovules 500 mg	3,22	I	30 %	0,32

PER OS

Métronidazole

FLAGYL					
2 g en prise unique à répéter 15 j plus tard ou 500 mg/j en 2 prises à 10 j pour le traitement des *Trichomonas* urogénitales	20 cp. 250 mg 4 cp. 500 mg 14 cp. 500 mg 1 fl. 120 mL sol. buv. (25 mg/mL)	3,71 3,23 5,08 4,66	I I I I	65 % 65 % 65 % 65 %	0,19 0,81 0,36 4,66

Secnidazole

SECNOL					
2 g en 1 prise au début d'un repas	1 dose 2 g	8,08	I	65 %	8,08

Propriétés

Antiparasitaires et antibactériens.

Indications

Trichomonase vaginale.
Vaginites non spécifiques.
Lambliase, amibiase.

Contre-indications

Hypersensibilité connue.
Grossesse : au cours du 1er trim., autrement déconseillée.
Allaitement : déconseillé.

Précautions d'emploi

Alcool : effet antabuse.

Effets indésirables

Modérés et rares.
Nausées, vomissements, douleur abdominale.
Hypersensibilité rarement sévère.
Céphalées, asthénie, vertiges.
Leucopénie transitoire.

Interactions médicamenteuses

Disulfirame : confusion.

ANTIBACTÉRIEN, ANTIFONGIQUE ET TRICHOMONACIDE

Ternidazole + néomycine + prednisolone + nystatine

TERGYNAN					
1 à 2 cp./j pdt 15 j	10 cp. gyn.	3,80	I	30 %	0,38

ANTIBACTÉRIENS ET ANTIFONGIQUES

Polyvidone iodée

BÉTADINE					
1 ovule le soir pdt 2 à 3 sem. 1 inj. vaginale le soir pdt 2-3 sem. (diluer 2 càs/L d'eau tiède)	8 ovules 250 mg 8 càs (fl. 125 mL : 10 g/ 100 mL)		I I	NR NR	

■ **Nystatine + néomycine + polymyxine B**

POLYGYNAX					
1 ovule/j pdt 12 j	6 ovules	3,51	I	30 %	0,58
POLYGYNAX VIRGO					
1 instillation le soir pdt 6 j Utilisable chez les petites filles et femmes vierges	6 caps. effilées	3,51	I	30 %	0,58

Propriétés

Anti-infectieux locaux non résorbés par la muqueuse vaginale, SAUF la polyvidone iodée. Actions différentes suivant les produits :

- **nystatine** (anticandidosique) ;
- **polyvidone** (antifongique et antibactérien).

Indications

Infections bactériennes cervicovaginales.
Vulvo-vaginite de la petite fille (*POLYGYNAX VIRGO*).
Candidoses vulvo-vaginales.

Contre-indications

Grossesse et allaitement : pour la **polyvidone**.
Hypersensibilité connue (**polyvidone** ++).
Polyvidone iodée : pathologie thyroïdienne.

Précautions d'emploi

Idem anticandidosique.
Traitement du partenaire si *Trichomonas.*

Effets indésirables

Irritation, allergie de contact.
Surcharge iodée avec **polyvidone**.

Interactions médicamenteuses

Ne pas associer la **polyvidone** avec les dérivés mercuriels.

INFECTIONS GÉNITALES HAUTES

FICHE MALADIE

DÉFINITION

Infection :

- de l'utérus : endométrite ;
- des annexes : salpingite ou ovarite (ou, plus globalement, annexite) ;
- du péritoine pelvien : péritonite.

CAUSES ET MÉCANISMES

Les germes en cause sont nombreux et leur association fréquente : pyogènes, *Chlamydiae trachomatis* (30 à 50 %), gonocoques (15 à 20 %), bacille de Koch.

La pathogénicité des mycosplasmes est remise en cause.

L'infection se fait habituellement par voie ascendante, de la glaire vers l'endomètre et les annexes. Elle est favorisée par la multiplicité des rapports sexuels et par le port d'un stérilet. Elle peut survenir dans le *post-partum* ou dans le *post-abortum* ou, plus largement, après des manœuvres endo-utérines avec un défaut d'asepsie (curetage, IVG, révision utérine, pose d'un stérilet, hystéroscopie, hystérosalpingographie).

La fréquence des salpingites augmente et atteint des femmes de plus en plus jeunes, nulligestes (50 % des femmes ont moins de 25 ans).

Le diagnostic peut être difficile, mais les séquelles sont redoutables : algies pelviennes chroniques, stérilité (20 à 30 %), augmentation des grossesses extra-utérines (par 10).

DIAGNOSTIC

SIGNES CLINIQUES

La clinique peut être trompeuse.

Forme aiguë typique

Femme jeune en période d'activité sexuelle.

Douleurs hypogastriques aiguës bilatérales, d'augmentation progressive, plus importantes d'un côté, associées à des leucorrhées sales ou des métrorragies. Il peut s'y associer des douleurs de l'hypochondre droit (périhépatite).

L'examen retrouve une fièvre à 39 °C ou plus, une irritation péritonéale, voire une défense pelvienne. L'examen pelvien retrouve des leucorrhées purulentes et/ou des métrorragies. Le toucher vaginal retrouve une douleur vive à la mobilisation utérine et des annexes, un empâtement ou un comblement des culs-de-sac utéro-vaginaux.

Forme atypique

Les formes incomplètes sont fréquentes (50 %). La douleur peut être unilatérale et très atténuée. Les métrorragies peuvent être fréquentes (50 %). La fièvre peut être absente.

Certaines formes peuvent être complètement latentes et découvertes lors d'une cœlioscopie pour bilan de stérilité (hydrosalpinx) ; certaines formes peuvent être pseudo-occlusives (iléus autour d'un abcès pelvien).

EXAMENS COMPLÉMENTAIRES

Bilan biologique et infectieux

- NFS, CRP, sérologies *Chlamydiae trachomatis* à renouveler 3 semaines plus tard.
- La sérologie des autres IST est proposée : hépatite B, syphilis, VIH1 et 2.
- Les β-HCG sont demandés systématiquement pour éliminer une grossesse extra-utérine devant un tableau de douleurs pelviennes aiguës.
- ECBU, prélèvement vaginal et uréthral à la recherche de germes pyogènes et *Chlamydiae trachomatis*.
- Hémocultures si la température est supérieure à 38,5 °C et/ou s'il y a des frissons.

Échographie pelvienne

Elle recherche un épanchement du cul-de-sac de Douglas, une collection latéro-utérine, type pyo- ou hydrosalpinx.

TRAITEMENT

Tout d'abord, retrait du dispositif intra-utérin s'il existe.

La cœlioscopie et le traitement antibiotique adapté sont les piliers du traitement des infections génitales hautes.

La cœlioscopie a un quadruple but :

- Affirmer le diagnostic.
- Établir un état des lieux des lésions.
- Effectuer un prélèvement bactériologique afin d'adapter l'antibiothérapie secondairement.
- Laver et effectuer la mise à plat chirurgicale des abcès.

La cœlioscopie est indispensable en cas de tableau aigu avec une suspicion d'abcès pelvien quel que soit l'âge de la patiente ; de même, elle est indiscutable dans les formes subaiguës chez les patientes jeunes et nulligestes, afin d'affirmer le diagnostic de manière certaine et essayer de réduire les risques de stérilité secondaire. En revanche, elle peut être plus discutable chez les multipares présentant une forme atypique chronique sans lésion échographique décelable. Le retrait du dispositif intra-utérin et un traitement antibiotique d'épreuve peuvent alors suffire.

Le traitement antibiotique associe un dérivé de la **pénicilline** (type *AUGMENTIN*) pendant 10 à 15 jours, associé à une cycline ou un macrolide ou une quinolone pendant 21 jours, afin d'agir contre les *Chlamydiae*.

PRONOSTIC

Sous traitement adapté, l'évolution immédiate est favorable dans la majorité des cas.

En revanche, en cas de traitement insuffisant ou tardif, le tableau peut s'aggraver : pyosalpinx, abcès ovarien, pelvipéritonite.

Il peut exister des complications à distance, d'autant plus que le tableau initial aura été latent :

- des récidives d'infection génitale haute ;
- des douleurs pelviennes chroniques ;
- une stérilité ;
- des grossesses extra-utérines ;
- un syndrome de Fitz-Hugh-Curtis (périhépatite liée a *Chlamydiae trachomatis*).

BARTHOLINITE AIGUË

FICHE MALADIE

DÉFINITION

Infection de la glande de Bartholin (partie postéro-inférieure de la grande lèvre).

DIAGNOSTIC

Tuméfaction rouge et douloureuse de la glande de Bartholin, qui peut évoluer vers la fistulisation spontanée. Dans sa forme chronique ou kystique, il s'agit d'une tuméfaction indolore de la glande de Bartholin.

TRAITEMENT

En cas de bartholinite aiguë, le traitement va consister en une mise à plat de l'abcès associée à la marsupialisation de la glande.
En cas de kyste de Bartholin récidivant ou gênant, on pourra procéder à son exérèse.

PRONOSTIC

Les abcès de la glande de Bartholin peuvent récidiver tant que l'on n'a pas enlevé la glande.
Le cancer de la glande de Bartholin est rare mais gravissime.

FICHE INFIRMIÈRE

EXAMENS

Effectuer sous prescription médicale : groupe sanguin, Rhésus, RAI, NFS, sérologies *Chlamydiae*, HIV1 et 2, TPHA-VDRL.

SURVEILLANCE DU TRAITEMENT

SOINS – TRAITEMENT

• Traitement médical : antibiotique efficace contre les bacilles à Gram négatif, type *AUGMENTIN*.

• Traitement chirurgical : drainage de l'abcès collecté.

• Toilette intime stérile à réaliser 2 fois/j :
- installation de la patiente ;
- mise sur le bassin ;
- eau stérile à température ambiante ;
- savon moussant ;
- compresses stériles ;
- protection stérile ;
- gants stériles.

EFFICACITÉ DU TRAITEMENT

• Surveillance : pouls, pression artérielle, température, saturation, douleur par estimation sur l'EVA.

• Surveillance de la prise du traitement antibiotique quand il est prescrit.

• Surveillance de la lame de drainage ou de la mèche iodoformée mise en place pendant l'intervention : mobilisation ou retrait suivant la prescription médicale ; surveillance des saignements, de la couleur et de l'aspect de l'écoulement.

ÉDUCATION ET CONSEILS

• Éviter bains et rapports sexuels pendant 1 mois.

• Soins à domicile par une infirmière pendant 1 semaine.

• Reconsulter en urgence en cas de douleur périnéale importante, de fièvre, d'écoulement anormal.

> Les kystes de la glande de Bartholin ne sont pas nécessairement chirurgicaux. En revanche, les bartholinites aiguës, comme tous les abcès, nécessitent une mise à plat chirurgicale, en l'absence de fistulisation spontanée.

ENDOMÉTRIOSE

FICHE MALADIE

DÉFINITION

Localisation atypique, hors de l'endomètre, du tissu endométrial, réalisant :

- à l'intérieur du muscle utérin : l'adénomyose ;
- au niveau du péritoine et des organes pelviens : l'endométriose externe.

L'endométriose concerne 2 % de la population féminine.

CAUSES ET MÉCANISMES

Les mécanismes sont relativement mal connus :

- L'adénomyose peut être favorisée par la grossesse, les curetages et les révisions utérines, les césariennes.
- En ce qui concerne l'endométriose externe, plusieurs hypothèses existent : facteurs familiaux et génétiques, stimuli hormonaux ou infectieux, déficit immunitaire, reflux menstruel par les trompes de tissu endométrial.

DIAGNOSTIC

Pour l'adénomyose, il s'agit de multipares de plus de 35 ans ; pour l'endométriose externe, il s'agit plutôt de femmes plus jeunes, entre 20 et 30 ans.

L'interrogatoire recherche des dyspareunies secondaires et tardives, des ménométrorragies, une dyspareunie profonde, une stérilité.

SIGNES CLINIQUES

L'examen gynécologique peut être normal, mais on recherche un utérus dur, globuleux, douloureux en prémenstruel, un endométriome se traduisant par une masse latéro-utérine, une induration des ligaments utérosacrés, un nodule de la cloison rectovaginal.

Il peut retrouver des localisations atypiques d'endométriose externe : au niveau du col ou au niveau de cicatrices périnéales, nodules bleutés devenant plus volumineux et pouvant saigner en périodes menstruelles.

Quand l'endométriose est plus évoluée, on peut rechercher des lésions d'atteinte des organes de voisinage : le rectum en recherchant des rectorragies ou des dyschésies permenstruelles, les voies urinaires en recherchant une hématurie, une dysurie.

EXAMENS COMPLÉMENTAIRES

▶ Échographie pelvienne

Elle recherche un utérus globuleux, une masse latéro-utérine évoquant un endométriome : kyste de l'ovaire à contenu finement échogène, aux contours bien réguliers et arrondis.

▶ Hystérosalpingographie

Souvent demandée dans le bilan de stérilité, elle retrouve :

- des signes directs : diverticules de la muqueuse utérine pénétrant dans le muscle utérin et réalisant des formes de « massue » ou de « clous de tapissier », ou diverticules au niveau de la portion proximale de la trompe, image en « boule de gui ». On peut observer un phimosis ou un hydrosalpinx ;
- des signes indirects : ectasie d'une partie de l'utérus, aspect de *tuba erecta* des trompes, aspect en « baïonnette » entre le col et le corps utérin.

▶ Hystéroscopie

L'hystéroscopie est souvent demandée en cas de ménométrorragies ou de bilan de stérilité. Elle retrouve les orifices des diverticules.

▶ Autres

En cas de suspicion d'atteinte plus évoluée, on demande une échographie rénale ou une tomodensitométrie recherchant une urétéro-hydronéphrose uni-ou bilatérale, une échographie endorectale et une IRM pelvienne afin de bien visualiser un nodule de la cloison rectovaginale.

TRAITEMENT

Le traitement est chirurgical et médical.

CŒLIOSCOPIE

Le but en est triple :

- Affirmer le diagnostic.
- Rôle pronostique.
- Rôle thérapeutique :
  – Résection de toutes les lésions superficielles par électrocoagulation, ou laser, ou excision aux ciseaux.
  – Kystectomie d'endométriomes.
  – Prise en charge des trompes avec néosalpingotomie après épreuve au bleu.
  – Résection des ligaments utérosacrés après urétérolyse.

PRISE EN CHARGE DE L'ADÉNOMYOSE

Hystéroscopie avec endométrectomie ou hystérectomie par laparotomie ou laparoscopie, ou par voie vaginale.

EN CAS D'ENDOMÉTRIOSE EXTENSIVE RESPONSABLE DE SIGNES DIGESTIFS ET URINAIRES

Une laparotomie plus ou moins délabrante peut être entreprise, pouvant aller jusqu'à la réimplantation urétérale ou la résection-anastomose digestive.

TRAITEMENT MÉDICAL

Le traitement médical peut être exclusif et suffire en cas d'endométriose peu évoluée : progestatifs du 5e au 25e jour, en particulier chez des patientes qui souhaitent conserver une possibilité de grossesse ultérieure.

Il peut également être prescrit à visée préopératoire, afin de faciliter le geste chirurgical, ou postopératoire, afin de compléter le geste chirurgical.

PRONOSTIC

Maladie bénigne de la femme jeune, pouvant être responsable de stérilité dans 30 à 40 % des cas, l'endométriose a tendance spontanément à s'aggraver, pouvant petit à petit atteindre les organes de voisinage, pouvant être responsables, en cas de signes cliniques majeurs, de chirurgies mutilantes.

Outre la grossesse ou la ménopause pouvant être responsables de la guérison de la patiente, il existe parfois des guérisons spontanées.

FICHE INFIRMIÈRE

EXAMENS

- Effectuer le bilan préopératoire : NFS, groupe, Rhésus, RAI.
- Vérifier que le bilan demandé par le chirurgien est présent dans le dossier : marqueurs tumoraux, échographie pelvienne, scanner ou IRM pelvienne.
- Vérifier la date des dernières règles et la prise d'une contraception. En cas d'aménorrhée, prévenir le médecin et prévoir de pratiquer un test de grossesse.
- Surveillance : pouls, pression artérielle et température, bandelette urinaire, voire ECBU en cas de positivité de celle-ci.

SURVEILLANCE DU TRAITEMENT

SOINS – TRAITEMENT

- Vérifier que la patiente est bien au courant du geste opératoire prévu, calmer ses éventuelles angoisses par une attitude d'écoute rassurante.
- Effectuer les soins préopératoires prescrits :
  – toilette vaginale et vulvaire ;
  – rasage ;
  – préparation digestive ;
  – vérifier l'absence de vernis à ongles et la propreté du champ opératoire (en particulier le nombril), faire retirer les bijoux, les prothèses dentaires ;
  – rappeler à la patiente qu'elle doit être à jeun à partir de minuit.
- Vérifier l'absence de traitement anti-inflammatoire récent.

▶

• Cœlioscopie opératoire (± laparotomie) : *cf.* Fiche technique, p. 527.

ÉDUCATION ET CONSEILS

• Éviter les efforts abdominaux pendant 1 mois.
• Pas de bain, de rapports sexuels, de tampons vaginaux pendant 1 mois.
• Appliquer les mesures préventives thromboemboliques pendant une dizaine de jours (6 semaines en cas d'antécédents) par le port de bas de contention et l'anticoagulation prophylactique.
• Effectuer un bilan plaquettaire 2 fois/semaine pendant la durée de l'anticoagulation.
• Prendre rendez-vous avec le chirurgien 3 semaines après l'intervention pour la communication des résultats anatomopathologiques et la vérification de la cicatrisation.

Tout autre événement à type de douleurs abdominales intenses, fièvre, métrorragies abondantes, troubles du transit à type de vomissements, arrêt des matières et des gaz, est anormal et doit amener la patiente à reconsulter plus tôt que prévu.

FICHE TECHNIQUE

CŒLIOSCOPIE OPÉRATOIRE (± LAPAROTOMIE)

En postopératoire

• Surveillance des constantes : pouls, PA, température, saturation, diurèse (quantification et couleur des urines).
• Rechercher une hémorragie postopératoire : tachycardie, hypotension, douleurs abdominales.
• Quantifier les redons et vérifier qu'ils sont bien aspiratifs.
• Vérifier les saignements d'origine vaginale (changements de garnitures à quantifier).
• Vérifier les cicatrices à la recherche d'hématomes.
• Surveiller la douleur par l'EVA et adapter le traitement antalgique suivant la prescription médicale.
• Suivre les prescriptions de l'anesthésiste et du chirurgien : réanimation veineuse, oxygénothérapie, anticoagulants, antibiotiques.
• Surveiller les points de ponction de la perfusion.
• Prendre connaissance du geste chirurgical et rassurer la patiente.

À J+1

• Surveillance des constantes.
• Surveillance de la douleur.
• Quantification des redons.
• Enlever la sonde urinaire suivant la prescription médicale après quantification de la diurèse des 24 h et vérifier la reprise correcte des mictions.
• Prévenir le risque thromboembolique par le port de bas de contention, le lever précoce et l'anticoagulation prophylactique.
• Réfection du pansement.

Les jours suivants

• Surveillance des constantes, de la douleur, des cicatrices, des saignements, du risque thromboembolique par les mêmes mesures préventives que le premier jour.
• Réalimentation progressive dès la reprise du transit.

FICHE PHARMACOLOGIE

PROGESTATIFS DE SYNTHÈSE – DÉRIVÉ DE LA 17-ALPHA-HYDROXYPROGESTÉRONE (NOYAU PRÉGNANE)

■ **Chlormadinone**

LUTÉRAN					
Endométriose : 10 mg/j en continu Ménométrorragies : du 15ᵉ au 25ᵉ j du cycle (du 5ᵉ au 25ᵉ j du cycle si désir de contraception) Ménopause : 10 mg/j les 2 dernières sem. du traitement œstrogénique	10 cp. 2 mg 10 cp. 5 mg 12 cp. 10 mg	1,25 2,25 3,69	I I I	65 % 65 % 65 %	0,13 0,23 0,31

DÉRIVÉ DE LA 17-MÉTHYLPROGESTÉRONE (NOYAU PRÉGNANE)

■ **Médrogestone**

COLPRONE					
Endométriose : 5 à 10 mg/j en continu. Ménométrorragies : 5 à 10 mg/j du 15ᵉ au 25ᵉ j du cycle (du 5ᵉ au 25ᵉ j du cycle si désir de contraception) Ménopause : 5 à 10 mg/j les 2 dernières sem. du traitement œstrogénique	20 cp. 5 mg	4,41	I	65 %	

DÉRIVÉS DE LA 19-NORPROGESTÉRONE (NOYAU PRÉGNANE)

■ **Nomégestrol**

LUTÉNYL					
Endométriose : 5 mg/j en continu Ménométrorragies : 5 mg/j du 15ᵉ au 25ᵉ j du cycle (du 5ᵉ au 25ᵉ j du cycle si désir de contraception) Ménopause : 5 mg/j les 2 dernières sem. du traitement œstrogénique	10 cp. 5 mg	5,08	I	65 %	0,51

■ **Promégestone**

SURGESTONE					
Endométriose : 0,125 à 0,5 mg/j en continu Fibrome, insuffisance lutéale : 0,125 à 0,5 mg/j du 15ᵉ au 25ᵉ j du cycle (du 5ᵉ au 25ᵉ j du cycle si désir de contraception) Ménopause : 0,125 à 0,5 mg/j les 2 dernières sem. du traitement œstrogénique	10 cp. 0,125 mg 10 cp. 0,25 mg 10 cp. 0,5 mg 12 cp. 0,5 mg	3,38 5,37 8,25 9,80	I I I I	65 % 65 % 65 % 65 %	 0,54 0,82 0,82

Propriétés

Action progestomimétique, anti-œstrogénique, antigonadotrope.
Les **norstéroïdes** ont l'action la plus puissante, mais également des effets androgéniques responsables des effets indésirables.

Indications

Endométriose : traitement continu de 6 à 12 mois, à dose suffisante pour obtenir une aménorrhée.
Ménorragies fonctionnelles ou des fibromes.
Insuffisance lutéale de la préménopause.
Contraception en préménopause.
Hormonothérapie substitutive de la ménopause : progestatif à noyau prégnane, les 2 dernières sem. du traitement œstrogénique.

Contre-indications

Grossesse et allaitement.
Antécédents de maladie thromboembolique.
Insuffisance hépatique grave.
Hémorragie génitale d'étiologie inconnue.

Précautions d'emploi

Utiliser avec prudence si antécédents coronariens, ou vasculaires cérébraux, si HTA, diabète ou hyperlipidémie.

Effets indésirables

Irrégularités menstruelles, métrorragies, aménorrhée.
Androgéniques : prise de poids, œdèmes, acné, chloasma, séborrhée, augmentation de la pilosité, diminution du HDL-cholestérol (augmentation du risque cardiovasculaire).
Hépatiques : ictère cholestatique (norstéroïdes surtout).
Nausées, vomissements.
Troubles visuels.

SYNÉCHIE ENDOMÉTRIALE

FICHE MALADIE

DÉFINITION

Accolement des deux faces de l'utérus, d'origine infectieuse ou iatrogène (post-IVG ou curetage trop abrasif).

DIAGNOSTIC

Les synéchies endométriales peuvent être responsables d'aménorrhée ou d'hypoménorrhée associées à des douleurs pelviennes, des fausses couches à répétition ou une infertilité.

TRAITEMENT

Il est chirurgical : résection de la synéchie lors d'une hystéroscopie au bloc opératoire avec mise en place d'un stérilet.

FICHE INFIRMIÈRE

EXAMENS

• Effectuer selon la prescription médicale les examens préopératoires : NFS, hémostase, groupe sanguin, Rhésus, RAI, ionogramme sanguin.
• Vérifier la présence de l'échographie pelvienne dans le dossier.
• Vérifier la date des dernières règles : en cas d'aménorrhée supérieure à 1 mois, prévenir le médecin pour effectuer un test de grossesse.

SURVEILLANCE DU TRAITEMENT

Hystéroscopie diagnostique ou opératoire : *cf.* Fiche technique, p. 530.

ÉDUCATION ET CONSEILS

• Pas de bain, de rapports sexuels, de tampons vaginaux pendant 1 mois.
• Prévenir du risque de métrorragies ou pertes marron pendant 1 semaine.

• Prendre un rendez-vous de consultation postopératoire avec le chirurgien 1 mois plus tard.

La survenue de douleurs pelviennes, de métrorragies importantes avec caillots, de fièvre ou de signes digestifs tels que vomissements ou arrêt des matières et des gaz doit amener la patiente à consulter en urgence.

FICHE TECHNIQUE

HYSTÉROSCOPIE DIAGNOSTIQUE OU OPÉRATOIRE

Soins préopératoires

• Pas de rasage.
• Toilette vulvaire simple.
• Mise en place de deux comprimés de *CYTOTEC* (**misoprostol**) en intravaginal 2 h avant le geste chirurgical pour favoriser la dilatation cervicale et éviter le risque de faux trajets (sur prescription médicale et après vérification des contre-indications : asthme essentiellement).

En postopératoire

• Surveillance des constantes : pouls, PA, température, saturation, diurèse (quantification et couleur des urines).
• Surveillance des saignements utérins : nombre et aspect des garnitures.
• Vérifier l'absence de signes d'hémorragie hémodynamiques : tachycardie, hypotension artérielle, malaises.
• Prévenir le médecin en cas de signes anormaux et mettre en place une voie veineuse périphérique de bon calibre après avoir prélevé une NFS et hémostase.
• En cas d'hystéroscopie au CO_2, rechercher des signes précoces d'embolie gazeuse (toux, dyspnée, malaise) et prévenir l'anesthésiste si ces signes sont présents.
• En cas d'hystéroscopie opératoire au glycocolle, effectuer un bilan hydroélectrolytique à la recherche d'une hyponatrémie, en particulier en cas d'hystéroscopie longue (risque de passage intravasculaire de glycocolle).
• Se renseigner sur la survenue peropératoire de complications telles que perforations, faux trajets.

HYPERTROPHIE OU ATROPHIE DE L'ENDOMÈTRE

FICHE MALADIE

DÉFINITION

HYPERTROPHIE ENDOMÉTRIALE

Augmentation en nombre ou en densité du tissu endométrial normal, le plus souvent liée à une hyperœstrogénie. Certaines hypertrophies peuvent être dues à des hyperplasies avec atypies, pouvant être le nid de cancer de l'endomètre.

ATROPHIE ENDOMÉTRIALE

Il s'agit au contraire d'une carence en tissu endométrial normal, le plus souvent d'origine hormonale (postménopause).

DIAGNOSTIC

L'hypertrophie ou l'atrophie endométriale sont responsables de ménométrorragies, en période préménopausique pour la première, pour la seconde avant ou après la ménopause.

Le diagnostic est échographique avec la mesure de l'épaisseur endométriale.

Il doit être confirmé à l'hystéroscopie associée à un curetage biopsique voire une résection endométriale, afin de ne pas méconnaître un cancer endométrial associé.

TRAITEMENT

HYPERTROPHIE ENDOMÉTRIALE

Après un curetage biopsique à la canule de Novak ou à la pipelle de Cornier en consultation, pour ne pas méconnaître un cancer de l'endomètre, on pourra tenter un traitement hormonal par des progestatifs.

En cas de non-amélioration, il vaut mieux réaliser au bloc opératoire une hystéroscopie permettant un curetage biopsique de toute la cavité utérine ou une résection endoscopique endométriale. Après 45 ans, en cas de récidive, on peut proposer une hystérectomie par voie haute ou cœlioscopique ou par voie basse.

ATROPHIE ENDOMÉTRIALE

Un traitement médical œstrogénique peut être proposé, voire, en période ménopausique, un curetage de la cavité utérine permettant la création de synéchies.

PRONOSTIC

Il est lié, pour l'hypertrophie endométriale, à la présence ou à l'absence d'hyperplasie atypique, voire de cancer endométrial.

FICHE INFIRMIÈRE

EXAMENS

- Effectuer selon la prescription médicale les examens préopératoires : NFS, hémostase, groupe sanguin, Rhésus, RAI, ionogramme sanguin.
- Vérifier la présence de l'échographie pelvienne dans le dossier.
- Vérifier la date des dernières règles : en cas d'aménorrhée supérieure à 1 mois, prévenir le médecin pour effectuer un test de grossesse.

SURVEILLANCE DU TRAITEMENT

Hystéroscopie diagnostique ou opératoire : *cf.* Fiche technique, *chapitre* Synéchie endométriale, p. 530.

ÉDUCATION ET CONSEILS

- Pas de bain, de rapports sexuels, de tampons vaginaux pendant 1 mois.
- Prévenir du risque de métrorragies ou pertes marron pendant 1 semaine.
- Prendre un rendez-vous de consultation postopératoire avec le chirurgien 1 mois plus tard.

La survenue de douleurs pelviennes, de métrorragies importantes avec caillots, de fièvre ou de signes digestifs tels que vomissements ou arrêt des matières et des gaz doit amener la patiente à consulter en urgence.

FIBROMES UTÉRINS

FICHE MALADIE

DÉFINITION

Affection fréquente et bénigne, il s'agit de tumeurs développées au niveau du muscle utérin.

Suivant leur situation par rapport à la paroi utérine, on distingue :

• les myomes sous-muqueux, bombant dans la cavité utérine, sous la muqueuse ;

• les myomes interstitiels, dans l'épaisseur de la paroi utérine ;

• les myomes sous-séreux situés juste sous la séreuse utérine.

Suivant leur implantation sur l'utérus, on distingue les fibromes sessiles, à large base d'implantation, des fibromes pédiculés, à base étroite.

DIAGNOSTIC

SIGNES CLINIQUES

La découverte est fortuite, lors d'un examen gynécologique ou échographique de routine. Les touchers pelviens bimanuels permettent de retrouver une masse de taille variable, mobile avec l'utérus.

Plus rarement, la découverte peut se faire lors de complications :

• Augmentation de volume de l'abdomen, pouvant parfois mimer une grossesse, responsables de compression d'organes de voisinage : compression urinaire, à type de pollakiurie, de rétention aiguë d'urine ou d'urétérohydronéphrose ; compression rectale à type de ténesme et faux besoins ; compression du circuit veinolymphatique responsable d'œdème ou de phlébite des membres inférieurs.

• Ménorragies liées à la présence de myomes sous-muqueux.

• Torsion de myomes sous-séreux pédiculés, responsables de douleurs abdominopelviennes intenses plus ou moins associées à une fébricule.

• Nécrobiose aseptique de fibromes. Il s'agit de l'ischémie du myome, pouvant être responsable de douleurs abdominopelviennes intenses.

• Fausses couches à répétition, voire stérilité, dues à la présence de myomes sous-muqueux.

EXAMENS COMPLÉMENTAIRES

• Échographie pelvienne, mettant en évidence une formation arrondie plus ou moins hétérogène, siégeant au niveau du muscle utérin.

• Hystéroscopie en consultation ou au bloc opératoire, permettant de mette en évidence une formation intracavitaire ou sous-muqueuse.

• Plus rarement, hystérographie, demandée dans le bilan d'infertilité ou de fausses couches à répétition et mettant en évidence les myomes sous-muqueux sous forme de lacunes intra-utérines ou les myomes interstitiels sous forme de cavité utérine agrandie.

TRAITEMENT

Seuls les fibromes symptomatiques sont traités.

▶ **En cas de ménorragies**

On commencera toujours par un traitement médical :

• Hormonothérapie par progestatifs de synthèse dérivés de la **norpregnane** (*LUTÉNYL*, *SURGESTONE*) du 5e ou du 10e ou du 16e au 25e jour du cycle. Elle ne diminue pas la taille des fibromes mais peut permettre de calmer les ménorragies.

• Œstrogénothérapie en injection (*PREMARIN*), relayée par un progestatif dès l'arrêt des ménorragies.

• Traitement symptomatique par des hémostatiques de type *EXACYL* ou *DICYNONE*.

En cas d'inefficacité, on propose un traitement chirurgical qui pourra, au mieux, être précédé d'une hormonothérapie par analogues de la LH-RH (*DÉCAPEPTYL* ou *ENAN-*

TONE) pendant 1 ou 3 mois, permettant de réduire transitoirement la taille du myome de 50 % et de diminuer les saignements peropératoires.

En cas de ménorragies rebelles au traitement médical ou en cas de complications (hormis la nécrobiose aseptique de fibromes)

Le traitement chirurgical dépend des habitudes du chirurgien, de l'âge de la patiente, de la localisation, du nombre et du volume des myomes, du désir de grossesse.

On peut proposer une myomectomie :

- résection endoscopique de myomes en cas de myomes sous-muqueux, sous couvert que la mesure du mur postérieur en arrière du myome soit supérieure à 5 mm ;
- résection laparoscopique ou laparotomique en cas de patiente jeune avec un désir de grossesse ultérieur, myomes sous-séreux ou interstitiels peu nombreux.

On peut proposer une hystérectomie totale plus ou moins conservatrice, en fonction de l'âge de la patiente, que l'on pratiquera par voie abdominale ou vaginale ou cœlioscopique.

PRONOSTIC

Il s'agit d'une tumeur bénigne, qui ne se cancérise jamais. Le pronostic est principalement lié aux complications.

Attention aux « myomes » d'augmentation raide de taille : il peut s'agir plus vraisemblablement de sarcomes, tumeurs mésenchymateuses malignes.

FICHE INFIRMIÈRE

EXAMENS

Effectuer suivant la prescription médicale : groupe sanguin, Rhésus, hémostase, RAI, NFS, ionogramme sanguin.

SURVEILLANCE DU TRAITEMENT

Myomectomie : *cf.* Fiche technique, p. 533.

ÉDUCATION ET CONSEILS

- Éviter les efforts abdominaux pendant 1 mois.
- Pas de bain, de rapports sexuels, de tampons vaginaux pendant 1 mois.
- Appliquer les mesures préventives thromboemboliques pendant une dizaine de jours (6 semaines en cas d'antécédents) par le port de bas de contention et l'anticoagulation prophylactique.
- Effectuer un bilan plaquettaire 2 fois/semaine pendant la durée de l'anticoagulation.
- Prendre rendez-vous avec le chirurgien 3 semaines après l'intervention pour la communication des résultats anatomopathologiques et la vérification de la cicatrisation.
- Tout autre événement à type de douleurs abdominales intenses, fièvre, métrorragies abondantes, des troubles du transit à type de vomissements, arrêt des matières et des gaz est anormal et doit amener la patiente à reconsulter plus tôt que prévu.

> Seuls les fibromes symptomatiques sont préjudiciables d'un traitement médical ou chirurgical.

FICHE TECHNIQUE

MYOMECTOMIE

Techniques

- Par voie abdominale.
- Par voie cœlioscopique.
- Par voie vaginale.

• Par hystéroscopie-résection au glycocolle.

En postopératoire

• Surveillance des constantes : pouls, PA, température, saturation, diurèse (quantification et couleur des urines).
• Rechercher une hémorragie postopératoire : tachycardie, hypotension, douleurs abdominales.
• Quantifier les redons et vérifier qu'ils sont bien aspiratifs.
• Effectuer sur prescription médicale un ionogramme sanguin pour dépister une hyponatrémie et une hypoprotidémie en cas d'hystéroscopie au glycocolle.
• Vérifier les saignements d'origine vaginale (changements de garnitures à quantifier).
• Vérifier les cicatrices à la recherche d'hématomes.
• Surveiller la douleur par l'EVA et adapter le traitement antalgique suivant la prescription médicale.
• Surveiller les points de ponction de la perfusion.

À J+1

• Surveillance des constantes.
• Surveillance de la douleur.
• Quantification des redons.
• Enlever la sonde urinaire suivant la prescription médicale après quantification de la diurèse des 24 h et vérifier la reprise correcte des mictions.
• Prévenir le risque thromboembolique par le port de bas de contention, le lever précoce et l'anticoagulation prophylactique.

Les jours suivants

• Surveillance des constantes, de la douleur, des cicatrices, des saignements, du risque thromboembolique par les mêmes mesures préventives que le premier jour.
• Réalimentation progressive dès la reprise du transit.

POLYPES UTÉRINS

FICHE MALADIE

DÉFINITION

Formations bénignes très fréquentes développées aux dépens de l'endomètre. Après la ménopause, 15 à 20 % d'entre eux sont associés à un cancer de l'endomètre.

DIAGNOSTIC

Ils peuvent être asymptomatiques (découverte lors d'une consultation de routine d'un polype accouché par le col) ou responsables de ménométrorragies, ou encore de fausses couches à répétition, voire d'infertilité.
Le diagnostic est apporté par l'échographie pelvienne retrouvant une formation endocavitaire, confirmée par l'hystéroscopie.

TRAITEMENT

Il est essentiellement chirurgical.
Une hystéroscopie opératoire permet d'obtenir l'histologie du polype, en particulier en période postménopausique, soit par un curetage biopsique de toute la cavité utérine emportant également le polype, soit par une résection endoscopique.

PRONOSTIC

Il est lié à l'anatomopathologie du résultat du curetage biopsique. Après la ménopause, 15 à 20 % d'entre eux sont associés à un cancer de l'endomètre.

FICHE INFIRMIÈRE

EXAMENS

- Effectuer selon la prescription médicale les examens préopératoires : NFS, hémostase, groupe sanguin, Rhésus, RAI, ionogramme sanguin.
- Vérifier la présence de l'échographie pelvienne dans le dossier.
- Vérifier la date des dernières règles : en cas d'aménorrhée supérieure à 1 mois, prévenir le médecin pour effectuer un test de grossesse.

SURVEILLANCE DU TRAITEMENT

Hystéroscopie diagnostique ou opératoire : *cf.* Fiche technique, *chapitre* Synéchie endométriale, p. 530.

ÉDUCATION ET CONSEILS

- Pas de bain, de rapports sexuels, de tampons vaginaux pendant 1 mois.
- Prévenir du risque de métrorragies ou pertes marron pendant 1 semaine.
- Prendre un rendez-vous de consultation postopératoire avec le chirurgien 1 mois plus tard.

La survenue de douleurs pelviennes, de métrorragies importantes avec caillots, de fièvre ou de signes digestifs tels que vomissements ou arrêt des matières et des gaz doit amener la patiente à consulter en urgence.

DYSPLASIES CERVICALES

FICHE MALADIE

DÉFINITION

Lésions précancéreuses, accessibles au dépistage par le frottis cervico-vaginal (FCV) et facilement guéries par la conisation. Elles surviennent en général 10 ans avant le cancer invasif du col.

Les anomalies cellulaires naissent au niveau de la jonction pavimento-cylindrique. Suivant le degré et la profondeur de ces anomalies, on les classe en dysplasies légère, modérée ou sévère.

Elles peuvent guérir spontanément, d'autant plus que le stade est peu avancé, ou alors se transformer en cancer invasif.

CAUSES ET MÉCANISMES

Les facteurs de risques classiques sont : la vie sexuelle précoce, la multiplicité des rapports sexuels et des partenaires sexuels, les infections génitales, en particuliers l'infection par les HPV16 et 18 et leur persistance, l'immunodépression, la mauvaise hygiène génitale.

DIAGNOSTIC

Les dysplasies sont asymptomatiques. Le diagnostic est apporté par le FCV, confirmé par les biopsies dirigées sous colposcopie après le test de Schiller (application d'acide acétique puis de lugol : zones blanches et iodonégatives). Seules les biopsies permettent de porter le diagnostic de certitude.

TRAITEMENT

DYSPLASIE LÉGÈRE

Simple surveillance par FCV et colposcopie — il y a possibilité de régression —, ou destruction de la lésion par vaporisation laser ou cryothérapie ou électrocoagulation.

DYSPLASIE MOYENNE

Résection à l'anse diathermique, associée ou non au laser périphérique.

DYSPLASIE SÉVÈRE OU CARCINOME IN SITU

C'est l'indication de la conisation chirurgicale :

• Chez les patientes jeunes, on essaiera d'être conservateur au maximum tout en ayant une marge de sécurité satisfaisante au niveau de la pièce opératoire (> 3 mm).

• Chez les patientes ménopausées ou aux nombreux antécédents de conisation avec une petite longueur cervicale restante, on peut pratiquer une hystérectomie totale extrafaciale, mais il faut être sûr qu'il n'y a pas de cancer sous-jacent.

SURVEILLANCE

Quel que soit le degré de la dysplasie, après la conisation, la patiente doit être revue en consultation postopératoire, puis pour un FCV et une colposcopie 4 mois après le geste chirurgical.

PRONOSTIC

Sous couvert d'une surveillance correcte, le pronostic est bon. C'est la persistance de l'HPV qui induit les récidives, aussi bien cervicales que vulvovaginales, qui font le lit du cancer.

PRÉVENTION

Elle consiste à vacciner contre les papillomavirus (HPV) responsables des lésions du col de l'utérus (HPV 6, 11, 19, 18). Le vaccin doit être proposé aux jeunes filles dès l'âge de 14 ans ou au plus tard dans l'année qui suit le début de la vie sexuelle. On peut le proposer au cours d'une consultation pour contraception. Le schéma comporte 3 injections.

FICHE INFIRMIÈRE

EXAMENS

Effectuer selon la prescription médicale : groupe sanguin, Rhésus, RAI, NFS, hémostase.

SURVEILLANCE DU TRAITEMENT

Conisation : *cf.* Fiche technique, p. 536.

ÉDUCATION ET CONSEILS

• Prévenir la patiente d'une éventuelle reprise des métrorragies vers le 8e-10e jour, qui peut même nécessiter une réhospitalisation pour hémostase (chute d'escarres).

• Prévenir de la possibilité de métrorragies à type de saignements brunâtres, voire noirâtres pendant à peu près 1 mois.

• Éviter les bains, les relations sexuelles et les tampons vaginaux pendant 1 mois.

• Prendre un rendez-vous avec le chirurgien 3 semaines après l'intervention pour vérification de la cicatrisation et communication des résultats anatomopathologiques.

> • Tout événement autre à type de métrorragies abondantes, douleurs pelviennes, fièvre est anormal et doit inciter la patiente à téléphoner voire à reconsulter son chirurgien plus tôt que prévu.

FICHE TECHNIQUE

CONISATION

En postopératoire

• Surveillance des constantes : pouls, PA, température, saturation.

• Surveillance des saignements d'origine vaginale (changement de garnitures).

• Surveillance de la mèche vaginale s'il y en a une.

• Surveillance du point de ponction de la perfusion.

• Estimation de la douleur grâce à l'EVA : adapter le traitement antalgique en fonction d'après les prescriptions médicales.

• Prévenir le médecin en cas de saignements abondants.

Le lendemain

Pratiquer une toilette vulvaire stérile :

- Protection du lit de la patiente :
  - Alèse ou protection à usage unique.
  - Bassin.
  - Tampons de coton à placer dans les plis inguinaux pour canaliser l'écoulement de l'eau.
- Matériel :
  - Gants et compresses stériles.
  - Flacon d'eau distillée stérile.
  - Garniture stérile pour protection locale après les soins.
  - Sac jetable pour recueillir le matériel souillé.
- Si une mèche vaginale avait été mise en place au bloc opératoire, ne pas oublier de la retirer : ablation atraumatique par une humidification de la mèche avec du sérum physiologique stérile et mobilisation douce pour la décoller des parois vaginales.

FICHE TECHNIQUE

FROTTIS CERVICO-VAGINAL

Définition

Le frottis cervico-vaginal est réalisé par un médecin, généraliste ou gynécologue. Il consiste à prélever des cellules du col de l'utérus au moyen d'un grattage. Le prélèvement est ensuite étalé sur une lame. L'analyse s'effectue après fixation des cellules qui seront examinées au microscope par un médecin anatomopathologiste. Ce dernier décrira le profil des cellules prélevées afin de confirmer ou d'infirmer une dysplasie qui orientera ensuite le diagnostic. Le prélèvement est totalement indolore et demeure très important pour déceler des lésions débutantes.

Les recommandations générales préconisent de réaliser deux frottis à un an d'intervalle à toutes les femmes ayant des rapports sexuels, à partir de 25 ans. Cette fréquence est réajustée selon le contexte et les antécédents de la patiente.

Méthode

Pour être réalisé conformément, le prélèvement doit suivre les conditions suivantes :

- la patiente ne doit pas réaliser de toilette vaginale juste avant le prélèvement ;
- le prélèvement doit être réalisé en dehors de la période des règles ;
- si un traitement par ovule ou crème vaginale est en cours, le prélèvement ne pourra se faire qu'après 48 heures d'arrêt du traitement au minimum et un mois après la fin d'un traitement anti-infectieux gynécologique ;
- la patiente est installée en position gynécologique ;
- le médecin place le spéculum et utilise ensuite un écouvillon et une petite spatule en bois pour prélever les cellules au niveau du col de l'utérus et du vagin ;
- le prélèvement est aussitôt disposé sur une lame, fixé ensuite par un produit fixateur afin d'être acheminé au laboratoire pour analyse ;
- bien rappeler à la patiente que cet examen n'est pas douloureux.

FICHE PHARMACOLOGIE

VACCIN CONTRE LE PAPILLOMAVIRUS HUMAIN

- **Vaccin Papillomavirus humain**

GARDASIL					
3 doses de 0,5 mL à 0, 2 et 6 mois	1 ser. prérempl. 0,5 mL	123,44	I	65 %	123,44
CERVARIX					
3 doses à 0, 1 et 6 mois	1 ser. prérempl. 0,5 mL	111,52	I	65 %	111,52

Propriétés

Vaccin recombinant préparé à partir de pseudo-particules virales hautement purifiées de la principale protéine L1 de la capside des HPV de types 6, 11, 16 et 18 pour *GARDASIL* et 16 et 18 pour *CERVARIX*.

Indications

GARDASIL : prévention des dysplasies de haut grade du col de l'utérus (CIN 2/3), des cancers du col de l'utérus, des dysplasies de haut grade de la vulve (VIN 2/3) et des verrues génitales externes (condylomes acuminés) dus aux *Papillomavirus* humains de types 6, 11, 16 et 18.

CERVARIX : prévention des dysplasies de haut grade du col de l'utérus (CIN 2/3), des cancers du col de l'utérus, des dysplasies de haut grade de la vulve (VIN 2/3) et des verrues génitales externes (condylomes acuminés) dus aux *Papillomavirus* humains de types 16 et 18.

Contre-indications

Hypersensibilité au produit.

L'administration d'un vaccin doit être différée chez les individus souffrant d'une maladie fébrile aiguë sévère.

Précautions d'emploi

Les mesures de précaution appropriées vis-à-vis des maladies sexuellement transmissibles doivent être poursuivies.

La vaccination ne remplace pas les tests de dépistage de routine du cancer du col de l'utérus.

Effets indésirables

Fièvre.

Au site d'injection : érythème, douleur, gonflement, prurit.

Grossesse : aucun événement indésirable grave n'a été détecté lors de l'administration de *GARDASIL/CERVARIX* pendant la grossesse ; les données sont insuffisantes pour en recommander l'utilisation dans ce contexte. La vaccination doit ainsi être reportée après le terme de la grossesse. Il n'y a pas d'indication d'interruption de grossesse en cas d'administration de *GARDASIL/CERVARIX* pendant la grossesse.

KYSTES DE L'OVAIRE

FICHE MALADIE

DÉFINITION

Parmi les kystes de l'ovaire, il est important de distinguer les kystes fonctionnels des kystes organiques.

KYSTES FONCTIONNELS

Les kystes fonctionnels de l'ovaire sont des kystes développés à partir de follicules ou de corps jaunes. Ils représentent 90 % des kystes. Ce sont des kystes bénins ; ils ne se cancé-

risent jamais. Ils sont d'origine hormonale : macroprogestatifs, inducteurs de l'ovulation, absence de prise de contraception, début de grossesse. Ils disparaissent après les règles ou après un traitement contraceptif.
En général, ils sont de taille inférieure à 5 cm ; ils contiennent un liquide fluide translucide ; à l'échographie pelvienne, ils sont uniloculaires, à paroi fine, sans végétation et sans cloison intrakystique.

KYSTES ORGANIQUES

Les kystes organiques, au contraire, peuvent être de différentes étiologies. Ils peuvent être bénins ou malins. Ils ne disparaissent pas spontanément ni après 3 mois de contraception orale. Suivant l'âge de survenue, l'association à d'autres signes cliniques tels qu'ascite ou altération de l'état général, leurs caractéristiques échographiques, le dosage des marqueurs tumoraux, on peut supputer leur caractère bénin ou malin. Il faut les prendre en charge chirurgicalement.

CAUSES ET MÉCANISMES

Parmi les kystes organiques de l'ovaire, on retiendra principalement : les kystes épithéliaux communs (deux tiers des kystes organique), les tumeurs endocrines, les tumeurs germinales, les localisations ovariennes de l'endométriose et les tumeurs secondaires de l'ovaire.

KYSTES ÉPITHÉLIAUX COMMUNS, OU KYSTES DU REVÊTEMENT ÉPITHÉLIAL DE L'OVAIRE

On distingue :

- les kystes séreux, les plus fréquents (50 % des tumeurs organiques) ;
- les kystes mucineux ;
- les kystes endométriosiques.

Ces kystes peuvent être bénins ou malins ou des tumeurs à la limite de la malignité (tumeurs *border line*).

TUMEURS ENDOCRINES

Les tumeurs endocrines sont rares. Elles représentent moins de 10 % des tumeurs organiques de l'ovaire. Elles sont développées à partir du mésenchyme ou des cordons sexuels, à différenciation ovarienne, associées à des signes d'hyperœstrogénie (tumeur de la granulosa ou fibrothécome), ou à différenciation testiculaire, associées à des signes de virilisation (tumeurs de Sertoli-Leydig). Leur potentiel de malignité est lié à leur degré de différenciation et à leur taille.

ENDOMÉTRIOSE OVARIENNE

Il s'agit de kystes organiques à paroi épaisse, souvent multiloculaires, contenant un liquide « chocolat » (vieux sang). Ils sont associés à d'autres localisations pelviennes ou extrapelviennes d'endométriose. Ils peuvent être responsables de douleurs pelviennes, en particulier au moment des règles, de stérilité.

TUMEURS GERMINALES DE L'OVAIRE

Elles représentent 10 à 15 % des tumeurs de l'ovaire et moins de 5 % des tumeurs ovariennes malignes.
Il faut en suspecter l'existence devant des tumeurs à développement rapide, volumineuses, apparaissant chez des femmes jeunes (en particulier chez les femmes de moins de 20 ans).
Il existe des marqueurs tumoraux particuliers, qui peuvent être utiles dans le diagnostic et le suivi de ces tumeurs (AFP[1], β-HCG). Ce sont les seules tumeurs malignes de l'ovaire pour lesquelles on peut permettre un traitement conservateur, car elles sont très radiosensibles, voire chimiosensibles. On les classe en dysgerminomes, ou tumeurs séminomateuses (bénignes ou malignes), et en tumeurs non dysgerminomateuses parmi lesquelles on regroupe les tératomes bénins (ou kystes dermoïdes) ou tératomes malins ou immatures, les tumeurs du sac embryonnaire, les choriocarcinomes.

TUMEURS SECONDAIRES

Dans 80 % des cas, il s'agit de métastases de tumeurs gastriques.

1. α fœtoprotéine

DIAGNOSTIC

SIGNES CLINIQUES

Il peut s'agir de douleurs pelviennes permanentes ou de pesanteur pelvienne, de dyspareunie profonde, de dysménorrhée ou encore de signes vésicaux ou rectaux ou de métrorragies.

Plus rarement, le kyste peut être découvert à la suite d'une augmentation de volume de l'abdomen.

L'examen clinique confirme le diagnostic en retrouvant une masse latéro-utérine, distincte de l'utérus mobilisable séparément. En cas de kyste malin, on peut retrouver une altération de l'état général, des adénopathies inguinales, une ascite.

EXAMENS COMPLÉMENTAIRES

Les examens complémentaires, en particulier l'échographie pelvienne, sont essentiels au diagnostic.

L'échographie pelvienne, au mieux endovaginale, précise la taille du kyste, l'épaisseur de la paroi, la présence de cloisons, son échogénicité, la présence de végétations endo-ou exokystiques, la présence d'ascite. Associée au dosage du CA 125, de l'ACE et du CA 19-9, ou d'autres marqueurs tumoraux plus pointus en cas de suspicion de tumeurs germinales, elle oriente le diagnostic vers une origine fonctionnelle ou organique et, dans ce cas, bénigne ou maligne :

- Les kystes fonctionnels ou organiques bénins sont anéchogènes ou hypoéchogènes, à paroi fine, uniloculaire, sans végétation endo-ou exokystique, sans ascite.
- Les kystes hétérogènes, à paroi épaisse, multiloculaires, associés à des végétations, à une ascite, orientent vers un cancer ovarien.

La taille oriente vers le caractère fonctionnel ou organique mais non vers un cancer ou pas.

TRAITEMENT

KYSTES FONCTIONNELS

Un kyste fonctionnel non compliqué disparaît en général spontanément. L'abstention thérapeutique est recommandée. L'indication opératoire est réservée aux kystes fonctionnels dont le volume augmente ou qui est atypique.

KYSTES ORGANIQUES

L'exérèse chirurgicale est la règle pour les kystes organiques. On doit toujours commencer par une cœlioscopie, sauf contre-indication anesthésique, gros kyste supérieur à 10 cm. La suspicion de malignité n'est pas une contre-indication à la cœlioscopie.

On réalisera une kystectomie intrapéritonéale ou une annexectomie uni-ou bilatérale en fonction de différents critères : âge de la patiente, diagnostic suspecté devant ETG pelvienne, marqueurs tumoraux, histoire clinique. On réalisera de manière systématique un examen extemporané de la pièce opératoire.

Si la patiente est âgée de plus de 50 ans et qu'il s'agit d'un kyste bénin, on réalisera une annexectomie bilatérale.

S'il s'agit d'un *border line* ou d'une tumeur germinale maligne chez une patiente jeune, on réalisera un traitement conservateur, c'est-à-dire au mieux une kystectomie de l'ovaire concerné associé à une inspection de toute la cavité péritonéale, des biopsies si besoin et une omentectomie.

PRONOSTIC

Les kystes organiques de l'ovaire sont de bon pronostic. Les complications peuvent être révélatrices d'un kyste ovarien, principalement la torsion, l'hémorragie ou la rupture intrakystique. Elles se présentent sous forme de douleurs abdominales aiguës, irritation péritonéale voire réelle défense abdominale pouvant être associées à un état de choc hémorragique en cas d'hémorragie intrakystique. La torsion de kyste est une urgence chirurgicale. L'intervention, au mieux par cœlioscopie, doit se faire dans les 6 h suivant le début de la symptomatologie si l'on veut conserver l'annexe.

Les cancers épithéliaux de l'ovaire sont souvent de mauvais pronostic car découverts tardivement. Les tumeurs germinales de l'ovaire, même malignes, sont les seules tumeurs malignes de l'ovaire permettant un traitement conservateur car elles sont très radio-et chimiosensibles (de 85 à 100 % de survie à 5 ans).

Les tumeurs *border line* de l'ovaire sont de bon pronostic. Une surveillance rapprochée est nécessaire en postopératoire.

FICHE INFIRMIÈRE

EXAMENS

• Effectuer le bilan préopératoire : NFS, groupe, Rhésus, RAI.
• Vérifier que le bilan demandé par le chirurgien est présent dans le dossier : marqueurs tumoraux, échographie pelvienne, scanner ou IRM pelvienne.
• Vérifier la date des dernières règles et la prise d'une contraception. En cas d'aménorrhée, prévenir le médecin et prévoir de pratiquer un test de grossesse.
• Surveillance pouls, pression artérielle et température et effectuer une bandelette urinaire, voire un ECBU en cas de positivité de celle-ci.

SURVEILLANCE DU TRAITEMENT

SOINS – TRAITEMENT

• Vérifier que la patiente est bien au courant du geste opératoire prévu, calmer ses éventuelles angoisses par une attitude d'écoute rassurante.
• Effectuer les soins préopératoires prescrits :
– toilette vaginale et vulvaire ;
– rasage ;
– préparation digestive ;
– vérifier l'absence de vernis à ongles et la propreté du champ opératoire (en particulier le nombril), faire retirer les bijoux, les prothèses dentaires ;
– rappeler à la patiente qu'elle doit être à jeun à partir de minuit.
• Vérifier l'absence de traitement anti-inflammatoire récent.
• Cœlioscopie opératoire (± laparotomie) : *cf.* Fiche technique, *chapitre* Endométriose, p. 527.

ÉDUCATION ET CONSEILS

• Éviter les efforts abdominaux pendant 1 mois.
• Pas de bain, de rapports sexuels, de tampons vaginaux pendant 1 mois.
• Appliquer les mesures préventives thrombo-emboliques pendant une dizaine de jours (6 semaines en cas d'antécédents) par le port de bas de contention et l'anticoagulation prophylactique.
• Effectuer un bilan plaquettaire 2 fois/semaine pendant la durée de l'anticoagulation.
• Prendre rendez-vous avec le chirurgien 3 semaines après l'intervention pour la communication des résultats anatomopathologiques et la vérification de la cicatrisation.
• Tout autre événement à type de douleurs abdominales intenses, fièvre, métrorragies abondantes, des troubles du transit à type de vomissements, arrêt des matières et des gaz est anormal et doit amener la patiente à reconsulter plus tôt que prévu.

Seuls les kystes organiques doivent être opérés.

CANCER DE L'OVAIRE

FICHE MALADIE

DÉFINITION

Au septième rang des cancers féminins, il concerne en France 12 femmes pour 100 000. C'est un cancer particulièrement redoutable car de diagnostic tardif, souvent évolué localement « maladie péritonéale » ; la survie est de 15 à 35 % à 5 ans.

Il n'existe aucun facteur de risque connu, hormis une prédisposition génétique particulière dans certaines formes familiales de cancer de l'ovaire et du sein.

Les tumeurs épithéliales malignes représentent 90 % des cancers de l'ovaire. Les tumeurs germinales représentent environ 5 % des tumeurs malignes.

DIAGNOSTIC

SIGNES CLINIQUES

Cette maladie concerne essentiellement les patientes en postménopause de 55 à 70 ans. Le diagnostic est souvent tardif, à l'occasion par exemple d'une occlusion digestive sur carcinose péritonéale ; mais il peut s'agir aussi de métrorragies, de douleurs pelviennes, d'une pesanteur pelvienne, de signes digestifs ou rectaux. Plus rarement, on peut découvrir le cancer de manière fortuite devant une image échographique anormale amenant à la pratique d'une cœlioscopie.

L'examen clinique peut permettre de retrouver une ascite, très évocatrice, ou une tumeur pelvienne indurée, fixée, irrégulière, polylobée.

EXAMENS COMPLÉMENTAIRES

Les examens clés sont :

- l'échographie pelvienne, en particulier endovaginale ;
- le dosage des marqueurs tumoraux : le CA 125, même s'il est non spécifique, est très utile pour le diagnostic et, surtout, en cas d'élévation préthérapeutique pour le suivi après traitement.

Les autres examens, tels que scanner abdominopelvien ou IRM pelvienne, sont surtout utiles dans le bilan d'extension qui servira aussi à classifier précisément la tumeur selon la classification TNM.

TRAITEMENT

Il est décidé en RCP (réunion de concertation pluridisciplinaire).

Le traitement associe la chirurgie et la chimiothérapie.

Le but de la chirurgie est triple : diagnostique, pronostique en effectuant une exploration complète de la cavité abdominopelvienne, et thérapeutique en recherchant une chirurgie optimale c'est-à-dire moins d'1 cm^2 de résidu tumoral en fin d'intervention.

On commence toujours par une cœlioscopie afin d'examiner toute la cavité péritonéale, d'effectuer des biopsies associées à un examen extemporané et de juger de la faisabilité d'une chirurgie optimale.

Si la patiente est prévenue et si elle est « suffisamment » âgée, a satisfait son désir de maternité, et qu'il s'agit d'un cancer de l'ovaire totalement chirurgical d'emblée (c'est-à-dire avec un résidu tumoral postchirurgie égal à zéro), on réalisera dans le même temps opératoire une laparotomie médiane sus-et sous-ombilicale afin de pratiquer une annexectomie bilatérale, une hystérectomie totale, un curage pelvien et lomboaortique, une omentectomie sous-gastrique et l'exérèse de tout résidu tumoral afin d'avoir une chirurgie optimale. La patiente est ensuite adressée aux chimiothérapeutes.

En cas de cancer associé à une carcinose péritonéale extensive rendant illusoire toute idée de chirurgie optimale, il vaut mieux se contenter de biopsies confirmant la nature maligne de la tumeur ovarienne et adresser la patiente en chimiothérapie le plus rapidement.

La chimiothérapie est une association de **sels de platine** et d'un **alkylant** ou de **taxol**. Elle se fait sous forme de cures dont le nombre est variable.

En cas de carcinose, on effectue 3 cures de chimiothérapie, puis la patiente est réévaluée en cœlioscopie afin de tenter un geste chirurgical optimal.

La chirurgie de « *second look* », c'est-à-dire après chirurgie optimale et chimiothérapie, n'est pas systématique.

PRONOSTIC

Le pronostic est redoutable car ce cancer est souvent découvert tardivement (15 à 35 % de survie à 5 ans, tous stades confondus). Son pronostic dépend certes du stade tumoral, mais aussi du résidu tumoral laissé en place après chirurgie et de la qualité de la prise en charge initiale.

FICHE INFIRMIÈRE

EXAMENS

Effectuer sous prescription médicale : NFS, hémostase, groupe sanguin, Rhésus, RAI, ionogramme sanguin, une bandelette urinaire et un ECBU.

SURVEILLANCE DU TRAITEMENT

Chirurgie du cancer de l'ovaire : *cf.* Fiche technique, p. 543.

ÉDUCATION ET CONSEILS

- Éviter les efforts abdominaux pendant 1 mois.
- Pas de bain, de rapports sexuels, de tampons vaginaux pendant 1 mois.
- Appliquer les mesures préventives thromboemboliques pendant une dizaine de jours (6 semaines en cas d'antécédents) par le port de bas de contention et l'anticoagulation prophylactique.
- Effectuer un bilan plaquettaire 2 fois/semaine pendant la durée de l'anticoagulation.
- Rappeler les conséquences du geste opératoire : plus de règles, plus de grossesse.
- Poursuivre les consultations gynécologiques de surveillance.
- Prévoir une prise en charge psychologique : altération de l'image corporelle avec sentiment de la perte de féminité, angoisse du fait de la pathologie cancéreuse.
- Prendre rendez-vous avec le chirurgien 3 semaines après l'intervention pour la communication des résultats anatomopathologiques et la vérification de la cicatrisation.
- Tout autre événement à type de douleurs abdominales intenses, fièvre, métrorragies abondantes, des troubles du transit à type de vomissements, arrêt des matières et des gaz est anormal et doit amener la patiente à reconsulter plus tôt que prévu.

> Ce cancer est souvent découvert tardivement du fait de l'absence de dépistage possible. Le pronostic est redoutable. Chirurgie lourde d'emblée, en l'absence de carcinose, suivie d'une chimiothérapie adjuvante, ou cœlioscopie diagnostique avec biopsies suivie d'une chimiothérapie et d'une chirurgie d'intervalle si la chirurgie n'est pas optimale d'emblée.

FICHE TECHNIQUE

CHIRURGIE DU CANCER DE L'OVAIRE

Techniques

- Hystérectomie et annexectomie bilatérale, curages pelviens et curage lomboaortique, appendicectomie, omentectomie sous-gastrique, voire pelvectomie postérieure.
- Ou simple cœlioscopie diagnostique avec biopsies en cas de carcinose péritonéale étendue.
- Par voie abdominale.
- Par voie cœlioscopique.

En postopératoire

- Surveillance des constantes : pouls, PA, température, saturation, diurèse (quantification et couleur des urines).
- Rechercher une hémorragie postopératoire : tachycardie, hypotension, douleurs abdominales.
- Quantifier les redons et vérifier qu'ils sont bien aspiratifs.
- Vérifier les saignements d'origine vaginale (changements de garnitures à quantifier).
- Vérifier les cicatrices à la recherche d'hématomes.

• Surveillance de la douleur par l'EVA : adapter le traitement antalgique suivant la prescription médicale.
• Surveillance des points de ponction de la perfusion.

À J+1

• Surveillance des constantes.
• Surveillance de la douleur.
• Quantification des redons, des pansements.
• Enlever la sonde urinaire suivant la prescription médicale après quantification de la diurèse des 24 h et vérifier la reprise correcte des mictions.
• Enlever la sonde gastrique selon la prescription médicale.
• Prévenir le risque thromboembolique par le port de bas de contention, le lever précoce et l'anticoagulation prophylactique.
• Premier lever à effectuer doucement, avec mise au fauteuil.
• Déceler les éventuelles angoisses découlant de cette intervention.

Les jours suivants

• Surveillance des constantes, de la douleur, des cicatrices, des saignements, du risque thromboembolique par les mêmes mesures préventives que le premier jour.
• Réalimentation progressive dès la reprise du transit.
• Réfection du premier pansement à J3. Rechercher une douleur localisée, un suintement, une rougeur pouvant orienter vers un abcès de paroi.
• Retrait des redons au plus tard à J4.
• Ablation d'un fil sur deux dès le 5e jour.
• Surveillance des saignements vaginaux et toilette stérile quotidienne.
• En cas de pelvectomie avec colostomie provisoire, surveillance attentive du moignon de colostomie, vérifier la reprise du transit par la colostomie, éduquer et rassurer la patiente, lui apprendre à l'appareiller seule.

FICHE PHARMACOLOGIE

PROGESTATIFS (CANCÉROLOGIE)

■ Acétate de médroxyprogestérone

FARLUTAL					
500 mg ou 1 g/j	30 cp. 500 mg		I	NR	
FARLUTAL RETARD					
500 mg ou 1 g/j en IM profonde pendant 4 sem., puis 1 g/sem.	1 amp. inj. IM, 5 mL/ 500 mg retard		I	NR	

■ Mégestrol

MEGACE					
160 mg/j en une prise orale	30 cp. 160 mg	82,40	I	100 %	2,75

Propriétés

Progestatifs de synthèse. Blocage de l'axe hypophyso-ovarien et surrénalien. Diminution des taux d'œstradiol et des androgènes. Diminution de l'activité de l'œstradiol sur les cellules tumorales en se fixant sur les récepteurs à la progestérone.

Indications

Cancers du sein et de l'endomètre.

Contre-indications

HTA sévère, antécédents de thrombophlébite, anomalies biologiques hépatiques, grossesse et allaitement.

Effets indésirables

Prise de poids, aménorrhée, métrorragies, phlébite, embolie pulmonaire, sueurs, tremblements, prurit.

CANCER DE L'OVAIRE - CHIMIOTHÉRAPIE – PROTOCOLES

PROTOCOLE	MÉDICAMENTS (DCI)	DOSES /m²/j	VOIE D'ADMINISTRATION	RYTHME D'ADMINISTRATION
CISPLATYL	**Cisplatine**	75 mg	IV (3 à 4 h)	J1
ENDOXAN ASTA	**Cyclophosphamide**	750 mg	IV	J1 J1 = J21
ou	**Cisplatine**	100 mg	IV (3 à 4 h)	J1
	Cyclophosphamide	600 mg	IV	J1 J1 = J21
ou	**Cisplatine**	100 mg	Intrapéritonéal	J1
	Cyclophosphamide	600 mg	IV	J1 J1 = J21
TAXOL	**Paclitaxel**	175 mg 135 mg	IV (sur 3 h) IV (sur 24 h)	J1
CISPLATYL	**Cisplatine**	75 mg	IV (3 à 4 h)	J1 J1 = J21
TAXOL	**Paclitaxel**	175 mg	IV (sur 3 h)	J1
PARAPLATINE	**Carboplatine**	AUC à 6 mg/mL/j	IV (en 30 min, après le **paclitaxel**)	J1 J1 = J21

CANCER DE L'ENDOMÈTRE

FICHE MALADIE

DÉFINITION

Ce sont principalement des adénocarcinomes, ou cancers glandulaires. Relativement fréquent (il touche 20 femmes sur 100 000), il concerne principalement la femme ménopausée.

CAUSES ET MÉCANISMES

L'hyperœstrogénie est le facteur prédisposant principal au cancer de l'endomètre, qu'elle soit endogène (dystrophies ovariennes, ménopause tardive, puberté précoce, nulliparité, obésité) ou exogène (**tamoxifène**, antiœstrogènes). Le diabète et l'HTA sont également des facteurs prédisposants.

DIAGNOSTIC

SIGNES CLINIQUES

Le diagnostic peut être fortuit (découverte de cellules anormales sur un frottis cervicovaginal ou découverte échographique d'un épaississement endométrial). Mais, le plus souvent, il est posé sur la présence de métrorragies postménopausiques ; signe qui doit toujours alerter. Une pesanteur pelvienne, une gêne, la présence de leucorrhées, d'une hydrorrhée, voire d'une pyométrie peuvent également être des signes d'alarme.

Un retentissement sur les organes de voisinage tels qu'une urétérohydronéphrose ou une occlusion sont très rarement la cause de la découverte d'un cancer de l'endomètre, ou alors il est très évolué.

L'examen clinique est généralement peu contributif.

EXAMENS COMPLÉMENTAIRES

- Le premier examen est l'échographie pelvienne, endovaginale de préférence (patientes souvent obèses). Elle retrouve un épaississement endométrial anormal après la ménopause. On évalue l'extension au myomètre et à l'isthme.
- L'hystéroscopie faite en consultation ou au bloc opératoire permet de visualiser directement la tumeur et d'orienter les prélèvements biopsiques. Une pipelle de Cornier ou un prélèvement à la canule de Novak en consultation permet d'obtenir le diagnostic anatomopathologique.
- Au bloc opératoire, sous anesthésie, on peut pratiquer un curetage biopsique à la curette.
- On ne prend en compte que les résultats positifs. Un résultat négatif n'exclut pas le diagnostic.
- Le bilan d'extension locorégionale permet d'apprécier l'extension de la tumeur au muscle ou à l'isthme, voire au col, l'atteinte ganglionnaire pelvienne ou lomboaortique : échographie pelvienne endovaginale, scanner abdominopelvien, IRM abdominopelvienne.
- Le bilan d'extension à distance comporte classiquement une radiographie pulmonaire et une échographie hépatique.

TRAITEMENT

Il est décidé en RCP (réunion de concertation pluridisciplinaire).

- Il est essentiellement chirurgical : exérèse de tout reliquat tumoral par hystérectomie extrafaciale totale non conservatrice associée à un curage pelvien sous-veineux. L'hystérectomie peut être pratiquée par voie abdominale ou vaginale ou cœlioscopique. Le curage pelvien peut être pratiqué par voie abdominale ou par voie laparoscopique. On peut être amené, en cas de curage pelvien positif et/ou dans certaines formes anatomopathologiques chez des patientes en bon état général, à élargir le geste chirurgical : omentectomie, curage lomboaortique.
- La radiothérapie vient compléter le geste opératoire : il peut s'agir d'une curiethérapie ou d'une radiothérapie externe en cas d'atteinte ganglionnaire.
- L'hormonothérapie peut être indiquée dans les formes évoluées.
- La chimiothérapie est décevante.

PRONOSTIC

Le cancer de l'endomètre est souvent découvert à un stade précoce (stade I dans 80 % des cas) ; la survie à 5 ans est alors de 80 %.

FICHE INFIRMIÈRE

EXAMENS

Effectuer sous prescription médicale : NFS, hémostase, groupe sanguin, Rhésus, RAI, ionogramme sanguin, une bandelette urinaire et un ECBU.

SURVEILLANCE DU TRAITEMENT

Traitement chirurgical du cancer de l'endomètre : *cf.* Fiche technique, p. 547.

ÉDUCATION ET CONSEILS

- Éviter les efforts abdominaux pendant 1 mois.
- Pas de bain, de rapports sexuels, de tampons vaginaux pendant 1 mois.
- Appliquer les mesures préventives thrombo-emboliques pendant une dizaine de jours (6 semaines en cas d'antécédents) par le port de bas de contention et l'anticoagulation prophylactique.
- Effectuer un bilan plaquettaire 2 fois/ semaine pendant la durée de l'anticoagulation.
- Rappeler les conséquences du geste opératoire : plus de règles, plus de grossesse.
- Poursuivre les consultations gynécologiques de surveillance.
- Prévoir une prise en charge psychologique : altération de l'image corporelle avec sentiment de la perte de féminité, angoisse du fait de la pathologie cancéreuse.
- Prendre rendez-vous avec le chirurgien 3 semaines après l'intervention pour la communication des résultats anatomopathologiques et vérifier que la cicatrisation est correcte.
- Tout autre événement à type de douleurs abdominales intenses, fièvre, métrorragies abondantes, des troubles du transit à type de vomissements, arrêt des matières et des gaz est anormal et doit amener la patiente à reconsulter plus tôt que prévu.

> Cancer fréquent, survenant principalement chez la femme ménopausée dans un contexte d'hyperœstrogénie. Toute métrorragie postménopausique est fortement suspecte. Il peut y avoir des faux négatifs de la biopsie endométriale. Seuls les résultats positifs doivent être pris en compte.
> Le traitement est essentiellement chirurgical.
> Le pronostic est relativement bon, 80 % des patientes étant diagnostiquées à un stade précoce de la maladie.

FICHE TECHNIQUE

TRAITEMENT CHIRURGICAL DU CANCER DE L'ENDOMÈTRE

Techniques

- Hystérectomie et annexectomie bilatérale et curages pelviens.
- Par voie abdominale.
- Par voie cœliovaginale.

En postopératoire

- Surveillance des constantes : pouls, PA, température, saturation, diurèse (quantification et couleur des urines).
- Rechercher une hémorragie postopératoire : tachycardie, hypotension, douleurs abdominales.
- Quantifier les redons et vérifier qu'ils sont bien aspiratifs.
- Vérifier les saignements d'origine vaginale (changements de garnitures à quantifier).
- Vérifier les cicatrices à la recherche d'hématomes.
- Surveillance de la douleur par l'EVA : adapter le traitement antalgique suivant la prescription médicale.
- Surveillance des points de ponction de la perfusion.

À J+1

- Surveillance des constantes.
- Surveillance de la douleur.
- Quantification des redons, des pansements.
- Enlever la sonde urinaire suivant la prescription médicale après quantification de la diurèse des 24 h et vérifier une reprise correcte des mictions.
- Prévenir le risque thromboembolique par le port de bas de contention, le lever précoce et l'anticoagulation prophylactique.
- Premier lever à effectuer doucement, avec mise au fauteuil.
- Déceler les éventuelles angoisses découlant de cette intervention.

Les jours suivants

- Surveillance des constantes, de la douleur, des cicatrices, des saignements, du risque thromboembolique par les mêmes mesures préventives que le premier jour.
- Réalimentation progressive dès la reprise du transit.
- Réfection du premier pansement à J3. Rechercher une douleur localisée, un suintement, une rougeur pouvant orienter vers un abcès de paroi.
- Ablation d'un fil sur deux dès le 5e jour.
- Surveillance des saignements vaginaux et toilette stérile quotidienne.

CANCER INVASIF DU COL

FICHE MALADIE

DÉFINITION

Carcinome épidermoïde dans plus de 80 % des cas, prenant naissance au niveau de l'épithélium malpighien, mais il peut également s'agir d'adénocarcinomes, prenant naissance au niveau de l'endocol.

Il survient chez la femme préménopausée (45-50 ans).

Même si son incidence a régressé de plus de 30 % ces dernières années grâce au frottis cervico-vaginal (FCV) de dépistage, son incidence a augmenté chez les femmes de moins de 35 ans, et il reste responsable de 10 % des décès féminins par cancer.

CAUSES ET MÉCANISMES

Il est principalement lié à la présence et à la persistance de l'HPV *Human papillomavirus* (*Human papillomavirus* 16 et 18), responsable de lésions dysplasiques (*cf.* Dysplasies cervicales, p. 535).

Les facteurs de risques classiques sont les mêmes que ceux de la dysplasie puisque le cancer y trouve son lit : la vie sexuelle précoce, la multiplicité des rapports sexuels et des partenaires sexuels, les infections génitales, en particuliers l'infection par les HPV16 et 18 et leur persistance, l'immunodépression, la mauvaise hygiène génitale et le tabac.

Dans le cas du cancer invasif, les cellules anormales ont franchi la membrane basale et ont infiltré le tissu conjonctif.

DIAGNOSTIC

SIGNES CLINIQUES

Il peut s'agir d'un diagnostic fortuit grâce au dépistage par FCV et biopsies après colposcopie.

Mais il peut exister des signes cliniques : des métrorragies provoquées, le plus souvent post-coïtales, minimes, répétées et indolores. Plus tardivement, il s'agira de leucorrhées, de métrorragies spontanées, de douleurs pelviennes avec sensation de pesanteur, voire, si la maladie est encore plus évoluée, apparition d'une altération de l'état général avec signes rectaux à type de ténesme, de fistule rectovaginale, ou des signes vésicaux avec infections urinaires à répétitions, fistule vésicovaginale.

L'examen au spéculum peut être quasi normal dans les formes dépistées par le FCV. En revanche, dans les formes plus évoluées, on peut retrouver une forme ulcéro-bourgeonnante avec un gros « chou-fleur » ou une forme nécrosante pure avec un cratère du fond vaginal.

EXAMENS COMPLÉMENTAIRES

Dans tous les cas, les biopsies, qu'elles soient effectuées après coloration au lugol et à l'acide acétique ou à l'œil nu en cas de cancer macroscopique, confirment le diagnostic.

Il faut alors prévoir :

- un examen sous anesthésie générale avec cystoscopie (en cas de suspicion d'atteinte vésicale) et/ou rectoscopie (en cas de suspicion d'atteinte rectale) : il permet d'évaluer le volume tumoral, l'extension latérale aux paramètres, à la vessie ou au rectum et, éventuellement, d'effectuer des biopsies ;
- une IRM pelvienne : elle évalue le volume tumoral, l'extension latérale aux paramètres, à la vessie ou au rectum, et l'atteinte ganglionnaire pelvienne ;
- un scanner thoraco-abdomino-pelvien : il recherche des métastases thoraco-abdominales, l'envahissement ganglionnaire pelvien et lomboaortique ;
- un PET-scan :
- des marqueurs tumoraux : SCC, ACE, cyfra 21-1, CA 19-9.

TRAITEMENT

Il est décidé en RCP (réunion de concertation pluridisciplinaire).

Il s'agit essentiellement d'un traitement radiochirurgical. Suivant le stade tumoral (FIGO), l'extension ganglionnaire, l'état général de la patiente, on peut être amené à pratiquer une chirurgie exclusive ou une association radiochimiochirurgicale ou une association chimioradiothérapique exclusive.

- En cas de chirurgie exclusive, il s'agit d'une colpohystérectomie élargie aux paramètres avec curages ganglionnaires pelviens (plus ou moins lomboaortique en cas de positivité de ceux-ci ou en cas de volume tumoral supérieur à 4 cm).
- En cas de chirurgie après radiochimiothérapie, on pratiquera uniquement une hystérectomie extrafaciale simple, associée ou non à des curages pelviens et/ou lomboaortiques. Ceci, afin de limiter le risque de sténose urétérale ou de fistule urétérale.
- La radiothérapie consiste en une curiethérapie intravaginale (de 15 à 60 Gy en 5 jours) et/ou une radiothérapie externe (45 Gy en 6 semaines).
- La chimiothérapie comporte essentiellement des sels de platine.

PRONOSTIC

Les facteurs pronostiques essentiels sont le stade tumoral, l'envahissement ganglionnaire, la taille tumorale, l'âge de la patiente, la présence d'emboles au niveau de la tumeur.

Si la survie au stade I est supérieure à 80 %, elle n'est que de 5 à 10 % au stade IV.

PRÉVENTION

Elle consiste à vacciner contre les *papillomavirus* (HPV) (*cf.* Fiche pharmacologie, p. 538) responsables des lésions du col de l'utérus (HPV 6, 11, 19, 18). Le vaccin doit être proposé aux jeunes filles dès l'âge de 14 ans ou au plus tard dans l'année qui suit le début de la vie sexuelle. On peut le proposer au cours d'une consultation pour contraception. Le schéma comporte 3 injections.

FICHE INFIRMIÈRE

EXAMENS

• Effectuer sous prescription médicale : NFS, groupe sanguin, Rhésus, RAI, hémostase, ionogramme sanguin et bilan rénal, marqueurs tumoraux (SCC), ECBU.

• Vérifier que le bilan d'imagerie prescrit par le médecin est présent dans le dossier : radiographie pulmonaire, scanner thoraco-abdomino-pelvien avec clichés urétéraux.

SURVEILLANCE DU TRAITEMENT

Traitement chirurgical du cancer invasif du col : *cf.* Fiche technique, p. 550.

ÉDUCATION ET CONSEILS

• Éviter les efforts abdominaux pendant 1 mois.

• Pas de bain, de rapports sexuels, de tampons vaginaux pendant 1 mois.

• Appliquer les mesures préventives thromboemboliques pendant une quinzaine de jours (6 semaines en cas d'antécédents) par le port de bas de contention et l'anticoagulation prophylactique.

• Effectuer un bilan plaquettaire 2 fois/semaine pendant la durée de l'anticoagulation.

• Rappeler les conséquences du geste opératoire : plus de règles, plus de grossesse.

• Poursuivre les consultations gynécologiques de surveillance.

• Prévoir une prise en charge psychologique : altération de l'image corporelle avec sentiment de la perte de féminité, angoisse du fait de la pathologie cancéreuse.

• Expliquer la nécessité d'une surveillance régulière pour dépister précocement les complications secondaires au traitement radiochirurgical ou les éventuelles récidives.

• Prendre rendez-vous avec le chirurgien 3 semaines après l'intervention pour la communication des résultats anatomopathologiques et vérification de la cicatrisation.

Tout autre événement à type de douleurs abdominales intenses, fièvre, métrorragies abondantes, des troubles du transit à type de vomissements, arrêt des matières et des gaz est anormal et doit amener la patiente à reconsulter plus tôt que prévu.

FICHE TECHNIQUE

TRAITEMENT CHIRURGICAL DU CANCER INVASIF DU COL

Techniques

• Hystérectomie élargie (aux paramètres) associée à l'exérèse d'une collerette vaginale, annexectomie bilatérale, curage ganglionnaire pelvien et lomboaortique.

• Par laparotomie médiane sus-et sous-ombilicale.

• Par voie cœliovaginale.

En postopératoire

• Surveillance des constantes : pouls, PA, température, saturation, diurèse (quantification et couleur des urines).

• Rechercher une hémorragie postopératoire : tachycardie, hypotension, douleurs abdominales.

• Quantifier les redons et vérifier qu'ils sont bien aspiratifs.

• Vérifier les saignements d'origine vaginale (changements de garnitures à quantifier).

• Vérifier les cicatrices à la recherche d'hématomes.

• Surveillance de la douleur par l'EVA : adapter le traitement antalgique suivant la prescription médicale.

• Surveillance des points de ponction de la perfusion.

▶

À J+1

- Surveillance des constantes.
- Surveillance de la douleur.
- Quantification des redons, des pansements.
- Prévenir le risque thromboembolique par le port de bas de contention, le lever précoce et l'anticoagulation prophylactique.
- Premier lever à effectuer doucement, avec mise au fauteuil.
- Déceler les éventuelles angoisses découlant de cette intervention.

Les jours suivants

- Enlever la sonde urinaire suivant la prescription médicale à J+3 après quantification de la diurèse des 24 h et vérifier une reprise correcte des mictions.
- Il peut exister une hypotonie transitoire liée au décollement vésical étendu. Il peut être nécessaire d'effectuer une rééducation vésicale par clampage de la sonde urinaire.
- Retrait des redons au plus tard à J+3.
- Réfection du premier pansement à J+3. Rechercher une douleur localisée, un suintement, une rougeur pouvant orienter vers un abcès de paroi.
- Surveillance des constantes, de la douleur, des cicatrices, des saignements, du risque thromboembolique par les mêmes mesures préventives que le premier jour.
- Prêter une attention particulière aux douleurs lombaires ou iliaques unilatérales et les signaler au médecin. Elles peuvent l'orienter vers une sténose des uretères et amener à prescrire un scanner.
- Réalimentation progressive dès la reprise du transit.
- Ablation d'un fil sur deux dès le 5e jour.
- Surveillance des saignements vaginaux et toilette stérile quotidienne. Vérifier l'absence de fuites urinaires constantes par le vagin, pouvant évoquer une fistule vésico-ou urétérovaginale précoce.

PATHOLOGIE MAMMAIRE BÉNIGNE

FICHE MALADIE

DÉFINITIONS

Pathologie variée comprenant les adénofibromes du sein, les tumeurs phyllodes, les papillomes, les abcès du sein, la maladie fibrokystique du sein, l'ectasie canaliculaire, la cytostéatonécrose et les lipomes du sein.

ADÉNOFIBROMES

Tumeurs des femmes jeunes, il s'agit de formations bien circonscrites, mobiles, fermes, pouvant être plus ou moins douloureuses en fonction du cycle.

L'ETG et la mammographie suspectent le diagnostic en retrouvant une opacité bien homogène hypoéchogène, à pourtours nets et réguliers, à grand axe parallèle à la peau.

La biopsie confirme le diagnostic.

L'indication chirurgicale (tumorectomie) est posée en cas de refus de biopsie, d'adénofibromes gênants ou douloureux ou volumineux, ou ayant augmenté de taille récemment, ou en cas de discordance anatomoradiologique.

TUMEUR PHYLLODE

Prolifération épithéliale conjonctive rare, elle nécessite une exérèse chirurgicale complète car elle récidive souvent et peut se transformer en sarcome.

MALADIE FIBROKYSTIQUE DU SEIN

Dénommée encore mastose ou dystrophie fibrokystique, elle atteint la femme autour de la quarantaine et est responsable de mastodynies prémenstruelles.

La palpation mammaire trouve des seins granuleux, denses avec, à l'échographie, des plages kystiques et à la mammographie des micro-ou des macrocalcifications.

Il s'agit d'un état précancéreux nécessitant une surveillance clinicoradiologique rapprochée et des biopsies mammaires au moindre doute.

GALACTOPHORITE ECTASIANTE

Il s'agit d'une dilatation des galactophores péri-aréolaires se manifestant cliniquement par une tuméfaction rétroaréolaire, une rétraction du mamelon et un écoulement mammaire purulo-sanglant. Des phases inflammatoires peuvent se succéder rendant cette tuméfaction douloureuse et rouge, pouvant se transformer en abcès vrai et se fistuliser.

Le tabac est un facteur favorisant.

Cette maladie a tendance à récidiver. Le traitement peut consister en des anti-inflammatoires, mais aussi en une mise à plat d'abcès en cas d'échec du traitement médical.

PAPILLOMES INTRACANALAIRES

Il se manifeste par un écoulement le plus souvent unipore, parfois sanglant. Il faut pratiquer une mammographie et une échographie qui peuvent retrouver une mastose fibrokystique. La galactographie est systématique et repère le galactophore dilaté. La pyramidectomie chirurgicale est indispensable afin de retirer tout le galactophore malade. Ce papillome peut être en effet révélateur de cancer associé.

ABCÈS DU SEIN

En dehors de la galactophorite ectasiante, on les retrouve principalement en *post-partum*. Ils succèdent aux lymphangites.

En cas d'échec du traitement médical (anti-inflammatoires et antibiotiques, associés à une restriction hydrique et des cataplasmes mammaires), on procède à une mise à plat chirurgicale.

DIAGNOSTIC

La clinique, l'échographie associée à la mammographie et la biopsie mammaire sont indispensables pour faire le diagnostic.

SIGNES CLINIQUES

Les critères cliniques de bénignité sont : femme jeune, douleurs per-ou prémenstruelles cycliques, un écoulement séreux ou citrin multipore, la présence d'une tuméfaction bien limitée, mobile, ferme ou rénitente, avec une peau mammaire normale en regard sans ride ni méplat, ni attraction cutanée.

EXAMENS COMPLÉMENTAIRES

Les critères radiologiques de bénignité sont :

- à la mammographie : opacités rondes, bien homogènes, associées à un liseré clair périphérique, à bords réguliers plus ou moins associées à des macrocalcifications ou à des microcalcifications rondes, à centre clair ou en cupules dispersées dans tout le sein ;
- à l'échographie : ce sont des tumeurs hypoéchogènes ou anéchogènes parallèles à la peau, à bords réguliers, associées à un cône d'ombre postérieur.

FICHE INFIRMIÈRE

EXAMENS

- Effectuer sous prescription médicale : NFS, hémostase, groupe sanguin, Rhésus, RAI, ionogramme sanguin.
- Vérifier la présence dans le dossier médical des échographies mammaires et mammographies, et éventuellement du compte rendu du repérage de la lésion si elle était non palpable.

SURVEILLANCE DU TRAITEMENT

Traitement chirurgical des tumeurs mammaires bénignes : *cf.* Fiche technique, p. 554.

ÉDUCATION ET CONSEILS

- Conseiller le port de soutien-gorge jour et nuit pendant 1 mois pour que le sein se remodèle (à armatures, en coton et à larges bretelles).
- Conseiller de reconsulter en urgence en cas de fièvre, de rougeur, douleur, hématome local important ou de suppuration.
- Prendre un rendez-vous avec le chirurgien 3 semaines plus tard pour la vérification de la cicatrisation et la communication des résultats anatomopathologiques.
- Au bout de 2 semaines, commencer le massage de la zone de tumorectomie pour éviter les cicatrices rétractiles.

FICHE TECHNIQUE

MAMMOGRAPHIE

Définition

La mammographie est un examen radiologique qui utilise des rayons X afin de visualiser de face et de profil la constitution interne des glandes mammaires. Il est réalisé par un radiologue.

L'indication d'une mammographie est systématique pour toutes les femmes de plus de 40 ans dans le cadre du dépistage du cancer du sein selon une fréquence de 2 à 3 ans.

Elle peut être réalisée bien avant devant une anomalie découverte par palpation des seins (existence d'une boule), devant un écoulement anormal au niveau du mamelon ou bien devant un aspect cutané suspect.

Le mammographe, appareil d'imagerie spécifique de l'exploration du sein, se compose d'un système qui comprime le sein et d'un tube qui va émettre les rayons X.

L'examen se réalise dans une salle plombée de radiologie.

Méthode

Pour le bon déroulement et l'optimisation des résultats d'une mammographie, une condition importante est nécessaire à respecter : l'examen ne peut se faire qu'au cours des 10 premiers jours du cycle menstruel.

La patiente se dénude selon les recommandations du radiologue.

Le médecin radiologue réalise une palpation des seins avant de commencer l'examen radiologique.

Il aide ensuite la patiente à positionner le sein au niveau du mammographe pour réaliser les différents clichés.

Puis le même procédé est effectué au niveau du second sein.

Pour chaque cliché, la patiente bloquera sa respiration.

À l'issue de l'examen, le radiologue pourra émettre un premier avis sur les clichés observés.

Les résultats complets seront décrits auprès du médecin référent de la patiente dans les délais les plus courts.

Conseils

La mammographie dure environ 20 minutes.

Il est nécessaire d'informer préalablement la patiente du déroulement de l'examen afin qu'elle coopère le mieux possible.

Il s'agit d'un examen d'imagerie désagréable et qui peut être plus ou moins douloureux en fonction de la sensibilité de chaque patiente.

Enfin, si la patiente pense être enceinte au moment de l'examen, il est indispensable qu'elle le déclare au radiologue avant de le réaliser.

FICHE TECHNIQUE

TRAITEMENT CHIRURGICAL DES TUMEURS MAMMAIRES BÉNIGNES

Techniques

- Tumorectomie simple.
- Tumorectomie après repérage radiologique.

En postopératoire

- Surveillance des constantes : pouls, PA, température, saturation, diurèse.
- Rechercher une hémorragie postopératoire : tachycardie, hypotension, hématome de la loge de tumorectomie.
- Surveillance de la douleur par l'EVA : adapter le traitement antalgique suivant la prescription médicale.
- Surveillance des points de ponction de la perfusion.
- Déceler les éventuelles angoisses découlant de cette intervention et les prendre en charge.

Les jours suivants

- Surveillance des constantes.
- Retrait du pansement compressif à J1.
- Réfection du pansement à J1, puis laisser à l'air libre.
- Surveillance de la perfusion si elle est non retirée dans les 24 h.

CANCER DU SEIN

FICHE MALADIE

DÉFINITION, CAUSES ET MÉCANISMES

Premier cancer féminin, il atteint une femme sur neuf et est en constante augmentation dans les pays développés. Première cause de décès par cancer chez la femme, si le pronostic est très bon dans les cancers à un stade précoce, le pronostic reste réservé à un stade évolué de la maladie.

Il s'agit d'un cancer hormonodépendant qui atteint les femmes surtout après 45 ans.

Il existe des formes familiales et ou génétiques. On recherchera la présence d'un cancer surtout du côté maternel, à un âge précoce (moins de 30 ans), une forme bilatérale ou associée à un cancer de l'ovaire, un cancer chez un homme de la famille, ou un antécédent personnel de cancer du sein controlatéral ou la présence de maladies du sein à type de maladie fibrokystique mammaire.

Une prédisposition hormonale sera également recherchée : puberté précoce, ménopause tardive, nulliparité ou première grossesse tardive, obésité, traitement hormonal substitutif prolongé.

FORMES ANATOMOPATHOLOGIQUES

CARCINOME *IN SITU*

La prolifération épithéliale n'a pas franchi la membrane basale ; il ne peut pas y avoir de métastase. Il peut s'agir d'un carcinome canalaire *in situ*, prenant naissance dans les canaux (le plus fréquent), souvent diagnostiqué à l'occasion de la découverte de microcalcifications sur la mammographie, ou alors d'un carcinome lobulaire *in situ* prenant naissance dans les lobules, en général bilatéral.

CARCINOMES INFILTRANTS

Le carcinome canalaire infiltrant représente la majorité des cas (plus de 70 % des cancers). Le carcinome lobulaire infiltrant est très souvent difficile à mettre en évidence cliniquement et radiologiquement. Il peut être bilatéral. Il ne représente que 5 % des cancers, mais est actuellement en augmentation. Les carcinomes mucineux, tubuleux, médullaires sont les autres formes principales anatomopathologiques de cancer du sein.

CARCINOMES INFLAMMATOIRES

De mauvais pronostic, il s'agit d'adénocarcinomes associés à des phénomènes inflammatoires tels que rougeur, chaleur, œdème, réalisant une véritable mastite.

MALADIE DE PAJET DU MAMELON

Elle réalise un aspect eczématiforme du mamelon. La biopsie confirme le diagnostic. Elle peut être associée à un adénocarcinome sous-jacent de la glande mammaire.

SARCOME MAMMAIRE

Rares, ils naissent du tissu conjonctif mammaire.

DIAGNOSTIC

SIGNES CLINIQUES

Il peut s'agir d'un diagnostic fortuit par la découverte de microcalcifications ou d'une opacité suspecte à la mammographie de dépistage. Parfois, la palpation par le médecin ou par la patiente elle-même d'une masse, ou la présence d'un écoulement plutôt sanglant, unipore, ou encore un aspect inflammatoire anormal du sein, ou encore une mastodynie déclenchent la chaîne diagnostique.

Signes cliniques évoquant la malignité : tuméfaction indurée, rétractile, avec attraction de la peau ou du plan musculaire, présence d'une peau d'orange, d'une ride, d'un méplat, une ombilication ou rétraction mamelonnaire nouvellement apparue, un écoulement mamelonnaire unipore, sanglant, spontané ou provoqué, unilatéral, la présence de ganglions axillaires ou du creux sus-claviculaire, surtout s'ils sont fixés.

EXAMENS COMPLÉMENTAIRES

- Signes radiologiques évoquant la malignité :
  - à l'échographie mammaire : image hétérogène, perpendiculaire au grand axe de la peau, à bords irréguliers, associée à un cône d'ombre postérieur ;
  - à la mammographie : opacité classiquement stellaire, entourée parfois d'un halo clair périphérique, ou opacité hétérogène, à bords flous, associées à des microcalcifications pathologiques (type 3 à type 5 de Legal), une rupture de l'architecture mammaire.
- La biopsie confirme le diagnostic.
- Le bilan d'extension comprend :
  - une échographie du foie, une radiographie pulmonaire et une scintigraphie osseuse.
  - le dosage des marqueurs ACE et CA 15-3, utiles pour le suivi s'ils sont élevés en préthérapeutique ;
  - le scanner cérébral, réalisé en cas de signe d'appel clinique.

TRAITEMENT

Le traitement est une association chirurgicoradiothérapique, voire chimiothérapique et hormonothérapique.

Il est décidé en RCP (réunion de concertation pluridisciplinaire).

EN CAS DE CARCINOME *IN SITU*

Le carcinome lobulaire *in situ* est un facteur de risque de cancer. Une simple tumorectomie est suffisante.

Le carcinome canalaire *in situ* peut être traité d'une manière conservatrice par une association radiochirurgicale si la tumeur est de petite taille, avec une résection en marges saines : tumorectomie et radiothérapie mammaire complémentaire. La mastectomie, pouvant être associée à une reconstruction mammaire immédiate, peut être réservée aux tumeurs de grande taille ou aux localisations multifocales de la maladie. Elle offre 98 % de guérison.

La recherche du ganglion sentinelle est une option chirurgicale en cas de formes étendues de haut grade de malignité, une alternative étant l'évidement ganglionnaire axillaire.

EN CAS DE CARCINOME INFILTRANT

Classiquement, on réservait le traitement conservateur radiochirurgical aux formes de moins de trois centimètres, unifocales, non rétromamelonnaires.

Actuellement, le traitement conservateur (association tumorectomie et exploration axillaire et radiothérapie complémentaire) peut être proposé aux tumeurs plus volumineuses (< 5 cm) si le volume mammaire le permet et si on obtient des marges d'exérèse suffisante.

La mastectomie avec exploration axillaire doit être proposée en cas de volumineuse tumeur et petit volume mammaire (en particulier s'il s'agit d'un lobulaire infiltrant car la chimiothérapie néoadjuvante est inefficace), en cas de tumeurs multifocales, en cas de tumeurs inflammatoires après chimiothérapie néoadjuvante et, dans certains cas, de tumeurs rétro-aréolaires avec atteinte du mamelon.

L'exploration axillaire consiste en un curage axillaire classique ou, en cas de tumeur inférieure à 2 cm, on peut pratiquer un ganglion sentinelle avec examen extemporané et curage axillaire complémentaire si les ganglions prélevés lors de cette technique sont positifs lors de l'examen extemporané ou lors de l'examen définitif.

La radiothérapie complémentaire est systématique en cas de tumorectomie ; on peut être amené également à pratiquer une radiothérapie complémentaire en cas de mastectomie si la tumeur était volumineuse (> 5 cm) ou multifocale ou avec une atteinte ganglionnaire > 4 N+.

La chimiothérapie peut être :

- néoadjuvante, avant l'intervention en cas de tumeur inflammatoire ou localement avancée, afin de faire régresser la tumeur et permettre un traitement conservateur secondaire.
- adjuvante, en cas de formes de mauvais pronostic : femmes jeunes, taille > 2 cm, grade histologique élevé, nombre de mitoses élevé, présence de ganglions métastatiques, négativité des récepteurs hormonaux.

L'hormonothérapie est proposée en cas de récepteurs hormonaux positifs sur la tumeur. Elle doit être poursuivie 5 ans.

En cas de facteurs péjoratifs, les protocoles incluent des thérapies ciblées de type **trastuzumab** (*HERCEPTIN*).

EN CAS DE CANCER MÉTASTATIQUE

En fonction de l'âge de la femme, de son statut hormonal et de la présentation des métastases, on peut proposer :

- un traitement hormonal anti-estrogène de type tamoxifène ;
- une castration hormonale par analogue de la LH-RH ;
- une chimiothérapie ;
- une thérapie ciblée de type **trastuzumab** (*HERCEPTIN*).

PRONOSTIC

Le cancer du sein est responsable de 19 % des décès par cancer. Les formes précoces diagnostiquées par la mammographie sont de bon pronostic.

FICHE INFIRMIÈRE

EXAMENS

Participer à la réalisation du bilan d'extension, à la recherche de métastases éventuelles hépatiques, osseuses, pulmonaires :

- Radiographie pulmonaire.
- Mammographie, échographie.
- Tomodensitométrie.
- Scintigraphie.
- Ponction.
- Biopsie.
- Bilan sanguin.

SURVEILLANCE DU TRAITEMENT

SOINS – TRAITEMENT

Le traitement peut être :

- local : chirurgie (*cf.* Fiche technique, p. 558) et/ou radiothérapie (*cf.* Radiothérapie, *spécialité* Hématologie – Oncologie) ;

• par voie générale : chimiothérapie (*cf.* Chimiothérapie, *spécialité* Hématologie – Oncologie), hormonothérapie.

Préparer la patiente à l'intervention mutilante et génératrice de séquelles, *la mastectomie totale avec curage ganglionnaire sans reconstruction immédiate :*

• Réaliser l'entretien d'accueil.
• Reprendre les informations données par le médecin (par oral, support écrit, audiovisuel).
• Répondre aux questions.
• Être à l'écoute des inquiétudes et des peurs exprimées.
• Organiser la rencontre avec l'anesthésiste et le chirurgien.
• Expliquer la technique du repérage mammaire réalisé la veille (dans le cas d'une tumorectomie).
• Préparer la patiente à l'intervention.

Réaliser les soins postopératoires habituels :

• Surveillance toutes les heures pendant les 3 premières heures après le retour de la salle de réveil, puis toutes les 6 h pendant 24 h.
• Assurer la surveillance du 1er lever de la patiente.
• Lors du premier pansement (*cf.* Fiche technique), le rôle de l'infirmière est majeur : son attitude pendant la réfection du pansement conditionne les réactions de la patiente.
• Afin de réduire la gêne à la mobilité due aux pansements et au curage ganglionnaire, proposer à la patiente de faire des mouvements d'élévation du bras progressivement, le but étant atteint lorsque la patiente se coiffe sans difficulté.

Prévenir les complications liées au curage axillaire :

• précoces :
  – écoulement de lymphe à surveiller ;
  – perte de sensibilité de la face interne du bras ;
  – douleur ou raideur persistante de l'épaule ;
  – nécrose cutanée ;
• tardives :
  – lymphœdème et lymphangite avec augmentation du volume du bras, amélioré par la kinésithérapie ;
  – séquelles fonctionnelles à type de douleur et raideur de l'épaule pouvant altérer la qualité de vie de la patiente et poser des problèmes de réinsertion professionnelle.

Prévenir les complications liées aux séquelles esthétiques : cicatrice disgracieuse, image corporelle altérée, variable selon les personnes, l'âge, le degré d'acceptation.

> L'acceptation de la perte du sein ne peut se faire que progressivement. La relation d'aide établie par l'infirmière, la visite de bénévoles ayant eu une mastectomie, les soins de l'esthéticienne intégrés dans le plan des soins contribuent à soutenir la patiente dans cette étape de deuil et de mutilation réelle.

ÉDUCATION ET CONSEILS

• Dès l'hospitalisation (environ 5 jours), préparer le retour au domicile avec la patiente en reprenant les explications données par le médecin.
• Annoncer le diagnostic constitue un moment stratégique à réussir pour instaurer un climat de confiance et de coopération mutuelle. C'est un choc pour la patiente, l'équipe soignante est là pour accompagner et répondre aux questions.
• Informer sur ce qu'est le cancer du sein à l'aide d'un livret explicatif spécifique.
• Nommer les examens à réaliser, expliquer leur utilité et leur déroulement.
• Appliquer et expliquer le programme thérapeutique de la RCP ainsi que les bénéfices/risques à court et long termes.
• Préparer le retour à la vie active.
• Donner des conseils pour prévenir lymphœdème et lymphangite (*cf.* Fiche technique, p. 559).
• Très entourée par l'équipe soignante lors de l'hospitalisation, la patiente va se retrouver seule face aux autres : famille, couple, amis, puis collègues de travail. Elle risque de se sentir regardée, démunie et angoissée.
• La fatigue physique et morale doit être évoquée.
• Réfléchir avec elle pour l'aider à trouver une adaptation éventuelle à ses habitudes de

vie (travail, loisirs, tenue de la maison, rôle auprès des enfants).

• Des problèmes de sexualité peuvent survenir, avec diminution du désir liée à des douleurs physiques à type de sécheresse vaginale ou à la fatigue.

• Des problèmes de culpabilité peuvent bloquer cette relation. Il est important d'en parler avec les professionnels lors des consultations ou avec l'entourage.

• Proposer l'aide éventuelle :
  – de l'assistante sociale (problème financier, de travail) ;
  – de la psychologue ;
  – de bénévoles ayant eu le même parcours ;
  – d'une aide ménagère.

• Proposer, en attendant la reconstruction du sein, des prothèses mammaires ainsi que les adresses où se les procurer.

Chaque patiente réagit avec son tempérament. Cette expérience demande une grande force intérieure. La qualité de l'entourage familial et social aide la patiente à vivre ces moments difficiles ; pouvoir exprimer ses sentiments permet de mieux les vivre.

FICHE TECHNIQUE

TRAITEMENT CHIRURGICAL DU CANCER DU SEIN

Techniques

• Tumorectomie simple.
• Tumorectomie après repérage radiologique de la pièce.
• Tumorectomie, ganglion sentinelle ± curage axillaire.
• Mastectomie, ganglion sentinelle ± curage axillaire.

En postopératoire

• Surveillance des constantes : pouls, PA, température, saturation, diurèse.
• Rechercher une hémorragie postopératoire : tachycardie, hypotension, hématome de la loge de tumorectomie ou de la loge de mastectomie.
• Quantifier les redons et vérifier qu'ils sont bien aspiratifs.
• Surveillance de la douleur par l'EVA : adapter le traitement antalgique suivant la prescription médicale.
• Surveillance des points de ponction de la perfusion.
• Déceler les éventuelles angoisses découlant de cette intervention et les prendre en charge.

Les jours suivants

• Surveillance des constantes.
• Surveillance des redons s'il y en a, les quantifier et vérifier qu'ils sont bien aspiratifs. Retrait des redons quand ils donnent de 30 à 50 cm^3 avec réfection d'un pansement compressif aussitôt. Ne pas les maintenir au-delà de 7 jours.
• Surveillance de la perfusion si elle est non retirée dans les 24 h.
• Réfection du pansement à J1 pour les tumorectomies et à J3 pour les mastectomies.
• Ne pas prendre la PA ni faire de ponctions du côté du sein opéré s'il y a eu un curage axillaire.
• Surveillance du bras et de la main du côté opéré, en cas de curage axillaire : rechercher une lymphocèle axillaire au retrait du redon, un lymphœdème, une limitation des mouvements.

FICHE TECHNIQUE

RÉFECTION DU PANSEMENT APRÈS UNE MASTECTOMIE

• Préparer la patiente à ce soin.
• L'installer confortablement, en respectant la pudeur.
• Ablation du pansement avec délicatesse.
• Nettoyage soigneux de la plaie et de l'orifice des redons avec un antiseptique.
• Proposer à la patiente de regarder sa cicatrice (éventuellement devant un miroir). Ne pas l'y obliger, mais le proposer à chaque pansement.
• Recouvrir la plaie de compresses stériles, ainsi que l'orifice des redons.
• Mettre du sparadrap, en veillant à ce que celui-ci ne gêne pas la mobilité de l'épaule et du bras.

FICHE TECHNIQUE

LYMPHŒDÈME ET LYMPHANGITE

Prévention du lymphœdème

Le curage axillaire diminue et ralentit la circulation lymphatique du bras, ce qui peut entraîner une augmentation du volume du bras, dénommée lymphœdème.
Prodiguer les conseils suivants :
• Reprendre de façon progressive ses activités habituelles : l'activité normale des muscles représente le meilleur massage pour favoriser la circulation de la lymphe.
• Dans un premier temps, il est préférable de se faire aider si possible.
• Il est nécessaire de ne pas solliciter à outrance le bras. *Par exemple :* éviter de porter ou de soulever des objets trop lourds, de façon répétée et/ou prolongée.
• Il est préférable de limiter les compressions du bras opéré pour permettre une circulation correcte de la lymphe. *Par exemple* : proposer l'autre bras pour une prise de pression artérielle, éviter de dormir systématiquement sur le bras opéré.
• En cas de fatigue du bras ou si une sensation de lourdeur apparaît, il faut dès que possible mettre le bras au repos, c'est-à-dire légèrement surélevé par rapport au reste du corps. *Par exemple* : en position assise ou allongée, installer deux coussins sous le bras opéré.
Si malgré les conseils de prévention, le bras augmente de volume (« gros bras »), il peut être prescrit un drainage lymphatique ou d'autres techniques de kinésithérapie. Une gêne à la mobilité peut exister après un curage axillaire : l'infirmier(e) propose à la patiente des mouvements doux pour favoriser la rééducation et éviter l'ankylose.

Prévention de la lymphangite

En cas de lymphœdème, en raison de l'accumulation de lymphe au niveau du membre supérieur du côté opéré, les risques infectieux sont plus importants lors de blessures. Pour cette raison, il est conseillé d'éviter toute plaie, même minime (due à l'épluchage des légumes, aux piqûres de rosier, aux brûlures, aux griffes de chat) et, s'il s'en produit, de ne jamais la négliger.

Prévention

Prendre l'habitude de porter des gants pour le jardinage, le ménage, mettre un dé pour la couture, proposer l'autre bras lors d'une prise de sang, etc.

En cas de blessure

Par cette brèche, il y a un risque de passage de germes environnants dans l'organisme. Des micro-infections répétées peuvent conduire à une lymphangite.

• Nettoyer avec du savon de Marseille, désinfecter avec un antiseptique (*BÉTADINE* dermique, *HEXOMÉDINE* ou *DAKIN*).
• Si la température augmente, si un trajet ou une plaque rouge apparaît et si la douleur persiste, contacter le médecin car un traitement peut être nécessaire.

FICHE PHARMACOLOGIE

CANCER DU SEIN - CHIMIOTHÉRAPIE ADJUVANTE – PROTOCOLES

PROTOCOLE	MÉDICAMENTS	DOSES /m²	VOIE D'ADMINISTRATION	RYTHME D'ADMINISTRATION
CMF	**Cyclophosphamide**	120 mg	PO	J1 à J14
	Méthotrexate	40 mg	IV	J1 et J5
	Fluorouracile	600 mg	IV	J1 et J8 J1 = J28
Le **cyclophosphamide** oral peut être remplacé par du **cyclophosphamide** IV à la dose de 600 mg/m² à J1 et J8				
FAC	**Fluorouracile**	500 mg	IV	J1
	Doxorubicine	50 mg	IV	J1
	Cyclophosphamide	500 mg	IV	J1 J1 = J21
La **doxorubicine** peut être remplacée par l'**épirubicine** IV à la dose de 50 mg/m² (FEC50) ou de 75 mg/m² (FEC75) à J1				
AC	**Doxorubicine**	60 mg	IV	J1
	Cyclophosphamide	600 mg	IV	J1 J1 = J21
TC	**Docétaxel**	75 mg	IV	J1
	Cyclophosphamide	500 mg	IV	J1 = J21
TAC	**Docétaxel**	75 mg	IV	J1
	Doxorubicine	50 mg	IV	J1 = J21
	Cyclophosphamide	500 mg	IV	
TAXOL hebdo	**Paclitaxel**	80 mg	IV	J1, J8, J15, J21, J28, J35 J1 = J49
TAXOTÈRE	**Docétaxel**	100 mg	IV	J1 J1 = J21

CANCER DU SEIN MÉTASTATIQUE - CHIMIOTHÉRAPIE PALLIATIVE - PROTOCOLES

PROTOCOLE	MÉDICAMENTS (DCI)	DOSES /m²/j	VOIE D'ADMINISTRATION	RYTHME D'ADMINISTRATION
FAC	**Fluorouracile** **Doxorubicine** **Cyclophosphamide**	500 mg 50 mg 500 mg	IV IV IV	J1 J1 J1 J1 = J21
FEC	**Fluorouracile** **Épirubicine** **Cyclophosphamide**	500 mg 50 ou 75 mg 500 mg	IV IV IV	J1 J1 J1 J1 = J21
AC	**Doxorubicine** **Cyclophosphamide**	60 mg 600 mg	IV IV	J1 J1 J1 = J21
EMV	**Épirubicine** **Méthotrexate** **Vincristine**	50 mg 20 mg 1 mg	IV IV IV	J1 J1 J1 J1 = J21
NAVELBINE	**Vinorelbine**	30 mg	IV	J1 J1 = J8
FUN	**Fluorouracile** **Vinorelbine**	750 mg 30 mg	IV 24 h IV	J1 à J5 J1 et J5 J1 = J21
TAXOTÈRE	**Docétaxel**	100 mg	IV	J1 = J21

ANTIŒSTROGÈNES

■ Tamoxifène

NOLVADEX					
20 mg pendant 5 ans pour le traitement adjuvant	30 cp. 10 mg 30 cp. 20 mg	8,40 17,28	I I	100 % 100 %	0,28 0,58

■ Fulvestrant

FASLODEX					
250 mg x 1/mois	1 sol. inj. 250 mg/5 mL	286,54	I	100 %	286,54

Propriétés

Hormone antiœstrogène. Action œstrogénique faible. Action sur les récepteurs œstrogéniques cellulaires et sur les facteurs de croissance tumorale.

Indications

Cancer du sein.

Contre-indications

Grossesse et allaitement.

Précautions d'emploi

Risque d'augmentation des symptômes cliniques à l'initiation du traitement. Suivi gynécologique car augmentation de fréquence du cancer de l'endomètre.

Effets indésirables

Bouffées de chaleur, hyperplasie ou atrophie endométriale, métrorragies, nausées, troubles visuels, thrombose veineuse, prurit vulvaire.

Interactions médicamenteuses

Anticoagulants oraux (augmentation d'effet).

INHIBITEURS DE L'AROMATASE

■ Anastrozole

ARIMIDEX					
1 cp./j	30 cp. 1 mg 90 cp. 1 mg	102,48 280,62	I I	100 % 100 %	3,42 3,12

■ Létrozole

FÉMARA					
1 cp./j	30 cp. 2,5 mg	102,77	I	100 %	3,43

■ Exémestane

AROMASINE					
1 cp. x 1/j, de préférence après un repas	30 cp. 25 mg	67,19	I	100 %	2,24

Propriétés

Inhibition de l'aromatase. Inhibition de la biosynthèse des œstrogènes. Diminution des taux d'œstradiol et des androgènes. Pas de retentissement sur la stéroïdogenèse surrénalienne.

Indications

Cancer du sein.

Contre-indications

Grossesse et allaitement.

Précautions d'emploi

Insuffisance hépatique ou rénale sévère.

Effets indésirables

Prurit, douleur au point d'injection, ou tuméfaction ou granulome, éruption cutanée, alopécie, somnolence, céphalées, vertiges, bouffées de chaleur, phlébite, troubles digestifs, spotting, crampes.

MÉTRORRAGIES DU PREMIER TRIMESTRE

FICHE MALADIE

DÉFINITION

Les saignements du premier trimestre de la grossesse concernent 25 % des grossesses.

CAUSES ET MÉCANISMES

Différentes étiologies doivent être d'emblée évoquées :

- la grossesse intra-utérine évolutive ;
- la grossesse arrêtée ;
- la grossesse extra-utérine ;
- la môle hydatiforme ;
- les pathologies gynécologiques annexes : cancer du col, traumatismes périnéaux, cervicites, polypes.

DIAGNOSTIC

SIGNES CLINIQUES

L'interrogatoire recherche :

- la date des dernières règles ;

• l'abondance des saignements et leur caractère provoqué ;

• les signes associés : en particulier la douleur pelviabdominale, les malaises.

Examen clinique :

• Examen général : pâleur cutanéomuqueuse, hypotension, tachycardie.

• Examen au spéculum : plaies cervicovaginales, cancer du col, cervicites, polypes.

• Toucher vaginal : appréciation de l'ouverture et de la tonicité du col, du volume utérin, d'une douleur ou d'une masse annexielle.

EXAMENS COMPLÉMENTAIRES

Le dosage qualitatif et surtout quantitatif des β-HCG sanguins, leur cinétique sur 48 h :

• Leur taux est positif 11 jours après la fécondation.

• Le taux doit normalement doubler en 48 h.

• Au-delà de 1 500 UI/L, il doit y avoir un sac intra-utérin.

L'échographie pelvienne, pratiquée surtout par voie endovaginale, recherche une grossesse intra-utérine, apprécie la tonicité du sac, la présence d'une activité cardiaque ou la présence d'un sac extra-utérin, un hémopéritoine.

GROSSESSE INTRA-UTÉRINE ÉVOLUTIVE

Dans 50 % des cas de métrorragies du premier trimestre.

L'échographie pelvienne retrouve un embryon avec une activité cardiaque intra-utérine.

L'échographie peut également retrouver :

• un sac sans embryon, un décollement trophoblastique ou une grossesse intra-utérine évolutive plus jeune que le terme théorique (calculé d'après la date des dernières règles). Il faut alors recontrôler l'échographie 7 à 10 jours plus tard ;

• une grossesse gémellaire avec un embryon sans activité cardiaque. L'œuf lysé peut s'évacuer spontanément ; il faut vérifier l'échographie 7 à 10 jours plus tard pour contrôler la vitalité de l'œuf restant.

GROSSESSE INTRA-UTÉRINE ARRÊTÉE

Le taux de β-HCG est discordant par rapport au terme. Il est plus faible qu'il ne devrait être ou la cinétique n'est pas correcte sur 48 h.

L'échographie retrouve :

• un embryon sans activité cardiaque, ou des débris ovulatoires avec une rétention trophoblastique ;

• un œuf clair. Dans ce cas, ne pas oublier de contrôler l'échographie pelvienne 7 à 10 jours plus tard pour vérifier qu'il ne s'agissait pas d'une grossesse plus jeune.

GROSSESSE EXTRA-UTÉRINE

La patiente peut être asymptomatique, mais également se présenter pour des douleurs pelviennes latéralisées, des métrorragies, voire des malaises, ou encore en état de choc hémorragiques en cas de grossesse extra-utérine rompue.

Les touchers pelviens recherchent une douleur dans l'un ou l'autre des culs-de-sac, un comblement de celui-ci, un utérus de petite taille, col fermé.

La cinétique des β-HCG est anormale. Le taux sanguin ne double pas sur 48 h.

L'échographie pelvienne est, là encore, l'examen clé :

• Utérus vide ou présence d'une caduque intra-utérine malgré un taux de β-HCG supérieur à 1 500 UI/L.

• Masse latéro-utérine, présentant plus ou moins un embryon vivant ou non.

• Un hémopéritoine.

TRAITEMENT

GROSSESSE INTRA-UTÉRINE ÉVOLUTIVE

• Repos, plus ou moins spasmolytiques.

• Contrôle régulier des échographies pelviennes.

GROSSESSE INTRA-UTÉRINE ARRÊTÉE

• Soit évacuation spontanée de tout l'œuf.

• Soit il persiste des débris ovulaires : traitement médical par prostaglandines pendant 4 à 5 jours, *CYTOTEC* en intravaginal ou *per os*.

GROSSESSE EXTRA-UTÉRINE

- Soit un traitement médical : par du **méthotrexate** en IM en cas de grossesse extra-utérine paucisymptomatique avec un taux de β-HCG inférieur à 5 000 UI/L, un hémopéritoine de petite taille, une grossesse extra-utérine inférieure à 1 cm, en cas de patiente compliante, avec un bilan hépatique normal. La décroissance des β-HCG doit être surveillée régulièrement jusqu'à zéro. La patiente doit être prévenue du risque d'échec de la méthode et de la possibilité de traitement chirurgical auquel cas.
- Soit un traitement chirurgical :
  - En cas d'hémopéritoine majeur avec troubles hémodynamiques, une laparotomie doit être préférée.
  - Sinon, on proposera une cœlioscopie : elle confirme le diagnostic, permet d'effectuer un bilan des lésions, d'effectuer le plus souvent une salpingotomie en cas de première grossesse extra-utérine, si la trompe n'est pas trop abîmée. Le traitement peut également être radical : salpingectomie en cas de récidive de grossesse extra-utérine, si la trompe est très abîmée, s'il existe un grand risque de récidive.

FICHE INFIRMIÈRE

EXAMENS

Effectuer, sous prescription médicale : NFS, groupe sanguin, Rhésus et RAI, β-HCG sanguin (dosages qualitatifs et quantitatifs). En cas de suspicion de grossesse extra-utérine et qu'un traitement médical est prévu, effectuer également un bilan hépato-rénal.

SURVEILLANCE DU TRAITEMENT

- En cas de môle ou de grossesse arrêtée : curetage endo-utérin.
- En cas de grossesse extra-utérine traitée non médicalement : cœlioscopie.
- Séroprophylaxie par des immunoglobulines anti-D chez les femmes Rhésus négatif.
- Surveillance du pouls, de la pression artérielle, de la température, de la douleur par l'estimation de l'EVA, des métrorragies.
- Évaluer l'importance des saignements : nombre de garnitures, signes de choc, durée, aspect (caillots) et couleur des métrorragies.
- Surveillance du point de ponction de la perfusion.
- En cas de transfusion, surveillance lors de la pose de signes de choc : hypotension, tachycardie, malaise, frissons, hyperthermie. Arrêter la transfusion immédiatement ; prévenir le médecin ; garder le culot et vérifier avec la banque de sang.

ÉDUCATION ET CONSEILS

- Repos à domicile.
- En cas de grossesse extra-utérine, prévenir la patiente du risque de récidive à distance, mais également de la nécessité de surveiller la décroissance jusqu'à zéro des β-HCG sanguins.
- En cas de conservation de la trompe, la prévenir du risque d'échec du traitement conservateur (par **méthotrexate** ou par salpingotomie) et de la nécessité de consultation en urgence en cas de douleur, de malaise, de métrorragies abondantes.
- En cas de traitement cœlioscopique de grossesse extra-utérine ou de môle ou de grossesse arrêtée ayant nécessité un curetage endo-utérin, prévenir de la nécessité de consultation en urgence en cas de métrorragies abondantes, douleurs pelviennes intenses, fièvre, signes de choc.
- Vérifier la prescription d'une contraception à la sortie.
- Rassurer la patiente quant à son avenir obstétrical.
- Pas de bains, ni rapports sexuels, ni tampons dans le vagin pendant 1 mois en cas de traitement chirurgical.

▶

Toute femme présentant des douleurs pelviennes et des métrorragies en début de grossesse sans sac intra-utérin peut avoir une grossesse extra-utérine jusqu'à preuve du contraire et nécessite donc une prise en charge adéquate.
Ne pas oublier la séroprophylaxie anti-D pour les patientes Rhésus négatif.

INTERRUPTION VOLONTAIRE DE GROSSESSE

FICHE MALADIE

CADRE LÉGAL

CONSULTATION INITIALE

Tout médecin peut être amené à pratiquer une IVG. Clause de conscience.

Le médecin qui fait la consultation initiale doit faire le diagnostic de la grossesse et préciser l'âge gestationnel. Un examen clinique complet doit être réalisé. Le médecin doit donner à la patiente une information claire et adaptée sur les méthodes d'IVG et d'anesthésie, sans occulter les risques potentiels. Le mode de contraception ultérieur est abordé et prescrit éventuellement dès la visite pré-IVG.

À l'occasion de la consultation médicale, un entretien d'information, de soutien et d'écoute doit être envisagé. Le médecin remet à l'intéressée un dossier-guide sur la procédure légale de l'IVG, qui contient aussi les informations relatives aux différentes techniques d'intervention.

La loi n'impose aucun examen complémentaire particulier.

ENTRETIEN D'INFORMATION, DE SOUTIEN ET D'ÉCOUTE (ENTRETIEN SOCIAL)

Jusqu'à présent, l'entretien social était obligatoire. Suite à la loi du 4 juillet 2001, cette consultation est systématiquement proposée à la femme majeure, avant et après l'IVG.

Il est obligatoire pour la mineure.

CAS DE LA MINEURE NON ÉMANCIPÉE

Le droit civil prévoit qu'un mineur ne peut exercer lui-même les droits qu'il (elle) a sur son corps en raison de son incapacité juridique (Code civil, art. 371-2).

La mineure non émancipée présente au médecin la confirmation écrite de demande d'IVG, en dehors de la présence de toute personne. Elle doit joindre l'autorisation du titulaire de l'autorité parentale ou de son représentant légal pour la pratique de cet acte ou simplement être accompagnée par une personne majeure de son choix.

La mineure doit être conseillée sur le choix de cette personne. L'adulte choisi par la mineure n'engage pas sa responsabilité civile ou pénale. Il a juste une mission d'accompagnement et de soutien psychologique et ne se voit accorder aucun attribut de l'autorité parentale.

DÉLAI DE RÉFLEXION

Il est d'une semaine. Ce délai de réflexion peut être raccourci à 2 jours si l'âge gestationnel est situé entre 12 et 14 semaines d'aménorrhée.

STRUCTURES DE PRISE EN CHARGE

L'IVG peut avoir lieu dans des établissements d'hospitalisation publics ou privés désignés par arrêté préfectoral.

COUVERTURE DES FRAIS

La loi n° 82-1172 du 31 décembre 1982 réglemente la prise en charge de l'IVG par la sécurité sociale. La nouvelle loi sur l'IVG et la contraception permet à une mineure de demander l'IVG sans consentement parental. Dans ce cas, les frais afférents sont intégralement pris en charge par l'État. Les modalités de cette prise en charge, qui garantit l'anonymat de la mineure, sont fixées par décret.

RÉGLEMENTATION POUR LES ÉTRANGÈRES

Depuis juin 2000, la réalisation d'une IVG concernant une femme étrangère n'est soumise actuellement à aucune condition de durée et de régularité de séjour en France.

TECHNIQUES DE L'IVG

81 % des IVG sont chirurgicales, dont 75 % avec une anesthésie générale.
De fortes disparités existent : l'IVG médicamenteuse varie d'un centre à l'autre de 0 % à 60 % et le taux d'anesthésie générale de 5 % à 100 %.

MESURES COMPLÉMENTAIRES

- Prise en charge de la douleur.
- Une fiche d'information sur les suites normales de l'IVG sera remise à la patiente ainsi qu'un numéro de téléphone à appeler en cas d'urgence.
- Prévention de l'incompatibilité Rhésus : quel que soit le type de l'IVG.
- Prévention des complications infectieuses : l'antibioprophylaxie systématique n'est pas justifiée à la suite d'IVG.
- Proposer une contraception.
- La visite de contrôle est prévue entre le 14e et le 21e jour post-IVG.

Type d'intervention en fonction du terme

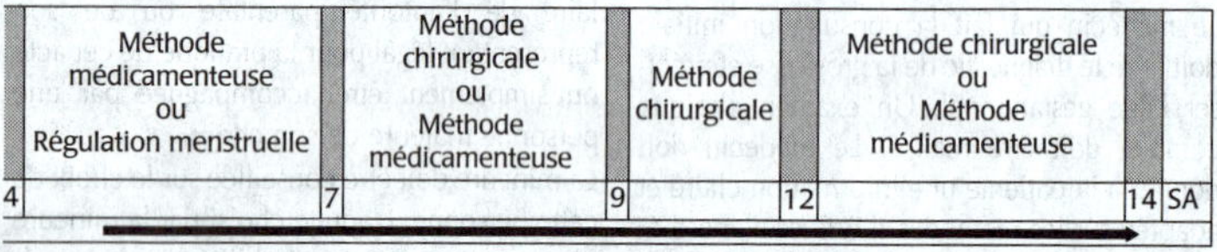

MÉTHODE MÉDICAMENTEUSE

Réalisable au plus tard au 49e jour d'aménorrhée révolu (7 SA).
Cette méthode repose sur l'association d'un antiprogestérone et d'une prostaglandine et se propose d'obtenir une hémorragie avec expulsion complète, sans révision utérine : antiprogestérone (**mifépristone**, *MIFÉGYNE* (Anciennement **RU 486**), comprimés de 200 mg) + **misoprostol** (*CYTOTEC*).
Indications et précautions d'emplois :
- respecter les contre-indications : asthme, allergie, insuffisance surrénale ;
- évaluer le bénéfice si âge > 35 ans, tabac.

Risque et complications :
- le taux d'échec varie de 1,3 à 7 % ;
- risque hémorragique parfois grave (0 à 1,4 % des cas) : les patientes atteintes d'anémie ou de troubles de la coagulation à type d'hypocoagulabilité doivent être particulièrement surveillées.

TECHNIQUE CHIRURGICALE

Dilatation du col et évacuation du contenu utérin par aspiration dans des conditions strictes d'asepsie.

- La déclaration obligatoire de l'IVG à la Drass se fait à l'aide d'un bulletin statistique anonyme, signé par le médecin qui a pratiqué l'IVG.

COMPLICATIONS

COMPLICATIONS IMMÉDIATES

- Mortalité : le taux de mortalité est de 0,6 pour 100 000 avortements sous anesthésie générale, soit 4 fois plus que sous anesthésie locale.
- Hémorragies : plaie du col, atonie utérine, rétention ovulaire.
- Perforations utérines.
- Fausse route.
- Malaise vagal : il est en relation le plus souvent avec la dilatation. Une information précise, un bon accompagnement de la patiente, une prémédication anxiolytique, une préparation cervicale médicamenteuse et l'anesthésie locale diminuent facilement le risque.
- Embolie gazeuse : elle est extrêmement rare lors d'une IVG. Elle est possible s'il y a une erreur dans l'utilisation de la source de vide. La production du vide doit être obtenue par un matériel à dépression réglable.

COMPLICATIONS TARDIVES

• Les infections post-IVG ont une expression clinique similaire à l'ensemble des infections génitales.

• La rétention placentaire complique 0,75 % des IVG.

• L'iso-immunisation Rhésus en l'absence de séroprévention serait d'environ 7 %.

• La stérilité post-avortement est difficile à apprécier.

• Séquelles psychoaffectives.

FICHE INFIRMIÈRE

EXAMENS

Réaliser une prise de sang et vérifier les résultats avant l'acte médical ou chirurgical : NFS, bilan d'hémostase, groupe sanguin, Rhésus, RAI.

SURVEILLANCE DU TRAITEMENT

Vérifications légales : *cf.* encadré, p. 567.

SOINS – TRAITEMENT

En cas d'IVG chirurgicale supérieure à 12 SA, vérifier la prescription et la prise de prostaglandines suivant le protocole du service avant l'acte chirurgical. S'assurer de l'absence de contre-indications à la prise de prostaglandines (asthme).

EFFICACITÉ DU TRAITEMENT

• Surveiller les saignements d'origine endo-utérine.

• En cas d'IVG médicamenteuse, vérifier l'expulsion du sac, sinon prévenir le médecin au moment de la sortie prévue de la patiente.

EFFETS INDÉSIRABLES

• Surveillance des constantes hémodynamiques : pouls, pression artérielle, température, saignements d'origine endo-utérine (changements de garniture).

• Surveillance de la douleur : demander la prescription d'un antalgique par le médecin en cas de spasmes utérins trop intenses.

• Surveiller l'absence de survenue de troubles respiratoires chez les patientes ayant reçu des prostaglandines.

• Vérifier la prescription d'immunoglobulines anti-D pour éviter l'immunisation rhésus en cas de patiente Rhésus négatif.

VÉRIFICATIONS LÉGALES ADMINISTRATIVES

Avant l'acte médical ou chirurgical

• Vérifier le bulletin d'admission de la patiente et noter si elle est mineure ou majeure.

• Vérifier la date des dernières règles et la possession d'une échographie pelvienne la confirmant (délais légaux pour IVG médicamenteuse ou chirurgicale).

• Vérifier les deux consultations médicales à 8 jours d'écart.

• Vérifier le certificat de demande d'IVG.

• Vérifier que l'entretien avec une psychologue ou une assistante sociale a été réalisé.

Au moment de la sortie

• En cas de patiente mineure, s'assurer de la présence d'un majeur au moment de la sortie.

• En cas de patiente majeure, s'assurer de la présence d'un accompagnant au moment de la sortie.

ÉDUCATION ET CONSEILS

• Réconforter et entourer la patiente qui peut ressentir un certain degré de culpabilité.

• Proposer un entretien avec un psychologue.

• Envisager la prise d'une contraception orale dès la sortie, voire un autre type de contraception par la suite.

• Prévoir une consultation de contrôle pour s'assurer que la grossesse est bien interrompue et que la contraception est correctement suivie dans les 15 jours suivant la sortie.

• Prévenir des suites normales : saignements moyennement abondants, pas ou peu de douleur pelvienne.

• Prévenir des suites anormales qui devraient amener la patiente à consulter : métrorragies abondantes, douleurs abdominopelviennes intenses, fièvre, troubles du transit.

FICHE PHARMACOLOGIE

ANTIPROGESTÉRONE

Mifépristone - RU 486

MIFÉGYNE						
Dilatation cervicale : 3 cp. en prise unique	3 cp. 200 mg		I	NR	

Propriétés

Dérivé de la noréthindrone ; antagoniste compétitif de la progestérone au niveau des récepteurs tissulaires qui déclenche un avortement.

Indications

IVG.

Interruption thérapeutique de grossesse et mort fœtale *in utero* : permet de réduire la dose de **prostaglandines** nécessaires à l'expulsion de la grossesse.

Contre-indications

Intolérance connue au produit.

Dans le cadre d'une interruption volontaire de grossesse :

- doute sur grossesse extra-utérine ;
- si contre-indication aux **prostaglandines**.

Femmes de plus de 35 ans, ou fumeuses.

HTA, angor, syndrome de Raynaud.

Trouble du rythme, insuffisance cardiaque.

Précautions d'emploi

Prise en présence du médecin, dans un établissement satisfaisant aux dispositions de l'article L.176 du code de la santé publique.

Prévention Rhésus si femme Rhésus négatif.

Effets indésirables

Métrorragie abondante durant 6 à 12 j.

Échec du traitement < 5 % des cas.

Nausées, vomissements, douleurs pelviennes, céphalées, allergie.

Interactions médicamenteuses

Inducteurs enzymatiques.

AINS (antagonistes des prostaglandines).

PROSTAGLANDINE

Misoprostol

CYTOTEC					
Interruption volontaire de grossesse : 2 cp. à renouveler 4 h plus tard si pas de saignements Évacuation d'une fausse couche ou rétention : 2 cp. x 3/j pendant 3 j Déclenchement du travail (hors AMM) : 1/4 cp à mettre dans le vagin. À renouveler au bout de 4 h, attention à ne faire que sous surveillance maternelle et fœtale rapprochée en milieu hospitalier	60 cp. séc. 200 µg	18,64	I	15 %	0,31

Propriétés

Prostaglandine ; provoque des contractions utérines.

Indications

Interruption volontaire de grossesse.

Évacuation d'une fausse couche ou rétention.

Déclenchement du travail (hors AMM).

Contre-indications

Hypersensibilité.

Utérus cicatriciel, grossesse gémellaire, dystocie.

Précautions d'emploi

Dans ces indications, *CYTOTEC* ne peut être employé que sous contrôle médical rapproché le plus souvent en hospitalisation ou avec des contrôles rapprochés.

Effets indésirables

Douleurs abdominales, nausées, vomissements, diarrhée.
Malaise.

HYPERTENSION ARTÉRIELLE ET GROSSESSE

FICHE MALADIE

DÉFINITION

PA systolique supérieure ou égale à 140, PA diastolique supérieure ou égale à 90, à deux reprises à 4 h d'intervalle.

Il peut s'agir d'une HTA chronique si elle préexistait à la grossesse (30 % des cas) ou d'une HTA gravidique quand elle survient au cours de la grossesse, en général après 20 SA.

On parle de pré-éclampsie ou de toxémie gravidique en cas d'association à une protéinurie supérieure à 0,5 g/24 h.

Les HTA récidivent dans la moitié des cas ; les pré-éclampsies récidivent rarement.

CAUSES ET MÉCANISME

L'HTA gravidique serait liée à une hypoperfusion placentaire et l'augmentation de pression de perfusion utérine.

DIAGNOSTIC

Les signes suivants doivent être recherchés : céphalées, phosphènes, acouphènes, nausées, vomissement, œdèmes.

Il existe des signes de gravité qui imposent une hospitalisation : PA ≥ 160/110, oligurie et œdèmes importants, protéinurie > 3 g/24 h, douleur en barre épigastrique, une hyperréflexie ostéotendineuse.

Le bilan biologique recherche des signes de gravité :

- Protéinurie > 3 g/24 h.
- Thrombopénie < 100 000/mm^3.
- Élévation des transaminases.
- Signes d'hémolyse intravasculaire avec anémie et schyzocytes.
- Signes de CIVD ou de fibrinolyse.

L'échographie obstétricale et le rythme cardiaque fœtal évaluent le bien-être fœtal. On recherche une hypotrophie fœtale, un oligoamnios, une diminution des mouvements fœtaux actifs ; on peut coter le score de Manning. On mesure les Dopplers ombilicaux et cérébraux.

TRAITEMENT

Le repos, en particulier en décubitus latéral gauche, peut parfois suffire au traitement de l'HTA de la grossesse.

Les traitements antihypertenseurs sont utilisés si le repos ne suffit pas, mais il ne faut pas trop faire baisser les chiffres tensionnels ou trop rapidement : la **méthyldopa** ou *ALDOMET*, le **labétalol** ou *TRANDATE* sont couramment utilisés.

En cas d'apparition de signes de gravité, cliniques, biologiques, échographiques ou au niveau du rythme cardiaque fœtal, une extraction fœtale plus ou moins urgente peut être décidée, même avant terme, après maturation préalable des poumons fœtaux par corticoïdes.

Certaines équipes utilisent, en plus du traitement anticonvulsivant, du **sulfate de magnésium** en perfusion en cas d'éclampsie.

GYNÉCOLOGIE-OBSTÉTRIQUE

PRONOSTIC

Il peut y avoir des complications, principalement en cas d'HTA gravidique :

- Retard de croissance intra-utérin (RCIU), hypotrophie fœtale inférieure au 5e percentile.
- Souffrance fœtale aiguë.
- HELLP syndrome : hémolyse, thrombopénie et cytolyse hépatique.
- Éclampsie : *cf.* encadré, p. 570.
- Hématome rétroplacentaire.

ÉCLAMPSIE

Elle est précédée dans 60 % des cas des signes de gravité précités. C'est une urgence obstétricale majeure. Elle impose une réanimation maternelle importante avec un traitement anticonvulsivant et une extraction fœtale en urgence.

FICHE INFIRMIÈRE

SURVEILLANCE DU TRAITEMENT

SOINS – TRAITEMENT

- Effectuer le bilan sanguin prescrit par le médecin : NFS, plaquettes, hémostase, ionogramme sanguin, bilan hépatorénal, protidémie, groupe sanguin, Rhésus, RAI.
- Effectuer une bandelette urinaire, avec protéinurie sur bandelette, conserver la diurèse des 24 h, la quantifier et demander la protéinurie des 24 h.
- Communiquer les résultats au médecin après les avoir récupérés.
- Vérifier la mise au repos de la patiente (limiter le nombre de visites).
- Effectuer une surveillance par *Dynamap* de la PA sur une période de 20 à 30 min selon la fréquence prescrite (2 à 3 fois/j) et prévenir le médecin en cas de PA anormalement élevée ou basse.

EFFICACITÉ DU TRAITEMENT

- Vérifier la mise au repos de la patiente.
- Vérifier la prise médicamenteuse, après en avoir recherché les éventuelles contre-indications.
- Vérifier les pressions artérielles au *Dynamap* après 15 min de repos, avec un *Dynamap* adapté à la corpulence de la patiente, bras à la hauteur du cœur. Elles doivent être inférieures ou égales à 140/90 mmHg au repos.
- Quantifier la diurèse des 24 h quotidiennement, de même que la prise de poids.

EFFETS INDÉSIRABLES

Demander une anomalie dans la fréquence des mouvements actifs du bébé, la présence de métrorragie, de perte de liquide amniotique, de contractions utérines anormalement intenses et/ou prolongées.

ÉCLAMPSIE

Rechercher les signes de gravité cliniques pouvant faire craindre l'éminence d'une crise d'éclampsie : phosphènes, acouphènes, céphalées, barre épigastrique, oligurie, protéinurie sur échantillon.

En cas de crise d'éclampsie :

- Prévenir en urgence l'obstétricien et le réanimateur.
- S'assurer que le chariot d'urgence est proche et complet (plateau d'intubation).
- Placer la patiente en décubitus latéral gauche en position allongée, avec une canule de Guédel dans la bouche.

ÉDUCATION ET CONSEILS

- Repos, en limitant les visites.
- Autoéducation et surveillance des signes cliniques pouvant faire craindre une pré-éclampsie.
- Consultation en urgence en cas d'apparition des signes de pré-éclampsie.

DIABÈTE ET GROSSESSE

FICHE MALADIE

DÉFINITION

Le diabète concerne 2 à 7 % des grossesses. On distingue le diabète gestationnel survenant chez une femme enceinte, ou la grossesse survenant chez une femme diabétique.

CAUSES ET MÉCANISME

L'hyperglycémie maternelle est responsable d'une hyperglycémie fœtale. L'hyperinsulinisme qui en découle est responsable des fœtopathies des patientes diabétiques :

- Avortements spontanés précoces et tardifs.
- Mort fœtale *in utero*.
- Macrosomie fœtale, macrosplanchnie.
- Malformations cardiaques (épaississement du septum interventriculaire).
- Hypoglycémies, hypocalcémies néonatales.
- Complications respiratoires néonatales.
- Complications hématologiques néonatales : ictère, polycytémie.
- Complications maternelles : infections, en particulier urinaires.

Aussi est-il nécessaire d'avoir un bon équilibre glycémique dès la période préconceptionnelle.

DIAGNOSTIC

Le dépistage du diabète est proposé à toutes les femmes enceintes à partir de 26 SA, en particulier en cas d'antécédent de diabète gestationnel ou de gros bébé, de malformation fœtale ou de mort fœtale *in utero* inexpliquée, d'antécédents familiaux de diabète ou d'âge maternel supérieur à 30 ans.

Pour le diagnostic, la glycosurie, ou la mesure de glycémie à jeun ou postprandiale sont insuffisantes. Il faut pratiquer un test de O'Sullivan entre 24 et 28 SA. Il s'agit de la mesure de la glycémie 1 h après 50 g de glucose.

Certaines équipes proposent une hyperglycémie provoquée orale après 100 g de glucose (1 h, 2 h et 3 h après) si le test de O'Sullivan est positif pour confirmer le diabète gestationnel.

D'autres préconisent une glycémie à jeun et une glycémie 2 h après ingestion de 75 g de glucose.

TRAITEMENT

Dans un premier temps, en cas de dépistage de diabète gestationnel positif, un régime est prescrit qui suffit généralement à réguler les glycémies : 1 800 à 2 000 kCal/j avec 180 à 200 g d'hydrates de carbone répartis en 5 à 6 prises. Pour les obèses, le régime est légèrement hypocalorique : 25 kCal/kg/j.

La surveillance de l'efficacité du régime se fait par :

- la clinique : poids de la mère, hauteur utérine, BU (infection urinaire ou glycosurie) ;
- l'échographie : surtout celles des deuxième et troisième trimestres ; elles recherchent un déséquilibre :
  - macrosomie fœtale,
  - hydramnios,
  - épaisseur du septum interventriculaire,
  - hypotonie pyélocalicielle bilatérale,
  - le contrôle du cycle glycémique 2 à 4 semaines après le régime par glycémies capillaires et glycémie à jeun et postprandiale.

En cas d'anomalies, une insulinothérapie sera commencée avec surveillance journalière des glycémies capillaires.

En *post-partum*, l'insuline sera arrêtée chez les patientes présentant un diabète gestationnel.

Les antidiabétiques oraux contre-indiquent l'allaitement.

L'insulinothérapie ne contre-indique pas l'allaitement.

Une pilule microprogestative peut être prescrite en *post-partum* chez les patientes diabétiques.

GYNÉCOLOGIE-OBSTÉTRIQUE

PRONOSTIC

Le contrôle glycémique doit être parfait dès le début de la grossesse afin d'éviter le risque de malformations précédemment cité.

FICHE INFIRMIÈRE

SURVEILLANCE DU TRAITEMENT

SOINS – TRAITEMENT

- Effectuer le bilan sanguin prescrit par le médecin : NFS, plaquettes, hémostase, ionogramme sanguin, bilan hépatorénal, protidémie, groupe sanguin, Rhésus, RAI.
- Effectuer une bandelette urinaire, avec protéinurie et glycosurie sur bandelette, conserver la diurèse des 24 h, la quantifier et demander la protéinurie des 24 h.
- Effectuer le cycle glycémique : contrôle des glycémies capillaires 6 fois/j, avant et après chaque repas.
- Communiquer les résultats au médecin après les avoir récupérés.
- Vérifier qu'un repas spécial diabétique a été prescrit et commandé, que la patiente suit bien le régime.
- Prévoir la consultation avec la diététicienne et le diabétologue.
- Savoir pratiquer les injections d'insuline si la patiente est insulinodépendante.

EFFICACITÉ DU TRAITEMENT

- Vérifier la compliance de la patiente au régime.
- Surveillance du poids.
- Surveillance des glycémies capillaires, de la bandelette urinaire.
- Savoir reconnaître les signes d'hyper-ou d'hypoglycémie.

ÉDUCATION ET CONSEILS

- Insister sur l'importance de la compliance au régime alimentaire.
- Surveillance du poids maternel.
- Apprendre à la patiente à se pratiquer les glycémies capillaires et à s'injecter l'insuline et à consulter en cas d'anomalie.
- Autoéducation et surveillance des signes cliniques pouvant faire craindre une hyper-ou une hypoglycémie.
- Consultation en urgence en cas d'apparition de ceux-ci.
- Surveiller les mouvements actifs fœtaux, en particulier en fin de grossesse.
- Autoéducation pour télémonitoring.
- Vérifier la fructosamine glyquée chaque mois.

MENACE D'ACCOUCHEMENT PRÉMATURÉ

FICHE MALADIE

DÉFINITION

Il touche 6 à 8 % des grossesses. L'accouchement prématuré est défini comme une naissance survenant entre 24 SA et 37 SA.

CAUSES ET MÉCANISME

FACTEURS FAVORISANTS

Surmenage maternel, conditions socio-économiques difficiles, longs trajets journaliers.

CAUSES MATERNELLES

- Infections, surtout infection urinaire ou listériose ; toutes les causes d'hyperthermie maternelle.
- Anémie, diabète, cardiopathies, prééclampsie.
- Anomalies cervico-utérines congénitales ou acquises : béance cervico-isthmique, fibromes, synéchies, hypoplasies utérines.

CAUSES OVULO-PLACENTAIRES

Grossesse multiple, hydramnios, placenta prævia, infections ovulaires, rupture prématurée des membranes, hématome rétroplacentaire, pré-éclampsie.

DIAGNOSTIC

Il s'agit de l'association de contractions utérines plus ou moins douloureuses et régulières, dites efficaces, et de modifications cervicales objectivées par le toucher vaginal et la mesure par échographie endovaginale du col.

Il peut s'y associer des métrorragies, une ampliation du segment inférieur ou une descente de la présentation, une rupture prématurée des membranes.

Bilan :

- Rythme cardiaque fœtal : il montre les contractions utérines plus ou moins régulières et intenses, le rythme cardiaque fœtal est normal. On peut parfois retrouver une tachycardie fœtale en cas de fièvre.
- Bilan infectieux : NFS, CRP, prélèvement bactériologique vaginal, ECBU.
- Échographie fœtale avec mesure du col.

TRAITEMENT

TRAITEMENT PRÉVENTIF

Suivi régulier de la grossesse. Favoriser le repos.

TRAITEMENT CURATIF

- *Repos.*
- Tocolyse, le plus souvent par inhibiteurs calciques. En fonction de l'importance de la menace d'accouchement prématuré, ils seront prescrits par voie veineuse ou *per os*. Ils sont en général bien tolérés et présentent peu d'effets indésirables. De plus en plus de centres n'utilisent plus actuellement les b-mimétiques, qui présentent des contre-indications (diabète, problèmes cardiaques) et des effets indésirables. La tocolyse est prescrite jusqu'à 36 SA s'il n'y a pas de rupture prématurée des membranes ; elle sera arrêtée dès 34 SA en cas de rupture prématurée des membranes car alors le risque infectieux devient supérieur à celui de la prématurité.
- Un traitement antibiotique sera prescrit en cas de rupture prématurée des membranes, de manière systématique.
- Une prévention de la détresse respiratoire des membranes hyalines sera effectuée par des corticoïdes en IM en cas de menace d'accouchement prématuré sévère (*CÉLESTÈNE* 12 mg en IM à 24 h d'intervalle).

FICHE INFIRMIÈRE

EXAMENS

Effectuer sur prescription médicale : NFS, ionogramme sanguin, CRP, prélèvement bactériologique vaginal, ECBU.

SURVEILLANCE DU TRAITEMENT

- Vérifier que la patiente est bien au repos et que les visites ne sont pas trop nombreuses.
- Surveillance :
  - de l'arrêt des contractions utérines, de la persistance des mouvements actifs fœtaux, de l'absence de métrorragies ou de perte de liquide amniotique ;
  - de la pression artérielle (en particulier en cas de traitement par inhibiteurs calciques : risque d'hypotension artérielle) ;
  - du pouls (en cas de traitement par β-mimétiques : risque de tachycardie) ;
  - de la température (surtout en cas de perte de liquide amniotique).

ÉDUCATION ET CONSEILS

- Repos au lit plus ou moins important en fonction de l'importance de la menace d'accouchement prématuré.
- Prévoir éventuellement, au moment du retour à la maison, une aide à domicile, une sage-femme à domicile.

• Conseiller à la patiente de se détendre, mais de consulter en urgence en cas de réémergence des contractions utérines, de fièvre, de métrorragies ou de perte de liquide amniotique, en particulier en cas d'antécédent de menace d'accouchement prématuré.

FICHE PHARMACOLOGIE

TOCOLYTIQUES

■ Nicardipine

LOXEN					
LOXEN IVSE 1 à 3 mL/h	5 amp. 10 mg/10 mL		I	NR	
LOXEN PO 20 mg 2 à 3cp./j	30 cp. séc. 20 mg 90 cp. séc. 20 mg	5,31 13,96	I I	65 % 65 %	0,18 0,16
LOXEN PO 50 mg LP 1 à 2 cp./j	60 gél. LP 50 mg 180 gél. LP 50 mg	15,36 43,24	I I	65 % 65 %	0,26 0,24

■ Nifédipine

ADALATE					
1 caps. à renouveler toutes les 15 min pdt 1 h jusqu'à diminution des contractions	30 caps. 10 mg 90 caps. 10 mg	2,93 6,41	I I	65 % 65 %	0,10 0,07
ADALATE LP					
2 à 3 cp./j en traitement d'entretien	30 cp. 20 mg 180 cp. 20 mg	3,96 20,04	I I	65 % 65 %	0,13 0,11
CHRONADALATE					
1 à 2 cp. LP/j en traitement d'entretien	30 cp. 30 mg 90 cp. 30 mg	8,99 25,29	I I	65 % 65 %	0,30 0,28

Propriétés

Myorelaxant utérin.

Indications

Menace d'accouchement prématuré.

Contre-indications

Hypersensibilité.

Contractions utérines symptomatiques d'infection (chorioamniotite), d'hématome rétroplacentaire, souffrance fœtale aiguë, pré-éclampsie sévère, rupture prématurée des membranes après 32 SA.

Effets indésirables

Bouffées vasomotrices, céphalées (apparition en début de traitement puis disparition).

Plus rarement : tachycardie, palpitations, éruption cutanée, asthénie, vertiges, troubles du sommeil, nausées, gastralgie, dyspepsie.

Exceptionel pour la **nifédipine** : atteinte hépatique réversible à l'arrêt du traitement.

ANTAGONISTE DE L'OCYTOCINE

- **Atosiban**

TRACTOCILE					
MAP Attaque : bolus : 0,9 mL en 1 min, perf. de charge (3 h) : 24 mL/h Entretien : 8 mL/h	1 fl. 0,9 mL 1 fl. 5 mL	HOP HOP	I I		

Propriétés

Antagoniste compétitif de l'ocytocine au niveau des récepteurs.

Diminue la fréquence des contractions et la tonicité du muscle utérin.

Indications

Menace d'accouchement prématuré.

Contre-indications

Contre-indications de la tocolyse : tout facteur, chez la mère ou le fœtus, rendant la poursuite de la grossesse dangereuse (souffrance fœtale, métrorragies, pré-éclampsie sévère, rupture prematurée des membranes après 32 SA, suspicion de chorioamniotite), mort fœtale *in utero*.

Précautions d'emploi

Il n'existe pas de données cliniques sur l'utilisation de l'**atosiban** chez des patientes souffrant de troubles de la fonction hépatique ou rénale. L'**atosiban** n'a pas été utilisé chez des patientes présentant une localisation anormale du placenta.

Le renouvellement d'un traitement par *TRACTOCILE* est possible, mais l'expérience clinique avec des traitements répétés, jusqu'à 3 renouvellements, est faible.

En tant qu'**antagoniste de l'ocytocine**, l'**atosiban** peut théoriquement favoriser le relâchement du muscle utérin et une hémorragie post-partum.

Effets indésirables

Nausées, vomissements, hyperglycémie, céphalées, vertiges, tachycardie, bouffées de chaleur, hypotension. Réaction au point d'injection, prurit, rash, fièvre, insomnie.

Des cas isolés d'hémorragies utérines et d'atonies utérines ont été rapportés. Leur fréquence n'est pas supérieure à celle des groupes témoins inclus dans les essais cliniques.

Réaction allergique.

Interactions médicamenteuses

Aucune relevée au cours des études cliniques.

MÉTRORRAGIES DU DEUXIÈME ET TROISIÈME TRIMESTRES

FICHE MALADIE

DÉFINITION

Il peut s'agir de saignements venant du col (ectropion, cancer du col, polype), de l'endocol (modifications obstétricales) ou d'urgences obstétricales (placenta prævia, hématome rétroplacentaire, rupture d'un vaisseau prævia, rupture utérine). Ces dernières peuvent être cataclysmiques et mettre en jeu le pronostic maternel et/ou fœtal.

DIAGNOSTIC

PLACENTA PRÆVIA

Suivant l'insertion du placenta sur le segment inférieur (latéral, marginal ou recouvrant), il peut être responsable de métrorragies plus ou moins importantes au moment des contractions utérines et contre-indiquer l'accouchement par les voies naturelles.

En cas d'hémorragie massive liée à un placenta recouvrant, il peut s'agir d'une urgence obstétricale.
Le diagnostic est suspecté devant des métrorragies associées à des contractions utérines, mais avec un bon relâchement utérin. Le toucher vaginal est alors formellement contre-indiqué.
Le diagnostic est confirmé par l'échographie obstétricale, au mieux endovaginale prudente, qui montre l'insertion placentaire par rapport au col.
Dans 20 à 30 % des cas, le placenta prævia est asymptomatique.

HÉMATOME RÉTROPLACENTAIRE

Il s'agit du décollement prématuré du placenta normalement inséré. Il s'agit d'une urgence obstétricale majeure.
Les signes cliniques sont :

- des métrorragies associées à un utérus « de bois » (contractions utérines intenses et douloureuses sans période de relâchement utérin) ;
- une HTA, associée à son cortège de signes fonctionnels (œdèmes, barre épigastrique, céphalées, phosphènes et acouphènes), et une protéinurie, qui peuvent être retrouvées.

L'échographie obstétricale retrouve un fœtus le plus souvent hypotrophe, un oligoamnios, des signes de vitalité fœtale mauvais, voire une mort fœtale *in utero*. Le décollement placentaire ne se voit que s'il est majeur.
Le bilan biologique doit être fait en urgence à la recherche d'une protéinurie, d'une altération du bilan hépatorénal, d'un trouble de la crase sanguine à type de CIVD.
Le rythme cardiaque fœtal retrouve des signes de souffrance fœtale aiguë le plus souvent.

RUPTURE UTÉRINE

Elle survient le plus souvent au cours du travail en cas d'utérus cicatriciel (antécédent de césarienne antérieure ou de myomectomie) mais, exceptionnellement, elle peut survenir sur utérus sain.
Elle se présente sous la forme de métrorragies associées à une douleur pelvienne basse, des anomalies du rythme cardiaque fœtal et une forme anormale de l'utérus (utérus « en sablier »).
Elle peut être asymptomatique s'il s'agit d'une simple déhiscence du segment inférieur, mais peut malheureusement, en cas de rupture complète, s'accompagner d'une mort fœtale *in utero* et d'un état de choc maternel.

RUPTURE D'UN VAISSEAU PRÆVIA

Il s'agit de la rupture d'un vaisseau se trouvant anormalement sur les membranes. La rupture des membranes s'accompagne alors de métrorragies et d'anomalies sévères et brutales du rythme cardiaque fœtal, voire d'une mort fœtale *in utero*.

TRAITEMENT ET PRONOSTIC

PLACENTA PRÆVIA

Avant terme

Les placentas prævia qui saignent doivent être hospitalisés, tocolysés avec une surveillance du rythme cardiaque fœtal, de l'état hémodynamique maternel et des métrorragies.
En cas de métrorragies abondantes associées à un retentissement fœtal et maternel, une extraction fœtale doit être pratiquée après, si possible, une corticothérapie fœtale.
Le placenta prævia recouvrant est une indication formelle de césarienne.

À terme

Les placentas prævia qui saignent doivent être hospitalisés.
Le placenta prævia recouvrant est une indication formelle de césarienne.
Les placentas prævia marginaux et latéraux peuvent être déclenchés, avec une rupture précoce des membranes, sous couvert que le rythme cardiaque fœtal et l'hémodynamique maternelle le permettent.

HÉMATOME RÉTROPLACENTAIRE

Il s'agit d'une urgence obstétricale, aussi bien pour le bébé (risque de mort fœtale *in utero*) que pour la mère (risque de CIVD et d'hémorragie).
Le plus souvent, l'extraction fœtale se fait par césarienne.
En cas de mort fœtale *in utero* et de normalité de la crase sanguine associée à un état hémodynamique maternel satisfaisant, si les condi-

tions locales le permettent, on peut tenter un déclenchement et un accouchement par les voies naturelles, mais il doit être rapide.

RUPTURE UTÉRINE

En cas de simple déhiscence sans altération du rythme cardiaque fœtal et de l'hémodynamique maternelle, l'accouchement par les voies naturelles est autorisé.

En cas d'anomalies du rythme cardiaque fœtal, l'extraction doit être urgente par césarienne.

La rupture utérine peut s'accompagner parfois d'un état de choc maternel et d'une mort fœtale *in utero*.

RUPTURE D'UN VAISSEAU PRÆVIA

Il y a souvent mort fœtale, sauf en cas d'extraction urgente par césarienne.

> Pour toutes ces pathologies, les patientes doivent recevoir une prévention de l'immunisation Rhésus D si elles sont Rhésus négatif.

FICHE INFIRMIÈRE

EXAMENS

• Réaliser sur prescription médicale : NFS, bilan d'hémostase complet (TP, TCA, fibrinogène), groupe, Rhésus, RAI, Kleihauer.

• Récupérer les résultats pour les communiquer au médecin.

• Vérifier que le rythme cardiaque fœtal est posé.

SURVEILLANCE DU TRAITEMENT

• Surveillance : pouls, PA, température, diurèse.

• Prévention de l'immunisation Rhésus chez les patientes Rhésus négatif.

• Pose d'une perfusion de tocolytiques suivant la prescription médicale.

• Poser des garnitures stériles pour vérifier les saignements et éventuelles pertes de liquide amniotique.

• Surveillance de l'abondance et de l'aspect des métrorragies.

• Surveillance du rythme cardiaque fœtal et des mouvements actifs fœtaux.

• Savoir reconnaître les signes cliniques de pré-éclampsie.

• Prévenir la sage-femme et l'obstétricien en urgence en cas d'anomalie.

ÉDUCATION ET CONSEILS

Repos.

Conseiller à la patiente de prévenir en urgence en cas de métrorragies abondantes, de diminution des mouvements actifs fœtaux, de contractions utérines, de perte de liquide amniotique.

PATHOLOGIE DE L'ACCOUCHEMENT

FICHE MALADIE

DÉFINITION

L'accouchement peut être dit pathologique, soit du fait de dystocies maternelles, soit du fait de dystocies fœtales, amenant à une extraction instrumentale, des manœuvres obstétricales ou une césarienne.

CAUSES ET MÉCANISMES

DYSTOCIES D'ORIGINE MATERNELLE

Les dystocies peuvent être d'origine mécanique ou d'origine dynamique.

▶ Dystocies mécaniques

Les anomalies du bassin : transversalement rétréci, aplati, ou généralement rétréci. Les bassins asymétriques sont plus rares : accidents, rachitisme, poliomyélite.

Le diagnostic peut être suspecté à l'examen gynécologique du 8e mois (toucher vaginal explorant le bassin par la sage-femme ou le médecin) et confirmé à la radiopelvimétrie dès 37 SA (avec mesure des diamètres transversal médian, promonto-rétropubien et de l'index de Magnin qui est une somme des deux ; normalement < 23).

Les obstacles prævia peuvent également gêner la descente du mobile fœtal dans la filière pelvienne : fibromes.

Dystocies dynamiques

Hypocinésies de fréquence ou d'intensité ou hypertonie.

DYSTOCIES D'ORIGINE FŒTALE

Macrosomie fœtale et hydrocéphalie.

Présentations dystociques : transverse, front, face mentosacrée.

COMPLICATIONS DE L'ACCOUCHEMENT

- Infection amniotique : travail long, rupture prématurée des membranes.
- Procidence du cordon : il s'agit de la présentation du cordon en avant de la poche des eaux, membranes rompues. Il s'agit d'une urgence obstétricale car, très souvent, il y a une altération du rythme cardiaque fœtal avec une souffrance fœtale aiguë.
- Métrorragies pendant le travail : il peut s'agir de la dilatation cervicale chez une primipare si elles sont peu abondantes, mais il faut se méfier car il peut aussi s'agir d'une rupture utérine, ou d'un hématome rétroplacentaire ou d'une hémorragie de Benkiser. Il faut très souvent procéder à une extraction fœtale par césarienne en urgence, du fait de la souffrance fœtale aiguë pouvant conduire au décès fœtal.

DIAGNOSTIC

La surveillance du travail par les touchers vaginaux horaires, la surveillance du rythme cardiaque fœtal permet de dépister les dystocies.

La surveillance du rythme cardiaque fœtal comporte la surveillance :

- du rythme des contractions utérines ;
- de l'intensité des contractions utérines ;
- du rythme cardiaque fœtal, à la recherche d'une souffrance fœtale aiguë.

En outre il faut surveiller de manière régulière le pouls, la tension artérielle, la température de la parturiente.

TRAITEMENT

MANŒUVRES OBSTÉTRICALES

Pendant le travail, il s'agit principalement de :

- la version par manœuvre interne et grande extraction fœtale : utilisée dans certains centres pour l'extraction du deuxième jumeau quand il est en présentation céphalique ou du siège haute, non engagée après la sortie du premier enfant ;
- la manœuvre de Jacquemier : en cas de dystocie des épaules en cas d'un accouchement céphalique après avoir tenté la contre-rotation, l'hyperflexion des cuisses et le poing sus-pubien ;
- la manœuvre de Lovset, Bracht et Mauriceau : dans les cas d'accouchement du siège avec relèvement des bras.

EXTRACTIONS INSTRUMENTALES

L'instrument choisi est surtout dépendant des habitudes de l'obstétricien : spatules de Thierry, forceps de Tarnier ou forceps Suzor, ou encore ventouses.

Elles nécessitent obligatoirement une présentation céphalique engagée dans le détroit supérieur, une dilatation complète et une rupture de la poche des eaux.

Elles se pratiquent en cas de souffrance fœtale aiguë, d'efforts expulsifs inefficaces avec non-descente de la présentation ou pour des pathologies maternelles contre-indiquant les efforts expulsifs prolongés.

Les principales complications sont hémorragiques : plaies vaginocervicales ou déchirures périnéales plus ou moins complexes (périnée complet). Les extractions instrumentales peuvent aussi être responsables de plaies cutanées chez le nouveau-né, de fractures du crâne avec embarrures, de paralysie du plexus brachial ou encore de paralysie faciale.

CÉSARIENNE

Elle se pratique avant tout début de travail (césarienne programmée) pour siège et primiparité, utérus multicicatriciel, présentation transverse du fœtus, pathologie de la grossesse nécessitant une extraction fœtale avant terme et conditions locales défavorables.

Elle se pratique aussi en cours de travail en cas de souffrance fœtale aiguë, de stagnation de la dilatation, de non-engagement de la dilatation.

Les principales complications sont celles de toute laparotomie du petit bassin : plaie digestive rarissime, plaie urétérovésicale, surtout en cas d'utérus cicatriciel.

PRONOSTIC

Le pronostic dépend de la pathologie en cause.

En cas de souffrance fœtale aiguë, l'extraction doit être le plus rapide et la plus douce possible afin d'éviter les séquelles chez le nouveau-né.

FICHE INFIRMIÈRE

ÉDUCATION ET CONSEILS

• Avant l'accouchement, rassurer la patiente et l'encourager en cas de travail long.

• En cas de dystocie, ne pas perdre son calme et expliquer aux parents ce qui se passe, ce qu'il est prévu de faire.

• Ne pas oublier le père.

• Après l'accouchement, après avoir fait les soins nécessaires à la mère, essayer de respecter au mieux l'intimité du couple et de l'enfant.

FICHE TECHNIQUE

ACCUEIL DE LA FEMME EN SALLE DE NAISSANCE

• Vérifier l'identité de la parturiente et faire récupérer son dossier.

• Installer la patiente sur le lit d'accouchement après qu'elle a ôté ses habits de ville et a mis une chemise propre.

• Mettre en place un *Absorbex* et des couches propres sous les fesses, changées régulièrement.

• Donner un siège, une surblouse, des surchaussures à l'accompagnateur.

FICHE TECHNIQUE

CONDUITE À TENIR PENDANT LA PHASE DE TRAVAIL ET D'ACCOUCHEMENT NORMAL

• Prélèvement sur prescription médicale : le bilan de péridurale, une sérologie toxoplasmose en cas de patiente non immunisée.

• Pose d'une perfusion de bon calibre (cathlon n° 18) et surveillance du point de ponction.

• Monitorage régulier de la patiente avec surveillance régulière du pouls, de la pression artérielle, de la température.

• Bassin à proposer régulièrement à la patiente ou, si les mictions sont impossibles, sondage évacuateur (asepsie +++).

• Préparation du matériel nécessaire pour l'accouchement :

– une pince perce-membrane ;

– des gants stériles et des doigtiers stériles ;

– du lubrifiant, du savon liquide ;

– des compresses et des champs stériles ;
– de l'antiseptique et du matériel stérile nécessaire pour le sondage urinaire : sonde urinaire à demeure, sonde urinaire béquillée, compresses stériles, antiseptique ;
– des tabliers, des surchaussures, un masque, une charlotte et des gants pour révision utérine pour l'obstétricien et la sage-femme ;
– un plateau d'accouchement comprenant deux pinces Kocher et une paire de ciseaux droits ;
– une boite d'épisiotomie comprenant une pince à griffe, un porte-aiguille, deux pinces à hémostase, une paire de ciseaux, des fils pour la réfection de l'épisiotomie.

• Dans la salle, à portée de main, il doit y avoir :
– du matériel d'extraction instrumentale : forceps, spatules, ventouses ;
– un plateau de révision du col sous valves : 2 valves vaginales, un speculum, une pince à disséquer longue à griffes, 2 pinces de Duval, 2 pinces longuettes, une Pozzi, 2 grandes Kelly, un grand porte-aiguille, une paire de ciseaux.

• Dès que l'expulsion devient imminente :
– rassurer la patiente et l'encourager ;
– installer la patiente en position gynécologique sur les étriers ;
– prévoir des barres de traction pour que la femme puisse pousser ;
– replier la partie inférieure de la table d'accouchement et mettre un bac au-dessous pour récupérer les pertes sanguines ;
– sonder la patiente de façon aseptique avec une sonde béquillée ;
– prévoir un escabeau au niveau des étriers pour pouvoir faire une éventuelle expression sus-pubienne en cas de dystocie des épaules.

• En cas de délivrance dirigée, prévoir l'injection d'ocytociques.
• Préparer les différents prélèvements à faire au sang du cordon : Rhésus, toxoplasmose, pH.
• Prévoir de garder le placenta pour l'envoyer en anatomopathologie si besoin ou de prélever un bout de placenta et de membranes pour l'analyse bactériologique si nécessaire.
• Vérifier que l'accompagnateur se porte bien.
• Préparer le matériel d'accueil du bébé :
– aspiration et oxygène en marche ; matériel à intubation prêt ;
– clamps de Barr, compresses stériles, ciseaux à cordon, alcool pour les soins du cordon, stéthoscope à proximité ;
– vérifier la source de chaleur.

FICHE TECHNIQUE

INSTALLATION DE L'ACCOUCHÉE, ACCUEIL DU NOUVEAU-NÉ ET MISE AU SEIN

• Laisser le bébé contre la maman en « peau à peau » si tout va bien pendant le temps qui lui convient.
• Toilette vulvaire après réfection de l'épisiotomie.
• Réinstallation en position allongée. Mise au sein si possible en salle de travail : 10 min chaque sein, après toilette du bébé et aspiration des mucosités.
• Surveillance régulière des saignements avant et après la délivrance : *Absorbex* et garnitures stériles sous les fesses de la mère, vérifier l'abondance et l'aspect des saignements ; savoir apprécier le globe utérin normal, sa tonicité et son volume normaux.
• Vérifier la perfusion d'ocytociques.
• Monitorage régulier de la parturiente : pouls, pression artérielle, température.

- Recouvrir la patiente d'un drap propre.
- Faire uriner la patiente ; si elle ne peut pas, la sonder avec une sonde béquillée.
- Si la patiente a eu une péridurale, vérifier la sensibilité et la motricité des membres inférieurs.
- Au bout de 2 h, si tout va bien, enlever le cathéter de péridurale et remonter la patiente dans sa chambre.
- Vérifier la température du nouveau-né avant la montée.

HÉMORRAGIES DE LA DÉLIVRANCE

FICHE MALADIE

DÉFINITION

La délivrance normale correspond au décollement et à l'expulsion du placenta après la naissance de l'enfant. Le saignement normal est d'environ 300 mL. Au-delà de 500 mL, on parle d'hémorragie de la délivrance.

CAUSES ET MÉCANISME

Les hémorragies de la délivrance peuvent être secondaires à :

- une rétention placentaire : elle peut être complète (non-expulsion du placenta 30 min après la naissance) ou partielle, liée à un enchatonnement placentaire ou un placenta accreta (accolement anormal du placenta à la paroi utérine du fait d'un curetage ou de manœuvres endo-utérines antérieures ou d'une césarienne antérieure). Elle peut également être secondaire à la présence de cotylédons aberrants ou encore à une chorioamniotite avec infection placentaire ;
- une inertie utérine : l'utérus ne se contracte plus. Les raisons sont variables : travail long, utérus distendu (hydramnios, gros fœtus, grossesse multiple) ;
- des troubles de la coagulation :
  - pathologie maternelle préexistante ou prise d'anticoagulants ;
  - coagulation intravasculaire disséminée (sepsis grave de l'accouchement, prééclampsie, embolie amniotique, hémorragie sévère de la délivrance qui s'aggrave) ;
- des déchirures cervicovaginales étendues : liées à des traumatismes obstétricaux, manœuvres, extractions instrumentales ou après un accouchement normal par les voies naturelles ;
- un thrombus étendu de la loge d'épisiotomie ;
- une rupture utérine passée inaperçue.

DIAGNOSTIC

SIGNES CLINIQUES

Le diagnostic est posé devant des saignements extériorisés anormaux, soit immédiatement après l'accouchement, soit dans les 24 h suivant celui-ci. Il peut également se poser devant un état hémodynamique instable, une pâleur cutanéomuqueuse.

Une surveillance clinique : pouls, PA, température, saignements, examen du globe utérin.

EXAMENS COMPLÉMENTAIRES

Le bilan comporte :

- un bilan biologique en urgence : NFS, bilan d'hémostase complet ;
- un bilan infectieux en cas de fièvre.

Si elle était remontée dans sa chambre, la patiente doit redescendre en salle de travail, voire au bloc opératoire pour un examen du col et du vagin sous valves, une révision utérine.

TRAITEMENT

- Le bilan diagnostic peut également être thérapeutique :
  - On profite de l'examen du col et du vagin sous valves pour réparer une éventuelle dé-

chirure cervicovaginale, refaire l'épisiotomie.

– La révision utérine permet d'assurer la vacuité utérine et de permettre à l'utérus de se contracter.

• Un traitement médicamenteux est nécessaire : antibiotiques, ocytociques (*SYNTOCINON*), prostaglandines (*NALADOR*) à la seringue électrique.

• Normalisation du bilan d'hémostase par des facteurs de la coagulation.

• Parfois, une embolisation utérine ou une ligature chirurgicale des vaisseaux hypogastriques ou une hystérectomie d'hémostase peuvent être nécessaires.

PRONOSTIC

Non prise à temps, l'hémorragie de la délivrance peut être gravissime par les troubles de la coagulation qu'elle entraîne et la majoration des saignements, pouvant conduire au décès maternel.

FICHE INFIRMIÈRE

EXAMENS

Il faut savoir apprécier l'importance du saignement : nombre et aspect des garnitures, caillots sanguins, hémodynamique (recherche d'une hypotension artérielle, d'une tachycardie maternelle, d'un malaise, de troubles de la conscience).

En présence de ces signes, prévenir le médecin et la sage-femme en urgence et entreprendre le bilan sanguin sur prescription médicale sans perdre de temps : NFS, hémostase complète, RAI et seconde détermination de groupe si non présentes dans le dossier.

Vérifier le dossier prétransfusionnel et, en fonction de l'importance des saignements et de l'éventualité d'une transfusion, le compléter en prélevant les sérologies.

SURVEILLANCE DU TRAITEMENT

SOINS – TRAITEMENT

• Bilan sanguin précité.

• Changement fréquent des garnitures afin d'apprécier l'importance des saignements.

• Mise en place de deux voies d'abord de bon calibre, voire mise en place d'une voie veineuse centrale.

• Mise en place d'une sonde urinaire à demeure et surveillance de la diurèse horaire.

• Monitorage constant de la patiente avec mesure du pouls, de la pression artérielle, de la température.

• Installer la patiente en position gynécologique dans un premier temps afin que le médecin puisse effectuer : une révision du col et du vagin sous valves, une révision utérine.

• Préparer les antibiotiques : *AUGMENTIN* (**amoxicilline + acide clavulanique**), en l'absence d'allergie, en flash pendant la révision utérine. Préparer le *SYNTOCINON* (ocytocique) d'abord en IVD (5 à 10 UI à renouveler) puis en perfusion (30 UI dans 500 mL de sérum glucosé hypotonique), d'abord rapidement puis lentement sur plusieurs heures dès l'arrêt du saignement.

• Si le *SYNTOCINON* est inefficace, le médecin peut décider, en l'absence de contre-indication, d'avoir recours au *NALADOR* à la seringue électrique (d'abord une ampoule sur 1 à 2 h, puis une ampoule sur 4 à 5 h).

• Une transfusion peut parfois être nécessaire : culots globulaires isogroupe après vérification et plasma frais congelés, voire fibrinogène.

• En cas d'échec des mesures précédentes, on peut avoir recours à l'embolisation des artères hypogastriques, ou il peut être nécessaire de préparer la patiente en urgence pour une intervention chirurgicale : ligature des vaisseaux hypogastriques ou hystérectomie d'hémostase.

EFFICACITÉ DU TRAITEMENT

• Arrêt des saignements (nombre et aspect des garnitures, hémodynamique et conscience correcte).

• Globe utérin correct.

►

- Absence de fièvre.
- Diurèse horaire (elle doit être supérieure à 30 mL/h).
- Bilan sanguin vérifiant l'absence d'anémie aiguë et l'absence de troubles de la coagulation.

ÉDUCATION ET CONSEILS

Rassurer la patiente.

Le pronostic dépend de la rapidité du diagnostic, des différentes mesures mises en œuvre pour arrêter l'hémorragie et de la réanimation de la mère pour corriger l'hypovolémie et éviter ou corriger la CIVD.

SUITES DE COUCHES NORMALES ET PATHOLOGIQUES

FICHE MALADIE

DÉFINITION

Les suites de couches sont la période se situant entre l'accouchement et le retour de couches (ou retour des règles). La durée en est variable, suivant que la patiente allaite ou non.

SUITES DE COUCHES PHYSIOLOGIQUES

En l'absence d'allaitement, les règles reviennent 4 à 6 semaines après l'accouchement. Sinon, elles reviennent en général après la fin de l'allaitement. Mais il peut y avoir une ovulation pendant la période de lactation.

Les lochies sont des pertes physiologiques non malodorantes, peu abondantes durant à peu près 15 jours.

L'utérus retrouve sa position physiologique intrapelvienne en 15 jours.

La montée laiteuse a lieu au 3e jour ; elle s'accompagne d'une fébricule à 38 °C, d'une augmentation de volume des seins, qui deviennent aussi plus sensibles.

La patiente peut présenter au 5e jour le classique « *post-partum blues* » qui régresse spontanément au bout de quelques jours ou semaines. Il s'agit d'un syndrome dépressif mineur (*cf.* Troubles psychiatriques du *post-partum*).

SUITES DE COUCHES PATHOLOGIQUES ET TRAITEMENT

COMPLICATIONS INFECTIEUSES

Complications d'une déchirure ou de l'épisiotomie

Il peut s'agir d'une simple inflammation, pouvant aller jusqu'à l'abcès collecté se drainant spontanément ou nécessitant un parage chirurgical. Il s'agit alors de douleurs périnéales localisées, pulsatiles, associées à un aspect inflammatoire local, rougeur, chaleur, douleur, voire un écoulement purulent. Il existe une fébricule, voire de la fièvre.

En cas d'inflammation, de simples soins locaux antiseptiques suffisent.

En cas d'abcès, un drainage chirurgical au bloc est nécessaire.

Endométrite

L'utérus n'involue pas correctement. Il reste gros. Il est douloureux. Il existe des pertes plus ou moins hémorragiques et malodorantes. La patiente présente de la fièvre pouvant aller jusqu'à 40 °C. L'endométrite est favorisée par un travail long, une rupture prématurée des membranes, une chorioamniotite, des manœuvres obstétricales endo-utérines, une rétention placentaire.

Elle peut se compliquer, en l'absence de traitement efficace, d'abcès pelviens, de pelvipéritonite, ou de thrombophlébite pelvienne.

L'endométrite se traite par des antibiotiques à large spectre (type **amoxicilline + acide clavulanique**, *AUGMENTIN*) associés à des ocytociques (*SYNTOCINON*). Suivant l'importance de l'endométrite, la patiente peut être hospitalisée et le traitement entrepris par voie veineuse, avant de l'instituer *per os*.

Les abcès pelviens ou la pelvipéritonite nécessitent souvent une laparotomie exploratrice pour une évacuation des abcès et un lavage pelvien, voire abdominal.

Inflammations mammaires

En l'absence de vidange insuffisante des seins, ils peuvent dans un premier temps s'engorger : seins tendus, douloureux associés à une fébricule.

En l'absence de traitement efficace, l'engorgement mammaire peut se transformer :

- en lymphangite : douleur et rougeur mammaire unilatérale associées à une fièvre à 39-40 °C ;
- voire en abcès mammaire : douleur pulsatile, rougeur, aspect collecté unilatéral, écoulement de lait purulent et fièvre à 40 °C.

L'engorgement mammaire nécessite une simple vidange mammaire bilatérale, au mieux sous l'eau chaude, associée à une expression mammaire bilatérale pour bien vider les seins. On pourra conseiller à la patiente d'allaiter à chaque fois avec les deux seins, en commençant à chaque nouvelle tétée avec le sein opposé à la dernière tétée.

La lymphangite nécessite des anti-inflammatoires locaux sur les seins (*OSMOGEL*), des anti-inflammatoires par voie générale pendant 48 h (*ASPIRINE*, 3 g/j), une restriction hydrique, éventuellement des antistaphilococciques *per os* pendant 5 à 7 jours (*BRISTOPEN*). Il faut tirer et jeter le lait pendant le traitement.

L'abcès mammaire nécessite un arrêt de l'allaitement et un drainage chirurgical quand l'abcès est collecté.

COMPLICATIONS HÉMORRAGIQUES

Dans le *post-partum* immédiat

Elles sont liées à une rétention placentaire passée inaperçue. Elles nécessitent un traitement médical par ocytociques ou prostaglandines, voire un curage utérin, si elles sont diagnostiquées très précocement, voire une embolisation.

Hémorragies plus tardives

Elles surviennent en général dans un contexte d'endométrite. Elles nécessitent un traitement médical ou une embolisation associés à un traitement antibiotique à large spectre.

COMPLICATIONS THROMBOEMBOLIQUES

Thrombus de la loge d'épisiotomie

Responsable de douleurs périnéales pulsatiles et d'une anémie aiguë, elles sont dépistées dès la salle de travail. Il faut reprendre l'épisiotomie chirurgicalement et évacuer l'hématome.

Thrombophlébites pelviennes

Douleurs pelviennes, fébricule, altération de l'état général ; elles sont favorisées par les antécédents de phlébite ou d'embolie pulmonaire, un mauvais état veineux, la station allongée prolongée, une anémie chronique, une intervention chirurgicale de type césarienne.

Afin de les éviter, en cas de facteurs de risque, il faut instituer un lever précoce, un traitement anticoagulant préventif.

En cas de thrombophlébite pelvienne, il faut instituer un traitement anticoagulant à dose efficace.

Thrombophlébite des membres inférieurs et/ou embolie pulmonaire

Douleur, chaleur, rougeur et œdème d'un membre inférieur, plus ou moins associés à une dyspnée, une douleur thoracique, une tachycardie.

Après en avoir fait le diagnostic par un électrocardiogramme, une écho-Doppler des membres inférieurs, voire une scintigraphie pulmonaire ou un angioscanner en cas de suspicion d'embolie pulmonaire, il faudra instituer un traitement anticoagulant à dose efficace.

FICHE INFIRMIÈRE

SURVEILLANCE DU TRAITEMENT

La surveillance d'une accouchée est avant tout clinique :

• Constantes : pouls, PA, température.

• On surveillera l'état de l'épisiotomie ou d'une déchirure périnéale, de même que d'éventuelles hémorroïdes.

• Les seins devront être examinés quotidiennement, de même que l'utérus (sa hauteur, son état douloureux ou non, son aspect) et les lochies.

• On vérifiera la reprise de la diurèse et des selles.

• On s'assurera que la patiente ne présente pas de signe de phlébite.

• On vérifiera la disparition d'une pathologie liée à la grossesse (diabète gestationnel, prééclampsie).

• Enfin, on sera spécialement attentif à l'état psychologique de la nouvelle maman. On sera à l'affût d'un « *post-partum blues* » ou, plus grave, d'une éventuelle psychose puerpérale (*cf.* Troubles psychiatriques du *post-partum*).

Préparation à la sortie : *cf.* Fiche technique, p. 585.

FICHE TECHNIQUE

PRÉPARER LA SORTIE D'UNE ACCOUCHÉE

Vérifier le caractère physiologique des suites de couches

• Bonne involution utérine, absence de saignements anormaux, d'hyperthermie, de signes d'anémie et de pathologie mammaire (engorgement, abcès).

• Conseiller à la patiente de poursuivre les soins du périnée (2 à 3 fois/j). Préférer les douches au bain pendant quelques semaines. En cas d'épisiotomie, vérifier la bonne cicatrisation. Signaler au médecin la présence éventuelle d'hémorroïdes. En cas de constipation, conseiller des massages abdominaux, l'alimentation riche en fibres et une bonne hydratation (boire au moins 1 litre d'eau par jour).

• Informer la patiente sur la possibilité d'une incontinence urinaire dont la guérison est en général spontanée en quelques jours. Conseiller à la patiente d'essayer de contrôler ses mictions en interrompant le jet d'urine (« stop pipi ») et lui faire prendre conscience de la possibilité de contracter ses muscles du périnée (contraction des muscles releveurs de l'anus). En cas de persistance de l'incontinence urinaire, une rééducation des muscles du périnée par un kinésithérapeute peut être prescrite avec électrostimulation fonctionnelle. La reprise du sport est encouragée.

Pathologies révélées par la grossesse

Vérifier leur disparition ou leur persistance (diabète, hypertension, etc.).

Séroprophylaxie anti-D

Vérifier que la séroprophylaxie anti-D a été réalisée en cas de Rhésus négatif chez la mère.

Vaccination antirubéolique

La préconiser si la femme n'est pas immunisée pour la rubéole.

Sexualité, contraception

Les rapports sexuels peuvent débuter dès la cicatrisation du périnée et la disparition des lochies. Il faut informer et rassurer la patiente sur certains troubles sexuels pouvant survenir dans le *post-partum* qui disparaissent le plus souvent dans un délai variable. Il faut inciter la patiente à aborder ce problème avec le médecin au cours de la visite postnatale.

La contraception doit être débutée dès la sortie de la maternité. Les microprogestatifs ▶

(*MICROVAL*, *MILLIGYNON*) représentent la contraception orale la plus adaptée car ils n'interfèrent pas avec l'allaitement comme les œstroprogestatifs. La contraception locale jusqu'au retour de couches est aussi une bonne alternative.

Syndrome du « *baby blues* »

Conseiller à la patiente de consulter devant l'apparition de pleurs, anxiété, irritabilité, troubles du sommeil pouvant révéler un syndrome du « *baby blues* ».

Congé de maternité

Le congé de maternité est de 10 semaines après la date d'accouchement pour le premier et le deuxième enfant quelle que soit la date de l'accouchement prévue ou la durée du congé prénatal. En cas d'allaitement, il n'y a pas de congé supplémentaire prévu par la loi.

Prescriptions

Certaines prescriptions médicamenteuses seront remises à la patiente :

- Poursuite du *PARLODEL* en cas de non-allaitement (2 cp. par jour pendant 14 jours).
- Prescription d'antispasmodiques en cas de crampes utérines (« tranchées »).
- Prescription d'un traitement martial (*TARDYFÉRON B9*) en cas d'anémie.
- Traitement anticoagulant type *CALCIPARINE* ou héparine de bas poids moléculaire type *FRAGMINE* en fonction des antécédents thromboemboliques ou des facteurs favorisants (cardiopathies, varices...).
- Soins locaux de cicatrice de césarienne ou d'épisiotomie.

FICHE PHARMACOLOGIE

OCYTOCIQUES INJECTABLES

Oxytocine

SYNTOCINON					
Induction des contractions utérines : 0,1 à 0,4 mL/min en IVL à dose progressive. Jusqu'à 2 mL/min (5 UI/500 mL de glucosé) Rétraction utérine : 5 à 10 UI IVL	3 amp. 1 mL = 5 UI 10 amp. 1 mL = 5 UI	2,78 HOP	II II	65 %	0,93

Propriétés

Analogue synthétique de l'ocytocine hypophysaire, augmentant la fréquence et l'intensité des contractions utérines.

Indications

Induction des contractions pendant le travail.

Rétraction utérine au moment de la délivrance.

Hémorragie du post-partum immédiat.

Contre-indications

Absolues : hypersensibilité, hypertonie utérine, hématome rétro-placentaire, placenta prævia compliqué, toxémie gravidique sévère.

Relatives : utérus cicatriciel ou surdistendu, mort fœtale *in utero*.

Précautions d'emploi

Pendant le travail : il est indispensable de monitorer l'activité de l'utérus et l'état du fœtus pour prévenir une souffrance fœtale ou une hypertonie utérine, réversibles à l'arrêt du traitement.

Dans les hémorragies du post-partum immédiat, s'assurer de la vacuité utérine et de l'intégrité de la filière génitale.

Effets indésirables

Surdosage : hypercinésie de fréquence, hypertonie utérine et risque de souffrance fœtale. Rupture utérine.

Interactions médicamenteuses

Déconseillées : **analogues des prostaglandines**. Les prostaglandines peuvent potentialiser l'effet de l'ocytocine et réciproquement. En conséquence, l'utilisation simultanée des deux produits doit être faite avec précaution.

■ **Sulprostone**

NALADOR					
Hémorragie du post-partum immédiat : 1 amp. sur 1 h puis 1 amp. sur 4 à 5 h ITG ou MFIU : 2 amp./10 h Adapter à l'efficacité	1 amp. 500 µg	HOP	I		

Propriétés

Dérivé synthétique de la prostaglandine E_2 provoquant des contractions, et une dilatation du col.

Indications

Hémorragie du post-partum immédiat.
Interruption thérapeutique de grossesse, mort fœtale *in utero* au 2e trim.

Contre-indications

En cas d'hémorragie du post-partum immédiat si le risque vital maternel peut être mis en jeu, les contre-indications habituelles deviennent relatives.
Femmes > 35 ans ou grande fumeuse, antécédents d'hypersensibilité au produit, antécédents cardiocirculatoires, asthme, antécédents comitiaux, utérus cicatriciel, insuffisance rénale ou hépatique grave, hyperthyroïdie, diabète décompensé, ulcère, thalassémie, drépanocytose.

Précautions d'emploi

En perfusion IV, avec surveillance cardiorespiratoire, et matériel de réanimation disponible.
L'augmentation des doses n'augmente pas l'efficacité thérapeutique, mais conduit à plus d'effets indésirables.

Effets indésirables

Des accidents cardiovasculaires graves (potentiellement mortels) ont été notifiés (spasme coronarien).
Nausées, vomissements, douleur abdominale, diarrhée, céphalée, obnubilation.
Bronchoconstriction si prédispositions.

Interactions médicamenteuses

Prudente avec **oxytocine** (potentialisation).
AINS (antagonisme).

PROLAPSUS GÉNITAUX ET INCONTINENCE URINAIRE

FICHE MALADIE

DÉFINITION

Les prolapsus génitaux sont une affection fréquente de la femme ménopausée. Il s'agit d'une extériorisation des organes pelviens à travers la vulve, de manière constante ou à l'effort, plus ou moins associée à une incontinence urinaire.

CAUSES ET MÉCANISMES

Les prolapsus génitaux sont dus à une détérioration des systèmes de soutènement, de suspension et d'orientation des organes pelviens.
• Le système de soutènement est assuré par les releveurs de l'anus et le noyau fibreux central du périnée.

• Le système de suspension du dôme vaginal et du col est constitué par les lames sacro-recto-génito-pubiennes : les ligaments utéro-sacrés en arrière, la partie antérieure des lames sacro-recto-génito-pubiennes en avant, les ligaments cardinaux de Mackenrodt latéralement.

• Le système d'orientation comprend latéralement les ligaments ronds et, en arrière, les ligaments utéro-sacrés.

Des circonstances assurent la défaillance de ces différents systèmes ; elles peuvent être congénitales (chez la nullipare) mais, le plus souvent, sont acquises : traumatismes obstétricaux (travail long et laborieux), traumatismes chirurgicaux (hystérectomie totale, ventrofixation) ou encore la ménopause, avec la carence œstrogénique et la baisse de la trophicité des tissus pelviens.

DIAGNOSTIC

SIGNES CLINIQUES

La patiente consulte pour une gêne pelvienne ou périnéale, l'impression d'une tumeur vulvaire, ou pour l'extériorisation complète des organes pelviens.

Plus rarement, elle se plaint de métrorragies provoquées ou de leucorrhées.

Des signes urinaires peuvent être associés : pollakiurie, dysurie, nécessité de réintroduire le prolapsus pour uriner, incontinence urinaire par impériosité ou d'effort.

Souvent le prolapsus, surtout s'il est peu important, est une découverte lors de l'examen gynécologique systématique.

L'examen gynécologique permet d'identifier le prolapsus et de le coter :

• prolapsus de premier degré : intravaginal ;

• prolapsus de deuxième degré : affleure la vulve ;

• prolapsus de troisième degré : extériorisation complète du prolapsus.

L'examen au speculum et la manœuvre des valves (en démasquant l'effet pelote du prolapsus principal) permettent de mettre en évidence :

• un prolapsus antérieur : colpocèle antérieure comprenant l'urétrocèle et/ou la cystocèle ;

• le prolapsus moyen, comprenant l'hystérocèle et/ou la trachélocèle ;

• le prolapsus postérieur, comprenant la rectocèle et/ou l'élytrocèle.

On apprécie également l'incontinence urinaire d'effort par la manœuvre de Bonney ou d'Ulmsten par deux doigts posés en crochet sous le col urétral : la manœuvre est positive si elle stoppe le flux urinaire à l'effort.

On apprécie également le tonus des releveurs (cotés de 0 à 5), la béance de la vulve, la trophicité des organes génitaux externes.

Ce bilan clinique permet de coter le prolapsus, de coter l'incontinence urinaire et de coter les releveurs de l'anus.

EXAMENS COMPLÉMENTAIRES

• FCV, ECBU.

• Échographie pelvienne.

• Bilan urodynamique.

• Éventuellement uroscanner

Le colpocystogramme est demandé chez les patientes en cas de récidive de prolapsus après prise en charge chirurgicale antérieure.

TRAITEMENT

Le prolapsus est une pathologie fonctionnelle. L'indication opératoire sera portée en fonction de la gêne de la patiente, de son âge et de ses tares éventuelles. La technique opératoire sera fixée en fonction du désir de la patiente, de son désir de grossesse et en fonction des habitudes du chirurgien.

TRAITEMENT MÉDICAL ET FONCTIONNEL

Traitements médicaux

• Réduction de la pression vésicale : anticholinergiques ou myorelaxants, et antispasmodiques pour l'instabilité vésicale.

• Augmentation du tonus du col vésical : alphastimulants pour l'insuffisance sphinctérienne isolée.

• À but préopératoire : les œstrogènes, en améliorant la trophicité vaginale, diminuent le risque d'exposition des prothèses.

Physiothérapie

- Kinésithérapie.
- Électrostimulation fonctionnelle.
- Pessaire : il s'agit d'un anneau de caoutchouc posé dans le vagin. Il est indiqué dans les grands prolapsus gênants en cas de contre-indication anesthésique ou si la patiente refuse l'intervention chirurgicale.

TRAITEMENT CHIRURGICAL

Il peut être pratiqué par voie abdominale, par voie vaginale ou par voie cœlioscopique. Les indications de la voie d'abord sont question d'école.

Traitement chirurgical du prolapsus

Par voie abdominale

Indiquée pour les patientes jeunes, en bon état général.

Il s'agit de la promontofixation abdominale, fixant le col utérin au promontoire. Elle peut être associée à une hystérectomie subtotale et une annexectomie bilatérale. L'intervention de Burch peut lui être associée pour prévenir ou traiter une incontinence urinaire potentielle et, suivant les écoles, pour prendre en charge la partie moyenne de la cystocèle.

Par voie vaginale

Il s'agit de la technique de Richter, ou sacrospinifixation, fixant le fond vaginal ou le col (si on conserve l'utérus) au petit ligament sacrosciatique. Cette technique qui traite l'étage moyen du prolapsus peut être associée en cas de prolapsus antérieur à une mise en place de prothèse sous-vésicale et/ou, en cas de prolapsus postérieur, à une douglassectomie par voie vaginale, plus ou moins mise en place d'une prothèse postérieure ou d'une plicature prérectale.

On peut être amené chez des patientes très âgées qui ne désirent plus de relation sexuelle à effectuer un cloisonnement vaginal selon la technique de Rouhier. Il s'agit d'une colpectomie *a minima* antérieure et postérieure, associée à une fermeture vulvaire. Cette technique peut être associée à une hystérectomie totale non conservatrice par les voies naturelles.

Par voie cœlioscopique

Il s'agit de la même technique qu'en laparotomie.

Traitement chirurgical de l'incontinence urinaire d'effort

Seule l'incontinence urinaire d'effort est redevable d'un traitement chirurgical. L'incontinence urinaire par impériosités nécessite un traitement médical.

Depuis l'avènement des prothèses posées par voie vaginale par des techniques simples, rapides et bien tolérées, le traitement chirurgical isolé de l'incontinence urinaire par voie abdominale a été abandonné.

Citons par voie abdominale le Burch ou l'intervention de Marschall-Marchetti, techniques visant à fixer les joues vaginales latérales de part et d'autre du ligament de Cooper homolatéral.

Par voie vaginale, il s'agit des techniques du TVT et du TVT-obturateur. La première technique consiste à placer par voie vaginale une bandelette prothétique sous le col vésical afin de le réintégrer dans l'enceinte manométrique abdominale ; cette bandelette ressort de part et d'autre du Retzius. Dans la seconde technique, la bandelette est posée pareillement ; on la ressort de chaque côté par le trou obturateur.

PRONOSTIC

Le prolapsus est une pathologie fonctionnelle dont on ne meurt pas. C'est le degré de gêne de la patiente qui guide l'indication opératoire.

La voie abdominale est celle qui offre actuellement le plus grand recul avec des résultats fonctionnels et anatomiques les meilleurs. En revanche, elle présente les inconvénients d'une laparotomie : temps plus long, risques d'occlusion plus importants.

L'utilisation des prothèses par voie vaginale présente un risque d'exposition des prothèses non négligeable, de même un taux de correction qui serait moins bon à long terme, raisons qui la feraient proposer à des patientes plus âgées.

La voie cœlioscopique semble être très prometteuse actuellement, aussi bien du point de vue tolérance que du point de vue efficacité.

FICHE INFIRMIÈRE

EXAMENS

• Effectuer sous prescription médicale : NFS, hémostase, groupe sanguin, Rhésus, RAI, ionogramme sanguin, une bandelette urinaire et un ECBU.

• Récupérer les résultats avant le bloc opératoire et les communiquer au médecin.

• Vérifier que les examens prescrits, en particulier l'échographie pelvienne et le bilan urodynamique, sont dans le dossier.

SURVEILLANCE DU TRAITEMENT

Traitement chirurgical : *cf.* Fiche technique, p. 590.

ÉDUCATION ET CONSEILS

• Éviter les efforts abdominaux pendant 1 mois.

• Pas de bain, de rapports sexuels, de tampons vaginaux pendant 1 mois.

• Appliquer les mesures préventives thromboemboliques pendant une dizaine de jours (6 semaines en cas d'antécédents) par le port de bas de contention et l'anticoagulation prophylactique.

• Effectuer un bilan plaquettaire 2 fois/semaine pendant la durée de l'anticoagulation.

• Éviter les efforts expulsifs trop importants au moment d'aller à la selle. Vérifier la prescription de laxatifs. De même, conseiller d'éviter de tousser.

• Conseiller de boire au moins 1,5 L d'eau par jour et de réaliser un calendrier mictionnel en essayant d'espacer les mictions. Vérifier l'éventuelle prescription d'un ECBU dans les jours suivant l'intervention.

• Rassurer la patiente en cas de dysurie dans le postopératoire immédiat.

• Prendre rendez-vous avec le chirurgien 3 semaines après l'intervention pour la communication des résultats anatomopathologiques et la vérification de la cicatrisation.

• Tout autre événement à type de douleurs abdominales intenses, fièvre, métrorragies abondantes, des troubles du transit à type de vomissements, arrêt des matières et des gaz est anormal et doit amener la patiente à reconsulter plus tôt que prévu.

Il s'agit d'une pathologie fonctionnelle, dont on ne meurt pas. L'indication opératoire doit dépendre de la demande de la patiente. La technique opératoire dépend de nombreux facteurs : âge de la patiente, habitudes du chirurgien.

FICHE TECHNIQUE

TRAITEMENT CHIRURGICAL DU PROLAPSUS ET DE L'INCONTINENCE URINAIRE

Techniques

• Par voie haute.
• Par voie cœlioscopique.
• Par voie vaginale.

En postopératoire

• Surveillance des constantes : pouls, PA, température, saturation, diurèse (quantification et couleur des urines).

• Rechercher une hémorragie postopératoire : tachycardie, hypotension, douleurs abdominales.

• Quantifier les redons et vérifier qu'ils sont bien aspiratifs.
• Vérifier les saignements d'origine vaginale (changements de garnitures à quantifier et couleur de la mèche vaginale en cas de chirurgie vaginale).
• Vérifier les cicatrices à la recherche d'hématomes.
• Surveillance de la douleur par l'EVA : adapter le traitement antalgique suivant la prescription médicale.
• Surveillance des points de ponction de la perfusion.

À J+1

• Surveillance des constantes.
• Surveillance de la douleur.
• Quantification des redons, des pansements.
• Enlever la sonde urinaire suivant la prescription médicale après quantification de la diurèse des 24 h et vérifier la reprise correcte des mictions (uniquement pour les TVT ou TVT-obturateur et, dans certains centres, pour les prolapsus opérés par cœlioscopie).
• Prévenir le risque thromboembolique par le port de bas de contention, le lever précoce et l'anticoagulation prophylactique.
• Premier lever à effectuer doucement, avec mise au fauteuil.
• Déceler les éventuelles angoisses découlant de cette intervention.

Les jours suivants

• Surveillance des constantes, de la douleur, des cicatrices, des saignements, du risque thromboembolique par les mêmes mesures préventives que le premier jour.
• Réalimentation progressive dès la reprise du transit.
• Enlever la sonde urinaire suivant la prescription médicale à J3 (si elle n'avait pas été enlevée plus tôt) après quantification de la diurèse des 24 h et vérifier la reprise correcte des mictions, sinon effectuer les quantifications des résidus post-mictionnels (normaux s'ils sont inférieurs à 100 mL) avec, éventuellement, épreuve de clampage de la sonde urinaire.
• Réfection du premier pansement à J3. Rechercher une douleur localisée, un suintement, une rougeur pouvant orienter vers un abcès de paroi.
• Ablation d'un fil sur deux dès le 5e jour.
• Surveillance des saignements vaginaux et toilette stérile quotidienne en cas d'intervention par voie vaginale.

CONTRACEPTION

FICHE MALADIE

DÉFINITION – ÉPIDÉMIOLOGIE

Il s'agit de toutes les méthodes permettant de réguler les naissances de manière réversible.

Le médecin prescrit à sa patiente un certain type de contraception en fonction de ses souhaits, de la prise en compte de certaines contre-indications médicales. Le choix doit tenir compte de l'efficacité, de l'innocuité. La patiente doit en être clairement informée.

L'efficacité est calculée suivant l'indice de Pearl ; c'est-à-dire il s'agit du nombre de grossesses survenues sur 100 femmes pendant un an.

Différentes méthodes seront abordées :

• les méthodes dites naturelles ;
• les contraceptions locales ;
• le stérilet ;
• la pilule contraceptive et les autres méthodes hormonales ;

• la contraception d'urgence, qui devrait être évitée le plus possible.

MÉCANISMES

LES MÉTHODES DITES NATURELLES

Ce sont les moins fiables et pourtant les plus utilisées : elles devraient être utilisées chez des femmes qui souhaiteraient espacer les grossesses tout en acceptant le risque élevé d'échecs.

• Le coït interrompu : il s'agit du retrait du pénis juste avant l'éjaculation. C'est une méthode peu efficace, puisqu'il y a 17 % d'échec. En outre, elle rompt l'harmonie sexuelle.

• L'abstinence périodique : il s'agit d'éviter les rapports pendant la période fertile, en prenant en compte la durée de vie de l'ovule (72 h) et celle des spermatozoïdes (48 h). Cette période est estimée de différents façons :

– relations pendant la période présumée de l'ovulation. Méthode très peu fiable, même en cas de cycles réguliers, l'ovulation pouvant survenir même pendant des « règles » ;

– par la méthode des températures : il faut prendre sa température rectale tous les matins avant de mettre le pied par terre. L'ovulation est hyperthermisante. La température est alors supérieure à 37 °C jusqu'aux prochaines règles. L'abstinence doit se faire des règles jusqu'au deuxième jour après la montée de la température. C'est une méthode contraignante et assujettie aux petites infections qui peuvent fausser la courbe ;

– la méthode de la glaire ou méthode Billings : au moment de l'ovulation, la glaire est filante, transparente et plus longue. Méthode réservée à certaines initiées ; peu fiable.

LES CONTRACEPTIONS LOCALES

Elles devraient être privilégiées chez les femmes après 45 ans, en cas d'allaitement ou avec peu de rapports sexuels en association avec le préservatif :

• les spermicides : ovules, crèmes, éponges : indice de Pearl de 1 % ;

• les diaphragmes et capes cervicales ;

• les préservatifs : ont une action anti-IST associée.

LE STÉRILET

180 millions de femmes dans le monde utilisent le stérilet.

Il agirait en provoquant une altération des spermatozoïdes, en empêchant la nidation de l'œuf, en altérant la glaire cervicale.

Ils peuvent être laissés en place 3 à 5 ans.

Le taux d'échec du stérilet à la progestérone est de 0,1 %, celui du stérilet au cuivre varie entre 0,1 et 3 %.

Les principales contre-indications sont les infections gynécologiques hautes, les cicatrices utérines, les malformations utérines importantes, la nulliparité, les antécédents de grossesse extra-utérine, les maladies hémorragiques.

Les principales complications sont les infections gynécologiques, la perforation de l'utérus au moment de la pose, l'expulsion du stérilet (pouvant passer inaperçue…), la migration du stérilet, les spottings, la douleurs, le risque de GEU (1 %).

LA PILULE CONTRACEPTIVE

C'est la plus efficace des contraceptions.

Il y a les pilules œstroprogestatives, et les pilules progestatives.

Les pilules œstroprogestatives agissent en bloquant l'ovulation, en modifiant la glaire cervicale.

Les œstroprogestatifs peuvent être combinés, c'est-à-dire les comprimés contiennent dès le premier comprimé des œstrogènes (éthynilestradiol dont les doses varient de 15 à 50 µg) et des progestatifs. Ils peuvent être combinés monophasiques : la dose d'estrogène et de progestatif est la même pendant tout le cycle ; ou combiné bi- ou triphasique : les doses de progestatifs ou d'estrogène varient deux ou trois fois au cours du cycle. Ce type de contraception orale hormonale serait censée être la plus physiologique.

Les œstroprogestatifs peuvent être séquentiels : le progestatif n'est introduit qu'au bout de 7 à 14 jours.

Les œstroprogestatifs doivent être commencés le premier jour du cycle pour la première prise et chaque comprime doit être pris tous les jours pendant 21 ou 28 jours. L'efficacité contraceptive est assurée dès le premier jour. La seconde plaquette doit être commencée dès la fin de la première plaquette s'il s'agit d'une plaquette de 28 comprimés ou après un arrêt de 7 jours s'il s'agit d'une plaquette de 21 comprimés.

Les principales contre-indications sont les antécédents de thrombose veineuse ou artérielle, l'HTA et le DID non contrôlés, les hyperlipidémies, les hypercholestérolémies, les affections hépatiques évolutives, les antécédents d'ictère cholestatique ou gravidique, la grossesse, les cancers du sein et endomètre, les tumeurs hypophysaires, les connectivites, les porphyries, le tabagisme chez les femmes de plus de 35 ans. Les contraceptions œstroprogestatives de 3e génération ne sont pas indiquées en 1re intention du fait d'un risque thromboembolique accru. On prescrit en 1re intention des œstroprogestatifs de 2e génération.

Les pilules microprogestatives agissent principalement en modifiant la glaire cervicale.

Ce sont les pilules prescrites en cas d'allaitement.

Les pilules macroprogestatives sont prescrites en cas de contre-indications aux œstroprogestatifs ou en cas de pathologie gynécologique ou mammaire liée à une insuffisance lutéale.

La surveillance : elle est bi-annuelle clinique : poids, PA, état veineux et il est de bon ton de pratiquer un bilan glucido-lipidique avant l'instauration du traitement et trois à six mois après le début de la prise.

LES AUTRES CONTRACEPTIONS HORMONALES

Il s'agit de nouvelles formes très innovantes de contraception ; l'efficacité est identique à celle de la pilule contraceptive.

- L'anneau vaginal : il s'agit d'une association œstroprogestative (15 µg d'éthynil-estradiol et 120 µg d'étonogestrel) sous forme d'anneau laissé en place dans le vagin 21 jours sur 28. Il agit de la même façon que la pilule contraceptive. Au moment du retrait survient l'hémorragie de privation.

Les contre-indications, l'efficacité et les effets indésirables sont les mêmes que celles de la pilule contraceptive estroprogestative.

- L'implant : il s'agit d'une libération en continu d'une faible dose d'étonorgestrel par un implant posé en sous-cutané (en général sous la peau de l'avant-bras). Il agit en bloquant l'ovulation et en modifiant la glaire cervicale. L'efficacité est de 100 % pendant trois ans.

Il peut y avoir des métrorragies dans 30 % des cas ou au contraire une aménorrhée dans 20 % des cas. Les principales contre-indications sont la thrombose évolutive ou les affections hépatiques sévères. Les principales complications sont l'acné, la prise de poids, les tensions mammaires et les céphalées.

- Le patch contraceptif : Il s'agit d'une association œstroprogestative laissée en place 3 semaines sur 4. Elle contient 20 µg d'éthynil-estradiol.

Les principales complications, effets indésirables et contre-indications sont les mêmes que celles des pilules estroprogestatives. Il existe un risque de décollement de 3 %.

CONTRACEPTION DU LENDEMAIN

La contraception d'urgence doit rester une exception.

Le stérilet post rapport ou la pilule du lendemain.

La pilule du lendemain (*NORLEVO* ou *ELLAONE*) doit être prise le plus vite possible après le rapport à risque et au maximum dans les 72 h pour le *NORLEVO* et dans les 5 jours pour *ELLAONE*. Le taux d'échec est inférieur à 4 %.

Le *NORLEVO* est délivré sans ordonnance et gratuitement aux mineures.

Le stérilet doit être mis dans les 5 jours.

Il n'y a aucune contre-indication.

L'efficacité est de 99 % pour le stérilet.

FICHE INFIRMIÈRE

ÉDUCATION ET CONSEILS

Le rôle de l'infirmière est ici très important en terme de conseils et de prévention auprès des adolescentes et des femmes adultes.

Rappeler l'importance de la nécessité d'utiliser un moyen contraceptif efficace dès le premier rapport sexuel. Il existe actuellement encore un taux élevé d'IVG lié à des grossesses non désirées chez les jeunes femmes.

Rappeler que la pilule du lendemain telle que *NORLEVO* est une aide dans l'urgence après un rapport non protégé en période ovulatoire mais qu'elle ne constitue en aucun cas une méthode contraceptive au long cours.

Informer sur l'accessibilité aux centres spécifiques pour l'obtention de contraception gratuite, anonyme avec respect total du secret professionnel.

Rappeler que le meilleur moyen d'éviter grossesse et maladies sexuellement transmissibles est l'association d'un contraceptif oral et d'un préservatif.

Dans le cadre de certaines thérapeutiques, évaluer auprès de la patiente si elle a recours à une contraception efficace, par exemple : indispensable dans le cadre de traitements tératogènes ou pouvant entraîner des malformations du fœtus tels le traitement de l'acné avec le *ROACCUTANE*, le traitement des hépatites chroniques virales. En revanche, dans le cadre d'interventions chirurgicales, évaluer si la contraception est poursuivie ou si le chirurgien a prescrit l'interruption du traitement dans le cadre de la prévention des risques thromboemboliques potentiels liés à l'anesthésie.

De même, l'association de certains inducteurs enzymatiques à la pilule peut inhiber l'action du contraceptif oral : c'est le cas des *barbituriques*, la *RIFAMPICINE*, certains *anticonvulsivants* (*hydantoïne*, *phénobarbital*).

Vérifier que la patiente a un suivi gynécologique régulier relatif au traitement contraceptif : contrôle clinique et biologique via un bilan sanguin lipidique (cholestérol, triglycérides), glycémique, le contrôle du poids.

Rappeler que l'association du tabac et de la contraception orale est risque de troubles thromboemboliques. Recommander d'arrêter de fumer. Orienter si nécessaire vers un tabacologue, informer sur l'existence de patchs nicotiniques aidant à l'arrêt du tabac en vente libre en pharmacie.

FICHE PHARMACOLOGIE

ŒSTROPROGESTATIFS (CONTRACEPTION) – CONTRACEPTIFS DE 2E GÉNÉRATION

Voie orale

- **Éthinylestradiol + lévonorgestrel**

LEELOO					
1 cp./j à heure fixe pdt 21 j, arrêt pendant 7 j et reprise d'une nouvelle plaquette au 8e j	21 cp. éthin. 20 µg + lévo. 100 µg	2,39	I	65 %	0,11
MINIDRIL					
Idem *LEELOO*	21 cp. *éthin.* 30 µg + *lévo.* 150 µg	2,39	I	65 %	0,11

ADÉPAL					
Idem *LEELOO*	21 cp. *éthin.* 30-40 µg + *lévo.* 150-200 µg	2,39	I	65 %	0,11
TRINORDIOL					
Idem *LEELOO*	21 cp. *éthin.* 30-40 µg + *lévo.* 50-75-125 µg	2,39	I	65 %	0,11
LOVAPHARM					
Idem *LEELOO*	21 cp. *éthin.* 30 µg + *lévo.* 150 µg	2,39	I	65 %	0,11
OPTILOVA					
1 cp./j en continu (7 cp. inactifs)	28 cp. éthin. 20 µg + lévo. 100 µg	2,39	I	65 %	0,09

- **Éthinylestradiol + norgestrel**

STÉDIRIL					
Contraception classique : cures de 1 cp./j à heure fixe pdt 21 j, arrêt de 7 j	21 cp. éthin. 50 µg + norg. 0,5 mg	1,90	I	65 %	0,09

Il existe également des boîtes de 3 plaquettes

CONTRACEPTIFS DE 3E GÉNÉRATION

- **Éthinylestradiol + norgestimate**

TRIAFEMI					
1 cp./j à heure fixe pdt 21 j, arrêt pendant 7 j et reprise d'une nouvelle plaquette au 8e j *NB :* propriétés antiacnéiques	21 cp. éthin. 35 µg +norg.180-215-250µg		I	NR	
TRICILEST					
Idem *TRIAFEMI* *NB :* propriétés antiacnéiques	21 cp. *éthin.* 35 µg +*norg.*180-215-250µg		I	NR	
CILEST					
Idem *TRIAFEMI*	21 cp. *éthin.* 35 µg + *norg.* 250 µg		I	NR	
EFFIPREV					
Idem *TRIAFEMI*	63 cp. *éthin.* 35 µg + *norg.* 250 µg		I	NR	

Il existe également des boîtes de 3 plaquettes

- **Éthinylestradiol + gestodène**

MÉLODIA					
1 cp./j en continu (4 cp. inactifs)	28 cp. éthin. 15 µg + gest. 60 µg		I	NR	

MINESSE					
Idem *MÉLODIA*	28 cp. *éthin.* 15 µg + *gest.* 60 µg		I	NR	
HARMONET					
Cures de 1 cp./j à heure fixe pdt 21 j, arrêt de 7 j	21 cp. éthin. 20 µg + gest. 75 µg		I	NR	
MÉLIANE					
Idem *HARMONET*	21 cp. *éthin.* 20 µg + *gest.* 75 µg		I	NR	
MONEVA					
Idem *HARMONET*	21 cp. *éthin.* 30 µg + *gest.* 75 µg		I	NR	
MINULET					
Idem *HARMONET*	21 cp. *éthin.* 30 µg + *gest.* 75 µg		I	NR	
TRI-MINULET					
Idem *HARMONET*	21 cp. *éthin.* 30-40 µg + *gest.*50-70-100 µg		I	NR	
PHAEVA					
Idem *HARMONET*	21 cp. *éthin.* 30-40 µg + *gest.* 50-70-100 µg		I	NR	

Il existe également des boîtes de 3 plaquettes

■ Éthinylestradiol + désogestrel

MERCILON					
Cures de 1 cp./j à heure fixe pdt 21 j, arrêt de 7 j	21 cp. *éthin.* 20 µg + *déso.* 150 µg		I	NR	
VARNOLINE					
Idem *MERCILON*	21 cp. *éthin.* 30 µg + *déso.* 150 µg		I	NR	
VARNOLINE CONTINU					
1 cp./j en continu (7 cp. inactifs)	28 cp. éthin. 30 µg + déso. 150 µg		I	NR	

Il existe également des boîtes de 3 plaquettes

ŒSTROPROGESTATIFS PAR VOIE TRANSDERMIQUE

■ Éthinylestradiol + norelgestromine

EVRA					
1 pch./sem. pdt 3 sem. et 1 sem. sans pch. puis reprise À appliquer sur peau sèche et saine (éviter les seins)	3 pch. 33,9 µg/ 203 µg/ 24 h 9 pch. 33,9 µg/ 203 µg/ 24 h		I I	NR NR	

ŒSTROPROGESTATIFS PAR VOIE VAGINALE

Éthinylestradiol + étonogestrel

NUVARING					
1 dispositif vaginal posé par la femme pdt 3 sem. retiré 1 sem. et nouveau pch. au 8e j	1 anneau vaginal 15 µg/ 120 µg/24 h 3 anneau vaginal 15 µg/ 120 µg/24 h		I I	NR NR	

AUTRES ŒSTROPROGESTATIFS

Éthinylestradiol+ chlormadinone

BELARA					
1 cp. à heure fixe pdt 21 j, arrêt pdt 7 j et reprise d'une nouvelle plaquette au 8e j	21 cp. éthin. 30 µg + chlor. 2 mg		I	NR	

Éthinylestradiol + drospirénone

JASMINELLE					
1 cp./j à heure fixe pdt 21 j, arrêt pdt 7 j et reprise d'une nouvelle plaquette au 8e j	21 cp. éthin. 20 µg + drosp. 3 mg		I	NR	
JASMINELLE CONTINU					
1 cp./j à heure fixe en continu	28 cp. éthin. 20 µg + drosp. 3 mg		I	NR	
JASMINE					
Idem *JASMINELLE*	21 cp. *éthin.* 30 µg + *drosp.* 3 mg		I	NR	
YAZ					
Idem *JASMINELLE CONTINU*	21 28 cp. *éthin.* 20 µg + *drosp.* 3 mg		I	NR	
DROSPIBEL					
Idem *JASMINELLE*	21 cp. *éthin.* 20 µg + *drosp.* 3 mg 21 cp. *éthin.* 30 µg + *drosp.* 3 mg		I I	NR NR	

Estradiol + diénogest

QLAIRA					
1 cp./j en continu	28 cp. 3-2-2-1 mg éthin.+ 2-3 mg dién.		I	NR	

Il existe également des boîtes de 3 plaquettes

GYNÉCOLOGIE-OBSTÉTRIQUE

Propriétés

Contraceptifs par 3 actions complémentaires :
- blocage de l'ovulation,
- modification de la glaire qui devient imperméable aux spermatozoïdes,
- atrophie de l'endomètre qui devient impropre à la nidation.

La « génération » de l'**œstroprogestatif** fait référence à une différence dans le type de progestatif utilisé. Les termes de mono, bi ou triphasiques font référence à des différences de dosages des progestatifs et/ou œstrogènes au cours de la plaquette tentant de se rapprocher au mieux des variations hormonales au cours du cycle naturel.

Indications

Contraception.
Utilisés en cas de dysménorrhées invalidantes. Les **œstroprogestatifs de 2e génération** doivent être prescrits en 1re intention car ceux de **3e génération** augmentent le risque thromboembolique. Le bénéfice des **œstroprogestatifs de 3e génération** est un climat hormonal moins androgénique ; on peut les utiliser en cas d'acné, prise de poids ou mastodynies.

Contre-indications

Hypersensibilité aux substances actives ou à l'un des excipients.
Accidents thromboemboliques artériels (présence ou antécédent).
Accidents thromboemboliques veineux (présence ou antécédent) tels que thrombose veineuse profonde ou embolie pulmonaire ; immobilisation prolongée, chirurgie majeure ; identification de mutations liées à la thrombophilie (facteur II, facteur V).
Prédisposition héréditaire ou acquise aux thromboses veineuses ou artérielles.
Maladie cérébrovasculaire ou coronarienne.
Hypertension artérielle.
Facteurs de risque multiples cardiovasculaires ; association tabac et âge ≥ 35 ans; hyperlipidémie avérée.
Valvulopathie, troubles du rythme thrombogènes.
Diabète compliqué de micro ou de macroangiopathie et/ou évoluant depuis plus de 20 ans.
Migraine avec signes neurologiques focaux ou âge ≥ 35 ans.
Tumeur maligne connue ou suspectée du sein.
Carcinome de l'endomètre ou toute autre tumeur œstrogénodépendante connue ou suspectée.
Adénome hépatique ou carcinome hépatocellulaire, affection hépatique sévère jusqu'au retour à la normale de la fonction hépatique ; antécédent de cholestase liée a la prise d'œstroprogestatifs.
Hémorragies génitales d'étiologie inconnue.
Post-partum < 4 sem.
Allaitement maternel.

Précautions d'emploi

Bilan préalable : examen clinique, frottis cervicovaginal (FCV), bilan glucidolipidique.
Revoir la patiente à 3 et 6 mois pour vérifier la bonne tolérance clinique et biologique.

Effets indésirables

Rares mais nécessitant l'arrêt du traitement : réactions allergiques, intolérance au glucose, HTA, accidents thromboemboliques et cardiovasculaires, ictère cholestatique, hyperlipidémie, adénome hépatique, CHC, lithiase biliaire, érythème noueux, céphalées.
Plus fréquents : nausées, vomissements, acné, prise de poids, nervosité, dépression, baisse de la libido, rétention hydrique/œdèmes, tension mammaire, modification des sécrétions vaginales, métrorragies/oligoménorrhée, signes d'hyperandrogénie, jambes lourdes, candidose vaginale.
Aménorrhée post-thérapeutique avec anovulation, d'autant plus fréquente qu'il existait des troubles du cycle avant le traitement. Nécessite la recherche d'une étiologie si elle est prolongée.

Interactions médicamenteuses

Inducteurs enzymatiques.

PILULE POSTCOÏTALE

▪ Lévonorgestrel

NORLEVO					
1 cp. à prendre le plus rapidement possible et au maximum dans un délai de 72 h après un rapport sexuel non protégé ou en cas d'échec d'une méthode contraceptive	1 cp. 1,5 mg	7,41	I	65 %	7,41

Propriétés

Le mode d'action exact de *NORLEVO* est inconnu. Aux doses utilisées, le **lévonorgestrel** pourrait bloquer l'ovulation, il pourrait également empêcher l'implantation. Il est inefficace dès lors que le processus d'implantation a commencé. L'efficacité semble diminuée en fonction du temps écoulé depuis le rapport non protégé (95 % à 24 h, 85 % entre 24 et 48 h, et 58 % entre 48 et 72 h). L'efficacité après 72 h n'est pas connue. Avec la dose utilisée, le **lévonorgestrel** n'induit pas de modification significative des facteurs de la coagulation, ni du métabolisme des lipides et des glucides.

Indications

Contraception d'urgence dans un délai de 72 h après un rapport sexuel non protégé ou en cas d'échec d'une méthode contraceptive.

Contre-indications

Hypersensibilité au **lévonorgestrel**.

Précautions d'emploi

La contraception d'urgence est une méthode occasionnelle ; elle ne doit, en aucun cas, se substituer à une contraception régulière. Cette méthode ne permet pas d'éviter une grossesse dans tous les cas.

Il n'est pas recommandé d'utiliser plusieurs fois *NORLEVO* au cours d'un même cycle menstruel en raison de taux élevés d'hormones et de la possibilité de perturbations importantes du cycle menstruel.

Effets indésirables

Nausées, vomissements, douleurs abdominales, céphalées, vertiges, tension mammaire, métrorragies, retard de règles.

Interactions médicamenteuses

Déconseillés : **inducteurs enzymatiques.**

▪ Ulipristal acétate

ELLAONE					
1 cp. en prise unique le plus tôt possible, au maximum 5 j après le rapport	1 cp. 30 mg	23,59	I	65 %	23,59

Propriétés

Modulateur synthétique des récepteurs de la progestérone.

Inhibe ou retarde l'ovulation.

Indications

Contraception d'urgence à prendre le plus rapidement possible et au maximum dans un délai de 5 j après un rapport sexuel non protégé ou en cas d'échec d'une méthode contraceptive.

Contre-indications

Hypersensibilité à la substance active ou à l'un des excipients.

Grossesse.

Asthme sévère non équilibré.

Précautions d'emploi

Ne remplace pas une contraception.

Peut diminuer l'efficacité de la contraception régulière, précautions le reste du cycle (associer une contraception mécanique).

Ne prévient pas la grossesse dans 100 % des cas, faire un test de grossesse en cas de retard de regles ou en cas de règles anormales.
Peut perturber le cycle en cours.

Effets indésirables

Céphalées, nausées, douleurs abdominales.
Myalgies, douleurs dorsales.
Dysménorrhées, douleurs pelviennes, mastodynies.
Asthénie.

Interactions médicamenteuses

Inducteurs enzymatiques : peuvent diminuer sa concentration.
Contraception hormonale dont l'efficacité peut être diminuée.

PROGESTATIFS MICRODOSÉS (CONTRACEPTION)

▪ Lévonorgestrel

MICROVAL					
1 cp./j en continu à heure fixe	28 cp. 30 µg 84 cp. 30 µg	1,90 3,89	I I	65 % 65 %	0,07 0,05

▪ Désogestrel

CERAZETTE					
Idem *MICROVAL*	28 cp. 75 µg 84 cp. 75 µg		I I	NR NR	
ANTIGONE					
Idem *MICROVAL*	56 cp. 75 µg 84 cp. 75 µg		I I	NR NR	
CLAREAL					
Idem *MICROVAL*	28 cp. 75 µg 84 cp. 75 µg		I I	NR NR	
DÉSOPOP					
Idem *MICROVAL*	28 cp. 75 µg 84 cp. 75 µg		I I	NR NR	

Propriétés

Progestatifs de synthèse ayant à faible dose et en administration continue une action contraceptive par modification de la glaire et inhibition de l'ovulation.

Indications

Contraception.

Contre-indications

Accidents thromboemboliques veineux tels que thrombose veineuse profonde ou embolie pulmonaire en cours.
Adénome hépatique ou carcinome hépatocellulaire, affection hépatique sévère jusqu'au retour à la normale de la fonction hépatique.
Hémorragies génitales d'étiologie inconnue.
Tumeur maligne connue ou suspectée du sein.
Compte tenu de la diminution de motilité tubaire qu'ils induisent : antécédent ou risque de grossesse extra-utérine.

Précautions d'emploi

À prendre à heure très fixe, le retard de prise ne devant pas dépasser 3 h pour *MICROVAL*, 12 h pour *CERAZETTE*.
À éviter chez les femmes ayant un antécédent de GEU ou de chirurgie à risque de GEU.
Mode de contraception à éviter en cas de dystrophie ovarienne, mastopathie bénigne, mastodynie.

Effets indésirables

Hyperœstrogénie (mastodynie, œdèmes cycliques, douleurs pelviennes).

Perturbations du cycle menstruel (saignements, absence ou irrégularités des règles) qui s'observent chez environ 70 % des utilisatrices.

Kystes fonctionnels de l'ovaire.

Interactions médicamenteuses

Inducteurs enzymatiques.

PROGESTATIFS INJECTABLES (CONTRACEPTION)

■ Implant étonogestrel

NEXPLANON					
1 implant entre le 1er et le 5e j du cycle, le lendemain de la dernière prise d'un œstroprogestatif, immédiatement après une IVG ou 4 sem. après un accouchement Efficacité : 3 ans	1 implant = 68 mg	106,44	I	65 %	106,44

Propriétés

Progestatif de synthèse, ayant une action contraceptive puissante par blocage de l'ovulation et modification de la glaire cervicale. Jusqu'à 3 ans d'efficacité contraceptive avec un retour rapide à un cycle menstruel normal après retrait.

Indications

Contraception pour les femmes qui ne peuvent s'astreindre à une prise quotidienne.

Contre-indications

Grossesse connue ou suspectée.

Affection ou antécédents hépatiques sévères, accidents thromboemboliques veineux évolutifs, hypersensibilité à l'un des composants, tumeurs progestogène-dépendantes, hémorragies génitales d'étiologie inconnue.

Précautions d'emploi

Définir le moment de la pose :

• en l'absence de contraception hormonale antérieure : J1 à J5 du cycle ;

• à l'arrêt d'une contraception orale œstroprogestative: le jour suivant le dernier comprimé actif ;

• à l'arrêt d'une contraception microprogestative orale : à tout moment ;

• dans le post-abortum (1er trim.) : dès l'avortement ;

• dans le post-abortum (2e trim.) : entre J21 et J28 ;

• dans le post-partum : entre J21 et J28.

L'insertion sera réalisée à la face interne du bras non dominant, à 6-8 cm au-dessus du pli du coude, dans le sillon entre le biceps et le triceps en sous-cutané, sous anesthésie locale, en respectant les conditions d'asepsie par un médecin entraîné à sa pose. Idem pour le retrait.

Effets indésirables

Troubles du cycle dans 60 % des cas : ménométrorragies, aménorrhées.

Très fréquents : céphalées, acné, vaginite, augmentation du poids corporel, tension mammaire, mastodynie.

Plus rares : accident thromboembolique veineux et artériel, HTA, tumeur progestogène-dépendante et chloasma.

Interactions médicamenteuses

Déconseillés : **inducteurs enzymatiques.**

GYNÉCOLOGIE-OBSTÉTRIQUE

■ **Médroxyprogestérone**

DÉPO-PROVÉRA					
1 amp. IM profonde/3 mois	1 fl. 3 mL = 150 mg	3,44	I	65 %	3,44

Propriétés

Progestatif de synthèse injectable à longue durée d'action, ayant une action contraceptive puissante par blocage de l'ovulation, modification de la glaire et atrophie endométriale.

Indications

Contraceptif à longue durée d'action (3 mois) lorsqu'il n'est pas possible d'utiliser d'autres méthodes contraceptives.

Contre-indications

Accidents thromboemboliques veineux (évolutifs ou antécédents).
Antécédents d'accidents thromboemboliques artériels.
Présence d'autres facteurs de risque thromboemboliques : diabète, HTA, obésité.
Tumeurs sensibles aux progestatifs ; cancer du sein et cancer de l'endomètre.
Hémorragie génitale non expliquée.
Fibrome utérin.
Présence ou antécédents de pathologie hépatique sévère, tant que les paramètres hépatiques ne sont pas normalisés.

Précautions d'emploi

Première injection entre le 1er et le 5e j du cycle.

Effets indésirables

Augmentation pondérale.
Disparition du cycle menstruel, remplacé par des épisodes d'aménorrhée ou de ménométrorragies qui peuvent parfois être importantes.
Troubles digestifs.
Réactions allergiques.

Interactions médicamenteuses

Déconseillés : **inducteurs enzymatiques.**

CONTRACEPTION LOCALE – PRÉSERVATIFS RÉPONDANT AUX NORMES FRANÇAISES

■ **Préservatifs**

DUREX GOSSAMER
OLLA
STYMULÈVE

CRÈMES SPERMICIDES

■ **Benzalkonium**

PHARMATEX					
Mettre au fond du vagin juste avant le rapport	6 tubes unidose 54 mg 1 tube 72 g		I I	NR NR	
ALPAGELLE					
Idem *PHARMATEX*	6 tubes unidose 1 tube 80 g			NR NR	

OVULES ET CAPSULES SPERMICIDES

Benzalkonium

PHARMATEX					
Mettre au fond du vagin 30 min avant le rapport	10 ovules 20 ovules 6 caps. molles		I I I	NR NR NR	

DIAPHRAGME

Diaphragme

DIAPHRAGME MILEX					
Mettre au fond du vagin juste avant le rapport	1 diaphragme		I	NR	

DISPOSITIFS INTRA-UTÉRINS (DIU)

DIU au cuivre

TT 380					
À changer tous les 10 ans	1 dispositif	30,50		65 %	30,50
UT 380					
À changer tous les 5 ans	1 dispositif short 1 dispositif standard	30,50 30,50		65 % 65 %	30,50 30,50
NT 380					
À changer tous les 5 ans	1 dispositif short 1 dispositif	30,50 30,50		65 % 65 %	30,50 30,50
GYNELLE					
À changer tous les 4 ans	1 dispositif	30,50		65 %	30,50
MULTILOAD					
À changer tous les 5 ans	1 dispositif	30,50		65 %	30,50
MONA LISA					
À changer tous les 5 ans	1 dispositif Cu 375 1 dispositif Cu 375 SL 1 dispositif NTCu375	30,50 30,50 30,50		65 % 65 % XXX	30,50 30,50 30,50
À changer tous les 10 ans	1 dispositif CuT 380A QL	30,50		XXX	30,50

DIU hormonal

MIRENA					
À changer tous les 5 ans	1 dispositif	125,15	I	65 %	125,15

MÉNOPAUSE

FICHE MALADIE

DÉFINITION – ÉPIDÉMIOLOGIE

Il s'agit de l'état résultant de l'arrêt de la fonction ovarienne et des conséquences de la carence estrogénique. Elle survient généralement entre 45 et 55 ans. On parle de ménopause précoce avant 40 ans, de ménopause tardive après 55 ans.

Elle peut être artificielle (castration radique, chimique, chirurgicale) ou naturelle.

La définition est clinique : il s'agit donc d'une aménorrhée secondaire pendant plus d'1 an, ou de trois tests aux progestatifs négatifs. La courbe de température est plate, puisqu'il n'y a plus d'ovulation, les taux de FSH et LH sont très élevés, alors que les taux d'estradiol sanguin sont effondrés.

La ménopause est précédée d'une période de préménopause correspondant à une instabilité hormonale totale ; des périodes d'hyperestrogénie relative alternent avec des périodes de carence estrogénique. Les signes cliniques sont : ménométrorragies ou spanioménorrhées, prise de poids, troubles de l'humeurs, trouble de la circulation, migraines, syndrome prémenstruel accru.

DIAGNOSTIC

La ménopause étant confirmée, l'état clinique résulte de la carence estrogénique :

- bouffées de chaleur pouvant être très invalidantes ;
- instabilité émotionnelle avec tendance dépressive, troubles du sommeil, baisse de la libido ;
- transformation corporelle : sécheresse cutanéo-muqueuse, avec involution vulvovaginale, et dyspareunie, amincissement de la peau, rides, les cheveux deviennent ternes et cassants, la pilosité diminue ; atrophie des glandes mammaires, prise de poids ; les troubles trophiques touchent aussi la sphère urinaire, avec cystites, prolapsus, incontinence urinaire ;
- ostéoporose ;
- complications cardiovasculaires avec risque coronarien devenant identique à celui de l'homme.

TRAITEMENT

BÉNÉFICES ET RISQUES DU THS

Le traitement hormonal substitutif est indiqué en cas de bouffées de chaleur et de troubles trophiques urogénitaux.

Il pourrait entraîner une augmentation du risque de :

- cancer du sein ;
- cancer de l'endomètre ;
- accident coronarien et cérébrovasculaire ;
- maladie veineuse thromboembolique.

MODE DE PRESCRIPTION

Il peut être proposé en :

- séquentiel : œstrogène trois semaines sur 4 associé à un progestatif les dix derniers jours. Au moment de la semaine d'arrêt survient une hémorragie de privation ;
- méthode combinée : prise en continu d'une association estroprogestative.

Ce traitement hormonal présente des contre-indications : les antécédents de thrombose veineuse ou artérielle, l'HTA et le DID non contrôlés, les hyperlipidémies, les hypercholestérolémies, les affections hépatiques évolutives, les antécédents d'ictère cholestatique ou gravidique, les cancers du sein et endomètre, les tumeurs hypophysaires, les connectivites, les porphyries.

La surveillance de ce traitement et des effets indésirables est essentiellement clinique :

- examen gynécologique bi-annuel avec examen des seins, de l'état veineux, PA, FCV, échographie des seins et mammographie ;
- on recherchera des signes de surdosage en estrogène : mastodynies, œdèmes, céphalées ; des signes de sous-dosage : bouffées de chaleur, asthénie, dépression.

FICHE INFIRMIÈRE

SURVEILLANCE DU TRAITEMENT

Il s'agit de vérifier l'amélioration des symptômes liés à la ménopause : bouffées de chaleur, sécheresse cutanéo-muqueuse, dépression.

ÉDUCATION ET CONSEILS

L'infirmière a un rôle important auprès des femmes en terme de conseils, d'informations concernant le suivi de la ménopause.

Informer sur l'accessibilité aux traitements hormonaux substitutifs (naturels ou de synthèse) afin de pallier les effets inconfortables de la ménopause (bouffées de chaleur, troubles asthéno-dépressifs, sécheresse cutanéo-muqueuse) et d'éviter des complications plus tardives telles que l'ostéoporose et certains risques cardiovasculaires.

Rappeler l'intérêt d'être régulièrement suivi au plan clinique par un médecin gynécologue (surveillance par mammographie, frottis cervico-vaginal, bilan biologique lipidique, glycémique, voire aussi hormonal) et dans le but également de veiller à l'observance et d'adapter le traitement de façon optimale pour la patiente si elle le souhaite.

FICHE PHARMACOLOGIE

ŒSTROGÉNOTHÉRAPIE SUBSTITUTIVE ORALE

■ **Estradiol 17 bêta (*per os*)**

ESTROFEM					
1 cp./j pdt 25 j/mois	28 cp. 1 mg 28 cp. 2 mg		II II	NR NR	
PROVAMES					
1 à 2 mg/j pdt 25 j/mois	30 cp. 1 mg 28 cp. 2 mg	2,50 2,50	II II	65 % 65 %	0,08 0,09
OROMONE					
1 cp./j pdt 25 j/mois	28 cp. 1 mg 28 cp. 2 mg	2,50 2,50	II II	65 % 65 %	0,09 0,09
PROGYNOVA					
2 mg/j pdt 20 j/mois	20 cp. 1 mg 20 cp. 2 mg 60 cp. 2 mg		II II II	NR NR NR	
ESTREVA					
1 cp./j pdt 28 j/mois	28 cp. 1,5 mg	2,50	II	65 %	0,09

■ **œstrogènes conjugués**

PHYSIOGINE					
1/2 à 1 cp./j pdt 28 j/mois	30 cp. séc. 1 mg	5,37	II	30 %	0,18

Propriétés

œstrogène de synthèse chimiquement et biologiquement identique à l'estradiol endogène humain. Il remplace l'arrêt de production des œstrogènes chez les femmes ménopausées et soulage les symptômes climatériques de la ménopause.

Indications

Symptômes de déficit en œstrogènes chez les femmes ménopausées.

Prévention de l'ostéoporose postménopausique chez les femmes ayant un risque accru de fracture ostéoporotique et présentant une intolérance ou une contre-indication aux autres traitements indiqués dans la prévention de l'ostéoporose.

Contre-indications

Cancer du sein connu ou suspecté, ou antécédent de cancer du sein.

Tumeurs malignes œstrogénodépendantes connues ou suspectées (exemple : cancer de l'endomètre).

Hémorragie génitale d'étiologie inconnue.

Antécédent d'accident thromboembolique veineux idiopathique ou accident thromboembolique veineux en évolution (thrombose veineuse profonde, embolie pulmonaire).

Accident thromboembolique artériel récent ou en évolution (exemple : angor, infarctus du myocarde).

Haut risque cardiovasculaire.

Affection hépatique aiguë ou antécédents d'affection hépatique, jusqu'à normalisation des tests hépatiques.

Hypersensibilité connue au principe actif ou à l'un des excipients.

Porphyrie.

Précautions d'emploi

Bilan préthérapeutique, puis annuel avec réévaluation de la nécessité du traitement et du rapport bénéfice/risque.

Incitation au dépistage des cancers gynécologiques.

Association systématique à un progestatif en 2e partie de cycle (sauf hystérectomie).

Augmenter la posologie si persistance des signes de carence œstrogénique.

Arrêt du traitement en cas d'immobilisation prolongée.

Effets indésirables

Effets œstrogéniques excessifs (réduire la posologie).

Rares, mais nécessitant l'arrêt du traitement : accident cardiovasculaire ou embolique, HTA, céphalées importantes, troubles neurologiques, tumeur du sein ou de l'utérus, diabète, hyperlipidémie.

Interactions médicamenteuses

Inducteurs enzymatiques.

ŒSTROGÉNOTHÉRAPIE SUBSTITUTIVE PERCUTANÉE

■ Estradiol 17 bêta

OESTRODOSE					
2 pressions/j pdt 3 sem. sur 4	64 pressions 0,75 mg (fl. 80 g)	5,77	II	65 %	0,09
ESTREVA					
2 pressions/j pdt 3 sem. sur 4	100 pressions 0,5 mg (tube 50 g)	5,55	II	65 %	0,06
ESTRADERM TTS					
1 pch. à renouveler 2 fois/sem. pdt 3 sem. sur 4	8 pch. 50 µg 8 pch. 100 µg	7,49 7,49	II II	NR NR	0,94 0,94

ŒSCLIM					
Idem *ESTRADERM TTS*	8 pch. 25 µg 8 pch. 37,5 µg 8 pch. 50 µg	7,49 7,49 7,49	II II II	65 % 65 % 65 %	0,94 0,94 0,94
DERMESTRIL					
Idem *ESTRADERM TTS*	8 pch. 25 µg 8 pch. 50 µg 8 pch. 100 µg	7,32 7,32 7,32	II II II	65 % 65 % 65 %	0,92 0,92 0,92
DERMESTRIL SEPTEM					
1 pch./sem.	4 pch. 25 µg 4 pch. 50 µg 4 pch. 75 µg	7,32 7,32 7,32	II II II	65 % 65 % 65 %	1,83 1,83 1,83
CLIMARA					
1 pch./7 j 3 ou 4 sem. ou en continu	4 pch. 50 µg	7,32	II	65 %	1,83
FEMSEPT					
Idem *ESTRADERM TTS*	4 pch. 50 µg 4 pch. 75 µg 4 pch. 100 µg	7,32 7,32 7,32	II II II	65 % 65 % 65 %	1,83 1,83 1,83
VIVELLEDOT					
Idem *ESTRADERM TTS*	8 pch. 25 µg 8 pch. 37,5 µg 8 pch. 50 µg 8 pch. 75 µg 8 pch. 100 µg	7,32 7,32 7,32 7,32 7,32	II II II II II	65 % 65 % 65 % 65 % 65 %	0,92 0,92 0,92 0,92 0,92

Estradiol 17 bêta

THAIS					
1 pch. à renouveler 2 fois/sem. pdt 3 sem. sur 4	8 pch. 25 µg 8 pch. 50 µg 8 pch. 100 µg	7,32 7,32 7,32	II II II	65 % 65 % 65 %	0,92 0,92 0,92
THAIS SEPT					
1 pch./sem.	4 pch. 25 µg 4 pch. 50 µg 4 pch. 75 µg	7,32 7,32 7,32	II II II	65 % 65 % 65 %	1,83 1,83 1,83
ESTRAPATCH					
1 pch./sem.	4 pch. 40 µg 4 pch. 60 µg 4 pch. 80 µg	7,32 7,32 7,32	II II II	65 % 65 % 65 %	1,83 1,83 1,83
DÉLIDOSE					
1 à 2 sach./j	28 sach. 0,5 mg 28 sach. 1 mg	3,23 4,80	II II	65 % 65 %	0,12 0,17
OESTROGEL					
1 mes./j	32 mes. (tube 80 g)	3,51	II	65 %	0,11

Propriétés

Œstrogène de synthèse chimiquement et biologiquement identique à l'estradiol endogène humain. Il remplace l'arrêt de production des œstrogènes chez les femmes ménopausées et soulage les symptômes climatériques de la ménopause.

Indications

Symptômes de déficit en œstrogènes chez les femmes ménopausées.
Prévention de l'ostéoporose postménopausique chez les femmes ayant un risque accru de fracture ostéoporotique et présentant une intolérance ou une contre-indication aux autres traitements indiqués dans la prévention de l'ostéoporose.

Contre-indications

Cancer du sein connu ou suspecté, ou antécédent de cancer du sein.
Tumeurs malignes œstrogénodépendantes connues ou suspectées (exemple : cancer de l'endomètre).
Hémorragie génitale d'étiologie inconnue.
Antécédent d'accident thromboembolique veineux idiopathique ou accident thromboembolique veineux évolutif (thrombose veineuse profonde, embolie pulmonaire).
Accident thromboembolique artériel récent ou évolutif (exemple : angor, infarctus du myocarde).
Haut risque cardiovasculaire.
Affection hépatique aiguë ou antécédents d'affection hépatique, jusqu'à normalisation des tests hépatiques.
Hypersensibilité connue au principe actif ou à l'un des excipients.
Porphyrie.

Précautions d'emploi

Bilan préthérapeutique, puis annuel avec réévaluation de la nécessité du traitement et du rapport bénéfice/risque.
Incitation au dépistage des cancers gynécologiques.
Association systématique à un progestatif en 2e partie de cycle (sauf hystérectomie).
Augmenter la posologie si persistance des signes de carence œstrogénique.
Arrêt du traitement en cas d'immobilisation prolongée.

Effets indésirables

Prurit, allergie de contact.
Effets œstrogéniques excessifs (réduire la posologie).
Rares, mais nécessitant l'arrêt du traitement : accident cardiovasculaire ou embolique, HTA, céphalées importantes, troubles neurologiques, tumeur du sein ou de l'utérus, diabète, hyperlipidémie.

Interactions médicamenteuses

Inducteurs enzymatiques.

ŒSTROPROGESTATIFS SUBSTITUTIFS COMBINÉS

Estradiol 17 bêta + médroxyprogestérone

DIVINA					
1 cp./j pdt 21 j/mois	21 cp. (cp. blanc : estradiol 2 mg ; cp. bleu : estradiol 2 mg + médroxyprogestérone 10 mg)	7,75	I	65 %	0,37
DUOVA					
1 cp./j en continu	28 cp. 1 mg/2,5 mg	7,75	I	65 %	0,28
	28 cp. 1 mg/5 mg	7,75	I	65 %	0,28
	28 cp. 2 mg/5 mg	7,75	I	65 %	0,28

■ **Estradiol 17 bêta + cyprotérone**

CLIMÈNE					
1 cp./j pdt 21 j/mois	21 cp. (cp. blanc : estradiol 2 mg ; cp. rose : estradiol 2 mg et acétate de ciproterone 1 mg)	7,75	I	65 %	0,37

■ **Estradiol 17 bêta + noréthistérone**

TRISEQUENS					
1 cp./j en continu	28 cp. (cp. bleu : estradiol 2 mg ; cp. blanc : estradiol 2 mg et noréthistérone 1 mg ; cp. rouge : estradiol 1 mg)	7,75	I	65 %	0,28
KLIOGEST					
1 cp./j en continu	28 cp. 2 mg/1 mg	7,75	I	65 %	0,28
NOVOFEMME					
1 cp./j en continu	28 cp. (cp. blanc : estradiol 1 mg et noréthistérone 1 mg ; cp. rouge : estradiol 1 mg)	7,75	I	65 %	0,28
ACTIVELLE					
1 cp./j en continu, à la même heure	28 cp. 1 mg/0,5 mg	7,75	I	65 %	0,28
CLIMASTON					
1 cp./j en continu	28 cp. 1 mg/5 mg 28 cp. 1 mg/10 mg 28 cp. 2 mg/10 mg	7,40 7,40 7,40	I I I	65 % 65 % 65 %	0,26 0,26 0,26

■ **Estradiol 17 bêta + gestodène**

CLIMODIENE					
1 cp./j en continu	28 cp. 2 mg/2 mg	7,75	I	65 %	0,28
AVADÈNE					
1 cp./j en continu	28 cp. 1 mg/0,025 mg	7,75	I	65 %	0,28

■ **Estradiol 17 bêta + drospirénone**

ANGELIQ					
1 cp./j en continu	28 cp. 1 mg/2 mg		I	NR	

GYNÉCOLOGIE-OBSTÉTRIQUE

Estradiol + lévonorgestrel

FEMSEPTCOMBI					
1 pch. à renouveler 1 fois par sem.	4 pch. 50 µg + 10 µg	11,29	I	65 %	2,82
FEMSEPTEVO					
Idem *FEMSEPTCOMBI*	4 pch. 50 µg + 7 µg	10,75	I	65 %	2,69

Estradiol + nomégestrol

NAEMIS					
1 cp./j pdt 24 j/mois	24 cp. (cp. rose : estradiol 1,5 mg ; cp. blanc : estradiol 1,5 mg et nomégestrol 3,75 mg)	7,75	I	65 %	0,32
ZOELY					
1 cp./j tous les j	28 cp. 24 (blancs) : 1,5 mg d'estradiol et 2,5 mg de nomegestrol 4 (jaunes) : placebos		I	NR	
	84 cp. 3 plaquettes de 28 cp.		I	NR	

Propriétés

Les œstroprogestatifs combinés associent un œstrogène naturel et un progestatif non androgénique.

L'association à un progestatif est indispensable chez les patientes non hystérectomisées pour réduire le sur-risque de cancer de l'endomètre.

Indications

Symptômes de déficit en œstrogènes chez les femmes ménopausées.

Prévention de l'ostéoporose postménopausique chez les femmes ayant un risque accru de fracture ostéoporotique et présentant une intolérance ou une contre-indication aux autres traitements indiqués dans la prévention de l'ostéoporose.

Contre-indications

Cancer du sein connu ou suspecté, ou antécédent de cancer du sein.

Tumeurs malignes œstrogénodépendantes connues ou suspectées (exemple : cancer de l'endomètre).

Hémorragie génitale d'étiologie inconnue.

Antécédent d'accident thromboembolique veineux idiopathique ou accident thromboembolique veineux en évolution (thrombose veineuse profonde, embolie pulmonaire).

Accident thromboembolique artériel récent ou en évolution (exemple : angor, infarctus du myocarde).

Haut risque cardiovasculaire.

Affection hépatique aiguë ou antécédents d'affection hépatique, jusqu'à normalisation des tests hépatiques.

Hypersensibilité connue au principe actif ou à l'un des excipients.

Porphyrie.

Précautions d'emploi

Bilan préthérapeutique, puis annuel avec réévaluation de la nécessité du traitement et du rapport bénéfice/risque.

Incitation au dépistage des cancers gynécologiques.

Association systématique à un progestatif en 2e partie de cycle (sauf hystérectomie).

Augmenter la posologie si persistance des signes de carence œstrogénique.

Arrêt du traitement en cas d'immobilisation prolongée.

Effets indésirables

Effet œstrogénique excessif nécessitant une diminution de la posologie.

Rares, mais nécessitant l'arrêt du traitement : accident cardiovasculaire ou embolique, HTA, céphalées importantes, troubles neurologiques, tumeur du sein ou de l'utérus, diabète, hyperlipidémie.

Interactions médicamenteuses

Inducteurs enzymatiques.

ŒSTROGÈNES PAR VOIE VAGINALE

■ **Estriol**

PHYSIOGINE					
1 ovule chaque soir pdt 3 sem.	15 ovules 0,5 mg	3,96	II	15 %	0,26
1 dose le soir pdt 3 sem.	1 tube 15 g (0,5 mg/dose)	5,11	II	30 %	5,11
GYDRELLE					
1 dose/j pdt 3 sem.	1 tube 30 g (100 mg/dose)	4,17	II	30 %	4,17
TROPHICRÈME					
1 à 2 appl./j	1 tube 30 g	5,60	II	30 %	5,60

■ **Estriol + progestérone + bacille de Döderlein**

TROPHIGIL					
1 gél. x 2/j pdt 3 sem.	14 gél. vaginales	4,56	I	30 %	0,33
FLORGYNAL					
1 gél. x 2/j pendant 20j	14 gél. vaginales	4,18	I	30 %	0,30

■ **Promestriène**

COLPOTROPHINE					
1 caps. pdt 20 j	20 caps. 10 mg	5,42	II	30 %	0,27
1 à 2 appl./j	1 tube 30 g	5,47	II	30 %	5,47

■ **Promestriène + chlorquinaldol**

COLPOSEPTINE					
1 cp./j pdt 18 j	18 cp. (chlorquinaldol 200 mg et promestriène 10 mg)		II	NR	

Propriétés

Œstrogènes naturels ayant un effet trophique local ± associés à un antiseptique (**chlorquinaldol**) ou à un progestatif et des bacilles de la flore vaginale (*TROPHIGIL, FLORGINAL*).

Indications

Affections vulvovaginales secondaires à la carence œstrogénique liée à la ménopause :

- sécheresse vaginale ;
- dyspareunie ;
- retard de cicatrisation, troubles trophiques.

GYNÉCOLOGIE-OBSTÉTRIQUE

Capsule, ovule vaginales : troubles trophiques vulvo-vaginaux.
Crème : troubles trophiques vulvaires.

Contre-indications

Grossesse et allaitement.
Antécédents de cancers du sein et de l'utérus, maladie thromboembolique.

Effets indésirables

Très rares : irritation locale, mastodynie.

Interactions médicamenteuses

Utilisation de préservatifs masculins en latex avec des corps gras ou des lubrifiants contenant des huiles minérales (risque de rupture), de spermicides (risque d'inactivation).

INHIBITEUR NON HORMONAL DES BOUFFÉES DE CHALEUR

■ Bêta-alanine

ABUFÈNE					
1 à 2 cp. en cure de 5 à 10 j	30 cp. 400 mg 60 cp. 400 mg			NR NR	

Propriétés

Inhibiteur des bouffées de chaleur non œstrogénique, de la classe des acides aminés.

Indications

Traitement symptomatique des bouffées de chaleur chez la femme ménopausée.

Contre-indications

Hypersensibilité à la **bêta-alanine** ou au gluten.

Effets indésirables

Rares paresthésies des extrémités, exceptionnellement éruption cutanée et prurit.

PROGESTÉRONE ET ASSIMILÉS

■ Dydrogestérone

DUPHASTON					
Insuffisance lutéale : 20 mg/j en 2 prises du 16e au 25e j Endométriose : 30 mg en continu ou du 5e au 25e j Ménopause : 20 mg/ en 2 prises les 2 dernières sem. du traitement œstrogénique Déclenchement des règles, test au *DUPHASTON* : 1 à 2 cp./j pendant 10 j	10 cp. 10 mg	3,67	I	65 %	0,37

Progestérone naturelle micronisée

UTROGESTAN					
Capsules orales et vaginales Insuffisance lutéale : 200 mg le soir au coucher du 16e au 25e j Ménopause : 200 mg le soir au coucher les 2 dernières sem. du traitement œstrogénique Soutien de la phase lutéale : 200 ou 400 mg en 2 prises par voie vaginale	30 caps. 100 mg 90 caps. 100 mg 15 caps. 200 mg 45 caps. 200 mg	7,48 20,32 7,48 20,32	I I I I	65 % 65 % 65 % 65 %	0,25 0,23 0,50 0,45
PROGESTAN					
Idem *UTROGESTAN*	30 caps. 100 mg 90 caps. 100 mg 15 caps. 200 mg 45 caps. 200 mg	5,53 14,52 13,09 5,03	I I I I	65 % 65 % 65 % 65 %	0,18 0,16 0,29 0,34

Caproate d'hydroxyprogestérone

PROGESTÉRONE-RETARD PHARLON					
Insuffisance lutéale lorsque la voie parentérale est indispensable : 1 amp. IM au 16e j	3 amp. 2 mL = 500 mg	7,97	I	30 %	2,66

Progestérone

MENAELLE					
Insuffisance lutéale : 200 mg le soir au coucher du 16e au 25e j ou 300 mg en 2 prises Ménopause : 200 mg le soir au coucher les 2 dernières sem. de chaque séquence thérapeutique	30 caps. 100 mg 90 caps. 100 mg	5,03 13,09	I I	65 % 65 %	0,17 0,15

Propriétés

Activité progestomimétique et gestagène comparable à celle de la progestérone endogène, sans les effets androgéniques et métaboliques des progestatifs de synthèse (moins d'effets indésirables), mais sans activité antigonadotrope (pas d'effet contraceptif).

Indications

Insuffisance lutéale.
Ménopause.
Prévention des avortements à répétition quand une insuffisance lutéale est prouvée.

Contre-indications

Insuffisance hépatique sévère.

Effets indésirables

Métrorragies si prise précoce dans le cycle.
Somnolence et sensation vertigineuse (prendre au coucher).
Quelques cas d'hypospadias décrits avec le **caproate d'hydroxyprogestérone**.

GROSSESSE ET INFECTION URINAIRE

FICHE MALADIE

Souvent asymptomatiques, les infections urinaires doivent être dépistées par une bandelette urinaire si :
- menace d'accouchement prématuré,
- fièvre au cours de la grossesse,
- antécédents d'infection urinaire, uropathie.

La bandelette urinaire est systématique à chacune des consultations.

Une bandelette urinaire retrouvant la présence de nitrites, de leucocytes, de sang ou de protéines dans les urines impose un ECBU.

CYSTITE

Boisson (de l'eau) abondante.

Antibiothérapie, après ECBU, active sur les BGN et non contre-indiquée pendant la grossesse.

Ex. : **nitrofurantoïne** (*FURADANTINE*) 1 gél. x 3/j pendant 1 sem.

ECBU de contrôle 48 h après l'arrêt du traitement, puis chaque mois jusqu'à l'accouchement.

PYÉLONÉPHRITE AIGUË

MESURES GÉNÉRALES

Hospitalisation.

Antipyrétiques type **paracétamol** (*PERFALGAN*) en intraveineux.

TRAITEMENT SPÉCIFIQUE

Antibiothérapie, dès les prélèvements bactériologiques effectués (ECBU, hémocultures), active sur les bacilles Gram-, autorisée pendant la grossesse, le plus souvent en bithérapie initiale par voie parentérale.

L'existence de résistance des germes urinaires à la **pénicilline** même associée à l'**acide clavulanique** (30 à 40 %), fait préférer les **céphalosporines de 3e génération** en première intention chez la femme enceinte en l'absence de suspicion de listériose.

La prescription d'**aminosides** doit être limitée à 3 j.

La voie parentérale est maintenue pendant 24 à 48 h après l'apyrexie.

Relais *per os* en monothérapie, adaptée à l'antibiogramme pendant 2 semaines.

Ex. : **céphalosporines de 3e génération, céfixime** (*OROKEN*).

Au besoin, levée d'un obstacle sur les voies urinaires, qui sera systématiquement recherché par une échographie rénale.

SURVEILLANCE

▶ Surveillance maternelle

Température.

Diurèse.

Contractions utérines.

ECBU à 48 h de traitement, 48 h après l'arrêt des **antibiotiques** puis mensuellement jusqu'à l'accouchement.

Bilan urologique à prévoir après l'accouchement.

▶ Surveillance fœtale

Mouvements actifs fœtaux.

Bruits du cœur, ou rythme cardiaque fœtal en fonction du terme de la grossesse.

FICHE INFIRMIÈRE

EXAMENS

• Réaliser une bandelette urinaire : le but est de rechercher la présence de nitrites, de leucocytes, de sang ou de protéines (si le résultat s'avère positif, un ECBU sera prescrit) :
- systématiquement à chaque consultation :
- impérativement devant une menace d'accouchement prématuré, une fièvre au cours de la grossesse, et aux vues d'antécédents d'infection urinaire ou d'uropathie.

• Transmettre le résultat de la bandelette urinaire au médecin.

SURVEILLANCE

• Surveillance de la température.

• Réaliser une bandelette urinaire. Le but est de rechercher la présence de nitrites, de leucocytes, de sang ou de protéines (si le résultat s'avère positif, un ECBU sera prescrit) :
- systématiquement à chaque consultation ;
- impérativement devant une menace d'accouchement prématuré, une fièvre au cours de la grossesse, et aux vues d'antécédents d'infection urinaire ou d'uropathie.

• Transmettre le résultat de la bandelette urinaire au médecin.

SURVEILLANCE DU TRAITEMENT

DANS LE CADRE D'UNE CYSTITE

• Surveillance de la température.

• Évaluer la douleur.

• Selon prescription médicale, réaliser un ECBU : expliquer l'intérêt de l'examen à la patiente, lui demander de faire une petite toilette intime antiseptique à l'aide de compresses stériles imbibées d'antiseptique (type *DAKIN* ou *BÉTADINE*) avant le recueil des urines prévu dans un petit flacon stérile.

• Conseiller à la patiente de bien s'hydrater : boire 1,5 litre d'eau/jour au minimum.

• L'informer aussi qu'elle refera un ECBU de contrôle 48 h après l'arrêt de l'antibiothérapie, puis une fois par mois jusqu'à l'accouchement.

DANS LE CADRE D'UNE PYÉLONÉPHRITE

Surveillance de la température.

Évaluer la douleur.

Réaliser les bilans bactériologiques prescrits (ECBU, hémocultures).

Poser selon la prescription, une perfusion pour l'hydratation et l'antibiothérapie intraveineuse de première intention après avoir informer la patiente de l'intérêt du traitement.

Surveiller la diurèse des 24 h.

Surveiller la survenue de contractions utérines.

Réaliser un ECBU de contrôle 48 h après le début des antibiotiques puis 48 h après l'arrêt du traitement et mensuellement jusqu'à l'accouchement.

ÉDUCATION ET CONSEILS

• Toilette périnéale d'avant en arrière.

• Prévention de la constipation.

• Boissons abondantes pour obtenir des urines claires.

• Mictions régulières, notamment avant le coucher et après un rapport sexuel.

GROSSESSE ET RUBÉOLE

FICHE MALADIE

La séroconversion rubéolique pendant la grossesse expose au risque de rubéole congénitale.

- Malformations cardiaques.
- Atteintes oculaires, cérébrales et de l'oreille interne.

La contamination est d'autant plus grave et d'autant plus fréquente que la séroconversion survient tôt dans la grossesse.

Le risque de rubéole congénitale existe si la séroconversion survient avant la 20e semaine d'aménorrhée.

Après ce terme il n'y a plus de risque de malformations.

PRÉVENTION

Elle est essentielle puisqu'il n'existe pas de traitement curatif.

Sérologie rubéole obligatoire lors de l'examen prénuptial et lors de la déclaration de grossesse.

Vaccination par *RUDIVAX*, vaccin vivant atténué.

Cette vaccination est fortement conseillée pour toutes les filles avant la puberté.

En période d'activité génitale, la vaccination doit être pratiquée sous couvert d'une contraception efficace commencée 1 mois avant la vaccination et poursuivie pendant 2 mois après.
Un contrôle de la séroconversion doit être fait 1 mois plus tard, avec nouvelle vaccination si le sérodiagnostic est inférieur à 1/20.

Ce vaccin est formellement contre-indiqué pendant la grossesse, bien qu'il n'ait jamais été décrit de rubéole congénitale (l'interruption médicale de grossesse n'est donc pas licite).

Femme séronégative en début de grossesse et travaillant dans un milieu exposé (crèche, école) : il est licite de faire un arrêt de travail durant le 1er trimestre de la grossesse.

Il faut réaliser une vaccination des femmes séronégatives dans le *post-partum.*

EN CAS DE CONTAGE PENDANT LA GROSSESSE

Pratiquer une sérologie dès que possible.

Si le taux est supérieur à 1/20 : immunité ancienne.

Si le taux est inférieur à 1/20 : pas d'immunité.

Débuter une prophylaxie par **gammaglobulines spécifiques** 10 mL/j IM pendant 4 j puis 10 mL/sem. pendant 3 semaines.

Contrôle de la sérologie tous les 15 j pendant le 1er trimestre.

Si le titre augmente, il y a une séroconversion.

EN CAS DE SÉROCONVERSION

AU COURS DU 1ER TRIMESTRE

L'interruption médicale de grossesse (IMG) peut être proposée d'emblée, compte tenu de la gravité potentielle de l'atteinte.

APRÈS LE 1ER TRIMESTRE

Recherche d'atteinte fœtale par :
- amniocentèse (PCR) ;
- ponction de sang fœtal si signes échographiques.

Le diagnostic de contamination fœtale fait discuter l'interruption médicale de grossesse.

FICHE INFIRMIÈRE

ÉDUCATION ET CONSEILS

DANS LE CADRE DE LA PRÉVENTION

• Réaliser selon prescription médicale la sérologie rubéole (obligatoire lors de l'examen prénuptial et lors de la déclaration de grossesse).
• Réaliser selon prescription la vaccination par *RUDIVAX* (vaccination fortement conseillée pour toutes les filles avant puberté).
• En période d'activité génitale, la vaccination nécessite une couverture contraceptive efficace débutée 1 mois avant vaccination et poursuivie les 2 mois suivants. Un contrôle de la séroconversion sera fait 1 mois plus tard et si le sérodiagnostic est inférieur à 1/20 une nouvelle vaccination sera prescrite et réalisée.

DANS LE CADRE DE CONTAGE PENDANT GROSSESSE

• Réaliser selon prescription la sérologie rubéole.
• Réaliser selon prescription la prophylaxie par ***gammaglobulines spécifiques*** en IM.
• Les sérologies seront ensuite contrôlées tous les 15 jours lors du 1er trimestre.
• Informer la patiente de l'intérêt des contrôles.

PARTIE 6

HÉMATOLOGIE – ONCOLOGIE

CHIMIOTHÉRAPIE

FICHE MALADIE

La stratégie thérapeutique d'un cancer est déterminée au cours de la réunion de concertation pluridisciplinaire (RCP). La RCP comporte trois médecins de spécialité différente et adaptée au type de tumeur (par ex : médecin, chirurgien, radiothérapeute). L'avis de la RCP est communiqué au patient et placé dans le dossier.

DÉFINITION

Traitement spécifique contre les cellules cancéreuses, la chimiothérapie administre une substance chimique qui diffuse dans l'organisme en bloquant la reproduction des cellules atteintes, mais aussi normales, ce qui peut entraîner des réactions toxiques des tissus sains.

Son efficacité dépend de trois facteurs : le type de la tumeur, l'organisme porteur, les associations de traitement.

RÈGLES GÉNÉRALES

- Intégrer la chimiothérapie dans la stratégie thérapeutique.
- Préciser les enjeux qui conditionnent la réalisation du traitement :
  - chimiothérapie première (néoadjuvante) : elle représente le premier acte thérapeutique d'une stratégie pluridisciplinaire (chirurgie ou radiothérapie). Elle vise à réduire le volume ou l'évolutivité d'une tumeur primitive en place pour en faciliter le traitement ultérieur, mais également à détruire les micrométastases ;
  - chimiothérapie adjuvante : elle fait suite au traitement d'une tumeur apparemment localisée, le plus souvent par chirurgie. La chimiothérapie a pour but d'éradiquer les micrométastases. Son enjeu est curatif ;
  - chimiothérapie palliative : l'enjeu est d'assurer la meilleure qualité de vie, avec la période la plus longue sans symptômes de la maladie, sans but curatif.
- Surveiller les paramètres suivants :
  - prévenir et éliminer tout foyer infectieux, latent ou évolutif ;
  - rechercher les différentes affections pouvant avoir un retentissement sur le traitement (rénale, cardiaque, hépatique) ;
  - évaluer le capital veineux en vue de la pose d'un système central ;
  - réaliser un bilan préthérapeutique.
- Apprécier les compétences de l'ensemble de l'équipe, tout le long de la chaîne de la chimiothérapie : ne pas hésiter à référer à des structures plus spécialisées pour ne pas entraîner de pertes de chance.
- Présenter le traitement au patient.
- Prescrire la chimiothérapie : établie par le médecin prescripteur, précisant l'identité du patient, le poids, la taille, la surface corporelle, le protocole précis de chimiothérapie utilisé, le nom de chaque médicament, la dose unitaire et la dose calculée, les jours d'administration, la chronologie si nécessaire, le mode d'administration, les traitements associés. Elle n'est validée qu'après vérification des bilans cliniques et biologiques autorisant sa réalisation. Elle précise les éléments de surveillance. Elle est enfin datée et signée par le médecin prescripteur.
- Préparer la chimiothérapie selon les bonnes pratiques.
- Administrer la chimiothérapie par du personnel infirmier formé.

COMPLICATIONS

LORS DE LA RÉALISATION DU PROTOCOLE D'ADMINISTRATION

▶ Extravasation

Elle est suspectée devant des symptômes autour du point d'injection ou l'absence de retour sanguin après aspiration. Le risque de nécrose est variable selon les médicaments.

Nausées, vomissements

Différencier les nausées/vomissements aigus survenant dans les 24 h suivant l'administration de la chimiothérapie, des nausées/vomissements retardés survenant au-delà et des nausées/vomissements anticipés.

Traitement des nausées/vomissements aigus

Antisérotonine + corticoïdes.

Traitement des nausées/vomissements retardés

En préventif : thérapeutique antireflux, corticoïdes, antisérotonine.

Tolérance hémodynamique et rénale des protocoles avec hydratation et médicaments néphrotoxiques

Poids, diurèse, balance hydrique, PA, clinique ± biologie.

AU DÉCOURS DE LA CHIMIOTHÉRAPIE

Les complications sont dominées par l'aplasie médullaire (neutropénie fébrile et thrombopénie).

Neutropénie fébrile

- Si la température est > 38,5 °C et si les polynucléaires neutrophiles (PNN) sont < 1.10^9/L (1 000/mm^3), il y a risque de choc septique.
- Hospitalisation, d'autant plus que PNN < $0,5.10^9$/L (500/mm^3).
- Rechercher une porte d'entrée, notamment le système implantable endoveineux.
- Prélèvement bactériologique.
- Antibiothérapie empirique à large spectre ; antibiothérapie plus ciblée si d'autres germes sont suspectés, notamment antifongique et antistaphylococcique.
- Pas d'indication de facteurs de croissance hématopoïétiques.

Une neutropénie fébrile doit faire discuter, lors de la cure suivante de chimiothérapie :

- le maintien ou la diminution les doses ;
- l'association de facteurs de croissance hématopoïétiques en prophylaxie secondaire.

Thrombopénie

- Elle est jugée sévère si elle se traduit cliniquement ou si les plaquettes sont < 10.10^9/L (10 000/mm^3).
- Transfusions plaquettaires.

Une thrombopénie doit faire discuter, lors de la cure suivante de chimiothérapie, le maintien ou la diminution des doses.

Mucite

Réaction inflammatoire très douloureuse altérant la capacité à s'alimenter normalement. Le simple érythème peut se transformer en ulcération et doit être traité.

Alopécie

Consécutive à certains produits, elle est réversible ; il est préconisé l'achat d'une perruque pendant le traitement.

FICHE INFIRMIÈRE

EXAMENS

- Réaliser le bilan préthérapeutique : biologique (hémogramme, bilan rénal, hépatique, cardiaque), clinique et radiologique (TDM ou IRM).
- Avant le traitement :
  - éliminer tout foyer infectieux latent ou évolutif ;
  - rechercher les différentes affections (rénale, cardiaque, hépatique) ;
  - évaluer le capital veineux en vue de la pose d'un système implantable endoveineux (SIEV).

SURVEILLANCE DU TRAITEMENT

SOINS – TRAITEMENT

- S'assurer de l'information du patient sur le traitement et les effets indésirables.
- Vérifier la prescription nominative, datée, signée par le prescripteur.
- Contrôler la dose avec la surface corporelle.
- Vérifier le bilan biologique.
- Se référer aux modalités d'injection selon le protocole écrit (hydratation, mode d'injection, protection de la lumière).
- Prendre connaissance des prescriptions complémentaires (antiémétiques, corticoïdes).
- Préparer les produits à administrer en prenant les précautions nécessaires ou réception-

ner les produits préparés par l'unité spécialisée et contrôler le nom du patient, des produits, des doses préparées.
• Réaliser l'injection IV dans la chambre implantable en respectant les méthodes recommandées, après avoir bien installé le patient et lui avoir donné la possibilité de se déplacer ensuite, s'il le souhaite, avec un pied à sérum à roulettes.
• Respecter rigoureusement le déroulement du protocole prescrit ; noter sur le dossier les produits administrés et les réactions éventuelles du patient ainsi que la tolérance psychologique.
• Demander au patient de signaler toute réaction anormale et assurer pendant l'administration une surveillance rapprochée et régulière.
• Prendre les mesures nécessaires pour prévenir ou traiter les effets indésirables.

EFFETS INDÉSIRABLES

Locaux

• Liés à la pose d'une chambre implantable.
• Extravasation accidentelle (douleur, rougeur, œdème au point d'injection) : *cf.* Fiche technique, p. 625.
• Toxicité cutanéo-muqueuse (rash, éruption cutanée).
• Alopécie (informer : prothèse capillaire, casque réfrigérant).

Généraux

• Nausées, vomissements (antiémétique, environnement calme, hygiène alimentaire).
• Troubles intestinaux (diarrhée, constipation).
• Sécheresse buccale (alimentation liquide, boisson).
• Ulcérations buccales, aphtes (bains de bouche, antiseptiques et antifongiques, hygiène buccale et dentaire, brosse souple, dentifrice sans alcool).
• Toxicité hématologique (baisse des globules blancs, avec déficit des défenses immunitaires et risque infectieux, baisse de l'hémoglobine ou anémie avec fatigue intense et dyspnée, baisse des plaquettes avec risque hémorragique).
• Autres toxicités, rénale, cardiaque, pulmonaire, neurologique : surveillance de la diurèse, PA, ECG, rythme respiratoire, crampes, convulsions, fièvre.
• Fatigue.
• Douleur.
• Perturbation de la vie du couple.

ÉDUCATION ET CONSEILS

L'information du patient et de ses proches sera claire, répétée, adaptée, et concernera :
• les effets de la chimiothérapie sur le fonctionnement de la cellule saine et de la moelle osseuse ;
• les moyens de prévenir l'infection : éviter les foules, pratiquer les soins d'hygiène appropriés et se laver les mains soigneusement. Signaler tout signe de fièvre, frissons, saignement de nez, ecchymose, selles foncées (*cf.* Fiche technique, p. 625) ;
• la mise en place de mesures visant à éviter l'hémorragie, l'interdiction de l'*ASPIRINE* ;
• la prévention des nausées et vomissements :
  – réduire les stimuli causés par les odeurs, en particulier celles des aliments ; préférer les repas tièdes, sans excitant, de digestion facile, fractionnés ; boire en petite quantité ; 6 repas légers par jour ; surveiller la courbe de poids et préconiser une alimentation plus riche pour éviter une perte de poids trop importante ;
  – préférer la position semi-assise lors de l'apparition des nausées ;
  – réaliser des bains de bouche associés à la chimiothérapie à distance des repas ;
• l'importance d'un apport liquidien suffisant pour prévenir la déshydratation et le déséquilibre électrolytique ;
• les signes de stomatites douloureuses : expliquer l'importance de l'hygiène buccale et prévoir une ordonnance afin de traiter une mycose si nécessaire ;
• la perte transitoire éventuelle des cheveux selon le type de médicament utilisé. Aider le patient à se procurer une perruque ou une foulard, un bandeau ;
• les risques de stérilité ou atteinte du système reproducteur et le recours possible au CECOS ;
• le risque de fatigue : apprendre à la nommer, l'évaluer et à s'adapter à cet état en limitant les activités ;
• l'importance du rôle des proches dans le soutien et le bon déroulement du traitement.

FICHE TECHNIQUE

CONSULTATION INFIRMIÈRE D'ANNONCE

Définition

La consultation infirmière d'annonce s'inscrit dans un dispositif pluridisciplinaire médical, paramédical, psychologique et social qui vise à accompagner le patient pour lequel le diagnostic d'une maladie grave vient d'être confirmé.
Ce dispositif répond aux directives instaurées dans le cadre du Plan cancer régi par la circulaire N°DHOS/SDO/2005/101 du 22 février 2005 qui porte sur l'organisation de la cancérologie au sein des établissements de santé.

Méthode

L'accompagnement du patient se réalise en plusieurs temps distincts chronologiquement dans l'annonce du diagnostic.
Le 1er temps est médical: le médecin rencontre le patient seul ou accompagné, dans un endroit calme, étudié pour ne pas être interrompu par la moindre sonnerie de téléphone ou la moindre visite impromptue.
Le médecin annonce à ce moment précis le diagnostic de la maladie, avec des mots adaptés et appropriés au niveau de connaissances du patient.
Il explique le projet thérapeutique à adopter.
Ensuite, il propose au patient d'être accompagné dans cette première phase d'annonce par une infirmière, spécifiquement formée à la consultation d'annonce, afin de comprendre et de mieux envisager le traitement à venir.
Si le patient accepte cet accompagnement, un rendez-vous de consultation infirmière lui sera directement donné.
Le second temps est paramédical: l'infirmière référent d'annonce reçoit le patient seul ou accompagné, également dans un endroit calme, étudié pour ne pas être interrompu par la moindre sonnerie de téléphone ou la moindre visite impromptue.
L'infirmière s'assoit auprès du patient.
Elle explique son rôle dans cet accompagnement : rôle d'écoute au questionnement du malade, de réassurance par des explications simples concernant le déroulement de la prise en charge du patient et de sa maladie. Elle a un rôle de soutien et d'aide.
Au début de l'entretien : faire reformuler le malade ce qu'il sait, en lui demandant ce que le médecin lui a dit, ce qu'il pense avoir compris et les questions qu'il souhaite poser.
Tout au long de l'entretien, l'infirmière évalue différents critères afin d'orienter ensuite le patient, si besoin et s'il le souhaite, vers d'autres partenaires du soin :

- évaluer le degré d'anxiété ;
- évaluer son état nutritionnel ;
- évaluer ses difficultés (s'il y en a) sociales et socioprofessionnelles.

Cette évaluation permet ensuite à l'infirmière de proposer, de façon adaptée aux besoins du patient, un accompagnement complémentaire avec les « soins de supports » représentés par un psychologue, une diététicienne et une assistante sociale, tous étant initialement nommés référents dans le cadre du dispositif d'annonce de l'établissement de santé.
L'entretien dure environ 1 heure.
À l'issue du rendez-vous, l'infimière remet ses coordonnées au patient. Il pourra la joindre dès qu'il le souhaitera pour un autre rendez-vous, ou simplement avoir des réponses à des interrogations futures.
La communication et la relation de confiance que cette consultation infirmière propose sont incontournables.

L'infirmière réalise ensuite une transmission écrite de l'entretien dans le dossier de soin du patient et sur les supports spécifiquement établis pour cette consultation d'annonce. Cette transmission permettra d'assurer les liens dans la prise en charge du malade tant sur le plan médical que paramédical, social et psychologique.

FICHE TECHNIQUE

CONDUITE À TENIR EN CAS D'EXTRAVASATION

- Arrêter immédiatement la perfusion.
- Avec une seringue de 10 mL connectée directement sur l'aiguille ou le cathéter, aspirer 3 à 5 mL de sang pour retirer le maximum de cytotoxique.
- Délimiter le contour du territoire extravasé avec un stylo-feutre.
- Appeler le médecin (qui appellera éventuellement le chirurgien).
- En attendant le médecin, noter les observations sur le dossier.
- Rédiger une déclaration d'incident.

FICHE TECHNIQUE

HAUT RISQUE INFECTIEUX

Définition

Risque accru de pénétration de germes pathogènes dans l'organisme lié à la diminution des mécanismes de défense immunitaire induits par : une chimiothérapie aplasiante, une radiothérapie, une curiethérapie, un syndrome immunodépressif, une altération de l'état général, une maladie intercurrente.

Objectif global

Éviter l'infection entre deux cycles de chimiothérapie.

Actions éducatives

Faire comprendre l'importance du risque infectieux

- Faire le bilan des connaissances du malade.
- Expliquer la relation entre chimiothérapie et risque infectieux : diminution des leucocytes (GB) qui protègent de l'infection ; le risque se produit à partir de J8 jusqu'à J15 ou plus.
- Hémogramme :
  – aplasie : leucocytes < 1 × 10^9/L (1 000/mm^3) ;
  – normal : leucocytes de 4 à 10 × 10^9/L (4 000 à 10 000/mm^3).
- Expliquer la prise de température buccale ou axillaire et l'évaluation d'une variation anormale (> 38,5 °C ou < 36,5 °C) à signaler au médecin.
- Contrôler les portes d'entrée : dents, bouche, gorge, voies urinaires, intestin (constipation), anus, système implantable endoveineux (SIEV), plaie.
- *Délai* : avant la sortie du patient.
- *Évaluation* : faire énumérer les connaissances citées.

Faire admettre les éléments de surveillance et rendre capable d'adopter les mesures préventives, de nouvelles habitudes

Enumérer avec le patient les mesures à adopter et leur mise en pratique (en tenant compte de son milieu socioculturel et familial) :

- Soins corporels :
  – vêtements et linge propres ;

HÉMATOLOGIE-ONCOLOGIE

– soins d'hygiène ;
– lavage des mains avant les repas et lors de l'élimination des selles et urines ;
– en cas de blessure : désinfection immédiate, pansement occlusif.
- Environnement :
– exclusion de tout contact avec des personnes contagieuses ;
– chambre aérée et propre.
- Alimentation :
– viande cuite ;
– nettoyage soigneux des fruits et légumes ;
– absorption suffisante de boissons : 1,5 L/j.
- *Délai* : à son départ.
- *Évaluation* : vérifier l'autonomie du patient, sa prise en charge.

Convaincre le patient de prévenir son médecin en présence de signes cliniques d'alarme (fièvre, frissons, mucite)

- Encourager le patient à poursuivre ces actions à domicile.
- Vérifier que le patient a intégré les connaissances (reformulation).
- Appliquer les prescriptions médicales à la survenue des signes :
– surveillance thermique : prendre la température (buccale, axillaire) en cas de frissons, sueurs ou sensation de chaleur ;
– prévenir le médecin si t° > 38,5 °C (pas d'automédication) ;
– faire un bilan (hémogramme) avec la prescription délivrée par le service d'hospitalisation et lui transmettre les résultats ;
– appeler le médecin traitant ou lui signaler les points d'appel d'une infection : bouche, SIEV, voies urinaires.
- *Délai* : lors de la 2e cure.
- *Évaluation* : noter les initiatives et les délais de réaction.

FICHE TECHNIQUE

CATHÉTER VEINEUX CENTRAL (KTC)

Définition

Un cathéter veineux central est un site implantable endoveineux (SIEV) introduit par un médecin sur une veine centrale (jugulaire ou sous-clavière). L'infirmière tient un rôle d'assistance auprès du médecin lors de la pose. En revanche la surveillance, la maintenance et l'ablation du cathéter veineux central est de la responsabilité de l'infirmière sur prescription médicale.

Ce dispositif permet d'administrer les traitements intraveineux, l'alimentation parentérale, assurer des transfusions sanguines tout comme administrer des produits de contrastes afin de réaliser des examens radiologiques.

Il permet également de faire des prélèvements de sang veineux directement sur le cathéter.

Les soins répondent à des conditions d'asepsies très rigoureuses afin d'éviter tout risque infectieux.

L'indication de la pose de cathéter veineux central est généralement chez les patients en réanimation, mais aussi chez les patients dont le capital veineux périphérique est insuffisant.

Méthode

Pose d'un cathéter veineux central (KTC) : rôle de l'IDE

Expliquer le déroulement du soin au patient pour obtenir sa compliance.

Préparer l'ensemble du matériel nécessaire à la pose par le médecin :
• Habillage de l'opérateur : casaque stérile, charlotte, masque, gants stériles et lunettes de protection.
• Habillage de l'aide : casaque à usage unique (UU) non stérile, charlotte, gants stériles, masque.
• Habillage du patient : une charlotte et un masque.
• Préparation cutanée : tondeuse (si besoin pour dépiler la zone ponctionnée), compresses stériles, antiseptique fort, sérum physiologique, champ opératoire fenêtré, champs opératoires stériles pour l'ensemble des matériels et un carré de protection absorbant à mettre sous la nuque du patient.
• Anesthésie locale : un flacon de xylocaïne 1 %, une seringue de 10 cc, une aiguille pompeuse et une aiguille sous-cutanée.
• Matériel propre au cathéter : cathéter central, lignes de perfusion, rampe à 4 robinets, robinets trois voies, pansements stériles adhésifs transparents, compresses stériles, antiseptique fort, poche de soluté (sérum physiologique ou glucosé), fil de suture, bistouri, seringue de 10 cc, aiguilles.
• Élimination des déchets : container à aiguilles, sac poubelle de type DASRI.
• Hygiène des mains : savon antiseptique et solution hydro-alcoolique.
Rôle de l'infirmière lors du soin :
• Friction hydro-alcoolique des mains.
• Préparer l'ensemble des matériels tout en respectant les conditions de stérilité de chacun.
• Réaliser la dépilation de la zone à ponctionner si besoin.
• Réaliser l'asepsie cutanée du patient en 3 temps : toilette locale avec savon antiseptique, rincer, sécher, appliquer un antiseptique fort largement sur la zone à ponctionner, puis poser le champ stérile fenêtré sur cette zone.
• Lavage antiseptique des mains.
• Mettre les gants stériles et préparer la ligne de perfusion dans les conditions de stérilité.
• Aider le médecin à l'habillage stérile.
• Lorsque le KTC est posé, le médecin vérifie avec l'infirmière la bonne perméabilité du cathéter.
• Un contrôle radiologique est fait sitôt la pose, avant de débuter toute thérapeutique.
• Noter la date de la pose sur le pansement et transmettre sur le dossier de soin.
• Éliminer les déchets selon la procédure d'usage.

Surveillance et réfection du pansement du KTC

• Le système doit être hermétiquement clos.
• La ligne de perfusion doit être renouvelée toutes les 72 heures.
• Le pansement au niveau du KTC doit être renouvelé tous les 7 jours : l'habillage de l'infirmière est ici stérile.
• Vérifier trois fois par jour : la bonne perméabilité du KTC, le point de ponction et l'aspect du pansement.
• Si le pansement est souillé : le renouveler immédiatement dans les conditions de stérilité exigées.

Ablation d'un KTC

Le retrait d'un KTC se réalise par l'infirmière sous prescription médicale.
Expliquer le soin au patient pour qu'il collabore de façon adaptée.
Préparer le matériel :
• Pour le patient : charlotte et masque.
• Pour l'IDE : casaque à usage unique (UU) non stérile, charlotte, masque, lunettes de protection, gants stériles.

• Matériel : compresses stériles, antiseptique fort, sérum physiologique, pansement stérile sec, bistouri, champ stérile, un petit pot stérile fermant hermétiquement, conteneur à aiguilles et sac d'élimination type DASRI.

Préparer le patient :

• Mettre charlotte et masque.
• L'installer en décubitus dorsal strict pour éviter toute embolie gazeuse.

Le soin :

• Friction hydro-alcoolique des mains.
• Habillage de l'infirmière.
• Lavage antiseptique des mains.
• Mettre les gants stériles.
• Réaliser l'ablation de la suture du KTC à la peau.
• Demander au patient de bloquer sa respiration et retirer le KTC.
• Réaliser une compression sur le point de ponction pendant 5 minutes pour réaliser l'hémostase.
• Faire un pansement stérile sec au point de ponction.
• Sectionner stérilement l'extrémité distale du KTC et mettre cette extrémité dans un petit pot stérile pour une analyse bactériologique systématique sur prescription médicale.
• Transmettre le soin dans le dossier du patient.

FICHE TECHNIQUE

KTC SPÉCIFIQUES : LES SITES IMPLANTABLES POUR CHIMIOTHÉRAPIE (PAC)

Dans le cadre des chimiothérapies, le SIEV utilisé préférentiellement est une chambre implantable, appelée également port-à-cathéter (PAC). Ce type de cathétérisme se réalise au bloc opératoire par un chirurgien et sous anesthésie locale.

Ce dispositif est placé au long cours sous la peau du patient, et est connecté généralement à la veine sous-clavière droite.

Pour y poser une perfusion et administrer une chimiothérapie, une antibiothérapie au long cours, on ponctionnera le site au moyen d'une aiguille de Huber.

Méthode

Pose de perfusion sur PAC

• Réaliser une friction hydro-alcoolique des mains.
• Mettre une tenue de protection : casaque UU non stérile, masque et charlotte.
• Faire une première antisepsie cutanée de la zone du site implantable.
• Réaliser une friction hydro-alcoolique des mains.
• Déposer sur le champ stérile de table, le matériel stérile et les produits nécessaires.
• Se laver les mains (lavage antiseptique).
• Mettre des gants stériles.
• Faire une 2e antisepsie de la peau en respectant le temps de pose de l'antiseptique, rincer au sérum physiologique et sécher par tamponnement.
• Appliquer un champ stérile fenestré autour du site à ponctionner.
• Appliquer une compresse sèche stérile au niveau du site pour le protéger.
• Monter la ligne de perfusion jusqu'au raccord qui s'adaptera à l'aiguille de Huber dans un second temps stérilement.
• Purger le circuit de perfusion.
• Remplir la seringue de 20 mL de sérum physiologique 0,9 %.

• Adapter la seringue contenant les 20 mL de sérum physiologique à l'extrémité distale de l'aiguille de Huber.
• Purger l'aiguille de Huber et clamper le prolongateur de l'aiguille en laissant la seringue contenant le reste de sérum physiologique adaptée au dispositif.
• Accrocher la perfusion au pied à sérum délicatement (sans déstériliser ses gants).
• Maintenir les bords du site implantable entre deux doigts (pouce et index en général).
• Piquer perpendiculairement au centre de la membrane jusqu'à l'obtention d'une butée du métal.
• Déclamper le prolongateur de l'aiguille et injecter 5 mL de sérum physiologique à l'aide de la seringue préremplie et adaptée au système clos du dispositif constitué.
• Rechercher ensuite un reflux dans le raccord, s'il est présent, rincer et clamper.
• Diriger l'aiguille de Huber vers le sternum du patient afin que le biseau de l'aiguille soit bien orienté à l'intérieur du site vers la veine centrale ponctionnée.
• Mettre une compresse sèche pliée en deux sous les ailettes (ou la courbure) de l'aiguille et une autre au-dessus.
• Appliquer le pansement occlusif en s'assurant que le clamp du raccord de l'aiguille est en dehors.
• Retirer la seringue de sérum physiologique et adapter la ligne de perfusion purgée préalablement au prolongateur de l'aiguille de Huber.
• S'assurer de l'absence de douleur et d'un débit continu.
• Régler le débit de la perfusion (calculé selon la prescription au préalable).
• Enlever les gants et les habits protecteurs.
• Enlever le masque et la charlotte du patient.
• Identifier la poche de perfusion (nom, date et heure de pose).
• Dater le pansement occlusif.
• Ranger le matériel.
• Se laver les mains (lavage simple).
• Noter l'acte dans le dossier de soin du patient et sur la fiche de surveillance.

Surveillance d'un PAC

Surveiller le débit de la perfusion.
Surveiller l'apparition des signes :
• d'extravasation (passage de produit injecté hors du PAC) : picotement, brûlure ± vive, œdème, compresses ou pansement humides ;
• d'infection : signes locaux, douleur, rougeur, chaleur, ou frissons pendant la perfusion ;
• de thrombose : mauvais écoulement.

En cas de signes d'extravasation d'une perfusion d'antimitotique (cf. Conduite à tenir en cas d'extravasation).

En cas de mauvais écoulement :
• vérifier la bonne position de l'aiguille ;
• injecter du sérum ;
• modifier la position du bras.

En cas de signes d'infection et/ou de thrombose ou de toute autre anomalie :
• prévenir le médecin avant toute utilisation de la chambre.

Recommandations
• Changer l'aiguille de Huber tous les 7 jours.
• Changer de pansement à chaque changement d'aiguille.
• Changer le pansement s'il est souillé.
• Éviter les manœuvres de surpression lors d'une tentative de désobstruction, ne jamais utiliser de seringue inférieure à 10 mL.

• Changer la ligne de perfusion dans sa totalité en même temps que le changement d'aiguille.
• Après l'administration de produit lipidique ou sanguin, il faut « clamper » chaque tubulure, rinçer et hépariner le site via l'aiguille posée et un changement immédiat de la ligne de perfusion s'impose.

Ablation d'aiguille de Huber sur PAC : méthode

L'ablation de l'aiguille de Huber sur PAC consiste à ôter l'aiguille en respectant les règles d'hygiène, d'aseptie et de sécurité très rigoureuses afin d'éviter tout risque infectieux, prévenir d'éventuelles complications pour le patient et éviter tout accident exposant au sang pour le soignant lors du geste.
La bonne réalisation du soin doit permettre une utilisation optimale à plus ou moins long terme du site implantable.

Le soin

• Mettre la tenue de protection (charlotte, masque et surblouse).
• Réaliser une friction hydro-alcoolique des mains.
• Préparer le matériel en conservant la stérilité de chaque élément conditionné : étaler le champ stérile et y déposer le matériel.
• Imbiber les compresses avec un antiseptique fort.
• Imbiber d'autres compresses de sérum physiologique.
• Conserver des compresses sèches.
• Enlever le pansement.
• Ouvrir le boîtier protecteur de la connexion aiguille-prolongateur de perfusion pour pouvoir la saisir ensuite au moyen des gants stériles.

La manipulation doit toujours être réalisée en système clos

Se laver les mains (lavage antiseptique).
Remplir la seringue (20 mL) des 20 mL de sérum physiologique en ayant pris soin de la saisir avec une compresse imbibée d'antiseptique pour ne pas déstériliser ses gants.
Clamper le raccord de l'aiguille de Huber avec une compresse imbibée d'antiseptique (et clamper la tubulure principale si besoin avec la même technique).
Désadapter le prolongateur de la ligne de perfusion avec une compresse imbibée d'antiseptique.
Brancher la seringue de sérum physiologique, ôter le clamp - toujours à l'aide de compresses avec antiseptique - et injecter 10 mL de sérum physiologique tout en réalisant l'ablation de l'aiguille en pression positive avec les 3 mL restants.
Maintenir la chambre et selon le modèle d'aiguille utilisée :
• Si l'aiguille utilisée est de type « gripper » : il suffit de relever l'aiguille jusqu'à entendre un « clic ».
• Éliminer ensuite l'ensemble du dispositif protégé dans le conteneur à aiguilles.
• Si l'aiguille utilisée n'est pas sécurisée, il suffit de se munir d'une orthèse, de retirer doucement l'aiguille et l'éliminer dans le conteneur.
• Si on utilise la pince Tactil, la manipulation est simple et très précise ; elle permet d'éviter « l'effet rebond » et donc protège davantage le soignant des risques d'accident exposant au sang :
  – ne pas serrer la pince avant utilisation ;
  – glisser l'extrémité antérieure de la pince entre la peau du patient et l'aiguille ;
  – l'aiguille doit être positionnée, en butée, dans la fourche mobile ;
  – tendre la tubulure de l'aiguille et la fixer sous la barrette prévue à cet effet ;
  – poser le pouce sur la barrette de fixation et la paume de la main sur les stries situées en arrière de la partie supérieure de la pince ;

– serrer lentement la pince à pleine main en veillant à ce que la partie inférieure reste en appui sur la chambre.
• Jeter le tout dans le conteneur de récupération.
• Comprimer le point de ponction avec une compresse imbibée d'antiseptique.
• Rincer au sérum physiologique.
• Sécher.
• Vérifier l'état cutané du patient : absence de rougeur, douleur, œdème, nécrose ou hématome.
• Appliquer le pansement sec (type Mépore).
• Réinstaller le patient et lui ôter les protections.
• Éliminer les déchets.
• Ranger le matériel.
• Réaliser une friction hydro-alcoolique des mains.
• Inscrire le soin sur le dossier de soins et sur la fiche de surveillance.
• Vérifier l'état cutané du patient : absence de rougeur, douleur, œdème, nécrose ou hématome.

FICHE PHARMACOLOGIE

PRESCRIPTION D'UN PROTOCOLE DE CHIMIOTHÉRAPIE – PROTOCOLE CMF-CYCLE 3

Madame X.
née le 01/01/1954
le 03.06.2014

Poids : 55 kg. Taille : 1,63 m.
Surface corporelle : 1,52 m²
Hémogramme : OK

Cyclophosphamide	600 mg/m²	soit 900 mg	IV	Le 03.06.2014
Méthotrexate	40 mg/m²	soit 60 mg	IV	Le 03.06.2014
Fluorouracile	600 mg/m²	soit 900 mg	IV	Le 03.06.2014
SOLUMÉDROL	60 mg/m²	soit 90 mg	IV	Le 03.06.2014
PRIMPÉRAN	40 mg/m²	soit 60 mg	IV	Le 03.06.2014

CONDUITE À TENIR EN CAS D'EXTRAVASATION DE CHIMIOTHÉRAPIE

Arrêt de la perfusion tout en conservant l'aiguille ou le cathéter en place.
Aspirer 3 à 5 mL de sang pour retirer du médicament cytotoxique.
Injecter, par l'aiguille laissée en place, 5 à 10 mL de **chlorure de sodium** isotonique pour diluer le médicament.
Injecter l'antidote du produit cytotoxique s'il existe en cas d'impossibilité de recours à la chirurgie pour un médicament antivésicant :

Anthracyclines :
• 500 mg à 1 g de *SOLUMÉDROL* ou 1 à 2 mL d'**hydrocortisone hémisuccinate** en IV par le dispositif d'injection et/ou au pourtour immédiat de l'extravasation,
• ou DMSO (50 à 99 %) en application locale : 15 mL sur une compresse pendant 15 min à répéter toutes les 4 à 6 h pendant 48 h ;

Alkylants : **thiosulfate de sodium** à 10 % + 6 mL eau ppi par voie IV ou SC autour du point d'extravasation.

Prévenir le médecin responsable de la chimiothérapie.
Enlever l'aiguille.
Aspirer, à l'aide d'une aiguille sous-cutanée, le maximum de liquide infiltré au pourtour du point d'injection. Anesthésie locale par spray ou crème si possible.
Appliquer des compresses froides s'il existe un antidote pour éviter la diffusion, ou chaudes pour favoriser l'élimination du produit.
Appliquer, toutes les 2 h, une pommade calmante sur la zone d'extravasation (**hydrocortisone** à 1 %, **pommade anti-œdémateuse**).
Surveillance clinique.

ANTIÉMÉTIQUES – ANTAGONISTES DES RÉCEPTEURS 5-HT3 À LA SÉROTONINE

▪ Granisétron

KYTRIL					
Prise orale : 1 cp. avant la chimiothérapie Injection ou perfusion intraveineuse avant la chimiothérapie	2 cp. 1 mg 10 cp. 1 mg 1 cp. 2 mg 5 cp. 2 mg 1 amp. 3 mg 5 amp. 3 mg	12,35 HOP 12,35 HOP 20,85 HOP	I I I I I I	65 % 65 % 65 %	6,18 12,35 20,85

▪ Ondansétron

ZOPHREN					
ZOPHREN cp. Prise orale : 1 cp. avant la chimiothérapie 10 mL avant la chimiothérapie	2 cp. 4 mg 2 cp. lyoph. 4 mg 4 cp. 4 mg 4 cp. lyoph. 4 mg 10 cp. 4 mg 10 cp. lyoph. 4 mg 2 cp. 8 mg 2 cp. lyoph. 8 mg 4 cp. 8 mg 4 cp. lyoph. 8 mg 10 cp. 8 mg 10 cp. lyoph. 8 mg	9,57 9,57 18,59 18,59 HOP HOP 8,85 8,85 17,15 17,15 HOP HOP	I I I I I I I I I I I	65 % 65 % 65 % 65 % 65 % 65 % 65 % 65 %	4,79 4,79 4,65 4,65 4,43 4,43 4,29 4,29
ZOPHREN injectable Injection ou perfusion intraveineuse avant la chimiothérapie	1 amp. 2 mL 1 amp. 4 mL 5 amp. 4 mL	8,13 15,30 HOP	I I I	65 % 65 %	8,13 15,30
ZOPHREN suppositoire 1 sup. avant la chimiothérapie	2 sup. 16 mg	33,58	I	65 %	16,79
ZOPHREN sirop 10 mL avant la chimiothérapie	1 fl. 50 mL (4 mg/ 5 mL)	39,06	I	65 %	39,06

Propriétés

Antagonistes des récepteurs 5-HT_3 à la sérotonine qui sont impliqués dans les vomissements secondaires à la chimiothérapie cytotoxique. Ces molécules sont très efficaces en traitement préventif.

Indications

Prévention des nausées et vomissements aigus induits par une chimiothérapie ou une radiothérapie cytoxique.
L'utilisation de ces molécules en traitement curatif, une fois que nausées et vomissements sont apparus, est moins efficace.

Contre-indications

Hypersensibilité.
Grossesse et allaitement : éviter.

Précautions d'emploi

L'administration de ces **antiémétiques** doit précéder d'une heure la chimiothérapie émétisante.

Effets indésirables

- Constipation (diminution de la motricité colique).
- Ballonnements, céphalées, hypotension.
- Élévation modérée des transaminases.

Interactions médicamenteuses

Phénobarbital : augmentation de la clairance plasmatique de l'**antiémétique**.

ANTAGONISTE DES RÉCEPTEURS DE LA SUBSTANCE P

■ Aprépitant

EMEND					
J1 : 1 h avant la chimiothérapie émétisante : 125 mg J2 et J3 : 80 mg le matin En association avec la **dexaméthasone**	2 gél. 80 mg 5 gél. 80 mg 5 gél. 125 mg 3 gél. (1 gél. 125 mg + 2 gél. 80 mg)	47,19 HOP HOP 68,64	I I I I	65 % 65 %	23,59 22,88

Propriétés

Antagoniste sélectif des récepteurs de la substance P neurokine 1 (NK1).

Indications

Prévention des nausées et vomissements aigus induits par une chimiothérapie hautement émétisante comprenant du **cisplatine** et par une chimiothérapie moyennement émétisante.
L'administration se fait en association avec des **corticoïdes** selon le protocole suivant pour les chimiothérapies hautement émétisantes :
- J1 : *EMEND* 125 mg/**dexaméthasone** *per os* 12 mg/**ondansétron** 12 mg IV (30 min avant le début de la chimiothérapie).
- J2 : *EMEND* 80 mg/**dexaméthasone** *per os* 8 mg.
- J3 : *EMEND* 80 mg/**dexaméthasone** *per os* 8 mg.
- J4 : **dexaméthasone** *per os* 8 mg.

Contre-indications

Hypersensibilité à l'**aprépitant**, intolérance au fructose, malabsorption du glucose et du galactose, déficit en sucrase-isomaltase.
Grossesse et allaitement : éviter.

Précautions d'emploi

L'administration de ces **antiémétiques** doit précéder d'une heure la chimiothérapie émétisante.

Effets indésirables

Anémie, neutropénie fébrile.
Anorexie, prise de poids, polydipsie.
Anxiété, troubles cognitifs, céphalées, acouphènes.
Bradycardie.
Diarrhée, dyspepsie, reflux gastro-œsophagien, ulcère duodénal, entérocolite, stomatite.
Acné, photosensibilité, rash, prurit, syndrome de Stevens-Johnson.
Polyurie, dysurie, pollakiurie.
Élévation des transaminases et des phosphatases alcalines.
Hyperglycémie.

Interactions médicamenteuses

L'**aprépitant** est un inhibiteur modéré du CYP3A4.
Pas d'administration concomitante avec le **pimozide**, la **terfénadine**, l'**astémizole** ou le **cisapride** (car possibilité d'élévation des concentrations plasmatiques de ces médicaments).
Baisse des concentrations de la **warfarine**, du **tolbutamide** et de la **phénytoïne** (métabolisés par le CYP2C9).

ANTINÉOPLASIQUES – ALKYLANTS

Altrétamine

HEXASTAT					
Prise orale 150 à 250 mg/m²/j pendant 5 j toutes les 3 sem. ou pendant 14 j/mois	25 gél. 100 mg	21,34	I	100 %	0,85

Busulfan

MYLERAN					
Prise orale de 3 à 5 mg/m²/j ou 4 à 6 mg/j, puis adaptée en fonction des résultats de l'hémogramme : en général de 1 à 3 mg/j en entretien	25 cp. 2 mg	69,83	I	100 %	2,79
BUSILVEX					
Indication : conditionnement avant greffe de CSH A. : 0,8 mg/kg IV sur 2 h toutes les 6 h pendant 4 j (16 doses)	8 amp. 10 mL (6 mg/mL)	HOP	I		

Carmustine

BICNU					
Perfusion IV dans 125 à 250 mL de solution isotonique en 1 à 2 h, à l'abri de la lumière	1 fl. lyophilisat 100 mg + fl. solv. 3 mL d'éthanol pur incompatible avec PVC	HOP	I		

Chlorambucil

CHLORAMINOPHÈNE					
Prise orale avant le repas 4 à 8 mg/m²/j ou 0,1 à 0,2 mg/kg/j pendant 2 à 3 sem. ou 6 à 10 mg/m²/j pendant 5 j/mois Les doses sont ensuite adaptées au contrôle de l'hémogramme	30 gél. 2 mg	22,10	I	100 %	0,74

Cyclophosphamide

ENDOXAN					
Prise orale : 50 à 100 mg/m²/j en continu ou 150 mg/m²/j pendant 15 j	50 cp. 50 mg	12,74	I	100 %	0,25
Posologie individuelle selon la pathologie et la réponse au traitement E. 150 à 1200 mg/m² A. 500 à 4 000 mg/m² toutes les 3 à 4 sem. Administrés en 1 à 3 j à chaque cycle ou 2 inj. à 7 j d'intervalle	1 fl. pour inj. 500 mg 1 fl. pour inj. 1 000 mg	HOP HOP			

Dacarbazine

DÉTICÈNE					
Reconstitution avec eau ppi Injection IV directe ou perf. IV courte (30 min à 1 h) avec protection de la lumière 400 à 1 000 mg/m² répartis sur 1 à 5 j toutes les 3 sem.	10 fl. 100 mg + 10 mL d'eau ppi	HOP	I		

Témozolomide

TEMODAL					
Prise orale 150 mg/m²/j pdt 5 j tous les 28 j si ATCD de chimiothérapie et risque d'aplasie Sinon 200 mg/m²/j pdt 5 j tous les 28 j	5 gél. 5 mg 5 gél. 20 mg 5 gél. 100 mg 5 gél. 140 mg 5 gél. 180 mg 5 gél. 250 mg	HOP HOP HOP HOP HOP HOP	I I I I		
IV lente de 90 min Idem forme orale	1 fl. pdre 100 mg pour perf. (2,5 mg/mL)	HOP			

Fotémustine

MUPHORAN					
Reconstitution avec solvant pour une concentration de 50 mg/mL Perf. IV dans glucosé à 5 % sur 1 h Protection de la lumière du flacon, de la tubulure et du bras 100 mg/m² à J1, J8 et J15 Repos de 4 à 5 sem. puis 100 mg/m² toutes les 3 sem.	1 amp de 200 mg + 1 fl. solv. + eau ppi qsp 4 mL	501,56	I	100 %	501,56

Hydroxyurée (ou hydroxycarbamide)

HYDRÉA					
En attaque : 30 à 60 mg/kg/j (1 à 4 gél. selon le poids), en entretien 15 à 30 mg/mm²/j (1 à 2 gél./j)	20 gél. 500 mg 100 gél. 500 mg	6,06 HOP	I I	100 %	0,30

Ifosfamide

HOLOXAN					
Lyophilisat reconstitué avec 14 mL d'eau ppi Dilution dans un soluté isotonique Injection IV ou intratubulaire ou perf. courte de 2 à 3 h ou perf. continue 1 à 3 g/m² de 1 à 3 j toutes les 3 sem. Association systématique avec du **mesna** (*UROMITEXAN*) à dose au moins égale pendant 12 à 24 h après la fin de la perfusion d'**ifosfamide**	1 fl. 1 000 mg 1 fl. 2 000 mg	HOP HOP	I I		

Melphalan

ALKÉRAN					
Prise orale en discontinu : 0,10 à 0,25 mg/kg/j pendant 4 à 7 j toutes les 3 à 6 sem. ou en continu 0,02 à 0,05 mg/kg/j puis adaptée en fonction de la surveillance de l'hémogramme Lyophilisat reconstitué avec le solvant Injection intratubulaire d'une perf. rapide de 15 à 30 min de sérum salé isotonique Posologie IV : 20 à 30 mg/m² toutes les 3 sem.	50 cp. pell. 2 mg 1 fl. 50 mg (10 mL) + 1 amp. solv.	9,64 HOP	I I	100 %	0,19

Mitomycine C

AMÉTYCINE					
Tumeur de la vessie, voie endovésicale Posologie : 10 à 20 mg/m² toutes les 3 à 4 sem. Application intravésicale : 40 mg/sem. pendant 8 sem. (curatif) ou 40 mg/2 sem. pendant 6 mois puis 1/mois (préventif)	1 fl. 40 mg (pour inj. vésicale)	91,46	I	100 %	91,46

Adénocarcinome de l'estomac, du pancréas, du côlon, du rectum, du sein et leurs métastases Posologies variables : 10-15 mg/m²/cure, intervalle entre 2 cures : 4-8 sem., dose totale : 80 mg/m²	1 fl. 10 mg 5 fl. 10 mg 1 fl. 20 mg	24,16 HOP 45,81	I I	100 % 100 %	24,16 45,81

Pipobroman

VERCYTE					
Traitement d'attaque : 1 mg/kg/j sous contrôle hebdomadaire de l'hémogramme, augmenté à 1,5 à 3 mg/kg/j en l'absence de réponse Traitement d'entretien : après rémission hématologique : 0,1 à 0,2 mg/kg/j ou 0,25 à 0,40 mg/kg 2 fois par sem.	30 cp. 25 mg	10,93	I	100 %	0,36

Procarbazine

NATULAN					
Prise orale 250 à 300 mg/j en 5 à 6 j, pour 1 à 2 sem./mois	50 gél. 50 mg	184,15	I	100 %	3,68

Streptozocine

ZANOSAR					
Posologie : 1 g/m²/sem. ou 500 mg/m²/j pendant 5 j toutes les 6 sem. Lyophilisat reconstitué dans 9,5 mL de soluté isotonique Injection IV lente ou en perf. courte de 15 à 30 min	1 fl. 1 g	HOP	I		

Thiotepa

THIOTEPA GENOPHARM					
Reconstitution avec eau ppi Injection IV directe ou intratubulaire, en perfusion continue dans soluté isotonique ou Ringer lactate, IM, intracavitaire, intravésicale, intrathécale Posologie : IV ou IM : 8 mg/m²/j pendant 5 j toutes les 4 à 6 sem. Perfusion continue : 12 mg/m²/j pendant 5 j ou 4 mg/m²/j pendant 21 j Intracavitaire : 10 mg par injection Intrathécale : 1 à 10 mg/m² (1 mg/mL d'eau ppi)	1 fl. de 15 mg	HOP	I		

Bendamustine

LEVACT					
Leucémie lymphoïde chronique (en cas de CI à la polychimiothérapie) 100 mg/m²/j pendant 1-2 j toutes les 4 sem. En cas d'insuffisance hépatique modérée : 70 mg/m²/j Lymphomes non hodgkiniens (en 2e intention) 120 mg/m²/j pendant 1-2 j toutes les 3 sem. En cas d'insuffisance hépatique modérée : 84 mg/m²/j Myélome multiple (en association avec la prednisone en cas de non-éligibilité à la greffe de cellules souches) 120-150 mg/m²/j pendant 1-2 j toutes les 3 sem. En cas d'insuffisance hépatique modérée : 84-105 mg/m²/j	5 fl. 25 mg 20 fl. 25 mg 5 fl. 100 mg	HOP HOP HOP	I I I		

Propriétés

L'action cytotoxique des **alkylants** est due à leur fixation covalente pour alkylation sur les atomes d'azote, de soufre ou de phosphore des bases d'ADN. Ils réalisent des ponts intra- ou interbrins d'ADN. La création de cassures et de sites apuriniques empêche la réplication de l'ADN et la transcription en ARN.

Certains de ces médicaments doivent être métabolisés pour être activés en métabolite actif (ex : **cyclophosphamide**, **ifosfamide**).

Indications

Adénocarcinomes (sein, ovaire), carcinomes épidermoïdes, sarcomes des tissus mous, ostéosarcomes, sarcome d'Ewing, mélanome, cancer du testicule, gliome (**carmustine**).

Lymphome malin non hodgkinien, leucémie aiguë, leucémies chroniques, myélome, maladie de Vaquez, intensification de chimiothérapie avant greffe de cellules souches ou de moelle osseuse.

Contre-indications

Grossesse, allaitement, insuffisance rénale grave, hypersensibilité au produit.

Précautions d'emploi

Protection du personnel assurant la manipulation (lunettes, masque, gants). Risque tératogène.

Effets indésirables

Aplasie médullaire, neutropénie, anémie, thrombopénie.

Nausées, vomissements, mucite.

Alopécie, éruption cutanée, nécrose cutanée si extravasation.

Exacerbation des réactions cutanées à la radiothérapie.

Toxicité vésicale (formation d'acroléine) (**ifosfamide**, **cyclophosphamide**).

Rétention hydrosodée. Syndrome ADH-like.

Encéphalopathie (**ifosfamide**).

Aménorrhée. Azoospermie.

Fibrose pulmonaire rare pour la **carmustine** au-delà d'une dose totale de 1 200 mg/m², pour le **busulfan** au-delà d'une dose totale de 3 g.

Effets tératogènes.

Leucémogenèse.

Interactions médicamenteuses

Inducteurs enzymatiques qui peuvent réduire l'activité pour les alkylants activés au niveau hépatique.

Médicaments susceptibles de modifier l'élimination urinaire : **allopurinol**, **anti-inflammatoires non stéroïdiens**.

Hypoglycémiants.

INHIBITEURS DE MTOR

Temsirolimus

TORISEL					
25 mg administrés en perf. IV d'une durée de 30 à 60 min x 1/sem. après dilution de la solution initiale, prélèvement de la quantité voulue puis inj. dans une sol. inj. de NaCl 0,9 %	5 fl. 30 mg/1,2mL	HOP	I		

Évérolimus

AFINITOR					
10 mg x 1/j à la même h Insuffisance hépatique modérée : 5 mg x 1/j La survenue d'effets indésirables peut justifier une réduction posologique à 5 mg ou une interruption du traitement suivie d'une reprise à 5 mg/j À prendre avec un verre d'eau et ne pas écraser	30 cp. 5 mg 30 cp. 10 mg	2909,11 4138,56	I I	100 % 100 %	96,97 137,95

Propriétés

Inhibiteurs de protéine mTOR qui contrôle l'induction de la transcription de nombreux ARNm impliqués dans la carcinogenèse.

L'**évérolimus** possède également des propriétés immunosuppressives.

Indications

TORISEL : traitement de première intention du carcinome rénal avancé chez les patients présentant au moins 3 des 6 facteurs de risque pronostique.

AFINITOR : traitement du cancer du rein avancé en progression durant ou après une thérapie par anti-VEGF. Cancers du sein récepteurs hormonaux positifs, HER2/neu négatifs, en association avec l'**exémestane**, chez les femmes ménopausées sans atteinte viscérale symptomatique dès récidive ou progression de la maladie et précédemment traitées par un inhibiteur non stéroïdien de l'aromatase.

Tumeurs neuroendocrines d'origine pancréatique.

Contre-indications

Insuffisance hépatique, induffisance rénale sévère et hypersensibilité à la substance active.

Précautions d'emploi

Une prémédication avec 25 à 50 mg de diphénhydramine en intraveineuse (ou un antihistaminique comparable) doit être instaurée environ 30 min avant le début de chaque perfusion de *TORISEL*.

Une surveillance des concentrations sanguines résiduelles doit être menée en cas d'insuffisance hépatique sévère avec *AFINITOR*. Surveiller la fonction rénale et le bilan lipidique.

Effets indésirables

TORISEL : anémie, rash, hyperlipidémie, hyperglycémie, hypercholestérolémie, œdèmes périphériques, diarrhée et stomatite.

AFINITOR : infections virales, bactériennes et fongiques. Leucopénie, anémie, troubles de la coagulation, syndrome hémolytique et urémique, purpura thrombopénique. Épanchement péricardique, pleural, pneumopathie. Douleurs abdominales, diarrhée, nausée,vomissements, élévation des transaminases, œdème de Quincke, éruption cutanée. Tumeur maligne, lymphome, syndrome lymphoprolifératif, cancer cutané.

Interactions médicamenteuses

AFINITOR : inhibiteurs ou inducteurs puissants du CYP3A4.

AUTRES ANTINÉOPLASIQUES

■ Dactinomycine

COSMEGEN					
IV 0,3 à 0,5 mg/m²/j pendant 5 j, toutes les 3 à 4 sem. sans dépasser 0,5 mg par inj.	1 fl. 0,5 mg	HOP	I		

■ Asparaginase

KIDROLASE					
IV directe ou en perf. ou IM ou intrathécale - IV : 1 000 U/kg/j, tous les jours pendant 10 à 15 j, ou 5 000 à 10 000 U/m², x 3/sem. pendant 3 à 4 sem., puis 500 à 1 000 U/kg x 1 à 2/sem. - Intrathécale : 3 000 U/m² ou 50 à 100 U/kg par inj.	1 fl. 10 000 UI	87,70	I	NR	87,70

■ Hydroxycarbamide

HYDRÉA					
Per os 1 à 2,5 g/m ²/j en continu ou en intermitence ou 2 g/m ²/j pendant 5 j tous les 15 j	20 gél. 500 mg	6,06	I	100 %	0,30

Propriétés

La **L-asparaginase** est une enzyme qui catalyse la réaction d'hydrolyse de la **L-asparaginase** extracellulaire en acide L-aspartique et ammonium au niveau sanguin et intracellulaire. Une inhibition de la synthèse protéique des blastes leucémiques est obtenue en raison du déficit en asparagine-synthétase observée chez les cellules leucémiques.

La **mitoguazone** agit en inhibant la biosynthèse de polyamines et en déstabilisant l'ADN.

Indications

Leucémie aiguës et lymphomes non hodgkiniens.

Contre-indications

Grossesse, allaitement, insuffisance hépatique et pancréatique.

Précautions d'emploi

Surveillance du fibrinogène, de la fonction hépatique, de la glycémieet de la lipasémie.

Effets indésirables

Pancytopénie - réaction allergique - fièvre - cytolyse - cholestase - hypofibrinémie - pancréatite aiguë.

Interactions médicamenteuses

Aucune.

ANTIMÉTABOLITES

Analogues de l'acide folique

■ Méthotrexate

MÉTHOTREXATE BELLON					
Faibles doses : 30 à 75 mg/m²/j, pendant 1 à 2 sem. Fortes doses : 250 mg/m² à 3 g/m² Dans ce cas, association systématique avec de la *LEDERFOLINE* (antidote) car risque mortel : 15 à 30 mg/m²/sem.	20 cp. 2,5 mg	5,33	I	100 %	0,27
METHOTREXATE BIODIM					
Idem *MÉTHOTREXATE BELLON* Voie IM, SC et intrathécale	1 amp. 5 mg 1 amp. 25 mg	3,55 9,01	I I	100 % 100 %	3,55 9,01

■ Raltitrexed

TOMUDEX					
1 inj. de 3 mg/m² en 15 min dans 250 mL de sérum physiologique toutes les 3 sem.	1 fl. 2 mg	HOP	I		

■ Pémétrexed

ALIMTA					
Mésothéliome pleural et cancer bronchique non à petites cellules non épidermoïde : 500 mg/m²	1 fl. 500 mg	HOP	I		

Propriétés

Analogue de l'acide folinique, antimétabolite, inhibiteur direct de la thymidilate synthétase, entraînant ainsi une fragmentation de l'ADN des cellules tumorales.

Indications

Traitement du cancer colorectal métastatique chez les patients n'ayant pas reçu de **fluoropyrimidine**.

Contre-indications

Grossesse et allaitement.
Absence de contraception.
Insuffisance rénale sévère (clairance créat. < 25 mL/min).

Précautions d'emploi

Surveillance de la concentration plasmatique et adaptation des doses et de l'antidote (**folinate de calcium**) pour le **méthotrexate** à fortes doses. Risque mortel. Implique équipe spécialisée.

Pas d'**anti-inflammatoires** ou d'autres médicaments entrant en compétition avec l'élimination du **méthotrexate**, car augmente la toxicité.

Toxicité neurologique centrale accrue et parfois sévère lorsqu'il y a association synchrone ou décalée du **méthotrexate** et de la radiothérapie encéphalique.

Effets indésirables

Insuffisance rénale, troubles digestifs (dyspepsie, diarrhée, anorexie), élévation des transaminases, de la bilirubine, cytopénie, éruption cutanée, prurit, alopécie, dysgueusie, asthénie, fièvre.

Interactions médicamenteuses

Contre-indications absolues : **phénytoïne** (diminution de son absorption digestive avec risque de convulsions), vaccin contre la fièvre jaune, **acide folinique**.
Contre-indications relatives : vaccins vivants atténués.

Analogues de la purine

- **Mercaptopurine**

PURINÉTHOL					
Prise orale 1 à 2,5 mg/kg/j ou 50 à 100 mg/m^2 tous les 8 à 15 j	25 cp. séc. 50 mg	66,25	I	100 %	2,65

- **Fludarabine**

FLUDARA					
Lyophylisat pour sol. inj. de 2 mL 25 mg/m^2/j pendant 5 j ; reprise J28	5 fl. 50 mg	HOP	I		
40 mg/m^2/j pendant 5 j ; reprise J28	15 cp. 10 mg 20 cp. 10 mg	439,55 580,09	I I	100 % 65 %	29,30 29,00

- **Pentostatine**

NIPENT					
Perfusion IV de 15 min : 4 mg/m^2/14 j	1 fl. 10 mg	HOP	I		

- **Thioguanine**

LANVIS					
60 à 200 mg/m^2 de surface corporelle par jour (en 1 à 2 prises), en traitement continu ou intermittent	25 cp. séc. 40 mg	HOP	I		

- **Cladribine**

LEUSTATINE					
Traitement de la leucémie à tricholeucocytes : 0,1 mg/kg/j pdt 7 j	1 fl. 10 mL sol. inj. pour perf. (1 mg/mL)	HOP	I		

Propriétés

La **thioguanine** est un analogue sulfhydryl de la guanine qui se comporte comme un antimétabolite purique. Les métabolites de la **thioguanine** inhibent la synthèse purique *de novo* et les interconversions des nucléotides puriques. La **thioguanine** est également incorporée dans les acides nucléiques et l'incorporation à l'ADN est sans doute à l'origine de son action cytotoxique.

Fludarabine : analogue de l'adénine, inhibe l'ADN polymérase.

Indications

Traitement d'entretien des leucémies aiguës myéloïdes.

Contre-indications

Grossesse, allaitement.
Voir interactions médicamenteuses.

Précautions d'emploi

Leucopénie.
Thrombopénie.
Déficit en thiopurine.
Méthyltransférase.
Syndrome de Lesch-Nyhan.
Femme en âge de procréer.
Homme fertile.

Effets indésirables

Aplasie médullaire avec leucopénie et thrombopénie. Intolérance gastro-intestinale. Stomatite. Nécrose intestinale et perforation. Troubles de la fonction hépatique et ictère, réversibles à l'arrêt du traitement. Maladie veino-occlusive du foie, la plupart du temps réversible à l'arrêt du traitement.

Interactions médicamenteuses

Phénytoïne. Vaccin contre la fièvre jaune. Vaccins vivants atténués. **Busulfan**.

Analogues de la pyrimidine

▪ Cytarabine

ARACYTINE					
Reconstitution du lyophilisat avec solvant Injection SC ou perfusion IV de 1 à 3 h dans soluté isotonique Intrathécale (avec reconstitution avec du sérum salé isotonique pour la **cytarabine** et non pas avec le solvant) Posologie : SC ou IV de 20 mg/m²/j, pendant 14 j par mois à 1 g/m² x 2 j pendant 6 j toutes les 3 à 4 sem. Intrathécale : 30 à 100 mg/m² à répéter tous les 2 à 3 j	1 fl. 100 mg + amp. solv. 5 mL 1 fl. 500 mg + lyophilisat 1 fl. 1 g + lyophilisat 1 fl. 2 g + lyophilisat	5,37 HOP HOP HOP	I I I I	100 %	5,37

▪ Fluorouracile (ou 5-FU)

FLUOROURACILE ACCOR					
Injection IV en 1 à 2 min ou perfusion continue dans du soluté isotonique ou du Ringer Posologie : 450 à 500 mg/m² IVD pendant 5 j/mois ou 1 fois/sem. ; perf. continue de 1 g/m²/j de 4 à 6 j toutes les 3 à 4 sem.	1 fl. 250 mg 1 fl. 500 mg 1 fl. 1 000 mg 1 fl. 2 500 mg 1 fl. 5 000 mg	HOP HOP HOP HOP HOP	I I I I		
EFUDIX					
Voie cutanée	20 g (tube de crème 5 %)	26,30	I	65 %	1,32

▪ Capécitabine

XELODA					
Administration orale : 1250 mg/m² x 2/j pendant 14 j, suivie d'un repos de 7 j	60 cp. 150 mg 120 cp. 500 mg	52,85 322,87	I I	100 % 100 %	0,88 2,69

Gemcitabine

GEMZAR					
Reconstitution du lyophilisat avec solvant Perfusion IV de 30 min Posologie : 1 000 mg/m² x 1/sem. pendant 3 à 7 sem., toutes les 4 sem. ou toutes les 8 sem.	1 fl. lyoph. 200 mg 1 fl. lyoph. 1 000 mg	HOP HOP	I I		

Décitabine

DACOGEN					
20 mg/m² x 1/j en perf. IV de 1 h pendant 5 j consécutifs Cure répétée toutes les 4 sem. Minimum de 4 cycles	1 fl. lyoph. 50 mg	HOP	I		

Azacitidine

VIDAZA					
Posologie initiale : 75 mg/m² x 1/j en SC pendant 7 j consécutifs Puis ajustement posologique en fonction de la toxicité hématologique Cure répétée toutes les 4 sem. Minimum de 6 cycles	1 fl. lyoph. 100 mg	318,6	I		318,60

Propriétés

Agissent comme faux substrat.

Le 5-FU inhibe la thymidilate-synthase.

La décitabine inhibe les méthyltransférases de l'ADN, entraînant une hypométhylation.

Indications

Adénocarcinomes mammaires, digestifs ; cancers urothéliaux ; ostéosarcomes ; carcinomes épidermoïdes des VADS ; leucémies aiguës.

Contre-indications

Insuffisance rénale, hépatique. Cardiopathie. Grossesse. Allaitement.

Hypersensibilité au produit. Vaccins vivants atténués.

Précautions d'emploi

Adaptation des doses ou contre-indication si atteinte viscérale hépatique, rénale ou cardiaque.

Effets indésirables

Myélosuppression, diarrhée, mucite, pigmentation cutanée et unguéale, syndrome main-pied, érythrodermie desquamative, alopécie, coronaropathie, syndrome restrictif respiratoire, troubles neurologiques centraux, neuropathie périphérique, conjonctivite, oligospermie, cytolyse ou cholestase hépatique, insuffisance rénale.

Interactions médicamenteuses

Fluorouracile, cisplatine.

Anti-inflammatoires non stéroïdiens, ciclosporine.

Amphotéricine B : augmente son effet et sa toxicité (contre-indication).

Diazépam : précipitation.

Anticoagulants oraux.

ANTHRACYCLINES

Doxorubicine

ADRIBLASTINE					
Reconstitution du lyophilisat pour une concentration de 5 mg/mL Inj. IV intrabutulaire de soluté isotonique Posologie : 50 à 100 mg/m^2 toutes les 3 sem.	1 fl. 10 mg/5 mL 1 fl. 50 mg/25 mL 1 fl. pdre 50 mg	HOP HOP HOP	I I I	 100 %	
MYOCET					
Reconstitution de la **doxorubicine** avec **chlorure de sodium**, puis chauffage pendant 10 min (appareil chauffe-bloc *Techne DB-3 Dri Block*ou bain-marie), puis ajustement du pH des liposomes, et mélange liposome-**doxorubicine** Posologie : 60 à 75 mg/m^2 toutes les 3 sem.	2 ens. 3 fl. 50 mg	HOP	I		
CAELYX					
À diluer dans du soluté glucosé isotonique Perf. IV de 60 min Posologie : 50 mg/m^2 toutes les 4 sem.	1 fl. 20 mg 1 fl. 50 mg	HOP HOP	I I		

Daunorubicine

CERUBIDINE					
30 à 60 mg/m^2 pendant 3 à 5 j toutes les 3 à 4 sem.	10 fl. 20 mg	HOP	I		
DAUNOXOME					
Reconstitution pour une concentration de 0,2 à 1 mg/mL Posologie : 40 mg/m^2 toutes les 2 sem.	1 fl. 50 mg	HOP	I		

Épirubicine

FARMORUBICINE					
Reconstitution avec eau ppi ou sérum salé isotonique ou solution injectable prête à l'emploi Injection IV intratubulaire de 5 à 10 min d'un soluté isotonique Posologie : 40 à 100 mg/m^2 toutes les 3 à 4 sem.	1 fl. pdre 10 mg 1 fl. 10 mg/5 mL 1 fl. 20 mg/10 mL 1 fl. pdre 50 mg 1 fl. pdre 150 mg 1 fl. 200 mg/100 mL 1 amp. 20 mg/10 mL 1 amp. 50 mg/25 mL	25,01 108,28 HOP HOP HOP HOP HOP HOP	I I I I I I I I	100 % 100 %	25,01 108,28

■ Idarubicine

ZAVEDOS					
Reconstitution du lyophilisat avec eau ppi ou perf. IV prêtes à l'emploi Injection IV intratubulaire de 5 à 15 min d'un soluté salé isotonique LAM chez A. : 12 mg/m² x 1/j pendant 3 j consécutifs ou 8 mg/m² x 1/j pendant 5 j LAL chez A. : 12 mg/m² x 1/j pendant 3 j consécutifs LAL chez E. : 10 mg/m² x 1/j pendant 3 j consécutifs	1 fl. pdre 5 mg 1 fl. 5 mg/5 mL 1 fl. pdre 10 mg 1 fl. 10 mg/10 mL 1 fl. 20 mg/20 mL	HOP HOP HOP HOP HOP	I I I I I		
Schéma hebdomadaire : pendant 4 sem. max LAM (induction et consolidation) : 20 mg/m² x 1/sem. LAM (patients non répondeurs) : 40 mg/m² x 1/sem. Schéma quotidien: pendant 3 j consécutifs LAM (monochimiothérapie) : 30 mg/m² x 1/j LAM (polychimiothérapie) : 15 à 30 mg/m² x 1/j Posologie à adapter au vu de la fonction hépatique	1 gél. 5 mg 1 gél. 10 mg 1 gél. 25 mg	32,42 56,10 138,86	I I I	100 % 100 % 100 %	32,42 56,10 138,86

■ Mitoxantrone

NOVANTRONE					
Injection IV Posologie : 10 à 12 mg/m² toutes les 3 à 4 sem.	1 fl. 10 mg/5 mL 1 fl. 20 mg/10 mL	HOP HOP	I I		

Propriétés

Intercalation entre les brins d'ADN avec activité antitopo-isomérase II. Formation de radicaux libres.

Indications

Adénocarcinomes du sein, de l'estomac. Sarcomes des parties molles. Cancers urothéliaux. Maladie de Hodgkin, lymphome non hodgkinien, leucémies aiguës.

Contre-indications

Insuffisance cardiaque, cardiopathie, troubles du rythme.

Grossesse et allaitement.

Hypersensibilité au produit.

Précautions d'emploi

Qualité de l'état veineux pour éviter toute extravasation. Voie veineuse centrale au moindre risque (à juger par l'infirmière et non par le seul médecin). Implication médico-légale.

Bilan hépatique et cardiaque.

Respecter les doses toxiques cardiaques cumulatives :

- **doxorubicine** < 550 mg/m² ;
- **épirubicine** < 900 mg/m² ;
- **daunorubicine** < 600 mg/m² ;
- **idarubicine** < 900 mg/m² ;
- **mitoxantrone** < 160 mg/m².

Effets indésirables

Myélosuppression, nausées, vomissements, alopécie, veinite, mucite, nécrose cutanée, pigmentation cutanée et unguéale, cardiomyopathie, troubles du rythme.

Interactions médicamenteuses

Cyclophosphamide, **ifosfamide**, **dacarbazine** : majorent la toxicité cardiaque.

Héparine, dexaméthasone, fluorouracile : précipitation.

Vérapamil : augmente la myélotoxicité + risque de BAV et de bradycardie.

Phénobarbital : activation du métabolisme et toxicité accrue.

ANTIFUSORIAUX

Vinblastine

VELBÉ					
IV directe ou perfusion courte Posologie : 6 mg/m²/sem. sur 1 j ou répartie sur 2 à 3 j	10 fl. 10 mg	17,58	I	100 %	1,76

Vincristine

ONCOVIN					
IV directe ou perfusion rapide Posologie : 1,4 à 2 mg/m²/sem. sans dépasser la dose de 2 mg/inj.	1 fl. 1 mg	10,99	I	100 %	0,79

Vindésine

ELDISINE					
IV stricte rapide Posologie : 3 à 4 mg/m²/j tous les 7 à 10 j ou 2 mg/m²/j pendant 2 j toutes les sem.	1 fl. 1 mg 1 fl. 5 mg	HOP HOP	I I		

Vinorelbine

NAVELBINE					
Perf. IV courte de 25 à 30 mg/m²/sem.	1 fl. 10 mg 10 fl. 10 mg 1 fl. 50 mg 10 fl. 50 mg 1 caps. 20 mg 1 caps. 30 mg	HOP HOP HOP HOP 62,68 91,87	I I I I I	 100 % 100 %	 62,68 91,87

Propriétés

Blocage de la cellule en mitose par fixation sur la tubuline.

Inhibition de la polymérisation de la tubuline en microtubules et de la dépolymérisation des microtubules constitués.

Indications

Cancer du testicule, cancer de l'ovaire, cancers urothéliaux, cancers du sein, sarcomes des tissus mous, cancers bronchiques non à petites cellules, choriocarcinome. Maladie de Hodgkin, lymphome non hodgkinien, leucémies aiguës.

Néphroblastome, neuroblastome.

Contre-indications

Grossesse, allaitement, hypersensibilité au produit, insuffisance hépatique sévère.

Précautions d'emploi

Surveillance du bilan hématologique et neurologique.
Extravasation cutanée.

Effets indésirables

Myélosuppression, nausées, vomissements, mucite, neurotoxicité, constipation (iléus paralytique), paralysie des nerfs crâniens, veinite, alopécie, nécrose cutanée, photosensibilisation, infarctus myocardique, insuffisance cardiaque, hyponatrémie.
Des hyperglycémies ont été signalées.

Interactions médicamenteuses

Ne pas mélanger avec d'autres produits.

ANTITOPO-ISOMÉRASES I

■ Irinotécan

CAMPTO					
Perfusion IV de 30 à 60 min Posologie : 350 mg/m² toutes les 3 sem.	1 fl. 40 mg 1 fl. 100 mg 1 fl. 300 mg	HOP HOP HOP	I I I		

■ Topotécan

HYCAMTIN					
Perfusion IV de 30 min Posologie : 1,5 mg/m² toutes les 3 sem.	1 amp. 4 mg	HOP	I		
Posologie initiale : 2,3 mg/m² 5 j consécutifs toutes les 3 sem.	10 gél. 0,25 mg 10 gél. 1 mg	215,36 812,23	I I	100 % 100 %	21,54 81,22
POTACTASOL					
Idem *HYCAMTIN*	1 fl. 4 mg	HOP	I	100 %	

Propriétés

Inhibition des topo-isomérases I permettant la modification de typologie de l'ADN au cours de la réplication et de la transcription.

Indications

IRINOTÉCAN : Cancer colorectal.
IRINOTÉCAN : Cancer du poumon à petites cellules et carcinome de l'ovaire en monothérapie.
En polychimiothérapie dans le cancer du col utérin à la posologie de 0,75 mg/m² toutes les 3 sem.

Contre-indications

IRINOTÉCAN : grossesse, allaitement, hypersensibilité au produit, antécédents de pathologie intestinale inflammatoire.
TOPOTÉCAN : allaitement, insuffisance médulaire sévère, porphyrie hépatique ou cutnaée, hypersensibilité au produit

Précautions d'emploi

Surveillance hématologique et hépatique.
TOPOTÉCAN : diarrhée fébrile en phase leucopéniante.
TOPOTÉCAN : prudence en cas d'antécédents de pneumopathie ou de fibrose pulmonaire

Effets indésirables

Myélosuppression, nausées, vomissements, diarrhée aiguë et retardée, syndrome cholinergique, troubles rénaux et génito-urinaires, asthénie.

ANTITOPO-ISOMÉRASE II

■ Étoposide

ÉTOPOSIDE TEVA					
IV lente : 50 à 100 mg/m²/j pendant 1 à 5 j	1 fl. 100 mg/5 mL 1 fl. 200 mg/10 mL 1 fl. 25 mL (20 mg/mL) 1 fl. 50 mL (20 mg/mL)	HOP HOP HOP HOP	I I I		
CELLTOP					
Caps. par voie orale : 50 à 100 mg/m²/j pdt 3 à 5 j tous les 21 à 28 j ou 50 à 100 mg/m²/j pdt 21 j tous les mois	40 caps. 25 mg 20 caps. 50 mg	237,39 185,21	I I	100 % 100 %	5,93 9,26

Propriétés

Épipodophyllotoxine.

Indications

Cancer du testicule, cancer du poumon à petites cellules, tumeur de l'ovaire, neuroblastome.

Lymphome malin non hodgkinien, maladie de Hodgkin, leucémie aiguë.

Contre-indications

Grossesse, allaitement, hypersensibilité au produit.

Précautions d'emploi

Surveillance de l'hémogramme.
Adaptation des doses si insuffisance rénale.

Effets indésirables

Myélosuppression, alopécie, nausées et vomissements, diarrhée, mucite, veinite, hypotension artérielle, neuropathie périphérique, cytolyse hépatique, leucémogène.

Interactions médicamenteuses

Les **inhibiteurs calciques** augmentent la concentration intracellulaire du médicament anticancéreux.
Ciclosporine.
Vaccins vivants atténués.

PLATINE (DÉRIVÉS DU)

■ Carboplatine

CARBOPLATINE AGUETTANT					
Perfusion IV brève de 15 à 60 min Dose adaptée en fonction de l'AUC souhaitée, selon les formules de Chatelut ou de Calvert Entre 200 à 400 mg/m² toutes les 3 à 4 sem.	1 fl. 50 mg 1 fl. 150 mg 1 fl. 450 mg	HOP HOP HOP	I I I		

■ Cisplatine

CISPLATYL					
Perf. IV lente (3 à 8 h) À l'abri de la lumière Posologie : 25 à 120 mg/m² en 1 à 5 j toutes les 3 à 4 sem. Associé à une hydratation de 3 L/24 h	10 fl. 10 mg + solv. 10 mL 10 fl. 25 mg + solv. 25 mL 5 fl. 50 mg + solv. 50 mL	HOP HOP HOP	I I I		

HÉMATOLOGIE-ONCOLOGIE

■ Oxaliplatine

ELOXATINE					
Perfusion IV de 2 h Posologie : 80 à 130 mg/m² toutes les 3 sem. Dose cumulative : 1,5 g/m² Pas de néphrotoxicité	1 fl. 50 mg 1 fl. 100 mg 1 fl. 200 mg	HOP HOP HOP	I I I		

Propriétés

Alkylation et intercalation au niveau de l'ADN.

Indications

Cancer du testicule, tumeur trophoblastique, cancer de l'ovaire, cancer du poumon à petites cellules, tumeur urothéliale, cancer de l'estomac, cancers épidermoïdes, ostéosarcome cancer colo-rectal.

Contre-indications

Grossesse, allaitement, hypersensibilité au produit.

Précautions d'emploi

Extravasation cutanée.

Surveillance hématologique, rénale et ionique.

Effets indésirables

Cisplatine : nausées et vomissements, nécrose tubulaire rénale, insuffisance rénale, diminution de l'acuité auditive, neuropathie, hypocalcémie, hypomagnésémie, hypokaliémie.
Carboplatine : myélosuppression, nausées et vomissements, diminution de l'acuité auditive, neuropathie, hypokaliémie.
Oxaliplatine : nausées et vomissements, neuropathie.

Interactions médicamenteuses

Médicaments néphrotoxiques et ototoxiques, **étoposide, fluorouracile**.

INTERCALANTS

■ Amsacrine

AMSALYO					
Perf. IV lente dans 500 mL de soluté glucosé isotonique Utilisation de seringue en verre Posologie : 90 à 300 mg/m² pendant 4 à 5 j toutes les 2 à 4 sem.	1 amp. 75 mg	HOP	I		

■ Bléomycine

BLÉOMYCINE BELLON					
Injection IV stricte ou en perf. Posologie : 10 à 20 mg/m²/sem. ou 15 mg/m²/j pendant 3 à 4 j toutes les 3 sem. Voie IM : 15 mg Dose cumulative maximale : 300 mg/m²	1 fl. 15 mg 10 fl. 15 mg	43,94 HOP	I I	100 %	43,94

Propriétés

Intercalaction entre paire de bases de l'ADN.

Indications

Cancer du testicule, cancer du sein, cancer épidermoïde cutané, maladie de Hodgkin, leucémies aiguës.

Contre-indications

Risque de nécrose si extravasation.
Surveillance hématologique, hépatique et rénale.
Surveillance cardiaque.

Précautions d'emploi

Grossesse, allaitement, hypersensibilité au produit, insuffisance respiratoire (**bléomycine**).

Effets indésirables

Myélosuppression modérée, mucite, nausées et vomissements, diarrhée, veinite, alopécie, hyperthermie, nécrose locale cutanée, hyperpigmentation, érythème, syndrome de Raynaud, fibrose pulmonaire, cytolyse hépatique, cardiomyopathie.

TAXANES

■ Paclitaxel

TAXOL				
Perf. IV de 3 ou 24 h 135 à 175 mg/m^2 toutes les 3 à 4 sem. Prémédication antiallergique systématique (**dexaméthasone, antihistaminiques H_1** et **H_2**)	1 fl. 30 mg	HOP	I	
ABRAXANE				
Perf. IV de 30 min Cancer du sein métastatique : 260 mg/m^2 toutes les 3 sem.	1 fl. 100 mg (5 mg/mL)	HOP	I	

■ Docétaxel

TAXOTÈRE				
Perf. IV 1 h 70 à 100 mg/m^2 toutes les 3 sem.	1 fl. 20 mg 1 fl. 80 mg 1 fl. 160 mg	HOP HOP HOP	I I I	
PAXENE				
Perf. IV de 3 ou 24 h 100 à 175 mg/m^2 toutes les 3 sem. Idem *TAXOL*	1 fl. 30 mg 1 fl. 100 mg 1 fl. 150 mg 1 fl. 300 mg	HOP HOP HOP HOP	I I I I	

■ Cabazitaxel

JEVTANA				
Perf. IV de 1 h 25 mg/m^2 toutes les 3 sem. Prémédication : idem *TAXOL*	1 fl. 60 mg/1,5 mL + solv. 4,5 mL	HOP	I	

Propriétés

Ces taxoïdes sont des dérivés hémisynthétiques du **paclitaxel** qui lui est présent naturellement ches certaines éspèces d'if.
Ils agissent par inhibition de la dépolymérisation des microtubules en dimères de tubuline, la stabilisation des microtubules va bloquer le cycle mitotique.

Indications

Cancer du sein, cancer de l'ovaire.
JEVTANA : traitement du cancer de la prostate métastatique, résistant à la castration après un traitement par **docétaxel**.
TAXOTÈRE : adénocarcinome de l'estomac/de l'œsophage/des voies aérodigestives supérieures, cancer de la prostate résistant à la castration, cancer du poumon non à petites cellules.

Contre-indications

Grossesse, allaitement, hypersensibilité sévère au produit.

Précautions d'emploi

Ne pas utiliser de PVC (**paclitaxel**).
Prémédication préventive des réactions d'hypersensibilité sévères : **antihistaminiques H_1/corticoïdes/antihistaminiques H_2**.
Surveillance hématologique et hépatique.

Effets indésirables

Myélosuppression, hypersensibilité, érythème, œdèmes périphériques ou viscéraux, neuro-pathie périphérique, alopécie, pigmentation des ongles, bradycardie, hypotension artérielle, nausées, vomissements, mucite, arthralgies, myalgies, cytolyse hépatique.

Interactions médicamenteuses

Cisplatine.
Inhibiteurs et inducteurs du CYP3A.

THÉRAPIES MOLÉCULAIRES CIBLÉES

FICHE MALADIE

DÉFINITION

Les thérapies moléculaires ciblées désignent des molécules antitumorales capables d'inhiber une voie cellulaire impliquée dans la progression du cancer. Schématiquement, six voies peuvent être impliquées dans la carcinogenèse : 1) résistance à l'apoptose (mort cellulaire) ; 2) immortalisation ; 3) capacité d'invasion et pouvoir métastatique ; 4) angiogenèse : 5) activation autonome des voies de prolifération ; 6) indépendance vis-à-vis des signaux antiprolifératifs. Les thérapies ciblées visent à limiter une ou plusieurs de ces voies.

CLASSIFICATION ET UTILISATION

Les thérapies ciblées s'intègrent dans la stratégie thérapeutique générale d'un cancer. Le patient doit être prévenu des effets indésirables potentiels et de la façon de les gérer.
On distingue schématiquement deux types de thérapies moléculaires ciblées :

- les anticorps monoclonaux et les inhibiteurs de tyrosine kinase. Tous les anticorps monoclonaux finissent par le suffixe –mab. La syllabe qui précède le suffixe –mab détermine la source de l'anticorps : u pour humain, xi pour chimérique, zu pour humanisé et o pour murin. Ils sont administrés à intervalles réguliers.
- les inhibiteurs de tyrosine kinase bloquent l'activité d'un récepteur ou d'une protéine cytoplasmique indispensable à la prolifération cellulaire. Ces inhibiteurs sont utilisés par voie orale. Ils doivent être pris de façon quotidienne.

EFFETS INDÉSIRABLES

La présence d'effets indésirables liés aux thérapies ciblées témoigne paradoxalement de l'efficacité du traitement. Malheureusement, ils peuvent avoir des conséquences sur l'observance.

EFFETS INDÉSIRABLES CUTANÉS

Les thérapies moléculaires ciblées induisent souvent une éruption cutanée ressemblant à une acné. Pour les prévenir ou les traiter, il faut appliquer une pommade hydratante (vaseline + glycérol). On peut lui associer des corticoïdes en pommade voire des antibiotiques locaux ou par voie générale.

EFFETS INDÉSIRABLES MUQUEUX

Une mucite peut apparaître. Elle doit être traitée par des bains de bouche au bicarbonate associés à un antifungique local. Parfois, on doit associer un anti-fungique par voie générale.

EFFETS INDÉSIRABLES DIGESTIFS

La diarrhée est fréquente, parfois sévère, conduisant à diminuer la posologie des thérapies ciblées. On propose un traitement symptomatique par ralentisseur du transit et hydratation.

EFFETS INDÉSIRABLES CARDIOVASCULAIRES : HYPERTENSION ARTÉRIELLE

Les thérapies moléculaires ciblées peuvent induire une élévation de la pression artérielle voire une vraie hypertension. La pression artérielle doit donc être régulièrement surveillée. Un traitement antihypertenseur pourra éventuellement être introduit

EFFETS INDÉSIRABLES RÉNAUX

Une atteinte rénale peut apparaître avec une protéinurie. Celle-ci doit être régulièrement surveillée.

FICHE INFIRMIÈRE

EXAMENS

Réaliser le bilan pré-thérapeutique :

- Surveillance de l'observance et de la survenue des effets indésirables.
- biologique : hémogramme, bilan rénal, hépatique, cardiaque.

SURVEILLANCE DU TRAITEMENT

- Surveillance de l'observance et de la survenue des effets indésirables.
- Effets indésirables cutanés : applique une pommade hydratante (vaseline) sur les zones sèches, le visage ; porter des chaussures adaptées voire des semelles orthopédiques ;
- Muqueux : bains de bouche répétés avec une solution associant bicarbonates, antiseptiques et antifungiques.
- Digestifs : survenue d'une diarrhée.
- Cardio-vasculaires : prise régulière de la pression artérielle.
- Rénaux : contrôles réguliers de la protéinurie.

ÉDUCATION ET CONSEILS

- Informer le patient et ses proches des mécanismes d'action et des effets indésirables des thérapies ciblées.
- Expliquer les mesures simples pour les prévenir ou les atténuer.
- Importance des soins cutanés, muqueux et des soins des pieds.
- Modification de la couleur des cheveux avec les cycles de traitement : le cheveu peut devenir « tigré » avec une décoloration pendant la prise du traitement ; lors de son arrêt, le cheveu reprend sa couleur normale.
- Importance du soutien des proches.

FICHE PHARMACOLOGIE

INHIBITEURS DE KINASE

■ Erlotinib

TARCEVA					
Prise orale 150 mg/j en une prise En continu À distance des repas	30 cp. 25 mg 30 cp. 100 mg 30 cp. 150 mg	528,46 1 814,06 2 231,08	I I I	100 % 100 % 100 %	17,62 60,47 74,37

Propriétés

Inhibiteur oral de tyrosine-kinase ciblant le récepteur à l'EGF (HER-1) à la surface des cellules tumorales. L'**erlotinib** induit un arrêt de croissance et l'apoptose des cellules tumorales.

Indications

Traitement des cancers du poumon non à petites cellules localement avancé ou métastatique après échec d'une chimiothérapie à base de **platine** ou en 1re intention chez les patients avec mutation du gène EGFR.

Traitement des cancers du pancréas métastatique en association avec la **gemcitabine**.

Précautions d'emploi

Éviter toute prise médicamenteuse concomitante, en particulier les inhibiteurs du CYP3A4.

Contre-indications

Hypersensibilité, galactosémie, déficit en lactase.

Déconseillé en cas de grossesse ou d'allaitement.

Effets indésirables

Éruption cutanée acnéiforme, paronychies, diarrhée, kératoconjonctivites sèches, nausée, pneumopathie interstitielle, élévation de la bilirubine, hépatite cytolytique.

Interactions médicamenteuses

Avec les inhibiteurs du CYP3A4 : les azolés (**itraconazole**, **kétoconazole**, **voriconazole**), **clarithromycine**, **ritonavir**, **indinavir**, **saquinavir** et le jus de pamplemousse.

■ Sorafénib

NEXAVAR					
Prise orale 400 mg x 2/j En continu À distance des repas	28 cp. 200 mg	3 535,50	I	100 %	126,27

Propriétés

Inhibiteur oral de tyrosine-kinase ciblant les récepteurs au VEGF (VEGFR-1 et 2), PDGFR, c-Kut, Raf-kinase à la surface des cellules tumorales. Le **sorafénib** inhibe la croissance tumorale en diminuant la vascularisation des tumeurs.

Indications

Traitement du carcinome rénal avancé après échec d'un traitement préalable à base d'**interféron alfa** ou d'interleukine 2 ou chez des patients pour lesquels ces traitements sont considérés comme inadaptés.

Traitement du carcinome hépatocellulaire localement avancé et/ou métastatique.

Précautions d'emploi

Complication de cicatrisation des plaies.

En cas d'antécédent d'infarctus du myocarde, d'angor, d'insuffisance coronarienne, de clip vasculaire, d'insuffisance cardiaque, d'accident vasculaire cérébral, d'embolie pulmonaire.

Surveillance de la pression artérielle et de la protéinurie des 24 h.

Contre-indications

Hypersensibilité, grossesse, allaitement.
Insuffisance coronarienne sévère, HTA instable.

Effets indésirables

Diarrhées, nausées, élévation des enzymes pancréatiques et hépatiques, hypertension artérielle, troubles cardiaques, dysphonie, alopécie rare, éruptions cutanées, acouphènes, hémorragies, thrombopénie.

■ Sunitinib

SUTENT					
50 mg/j pendant 4 sem. puis fenêtre thérapeutique de 2 sem. ou 37,5 mg/j en continu	28 gél. 12,5 mg	1 368,73	I	100 %	48,88
	28 gél. 25 mg	2 696,34	I	100 %	96,30
	28 gél. 50 mg	5 351,56	I	100 %	191,13

Propriétés

Inhibiteur oral de tyrosine-kinase ciblant les récepteurs au VEGF (VEGFR-1 et 2), PDGFR, c-Kut, Raf-kinase à la surface des cellules tumorales. Le **sunitinib** inhibe la croissance tumorale en diminuant la vascularisation des tumeurs.

Indications

Traitement des tumeurs stromales gastro-intestinales (GIST) malignes nonrésécables et/ou métastatiques, après échec d'un traitement par le **mésylate d'imatinib** dû à une résistance ou à une intolérance.
Traitement des cancers du rein avancés et/ou métastatiques aprèséchec d'un traitement à base d'**interféron alpha** ou d'interleukine 2.
Tumeurs neuroendocrines du pancréas, non résécables ou métastatiques bien différenciées avec progression de la maladie chez l'adulte.

Précautions d'emploi

En cas d'antécédent d'infarctus du myocarde, d'angor, d'insuffisance coronarienne, de clip vasculaire, d'insuffisance cardiaque, d'accident vasculaire cérébral, d'embolie pulmonaire.
Surveillance de la pression artérielle et de la protéinurie dès 24 h.

Contre-indications

Hypersensibilité, grossesse, allaitement.
Insuffisance coronarienne sévère, HTA instable.

Effets indésirables

Fatigue précoce, diarrhées, nausées, stomatites, dyspepsie (digestion difficile), pigmentation jaune de la peau, hypertension artérielle, hypothyroïdie.

Interactions médicamenteuses

Association déconseillée avec la **dexaméthasone**, la **phénytoïne**, la **carbamazépine**, la **rifampicine**, le **phénobarbital**, les préparations à base de millepertuis, le **ritonavir**, l'**itraconazole**, l'**érythromycine**, la **clarithromycine**, le jus de pamplemousse et le **kétoconazole** qui font varier les concentrations du **sunitinib**.

■ Axitinib

INLYTA					
Dose de départ recommandée : 5 mg x 2/j à 12 h d'intervalle La tolérance et l'efficacité du traitement justifient l'adaptation posologique En cas de bonne tolérance : la posologie pourra être augmentée à 7 mg x 2/j puis 10 mg x 2/j En cas de nécessaire diminution de la dose : la posologie sera abaissée à 3 mg x 2/j puis à 2 mg x 2/j	56 cp. 1 mg 56 cp. 5 mg	786,58 3768,43		100 % 100 %	14,05 67,29

Propriétés

Inhibiteur oral de tyrosine-kinase ciblant les récepteurs au VEGF (VEGF-1, 2 et 3).

Indications

Traitement du cancer du rein avancé après l'échec d'une thérapie antérieure.

Précautions d'emploi

Complication de cicatrisation des plaies.

En cas d'antécédant d'HTA, d'infarctus du myocarde, d'accident ischémique, d'AVC, d'hypothyroïdie, d'anomalie du bilan hépatique, de risque hémorragique ou thrombo-embolique et de risque de fistule/perforation gastro-intestinale.

Surveillance de la pression artérielle et de la protéinurie dès 24 h.

Contre-indications

Hypersensibilité à l'**axitinib**, grossesse et allaitement.

Insuffisance hépatique sévère et HTA non contrôlée.

Effets indésirables

Par fréquence décroissante : diarrhées, HTA, fatique, anorexie, nausées, dysphonie, syndrome «main-pied», perte de poids, vomissements, constipation, hypothyroïdie et troubles dematologiques (rashs, érythèmes, prurit et xérose).

On note des cas de leucoencéphalopathie postérieure réversible.

Interactions médicamenteuses

La co-administration avec des inhibiteurs ou des inducteurs du CYP3A4/5 doit être évitée. *Cf. VOTRIENT*.

■ Pazopanib

VOTRIENT					
Dose recommandée : 800 mg x 1/j L'adaptation se fait par paliers de 200 mg en fonction de la tolérance du patient sans dépasser la dose de 800 mg À distance de toute prise alimentaire : ≥ 1 h avant et ≥ 2 h après les repas	30 cp. 200 mg 30 cp. 400 mg 60 cp. 400 mg	752,42 1463,70 2886,28	I I I	100 % 100 % 100 %	25,08 48,79 48,10

Propriétés

Inhibiteur oral de tyrosine-kinase ciblant les récepteurs au VEGF (VEGFR-1, 2 et 3), les récepteurs au PDGF (PDGFR-α et β) et c-KIT sur les cellules tumorales. Le **pazopanib** est inhibe la néoangiogenèse tumorale.

Indications

Traitement de 1re ligne des cancers du rein avancés et chez les patients ayant été traités par des cytokines à un stade avancé de la pathologie.

Sarcome des tissus mous métastatique, hors liposarcome et GIST, en échec avec un traitement à base d'**anthracyclines** ou d'**ifosfamide**.

Précautions d'emploi

Complication de cicatrisation des plaies.

En cas d'antécédant d'allongement de l'intervalle QT, d'HTA, d'infarctus du myocarde, d'insuffisance cardiaque, d'accidents ischémiques, d'anomalie du bilan hépatique, d'hypothyroïdie, de risque hémorragique et de risque de fistule/perforation gastro-intestinale.

Surveillance de la pression artérielle et de la protéinurie dès 24 h.

Contre-indications

Hypersensibilité au **pazopanib**, grossesse et allaitement.

Insuffisance hépatique sévère et HTA non stabilisée par un traitement antihypertenseur.

Effets indésirables

Asthénie, anoréxie, modification de la couleur des cheveux, HTA, nausées, vomissements, diarrhées, rash, prurit, syndrome «main-pied», xérose et dysphonie.

Thrombopénie, leucopénie, neutropénie et complications relatives à ces déplétions : hémorragies et infections notamment.

Interactions médicamenteuses

Avec les inhibiteurs de CYP3A4 comme les **azolés** (**kétoconazole**, **itraconazole**, etc.), la **clarithromycine**, la **télithromycine**, le jus de pamplemousse, le **ritonavir**, le **saquinavir** et l'**indinavir** notamment.

Avec les inducteurs de CYP3A4 comme la **rifampicine**, la **carbamazépine**, le millepertuis ou la **phénytoïne**.

■ Imatinib

GLIVEC					
LMC en phase chronique 400 mg (en une seule prise/j) LMC en phase accélérée 600 mg (en une seule prise/j) LMC en phase blastique : 800 mg (en 2 prises/j) Les doses peuvent être augmentées en phase chronique ou accélérée, d'abord à 600 puis à 800 mg s'il n'y a pas de réponse après 3 mois ou s'il y a une perte de réponse après réponse initiale Tumeur stromale gastro-intestinale : 400 mg/j	60 cp. 100 mg 30 cp. 400 mg	1 175,41 2 309,69	I I	100 % 100 %	19,59 76,99

Propriétés

Inhibiteur de la tyrosine kinase Bcr-Abl. L'**imatinib** inhibe la prolifération dans les lignées Bcr/Abl+ et en induit l'apoptose.

Inhibiteur de la prolifération et inducteur d'apoptose des cellules de tumeur gastro-intestinales Kit positives.

Inhibiteur des tyrosine-kinases du récepteur PDGF (*Platelet Derived Growth Factor*), PDGFR et du SCF (*Stem Cell Factor*) c-Kit.

Indications

LMC chromosome Philadelphie (bcr-abl) positive (Ph+) nouvellement diagnostiquée lorsque la greffe de moelle osseuse ne peut être envisagée comme un traitement de première intention.

LMC Ph+ en phase chronique après échec du traitement par l'**interféron alpha**, ou en phase accélérée ou en crise blastique.

Leucémie aiguë lymphoïde Ph+ nouvellement diagnostiquée en association avec la chimiothérapie. LAL Ph+ réfractaire ou en rechute en monothérapie.

Syndromes myélodysplasiques/myéloprolifératifs (SMD/SMP) associés à des réarrange-

ments du gène du PDGFR (*Platelet-Derived Growth Factor Receptor*).
Syndrome hyperéosinophilique (SHE) à un stade avancé et/ou leucémie chronique à éosinophiles (LCE) associés à un réarrangement du FIP1L1-PDGFR alpha.
Tumeurs stromales gastro-intestinales malignes Kit (CD 117) positives non résécables et/ou métastatiques.
Dermatofibrosarcome protuberans (DFSP ou maladie de Darier-Ferrand) non résécable et patients adultes atteints de DFSP en rechute et/ou métastatique ne relevant pas d'un traitement chirurgical.

Contre-indications

Allergie.
Grossesse et allaitement.

Effets indésirables

Neutropénie, thrombopénie.
Myalgies, rash, œdèmes périorbitaux et des membres inférieurs.
Céphalées, nausées, douleurs abdominales, constipation, insomnie, anorexie.
Élévation des enzymes hépatiques.

Interactions médicamenteuses

Prudence avec les inhibiteurs du CYP3A4 (par exemple : **kétoconazole**, **itraconazole**, **érythromycine**, **clarithromycine**) et les inducteurs du CYP3A4 (**dexaméthasone**, **phénytoïne**, **carbamazépine**, **rifampicine**, **phénobarbital**, **fosphénytoïne**, **primidone**, *Hypericum perforatum* (millepertuis).

■ Dasatinib

SPRYCEL					
70 mg x 2/j	60 cp. 20 mg	2 004,78	I	100 %	33,41
	60 cp. 50 mg	3 967,45	I	100 %	66,12
	60 cp. 70 mg	3 967,45	I	100 %	66,12
	30 cp. 100 mg	3 967,45	I	100 %	132,25
	30 cp. 140 mg	3 967,45	I	100 %	132,25

■ Nilotinib

TASIGNA					
400 mg x 2/j	28 gél. 150 mg	775,98	I	100 %	27,71
	112 gél. 150 mg	2 980,54	I	100 %	26,61
	28 gél. 200 mg	1 020,90	I	100 %	36,46
	112 gél. 200 mg	3 960,25	I	100 %	35,36

Propriétés

Le **dasatinib** inhibe l'activité de la kinase BCR-ABL, des kinases de la famille SRC, d'un certain nombre d'autres kinases oncogènes sélectives dont le c-KIT, des récepteurs de l'éphrine (EPH), et du récepteur bêta du PDGF.

Indications

LMC en phase chronique, accélérée ou blastique, en cas de résistance ou intolérance à un traitement antérieur incluant l'**imatinib** mésylate.
LAL Ph+ et LMC en phase blastique lymphoïde en cas de résistance ou intolérance à un traitement antérieur.

TASIGNA est indiqué chez l'adulte dans le traitement de la leucémie myéloïde chronique (LMC) chromosome de Philadelphie positive (Ph+) en phase chronique et en phase accélérée, résistant ou intolérant à un traitement antérieur incluant l'**imatinib**.

Contre-indications

Hypersensibilité à la substance active.

Grossesse, allaitement.

Intolérance au galactose.

Déficience en lactase.

Malabsorption du glucose.

Malabsorption du galactose.

Précautions d'emploi

Insuffisance hépatique modérée à sévère. Surveillance NFS. Symptomatologie respiratoire. QT long. Hypokaliémie. Hypomagnésémie.

Effets indésirables

Rétention hydrique, épanchement pleural, diarrhée, rash, céphalée, hémorragie, fatigue, nausée et dyspnée. Neutropénie fébrile.
Allongement du QT.
Hypokaliémie, hypomagnésémie.
Élévation des enzymes hépatiques.

Interactions médicamenteuses

Prudence avec les inhibiteurs du CYP3A4 (par exemple : **kétoconazole**, **itraconazole**, **érythromycine**, **clarithromycine**) et les inducteurs du CYP3A4 : **dexaméthasone**, **phénytoïne**, **carbamazépine**, **rifampicine**, **phénobarbital**, **fosphénytoïne**, **primidone**, *Hypericum perforatum* (millepertuis).

Éviter la prise concomitante d'**antihistaminiques H_2** et les **inhibiteurs de pompe à protons**.

■ **Ruxolitinib**

JAKAVI					
Plaquettes comprises entre 10 et 20 G/L : 15 mg x 2/j Si au-delà : 20 mg x 2/j	60 cp. 5 mg 60 cp. 15 mg 60 cp. 20 mg	2 126,84 4 211,95 4 211,95	I I I	100 % 100 % 100 %	35,45 70,20 70,20

Propriétés

Le **ruxolitinib** est un inhibiteur sélectif des Janus kinases (JAK) JAK1 et JAK2. Ces enzymes sont impliquées dans la signalisation de différents facteurs de croissance et cytokines importants dans l'hématopoïèse et la fonction immunitaire.

Indications

Traitement de la splénomégalie ou des symptômes liés à la maladie chez l'adulte atteint de myélofibrose primitive ou secondaire à la polyglobulie de Vaquez ou à la thrombocytémie essentielle.

Contre-indications

Hypersensibilité à la substance active ou à l'un des excipients (contient du lactose et du galactose).
Grossesse et allaitement.

Précautions d'emploi

En cas d'insuffisance hépatique modérée à sévère ou d'insuffisance rénale sévère : diviser les posologies de moitié.
Bilan hématologique à réaliser avant le traitement pour déterminer la posologie.
Surveillance clinique et hématologique étroite recommandées pendant et après le traitement (risque de rebond).

Effets indésirables

Saignements fréquents : épistaxis, ecchymoses, hémorragies.
Survenue d'infection : infection urinaire, tuberculose secondaire, zona.
Céphalées, vertiges, troubles gastro-intestinaux, hypertension artérielle.
Au niveau biologique : anémie, thrombopénie, neutropénie, élévation des transaminases, hypercholestérolémie.

Interactions médicamenteuses

Le **ruxolitinib** est métabolisé au niveau hépatique par les CYP 3A4 (principal) et 2C9.
En cas d'administration concomitante d'un inhibiteur puissant du 3A4 tel que les **inhibiteurs de protéase** et les **antifongiques azolés**, ou d'un double inhibiteur 3A4/2C9 (**fluconazole** par exmple), la posologie du **ruxolitinib** doit être diminuée de moitié.
En présence d'un inducteur puissant (tel que **rifampicine**, millepertuis, **carbamazépine**), une surveillance étroite est recommandée afin d'adapter la posologie en fonction de la tolérance et de l'efficacité.

■ Lapatinib

TYVERB					
Associé au **trastuzumab** : 1 000 mg x 1/j Associé à la **capécitabine** : 1 250 mg x 1/j Associé à un **inhibiteur de l'aromatase** : 1 500 mg x 1/j	70 cp. 250 mg 84 cp. 250 mg 140 cp. 250 mg	1 297,46 1 548,41 2 553,12	I I I	100 % 100 % 100 %	18,54 18,43 18,24

Propriétés

Inhibiteur des domaines intracellulaires de la tyrosine-kinase des récepteurs EGFR (ErbB1) et ErbB2 (HER2).

Indications

Chez l'adulte, en association, dans le traitement du cancer du sein avancé ou métastasique, avec surexpression des récepteurs HER2 (ErbB2) en cas d'échec thérapeutiques ou lorsque la chimiothérapie ne peut pas être envisagée.

Contre-indications

Hypersensibilité, grossesse, allaitement.

Précautions d'emploi

Bilan hépatique et cardiovasculaire à effectuer avant traitement.

Pendant le traitement : surveillance clinique, cardiaque, respiratoire, biologique et hépatique et de l'état d'hydratation.

Effets indésirables

Diarrhées sévères pouvant entraîner une déshydratation.

Troubles cardiovasculaires : bouffées de chaleur, troubles de l'éjection plus rarement arythmie, cardiomyopathie.

Asthénie, céphalées, insomnies, douleurs musculaires, anorexie.

Le **lapatinib** peut également entraîner des troubles respiratoires tels dyspnée, pneumopathie, toux mais ces effets sont plus rares.

Interactions médicamenteuses

Le **lapatinib** est métabolisé par le CYP3A4. Une surveillance étroite de l'efficacité et des effets indésirables est recommandée en cas d'administration concomittante avec un inducteur ou un inhibiteur de ce cytochrome.

Le **lapatinib** est lui-même inhibiteur des CYP3A4 et 2C8. La prudence est donc requise lors de l'administration de médicaments métabolisés par ces CYP comme le **paclitaxel**, l'**irinotécan** ou le midazolam.

■ Crizotinib

XALKORI					
250 mg x 2/j En cas d'intolérance : 250-400 mg/j en 1 à 2 prises	60 gél. 200 mg 60 gél. 250 mg	5 777,10 5 777,10	I I	100 % 100 %	96,29 96,29

Propriétés

Petite molécule inhibitrice sélective du récepteur à activité tyrosine-kinase (RTK) ALK (*Anaplastic Lymphoma Kinase*) et de ses variants oncogéniques.

Indications

Traitement des patients adultes ayant reçu au moins un traitement antérieur pour un cancer du poumon non à petites cellules (CPNPC) ALK-positif et avancé.

Contre-indications

Insuffisance hépatique sévère, allaitement, hypersensibilité au produit.

Précautions d'emploi

Bilan hépatique, rénal, électrolytique, cardiovasculaire et ophtalmique à effectuer avant traitement.

Surveillance de ces pramètres plus biologiques et respiratoires pendant le traitement.

Effets indésirables

Bradycardie, pneumopathies, kyste rénal, hépatite, troubles de la vue (altération de la vision, diplopie). Ces effets indésirables sont fréquents et de gravité modérée à sévère.

Anémie, neutropénie, thrombopénie, hyperkaliémie.

Vertiges, paresthésies, dysgueusie, éruption cutanée, troubles gastro-intestinaux, fièvre, asthénie.

Interactions médicamenteuses

Inhibiteurs puissants et inducteurs du CYP3A4 à éviter lors du traitement par **crizotinib**, qui est métabolisé au niveau hépatique par ce CYP essentiellement.

Médicaments bradychardisants et allongeant l'intervalle QT à utiliser avec précaution.

■ Ponatinib

ICLUSIG					
45 mg/j En cas d'intolérance : 15-45 mg/j	60 cp. 15 mg 30 cp. 45 mg	HOP HOP	I I		

Propriétés

Inhibiteur puissant de la protéine tyrosinekinase BCR-ABL. Il possède des éléments structurels qui lui confèrent une forte affinité de liaison à la fois à la protéine BCR-ABL native et aux formes mutantes de l'ABL-kinase.

Indications

• Leucémie myéloïde chronique avec résistance ou intolérance au **dasatinib** ou au **nilotinib** et pour qui un traitement ultérieur par **imatinib** n'est pas cliniquement approprié, ou qui expriment la mutation T315I.

• Leucémie aiguë lymphoblastique à chromosome Philadelphie (LAL Ph+) avec résistance ou intolérance au **dasatinib** et pour qui un traitement ultérieur par **imatinib** n'est pas cliniquement approprié, ou qui expriment la mutation T315I.

Contre-indications

Allaitement et hypersensibilité au produit.

Il ne sera utilisé chez la femme enceinte qu'en cas d'absolue nécessité.

Précautions d'emploi

Il n'existe à ce jour aucune données de sécurité et d'efficacité chez les patients de moins de 18 ans.

À utiliser avec prudence chez les insuffisants rénaux et hépatiques.

Effets indésirables

Effets indésirables cliniques, fréquents ou très fréquents :

• troubles de l'état général : asthénie, douleur, frissons, œdèmes, insomnies ;

• troubles du système nerveux : céphalées, paresthésies, léthargie, étourdissements, migraines ;

• troubles du système immunitaire : fièvre, infections en particulier respiratoires ;

• troubles ophtalmologiques : vue trouble, sécheresse oculaire ;

• troubles gastro-intestinaux : nausées, vomissements, diarrhées, constipation, douleurs abdominales, dyspepsie, stomatites, sécheresse buccale ;

• troubles hépatiques : augmentation des enzymes hépatiques (ASAT, ALAT, PAL, GGT), plus rarement hépatotoxicité ;

• troubles pancréatiques : augmentation de la lipase et plus rarement pancréatite ;

• troubles cardiovasculaires : bouffées de chaleur ou vasomotrices, thrombose veineuse profonde, fibrillation auricualire, hypertension, infarctus du myocarde, insuffisance cardiaque, épanchement péricardique, angor ;

• troubles respiratoires : dyspnée, toux, épanchement pleural, épistaxis.

Interactions médicamenteuses

Le **ponatinib** est métabolisé par le CYP3A4 : sa concentration sérique peut donc être aug-

mentée en présence d'un inhibiteur de ce CYP (**inhibiteurs de protéase**, **antifongiques azolés**) et diminuée en cas de présence d'un inducteur (**rifampicine**, **carbamazépine**, **phénobarbital**) du CYP3A4.
Il est lui-même inhibiteur de la glycoprotéine P (P-gp) et de la protéine de résistance au cancer du sein (BCRP). De ce fait, le **ponatinib** pourrait avoir le potentiel d'augmenter la concentration plasmatique de substrats co-administrés de la P-gp (ex : **digoxine, dabigatran**, **colchicine**, **pravastatine**) ou de la BCRP (ex : **méthotrexate, rosuvastatine**).

■ Régorafénib

STIVARGA				
160 mg/j pendant 3 sem. puis 1 sem. d'arrêt En cas d'intolérance : 80-160 mg/j pendant 3 sem. puis 1 sem. d'arrêt	84 cp. 40 mg	HOP	I	

Propriétés

Inhibiteur des protéines-kinases, y compris des kinases impliquées dans l'angiogenèse tumorale (VEGFR1, 2, 3, TIE2), l'oncogénèse (KIT, RET, RAF-1, BRAF, BRAFV600E) et le microenvironnement tumoral (PDGFR, FGFR).

Indications

Traitement des patients adultes atteints d'un cancer colorectal métastatique qui ont été traités antérieurement ou qui ne sont pas éligibles aux traitements disponibles.

Contre-indications

Patients de moins de 18 ans, grossesse, allaitement ou hypersensibilité au produit (contient de l'huile de soja).

Précautions d'emploi

Bilan hépatique et électrolytique avant traitement.
Surveillance clinique (cardiaque, tensionnelle, hématologique, hépatique, neurologique) et biologique (hydroélectrolytique, bilirubine, enzymes hépatiques, coagulation) étroite pendant le traitement.

Effets indésirables

Effets indésirables fréquents ou très fréquents :
• troubles de l'état général : asthénie, douleur ;
• troubles neurologiques : céphalées, tremblements ;
• troubles dermatologiques : sécheresse ou éruption cutanée, alopécie, syndrome main-pieds ;
• troubles immunologiques : infection, fièvre ;
• troubles hématologiques : anémie, thrombopénie, leucopénie, hémorragies ;
• raideur musculosquelettique ;
• troubles gastro-intestinaux : diarrhées, dysgueusie, reflux gastro-œsophagien, gastroentérite, bouche sèche, stomatites ;
• augmentation des enzymes hépatiques et pancréatiques ;
• hypertension artérielle ;
• dysphonie.

Interactions médicamenteuses

Éviter l'administration concomitante d'inducteurs ou inhibiteurs puissants des CYP3A4 : risque respectivement de diminution ou d'augmentation de l'exposition au **régorafénib**.
L'administration concomitante de **régorafénib** peut augmenter l'exposition systémique aux substrats de l'UGT1A1 et de l'UGT1A9 comme l'**irinotécan**.

Bosutinib

BOSULIF						
Voie orale, en 1 prise/j au cours d'un repas Bonne tolérance : 500 mg/j Intolérance : 300-500 mg/j Posologie max : 600 mg/j	28 cp. 100 mg 28 cp. 500 mg	HOP HOP	I I			

Propriétés

Le **bosutinib** appartient à la classe des inhibiteurs des protéines-kinases. Il inhibe la protéine-kinase anormale Bcr-Abl à l'origine de la LMC.

Indications

Traitement des patients adultes atteints de leucémie myéloïde chronique à chromosome Philadelphie positif (LMC Ph+) en phase chronique, en phase accélérée et en crise blastique précédemment traités par un ou plusieurs **inhibiteurs de la tyrosine-kinase** et pour lesquels l'**imatinib**, le **nilotinib** et le **dasatinib** ne sont pas considérés comme des traitements appropriés.

Contre-indications

Hypersensibilité à la substance active ou à l'un des excipients.

Atteinte hépatique, insuffisance hépatique, allaitement.

Précautions d'emploi

Bilan hépatique, hématologique avant traitement.

Surveillance hématologique, transaminases, cardiaque, ECG pendant le traitement.

Effets indésirables

Effets indésirables cliniques fréquents :

- état général : fatigue, douleur, œdème, asthénie ;
- système nerveux : céphlées, vertiges, dysgueusie ;
- peau : rash, urticaire, acné, prurit ;
- immunitaire : fièvre, neutropénie fébrile, infection des voies respiratoires, pneumonies, bronchites, nasopharyngites, grippe ;
- musculaire : arthralgie, myalgie, dorsalgie ;
- gastro-intestinaux : nausées, vomissements, diarrhées, douleurs abdominales, gastrite ;
- hépatique : augmentation des enzymes hépatiques, bilirubine, hépatotoxicité ;
- insuffisance rénale
- cardiaques : épanchement péricardique, allongement du QT ;
- pulmonaires : toux, dyspnée, épanchement pleural.

Interactions médicamenteuses

Le **bosutinib** est métabolisé par le CYP3A4 et substrat de la P-gp, ce qui entraîne de nombreuses interactions médicamenteuses.

Inhibiteurs du CYP3A

L'administration concomitante de **bosutinib** et d'inhibiteurs puissants (par. ex. **ritonavir**, **indinavir**, **saquinavir**, **kétoconazole**, **itraconazole**, **voriconazole**, **posaconazole**, **clarithromycine**, **télithromycine**, **boceprevir**, **télaprevir**, jus de pamplemousse) ou modérés (par. ex. **fluconazole**, **darunavir**, **érythromycine**, **diltiazem**, **atazanavir**, **imatinib**, **vérapamil**, **ciprofloxacine**) du CYP3A doit être évitée, car elle entraîne une élévation de la concentration plasmatique en **bosutinib**.

Il est recommandé, dans la mesure du possible, de s'orienter vers un autre traitement concomitant sans potentiel d'inhibition de l'enzyme CYP3A (ou avec un faible potentiel). Si un inhibiteur du CYP3A puissant ou modéré doit être administré pendant le traitement, une interruption ou une réduction de la dose de **bosutinib** doit être envisagée.

Inducteurs du CYP3A

L'administration concomitante de **bosutinib** et d'inducteurs puissants (par. ex. rifampicine, **phénytoïne**, **carbamazépine**, **phénobarbital**) ou modérés du CYP3A doit être évitée, car elle entraîne une baisse de la concentration plasmatique en **bosutinib**.

HÉMATOLOGIE-ONCOLOGIE

Inhibiteurs de la pompe à protons
La prudence est de rigueur lors de l'administration concomitante de bosutinib et d'**IPP**. Des **anti-acides** d'action rapide doivent être envisagés en remplacement des **IPP**. Les heures d'administration de **bosutinib** et des **antiacides** doivent être différentes dans la mesure du possible.
Substrats de la P-gp
La prudence est de rigueur car le **bosutinib** risquerait d'augmenter les concentrations plasmatiques des substrats de la P-gp, tels que la **digoxine**, la **colchicine**, le **tacrolimus** et la quinidine, des agents chimiothérapeutiques, des agents immunosuppresseurs, des **glucocorticoïdes** tels que la **dexaméthasone**, les **inhibiteurs de la protéase** et les **inhibiteurs non nucléosidiques de la transcriptase inverse.**
Antiarythmiques et autres substances susceptibles d'allonger l'intervalle QT
Le **bosutinib** doit être utilisé avec prudence chez les patients présentant, ou susceptibles de développer un allongement de l'intervalle QT, notamment les patients sous **antiarythmiques** ou d'autres médicaments pouvant entraîner un allongement de l'intervalle QT.

▪ Vandétanib

CAPRELSA					
300 mg x 1/j, environ à la même heure À adapter en fonction de l'intervalle QT	30 cp. 100 mg 30 cp. 300 mg	1 556,29 4 586,61	I I	100 % 100 %	51,88 152,89

Propriétés
Inhibiteur puissant de tyrosine-kinase du VEGFR-2 (récepteur 2 du facteur de croissance de l'endothélium vasculaire), de l'EGFR (récepteur du facteur de croissance épidermique) et des récepteurs à tyrosine-kinase RET.
Inhibiteur du récepteur 3 de la tyrosine-kinase de l'endothélium vasculaire.

Indications
Traitement du cancer médullaire de la thyroïde (CMT) agressif et symptomatique chez les patients avec une maladie localement avancée non opérable ou métastatique.

Contre-indications
Hypersensibilité à l'un des composants ou à un produit de la classe des pipéridines.
Syndrome du QTc long congénital.
Patients avec un intervalle QTc > 480 ms.
Antécédent de torsades de pointe (sauf si tous les facteurs en cause ont été corrigés).
Allaitement.

Précautions d'emploi
Déconseillé pendant la grossesse.
Femmes en âge de procréer : contraception efficace pendant le traitement et pendant au moins les quatre mois suivant son arrêt.
Surveillance fréquente de l'ECG.
Veiller à maintenir l'équilibre électrolytique du patient.
Test de mutation RET recommandé lors de l'initiation du traitement. Chez les patients pour lesquels elle n'est pas connue ou est négative : risque de bénéfice plus faible.
Métastases cérébrales (risque d'hémorragie intracrânienne).
Calcitonine < 500 pg/mL : bénéfice du traitement non démontré.
Carte d'alerte pour le patient donnée lors de chaque prescription.

Effets indésirables
Effets indésirables parfois difficiles à gérer car demi-vie du médicament longue : 19 j.
Très fréquents : allongement du QTc dose-dépendant (les premiers apparaissent le plus souvent dans les 3 premiers mois de traitement, arrêt du traitement si ≥ 500 ms), infection respiratoire, infection urinaire, diminution de l'appétit, hypocalcémie, insomnie, dépression, vertiges, céphalées, vision trouble voire dépôts

cornéens, **hypertension**, **diarrhée** (maintenir l'équilibre électrolytique), vomissements, photosensibilité, éruption cutanée, lithiase rénale.

Fréquents : pneumopathie, pyélonéphrite, hypothyroïdie, anxiété, léthargie, perte de conscience, glaucome, kératopathie, colite, syndrome d'érythrodysesthésie palmoplantaire, augmentation ALAT/ASAT, épistaxis, hémoptysie, etc.

Rares : syndrome d'encéphalopathie postérieure réversible, syndrome de Stevens-Johnson.

Interactions médicamenteuses

Sont contre-indiqués les médicaments connus pour également allonger l'intervalle QTc et/ou entraîner des torsades de pointe : arsenic, **érythromycine IV**, torémifène, mizolastine, **moxifloxacine**, antiarythmiques de classes **IA** et **III**.

Non recommandés : **méthadone**, **halopéridol**, **amisulpride**, **chlorpromazine**, **sulpiride**, **zuclopenthixol**, **halofantrine**, **pentamidine**, **luméfantrine**, **ondansétron**.

Inhibiteurs puissants du CYP3A4 (augmentation du taux de **vandétanib**) : **macrolides**, **antifongiques azolés**, **inhibiteurs de protéases du VIH**, **diltiazem**, **vérapamil**, **cimétidine**, jus de pamplemousse, etc.

Inducteurs puissants du CYP3A4 (diminution de la concentration de **vandétanib**) : **rifampicine**, millepertuis, **carbamazépine**, **phénobarbital**, **phénytoïne**, **dexaméthasone**, etc.

Substrats du CYP3A4 (diminution de leur concentration par le **vandétanib** inducteur) : **œstroprogestatifs**, immunosuppresseurs (**ciclosporine**, **tacrolimus**), agents antinéoplasiques (**docétaxel**, **bortézomib**).

Substrats de la P-gp (augmentation de leur concentration par le **vandétanib** inhibiteur) : **dabigatran**, **digoxine**, etc.

Substrat de l'OCT-2 (augmentation de sa concentration par le **vandétanib** inhibiteur) : **metformine**, etc.

Surveillance plus fréquente de l'INR si patient sous **antivitamine K**.

■ Vémurafénib

ZELBORAF					
4 cp. x 2/j (soit 960 mg x 2/j) Adapter en fonction de la survenue d'effets indésirables et de l'intervalle QT	56 cp. 240 mg	2 288,98	I	100 %	40,87

Propriétés

Inhibiteur puissant de la sérine-thréonine-kinase BRAF. Activée constitutivement quand porteuse de mutations au niveau du codon 600, BRAF est capable d'entraîner la prolifération cellulaire en l'absence des facteurs de croissance normalement requis pour la prolifération.

Indications

Traitement des patients adultes atteints d'un mélanome non résécable ou métastatique porteur d'une mutation BRAF V600.

Contre-indications

Hypersensibilité à l'un des composants.

Syndrome du QTc long congénital.

Patients avec un intervalle QTc > 500 ms.

Précautions d'emploi

Déconseillé pendant la grossesse et l'allaitement.

Test validé pour confirmer la présence de la mutation BRAF V600 avant le début du traitement.

Surveillance étroite dermatologique et ophtalmologique.

Surveillance fréquente de l'ECG. Veiller à maintenir l'équilibre électrolytique du patient.

Effets indésirables

Très fréquents : réactions cutanées (carcinome épidermoïde cutané, kératose séborrhéique, papillome cutané, photosensibilité, éruption cutanée, prurit, alopécie, etc.), cé-

phalées, diarrhée, vomissements, arthralgie, etc.
Fréquents : nouveau mélanome primitif, paralysie du nerf facial, uvéite, arthrite, élévation des ALAT/ASAT.
Peu fréquents : carcinome épidermoïde non cutané, occlusion de la veine rétinienne.
Rares : syndrome de Stevens-Johnson, nécrolyse épidermique toxique.

+ allongement du QT (arrêt du traitement si ≥ 500 ms).

Interactions médicamenteuses

Idem que le **vandétanib**.
+ Substrats du CYP1A2 (augmentation de leur concentration par le **vémurafénib** inhibiteur) : **imipraminiques, clozapine**, etc.

ANTICORPS MONOCLONAUX OU PROTÉINES DE FUSION

■ Bévacizumab

AVASTIN					
Perf. IV de 90 min puis 60 min	1 fl. 4 mL	HOP	I		
Posologie : 5 mg/kg tous les 14 j	1 fl. 16 mL	HOP	I		

■ Aflibercept

ZALTRAP					
4 mg/kg par perf. sur 1 h suivis du schéma posologique du FOLFIRI	1 fl. sol. 25 mg/mL à diluer pour perf.	HOP	I		

Propriétés

Le **bévacizumab** (anticorps monoclonal) et l'**aflibercept** (protéine de fusion) se lient au VEGF (*Vascular Endothelial Growth Factor*), inhibant la liaison à ses récepteurs à la surface des cellules endothéliales.
Il inhibent ainsi la croissance tumorale en diminuant la vascularisation des tumeurs.

Indications

AVASTIN et *ZALTRAP* : cancer colorectal métastatique, en association avec la chimiothérapie **irinotécan/5-fluorouracile/acide folinique** (**FOLFIRI**) chez l'adulte.
AVASTIN possible en première ligne. *ZALTRAP* si cancer résistant ou ayant progressé après un traitement à base d'oxaliplatine.
Autres indications d'*AVASTIN* en première ligne : cancers du sein, bronchique non à petites cellules, du rein, épithélial de l'ovaire, des trompes de Fallope, péritonéal.

Contre-indications

Hypersensibilité à l'un des composants.
Bévacizumab contre-indiqué pendant la grossesse et l'allaitement. **Aflibercept** contre-indiqué pendant l'allaitement.
Bévacizumab : hémorragie pulmonaire récente.
Aflibercept : trouble de l'hémostase, maladie hémorragique, insuffisance cardiaque NYHA III ou IV.

Précautions d'emploi

HTA : doit être contrôlée avant initiation du traitement.
ATCD cardiovasculaires.
Ne pas initier le traitement avant cicatrisation d'une plaie chirurgicale, même mineure. Interrompre le traitement au moins 4 sem. avant une intervention chirurgicale.
Patient âgé : risque de diarrhée et de déshydratation accru.
ECOG ≥ 2, comorbidités significatives : surveillance étroite.

Effets indésirables

Réactions d'hypersensibilité.
Diarrhée parfois grave, à incidence élevée : diminution de posologie, réhydratation, traitement antidiarrhéique.

Neutropénie, thrombocytopénie en cas d'association avec la chimiothérapie : NFS avant instauration du traitement et avant chaque cycle, éventuellement **G-CSF** pour corriger la neutropénie.
Hémorragie, hypertension, thrombose artérielle et/ou veineuse.
Insuffisance cardiaque, cardiomyopathie.
Perforation gastro-intestinale, formation de fistules.
Protéinurie, syndrome néphrotique, microangiopathie thrombotique : bandelette urinaire avant chaque administration.

- **Cétuximab**

ERBITUX				
Perf. IV de 120 min puis 60 min Dose initiale 400 mg/m² Dose hebdomadaire : 250 mg/m² Prémédication par un **antihistaminique**	1 fl. 20 mL (5 mg/mL) 1 fl. 100 mL (5 mg/mL)	HOP HOP	I	

- **Panitumumab**

VECTIBIX				
6 mg/kg toutes les 2 sem.	1 fl. 5 mL (20 mg/mL) 1 fl. 20 mL (20 mg/mL)	HOP HOP	I	

Propriétés

Le **cétuximab**, anticorps monoclonal dirigé contre le récepteur du facteur de croissance épidermique EGFR, se lie à l'EGFR avec une forte affinité. Il bloque la liaison des ligands endogènes de l'EGFR entraînant l'inhibition de la fonction du récepteur.
Le **panitumumab** est un anticorps monoclonal IgG2 humain anti-EGFR, produit à partir d'une lignée cellulaire de mammifère (CHO) par la technique de l'ADN recombinant, donc sans risque théorique de réaction d'hypersensibilité.

Indications

Cancer colorectal métastatique chez les patients dont les cellules tumorales expriment le récepteur du facteur de croissance épidermique (EGFR) et le gène KRAS « de type sauvage », en association avec une chimiothérapie, ou en monothérapie, après échec d'un traitement à base d'**oxaliplatine** et d'**irinotécan** ou en cas d'intolérance à l'**irinotécan**.
Traitement du carcinome épidermoïde localement avancé de la tête et du cou en association avec la radiothérapie.
Traitement des patients présentant un carcinome épidermoïde récidivant et/ou métastatique de la tête et du cou en association à une chimiothérapie à base de **sels de platine**.
VECTIBIX est indiqué en monothérapie pour le traitement des patients atteints de cancer colorectal métastatique exprimant l'EGFR et présentant le gène KRAS non muté (type sauvage), après échec desprotocoles de chimiothérapie à base de fluoropyrimidine, **oxaliplatine** et **irinotécan**.

Contre-indications

Grossesse, allaitement, hypersensibilité au **cétuximab**.

Interactions médicamenteuses

Anticorps monoclonaux anti-EGFR (**panitumumab, cétuximab**) + **bévacizumab** : toxicité accrue.
Malate de sunitinib + **bévacizumab** : risque d'anémie hémolytique microangiopathique.
Sels de platine et **taxanes** + **bévacizumab** : augmentation de l'incidence des neutropénies et infections.

Hématologie-Oncologie

Précautions d'emploi

Risque de réaction d'hypersensibilité avec dyspnée et éruption cutanée.
Nécessité de prémédication par un antihistaminique.

Effets indésirables

Diarrhée, mucite, alopécie, fièvre, frissons, réaction d'hypersensibilité, éruption cutanée, urticaire, acné, hypotension artérielle, dyspnée, conjonctivite.

Interactions médicamenteuses

Pas de modification de la pharmacocinétique en cas de co-administration avec l'irinotécan.

■ Alemtuzumab

CAMPATH					
ATU nominative Perf. IV de 120 min J1 : 3 mg J2 : 10 mg J3 : 30 mg > J3 : 30 mg x 3/sem. (max. 12 sem.)	3 fl. 1 mL (30 mg/mL)	HOP	I		

Propriétés

Anticorps monoclonal dirigié contre une cglycoprotéine (CD52) à la surface des lymphocytes. L'**alemtuzumab** lyse les lymphocytes B et T par l'intermédiaire d'une fixation au complément et d'une cytotoxicité à médiation cellulaire dépendant de l'anticorps.

Indications

Traitement des leucémies lymphoïdes chroniques (LLC) chez des patients qui ont été exposés à des **alkylants** et qui n'ont pas manifesté de réponse, complète ou partielle, au **phosphate de fludarabine**, ou chez qui un traitement de ce type a produit une rémission de courte durée seulement (moins de 6 mois).

Contre-indications

Grossesse, allaitement, hypersensibilité à l'**alemtuzumab**, infection généralisée, VIH.

Précautions d'emploi

Risque de réaction d'hypersensibilité avec dyspnée. Fièvre, frissons, hypotension artérielle.
Nécessité de prémédication par **corticostéroïde** et **antihistaminique**.

Effets indésirables

Infection. Septicémie. Pneumonie. Herpes simplex. Infection à cytomégalovirus. Infections à *Pneumocystis carinii*. Pancytopénie. Céphalée. Conjonctivite. Hypotension artérielle. Dyspnée. Rage cutanée. Fatigue.

■ Rituximab

MABTHERA					
375 mg/m^2 1re perf. : 50 mg/h puis après 30 min augmentation de 50 mg/h toutes les 30 min (max 400 mg/h) Perf. suivantes : 100 mg/h puis après 30 min augmentation de 100 mg/h toutes les 30 min (max 400 mg/h)	2 fl. 10 mL (100 mg) 1 fl. 50 mL (500 mg)	HOP HOP	 I		

Propriétés

Le **rituximab** se lie à l'antigène CD20 situé sur les lymphocytes B et induit la lyse cellulaire.

Indications

LNH folliculaire : en IV x 1/sem. pendant 4 sem. En association avec une chimiothérapie : 1er j de chaque cure. Traitement d'entretien : en IV tous les 3 mois jusqu'à progression de la maladie (max. 2 ans).
LNH diffus à grandes cellules B : 1er j de chaque cure de chimiothérapie.

Contre-indications

Grossesse, allaitement.
Hypersensibilité au **rituximab**.
Infection sévère, infection cardiaque sévère.

Précautions d'emploi

Syndrome grave de relargage des cytokines. Réaction d'anaphylaxie. Hypotension artérielle. Angine de poitrine. Arythmie. Fibrillation auriculaire. Réactivation d'hépatite B.

Effets indésirables

Fièvre. Frissons. Hypotension artérielle. HTA. Nausées.

▪ Trastuzumab

HERCEPTIN					
En situation métastatique et adjuvante : 1re inj. : 4 mg/kg en 90 min suivie d'une surveillance de 6 h Inj. suivantes : 2 mg/kg en 30 min toutes les sem. En situation adjuvante : 8 mg/kg en 90 min puis 6 mg/kg toutes les 3 sem.	1 fl. pdre 150 mg	HOP	I		

Propriétés

Le **trastuzumab** est un anticorps monoclonal humanisé recombinant de classe IgG1 dirigé contre le récepteur 2 du facteur de croissance épidermique humain (HER2). Le **trastuzumab** inhibe la prolifération des cellules tumorales humaines qui surexpriment HER2.

Indications

Cancer du sein métastatique HER2+ chez le patient prétraité (+ **paclitaxel** ou **docétaxel** ou + **inhibiteur de l'aromatase**) ou prétraité par chirurgie, chimiothérapie (néoadjuvante ou adjuvante), radiothérapie.
Cancer du sein localement avancé HER2+.
PTT : + **paclitaxel** hebdomadaire, chez le patient non prétraité par cette association ou + **capécitabine**, après progression sous **trastuzumab ± taxane**
Adénocarcinome métastatique de l'estomac ou de la jonction œsogastrique HER2+ (+ **capécitabine** ou **5-FU/cisplatine**), chez le patient non prétraité.

Contre-indications

Allergie. Insuffisance cardiaque. Association aux **anthracyclines**.

Précautions d'emploi

Une surveillance étroite doit être réalisée chez les patients ayant des antécédents de problèmes cardiaques ; la surveillance de la fonction cardiaque de tous les patients doit être effectuée pendant la durée du traitement.

Effets indésirables

Douleurs abdominales, asthénie, douleurs thoraciques, frissons, fièvre, céphalées, nausées, les vomissements, arthralgie, myalgie. La perfusion de *HERCEPTIN* peut être associée à des réactions, le plus souvent des frissons, de la fièvre et des symptômes de type grippaux. Insuffisance cardiaque.

Dénosumab

XGEVA					
120 mg en SC toutes les 4 sem. avec une supplémentation en **calcium** (≥ 500 mg) et **vitamine D** (≥ 400 UI) sauf en cas d'hypercalcémie Aucune adaptation posologique n'est nécessaire chez l'insuffisant rénal	1 fl. sol. inj. 120 mg/1,7 mL 4 fl. sol. inj. 120 mg/1,7 mL	HOP HOP	I		

Propriétés

RANKL est une protéine qui stimule l'activité des ostéoclastes, responsables de la résorption osseuse. Le **dénosumab** est un anticorps monoclonal humain qui cible RANKL, s'opposant ainsi à l'interaction RANK/RANKL et réduisant le nombre et la fonction des ostéoclastes. Le **dénosumab** diminue ainsi la résorption et la destruction osseuses induites par un cancer.

Indications

Prévention des complications des métastases osseuses de tumeurs solides chez l'adulte.

Contre-indications

Hypercalcémie sévère non traitée. Hypersensibilité au **dénosumab**.

Précautions d'emploi

Toute hypocalcémie doit être corrigée avant l'instauration du traitement. Une supplémentation en **Ca/vit. D** est impérative sauf en cas d'hypercalcémie. L'apparition d'une hypocalcémie au cours du traitement doit conduire à l'augmentation de la supplémentation en **Ca/vit. D**. Une surveillance de la calcémie est recommandée chez l'insuffisant rénal sévère.

En raison du risque d'ostéonécrose de la mâchoire, un examen dentaire et les soins nécessaires doivent être réalisés avant l'initiation du traitement par *XGEVA* et une bonne hygiène bucco-dentaire doit être maintenue tout au long du traitement.

Non recommandé chez la femme en âge de procréer sans contraception, enceinte ou en cas d'allaitement. (Il existe des programmes de surveillance des grossesses/de l'allaitement d'Amgen.)

Effets indésirables

Hypocalcémie très fréquente (notamment par rapport à l'**acide zolédronique**).

Autres effets indésirables : diarrhée, dyspnée, hypophosphatémie, hyperhidrose, ostéonécrose de la mâchoire, cellulite.

Interactions médicamenteuses

Ne pas associer à un **bisphosphonate** ou à tout autre médicament contenant du **dénosumab** (comme *PROLIA*, indiqué dans le traitement de l'ostéoporose post-ménopausique). Aucune étude d'interaction n'a été réalisée mais aucune modification du profil de *XGEVA* n'a été observée lors des essais cliniques avec les chimiothérapies/hormonothérapies concomitantes.

Brentuximab védotin

ADCÉTRIS					
Perf. IV de 30 min 1,8 mg/kg toutes les 3 sem. sans dépasser 180 mg/administration Adapter en cas d'apparition d'une neutropénie ou d'une neuropathie périphérique	1 fl. 50 mg pdre	HOP	I		

Propriétés

Conjugué anticorps-médicament qui libère dans la cellule un agent antinéoplasique, la MMAE. En résulte une mort apoptotique sélective des cellules tumorales exprimant l'antigène CD30.

Indications

Traitement du lymphome hodgkinien CD30 positif récidivant ou réfractaire chez l'adulte :
- après greffe autologue de cellules souches (ASCT) ;
- ou après au moins 2 traitements antérieurs quand l'ASCT ou une polychimiothérapie n'est pas une option de traitement.

Traitement du lymphome anaplasique à grandes cellules systémique récidivant ou réfractaire chez l'adulte.

Contre-indications

Hypersensibilité.
Allaitement.

Précautions d'emploi

Déconseillé pendant la grossesse.
Femme traitée en âge de procréer : 2 méthodes efficaces de contraception pendant le traitement et pendant les 30 j suivant l'arrêt.
Homme traité : cryoconservation du sperme avant traitement (toxicité testiculaire).
Masse tumorale importante (risque de syndrome de lyse tumorale).
Conserver entre +2 et +8°C.

Effets indésirables

Très fréquents : infection, neutropénie (adaptation posologique), neuropathie périphérique sensitive (adaptation posologique), diarrhée, nausée, vomissements, alopécie, prurit, myalgie, fatigue.
Fréquents : infection grave ou opportuniste, toux, dyspnée, anémie, thrombopénie, syndrome de lyse tumorale, neuropathie périphérique motrice, éruption cutanée, arthralgie.
Fréquence indéterminée : réaction anaphylactique, syndrome de Stevens-Johnson, leucoencéphalopathie multifocale progressive (arrêt immédiat du traitement).

Interactions médicamenteuses

Contre-indiquée : **bléomycine** (toxicité pulmonaire).
Inhibiteurs puissants du CYP450 (augmentation du taux de MMAE et de l'incidence des neutropénies) : **macrolides**, **antifongiques azolés**, **inhibiteurs de protéases du VIH**, **diltiazem**, **vérapamil**, **acide valproïque**, **cimétidine**, jus de pamplemousse, etc.
Inducteurs puissants du CYP450 (diminution du taux de MMAE) : **carbamazépine**, **oxcarbazépine**, **phénobarbital**, **phénytoïne**, **rifampicine**, **rifabutine**, **dexaméthasone**, millepertuis, etc.

■ Ofatumumab

ARZERRA				
300 mg (1re perf.) puis 2000 mg (perf. suivantes) Fréquence : 1 perf./sem. pendant 8 sem. consécutives, puis 4 à 5 sem. plus tard, 1 perf./mois pendant 4 mois consécutifs	3 fl. sol. inj. 100 mg/5 mL 1 fl. sol. inj. 1000 mg/ 50 mL	HOP HOP	I I	

Propriétés

Anticorps monoclonal humain dirigé contre l'antigène CD20.

Indications

Traitement de la leucémie lymphoïde chronique (LLC) chez les patients réfractaires à la **fludarabine** et à l'**alemtuzumab**.

Contre-indications

Hypersensibilité à l'un des composants.
Allaitement (pendant le traitement et pendant les 12 mois suivant son arrêt).
Hépatite B chronique active (dépistage chez les patients à haut risque avant traitement, surveillance étroite des porteurs du VHB).

HÉMATOLOGIE-ONCOLOGIE

Précautions d'emploi

Déconseillé pendant la grossesse.
Pathologie cardiaque (surveillance étroite).
Conserver entre +2 et +8°C.
Contient du sodium.

Effets indésirables

Très fréquents : infections respiratoires, neutropénie, anémie, rash.
Fréquents : sepsis, thrombocytopénie, réaction liée à la perfusion (dont événements anaphylactoïdes et syndrome de relargage de cytokines), occlusion intestinale, tachycardie, hypertension, dyspnée, bronchospasme, prurit, etc.
Peu fréquent : syndrome de lyse tumorale.
Rare : leucoencéphalopathie multifocale progressive.

Interactions médicamenteuses

Vaccins vivants atténués ou inactivés (efficacité altérée et risque d'infection).

■ Pertuzumab

PERJETA					
Dose de charge : **Pertuzumab** : 840 mg en perf. IV de 60 min + **trastuzumab** : 8 mg/kg + **docétaxel** : 75 mg/m² **Dose d'entretien, toutes les 3 sem. :** **Pertuzumab** : 420 mg en perf. IV de 30 à 60 min + **trastuzumab** : 6 mg/kg + **docétaxel** : 75 mg/m² (max. 100 mg/m²) 30 à 60 min entre chaque administration d'un médicament **Docétaxel** toujours administré après les autres	1 fl. pdr. 240 mg	HOP	I		

Propriétés

Anticorps monoclonal humanisé recombinant :
• ciblant spécifiquement la protéine récepteur 2 du facteur de croissance épidermique humain (HER2), bloquant ainsi sont hétérodimérisation avec d'autres récepteurs de la famille des HER (EGFR, HER3, HER4). En résulte un arrêt de la prolifération cellulaire et à une apoptose ;
• médiateur de la cytotoxicité cellulaire anticorps-dépendante (ADCC).

Indications

Traitement de patients adultes atteints d'un cancer du sein métastatique ou localement récidivant non résécable HER2+, n'ayant pas reçu au préalable de traitement anti-HER2 ou de chimiothérapie pour leur maladie métastatique.

En association au **trastuzumab** et au **docétaxel**.

Contre-indications

Hypersensibilité à l'un des composants.
Grossesse et allaitement.

Précautions d'emploi

Évaluation fréquente de la fraction d'éjection ventriculaire gauche (FEVG).
Antédédent de radiothérapie du thorax ou de traitement par une **anthracycline** (risque augmenté de diminution de la FEVG).
Femmes en âge de procréer ou patient masculin avec partenaire feminine en âge de procréer : contraception efficace pendant traitement et pendant 6 mois après arrêt.
Conserver entre +2 et +8°C.

Effets indésirables

Très fréquent : infection respiratoire haute, neutropénie (fébrile ou non), anémie, leucopénie, réaction d'hypersensibilité, syndrome de relargage des cytokines, neuropathie périphérique, mucite, douleur, œdème, prurit, alopécie, diarrhée, vomissements, etc.

Fréquent : épanchement pleural, dysfonction ventriculaire gauche (interruption du traitement pendant au mois 3 sem. si FEVG < 40 % ou si FEVG entre 40 et 45 % avec diminution > 10 % par rapport à sa valeur initiale).

Interactions médicamenteuses

L'association du **pertuzumab** au **trastuzumab** renforce significativement l'activité antitumorale.

INHIBITEURS DE PROTÉASOME

■ Bortézomib

VELCADE					
1,3 mg/m² J1, J4, J8, J11 toutes les 3 sem.	1 fl. pdre 1 mg 1 fl. pdre 3,5 mg	HOP HOP	I		

Propriétés

Le **bortézomib** inhibe le protéasome 26S entraînant un arrêt du cycle cellulaire et une apoptose de la cellule cancéreuse.

Indications

En monothérapie pour le traitement du myélome multiple en progression chez des patients ayant reçu au moins 1 traitement antérieur et qui ont déjà bénéficié ou qui sont inéligibles pour une greffe de moelle osseuse.

Contre-indications

Grossesse, allaitement.
Hypersensibilité au **bortézomib**.
Insuffisance hépatique sévère.

Précautions d'emploi

Risque de saignement. Surveillance NFS. Surveillance plaquettaire. Thrombocytopénie. Neuropathie périphérique. Risque de convulsion. Hypotension orthostatique. Rétention hydrique. Cardiopathie. Insuffisance hépatique. Amylose.

Effets indésirables

Zona, pneumonie. thrombocytopénie, neutropénie, anémie. neuropathie périphérique hypotension. Dyspnée. vomissements, diarrhées, myalgie perte de poids Insuffisance hépatique

■ Carfilzomib

KYPROLIS					
En phase III en France (pas encore d'AMM) Cycles de 28 j, voie IV Adm. J1, J2, J8, J9, J15, J16 puis repos de J17 à J28 Posologie initiale : 20 mg/m² En cas de bonne tolérance : augmentation possible pour les cycles suivants à 27 mg/m²	1 fl. 60 mg	HOP			

Propriétés

Carfilzomib est un inhibiteur irréversible du protéasome. Cela lui confère des activités antiprolifératives et proapoptotiques sur les cellules tumorales solides et hématologiques.

Indications

Patients présentant un myélome multiple, préalablement traités par **bortézomib** et un agent immunomudulateur et ayant montré une progression significative de la maladie dans les 60 j suivant la dernière thérapie.

Contre-indications

Aucune contre-indication recensée.

Précautions d'emploi

Prémédication par la **dexaméthasone** en raison de nombreuses réactions allergiques.
Test de grossesse car tératogène.
Surveillance cardiaque, pulmonaire, hépatique, hématologique pendant le traitement.

Effets indésirables

Effets indésirables reportés à ce jour (fréquence supérieure à 10 %) :
- état général : fatigue, céphalées, œdèmes périphériques, toux, insomnies, anorexie ;
- hématologique : anémie, thrombopénie, lymphopénie, neutropénie, leucopénie ;
- gastro-intestinaux : nausées, diarrhées, vomissements, constipation ;
- immunitaires : pyrexie, infections des voies respiratoires supérieures, pneumonie ;
- biologique : augmentation créatininémie, enzymes hépatiques, hypokaliémie, hyponatrémie, hypercalcémie ;
- musculo-squelettiques : dorsalgies, myalgies, spasmes, douleurs aux extrémités.

Interactions médicamenteuses

Aucune interaction médicamenteuse notable référencée.

AUTRES ANTINÉOPLASIQUES

Anagrélide

XAGRID					
0,5 mg x 2/j, augmenter par paliers d'une sem. jusqu'à 2,5 mg x 2/j	100 gél. 0,5 mg	451,31	I	100 %	4,51

Propriétés

Les études *in vitro* de la mégacaryocytopoïèse chez l'homme ont établi que l'action inhibitrice de l'**anagrélide** sur la formation des plaquettes s'opère par retardement de la maturation des mégacaryocytes et par réduction de leur taille et de leur ploïdie. L'**anagrélide** est un inhibiteur de l'AMP cyclique phosphodiestérase III.

Indications

Réduction du nombre élevé de plaquettes chez les patients à risque atteints de thrombocytémie essentielle, présentant une intolérance à leur traitement actuel ou dont le nombre élevé de plaquettes n'est pas réduit à un niveau acceptable par leur traitement actuel.

Contre-indications

Hypersensibilité à l'**anagrélide**.
Insuffisance hépatique modérée ou sévère.
Insuffisance rénale (Clcr < 50 mL/min).
Absence de contraception féminine efficace.
Grossesse, allaitement.

Précautions d'emploi

Insuffisance hépatique. Insuffisance rénale.
Surveillance : hémoglobinémie, leucocytaire, plaquettaire, ASAT, ALAT, urémie, créatininémie.
Pathologie cardiaque.
Femme en âge de procréer.
Enfants.

Effets indésirables

Céphalées. Palpitations. Tachycardie. Rétention hydrique. Nausées. Vomissements. Diarrhées. Anémies. Vertiges. Fatigue et éruptions cutanées.

Interactions médicamenteuses

Absorption des contraceptifs hormonaux par voie orale.

Jus de pamplemousse : il inhibe le CYP1A2 et, par conséquent, il est également susceptible de réduire la clairance de l'**anagrélide**.

■ Tasonermine

BÉROMUN					
Perf. du membre isolé (ILP : *Isolated Limb Perfusion*) sous légère hyperthermie Membre supérieur : dose totale de 3 mg Membre inférieur : dose totale de 4 mg **Melphalan** associé : 13 mg/unité de volume (en litre) du membre supérieur perfusé 10 mg/ unité de volume (en litre) du membre inférieur perfusé Résection chirurgicale de la tumeur résiduelle effectuée dès que possible. Si nécessaire, seconde ILP pratiquée 6 à 8 sem. après la 1re	1 pdr. + solv. 1 mg/ 5 mL	HOP	I		

Propriétés

Cytokine de la famille du TNFα.

• Inhibition directe de la prolifération des cellules tumorales par effet cytotoxique ou cytostatique.

• Effet direct sur la vascularisation tumorale par induction de thromboses microvasculaires.

• Infiltration facilitée de la tumeur par les lymphocytes, les monocytes et les polynucléaires.

• Effet immunomodulateur direct et indirect.

Indications

Traitement en association avec le **melphalan** des sarcomes des tissus mous des membres :

• avant résection chirurgicale de la tumeur, afin d'éviter ou de retarder l'amputation ;

• à titre palliatif, pour les sarcomes inopérables.

Contre-indications

Ce sont celles de la **tasonermine** et de la technique d'ILP.

• Hypersensibilité à l'un des composants.

• Maladies cardiovasculaires ou pulmonaires graves.

• Ulcère gastrique évolutif ou antécédents récents d'ulcère gastrique.

• Ascite sévère.

• Altérations sévères hématologique, des fonctions rénale ou hépatique.

• Hypercalcémie > 12 mg/dL (2,99 mmol/L).

• Lymphœdème sévère du membre.

• Patients chez qui les vasopresseurs ou antioagulants sont contre-indiqués.

• Contre-indication aux marqueurs radioactifs.

• Contre-indication à l'hyperthermie du membre.

• Patients dont on suppose que l'irrigation du membre en aval de la tumeur dépend très étroitement des vaisseaux tumoraux (artériographie parfois nécessaire).

• Grossesse et allaitement.

• Contre-indications au **melphalan**.

Précautions d'emploi

Technique d'ILP mise en œuvre dans des centres spécialisés, sous anesthésie générale. Hydrater le patient avant, pendant et après l'ILP.

Surveillance du patient les 3 premiers j suivant la perf.
Conditionnement contenant du latex.

Effets indésirables

Très fréquents : arythmies (cardiotoxicité), hépatotoxicité, réaction cutanée.
Fréquents : infection, leucopénie, thrombocytopénie, réaction d'hypersensibilité, neurotoxicité, insuffisance cardiaque, thromboses veineuse et artérielle, syndrome de détresse respiratoire, nécrose cutanée et des extrémités (amputation parfois nécessaire), etc.
Peu fréquents : sepsis, maladie artérielle périphérique occlusive, œdème pulmonaire, syndrome de compression des loges musculaires, onychomadèse.

Interactions médicamenteuses

Contre-indiqués : substances cardiotoxiques (ex : **anthracyclines**).
Déconseillés : médicaments susceptibles de provoquer une importante hypotension.
+ interactions médicamenteuses avec le **melphalan**.

RADIOTHÉRAPIE EXTERNE

FICHE MALADIE

DÉFINITION

La radiothérapie est le traitement des maladies cancéreuses utilisant des rayonnements ionisants dans le but de détruire les cellules malignes.

Ce traitement est dispensé à l'aide de machines utilisant des moyens technologiques sophistiqués regroupés sur des plateaux médico-techniques.

Ce traitement s'intègre dans une stratégie thérapeutique pluridisciplinaire et peut être utilisé :

- à visée curative seule ou associé à la chimiothérapie et/ou la chirurgie ;
- à visée palliative dans un but antalgique ou décompressif ou hémostatique.

Il existe trois types de traitement par radiations ionisantes :

- la radiothérapie externe utilisant une source de rayonnement à distance de la peau du patient ;
- la curiethérapie utilisant des sources radioactives scellées placées à l'intérieur des cavités naturelles ou dans les tissus ;
- la radiothérapie métabolique utilisant des substances radioactives ingérées ou injectées dans l'organisme et se fixant sur des tissus du corps.

TRAITEMENT

- Apprécier la radiosensibilité attendue.
- Déterminer le volume cible.
- Déterminer les contraintes anatomiques du volume cible et des organes de voisinage.
- Faire le choix du rayonnement, choix des faisceaux, dosimétrie.
- Présenter le traitement au patient : organisation, surveillance des effets indésirables, recommandations.
- Surveiller les effets indésirables selon la localisation : cutanés, muqueux, digestifs, hématologiques.

FICHE INFIRMIÈRE

EXAMENS

Les examens et la prescription sont réalisés en concertation avec l'équipe pluridisciplinaire. La durée du traitement est généralement de 5 semaines.

L'infirmier(e) doit s'assurer que le patient arrive à l'heure précise à son rendez-vous pour le traitement, qui ne dure que quelques minutes, soit en hospitalisation par la demande éventuelle d'un brancardier si cela est nécessaire, soit à domicile par la prescription d'un taxi médical ou en voiture personnelle, en fonction de l'état de santé.

SURVEILLANCE DU TRAITEMENT

DÉFINITIONS

Réactions précoces

Pendant ou dans les semaines qui suivent le traitement, dues à une toxicité du tissu irradié, généralement transitoires et contrôlées par un traitement symptomatique.

Réactions tardives

Plusieurs mois ou années après la radiothérapie : séquelles liées à une modification de la vascularisation des tissus ayant reçu les rayons. L'avis d'un spécialiste est nécessaire pour le diagnostic différentiel d'une rechute associée, toujours possible.

IRRADIATION DU SEIN

Risque d'atteinte de l'intégrité de la peau

- Informer la patiente qu'il faut éviter tout frottement avec des linges irritants, porter des vêtements en coton, soie, lin, non serrés sur la zone traitée ; le port de chaîne en métal est déconseillé ; proscrire les lotions alcoolisées, les déodorants, les crèmes sur la zone traitée, toute macération de la peau et l'exposition au soleil.
- Érythème léger, dermite : appliquer de l'ÉOSINE AQUEUSE.
- Dermite exsudative : même application, avec pansement.

IRRADIATION DU THORAX (MÉDIASTIN, POUMONS, BRONCHES, PLÈVRE)

Les zones irradiées sont variables, limitées à la tumeur et/ou aux aires ganglionnaires médiastinales et sus-claviculaires.

Risque d'atteinte de l'intégrité de la peau

Cf. Sein, p. 677.

Irritation de la muqueuse bronchique

Elle entraîne toux (± dysphagie, œsophagite), douleur ayant pour conséquence un dégagement inefficace des voies respiratoires, un déficit nutritionnel et une altération de l'état général.

- Établir une courbe de poids.
- Adapter l'alimentation : enrichie en calorie, mixée, fractionnée.
- Mettre à disposition le matériel à aspiration trachéale.
- Appliquer et évaluer le traitement contre la douleur et contre l'atteinte de l'intégrité de la peau s'il y a lieu.

ORL ET CHAÎNE GANGLIONNAIRE

Risque d'atteinte de la muqueuse buccale

Une hygiène buccale est exigée :

- Consultation auprès du stomatologue :
- Ablation des dents cariées avant le traitement afin de prévenir les radionécroses.
- Réalisation de gouttières « porte-fluor », à mettre tous les jours après nettoyage des dents.
- Bains de bouche plusieurs fois par jour après chaque repas et si nécessaire avec antibiotique ou antifongique sur prescription médicale.
- Rétablir la santé buccale par la salive artificielle, atomiseurs buccaux et menthe sans sucre.

Risque d'atteinte de l'intégrité de la peau

- *Cf.* Irradiation du sein, p. 677.
- Proscrire le rasoir mécanique, les lotions après rasage, crème, le frottement de vêtements ou de chaînes.

Déficit nutritionnel

Il est dû à la gêne ou la douleur à la déglutition :

• Donner une alimentation enrichie en protides, mixée, fractionnée. La pose d'une sonde nasogastrique peut être prescrite.
• La courbe de poids est établie et surveillée.

Altération de la communication verbale

Elle est due parfois à une irritation des cordes vocales ou la présence d'une trachéotomie.

CERVEAU

Alopécie transitoire

Elle est localisée ou totale pendant le traitement. Préciser au patient que les cheveux repoussent au bout de 3 à 4 mois. Les conseils, de coiffure ou de perruque, sont à transmettre au patient.

Fatigue

Conseiller le repos pendant et après le traitement. Un ralentissement idéomoteur et une altération des fonctions intellectuelles peuvent être observés.

S'assurer de l'observance du traitement.

ABDOMEN, PELVIS

• Les effets indésirables sont liés à l'action des rayons sur les différents organes :
  – Douleur.
  – Nausées, vomissements.
  – Cystite, vaginite, rectite.
  – Diarrhées, spasmes coliques.
  – Altération des globules sanguins.
  – Fatigue intense.
• Surveiller tous les effets indésirables ; dès leur apparition alerter le médecin et mettre en place le protocole établi :
  – Surveiller la courbe de poids.
  – Instaurer un régime sans résidu, fractionné.
  – Donner le traitement symptomatique et en évaluer l'efficacité.
  – Effectuer si nécessaire des injections médicamenteuses vaginales, vésicales, rectales.
  – Surveiller la fatigue.
  – Respecter l'hygiène stricte génito-urinaire après chaque selle et miction avec savon surgras, rinçage et séchage doux.
  – Être à l'écoute d'éventuels troubles sexuels.
• Encourager le patient à exprimer ses sentiments face à l'équipement de radiothérapie.
• Faciliter l'expression de ses craintes relatives au pronostic du traitement.

ÉDUCATION ET CONSEILS

L'infirmier(e) donne les explications suivantes :

• Définition de la radiothérapie : traitement utilisé depuis cent ans contre les affections cancéreuses, par rayonnements ionisants, dans le but de détruire les cellules malades d'une tumeur maligne et de les empêcher de se reproduire. Ces rayons proviennent d'un appareil dénommé Télécobalt (en cours de disparition) ou, désormais, d'un accélérateur linéaire de particules.
• Le protocole du traitement (durée, organisation pratique, simulation, consultations médicales, déroulement d'une séance).
• Les effets indésirables possibles et leur prévention :
  – irritation de la peau ;
  – douleurs diverses ;
  – inappétence ;
  – fatigue ;
  – lassitude morale.

On remet au patient un livret pour lui expliquer ce qu'est la radiothérapie que l'infirmier(e) commente.

FICHE TECHNIQUE

RADIOTHÉRAPIE : CENTRAGE ET SÉANCES

Définition

Chronologiquement, les étapes de la radiothérapie sont les suivantes :
• le centrage,
• la dosimétrie,
• les séances de radiothérapie.

Méthode

Le centrage

Le centrage permet de repérer le ou les sites sur lesquels le rayonnement devra être délivré. Il est réalisé par un radiothérapeute, dans la salle du simulateur. Ces sites sont nommés « les champs d'irradiation ».

À ce rendez-vous, le radiothérapeute va également repérer les organes sains afin de les protéger lors des séances futures.

Chaque champ d'irradiation va donc être dessiné sur la peau du patient au moyen d'un feutre spécifique qui permet de marquer les zones à irradier sur toute la durée du traitement (le tracé sera régulièrement entretenu car il tendra naturellement à s'effacer).

A l'issue du traitement, l'encre est effacée. Les tatouages sont très peu recommandés à cause de leur caractère indélébile.

La dosimétrie

La dosimétrie est l'étude de la dose minimale et efficace de rayonnement à administrer. Les doses standard sont définies à l'échelle internationale en fonction de multiples critères. Le but principal est la destruction des cellules tumorales tout en développant le minimum d'effets indésirables.

Pour la faire, le patient subira un scanner sans injection de dosimétrie.

Après étude, le radiothérapeute, le dosimétriste et un physicien définiront la dose totale à administrer sur la durée du traitement et la répartition des doses précises.

Les séances de radiothérapie

Le traitement s'organise de façon très régulière et programmée : le patient aura une séance de radiothérapie par jour pendant 4 à 5 jours successifs et la durée du traitement s'étend sur 5 à 8 semaines.

Une séance est très brève : 5 à 10 minutes en général.

Le patient reçoit dès le début du traitement la planification des séances.

Au préalable, il reçoit également de nombreux conseils en matière d'hygiène, d'alimentation et d'habillement pour mieux tolérer le traitement.

Avant chaque séance, le patient est examiné par le radiothérapeute qui vérifie l'apparition de la moindre anomalie liée aux effets indésirables du traitement.

La séance se réalise dans une enceinte blindée. Le patient est seul mais reste en lien direct avec les manipulateurs radio et le radiothérapeute au moyen d'interphone et de vidéosurveillance.

Conseils

Surveillance des effets indésirables :

- rougeur de la peau similaire à un coup de soleil,
- proscrire les produits contenant de l'alcool (parfum, déodorant).

DOULEUR ET CANCERS

FICHE MALADIE

DÉFINITION

« La douleur est une expérience sensorielle et émotionnelle désagréable, associée à un dommage tissulaire réel ou virtuel, ou décrite en termes d'un tel dommage. » (*International Association Study of Pain*).

CAUSES ET MÉCANISMES

Elle peut être aiguë, en général associée à un événement précis, ou chronique, persistant depuis plus de 3 mois, au début mal défini.

Il existe trois sortes de mécanisme :

• Douleur par excès de stimulation nociceptive, le plus souvent persistante, « coup de poignard » à type de pression, rongeant, incisive ou à type de crampe.

• Douleur neurogène liée à des dysfonctionnements des systèmes de contrôle périphériques et centropériphériques.

• Douleur « idiopathique », qui serait liée à des facteurs psychologiques, culturels et sociaux, par activation centrale d'origine émotionnelle puis induction d'un phénomène périphérique, ou liée à des événements stressants induisant la défaillance du système inhibiteur.

TRAITEMENT

DIX PRINCIPES

• Croire aux plaintes douloureuses.

• Traiter, si possible, la cause.

• Hiérarchiser la prescription en fonction du type et de l'intensité de la douleur.

• Prescription régulière, à heure fixe.

• Privilégier la voie orale.

• Maintenir le patient vigilant.

• Prévenir et dépister les effets indésirables.

• Privilégier les associations co-analgésiques.

• Réévaluer régulièrement l'efficacité du traitement.

• Maintenir un soutien psychologique.

ÉVALUER LA DOULEUR

• Apprécier l'importance et la sévérité de la douleur à l'aide des échelles de mesures :
 – échelle visuelle analogique (EVA) ;
 – échelle numérique (EN) ;
 – échelle verbale simple (EVS).

• Apprécier la contribution respective de chaque composante, somatique, psychologique, affective, émotionnelle, sociale.

• Faire décrire spontanément la douleur (*cf.* Questionnaire QDSA ; échelle de Karnofsky, *cf.* Tumeurs cérébrales *spécialité* Neurologie, p. 681).

• Utiliser l'échelle de surveillance des effets indésirables (*cf.* tableau, p. 681).

• Apprécier l'efficacité des traitements déjà reçus.

• Réaliser un examen clinique centré sur la tumeur, en zones douloureuses, et neurologique.

TRAITEMENT DE LA MALADIE TUMORALE, SI ELLE EST LA CAUSE

• Traitement médical par chimiothérapie, hormonothérapie.

• Radiothérapie antalgique osseuse ou de décompression.

• Chirurgie par exérèse tumorale, dérivation digestive ou urinaire, exérèse osseuse ou consolidation, décompression médullaire ou d'épidurite.

• Isotope par strontium 90.

• Embolisation ou cimentoplastie par radiologie interventionnelle.

TRAITEMENTS ANTALGIQUES

• Indiqués devant des douleurs par excès de stimulation.

• Tableau des paliers des antalgiques de l'OMS (*cf.* schéma, p. 682).

• Stimulation électrique transcutanée.

• Bloc nerveux périphérique.

• Modulation sensorielle : massage, drainage lymphatique, acupuncture.

Questionnaire QDSA

A	Battements	❑	❑
	Pulsations	❑	❑
	Élancements	❑	❑
	En éclairs	❑	❑
	Décharges	❑	❑
	Électriques	❑	❑
	Coups de marteau	❑	❑
B	Rayonnante	❑	❑
	Irradiante	❑	❑
C	Piqûre	❑	❑
	Coupure	❑	❑
	Pénétrante	❑	❑
	Transperçante	❑	❑
	Coups de poignard	❑	❑
D	Pincement	❑	❑
	Serrement	❑	❑
	Compression	❑	❑
	Écrasement	❑	❑
	En étau	❑	❑
	Broiement	❑	❑
E	Tiraillement	❑	❑
	Étirement	❑	❑
	Distension	❑	❑
	Déchirure	❑	❑
	Torsion	❑	❑
	Arrachement	❑	❑
F	Chaleur	❑	❑
	Brûlure	❑	❑
G	Froid	❑	❑
	Glacé	❑	❑
H	Picotements	❑	❑
	Fourmillements	❑	❑
	Démangeaisons	❑	❑
I	Engourdissement	❑	❑
	Lourdeur	❑	❑
	Sourde	❑	❑
J	Fatigante	❑	❑
	Épuisante	❑	❑
	Éreintante	❑	❑
K	Nauséeuse	❑	❑
	Suffocante	❑	❑
	Syncopale	❑	❑
L	Inquiétante	❑	❑
	Oppressante	❑	❑
	Angoissante	❑	❑
M	Harcelante	❑	❑
	Obsédante	❑	❑
	Cruelle	❑	❑
	Torturante	❑	❑
	Suppliciante	❑	❑
N	Gênante	❑	❑
	Désagréable	❑	❑
	Pénible	❑	❑
	Insupportable	❑	❑
O	Énervante	❑	❑
	Exaspérante	❑	❑
	Horripilante	❑	❑
P	Déprimante	❑	❑
	Suicidaire	❑	❑

1re case : cocher 2e case : mettre une note

0	1	2	3	4
Absent Pas du tout	Faible Un peu	Modéré Moyennement	Fort Beaucoup	Extrêmement fort Extrêmement

Surveillance des effets indésirables

Somnolence	0 =	Absence
	1 =	Sieste inhabituelle
	2 =	S'éveille dès qu'on parle
	3 =	S'endort même quand on lui parle
	4 =	Dort tout le temps
Nausées et vomissements	0 =	Absence
	1 =	Rares, tolérés
	2 =	Fréquents, nécessitent un traitement
	3 =	Résistent au traitement
	4 =	Vomissements incoercibles
Constipation	0 =	Absence
	1 =	1 selle / 2-3 jours
	2 =	1 selle / 4-5 jours
	3 =	1 selle par semaine
	4 =	Pas de selles depuis plus d'une semaine
Prurit	0 =	Absence
	1 =	Observé non mentionné par le malade
	2 =	Signalé par le malade
	3 =	Intolérable
Dysphorie	0 =	Absence
	1 =	Rêves inhabituels
	2 =	Cauchemars
	3 =	Hallucinations
Tremblements	0 =	Absence
	1 =	Observés mais pas par le malade
	2 =	Signalés par le malade
	3 =	Persistants malgré un traitement
	4 =	Persistants malgré deux traitements
Bouche sèche	0 =	Absence
	1 =	Gêne le patient
	2 =	Muqueuses sèches
	3 =	Langue et lèvre rôties
Rétention urinaire	0 =	Absence
	1 =	Difficulté signalée
	2 =	Mictions difficiles
	3 =	Rétention aiguë d'urine ≥ 12 heures
Sueurs	0 =	Absence
	1 =	Légères
	2 =	Gênantes pour le patient
	3 =	Obligent à changer le linge
Troubles de la vue	0 =	Absence
	1 =	Signalés
	2 =	Empêchent la lecture
	3 =	Empêchent une activité suivie
Vertiges	0 =	Absence
	1 =	Rares
	2 =	Empêchent les activités
	3 =	Permanents même sans activité

Paliers antalgiques OMS

PALIERS		SUPPRESSION DE LA DOULEUR			TOXICITÉ
III	Opiacés forts ± Adjuvants	1. Libération prolongée	*Kapanol*	24 h	Constipation
			Sophidone	12 h	Somnolence
			Durogesic	72 h	Sécheresse buccale
			Oxycontin	12 h	Nausées
			Moscontin	12 h	Transpiration
			Skenan	12 h	
		2. Libération immédiate	*Actiskenan*	4 h	
			Sevredol	4 h	
			Actiq	4 h	
			Oxynorm	4 h	
II	Opiacés faibles Non opiacés ± Adjuvants	1. Codéine	*Efferalgan Codéine*	4 h	
			Codoliprane		
		2. Tramadol	*Topalgic*	6-12 h	
I	Non opiacés ± Adjuvants	1. Aspirine		4-6 h	Troubles gastriques
		2. Paracétamol		4-6 h	Troubles hépatiques
		3. Néfopam	*Acupan*	4-6 h	

ADMINISTRATION RÉGULIÈRE

- Thérapeutique comportementale : hypnose, biofeedback, relaxation, sophrologie.
- Autres traitements associés, co-antalgie :
  - corticoïdes ;
  - antidépresseurs, antiépileptiques ;
  - antispasmodiques.

TRAITEMENT DES EFFETS INDÉSIRABLES DES MORPHINIQUES

- Somnolence, généralement due à un surdosage.
- Nausées, vomissements en début de traitement.
- Rétention urinaire, parfois.
- Sécheresse buccale : nécessité d'humidification fréquente.
- Constipation constante nécessitant un traitement associé (*cf.* Fiche technique, p. 683).

PRONOSTIC

Chez les patients atteints d'un cancer, une douleur modérée ou sévère existe dans un tiers des cas au début de la prise en charge et dans 60 à 90 % des cas à un stade avancé de la maladie. L'OMS estime à 25 % les patients qui présentent une douleur sévère mal contrôlée au moment de la phase terminale.

FICHE INFIRMIÈRE

EXAMENS

• Réaliser les examens prescrits par le médecin permettant de découvrir la maladie éventuelle qui se cache derrière la douleur.

• Écouter ce que dit le patient, observer son comportement et celui de ses proches avant de proposer une hypothèse de diagnostic infirmier pour renseigner le médecin, l'aider à prendre une décision pour la mise en place d'une stratégie thérapeutique.

SURVEILLANCE DU TRAITEMENT

• Appliquer le traitement prescrit par le médecin en étant vigilant à la posologie, aux conversions et dilutions des produits.

• Donner des informations au patient et à ses proches concernant la douleur, le traitement et prendre en compte le désir du patient à participer à la prise en charge de la douleur.

SOINS – TRAITEMENT

Selon la cause de la douleur

• Positionnement.
• Massage.
• Relaxation.
• Soins buccodentaires.
• Toilette, douche.
• Distraction.
• Relations d'aide, écoute.
• Vessie de glace ou bouillotte.

Selon l'impact de la douleur sur la qualité de vie

• Juger de l'impact de la douleur sur le sommeil, l'appétit, l'activité, l'humeur, les relations familiales, le travail.

• Dispenser des soins relationnels :

– Utiliser des stratégies de relation d'aide afin de connaître l'expérience douloureuse vécue par le patient, en tenant compte de son état ; est-il en phase de déni, de révolte, de marchandage ?

– Viser à diminuer l'anxiété du patient et de ses proches par sa présence.

– Proposer des distractions appropriées.

– Proposer si nécessaire un soutien psychologique.

• Participer à l'évaluation de la douleur avec le patient, étape préliminaire indispensable à la mise en place du traitement et à son suivi.

• Surveiller les effets indésirables des traitements, plus particulièrement des morphiniques, afin de les prévenir et les traiter : constipation (*cf.* Fiche technique, p. 684), nausée, somnolence, hallucination, confusion.

• Appliquer le traitement :

– S'assurer que le patient reçoit le traitement, surtout lorsqu'il est administré par voie orale.

– Respecter la posologie et le rythme des prises selon la durée d'action des médicaments, même si le patient n'a pas mal.

– Informer le patient sur les modifications de son traitement et sur les éventuels effets indésirables.

– Assurer le tracé de la courbe de cotation de la douleur (au moins 4 fois/j).

• Réaliser les transmissions écrites selon les techniques de transmissions ciblées « Données – Actions – Résultats », permettant le suivi du traitement par l'équipe prenant le relais dans la prise en charge.

ÉDUCATION ET CONSEILS

L'obtention de l'adhésion du patient face aux propositions de soins fait partie de la réussite des actions thérapeutiques. Il faut donc lui donner, ainsi qu'à ses proches, toutes les informations :

• ses droits à être soulagé ;
• la définition et le mécanisme de la douleur ;
• l'importance de l'autoévaluation : c'est lui l'expert ;
• la posologie, les effets des antalgiques ;
• les autres traitements associés.

Ces informations sont faites par le médecin, par l'infirmier(e) :

• oralement ;
• à l'aide de livrets spécifiques ;
• ou de vidéos.

FICHE TECHNIQUE

CONSTIPATION CHEZ LE PATIENT SOUS TRAITEMENT MORPHINIQUE

Prise en charge

Objectif

Reprise du transit.

Actions infirmières

• Faire un toucher rectal sur prescription médicale :
– En présence d'un fécalome : éliminer naturellement avec un lubrifiant.
– Si l'ampoule rectale est vide : prévenir le médecin qui adaptera le traitement.
• Vérifier que le protocole de prévention de la constipation a bien été appliqué.
• Refaire une éducation si nécessaire.

Prévention

Objectif

Permettre au patient sous traitement morphinique d'avoir trois selles par semaine au minimum.

Actions infirmières

• Évaluation des besoins en formation :
– Par un entretien, vérifier ce que le patient connaît.
– Selon ses réponses, lui proposer quelques indications.
• Éducation du patient :
– Lui dire que la constipation est quasi constante avec la prise de morphiniques.
– Bien insister sur la nécessité de la prise de laxatifs oraux (sur prescription médicale), tous les jours et pas seulement à la demande : *LUBENTYL* à la magnésie, 1 cuillère à café 3 fois/j, à prendre dans un grand verre d'eau (dose à adapter en fonction du résultat).
– Rechercher les facteurs favorisants : alitement, anxiété, constipation ancienne.
– Donner une liste d'aliments riches en fibres : céréales, pain au son, fruits secs, petits pois, lentilles, oléagineux, pruneau, raisin, figue, kiwi, ananas.
– Indiquer que la quantité de liquide absorbé quotidiennement doit être d'1,5 L.
– Proposer un massage du côlon, des exercices abdominaux susceptibles de stimuler le péristaltisme.
• Évaluation ; noter sur le dossier de soins :
– le niveau de connaissance du patient ;
– la consistance et la fréquence des selles.

FICHE TECHNIQUE

INFORMATION AU PATIENT EN SOUFFRANCE

Aider le patient à identifier ce qui augmente la douleur

• Fatigue :
– Apprendre à planifier ses activités dans la journée, en tenant compte de ses limites.
– Expliquer que la fatigue « prend de l'énergie ».
• Peur : se mettre à l'écoute du patient pour lui permettre d'exprimer ses peurs de la douleur, du devenir, de la perte d'autonomie, des opiacés.
• Mouvements ou positions algiques : apprendre au patient à les lister afin de les éviter.
• Manque de sommeil :
– Signaler au médecin les troubles du sommeil.

▶

– Rechercher les habitudes d'endormissement.
– Respecter le calme, éviter les soins nocturnes.

Identifier les facteurs qui diminuent la douleur

Et utiliser selon le choix du patient :
- moyens de détente : massages, lecture, musique, relaxation ;
- bains chauds, vessie de glace ;
- immobilisation de la partie douloureuse ;
- activités de distraction explorées avec le patient, afin que la douleur ne soit pas le centre de sa vie.

Appliquer et évaluer le traitement

- Expliquer les raisons et la nécessité de prises régulières d'antalgiques.
- Évaluer l'efficacité du traitement 30 min et 6 h après la prise.
- Lui demander de signaler la réapparition des douleurs.
- Évaluer auprès du patient la connaissance des effets indésirables du traitement, ses expériences antérieures, le mythe de la morphine.
- Faire une éducation en fonction de cette évaluation.
- Si nécessaire, donner des informations sur les techniques de traitement spécifique : pompe d'analgésie autocontrôlée (PCA), électrostimulation transcutanée, remettre une fiche d'information et un mode d'emploi.

Aider la famille à répondre au mieux au patient qui souffre

- Faciliter la communication avec l'entourage.
- Encourager le rôle d'« aidant », mesurer les limites, apprécier les insuffisances.
- Encourager la famille à faire part de ses craintes face au traitement, au devenir.
- Lui dire qu'il n'est pas seul, lui donner les coordonnées téléphoniques du service et autres intervenants susceptibles de pouvoir répondre à ses questions et lui apporter du soutien.

LEUCÉMIES AIGUËS

FICHE MALADIE

Toutes les hémopathies malignes ne sont pas traitées ici. Ne sont abordées que les plus fréquentes.

DÉFINITION

Les leucémies aiguës sont des cancers issus des lignées leucocytaires de la moelle. Elles apparaissent tantôt chez l'enfant, tantôt chez l'adulte d'âge mûr. On définit deux types de leucémies : lymphoblastique à partir des lymphocytes, et myéloblastique à partir de la lignée granuleuse et sa variante, la leucémie monoblastique, à partir des précurseurs des monocytes.

Les cellules malignes prolifèrent, envahissent la moelle tout entière, se répandent dans le sang et essaiment dans tous les organes.

CAUSES ET MÉCANISMES

Les leucémies de l'enfant n'ont pas de cause bien identifiée ; les leucémies de l'adulte peuvent être secondaires à l'exposition aux substances chimiques, en particulier la chimiothérapie, mais aussi à l'exposition aux irradiations ; enfin, il existe la possibilité que la leucémie aiguë soit secondaire à une leucémie chronique.

DIAGNOSTIC

Le diagnostic de leucémie est soupçonné devant les signes d'insuffisance médullaire (*cf. chapitre* Aplasie suite à une chimiothérapie, p. 706) et confirmé devant la présence des cellules anormales (NF) dans le sang ou dans la moelle après ponction sternale (PS) et recherche cytochimique et moléculaire.

TRAITEMENT

• Chimiothérapie agressive entraînant une aplasie sévère nécessitant un traitement en chambre isolée. Les cellules normales sont détruites en même temps que les cellules malignes. Plus les doses sont fortes, plus la chance d'obtenir une rémission complète est grande.
• Corticoïdes.
• Antibiothérapie si nécessaire.
• Transfusion sanguine et plaquettes.
• Une greffe de moelle peut être réalisée dans certains cas en structure spécialisée.

PRONOSTIC

Le pronostic des leucémies de l'enfant est nettement meilleur que celui des leucémies de l'adulte, essentiellement à cause de leur nature, mais aussi du jeune âge du patient.

FICHE INFIRMIÈRE

EXAMENS

• Hémogramme.
• Assister l'opérateur pour réaliser le myélogramme par ponction sternale.

SURVEILLANCE DU TRAITEMENT

• Patient en chambre isolée.
• Aplasie : *cf.* Aplasie suite à une chimiothérapie, p. 706.
• Mesures anti-infectieuses.
• Surveillance des hémorragies.
• Surveillance de la transfusion des plaquettes.

ÉDUCATION ET CONSEILS

• Relation d'aide : anxiété et fatigue liées à la gravité du diagnostic, du traitement et de l'isolement.
• Informer sur la nécessité d'un traitement chimiothérapique entraînant une aplasie thérapeutique et ses conséquences.
• Expliquer les risques et la prévention des infections, des hémorragies.
• Préparer le départ en structure spécialisée pour réaliser la greffe de moelle.

FICHE TECHNIQUE

MYÉLOGRAMME – PONCTION STERNALE

Définition

Le myélogramme consiste en l'étude histologique de la moelle osseuse prélevée au niveau du sternum. La ponction sternale est réalisée sous anesthésie locale par un médecin hématologue assistée d'une infirmière. Il s'agit d'un acte médical dont le but est de diagnostiquer une anomalie de la moelle osseuse ou d'en faire une recherche génétique.

Méthode

Préparation du matériel

Plateau décontaminé.
Compresses stériles.
Un antiseptique fort en monodose type *BÉTADINE*.
Un savon antiseptique fort type *BÉTADINE SCRUB*.
Monodoses de sérum physiologique.
Un bistouri stérile à usage unique.
Un champ stérile fenêtré.
Une paire de gants stériles pour l'opérateur.
Un trocart stérile à usage unique à ponction sternal appelé « trocart de Mallarmé ». ▶

Une seringue de 10 cc, une aiguille pompeuse et une aiguille sous-cutanée pour faire l'anesthésie locale.
Un flacon de **xylocaïne** à 1 %.
Un tube de crème anesthésiante type *Emla*.
Une seringue de 20 ml à embout simple et excentré *(non Luer Lock)*.
Six lames et 2 portes-lames.
Un adhésif type *Elastoplast*.
Sac d'élimination des déchets type *Dasri*.
Un conteneur à aiguilles.

Au préalable

Expliquer le déroulement du soin au patient, lui préciser qu'il durera 15 à 20 minutes.
Appliquer une heure avant la ponction la crème anesthésiante type *EMLA* au niveau du sternum afin de limiter la douleur lors de l'anesthésie.
Installer le patient en décubitus dorsal strict, tête basculée vers l'arrière.

Réalisation de la ponction sternale

Friction hydro-alcoolique des mains.
L'infirmière retire l'excédent de crème anesthésiante préalablement appliquée.
Rincer au sérum physiologique.
Réaliser une première asepsie cutanée de la zone à ponctionner : faire la toilette locale de la zone à ponctionner avec le savon antiseptique, rincer au sérum physiologique, sécher et appliquer largement un antiseptique dermique fort en le laissant agir au moins 1 minute.
Mettre l'ensemble du matériel nécessaire sur un champ stérile en respectant les conditions stériles de chaque dispositif médical.
Le médecin : lavage antiseptique des mains.
Mettre les gants stériles.
Réaliser une seconde antisepsie cutanée du site avec des compresses stériles préalablement imbibées d'antiseptique fort.
Appliquer ensuite le champ fenêtré au niveau du site à prélever.
Faire l'anesthésie en sous-cutanée.
Le médecin introduit le trocart dans l'os sternal, retire le mandrin, adapte la seringue de 20 mL au trocart et aspire quelques gouttes de moelle.
Retirer le trocart, réaliser une nouvelle antisepsie cutanée avant d'appliquer un pansement compressif au niveau du sternum.
Déposer ensuite le prélèvement de moelle sur les différentes lames en étalant chaque goutte prélevée.
Faire une friction hydro-alcoolique des mains.
Acheminer aussitôt le prélèvement avec la prescription médicale au laboratoire d'hématologie.

Surveillance infirmière post-ponction

Évaluer la douleur.
Vérifier l'apparition de saignement, de chaleur, et/ou de rougeur au niveau du point de ponction.
Surveiller les paramètres hémodynamiques du patient pour anticiper le moindre malaise.
Le patient reste au repos pendant 30 minutes après l'examen.
Le pansement sera conservé 12 heures.

FICHE TECHNIQUE

BIOPSIE OSTÉOMÉDULLAIRE

Définition

La biopsie ostéomédullaire (BOM) permet l'étude histologique du tissu hématopoïétique et de son environnement à partir d'un prélèvement de moelle osseuse issu de l'épine iliaque postéro-supérieure. Ce prélèvement est réalisé au lit du patient sous anesthésie locale par un médecin hématologue assistée d'une infirmière ou bien sous anesthésie générale. Son but peut être à visée diagnostique ou de surveillance dans le cadre d'un lymphome, une aplasie médullaire, un envahissement de la moelle, par exemple.

Méthode

Préparation du matériel pour la biopsie médullaire

Plateau décontaminé.
Carré de protection à usage unique.
Compresses stériles.
Un antiseptique fort en monodose type *BÉTADINE*.
Un savon antiseptique fort type *BÉTADINE SCRUB*.
Monodoses de sérum physiologique.
Un bistouri stérile à usage unique.
Un champ stérile fenêtré.
Une paire de gants stériles pour l'opérateur.
Un trocart à BOM stérile à usage unique appelé « trocart de Jamshidi ».
Une seringue de 10 cc, une aiguille pompeuse et une aiguille sous-cutanée pour réaliser l'anesthésie locale.
Un flacon de **xylocaïne** à 1 %.
Un tube de crème anesthésiante type *EMLA*.
Petits pots stériles contenant du liquide de Bouin aqueux pour conserver les prélèvements.
Sutures cutanées stériles et adhésives type *STERIL-STRIP*.
Un adhésif type *ELASTOPLAST*.
Sac d'élimination des déchets type *DASRI*.
Un conteneur à aiguilles.

Au préalable

Expliquer le déroulement du soin au patient, lui préciser qu'il ne durera que 15 à 20 minutes.
Appliquer une heure avant la ponction la crème anesthésiante type *EMLA* au niveau de l'os iliaque afin de limiter la douleur lors de l'anesthésie.
Installer le patient en décubitus ventral ou latéral.

Réalisation de la biopsie médullaire

Friction hydro-alcoolique des mains.
L'infirmière retire l'excédent de crème anesthésiante préalablement appliquée.
Rincer au sérum physiologique.
Faire une première asepsie cutanée de la zone à ponctionner : faire la toilette locale de la zone à ponctionner avec le savon antiseptique, rincer au sérum physiologique, sécher et appliquer largement l'antiseptique dermique fort en le laissant agir au moins 1 minute.
Mettre l'ensemble du matériel nécessaire sur un champ stérile en respectant les conditions stériles de chaque dispositif médical.
Le médecin : lavage antiseptique des mains.
Enfiler les gants stériles.

Réaliser une seconde antisepsie cutanée du site avec des compresses stériles préalablement imbibées d'antiseptique fort.
Appliquer ensuite le champ fenêtré au niveau du site à prélever.
Faire l'anesthésie en sous-cutanée.
Si besoin, une très légère incision est réalisée puis le médecin introduit le trocart, retire le mandrin, et fait un mouvement rotatif pour ponctionner l'os.
Retirer le trocart, réserver le prélèvement (cylindre de biopsie ayant la forme d'une carotte) dans les pots stériles contenant le liquide de Bouin.
Faire un pansement compressif au niveau du site ponctionné.
Friction hydro-alcoolique des mains.
Acheminer aussitôt le prélèvement avec la prescription médicale au laboratoire d'hématologie.

Surveillance infirmière post-ponction

Évaluer la douleur.
Vérifier l'apparition de saignement, de chaleur, et/ou de rougeur au niveau du point de ponction.
Surveiller les paramètres hémodynamiques du patient pour anticiper le moindre malaise.
Laisser le pansement compressif pendant 48 heures.
Les sutures seront renouvelées pendant 7 jours.

FICHE PHARMACOLOGIE

LEUCÉMIES AIGUËS - PROTOCOLES D'INDUCTION – PROTOCOLE LAP

■ **Trétinoïne**

ATRA VESANOÏD					
45 mg/m² /j en 2 prises pendant les repas, 30 à 90 j selon la rémission complète	100 caps. 10 mg	HOP	I		

Propriétés

Métabolite endogène de la vitamine A (classe des **rétinoïdes**). La **trétinoïne** pourrait modifier l'action d'un récepteur nucléaire à l'acide rétinoïque (RAR). Elle induirait une différenciation des cellules et une inhibition de la prolifération dans les lignées hématopoïétiques transformées, notamment au cours de la leucémie aiguë promyélocytaire où le récepteur alpha de l'acide rétinoïque est fusionné avec une protéine appelée PML.

Indications

Leucémie aiguë promyélocytaire.

Contre-indications

Grossesse, allaitement, allergie aux **rétinoïdes**.

Effets indésirables

Syndrome d'hypervitaminose A. Syndrome d'activation leucocytaire (hyperleucocytose, fièvre, dyspnée, œdèmes et épanchements séreux, hypotension et insuffisance hépatorénale, infiltrats pulmonaires), justifiant corticothérapie et admission en réanimation si nécessaire.

Interactions médicamenteuses

Avec les **tétracyclines** (risque d'hypertension intracrânienne) et les **progrestatifs**.

PROTOCOLE LAM

PROTOCOLE	MÉDICAMENTS	VOIE D'ADMINISTRATION	DOSES /m²/j	ADMINISTRATION RYTHME
7 + 3	**Cytarabine**	Perfusion continue	100 à 200 mg	J1 à J7
	Doxorubicine ou	Bolus IV	30 mg	J1 à J3
	daunorobicine	Bolus IV	13 mg	
	Cytarabine	En 3 h, matin et soir (à 12 h d'intervalle)	3 000 mg x 2	J1 à J3

PROTOCOLE LAL

PROTOCOLE	MÉDICAMENTS	VOIE D'ADMINISTRATION	DOSES /m²/j	ADMINISTRATION RYTHME
Induction	**Vincristine**	Bolus IV	1 mg	J1, J7, J15, J22
	Cyclophosphamide	Bolus IV	300 à 600 mg	J1, J7, J15, J22
	Doxorubicine	Bolus IV	30 à 50 mg	J1 à J15
	Prednisone	PO	40-60 mg	J1 à J18
Consolidation	**Asparaginase**	IV	60 000 U	J1 à J10

LEUCÉMIE LYMPHOÏDE CHRONIQUE

FICHE MALADIE

Les leucémies chroniques sont de deux types principaux : lymphoïde et myéloïde. La leucémie myéloïde chronique, détectée souvent fortuitement, ne sera pas traitée en raison de sa rareté et de sa prise en charge très spécialisée.

DÉFINITION

Prolifération des cellules lymphocytaires immunologiquement incompétentes. La leucémie chronique des cellules B du système lymphatique apparaît chez l'adulte d'âge mûr, son évolution est chronique et, dans bien des cas, elle n'a pas besoin d'être traitée.

CAUSES ET MÉCANISMES

Cette leucémie est la plus fréquente des leucémies chroniques sous nos climats ; on n'a pas décelé de facteur particulier qui soit à son origine. C'est une maladie touchant plutôt les hommes, les sujets caucasiens. Les cellules lymphocytaires sont complètement inactives et ne réagissent pas aux antigènes. Elles infiltrent lentement les organes lymphoïdes et la moelle.

DIAGNOSTIC

Il se fait souvent fortuitement devant une prise de sang (NFS) ; il est confirmé par la cytométrie. Selon qu'il y ait des ganglions, des complications ou une simple hyperlymphocytose, on définit les stades A, B et C.

TRAITEMENT

À base de chimiothérapie, il est variable en fonction du stade et de l'évolution.

PRONOSTIC

Il dépend de la présentation initiale : lymphocytose pure ou présence des signes généraux ou des adénopathies. Une survie normale est tout à fait possible dans les stades A.

FICHE INFIRMIÈRE

EXAMENS

Réaliser les examens prescrits : hémogramme (NFS).

SURVEILLANCE DU TRAITEMENT

- Surveillance de la NFS.
- Soins associés au traitement : *cf.* Chimiothérapie, p. 621.

ÉDUCATION ET CONSEILS

- Évaluer avec le patient ce qu'il comprend de sa maladie et compléter éventuellement l'information.
- Lui expliquer :
  - l'importance de contrôler la numération-formule régulièrement ;
  - les risques d'infection virale par déficit immunitaire.

FICHE PHARMACOLOGIE

LEUCÉMIE LYMPHOÏDE CHRONIQUE - MALADIE DE WALDENSTRÖM - CHIMIOTHÉRAPIE – PROTOCOLES

Mini-CHOP (LLC)

MÉDICAMENTS	VOIE D'ADMINISTRATION	DOSES (mg/m²/j)	RYTHME
Doxorubicine	IV	25	J1 mensuel
Vincristine	IV	1,4 (max. 2 mg)	J1 mensuel
Cyclophosphamide	Orale	300	J1-J15 mensuel
Prednisone	Orale	40	J1-J15 mensuel

R-FC (LLC)

MÉDICAMENTS	VOIE D'ADMINISTRATION	DOSES (mg/m^2/j)	RYTHME
Rituximab	IV en perfusion	375	J1
Fludarabine	IV	25	J1, J2, J3
Cyclophosphamide	Orale	300	J1, J2, J3

CHLORAMBUCIL - CORTICOÏDES CONCENTRÉS (LLC et maladie de Waldenström)

MÉDICAMENTS	VOIE D'ADMINISTRATION	DOSES	RYTHME
Chlorambucil	Orale	10 mg/m^2/j	4 j toutes les 4 sem.
Prednisone	Orale	40 à 80 mg/m^2/j	Toutes les 4 sem.

FLUDARABINE (LLC et maladie de Waldenström)

MÉDICAMENTS	VOIE D'ADMINISTRATION	DOSES	RYTHME
Fludarabine	IV	25 mg/m^2/j	5 j de suite, reprise J28
	Orale	40 mg/m^2/j	5 j de suite, reprise J28

SURVEILLANCE

Clinique : état général, poids, adénopathies, splénomégalie.
Hémogramme.
État immunitaire : test de Coombs, dosage d'immunoglobulines.

Penser au syndrome de Richter :
- en cas d'évolution aiguë d'adénopathie localisée ;
- confirmer l'acutisation par biopsie ;
- et traiter comme un lymphome non hodgkinien de grande malignité.

LYMPHOMES NON HODGKINIENS

FICHE MALADIE

DÉFINITION

Il s'agit d'un groupe hétérogène de tumeurs malignes du système lymphatique, apparaissant à tout âge. On distingue deux grands groupes :
- les lymphomes non hodgkiniens agressifs, qui peuvent apparaître aussi bien chez le jeune que chez le sujet âgé ;
- les lymphomes non hodgkiniens indolents, ou chroniques, essentiellement chez les personnes de plus de 50 ans.

On n'a pas décelé de cause précise à l'origine de ces lymphomes. Les pesticides utilisés dans l'agriculture pourraient avoir augmenté l'incidence de ces lymphomes.

DIAGNOSTIC

Le diagnostic, évoqué sur la présence de ganglion récent, est confirmé par la biopsie et l'examen anatomopathologique qui définit la nature agressive ou indolente du lymphome. Le bilan (scanner et biopsie de la moelle) doit faire l'inventaire de l'extension et définir le stade, I à IV, selon la classification d'Ann Arbor (*cf.* Maladie de Hodgkin, p. 696).

TRAITEMENT

- Chirurgie : à côté du diagnostic, on procède parfois à une exérèse d'une localisation viscérale (thyroïde, tube digestif, sein).
- Radiothérapie : stérilisation les volumes irradiés.
- Chimiothérapie.

PRONOSTIC

Il dépend du type du lymphome et de l'âge du patient. Les lymphomes de l'enfant sont plus accessibles à un traitement radical, alors que les lymphomes chroniques chez des personnes d'âge mûr ou âgées sont incurables, mais évoluent sur une très longue durée.

FICHE INFIRMIÈRE

EXAMENS

- Hémogramme.
- Examens liés au bilan d'extension.

SURVEILLANCE DU TRAITEMENT

- Courbe de température, du poids.
- Soins associés au traitement : *cf.* Chimio-thérapie, p. 621 et *cf.* Radiothérapie, p. 676.

ÉDUCATION ET CONSEILS

Éducation et conseils concernant les traitements : *cf.* Chimiothérapie, p. 621 et *cf.* Radiothérapie, p. 676.

FICHE PHARMACOLOGIE

LYMPHOMES NON HODGKINIENS DE FAIBLE MALIGNITÉ - CHIMIOTHÉRAPIE

Protocole CVP

MÉDICAMENTS	VOIE D'ADMINISTRATION	DOSES UNITAIRES (mg/m^2)	RYTHME
Vincristine	IV	1,4	J1
Cyclophosphamide	PO	500	J1 à J5
Prednisolone	PO	40	J1 à J5
Reprise J21			

Protocole R-CVP

MÉDICAMENTS	VOIE D'ADMINISTRATION	DOSES UNITAIRES (mg/m^2)	RYTHME
Rituximab	IV en perfusion	375	J1
Vincristine	IV	1,4	J1 à J5
Cyclophosphamide	PO	500	J1
Prednisolone	PO	40	J1 à J5
Reprise J21			

Protocole CEC

MÉDICAMENTS	VOIE D'ADMINISTRATION	DOSES UNITAIRES (mg/m^2)	RYTHME
Lomustine (CCNU)	Orale	80	J1
Étoposide (VP 16)	Orale	100	J1-J5
Chlorambucil (CLB)	Orale	10	

SURVEILLANCE

Toxicité immédiate minime et différée (hémogramme).
Efficacité après 4 cycles de chimiothérapie : si elle est insuffisante, changer de protocole.

COMPLICATIONS

Acutisation : transformation en LNH de grande malignité.

LYMPHOMES NON HODGKINIENS DE GRANDE MALIGNITÉ - CHIMIOTHÉRAPIE

Protocole CHOP

MÉDICAMENTS	VOIE D'ADMINISTRATION	DOSES UNITAIRES	RYTHME D'ADMINISTRATION
Cyclophosphamide	IV En injection lente dans la tubulure d'une perfusion de 250 mL de soluté salé isotonique ou en glucosé à 5 % l'un après l'autre, séparément dans l'ordre et après un autre de 100 mL : - **doxorubicine** - **cyclophosphamide** - **vincristine**	750 mg/m^2	J1

Doxorubicine		50 mg/m^2	Puis J21
Vincristine		1,4 mg/m^2	Puis J42
Prednisolone	Orale	40 mg/m^2	J1-J7

Protocole R-CHOP

MÉDICAMENTS	VOIE D'ADMINISTRATION	DOSES UNITAIRES	RYTHME D'ADMINISTRATION
Rituximab	IV en perfusion	375 mg/m^2	J1
Cyclophosphamide	IV	750 mg/m^2	J1
Doxorubicine	IV En injection lente dans la tubulure d'une perfusion de 250 mL de soluté salé isotonique ou en glucosé à 5 % l'un après l'autre, séparément dans l'ordre et après un autre de 100 mL : - **doxorubicine** - **cyclophosphamide** - **vincristine**	50 mg/m^2	Puis J21
Vincristine		1,4 mg/m^2	Puis J42
Prednisolone	Orale	40 mg/m^2	de J1 à J7

Protocole R-DHAP - Lymphomes du manteau

MÉDICAMENTS	DOSE/J	VOIE D'ADMINISTRATION	RYTHME D'ADMINISTRATION (CYCLE DE 21 J)
Rituximab	375 mg/m^2	IV	J1
Dexaméthasone	40 mg	PO	J3, J4
Cytarabine (*ARACYTINE*)	2 000 mg/m^2	IV	J2
Carboplatine	5 AUC (mg)	IV	J1

R-ICE – Lymphome B diffus à grandes cellules

MÉDICAMENTS	DOSE/J	VOIE D'ADMINISTRATION	RYTHME D'ADMINISTRATION (J1 = J14)
Rituximab	375 mg/m^2	IV	J1
Isofosfamide	5 g/m^2	IV	J2
Étoposide	100 mg/m^2	IV	J1 à J3
Carboplatine	5 AUC (mg)	IV	J1 à J3

BEAM - Intensification - Autogreffe - Lymphomes

MÉDICAMENTS	DOSE/J	VOIE D'ADMINISTRATION	RYTHME D'ADMINISTRATION
Cytarabine (*ARACYTINE*)	200 mg/m^2 x 2/j	IV	J-6, J-5, J-4, J-3
Étoposide	100 mg/m^2 x 2/j	IV	J-6, J-5, J-4, J-3
Carmustine	300 mg/m^2	IV	J-6
Melphalan	140 mg/m^2	IV	J-2

SURVEILLANCE

Toxicité immédiate (vomissements) ou différée (hémogramme, alopécie).

Efficacité après 2 séries de chimiothérapie : si insuffisante changer de protocole; éventuellement chimiothérapie intensive avec support de cellules souches sanguines.

COMPLICATIONS RETARDÉES

Deuxième cancer généralisé (leucémie aiguë myéloïde) ou localisé dans le territoire irradié.

MALADIE DE HODGKIN

FICHE MALADIE

DÉFINITION

Tumeur maligne ganglionnaire, apparaissant essentiellement chez le jeune de 20 à 40 ans, caractérisée par sa curabilité dans près de 80 % des cas. Son pronostic est donc *a priori* excellent, mais terni par la possibilité de séquelles thérapeutiques.

CAUSES ET MÉCANISMES

On n'a pas décelé pour la maladie de Hodgkin de cause précise : est évoquée la possibilité d'un rôle de la mononucléose infectieuse. La maladie évolue de proche en proche, d'un ganglion à l'autre. En fonction de son extension, on définit quatre stades selon la classification d'Ann Arbor (*cf.* encadré, p. 697).

CLASSIFICATION D'ANN ARBOR

- Stade I : un territoire ganglionnaire envahi.
- Stade II : plusieurs territoires ganglionnaires d'un seul côté du diaphragme.
- Stade III : territoires ganglionnaires de part et d'autre du diaphragme :
  - III1 : un seul territoire d'un côté du diaphragme ;
  - III2 : atteintes multiples de part et d'autre du diaphragme.
- Stade IV : atteinte d'un territoire non ganglionnaire, par exemple la moelle osseuse.

DIAGNOSTIC

Il est évoqué devant un ganglion isolé chez un patient jeune, confirmé par l'analyse anatomopathologique après biopsie. Le bilan (radiographie pulmonaire et scanner) doit en préciser l'extension selon la classification d'Ann Arbor.

TRAITEMENT

- Chirurgie : elle n'a pas d'autre place que diagnostique.
- Radiothérapie : stérilisation des volumes irradiés.
- Chimiothérapie :
  - toujours administrée en associations ;
  - possibilité de relais quand le traitement commencé n'est pas (assez) efficace.

PRONOSTIC

Il est favorable dans 80 % des cas au prix d'une chimiothérapie suivie d'une radiothérapie.

FICHE INFIRMIÈRE

EXAMENS

- Hémogramme, VS, CRP.
- Examens liés au bilan d'extension.

SURVEILLANCE DU TRAITEMENT

- Courbe de température.
- Soins associés au traitement : *cf.* Chimiothérapie, p. 621 et *cf.* Radiothérapie, p. 676.

ÉDUCATION ET CONSEILS

Éducation et conseils concernant les traitements : *cf.* Chimiothérapie, p. 621 et *cf.* Radiothérapie, p. 676.

FICHE PHARMACOLOGIE

MALADIE DE HODGKIN - CHIMIOTHÉRAPIE

Protocole ABVD

MÉDICAMENTS	VOIE D'ADMINISTRATION	DOSES UNITAIRES	RYTHME
Doxorubicine	En injection lente dans la tubulure d'une perfusion de soluté glucosé à 5 % l'un après l'autre, dans l'ordre, etc.	25 mg/m²	J1 et J15
Bléomycine		10 mg/m²	
Vinblastine		6 mg/m²	
Dacarbazine	En perfusion lente d'une heure dans soluté glucosé 250 mL	375 mg/m²	Reprise J28

Protocole MOPP/ABV

MÉDICAMENTS	VOIE D'ADMINISTRATION	DOSES UNITAIRES	RYTHME
Chlorméthine	IV	6 mg/m^2	J1
Vincristine	Dans la tubulure d'une perfusion de 250 mL de soluté glucosé à 5 %	1,4 mg/m^2	
Doxorubicine	IV	35 mg/m^2	J8
Bléomycine	Dans la tubulure d'une perfusion de 500 mL de soluté glucosé à 5 %	10 mg/m^2	
Vinblastine		6 mg/m^2	
Procarbazine	Orale	100 mg/m^2	J1 à J7
Prednisone	Orale	40 mg	J1 à J14
		Arrêt progressif dans les 48 h suivantes	

SURVEILLANCE

Toxicité immédiate (vomissements) et différée (hémogramme).

Efficacité après deux cycles de chimiothérapie : si elle est insuffisante, changer de protocole.

COMPLICATIONS RETARDÉES

Deuxième cancer généralisé (rarement leucémie aiguë myéloïde) ou localisé dans le territoire irradié (sein chez les jeunes femmes irradiées).

Rétrécissement vasculaire (infarctus du myocarde) en territoire irradié.

SARCOMES

FICHE MALADIE

DÉFINITION

Tumeurs malignes des tissus conjonctifs, os ou tissus mous. Elles sont rares et découvertes fortuitement lors d'une fracture osseuse ou de l'apparition d'une tumeur.

CAUSES ET MÉCANISMES

Ils frappent le jeune ou l'adulte sans cause reconnue. Ils se propagent principalement par voie sanguine.

TRAITEMENT

OSTÉOSARCOME

La prise en charge se fait par une équipe spécialisée pour éviter la perte de chance vitale et/ou fonctionnelle.

Traitement des formes localisées

- Biopsie faite par le chirurgien devant assurer le geste chirurgical curatif.
- Diagnostic par un anatomopathologiste spécialisé.
- Chimiothérapie première pour prévention des micrométastases : suivi clinique, radiologique (radiographie standard, IRM) et adaptation du protocole devant une inefficacité du traitement.
- Chirurgie :
  – Elle doit avoir lieu dans les 21 jours suivant la fin de la chimiothérapie préopératoire.
  – Plutôt chirurgie conservatrice qu'amputation.

• Chimiothérapie postopératoire.

Traitements des formes métastatiques

• Chimiothérapie première.

• Chirurgie : elle doit se discuter si la chimiothérapie s'avère efficace sur la tumeur primitive aussi bien que sur les métastases.

SARCOMES DES TISSUS MOUS

Traitement des tumeurs primitives sans métastases

L'enjeu est curatif : on recherche la préservation de la fonction. Cette tumeur rare justifie la prise en charge par une équipe spécialisée et une décision pluridisciplinaire.

Tumeur primitive opérable d'emblée

• Chirurgie : large, conservatrice, par résection compartimentale, ou amputation ou désarticulation en cas de chirurgie exclusive.

• Radiothérapie externe : pour améliorer le contrôle local et la préservation fonctionnelle.

• Chimiothérapie adjuvante.

PRONOSTIC

Il dépend principalement du stade au moment du diagnostic, puis de la qualité d'un traitement très spécialisé.

FICHE INFIRMIÈRE

EXAMENS

En fonction du traitement :

• hémogramme ;

• radiographie, IRM, scintigraphie osseuse ;

• bilan préopératoire s'il y a lieu.

SURVEILLANCE DU TRAITEMENT

• Soins associés au traitement : *cf.* Chimiothérapie, p. 621 et *cf.* Radiothérapie, p. 676.

• En cas d'amputation :

– surveillance chirurgicale ;

– relation d'aide : anxiété, deuil liés à la perte de l'organe.

ÉDUCATION ET CONSEILS

Éducation et conseils concernant les traitements : *cf.* Chimiothérapie, p. 621 et *cf.* Radiothérapie, p. 676.

En cas d'amputation :

• Reprendre les informations données par le médecin.

• Assurer le maintien d'une vie sociale et scolaire :

– donner les coordonnées du service social pour envisager une éventuelle reconversion professionnelle ;

– organiser un suivi scolaire pour les enfants et adolescents ;

– préparer le séjour en milieu spécialisé de rééducation et d'adaptation au handicap (prothèse).

FICHE PHARMACOLOGIE

OSTÉOSARCOME - CHIMIOTHÉRAPIE – PROTOCOLES

PROTOCOLE	MÉDICAMENTS	DOSES /m²	VOIE D'ADMINISTRATION	ADMINISTRATION RYTHME
MTX fortes doses + **DOXORUBICINE**	**Méthotrexate**	8 g après la puberté 12 g avant la puberté	IV sur 4 h	J1, J8, J15 Débuté à H0
	LEDERFOLINE	15 mg toutes les 6 h à partir de H24	IV	J2 H24
	Doxorubicine	75 mg	IV	J21

Protocole hautement toxique. Les concentrations sériques de **MTX** doivent être :

- < 5 μmol/L à H24
- < 1,5 μmol/L à H48

Surveillance : hydratation, diurèse, poids, troubles digestifs, pH urinaire.

SARCOME DES TISSUS MOUS DE L'ADULTE - CHIMIOTHÉRAPIE – PROTOCOLES

PROTOCOLE	MÉDICAMENTS (DCI)	DOSES (/m²/j)	VOIE D'ADMINISTRATION	ADMINISTRATION RYTHME
DOXO	**Doxorubicine**	50 mg	IV	J1 J1 = J21
MAID	**Mesna** **Doxorubicine** **Ifosfamide** **Dacarbazine**	2,5 g 20 mg 2,5 g 300 mg	IV perf. continue IV IV 3 h IV	J1, J2, J3 J1, J2, J3 J1, J2, J3 J1, J2, J3 J1 = J21

ANÉMIES

FICHE MALADIE

DÉFINITION

Cette diminution du taux de l'hémoglobine par litre dans le sang — pas toujours liée à la diminution des hématies — est le symptôme d'une maladie sous-jacente.

CAUSES ET MÉCANISMES

EN FONCTION DE L'ORIGINE

• Anémies centrales d'origine médullaire : la moelle ne peut fabriquer suffisamment de globules rouges lors d'une leucémie, un cancer, une chimiothérapie, une atteinte virale.

- Anémies périphériques :
  – dues à des hémorragies lors de lésions digestives, gynécologiques, avec fuite du fer ;
  – dues à une destruction excessive des hématies : anémies hémolytiques.

EN FONCTION DU CARACTÈRE MORPHOLOGIQUE ET DE LA TAILLE DES HÉMATIES

- Anémies microcytaires par carence en fer, aiguë ou chronique, ou état inflammatoire chronique.
- Anémies normocytaires par diminution de la quantité de l'hémoglobine.
- Anémies macrocytaires : la taille des globules est anormalement grande lors de carence en vitamines B12, B9.

DIAGNOSTIC

SIGNES CLINIQUES

- Signes cutanéomuqueux : pâleur de la peau.
- Signes cardiovasculaires : tachycardie au repos.
- Signes respiratoires : dyspnée.
- Signes neuroencéphaliques : asthénie physique et psychique, vertiges, céphalées.

EXAMENS COMPLÉMENTAIRES

Hémogramme. Par définition :
- Hb < 13 g/100 mL chez l'homme ;
- Hb < 12 g/100 mL chez la femme.

TRAITEMENT

Le traitement est à adapter à la cause de l'anémie :
- Apport de vitamines, de fer pour les anémies carentielles.
- Corticothérapie pour les anémies hémolytiques.
- Insuffisances médullaires à traiter en fonction de la cause et de l'état du patient.
- Oxygénothérapie.
- Repos.

FICHE INFIRMIÈRE

EXAMENS

Examens permettant de déterminer l'importance et la cause de l'anémie. L'hémogramme permet d'évaluer le taux de l'hémoglobine et de l'hématocrite ; l'infirmier(e) doit connaître les taux normaux et les variations sentinelles. Lorsque le diagnostic est posé, effectuer la prescription médicale spécifique.

L'infirmier(e) doit connaître les différentes étiologies afin de mieux comprendre le traitement pour réaliser la prescription et informer le patient.

SURVEILLANCE DU TRAITEMENT

Est développée ici la surveillance du traitement symptomatique, le plus souvent appliqué en fonction des troubles cliniques.

Fatigue liée à l'anémie :
- *Cf.* Aplasie suite à une chimiothérapie, p. 706 ;
- Limiter la dépense d'énergie par :
  – une réduction de l'activité quotidienne à la maison et par un arrêt de travail ;
  – un repos au fauteuil et, le plus souvent, au lit.

Dyspnée au repos : administrer de l'oxygène par voie nasale selon prescription médicale, 1 à 3 L, discontinu ou non (*cf.* Fiche technique Oxygénothérapie,).

ÉDUCATION ET CONSEILS

- Vérifier que le patient a bien compris sa maladie et le traitement, reprendre si besoin les explications spécifiques.
- L'aider à s'adapter à la fatigue pour faire face à ses activités habituelles (participation de la famille, aide ménagère).
- S'assurer de l'observance du traitement.
- Veiller au maintien d'une alimentation équilibrée.
- Prévenir l'entourage que la fatigue peut entraîner perte d'intérêt et baisse du moral.

FICHE PHARMACOLOGIE

SELS FERREUX – FER SEUL ORAL (SEL FERREUX)

■ Ascorbate ferreux

ASCOFER					
A. : 100 à 200 mg/j en 1 à 2 prises, jusqu'à reconstitution du stock en fer (3 mois) E. et N. : 6 à 10 mg/kg/j	30 gél. 33 mg	3,23		65 %	0,11

Reprise J28 (une cure toutes les 4 sem.)

■ Ferédétate de sodium

FERROSTRANE					
Idem *ASCOFER*	25 càc 34 mg (fl. 125 mL)	2,62		65 %	0,10

■ Fumarate ferreux

FUMAFER					
Idem *ASCOFER*	50 cp. 66 mg 100 cp. 66 mg 50 doses 33 mg	HOP 2,78		65 % NR	0,03

■ Succinate ferreux + acide succinique

INOFER					
Idem *ASCOFER*	100 cp. séc. 100 mg	6,31		65 %	0,06

■ Sulfate ferreux

TARDYFERON					
Idem *ASCOFER*	30 cp. 80 mg 100 cp. 80 mg	3,56 HOP		65 %	0,12

FER ET VITAMINE C ORAL (SULFATE)

■ Sulfate ferreux + acide ascorbique

FERO GRAD VITAMINÉ C 500					
Idem *ASCOFER*	30 cp. 105 mg + ac. ascorbique 500 mg	3,16		65 %	0,11

FER INJECTABLE

■ **Fer**

VENOFER					
Quantité de fer (mg) = poids (kg) x 2,4 x [Hb_{cible} - $Hb_{actuelle}$] (g/ 100 mL) Ne pas dépasser 300 mg/inj. en IV lente (90 min)	5 amp. 5 mL (100 mg)	HOP	I		
FERINJECT					
Posologie maximale : 1 000 mg/j Sans jamais dépasser 15 mg/kg/j en IV bolus et 20 mg/kg en perf. (dans du NaCl 0,9%) Hb < 10 g/dL : 1 500 mg si poids < 70 kg 2 000 mg si poids ≥ 70 kg Hb ≥ 10 g/dL : 1 000 mg si poids < 70 kg 1 500 mg si poids ≥ 70 kg	1 fl. 2 mL (100 mg) 2 fl. 10 mL (500 mg)	27,65 123,44	I I	65 % 65 %	27,65 61,72

Propriétés

Le fer administré sous forme de **sels ferreux** par voie orale est absorbé dans le duodénum et le jéjunum, le fer ferreux entre dans la formation de l'hémoglobine. 10 à 20 % du fer ingéré est absorbé. Cette absorption intéresse l'ion ferreux.

Indications

Carence martiale.

Contre-indications

Surcharge martiale normale ou hypersodérémique : thalassémie, anémie réfractaire, anémie par insuffisance médullaire.

Effets indésirables

Les **sels ferreux** sont à l'origine d'une irritation du tube digestif à l'initiation du traitement. Les doses utiles peuvent être atteintes par paliers.

Nausées, épigastralgies, diarrhée ou au -contraire constipation. Ces effets sont rares. Selles noires (avertir le patient).

La voie IV peut en plus entraîner exceptionnellement une altération de l'état général ou une réaction anaphylactique.

Interactions

Absorption diminuée par l'alimentation.

Absorption augmentée par la prise concomitante d'**acide ascorbique**.

Conduite à tenir devant une anémie hémolytique

Avant toute correction, il convient de prendre des échantillons de sang pour déterminer la cause. Toute transfusion ou corticothérapie intempestive «brouille» la démarche diagnostique quand elle n'aggrave pas la situation.

Anémie hémolytique congénitale chez l'enfant, dans un contexte connu : rechercher une hémoglobinopathie (électrophorèse), une enzymopathie (dosage), ou anomalie membranaire (tests appropriés).

Anémie hémolytique acquise souvent auto-immune : aucune transfusion avant d'avoir précisé la nature de l'anticorps :

- hémolyse immunologique par accident transfusionnel ou auto-immune ;
- hémolyse toxique ou chimique parfois médicamenteuse ;
- hémolyse infectieuse (germe de type streptocoque) dans un contexte fébrile ou de choc ;

• hémolyse mécanique des valves (rarement) ou des CIVD (parfois), même de cause toxique (morsure de serpent).

Définir l'auto-anticorps de l'anémie hémolytique immunologique de façon à prévoir une transfusion compatible (pas forcément isogroupe, iso-Rhésus).

FER ET ACIDE FOLIQUE

Sulfate ferreux et acide folique

TARDYFERON B9					
1 cp./j à partir de la 24e semaine de grossesse	30 cp. 50 mg de fer + 0,35 mg d'acide folique	3,73		65 %	0,12

Indications

Traitement préventif des carences en fer et en acide folique en cas de grossesse lorsqu'un apport alimentaire suffisant ne peut être assuré.

Précautions d'emploi

La consommation importante de thé inhibe l'absorption de fer.

Effets indésirables

Des troubles gastro-intestinaux tels que : nausées, états nauséeux, constipation, diarrhée, douleur abdominale sont liés à la présence de fer.

Une coloration habituelle des selles en noir ou gris-noir est observée.

FOLATES - FOLINATES

Acide folique

SPÉCIAFOLDINE					
5 à 10 mg/j soit 1 à 2 cp./j En l'absence de troubles de transport ou de métabolisme ou de folate	20 cp. 5 mg	2,33		65 %	0,12

Acide folinique

FOLINATE DE CALCIUM ZENTIVA					
5 à 10 mg par voie injectable Les fortes doses sont réservées pour le sauvetage de **méthotrexate**	25 amp. 5 mg/2 mL 10 fl. 50 mg 1 inj 100 mg 1 inj 200 mg 1 inj. 350 mg	HOP HOP HOP HOP HOP			
FOLINORAL					
Anémie mégaloblastique iatrogène : **triméthoprime** ou **salazopyridine** 5 à 10 mg/j **pyriméthamine** 10 à 25 mg/j ou 30 à 75 mg/sem.	28 gél. 5 mg 14 gél. 25 mg	9,75 14,71	 I	65 % 65 %	0,35 1,05

LEDERFOLINE					
Idem *FOLINORAL* Les fortes doses sont réservées pour le sauvetage de **méthotrexate**	30 cp. 5 mg 30 cp. 15 mg 30 cp. 25 mg	10,40 20,63 30,87	I	65 % 65 % 65 %	0,35 0,69 1,03

Propriétés

L'**acide folinique** entre dans la synthèse de l'ADN de la lignée érythroblastique. Il permet la maturation harmonieuse du noyau parallèlement à l'évolution du cytoplasme et de la charge en hémoglobine. Normalement les **folates** sont apportés par l'alimentation diversifiée.

Indications

Carence en acide folique.

Contre-indications

L'apport de l'**acide folinique** ou de l'**acide folique** doit être réservé aux anémies mégaloblastiques par déficit en vitamine B12 sans apport de **vitamine B12**.

Précautions d'emploi

En l'absence de troubles d'absorption, la voie orale doit être préférée. En cas de troubles d'absorption, la voie parentérale peut être utilisée.

Interactions médicamenteuses

Possibilité de réduction de l'activité des **antiépileptiques**.

VITAMINE B12

Cyanocobalamine

VITAMINE B12 DELAGRANGE					
Traitement d'attaque : 1 000 µg/j pendant 7 j, puis 1 000 µg 1/sem. pendant 1 mois Traitement d'entretien : 1 000 µg x 1/mois Chez le végétarien : 1 amp. par voie orale dans 1/2 verre d'eau	6 amp. 1 000 µg/2 mL	2,73		65 %	0,46
VITAMINE B12 GERDA					
Carence d'apport chez les végétariens : 1 amp. par voie orale dans 1/2 verre d'eau	6 amp. 1 000 µg/2 mL	2,73		65 %	0,46

Hydroxocobalamine

DODÉCAVIT					
Traitement d'attaque : 1 mg (1 amp.) en IM/j ou x 3/sem., soit 10 mg au total Traitement d'entretien : 1 mg (1 amp.) en IM/mois	6 amp. de 2 mL dosée à 1 mg	3,37		30 %	0,56

Propriétés

La **vitamine B12**, ou plus exactement la **cobalamine** est un composé de substances présentes exclusivement dans les produits d'origine animale (l'œuf) ; les végétaux en sont dépourvus. Elle permet la maturation de noyaux de la lignée érythroblastique en intervenant dans la synthèse des acides nucléiques.

Il y a deux types de produits :
- soit **cyanocobalamine** ;
- soit **hydroxocobalamine**.

Il faudrait préférer l'**hydroxocobalamine** dans les prescriptions.

Indications

Traitement correcteur et préventif des anémies mégaloblastiques par déficit en **vitamine B12** ou par troubles d'absorption de la **vitamine B12**.

Contre-indications

Toute néoplasie évolutive, hypersensibilité aux cobalamines.

Précautions d'emploi

Chez les végétariens, la voie orale peut être utilisée. Dans les amputations digestives ou en cas de troubles d'absorption ou d'anémie de Biermer, la voie injectable est indispensable.

Effets indésirables

Réactions allergiques : prurit, urticaire, action eczématiforme, possibilité de choc anaphylactique, nécrose cutanée ou œdème de Quincke.

Possibilités de douleurs aux points d'injection ou de coloration rouge des urines. Risque d'acné.

APLASIE SUITE À UNE CHIMIOTHÉRAPIE

FICHE MALADIE

DÉFINITION

L'aplasie est une insuffisance de la moelle osseuse touchant les trois lignées médullaires : érythrocytaire, granulocytaire, plaquettaire.

CAUSES ET MÉCANISMES

- Métastases osseuses.
- Causes thérapeutiques : aplasie provoquée par la chimiothérapie ou la radiothérapie étendue. Elle apparaît 7 à 14 jours après le 1er jour de la chimiothérapie et se manifeste par des signes cliniques de granulopénie, d'anémie ou de thrombopénie.

DIAGNOSTIC

- État fébrile : température ≥ 38,5 °C accompagnée de frissons.
- Syndrome hémorragique : par thrombopénie.
- Asthénie : une fatigue intense associée à l'anémie peut contraindre à l'alitement et à l'immobilisation forcée.
- Hémogramme : il confirme l'aplasie.

TRAITEMENT

- Hospitalisation recommandée.
- Mise en place d'une antibiothérapie à large spectre, adaptée, dictée par les examens réalisés :
  - hémocultures ;
  - prélèvements divers : gorge, selles, urines, peau, muqueuse selon l'examen clinique.
- Mesures d'hygiène et de repos :
  - chambre individuelle protégée avec visites contrôlées ;
  - surveillance de l'hygiène du patient.
- Transfusion, facteurs de croissance, corticoïdes.

FICHE INFIRMIÈRE

EXAMENS

- Hémogramme et taux d'hémoglobine.
- Série d'hémocultures à 30 min d'intervalle.
- Prélèvement de gorge, des urines, crachats en cas de toux, coproculture en cas de diarrhée.

L'infirmier(e) doit connaître les taux normaux et les variations pathologiques graves afin de pouvoir alerter le médecin.

SURVEILLANCE DU TRAITEMENT

SOINS – TRAITEMENT

Transfusion

La transfusion des globules rouges, le plus souvent prescrite, est réalisée selon les règles de sécurité transfusionnelle : *cf.* Fiche technique, p. 708.

État fébrile

Hospitalisation d'un patient en aplasie présentant un risque infectieux : *cf.* Fiche technique, p. 711.

Fatigue

La fatigue provoque :
- un risque de syndrome d'immobilité ;
- une anorexie ;
- une incapacité à subvenir aux besoins quotidiens ;
- une anxiété par manque de connaissance ;
- une perturbation de l'image de soi.

Risque de syndrome d'immobilité

- Altération de l'intégrité cutanée : évaluer l'état cutané et réduire les facteurs favorisant les escarres :
  - changements fréquents de position toutes les 3 h ;
  - supprimer le cisaillement des vêtements et draps ;
  - mettre un matelas anti-escarre ;
  - masser les points d'appui ;
  - maintenir une hydratation d'au moins 1,5 L/j.
- Troubles thromboemboliques :
  - surveiller l'apparition de douleur, chaleur, rougeur au niveau des mollets, signe d'une phlébite ;
  - surveiller l'apparition de la dissociation pouls/température traduisant une suspicion de phlébite.

Anorexie

- Augmenter l'apport de protides, glucides, vitamines et sels minéraux.
- Proposer des repas fractionnés.
- Aider le patient à choisir ses repas.
- Aménager un environnement calme avec les proches.
- Noter les quantités journalières absorbées.
- Peser le patient deux fois par semaine.

Elle peut être secondaire à la douleur à la déglutition lors de stomatites, candidoses buccale ou œsophagienne :
- Alimenter par sonde gastrique ou avec une nutrition parentérale provisoire.
- Traiter préventivement le risque de mucite :
  - bain de bouche au **bicarbonate** + antifongique ;
  - 4 à 6 fois/j et après tout repas ;
  - badigeonner les ulcérations au **bleu de méthylène** ;
  - appliquer un anesthésique local.

Incapacité à subvenir aux besoins quotidiens

- Être attentif à l'hygiène corporelle du patient.
- Évaluer le degré de tolérance à l'effort.
- Adapter les horaires et les temps de repos.
- Laisser du temps pour que le malade puisse faire une partie des soins.
- Être vigilant quant à l'hygiène des zones à risque de macération, pli inguinal, périnée, organes génitaux, espaces interdigitaux, et à l'hygiène bucco-dentaire.

Anxiété

- Identifier ce que sait le patient sur l'aplasie (enseignement antérieur, épisode déjà vécu).
- Prodiguer une information concise et claire, même répétée.
- Procurer un environnement calme et sécurisant (passages fréquents dans la chambre, sonnette à portée).
- Prévoir du temps d'écoute.
- Perturbation du sommeil :

– rechercher les habitudes de sommeil (horaire, positionnement, boissons) ;
– rechercher les facteurs déclenchant l'anxiété ;
– favoriser les distractions dans la journée ;
– utiliser les aides au sommeil (bonne installation, massage).

Perturbation de l'image de soi

• Évaluer avec le patient ce qu'il peut faire pour satisfaire ses besoins fondamentaux.
• L'aider à accepter cette situation : elle est passagère.
• Participer à la planification des soins pour garder la maîtrise de la situation.

Syndrome hémorragique

• L'atteinte de la lignée plaquettaire peut se traduire par :
– des gingivorragies ;
– des pétéchies, des hématomes ;
– des épistaxis ;
– une hématurie ;
– un méléna.
• Utiliser un rasoir électrique, une brosse à dents douce.
• Éviter les injections IM et SC.
• Veiller à ce que le patient n'absorbe pas d'*ASPIRINE*, de traitement anticoagulant.
• Prévenir les chutes.

ÉDUCATION ET CONSEILS

• Expliquer ce qu'est une aplasie, les effets indésirables et leur prévention.
• Savoir alerter le médecin lorsque la température s'élève à 38,5 °C.
• Apprendre au patient à prévenir les infections : *cf.* Chimiothérapie, p. 621.
• Éduquer le patient à gérer sa fatigue :
– Expliquer les causes de la fatigue.
– Aider le patient à reconnaître ses forces, aptitudes et intérêts.
– Réserver les tâches les plus importantes pour les périodes où il se sent le plus énergique.
– Lui conseiller de se reposer avant d'entreprendre une tâche difficile et d'interrompre ses activités avant que la fatigue ne se fasse sentir.
– Fixer avec lui des objectifs réalistes.
– Conseiller de noter le niveau de la fatigue toutes les heures pendant 24 h sur une échelle de zéro à 10.
– Le faire participer à la planification des soins.
– Apprécier le degré d'aide dont il aura besoin.
– Conseiller de voir la diététicienne pour une alimentation plus énergique.
– Faire appel à l'assistante sociale pour une éventuelle aide à domicile.

L'infirmier(e) doit vérifier à la sortie du patient l'état de ses connaissances pour prévenir les complications et alerter le médecin quand cela est nécessaire.

FICHE TECHNIQUE

TRANSFUSER LES GLOBULES ROUGES EN SÉCURITÉ

Pour transfuser des concentrés de globules rouges (CGR) en sécurité, l'infirmier(e) doit respecter les règles de sécurité transfusionnelle et d'hémovigilance.

Disposer des examens immuno-hématologiques prétransfusionnels

• Deux déterminations de groupe sanguin.
• Recherche d'agglutinines irrégulières (RAI) de moins de 3 jours.
• Phénotypage Rh-Kell : pour les femmes non ménopausées, les sujets ayant développé un allo-anticorps, les polytransfusés et futurs greffés.
• Il est impératif de respecter les règles de prélèvement et d'étiquetage des tubes : *cf.* encadré, p. 709.

RÈGLES DE PRÉLÈVEMENT ET D'ÉTIQUETAGE DES TUBES

Prélèvement

- Prélever au moment de la demande, pas à l'avance.
- Demander au patient de décliner son identité.
- Déterminations ABO/Rhésus :

– sur 2 prélèvements : distincts, espacés, de préférence par 2 préleveurs différents ;

– étiquetés selon la procédure ;

faire 2 demandes d'examens distinctes dans deux pochettes distinctes et préciser « 1re détermination » ou « 2e détermination ».

- Nom du préleveur sur le bon de demande.

Étiquetage

- Au lit du malade.
- Tout de suite après le prélèvement.
- Par l'infirmièr(e) ayant fait le prélèvement.
- Avec l'étiquette administrative (nom, nom de jeune fille, prénoms, date de naissance, sexe).
- Tubes horodatés.

Gestion de la commande

Le médecin prescrit les produits les plus adaptés à la situation du patient, le plus souvent en utilisant l'ordonnancier pré-imprimé fourni par l'Établissement français du sang (EFS).

Réaliser les contrôles prétransfusionnels

- Information du patient : s'assurer que le malade a reçu le document d'information prétransfusionnelle et que le médecin a répondu à ses questions.
- Vérifier :
  - les conditions de transport et de conservation ;
  - la concordance entre la demande, le bon d'attribution et les produits délivrés ;
  - le groupe (poche et carte du receveur) ;
  - l'identité du malade (en demandant au malade de décliner son identité) et celle inscrite sur la carte.
- Contrôler :
  - l'aspect et l'intégrité du produit ;
  - la date de péremption.
- Réaliser le contrôle ultime au lit du malade sur le dispositif en vigueur.

Réaliser et surveiller la transfusion

- S'assurer qu'un médecin peut intervenir à tout moment pendant la transfusion. Éviter autant que possible de transfuser la nuit ou le week-end, sauf urgence et avec présence médicale.
- Transfuser les concentrés de globules rouges dans les 6 h qui suivent leur réception. Durant ce délai, garder les poches entre + 2 °C et + 8 °C ou à température ambiante à l'abri d'une source de chaleur.
- Disposer d'un abord veineux de calibre suffisant (16 à 18 G chez l'adulte).
- Ne jamais rien ajouter dans la poche de sang.
- Avant la transfusion, noter pouls, pression artérielle, température, et demander au patient de vider sa vessie.
- Arrêter l'alimentation parentérale et les médicaments perfusés, sauf avis médical. Il est possible de perfuser du sérum salé isotonique en dérivation en cas de débit trop lent.
- Assurer un débit de départ de 30 à 40 gouttes/min pour le concentré de globules rouges chez l'adulte, la transfusion durera en moyenne de 45 min à 1 h par poche.
- Adapter le débit en fonction de l'état cardiovasculaire du malade et selon sa tolérance.

• Rester au chevet du patient et assurer une surveillance attentive pendant les 15 premières minutes (environ 50 mL). Adapter ensuite la fréquence de la surveillance en fonction de l'état du patient.
• Surveiller pouls, pression artérielle, température, diurèse et tout signe évocateur d'incident.
• Demander au patient et à ses proches de signaler sans délai toute sensation anormale ou nouvelle au cours et juste après la transfusion.
• Conserver la poche 24 h après la fin de la transfusion.

Réagir en cas d'accident transfusionnel immédiat grave

Accident immunologique

Hémolyse (incompatibilité AB0, anticorps irréguliers) : malaise, oppression, douleur lombaire, nausées, vomissements, saignement en nappe, oligo-anurie, état de choc.

Accident infectieux

Contamination bactérienne du produit : malaise d'apparition brutale, frissons, hypo-ou hyperthermie, douleurs abdominales, nausées, vomissements, diarrhée, angoisse, dyspnée, collapsus, oligo-anurie.

Accident de surcharge volémique

Augmentation de la PA, dyspnée, cyanose, oppression thoracique, céphalées, OAP.

Accident allergique

Érythème, urticaire, œdème de Quincke, choc anaphylactique.

Réagir

• Clamper la transfusion et conserver la voie veineuse.
• Alerter un médecin.
• Surveiller pouls, pression artérielle, température, diurèse.
• Refaire tous les contrôles prétransfusionnels.
• Se référer à la procédure locale « *Conduite à tenir devant un incident transfusionnel* », appliquer les prescriptions médicales.
• Réaliser si nécessaire les prélèvements pour l'EFS et le laboratoire de bactériologie :
  – 2 tubes secs (selon protocole local) ;
  – 2 hémocultures à 1 h d'intervalle ;
  – conserver la ou les poches suspectes, tubulure clampée non dissociée de la poche, sans l'aiguille.
• Noter l'incident sur le dossier transfusionnel et le signaler au médecin hémovigilant.

Gérer l'information et assurer la traçabilité

• Écrire les transmissions ciblées dans le dossier de soins.
• Assurer la traçabilité en notant la transfusion dans le dossier transfusionnel et en remplissant la fiche de confirmation de l'identité du receveur.
• Participer à l'information du patient en lui remettant le document d'information et de suivi post-transfusionnel.

FICHE TECHNIQUE

HOSPITALISATION D'UN PATIENT EN APLASIE PRÉSENTANT UN RISQUE INFECTIEUX

- Informer le patient.
- Mise en chambre individuelle avec visites restreintes (une à deux personnes à la fois).
- Surveiller les constantes : pouls, pression artérielle, température buccale toutes les 3 h, prélèvements de sang pour hémoculture si température ≥ 38,5 °C.
- Pratiquer tous les 2 jours : hémogramme et ionogramme sanguin.
- Mesures d'hygiène : veiller à la propreté de l'environnement immédiat du patient, lavage soigneux et fréquent des mains (3 min), propreté des phanères ; désinfecter la chambre à la sortie du malade.
- Réaliser des prélèvements bactériologiques selon le point d'appel.

Consignes à transmettre

Aux agents de service

- Appliquer très strictement les protocoles de ménage et de service spécifique à cette situation.
- Se laver les mains.
- Nettoyer la chambre en premier.
- Regrouper les interventions.
- Éviter les courants d'air.

À l'équipe hospitalière (paramédicale et aide-soignante)

- Lavage impératif des mains.
- Respect du protocole d'isolement en fonction du service.

Au patient et à ses proches

- Se laver les mains.
- Déconseiller fortement les visites susceptibles de transmettre des germes.
- Ne pas introduire de plantes vertes ou de fleurs coupées dans la chambre.
- Ne pas introduire des aliments de l'extérieur.
- Respecter les règles d'hygiène définies.
- Éviter courants d'air et utilisation de ventilateur.

FICHE PHARMACOLOGIE

FACTEURS DE CROISSANCE GRANULOCYTAIRE

Lénograstim

GRANOCYTE					
Lyoph. + solvant 1 mL + ser. + aiguilles pour inj. SC Perf. IV 150 µg/m² ou 19,2.10⁶ UI/m²	1 fl. 13 MUI 5 fl. 13 MUI 1 fl. 34 MUI 5 fl. 34 MUI	51,71 HOP 99,10 HOP	I I I I	100 % 100 % 100 %	51,71 99,10

HÉMATOLOGIE-ONCOLOGIE

- **Filgrastim**

NEUPOGEN					
Solution inj. SC ou perf. IV 5 µg/kg/j	1 ser. 30 MU/0,5 mL 5 ser. 30 MU/0,5 mL 5 fl. 30 MU/1 mL 1 ser. 48 MU/0,5 mL	101,67 480,54 480,54 160,15	I I I I	100 % 100 % 100 % 100 %	101,67 96,11 96,11 160,15
ZARZIO					
Idem *NEUPOGEN*, à adapter en fonction de l'indication	1 ser. 30 MU/0,5 mL 1 ser. 48 MU/0,5 mL	95,44 150,18	I I	100 % 100 %	95,44 150,18
TEVAGRASTIM					
Biosimilaire Idem *NEUPOGEN*	1 ser. 30 MU/0,5 mL 1 ser. 30 MU/0,5 mL	95,44 150,18	I I	100 % 100 %	95,44 150,18
RATIOGRASTIM					
Biosimilaire. Idem *NEUPOGEN*	1 ser. 30 MU/0,5 mL 1 ser. 30 MU/0,5 mL	95,44 150,18	I I	100 % 100 %	95,44 150,18

Propriétés

Facteurs de croissance, hématopoïétiques produits par génie génétique. Stimulant la croissance de la lignée neutrophile.

Indications

Les indications des facteurs de croissance sont actuellement de deux ordres :

Mobilisation des cellules souches périphériques en prévision de recueil pour greffe.

Granulopénie sévère dans les conditions suivantes :

- réduction de la durée des neutropénies et de l'incidence des granulopénies fébriles suites de la chimiothérapie anti-néoplasique (sauf affections myéloïdes) ou dans les suites de greffe de moelle ou greffe des cellules souches périphériques ;
- neutropénies sévères congénitales avec moins de 0,5 G/L de neutrophiles et antécédents d'infections ;
- neutropénies persistantes de moins de 1 G/L chez des patients atteints de VIH pour réduire les risques d'infection bactérienne.

L'indication peut être préventive quand le risque granulopénique est établi. Elle est curative devant une neutropénie fébrile, sévère et durable.

Contre-indications

Ne pas administrer simultanément à une chimiothérapie cytotoxique.

Précautions d'emploi

Surveillance de la trame osseuse, de l'état rénal et hépatique.

Effets indésirables

Douleurs osseuses, myalgies, vomissements, diarrhées, atteintes hépatiques et rénales.

- **Pegfilgrastim**

NEULASTA					
6 mg pour chaque cycle de chimiothérapie, en SC 24 h après la fin de la chimiothérapie cytotoxique	1 ser. prér. 0,6 mL (6 mg)	982,20	I	100 %	982,20

Propriétés

Le *Granulocyte-Colony Stimulating Factor* humain (facteur de croissance de la lignée granulocytaire, G-CSF) est une glycoprotéine qui régule la production et la libération des polynucléaires neutrophiles à partir de la moelle osseuse. Le **pegfilgrastim** est une forme conjuguée covalente de G-CSF humain recombinant attaché à une molécule de polyéthylène-glycol (PEG) de 20 kd. Le **pegfilgrastim** est une forme à durée prolongée de G-CSF, par diminution de la clairance rénale.

Indications

Réduction de la durée des neutropénies et de l'incidence des neutropénies fébriles chez les patients traités par une chimiothérapie cytotoxique pour une pathologie maligne (à l'exception des LMC et des syndromes myélodysplasiques).

Contre-indications

Hypersensibilité au **pegfilgrastim** et au **filgrastim**. Syndrome myélodysplasique. LMC. LAM secondaire.

Précautions d'emploi

LAM. Antécédent de pneumonie. Toux. Fièvre. Dyspnée. Signes radiologiques d'infiltration pulmonaire. Détérioration de la fonction respiratoire. Syndrome de détresse respiratoire de l'adulte. Surveillance rate. Douleur au sommet de l'épaule. Douleur de l'hypocondre droit. Drépanocytose.

Effets indésirables

Réaction allergique. Anaphylaxie. Rash cutané. Angio-œdème. Dyspnée. Hypotension. Augmentation de la lactate-déshydrogénase. Rupture splénique. Pneumonie interstitielle. Fibrose pulmonaire. Syndrome de détresse respiratoire de l'adulte. Crise drépanocytaire. Douleur osseuse. Myalgie. Douleur. Céphalée.

PARTIE 7

INTOXICATIONS

PRINCIPES GÉNÉRAUX DE PRISE EN CHARGE

DIAGNOSTIC

SIGNES CLINIQUES

Le diagnostic repose sur des données anamnestiques et sur l'examen clinique du patient, beaucoup plus que sur les examens complémentaires.

L'examen clinique comporte deux temps : l'évaluation rapide des fonctions vitales, puis un examen plus détaillé permettant une orientation toxicologique :

- évaluation de la conscience chiffrée (score de Glasgow) ;
- évaluation respiratoire : mesure de la fréquence respiratoire, amplitude des mouvements thoraciques, coloration des téguments, existence ou non d'un encombrement ;
- évaluation circulatoire : fréquence cardiaque, pression artérielle, ECG.

Ce premier bilan rapide permet d'évaluer la nécessité de traitement urgent :

- mise en place d'un abord vasculaire ;
- perméabilité des voies aériennes ;
- oxygénation ou ventilation assistée ;
- traitement d'une arythmie ou d'un trouble de conduction ;
- remplissage vasculaire ;
- traitement inotrope ou vasoactif.

Réalisation dans un second temps d'un examen plus complet qui permettra une orientation vers un diagnostic plus précis de l'intoxication (recherche de toxidromes) :

- examen des téguments à la recherche de traces d'injection, de traces de traumatisme, d'une cyanose ;
- examen de la sphère oropharyngée (ingestion de caustique) ;
- examen neurologique (mouvements anormaux, diamètre pupillaire) (*cf.* encadrés « Comas, p. 718 », « Toxiques convulsivants », p. 719, tableau « Pupilles et mouvements oculaires, p. 720 » et Score de Glasgow, *spécialité* Neurologie, p. 1049) ;
- température (*cf.* tableau « Troubles de la température », p. 720) ;
- évaluation respiratoire ;
- évaluation cardiocirculatoire (*cf.* encadré « Atteintes cardiovasculaires toxiques, p. 721 ») :
  - – dépression myocardique effet inotrope négatif (**colchicine**, **β-bloquants**, **inhibiteurs calciques**) ;
  - – vasoplégie ;
  - – hypovolémie diarrhée (**colchicine**, arsenic) : vomissements (**théophylline**), troisième secteur (caustiques) ;
  - – troubles du rythme ou de conduction : bradycardie (**β-bloquants**, **diltiazem**, **vérapamil**, **digitaliques**), troubles du rythme ventriculaire (**tricycliques**, **chloroquine**, **digitaliques**), poussées hypertensives (**amphétamines**, cocaïne, cannabis, **L-dopa**, **IMAO**) ;
- examen abdominal : iléus, globe vésical ;
- examen des membres : lésions de compression, syndrome des loges, compression nerveuse.

EXAMENS COMPLÉMENTAIRES

Analyse toxicologique

Inutile dans la plupart des cas où l'histoire et la présentation cliniques sont concordantes, elle se justifie comme moyen diagnostique dans la situation de troubles de la conscience inexpliqués. Dans certains cas, l'analyse quantitative est nécessaire pour établir le pronostic et poser l'indication de traitements spécifiques (éventuellement lourds et coûteux). Il s'agit des intoxications par :

- le **paracétamol** (nomogramme de Rumak ou Prescott) ;
- la **chloroquine** ;
- les **digitaliques** ;
- les glycols.

Examens biologiques

Les anomalies biologiques peuvent être un élément diagnostique, notamment lorsqu'elles sont liées à un effet direct du toxique.

INTOXICATION

CRITÈRES D'ADMISSION EN RÉANIMATION*

– Coma :
• score de Glasgow < 12 (patient ne répondant pas aux stimulations verbales) ;
• crises convulsives.
– Détresse respiratoire :
• OAP toxique ;
• pneumopathie d'inhalation.
– Acidose respiratoire ($PaCO_2$ > 45 mmHg).
– Pression artérielle < 80 mmHg.
BAV 2e ou 3e degré.
– Hyperexcitabilité ventriculaire.
Intoxication aux antidépresseurs et/ou antipsychotiques avec syndrome anticholinergique (tachycardie), troubles neurologiques, QRS > 0,12 s ou QT > 0,5 s.
– Acidose métabolique.
– *Body packers.*
– Intoxication :
• aux organophosphorés symptomatiques ;
• à la **chloroquine** ;
• aux **digitaliques** ;
• au **paracétamol** vue à la phase tardive ;
• aux champignons avec syndrome phalloïdien.
– Envenimation avec signes généraux (ou extension de l'œdème sur tout le membre ou le tronc).
– Hypothermie profonde.
– Hyperthermie maligne (syndrome malin des antipsychotiques).
– Hyperkaliémie ± insuffisance rénale aiguë sévère.

*Adapté de Moleski *et al. Chest.* 2003 ; 123 : 577-592.

COMAS

ÉLIMINER UNE ATTEINTE ORGANIQUE
• Signes de localisation.
• Asymétrie pupillaire.
• Anomalies des paires crâniennes (les réflexes du tronc sont rarement atteints en cas d'intoxication).

COMA CALME, HYPOTONIQUE AVEC HYPORÉFLEXIVITÉ
• **Benzodiazépines.**
• **Barbituriques.**
• **Carbamates.**
• **Opiacés.**
• **Phénothiazines sédatives.**

COMA AVEC AGITATION, HYPERTONIE EXTRAPYRAMIDALE, HYPERRÉFLEXIVITÉ
• **Antidépresseurs tricycliques.**
• CO.

COMA AVEC AGITATION, HYPERTONIE PYRAMIDALE, HYPERRÉFLEXIVITÉ

▶ **Coma toxique**
• **Antidépresseurs tri-** ou **tétracycliques.**
• **Anticholinergiques.**
• CO.
• Cocaïne, **amphétamines.**
• **Lithium.**
• **Phénothiazines.**

▶ **Coma non toxique**
• Hémorragie méningée.
• Méningite.
• Encéphalite.
• Hypoglycémie.

• La recherche d'une hypoglycémie doit être systématique. Associée à un syndrome hyperadrénergique, elle oriente vers une intoxication par la théophylline, les amphétamines ou le trichloréthylène.

• Urée et créatinine : les atteintes rénales secondaires à un effet néphrotoxique direct sont rares (métaux lourds, éthylène glycol, paraquat, certains **antibiotiques**). L'hypovolémie et la déshydratation sont responsables d'insuffisances rénales fonctionnelles alors que les insuffisances rénales organiques sont le plus souvent dues aux états de choc, aux hémolyses intravasculaires ou rhabdomyolyses.

• Natrémie : risque d'hypernatrémie liée à l'administration de sels de sodium hypertoniques (intoxication par les **tricycliques**). Les diarrhées importantes (syndrome phalloïdien, colchicine) peuvent être responsables d'une hyponatrémie.

• Kaliémie : hyperkaliémie de l'intoxication digitalique (inhibition de l'ATPase membranaire). Hypokaliémie lors de l'intoxication par la **chloroquine** (corrélée avec la gravité de l'intoxication).

• Osmolalité : une hyperosmolalité non liée à l'élévation de l'urée, du glucose ou d'électrolytes indique la présence plasmatique d'une substance non dosée. Il existe alors une différence entre l'osmolalité mesurée et l'osmolalité calculée. Ce trou osmolaire fait préférentiellement évoquer une intoxication par un alcool, un glycol ou de l'acétone.

• L'ECG doit être systématique ; il permet en cas d'anomalie d'évoquer une absorption de produit toxique non avouée et/ou d'évaluer la gravité de certains produits (*cf.* encadré « Atteintes cardiovasculaires toxiques », p. 721).

TOXIQUES CONVULSIVANTS

• Toxiques hypoglycémiants :
– Insuline
– **Sulfamides hypoglycémiants**
– **Biguanides**
– **Glitazones**
– Alcool, surtout chez l'enfant
• Psychotropes :
– **Antidépresseurs tri-** et **tétracycliques**
– **Phénothiazines anti-histaminiques**
– **Lithium** (intoxication aiguë/chronique)
– **IMAO**
• Autres médicaments :
– **Carbamazépine**
– **Salicylés** (enfant)
– **Dextropropoxyphène**
– **Isoniazide**
– **Théophylline**
– *XYLOCAÏNE*, **lidocaïne** (IV, inhalée)
– **Phénytoïne**
– **β-bloquants**
• Toxicomanie :
– Cocaïne, crack
– **Amphétamines** et dérivés
– Ecstasy
– Strychnine
• Produits industriels :
– Carbamates anticholestérasiques
– Organophosphorés, organochlorés
– Méthanol, éthylène glycol
– Paraldéhyde
• Monoxyde de carbone

Troubles acido-basiques

L'étude des gaz du sang artériel permet d'évaluer les effets respiratoires centraux ou périphériques des toxiques. Une alcalose ventilatoire est évocatrice d'une intoxication salicylée ; une acidose respiratoire est un facteur de risque et justifie une surveillance en réanimation. Les alcaloses métaboliques sont le plus souvent secondaires aux vomissements ou aux perfusions de **bicarbonate**. Les acidoses métaboliques permettent une orientation diagnostique (*cf.* tableau « Acidoses métaboliques toxiques », p. 722).

EXAMENS RADIOLOGIQUES

Ils sont utiles pour évaluer les conséquences pulmonaires de l'intoxication, ou éliminer une autre cause aux troubles neurologiques ou métaboliques.

CRITÈRES DE GRAVITÉ ET D'ADMISSION EN RÉANIMATION

À l'évidence, les intoxications très graves (coma profond, détresse respiratoire, état de choc, arrêt cardiorespiratoire) justifient une admission directe en réanimation. Le risque beaucoup plus fréquent est de sous-évaluer la gravité d'une intoxication et donc de ne pas proposer un transfert dans une unité où la surveillance est continue. Les indications pour un transfert en réanimation sont résumées dans l'encadré « Critères d'admission en réanimation », p. 718.

PRISE EN CHARGE THÉRAPEUTIQUE

Le traitement des intoxications comporte trois axes :

• Une prise en charge symptomatique : support hémodynamique, ventilatoire, correction des troubles métaboliques, prévention des complications.

• Une prise en charge spécifique :
– diminuer la dose absorbée (soustraction du site toxique, charbon activé) ;
– favoriser l'élimination du toxique (oxygénothérapie hyperbare, alcalinisation des urines, hémodialyse) ;
– neutraliser le toxique : antidote ;
– les modalités thérapeutiques spécifiques dépendent du toxique et de la dose absorbée, mais très peu d'intoxications justifient le recours aux méthodes visant à augmenter

l'élimination du toxique, ou peuvent être contrecarrées par des antidotes.

• Très souvent secondaires à un acte volontaire, les intoxications traduisent un syndrome dépressif qui doit être systématiquement évalué par un psychiatre. En cas d'intoxication collective type CO, une enquête est obligatoire.

Pupilles et mouvements oculaires

MYOSIS SERRÉ	MYDRIASE PEU RÉACTIVE	NYSTAGMUS HORIZONTAL	MULTI DIRECTIONNEL OU ROTATOIRE
• **Opiacés** • **Phénothiazines sédatives** • **Anticholinestérasiques** • Organo phosphorés • **Clonidine** • Nicotine • Acétone • Bromures	• **Antidépresseurs tricycliques** • **Atropiniques** • Cocaïne • Haschich • **Carbamazépine** • **Anti-histaminiques** • **Sympathicomimétiques** • Méthanol • Méthaquilone • Butyrophénones.	• Alcool • **Carbamazépine** • **Lithium** • **Quinine** • **Primidone** • Solvants	• **Phénylcyclidine** • **Diphénylhydantoïne** • Encéphalopathie de Wernicke
En cas de coma profond, soit myosis, soit mydriase : • Alcool (alternance rapide possible) • **Benzodiazépines** • **Barbituriques**			

Troubles de la température

HYPOTHERMIE	HYPERTHERMIE
• Éthanol • **Barbituriques** • **Benzodiazépines** • **Tricycliques** • **Hypoglycémiants** • **Opiacés** • **Paracétamol** • **Phénothiazines** • CO • Exposition au froid associée	• **Infection : pneumopathie d'inhalation ou autre cause** • Syndrome de sevrage • **Amphétamines** • Cocaïne • **Lithium** • LSD • Ecstasy et dérivés • **IMAO** • **Phénothiazines** • **Théophylline** • **Salicylés** (enfants) • **Sérotoninergiques** (**inhibiteurs de recaptage de la sérotonine**) • **Fibrates** • Certains **anti-inflammatoires** • Syndrome malin des antipsychotiques

ATTEINTES CARDIOVASCULAIRES TOXIQUES

- **Tachycardie supraventriculaire (hors infection et choc) :**
  - Alcool
  - **Amphétamines**
  - Cocaïne
  - **Anti-histaminiques anti-H_1**
  - **Atropine**
  - **Salbutamol**
  - **Théophylline**
- **Bradycardie sans collapsus :**
  - **Digitaliques**
  - **β-bloquants**
  - **Amiodarone**
  - **Inhibiteurs calciques** (**diltiazem**)
  - **Alpha-méthyldopa**
  - **Aconitine**
- **Bradycardie avec collapsus :**
  - **β-bloquants**
  - **α-bloquants**
  - **Anticholinestérasiques**
  - Effet stabilisant de membrane
  - **Diltiazem**
  - **Clonidine**
  - Hypothermie
- **Collapsus et tachycardie à complexes fins (hors hypovolémie et infection) :**
  - **Carbamates**
  - **Salbutamol**
  - **Théophylline**
  - **Dérivés nitrés**
  - **α-bloquants**
  - **Inhibiteurs calciques**
  - **Inhibiteurs enzyme de conversion**, ou **angiotensine II**
  - Effet antabuse
- **Collapsus et tachycardie à complexes larges :**
  - *Effet stabilisant de membrane*
  - Hypokaliémie
  - **Digitaliques**
  - **Antiarythmiques de classe I**
  - Cocaïne
  - Phéncyclidine ou PCP (*Angel* Dust ou *Angel Hair*)
  - Aconitine

Acidoses métaboliques toxiques*

Trou anionique normal (perte de bicarbonates)	Trou anionique augmenté (en l'absence de signes de choc)
Pertes digestives • Champignon • Colchicine • Trichloréthylène ingéré • Arsenic, mercure • **Digitaliques**	Acidose lactique • Convulsions • Colchicine • Intoxication au CO • Méthémoglobinémie • Cyanure • **Biguanides** • Éthanol • Inhibiteur reverse transcriptase
Acidoses rénales (défaut d'excrétion) • **Lithium** • Mercure • Cadmium • Paraquat	En l'absence d'hyperlactatémie Trou osmolaire augmenté : Éthylène glycol Méthanol Paraldéhyde Acidocétose alcoolique diabétique Disolvants (acide acétique)
Acidoses tubulaires Avec hypokaliémie **Amphotéricine** **Lithium** Avec hyperkaliémie **Amiloride**, **spironolactone**, **triamtérène** **Ciclosporine** **Méticilline** **β-bloquants**	Insuffisance rénale sévère

*En l'absence de perfusion de soluté salé isotonique en pré-hospitalier.

INTOXICATIONS PAR ANTIDÉPRESSEURS

FICHE MALADIE

DÉFINITION

Manifestations cliniques en rapport avec un surdosage volontaire en médicaments antidépresseurs tri- ou tétracycliques.

DIAGNOSTIC

SIGNES CLINIQUES

Les signes cliniques apparaissent après un intervalle libre de quelques heures. Ils sont maximums avant la sixième heure qui suit la prise.

Encéphalopathie anticholinergique, associant un syndrome confusionnel, un tremblement des extrémités, des troubles de l'articulation

et une hypertonie. Sont parfois également présents une sécheresse buccale, une mydriase, une tachycardie, une rétention urinaire.
Un coma (sans signe de localisation et le plus souvent peu profond en cas d'intoxication pure) est possible. Les convulsions sont fréquentes. Une atteinte cardiovasculaire est possible : tachycardie.

EXAMENS COMPLÉMENTAIRES

ECG : l'atteinte cardiovasculaire se manifeste par des troubles de la repolarisation, des troubles de la conduction intraventriculaire ou, plus rarement, des troubles du rythme ventriculaire à type de tachycardie ventriculaire ou de torsades de pointes.

TRAITEMENT

Les indications du lavage gastrique se limitent aux patients conscients après ingestion d'une dose potentiellement mortelle, sous réserve qu'il soit réalisé dans l'heure qui suit l'ingestion. Le charbon activé peut être proposé dans les intoxications bénignes ou vues tardivement.

Traitement des troubles cardiovasculaires

Le traitement des blocs intraventriculaires repose sur l'alcalinisation par administration de bicarbonate de sodium ou de lactate de sodium molaire. Le traitement des tachycardies ventriculaires est similaire. En l'absence d'affinement des complexes, la réalisation d'un choc électrique externe peut être nécessaire.
Le collapsus est habituellement lié aux troubles de conduction. En cas de persistance après alcalinisation, utilisation de catécholamines (**dopamine** ou **noradrénaline**).

Traitement des crises convulsives

En cas de crise unique : utilisation de benzodiazépine. L'intubation doit être envisagée rapidement car les crises sont multiples dans la moitié des cas et le risque d'état de mal convulsif élevé.

FICHE INFIRMIÈRE

EXAMENS

- Surveillance de l'électrocardiogramme.
- Ionogramme sanguin (association d'une hypokaliémie lors des intoxications graves).

SURVEILLANCE DU TRAITEMENT

- Surveiller cliniquement la survenue de troubles de la conscience, de troubles respiratoires, d'un encombrement bronchique, d'une crise convulsive.
- Monitorage par scope de la fréquence cardiaque, de la pression artérielle de la SpO_2.
- Surveillance de la diurèse.

ÉDUCATION ET CONSEILS

Une évaluation psychiatrique est nécessaire ; elle déterminera l'orientation à la sortie du service d'hospitalisation.

INTOXICATIONS AIGUËS AU PARACÉTAMOL

FICHE MALADIE

DÉFINITION

Manifestations cliniques en rapport avec un surdosage volontaire en **paracétamol**.

CAUSES ET MÉCANISMES

Majoritairement dues à une absorption volontaire, les intoxications au **paracétamol** peuvent aussi survenir à l'occasion d'accidents domestiques (jeunes enfants ayant accès à la pharmacie familiale) ou être secondaires à des prises répétées chez des patients ayant une hépathopathie antérieure ou une consommation excessive d'alcool. Le **paracétamol** est actuellement l'antalgique le plus utilisé ; il entre dans la préparation de très nombreuses spécialités. La gravité de l'intoxication dépend de l'atteinte hépatique.

Doses toxiques :

- adultes : > 150 mg/kg ;
- adolescent : > 125 mg/kg ;
- l'enfant de moins de 10 ans serait plus tolérant : la dose toxique est mal déterminée.

En cas de surdosage, le mécanisme normal d'inactivation par le gluthation est dépassé, avec pour conséquences une accumulation de métabolites toxiques responsables d'une cytolyse hépatique proportionnelle à la dose ingérée.

DIAGNOSTIC

SIGNES CLINIQUES

Douze à 24 h après l'ingestion, des nausées ou des vomissements apparaissent. En l'absence de traitement antidote surviennent, entre le 3e et le 6e jour, des douleurs abdominales de l'hypochondre droit, associées à une somnolence, une confusion, une hyperthermie, un ictère, une tendance hémorragique et une diminution de la diurèse.

EXAMENS COMPLÉMENTAIRES

Le dosage de la paracétamolémie est primordial (à partir de la 4e heure) pour établir un pronostic. Les premières manifestations de l'atteinte hépatique débutent entre la 12e et la 24e heure ; l'augmentation des transaminases (ASAT, ALAT) est maximum au 3e jour. Les signes biologiques se complètent entre le 3e et le 4e jour :

- augmentation de la bilirubine ;
- troubles de l'hémostase : diminution de tous les facteurs de la coagulation et en particulier du facteur V, coagulopathie de consommation ;
- thrombopénie ;
- hypoglycémie ;
- augmentation de la créatinine.

TRAITEMENT

TRAITEMENT ÉPURATEUR

Prise en charge urgente : lavage gastrique dans les 2 h suivant une prise > 125 mg/kg. Le charbon activé réduit l'absorption mais impose la voie veineuse pour l'antidote.

TRAITEMENT SPÉCIFIQUE

En fonction de la paracétamolémie, déterminée au moins 4 h après l'ingestion, **N-acétylcystéine** (NAC) par voie IV (*FLUIMUCIL*) : 150 mg/kg dilués dans 250 mL de glucose à 5 % à perfuser en 20 à 30 min, puis 50 mg/kg en 4 h (glucose 5 %, 500 mL) et 100 mg/kg (glucose 5 %, 1 000 mL) au cours des 16 h suivantes, à continuer : jusqu'à la négativation de la paracétamolémie.

Le volume de perfusion devra être adapté chez les patients de moins de 40 kg ou justifiant une restriction liquidienne.

Lorsque le patient est pris en charge tardivement et en cas d'absorption supérieure à 125 mg/kg, débuter la NAC avant les résultats de la paracétamolémie.

INDICATIONS DE TRANSFERT EN UNITÉ DE GREFFE HÉPATIQUE

Encéphalopathie + taux de prothrombine < 40 %, ou temps de thrombine supérieur à 100 s.

FICHE INFIRMIÈRE

EXAMENS

Prélèvement sanguin pour dosage de la paracétamolémie (4 h après la prise, un dosage plus précoce est difficilement interprétable), dosage des transaminases (ALAT, ASAT) et des facteurs de la coagulation (INR, taux de prothrombine avec éventuellement dosage du facteur V en cas d'anomalies), ionogramme sanguin et dosage de la créatinine.

SURVEILLANCE DU TRAITEMENT

L'administration trop rapide de la dose de charge entraîne chez près de 15 % des patients des effets indésirables à type de réaction anaphylactoïde avec nausées, bronchospasme, bouffées vasomotrices, urticaire et prurit. En cas de survenue, la diminution de la vitesse de perfusion et un traitement à base d'antihistaminiques (*POLARAMINE* IV) permettent de contrôler la symptomatologie.

Trouble de la conscience, glycémie, syndrome hémorragique, fréquence respiratoire et cardiaque, température, diurèse, bilan hépatique, créatinine sérique.

ÉDUCATION ET CONSEILS

Une évaluation psychiatrique est nécessaire, en cas d'intoxication volontaire ; elle déterminera l'orientation à la sortie du service d'hospitalisation.

FICHE PHARMACOLOGIE

MUCOLYTIQUE

■ **Acétylcecystéine**

FLUIMUCIL					
Dose de charge : 150 mg/kg dans 250 mL de G5 % en 15 min. puis 50 mg/kg dans 500 mL de G5 % en 4 h puis 100 mg/kg dans 1 000 mL de G5 % en 16 h Poursuite du traitement jusqu'à négativation de la paracétamolémie	1 fl. 5 g/25 mL 5 inj.	HOP	II		

Propriétés

Précurseur du glutathion. Neutralisation des entités électrophiles produites par les métabolites du paracétamol.

Indications

Intoxications aiguës par le paracétamol.

Contre-indications

Hypersensibilité ou intolérance connue à ce produit ou aux **benzodiazépines**.

Effets indésirables

Nausées, vomissements.

Réactions anaphylactoïdes (urticaire, œdème facial, œdème laryngé, bronchospasme, hypotension) régressant à l'arrêt de la perfusion.

Réaction inflammatoire locale en cas d'extravasation.

INTOXICATIONS AIGUËS AU SALICYLÉS

FICHE MALADIE

DÉFINITION

Manifestations cliniques en rapport avec une intoxication à l'aspirine.

CAUSES ET MÉCANISMES

Intoxications graves et fréquentes, elles sont le plus souvent volontaires, mais elles peuvent aussi être la conséquence d'un accident domestique (jeune enfant ayant accès à la pharmacie familiale). L'absorption digestive est ralentie (pic plasmatique obtenu entre 2 et 24 h) et la demi-vie augmentée (jusqu'à 40 h ; doses thérapeutiques : 2-4 h). L'absorption des formes tamponnées est intestinale et plus tardive.

L'aspirine stimule les centres respiratoires et a une toxicité cellulaire directe (essentiellement mitochondriale).

L'intoxication est d'autant plus grave qu'il s'agit d'un enfant ou d'un vieillard.

Doses toxiques :

- adultes : 10 à 15 g (ou > 300 mg/kg) ;
- enfants : > 100 mg/kg.

DIAGNOSTIC

SIGNES CLINIQUES

Le tableau clinique varie selon l'âge (enfant ou adulte).

- Troubles de la conscience : ils sont précoces et importants chez l'enfant (coma, convulsions), alors qu'ils sont plus tardifs chez l'adulte, essentiellement sous forme d'encéphalopathie.
- Troubles neuro-sensoriels : surtout marqués chez l'adulte, céphalées, bourdonnements d'oreilles, hypoacousie, vertiges.
- Épigastralgies, nausées, vomissements.
- Hyperventilation initiale, dépression respiratoire secondaire (enfants ++), détresse respiratoire par œdème pulmonaire lésionnel (rares, intoxications massives).
- Troubles de la thermorégulation : hyperthermie, hypersudation, vasodilatation, tachycardie.

EXAMENS COMPLÉMENTAIRES

- Gaz du sang (alcalose respiratoire initiale, puis alcalose respiratoire associée à une acidose métabolique, plus rarement acidose mixte correspondant à l'arrêt de l'hyperventilation et à des signes de gravité majeurs).
- Ionogramme sanguin (hypokaliémie, insuffisance rénale fonctionnelle).
- Glycémie.
- Dosage de la salicylémie à répéter toutes les 4 à 6 h tant que deux dosages successifs n'ont pas montré une décroissance et un taux inférieur à 400 mg/L.

FACTEURS DE GRAVITÉ

Enfants (+++), vieillards, troubles de la conscience, convulsions, hypoglycémie, acidose lactique, acidose mixte, taux sériques > 500 mg/L, retard de prise en charge.

TRAITEMENT

TRAITEMENT ÉPURATEUR

Le lavage gastrique reste efficace en cas d'intoxication massive même vue tardivement ; le charbon activé absorbe l'**acide acétylsalicylique**, mais l'intérêt clinique n'a pas été démontré ; l'alcalinisation des urines avec du bicarbonate isotonique à 1,4 % (pH urinaire > 7,5) accroît l'élimination urinaire ; la diurèse forcée est inutile.

L'hémodialyse corrige l'acidose et, surtout, multiplie par 4 l'épuration du toxique ; elle est indiquée en cas de salicylémie ≥ 1 000 mg/L.

TRAITEMENT SYMPTOMATIQUE

- Réhydratation, apport de glucose, de KCl : 0,5 à 1 g/h par voie veineuse pour corriger la kaliémie (4 à 6 g/L de glucosé à 5 %).
- Oxygénothérapie au masque : 8 L/min.
- Inhibiteurs de la pompe à protons : par exemple, *INEXIUM* 40 mg/j IV 2 fois/j (risques gastriques).
- Correction de l'hyperthermie à l'aide de glace, de draps humides.

- En cas de convulsions : adultes, *VALIUM* 10 mg IV ou *RIVOTRIL* 1 mg IV.
- Ventilation mécanique en cas d'acidose mixte traduisant l'épuisement respiratoire.
- Épuration extrarénale si la salicylémie est > 1 000 mg/L.

Le pronostic dépend de la dose ingérée : chez l'enfant, une absorption supérieure à 250 mg/kg est sévère et peut être mortelle pour une prise dépassant 450 mg/kg.

FICHE INFIRMIÈRE

SURVEILLANCE DU TRAITEMENT

On surveillera :

- Fréquence respiratoire et cardiaque, pression artérielle, température, conscience, glycémie, équilibre acido-basique par gaz du sang répétés.
- Diurèse et pH urinaire : l'alcalinisation des urines par perfusion de bicarbonate de sodium à 1,4 % en IV (500 mL par 2 h + 2 g de KCl par flacon) accroît l'élimination lorsque le pH urinaire est supérieur à 6 (but à obtenir : pH entre 8 et 8,5) ; l'alcalinisation est interrompue lorsque la salicylémie est inférieure à 400 mg/L.

ÉDUCATION ET CONSEILS

Une consultation psychiatrique évaluera les risques de récidive et déterminera l'orientation à la sortie du service.

INTOXICATIONS AIGUËS AU MONOXYDE DE CARBONE (CO)

FICHE MALADIE

DÉFINITION

Manifestations cliniques en rapport avec une exposition accidentelle ou volontaire en monoxyde de carbone (CO).

CAUSES ET MÉCANISMES

Le CO, gaz incolore, inodore, très diffusible, de densité proche de l'air, reste la première cause de décès par intoxication en France (300 à 500 décès par an). Le CO est produit par la combustion incomplète des dérivés carbonés. Les causes domestiques sont prédominantes (convecteur à charbon, chauffe-eau et chauffage au gaz mal réglés et absence d'évacuation correcte vers l'extérieur) et responsables d'intoxications collectives, inhalation de gaz d'échappement de véhicule automobile dans un garage ou une voiture (suicide). La très grande affinité du CO (230 fois celle de l'O_2) pour l'hémoglobine (Hb) forme la carboxyhémoglobine (HbCO) ($HbO_2 + CO \rightarrow HbCO + O_2$), responsable d'une anoxie tissulaire aiguë. Au cours de la grossesse, le CO traverse la barrière placentaire et se fixe sur l'hémoglobine fœtale.

DIAGNOSTIC

SIGNES CLINIQUES

Si les formes suraiguës sont immédiatement mortelles (teinte cochenille, problème médico-légal) et les formes graves sont facilement diagnostiquées, les formes mineures sont dans 30 % des cas méconnues.

▶ Formes graves

Elles peuvent se traduire par un arrêt cardiorespiratoire, un coma inaugural sur le lieu de l'intoxication pouvant persister malgré la soustraction de l'atmosphère toxique et l'oxygénothérapie, associés à un syndrome pyramidal ou extrapyramidal, une agitation, des crises hypertoniques, des convulsions (rares), un collapsus, des troubles du rythme cardiaque, une insuffisance coronarienne.

▶ Formes bénignes

Elles peuvent être responsables de céphalées, de vertiges, de faiblesse musculaire, de troubles digestifs, de perte de connaissance brève (+++), de manifestations psychiatriques, de troubles visuels.

EXAMENS COMPLÉMENTAIRES

- Prélèvement sanguin pour le dosage de la carboxyhémoglobine (HbCO) : 5 à 10 mL sur tube hépariné à apporter rapidement au laboratoire.
- Électrocardiogramme.
- Radiographie des poumons.

TRAITEMENT

Le traitement consiste à soustraire immédiatement la victime du lieu de l'intoxication et à lui administrer l'antidote : O_2 pur. Les risques d'explosions doivent être pris en compte, ils imposent une protection des sauveteurs.

SUR LES LIEUX DE L'INTOXICATION

Soustraction de la victime. Administration d'O_2 à fort débit à l'aide de masque à haute concentration. En cas de coma : intubation et ventilation mécanique en oxygène pur puis transfert vers un centre d'oxygénothérapie hyperbare (OHB). Des prélèvements sanguins permettant de quantifier la concentration en CO seront pratiqués lors de l'arrivée des secours médicalisés.

EN MILIEU HOSPITALIER

O_2 normobare à l'aide d'un masque à haute concentration pendant au moins 6 h. Traitement symptomatique des formes graves.

INDICATIONS À L'OXYGÉNOTHÉRAPIE HYPERBARE

Coma, grossesse, perte de connaissance brève.

Pas d'indication en l'absence de trouble initial de la conscience, quel que soit le taux d'HbCO.

FICHE INFIRMIÈRE

EXAMENS

Apporter rapidement au laboratoire le prélèvement sanguin pour le dosage de la carboxyhémoglobine (HbCO).

SURVEILLANCE DU TRAITEMENT

SOINS – TRAITEMENT

Oxygénothérapie à l'aide d'un masque à haute concentration pendant au moins 6 h. Traitement symptomatique des formes graves : intubation et ventilation mécanique en cas de coma, correction du collapsus à l'aide de perfusion de sérum salé ou de **dopamine** ou d'**adrénaline** en cas d'atteinte cardiaque sévère.

▶ Perfusion de dopamine

- Mettre une ampoule de 200 mg de **dopamine** dans une seringue de 60 mL.
- Compléter à 50 mL avec du soluté salé isotonique (1 mL correspond à 4 000 µg de dopamine).
- Régler le pousse-seringue électrique à la vitesse prescrite en mL/h par le médecin (prescription de 5 à 20 µg/kg/min correspondant à *x* mL/h).
- Brancher la perfusion sur veine périphérique spécifique ou sur une voie dédiée du cathéter central.

▶ Perfusion d'adrénaline (1 mg/1 mL)

Préparer la perfusion et la dilution en fonction de la prescription médicale : soit **adrénaline** pure (20 mg dans 20 mL), soit diluée à 50 % ; par exemple, si 20 mg d'**adrénaline** sont dilués dans 40 mL, 1 mL/h correspond à 0,5 mg/h d'**adrénaline**.

SURVEILLANCE À COURT TERME

Surveillance horaire de la saturation en oxygène, de la fréquence cardiaque, de la fréquence respiratoire, de la pression artérielle, de l'état de conscience. ▶

Le pronostic immédiat peut être très sévère ; il est dépendant du taux de CO, de la durée de l'intoxication et des pathologies antérieures du patient (cardiopathie, insuffisance respiratoire).
Les séquelles sont fréquentes et d'intensité variable.

COMPLICATIONS NEUROLOGIQUES TARDIVES

Les complications neurologiques tardives (syndrome postintervallaire) sont fréquentes (30 à 40 % des victimes), favorisées par l'absence d'oxygénothérapie (diagnostic non fait), le retard au traitement, l'âge > 60 ans, l'existence d'un coma initial. Elles sont responsables de syndromes neuropsychiques : asthénie, troubles visuels ou de la mémoire, céphalées, irritabilité, syndrome parkinsonien.

ÉDUCATION ET CONSEILS

Très souvent secondaire à une intoxication accidentelle due au mauvais réglage d'un appareil de chauffage, ou à l'absence de conduit d'évacuation spécifique, une enquête technique est obligatoire sur l'installation responsable afin d'éviter la récidive.

FICHE TECHNIQUE

PRÉPARATION DU PATIENT EN CAS D'OXYGÉNOTHÉRAPIE HYPERBARE

Éliminer les contre-indications absolues (emphysème), ou relatives (otite en cours).

En cas d'intubation trachéale, vérifier que le ballonnet est gonflé à l'eau.

Éliminer toute trace de corps gras, en particulier la pommade des électrodes et de maquillage.

INTOXICATIONS AU LITHIUM

FICHE MALADIE

DÉFINITION

Manifestations cliniques en rapport avec un surdosage volontaire ou non en **lithium**.

CAUSES ET MÉCANISMES

Le **lithium** est utilisé pour le traitement des psychoses maniaco-dépressives (médicament de référence non dénué de toxicité rénale au long cours).
Les intoxications au **lithium** surviennent dans trois contextes bien différents. Le surdosage chronique diagnostiqué tardivement et l'intoxication aiguë du sujet traité sont les plus graves :

- Le surdosage chronique, de loin le plus fréquent, sans doute le plus grave, est favorisé par les anti-inflammatoires non stéroïdiens, les diurétiques, la déplétion sodée (déshydratation) et l'insuffisance rénale.
- L'intoxication volontaire du sujet traité est responsable d'une symptomatologie sévère, souvent retardée.
- L'intoxication aiguë en l'absence de traitement antérieur est nettement moins grave.

DIAGNOSTIC

SIGNES CLINIQUES

Tremblements fins des extrémités persistant au repos, asthénie, nausées, vomissements, diarrhées, troubles de l'élocution, puis encéphalopathie myoclonique avec tremblements entre les accès cloniques, hypertonie, réflexes vifs, troubles de la repolarisation à l'ECG, collapsus.

EXAMENS COMPLÉMENTAIRES

Dosage de la lithémie à prélever sur un tube avec un anticoagulant (attention à ne pas utiliser un tube contenant un héparinate de lithium).

TRAITEMENT

ÉVACUATEUR

Lavage gastrique dans les 60 min suivant l'ingestion.
Corriger la déshydratation par une perfusion de soluté salé isotonique.

ÉPURATEUR

L'élimination du **lithium** est accélérée par une diurèse saline obtenue par un apport minimum de 2 L de soluté salé isotonique par 24 h.
L'*hémodialyse* est discutée en cas de symptomatologie neurologique grave (coma, convulsion), associée à une lithémie élevée et une élimination retardée (demi-vie sérique > 36 h), et/ou une insuffisance rénale organique.

FICHE INFIRMIÈRE

EXAMENS

- Prélever une lithémie sur un tube avec anticoagulant ne contenant pas d'héparinate de lithium qui fausserait le dosage. Utiliser un tube contenant de l'héparinate de sodium.
- Prélever un ionogramme sanguin afin d'évaluer la fonction rénale (créatinine, urée).

SURVEILLANCE DU TRAITEMENT

- Mettre en route la perfusion IV de soluté salé isotonique (NaCl 0,9 %) prescrite par le médecin.
- Surveiller très régulièrement la conscience, l'apparition ou la disparition des tremblements au niveau des mains, la survenue de troubles de la conscience voire de crises convulsives.
- Surveiller la fréquence cardiaque, respiratoire, la température et la diurèse.

ÉDUCATION ET CONSEILS

En cas d'intoxication volontaire, une évaluation psychiatrique, obligatoire, déterminera l'orientation à la sortie du service. En cas d'atteinte rénale, un contrôle de la créatinine sera programmé.
En cas d'intoxication aiguë sur traitement au long cours par erreur thérapeutique, une éducation du patient et de ses proches sera envisagée pour éviter la récidive.

INTOXICATIONS AUX β-BLOQUANTS

FICHE MALADIE

DÉFINITION

Manifestations cliniques en rapport avec un surdosage volontaire par des β-bloquants.

DIAGNOSTIC

SIGNES CLINIQUES

La survenue des manifestations clinique est souvent brutale, sans prodromes, habituellement dans les 4 h qui suivent l'ingestion. La présence de signes cliniques ou à l'ECG -témoigne de la gravité de l'intoxication. On peut observer : état de choc (vasoplégie ou -dépression myocardique), chute tensionnelle, troubles du rythme et de conduction (bradycardie sinusale, bloc auriculoventriculaire ou intraventriculaire), allongement de l'espace QT ou torsades de pointes. Des signes respiratoires (bronchospasme) ou neurologiques (convulsions) peuvent être présents.

EXAMENS COMPLÉMENTAIRES

- Électrocardiogramme.
- Ionogramme sanguin (hyperkaliémie).
- Glycémie (souvent abaissée).

• Prélèvement d'une gazométrie artérielle en cas d'atteinte respiratoire.

TRAITEMENT

Nécessité d'une *prise en charge immédiate* :

• Un traitement épurateur peut être proposé à la phase très précoce de l'intoxication : lavage gastrique si le patient est parfaitement stabilisé. Le charbon activé est inutile.

• En cas de choc : remplissage vasculaire, parfois utilisation de **dobutamine** ou d'**adrénaline** à la seringue électrique.

• En cas de bradycardie : on peut proposer du **glucagon**.

• En cas de troubles de conduction cardiaque : **adrénaline** voire mise en place d'un entraînement cardiaque électrosystolique.

• En cas de convulsion : éviter la morsure de la langue, traitement symptomatique (*RIVOTRIL*), parfois ventilation assistée.

• En cas de troubles respiratoires : oxygénothérapie ; ventilation assistée d'autant plus qu'il existe un état de choc, des troubles cardiaques ou respiratoires.

FICHE INFIRMIÈRE

SURVEILLANCE DU TRAITEMENT

• Surveiller cliniquement la survenue de troubles hémodynamiques, de troubles respiratoires, de crises convulsives.

• Monitorage par scope de la fréquence cardiaque, de la pression artérielle, de la SpO_2.

• Surveillance de la diurèse.

• Surveillance biologique : ionogramme sanguin (kaliémie), glycémie.

ÉDUCATION ET CONSEILS

Une évaluation psychiatrique, nécessaire, déterminera l'orientation à la sortie du service d'hospitalisation.

INTOXICATIONS AUX DIGITALIQUES

FICHE MALADIE

DÉFINITION

Manifestations cliniques en rapport avec un surdosage en digitaliques.

CAUSES ET MÉCANISMES

L'intoxication massive est le plus souvent volontaire, mais heureusement rare ; le surdosage thérapeutique, beaucoup plus fréquent, survient surtout chez les sujets âgés ou insuffisants rénaux, mais il existe une grande variabilité interindividuelle en partie due aux facteurs pronostiques associés.

L'inhibition de la Na/K-ATPase membranaire induit une élévation du sodium intracellulaire, un relargage du potassium cellulaire vers le secteur extracellulaire responsable de l'hyperkaliémie (corrélée au degré d'inhibition Na/K-ATPase), modifie le calcium intracellulaire, allonge le temps de conduction auriculo-ventriculaire, la période réfractaire et est associée à une stimulation vagale qui augmente le risque de rythme jonctionnel et d'extrasystoles ventriculaires (ESV).

DIAGNOSTIC

SIGNES CLINIQUES

La gravité est due aux troubles cardiaques (*cf.* tableau, p. 732).

Des troubles digestifs surviennent dans 80 % des cas : nausées, vomissements dès les premières heures, sans parallélisme avec la gravité.

Des troubles neuro-sensoriels, présents dans 25 % des cas, associent des céphalées, des vertiges, une obnubilation, une agitation avec manifestations d'angoisse, un syndrome confusionnel ou hallucinatoire. Les troubles visuels sont plus rares.

EXAMENS COMPLÉMENTAIRES

Anomalies de l'ECG : *cf.* tableau, p. 732.

Troubles cardiaques

Troubles de la conduction	Dangereux, traitement d'urgence Bradycardie sinusale Pauses sinusales BAV1, 2 ou 3
Troubles de l'automatisme	Tachycardie sinusale Extrasystoles ventriculaires (risques +++) Tachycardie ventriculaire Fibrillation ventriculaire
Autres anomalies de l'ECG	Ondes T négatives Sous-décalage de ST Raccourcissement de QT

TRAITEMENT

SURVEILLANCE EN RÉANIMATION POUR TOUT PATIENT

Risque vital durant les 36 premières heures pour la **digoxine** (si fonction rénale normale), ou pendant 5 jours pour la **digitoxine** (qui n'est plus commercialisée). En attendant les anticorps antidigitaliques, éviter les bradycardies extrêmes surtout si ESV.

DÉCONTAMINATION DIGESTIVE

Charbon activé (25 à 50 g toutes les 6 h).

TRAITEMENT SYMPTOMATIQUE

- *Priorité absolue :* correction de l'hypokaliémie (favorise les effets des digitaliques).
- Contrôler la bradycardie (maintenir la fréquence cardiaque > 60/min) : **atropine**, ½ à 1 mg en bolus, à répéter si besoin.
- Arythmie ventriculaire : les antiarythmiques sont contre-indiqués ; pacemaker en attendant l'arrivée de l'antidote.

IMMUNOTHÉRAPIE PAR FRAGMENTS FAB ANTI-DIGOXINE (*DIGIDOT*)

Le Fab se fixe à une molécule circulante de digitalique, génère un complexe incapable de se fixer sur la Na/K-ATPase, déplace les digitaliques libres intracellulaires et ceux fixés sur Na/K-ATPase : réversibilité des signes toxiques en 60 min, effet maximum dans les 4 h (demi-vie du complexe Fab-digitalique : 10 à 20 h). La dose à injecter dépend de la gravité, de la quantité supposée ingérée ou de la concentration plasmatique et du poids. En cas de risque vital immédiat, ne pas attendre le résultat du taux plasmatique, administrer d'emblée 10 flacons (soit 800 mg de *DIGIDOT*) qui neutralisent 10 mg de digitaliques. En cas d'échec (**digitoxine**) réinjecter 10 flacons.

PRONOSTIC

Le décès a lieu par fibrillation ventriculaire (65 % des cas), asystolie (25 %) ou choc (10 %). Facteurs pronostiques : âge > 60 ans, sexe masculin, cardiopathie sous-jacente, BAV (quel que soit le degré), kaliémie > 5 mmol/L, dose ingérée.

FICHE INFIRMIÈRE

EXAMENS

De gravité extrême, les intoxications aux digitaliques imposent une surveillance intensive dès l'arrivée aux urgences et une surveillance immédiate et continue de l'ECG. Le patient doit être immédiatement admis dans un box d'urgences. L'infirmière d'accueil et d'orientation (IAO) doit d'emblée effectuer un ECG, mesurer la pression artérielle, évaluer l'état hémodynamique et placer le patient sous scope (rôle propre de l'IAO).

Réaliser les examens prescrits par le médecin, en particulier un ionogramme sanguin pour déterminer la kaliémie et la fonction rénale (créatinine).

SURVEILLANCE DU TRAITEMENT

SOINS – TRAITEMENT

Décontamination digestive

Par absorption de **charbon activé** (*CARBOMIX*), 25 à 50 g toutes les 6 h en l'absence de troubles de la conscience, ou dans la sonde gastrique en cas d'intubation.

Atropine

Administrer 0,5 à 1 mg d'**atropine** en IVD (suivant la prescription médicale) pour lutter contre les bradycardies ; le but est de maintenir la fréquence cardiaque au minimum à 60/min.

Entraînement électrosystolique

Par voie externe (facile et sans délai) ou par mise en place d'une sonde d'entraînement électrosystolique par voie endocavitaire introduite par la veine jugulaire interne ou fémorale (nécessité d'abord vasculaire stérile, de transporter le patient en salle de radiologie ou de cathétérisme avec amplificateur de brillance pour visualiser le positionnement de la sonde), il doit maintenir la fréquence ventriculaire au moins supérieure à 80/min.

Immunothérapie

Cf. Fiche technique, p. 733.

SURVEILLANCE

Surveillance constante de l'ECG, de la pression artérielle, de la saturation en oxygène et de la conscience.

Ce produit étant d'origine ovine, la perfusion de *DIGIDOT* doit se faire sous surveillance médicale stricte afin de détecter d'éventuels signes de choc anaphylactique.

> **TRAITEMENT D'URGENCE DU CHOC ANAPHYLACTIQUE**
>
> Arrêter la perfusion dès les premiers signes.
> Remplissage vasculaire éventuel par sérum physiologique 500 à 1 000 mL en débit libre.
> **Adrénaline** par voie veineuse (1 mg à répéter si besoin) puis **glucocorticoïdes** IV (effet retardé).

En cas d'utilisation d'**atropine**, surveiller ultérieurement l'absence de rétention aiguë d'urines.

ÉDUCATION ET CONSEILS

En cas d'intoxication volontaire, une évaluation psychiatrique sera nécessaire pour estimer les risques de récidive et organiser un suivi spécialisé.

En cas de surdosage chronique, le patient, ses proches et le médecin traitant devront être informés des facteurs favorisants.

FICHE TECHNIQUE

IMMUNOTHÉRAPIE PAR FRAGMENTS FAB ANTI-DIGOXINE (*DIGIDOT*)

Indiquée dans les intoxications digitaliques engageant le pronostic vital, c'est le seul traitement spécifique dans cette indication.

Dose totale contenue dans l'unité commune de dispensation : 80 mg de Fab Ig antidigitalique ovin ; 80 mg lient 1 mg de **digoxine**, de dérivés de la digoxine ou de **digitoxine** présents dans l'organisme.

Calcul de la dose nécessaire

En cas d'intoxication aiguë :

- pour la **digoxine** : *DIGIDOT* (mg) = mg ingérés × 0,6 × 80 ;
- pour la **digitoxine** : *DIGIDOT* (mg) = mg ingérés × 80.

Surdosage chronique :

- pour la **digoxine** : *DIGIDOT* (mg) = (digoxinémie × 5,6 × poids × 80)/100 ;
- pour **digitoxine** : *DIGIDOT* (mg) = (digitoxinémie × 0,56 × poids × 80)/100.

La mesure des concentrations sériques de **digoxine** ou de **digitoxine** n'est pas une condition préalable à l'administration d'anticorps antidigitaliques. Cependant, bien que l'interprétation des concentrations soit difficile, des troubles graves sont en général associés à des concentrations sériques de **digoxine** supérieures à 10 ng/mL en cas d'intoxication aiguë, et supérieure à 5 ng/mL en cas de surdosage chronique ; par ailleurs, la concentration sérique de **digoxine** ou de **digitoxine** peut être utilisée pour le calcul de la dose d'anticorps à administrer, surtout en cas de surdosage chronique.

Si la concentration ingérée est inconnue :

- en cas de tachycardie ou fibrillation ventriculaire : administrer 800 mg (soit 10 flacons de cette spécialité) par voie veineuse en 20 à 30 min qui neutralisent 10 mg de digitaliques ;
- dans les autres cas : administrer 160 mg (soit 2 flacons) par voie veineuse en 15 à 20 min.

Mode d'administration

Perfusion IV de courte durée : introduire 20 mL de chlorure de sodium à 0,9 % (sérum physiologique) dans chacun des flacons nécessaires en évitant autant que possible la formation de mousse. Injecter ensuite cette solution d'anticorps dans des poches de chlorure de sodium à 0,9 % pour les administrer par voie IV sur une période de 20 à 30 min.

INTOXICATIONS ÉTHYLIQUES AIGUËS

FICHE MALADIE

DÉFINITION

Manifestations en rapport avec une intoxication aiguë à l'alcool éthylique (ivresse aiguë).

CAUSES ET MÉCANISMES

Elles sont fréquentes, banalisées, parfois associées à des intoxications médicamenteuses.

DIAGNOSTIC

Parfois asymptomatiques et découvertes lors d'un contrôle de police, les intoxications aiguës alcooliques peuvent être responsables de tachycardie sinusale, d'agitation, de troubles du comportement, d'hallucinations, voire de coma qui peut se compliquer d'insuffisance respiratoire, de pneumopathie d'inhalation, d'hypothermie, d'hypotension, d'hypoglycémie et de rhabdomyolyse.

Il faut se méfier d'une pathologie associée ou secondaire à l'intoxication aiguë : il n'est pas rare que l'agitation, les troubles du comportement masquent une complication pulmonaire, neurologique ou traumatique.

TRAITEMENT

IVRESSE AIGUË

L'ivresse aiguë relève d'un traitement avant tout symptomatique. Le pronostic est habituellement satisfaisant, le patient récupérant un état de conscience normal plus ou moins rapidement et n'en gardant en général pas de souvenir. En cas d'intoxications associées, le pronostic est lié au produit absorbé. Les accidents de la voie publique ou domestiques survenant au cours d'une intoxication restent responsables d'un nombre important de polytraumatismes et de décès.

COMA ÉTHYLIQUE

Une admission en réanimation s'impose :

- Remplissage vasculaire à base de sérum salé à 0,9 % en cas d'hypotension.
- Apport systématique de glucosé à 5 % (2 000 à 3 000 mL/j) associé à une vitaminothérapie (vitamine B1 : 1 000 mg/j, vitamine B6 : 500 mg/j et vitamine PP : 500 mg/j à mettre dans la perfusion de glucose) pour prévenir l'encéphalopathie de Gayet-Wernicke et le syndrome de Korsakoff.
- Réchauffement en cas d'hypothermie.
- Ventilation mécanique en cas de score neurologique de Glasgow voisin de 6 et persistant ou de détresse respiratoire (acidose hypercapnique, pneumopathie d'inhalation avec hypoxie malgré un apport en oxygène).

FICHE INFIRMIÈRE

EXAMENS

Alcoolémie, glycémie capillaire (se méfier d'une hypoglycémie souvent associée).

En fonction de la symptomatologie : ECG, glycémie, ionogramme sanguin, gazométrie artérielle.

SURVEILLANCE DU TRAITEMENT

- Assurer une surveillance, toutes les heures au début, de la conscience, de la fréquence respiratoire, de la pression artérielle et du pouls.
- Surveillance de la température, de la diurèse (risque de rétention aiguë d'urines) et de la glycémie.

ÉDUCATION ET CONSEILS

Une évaluation psychiatrique s'impose au décours de l'intoxication.

INTOXICATIONS AIGUËS PAR ÉTHYLÈNE GLYCOL, MÉTHANOL

FICHE MALADIE

DÉFINITION

Manifestations en rapport avec une absorption de glycols (dont l'éthylène glycol) ou d'alcools toxiques (dont le méthanol).

CAUSES ET MÉCANISMES

Rares mais graves, elles sont secondaires à une absorption soit volontaire soit involontaire (enfant), souvent favorisée par un transvasement dans une bouteille banale, le caractère incolore et la saveur aromatique.

INTOXICATION AIGUË PAR L'ÉTHYLÈNE GLYCOL (EG)

Dose létale : 1-2 mL/kg.

Principal composant des antigels, lave-vitre, produits de nettoyage, l'EG est rapidement absorbé et métabolisé au niveau du foie par l'alcool déshydrogénase hépatique (ADH) en acide glycolique. L'EG entraîne la précipitation dans les tissus de cristaux d'oxalate de calcium responsables des symptômes.

INTOXICATION AIGUË PAR LE MÉTHANOL

Présent dans l'alcool à brûler, l'alcool dénaturé ou les alcools frelatés (responsables d'épidémie de décès), le méthanol n'est pas toxique, à la différence de son métabolite l'acide formique.

DIAGNOSTIC

INTOXICATION AIGUË À L'ÉTHYLÈNE GLYCOL

Après un intervalle libre, une hyperventilation témoin d'une acidose métabolique, un coma convulsif, des troubles respiratoires ou cardiologiques apparaissent. En l'absence d'information, le diagnostic sera évoqué devant la découverte d'une insuffisance rénale aiguë, d'une acidose métabolique non lactique et d'une hypocalcémie. Le dosage spécifique de l'EG confirmera l'intoxication et guidera la thérapeutique.

INTOXICATION AIGUË AU MÉTHANOL

Après une période de latence (12-24 h), surviennent une hyperventilation, des troubles digestifs, des céphalées, des vertiges, des troubles visuels et une mydriase aréactive puis un coma. Les méthodes diagnostiques en l'absence d'information reposent sur la mise en évidence d'une acidose métabolique non liée à une insuffisance rénale, à une acidocétose, à un surdosage en aspirine associée à une augmentation du trou osmolaire. Le diagnostic positif sera affirmé par le dosage du méthanol (laboratoire spécialisé), la méthanolémie n'est pas corrélée à l'importance des symptômes.

TRAITEMENT

Le traitement des intoxications par glycols ou alcools toxiques repose sur :

- un lavage gastrique (dans les 2 h après l'ingestion) ;
- un apport hydrique important associé à la **vitamine B6** (1 000 mg/j IV) en cas d'EG ou d'**acide folinique** (50 mg/6 h IV) en cas de méthanol ;
- une alcalinisation par bicarbonate de sodium à 1,4 % (1 000 mL, à adapter en fonction du pH) ;
- le 4-**méthylpyrazole** (*FOMÉPIZOLE*) (inhibiteur de l'alcool déshydrogénase hépatique qui bloque la transformation du produit ingéré en son métabolite toxique) : 10 mg/kg IV toutes les 12 h, pendant 60 h.

L'hémodialyse est envisagée chez les patients vus tardivement avec une insuffisance rénale, une acidose métabolique non corrigée par l'alcalinisation et/ou une méthanolémie > 500 mg/L.

L'utilisation précoce du *FOMÉPIZOLE* a radicalement transformé le pronostic antérieurement très sévère.

FICHE INFIRMIÈRE

EXAMENS

Réaliser pour le diagnostic et la surveillance biologique : pH artériel, bicarbonates, ionogramme sanguin, créatininémie, mesure du trou osmolaire.

SURVEILLANCE DU TRAITEMENT

Le traitement doit être entrepris le plus rapidement possible ; le lavage gastrique n'est efficace que si le patient est vu dans les 2 premières heures, le charbon activé est inutile.

La transformation métabolique peut être bloquée par l'éthanol qui est substrat compétitif de l'ADH : 0,6 g/kg en dose de charge suivi d'une dose d'entretien de 50 à 150 mg/kg/h, afin d'obtenir une concentration plasmatique en éthanol voisine de 1 g/L.

Emploi du *FOMÉPIZOLE* :

- Sulfate de 4-**méthylpyrazole**, inhibiteur compétitif de l'ADH dépourvu des effets indésirables de l'éthanol. Il bloque la formation des métaboliques toxiques et est désormais le traitement de référence de l'intoxication par ►

éthylène glycol ; il est utile dans les intoxications au méthanol.

• Distribué par la Pharmacie centrale des hôpitaux de Paris.

• Flacon de 100 mg/mL utilisable par voie orale ou IV, d'entretien de 10 mg/kg toutes les 12 h (ou avec une posologie décroissante en fonction du taux sérique initial).

En cas d'utilisation de l'éthanol :

• surveillance neurologique (ébriété, troubles de la conscience) ;

• surveillance métabolique (hypoglycémie).

ÉDUCATION ET CONSEILS

Une évaluation psychiatrique sera nécessaire pour estimer les risques de récidive et organiser un suivi spécialisé.

FICHE PHARMACOLOGIE

FOMÉPIZOLE

■ Fomépizole

FOMÉPIZOLE AP-HP				
Dose de charge de 15 mg/kg (diluée dans 250 mL de G5 % ou de NaCl 9 ?) en 45 min puis dose d'entretien toutes les 12 h en fonction du taux sérique initial d'éthylène glycol	5 amp. 20 mL 100 mg (5 mg/mL)		I	NR

Propriétés

Inhibiteur compétitif de l'alcool-déshydrogénase.

Indications

Intoxication par l'éthylène glycol.

Contre-indications

Allergie connue aux pyrazolés.

Précautions d'emploi

Réactions allergiques mineures (éruption cutanée, éosinophilie) ou plus importantes (bronchospasme, choc anaphylactique).

Dosage du* fomépizole *en fonction de l'éthylène glycol

Taux sérique initial d'éthylène glycol		Dose de charge du **fomépizole**	Dose d'entretien du **fomépizole** (mg/kg) toutes les 12 h				
g/L	mmol/L	mg/kg	D2	D3	D4	D5	D6
6	96	15	10	10	10	7,5	5
3	48	15	10	10	10	7,5	
1,5	24	15	10	10	7,5		
0,75	12	15	10	7,5			
0,35	5,6	15	7,5				
0,1-0,3	1,6-5,5	15					

INTOXICATION

INTOXICATIONS AIGUËS À LA CHLOROQUINE

FICHE MALADIE

DÉFINITION

Manifestation clinique en rapport avec un surdosage en chloroquine.

CAUSES ET MÉCANISMES

Majoritairement due à une intoxication volontaire, toute sa gravité tient aux manifestations cardiovasculaires d'apparition très précoces. Le transfert rapide du potassium extracellulaire en intracellulaire explique la brutalité et la sévérité des troubles du rythme cardiaque et l'hypokaliémie profonde (souvent < 2 mmol/L).

DIAGNOSTIC

Soixante pour cent des intoxiqués présentent des signes cliniques dans la première heure ; la totalité dans les 3 h.

Les troubles digestifs (nausées, vomissements), neurosensoriels (céphalées, agitation, obnubilation voire coma, vertiges, bourdonnements d'oreille, hypoacousie, vision floue, diplopie) ont une *valeur d'alarme* ; ils attestent de l'intoxication et surviennent avant les complications cardiaques.

Les complications cardiaques, responsables de la lourde morbidité et mortalité, apparaissent très rapidement et peuvent survenir pendant plusieurs jours : hypotension, collapsus (effet inotrope négatif, stabilisant de membrane), arrêt cardiaque, troubles du rythme (torsades de pointes, tachycardie ventriculaire). Des troubles de la repolarisation précoces (ondes T négatives), un QRS < 0,10 s constatés sur l'ECG initial sont des signes d'alarme.

La profondeur de l'hypokaliémie est corrélée à la dose absorbée, à la chloroquinémie. Une acidose lactique en l'absence de signe de choc est un élément supplémentaire de gravité.

Par ailleurs, plus le délai entre l'heure de l'ingestion et la survenue des troubles est court, plus l'intoxication est sévère.

Critères de gravité

INTOXICATION	DOSE SUPPOSÉE INGÉRÉE	PRESSION ARTÉRIELLE SYSTOLIQUE		DURÉE DE QRS
Bénigne	< 2g	≥ 100 mmHg	*et*	≤ 0,10 s
Intermédiaire	≥ 2 g, ≤ 4 g	≥ 100 mmHg	*et*	≤ 0,10 s
Grave	> 4 g	< 100 mm Hg	*ou*	> 0,10 s

TRAITEMENT

L'extrême brutalité de survenue d'un arrêt cardiaque, d'une torsade de pointes ou d'une tachycardie ventriculaire impose une prise en charge immédiate, pré-hospitalière médicalisée (Samu, brigade des sapeurs pompiers). Les modalités de prise en charge reposent sur la *dose supposée ingérée* (< ou > 2 g), la présence ou non de symptômes avec valeur pronostique, l'**adrénaline**, le **diazépam** et la ventilation mécanique. Elles ont fait l'objet d'une Conférence de consensus de la Société de réanimation de langue française (1988). En l'absence de symptômes initiaux, la chloroquinémie permet de confirmer ou d'infirmer l'intoxication et d'« alléger » le traitement en cas de dose supposée ingérée < 4 g.

En l'absence de prise en charge préhospitalière, les intoxications à la chloroquine imposent une surveillance intensive dès l'arrivée aux urgences et une surveillance immédiate et continue de l'ECG. Le patient doit être immédiatement admis dans un box d'urgences. L'infirmière d'accueil et d'orientation (IAO) doit d'emblée effectuer un ECG, mesurer la pression artérielle, évaluer l'état hémodynamique et placer le patient sous scope (rôle propre de l'IAO).

- Oxygénothérapie systématique, à fort débit (6 à 8 L/min).

Intoxication aiguë à la chloroquine

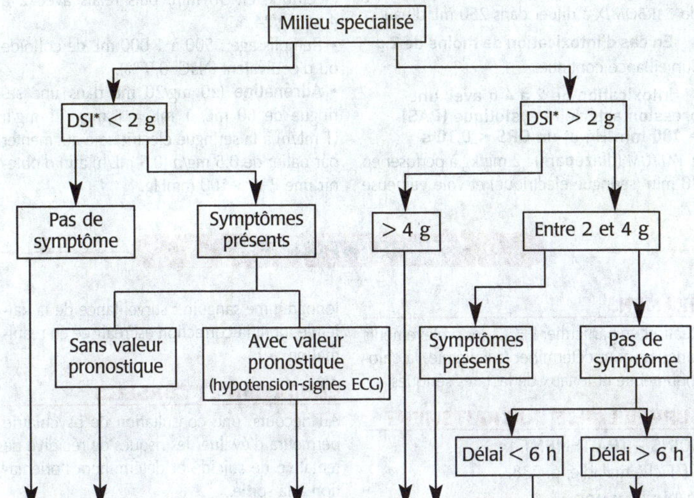

*DSI : dose suposée ingérée

(Consensus - SRLF - 1988)

- Deux voies veineuses périphériques avec NaCl 0,9 %.
- Monitoring scope, saturation en oxygène.
- **Adrénaline** et plateau d'intubation prêts à l'emploi.

Le **charbon activé** (*CARBOMIX*) est réservé aux intoxications de moins de 2 h : mise en place d'une sonde gastrique, évacuation du contenu gastrique et administration de 50 g de *CARBOMIX* à diluer dans 250 mL d'eau.

▸ En cas d'intoxication de moins de 2 g

Surveillance continue.

▸ Intoxication de 2 à 4 g avec une pression artérielle systolique (PAS) > 100 mm Hg et un QRS < 0,10 s

- *VALIUM* (**diazépam**) : 2 mg/kg à perfuser en 20 min (seringue électrique) et voie veineuse spécifique (risque de précipitation), puis relais avec 1 mg/kg par 24 h.
- Ventilation spontanée et surveillance constante.

▸ Intoxication de plus de 4 g

- Intubation après séquence d'induction rapide.
- *VALIUM* (**diazépam**) 2 mg/kg à la seringue électrique en 30 min, puis relais avec 2 à 4 mg/kg/24 h.
- Remplissage : 500 à 1 000 mL de colloïde ou d'équivalent (NaCl 0,9 %).
- **Adrénaline** (20 mg/20 mL dans une seringue de 60 mL, 1 mL = 1 mg) : 1 mg/h (1 mL/h) à la seringue électrique à augmenter par palier de 0,5 mg/h (0,5 mL/h) afin d'obtenir une PAS > 100 mmHg.

FICHE INFIRMIÈRE

EXAMENS

Réaliser en particulier l'ECG, les prélèvements sanguins pour déterminer la kaliémie, la chloroquinémie et le taux de lactates sériques.

SURVEILLANCE DU TRAITEMENT

SOINS – TRAITEMENT

Cf. Fiche maladie, p. 738.

SURVEILLANCE

Scope, pression artérielle, conscience, diurèse.

Ionogramme sanguin : surveillance de la kaliémie, dont la correction est réalisée en réanimation.

ÉDUCATION ET CONSEILS

Au décours, une consultation de psychiatrie permettra d'évaluer les risques de récidive de tentative de suicide et déterminera l'orientation à la sortie.

INTOXICATIONS AIGUËS PAR LES SUFFOCANTS

FICHE MALADIE

DÉFINITION

Les agents suffocants sont des toxiques chimiques létaux qui pénètrent par les voies respiratoires, entraînant une irritation au niveau de la trachée et des bronches, et induisant un œdème lésionnel.

CAUSES ET MÉCANISMES

La majorité sont des produits industriels (chlore, phosgène, ammoniac) ; certains peuvent être utilisés comme arme chimique. Cette intoxication peut survenir lors d'attentat ou de guerre (même s'ils sont interdits) mais aussi lors du nettoyage des cuvettes de WC avec un détartrant acide et l'utilisation malencontreuse d'eau de Javel : « coup de chlore ».

DIAGNOSTIC

L'exposition au phosgène peut être suspectée grâce à son odeur caractéristique de « foin coupé » ; le phosgène provoque 2 à 6 h après l'exposition les signes essentiels suivants : toux douloureuse, oppression thoracique, céphalées, irritation pharyngée, vomissements, larmoiement, détresse respiratoire par OAP lésionnel (2 ppm).

En cas d'intoxication massive, la suffocation peut aboutir à la mort en moins de 3 min (3 ppm).

TRAITEMENT

Le traitement est uniquement symptomatique ; l'efficacité des corticoïdes n'est pas démontrée.

Le pronostic dépend essentiellement de la dose inhalée et des circonstances ; une pathologie cardiaque ou respiratoire antérieure peut aggraver l'évolution.

FICHE INFIRMIÈRE

EXAMENS

Suivant le contexte (attentat massif, accident industriel ou domestique), la surveillance dépend des moyens disponibles : gazométrie, fréquence cardiaque, agitation, pression artérielle.

SURVEILLANCE DU TRAITEMENT

SOINS – TRAITEMENT

Précautions préalables

Un équipement de protection parfaitement étanche aux vapeurs, comportant : appareil respiratoire filtrant (ARFA), tenue de protection type TOM ou TLD, gants en butyle et surbottes imperméables aux toxiques chimiques. Les victimes ne risquent pas de contaminer les soignants.

Protocole

- Extraire au plus vite les victimes de la zone contaminée : les mettre à l'air libre, enlever les vêtements et laver si besoin les cheveux.
- Traitement uniquement symptomatique : oxygénothérapie et aérosols de *BRICANYL* (4 à 6/j) ; en cas de détresse respiratoire, ventilation mécanique avec pression positive expiratoire.

SURVEILLANCE

Saturation en oxygène si possible, fréquence respiratoire, cyanose, sueurs, pression artérielle, fréquence cardiaque, conscience.

ÉDUCATION ET CONSEILS

En cas d'accident domestique (« coup de chlore ») ou professionnel, informer pour éviter la récidive.

INTOXICATIONS AIGUËS PAR LES NEUROTOXIQUES ORGANOPHOSPHORÉS

FICHE MALADIE

DÉFINITION

Manifestations cliniques en rapport avec une intoxication par les neurotoxiques organophosphorés (sarin, soman, tabun).

CAUSES ET MÉCANISMES

Utilisés au cours des conflits ou lors d'attentats, bien qu'interdits, les gaz de combat (gaz, vapeur ou aérosol) attaquent préférentiellement l'appareil respiratoire ; ils inhibent les cholinestérases.

L'intoxication collective peut être connue ou, au contraire, non diagnostiquée : tout service d'urgences peut être amené à recevoir le cas-index, le diagnostic doit pouvoir être fait très rapidement afin de mettre en route le traitement adapté et donner l'alerte.

Beaucoup plus rarement, il s'agit d'une intoxication accidentelle.

DIAGNOSTIC

Très rapidement surviennent une vision floue, un myosis (+++), une hypersécrétion bronchique, une bradycardie, une hypotension, des crampes abdominales associées à des troubles digestifs (syndrome muscarinique), des fasciculations musculaires (+++), une faiblesse musculaire avec risque respiratoire (syndrome nicotinique), une confusion, somnolence, des tremblements, une ataxie, une dysarthrie.

Les formes graves associent un coma, des crises d'épilepsie, une détresse respiratoire et un état de choc. En fonction de la symptomatologie, les patients sont répartis en quatre groupes de gravité.

Grade 0	Grade 1	Grade 2	Grade 3	Grade 4
Aucun signe	Patient conscient Majoration des sécrétions Fasciculations +	Somnolence Bronchorrhée sévère Fasciculations (+++) OAP PA systolique < 90 mmHg	Coma + Tous les signes Ventilation spontanée avec FiO_2 élevée	Coma Détresse respiratoire OAP Ventilation mécanique +

De diagnostic facile en cas d'attaque terroriste connue, les intoxications aux organophosphorés peuvent poser des problèmes diagnostiques lorsque la notion d'intoxication est inconnue. Le dosage des cholinestérases (laboratoire spécialisé) permet de confirmer le diagnostic.

TRAITEMENT

Le traitement associe une décontamination cutanée et oculaire et des mesures symptomatiques et spécifiques.

> La protection du personnel est impérative.

PRÉCAUTIONS PRÉALABLES

L'équipement de protection, parfaitement étanche aux vapeurs, comporte :

- appareil respiratoire filtrant (ARFA) ;
- tenue de protection type TOM (tenue outremer) ou TLD (tenue légère de décontamination) ;
- gants en butyle ;
- sur-bottes imperméables aux toxiques chimiques.

Les victimes, pouvant contaminer les soignants, doivent être décontaminées au gant poudreur, puis avec une solution polyvalente de décontamination à base d'eau de Javel.

PROTOCOLE

Réanimation respiratoire

Libération des voies aériennes par aspiration, oxygénothérapie. En cas de bronchospasme majeur avec état de mal convulsif, intubation sous induction anesthésique et ventilation assistée.

Sulfate d'atropine

- Dose de charge : chez l'adulte, 2 mg en IVL à renouveler toutes les 5 à 10 min jusqu'à assèchement des sécrétions muqueuses et bronchiques et réduction du bronchospasme ; chez l'enfant, de 0,02 mg/kg en IVL à renouveler toutes les 5 à 10 min.
- Dose d'entretien : 1,5 à 6 mg/h chez l'adulte ; 0,05 mg/kg/h chez l'enfant.

Contrathion

Débuter le traitement au *CONTRATHION* le plus rapidement possible et avant la 36e heure (sans effet après).

- Dose de charge : chez l'adulte, 1 à 2 g/100 mL de NaCl à 0,9 % en IVL (30 min) ; chez l'enfant, 20 à 40 mg/kg en perfusion de 15 min.
- Dose d'entretien (après 30 min), pendant 24 ou 48 h : chez l'adulte, 400 mg IV puis 200 mg toutes les 4 à 6 h ; chez l'enfant, 20 à 40 mg/kg en 15 min puis 10 à 20 mg/kg toutes les 4 à 6 h.

Anticonvulsivant

- Avant la survenue de la crise : chez l'adulte, *VALIUM* 10 mg en IM ou 0,1 mg/kg en IVL ; chez l'enfant, 0,1 mg/kg en IVL ou 0,2 mg/kg en intra-rectal.
- Traitement de la crise : chez l'adulte, *RIVOTRIL* 1 à 3 mg en IVL ; chez l'enfant, 0,015 mg/kg/h.

PRONOSTIC

Le pronostic dépend essentiellement de la dose inhalée et des circonstances ; une pathologie cardiaque ou respiratoire antérieure peut aggraver l'évolution.

FICHE INFIRMIÈRE

EXAMENS

- Prélèvement pour dosage des cholinestérases, uniquement en cas d'intoxication accidentelle et lors de la prise en charge des premières victimes pour confirmer le diagnostic.
- Gaz du sang artériel pour évaluer la fonction respiratoire, la souffrance cellulaire (acidose métabolique).
- Ionogramme sanguin.
- Radiographie des poumons.

SURVEILLANCE DU TRAITEMENT

SOINS – TRAITEMENT

Cf. Fiche maladie, p. 742.

SURVEILLANCE

Conscience, fréquence respiratoire, fréquence cardiaque, pression artérielle, hypersalivation, bronchorrhée, myosis.

Attention ! Les produits anesthésiques peuvent interagir avec les neurotoxiques ou leurs antidotes ; l'efficacité et la durée d'action des curares sont imprévisibles.

ÉDUCATION ET CONSEILS

En cas d'intoxication accidentelle les précautions d'usage seront rappelées à la victime et à ses proches.

INTOXICATIONS PAR LES CHAMPIGNONS

FICHE MALADIE

DÉFINITION

Manifestations cliniques en rapport avec une ingestion de champignons vénéneux.

CAUSES ET MÉCANISMES

Les intoxications par les champignons ne sont pas exceptionnelles et certaines sont particulièrement graves ; le pronostic dépend du champignon ingéré mais l'identification est souvent difficile. Le délai écoulé entre l'ingestion et le début des symptômes est un élément clé pour suspecter le syndrome et établir un pronostic ; le diagnostic étant fondé sur l'anamnèse, la symptomatologie, les données biologiques, l'identification éventuelle du champignon.

Intoxications par amanite phalloïde ou vireuse

Ce sont les intoxications les plus graves, provoquées le plus souvent par les champignons contenant des amatoxines rapidement absorbées, qui inhibent la synthèse de l'ARN messager et entraînent une destruction hépatique. Dose létale : 1 seule amanite phalloïde (5 à 6 mg d'amatoxine).

> Toute intoxication survenant après un délai d'incubation supérieur à 6 h impose l'hospitalisation de tous les convives du repas incriminé.

DIAGNOSTIC

SYNDROMES PRÉCOCES : DÉLAI D'INCUBATION < 6 H

La symptomatologie dépend de l'espèce, de la quantité (donc de la dose de toxine) absorbée :

- *Syndrome résinoïdien* (irritation gastro-intestinale) : le plus fréquent, débute en 15 min, régresse en 4 h : nausées, vomissements, diarrhées, douleurs abdominales.
- Nausées, vomissements, bouffées de chaleur, sueurs, goût métallique, tachycardie et vasodilatation (face, thorax) sont les principaux symptômes du *syndrome coprinien* qui inhibe le métabolisme de l'éthanol absorbé pendant le repas.
- En cas de nausées, vomissements, diarrhées, larmoiement, sueurs profuses, hypersécrétion salivaire et bronchique, myosis serré, bradycardie, hypotension, bronchospasme apparaissant entre 30 et 120 min après l'ingestion, il s'agit d'une intoxication muscarinienne, ou *syndrome muscarinien* (ou sudorien), due à la fixation compétitive mais réversible de la muscarine sur les récepteurs de l'acétylcholine.
- Des hallucinations, une anxiété, une désorientation, une psychose, une tachycardie, une mydriase, une hypertension sont en faveur d'une intoxication par des champignons hallucinogènes, ou *syndrome narcotinien.*
- Très rarement, hémolyse intravasculaire avec insuffisance rénale : *syndromes immuno-allergiques* (*Paxillus*).

SYNDROMES TARDIFS : DÉLAI D'INCUBATION > 6 H (AMANITE PHALLOÏDE OU VIREUSE)

Après une incubation totalement silencieuse (6 à 24 h), surviennent des troubles digestifs intenses avec syndrome cholériforme, responsable d'une déshydratation, d'un collapsus et d'une oligurie. Ces troubles peuvent durer plusieurs jours. Vers le 3e-4e jour, apparaissent les signes d'insuffisance hépatocellulaire : ictère, encéphalopathie, syndrome hémorragique.

TRAITEMENT

SYNDROMES PRÉCOCES : DÉLAI D'INCUBATION < 6 H

Le traitement est symptomatique : dans les formes sévères avec bradycardie, **atropine** 0,5 mg IV, à répéter si besoin toutes les 30 min.

Le pronostic est toujours satisfaisant, la majorité des troubles disparaissant dans les heures suivant l'absorption, parfois en 24 h.

SYNDROMES TARDIFS : DÉLAI D'INCUBATION > 6 H (AMANITE PHALLOÏDE OU VIREUSE)

Toute intoxication survenant après un délai d'incubation supérieur à 6 h impose l'hospitalisation de tous les convives du repas incriminé.

Traitement symptomatique

Il est primordial :

- Admission en réanimation.
- Correction rapide et agressive de l'hypotension et de l'hypovolémie par NaCl 0,9 %.
- Maintien d'une diurèse (85 % de la toxine absorbée sont éliminés par le rein).
- Maintien de la diarrhée (élimination de la toxine).
- Aspiration gastroduodénale + charbon activé en l'absence de vomissements (empêche le cycle entéro-hépatique).

Traitements spécifiques

Ils sont discutés (l'efficacité clinique est non prouvée) :

- **Pénicilline G**, 40 millions d'unités/j chez l'adulte, 1 million/kg/j chez l'enfant en IV.
- Ou **silymarine** (*LÉGALON*), ampoule de 50 mg, ATU nominative :
  - Dose maximale : 5 mg/kg/administration.
  - Durée d'utilisation : jusqu'à disparition des symptômes.
  - Posologie : 5 mg/kg IV en 60 min puis 20 mg/kg/j répartis en 4 perfusions de 2 h.

Une transplantation hépatique en extrême urgence est justifiée en cas de facteur V < 10 %, d'hypoglycémie ou d'acidose lactique.

Le pronostic est très souvent sombre.

FICHE INFIRMIÈRE

EXAMENS

Ionogramme sanguin, bilan hépatique, étude de la coagulation, glycémie, fonction rénale, gaz du sang artériel (acidose métabolique) ; identification du champignon si possible (mais il est difficile de consulter un « mycologue averti » en urgence).

SURVEILLANCE DU TRAITEMENT

SOINS – TRAITEMENTS

Cf. Fiche maladie, p. 744.

SURVEILLANCE

Scope, fréquence cardiaque et respiratoire, pression artérielle, diurèse, glycémie, conscience, surveillance biologique toutes les 6 h.

ÉDUCATION ET CONSEILS

Malgré toutes les campagnes de prévention et d'information, tous les ans des consommateurs de champignons hépatotoxiques décèdent. En cas de suspicion d'intoxication par amanite phalloïde, il est nécessaire de retrouver et d'examiner tous les convives.

FICHE PHARMACOLOGIE

COUMARINE

- **Silymarine**

LÉGALON					
5 mg/kg en 60 min, puis 20 mg/kg/j	40 cp. 70 mg			NR	

INTOXICATION

Propriétés

La silymarine favoriserait l'intégrité des hépatocytes.

Indications

Intoxication aux champignons sécréteurs d'amatoxine cytolytique (amanite phalloïde ou vireuse).

Proposé dans les troubles fonctionnels digestifs au cours des hépatopathies.

Effets indésirables

Rarement : gastralgies, nausées.
Exceptionnellement : allergie.

PIQÛRES D'HYMÉNOPTÈRES

FICHE MALADIE

DÉFINITION

Manifestations cliniques en rapport avec des piqûres d'abeille, guêpe, frelon, bourdon.

CAUSES ET MÉCANISMES

PIQÛRES D'ABEILLE (*APIS MELLIFERA*)

Les abeilles ne piquent que lorsqu'elles se sentent menacées en abandonnant leur dard muni de crochets avec le réservoir et l'appareil musculaire associé, permettant l'injection pendant 20 min après la piqûre. Lors de la piqûre, elle libère une phéromone qui alerte la colonie et l'incite à venir à son aide (attaque massive de l'agresseur).

PIQÛRES DE GUÊPES (*VESPULA VULGARIS* ET *GERMANICA*)

Dotées d'un dard lisse, elles peuvent piquer plusieurs fois. Leur venin contient un puissant neurotoxique utilisé pour neutraliser les larves (la guêpe est un prédateur).

PIQÛRES DE BOURDON (*BOMBUS TERRESTRIS*)

Les piqûres sont rares (du fait de la faible agressivité), mais l'utilisation des bourdons dans les serres accroît le nombre de victimes.

SECOND CONTACT

Lors d'un second contact (réaction d'hypersensibilité immédiate de type 1), les substances antigéniques se fixent aux IgE et libèrent l'histamine en grande quantité. Si 5 à 45 % de la population possèdent des IgE spécifiques, le choc ne survient que dans 0,02 à 4 % des piqûres.

DIAGNOSTIC

Évident grâce à l'anamnèse, le diagnostic ne pose en général aucun problème ; on recherchera en revanche immédiatement des signes de gravité.

RÉACTIONS LOCALES DIRECTES

Placard érythématopapuleux, douloureux, prurigineux (maximum à la 24e heure), pouvant atteindre tout le membre (10 %).

Les risques d'obstruction des voies respiratoires sont importants lors de l'ingestion accidentelle.

RÉACTIONS SYSTÉMIQUES DIRECTES

Elles peuvent être sans risque vital (urticaire, œdème angiocutané) ou correspondre à des risques vitaux (choc anaphylactique, arrêt cardiorespiratoire) ou potentiels (bronchospasme, œdème de Quincke) ; en cas de piqûres multiples (> 50) : risque de cytolyse, de rhabdomyolyse, de nécrose tubulaire aiguë.

TRAITEMENT

L'élimination du dard doit être réalisée en raclant la peau avec l'ongle ou une lame de couteau (éviter de pincer le réservoir !).

AFFECTIONS POTENTIELLEMENT LÉTALES

- Remplissage vasculaire : NaCl 0,9 %, 1 000 mL en débit libre à renouveler en fonction de la réponse tensionnelle.
- Oxygénothérapie nasale (5 à 6 L/min).
- Aérosols en cas de bronchospasme : *BRICANYL* 10 mg, à renouveler si besoin.

- **Adrénaline**, perfusion (1 mg/1 mL). Préparer la perfusion et la dilution en fonction de la prescription médicale :
  - Adrénaline pure IVD (1 à 3 mg) ou en perfusion continue : (20 mg dans 20 mL) ;
  - Adrénaline diluée à 50 % ; par exemple, si 20 mg d'adrénaline sont dilués dans 40 mL, 1 mL/h correspond à 0,5 mg/h d'adrénaline.
  - En cas d'absence d'abord vasculaire et d'urgence extrême, il y a possibilité d'utiliser la voie sublinguale (1 à 3 mg).

Les corticoïdes et les antihistaminiques, sans effet à la phase aiguë, permettent d'éviter la récidive (*SOLUPRED* 20 à 40 mg/j pendant 5 à 8 jours, *POLARAMINE*).

AFFECTIONS LOCALES SANS CARACTÈRE VITAL

S'assurer que le dard n'est plus en place (abeille), crème anti-inflammatoire, antalgique (**paracétamol**), antihistaminique ; vérifier la vaccination antitétanique.

ANGIO-ŒDÈME CUTANÉ

Corticoïdes (5 à 8 jours) + antihistaminiques.

FICHE INFIRMIÈRE

EXAMENS

En cas de signes de gravité : ECG et bilan biologique (gaz du sang, ionogramme sanguin, étude de la coagulation, numération globulaire).

SURVEILLANCE DU TRAITEMENT

Les éléments de surveillance dépendent de la gravité :

- surveillance locale dans tous les cas ;
- en cas d'atteinte sévère, surveillance des fonctions vitales : respiration, hémodynamique, conscience, température, diurèse.

ÉDUCATION ET CONSEILS

Discuter ultérieurement une désensibilisation.

ENVENIMATIONS PAR MORSURE DE SERPENTS

FICHE MALADIE

DÉFINITION

Manifestations cliniques en rapport avec une morsure de serpent.

CAUSES ET MÉCANISMES

Dans la majeure partie de l'Europe, les seuls serpents venimeux sont les vipères.

La sévérité des lésions est très variable, allant de la réaction locale aux défaillances multiviscérales.

VIPÈRES EUROPÉENNES

Les morsures (3,5/100 000 habitants, 10 décès/an en France) surviennent au cours de promenades pieds nus dans un terrain herbeux (75 % des cas), lors de l'exploration à mains nues d'un taillis. Le venin, mélange complexe de protéines toxiques, de toxines, est rapidement détecté dans le sang (30 min après la morsure). Les conséquences dépendent de la quantité de venin et de l'espèce. Une morsure sur deux est blanche, sans injection de venin (grade 0).

ENVENIMATION SCORPIONIQUE

Cet accident fréquent des pays tropicaux y est un véritable problème de santé publique (1 million d'euros/an en Tunisie). L'envenimation scorpionique n'entraîne, dans 80 % des cas, que des simples douleurs locales. Les manifestations systémiques sont secondaires à la libération massive de catécholamines.

DIAGNOSTIC

Évident grâce à l'anamnèse, le diagnostic ne pose en général aucun problème ; en revanche, on recherchera immédiatement des signes de gravité. Une douleur locale survenant tout de suite après la morsure témoigne de la pénétration du venin.

SIGNES CLINIQUES

Réactions locales

Douleur locale immédiate, œdème local douloureux (grade 1) pouvant atteindre tout le membre (grade 2) et le tronc (grade 3).

Signes de gravité

Extension à tout le membre et/ou au thorax, œdème de Quincke, bronchospasme, œdème pulmonaire, choc hypovolémique, hypertension, choc cardiogénique (morsure de scorpion) pouvant entraîner des risques vitaux.

Patients à risque

Enfants, femme enceinte, sujets âgés ou débilités.

EXAMENS COMPLÉMENTAIRES

Ils dépendent de la gravité. Lorsque l'atteinte est sévère, un bilan des grandes fonctions de l'organisme doit être pratiqué : ECG, gaz du sang (acidose métabolique, hypoxie), biologie sanguine (fonction rénale, hémolyse, CPK), bilan de la coagulation et numération globulaire (anémie).

TRAITEMENT

TRAITEMENT IMMÉDIAT

Allonger le patient, le mettre au repos, immobiliser le membre mordu, enlever les garrots éventuels (bracelets, colliers, bagues), bandage non serré.

Éviter : garrot, incision, aspiration, cautérisation.

TRAITEMENT HOSPITALIER

Dans tous les cas :

- désinfection locale ;
- antibiothérapie (*AUGMENTIN*) ;
- vérification de la vaccination antitétanique.

En cas de signe de gravité : traitement symptomatique associé à l'anti-venin de vipère en cas de morsure par une vipère européenne, *VIPERFAV* (4 mL dilués dans 100 mL de NaCl en 60 min) à répéter toutes les 5 h jusqu'à disparition des signes généraux.

L'effet de l'immunothérapie anti-scorpionique est loin d'être évident.

Le nombre de décès est très faible.

FICHE INFIRMIÈRE

EXAMENS

En cas de signe de gravité : ECG, bilan biologique (gaz du sang, ionogramme sanguin, étude de la coagulation, numération globulaire).

SURVEILLANCE DU TRAITEMENT

SOINS – TRAITEMENT

Traitement immédiat

Cf. Fiche maladie, p. 747.

Dans tous les cas

- Désinfection locale.
- Antibiothérapie (*AUGMENTIN*).
- Vérifier la vaccination antitétanique.

En cas de signe de gravité

Traitement symptomatique associé à l'anti-venin de vipère, *VIPERFAV*, *cf.* Fiche technique, p. 748.

SURVEILLANCE

Les éléments de surveillance dépendent de la gravité :

- Surveillance locale dans tous les cas.
- En cas d'atteinte sévère, surveillance des fonctions vitales : respiration, hémodynamique, conscience, température, diurèse.

FICHE TECHNIQUE

UTILISATION DE L'ANTI-VENIN DE VIPÈRE, *VIPERFAV*

Principe

Solution à diluer pour perfusion.

Fragments F(ab')2 d'immunoglobulines équines antivenimeuses de vipères européennes neutralisant les venins de *Vipera aspis, berus, ammodytes.* Ces fragments séquestrent les antigènes de venin présents dans la circulation sous forme de complexes inactifs.

Conditions de prescription et de délivrance

Liste 1 (réserve hospitalière, prescription restreinte).

Présentation

Flacon de 4 mL.

Conservation

24 mois au réfrigérateur (2 à 8 °C), ne pas congeler.

Indications

Traitement des envenimations (grade 2 ou 3) par les vipères européennes chez les patients ayant un œdème rapidement extensible et/ou devant l'apparition de signes systémiques : vomissements, diarrhée, douleurs abdominales, hypotension.

Administration

Dès l'apparition des signes de gravité et au mieux dans les 6 premières heures.

Les 4 mL de solution dilués dans 100 mL de NaCl 0,9 % doivent être administrés en perfusion lente sous surveillance médicale en 60 min. Cette perfusion peut être renouvelée 2 fois à 5 h d'intervalles selon l'évolution clinique.

Contre-indication relative

Les risques mortels de l'envenimation l'emportent sur toute contre-indication potentielle.

FICHE PHARMACOLOGIE

IMMUNOGLOBULINES SPÉCIFIQUES

■ Sérum antivenimeux

VIPERFAV				
1 fl. de 4 mL dilué dans 100 mL de NaCl 9 ?, en perfusion d'une heure Peut être renouvelé 2 fois, à 5 h d'intervalle, selon évolution clinique	1 fl. 4 mL	HOP	I	

Propriétés

Fragments F(ab')2 d'immunoglobuline équine neutralisant le venin des vipères : *Vipera aspis, Vipera berus* et *Vipera amnodytes.*

Indications

Traitement des envenimations (grade II ou III) pour les vipères européennes chez les patients qui présentent un œdème rapidement extensible et/ou l'apparition de signes systémiques.

Contre-indications

Contre-indication relative en cas d'allergie connue aux protéines hétérologues d'origine équine.

Précautions d'emploi

Traitement débuté sous surveillance médicale à un rythme lent (50 mL/h).

INTOXICATIONS AUX ANTIPSYCHOTIQUES

FICHE MALADIE

DÉFINITION

Manifestations cliniques en rapport avec un surdosage volontaire par des antipsychotiques (phénotiazines, butyrphénones et benzamides).

DIAGNOSTIC

Lors de la prise de phénotiazines, selon la classe pharmacologique du produit :

• coma calme, hypotonique, souvent prolongé ;

• ou, à l'inverse, coma agité avec hyper-tonie extrapyramidale, dyskinésies bucco-linguo-faciales et, fréquemment, myosis.

Lors de la prise de butyrphénones ou de benzamides :

• agitation, confusion, troubles modérés de la vigilance, signes extrapyramidaux ;

• troubles circulatoires à type de collapsus ou d'anomalies de la conduction (auriculoventriculaire ou intraventriculaire) également possibles.

TRAITEMENT

• Pour les formes retard : administration de charbon activé possible dans les 12 premières heures.

• Troubles neurologiques : traitement symptomatique.

• En cas de troubles de la conduction auriculoventriculaire : *ISUPREL* ou entraînement électrosystolique.

• En cas de troubles de la conduction intraventriculaire : **lactate de sodium**.

FICHE INFIRMIÈRE

EXAMENS

Électrocardiogramme.

SURVEILLANCE DU TRAITEMENT

• Surveillance clinique de la survenue de troubles de la conscience, de troubles respiratoires, d'un encombrement bronchique, de mouvements anormaux.

• Monitorage par scope de la fréquence cardiaque, de la pression artérielle, de la SpO_2.

• Surveillance de la diurèse.

ÉDUCATION ET CONSEILS

Une évaluation psychiatrique est nécessaire ; elle déterminera l'orientation à la sortie du service d'hospitalisation.

FICHE PHARMACOLOGIE

ADSORBANT INTESTINAL

- **Charbon activé**

CARBOMIX					
50 g après adjonction de 250 mL d'eau	1 fl. 500 mL (granulés 50 g pour susp. buv.)	HOP			
TOXICARB					
< 1 an : 1 g/kg De 1 à 12 ans : 25 à 50 g > 12 ans : 25 à 100 g	60 mL (fl. 12 g) 250 mL (fl. 50 g)			NR NR	

Propriétés

Absorbant de substances toxiques.

Indications

Intoxications et surdosages médicamenteux consécutifs à une prise orale.

Contre-indications

Intoxication par les produits caustiques.

Précautions d'emploi

Troubles de la vigilance ; fausses routes.

INTOXICATIONS AUX BENZODIAZÉPINES

FICHE MALADIE

DÉFINITION

Manifestations cliniques en rapport avec un surdosage volontaire en benzodiazépines.

DIAGNOSTIC

Il est clinique : troubles neurologiques à type d'obnubilation, de somnolence, de coma. La dépression respiratoire est soit d'origine centrale soit liée à la relaxation des muscles dilatateurs des voies aériennes supérieures.

TRAITEMENT

Le traitement évacuateur par lavage gastrique est inutile compte tenu de la rapidité d'absorption de ces molécules et de la faible quantité réellement évacuée. L'utilisation de charbon activé peut être justifiée dans les 30 min suivant l'ingestion. L'essentiel de la thérapeutique est représenté par le traitement symptomatique : oxygénothérapie ou ventilation mécanique si nécessaire.

Il existe un antidote, le **flumazénil** (*ANEXATE*). Cet antagoniste spécifique modifie l'apparence clinique, mais ne modifie pas l'élimination du produit. Les indications doivent être limitées à l'obtention d'un réveil satisfaisant pour éviter l'intubation dans quelques situations particulières (sujet âgé, insuffisant respiratoire chronique) et au diagnostic étiologique d'un coma calme, hypotonique, sans mydriase et de cause inconnue (dans ce cas, l'absence d'effet sur les troubles de la conscience permet d'exclure une intoxication isolée par les benzodiazépines). L'utilisation du **flumazénil** ne diminue pas la survenue de complications.

FICHE INFIRMIÈRE

EXAMENS

Prélèvement d'une gazométrie artérielle en cas d'atteinte respiratoire importante.

SURVEILLANCE DU TRAITEMENT

• Surveillance clinique de la survenue de troubles de la conscience, de troubles respiratoires, d'un encombrement bronchique.

• Monitorage par scope de la fréquence cardiaque, de la pression artérielle, de la SpO_2.

• Surveillance de la diurèse.

ÉDUCATION ET CONSEILS

Une évaluation psychiatrique est nécessaire ; elle déterminera l'orientation à la sortie du service d'hospitalisation.

FICHE PHARMACOLOGIE

ANTAGONISTE DES BENZODIAZÉPINES

■ Flumazénil

ANEXATE					
Injection de 0,2 à 0,3 mg jusqu'au réveil (sans dépasser 2 mg)	6 amp. 0,5 mg/5 mL 6 amp. 1 mg/10 mL	HOP HOP	I I		

Propriétés

Antagoniste des benzodiazépines par inhibition compétitive de leurs effets sur le système nerveux central.

Indications

L'*ANEXATE* est indiqué pour neutraliser les effets sédatifs exercés par les **benzodiazépines** sur le système nerveux central. En soins intensifs :

• diagnostic et/ou traitement d'un surdosage intentionnel ou accidentel en **benzodiazépines** ;

• diagnostic étiologique d'un coma inexpliqué afin de distinguer ce qui revient à une **benzodiazépine** ou à une autre cause (pharmacologique ou neurologique) ;

• annulation spécifique des effets exercés sur le système nerveux central par des doses excessives de **benzodiazépines** (rétablissement de la ventilation spontanée afin d'éviter une intubation ou d'interrompre l'assistance ventilatoire).

Posologie et mode d'administration

L'*ANEXATE* peut être administré par perfusion, dilué dans du G5 % ou du NaCl 9 ‰. D'autres mesures de réanimation peuvent être prises parallèlement.

En soins intensifs : la dose initiale IV recommandée est de 0,3 mg ; si le degré de conscience souhaité n'est pas obtenu dans les 60 s, de nouvelles injections d'*ANEXATE* peuvent être pratiquées jusqu'au réveil du patient ou jusqu'à concurrence d'une dose totale de 2 mg.

En cas de récurrence de la somnolence, la perfusion IV de 0,1 à 0,4 mg/h s'est avérée utile. La vitesse de la perfusion doit être réglée individuellement en fonction du degré d'éveil souhaité. Si l'état de conscience du patient et sa fonction respiratoire ne présentent pas une amélioration significative après administration répétée des doses d'*ANEXATE*, il faut admettre que le tableau clinique n'est pas dû à des **benzodiazépines**.

Contre-indications

Hypersensibilité ou intolérance connue à ce produit ou aux **benzodiazépines**.

Précautions d'emploi

La durée d'action du produit étant souvent plus courte que celle des **benzodiazépines**, la surveillance doit être poursuivie jusqu'à l'épuisement prévisible de l'action du **flumazénil** car des réendormissements secondaires peuvent survenir. Chez les sujets à haut risque, il convient de mettre en balance les avantages de la suppression de la dépression liée aux **benzodiazépines** avec les inconvénients d'un réveil rapide. Chez des patients traités de façon chronique par les **benzodiazépines**, l'injection rapide de forte dose de **flumazénil** (plus de 1 mg) peut provoquer l'apparition de symptômes de sevrage et devrait donc être évitée. En cas de manifestation inattendue de symptôme de sevrage, il convient d'injecter lentement en IV une **benzodiazépine**. Chez des patients traités au long cours par les **benzodiazépines** ou présentant un surdosage polymédicamenteux (notamment en **antidépresseurs imipraminiques** associés aux **benzodiazépines**), l'antagonisme par le **flumazénil** de l'effet des **benzodiazépines** peut favoriser l'apparition de troubles neurologiques (convulsions) et de troubles du rythme cardiaque supraventriculaire.

Effets indésirables

Lors de l'administration en anesthésiologie, il a été fait état, dans de rares cas, de nausées et (ou) vomissements. Il a parfois été fait mention d'anxiété, de palpitations et de peur, surtout après injection rapide d'*ANEXATE*. Habituellement, les effets indésirables mentionnés n'ont pas nécessité de traitement particulier. Même lors d'administration à raison de 100 mg IV, aucun signe de surdosage n'a été observé.

INTOXICATIONS AUX INHIBITEURS CALCIQUES

FICHE MALADIE

DÉFINITION

Manifestations cliniques en rapport avec un surdosage volontaire en inhibiteurs des canaux calciques. La gravité dépend de la dose ingérée. Elle est plus importante en cas de cardiopathie préexistante ou en cas d'intoxication associant d'autres antiarythmiques. La mortalité globale est estimée à 18 %.

DIAGNOSTIC

• Hypotension, dont la survenue a lieu le plus souvent dans les 6 h qui suivent l'ingestion, liée soit à la vasodilatation, soit à l'atteinte de la contractilité myocardique.

• Troubles de la conduction (bloc auriculoventriculaire ou dépression sinusale), arrêt circulatoire par dissociation électromécanique (20 % des intoxications).

• Anomalies de la fréquence cardiaque (bradycardie ou, au contraire, tachycardie en fonction des produits).

• Hyperglycémie possible, liée à une diminution de la sécrétion d'insuline.

TRAITEMENT

TRAITEMENT ÉPURATEUR

Il n'y a pas d'efficacité démontrée du charbon activé. Un lavage gastrique peut être réalisé avant la 4e heure si l'état hémodynamique est stabilisé.

TRAITEMENT DU CHOC

Correction de la vasoplégie par **dopamine** ou **noradrénaline** ; restauration de la contractilité myocardique par **dobutamine** ou **adré-**

naline (les doses de catécholamines nécessaires peuvent être très supérieures à celles habituellement utilisées).

TRAITEMENT DES TROUBLES DE CONDUCTION

Il se fait préférentiellement par des catécholamines.

FICHE INFIRMIÈRE

EXAMENS

- ECG.
- Ionogramme sanguin.
- Glycémie.

SURVEILLANCE DU TRAITEMENT

- Monitorage par scope de la fréquence cardiaque, de la pression artérielle, de la SpO_2.
- Surveillance de la glycémie capillaire.
- Surveillance de la diurèse.

ÉDUCATION ET CONSEILS

Une évaluation psychiatrique est nécessaire ; elle déterminera l'orientation à la sortie du service d'hospitalisation.

PARTIE 8

MALADIES INFECTIEUSES

MALADIES À DÉCLARATION OBLIGATOIRE

FICHE MALADIE

Liste des maladies faisant l'objet d'une transmission obligatoire des données individuelles à l'autorité sanitaire

MALADIE	CAS À SIGNALER SANS DÉLAI	CAS À NOTIFIER
Botulisme	Probables et confirmés	Probables et confirmés
Brucellose	Probables et confirmés	Probables et confirmés
Charbon	Suspects, probables et confirmés	Probables et confirmés
Choléra	Suspects et confirmés	Confirmés
Diphtérie	Suspects, confirmés et tout isolement de souche toxinogène	Confirmés et tout isolement de souche toxinogène
Fièvres hémorragiques africaines	Suspects, probables et confirmés	Probables et confirmés
Fièvre jaune	Suspects et confirmés	Confirmés
Fièvre typhoïde et paratyphoïde	Confirmés	Confirmés
Hépatite A aiguë	Confirmés	Confirmés
Hépatite B aiguë	Confirmés	Confirmés
Infection à VIH quel que soit le stade	Confirmés	Confirmés
Infection invasive à méningocoque	Probables et confirmés	Confirmés
Légionellose	Probables et confirmés	Probables et confirmés
Listériose	Confirmés	Confirmés
Orthopoxviroses dont la variole	Suspects et confirmés	Confirmés
Paludisme autochtone	Confirmés	Confirmés
Paludisme d'importation dans les DOM	Confirmés	Confirmés
Peste	Suspects et confirmés	Confirmés
Poliomyélite	Suspects, confirmés et tout isolement de poliovirus	Confirmés et tout isolement de poliovirus
Rage	Suspects et confirmés	Confirmés
Rougeole	Suspects et confirmés	Suspects et confirmés

MALADIE	CAS À SIGNALER SANS DÉLAI	CAS À NOTIFIER *
Saturnisme de l'enfant mineur	Suspects	Confirmés
Suspicion de maladie de Creutzfeldt-Jakob et autres encéphalites spongiformes transmissibles	Suspects	Suspects
Tétanos	-	Confirmés
Toxi-infection alimentaire collective	Tout foyer	Tout foyer
Tuberculose	Probables et confirmés	Probables et confirmés
Tularémie	Suspects, probables et confirmés	Probables et confirmés
Typhus exanthématique	Suspects et confirmés	Confirmés

* Les fiches VIH et hépatite B sont à retirer à la DDASS (feuillets autocopiants non téléchargeables). Les autres peuvent être téléchargés sur le site de l'Institut de veille sanitaire (www.invs.sante.fr).

ANTIBIOTIQUE (SURVEILLANCE)

FICHE MALADIE

EFFICACITÉ

L'efficacité du traitement se juge sur l'amélioration des symptômes et des signes cliniques, biologiques, microbiologiques ou radiologiques. Tous ne se modifient pas à la même -vitesse.

L'apyrexie est obtenue dans un délai variant selon l'infection (72 h pour une pneumonie, parfois 1 semaine pour une pyélonéphrite).

Le traitement antibiotique doit être adapté au fur et mesure des résultats des prélè-vements : examen microscopique (quelques heures au maximum), identification (24 h), antibiogramme (48 h).

En cas de persistance de la fièvre, il faut différencier un échec thérapeutique d'une autre cause :

• Échec thérapeutique :
– problème d'administration (erreur de dose, inobservance) ;
– problème pharmacologique (absorption, interaction médicamenteuse, métabolisme inhabituel, pénétration tissulaire) ;
– foyer infectieux persistant (porte d'entrée, localisations secondaires ignorées, abcédation, matériel étranger) ;
– surinfection ;
– sélection de mutants résistants ;
– durée du traitement trop courte.

• Autres causes : erreur diagnostique, thrombose veineuse, infection nosocomiale (en particulier sur cathéter), maladie sous-jacente ignorée, allergie.

DOSAGE D'ANTIBIOTIQUES

Certaines circonstances nécessitent des dosages : risque de toxicité (glycopeptides, aminosides), risque d'échec (interactions médicamenteuses, inobservance, infection grave), site infecté difficile à traiter (infection osseuse), certains antibiotiques (glycopeptides).

ANTIBIOTIQUE DÉPENDANT DU TEMPS

L'efficacité dépend de la durée de traitement pendant laquelle les concentrations sériques sont au-dessus des concentrations inhibitrices : glycopeptides, β-lactamines. Il faut administrer des doses fréquemment ou en continue : le pic sérique informe sur la dose unitaire, et la résiduelle sur l'efficacité.

ANTIBIOTIQUE DÉPENDANT DE LA CONCENTRATION

L'efficacité dépend de la concentration au pic (aminosides). Il faut administrer des doses unitaires en quantité suffisante et espacées dans le temps : le pic sérique informe sur l'efficacité, et la résiduelle sur la toxicité.

EFFETS INDÉSIRABLES

Les effets indésirables peuvent être classés en trois groupes :
- selon l'individu (allergie) ;
- selon le médicament (toxicité, interaction, induction enzymatique) ;
- selon la maladie (réaction de Jarish-Herxheimer).

Il faut déclarer à la pharmacovigilance les effets indésirables liés au médicament.

FICHE INFIRMIÈRE

SURVEILLANCE DU TRAITEMENT

- Clinique : fièvre, état général, signes locaux.
- Biologie : hémogramme, CRP, ionogramme sanguin, créatinine, tests hépatiques, hémocultures (en cas de frissons ou de fièvre) et, si besoin, prélèvements des sites infectés.
- Dosages d'antibiotiques :
  – prélever la résiduelle avant une nouvelle administration ;
  – prélever le pic 10 à 30 min après l'administration (selon le laboratoire, le médicament et la voie) ;
  – préciser les doses et la durée du traitement, les heures de prélèvement, le nombre de prises, les autres médicaments.

EFFETS INDÉSIRABLES

La surveillance dépend de l'antibiotique utilisé (*cf.* Fiche maladie, p. 758). Elle combine une vigilance clinique et biologique adaptée à chaque médicament :
- cutanée (éruption, allergie, syndrome de Lyell, purpura) ;
- neurologique (confusion, hallucination) ;
- rénale (créatinine) ;
- hématologique (hémogramme) ;
- pulmonaire (asthme, pneumonie) ;
- gastro-intestinale (intolérance gastrique, diarrhées, colite à *Clostridium difficile*) ;
- hépatique (transaminases, bilirubine) ;
- rhumatologique (tendinite).

ÉDUCATION ET CONSEILS

Informer le médecin d'une allergie médicamenteuse connue.

Signaler rapidement tout nouveau symptôme, frissons ou fièvre.

FICHE TECHNIQUE

HÉMOCULTURES

Définition

C'est la mise en culture de sang en milieu liquide pour en isoler des bactéries ou des champignons. L'échantillon sanguin est habituellement prélevé sur une veine périphérique. Dans certains cas, les hémocultures sont obtenues sur une voie veineuse centrale (cathéter, chambre implantable) ou une voie artérielle.

Il n'est pas possible de réaliser un examen microscopique direct sur le sang prélevé. Il faut donc attendre que les microbes se multiplient suffisamment pour être détectables (colonies, dégagement gazeux). Le sang est alors ensemencé sur des géloses pour isolement de colonies (identification de l'espèce) et réalisation d'un antibiogramme.

Il faut systématiquement prélever un flacon pour culture en aérobiose suivi d'un flacon pour culture en anaérobiose. De nombreuses bactéries pyogènes peuvent être cultivées sur les milieux de culture usuels ainsi que des levures. Dans des cas particuliers (endocardite), il faut discuter avec le microbiologiste afin de conserver les flacons d'hémocultures plus de 7 jours pour optimiser la croissance de germes à croissante lente ou fastidieuse.

Objectifs

Prélever et ensemencer en respectant des conditions d'asepsie rigoureuses pour éviter toute contamination.

Indications

Les hémocultures sont les plus réalisées pour diagnostiquer et documenter une bactériémie, une fongémie ou une septicémie. Elles sont prescrites devant une fièvre suspecte de cause infectieuse (en particulier en cas de frissons), pour identifier un microbe (pneumonie, infections urinaires), ou déterminer si un dispositif médical implantable est infecté (cathéter, chambre implantable). Les hémocultures peuvent servir aussi à surveiller l'efficacité thérapeutique (endocardite infectieuse, candidémie).

D'autres liquides biologiques que le sang, comme le liquide d'ascite ou les pus articulaires, peuvent être ensemencés sur des flacons d'hémocultures qui sont d'excellents bouillons de culture.

Préparation du soin

- Vérifier la prescription médicale :
  - date et signature du médecin ;
  - identité du patient.
- Informer le patient de la nature de l'examen.
- Prélever les hémocultures habituellement :
  - avant la mise en route d'un traitement antibiotique pour identifier un microbe en cause ;
  - pendant le traitement anti-infectieux pour vérifier l'efficacité thérapeutique ;
  - de préférence, au moment d'un pic fébrile ou de frissons ;
  - en cas d'hypothermie ;
  - directement sur une chambre implantable ou un cathéter central en cas de suspicion d'infection du dispositif.

Matériel

Il faut penser à vérifier la date de péremption et l'intégrité des emballages de tout le matériel utilisé :

- un antiseptique iodé type *BÉTADINE* ou *BISEPTINE* (*cf. chapitre* Antiseptiques) ;
- du sérum physiologique ;
- des compresses stériles ;
- un container à aiguilles ;
- un plateau à usage unique ;
- des gants non stériles ;
- un garrot propre et décontaminé ;
- deux flacons de milieux de cultures différents et portant l'étiquette d'identification du patient :
  - un à bouchon vert pour culture en aérobiose,
  - un à bouchon rouge pour culture en anaérobiose ;
- sachets en plastiques permettant l'isolement des tubes de prélèvements et des demandes d'examens ;

• pansement adhésif;
• protection pour le lit;
• un corps de *Vacutainer* adapté au diamètre des flacons;
• dispositif de prélèvement type *Butterfly* que l'on adapte directement au corps de *Vacutainer*;
• un haricot;
• un thermomètre.

Déroulement du soin

Avant d'exécuter la ponction, vérifier l'identité du patient, puis contrôler sa température.
• installer confortablement le patient (au lit ou au fauteuil) et effectuer un premier repérage de la veine à ponctionner;
• s'installer en respectant l'ergonomie (prendre une chaise ou monter le lit à sa hauteur);
• lavage des mains (simple);
• effectuer le montage du système de ponction (corps de *Vacutainer* avec l'aiguille type *Butterfly*);
• mettre la protection sous le bras du patient;
• ouvrir les flacons de prélèvements et les compresses de façon aseptique, puis imbiber les compresses avec l'antiseptique;
• poser le garrot à environ 15 cm au dessus de la zone choisie;
• repérer la veine par palpation;
• mettre les gants non stériles;
• désinfecter largement la partie du bras à ponctionner;
• tendre la peau fermement à l'endroit de la ponction avec l'aide de la main ne tenant pas l'aiguille, afin d'éviter que la veine se dérobe au moment de la ponction;
• l'aiguille est présentée avec le biseau vers le haut, son introduction doit être franche, une fois l'aiguille rentrée, la cathétérisation de la veine doit être suffisante sans être excessive, au risque de sortir de la lumière de la veine;
• prendre l'aiguille *Butterfly* par ses ailettes et ponctionner la veine. Attendre la présence de sang dans le tube souple et procéder au remplissage des flacons. Commencer le flacon en aérobie (vert) puis adapter le flacon anaérobie (rouge). Pour maintenir les ailettes, on peut les coller avec un morceau de sparadrap;
• une fois la ponction veineuse terminée, enlever le garrot puis retirer l'aiguille de ponction, et appliquer une compresse sèche sur le point de ponction. Nettoyer le point de ponction avec des compresses imbibées de sérum physiologique pour enlever le reste d'antiseptique iodé;
• fixer une compresse sèche avec du sparadrap et assurer une pression modérée pour assurer l'arrêt du saignement;
• jeter l'ensemble corps de pompe et aiguille de ponction dans le container à aiguille et éliminer le reste des déchets;
• enlever les gants;
• mettre les flacons dans le sachet de laboratoire adapté après avoir remis les bouchons rigides sur les flacons, remplir la demande d'examen en précisant l'heure du prélèvement, la température du malade et la nature du traitement antibiotique si il en a un. Acheminer rapidement les flacons au laboratoire;
• mettre le garrot à décontaminer;
• se laver les mains (lavage simple);
• noter le soin avec la température du malade dans le dossier et s'assurer du retour des résultats dans le service.

FICHE TECHNIQUE

PIC ET CONCENTRATION RÉSIDUELLE D'ANTIBIOTIQUES

Définition

Lors d'une antibiothérapie intraveineuse instaurée dans le cadre d'une maladie infectieuse grave, certains antibiotiques nécessitent un contrôle très rigoureux des doses. Il faut adapter très précisément les doses pour améliorer l'efficacité et réduire la toxicité (notamment au niveau rénal). La gravité de la pathologie infectieuse peut engendrer des variations importantes du métabolisme et peut de ce fait potentialiser le risque de toxicité du traitement administré.

Pour cadrer au cas par cas l'antibiothérapie, le dosage du pic et/ou le dosage de la concentration résiduelle est prescrit. Cela permet d'éviter les surdosages et les sous-dosages thérapeutiques.

Le pic correspond à la concentration sérique maximale d'antibiotique.

La concentration résiduelle correspond à la concentration sérique minimale d'antibiotique.

Ces dosages concernent :

- les aminosides (**amikacine**, **gentamicine**, **tobramycine**) ;
- et les glycopeptides (**vancomycine**).

Méthode

Eléments incontournables et communs au pic et à la concentration résiduelle :

Les prélèvements du pic et de la concentration résiduelle se réalisent chacun sur un tube sec sans gel.

Renseigner obligatoirement et précisément :

- l'identité du patient (nom, prénom, date de naissance, sexe),
- l'identité du service demandeur (nom du service, téléphone, nom du prescripteur, nom du préleveur, date et heure de prélèvement).
- le taux le plus récent de la créatinémie du patient,
- le taux le plus récent de la CRP du patient,
- le poids et la taille du patient,
- la date et l'heure de la dernière administration d'antibiotique,
- la durée de l'injection,
- la date du début du traitement,
- la voie d'administration utilisée (IV, IM),
- la posologie et le rythme d'administration,
- le ou les site(s) infecté(s),
- le ou les germe(s) en cause,
- la nature de l'infection (nosocomiale, suspectée, communautaire ou documentée),
- les traitements associés à cet antibiotique pour évaluer les interférences.

Modalités spécifiques de réalisation d'un pic :

- Concernant les aminosides :

Si l'antibiotique est administré :

  – par voie IV : faire le prélèvement 30 minutes après l'administration,
  – par voie IM : faire le prélèvement 1 heure après l'administration.

- Concernant les glycopeptides (administrés en IV) :
  – faire le prélèvement 30 minutes après l'administration.

Modalités spécifiques de réalisation de la concentration résiduelle :
- Communes aux aminosides et glycopeptides :
  – faire le prélèvement juste avant la prochaine injection.
- Chaque prélèvement est acheminé aussitôt au niveau de la pharmacie de l'hôpital.
- En fonction de l'analyse qu'il fera, le pharmacien validera de continuer à même dose si les résultats sont satisfaisants. S'ils sont en revanche insatisfaisants, le pharmacien recommandera au médecin de réadapter la posologie du traitement.
- L'administration suivante d'antibiotique nécessite donc dans ce contexte de toujours attendre le résultat et la validation du pharmacien et du médecin avant de faire une autre injection.

FICHE PHARMACOLOGIE

PÉNICILLINES – PÉNICILLINES G ET V

Benzylpénicilline sodique

PÉNICILLINE G					
En 3 à 4 perf. IV de 30 min ou perf. continue A. : 50 000 à 100 000 UI/kg/j (max. 50 M UI/j) E. : 50 000 à 100 000 UI/kg/j (max. 20 M UI/j) N. : 75 000 à 20 000 UI/kg/j (max. 750 000 UI/kg/j)	25 inj. 5 MUI 25 fl. inj. 1 MUI 1 fl. inj. 5 MUI	HOP 28,09 23,71	I I I	 65 % 65 %	 1,12 23,71

Pénicilline V (ou phénoxyméthylpénicilline)

ORACILLINE					
En 3 à 4 prises *per os* en dehors des repas A. : 3 à 4 M UI/j E. et N. : 50 000 à 100 000 UI/kg/j (max. 500 000 UI/kg/j)	12 cp. séc. 1 MUI	5,03	I	65 %	0,42
	24 c-mes. 250 000 UI (fl. 120 mL)	6,78	I	65 %	0,28
	24 c-mes. 500 000 UI (fl. 120 mL)	8,51	I	65 %	0,35
	18 c-mes. 1 000 000 UI (fl. 180 mL)	13,28	I	65 %	0,74

Benzathine-benzylpénicilline

EXTENCILLINE					
1 inj. par voie IM stricte A. : 2,4 M UI/inj. E. > 25 kg : 1,2 MUI/inj. E. < 25 kg : 0,6 MUI/inj.	1 fl. 0,6 MUI + amp. 2 mL	4,38	I	65 %	4,38
	1 fl. 1,2 MUI + amp. 4 mL	4,38	I	65 %	4,38
	1 fl. 2,4 MUI + amp. 8 mL	4,38	I	65 %	4,38

Propriétés

Antibiotiques bactéricides qui se lient, comme toutes les bêtalactamines, aux protéines enzymatiques (PLP) responsables des dernières étapes de la synthèse du peptidoglycane. L'inhibition de ces enzymes situées à la face externe de la membrane cytoplasmique conduit à un arrêt de la croissance puis à la mort bactérienne.

Pharmacocinétique

Pénicilline G : usage parentéral (détruite par l'acidité gastrique), distribution dans tout l'organisme sauf le système nerveux central, l'œil, la prostate et l'os, faible passage dans le liquide céphalorachidien, élimination rénale sous forme active (90 %), passage transplacentaire et dans le lait maternel.

Pénicilline V : usage *per os*, à distance des repas, biodisponibilité de 60 %, distribution et élimination similaires à la **pénicilline G**.

Microbiologie

Espèces sensibles : streptocoques (sauf entérocoques), pneumocoque, gonocoques, méningocoque, *Corynebacterium, Erysipelothrix, Listeria, Peptococcus, Peptostreptococcus, Fusobacterium, Clostridium, Actinomyces, Treponema, Leptospira, Borrelia, Streptobacillus monoliformis, Spirillum minus, Pasteurella multocida*.

Résistance naturelle : entérocoques, bacilles gram-négatifs, *Legionella, Mycoplasma, Chlamydiae, Rickettsiae, Mycobacterium, Nocardia, Bacteroides fragilis*.

Résistance acquise : staphylocoques producteurs de pénicillinases (≥ 95 %) et staphylocoques méti-R, pneumocoque (> 35 %), gonocoque (15 %).

Indications

- Infections à streptocoques des groupes A, B, C, et G.
- Angine streptococcique (prévention du rhumatisme articulaire aigu).
- Infections à pneumocoque sensible.
- Infections à méningocoque.
- Infections à staphylocoque non producteur de pénicillinase.
- Infections à spirochètes.
- Infections à anaérobies : clostridies, actinomycoses.
- Autres infections : pasteurellose, rouget du porc, sodoku, charbon.

Contre-indications

Allergie aux **pénicillines**.

Précautions d'emploi

Insuffisance rénale : adapter la dose à la clairance de la créatinine ; **pénicilline G** :
- < 80 mL/min : 30 MUI/j ;
- < 50 mL/min : 15 MUI/j ;
- < 10 mL/min : 10 MUI/j.

Apports sodés : 1,7 mmol de Na^+ par million d'UI de **pénicilline G**.

Effets indésirables

Réactions allergiques : exanthème maculopapuleux, urticaire, œdème de Quincke, fièvre, vascularite, éosinophilie, cytopénie, syndrome de Stevens-Johnson, choc anaphylactique.

Toxicité neurologique (à fortes doses et favorisée par une insuffisance rénale) : agitation, convulsions, myoclonies, hallucinations, encéphalopathie.

Rares : réaction de Pick-Herxheimer dans la syphilis, neutropénie, anémie hémolytique, thrombopénie, allongement du TS.

Interactions médicamenteuses

Synergie avec les **aminosides**, l'**acide fusidique** et l'**acide clavulanique**.

PÉNICILLINES A

Pénicillines A orales

■ Amoxicilline per os

CLAMOXYL					
En 3 à 4 prises/j minimum A. : 1 à 3 g/j (max. 6 g/j) E. et N. : 25 à 50 mg/kg/j (max. 150 mg/kg/j)	12 gél. 500 mg	2,25	I	65 %	0,19
	3 cp. 1 g disp.	1,97	I	65 %	0,66
	6 cp. 1 g disp.	2,78	I	65 %	0,46
	14 cp. 1 g disp.	5,24	I	65 %	0,37
	12 cuillères pdre pr susp. buv. 125 mg/5 mL	1,83	I	65 %	0,15
	12 cuillères pdre pr susp. buv. 250 mg/5 mL	2,20	I	65 %	0,18
	12 cuillères pdre pr susp. buv. 500 mg/5 mL	2,64	I	65 %	0,22

■ Pivmécillinam chrohydrate

SELEXID					
En 2 à 3 prises A. : 3 à 4 cp./j	12 cp. 200 mg		I	NR	

Pénicilline A injectable

■ Amoxicilline injectable

CLAMOXYL					
CLAMOXYL IV En 3 à 4 inj. IV A. : 2 à 12 g/j E. et N. : 100 à 200 mg/kg/j	10 fl. 500 mg	HOP	I		
	10 fl. 1 g	HOP	I		
	10 fl. 2 g	HOP	I		
CLAMOXYL IM En 3 à 4 inj. IM A. : 2 g/j E. et N. : 50 mg/kg/j	10 fl. 500 mg	HOP			
	1 fl. 1 g + amp. 5 mL	1,81	I	65 %	1,81

Propriétés

Pénicillines actives sur les entérocoques, les streptocoques, les entérobactéries et les *Haemophilus* non producteurs de bêtalactamases.

Pharmacocinétique

Biodisponibilité *per os* > 80 % pour l'**amoxicilline**, distribution dans tout l'organisme (y compris le LCR), faible métabolisation hépatique, élimination rénale prépondérante sous forme active, passage transplacentaire et dans le lait maternel.

Microbiologie

Espèces sensibles : streptocoques, pneumocoque, entérocoques, *Neisseria, Corynebacterium, Erysipelothrix, Listeria, Bacillus, E. coli, Proteus mirabilis, Salmonella, Shigella, Brucella, Haemophilus influenzae, Bordetella, Eikenella corrodens, Pasteurella, Vibrio cholerae, Helicobacter pylori, Peptococcus, Peptostreptococcus, Fusobacterium, Clostridium, Actinomyces, Treponema, Leptospira, Borrelia, Streptobacillus monoliformis, Spirillum minus.*

Résistance naturelle : *Klebsiella, Enterobacter, Citrobacter, Morganella morganii, Proteus in-*

dole-positifs, Providencia, Serratia, Yersinia, Pseudomonas, Acinetobacter, Campylobacter, Bacteroides, Clostridium difficile, Legionella, Mycoplasma, Chlamydiae, Rickettsiae, Mycobacterium, Nocardia.

Résistance acquise : staphylocoque producteur de pénicillinase (> 95 % en ville) ou méti-R, *E. coli* (≥ 40 %), *P. mirabilis* (10 à 15 %), *Salmonella* (> 10 %), *Shigella* (≥ 30 %), *H. influenzae* (25 %), *Moraxella catarrhalis* (75 %), gonocoque (≥ 15 %), pneumocoque (> 35 %).

Indications

- Infections des voies respiratoires supérieures (sauf otites moyennes aiguës et sinusites).
- Pneumonie communautaire non compliquée du sujet sain, bronchite aiguë.
- Méningite bactérienne à *Listeria*, *S. pneumoniae*, ou *N. meningitidis* (chez enfant > 6 ans et adulte jeune immunocompétent).
- Infections urinaires : cystite non compliquée de la femme jeune, bactériurie asymptomatique de la femme enceinte, infections à entérocoques.
- Infections à streptocoques, traitement et prophylaxie de l'endocardite bactérienne et du rhumatisme articulaire aigu.
- Maladie de Lyme, listériose, pasteurellose, syphilis.
- Infections à *Helicobacter pylori* (en association).

Contre-indications

Allergie aux bêtalactamines.

Précautions d'emploi

Éruptions non allergiques plus fréquentes au cours d'une infection à CMV, du psoriasis, de leucémie lymphoïde.

Insuffisance rénale : adapter la dose d'**amoxicilline** à la clairance de la créatinine :

- 30 à 10 mL/min : 500 mg à 1 g toutes les 12 h ;
- < 10 mL/min : 500 mg à 1 g toutes les 24 h.

Apports sodés : 2,7 mmol de Na^+ par g d'**ampicilline** ; 1,35 mmol de Na^+ par g d'**amoxicilline**.

Effets indésirables

Réactions cutanées allergiques : exanthème maculopapuleux, urticaire, œdème de Quincke, fièvre, vascularite, éosinophilie, cytopénie, syndrome de Stevens-Johnson, choc anaphylactique.

Troubles digestifs : nausées, vomissements, diarrhée, colite pseudo-membraneuse, candidose.

Toxicité neurologique (à fortes doses, favorisée par une insuffisance rénale) : convulsions, encéphalopathie.

Rares : élévation transitoire des phosphatases alcalines et des transaminases, néphrite interstitielle aiguë, neutropénie, anémie hémolytique.

Interactions médicamenteuses

Allopurinol et **tisopurine** (éruption cutanée).

AMINOPÉNICILLINES ET INHIBITEURS DE BÊTALACTAMASES

Amoxicilline + acide clavulanique

AUGMENTIN					
AUGMENTIN per os En 3 à 4 prises au début des repas A. : 1 500 à 3 000 mg/j E. > 30 mois : 40 à 50 mg/kg/j	112 fl. 100 mg + ac. clav. 12,5 mg 30 mL (nour.)	3,91	I	65 %	0,03
	224 fl. 100 mg + ac. clav. 12,5 mg 60 mL (enf.)	6,45	I	65 %	0,03
	16 cp. 500 mg + ac. clav. 62,5 mg	7,28	I	65 %	0,46
	24 cp. 500 mg + ac. clav. 62,5 mg	9,03	I	65 %	0,38
	8 sach. 1 000 mg + ac. clav. 125 mg	7,28	I	65 %	0,91
	12 sach. 1 000 mg + ac. clav. 125 mg	9,03	I	65 %	0,75
AUGMENTIN injectable En 2 à 4 inj. IV ou perf. de 30 min A. : 2 à 4 g/j (max. 8 g/j) E. > 3 mois : 25 à 50 mg/kg en 3 à 4 inj.	10 fl. 500 mg + ac. clav. 50 mg	14,33	I	65 %	1,43
	1 fl. 1 g + ac. clav. 200 mg	4,21	I	65 %	4,21
	10 fl. 1 g + ac. clav. 100 mg	HOP	I		
	10 fl. 2 g + ac. clav. 200 mg	27,38	I	65 %	2,74

Ampicilline + sulbactam

UNACIM					
En 2 à 4 inj. IV ou perf. A. : 2 à 8 g (max. 12 g/j et 4 g de sulbactam) E. : 100 à 150 mg/j (max. 300 mg/kg/j et 75 mg/kg/j de sulbactam)	1 fl. 1 000 mg + sulbactam 500 mg	HOP	I		
UNACIM INJECTABLE					
Par voie IM (adulte) : 1 g x 2/j	1 fl. 1 000 mg + sulbactam 500 mg + lidocaïne 3,2 mL à 0,5 %	5,28	I	65 %	5,28

Propriétés

Les **inhibiteurs de bêtalactamases** agissent comme des substrats compétitifs-suicides des bêtalactamases. Ils permettent de restaurer l'activité des aminopénicillines dans les infections à bactéries qui produisent une pénicillinase à un bas niveau (inactifs sur les céphalosporinases).

Pharmacocinétique

La pharmacocinétique des **inhibiteurs de bêtalactamases**, proche de celle des **aminopénicillines**, n'est pas modifiée par l'absorption d'aliments (faible diffusion dans les méninges ne permettant pas une activité synergique dans les méningites), élimination rénale prépondérante sous forme active.

Microbiologie

Spectre d'action des aminopénicillines étendu aux : staphylocoque méti-S (y compris producteur de pénicillinase), gonocoque producteur de pénicillinase, *Escherichia coli, Klebsiella, Proteus mirabilis, Proteus vulgaris, Citrobacter diversus, Yersinia enterolitica, Campylobacter fetus, Moraxella catharralis, Haemophilus influenzae, Haemophilus ducreyi*, anaérobies dont *Bacteroides*.

Résistance naturelle : *Enterobacter, Citrobacter freundii, Providencia, Serratia, Morganella morganii, Pseudomonas, Acinetobacter, Legionella, Clostridium difficile, Mycoplasma, Chlamydiae, Rickettsiae, Mycobacterium*.

Résistance acquise : staphylocoque méti-R, entérobactérie productrice de céphalosporinases ou de pénicillinase à un haut niveau.

Indications

- Infections urinaires basses chez la femme (pas d'indication probabiliste au cours des pyélonéphrites et des prostatites en raison de la fréquence d'*E. coli* résistants à l'association).
- Infections ORL : otites moyennes, sinusites, épiglottite à *H. influenzae*.
- Infections respiratoires basses au cours des BPCO en cas d'infections à *H. influenzae* sécréteur de pénicillinase ou plurimicrobienne, pneumopathie de déglutition communautaire.
- Infections cutanées ou des parties molles sur un terrain fragilisé (diabète, sujet âgé, etc.), ou après morsure non délabrante.
- Infections gynécologiques en particulier salpingite de la femme jeune (en association avec une tétracycline).
- Urétrite gonococcique non compliquée.

Contre-indications

Allergie aux bêtalactamines ou à l'**acide clavulanique** ou au **sulbactam**.

Précautions d'emploi

Grossesse et allaitement : non tératogène mais innocuité non établie.

Éruptions cutanées plus fréquentes au cours d'une infection à CMV, du psoriasis, de leucémie lymphoïde.

Insuffisance rénale : adapter la dose d'**amoxicilline** à la clairance de la créatinine : 1 g puis 500 mg toutes les 12 h (< 30 mL/min) ou 250 mg toutes les 12 h (< 10 mL/min).

> Ne pas dépasser 750 mg/j d'**acide clavulanique** *per os* ou 1 200 mg/j par voie IV ni 4 g/j de **sulbactam** chez l'adulte ou 75 mg/kg/j chez l'enfant.

Effets indésirables

Cf. **Aminopénicillines.**

Troubles digestifs : plus fréquents qu'avec une **aminopénicilline** seule.

Hépatites cholestatiques liées à l'**acide clavulanique**.

Interactions médicamenteuses

Synergie avec les **aminosides**.

Allopurinol et **tisopurine** (éruption cutanée).

PÉNICILLINES M : ANTISTAPHYLOCOCCIQUES

Cloxacilline

ORBÉNINE					
Forme orale : 25-50 mg/kg/j sans dépasser 3-4 g/j en 3 prises/j Forme IV : - curatif : A. 8-12 g/j et E. 100-200 mg/kg/j ≤12 g/j en 4-6 perf/j - préventif : 2 g avant puis 1 g toutes les 2 h durant l'intervention	10 fl. 1 g (IV) 16 gél. 500 mg	HOP 7,89	I I	 65 %	 0,49

■ Oxacilline

BRISTOPEN					
Curatif : A. 8-12 g/j et E. 100-200 mg/kg/j ≤12 g/j en 4-6 perf/j Préventif : 2 g avant puis 1 g toutes les 2 h durant l'intervention	1 fl. 1 g IV + amp. 5 mL	2,70	I	65 %	2,70

Propriétés

Pénicillines antistaphylococciques bactéricides qui résistent à l'hydrolyse de la pénicillinase staphylococcique présente chez plus de 95 % des souches en ville.

Les recommandations posologiques antérieures présentaient des risques de sous-dosages et donc d'échecs tout en favorisant la sélection de souches résistantes. Les réévaluations posologiques ont ménées au retrait du *BRISTOPEN per os* en raison de l'incompatibilité des profils cinétiques et des containtes de ces formes pharmaceutiques avec les nouvelles posologies. Par ailleurs, la voie IM est abandonnée à la fois pour le *BRISTOPEN* et l'*ORBÉNINE*.

Pharmacocinétique

Usage *per os*, à distance des repas, biodisponibilité de 50 % pour la **cloxacilline**, distribution comparable à la **pénicilline G**, faible métabolisation hépatique (**cloxacilline** 20 %), élimination rénale prépondérante sous forme active, passage transplacentaire.

Microbiologie

Espèces sensibles : staphylocoque méti-S (y compris producteur de pénicillinase), streptocoques (sauf entérocoques et streptocoques du groupe D), *Clostridium perfringens*.

Résistance naturelle : entérocoques, streptocoques du groupe D, bacilles gram-négatifs, *Legionella, Mycoplasma, Chlamydiae, Rickettsiae, Mycobacterium, Bacteroides*.

Résistance acquise : staphylocoque méti-R (1 % des souches en ville mais jusqu'à 50 % dans certains services hospitaliers).

Indications

La forme orale est réservée au traitement des infections cutanées peu sévères dues aux staphylocoques et/ou aux streptocoques sensibles.

La forme IV garde ses indications antérieures (en association dans les infections sévères) :

- septicémies et endocardites à staphylocoques méti-S ;
- infections cutanées et des parties molles à staphylocoques méti-S ;
- infections osseuses et ostéo-articulaires à staphylocoques méti-S (préférer des antibiotiques avec une meilleure pénétration osseuse) ;
- staphylococcie pleuropulmonaire ;
- traitement préventif des infections postopératoires en neuro-chirurgie.

Contre-indications

Allergie aux bêtalactamines.

Précautions d'emploi

Tenir compte du risque d'allergie croisée avec les **céphalosporines**.

Insuffisance rénale : adaptation des doses à la clairance de créatinine :

- 30-10 mL/min : 30 mg/kg toutes les 4 à 6 h ;
- < 10 mL/min et hémodialyse : 30 mg/kg toutes les 12 h.

Insuffisance hépatocellulaire : demi-vie sérique augmentée pour la **cloxacilline**.

Apports sodés : 2,2 mmol de Na^+ par g d'**oxacilline** et de la **cloxacilline**.

Effets indésirables

Réactions allergiques : exanthème maculopapuleux, urticaire, œdème de Quincke, fièvre, vascularite, éosinophilie, cytopénie, syndrome de Stevens-Johnson, choc anaphylactique.

Troubles digestifs : nausées, vomissements, diarrhée.

Rares : hépatites, néphrites interstitielles aiguës.

Interactions médicamenteuses

Synergie avec la **fosfomycine** en particulier sur *Staphylococcus aureus*, augmentation de la bactéricidie en association avec les **aminosides**.

Certaines souches de staphylocoques ont acquis une résistance à l'ensemble des bêtalactamines appelée communément résistance à la méticilline (méti-R). Il s'agit d'une résistance par modification de la cible (PLP) des bêtalactamines et non par la production de bêtalactamase (**acide clavulanique** inefficace). Les souches méti-R sont fréquemment résistantes à d'autres antibiotiques (**fluoroquinolones**, **aminosides**, **macrolides**, etc.) et se rencontrent quasi exclusivement en milieu hospitalier. En cas de suspicion d'infection à staphylocoque méti-R, il faut utiliser un glycopeptide en première intention (**vancomycine**), puis adapter le traitement à l'antibiogramme.

CARBOXYPÉNICILLINES

- **Ticarcilline**

TICARPEN					
En 3 à 8 inj. IV de 3 à 4 min, perf. de 20 à 30 min ou IM A. : 250 mg/kg/j E. : 300 mg/kg/j N. : 225 à 300 mg/kg/j	1 fl. 5 g (IV)	12,84	I	65 %	12,84

- **Ticarcilline + acide clavulanique**

CLAVENTIN					
En 3 à 6 inj. IV de 3 à 4 min ou perf. de 20 à 30 min A. : 12 à 15 g/j de **ticarcilline** (max. 250 mg/kg/j) Ne pas dépasser plus de 200 mg d'**ac. clav.** par inj. E. : 225 à 300 mg/kg/j de **ticarcilline** Ne pas dépasser plus de 5 mg/kg d'**ac. clav.** par inj.	10 fl. 3 g + **ac. clav.** 200 mg 1 fl. 5 g + **ac. clav.** 200 mg	91,83 13,26	I I	65 % 65 %	9,18 13,26

Propriétés

Pénicilline à large spectre, active sur *Pseudomonas*, hydrolysée relativement stable à l'activité des céphalosporinases. Son spectre d'action n'inclut pas les entérocoques à la différence des **acyluréidopénicillines** (**pipéracilline**).

Pharmacocinétique

Voie parentérale stricte, diffusion dans tout l'organisme y compris le LCR (sauf l'**acide clavulanique**), pas de métabolisation pour la **ticarcilline**, élimination rénale (> 80 %).

Microbiologie

Spectre antibactérien des **aminopénicillines** étendu aux entérobactéries naturellement productrices de céphalosporinases *(Enterobacter, Citrobacter freundii, Serratia, Proteus* indole-positif, *Providencia, Morganella), Pseudomonas aeruginosa, Acinetobacter*, bacilles anaérobies gram-négatifs *(Bacteroides fragilis, Fusobacterium).*

Résistance naturelle : entérocoque, *Klebsiella, Yersinia enterocolitica, Pseudomonas putida et cepacia, Xanthomonas maltophila, Moraxella catharralis, Flavobacterium, Nocardia.*

Résistance acquise : staphylocoque producteur de pénicillinase (> 80 %) ou méti-R, pneumocoque de sensibilité diminuée à la pénicilline, *Enterococcus faecium* (50 %), *E. coli* (20 %), *Proteus mirabilis* (10-25 %), *Providencia* (> 50 %), *Salmonella* et *Shigella* (5-20 %) *Enterobacter* (> 30 %), *Serratia* (> 30 %), *C. freundii* (40-50 %), *Morganella* (5-10 %), *P. aeruginosa* (30 %), *Acinetobacter* (40-60 %).

> De nombreux bacilles gram-négatifs produisent une bêtalactamase (pénicillinase) hydrolysant la **ticarcilline** (voir ci-dessus). L'association d'**acide clavulanique** permet de restaurer l'activité de la **ticarcilline** vis-à-vis de ces bactéries. En raison de son très large spectre d'action, **ticarcilline-acide clavulanique** induit une pression de sélection qui peut conduire à l'émergence de bactéries multirésistantes. Sa prescription doit être parcimonieuse, mûrement réfléchie et adaptée à l'antibiogramme.

Indications

- Infection plurimicrobienne gynécologique ou digestive (mais absence d'activité sur l'entérocoque).
- Fièvre chez le neutropénique (préférer l'association **ticarcilline-acide clavulanique** en raison de la fréquence des bacilles gram-négatifs producteurs de bêtalactamases).
- Infection à *Pseudomonas aeruginosa* sensible.

Contre-indications

Allergie aux bêtalactamines ou à l'**acide clavulanique**.

Précautions d'emploi

Grossesse et allaitement : non tératogène mais innocuité non établie de l'**acide clavulanique**.

Insuffisance rénale : adapter la dose de **ticarcilline** à la clairance de la créatinine :

- 60 à 30 mL/min : 5 g toutes les 8 h ;
- 30 à 10 mL/min : 5 g toutes les 12 h ;
- < 10 mL/min : 2 g par 24 h ;
- hémodialyse : 2 g en fin de séance.

Ticarcilline-acide clavulanique :

- 30 à 10 mL/min : 3 g/200 mg toutes les 12 h ;
- < 10 mL/min : 1,5 g/100 mg toutes les 12 h ;
- hémodialyse : 3 g/200 mg en fin de séance.

Apports sodés : 5,2 mmol de Na^+ par g de **ticarcilline**.

Effets indésirables

Réactions allergiques, troubles digestifs et toxicité neurologique (*cf.* **Aminopénicillines**).

Rares : élévation transitoire des phosphatases alcalines et des transaminases, néphrite. interstitielle aiguë, neutropénie, anémie hémolytique à Coombs direct positif, hépatites.

Interactions médicamenteuses

Synergie avec les **aminosides** (et l'**acide clavulanique**).

ACYLURÉIDOPÉNICILLINES

■ Pipéracilline

PIPÉRACILLINE PANPHARMA				
En 3 perfusions IV de 30 min A. : 200 mg/kg/j E. : 200 à 300 mg/kg/j	1 inj. 1 g 1 inj. 4 g 10 inj. 4 g	HOP HOP HOP	I I	

■ Pipéracilline + tazobactam

TAZOCILLINE					
En 3 perfusions IV de 30 min A. et E. > 12 ans : 12 à 16 g/j	1 fl. 2 g + 250 mg tazocilline	12,34	I	65 %	12,34
	1 fl. 4 g + 500 mg tazocilline	20,88	I	65 %	20,88

Propriétés

Pénicilline à large spectre, active sur *Pseudomonas aeruginosa* et les entérocoques, relativement stable à l'hydrolyse des céphalosporinases.

Pharmacocinétique

Voie parentérale stricte, bonne diffusion tissulaire (y compris le LCR sauf pour le **tazobactam**), pas de métabolisation (métabolite inactif pour le **tazobactam**), élimination rénale (60-70 %) et biliaire (20-30 %).

Microbiologie

Espèces sensibles : spectre antibactérien des **aminopénicillines** étendu aux entérobactéries produisant naturellement une céphalosporinase (*Enterobacter, Citrobacter freundii, Serratia, Proteus indole-positif, Providencia, Morganella morganii*), *Pseudomonas aeruginosa, Acinetobacter*, bacilles anaérobies gram-négatifs (*Bacteroides fragilis, Fusobacterium*).

Résistance naturelle : *Citrobacter diversus*, Klebsiella, *Pseudomonas putida*et *cepacia, Xanthomonas maltophila, Nocardia.*

Résistance acquise : staphylocoque producteur de pénicillinase (> 80 %) ou méti-R, pneumocoque de sensibilité diminuée à la **pénicilline**, *Enterococcus faecium* (50 %), entérobactérie (*E. coli* (20 %), *P. mirabilis* (10-25 %), *Providencia* (> 50 %), *Salmonella et Shigella* (5-20 %) *Enterobacter* (> 30 %), *Serratia* (> 30 %), *C. freundii* (40-50 %), *M. morganii* (5-10 %), *Providencia, P. aeruginosa* (30 %), *Acinetobacter* (40-60 %).

> De nombreux bacilles gram-négatifs produisent une bêtalactamase (pénicillinase) hydrolysant la **pipéracilline** (voir ci-dessus). L'association du **tazobactam** permet de restaurer l'activité de la **pipéracilline** vis-à-vis de ces bactéries. En raison de son très large spectre d'action, **pipéracilline-tazobactam** induit une pression de sélection qui peut conduire à l'émergence de bactéries multirésistantes. Sa prescription doit être parcimonieuse, mûrement réfléchie et adaptée à l'antibiogramme.

Indications

- Fièvre chez le neutropénique (préférer l'association **pipéracilline-tazobactam** en raison de la fréquence des bacilles gram-négatifs producteurs de bêtalactamases hydrolysant les **pénicillines**).
- Infections plurimicrobiennes (gynécologique, digestive, etc.).
- Infections à *Pseudomonas aeruginosa* ou à *Acinetobacter sensible.*

Contre-indications

Allergie aux bêtalactamines ou au **tazobactam**.

Précautions d'emploi

Insuffisance rénale : adapter les doses de **pipéracilline** à la clairance de la créatinine ; < 20 mL/min : 4 g toutes les 12 h. **Mezlocilline** : < 40 mL/min doubler l'intervalle entre deux doses ; < 10 mL/min ou tripler l'intervalle entre deux doses. **Pipéracilline-tazobactam** ; 40 à 20 mL/min : 12 g/1,5 g en 3 injections ; < 20 mL/min 8 g/1 g en 2 injections.

Apports sodés : 1,85 mmol de Na^+ par g de **pipéracilline**, 2,35 mmol de Na^+ par g de **pipéracilline-tazobactam**.

Effets indésirables

Réactions allergiques et troubles digestifs communs avec l'**amoxicilline** (dont risque de colite pseudo-membraneuse et sélection de germes résistants).
Risque d'hypokaliémie.
Rares : élévation transitoire des transaminases, néphrite interstitielle aiguë, neutropénie, anémie hémolytique à Coombs direct positif.

Risque de fausse positivité de la recherche d'antigène aspergillaire sérique. Contrôle à l'arrêt de l'antibiotique.

Interactions médicamenteuses

Diminution de l'efficacité des **aminosides**, des **contraceptifs oraux** et des **anticoagulants** oraux, antagonisme avec la **céfoxitine** sur *Pseudomonas*, augmentation du blocage neuromusculaire sous **vécuronium**.

MONOBACTAM

- **Aztréonam**

AZACTAM					
En 2 à 3 perf. IV A. : 2 à 8 g/j En 1 à 2 inj. IM A. : 1 à 2 g/j	1 fl. 1 g	22,37	I	65 %	22,37
CAYSTON					
Mucoviscidose : infections pulmonaires chroniques à *Pseudomonas aeruginosa* 75 mg x 3/j pdt 28 j	84 inhal. 75 mg + 88 amp. + nébulis.	2205,64	I	65 %	26,26

Propriétés

Antibiotique bactéricide de la famille **bêtalactamines** dont le spectre est limité aux bactéries gram-négatives.

Pharmacocinétique

Voie parentérale, bonne diffusion tissulaire (y compris le LCR), faible métabolisation (6-7 %), élimination rénale prépondérante (> 75 %).

Microbiologie

Espèces sensibles : *Neisseria, Escherichia coli, Shigella, Salmonella, Proteus mirabilis, Klebsiella, Enterobacter, Citrobacter, Proteus* indole-positif, *Providencia, Morganella morganii, Serratia, Yersinia, Pseudomonas aeruginosa, Campylobacter, Moraxella catharralis, Haemophilus.*
Résistance naturelle : cocci gram-positif, *Acinetobacter, Xanthomonas maltophila, Pseudomonas cepacia, Mycoplasma, Chlamydiae, Rickettsiae, Legionella, Mycobacterium, Nocardia,* anaérobies.
Résistance acquise : *Enterobacter, Pseudomonas aeruginosa.*

Indications

- Infections nosocomiales abdominales, urinaires, gynécologiques, cutanées et pulmonaires à bacille gram-négatif.
- Septicémies et sepsis grave nosocomial (en réanimation).
- Fièvre chez le neutropénique.
- *CAYSTON* : infections pulmonaires chroniques à *Pseudomonas aeruginosa* chez les patients atteints de mucoviscidose âgés de 18 ans et plus.

Contre-indications

Allergie aux **monobactams**.

Précautions d'emploi

Insuffisance rénale : adapter les doses à la clairance de la créatinine :

- < 30 mL/min : 1/2 dose ;
- < 10 mL/min : 1/4 de dose ;
- hémodialyse : 7,5 mg/kg en fin de séance.

Effets indésirables

Douleurs et thrombophlébite au point d'injection.
Réactions allergiques : exanthème maculopapuleux, urticaire, œdème de Quincke, fièvre, vascularite, éosinophilie, cytopénie, choc anaphylactique.
Troubles digestifs : nausées, vomissements, diarrhées, candidose, colites pseudomembraneuses.
Rares : saignements, hypoprothrombinémie, élévation transitoire des transaminases.

Interactions médicamenteuses

Aminosides (diminution de leur efficacité en cas d'insuffisance rénale très sévère).
Contraceptifs oraux (diminution de leur efficacité).

CARBAPÉNÈMES

Imipénem + cilastatine

TIENAM					
En 3 à 4 perfusions IV A. et E. > 40 kg : 1 à 4 g/j En 4 perfusions IV E. < 40 kg et N. > 3 mois : 60 mg/kg/j	1 fl. 500 mg + cilastatine 500 mg	17,49	I	65 %	17,49

Méropénem

MERONEM					
A. : 500 mg à 1 g x 3/j E. : 10 à 40 mg/kg x 3/j	10 fl. pdre 1 g sol. inj. IV	344,06	I	65 %	34,41

Ertapénem

INVANZ					
13 à 17 ans : 1g/j en 1 inj. 3 mois à 12 ans : 15 mg/kg/j en 2 inj. sans dépasser 1g/j	1 fl. pdre 1 g sol. perf.	HOP	I		

Propriétés

Antibiotique bactéricide de la famille **bêtalactamines** dont le spectre très large inclut la totalité des germes rencontrés en pratique quotidienne y compris la plupart des bactéries productrices de bêtalactamases. La **cilastatine** prévient l'inactivation rénale de l'**imipénem** et rétablit des concentrations urinaires thérapeutiques.

En raison de leur large spectre d'action, les **carbapénèmes** induisent une pression de sélection qui peut conduire à l'émergence de bactéries multirésistantes. Leur prescription doit être parcimonieuse et mûrement réfléchie.

Pharmacocinétique

Voie parentérale, bonne diffusion tissulaire (y compris le LCR), métabolisation entre 20 et 30 %, élimination rénale prépondérante (90 % dont 75 % sous forme active).

Microbiologie

Espèces sensibles : bactéries gram-positives (staphylocoques méti-S, streptocoques, pneumocoques, entérocoques, *Listeria*), bactéries gram-négatives (*Neisseria, Moraxella catharralis, Brucella, Haemophilus*), entérobactéries (*Escherichia coli, Klebsiella, Enterobacter, Citrobacter freundii, Salmonella, Shigella, Proteus, Providencia, Morganella, Serratia,*

Yersinia, Campylobacter), *Pseudomonas aeruginosa, Acinetobacter*, anaérobies (*Peptococcus, Peptostreptococcus, Veillonella, Clostridium, Bacteroides, Fusobacterium*). Résistance naturelle : *Citrobacter diversus, Enterococcus faecium, corynébactéries JK, Xanthomonas maltophila, Pseudomonas cepacia, Mycoplasma, Chlamydiae, Rickettsiae, Legionella pneumophila, Mycobacterium, Nocardia.*

Résistance acquise : staphylocoque méti-R, entérobactéries (exceptionnel), *Pseudomonas aeruginosa, Acinetobacter.*

Indications

- Infections nosocomiales (ex. : abdominales, urinaires, gynécologiques, pulmonaires).
- Septicémies et sepsis grave nosocomiaux (en réanimation).
- Infections à germes multirésistants : *Pseudomonas* résistant à la **ceftazidime**, *Acinetobacter*, entérobactéries productrices de bêtalactamases à spectre étendu ou hyperproductrices de céphalosporinases (adapter à l'antibiogramme).
- Infections plurimicrobiennes.
- Fièvre chez le neutropénique en cas de suspicion de germe résistant à la **ceftazidime**.

Contre-indications

Allergie aux bêtalactamines ou à la **cilastatine**.

Précautions d'emploi

Allergie croisée avec les **céphalosporines** dans 2 % des cas.

Insuffisance rénale : adapter les doses à la clairance de la créatinine :

- 70 à 30 mL/min : 500 mg toutes les 6 à 8 h ;
- 30 à 10 mL/min : 500 mg toutes les 8 à 12 h ;
- < 10 à 5 mL/min : 250 à 500 mg toutes les 12 h ;
- hémodialyse : 7,5 à 15 mg/kg en fin de séance.

Effets indésirables

Douleurs et thrombophlébite au point d'injection. Réactions allergiques : exanthème maculo-papuleux, urticaire, œdème de Quincke, fièvre, vascularite, éosinophilie, cytopénie, choc anaphylactique. Troubles digestifs : nausées, vomissements, diarrhées, colites pseudo-membraneuses, candidose. Rares : neutropénie, anémie hémolytique, élévation transitoire des transaminases, des phosphatases alcalines, néphrite interstitielle aiguë, confusion, convulsions, encéphalopathie dépendante de la dose.

Interactions médicamenteuses

Aminosides (diminution de leur efficacité en cas d'insuffisance rénale très sévère), augmentation de la ciclosporinémie, **ganciclovir** (convulsions).

CÉPHALOSPORINES – CÉPHALOSPORINES DE 1RE GÉNÉRATION

■ Céfaclor

ALFATIL					
En 3 prises *per os* A. 750 mg à 1 500 mg/j E. et N. : 20 mg/kg/j	12 c-mes. 125 mg 12 c-mes. 250 mg 12 gél. 250 mg	3,82 5,57 7,71	I I I	65 % 65 % 65 %	0,32 0,46 0,64
ALFATIL LP					
En 2 prises *per os*après les repas A. : 750 à 1 000 mg/	8 cp. 375 mg 8 cp. 500 mg	9,92 11,66	I I	65 % 65 %	1,24 1,46

Céfradine

DEXEF					
En 2 à 3 prises *per os* A. : 2 g/j E. : 50 à 100 mg/kg/j	12 gél. 500 mg	5,52	I	65 %	0,46

Céfadroxil

ORACÉFAL					
En 2 prises *per os* A. : 2 g/j E. et N. : 50 mg/kg/j	6 cp. 1 g dispersibles 12 gél. 500 mg 12 c-mes. 125 mg 12 c-mes. 250 mg 12 c-mes. 500 mg	5,25 5,74 2,42 3,64 5,65	I I I I I	65 % 65 % 65 % 65 % 65 %	0,88 0,48 0,20 0,30 0,47

Céfalexine

KEFORAL					
En 2 ou 3 prises *per os* A. : 2 à 3 g/j E. et N. : 25 à 50 mg/kg/j	10 cp. séc. 500 mg 6 cp. séc. 1 g 12 c-mes. 250 mg	4,84 5,80 4,10	I I I	65 % 65 % 65 %	0,48 0,97 0,34

Céfazoline

CÉFAZOLINE PANPHARMA					
En 2 à 3 inj. IV A. : 1,5 à 3 g/j E. et N. : 25 à 50 mg/kg/j	25 fl. 1 g IV 25 fl. 2 g IV	HOP HOP	I I		
CÉFAZOLINE MYLAN					
En 2 à 3 inj. IM ou IV A. : 1,5 à 3 g/j E. et N. : 25 à 50 mg/kg/j	1 fl. 2 g IV/IM	HOP	I		

Propriétés

Antibiotiques bactéricides de la famille des bêtalactamines souvent prescrits dans les infections ORL communautaires non compliquées.

Pharmacocinétique

Usage *per os* (biodisponibilité entre 75 et plus de 90 %, tolérance dépendante de la dose) ou par voie parentérale, large distribution (sauf le LCR), faible métabolisation, élimination essentiellement rénale, passage placentaire et dans le lait maternel.

Microbiologie

Espèces sensibles : staphylocoque méti-S, streptocoque, pneumocoque sensible à la **pénicilline**, *Neisseria, Corynebacterium, Escherichia coli, Klebsiella pneumoniae, Citrobacter diversus, Salmonella, Shigella, Proteus mirabilis, Moraxella catarrhalis, Haemophilus influenzae, Peptococcus, Peptostreptococcus, Treponema, Leptospira.*

Résistance naturelle : entérocoque, *Listeria, Enterobacter, Citrobacter freundii, Proteus*-indole-positif, *Providencia, Serratia, Pseudomonas, Acinetobacter, Campylobacter, Clostridium dif-*

ficile, Bacteroides, Mycoplasma, Chlamydiae, Rickettsiae, Legionella pneumophila, Mycobacterium.
Résistance acquise : staphylocoque méti-R, pneumocoque résistant à la pénicilline, toute entérobactérie, *Haemophilus influenzae, Moraxella catarrhalis.*

Indications

- Infections ORL (risque d'échec en cas d'infection à *H. influenzae* ou à *M. catarrhalis*).
- Infections cutanées et des tissus mous à staphylocoque méti-S ou à streptocoque.
- Infections à entérobactéries sensibles (ex. : *E. coli, P. mirabilis*).

Contre-indications

Allergie aux bêtalactamines (2 % d'allergie croisée avec les **pénicillines**).
Méningites.
Infections à entérocoques.

Précautions d'emploi

Insuffisance rénale : adapter la dose à la clairance de la créatinine (*cf.* tableau, p. 777).

Effets indésirables

Douleur au point d'injection, thrombophlébite
Réactions allergiques : exanthème maculopapuleux, urticaire, œdème de Quincke, fièvre, vascularite, éosinophilie, cytopénie, syndrome de Stevens-Johnson, maladie sérique, choc anaphylactique.
Troubles digestifs : nausées, vomissements, diarrhées, candidose, colites pseudomembraneuses.
Toxicité neurologique (à fortes doses et favorisée par une insuffisance rénale) : convulsions, encéphalopathie.
Troubles hématologiques (rares) : neutropénie, anémie hémolytique à Coombs direct positif, troubles de la coagulation, agranulocytose ou pancytopénie (exceptionnelles).
Rares : élévation transitoire des transaminases, néphrite interstitielle aiguë.

Interactions médicamenteuses

Médicaments néphrotoxiques.

Posologie des* céphalosporines de 1re génération *chez l'insuffisant rénal

CÉPHALOSPORINES DE 1re GÉNÉRATION	DOSE ET INTERVALLE ENTRE CHAQUE INJECTION EN FONCTION DE LA CLAIRANCE DE LA CRÉATININE (mL/min)		DOSE APRÈS HÉMODIALYSE
	30-10	< 10 et anurie	
Céfaclor	250 mg/12 h	250 mg/24 h	cf. anurie
Céfadroxil	7,5 mg/kg/12-24 h	15 mg/kg/48 h	7,5 mg/kg
Céfalexine	7,5 mg/kg/12-24 h	7,5 mg/kg/24-48 h	7,5 mg/kg
Céfradine	4-8 mg/kg/6-12 h	4 mg/kg/12 h	15 mg/kg
Céfazoline	7,5-15 mg/kg/24 h	15 mg/kg/48 h	15 mg/kg

CÉPHALOSPORINES DE 2E GÉNÉRATION

■ Céfuroxime axetil

ZINNAT					
A. : 500 à 1 000 mg/j E. : 20 à 30 mg/kg/j (max. : 500 mg/j) En 2 prises *per os* après les repas	8 cp. 125 mg 8 cp. 250 mg 8 sach. 125 mg 8 c-mes. 125 mg 16 c-mes. 125 mg	5,28 7,79 7,79 6,34 10,95	I I I I I	65 % 65 % 65 % 65 % 65 %	0,66 0,97 0,97 0,79 0,68
ZINNAT injectable En 2 à 4 inj. IV ou IM A. : 1 à 1,5 g/j E. et N. : 30 à 60 mg/kg/j	1 fl. 250 mg IM/IV 1 fl. 750 mg IM/IV 2 fl. 750 mg/3 mL IM 1 fl. 1,5 g (perf.)	HOP HOP 6,62 HOP	I I I I	 65 % 	 3,31

■ Céfamandole

CÉFAMANDOLE PANPHARMA					
En 3 à 4 inj. IV ou IM A. : 3 g/j E. : 50 mg/kg/j	10 fl. 750 mg	HOP	I		

Propriétés

Antibiotiques de la famille des bêtalactamines caractérisés par une meilleure activité que les **céphalosporines de 1re génération** sur les entérobactéries, *Haemophilus influenzae* et *Moraxella catarrhalis.*

Pharmacocinétique

Usage *per os* (biodisponibilité 30-50 % pour le **céfuroxime axetil**) ou par voie parentérale, large distribution (faible dans le LCR), absence de métabolisation, élimination essentiellement rénale, passage placentaire et dans le lait maternel.

Microbiologie

Espèces sensibles : staphylocoque méti-S, streptocoques, pneumocoque sensible à la pénicilline, *Neisseria, Corynebacterium, Escherichia coli, Proteus mirabilis, Klebsiella, Salmonella, Shigella, Enterobacter, Citrobacter, Providencia, M. catarrhalis, H. influenzae, Peptococcus, Peptostreptococcus, Treponema, Leptospira.*

Résistance naturelle : entérocoque, *Listeria, Serratia, Proteus vulgaris, Morganella, Pseudomonas, Acinetobacter, Campylobacter, Clostridium difficile, Bacteroides, Mycoplasma, Chlamydiae, Rickettsiae, Legionella pneumophila, Mycobacterium.*

Résistance acquise : staphylocoque méti-R, pneumocoque résistant à la **pénicilline**, toute entérobactérie.

Indications

- Infections ORL communautaires.
- Infections bronchiques (y compris chez le bronchopathe chronique) et pneumopathies communautaires à pyogènes.
- Infections communautaires de la peau et des parties molles.
- Infections urinaires non compliquées.
- Infections à staphylocoques méti-S (**céfamandole**).

Dans les infections à entérobactérie naturellement sécrétrice de céphalosporinase (encore appelée bêtalactamase de classe C) comme *Enterobacter, Citrobacter, Proteus*indole-positif, *Providencia, Morganella, Serratia,* il est recommandé d'utiliser une **céphalosporine de 3e génération** associée à un **aminoside** ou une **fluoroquinolone**.

Contre-indications

Allergie aux bêtalactamines.
Grossesse et allaitement (formes orales).

Précautions d'emploi

Insuffisance rénale : *cf.* tableau, p. 780.
Apports sodés : 1,8 mmol de Na^+ par 750 mg de **céfuroxime** ; 2,2 mmol de Na^+ par g de **céfoxitine** ; 2,5 mmol de Na^+ par 750 mg de **céfamandole**.

Effets indésirables

Douleur au point d'injection, thrombophlébite.
Réactions allergiques : exanthème maculopapuleux, urticaire, œdème de Quincke, fièvre, vascularite, éosinophilie, cytopénie, choc anaphylactique.
Troubles digestifs : nausées, vomissements, diarrhées, candidose, colites pseudomembraneuses.
Troubles hématologiques (rares) : neutropénie, anémie hémolytique à Coombs direct positif, troubles de la coagulation par diminution de la vitamine K (**céfamandole**).
Rares : élévations transitoires des transaminases, des phosphatases alcalines, des LDH et de la bilirubine, néphrite interstitielle aiguë.

Interactions médicamenteuses

Furosémide : augmentation des effets indésirables.
Anticoagulants, **antiagrégants** : augmentation du risque de saignement (**céfamandole**), effet antabuse (**céfamandole**).
Médicaments néphrotoxiques.

■ Céfoxitine

CEFOXITINE PANPHARMA				
En 3 inj. IV ou IM A. : 3 à 6 g/j	25 fl. 1 g 25 fl. 2 g	HOP HOP	I I	

Propriétés

Céphalosporines de 2e génération (de type **ceptamycine**) caractérisées par leur résistance à l'hydrolyse de certaines bêtalactamases mais peu utilisées en raison de leur toxicité.

Pharmacocinétique

Usage par voie parentérale, large distribution (sauf le LCR), absence de métabolisation, élimination essentiellement rénale, passage placentaire et dans le lait maternel.

Microbiologie

Espèces sensibles : staphylocoque méti-S, streptocoque, pneumocoque sensible à la pénicilline, *Neisseria, Corynebacterium, Escherichia coli, Klebsiella, Salmonella, Shigella, Proteus mirabilis, Providencia, Serratia, Moraxella catarrhalis, Haemophilus influenzae.*
Résistance naturelle : entérocoque, *Listeria, Enterobacter, Citrobacter, Morganella, Pseudomonas, Acinetobacter, Campylobacter, Clostridium difficile, Mycoplasma, Chlamydiae, Rickettsiae, Legionella pneumophila, Mycobacterium.*
Résistance acquise : staphylocoque méti-R, pneumocoque résistant à la **pénicilline**, toute entérobactérie.

Indications

- Infections communautaires abdominales, pelviennes et gynécologiques.
- Infections d'ulcères de décubitus, du pied diabétique et des parties molles.
- Infection urinaire à entérobactérie productrice de bêtalactamase à spectre étendu ne touchant pas les **céphamycines**.

Contre-indications

Allergie aux bêtalactamines.
Méningites.

Précautions d'emploi

Insuffisance rénale : adapter la dose à la clairance de la créatinine (*cf.* tableau, p. 780).
Troubles de la coagulation.
Insuffisance hépatique.

Apports sodés : 2,2 mmol de Na^+ par g de **céfoxitine.**

Effets indésirables

Douleur au point d'injection, thrombophlébite.

Réactions allergiques : exanthème maculopapuleux, urticaire, œdème de Quincke, fièvre, vascularite, éosinophilie, cytopénie, choc anaphylactique.

Troubles digestifs : nausées, vomissements, diarrhées, colites pseudo-membraneuses, candidose.

Troubles hématologiques : troubles de la coagulation par diminution de l'absorption de la vitamine K (3,2 %), neutropénie (2 %), anémie hémolytique à Coombs direct positif (0,4-3 %), modifications de l'hémoglobine (6,7 %).

Rares : élévations transitoires des transaminases, des phosphatases alcalines, des LDH et de la bilirubine, néphrite interstitielle aiguë, élévation de la créatininémie.

Interactions médicamenteuses

Anticoagulants, antiagrégants : augmentation du risque de saignement.

Médicaments néphrotoxiques.

Posologie des* céphalosporines de 2e génération *chez l'insuffisant rénal

CÉPHALOSPORINE DE 2^E^ GÉNÉRATION	DOSE ET INTERVALLE ENTRE CHAQUE INJECTION EN FONCTION DE LA CLAIRANCE DE LA CRÉATININE (mL/min)		DOSE APRÈS HÉMODIALYSE
	30-10	< 10 et anurie	
Céfamandole	7,5-15 mg/kg/12-24 h	7,5-15 mg/kg/24-48 h	15 mg/kg
Céfuroxime	15 mg/kg/24 h	7,5-15 mg/kg/36 h	15 mg/kg
Céfuroxime axetil	7,5 mg/kg/24 h	7,5 mg/kg/48 h	idem anurie
Céfoxitine	7,5-30 mg/kg/12-24 h	7,5-15 mg/kg/24-48 h	1-2 g

CÉPHALOSPORINES DE 3^E^ GÉNÉRATION

Céphalosporines de 3e génération injectables

■ Céfotaxime

CEFOTAXIME MYLAN				
En 3 inj. IV lentes ou IM A. : 3 à 12 g/j E. et N. : 50 à 200 mg/kg/j	1 fl. 500 mg IV/IM 1 fl. 1 g IV/IM 1 fl. 2 g IV/IM	HOP HOP HOP	I I I	

■ Ceftriaxone

ROCÉPHINE					
En 1 inj. IV lente ou IM A. : 1 à 4 g/j E. et N. : 50 à 100 mg/kg/j	1 fl. 500 mg IV 1 fl. 500 mg IM ou SC + lidocaïne 1 fl. 1 g IV 1 fl. 1 g IM ou SC + lidocaïne	4,52 4,53 7,60 9,27	I I I I	65 % 65 % 65 % 65 %	4,52 4,53 7,60 9,27

Propriétés

Antibiotiques bactéricides de la famille des bêtalactamines caractérisés par une meilleure activité sur les bacilles gram-négatifs et les streptocoques que les **céphalosporines de 1re et 2e générations**.

Pharmacocinétique

Usage par voie parentérale, demi-vie de 8 h pour la **ceftriaxone** permettant une injection par jour, large distribution (y compris dans le LCR), métabolisation de 30-50 %, éliminations rénale et biliaire, passage placentaire et dans le lait maternel.

Microbiologie

Espèces sensibles : staphylocoque méti-S, streptocoques, pneumocoque (y compris de sensibilité diminuée à la pénicilline), *Neisseria, Corynebacterium, Escherichia coli, Klebsiella pneumoniae, Enterobacter, Citrobacter, Salmonella, Shigella, Proteus mirabilis, Providencia, Morganella, Serratia, Moraxella catarrhalis, Haemophilus influenzae, Treponema, Leptospira.*

Résistance naturelle : entérocoques, *Listeria, Pseudomonas, Acinetobacter, Campylobacter, Clostridium difficile, Mycoplasma, Chlamydiae, Rickettsiae, Legionella pneumophila, Mycobacterium.*

Résistance acquise : staphylocoque méti-R, toute entérobactérie hyperproductrice de céphalosporinase ou productrice de bêtalactamases à spectre étendu (BLSE).

Indications

- Méningites purulentes communautaires (sauf listériose).
- Pyélonéphrite aiguë (sauf entérocoque).
- Pneumopathies bactériennes communautaires (préférer **amoxicilline** (*CLAMOXYL*) ± **acide clavulanique** (*AUGMENTIN*).
- Infections communautaires des voies biliaires, du liquide d'ascite (en association).
- Bactériémies et septicémies (sauf suspicion d'entérocoques, d'entérobactérie hyperproductrice de céphalosporines ou de BLSE ou de *Pseudomonas*).
- Typhoïde, maladie de Lyme.
- Traitement minute de la gonococcie simple (**ceftriaxone** 250 à 500 mg en 1 injection).
- Infection nosocomiale pulmonaire ou urinaire à entérobactérie en début d'hospitalisation (sauf suspicion de souche hyperproductrice de céphalosporinase ou de BLSE).

Contre-indications

Allergie aux bêtalactamines.

Précautions d'emploi

Insuffisance rénale : adapter la dose à la clairance de la créatinine.

Insuffisance rénale (clairance)	Céfotaxime	Ceftriaxone
• 30-10 mL/min • < 10 mL/min	• 10 mg/kg/8 h • 7,5 mg/kg/8 h	• 15-30 mg/kg/24 h • 7-15 mg/kg/24 h
Hémodialyse	15 mg/kg en fin de dialyse	1 g en fin de dialyse

Apports sodés : 2,1 mmol de Na^+ par g de **céfotaxime** et 3,6 mmol de Na^+ par g de **ceftriaxone**.

> Des études ont suggéré que l'élimination principalement biliaire de la **ceftriaxone** pourrait favoriser l'émergence de souches d'entérobactéries hyperproductrices de céphalosporinase. Il serait ainsi préférable d'utiliser le **céfotaxime** en première intention.

Effets indésirables

Douleurs au point d'injection.

Réactions allergiques : exanthème maculopapuleux, urticaire, œdème de Quincke, fièvre, vascularite, éosinophilie, cytopénie, choc anaphylactique.

Troubles digestifs : nausées, vomissements, diarrhées, colites pseudo-membraneuses, « pseudo-cholélithiase » (**ceftriaxone**), candidose.

Troubles hématologiques (rares) : neutropénie, anémie hémolytique à Coombs direct positif, thrombocytose.
Rares : élévation transitoire des transaminases, des phosphatases alcalines et de la bilirubine, néphrite interstitielle aiguë.

Réaction d'Herxheimer dans le traitement de la syphilis secondaire.

Interactions médicamenteuses

Aminosides et **colistine** : néphrotoxicité.

■ Ceftazidime

FORTUM					
En 3 inj. IV lentes ou IM A. : 3 à 6 g/j E. et N. : 50 à 200 mg/kg/j	1 fl. 250 mg 1 fl. 500 mg 1 fl. 1 g 1 fl. 2 g	4,08 6,47 12,40 24,25	I I I I	65 % 65 % 65 % 65 %	4,08 6,47 12,40 24,25
FORTUMSET					
Idem *FORTUM*	1 fl. 1 g pdre/1,182 g 1 fl. 2 g pdre/2,364 g	12,40 24,25	I I	65 % 65 %	12,40 24,25

Propriétés

Céphalosporine de 3e génération particulièrement active sur *Pseudomonas* et d'activité comparable au **céfotaxime** sur les entérobactéries.

Pharmacocinétique

Usage par voie parentérale, large distribution (y compris dans le LCR), absence de métabolisation, élimination rénale prépondérante (80 à 90 %), passage placentaire et dans le lait maternel.

Microbiologie

Espèces sensibles : staphylocoque méti-S, streptocoques, pneumocoque (y compris de sensibilité réduite à la pénicilline), *Neisseria, Corynebacterium, Escherichia coli, Klebsiella pneumoniae, Enterobacter, Citrobacter, Salmonella, Shigella, Proteus mirabilis, Providencia, Morganella, Serratia, Pseudomonas aeruginosa, Pseudomonas cepacia, Pseudomonas fluorescens, Pseudomonas alcaligenes, Pseudomonas stutzeri, Moraxella catarrhalis, Haemophilus influenzae, Treponema, Leptospira.*
Résistance naturelle : entérocoque, *Listeria, Acinetobacter, Clostridium difficile, Mycoplasma, Chlamydiae, Rickettsiae, Legionella pneumophila, Mycobacterium.*

Résistance acquise : staphylocoque méti-R, entérobactéries hyperproductrices de **céphalosporines** ou productrices de bêtalactamases à spectre étendu (*Escherichia coli, Klebsiella, Enterobacter, Citrobacter, Proteus, Providencia, Morganella, Serratia*), *Pseudomonas* (> 10 % de souches résistantes), *Bacteroides fragilis* (40-60 %).

Indications

- Infections à *Pseudomonas* prouvée ou suspectée.
- Fièvre chez le neutropénique.
- Septicémie ou syndrome septique grave nosocomial (réanimation).
- Infections pulmonaires au cours de la mucoviscidose.

Contre-indications

Allergie aux bêtalactamines.
Grossesse et allaitement : innocuité non démontrée.

Précautions d'emploi

Insuffisance rénale : adapter les doses à la clairance de la créatinine :
- 30-10 mL/min : 15 mg/kg/24-36 h ;
- < 10 mL/min : 7,5 mg/kg/48 h ;
- hémodialyse : 15 mg/kg en fin de séance.

Apports sodés : 2,3 mmol de Na^+ par g de **ceftazidime**.

Effets indésirables

Douleurs au point d'injection, thrombophlébites. Réactions allergiques : exanthème maculo-papuleux, rash, urticaire, œdème de Quincke, fièvre, vascularite, éosinophilie, cytopénie, choc anaphylactique. Troubles digestifs : nausées, vomissements, diarrhées, colites pseudo-membraneuses, candidose. Troubles neurologiques : vertiges, paresthésies, maux de tête. Troubles hématologiques (rares) : neutropénie, anémie hémolytique à Coombs direct positif, thrombocytose. Rares : élévation transitoires des transaminases ou de la créatininémie néphrite interstitielle aiguë.

Interactions médicamenteuses

Aminosides (néphrotoxicité), **contraceptifs oraux** (diminution de leur efficacité), **antivitamines K** (augmentation du taux de prothrombine), **allopurinol** (augmente la fréquence des rashs).

■ Céfépime

AXEPIM					
En 2 à 3 inj. IV lente ou IM A. : 2 à 6 g/j	1 fl. 500 mg 1 fl. 1 g 1 fl. 2 g	12,72 16,51 26,90	I I I	65 % 65 % 65 %	12,72 16,51 26,90

Propriétés

Céphalosporines de 3e génération plus résistantes que le **céfotaxime** à l'hydrolyse des céphalosporinases naturellement produites par certaines entérobactéries (*Entrobacter, Citrobacter, Morganella*, etc.), modérément actives sur *Pseudomonas aeruginosa* et d'activité comparable au **céfotaxime** sur les cocci gram-positifs.

Pharmacocinétique

Usage par voie parentérale, large distribution (y compris dans le LCR), peu ou pas de métabolisation, élimination rénale prépondérante (75-90 %).

Microbiologie

Espèces sensibles : staphylocoque méti-S, streptocoques, pneumocoque (y compris de sensibilité réduite à la pénicilline), *Neisseria, Corynebacterium, Escherichia coli, Salmonella, Shigella, Proteus mirabilis, Klebsiella pneumoniae, Enterobacter, Citrobacter, Providencia, Morganella, Serratia, Pseudomonas aeruginosa, Moraxella catarrhalis, Haemophilus influenzae.*

Résistance naturelle : entérocoque, *Listeria, Clostridium difficile, Mycoplasma, Chlamydiae, Rickettsiae, Legionella pneumophila, Mycobacterium.*

Résistance acquise : staphylocoque méti-R, entérobactéries hyperproductrices de céphalosporines ou productrices de bêtalactamases à large spectre (*Escherichia coli, Klebsiella, Enterobacter, Citrobacter, Proteus, Providencia, Morganella, Serratia*), *Pseudomonas aeruginosa* (50 %).

Indications

À utiliser de préférence sur documentation bactériologique associé à un **aminoside** ou à une **fluoroquinolone.**

- Infections à *Enterobacter, Serratia, Citrobacter, Morganella, Proteus* indole-positif, *Providencia.*
- Fièvre chez le neutropénique.
- Septicémie ou syndrome septique grave nosocomial (réanimation).
- Suspicion de bactéries hyperproductices de céphalosporinases.

Contre-indications

Allergie aux bêtalactamines.

Précautions d'emploi

Insuffisance rénale : adapter la dose à la clairance de la créatinine (*cf.* Tableau ci-desous, p. 784).

Insuffisance rénale (clairance)	Céfépime	Cefpirome
• 50-30 mL/min • 30-10 mL/min • < 10 mL/min	• Pas de changement de dose • 1 à 2 g/j en une injection • 0,5 à 1 g/j	• 0,5 à 1 g/12 h • 0,5 à 1 g/ 24 h • 0,5 g/24 h
Hémodialyse	0,5 g en fin de séance	0,5 g en fin de séance

Effets indésirables

Réactions allergiques : réactions cutanées, rashs, urticaire, fièvre, éosinophilie.

Troubles digestifs : nausées, vomissements, diarrhées, colite pseudo-membraneuse (rare), candidose, élévation des transaminases.

Troubles neurologiques : sensations vertigineuses, modification du goût, acouphènes, maux de tête, vision brouillée, paresthésies.

Troubles hématologiques (rares) : neutropénie, anémie hémolytique, thrombocytopénie, granulocytopénie.

Rares : hypotension, ulcération buccale, augmentation de la créatinine.

Interactions médicamenteuses

Médicaments néphrotoxiques.

Céphalosporines de 3ᵉ génération orales

■ Céfixime

OROKEN					
En 2 prises *per os* au moment du repas A. : 400 mg/j E. > 6 mois : 8 à 16 mg/kg/j	8 cp. 200 mg 80 doses 40 mg susp. buv. 200 doses 100 mg susp. buv.	10,19 6,29 10,22	I I I	65 % 65 % 65 %	1,27 0,08 0,05

■ Cefpodoxime proxétil

ORELOX					
En 2 prises *per os* au moment du repas A. : 200 à 400 mg/j E. et N. : 8 mg/kg/j	10 cp. 100 mg 100 doses susp. buv. 40 mg/5 mL 200 doses susp. buv. 40 mg/5 mL	10,09 6,40 10,75	I I I	65 % 65 % 65 %	1,01 0,06 0,05

■ Céfotiam hexétil

TAKETIAM					
En 2 prises *per os* A. : 400 à 800 mg/j	10 cp. 200 mg	11,13	I	65 %	1,11
TEXODIL					
Idem *TAKETIAM*	10 cp. 200 mg	11,13	I	65 %	1,11

Propriétés

Céphalosporines de 3ᵉ génération administrables *per os* dont la pharmacocinétique ne permet pas une équivalence thérapeutique avec les formes injectables. Elles sont inefficaces dans les infections à staphylocoques ou à anaérobies et beaucoup moins actives que les **céphalosporines** injectables dans les infections à bacilles gram-négatifs.

Pharmacocinétique

Usage *per os*, biodisponibilité entre 40 et 55 %, distribution tissulaire modérée sauf dans le LCR (poumons, liquide pleural, muqueuses bronchique et amygdalienne) avec des concentrations tissulaires susceptibles d'être inférieures aux concentrations thérapeutiques (CMI), peu ou pas de métabolisation, éliminations rénale et biliaire, passage placentaire et dans le lait maternel.

Microbiologie

Espèces sensibles : streptocoques, pneumocoques (y compris de sensibilité réduite à la pénicilline), *Neisseria, Corynebacterium, Escherichia coli, Klebsiella pneumoniae, Enterobacter, Citrobacter, Salmonella, Shigella, Proteus mirabilis, Providencia, Morganella, Serratia, Moraxella catarrhalis, Haemophilus influenzae.*

Résistance naturelle : entérocoques, *Listeria, Pseudomonas, Clostridium difficile, Mycoplasma, Chlamydiae, Rickettsiae, Legionella pneumophila, Mycobacterium.*

Résistance acquise : staphylocoques, entérobactéries productrices de céphalosporines ou de bêtalactamases à large spectre (*Escherichia coli, Klebsiella, Enterobacter, Citrobacter, Proteus, Providencia, Morganella, Serratia*), *Pseudomonas, Acinetobacter,* anaérobies.

Indications

- Infections respiratoires hautes et basses non compliquées.
- Infections ORL non compliquées (angines, sinusites, otites).
- Gonococcies simples en 2e intention (**céfixime** 400 mg en 1 prise unique).
- Pyélonéphrite aiguë sans uropathie.
- Infection urinaire basse (sauf prostatite).

> Les **céphalosporines** orales ne sont pas l'équivalent pharmacologique *per os* des **céphalosporines** injectables (en particulier dans les infections urinaires).
> Il est souvent préférable de prescrire un antibiotique d'efficacité comparable et de moindre coût : **amoxicilline** (*CLAMOXYL*) ± **acide clavulanique** (*AUGMENTIN*), **céfotaxime** (*CLAFORAN*), **fluoroquinolone**, etc.

Contre-indications

Allergie aux bêtalactamines.
Grossesse et allaitement.

Précautions d'emploi

Insuffisance rénale : adapter la dose à la clairance de la créatinine. **Céfixime** : < 20 mL/min : 200 mg/j ; **cefpodoxime proxétil** : < 40 mL/min : 1/2 dose à administrer en une prise ; **céfotiam hexétil** : < 25 mL/min : diminuer la dose de 75 %.

Effets indésirables

Cf. céfotaxime.

Interactions médicamenteuses

Aucune.

AMINOSIDES

Gentamicine

GENTALLINE					
En 1 à 2 inj. IM ou IV (30 min) A. : 3 à 5 mg/kg/j E. : 1 à 1,5 mg/kg/j en 2 inj. N. : 1 à 2 mg/kg/j en 2 inj. NN. : 2 à 3 mg/kg/j en 2 inj.	1 amp. 80 mg	2,68	I	65 %	2,68

- **Amikacine**

AMIKACINE MYLAN					
En 1 à 2 perf. IV (30 min), ou inj. IM A. et E. : 15 mg/kg/j 0,5 mg/kg/48 h voie intrarachidienne	20 fl. 250 mg 20 fl. 500 mg 20 fl. 1 g (IV)	HOP HOP HOP	I I I		
AMIKACINE MYLAN pédiatrique En 1 à 2 perf. IV (30 min) ou inj. IM E. et N. : 15 mg/kg/j	10 fl. 50 mg/1 mL	HOP	I		

- **Nétilmicine**

NÉTROMICINE					
En 1 à 2 perf. IV (> 30 min) ou inj. IM A. : 4 à 6 mg/kg/j E. : 6 à 7,5 mg/kg/j NN. : 7,5 à 9 mg/kg/j en 2 inj.	1 amp. 25 mg 25 amp. 25 mg 1 amp. 50 mg 25 amp. 50 mg 1 amp. 100 mg 25 amp. 100 mg 1 amp. 150 mg 25 amp. 150 mg	1,90 HOP 2,55 HOP 3,86 HOP 4,93 HOP	I I I I I I I	65 % 65 % 65 % 65 %	1,90 2,55 3,86 4,93

- **Tobramycine**

NEBCINE					
En 1 à 2 perf. IV (30 min) ou inj. IM A., E. et N. : 3 mg/kg/j	1 fl. 25 mg 1 fl. 75 mg 1 amp. 100 mg	3,86 4,27 4,39	I I I	65 % 65 % 65 %	3,86 4,27 4,39
TOBI					
Traitement des infections pulmonaires chroniques dues à *Pseudomonas aeruginosa* chez les patients atteints de mucoviscidose. A. et E. > 6 ans : 1 amp. x 2/j en inhalation de 15 min pendant 28 j	56 amp. (sol. pour inhal.) 300 mg/5 mL	2238,81	I	65 %	39,98
TOBI PODHALER					
Même indication que *TOBI* A. et E. > 6 ans : 4 gél x 2/j pendant 28 j	224 gél. 28 mg	2238,81	I	65 %	9,99

Propriétés

Antibiotiques bactéricides à large spectre qui inhibent la synthèse protéique en se fixant sur les ribosomes, utilisés presque exclusivement en association.

Pharmacocinétique

Pas d'absorption par voie entérale, résorption par voie IM variable dans le temps, distribution limitée (sérum, liquide synovial, poumons, reins), mauvaise diffusion dans le LCR, pas de métabolisation, élimination rénale sous forme active, passage transplacentaire, hémodialysable.

Microbiologie

Espèces sensibles : staphylocoques, gonocoque (spectinomycine), méningocoques, entérobactéries, *Pseudomonas aeruginosa, Xanthomonas, Aeromonas, Acinetobacter, Haemophilus influenzae,* bacilles gram-positifs aérobies, *Nocardia asteroides* (**amikacine**), *Mycobacterium tuberculosis* (**amikacine**), *Mycobacterium avium-intracellulare* (**amikacine**), *Entamoeba histolytica,* lambliase.

Résistance naturelle : streptocoques et entérocoques (mais synergie avec les **bêtalactamines**), *Pseudomonas cepacia, Pseudomonas maltophila, Pseudomonas stutzeri,* anaérobies stricts, spirochètes, germes intracellulaires.

Résistance acquise : (le plus souvent par production d'enzymes plasmidiques) staphylocoques méti-R, entérobactéries, *Pseudomonas, Acinetobacter.*

Indications

- Septicémies et endocardites infectieuses.
- Infections sévères à staphylocoques, à streptocoques, à entérocoques, à bacilles gram-négatifs (en association avec une **bêtalactamine**).
- Fièvre chez le neutropénique et l'immunodéprimé.
- Infections abdomino-pelviennes, arthrites, ostéomyélites, otites, pyélonéphrites et pneumopathies nosocomiales.
- Gonococcie aiguë simple en 2e intention (**spectinomycine**, mauvaise diffusion pharyngée).
- Infection à *Mycobacterium avium-intracellulare* et nocardiose (**amikacine**), tuberculose (**amikacine**).
- Infection à *Listeria* (en association avec **amoxicilline**).
- Préférer la **gentamicine** en cas d'infection à Gram positif, l'**amikacine** en cas d'infection à Gram négatif, la **tobramycine** en cas d'infection à *Pseudomonas.*

Plusieurs études ont montré que la toxicité des **aminosides** était diminuée par l'administration de la dose totale quotidienne en une seule injection. Cependant, cette modalité de prescription ne peut être étendue à toutes les situations cliniques (infections à entérocoque ou à cocci gram-positifs, endocardite, infection osseuse, etc.).

Contre-indications

Allergie aux **aminosides.**

Myasthénie (blocage neuromusculaire).

Précautions d'emploi

Il est préférable d'utiliser la **gentamicine** dans les infections à cocci gram-positifs (meilleure activité *in vitro*) et la **tobramycine** en cas de suspicion d'infection à *Pseudomonas.*

Éviter pendant la grossesse et en cas de lésions cochléo-vestibulaires.

Cirrhose : augmentation de la toxicité (contre-indication relative).

Insuffisance rénale : *cf.* Tableau, p. 788.

Nouveau-né : risque de surdosage nécessitant une surveillance des dosages sériques.

Obèse : risque de surdosage lié à une diminution du volume de distribution.

Sujet âgé : à considérer comme un insuffisant rénal.

Grands brûlés, opérés, malades de réanimation, mucoviscidose impliquent d'augmenter les doses.

Surveillance par audiométrie en cas de traitement prolongé.

Il est recommandé de surveiller les dosages sériques pour obtenir un pic sérique élevé (efficacité thérapeutique) et une résiduelle basse (toxicité par accumulation).

Effets indésirables

Toxicité rénale (5 à 25 %) : en moyenne 7 à 10 j après le début du traitement, favorisée par : insuffisance rénale préexistante, acidose, déshydratation, hyponatrémie, hypokaliémie, surdosage, traitement prolongé, médicaments néphrotoxiques, diminuée par l'administration x 1/ j.

Toxicité cochléo-vestibulaire irréversible (atteinte cochléaire 3 à 14 %, atteinte vestibulaire 1 à 10 %) : vertiges, ataxie, nystagmus, acouphènes, surdité. Risque diminué par l'administration x 1/j et augmenté par des doses quotidiennes élevées, une insuffisance rénale préexistante, une atteinte cochléo-vestibulaire préexistante ou des médicaments ototoxiques.

Augmentation du blocage neuromusculaire chez des malades curarisés ou atteints de myasthénie, prévenue par une injection IV > 30 min.

Rash cutané, élévation des transaminases, des phosphatases alcalines (exceptionnelles).

Interactions médicamenteuses

Potentialisation de la néphro-ototoxicité : **vancomycine, amphotéricine B, furosémide, clindamycine, pipéracilline, céphalosporines, méthoxyflurane, foscarnet, polymyxines, ciclosporine, cisplatine, AINS, produits de contraste iodés.**

Effet curarisant : **curares, toxine botulique.**

Synergie avec les bêtalactamines, les **glycopeptides**, les **fluoroquinolones.**

Pics et résiduelles d'*aminosides *en fonction du nombre d'injections quotidiennes

ANTIBIOTIQUES	1 INJECTION PAR JOUR (mg/L)		2 INJECTIONS PAR JOUR (mg/L)	
	PIC	RÉSIDUELLE	PIC	RÉSIDUELLE
Amikacine	40-60	< 2	20-30	< 2
Gentamicine	15-20	< 0,5	4-6	< 0,5
Tobramycine	15-35	< 0,5	4-6	< 0,5

Attendre 24 à 48 h de traitement avant d'effectuer un dosage de la résiduelle (sauf insuffisance rénale). Les pics ne sont dosés que dans des cas particuliers (problème de volume, surdosage inexpliqué, échec thérapeutique, etc.).

Contrôle tous les 2 à 3 j pendant la durée du traitement.

Attendre le résultat de la résiduelle avant de réinjecter.

Pas d'administration en 1 dose par jour en cas d'infections à cocci gram-positifs.

Posologie des* aminosides *chez l'insuffisant rénal

AMINOSIDES	DOSE PAR INJECTION (mg/kg)	INTERVALLE ENTRE CHAQUE INJECTION EN FONCTION DE LA CLAIRANCE DE LA CRÉATINE (mL/min)					SUPPLÉMENT HÉMODYALISE (mg/kg)	APRÈS DIALYSE PÉRITONÉALE (mg/L)
		> 90	80-90	50-80	10-50	< 10		
Amikacine	7,5	12 h	12 h	12-24 h	24-48 h	48-72 h	5-7	60
Nétilmicine	2	8 h	12 h	12-24 h	24-48 h	48-72 h	2	20
Gentamicine	1,5	8 h	12 h	12-24 h	24-48 h	48-72 h	1-2	20
Tobramycine	1	8 h	12 h	12-24 h	24-48 h	48-72 h	1-2	20

MACROLIDES – MACROLIDES DE 1RE GÉNÉRATION

■ Dihydrate d'érythromycine

ÉGÉRY					
En 2 prises *per os* A. : 500 mg x 2/j E. > 5 ans : 30 à 50 mg/kg/j	20 gél. 250 mg 40 gél. 250 mg	5,89 10,11	I I	65 % 65 %	0,29 0,25

■ Éthylsuccinate d'érythromycine

ABBOTICINE					
E.: 1/2 à 1 dose x 4/j N.: 1 dose/5 kg/j en 3 à 4 prises	12 doses 200 mg	2,33	I	65 %	0,19
ÉRY NOURRISSON					
N.: 1 sach. x 2/j	24 sach. 125 mg	3,49	I	65 %	0,15
ÉRYTHROCINE					
En 2 ou 3 prises A.: 1 g x 2 ou 3/j E. et N.: 30 à 50 mg/kg/j	20 cp. 500 mg 12 sach. 500 mg 10 sach. 1 g	7,41 3,89 7,71	I I I	65 % 65 % 65 %	0,37 0,32 0,77
ÉRY ENFANT					
Prises avant les repas 10 à 15 kg: 1 sach. x 2/j 15 à 25 kg: 1 sach. x 3/j	24 sach. 250 mg	3,05	I	65 %	0,13

■ Éthylsuccinate d'érythromycine + sulfafurazole

PÉDIAZOLE					
Sirop reconstitué à 200 mg d'érythromycine et 600 mg de sulfafurazole/5 mL Otite moyenne aiguë de l'enfant: 50 mg/kg/j d'érythromycine et 150 mg/kg/j de sulfafurazole	240 mL 480 mL	8,05 14,84	I I	65 % 65 %	0,03 0,03

■ Propionate d'érythromycine

ÉRY					
A.: 1 à 1,5 g en 2 à 3 prises 45 min avant les repas	20 cp. séc. 500 mg	4,08	I	65 %	0,20

■ Lactobionate d'érythromycine

ÉRYTHROCINE					
En 4 perfusions IV ^{3} 1 h A.: 2 à 4 g/j E. et N.: 30 à 40 mg/kg/j	1 fl. 500 mg 1 fl. 1 g	HOP HOP	I I		

■ Spiramycine

ROVAMYCINE					
En 2 à 3 prises/j A.: 6 à 9 M UI/j E.: 150 000 à 300 000 UI/kg/j	16 cp. séc. 1,5 MUI 10 cp. séc. 3 MUI 16 cp. séc. 3 MUI 100 cp. séc. 3 MUI	10,00 9,43 14,78 HOP	I I I I	65 % 65 % 65 %	0,62 0,94 0,92
ROVAMYCINE injectable IV En 3 perfusions IV de 1 h A.: 1,5 M UI x 3/j	1 fl. 1,5 MUI	HOP	I		

■ Josamycine

JOSACINE					
En 2 prises/j 1 h avant les repas A. : 1 à 2 g/j E. : 500 mg/10 kg/j N. : 250 mg/5 kg/j (soit 30 à 50 mg/kg/j)	20 cp. 500 mg 10 cp. 1 g 60 doses gran. pour sol. buv. 125 mg/5 mL 120 doses gran. pour sol. buv. 250 mg/5 mL 240 doses susp. buv. 500 mg/5 mL	13,27 13,27 4,35 6,45 9,85	I I I I I	65 % 65 % 65 % 65 % 65 %	0,66 1,33 0,07 0,05 0,04

■ Midécamycine

MOSIL					
En 2 prises pendant les repas A. : 1 600 mg/j	20 cp. 400 mg 20 sach. 800 mg	7,69 14,10	I I	65 % 65 %	0,38 0,71

■ Roxithromycine

RULID					
A. : 1 cp. x 2/j 15 min avant les repas E. et N. : 5 à 8 mg/kg/j en 2 prises	10 cp. susp. buv. 50 mg 16 cp. susp. buv. 50 mg 10 cp. 150 mg 16 cp. 150 mg	5,87 9,01 10,41 16,31	I I I I	65 % 65 % 65 % 65 %	0,59 0,56 1,04 1,02

Propriétés

Antibiotiques bactériostatiques, qui inhibent la synthèse protéique en se fixant sur la sous-unité 50 S du ribosome.

Pharmacocinétique

Usage *per os* ou IV, biodisponibilité variant pour les différentes formes d'**érythromycine** de 40-50 % (stéarate) à 60-80 % (éthylsuccinate, propionate), absorption dépendante de la prise d'aliments pour certaines molécules, large distribution tissulaire (œil, bile, ascite, oreille moyenne, sinus maxillaire, amygdale, sauf LCR) et intracellulaire (macrophages, polynucléaires), métabolisation hépatique, forte élimination biliaire et fécale, très faible élimination rénale (1-5 %), passage transplacentaire et dans le lait maternel.

Microbiologie

Espèces sensibles : staphylocoques méti-S (50 %), streptocoques du groupe A, C, F, G et non groupables, pneumocoques, *Neisseria gonorrhoeae, Neisseria meningitidis, Corynebacterium diphteriæ, Bacillus anthracis, Erysipelothrix, Listeria monocytogenes, Lactobacillus, Bordetella pertussis, Campylobacter jejuni, Moraxella catarrhalis, Peptococcus, Propionibacterium, Clostridium perfringens, Treponema pallidum, Mycoplasma, Ureaplasma urealyticum, Chlamydia trachomatis, Rickettsiae, Legionella, Actinomyces israelii, Nocardia asteroides.*

Résistance naturelle : bacilles gram-négatifs, *Pseudomonas, Acinetobacter.*

Résistance acquise : staphylocoques méti-S (10-40 %) et méti-R, streptocoques groupables (1-18 %), streptocoques non groupables (8-30 %), pneumocoques (> 30 %), *Neisseria gonorrhoeae* (> 50 %), *Haemophilus influenzae.*

Indications

EN 1RE INTENTION

- Pneumopathies à *Mycoplasma* et *Legionella.*
- Diphtérie, coqueluche.
- Angiomatose bacillaire au cours du sida.

EN 2E INTENTION OU EN CAS D'ALLERGIE À LA PÉNICILLINE

- Infections à streptocoques, pneumocoques et prévention du rhumatisme articulaire aigu.
- Infections à *Chlamydia trachomatis*, lymphogranulomatose vénérienne, syphilis.
- Acné (traitement local).
- Gastro-entérite à *Campylobacter jejuni*.
- Antibioprophylaxie de l'endocardite bactérienne.

Contre-indications

Allergie aux **macrolides.**
Association aux **dérivés de l'ergot de seigle**, à la **terfénadine**, à l'**astémizole.**
Insuffisance hépatique.

Précautions d'emploi

Allaitement : en cas d'utilisation de la **spiramycine.**
Insuffisance rénale : risque de surdité.
Risque d'allongement de l'espace QT.

Effets indésirables

Troubles digestifs (puissant stimulateur de la motricité digestive) : nausées, gastralgies, vomissements, diarrhées, augmentation des ASAT, hépatite cholestatique.
Troubles neurologiques : vertiges, surdité.
Cardiotoxicité : allongement de l'espace QT, extrasystoles ventriculaires, torsades de pointes, bloc auriculo-ventriculaire.
Allergies : urticaires, œdème de Quincke, réactions anaphylactoïdes.

Interactions médicamenteuses

Augmentation du risque d'effets indésirables : **triazolam** (troubles du comportement), **lovastatine** (rhabdomyolyse), **terfénadine** et **astémizole** (cardiotoxicité), **dérivés de l'ergot de seigle** (ischémie périphérique).
Augmentation des concentrations plasmatiques de **carbamazépine, ciclosporine, digoxine, théophylline** (sauf josamycine), **antivitamines K, acide valproïque.**
Diminution des concentrations de **zidovudine.**
Aucune interaction rapportée avec la **spiramycine.**

MACROLIDES DE 2E GÉNÉRATION

■ Clarithromycine

ZECLAR					
En 2 prises/j A. : 500 mg/j (infections bronchiques angines) A. : 1 g/j (sinusites, pneumopathies, infections à *H. pylori*) A. : 1 g/j (infections à *Mycobacterium avium-intracellulare*)	10 cp. 250 mg 10 cp. 500 mg 14 cp. 500 mg 30 cp. 500 mg 1 fl. 60 mL (50 mg/mL) 1 fl. 100 mL (25 mg/mL) 1 fl. 500 mg IV	8,00 14,91 20,65 40,37 7,31 6,51 HOP	I I I I I I I	65 % 65 % 65 % 65 % 65 % 65 %	0,80 1,49 1,48 1,35 7,31 6,51
MONOZECLAR					
Idem *ZECLAR*	5 cp. 500 mg 10 cp. 500 mg	8,00 14,91	I I	65 % 65 %	1,60 1,49

■ Azithromycine

ZITHROMAX					
En 1 prise/j A. : 500 mg à J0 puis 250 mg/j pendant 4 j (angines, bronchites aiguës, surinfection de bronchites chroniques)	6 cp. 250 mg 1 fl. 29,3 g + pip (Enf.) 1 fl. 35,6 g + pip (Enf.)	14,10 13,62 16,89	I I I	65 % 65 % 65 %	2,35 13,62 16,89

MALADIES INFECTIEUSES

ZITHROMAX MONODOSE					
En 1 prise unique A. : 1 g soit 4 cp. Traitement minute des infections à *Chlamydia trachomatis* non compliquées	4 cp. 250 mg	8,42	I	65 %	2,11
AZADOSE					
En 1 prise/j A. : 1 200 mg x 1/sem. Prophylaxie des infections à *Mycobacterium avium* chez les patients infectés par le VIH et avec CD4 < 100/mm^3	8 cp. 600 mg	58,12	I	65 %	7,26
ORDIPHA					
Idem *ZITHROMAX*	3 cp. 500 mg	9,99	I	65 %	3,33

Propriétés

L'**azithromycine** et la **clarithromycine** se caractérisent par une meilleure activité que l'**érythromycine** sur : les bactéries à développement intracellulaire, *Mycobacterium avium-intracellulare, Borrelia burgdorferi* et *Haemophilus influenzae.*

Pharmacocinétique

Usage *per os*, biodisponibilité de 37 % (**azithromycine**) et 50 % (**clarithromycine**), absorption de l'**azithromycine** diminuée de 50 % en présence d'aliments, large distribution tissulaire (sauf LCR) et intracellulaire (macrophages, polynucléaires), métabolisation hépatique de la **clarithromycine**, forte élimination biliaire et fécale, élimination rénale de la **clarithromycine**.

Microbiologie

Espèces sensibles (spectre de l'**érythromycine** étendu à): *Haemophilus influenzae, Mycobacterium avium-intracellulare, Mycobacterium marinum, Toxoplasma gondii ; Helicobacter pylori* (**clarithromycine** seulement).

Résistance naturelle : bacilles gram-négatifs, *Pseudomonas, Acinetobacter.*

Résistance acquise : staphylocoques méti-S (10-40 %) et méti-R, streptocoques groupables (1-18 %), streptocoques non groupables (8-30 %), pneumocoques (> 30 %), *Neisseria gonorrhoeae* (> 50 %), syphilis (échec thérapeutique avec l'**azithromycine**).

Indications

EN 1RE INTENTION

- Pneumopathies à *Mycoplasma, Chlamydia* et *Legionella.*
- Traitement minute des infections non compliquées à *Chlamydia trachomatis* (*ZITHROMAX MONODOSE*).
- Infections à *Mycobacterium marinum* (**clarithromycine**).
- Angiomatose bacillaire, infection à *Mycobacterium avium-intracellulare* au cours du sida.
- Infection à *Helicobacter pylori* (**clarithromycine**), en association.
- Proposé dans les formes ganglionnaires de la maladie des griffes du chat.
- Diarrhée du voyageur et choléra, en particulier chez l'enfant (**azithromycine**).

EN 2^{E} INTENTION OU EN CAS D'ALLERGIE À LA PÉNICILLINE

- Infections à streptocoques, pneumocoques et prévention du rhumatisme articulaire aigu.
- Lymphogranulomatose vénérienne, chancre mou, urétrite non gonococcique, syphilis (échecs thérapeutiques décrits avec l'**azithromycine**).
- Gastro-entérite à *Campylobacter jejuni.*

• Antibioprophylaxie de l'endocardite bactérienne.

Contre-indications

Grossesse et allaitement.
Allergie aux **macrolides**.
Association aux **dérivés de l'ergot de seigle**.

Précautions d'emploi

Insuffisance hépatique.
Insuffisance rénale : **clarithromycine** en 1 prise par jour.

Effets indésirables

Cf. Érythromycine.

Interactions médicamenteuses

Cf. Érythromycine.
Clarithromycine : **fluconazole** (augmentation de la **clarithromycine**), **rifabutine** (risque d'uvéite), inducteur enzymatique.
Azithromycine : pas d'interaction avec **terfénadine**, **théophylline**, **antivitamines K**.

LINCOSAMIDE

■ Clindamycine

DALACINE					
En 3 à 4 prises A. : 0,6 à 2,4 g/j E. > 1 mois : 15 mg/kg/j	12 gél. 75 mg 12 gél. 150 mg 16 gél. 300 mg	3,81 3,81 8,42	I I I	65 % 65 % 65 %	0,32 0,32 0,53
DALACINE injectable En 3 à 4 perf. IV ou inj. IM Idem *DALACINE*	1 amp. 600 mg 10 amp. 900 mg	HOP HOP	I I		

■ Lincomycine

LINCOCINE					
En 3 à 4 prises, 1 à 2 h avant les repas A. : 1,5 à 2 g/j E. > 1 mois : 30 à 60 mg/kg/j	12 gél. 500 mg	5,89	I	65 %	0,49
LINCOCINE injectable En 2 à 3 perf. IV ou inj. IM A. : 0,6 à 1,8 g/j E > 1 mois : 10 à 20 mg/kg/j	1 amp. 600 mg	HOP	I		

Propriétés

Antibiotiques apparentés aux **macrolides** caractérisés par leur risque de survenue de colite pseudo-membraneuse.

Pharmacocinétique

Proche des **macrolides**, meilleure absorption digestive pour la **clindamycine** que pour la **lincomycine**, faible pénétration méningée.

Microbiologie

Espèces sensibles : staphylocoques y compris producteurs de pénicillinase, streptocoques, *Bacillus, Corynebacterium*, anaérobies sauf clostridies et *Bacteroides, Mycoplasma hominis, Toxoplasma gondii, Pneumocystis carinii, Plasmodium.*
Résistance naturelle : entérocoques, *Neisseria, Haemophilus, Listeria, Erysipelothrix*, entérobactéries, *Pseudomonas, Acinetobacter, Clostridium difficile, Legionella, Mycoplasma, Chlamydia.*
Résistance acquise : staphylocoques méti-R, clostridies, *Bacteroides.*

Indications

- Infections peu sévères à staphylocoques ou à anaérobies (sauf *C. difficile*).
- Infections à streptocoques sur documentation bactériologique (30 % de souches résistantes).
- Toxoplasmose, paludisme.

Contre-indications

Allergie aux **lincosamides**, nourrisson < 1 mois.

Précautions d'emploi

Grossesse et allaitement.
Insuffisance rénale et hépatique : diminuer les doses.

Effets indésirables

Colite pseudo-membraneuse, réactions allergiques, diarrhées, ictère, élévation des transaminases, pancytopénie, effet curarisant, bradyarythmie (en perfusion trop rapide).

Interactions médicamenteuses

Macrolides et **synergistines** déconseillés, **curares**, **antiacides**, **colestyramine**.

SYNERGISTINE

Pristinamycine

PYOSTACINE					
En 2 à 3 prises aux repas A. : 2 à 3 g/j E. : 50 mg/kg/j	16 cp. 250 mg 16 cp. 500 mg 100 cp. 500 mg	12,44 24,32 HOP	I I I	65 % 65 %	0,78 1,52

Propriétés

Association de 2 composés bactéricides inhibiteurs de la synthèse protéique ribosomale.

Pharmacocinétique

Peu de données chez l'homme, bonne diffusion tissulaire chez l'animal, pas de passage méningé, métabolisme hépatique, élimination principalement biliaire.

Microbiologie

Espèces sensibles : staphylocoques y compris producteurs de pénicillinase, streptocoques, pneumocoques, *Bacillus*, *Corynebacterium*, *Neisseria gonorrhoeae*, *Listeria*, *Haemophilus*, anaérobies dont les clostridies et les *Bacteroides*, *Legionella*, *Mycoplasma*, *Chlamydia*.
Résistance naturelle : entérocoques, entérobactéries, *Pseudomonas*, *Acinetobacter*.
Résistance acquise : staphylocoques méti-R, *Clostridium*, *Bacteroides*.

Indications

- Infections à staphylocoques, à streptocoques, à *Haemophilus influenzae* et à anaérobies.
- Infections cutanées, bronchites aiguës, surinfection de bronchite chronique, sinusites.
- Prophylaxie de l'endocardite bactérienne.

> Le peu de données sur les concentrations plasmatiques à doses usuelles ne permet pas de garantir une efficacité dans les infections graves ou avec un risque de septicémie. Dans ces cas, préferer un antibiotique bactéricide ayant une bonne diffusion sanguine.

Contre-indications

Allergie aux **synergistines**.

Précautions d'emploi

Grossesse et allaitement : utilisation possible.

Effets indésirables

Nausées, vomissements, épigastralgies, réactions cutanées très rares.

Interactions médicamenteuses

Ciclosporine (risque de surdosage).

KÉTOLIDE

■ Télithromycine

KETEK					
A. et E. ≥ 12 ans : 2 cp. en une seule prise au coucher	10 cp. 400 mg	32,6	I	65 %	3,26

Propriétés

Antibiotique bactériostatique, de la famille des kétolides proche des **macrolides**, inhibiteur de la synthèse protéique dont la structure originale lui confère une activité *in vitro* sur les souches de pneumocoques résistants aux **macrolides** (pas de résistance croisée identifiée) ou de sensibilité diminuée à la **pénicilline**.

Pharmacocinétique

Usage *per os*, absorption assez rapide indépendante de la prise d'aliments, biodisponibilité de 57 %, large distribution tissulaire, métabolisation hépatique (principalement par CYP3A4), élimination majoritairement fécale (76 %) et faiblement rénale (17 %).

Microbiologie

Espèces sensibles : staphylocoques méti-S, streptocoques des groupes A, C, G pneumocoques, *Haemophilus influenzae* (activité comparable à l'azithromycine), *Moraxella catarrhalis, Mycoplasma, Chlamydia psittaci, C. pneumoniae, Legionella.*

Résistance naturelle : bacilles gram-négatifs, *Pseudomonas, Acinetobacter.*

Résistance acquise : staphylocoques méti-S et méti-R, pneumocoques, *Neisseria gonorrhoeae* (> 50 %), *Haemophilus influenzae.*

Indications

> En raison du risque de survenue d'hépatites graves, de troubles visuels ou de perte de connaissance, *KETEK* doit être prescrit en 2e intention dans les indications ci-dessous. Les cliniciens doivent mettre en balance le rapport bénéfice/risque à chaque prescription. Le traitement doit être administré le soir au coucher.

Sujets âgés de plus de 18 ans, en alternative au traitement de 1re intention ou en cas d'allergie aux bêtalactamines :

- Pneumonies communautaires de gravité minime à modérée (durée : 7 à 10 j).
- Exacerbations de bronchites chroniques sinusites aiguës, angines et pharyngites lorsque les souches en cause sont connues ou suspectées résistantes aux bêtalactamines et/ou aux **macrolides**.

Sujets âgés de plus de 12 ans : angines/pharyngites dues à *Streptococcus pyogenes* en alternative au traitement par une **bêtalactamine** ou un **macrolide** (30 % des souches de strepto-coque sont résistantes aux **macrolides** en France).

Contre-indications

Grossesse et allaitement.

Enfant de moins de 12 ans.

Allergie à la **télithromycine** ou aux **macrolides**.

Myasthénie.

Association à : **dérivés de l'ergot de seigle** (ergotisme), **terfénadine**, **astémizole**, **pimozide**, **cisapride**, **statines** (**simvastatine**, **atorvastatine**).

Syndrome du QT long, allongement du QT ou antécédents familiaux.

Précautions d'emploi

Risque de troubles visuels, de perte de connaissance transitoire parfois associée à un syndrome vagal : interdiction de conduire un véhicule, d'utiliser une machine ou d'exercer une activité dangereuse.

Inhibiteur du CYP3A4 et *in vitro* du CYP2D6 : ne pas utiliser avec les substrats de ces cytochromes (*cf.* Interactions médicamenteuses et Contre-indications). Insuffisance rénale (cl < 30 mL/min) : diminuer la dose de moitié.

Risque d'allongement de l'espace QT.
Contient du lactose.

Effets indésirables

Risque d'hépatite grave voire fulminante.
Risque de troubles visuels, notamment vision floue, troubles d'accommodation ou diplopie.
Des épisodes de perte de connaissance transitoire ont été rapportés dont certains associés à un syndrome vagal.
Aggravation d'une myasthénie (contre-indication).
Très fréquents (≥ 10 %) : diarrhée.
Fréquents (1-10 %) : nausées, vomissements, douleurs gastro-intestinales, flatulence, élévation des enzymes hépatiques, vertiges, céphalées, étourdissements, dysgueusie, candidose vaginale.
Peu fréquents (0,1-1 %) : constipation, anorexie, candidose buccale, stomatite, somnolence, insomnie, nervosité, vision trouble, éruptions cutanées, urticaire, prurit, flush, palpitations, éosinophilie.
Rares (< 0,1 %) : ictère cholestatique, eczéma, paresthésies, perte de connaissance transitoire, arythmie atriale, hypotension, bradycardie.

Interactions médicamenteuses

Autres inhibiteurs du CYP3A4 : **inhibiteurs de protéases** du VIH.
Inducteurs du CYP3A4 (diminue les concentrations de **télithromycine**) : **rifampicine, phénytoïne, carbamazépine, phénobarbital**, miller pertuis.
Augmentation des concentrations plasmatiques des substrats du CYP34A : **benzodiazépines (midazolam, triazolam, alprazolam) carbamazépine, ciclosporine, tacrolimus, sirolimus, digoxine.**
Interactions inconnues : **antivitamines K, ritonavir.**

TÉTRACYCLINES

■ Doxycycline

VIBRAMYCINE N					
En 1 prise *per os* A. : 200 mg/j E. > 8 ans : 4 mg/kg/j	5 cp. séc. 100 mg 30 cp. séc. 100 mg	2,92 9,01	I I	65 % 65 %	0,58 0,30
TOLEXINE					
Idem *VIBRAMYCINE N*	14 cp. 50 mg 28 cp. 50 mg 15 cp. 100 mg 28 cp. 100 mg	2,45 4,11 4,27 7,38	I I I I	65 % 65 % 65 % 65 %	0,18 0,15 0,28 0,26
DOXYPALU					
Prophylaxie du paludisme du voyageur en zone d'endémie 100 mg/j la veille du départ, la durée du séjour et 4 sem. suivant le retour	28 cp. 50 mg 28 cp. 100 mg	7,32 11,39	I I	65 % 65 %	0,26 0,41

■ Minocycline

MYNOCINE					
En 1 prise *per os* A. : 200 mg/j E. > 8 ans : 4 mg/kg/j	15 gél. 100 mg	8,99	I	65 %	0,60

■ **Métacycline**

PHYSIOMYCINE					
En 2 prises *per os* A. : 600 mg/j E. > 8 ans : 75 à 150 mg/10 kg/j	16 gél. 300 mg	7,44	I	65 %	0,47
LYSOCLINE					
Idem *PHYSIOMYCINE*	12 gél. 300 mg	5,24	I	65 %	0,44

■ **Lymécycline**

TÉTRALYSAL					
En 2 prises *per os* A. : 600 mg/j	56 gél. 150 mg 28 gél. 300 mg	10,83 10,83	I I	65 % 65 %	0,19 0,39

Propriétés

Antibiotiques bactériostatiques à large spectre, actifs sur les bactéries à développement intracellulaire.

Pharmacocinétique

Usage *per os*, IV, IM, ou en topiques, biodisponibilité entre 58 % (**métacycline**) et 95 % (**minocycline**, **doxycycline**), bonne distribution tissulaire (faible dans le LCR, inactives dans l'os), métabolisation hépatique (sauf **chlortétracycline**), élimination rénale prépondérante (sauf **minocycline**), passage transplacentaire et dans le lait maternel.

Microbiologie

Espèces sensibles : staphylocoques méti-S, streptocoques, pneumocoques, *Neisseria gonorrhoeae, Neisseria meningitidis, Corynebacterium, Listeria monocytogenes, Yersinia, Vibrio, Pasteurella, Brucella, Francisella, Moraxella catarrhalis, Haemophilus influenzae, Pseudomonas pseudomallei, Treponema pallidum, Leptospira, Borrelia, Mycoplasma, Chlamydia trachomatis, Ehrlichia, Rickettsiae, Coxiella, Nocardia asteroides, Mycobacterium marinum, Actinomyces, Balantidium coli, Plasmodium.*

Résistance naturelle : *Enterobacter, Citrobacter, Proteus mirabilis, Providencia, Serratia, Pseudomonas, Mycobacterium.*

Résistance acquise : staphylocoques (70 %), streptocoques (50 %), pneumocoques (> 30 %), entérocoques (> 75 %), *N. gonorrheae* (> 50 %), *H. influenzae* (10-30 %), *M. catarrhalis* (60-80 %), entérobactéries (25-50 %), *Bacteroides fragilis* (60 %).

Indications

EN 1RE INTENTION

- Brucellose.
- Pneumopathies à *Chlamydia* et à *Mycoplasma.*
- Fièvre Q, rickettsiose, ehrlichiose, bartonellose.
- Pasteurellose.
- Maladie de Lyme, autres borrélioses.
- Urétrites non gonococciques, infections génitales à *Chlamydia* ou *Mycoplasma.*
- Prévention du paludisme multirésistant, en particulier dans les zones de méfloquinorésistance.

EN 2E INTENTION OU EN CAS D'ALLERGIE

- Acné sévère, rosacée ou juvénile.
- Tularémie, mélioidose, tréponématose.
- Infections après morsure de rat (*Spirillum minus, Streptobacillus moniliformis*), peste, leptospirose.
- Actinomycose, nocardiose, infections à *Mycobacterium marinum.*
- Balantidiose.

Contre-indications

Allaitement, grossesse (2e et 3e trimestres). Enfant d'âge < 8 ans.

Allergie aux **tétracyclines**.
Rétinoïdes et **psoralènes**.

Précautions d'emploi

Photosensibilisation aux UV et au soleil.

Effets indésirables

Troubles digestifs (diminués par les repas) : nausées (50 %), vomissements (3 %), épigastralgies, diarrhées, stomatites, ulcérations œsophagiennes, entérocolites à staphylocoques, colite pseudo-membraneuse, candidoses, stéatose aiguë, pancréatite.
Fœtus : hypoplasies et dyschromies dentaires.
Troubles cutanés : photosensibilisation cutanée, photo-onychose, rashs, œdèmes de Quincke, pigmentations bleutées des cicatrices et coloration diffuse du visage (minocycline).
Troubles neurologiques (**minocycline**) : femmes (70 %), hommes (30 %), troubles vestibulaires réversibles, syndrome myasthénique.
Rares : neutropénie, thrombopénie, aplasie médullaire, effet anti-ADH.

Interactions médicamenteuses

Absorption diminuée par les pansements gastriques et le tampon contenu dans les comprimés de **didanosine**.
Inducteurs enzymatiques : augmenter la dose ou la répartir en 2 prises.
Potentialisation des **antivitamines K**.
Néphrotoxicité avec le **méthoxyflurane**.
Élévation de l'urée plasmatique avec les **diurétiques**.

■ Tigécycline

TYGACIL					
A. : dose initiale 100 mg puis 50 mg/12 h en perf. de 30 min	10 fl. 50 mg/5 mL	HOP	I		

Propriétés

Antibiotique bactériostatique du groupe des glycylcyclines.
Inhibe la synthèse protéique des bactéries en se fixant sur la sous-unité ribosomale 30S et en bloquant l'entrée de l'ARNt dans le site A du ribosome.
Échappe aux principaux mécanismes de résistance aux **tétracyclines**.

Pharmacocinétique

Usage IV, biodisponibilité 100 %, faiblement métabolisée, élimination biliaire et fécale (59 %) et rénale (33 %).

Microbiologie

Espèces habituellement sensibles : *Enterococcus sp., Staphylococcus aureus,* staphylocoques blancs, *Streptococcus agalactiae* et des groupes *anginosus* et *viridans,* pneumocoque *Citrobacter freundii* et *koseri, Enterobacter, Escherischia coli, Klebsiella, Serratia marceans, oxytoca* et *pneumoniae, Bacteroides fragilis, Clostridium perfringens, Prevotella sp, Peptostreptococcus.*
Espèces incostamment sensibles : *Acinetobacter baumanii, Burkholderia cepacia, Morganella morganii, Providencia sp., Proteus sp., Stenotrophomonas maltophilia.*
Résistance naturelle : *Pseudomonas aeruginosa.*

Indications

Infections compliquées de la peau et des tissus mous. Attention, des malades ayant une comorbidité grave n'ont pas été inclus dans les études (immunodéprimés, ulcère de décubitus infecté, infection nécessitant plus de 14 j de traitement comme par ex. une fasciite nécrosante). Peu d'expérience avec des patients diabétiques ayant une infection du pied, ou ayant une comorbidité (diabète, maladie vasculaire périphérique, toxicomanie intraveineuse, infection par le VIH) ou une bactériémie concomitante. Par conséquent, ces patients doivent être traités avec précaution par la **tigécycline** (RCP).
Infections intra-abdominales compliquées.

Contre-indications

Allaitement, grossesse (2e et 3e trim.). Enfant d'âge < 8 ans. Allergie aux **tétracyclines** et intolérance à la **tygécycline**. Rétinoïdes et psoralènes.

Déconseillé au 1er trim. de la grossesse et chez l'adolescent de moins de 18 ans.

Précautions d'emploi

Photosensibilisation aux UV et au soleil.

Pas d'adaptation en cas d'insuffisance rénale, hémodialyse et hépatique Child A et B.

Surveillance étroite des malades ayant une cholestase. Diminution précautionneuse de la dose d'entretien à 25 mg/12 h en cas de Child C. Pas d'adaptation chez les sujets âgés.

Les substances actives suivantes ne doivent pas être administrées en même temps que *TYGACIL via* un dispositif en Y sur la tubulure de perfusion : **amphotéricine B**, **chlorpromazine**, **méthylprednisolone** et **voriconazole**.

Effets indésirables

Similaires à ceux induits par les **tétracyclines** : photosensibilité, syndrome d'hypertension intracrânienne, pancréatite, effet anti-anabolique (augmentation de l'urée, azotémie, acidose et hypophosphatémie), colite pseudomembraneuse.

Très fréquents : nausées, vomissements, diarrhées.

Fréquents : abcès, infections, vertiges, allongement du TCA et du TP, phlébite, douleurs abdominales, dyspepsie, anorexie, augmentation des transaminases, de la bilirubine, de l'urée et de l'amylase, prurit, rash, céphalées.

Peu fréquents : choc septique/sepsis, augmentation de l'INR, hypoprotidémie, thrombophlébite, pancréatite aigue, réaction, inflammation, douleur, œdème et phlébite au site d'injection.

Interactions médicamenteuses

Potentialisation des **antivitamines K** (allongement du TP et du TCA nécessitant un contrôle fréquent).

Diminution de l'efficacité des contraceptifs oraux.

QUINOLONES – QUINOLONES CLASSIQUES

■ Fluméquine

APURONE					
A. : 1 cp. x 3/j	30 cp. 400 mg	11,29	I	65 %	0,38

■ Acide pipémidique

PIPRAM FORT					
A. : 1 cp. x 2/j	10 cp. 400 mg 50 cp. 400 mg	8,96 HOP	I I	65 %	0,90

Propriétés

Antibiotiques bactéricides, inhibiteurs de l'ADN gyrase, utilisés dans les infections urinaires basses non compliquées et la gonococcie.

Pharmacocinétique

Résorption digestive rapide, métabolisation hépatique forte, mauvaise diffusion tissulaire en dehors de l'appareil urinaire, élimination rénale sous forme active.

Microbiologie

Espèces sensibles : *Neisseria, Escherichia coli, Enterobacter, Citrobacter, Salmonella, Shigella, Proteus mirabilis, Morganella, Yersinia.*

Résistance naturelle : bactéries gram-positives, *Pseudomonas, Acinetobacter*, bactéries anaéro-

bies strictes, bactéries intracellulaires, spirochètes, mycobactéries.
Résistance acquise: (sensibilité inconstante) *Klebsiella, Serratia* et *Providencia*.

Indications

En 2e intention: infections urinaires basses non compliquées de la femme.

Contre-indications

Allergie aux **quinolones**.
Grossesse et allaitement.
Enfant.
Déficit en G6PD.

Précautions d'emploi

Réduire les doses en cas d'insuffisance rénale ou hépatique.
Risque de photosensibilisation.
Antécédents d'épilepsie ou convulsions.

Effets indésirables

Troubles digestifs: nausées, gastralgies, vomissements, diarrhées.
Troubles cutanés: photosensibilisation, réactions cutanées allergiques, œdème de Quincke.
Troubles neurologiques: céphalées, vertiges, somnolence, sensation de vision colorées, insomnie, hallucinations, convulsions.
Troubles hématologiques: leucopénie, thrombopénie, anémie hémolytique en cas de déficit en G6PD.

Interactions médicamenteuses

Nitrofuranes: antagonisme.
Psoralènes: potentialisation du risque de photosensibilisation.
Antivitamines K: potentialisation de l'effet anticoagulant.

FLUOROQUINOLONES

Péfloxacine

PÉFLACINE					
En 2 prises/j au cours des repas A.: 800 mg/j (prescription initiale hospitalière)	28 cp. 400 mg 50 cp. 400 mg	86,39 HOP	I I	65 %	3,09
PÉFLACINE injectable En 2 perfusion IV de 1 h A.: 800 mg en 2 perfusions	5 amp. 400 mg	HOP	I		
PÉFLACINE MONODOSE					
2 cp. en une prise à l'un des repas A.: 800 mg	2 cp. 400 mg		I	NR	

Ciprofloxacine

CIFLOX					
En 2 prises/j au cours des repas A.: 1 000 à 1 500 mg/j	12 cp. séc. 250 mg 12 cp. séc. 500 mg 100 cp. 750 mg 20 càc 500 mg (fl.)	8,12 21,09 HOP 41,66	I I I I	65 % 65 % 65 %	0,68 1,76 2,08
CIFLOX injectable En 2 perfusions IV lente A.: 400 mg/j (max.: 600 mg/j)	1 poche 200 mg 1 poche 400 mg	HOP HOP	I I		

UNIFLOX					
Cystite non compliquée : 1 cp. en monodose Urétrite et cervicite gonococcique (infection génitale) : 1/2 à 1 cp. en monodose	1 cp. 500 mg	13,64	I	65 %	13,64

Ofloxacine

OFLOCET					
En 2 prises/j A. : 400 mg/j (max. : 800 mg/j)	10 cp. séc. 200 mg 50 cp. séc. 200 mg	11,50 HOP	I I	65 %	1,15
MONOFLOCET					
Traitement minute de la cystite 2 cp. en 1 prise	2 cp. 200 mg	9,95	I	65 %	4,97

Loméfloxacine

DÉCALOGIFLOX					
En 1 prise quotidienne A. : 400 mg/j pendant 3 j	10 cp. séc. 400 mg	27,46	I	65 %	2,75
LOGIFLOX					
Idem *DÉCALOGIFLOX*	3 cp. séc. 400 mg	13,56	I	65 %	4,52

* Infections urinaires basses non compliquées de la femme en traitement de 3 j et prévention secondaire de l'infection du liquide amniotique.

Norfloxacine

NORFLOXACINE ARROW					
En 2 prises/j A. : 800 mg/j Prévention secondaire de l'infection du liquide d'ascite : 400 mg/j en 1 prise	10 cp. 400 mg 50 cp. 400 mg	4,68 HOP	I I	65 % 65 %	0,47

Énoxacine

ENOXOR					
En 2 prises/j A. : 400 à 800 mg/j	10 cp. 200 mg	8,44	I	65 %	0,84

Propriétés

Antibiotiques bactéricides à très large spectre, inhibiteurs de l'ADN gyrase et de la topoisomérase de type IV, caractérisés par leur excellente diffusion tissulaire et par leur activité sur les bactéries intracellulaires et les bacilles gram-négatifs.

Pharmacocinétique

Résorption digestive rapide, biodisponibilité > 95 % (**ofloxacine, péfloxacine**), > 60 % (**ciprofloxacine**), 35 % (**norfloxacine**), faible liaison protéique, excellente diffusion intracellulaire et tissulaire y compris dans l'os, l'œil, la prostate et le LCR (sauf la **norfloxa-**

MALADIES INFECTIEUSES

cine qui diffuse essentiellement dans les urines), métabolisation hépatique variable < 5 % (**ofloxacine**), 20-25 % (**norfloxacine**, **ciprofloxacine**), > 80 % (**péfloxacine**), élimination rénale variable sous forme active > 85 % (**ofloxacine**), 50-60 % (**ciprofloxacine**), 35-40 % (**norfloxacine**), 10 % (**péfloxacine**).

Microbiologie

Espèces sensibles : staphylocoques méti-S, *Neisseria*, entérobactéries (*Escherichia coli, Klebsiella, Enterobacter, Citrobacter, Salmonella, Shigella, Proteus, Yersinia, Campylobacter*), *Moraxella catarrhalis, Pasteurella, Haemophilus. Mycoplasma pneumoniae, Chlamydiae pneumoniae, Legionella* (**ofloxacine, ciprofloxacine**) ; *Acinetobacter* et *Pseudomonas aeruginosa* (**ciprofloxacine**) ; *Chlamydia trachomatis* (**ofloxacine**) ; *Mycobacterium fortuitum* et *kansasii* (**ciprofloxacine**).

Résistance naturelle : streptocoques, entérocoques, staphylocoques méti-R, *Listeria*, *-Corynebacterium, Pseudomonas cepacia, Xanthomonas*, anaérobies (sauf *Propionibacterium acnes*), spirochètes, *Nocardia, Mycobacterium chelonei, Mycobacterium avium-intracellulare.*

Résistance acquise : staphylocoques, gonocoques (> 30 %), entérobactéries, *Pseudomonas aeruginosa, Acinetobacter.*

Indications

Pour **péfloxacine**, **ofloxacine**, **ciprofloxacine**

• Infections urinaires basses non compliquées, prostatites, pyélonéphrites (augmentation de la fréquence des souches de *E. coli* communautaires résistantes aux **fluoroquinolones**.

• Maladies transmises par voie sexuelle : gonococcies non compliquées, chancre mou, urétrites à *Chlamydia* (**ofloxacine**).

• Diarrhées aiguës bactériennes et diarrhées du voyageur, typhoïde (**ciprofloxacine, ofloxacine**), salmonelloses mineures, infections intra-abdominales graves en association, infection du liquide d'ascite.

• Infections ostéo-articulaires à germes sensibles.

• Pneumopathies atypiques, communautaires graves en association à une bêtalactamine, nosocomiale après documentation bactériologique, surinfections à pyocyanique au cours de la mucoviscidose.

• Septicémies à germes sensibles.

• Otites externes à *Pseudomonas aeruginosa* (**ciprofloxacine**), infections de la chambre postérieure de l'œil (**ofloxacine, péfloxacine**).

• Infections à *Mycobacterium fortuitum* (**ciprofloxacine**).

• Prévention secondaire de l'infection du liquide d'ascite chez le cirrhotique (**norfloxacine**).

La **ciprofloxacine** est la seule **quinolone** ayant une activité sur *Pseudomonas aeruginosa* (antibiogramme), les doses unitaires doivent alors être augmentées (par exemple : *per os* 750 mg x 2/j).

La **norfloxacine** est réservée aux infections urinaires *basses* de la femme, aux infections intestinales et à la prévention de l'infection du liquide d'ascite.

La **loméfloxacine** est indiquée dans les infections urinaires basses de la femme.

Contre-indications

Grossesse et allaitement.
Allergie connue aux **fluoroquinolones.**
Antécédents de tendinopathie.
Déficit en G6PD.
Insuffisance rénale (**norfloxacine**).
Sujets âgés (**péfloxacine**).

Précautions d'emploi

Enfants en période de croissance.
Antécédents d'épilepsie ou convulsions.
Myasthénie.
Sujets âgés : risque de tendinite.
Exposition au soleil et aux UV.
Insuffisance rénale : adapter la dose à la clairance de la créatinine.

Ofloxacine :

• < 50 mL/min : 200 mg/24 h ;
• ≥ 20 mL/min : 200 mg/48 h ;

Ciprofloxacine : < 20 mL/min diminuer les doses de moitié.

Insuffisance hépatique sévère : diminuer la dose de **péfloxacine** à 8 mg/kg toutes les 48 h en cas d'ascite et d'ictère, toutes les 36 h en cas d'ascite sans ictère, toutes les 24 h en cas d'ictère, toutes les 12 h en l'absence d'ictère et d'ascite ; diminuer la dose de **ciprofloxacine** de moitié en cas d'ascite.

Effets indésirables

Tendinites avec risque de rupture du tendon d'Achille (en particulier **péfloxacine**) chez les personnes âgées et au cours d'une corticothérapie, douleurs musculaires et/ou articulaires.

Manifestations cutanées : photosensibilisation, érythème, purpura vasculaire, syndrome de Stevens-Johnson, syndrome de Lyell, urticaire, œdème de Quincke.

Troubles hématologiques : thrombopénie, neutropénie, éosinophilie.

Troubles neurologiques : céphalées, convulsions, myoclonies, troubles de la vigilance et de la conscience ; troubles visuels et insomnie (**ofloxacine**, **ciprofloxacine** et **norfloxacine**) ; sensations ébrieuses, paresthésies, étourdissements (**ciprofloxacine** et **norfloxacine**), polyneuropathie dont syndrome de Guillain-Barré (**norfloxacine**), hallucinations (**ofloxacine**, **norfloxacine**).

Troubles digestifs : gastralgies, nausées, -vomissements, diarrhées, douleurs abdominales, rares augmentation de la bilirubine, des phosphatases alcalines ou des transaminases ; brûlures rétrosternales, pancréatite et colite pseudo-membraneuse (**norfloxacine**).

Troubles néphrologiques : augmentation de l'urée et de la créatinine, hématurie microscopique (**ciprofloxacine** et **norfloxacine**), insuffisance rénale (**péfloxacine**), néphrite interstitielle (**norfloxacine**).

Interactions médicamenteuses

Sels de fer et **topiques gastro-intestinaux** (sels, oxydes et hydroxydes d'Al, Ca, Fe, Mg et Zn) : diminution de l'absorption, à prendre à 4 h d'intervalle.

antivitamines K : augmentation de l'effet anticoagulant.

Cimétidine : augmentation des taux d'**ofloxacine**, de **ciprofloxacine** et de **norfloxacine**.

Nitrofurantoïne : antagonisme *in vitro* avec la **norfloxacine**.

Métronidazole : augmentation des risques de convulsions avec la **ciprofloxacine**.

Augmentation de la théophyllinémie par la **péfloxacine**.

Augmentation des taux de **digitaliques** et de **ciclosporine** par l'**ofloxacine**, la **ciprofloxacine** et la **norfloxacine**.

Diminution des effets des opiacés par la **ciprofloxacine**.

Ciprofloxacine et **norfloxacine** déconseillées avec les médicaments augmentant l'espace QT.

> Il est déconseillé d'utiliser une **fluoroquinolone** en présence d'une entérobactérie résistante à l'**acide nalidixique** (résistance croisée).
> Le risque de sélection de bactéries résistantes aux **fluoroquinolones** justifie une bithérapie dans certaines situations cliniques : *S. aureus, P. aeruginosa, K. pneumoniae, E. cloacae, S. marcescens*, fort inoculum bactérien, corps étranger, tissu osseux, infections graves, etc.
> L'excellente biodisponibilité orale des **fluoroquinolones** permet souvent d'éviter une administration parentérale plus onéreuse.

NOUVELLES FLUOROQUINOLONES

Lévofloxacine

TAVANIC					
A. : en 1 ou 2 administrations/j : Sinusites aiguës et exacerbation des bronchites chroniques : 500 mg/j Pneumonies communautaires : 500 à 1 000 mg/j	5 cp. séc. 500 mg 1 fl. 50 mL 5 mg/mL 1 fl. 100 mL 5 mg/mL	20,93 HOP HOP	I I I	65 %	4,19

Moxifloxacine

IZILOX					
A. : en 1 prise/j Sinusites aiguës : 7 j Exacerbation des bronchites chroniques : 5-10 j Pneumonies communautaires : 10 j	5 cp. séc. 400 mg 7 cp. séc. 400 mg 50 cp. séc. 400 mg 5 fl. 400 mg/250 mL	20,88 29,01 HOP HOP	I I I I	65 % 65 % 65 %	4,18 4,14

Propriétés

Fluoroquinolones actives sur le pneumocoque, y compris de sensibilité diminuée à la **pénicilline**. La **lévofloxacine** est l'isomère L de l'**ofloxacine**.

Pharmacocinétique

Absorption orale rapide, biodisponibilité indépendante de la prise alimentaire > 90 %, faible liaison protéique (40 %), bonne diffusion intracellulaire et tissulaire en particulier bronchique et pulmonaire, faible métabolisation, élimination rénale (> 85 % **lévofloxacine**) ou digestive (**moxifloxacine**).

Microbiologie

Espèces sensibles : spectre de l'**ofloxacine** étendu aux streptocoques dont pneumocoque, *Fusobacterium, Propionibacterium, Peptostreptococcus, Mycobacterium tuberculosis* (**moxifloxacine**).

Résistance naturelle : entérocoques, *Pseudomonas*, anaérobies.

Résistance acquise : staphylocoques méti-R, streptocoques dont pneumocoques, entérobactéries, *Mycobacterium tuberculosis*.

Indications

En 2e intention ou allergie aux traitements de référence.

Sinusites aiguës : en cas de risque de complications (frontales, sphénoïdales et ethmoïdales)

Exacerbations de bronchites chroniques.

Pneumonies communautaires à l'exception des formes graves (il vaut souvent mieux préférer une bêtalactamine + un **macrolide**), infections à pneumocoque (préférer une bêtalactamine).

Tuberculose à bacilles multirésistants ou en cas d'intolérance à un antituberculeux majeur (*cf.* Tuberculose).

Contre-indications

Grossesse et allaitement.

Allergie aux **quinolones**.

Enfants et adolescents en période de croissance.

Antécédents de tendinopathie avec une fluoroquinolone.

Déficit en G6PD.

Lévofloxacine : épilepsie.

Moxifloxacine : allongement de l'espace QT, troubles hydro-électrolytiques dont hypokaliémie, bradycardie, insuffisance cardiaque gauche significative, antécédents de troubles du rythme, insuffisance hépatique, transaminases à 5 N, clairance de la créatinine < 30 mL/min.

Précautions d'emploi

Risque d'allongement de l'espace QT dépendant de la dose : *cf.* interactions et contre-indications.

Risque de tendinopathie surtout sujets âgés ou prise de **corticoïdes**.

Risque de photosensibilisation.

Risque de négativation de culture de *Mycobacterium tuberculosis* (**lévofloxacine**).

Risque de convulsions (**moxifloxacine**).

Insuffisance rénale : inchangé pour **moxifloxacine** ; adapter **lévofloxacine** à la clairance de créatinine ; après une dose de charge de 500 mg, diminuer selon le schéma à 1 ou 2 prises :

- ≥ 50 mL/min : 250 mg/24 h ou 250 mg/12 h (2 prises) ;
- < 20 mL/min : 125 mg/24 h ou 125 mg/12 h (2 prises) ;
- < 10 mL/min et dialyse : 125 mg/24 h (1 et 2 prises).

Insuffisance hépatique : **moxifloxacine** contre-indiquée, pas d'adaptation pour **lévofloxacine**.

Effets indésirables

Lévofloxacine : *cf.* **ofloxacine**.

Moxifloxacine : données incomplètes car mise sur le marché récente.

Fréquents (1-10 %) : douleurs abdominales, céphalées, sensations vertigineuses, nausées, diarrhées, vomissements, dyspepsie, allongement de l'espace QT en cas d'hypokaliémie, dysgueusie, anomalies des tests hépatiques (augmentation ASAT, ALAT ou bilirubine).

Peu fréquents (0,1-1 %) : asthénie, douleurs dorsales ou thoraciques, malaise, allergie, douleurs des membres inférieurs, insomnie, nervosité, somnolence, anxiété, tremblements, paresthésies, confusion, dépression, sécheresse buccale, nausées, vomissements, flatulence, constipation, muguet, anorexie, stomatite, troubles digestifs, glossite, tachycardie, œdèmes, hypertension, palpitations, syncope, fibrillation atriale, dyspnée, arthralgies, myalgies, rash, prurit, hypersudation, urticaire, amblyopie, vaginite, augmentation des γGT, amylasémie, leucopénie, diminution du TP, éosinophilie, thrombocytémie, thrombocytopénie, anémie.

Les effets rares ne sont pas rapportés ici.

Interactions médicamenteuses

Lévofloxacine : *cf.* **ofloxacine**.

Moxifloxacine : **sels de fer** et **topiques gastro-intestinaux** : *cf.* **ofloxacine**.

antivitamines K : *cf.* **ofloxacine** .

Déconseillées avec médicaments augmentant le QT : **antiarythmiques** classes Ia et III, **antipsychotiques**, **tricycliques**, **antimicrobiens** (**érythromycine** IV, **pentamidine**, **halofantrine**), **antihistaminiques** (**astémizole**, **terfénadine**, **mizolastine**), **cisapride**, **vincamine** IV, **dipémanil**.

Augmentation de la digoxinémie.

> **Fluoroquinolones** à très large spectre (Gram+, Gram-, intracellulaires et anaérobies).
> Les mécanismes de résistance sont communs entre toutes les **quinolones**.
> Une large utilisation fait courir un risque d'émergence de bactéries multirésistantes (dont pneumocoques résistants aux **fluoroquinolones**) qui doit être mis en balance avec le bénéfice de la prescription.

MALADIES INFECTIEUSES

SULFAMIDE

■ Cotrimoxazole

BACTRIM					
En 2 à 3 prises *per os* A. : 4 à 6 cp./j	20 cp. séc. SMZ 400 mg + TMP 80 mg 50 cp. séc. SMZ 400 mg + TMP 80 mg	3,06 HOP	I I	65 %	0,15
BACTRIM suspension En 2 prises *per os* N. et E. : 1 mesure/5 kg/j ≥ 8 mesures /j	20 mesures dosées SMZ 200 mg + TMP 40 mg	2,87	I	65 %	0,14
BACTRIM perfusion En 2 perfusions IV A. : 4 à 6 amp./j E. et N. : 2 mL/5 kg/j	6 amp. 5 mL SMZ 400 mg + TMP 80 mg	HOP	I		
BACTRIM FORTE					
En 2 à 3 prises *per os* A. : 2 à 3 cp./j	10 cp. séc. SMZ 800 mg + TMP 160 mg 50 p. séc. SMZ 800 mg + TMP 160 mg	2,77 HOP	I I	65 %	0,28

SMZ : **sulfaméthoxazole**
TMP : **triméthoprime**

Propriétés

Sulfamides et **triméthoprime** sont des antibiotiques bactériostatiques synergiques inhibiteurs de la synthèse de l'**acide folique**.

Pharmacocinétique

Usage *per os* ou parentéral, bonne biodisponibilité, bonne distribution tissulaire (y compris le LCR, liquides synovial, pleural et péritonéal), métabolisation hépatique, élimination urinaire, passage transplacentaire.

Microbiologie

Espèces sensibles : staphylocoques, streptocoques, pneumocoques, *Neisseria, Bacillus,* entérobactéries, *Haemophilus influenzae, Bordetella pertussis, Moraxella catarrhalis, Pseudomonas cepacia, Pseudomonas maltophila, Legionella, Chlamydia, Actinomyces, Toxoplasma gondii, Pneumocystis carinii.*

Résistance naturelle : entérocoques, *Coxiella, Treponema, Leptospira, Mycobacterium.*

Résistance acquise : streptocoques, *Neisseria gonorrhoeae, Neisseria meningitidis,* entérobactéries.

Indications

EN 1RE INTENTION

- Infections urinaires basses non compliquées, prostatites, pyélonéphrites aiguës.
- Sinusites aiguës, otites moyennes aiguës.
- Traitement de la pneumocystose pulmonaire (**cotrimoxazole**) et de la toxoplasmose (**sulfadiazine**).
- Salmonellose, shigellose, yersiniose.

EN 2E INTENTION

- Bronchites aiguës (au cours de la BPCO), pneumopathies à bacilles gram-négatifs.
- Infections à bacilles gram-négatifs, endocardites bactériennes (en association).
- Méningites listériennes, nocardiose, brucellose.

Contre-indications

Allergies aux **sulfamides** ou au **triméthoprime**.

Fin de grossesse, allaitement, nouveau-né.

Insuffisances hépatiques sévères.

Porphyries, déficit en G6PD, anémies par carence en folates.

Exposition aux UV (photosensibilisation).

Méthotrexate, procaïne.

Précautions d'emploi

Déconseillés pendant la grossesse.

Surveillance hématologique en cas de traitement prolongé.

Diurèse alcaline avec la **sulfadiazine** (cristallurie).

Insuffisance rénale : adapter la dose à la clairance de la créatinine.

Insuffisance rénale (clairance)	**Cotrimoxazole**	**Sulfadiazine**
< 30 mL/min	800/160 à 400/80 mg/12 h	1,5 à 3 g/12 h
< 10 mL/min	800/160 mg/24 h	1,5 à 3 g/24 h

Effets indésirables

Troubles digestifs : anorexie, nausées, vomissements, stomatite, colite pseudo-membraneuse, ulcérations œsophagiennes, pancréatites (rares), ictère nucléaire du nouveau-né.

Réactions allergiques (fréquentes au cours du sida) : urticaires, érythème maculopapuleux, œdème de Quincke, fièvre, arthralgies, vascularites, hépatites immuno-allergiques, maladie sérique, dermites exfoliatrices, syndrome de Lyell (0,2 cas/million).

Troubles hématologiques : neutropénie réversible, anémie mégaloblastique, méthémoglobinémie, thrombopénie, agranulocytose.

Troubles neurologiques : céphalées, neuropathies périphériques, dépression, convulsions, ataxie, hallucinations visuelles, acouphènes, vertiges, insomnie, surdité, tremblements.

Tubulopathie et insuffisance rénale.

Interactions médicamenteuses

Potentialisation des **antivitamines K, phénytoïne, sulfamides hypoglycémiants, zidovudine.**

Diminution de la ciclosporinémie.

NITRO-IMIDAZOLÉS

■ Métronidazole

FLAGYL					
En 3 prises *per os* aux repas A. : 1 à 1,5 mg/kg/j E. : 20 à 30 mg/kg/j	24 c-mes. (susp. buv. 125 mg) 20 cp. 250 mg 4 cp. 500 mg 14 cp. 500 mg	4,66 3,71 3,23 5,08	I I I I	65 % 65 % 65 % 65 %	0,19 0,19 0,81 0,36
Traitement local de la trichomonase vaginale 1 à 2 ovules/j pendant 10 à 20 j	10 ovules à 500 mg	3,22	I	30 %	0,32
FLAGYL 0,5 % injectable 2 à 3 perfusions IV de 30 à 60 min	25 poches 500 mg	HOP	I		

■ Ornidazole

TIBÉRAL					
En 2 prises *per os* aux repas A. : 1 à 1,5 mg/kg/j E. : 20 à 30 mg/kg/j	3 cp. séc. 500 mg	HOP			
TIBÉRAL injectable 2 à 3 perfusions IV de 30 à 60 min	12 amp. 500 mg 12 amp. 1 g	HOP HOP	I I		

Secnidazole

SECNOL					
À prendre *per os* au début des repas Amibiase aiguë digestive : A. : 2 g en 1 prise unique E. : 30 mg/kg en 1 prise unique Amibiase hépatique : A. : 1,5 g/j en 1 ou plusieurs prises pendant 5 j. E. : 30 mg/kg/j en 1 ou plusieurs prises pendant 5 j Infections à *Trichomonas* : 2 g en 1 prise unique Giardiase : E. : 30 mg/kg en 1 prise unique	1 sach. dose 2 g granulés	8,08	I	65 %	8,08

Tinidazole

FASIGYNE					
En 1 prise *per os* aux repas A. : 2 000 mg/j	4 cp. 500 mg	4,09	I	65 %	1,02

Métronidazole + spiramycine

BIRODOGYL					
Métronidazole 250 mg et spiramycine 1,5 MUI En 2 à 3 prises *per os* au repas A. et E. > 15 ans : 2 à 3 cp./j	10 cp. 250 mg	7,93	I	65 %	0,79
RODOGYL					
Métronidazole 125 mg et spiramycine 0,75 MUI En 2 à 3 prises *per os* aux repas A. : 4 à 6 cp./j E. > 6 ans : 2 cp./j; E. > 10 ans : 3 cp./j	20 cp. 125 mg	6,59	I	65 %	0,33
MISSILOR					
Idem *RODOGYL*	20 cp. 125 mg	6,59	I	65 %	0,33
BI MISSILOR					
Idem *BIRODOGYL*	10 cp. 250 mg	6,62	I	65 %	0,66

Ténonitrozole

ATRICAN					
1 caps. x 2/j pendant 4 j	8 caps. 250 mg	3,11	I	65 %	0,39

Propriétés

Antibiotiques bactéricides actifs sur les bactéries anaérobies strictes et certains protozoaires.

Pharmacocinétique

Usage *per os* (biodisponibilité proche de 100 %), par voie parentérale, par voie vaginale (biodisponibilité 20 %) ou par voie rectale, distribution dans tout l'organisme (y compris le système nerveux central et l'humeur aqueuse), métabolisation hépatique en dérivés actifs, élimination urinaire (60-80 %) et biliaire (6-15 %), passage transplacentaire et dans le lait maternel, hémodialysable à 50 %.

Microbiologie

Espèces sensibles : anaérobies (sauf *Propionibacterium* et *Actinomyces*), *Campylobacter fetus, Helicobacter pylori, Gardnerella vaginalis, Trichomonas vaginalis, Giardia intestinalis, Balantidium coli, Isospora belli, Entamoeba histolytica.*

Indications

En association en cas d'infections mixtes.
- Traitement curatif des infections à anaérobies.
- Colite pseudo-membraneuse.
- Infection à *Helicobacter pylori* (en association avec **amoxicilline** ou **clarithromycine**) : ulcère gastrique et duodénal.
- Trichomonases vaginales.
- Protozooses intestinales : giardiase, balantidiose, isosporose, blastomytose.
- Amibiase.

Contre-indications

Allergie aux **imidazolés.**

Grossesse : 1er trimestre.
Allaitement (pendant et 2 j après l'arrêt de l'antibiotique).

Précautions d'emploi

Effet antabuse (10-25 % pendant et 2 j après l'arrêt de l'antibiotique).
Antécédents de convulsions.
Insuffisance rénale : 8 mg/kg/12 h lorsque la clairance de la créatinine est < 30 mL/min et en cas d'anurie. En cas d'hémodialysable, administrer 20 mg/kg en fin de séance.

Effets indésirables

Troubles digestifs (5-10 %) : nausées, vomissements, diarrhée, goût métallique, anorexie, épigastralgies, glossite, stomatite, pancréatite.
Troubles neurologiques : céphalées, confusion, vertiges, atteinte cérébelleuse, paresthésies, polynévrite sensitivomotrice réversible.
Autres : neutropénie réversible, thrombopénie, prurit, urticaire, coloration rouge-brun des urines, gynécomastie.

Interactions médicamenteuses

Antivitamines K (surdosage).
Alcool, **disulfirame**, **phénobarbital**, **phénytoïne** (surdosage et diminution de l'effet du **métronidazole**), **5 fluoro-uracile**, **curares** type **vécuronium.**

GLYCOPEPTIDES

■ Vancomycine

VANCOMYCINE MYLAN					
En 2 à 3 perfusions de 1 h ou perfusion continue A. : 30 à 60 mg/kg/j à adapter aux dosages N. et E. : 40 mg/kg/j	1 fl. pdre 125 mg 1 fl. pdre 250 mg 1 fl. pdre 500 mg 1 fl. pdre 1 g	HOP HOP HOP HOP	I I I I		

Propriétés

Antibiotique bactéricide, inhibiteur de la synthèse du peptidoglycane, actif sur les bactéries gram-positives y compris les staphylocoques méti-R.

Pharmacocinétique

Usage *per os* (pas d'absorption digestive) ou par voie IV, distribution limitée (sérum, liquide synovial, poumons, reins), diffusion dans le LCR en cas de méningite, très faible métabolisation hépatique, élimination rénale sous forme active (80-90 %), non hémodialysable.

Microbiologie

Espèces sensibles : staphylocoques, streptocoques, pneumocoques, entérocoques, corynébactéries, *Listeria*, *Clostridium*.
Résistance naturelle : bacilles gram-négatifs, *Leuconostoc*, *Pediococcus*, *Nocardia*.
Résistance acquise : *Enterococcus faecium*, *Leuconostoc*, *Lactobacillus*, *Erysipelothrix*.

Indications

- Infections sévères à streptocoques, entérocoques ou staphylocoques méti-S en cas d'allergie aux bêtalactamines.
- Infections à staphylocoques méti-R.
- Fièvre chez le neutropénique en particulier en cas de suspicion d'infection à cocci gram-positifs.
- Prévention de l'endocardite bactérienne en cas d'allergie à la **pénicilline**.
- Colite pseudo-membraneuse *per os* (déconseillé en raison du risque de sélection d'entérocoque résistant à la **vancomycine**).

Contre-indications

Allergie à la **vancomycine**.

Précautions d'emploi

Préférer une administration continue à la seringue électrique précédée d'une dose de charge de 15 mg/kg en 1 h.
Grossesse : innocuité non établie.
Surdité préexistante.
Insuffisance rénale : diminuer la dose journalière et l'adapter aux dosages de la résiduelle.

Effets indésirables

Néphro-ototoxicité, intolérance veineuse, « red man syndrome », réactions allergiques.

Interactions médicamenteuses

Médicaments néphrotoxiques.

■ Teicoplanine

TARGOCID					
A. : 6 à 8 mg/kg/12 h pendant 1 à 4 j puis 6 à 8 mg/kg/24 h en 1 inj. E. : 10 mg/kg/j toutes les 12 h pour les 3 premières inj. puis 10 mg/kg/24 h en 1 inj. Vérifier la concentration résiduelle avant de passer à 1 inj./j	1 fl. 100 mg 1 fl. 200 mg 1 fl. 400 mg	HOP HOP HOP	I I I		

Propriétés

Similaires à la **vancomycine**.

Pharmacocinétique

Usage parentéral IV ou IM, distribution proche de la **vancomycine** (sauf dans le LCR), peu ou pas de métabolite, élimination rénale sous forme active (80 %), non hémodialysable.

Microbiologie

Cf. vancomycine.

Indications

- *Cf.* vancomycine et les recommandations ci-dessous.
- Pas d'indication dans les méningites en raison d'un passage méningé insuffisant.

Contre-indications

Grossesse, allaitement.
Nouveau-né.
Allergie à la **teicoplanine** (pas d'allergie croisée avec la **vancomycine**).

Précautions d'emploi

Surdité.
Insuffisance rénale : adapter la dose à la clairance de la créatinine à partir du 4e jour de traitement :
- < 60 mL/min : diminuer la dose de 1/2 ;
- < 40 mL/min : diminuer la dose de 1/3.

Surveillance des concentrations.

Effets indésirables

Néphro-ototoxicité.

Réactions allergiques, leucopénie, thrombopénie.

Intolérance veineuse.

Interactions médicamenteuses

Médicaments néphrotoxiques.

Synergie avec les autres antistaphylococciques.

RECOMMANDATIONS
Limiter la prescription de **glycopeptides** (risque d'émergence de germes résistants). En cas d'infection osseuse, associer les premiers jours un ou deux antibiotiques à bonne diffusion osseuse. Préférer la **vancomycine** en 1re intention en raison de l'existence de staphylocoque coagulase négative de sensibilité diminuée à la **teicoplanine**. Surveiller les concentrations résiduelles (efficacité et toxicité).

Surveillance des concentrations sériques des glycopeptides

	CONCENTRATION RÉSIDUELLE OU À L'ÉQUILIBRE	CONCENTRATION AU PIC
Vancomycine (délai de 48 h avant le 1er dosage)	20 mg/L (pneumopathie, septicémie)	40 à 60 mg/L
	20 à 30 mg/L (infection osseuse)	(perfusion continue)
	30 à 35 mg/L (méningite)	(perfusion continue)
Teicoplanine (délai de 72 h avant le 1er dosage)	15 à 20 mg/L (septicémies) mal connu dans les autres indications	Sans intérêt

LIPOPEPTIDE

■ Daptomycine

CUBICIN					
Infection compliquée de la peau et des tissus mous à *S. aureus* sans bactériémie : en perf. lente de 30 min : 4 mg/kg/j en une administration pendant 7 à 14 j ou jusqu'à résolution de l'infection Insuffisance rénale : 4 mg/kg/48 h, surveiller la fonction rénale régulièrement Endocardite infectieuse du cœur droit associée à une bactériémie à *S. aureus* : en perf. lente de 30 min : 6 mg/kg/j en une administration pour une durée maximale de 42 j	1 fl. 350 mg 1 fl. 500 mg	HOP HOP	I I		

MALADIES INFECTIEUSES

Propriétés

Lipopeptide cyclique agissant par liaison aux membranes bactériennes en présence d'ion Ca^{2+}.

Pharmacocinétique

Pas de métabolisation hépatique par les CYP-450. Élimination rénale à près de 80 %.

Microbiologie

Espèces sensibles avec activité démontrée : *Staphylococcus aureus* (y compris méti-R), *Streptococcus agalactiae, Streptococcus dysgalactiaesubsp equisimilis* et *Streptococcus pyogenes.*

Résistances naturelles : bactéries à Gram négatif en raison du mécanisme d'action.

Résistances acquises : en cas d'infection difficile à traiter ou d'exposition prolongée à la daptomycine : certains *Staphylococcus aureus, Enterococcus faecalis* et *Enterococcus faecium.*

Indications

Traitement des infections compliquées de la peau et des tissus mous (IcPTM).

Traitement de l'endocardite infectieuse (EI) du cœur droit due à *Staphylococcus aureus* si le germe est sensible.

Traitement d'une bactériémie à *Staphylococcus aureus* associée à une IcPTM ou une EI du cœur droit.

Contre-indications

Hypersensibilité à la substance active ou à l'un des excipients.

En l'absence de données : grossesse, allaitement, âge ≤ 18 ans.

Précautions d'emploi

S'assurer de la sensibilité du germe en cas de multirésistance notamment.

Surveillance étroite de la fonction rénale en particulier en cas d'insuffisance rénale.

Surveillance de la créatine-phophokinase (CPK) et plus particulièrement chez les patients prenant des **statines**.

Surveillance des enzymes hépatiques.

Penser à l'associer à d'autres antibiotiques en cas d'infections polymicrobiennes pouvant comporter des bactéries à Gram négatif et/ou certaines bactéries anaérobies.

Effets indésirables

Céphalées, nausées, vomissements, diarrhées, douleurs musculaires, infections mycosiques, rash, réaction au site de perfusion, élévation des CPK, ALAT, ASAT et PAL.

Faible fréquence : douleurs musculaires, myosites, rhabdomyolyses.

Interactions médicamenteuses

Les médicaments impliquant une augmentation de la CPK doivent être évotés (**statines**, **fibrates**, **amphotéricine B** et **dexamétasone**) ; leur prise concomitante doit mener à une surveillance étroite de la CPK plasmatique.

OXAZOLIDONE

■ Linézolide

ZYVOXID					
A. : 600 mg x 2/j *per os* ou IV pendant 10-14 j	10 cp. 600 mg 1 fl. sol. buv. (100 mg/ 5 mL) 10 poches perf. 600 mg	HOP HOP HOP	I I I		

Propriétés

Antibiotique bactériostatique appartenant à une nouvelle classe thérapeutique, les **oxazolidinones**, inhibiteurs de la synthèse protéique, dont le spectre est principalement limité aux cocci gram-positifs, y compris les staphylocoques méti-R et entérocoques vanco-R.

Pharmacocinétique

Usage *per os* ou intraveineux, absorption proche de 100 % *per os* indépendante de la prise alimentaire, bonne distribution tissulaire (dont poumon et parties molles), métabolisation en dérivés inactifs, excrétion rénale majoritaire.

Microbiologie

Espèces sensibles (CMI ≥ 2 mg/L) : staphylocoques (bactériostatique), *Enterococcus faecium* et *E. faecalis* (bactériostatique, y compris résistants à **vancomycine**) streptocoques y compris pneumocoques (lentement bactéricide, y compris résistants à **pénicilline**), *Neisseria, Bacillus,* corynébactéries, anaérobies Gram-positifs sauf *Bacteroides fragilis, Peptostreptoccocus, Nocardia,* mycobactéries dont *tuberculosis.*
Résistance naturelle : entérobactéries, *Haemophilus, Moraxella, Pseudomonas,* mycoplasmes, *Chlamydia.*

Indications

À réserver préférentiellement aux traitements d'infections à cocci gram-positifs sur documentation bactériologique.
Infections documentées ou suspectées à bactéries gram-positives sensibles chez le sujet âgé de plus de 18 ans :
Pneumonies communautaires ou nosocomiales (10 à 14 j) à streptocoques ou staphylocoques sensibles.
Infections de la peau et des parties molles (10 à 14 j) à streptocoques ou staphylocoques sauf brûlures graves, pied diabétique, lésions de décubitus ou ischémiques, gangrène.

Contre-indications

Grossesse et allaitement.
Sujet de moins de 18 ans.
Allergie aux **oxazolidinones**.
Association aux **inhibiteurs de la monoamine-oxydase** y compris administrés dans les 2 sem. précédentes.
Associations contre-indiquées sauf surveillance étroite de la pression artérielle : **inhibiteurs de la recapture de la sérotonine, antidépresseurs tricycliques, agonistes des récepteurs 5HT1 (triptans), sympathomimétiques** (dont **bronchodilatateurs adrénergiques, pseudoéphédrine, phénylpropanolamine**), **vasopresseurs, dopaminergiques, péthidine, buspirone.**
Maladies suivantes associées sauf surveillance étroite de la pression artérielle : hypertension artérielle non maîtrisée, phéochromocytome, syndrome carcinoïde, hyperthyroïdie, dépression bipolaire, schizophrénie dysthymique, état confusionnel aigu.

Précautions d'emploi

Informer les malades des complications dans l'encadré ci-dessous, p. 813 et surveillance hématologique hebdomadaire.
Durée maximale de traitement : 28 j.
Insuffisance rénale : pas d'ajustement (peu de données en cas d'insuffisance rénale grave).
Insuffisance hépatique : probablement pas d'ajustement mais peu de données.
Inhibiteur de la monoamine-oxydase sans effet antidépresseur aux doses antibiotiques.
Ne pas associer à un régime riche en tyramine (fromages affinés, extraits de levure, boissons alcoolisées non distillées, soja).
Flacons pour injection : 13,7 g/300 mL de glucose.
Arrêt du traitement en cas d'anémie, leucopénie, thrombocytopénie ; NFS x 1/sem.

Effets indésirables

> Thrombocytopénie pouvant survenir dans un délai court (quelques jours).
> Rares cas de neuropathie périphérique, de neuropathie optique évoluant parfois vers une perte de la vision, d'anémie nécessitant une transfusion sanguine, de thrombocytopénie et d'acidose lactique (toxicité mitochondriale) essentiellement rapportés après 28 j de traitement et nécessitant une surveillance étroite.
> Informer les malades de ces risques et de la necessité de consulter au moindre signe d'alerte.

Fréquents (1 à < 10 %) sur plus de 2 000 malades : nausées et vomissements (3,3 %), diarrhées (4,2 %), céphalées (2,1 %), candidoses orales (0,8 %) et vaginales (1,1 %), anomalies biologiques (hépatiques, LDH, urée, CPK, lipase, amylase, glycémie, hypoprotidémie, hypoalbuminémie, natrémie, kaliémie, calcémie, augmentation des bicarbonates, thrombocytose, leucopénie, leucocytose), dysgueusie.

Les effets indésirables de fréquence inférieure à 1 % ne sont pas cités ici.

Interactions médicamenteuses

Warfarine : réduction de l'INR.

ACIDE FUSIDIQUE

- **Acide fusidique**

FUCIDINE					
FUCIDINE comprimé En 2 à 3 prises/j aux repas A. : 1 000 à 1 500 mg/j E. : 30 à 50 mg/kg/j	10 cp. 250 mg	11,29	I	65 %	1,13
FUCIDINE enfant En 2 à 3 prises/j aux repas E. : 40 à 60 mg/kg/j	18 c-mes. (sol. buv. à 250 mg/mes)	18,00	I	65 %	1,00
FUCIDINE nourrisson Idem *FUCIDINE* enfant	25 c-mes (sol. buv. à 100 mg/mes)	11,32	I	65 %	0,45
FUCIDINE injectable En 2 à 3 perfusions IV A. : 1 500 mg/j E. et N. : 20 à 40 mg/kg/j	1 inj. 500 mg (poudre) + 10 mL de solv.	HOP	I		

Propriétés

Antibiotique bactériostatique, inhibiteur de la synthèse protéique qui est utilisé pour son activité antistaphylococcique.

Pharmacocinétique

Usage *per os* (biodisponibilité de 90 % diminuée par l'alimentation), par voie parentérale ou en topiques, bonne distribution tissulaire (os, liquide synovial, peau, rein, sécrétions bronchiques, humeur aqueuse sauf urines et méninges) et intracellulaire (polynucléaires), métabolisation hépatique, élimination biliaire (98 %), passage transplacentaire.

Microbiologie

Espèces sensibles : *Staphylococcus aureus*, *Staphylococcus epidermidis* méti-S et méti-R, streptocoques, *Neisseria*, *Bacillus anthracis*, *Corynebacterium*, *Erysipelothrix*, *Listeria*, *Lactobacillus*, *Haemophilus influenzae*, anaérobies (sauf *Fusobacterium necrophorum* et *Bacteroides*), *Nocardia*.

Résistance naturelle : bacilles gram-négatifs.
Résistance acquise (chromosomique) : staphylocoques (5 à 15 %).

Indications

En association pour limiter la sélection de mutants résistants, indifféremment *per os* ou IV.

- Infections osseuses et articulaires à staphylocoques.
- Infections sévères et septicémies à staphylocoques (sauf méningites).
- Infections cutanées à staphylocoques ou à streptocoques (risque de sélection de mutants résistants en application topique).
- Infections des voies respiratoires basses au cours de la mucoviscidose.

Contre-indications

Allergie à l'**acide fusidique**.
Insuffisance hépatique.

Précautions d'emploi

Grossesse et allaitement (innocuité non démontrée).

Surveillance du bilan hépatique.

À toujours utiliser en association par voie générale en raison du risque élevé de sélection de mutants résistants en monothérapie. De même, l'augmentation des prescriptions de topique serait responsable d'une augmentation croissante du nombre de souches de staphylocoques de ville résistant à l'**acide fusidique**.

Apport sodé : 6,4 mmol de Na^+ par g d'**acide fusidique** injectable.

Effets indésirables

Intolérance veineuse.

Troubles digestifs : nausées, vomissements, gastralgies, diarrhées, hépatite cholestatique dépendante de la dose (48 % IV, 13 % *per os*), ictère réversible chez le nouveau-né.

Réactions cutanées allergiques et granulopénie (exceptionnelles).

Interactions médicamenteuses

Aucune.

FOSFOMYCINE

■ Fosfomycine

FOSFOCINE					
En 2 à 3 perf. lentes A. et E. : 100 à 200 mg/kg/j	1 fl. 1 g 1 fl. 4 g	HOP HOP	I I		

■ Fosfomycine + trométanol

MONURIL					
A. : 1 sach. à jeun en 1 prise	1 sach. 3 g de fosfomycine	7,46	I	65 %	7,46
URIDOZ					
Idem *MONURIL*	1 sach. 3 g de *fosfomycine*	7,46	I	65 %	7,46

* Réservée aux traitements des infections urinaires basses non compliquées de la femme jeune.

Propriétés

Antibiotique bactéricide, inhibiteur de la synthèse du peptidoglycane, utilisé en association dans les infections sévères ou profondes.

Pharmacocinétique

Usage par voie parentérale, bonne distribution tissulaire (y compris l'os et le LCR), pas de métabolisation, élimination rénale (85 %), faible passage dans le lait maternel.

Microbiologie

Espèces sensibles : staphylocoques, streptocoques, pneumocoques, *Neisseria*, entérobactéries, *Haemophilus influenzae, Pseudomonas.*

Résistance naturelle : *Staphylococcus saprophyticus*, entérocoques, *Corynebacterium, Listeria, Pasteurella, Acinetobacter*, anaérobies, *Chlamydia, Mycoplasma.*

Résistance acquise : staphylocoques dont méti-R (20 %), streptocoques, pneumocoques, *Klebsiella, Serratia, Enterobacter, Citrobacter, Providencia, Pseudomonas.*

Indications

En association, après antibiogramme.

- Infections nosocomiales à staphylocoques.
- Infections ostéo-articulaires.
- Méningites, endocardites (en 2e intention).

Contre-indications

Allergie à la **fosfomycine**.

Précautions d'emploi

Grossesse et allaitement : innocuité non établie.

Ne pas utiliser en monothérapie en raison du risque élevé de sélection de mutants résistants.

Apports sodés : 14,4 mmol de Na^+ par gramme de **fosfomycine**.

Insuffisance rénale : adapter la dose à la clairance de la créatinine :

- 60 à 40 mL/min : 4 g/24 h ;
- 40 à 30 mL/min : 4 g/36 h ;
- 30 à 20 mL/min : 4 g/48 h ;
- < 10 mL/min : 4 g/ 72 h ;
- hémodialyse : 2 g après chaque séance.

Effets indésirables

Risque d'hypokaliémie.

Intolérance veineuse.

Réactions allergiques (rares).

Interactions médicamenteuses

Surveillance du ionogramme avec les **digitaliques**, médicaments hypokaliémiants, médicaments responsables de torsade de pointes (**amiodarone**, **antiarythmiques de la classe Ia**, **sotalol**, **fénoxidil**, **lidoflaxine**, **prénylamine**, **sultopride**, **vincamine**, **érythromycine** par voie IV).

PHÉNICOLÉ

Thiamphénicol

THIOPHÉNICOL					
En 3 à 4 prises *per os* A. : 1,5 à 3 g/j E. : 30 à 100 mg/kg/j	16 cp. 250 mg	42,69	I	65 %	2,67
THIOPHÉNICOL injectable En 2 inj. par voie SC, IM ou IV A. : 1,5 à 3 g/j E. : 30 à 100 mg/kg/j	1 fl. 750 mg 20 fl. 750 mg	22,77 HOP	I I	65 %	22,77

Propriétés

Antibiotique bactériostatique, à large spectre, inhibiteurs de la synthèse protéique dont la toxicité hématologique limite sa prescription.

Pharmacocinétique

Usage *per os* (biodisponibilité de 70 à 90 %), par voie parentérale (voie IM non recommandée), bonne distribution tissulaire (en particulier le SNC, l'œil et les ganglions mésentériques) et intracellulaire, pas de métabolisation, élimination rénale sous forme active, passage transplacentaire et dans le lait maternel.

Microbiologie

Espèces sensibles : staphylocoques, streptocoques, pneumocoques, entérocoques, gonocoques, méningocoques, *Bacillus, Corynebacterium diphteriæ, Erysipelothrix, Listeria, Lactobacillus, Escherichia coli, Klebsiella, Enterobacter, Citrobacter, Salmonella typhi, Shigella, Proteus mirabilis, Proteus* indologènes, *Serratia, Vibrio cholerae, Brucella melitensis, Haemophilus, Bordetella pertussis, Peptococcus, Peptostreptococcus, Veillonella, Clostridium, Propionibacterium, Bacteroides fragilis, Fusobacterium.*

Résistance naturelle : *Pseudomonas aeruginosa, Xanthomonas, Acinetobacter.*

Résistance acquise : staphylocoques (en particulier méti-R), pneumocoques (10-30 %), entérocoques (50 %), *Haemophilus* (≥ 25 %), entérobactéries dont *Salmonella typhi.*

Indications

Habituellement utilisés en deuxième intention.

- Méningites bactériennes à méningocoques, pneumocoques (30 % de résistance), ou *Haemophilus influenzae* (25 % de résistance).
- Abcès cérébraux et empyèmes sous-duraux à pyogènes (en association avec une bêtalactamine).
- Fièvre typhoïde.
- Rickettsioses et ehrlichiose.

Contre-indications

Allergie aux **phénicolés**.

Antécédents d'aplasie médullaire, anémie, leucopénie ou thrombopénie.
Déficit en G6PD.
Insuffisance rénale sévère.

Précautions d'emploi

Surveillance hématologique hebdomadaire.
Déconseillés en cas d'insuffisance rénale : adapter la dose à la clairance de la créatinine :

- 30 à 10 mL/min : 7 à 10 mg/kg/12 h ;
- < 10 mL/min : 7 à 10 mg/kg/24 h.

Effets indésirables

Toxicité hématologique : insuffisance médullaire précoce dépendante de la dose réversible, anémie hémolytique en cas de déficit en G6PD.

Troubles digestifs : nausées, vomissements, diarrhées, candidoses.

Autres : hypovitaminose K (traitement prolongé), alopécie réversible, accidents anaphylactiques exceptionnels.

Interactions médicamenteuses

Augmentation de la toxicité hépatique avec tous les médicaments hépatotoxiques.

POLYMYXINE

Colistine

COLIMYCINE				
2 à 3 perf. IV de 1 h ou inj. IM A et E. : 50 000 UI/kg/j N. : 50 à 100 000 UI/kg/j	1 fl. 1 MUI	HOP	I	

Propriétés

Antibiotique polypeptidique de la famille des polymyxines E, bactéricide, à spectre étroit qui agit sur les phospholipides des membranes bactériennes.

Pharmacocinétique

Faible distribution tissulaire (pas de diffusion dans le système nerveux central, liquide pleural, œil, liquide synovial), faible métabolisation, élimination urinaire (70-80 %).

Microbiologie

Espèces sensibles : *Escherichia coli, Klebsiella, Enterobacter, Citrobacter, Salmonella, Pseudomonas aeruginosa, Xanthomonas maltophila, Acinetobacter, Pasteurella, Bordetella, Veillonella, Fusobacterium.*

Résistance naturelle : cocci gram-positifs, cocci gram-négatifs, bacilles gram-positifs, *Proteus, Providencia, Serratia, Campylobacter, Brucella, Pseudomonas pseudomallei, Pseudomonas cepacia, Nocardia, Mycobacterium*, anaérobies.

Indications

Limitées par la toxicité.

- Infections à germes multirésistants.
- Infections respiratoires à *Pseudomonas aeruginosa* au cours de la mucoviscidose (en aérosols).

Contre-indications

Allergie aux **polymyxines.**
Myasthénie.

Précautions d'emploi

Insuffisance rénale : adapter la dose à la clairance de la créatinine :

- < 30 mL/min : 25 000 UI/kg/36-48 h ;
- < 10 mL/min : 12 000 à 25 000 UI/kg/72-96 h.

Effets indésirables

Troubles neurologiques : paresthésies, ataxie, neuropathie périphérique, vertiges, blocage neuromusculaire.
Néphrotoxicité dépendante de la dose.

Interactions médicamenteuses

Médicaments néphrotoxiques et **curares.**

MALADIES INFECTIEUSES

ACCIDENTS D'EXPOSITION PROFESSIONNELLE - VIH

FICHE MALADIE

DÉFINITION ET CAUSES

La manipulation de produits pathologiques (fluides corporels, tissus) expose les professionnels de santé, infirmier(e)s et médecins en particulier, au risque de contamination par le VIH.

MÉCANISMES

La probabilité de transmission par exposition varie de 0,006-0,19 % (contact avec muqueuse ou une peau lésée) à 0,18 %-0,45 % (piqûre avec aiguille à suture ou après geste en IV, IM, SC ou intra-artériel, coupure par bistouri). Le risque augmente avec la profondeur de la blessure, le type et le volume de matériel inoculé, ainsi que la charge virale du sujet source.

Les connaissances actuelles indiquent que l'infection ne survient pas immédiatement après l'exposition et laisse le temps d'intervenir pour interrompre la multiplication virale.

PRÉVENTION

Les mesures de précautions universelles doivent être systématiquement utilisées :

- éviter les expositions aux fluides corporels et port de gants, de masque, de lunettes de sécurité ;
- éviter les piqûres septiques, par exemple ne pas recapuchonner les aiguilles et utiliser des containers.

TRAITEMENT

Le médecin responsable des AES décidera d'un traitement selon le patient source et le risque de contamination. En cas de traitement, on choisit souvent une trithérapie (exemple : *KALETREA* (3 gél. x 2/j) + *COMBIVIR* (2 cp./j).

PRONOSTIC

Le risque de transmission dépend de la gravité de l'exposition : type de liquide (sang, liquide, sécrétions), quantité, profondeur de la piqûre, dispositif en cause (aiguille creuse ou pleine, bistouri), la durée de contact en cas d'atteinte muqueuse, l'état de la peau (saine, abrasée, plaie).

FICHE INFIRMIÈRE

RÉAGIR IMMÉDIATEMENT

- Lavage et nettoyage d'une plaie, rinçage d'une muqueuse à grande eau.
- Tremper la blessure dans le *DAKIN* pendant 20 minutes.
- Évaluer le mode d'exposition : date et heure, détails sur les circonstances en cause ; déclaration d'accident du travail.

EXAMENS

Évaluer la source de contamination : statuts viraux du sujet source, stade de la maladie, traitement antirétroviral antérieur, CD4, charge virale.

Tester en urgence le sujet source pour connaître son statut VIH, VHB et VHC.

CONSULTER UN MÉDECIN

Aux heures ouvrables, faire une déclaration à la médecine du travail et prendre avis auprès d'un médecin référent.

Aux heures non ouvrables, aller aux urgences et voir le médecin du travail dès que possible. Consultation avec un référent au plus tard au quatrième jour de traitement.

SURVEILLANCE DU TRAITEMENT

EFFICACITÉ DU TRAITEMENT

Absence de séroconversion.

EFFETS INDÉSIRABLES

Surveiller les effets indésirables (*cf.* Sida, p. 898).

Référence

Circulaire DGS/RI2/DHOS/DGT/DSS n° 2008-91 du 13 mars 2008.

FICHE TECHNIQUE

ACCIDENTS EXPOSANT AU SANG

Définition

Les AES (Accidents exposant au sang) comprennent l'ensemble des accidents survenant entre une lésion cutanée (ou lésion d'une muqueuse) et un contact de sang et autre liquide biologique.

Les personnes les plus exposées à ce type de risques sont les personnels médicaux (médecins, chirurgiens, sages-femmes) et paramédicaux (infirmières, aides-soignantes).

Pour diminuer les risques, des précautions sont vivement recommandées.

Ensuite, en cas d'accident, des conduites spécifiques sont à suivre.

Méthode

En prévention

Les précautions standard recommandées pour diminuer les risques d'AES sont les suivantes :

- Le port de gants et le lavage des mains sont incontournables.
- Ne jamais recapuchonner d'aiguilles (même une aiguille stérile, afin de ne pas prendre l'habitude de ce geste à risque) ni les désadapter une fois montées sur une seringue.
- Éliminer systématiquement le matériel coupant et tranchant dans les conteneurs prévus à cet effet, tout en respectant le niveau limite de remplissage.
- Le matériel à usage multiple doit être manipulé avec précaution et subir rigoureusement les procédures de décontamination et désinfection recommandées.

En cas d'accident

S'il y a coupure ou piqûre :

- laisser saigner la plaie ;
- ne pas presser pour faire saigner ;
- nettoyer la zone cutanée avec un savon antiseptique et à l'eau courante ;
- rincer abondamment ;
- réaliser ensuite l'antisepsie de la plaie avec une solution de *DAKIN* ou de l'eau de Javel diluée à 10 ° en faisant tremper la zone lésée pendant 10 minutes.

S'il y a projection au niveau des yeux ou des muqueuses :

- réaliser un lavage oculaire abondant au sérum physiologique pendant au moins 5 minutes ;
- prévenir immédiatement le médecin référent AES de l'établissement ou se rendre directement au niveau du service d'urgences afin de réaliser les prélèvements biologiques spécifiques : VIH direct, VHC, VHB ;
- consulter le dossier médical du patient source, sous réserve de son accord ; il faudra également réaliser des prélèvements sérologiques correspondants pour évaluer l'importance du risque de contamination ;
- en cas de contamination très probable ou certaine par le VIH, une bi- ou une trithérapie sera prescrite à la personne accidentée.

Dans tous les cas :

- Une déclaration d'accident du travail sera rédigée et signée par l'agent, un exemplaire sera remis au bureau administratif du personnel et un autre exemplaire parviendra au médecin du travail de l'établissement. Le délai d'envoi est de 24 heures.
- Un suivi régulier des sérologies sera réalisé pendant un an : à un mois, puis tous les trois mois.

ACCIDENTS D'EXPOSITION PROFESSIONNELLE - VHB

FICHE MALADIE

DÉFINITION

Tout liquide biologique étant potentiellement infectant, le risque de transmission du virus de l'hépatite B (VHB) doit être envisagé systématiquement.

MÉCANISMES

Le virus est présent dans le sang, le sperme, les sécrétions vaginales et peut être détecté dans certains liquides : céphalorachidien, synovial, pleural, péritonéal, péricardique, amniotique, la salive et les tissus.

Il est absent ou à très faible concentration dans les liquides suivants (sauf s'ils contiennent du sang) : selles, urines, sécrétions rhinopharyngées, expectorations, sueur, larmes, lait maternel, vomissements.

TRAITEMENT

Contamination possible

Deux injections de 500 UI d'immunoglobulines spécifiques à 1 mois d'intervalle et début de vaccination le même jour en un second site. Surveillance du statut sérologique (AgHBs, Anti-HBc, Anti-HBs) à 1 mois, 3 mois et 6 mois de l'AES.

Risque nul

Vaccination des sujets non vaccinés. Pas de surveillance.

Contamination confirmée

Prise en charge en milieu spécialisé. Contacter l'Institut national de veille sanitaire.

PRÉVENTION

Cf. Accident d'exposition professionnelle - VIH, p. 818.

Évaluation du risque de transmission

Sujet exposé	Sujet source *	
	AgHBs positif **	AgHBs négatif
Guérison hépatite B (Ac anti-HBs présents)	Risque nul	Risque nul
Vacciné et réponse documentée (Ac anti-HBs 10 Ui/L)		
Vacciné mais réponse non documentée (Ac anti-HBs 10 Ui/L)	Contamination possible	
Antécédent d'hépatite B ou vaccination mal documentées		
Non vacciné, pas d'antécédent d'hépatite B		
Antigène HBs positif	Prise en charge en milieu spécialisé	

* Si le statut est inconnu, considérer le sujet source comme AgHBs-positif.

** Si le sujet appartient à un groupe à risque élevé de transmission (toxicomanie intraveineuse, partenaires sexuels multiples), se méfier d'une possible contamination récente et d'une phase d'incubation AgHBs-négative.

FICHE INFIRMIÈRE

RÉAGIR IMMÉDIATEMENT

- Lavage et nettoyage d'une plaie, rinçage d'une muqueuse à grande eau.
- Tremper la blessure dans le *DAKIN* pendant 20 minutes.
- Évaluer le mode d'exposition : date et heure, détails sur les circonstances en cause ; déclaration d'accident du travail.

EXAMENS

Déterminer les statuts sérologiques du sujet source et de la personne exposée. Tenir compte du risque de transmission du VIH et du VHC.

Référence

BEH n° 2/2000, circulaire DGS/RI2/DHOS/DGT/DSS n° 2008-91 du 13 mars 2008.

ACCIDENTS D'EXPOSITION PROFESSIONNELLE - VHC

FICHE MALADIE

DÉFINITION

Tout liquide biologique étant potentiellement infectant, le risque de transmission du virus de l'hépatite C (VHC) doit être envisagé systématiquement.

MÉCANISMES

Le virus est présent dans le sang.

Il est absent ou à très faible concentration dans les liquides suivants (sauf s'ils contiennent du sang) : salive, sperme, sécrétions vaginales ascite et autres liquides biologiques.

TRAITEMENT

Dosage de l'ALAT et recherche d'anticorps anti-VHC chez le sujet source et le sujet exposé. Tenir compte du risque de transmission du VIH et du VHB.

Évaluation du risque de transmission

Sujet exposé	Sérologie du sujet source		
	Positive ou inconnue	Négative Sujet toxicomane ou immunodéprimé	Négative Sujet non toxicomane et immunocompétent
Sérologie négative	Contamination possible	Risque nul	–
Sérologie positive	Prise en charge spécialisée du sujet exposé	–	–

▶ Contamination possible

Surveillance de l'ALAT sérique et de la sérologie VHC à 1 mois, 3 mois et 6 mois après l'AES.

▶ Risque nul

Pas de surveillance.

Contamination confirmée

Prise en charge en milieu spécialisé. Contacter l'Institut de veille sanitaire.

PRÉVENTION

Cf. Accident d'exposition professionnelle - VIH, p. 818.

PRONOSTIC

Si l'ARN viral est détectable chez le sujet source, le risque moyen de transmission est évalué à 1,8 %.

FICHE INFIRMIÈRE

RÉAGIR IMMÉDIATEMENT

- Lavage et nettoyage d'une plaie, rinçage d'une muqueuse à grande eau.
- Tremper la blessure dans le *DAKIN* pendant 20 minutes.
- Évaluer le mode d'exposition : date et heure, détails sur les circonstances en cause ; déclaration d'accident du travail.

EXAMENS

Déterminer les statuts sérologiques du sujet source et de la personne exposée. Tenir compte du risque de transmission du VIH et du VHB. Usagers de drogue et immunodéprimés peuvent être en séroconversion : demander une charge virale VHC.

Référence

BEH n° 2/2000, circulaire DGS/DH/DRT n° 99/680 du 8 décembre 1999.

AMIBIASE

FICHE MALADIE

DÉFINITION

L'amibiase est une protozoose digestive due à *Entamoeba histolytica*. Le parasite existe sous une forme végétative (trophozoïte), qui peut pénétrer dans les tissus, et sous une forme kystique résistant à la dessiccation et à l'acidité gastrique.

CAUSES ET MÉCANISMES

La maladie est fréquente dans les pays pauvres (50 millions de cas/an).

Il existe principalement deux formes cliniques :

- l'amibiase intestinale, ou dysenterie amibienne, est la plus fréquente. Elle se manifeste par une diarrhée glairo-sanglante ;
- l'amibiase tissulaire est une localisation extradigestive. L'atteinte hépatique est la plus fréquente et se présente comme un abcès aigu du foie.

TRAITEMENT

Métronidazole (*FLAGYL*) : 500 mg 3 fois/j pendant 10 jours (jusqu'à 15 jours dans l'amibiase hépatique) *per os*, ou IV en cas d'intolérance digestive. Chez l'enfant, la dose est de 50 mg/kg/j.

Il est suivi d'une ou plusieurs cures de **tilbroquinol** (*INTÉTRIX*) 2 gél. 3 fois/j pendant 10 jours.

PRONOSTIC

Guérison de l'amibiase intestinale : mais risque de portage chronique, justifiant une parasitologie des selles en fin de traitement.

Le traitement chirurgical des abcès amibiens est exceptionnel.

FICHE INFIRMIÈRE

EXAMENS

• Hémogramme, CRP, ionogramme sanguin, urée, créatinine, tests hépatiques.
• Parasitologie des selles (3 fois) à des jours différents pour augmenter la sensibilité.
• Sérologie amibienne en urgence en cas de suspicion d'amibiase tissulaire (résultat négatif en cas d'atteinte intestinale exclusive).

SURVEILLANCE DU TRAITEMENT

SOINS - TRAITEMENT

Isolement entérique en chambre individuelle (*cf.* Infections nosocomiales, p. 854).
Administrer le **métronidazole** pendant les repas ou toutes les 8 h en perfusion.

EFFICACITÉ DU TRAITEMENT

Régression des signes cliniques en 72 h : fréquence cardiaque, température, appétit, poids, nombre et qualité des selles, troubles digestifs.

EFFETS INDÉSIRABLES

Effets indésirables et interactions médicamenteuses du **métronidazole** : antabuse (potentialisation des effets indésirables de l'alcool) dans 10 à 25 % des cas, troubles digestifs . neurologiques.

ÉDUCATION ET CONSEILS

Prophylaxie pendant les voyages (*cf.* Conseils aux voyageurs, p. 950) et éviter les rapports sexuels favorisant le contact fécal-oral chez les homosexuels.
Faire trois examens parasitologiques des selles en fin de traitement pour dépister un portage chronique.

FICHE PHARMACOLOGIE

ANTISEPTIQUE INTESTINAL

■ **Tiliquinol + tilbroquinol**

INTÉTRIX					
Diarrhée aiguë bactérienne 4 à 6 gél./j en 3-4 prises Amibiase intestinale : 1 gél x 4/j pendant 10 j Colopathie fonctionnelle : 1 gél. x 2/j pendant 10 j tous les mois	20 gél. 200 mg tilbroquinol + 100 mg tiliquinol	3,32	I	65 %	0,17

Propriétés

Antiseptique intestinal :
• action antibactérienne à large spectre sur la majorité des germes intestinaux ;
• action antifongique sur *Candida albicans* ;
• action amœbicide de contact sur les formes végétatives d' *Entamoeba histolytica* ;
• action vibriolytique sur *Vibrio choleræ*.

Indications

Amibiase intestinale en complément d'un amœbicide tissulaire dans l'amibiase dysentérique ou isolément chez les porteurs sains d'amibes intestinales.

Précautions d'emploi

En cas de suspicion de diarrhée invasive, une antibiothérapie par voie générale doit être envisagée. Des traitements continus, prolongés et à doses élevées par des **hydroxyquinoléines** (**clioquinol** retiré du marché) ont entraînés des troubles neurologiques : myélite subaiguë, neuropathie périphérique, névrite optique. De tels cas n'ont pas été décrits avec *INTÉTRIX* mais par prudence :

• ne pas prolonger le traitement plus de 4 sem. ;
• ne pas associer d'autres médicaments contenant des **hydroxyquinoléines**.

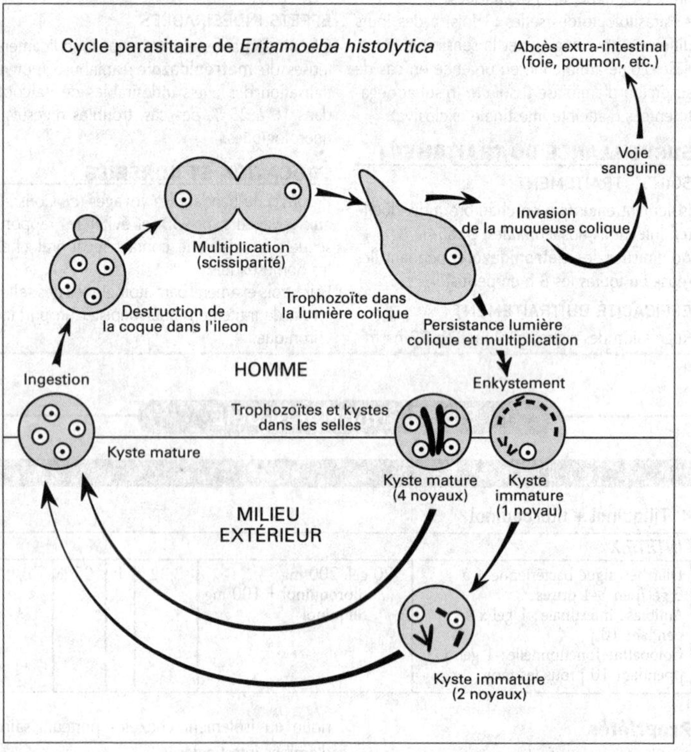

ANTISEPTIQUES

FICHE MALADIE

DÉFINITIONS

La *stérilisation* détruit toute forme de vie microbienne, y compris des spores, par des moyens physiques ou chimiques (pasteurisation, irradiation).

La *désinfection* détruit tous les microbes présents à la surface d'un objet, à l'exception des spores. L'*antisepsie* est la même opération sur un tissu vivant.

Le *nettoyage* débarrasse les matières organiques d'une surface en utilisant de l'eau avec un détergent (savon). C'est le préalable aux opérations précédentes. Une antisepsie est réalisée sur une peau ou une lésion propre.

MÉCANISMES

Les antiseptiques agissent de façon rapide; respecter cependant la durée de contact.

Leur activité peut être inhibée par la présence de matières organiques (nettoyage préalable ou détersion manuelle), en pH acide ou alcalin, par des agents tensio-actifs comme les savons (rinçage abondant).

FICHE INFIRMIÈRE

INDICATIONS DES PRODUITS

LE SOIGNANT

Hygiène des mains

Lavage simple par savon doux liquide (éliminer les souillures, gestes de la vie quotidienne, après geste contaminant). Retirer les bijoux, mouiller les poignets, *lavage au moins 30 secondes*, rincer abondamment et sécher soigneusement avec un essuie-main à usage unique.

Désinfection des mains par solution hydro-alcoolique

Utiliser 3 mL (*STERILLIUM*) avant et après chaque contact avec un patient, sur des mains sèches, non souillées, non poudrées, sans lésion cutanée. *Frictionner jusqu'à évaporation complète* en insistant sur les espaces interdigitaux, pulpes des doigts et poignets. Ne pas sécher, ni essuyer.

Lavage chirurgical des mains

Avant tout acte chirurgical ou invasif (cathétérisme central, endoscopie) : un premier lavage par savon antiseptique (*HIBISCRUB*, *BÉTADINE* scrub), puis un second lavage avec une brosse pour les ongles. Rinçage abondant, essuie-main stérile. Temps : 3 minutes.

LE MALADE

Antisepsie de la peau saine

Avant un geste aseptique, avec une compresse selon une spirale centrifuge : cathéter périphérique (*BISEPTINE*), cathéter central (*HIBITANE* champ), geste chirurgical (*BÉTADINE* dermique, *BÉTADINE* alcoolique, *HIBITANE* champ). *Laisser les produits sécher avant d'effectuer le geste.*

Antisepsie des plaies

DAKIN stabilisé, *HIBITANE*.

Antisepsie avant pose de sonde urinaire

DAKIN stabilisé.

Accident d'exposition au sang

DAKIN stabilisé au moins 5 minutes.

ASSOCIATIONS CONTRE-INDIQUÉES

Dérivés mercuriels (*MERCRYL* ou *MERSEPTIL*) avec dérivés iodés ; ammoniums quaternaires (*BIOCIDAN*, *CETAVLON*, *STERLANE*) ou **chlorhexidine** avec les savons.

Famille	Activité microbicide						
	Bactéries			Moisissures	Levures	Virus	
	Gram+	Gram-	Mycobactéries			Nus	Enveloppés
Dérivés chlorés/iodés (*DAKIN/BÉTADINE*)	+	+	+	+	+	+	+
Chlorhexidine (*HIBITANE*)	+	+	+/-	+	+/-	+	+/-
Alcool éthylique 70 °	+	+	-	+/-	+/-	+/-	+
Ammoniums quaternaires (ex : **benzalkonium**)	+	+/-	+/-	+	+	+/-	+
Hexamidine (ex : *HEXOMÉDINE*)	-	-	-	-	-	-	-
Carbanilides (ex : *SEPTIVON*)	-	-	-	-	-	-	-
Colorants (ex : **éosine**)	-	-	-	-	-	-	-

BILHARZIOSE

FICHE MALADIE

DÉFINITION

La bilharziose est une parasitose due à des vers trématodes *Schistosoma* dont la larve, hébergée dans des mollusques aquatiques, peut infecter l'homme et certains animaux.

CAUSES ET MÉCANISMES

Cinq espèces de schistosomes infestent plus de 200 millions de personnes dans le monde :

- *Schistosoma mansoni*, *S. japonicum* et *S. mekongi*, responsables de la bilharziose intestinale et hépatique ;
- S. *haematobium*, responsable de la bilharziose urinaire ;
- S. *intercalatum*, responsable de douleurs abdominales et de diarrhées sanglantes.

Les individus infestés éliminent des œufs par les urines ou les selles. Il en sort des embryons qui se reproduisent dans un mollusque pour donner des larves mobiles, capables de traverser la peau pour gagner la circulation sanguine. Elles migrent (phase aiguë allergique) vers le territoire veineux digestif et se transforment en vers adultes. Les femelles pondent des œufs dans les systèmes veineux de la vessie (*S. haematobium*), du côlon ou du rectum (*S. mansoni*, *S. intercalatum*). Les œufs sont ensuite éliminés dans les excréments. Certains œufs peuvent migrer vers d'autres organes : foie, poumons, système nerveux central.

DIAGNOSTIC

SIGNES CLINIQUES

Cf. tableau, p. 827.

EXAMENS COMPLÉMENTAIRES

- Hémogramme à la recherche d'une éosinophilie sanguine.
- Sérologie spécifique.
- Examens parasitaires des selles ou des urines (après un effort et de préférence entre 12 h 00 et 14 h 00).
- Biopsies rectales ou vésicales selon les formes.

TRAITEMENT

Curatif, il repose sur le **praziquantel** (*BILTRICIDE*).

Clinique et pronostic

DÉLAI	PHASE	*S. MANSONI, S. JAPONICUM*	*S. HAEMATOBIUM*
1-4 mois	Aiguë allergique	Fièvre, sueurs, frissons, céphalées, toux, hépatosplénomégalie, adénopathies, éosinophilie	–
Indéfini	Chronique	Diarrhées, douleurs abdominales, ulcérations digestives, anémie	Hématurie, dysurie, protéinurie
> 5 ans après infestation	Complications	Hépatosplénomégalie, hypertension portale ou pulmonaire, varices œsophagiennes, épilepsie	Hydronéphrose, infections urinaires, insuffisance rénale chronique, cancer de vessie

FICHE INFIRMIÈRE

SURVEILLANCE DU TRAITEMENT

SOINS - TRAITEMENT

Cf. Fiche pharmacologie, p. 828.

Dans les formes aiguës immuno-allergiques, discuter les corticoïdes et une seconde cure de *BILTRICIDE*.

EFFICACITÉ DU TRAITEMENT

Signes généraux (fréquence cardiaque, température) et symptômes.

Diminution de l'éosinophilie sur l'hémogramme.

EFFETS INDÉSIRABLES

Surveillance des effets indésirables du traitement (peu fréquents) (*cf.* Fiche pharmacologie, p. 828 du *BILTRICIDE*).

ÉDUCATION ET CONSEILS

Prévention : ne pas se baigner dans les marigots dans les pays d'endémie parasitaire.

FICHE PHARMACOLOGIE

ANTIBILHARZIEN

■ Praziquantel

BILTRICIDE					
Bilharziose Distomatoses hépato-biliaires et intestinales : 75 mg/kg en 3 prises x 1-2 j Paragonimoses : 75 mg/kg en 3 prises x 2-3 j *Tænia saginata* et *T. solium* : 10 mg/kg en 1 prise *Hymenolepsis nana* : 15-25 mg/kg en 1 prise à renouveler 1 sem. plus tard	6 cp. séc. 600 mg	26,93	I	65 %	4,49

Propriétés

Dérivé de l'isoquinoléine-pyrazine de mécanisme d'action incomplètement connu (paralyse par dépolarisation les muscles des parasites) actif principalement sur les formes adultes de nombreux cestodes et trématodes.

Pharmacocinétique

Usage *per os* avec une biodisponibilité de > 80 %, bonne diffusion tissulaire y compris le LCR (14-24 %), métabolisation hépatique avec un cycle entéro-hépatique, élimination de métabolites inactifs par voie rénale (80 %) et biliaire (20 %).

Indications

Schistosomes (*S. mansoni, S. hæmatobium, S. mekongi, S. intercalatum, S. japonicum*).
Distomatoses hépato-biliaires (*Clonorchis sinensis, Opistorchis viverrini, O. felineus*).
Distomatose pulmonaire (*Paragonimus* sp.).
Distomatoses intestinales (*Fasciolopsis buski, Heterophyes heterophyes, Metagonimus yokogawai, Nanophyetus salmincola*).
Cysticercose et tæniases (*Taenia solium, T. saginata*).

Contre-indications

Cysticercose oculaire.

Précautions d'emploi

Avaler les comprimés sans les croquer de préférence après un repas.
Allaitement : suspendre pendant 72 h.
Grossesse : déconseillé au 1er trimestre.

Effets indésirables

Bien toléré.
Douleurs abdominales (10-15 %), nausées et vomissements (2-6 %).
Céphalées, somnolence, vertiges (8 %).
Rares : fièvre, urticaire, prurit.

Interactions médicamenteuses

Corticoïdes : diminue les concentration plasmatiques de **praziquantel**.

***Traitement des schistosomiases par le* praziquantel**

ESPÈCES	TRAITEMENT (Avaler les comprimés après un repas sans les croquer)	RÉUSSITE (%)
S. mansoni, S. haematobium, S. intercalatum	40 mg/kg en 1 (ou 2) prise x 1 j	60-97
S. japonicum, S. mekongi	50-60 mg/kg en 2 prises x 1-2 j	70-99

CANDIDOSES INVASIVES

FICHE MALADIE

DÉFINITION

Ce sont des infections septicémiques ou viscérales à *Candida*.

CAUSES ET MÉCANISMES

Elles sont habituellement iatrogènes (cathéter) et nosocomiales. Elles surviennent principalement chez des immunodéprimés (neutropénie, sida, leucémies, greffes d'organe ou de moelle) ou des malades de réanimation (antibiothérapie prolongée).

La dissémination est hématogène ; tous les organes peuvent être infectés (peau, endocarde, rétine, système nerveux central). Les localisations oculaires ou cutanées révèlent le diagnostic devant une fièvre ou un choc septique inexpliqué.

DIAGNOSTIC

Le diagnostic est fait du vivant du malade dans seulement 15 à 40 % des cas.

Les hémocultures sont négatives dans 50 % des candidoses généralisées. Les tests sérologiques et l'antigénémie *Candida* ne sont pas fiables.

La présence de *Candida* dans les selles, les urines, les crachats ou sur la peau peut être une colonisation ou une infection.

TRAITEMENT

Il repose sur le traitement de la porte d'entrée (retrait de cathéter) et des foyers secondaires, ainsi que sur l'administration d'antifongiques par voie générale.

PRONOSTIC

Il dépend de l'état général du malade, du degré d'immunosuppression, des localisations secondaires. La mortalité après candidémie est estimée à 40 %.

DIAGNOSTIC	TRAITEMENT	COMMENTAIRES
Candidémie chez les adultes neutropéniques	**Amphotéricine B** IV 1 mg/kg/j *CAnCidas* 70 mg J1 puis 50 mg/j *Alternative* : **Fluconazole** 6-12 mg/kg/j IV ou *per os*	Surveillance de la créatinine et de la kaliémie, perfusion lente ≥ 4 h Retrait des cathéters en place, si possible Pendant 14 jours après guérison clinique et microbiologique et fin de la neutropénie
Candidémie chez les adultes non neutropéniques	**Fluconazole** 400 mg à 800 mg/j IV ou *per os* **Amphotéricine B** IV 1 mg/kg/j *CAnCidas* 70 mg J1 puis 50 mg/j	Surveillance de la créatinine et de la kaliémie, perfusion lente ≥ 4 h Surveillance des enzymes hépatiques Retrait des cathéters en place, si possible Pendant 14 jours après guérison clinique et microbiologique

DIAGNOSTIC	TRAITEMENT	COMMENTAIRES
Endocardite	**Amphotéricine B** IV 0,6-1 mg/kg/j + **5-flucytosine** 100-150 mg/kg/j *per os* en 4 prises Chirurgie précoce	Surveillance des concentrations sériques de **5-flucytosine** (pic : 70-80 mg/L, résiduelle : 30-40 mg/L)
Candidose ophtalmique	**Amphotéricine B** IV 1 mg/kg/j Ou : **fluconazole** 6-12 mg/kg/j IV ou *per os* ± vitrectomie	6-12 semaines après la chirurgie

FICHE INFIRMIÈRE

EXAMENS

• Hémogramme, CRP, hémocultures (éventuellement sur milieu spécifique).

• En fonction des localisations : ponction lombaire, fond d'œil, examen bactériologique des urines.

SURVEILLANCE DU TRAITEMENT

SOINS - TRAITEMENT

Cf. tableau de la Fiche maladie, p. 829.

Démarrer l'**amphotéricine B** par une dose test pour s'assurer de la tolérance.

EFFICACITÉ DU TRAITEMENT

Des hémocultures répétées sont nécessaires en cas de candidémie.

EFFETS INDÉSIRABLES

Selon le médicament (*cf.* tableau de la Fiche maladie, p. 829) : surveillance des cathéters, du fond d'œil et de la créatinine plasmatique.

FICHE PHARMACOLOGIE

ANTIFONGIQUES – AMPHOTÉRICINE B

■ **Amphotéricine B**

FUNGIZONE					
FUNGIZONE orale En 2 à 3 prises orales en dehors des repas A. : 1,5 à 2 g/j E. et N. : 50 mg/kg/j (1 càc/10 kg/j)	1 fl. 40 mL + pip (enf. et nourr.) 40 gél. 250 mg 40 mL (fl.)	5,72 8,78 5,72	I I I	65 % 65 % 65 %	5,72 0,22 0,14
FUNGIZONE injectable En 1 perfusion lente/j de 6 à 10 h 0,7 à 1 mg/kg/j à doses progressives	1 fl. 50 mg (à diluer dans du glucosé 5 %)	HOP	I	NR	

Propriétés

Antifongique lipophile qui active les canaux potassiques à faibles concentrations et crée, à plus fortes concentrations, des pores dans la membrane cytoplasmique des champignons.

Pharmacocinétique

Par les méthodes actuelles, les dosages d'**amphotéricine B** ne sont pas corrélés aux résultats cliniques.

Usage *per os* (pas d'absorption digestive), en

topique (cutané ou préparation magistrale), ou par voie intraveineuse. Concentrations sériques proportionnelles aux doses administrées, inchangées au cours de l'insuffisance rénale ou hépatique en raison d'une métabolisation *in situ* (> 80 %). Bonne diffusion dans les liquides inflammatoires (plèvre, péritoine, synoviale, humeur aqueuse, vitré) avec des concentrations au 2/3 de la concentration sérique résiduelle. Faible diffusion dans les méninges (2-4 %). Élimination urinaire et biliaire.

Microbiologie

Espèces sensibles : *Candida albicans, Cryptococcus neoformans, Blastomyces dermatidis, Histoplasma capsulatum, Coccidioides immitis, Paracoccidioides brasiliensis.*

Espèces inconstamment sensibles : *C. lusitaniae, C. glabrata, Aspergillus* sp., *Fusarium* sp., *Trichosporon beigelii, Actinomyces* sp., *Pseudolallescheria boydii*, mucorales.

Résistances acquises : exceptionnelles.

Indications

- Infections invasives à *Candida*.
- Aspergillose.
- Cryptococcose.
- Coccidioïdomycose, blastomycose, histoplasmose.
- Aspergillose.
- Mucormycose.

Contre-indications

Grossesse.
Allergie connue.

Précautions d'emploi

Insuffisance rénale : adapter la dose à la clairance de la créatinine :

- 10-30 mL/min : 0,5 mg/kg/j ;
- < 10 mL/min et dialyse : 0,5 mg/kg/48 h.

Effets indésirables

Fréquents : céphalées, frissons, fièvre, hypotension, toxicité veineuse.

Rares : tachypnée, choc anaphylactique, collapsus cardiovasculaire.

Troubles généraux : malaise, douleurs des muscles et articulations.

Troubles digestifs : anorexie, dyspepsie, vomissements, nausées, douleurs épigastriques.

Troubles neurologiques : vertiges, convulsions, paresthésies.

Troubles rénaux et métaboliques : toxicité rénale (80 %), hypokaliémie, hyperuricémie, protéinurie, hématurie, hyponatrémie, hypomagnésémie.

Troubles biologiques : anémie normochrome, leucopénie, agranulocytose, thrombopénie, augmentation des enzymes hépatiques, de la bilirubine, des phosphatases alcalines.

Interactions médicamenteuses

Médicaments néphrotoxiques.
Hypokaliémiants.

PRÉCAUTIONS D'EMPLOI DE LA FUNGIZONE INJECTABLE

Diluer l'**amphotéricine B** dans 500 à 1 000 mL de sérum glucosé 5 % (concentration de 0,1 mg/mL).

Administrer une dose test de 1 mg en 1 h pour apprécier la tolérance clinique puis perfuser le reste de la dose en 4 à 10 h en fonction de la tolérance.

En cas de fièvre ou frissons, ralentir le débit et injecter 25 mg d'**hémisuccinate d'hydrocortisone** en IV lente à répéter 1/2 h avant chaque perfusion.

Hydratation par au moins 1 L de sérum physiologique avec potassium et magnésium.

La toxicité veineuse de l'**amphotéricine B** nécessite souvent un abord veineux central.

Surveillance : créatinine, ionogramme sanguin, calcémie, phosphorémie, hémogramme 2 à 3 fois/sem. au début puis une fois par semaine en traitement d'entretien.

AMPHOTÉRICINE B LIPOSOMALE

■ Amphotéricine B liposomale

AMBISOME				
Mycoses systémiques : A. et E. : 3 à 5 mg/kg/j en 1 perfusion quotidienne de 30 à 60 min Leishmanioses viscérales : dose cumulative de 18 à 24 mg/kg à administrer en 6 inj. (1 inj./j pendant 5 j puis une 6e inj. au 10e j) Peu de données chez les immunodéprimés	10 fl. de 50 mg	HOP	I	NR
ABELCET				
Idem *AMBISONE*	10 fl. 20 mL (5 mg/mL)	HOP	I	NR

Propriétés

Amphotéricine B insérée dans la membrane de liposomes d'un diamètre < 100 nm permettant une diffusion tissulaire plus élevée et une moindre toxicité rénale que l'**amphotéricine B** libre.

Microbiologie

Espèces sensibles : *Candida albicans, Rhodotorula, Aspergillus fumigatus, Cryptococcus neoformans,* mucormycoses, *Histoplasma capsulatum, Blastomyces dermatidis, Sporothrix shenckii, Coccidioides immitis.*

Espèces inconstamment sensibles : *Candida parapsilosis, Conidiobolus,* sporotrichose lymphocutanée, coccidioïdomycose pulmonaire diffuse.

Indications

Mycoses systémiques et/ou profondes à *Aspergillus* ou *Candida* en cas d'insuffisance rénale préexistante ou secondaire à l'administration d'**amphotéricine B** libre : créatininémie ≥ 220 mmol/L ou clairance de la créatinine ≤ 25 mL/min.

Leishmanioses viscérales.

Contre-indications

Grossesse et allaitement.

Allergie connue à l' **amphotéricine B.**

Effets indésirables

Les effets indésirables rapportés avec l'**amphotéricine B** libre peuvent survenir avec *AMBISOME.*

Mode d'administration

Reconstituer le médicament dans du glucosé à 5 % de façon à obtenir une concentration finale à administrer comprise entre 0,2 et 2 mg/mL.

Une dose-test initiale de 1 mg/kg doit être injectée en 15 min. En l'absence de toxicité, administrer le reste de la perfusion en 30 à 60 min. Ralentir le débit de perfusion en cas de gêne.

En cas de réactions aiguës, se référer aux précautions d'emploi de l' **amphotéricine B** non liposomale.

Précautions d'emploi

Enfant : doses par kg de poids corporel identiques à l'adulte.

Insuffisant rénal : en cas d'aggravation de la fonction rénale, il est proposé d'abaisser les doses à 1,5 mg/kg/j de manière transitoire ou d'espacer les perfusions.

Interactions médicamenteuses

Risque de torsades de pointes : **terfénadine, vincamine, astémizole, érythromycine IV, halofantrine, pentamidine, sultopride, amiodarone, bépridil, disopyramide, quinidiniques, sotalol.**

Digitaliques : toxicité augmentée en cas d'hypokaliémie.
Hypokaliémiants : l'hypokaliémie augmente le risque de torsades de pointes.

Zidovudine : augmentation de la toxicité hématologique.
Ciclosporine, **tacrolimus** : augmentation de la toxicité rénale.

ANTIFONGIQUES AZOLÉS

Fluconazole

TRIFLUCAN					
En 1 prise/j Candidose oropharyngée : 50-100 mg/j pendant 7 à 21 j Candidose œsophagienne : 100 à 200 mg/j Candidose systémique : 10 mg/kg/j pendant 3 j puis 400 mg/j pendant 4 sem.	7 gél. 50 mg	24,47	I	65 %	3,5
	100 gél. 50 mg		I	NR	
	7 gél. 100 mg	29,58	I	65 %	4,23
	60 gél. 100 mg	HOP	I	NR	
	7 gél. 200 mg	52,15	I	65 %	7,45
	30 gél. 200 mg	194,32	I	65 %	6,48
	1 fl. 100 mg (IV)		I	NR	
	1 fl. 200 mg (IV)	HOP	I	NR	
	1 fl. 400 mg (IV)		I	NR	
	7 c. mes. susp. buv. 200 mg /5 mL	104,02	I	65 %	14,86
	7 c. mes. susp. buv. 450 mg /5 mL	24,47	I	65 %	3,5
BEAGYNE					
Candidoses aiguës vaginales et périnéales : 150 mg *per os* en prise unique	100 gél. 150 mg		I	NR	
	1 gél. 150 mg		I	NR	
	50 gél. 150 mg		I	NR	

Propriétés

Antifongique bis-triazolé hydrosoluble actif sur les levures *Candida* (sauf *krusei* et *glabrata*) et *Cryptococcus*.

Pharmacocinétique

Usage *per os* ou intraveineux, biodisponibilité de 85-95 %, concentration d'équilibre après 5-7 j de traitement, bonne diffusion tissulaire y compris le LCR (> 60 % des concentrations plasmatiques), métabolisation hépatique faible, élimination rénale sous forme active (80 %), hémodialysable.

Indications

- Candidoses : oropharyngées, œsophagiennes, systémiques à souches sensibles.
- Cryptococcose y compris neuroméningée.

Contre-indications

Grossesse, allaitement et enfants.
Allergie au **fluconazole** et aux autres dérivés azotés.
Association avec l'**astémizole** (risque de torsades de pointes).
Association avec les **antivitamines K** (risque hémorragique).

Précautions d'emploi

Les souches de *Candida glabrata* ont une sensibilité réduite au **fluconazole** : risque d'échec à 6 mg/kg/j, préférer des doses de 12 mg/kg/j ou l'**amphotéricine B**.
Les souches de *Candida krusei* sont fréquemment résistantes, préférer l'**amphotéricine B**.
Insuffisance rénale : adapter les doses à la clairance de la créatinine :
- 10-30 mL/min : 50-400 mg/48 h ;
- < 10 mL/min : 50-400 mg/72 h ;
- hémodialyse : 200 mg en fin de séance.

Effets indésirables

Nausées, douleurs abdominales, diarrhées,

céphalées, rash, augmentation des transaminases, dermatite exfoliative, anaphylaxie, thrombocytopénie, leucopénie, hépatite exceptionnellement mortelle.

Interactions médicamenteuses

Augmentation des concentrations sériques : **ciclosporine**, **sulfamides hypoglycémiants**, **phénytoïne**, **clarithromycine**, **rifabutine**, **zidovudine**, **théophylline**.

Diminution des concentrations de **fluconazole** par la **rifampicine** : espacer les prises de 12 h.

Association avec certains médicaments contre-indiquée (*cf.* Contre-indications).

■ Kétoconazole

NIZORAL					
En 1 prise au moment du repas A. : 200 à 800 mg/j E. : 4 à 7 mg/kg/j	10 cp. séc. 200 mg	13,61	I	15 %	1,36

Propriétés

Dérivé imidazolé fongistatique inhibiteur de la synthèse de l'ergostérol à large spectre d'action (*Candida*, les agents des entomophthoromycoses, *Scedosporium* et certains champignons dimorphiques dont *Histoplasma, Blastomyces, Paracoccidioides*) sauf *Aspergillus, Candida glabrata* et les agents des mucormycoses dont les indications sont réduites par l'apparition de nouveaux dérivés azolés mieux tolérés.

Pharmacocinétique

Usage *per os* ou en topiques, absorption digestive variable et améliorée par un pH acide (jus de fruits, *Coca-cola*) et un repas riche en graisse, biodisponibilité variable nécessitant un contrôle des concentrations sériques (≥ 1 mg/L). Liaison protéique ≥ 90 % ; bonne diffusion dans l'épiderme, les annexes, la sueur, le liquide articulaire, le poumon, les sécrétions vaginales. Très faible diffusion (non thérapeutique) dans les urines, l'os, la salive et les méninges. Métabolisation hépatique et élimination sous forme inactive biliaire (57 %) et rénale (13 %), non dialysable.

Indications

- Candidoses cutanées ou muqueuses : muguet oropharyngé, œsophagite, vaginite et en seconde intention dans les dermatophytoses et les infections à *M. furfur*.
- Mycoses à champignons dimorphiques : histoplasmose, blastomycose, paracoccidioïdomycose chez l'immunocompétent (ou **amphotéricine B**, **itraconazole**).

Contre-indications

Grossesse, allaitement et absence de contraception efficace.

Allergie aux azolés ou au **kétoconazole**.

Association aux **anti-H_2**.

Association au **cisapride** et l'**astémizole** (risque de torsades de pointes).

Griséofulvine, médicaments hépatotoxiques.

Précautions d'emploi

Surveillance des transaminases 2 fois avant le traitement puis tous les 15 j, arrêt si augmentation à 2-3 fois à la normale et prévenir les malades d'arrêter le traitement en cas de signes d'hépatites (anorexie, nausées, malaise, vomissements).

Effets indésirables

Hépatotoxicité : élévation des transaminases (5-10 %), hépatites immuno-allergiques cytolytiques ou cholestatiques (1/15 000) modérées et réversibles à l'arrêt du traitement.

Troubles digestifs (fréquents et diminués par les repas) : anorexie, nausées, vomissements (3 %), diarrhées, douleurs abdominales.

Troubles hormonaux par diminution de la testostérone dépendante de la dose (au-delà de 400 mg/j) : gynécomastie (3-8 %), diminution de la libido, impuissance sexuelle, oligosper-

mie, chute des cheveux, irrégularité des règles, réversibles à l'arrêt du traitement.
Divers : éruptions cutanées (10 %), prurit, céphalées, vertiges, asthénie.

Interactions médicamenteuses

Potentialisation des **antivitamines K**.
Augmentation des concentrations sériques de la **ciclosporine**.
Rifampicine et **isoniazide** : diminution des concentrations sériques de **kétoconazole** nécessitant un intervalle de 12 h entre les prises.
Respecter un délai de 2 h entre la prise de pansements gastriques ou de **didanosine** et celle de **kétoconazole**.
Effet antabuse avec l'alcool.
Risque de torsades de pointes si association avec le **cisapride**.

■ Miconazole

DAKTARIN					
En 4 prises en dehors des repas A. : 2 c-mes. x 4/j E. et N. : 1 c-mes. x 4/j	1 tube de 40 g à 2 % 1	5,32 9,14	I I	65 % 65 %	5,32
LORAMYC					
1 cp./j. 7 à 14 j	14 cp. gingiv. 50 mg	71,55	I	65 %	5,11

Propriétés

érivé azolé dont les indications ont été supplantées par des dérivés azolés plus récents (**fluconazole**).

Pharmacocinétique

Utilisation par voie locale. Le passage transcutané est de l'ordre de 9 %.

Indications

Traitement des candidoses orales : muguet, perlèche, glossites, gingivites, stomatites.

Contre-indications

- Contre-indication avec : **antivitamines K**, **astémizole**, **cisapride**, **sulfamides hypoglycémiants**.
- Allergie au **miconazole**.
- Insuffisance hépatique.

Allergie au **miconazole**.

Précautions d'emploi

Administrer à distance des repas.
Conserver dans la bouche 2 ou 3 min avant d'avaler.

Effets indésirables

Troubles digestifs, nausées, vomissements, diarrhée.
Réactions anaphylactiques exceptionnelles.

■ Itraconazole

SPORANOX					
En 1 prise *per os* après un repas A. : 200 à 400 mg/j	30 gél. 100 mg 150 mL sol. buv. à 10 mg/mL	45,03 89,22	I I	65 % 65 %	1,5 0,59

Propriétés

Triazolé à large spectre d'action actif sur *Aspergillus*, de nombreux champignons dimorphes (*Histoplasma, Blastomyces, Paracoccidioides, Sporothrix*), des levures (*Candida, Cryptococcus, Pytirosporum*) ainsi que des dermatophytes (*Epidermophyton, Microsporum, Trichophyton*) et certaines moisissures (chromomycoses).

Pharmacocinétique

Usage uniquement *per os*, biodisponibilité variable de l'ordre de 55 % améliorée par l'absorption d'un repas, concentration d'équilibre obtenue après 5 à 7 j de traitement entre

0,1 et 0,3 mg/L, bonne diffusion tissulaire sauf le LCR et les urines, métabolisation hépatique en dérivé actif (hydroxy-itraconazole), excrétion biliaire.

Indications

• Aspergillose (souvent en relais d'un traitement par **amphotéricine B**) : pulmonaire invasive, généralisée et pneumopathie nécrosante (efficacité modeste au cours des aspergillomes, de l'aspergillose bronchopulmonaire allergique).

• Infections à champignons dimorphiques : sporotrichose, coccidioïdomycose, paracoccidioïdomycose, histoplasmose, chromomycoses, cryptococcose, candidoses (sauf *C. glabrata* et *krusei*).

Contre-indications

Grossesse, allaitement et enfants.
Allergie aux triazolés ou à l'**itraconazole**.
Association au **cisapride** et à l'**astémizole** (risque de torsades de pointes).

Précautions d'emploi

Surveillance des concentrations sanguines après la première semaine de traitement en raison des variations individuelles de la biodisponibilité (dose de charge recommandée de 600 mg en 2 prises).
Contrôle des enzymes hépatiques tous les mois.
Prendre les gélules au cours d'un repas.
Ne pas ouvrir les gélules lors d'une administration par sonde gastrique.
Au cours du sida, préconiser un traitement à 400 mg/j.
Insuffisance rénale : pas de diminution de l'élimination.
Insuffisance hépatique : demi-vie allongée à surveiller par des dosages.

Effets indésirables

Mineurs (2-20 %) : nausées (10 %), vomissements (5 %), diarrhée (3 %), douleurs abdominales (1,5 %), céphalées (3,8 %), anorexie (1 %), dyspepsie, gastralgie, élévation des transaminases (3 %), hépatites, rash (8,6 %), asthénie (3 %).
Rare : syndrome d'excès d'hormones minéralocorticoïdes avec hypokaliémie, hypocalcémie et œdèmes des membres inférieurs.

Interactions médicamenteuses

Contre-indications : **astémizole.**
Didanosine (prendre l'**itraconazole** 2 h avant).
Diminution des concentrations sériques d'**itraconazole** par : **rifampicine** (intervalle de 12 h), **phénobarbital, phénytoïne.**
Augmentation des concentrations sériques d'**itraconazole** avec la **ciclosporine**, les **digitaliques.**
Augmentation des effets des **antivitamines K** et des **sulfamides hypoglycémiants.**
Risque de torsades de pointes si association avec la **cisapride.**

■ Voriconazole

VFEND				
Au moins 1 h avant ou après un repas Doses de charge pendant 24 h : IV : A. et E. 6 mg/kg x 2/j *Per os* chez A. ≥ 40 kg : 400 mg x 2/j, A. < 40 kg : 200 mg x 2/j, E. 6 mg/kg x 2/j Doses d'entretien (toutes les 12 h) : IV : A. et E. 4 mg/kg x 2/j *Per os* chez A. ≥ 40 kg : 200 mg x 2/j, A. < 40 kg : 100 mg x 2/j, E. 4 mg/kg x 2/j	28 cp. 50 mg 56 cp. 50 mg 14 cp. 200 mg 28 cp. 200 mg 56 cp. 200 mg 170 mL sol. buv. 40 mg/mL 1 fl. 200 mg pdre. inj.	HOP HOP HOP HOP HOP HOP HOP	I I I I I I I	NR NR NR NR NR NR NR

Propriétés

Triazolé fongicide, inhibant la biosynthèse de l'ergostérol, actif sur de nombreux champignons pathogènes.

Pharmacocinétique

Per os ou IV, absorption orale rapide diminuée par la prise de graisse, biodisponibilité 96 %, pharmacocinétique non linéaire avec augmentation des concentrations plus que proportionnelles à la dose, large distribution tissulaire, métabolisation et élimination hépatiques (principalement par le CYP3A4).

Microbiologie

Espèces sensibles *in vitro* : *Candida* spp. (dont *C. krusei, C. glabrata, C. parapsilosis, C. tropicalis*)., *Aspergillus* spp. (dont *A. flavus, A. fumigatus, A. terreus, A. niger, A. nidulans*) *Scedosporium* spp. (dont *S. apiospermum* et *S. prolificans*), *Fusarium*.

Indications

Traitement des aspergilloses invasives chez l'immunodéprimé, des infections graves à *Candida*, des infections graves à *Scedosporium* spp. ou *Fusarium* spp.

Contre-indications

Grossesse. Allaitement. Allergie au **voriconazole**. Enfant de moins de 2 ans.

Terfénadine, **astémizole**, **cisapride**, **pimozide**, **quinidine** : risque de torsade de pointe.

Rifampicine, **carbamazépine**, **phénobarbital** : diminution des concentrations de **voriconazole**.

Dérivés de l'ergot de seigle (**ergotamine**, **dihydroergotamine**) : risque d'ergotisme.

Sirolumus : risque d'augmentation des concentrations de **sirolimus**.

Précautions d'emploi

Hypersensibilité croisée avec autres azolés.

Toxicités multiples dont rénales, hépatiques, cutanées et oculaires.

Pas d'adaptation de doses chez les sujets âgés.

Contient du lactose.

Effets indésirables

Très fréquents (< 1/10) : fièvre, céphalées, douleurs abdominales, nausées, vomissements, diarrhée, œdèmes, rash, troubles de la vision (30 %).

Fréquents (< 1/100) : frissons, asthénie, douleurs dorsales et thoraciques, réactions au site d'injection, œdème facial, syndrome grippal, hypotension, thrombophlébite, anomalies hépatiques (13,4 %), ictère, chéilite, gastroentérite, thrombocytopénie, anémie, leucopénie, pupura, hypokaliémie, hypoglycémie, étourdissements, confusion, dépression, anxiété, tremblements, agitation, paresthésies, détresse respiratoire, œdème pulmonaire, sinusite, prurit, photosensibilité, alopécie, dermatite exfoliative, insuffisance rénale aiguë, hématurie.

D'autres toxicités moins fréquentes (< 1/100) ne sont pas détaillées ici.

Interactions médicamenteuses

Inhibiteur du CYP3A4 : *cf.* contre-indications.

Alcaloïdes de la pervenche : risque de neurotoxicité accrue.

Benzodiazépines : risque de potentialisation de l'effet sédatif.

Ciclosporine : diviser par 2 la dose de **ciclosporine** et surveillance des concentrations.

Inhibiteurs de protéases et **non nucléosidiques** du VIH : surveillance étroite.

Oméprazole : diviser par 2 la dose d'**oméprazole**.

Phénytoïne : surveiller les concentrations de **phénytoïne**.

Rifabutine : risque d'uvéite et de toxicité hématologique.

Sulfamides hypoglycémiants : risque d'hypoglycémie.

Statines : risque de rhabdomyolyse.

Tacrolimus : diviser par 3 la dose de **ciclosporine** et surveillance des concentrations.

Posaconazole

NOXAFIL				
Infections fongiques sévères : 400 mg x 2/j Candidoses oropharyngées : J1 200 mg/j puis 100 mg/j pendant 13 j Prophylaxie des infections fongiques invasives : 200 mg x 3/j à débuter plusieurs jours avant le début estimé de la neutropénie et à poursuivre 7 j après remontée des PNN > 500/mm^3	105 mL sol. buv. 40 mg/mL	HOP	I	NR

Propriétés

Antimycotique à usage systémique.

Indications

Traitement curatif des infections fongiques suivantes :

• Aspergillose invasive chez les patients réfractaires à l'amphotéricine B ou à l'**itraconazole**.
• Fusariose.
• Chromoblastomycose.
• Coccidioïdomycose.
• Candidose oro-pharyngée.

Prophylaxie des infections fongiques invasives.

Contre-indications

Hypersensibilité au **posaconazole**.
Malabsorption du glucose et du galactose.
Grossesse, allaitement, absence de contraception orale efficace.
Déconseillé chez les moins de 18 ans.

Effets indésirables

Neutropénie, leucopénie, anémie, éosinophilie.
Syndrome hémolytique et urémique.
Insuffisance surrénalienne, hyperglycémie.
Psychose, dépression.
Céphalées, convulsions, neuropathie périphérique, diplopie.
Allongement du QT, mort subite, TV, IDM, insuffisance cardiaque.
Pneumopathie interstitielle.
Pancréatite aiguë, élévation des transaminases, hépatite.
Insuffisance rénale aiguë.
Rash, alopécie.

Interactions médicamenteuses

Le **posaconazole** inhibe le CYP3A4, il est donc contre-indiqué avec les médicaments substrats du CYP3A4 (**astémizole**, **terfénadine**, **cisapride**, **pimozide**, **quinidine**, **bépridil**, **alcaloïdes de l'ergot de seigle**, **ergotamine** et **dihydroergotamine**).
Baisse des concentrations plasmatiques du **posaconazole** si administration avec les **antiacides.**
Augmentation des concentrations d'**antiarythmiques** (**amiodarone**, **quinidine**).
Associations à éviter : **bépridil**, contraceptifs oraux, **inhibiteurs de la pompe à protons**, **sildénafil**, **millepertuis** ; **rifampicine** contre-indiquée.

ÉCHINOCANDINES

- **Caspofungine**

CANCIDAS				
En perfusion lente de 1 h : 70 mg le 1er jour puis 50 mg/j à partir du 2e j (ou poursuivre à 70 mg/j si poids ≥ 80 kg)	1 fl. 50 mg 1 fl. 70 mg		I I	NR NR

Propriétés

Antifongique de la classe des échinocandines, fongicide, inhibiteur de la synthèse des 1,3-béta-glycanes qui sont un composant essentiel de la paroi fongique.

Pharmacocinétique

Usage par voie veineuse, bonne distribution y compris dans le LCR (75 % des concentrations sériques), pas de métabolisation, élimination urinaire, hémodialysable.

Microbiologie

Espèces sensibles *in vitro* : *Candida* (moindre activité sur *C. parapsilosis*), *Aspergillus sp.*, *Pneumocystis carinii*.

Indications

Traitement de recours de l'aspergillose invasive chez les adultes réfractaires ou intolérants à l'**amphotéricine B**, à des formulations lipidiques de l'**amphotéricine B**, et/ou à l'**itraconazole**.

Traitement de la candidose invasive chez les patients adultes.

Contre-indications

Grossesse et allaitement.

Allergie à la **caspofungine**.

Précautions d'emploi

Traitement encore en cours d'évaluation, à prescrire après conseil auprès d'un spécialiste en infections fongiques.

Ne pas administrer ni mélanger avec d'autres médicaments.

Effets indésirables

Fièvre, nausées, vomissements, complications au point d'injection, bouffées vasomotrices.

Interactions médicamenteuses

Ciclosporine : hépatotoxicité.

5-FLUOROCYTOSINE

- **Flucytosine**

ANCOTIL					
En 4 prises *per os* 100 à 200 mg/kg/j	100 cp. séc. 500 mg	56,51	I	XXX	0,57
ANCOTIL injectable 1 % En 4 perfusions/j de 45 min ou en perfusion continue 100 à 200 mg/kg/j	5 fl. 250 mL		I	NR	

Propriétés

Analogue nucléosidique inhibiteur non compétitif de la thymidylate synthétase qui participe à la synthèse de l'ADN chez certaines levures. Son usage est limité par sa toxicité médullaire, son activité moindre que l'**amphotéricine B** sur les espèces sensibles et l'émergence rapide de mutants résistants en monothérapie.

Pharmacocinétique

Usage *per os* (biodisponibilité 90 %), par voie veineuse, bonne distribution y compris dans le LCR (75 % des concentrations sériques), pas de métabolisation, élimination urinaire, hémodialysable.

Microbiologie

Espèces sensibles : *Candida* sp., cryptocoque, agents de la chromomycose, *Aspergillus* sp.

Indications

En association avec l'**amphotéricine B** dans les infections sévères.

- Candidoses profondes sévères et endocardites à *Candida*.
- Aspergillose invasive sévère.
- Cryptococcose neuroméningée sévère.
- Chromomycose (seule indication en en monothérapie).

Contre-indications

Grossesse (sauf indication vitale).

Précautions d'emploi

Tester la sensibilité de la souche par la méthode des disques.

Utiliser en association avec l'**amphotéricine B** à la dose habituelle de 0,3 mg/kg/j pour diminuer la toxicité rénale de l'association.

Surveillance bihebdomadaire des concentrations plasmatiques (pic entre 35 et 100 mg/L), des enzymes hépatiques et de la numération sanguine.

Insuffisance rénale : adapter la dose à la clairance de la créatinine :

- 30-50 mL/min : 25 à 50 mg/kg/12 h ;
- 10-30 mL/min : 25 à 50 mL/kg/24 h ;
- < 10 mL/min et hémodialyse 15 à 25 mg/kg/24-48 h (après l'hémodialyse).

Effets indésirables

Troubles digestifs dépendants de la dose (6 %) : anorexie, nausées, vomissements, diarrhées, entérocolites (rares).

Troubles hématologiques (22 %) : leucopénie, thrombocytopénie, anémie, aplasie médullaire, pancytopénie.

Manifestations allergiques : rashs, phototoxicité, érythème, prurit, œdèmes, prurit.

Troubles neurologiques : neuropathies périphériques, hallucinations, confusions, céphalées, vertiges.

Apport sodé : 34 mmol de NaCl par flacon.

Interactions médicamenteuses

Médicaments hématotoxiques.

COQUELUCHE

FICHE MALADIE

DÉFINITION

La coqueluche est une toxi-infection bactérienne très contagieuse, peu ou pas fébrile, endémo-épidémique, due à *Bordetella pertussis*.

CAUSES ET MÉCANISMES

La transmission se fait directement par les sécrétions respiratoires des malades. L'immunité vaccinale disparaît au bout de 10 ans. Les adolescents et les adultes sont un réservoir potentiel et peuvent faire une coqueluche parfois atypique.

DIAGNOSTIC

Le diagnostic doit être évoqué devant une toux chronique.

FORME TYPIQUE

- Incubation (7-15 jours).
- Invasion (7-15 jours) : trachéobronchite avec toux spasmodique prédominant la nuit et parfois émétisante.
- *L'isolement est obligatoire* en raison de la forte contagiosité qui dure 3 semaines après le début des signes en l'absence de traitement.

• Phase de quintes : reprise inspiratoire bruyante (« cri du coq »), parfois cyanose, puis expectoration épaisse voire vomissement.
• Phase de déclin (4e semaine).
• Guérison entre la 6e et la 8e semaine.

EXAMENS COMPLÉMENTAIRES

Hémogramme (recherche d'une lymphocytose).
• Durant les 3 premières semaines de toux : culture et PCR à partir des sécrétions respiratoires.
• 3e-4e semaine de toux : PCR et sérologie.
• Après la 4e semaine : sérologie.

TRAITEMENT

CURATIF

Hospitalisation des enfants de moins de 3 mois, et selon la tolérance après 3 mois.
Isolement respiratoire.
Traitement symptomatique en soins intensifs si besoin.
Antibiothérapie : clarithromycine (*Zeclar*) ou *azithromycine* (*Zithromax*).

ANTIBIOPROPHYLAXIE

Sujets contacts non immuns.

PRIMOVACCINATION

T3De préférence avec le vaccin cellulaire (*VAXICOQ*), mais les vaccins acellulaires (*TÉTRAVAC-ACELLULAIRE*) peuvent être utilisés (ils semblent moins efficaces).

REVACCINATION

Premier rappel à 16-18 mois avec vaccin cellulaire ou acellulaire ; second rappel entre 11 ans et 13 ans avec un vaccin acellulaire.
Vacciner les adultes (avec un vaccin *monovalent acellulaire* non encore commercialisé en France) susceptibles de procréer, le partenaire et les enfants d'une femme enceinte non immune, les mères non immunes après l'accouchement.

FICHE INFIRMIÈRE

SURVEILLANCE DU TRAITEMENT

SOINS - TRAITEMENT

Surveillance permanente respiratoire et cardiaque, aspiration, hydratation et nutrition.
Veiller à une bonne hydratation et une bonne alimentation.

EFFICACITÉ DU TRAITEMENT

Diminution progressive de la fréquence et de l'intensité de la toux en 3-4 semaines.

SURVEILLANCE

Surinfection bronchique, pneumopathie (apparition de fièvre ou de crachats purulents) ; convulsions (3 %), encéphalopathie coquelucheuse (0,9 %).

ÉDUCATION ET CONSEILS

Isolement légal jusqu'à 5 jours après un traitement adapté.
Vaccination des sujets non immuns et des adultes jeunes ayant perdu leur immunité vaccinale, en particulier les adultes jeunes susceptibles de procréer.
Pour d'autres informations
BEH n° 7/2005 (www.invs.fr).

FICHE PHARMACOLOGIE

VACCIN ANTICOQUELUCHEUX

■ **Bordetella pertussis + anatoxine + hémagglutinine + virus poliomyélitique**

TÉTRAVAC-ACELLULAIRE					
A. et E. > 2 mois : 3 inj. SC ou IM à 1 mois d'intervalle puis rappel à 1 ou 2 ans	1 ser. 0,5 mL	15,24		65 %	15,24

Propriétés

Vaccin élaboré à partir de toxine et d'antigènes pertussiques, mieux tolérés que le vaccin à germes entiers. Des incertitudes sur son équivalence immunogène le font prescrire préférentiellement, en France, au rappel tardif entre 11 et 13 ans.

Indications

Prévention de la coqueluche en particulier pour les rappels tardifs.
Ce vaccin protège également de la diphtérie, du tétanos et de la poliomyélite.

Contre-indications

Grossesse.

■ **Vaccin anticoquelucheux + vaccin antitétanique + vaccin antidiphtérique + vaccin antipoliomyélitique**

REPEVAX					
Idem E.> 3 ans et A.	1 ser. 0,5 mL	27,62		65 %	27,62
BOOSTRIXTETRA					
Idem E.> 4 ans et A.	1 ser. 0,5 mL	27,62		65 %	27,62

Propriétés

Vaccins combinés contre le tétanos (anatoxine), la diphtérie (faible dose d'anatoxine), la poliomyélite (virus inactivés sérotypes 1, 2 et 3) et la coqueluche (acellulaire).

Indications

Vaccination de rappel des adolescents et des adultes contre la diphtérie (faible dose), le tétanos, la polyomyélite et la coqueluche.

Contre-indications

Hypersensibilité aux anatoxines tétanique, diphtérique, coquelucheuse et le virus poliomyélitique, aux antibiotiques présents à l'état de trace (**néomycine**, **streptomycine**, **polymyxine B**), ou en cas de réaction sévère à une administration antérieure d'un vaccin.

Antécédent de complication neurologique après vaccination.

Précautions d'emploi

Grossesse, allaitement : déconseillé

Différer la vaccination en cas d'infection fébrile intercurrente.

À conserver entre + 2 et + 8 °C. Agiter avant l'emploi.

Effets indésirables

Réactions douloureuses, érythémateuses ou nodulaires au point d'injection, abcès aseptique exceptionnel.

Frissons, fièvre. Diarrhée, vomissements. Rash cutané, choc anaphylactique.

Paralysie ascendante et syndrome de Guillain-Barré (*BOOSTRIXTETRA*).

Interactions médicamenteuses

Aucune.

INDICATIONS DE VACCINATION CHEZ L'ADULTE

Depuis 2004, la vaccination coquelucheuse est recommandée chez : **les professionnels en contact avec des nourrissons trop jeunes pour avoir reçu 3 doses de vaccin coquelucheux**, c'est-à-dire le personnel médical et paramédical des maternités, des services de néonatologie, de tout service de pédiatrie prenant en charge des nourrissons âgés de moins de 6 mois. Pour **les étudiants des filières médicales ou paramédicales**, il est recommandé d'administrer cette vaccination à l'occasion d'un rappel dTP en utilisant un vaccin à quatre valences (*REPEVAX*, *BOOSTRIXTETRA*) ; et pour les ***adultes susceptibles de devenir parents*** dans un proche avenir et les ***membres du foyer à l'occasion d'une grossesse*** (enfant qui n'est pas à jour pour cette vaccination, adulte qui n'a pas reçu de vaccination contre la coqueluche au cours des 10 dernières années), selon les modalités suivantes :

- père et enfants : durant la grossesse de la mère ;
- mère : le plus tôt possible après l'accouchement.

GRIPPE

FICHE MALADIE

DÉFINITION

La grippe est une infection virale épidémique saisonnière due aux virus *influenza* (types A et B).

La grippe A est liée au virus H1N1 qui a muté, possiblement à partir d'un virus d'origine porcine. La transmission est interhumaine et le virus est actuellement présent dans le monde entier. L'incubation est la clinique sont les mêmes que pour les autres types de virus. Pour plus de renseignements, consulter www.pandemie-grippale.gouv.fr

CAUSES ET MÉCANISMES

La transmission interhumaine se fait par l'intermédiaire des particules virales aérosolisées. Incubation entre 18 à 72 h. Le virus est présent dans les sécrétions respiratoires 24 h avant le début de la maladie et disparaît en 5 à 10 jours. Les anticorps sont détectables en une semaine et confèrent une immunité de longue durée (intérêt de la vaccination). Cependant, de nouveaux variants antigéniques apparaissent chaque année et obligent à revacciner chaque année.

Le virus de la grippe aviaire, s'il mutait, pourrait être responsable d'épidémies dans l'avenir. À l'heure actuelle, le virus se transmet de l'oiseau vers l'homme mais aucun cas de transmission interhumaine n'a été clairement rapporté.

DIAGNOSTIC

Les signes cliniques ne sont pas spécifiques et débutent souvent brutalement : fièvre, frissons, sueurs, céphalées, myalgies (muscles du dos), douleurs à la mobilisation des globes oculaires, parfois prostration. Les signes généraux diminuent quand apparaissent les signes respiratoires : toux, brûlures rétrosternales, obstruction nasale ou rhinorrhée, douleurs pharyngées.

TRAITEMENT

PRÉVENTIF

Vaccination annuelle avant l'arrivée de l'épidémie. Les vaccins sont mis à jour chaque année. Par conséquent, les nouveaux vaccins protègent également contre la grippe H1N1. Des médicaments sont disponibles pour enrayer une épidémie ou traiter des sujets contacts non vaccinés par des inhibiteurs de la neuraminidase actifs sur les grippes A et B : **zanamivir**, **oseltamivir** (ces inhibiteurs sont également efficaces contre le virus de la grippe aviaire qui possède une neuraminidase identique à celle des virus plus anciens). On les réserve aux sujets à haut risque de complications.

La transmission du virus se fait principalement par voie aérienne (toux, éternuements), mais également par les mains et objets contaminés :
- se couvrir le nez et la bouche lors des accès de toux et d'éternuements ;
- se moucher dans des mouchoirs en papier à usage unique jetés dans une poubelle équipée d'un sac plastique, si possible munie d'un couvercle avec commande au pied ;
- respecter les mesures d'hygiène de base : se laver les mains fréquemment au savon et/ou une solution hydroalcoolique ;
- aérer les lieux de vie.

CURATIF

Traitement symptomatique :
- Repos au lit (arrêt de travail).
- Hydratation abondante *per os* ou IV en cas d'alimentation impossible.
- Antipyrétiques (**paracétamol**).
- Décongestionnant nasal (*ACTIFED*).
- Pas d'antibiothérapie préventive.

Traitement des surinfections bactériennes par antibiotiques.

Traitement spécifique par des inhibiteurs de la neuraminidase (**oseltamivir, zanamivir**) actifs sur les grippes A et B (diminue la durée des symptômes de quelques jours sans prévenir les complications).

PRONOSTIC

Il dépend du terrain et de la survenue de complications. Les pneumonies grippales peuvent engendrer une forte mortalité même chez les sujets jeunes. Les surinfections bactériennes sont fréquentes sur terrain fragilisé (sujets âgés, insuffisance pulmonaire ou -cardiaque).

FICHE INFIRMIÈRE

EXAMENS

Les tests diagnostiques sont onéreux et réservés à l'épidémiologie. Des signes cliniques compatibles chez un sujet non vacciné en période épidémique suffisent au diagnostic.

SURVEILLANCE DU TRAITEMENT

- Amélioration des symptômes, qui durent classiquement entre 5 et 10 jours.
- Surveiller l'apparition d'une déshydratation chez les sujets qui s'alimentent mal.
- Surveiller les complications respiratoires (dyspnée, détresse respiratoire) et la survenue de surinfection bactérienne (crachats purulents).

ÉDUCATION ET CONSEILS

Vaccination chaque hiver des sujets à risque, des personnels soignants ou susceptibles de contaminer des sujets fragiles, du personnel de l'industrie du voyage, navigants et certains voyageurs.

Port de masque chirurgical en cas d'épidémie.

Le masque FFP2 est réservé aux professionnels de santé dont le rôle en cas de pandémie serait capital.

FICHE PHARMACOLOGIE

ANTIVIRAL ANTIGRIPPAL

■ Oseltamivir

TAMIFLU					
Traitement curatif : A. et E. > 40 kg : 75 mg x 2/j E. ≤ 15 kg : 30 mg x 2/j 15-23 kg : 45 mg x 2/j 24-40 kg : 60 mg x 2/j Traitement préventif : A. et E. > 13 ans : 75 mg/j E. ≤ 15 kg : 30 mg x 1/j 15-23 kg : 45 mg x 1/j 24-40 kg : 60 mg x 1/j > 40 kg : 75 mg x 1/j Si la suspension buvable est indisponible, pour les enfants ouvrir les gélules, verser le contenu dans une petite quantité d'aliment sucré (càc) comme du miel ou du chocolat liquide, mélanger et avaler immédiatement en totalité.	10 gél. 30 mg 10 gél. 45 mg 10 gél. 75 mg 10 doses susp. buv. 12 mg/mL	12,69 18,78 24,85 24,85	I I I I	35 % 35 % 35 % 35 %	1,27 1,88 2,49 2,49

* Les antiviraux sont dans certains cas gratuits pour les cas suspects de grippe A.

■ Zanamivir

RELENZA					
2 inhalations orales : 5 mg x 2/j durant 5 j	20 doses de 5 mg + système pour inhalation	20,33	I	35 %	1,02

Propriétés

Inhibiteurs de la neuraminidase du virus de la grippe actif sur les souches A et B. Ils permettent d'éviter la contamination, de réduire les symptômes et l'évolution de 1 à 1,5 j chez les malades fébriles (T ≥ 37,8°C). Ces molécules sont actives sur les virus de la grippe aviaire et de la grippe A (H1N1).

Pharmacocinétique

Zanamivir : en inhalation par la bouche, passage systémique entre 2 et 20 %, libération locale élevée (oropharynx 70-87 %, pulmonaire 8-21 %), pas de métabolisme hépatique ni rénal, élimination urinaire sous forme active.

Oseltamivir : biodisponibité de 80 %, métabolisme hépatique en dérivé actif, excrétion dans les urines sous forme active et inactive.

Indications

Traitement de la grippe A et B chez l'adulte et l'enfant âgé de plus de 1 an (**oseltamivir**) ou de l'adulte et de l'adolescent âgé de plus de 12 ans (**zanamivir**).

À débuter dans les 48 premières heures après l'apparition des symptômes.

Traitement préventif (**oseltamivir**) après un contage chez l'adulte et l'adolescent âgé de plus de 13 ans à risque de complications.

Contre-indications

Grossesse et allaitement : innocuité non démontrée.

Enfant de moins de 12 ans (**zanamivir**).

Précautions d'emploi

Sujets asthmatiques ou atteints d'autres affections respiratoires chroniques : risque de

bronchospasme nécessitant de disposer d'un traitement bronchodilatateur à action rapide et de consulter en urgence (**zanamivir**).
Insuffisance rénale : **zanamivir** pas d'adaptation des doses, **oseltamivir** réduire la dose curative à 75 mg/j et la dose préventive à 75 mg un jour sur 2 en cas de clairance de créatinine entre 10 et 30 mL/min.
Insuffisance hépatique : pas de données.
Sujets âgés : pas d'adaptation des doses.
Informer les malades de l'usage de l'inhalateur (**zanamivir**).

Risque de sélection de souches virales résistantes.

Effets indésirables

Zanamivir : bronchospasme (*cf.* précautions d'emploi), réactions allergiques dont œdème de la face et du larynx.
Oseltamivir : nausées et vomissements.

Interactions médicamenteuses

Mal connues.

VACCIN ANTIGRIPPAL

Vaccin antigrippal (grippe saisonnière)

IMMUGRIP					
A. et E > 10 ans : 1 inj. de 0,5 mL E. < 10 ans : 2 inj. de 0,25 mL à 1 mois d'intervalle	1 ser. 0,5 mL	6,25		65 %	6,25
MUTAGRIP					
Idem *IMMUGRIP*	1 ser. 0,5 mL 10 ser. 0,5 mL	6,25 69,49		65 % NR	6,25 6,95
AGRIPPAL					
Idem *IMMUGRIP*	1 ser. 0,5 mL	6,25		65 %	6,25

Vaccin antigrippal (grippe A)

FOCETRIA					
Avec adjuvant. > 10 ans : 0,5 mL avec éventuel rappel à 3 sem. 6 mois-9 ans : 0,25 mL avec éventuel rappel à 3 sem. < 6 mois : vaccination non recommandée.	1 fl. 5 mL/10 doses vaccinales	HOP	I	NR	
PANDEMRIX					
Sans adjuvant. Idem *FOCETRIA*	50 flacons	HOP	I	NR	
CELVAPAN					
Avec adjuvant. Idem *FOCETRIA*. Indiqué en cas d'allergie aux protéines de l'œuf.	20 flacons 5 mL	HOP	I	NR	

* Le schéma vaccinal contre la grippe A se trouve à l'adresse suivante : www.sante-sports.gouv.fr/IMG/pdf/Dispositions_vaccinales_091214.pdf

Vaccin antigrippal + vaccin antitétanique

TETAGRIP					
1 inj. SC ou IM	1 ser. 0,5 mL	7,96		65 %	7,96

Propriétés

Mélange inactivé de sérotypes prévalents cultivé sur œufs embryonnés, adapté chaque année aux données épidémiologiques, efficace 10-15 j après la vaccination.

Indications

Grippe A : tous sujet âgé de plus de 6 mois.
Grippe saisonnière : tout sujet âgé de plus de 6 mois à risque de complications :

- sujets de plus de 65 ans ;
- sujets en institution ;
- affection chronique : broncho-pulmonaire, cardiaque, rénale, diabète ;
- enfants et adolescents recevant de l'**aspirine** au long cours (risque de syndrome de Reye) ;
- femmes enceintes de 2 ou 3 trimestres au moment de l'épidémie ;
- maladie métabolique, diabète, hémoglobinopathie, immunodéprimé (infection par le VIH) ;
- personnel susceptible de transmettre la grippe à des sujets à risque de complications ;
- sujets au contact de très jeunes enfants ;
- professionnels de santé ;
- personnel navigant des bateaux de croisière et des avions, et personnel de l'industrie des voyages accompagnant les groupes de voyageurs ;
- sujets actifs désirant se prémunir.

Contre-indications

Allergie aux protéines de l'œuf sauf *CELVAPAN*.

Précautions d'emploi

Ne pas vacciner en cas de fièvre élevée ou de maladie infectieuse évolutive.

Éviter de vacciner pendant le 1er trimestre de la grossesse.
Agiter avant l'emploi.
À conserver entre + 2 et + 8 °C.

Effets indésirables

Bénins : douleur et inflammation locales (20 %), fièvre modérée pendant 12-48 h avec myalgies, arthralgies, sensation de malaise, céphalées, paresthésies.
Adénopathie.
Exceptionnellement : syndrome de Guillain-Barré, névrite, encéphalomyélite (< 1 cas/100 000, soit < incidence spontanée)

Interactions médicamenteuses

Compatible avec le vaccin antitétanique.

NB : Le vaccin contre la grippe A (H1N1) ne nécessite pas l'avance de frais. Il est indiqué pour toute la population âgée de plus de 6 mois. Contre la grippe saisonnière, les vaccins sont remboursés par la sécurité sociale à 65 % pour les personnes âgées de 70 ans ou plus ou les personnes atteintes des affections de longue durée [diabète insulino-dépendant ou non insulino-dépendant ne pouvant être équilibré par le seul régime ; accident vasculaire cérébral invalidant ; néphropathie chronique grave et syndrome néphrotique pur primitif ; forme grave d'une affection neuromusculaire (dont myopathie) ; mucoviscidose ; cardiopathie congénitale mal tolérée, insuffisance cardiaque grave et valvulopathie grave ; insuffisance respiratoire chronique grave ; déficit immunitaire primitif grave nécessitant un traitement prolongé, infection par le virus de l'immunodéficience humaine ; drépanocytose homozygote (anémie hémolytique congénitale par hémoglobinopathie)].

HERPÈS

FICHE MALADIE

DÉFINITION

Les virus herpétiques humains HSV-1 et HSV-2 sont responsables d'infections cutanées et muqueuses transmises par contact interhumain (oral pour HSV-1 et génital pour HSV-2).

CAUSES ET MÉCANISMES

Après une primo-infection habituellement asymptomatique, les virus persistent à l'état latent dans les racines nerveuses sensitives. Ils peuvent donner des récurrences, parfois très fréquentes et invalidantes, souvent déclenchées par un facteur identifié (le stress, le soleil, la fièvre, les règles). Le portage asymptomatique est une source fréquente de contamination.

DIAGNOSTIC

SIGNES CLINIQUES

- Primo-infection orale : asymptomatique ou gingivostomatite douloureuse. Guérison en 10-14 jours.
- Primo-infection génitale : souvent douloureuse, complications nerveuses rares.
- Primo-infection oculaire : kératite, blépharite, conjonctivite. La kératite met en jeu le pronostic visuel.
- Encéphalite herpétique : rare et grave, une des plus fréquentes encéphalites virales.
- Récurrences : dans les mêmes sites que les primo-infections.
- Autres : méningites, panaris, ano-rectite, érythème polymorphe.

EXAMENS COMPLÉMENTAIRES

Un doute diagnostique peut nécessiter la détection du virus (culture ou mise en évidence d'ADN) ou de l'effet pathogène (cytodiagnostic) ; la sérologie n'est utile que dans les primo-infections.

TRAITEMENT

Le traitement dépend de l'immunodépression, du site et de la gravité de l'infection :

- L'efficacité des traitements locaux par crème est discutée.
- En cas d'indication thérapeutique, il faut préférer un traitement par voie générale.
- Les encéphalites sont des urgences thérapeutiques à traiter par voie veineuse.

PRONOSTIC

Guérison habituelle sans séquelles sauf kératite, encéphalite (mortalité ≥ 60 %) et infection de l'immunodéprimé.

FICHE INFIRMIÈRE

EXAMENS

- Grattage des lésions pour la détection virale dans le liquide de vésicule, frottis ou apposition.
- Utiliser des milieux de transport en cas de culture de virus ou adresser le malade au laboratoire de virologie.

SURVEILLANCE DU TRAITEMENT

SOINS - TRAITEMENT

Désinfecter les lésions cutanées avec un antiseptique (*cf.* Antiseptiques, p. 825).

Administrer le traitement *per os* le plus tôt possible (diminution du bénéfice après 72 h).

Par voie IV, l'**aciclovir** doit s'administrer par perfusion lente d'une heure toutes les 8 h. Le produit peu cristalliser dans le rein si le malade n'est pas bien hydraté.

EFFICACITÉ DU TRAITEMENT

Diminution des symptômes (lésions, douleurs, etc.).

EFFETS INDÉSIRABLES

Surveiller la créatinine sanguine en cas de traitement par voie générale.
L'insuffisance rénale est la principale complication de l'**aciclovir**.

ÉDUCATION ET CONSEILS

Ne pas frotter les lésions : risque d'auto-inoculation.
Traitement précoce des poussées.
Discuter un traitement préventif en cas de récurrences fréquentes douloureuses.

FICHE PHARMACOLOGIE

ANTI-HERPÉTIQUES

Aciclovir

ZOVIRAX					
ZOVIRAX per os En 5 prises *per os* A. et E. : 1 000 mg à 4 000 mg	25 cp. 200 mg 25 mes. à 200 mg (susp. buv. à 200 mg/5 mL) 35 cp. 800 mg 18 mes. à 800 mg (susp. buv. à 800 mg/10 mL)	20,57 27,25 68,19 50,21	I I I I	65 % 65 % 65 % 65 %	0,82 1,09 1,95 2,79
ZOVIRAX pommade OPH En 5 appl./j Appliquer en massant légèrement les lésions	1 tube (4,5 g)	8,82	I	65 %	8,82
ZOVIRAX crème à 5 % En 5 appl./j Appliquer en massant légèrement les lésions	1 tube de 2 g 1 tube de 10 g	12,24 14,83	 I	NR 15 %	12,24 14,83
ZOVIRAX injectable En perfusions IV toutes les 8 h A. : 30 mg/kg/j	1 fl. 250 mg 1 fl. 500 mg	16,22 30,78	I I	65 % 65 %	16,22 30,78
REMEX					
Idem *Zovirax* crème	1 fl. crème 5 %/2 g			NR	
VIRUCALM					
Idem *Zovirax*	1 tube crème 5 %/2 g			NR	
ACTIVIR					
Idem *Zovirax*	1 tube crème 5 %/2 g 1 fl. ppe dose 5 %/2 g			NR NR	
KENDIX					
Idem *Zovirax*	1 tube crème 5 %/2 g			NR	
HERPEVIR					
Idem *Zovirax*	1 Crème pompe 5 %/2 g			NR	

MALADIES INFECTIEUSES

■ **Valacilovir**

ZELITREX					
Zona : 1 000 mg x 3/j *per os* pendant 7 j à débuter dans les 72 h	10 cp. 500 mg 42 cp. 500 mg 112 cp. 500 mg	21,17 78,34 208,6	I I I	65 % 65 % 65 %	2,12 1,87 1,86

■ **Famciclovir**

ORAVIR					
1 cp. x 3/j pendant 7 j à débuter dans les 72 h	21 cp. 500 mg	108,14	I	65 %	5,15

Propriétés

Analogues nucléosidiques de la guanine qui doivent être phosphorylés en dérivés triphosphates pour inhiber l'ADN polymérase virale. La 1re phosphorylation est réalisée principalement par la thymidine-kinase virale ce qui explique que ces médicaments se concentrent spécifiquement dans les cellules humaines infectées par un virus en cours de réplication.
Valaciclovir : prodrogue de l'**aciclovir**.
Famciclovir : prodrogue du **penciclovir**.

Pharmacocinétique

Usage *per os*, intraveineux ou en topique, biodisponibilité *per os* de l'**aciclovir** : 20 % du **valaciclovir** : 54 %, du **penciclovir** (après absorption de **famciclovir**) : 77 %, distribution dans tout l'organisme de l'**aciclovir** (50 % des concentrations plasmatiques dans le LCR, 37 % dans l'humeur aqueuse), faible métabolisation (< 15 %), élimination rénale de l'**aciclovir** et du **penciclovir** (85 %), passage transplacentaire et dans le lait maternel (**aciclovir**), hémodialysable.

Indications

ACICLOVIR

• Traitement préventif des récurrences herpétiques : greffés, herpès génital chez l'immunocompétent (≥ 6/an), érythème polymorphe lié à HSV.
• Traitement curatif de la primo-infection génitale et des récurrences.
• Traitement curatif de l'herpès et du zona ophtalmique (local) à commencer dans les 24 premières heures et à poursuivre 7 j.
• Traitement des formes graves d'infections herpétiques (méningo-encéphalite, herpès néonatal, infections sévères à *Herpes simplex* chez l'immunocompétent et l'immunodéprimé).
• Traitement curatif de la varicelle et du zona chez l'immunodéprimé.

ACICLOVIR, VALACICLOVIR, FAMCICLOVIR

• Traitement du zona et prévention des douleurs post-zostériennes (**aciclovir, valaciclovir, famciclovir**) à débuter dans les 72 h après les premiers signes cutanés.

Contre-indications

Allergie à l'**aciclovir**, au **ganciclovir**, au **valaciclovir**, au **famciclovir** ou au **penciclovir**.

Précautions d'emploi

Grossesse et allaitement : déconseillé (innocuité non établie).
Insuffisance rénale : adapter la dose d'**antiherpétique** à la clairance de la créatinine :
Aciclovir :
• 30-50 mL/min : 5 mg/kg toutes les 12 h ;
• 10-30 mL/min : 5 mg/kg/j ;
• < 10 mL/min : 2,5 mg/kg/j ;
• hémodialyse : 5 mg/kg en fin de séance.
Valaciclovir :
• 15-30 mL/min : 2 g/j ;
• ≤ 15 mL/min : 1 g/j ;
• hémodialyse : administrer la dose quotidienne après la séance.
Famciclovir :
• 20-40 mL/min : 500 mg/24 h ;

- < 10 mL/min : 500 mg/48 h ;
- hémodialyse : 500 mg après la séance.

Effets indésirables

Topiques : brûlures et irritations muqueuses.
Per os : nausées, diarrhées, rash, céphalées, neurotoxicité et néphrotoxicité (rares).
Intraveineux : insuffisance rénale (5 %), hématurie, cristallurie, réactions au point d'injection, phlébites, hypotension, maux de tête, léthargie, obnubilation, tremblements, confusion mentale, hallucinations, agitation, convulsions, coma.

Interactions médicamenteuses

Médicaments néphrotoxiques.

HYDATIDOSE

FICHE MALADIE

DÉFINITION

L'hydatidose est due à l'infestation par un tænia du chien : *Echinococcus granulosus.*

CAUSES ET MÉCANISMES

Répartition mondiale avec une prédilection pour les zones d'élevage du mouton : bassin méditerranéen, Nouvelle-Zélande, sud-est de l'Australie, Europe centrale, Amérique du Sud. L'endémie diminue dans les pays qui opèrent un contrôle vétérinaire.
Le parasite réalise un cycle entre le chien et un hôte intermédiaire (habituellement le mouton). L'homme est un hôte accidentel (*cf.* figure, p. 852).
Les kystes peuvent se développer dans la plupart des organes : foie (63-70 %), poumons (15-25 %), cerveau (3 %), reins, rate, muscle, os. Ils sont entourés d'une coque fibreuse et contiennent du liquide et de nombreux parasites. Plusieurs organes sont envahis dans 20 % des cas.

DIAGNOSTIC

Découverte souvent fortuite à l'occasion d'une échographie abdominale ; parfois, devant des douleurs de l'hypocondre droit, prurit, crises d'urticaire.
Les examens d'imagerie sont essentiels : échographie ou scanner. La sérologie a une très bonne performance diagnostique.

TRAITEMENT

CHIRURGICAL

Il permet de retirer tous les kystes et d'éviter la dissémination. Drainage percutané possible dans certains cas.

MÉDICAL

L'**albendazole** (*ZENTEL*) permet d'améliorer 55 à 80 % des malades et d'en guérir 30 %. Le traitement médical est recommandé en préopératoire, dans les cas inopérables, dans les ruptures spontanées de kyste, dans les formes multikystiques et dans les 10 jours qui précèdent un drainage percutané.

PRONOSTIC

Complications possibles : compression d'un organe de voisinage, rupture.
Bon pronostic avec le traitement chirurgical.

D'après Color atlas and textbook of diagnostic micro-biology, Koneman EW et al, 5e ed., Lippincott.

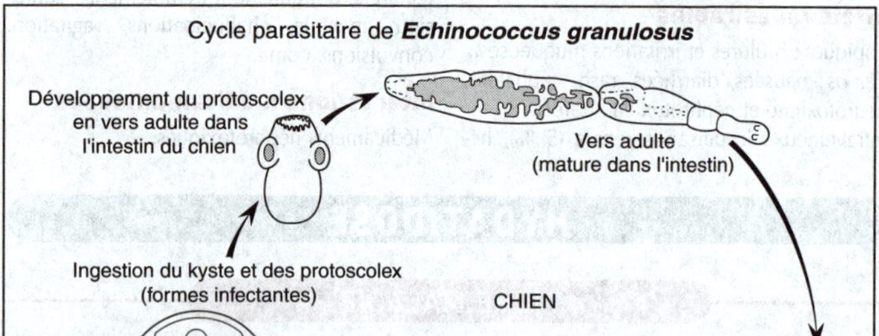

FICHE INFIRMIÈRE

SURVEILLANCE DU TRAITEMENT

Elle consiste en la surveillance du malade opéré.

ÉDUCATION ET CONSEILS

La prévention est essentielle : lavage des mains en zone d'endémie avant le repas, lavage des aliments crus avec de l'eau stérile ou pas de consommation, pas de contact avec les animaux (pelage des chiens).

FICHE TECHNIQUE

ASEPSIE CUTANÉE

Définition

L'asepsie cutanée consiste à éliminer la flore transitoire (staphylocoque aureus, entérobactéries, pseudomonas, spores de bacillus et de clostridium) et réduire partiellement la flore résidente (staphylocoques, corynebactéries, bactéries anaérobies) situées à la surface de la peau afin de réduire le plus efficacement le risque infectieux au cours des soins à caractère invasif et chirurgical.

Elle se réalise en plusieurs temps et s'adapte en fonction du risque infectieux potentiellement lié au geste à réaliser.

Le choix de l'antiseptique utilisé doit être adapté en fonction du patient notamment s'il est allergique à l'un des composants de l'antiseptique (exemple : l'iode).

Méthode

Quels que soient le statut immunitaire du patient et le degré plus ou moins élevé du risque infectieux lié au soin dans tous les cas l'application des précautions standard est incontournable.

Rappel des précautions standard :

- **Lavage et/ou désinfection des mains :** après le retrait des gants, entre deux patients, deux activités.
- **Port de gants :** les gants doivent être changés entre deux patients, deux activités. Ils sont obligatoires s'il y a risque de contact avec du sang, ou tout autre produit d'origine humaine, les muqueuses ou la peau lésée du patient, notamment à l'occasion de soins à risque de piqûre (hémoculture, pose et dépose de voie veineuse, chambres implantables, prélèvements sanguins), lors de la manipulation de tubes de prélèvements biologiques, linge et matériel souillés et lors de tout soin, lorsque les mains du soignant comportent des lésions.
- **Port de surblouses, lunettes, masques :** si les soins ou manipulations exposent à un risque de projection ou d'aérosolisation de sang, ou tout autre produit d'origine humaine (aspiration, endoscopie, actes opératoires, autopsie, manipulation de matériel et linge souillés).
- **Matériel souillé :** concernant le matériel piquant/tranchant à usage unique, ne pas recapuchonner les aiguilles, ne pas les désadapter à la main, déposer immédiatement après usage sans manipulation ce matériel dans un conteneur adapté, situé au plus près du soin, et dont le niveau maximal de remplissage est vérifié.
- Concernant le matériel réutilisable : manipuler avec précaution le matériel souillé par du sang ou tout autre produit d'origine humaine. Vérifier que le matériel a subi un procédé d'entretien (stérilisation ou désinfection) approprié avant d'être réutilisé.
- **Surfaces souillées :** nettoyer et désinfecter avec un désinfectant approprié les surfaces souillées par des projections ou aérosolisation de sang, ou tout autre produit d'origine humaine.
- **Transport de prélèvements biologiques, de linge et de matériels souillés :** les prélèvements biologiques, le linge et instruments souillés par du sang ou tout autre produit d'origine humaine doivent être transportés dans un emballage étanche, fermé.
- *En complément de ces précautions, certaines infections (ou suspicions d'infection) nécessitent la mise en oeuvre de* ***précautions particulières*** *d'isolement géographique et/ou technique visant à prévenir la transmission ou la diffusion des microorganismes dont le patient est porteur. Il en est de même pour les patients immunodéprimés afin de prévenir la transmission de microorganismes dangereux chez les patients en aplasie.*

L'antisepsie en 1 temps :
Elle s'applique pour des gestes invasifs courts dont le risque infectieux est peu élevé : par exemple, un prélèvement sanguin chez un patient immuno-actif, non infecté.
Il s'agit d'appliquer l'antiseptique choisi (**chlorhexidine**, alcool à 60 °, *Bétadine* alcoolique) directement sur la zone cutanée à ponctionner en respectant le *temps de séchage*.
L'antisepsie en 4 temps :
Elle s'applique pour des gestes invasifs d'exposition longue donc à risque infectieux élevé telle que la pose d'un cathéter périphérique.
La détersion : il s'agit de laver la peau du patient avec un savon antiseptique de la même gamme que l'antiseptique utilisé en quatrième phase, en respectant le temps et le mode d'application.
Le rinçage : rincer la peau avec de l'eau ou du sérum physiologique.
Le séchage : sécher avec des compresses stériles par tamponnement.
L'application de l'antiseptique choisi en respectant le temps de séchage.

Exemples d'associations « savon antiseptique et antiseptique cutané » :
- Pour un patient non allergique à l'iode :
  – savon antiseptique : *BÉTADINE SCRUB* ;
  – antiseptique associé : *BÉTADINE DERMIQUE*.
- Pour un patient allergique à l'iode :
  – savon antiseptique : *HIBISCRUB* ou *HIBITANE* ;
  – antiseptique associé : **chlorhexidine**.

L'antisepsie en 5 temps :
Elle s'applique chez les malades immunodéprimés avant tout geste invasif à très fort risque infectieux, tels qu'une intervention chirurgicale, la pose d'un cathéter central, la pose d'une aiguille de Huber sur chambre implantable.
La détersion : il s'agit de laver la peau du malade avec un savon antiseptique de la même gamme que l'antiseptique utilisé en quatrième phase, en respectant le temps et le mode d'application.
Le rinçage : rincer la peau avec de l'eau ou du sérum physiologique.
Le séchage : sécher avec des compresses stériles par tamponnement.
Première application de l'antiseptique choisi en respectant le temps de séchage.
Deuxième application de l'antiseptique juste avant le geste chirurgical en respectant le temps de séchage.

INFECTIONS NOSOCOMIALES

FICHE MALADIE

DÉFINITION

Infection débutant plus de 72 h après l'admission à l'hôpital et absente à l'entrée. Toutefois :
- toute fièvre acquise à l'hôpital n'est pas nécessairement infectieuse ;
- toute infection nosocomiale n'est pas nécessairement iatrogène.

Rechercher des germes dans les sites possibles : cathéters, urines, poumons, site opératoire.
Ne pas traiter systématiquement toutes les bactéries isolées (par exemple, bactériurie

asymptomatique sur sonde urinaire, hémoculture isolée à staphylocoque coagulase négative).
Toute infection nosocomiale n'est pas nécessairement à bactérie multirésistante (BMR).

CAUSES ET MÉCANISMES

Le plus souvent, il s'agit d'une infection de site : dispositif intravasculaire, ventilation mécanique, infection sur sonde, etc. La transmission manuportée est la principale source d'acquisition de microbes responsables d'infections nosocomiales.

TRAITEMENT

PRÉVENTIF

- Friction hydro-alcoolique des mains sèches jusqu'à évaporation du produit : avant et après chaque contact, entre deux malades, avant tout geste invasif nécessitant une technique aseptique (sondage urinaire, cathéter périphérique).
- Lavage simple lors des gestes de la vie courante et en cas de souillures visibles.
- Lavage chirurgical : avant toute intervention chirurgicale, acte interventionnel, pose de cathéter central.
- Ne pas recapuchonner les aiguilles, utilisation de containers pour le matériel souillé.
- Réduire le nombre et la durée des cathétérismes (intravasculaire, vessie) et de la ventilation mécanique. Pas de sondage vésical aller-retour pour prélèvements d'urines. Manipulation stérile et désinfection des orifices et du matériel. Retrait précoce du matériel infecté.
- Utilisation de matériel à usage unique et de dispositif clos (drainage vésical), ports de gants stériles, si nécessaire. Stérilisation du matériel réutilisable (bloc opératoire, ventilateurs, endoscopes).
- Pratiquer une désinfection de la peau et des muqueuses avant un geste invasif (*cf.* Antiseptiques, p. 825).
- Isolement des malades porteurs de bactéries multirésistantes (staphylocoques méti-R, entérobactéries multirésistantes), de parasites cutanés transmissibles, de pathogènes respiratoires contagieux (tuberculose).
- Prélèvements systématiques en réanimation (écouvillonnage rectal et cutané).
- Collaboration étroite avec le service d'hygiène et de microbiologie.
- Contrôle de la prescription des antibiotiques.

CURATIF

- Initialement à large spectre puis réajusté aux résultats bactériologiques (*cf.* tableaux, p. 855).
- Tenir compte du risque de BMR et du site infecté.
- Déterminer la source de contamination (auto-infection, manuportage, environnement) et éradiquer les réservoirs de BMR.

Bactéries fréquemment responsables d'infections nosocomiales

INFECTIONS URINAIRES	PNEUMOPATHIES	INFECTIONS SUR CATHÉTER
E. coli (pénicillinase) Entérocoque *P. aeruginosa* *Klebsiella, Enterobacter, Serratia* *Candida*	Bacilles Gram négatifs (60 %) : *Pseudomonas* (30 %), *Acinetobacter, Klebsiella, Enterobacter, Serratia* Staphylocoques Champignons : *Candida* (10 %) Pneumocoques et *Haemophilus* Plurimicrobiennes (30 % à 40 %)	Staphylocoques (30 % à 50 %) Bacilles Gram négatifs *Candida*

Antibiothérapie empirique des pneumopathies nosocomiales

Pneumopathie précoce (< 1 semaine) Pas d'antibiothérapie	Entérobactéries *Haemophilus* Streptocoques Staphylocoque méti-S	**Amoxicilline-acide clavulanique** ou **céfotaxime** ou **ceftriaxone** ± aminoside ou quinolones
Pneumopathie précoce (< 1 semaine) Antibiothérapie préalable	Entérobactéries *Pseudomonas* Streptocoques *Haemophilus* Staphylocoque	**Pipéracilline-tazobactam** ou **ticarcilline-acide clavulanique** + aminoside
Pneumopathie tardive (> 1 semaine) Pas d'antibiothérapie	Entérobactéries Staphylocoque (± méti-R) *Pseudomonas*, Streptocoques	**Pipéracilline-tazobactam** ou **ticarcilline-acide clavulanique** + aminoside
Pneumopathie tardive (> 1 semaine) Antibiothérapie préalable	*Pseudomonas* Entérobactéries résistantes Staphylocoque méti-R *Acinetobacter*, Streptocoques	**Ceftazidime** ou **imipénème** + aminoside + **vancomycine**

Antibiothérapie empirique des infections urinaires nosocomiales symptomatiques

Pas de suspicion de bactéries multirésistantes	Entérobactéries	**Céfotaxime** ou **ceftriaxone** ou fluoroquinolone + **amikacine**
Suspicion de bactéries multirésistantes Manipulation urinaire	Entérobactéries multirésistantes *Pseudomonas* *Acinetobacter*	**Ceftazidime** ou **pipéracilline-tazobactam** ou **ticarcilline-acide clavulanique** ou **imipénème** + **amikacine**

Antibiothérapie empirique des infections sur cathéter vasculaire

Cathéter veineux périphérique ou artériel	Retrait du cathéter + culture	Antibiothérapie si signes généraux ou neutropénie Neutropénie : **vancomycine** + antipyocyanique Immunodépression : **vancomycine** Immunocompétent : pas d'antibiotique si résolution spontanée
Thrombophlébite septique	Retrait du cathéter + culture	**Vancomycine** puis antibiothérapie adaptée pendant > 14 jours après le retrait

Antibiothérapie empirique des infections sur cathéter vasculaire

Cathéter central de courte durée	Signes locaux : retrait du cathéter + culture	Pas d'antibiothérapie si résolution spontanée (sauf choc septique) sinon : comme ci-dessus
	Signes septiques sans signes locaux	Changement sur guide et retrait secondaire en cas de culture positive du 1er cathéter

FICHE INFIRMIÈRE

EXAMENS

Retirer les cathéters veineux et les mettre en culture, examen cytobactériologique des urines, prélèvements respiratoires, hémocultures, examen et cultures de liquides de ponction, de collection ou d'abcès.

SURVEILLANCE DU TRAITEMENT

SOINS - TRAITEMENT

Infection urinaire

Elle survient presque toujours sur sondage vésical.

Bactériurie asymptomatique

Ne pas traiter, retirer la sonde et contrôler les urines à 48 h. Traiter en cas de persistance.

Infection urinaire symptomatique

Température > 38 °C, impériosités, pollakiurie, tension sus-pubienne. Traitement pendant 7-10 jours. Associer un aminoside à la phase aiguë. Relais *per os*.

Infection sur dispositif intravasculaire

Signes locaux d'infection de cathéter

Orifice purulent, infection du trajet de tunnelisation.

Signes généraux sur cathéter

Signes de sepsis, hémocultures positives à staphylocoque, *Candida*, bacilles Gram⁻.

Retrait du matériel et mise en culture

- Contamination : culture du cathéter < 10^3/mL, pas de signes cliniques.
- Colonisation : culture du cathéter > 10^3/mL, pas de signes cliniques.
- Infection clinique : culture > 10^3/mL et signes cliniques locaux ou généraux.
- Bactériémie sur cathéter : culture > 10^3/mL et bactériémie au même germe.

Infection respiratoire

Devant des opacités parenchymateuses récentes, évolutives :
- et identification d'une bactérie dans un prélèvement bactériologique de bonne qualité (lavage alvéolaire, prélèvement distal protégé ou brossage bronchique) ;
- ou détérioration de la gazométrie, sécrétions bronchiques purulentes chez un malade ventilé, température > 38 °C, hémocultures positives ;
- ou sérologie microbienne positive.

Traitement initial

Cf. tableaux, p. 855.

EFFICACITÉ DU TRAITEMENT

Signes vitaux, site infecté, nature et tarissement des sécrétions, écoulement, pus.

ÉDUCATION ET CONSEILS

Maintenir une hygiène quotidienne, respecter les consignes hospitalières (isolement), hygiène des mains des visiteurs.

FICHE TECHNIQUE

INFECTIONS NOSOCOMIALES : PRÉVENTION

Définition

La prévention des risques de transmissions manuportées et/ou aéroportées des infections nosocomiales touche plusieurs secteurs et acteurs de soins.

Des précautions, dites « précautions standard » et d'autres plus particulières sont en l'occurrence à respecter de façons unanimes et rigoureuses.

La prévention concerne donc :

- l'ensemble des personnels des établissements de santé ;
- les patients ;
- l'entourage des patients ;
- l'environnement (surfaces, circuits d'eau, l'air).

Méthode

Prévention des risques infectieux par manuportage ou aéroportage auprès des personnels :

- Réaliser une friction hydro-alcoolique des mains avant et après chaque soin, entre deux patients, après le retrait des gants et entre deux activités.
- Vérifier que chaque chambre dispose d'un flacon de solution hydro-alcoolique ouvert depuis moins de 2 mois.
- Réaliser la décontamination et la désinfection des matériels après chaque utilisation : stéthoscope, marteau, chariot de soins.
- Concernant le port des gants : les gants doivent être changés entre deux patients et entre deux activités.
- Chaque personnel doit porter une tenue propre, les blouses ou pyjamas des personnels doivent être changés chaque jour.
- Ne pas porter de bijoux : ni montre au poignet, ni bracelet, ni bague (seule l'alliance est acceptée).
- Les prélèvements biologiques, le linge et les matériels souillés de sang ou tout autre produit d'origine humaine doivent être transportés dans un emballage étanche, fermé.
- Les dispositifs médicaux stériles et invasifs sont soumis à des réglementations strictes à respecter lors de la pose (mesures d'asepsie et précautions d'usage), de la surveillance, la maintenance (cathéter, sondes) et lors de leur retrait.
- Le dépistage systématique de GMR (germes multirésistants) auprès des patients admis en réanimation par exemple entre dans la procédure de prévention des risques d'infections nosocomiales.

Prévention des risques infectieux par manuportage ou aéroportage auprès des patients et leur entourage :

- Les patients porteurs de germes identifiés comme résistants ou contagieux doivent être installés de façon isolée en chambre seule tout en instaurant un protocole spécifique pour éviter la transmission du germe auprès d'autres patients : ce sont les isolements septiques (*cf.* Fiche technique Isolements) définis selon le germe en cause comme « isolement de contact », « isolement à gouttelettes », « isolement air ». Ils nécessitent, selon le germe en cause le port systématique de blouse de protection, de gants à usage unique, de masque, de charlotte, voire de surchaussures.
- Les patients et leur entourage doivent être informés et éduqués au respect de la procédure instaurée tout comme le personnel est obligé de la suivre.

• Les patients immunodéprimés doivent également être installés de façon isolée en chambre seule tout en instaurant un protocole spécifique de protection pour éviter au patient d'être au contact du moindre germe : ce sont les « isolements protecteurs » (cf. Fiche technique Isolements). Ils nécessitent le port systématique de blouse de protection, de gants à usage unique, de masque, de charlotte et de surchaussures.
• Afin de purifier l'air au maximum, des appareils de type « Plasmair » sont spécialement conçus aujourd'hui pour traiter l'air d'une chambre et détruire le maximum de germes contenus dans l'air ambiant.

Prévention des risques infectieux liés à l'environnement (surfaces, eau et air) :

• Le bionettoyage de l'ensemble de l'environnement des services et des chambres doit être réalisé au moins une fois par jour.
• Les paillasses des postes de soins et les chariots de soins doivent être décontaminés après chaque activité de soins.
• L'environnement des patients (lit adaptable, chevet, fauteuils...) doit être nettoyé et désinfecté avec un désinfectant approprié quotidiennement, voire davantage après chaque souillure.
• Les circuits d'eau, et ventilation font l'objet de contrôles très réguliers par les services techniques des établissements.
• Les douches et les robinets sont tous munis de filtres antilégionelloses à renouveler mensuellement.

Chaque année des audits obligatoires sont menés par les équipes opérationnelles d'hygiène (EOH) des établissements issues des comités de lutte contre les infections nosocomiales (CLIN) afin d'étudier l'évolution des risques nosocomiaux dans chaque service et mettre en œuvre des actions de progression afin de les réduire le plus possible.

FICHE TECHNIQUE

ISOLEMENTS

Définition

Les isolements sont instaurés dans le but d'éviter la transmission manuportée ou aéroportée de germes spécifiques afin de limiter les risques d'infections nosocomiales. Ils répondent à un double intérêt : collectif et individuel et sont soumis à réglementation.

Les procédures qui décrivent les différents types d'isolement sont donc à suivre par tous, personnels soignants, visiteurs et patients afin d'en assurer leur efficacité.

Deux grands types d'isolements existent :
• les isolements septiques : instaurés chez des patients porteurs de germe(s) résistant(s), contagieux pour éviter leur propagation auprès d'autres patients ;
• les isolements protecteurs : instaurés pour protéger les patients immunodéprimés de germes qui leur seraient nocifs.

Méthode

Les recommandations à suivre sont synthétisées dans le tableau suivant : *cf.* tableau, p. 860.

Conseils

Prendre le temps de bien expliquer le principe du dispositif à installer au patient concerné pour obtenir sa compliance et surtout éviter une source d'angoisse supplémentaire.
Éduquer les visiteurs au bon respect de la procédure.

Types d'isolements	Friction Hydro-Alcoolique	Lavage antiseptique des mains	Casaque UU	Gants UU	Masque UU	Masque UU FFP2	Charlotte UU	Surchaussures UU	Elimination des déchets sacs DASRI
Isolements septiques prévoir une chambre seule									
Contact causes :	germes multirésistants (SARM), infections cutanées (zona, varicelle, herpès généralisé), parasitoses cutanées (gale, poux), infections virales								
A l'entrée dans la chambre									A l'intérieur de la chambre
Personnel soignant	x		x (si contact)	x					
Visiteurs	x			x					
A la sortie de la chambre									
Personnel soignant	x								
Visiteurs	x								
Gouttelettes causes :	infections virales (oreillons, grippe, rubéole), pneumpathies à bactéries multirésistantes, épiglottite, méningite								
A l'entrée dans la chambre									A l'intérieur de la chambre
Personnel soignant	x		x	x	x				
Visiteurs	x		x	x	x				
A la sortie de la chambre									
Personnel soignant	x								
Visiteurs	x								

Types d'isolements	Friction Hydro-Alcoolique	Lavage antiseptique des mains	Casaque UU	Gants UU	Masque UU	Masque UU FFP2	Charlotte UU	Surchaussures UU	Elimination des déchets sacs DASRI
Air causes :	tuberculose pulmonaire,varicelle, zona généralisé, rougeole								
A l'entrée dans la chambre									A l'intérieur de la chambre
Personnel soignant	x		x	x		x			
Visiteurs	x		x	x		x			
A la sortie de la chambre									
Personnel soignant	x								
Visiteurs	x								
Clostridium difficile (isolement de contact spécifique)									
A l'entrée dans la chambre									A l'intérieur de la chambre
Personnel soignant		x	x	x				si souillures au sol	
Visiteurs		x						si souillures au sol	
A la sortie de la chambre									
Personnel soignant		x							
Visiteurs		x							
Isolements protecteurs causes : patients immunodéprimés prévoir une chambre seule									
A l'entrée dans la chambre									A l'extérieur de la chambre
Personnel soignant	x	ou x	x	x	x		x	x	
Visiteurs	x	ou x	x	x	x		x	x	
A la sortie de la chambre									
Personnel soignant	x								
Visiteurs	x								

MALADIE DE LYME

FICHE MALADIE

DÉFINITION

La maladie de Lyme est une infection par un spirochète du genre *Borrelia* (espèces *B. burgdorferi, B. garinii* ou *B. afzelii*).

CAUSES ET MÉCANISMES

Maladie transmise par une tique du complexe *Ixodes*, de distribution mondiale ; la contamination est plus fréquente entre le printemps et le début de l'automne. De nombreux animaux composent le réservoir de la maladie (cervidés, petits rongeurs).

DIAGNOSTIC

INFECTION LOCALISÉE

Caractérisée par un érythème chronique migrant, chaud mais indolore, centré par la morsure de la tique et s'étendant de façon centrifuge ; guérison en 3-4 semaines.

Présence de signes généraux ou d'une adénopathie régionale ou une conjonctivite.

INFECTION DISSÉMINÉE

Douleurs ostéoarticulaires (80 % des cas non traités entre quelques semaines et 2 ans) ; manifestations cardiaques (bloc de conduction voire BAV complet) ; manifestations neurologiques (céphalées, méningite, encéphalite, radiculonévrite).

INFECTION PERSISTANTE

Oligoarthrite, acrodermatite, lymphocytome cutané, atteintes neurologiques ou psychiatriques.

TRAITEMENT

PRÉVENTIF

Mesure de prévention : *cf.* Fiche infirmière, p. 862.

En cas de découverte de tique gorgée de sang, **doxycycline** 200 mg en dose unique dans les 36 h après le contact.

CURATIF

- Infection précoce de l'adulte : **amoxicilline** 500 mg 3 fois/j ou **doxycycline** 100 mg 2 fois/j pour 14-21 jours.
- Infection précoce de l'enfant (âge ≤ 8 ans) : **amoxicilline** 20 mg/kg/j en 3 doses/j ou **céfuroxime axétil** 125 mg 2 fois/j pour 14-21 jours.
- Arthrite : **amoxicilline** 500 mg 4 fois/j pour 30-60 jours ; **doxycycline** 100 mg 2 fois/j pour 30-60 jours.
- Atteinte neurologique : **ceftriaxone** 2 g/j pour 14-28 jours.
- Paralysie faciale isolée : traitement *per os*.

PRONOSTIC

La plupart des infections précoces guérissent avec une seule cure d'antibiotique. Les échecs nécessitent un second traitement.

FICHE INFIRMIÈRE

EXAMENS

Rares anomalies : cytolyse hépatique et LDH. Le sérodiagnostic est peu sensible (faux négatifs) et peu spécifique à cause de faux positifs en relation avec les autres spirochètes (*T. pallidum*). Recherche d'anticorps dans le LCR ou le liquide articulaire. La PCR est à l'essai.

SURVEILLANCE DU TRAITEMENT

EFFICACITÉ DU TRAITEMENT

Amélioration des signes cliniques. Pas de surveillance biologique spécifique.

EFFETS INDÉSIRABLES

Environ 15 % des malades développent une réaction allergique en début de traitement.

▶

ÉDUCATION ET CONSEILS

Port de chapeau, manches longues, pantalons dans les chaussettes, utilisation de répulsifs contenant du DEET (INSECT-ÉCRAN) sur la peau et les vêtements.

Après la promenade, rechercher des tiques et les retirer le plus vite possible en utilisant un kit d'extraction disponible en pharmacie.

MONONUCLÉOSE INFECTIEUSE

FICHE MALADIE

DÉFINITION

La mononucléose infectieuse (MNI) correspond au syndrome de primo-infection à Epstein-Barr virus (EBV). Le plus souvent asymptomatique, elle confère une immunité durable contre l'EBV (80 % des adultes sont immunisés).

CAUSES ET MÉCANISMES

La distribution du virus est mondiale et l'homme représente le réservoir naturel de la maladie. La transmission s'opère par la salive à partir d'un malade ou d'un porteur asymptomatique. Après une infection des lymphocytes B, survient une dissémination vers le foie, les organes lymphoïdes et la rate. Les symptômes sont le résultat du conflit immunologique avec l'hôte. Une réactivation infectieuse est possible chez des immunodéprimés (transplantés, sida).

DIAGNOSTIC

- Asthénie intense avec fièvre à 38 °C.
- Angine érythémato-pultacée bilatérale avec purpura du voile du palais.
- Adénopathies cervicales volontiers postérieures, parfois généralisées
- Splénomégalie.
- Exanthème morbilliforme spontané ou déclenché par la prise d'ampicilline.

TRAITEMENT

Il n'existe aucun traitement spécifique du virus et la guérison est spontanée :

- Traitement symptomatique : *ASPIRINE* ou **paracétamol**.
- Exceptionnellement : corticothérapie (**prednisone**) à 1 mg/kg/j à arrêter progressivement en 1 à 2 semaines en cas d'obstruction sévère des voies aériennes, anémie hémolytique ou thrombocytopénie profonde.

PRONOSTIC

Cette infection est habituellement sans symptômes. Les formes avec symptômes guérissent en 3 à 4 semaines avec une asthénie résiduelle parfois prolongée plusieurs mois.
Dans de rares cas, il apparaît : hépatite parfois ictérique, encéphalite, polyradiculonévrite, syndrome cérébelleux, méningite lymphocytaire, myocardite, pleurésie, rupture de rate (exceptionnelle), maladie auto-immune (anémie hémolytique à Coombs positif, agglutinines froides, purpura thrombopénique, cryoglobulinémie).

FICHE INFIRMIÈRE

EXAMENS

Hémogramme

- Syndrome mononucléosique (70 % des cas) apparaissant avec un retard d'une dizaine de jours après le début.
- Parfois : neutropénie, thrombocytopénie.

Tests hépatiques

- Cytolyse 2 à 3 fois la normale et/ou LDH dans plus de 90 % des cas.
- Phosphatases alcalines (60 % des cas), bilirubine (45 % des cas), ictère (< 5% des cas).

Tests spécifiques

- Paul-Bunnel-Davidson et MNI-test (IgM dirigées contre des hématies d'animaux).
- Sérologie EBV :
  – IgM anti-VCA (antigène de capside virale), présente dans plus de 90 % des cas pendant les signes cliniques, persistance pendant 4 à 8 semaines ;
  – IgG anti-VCA, qui persiste pour la vie ;
  – anticorps contre les antigènes nucléaires (anti-EA et anti-EBNA) : ils apparaissent au bout de 3 à 4 semaines d'infection ; leur détection est réservée aux cas douteux.

Diagnostic différentiel

D'autres infections s'accompagnent de syndrome mononucléosique (CMV, toxoplasmose, VIH, hépatite virale, rubéole, oreillons), ainsi que la prise de divers médicaments (phénylbutazone, hydantoïnes).

SURVEILLANCE DU TRAITEMENT

EFFICACITÉ DU TRAITEMENT

Amélioration clinique sous antipyrétiques et antalgiques.

EFFETS INDÉSIRABLES

Risque de rash avec les pénicillines.

ÉDUCATION ET CONSEILS

- Repos au lit.
- Éviter les contacts trop rapprochés pendant la phase aiguë.
- Arrêt de travail.
- Éviter le sport pendant 2 à 3 semaines.

PALUDISME

FICHE MALADIE

DÉFINITION

Le paludisme est une maladie parasitaire endémique due à un protozoaire du genre *Plasmodium*.

CAUSES ET MÉCANISMES

Les *Plasmodium* sont transmis par un vecteur – l'anophèle – qui est présent dans les régions intertropicales.

L'espèce *P. falciparum* est la plus répandue, responsable de plus de 80 % des paludismes d'importation, et la seule capable d'entraîner des accès graves (pernicieux) potentiellement mortels. C'est à elle que s'adresse la prophylaxie médicamenteuse. L'augmentation de la consommation des antipaludéens est responsable de la sélection de nombreuses souches résistantes à la chloroquine (chloroquinorésistance) et, dans une moindre mesure, aux autres antipaludéens. Les pays sont repartis selon la résistance à la chloroquine :

- groupe 1 : majorité de souches sensibles à la chloroquine ;
- groupe 2 : ≤ 50 % de souches résistantes ;
- groupe 3 : > 50 % de souches résistantes.

Trois autres espèces sont pathogènes pour l'homme : *vivax* (Asie, Amérique, Afrique), *ovale* (Afrique) et *malariae* (rare). À la différence de *falciparum*, elles n'entraînent pas d'accès pernicieux, peuvent donner des récurrences et restent sensibles à la chloroquine à de rares exceptions près pour *P. vivax* (en Asie et Océanie).

PROPHYLAXIE

Tout voyageur en zone d'endémie doit bénéficier d'une consultation médicale afin de recevoir les conseils généraux et une évaluation du risque palustre qui dépend de la région visitée, de la durée du séjour et du type d'exposition. La prophylaxie doit combiner des mesures de protection contre les piqûres d'anophèles et une chimioprophylaxie dès le coucher du soleil.

MESURES DE PROTECTION CONTRE LES PIQÛRES

Systématiques et efficaces contre les quatre espèces plasmodiales :

- port de vêtements longs ;

• applications d'insectifuges contenant 35-50 % de DEET (INSECT-ÉCRAN) sur la peau ou les vêtements (durée d'action 2-5 h) ;
• utilisation d'insecticide en diffuseur électrique, en bombe, en tortillons ;
• utilisation de moustiquaires imprégnées d'insecticide (K-OTHRINE) ;
• l'air conditionné est une excellente prévention.

PROPHYLAXIE MÉDICAMENTEUSE

Dirigée essentiellement contre *P. falciparum.* Diminue le risque d'accès palustre sans l'annuler : *tout accès fébrile pendant le séjour ou après le retour doit être considéré comme palustre jusqu'à preuve du contraire.*

Le paludisme d'importation a augmenté en France de 3 000 cas en 1998 à 8 000 cas en 2000. Le risque varie selon les régions : plus de 95 % des malades reviennent d'Afrique tropicale, le reste vient d'Amérique, d'Asie et du Pacifique.

Près de 90 % des accès surviennent moins d'un mois et 5 % des accès plus de deux mois après exposition.

Prophylaxie à débuter la veille de l'exposition sauf *LARIAM* (tester la tolérance 8-10 jours avant l'arrivée en zone endémique).

Chimioprophylaxie antipaludique chez l'adulte selon les groupes de chimiorésistance *.

GROUPE DE CHIMIO-RÉSISTANCE	POPULATION GÉNÉRALE	FEMME ENCEINTE
Groupe 1	**Chloroquine** (*NIVAQUINE*) 100 mg/j séjour + 4 sem. après	
Groupe 2	**Chloroquine + proguanil** 100/200 mg/j (*NIVAQUINE* + *PALUDRINE* ou *SAVARINE*) séjour + 4 sem. après ou **Atovaquone + proguanil** 250/100 mg (*MALARONE*) 1 cp./j séjour + 1 sem. après	
Groupe 3	**Atovaquone + proguanil** 250/100 mg (*MALARONE*) 1 cp./j séjour + 1 sem. après	**Atovaquone + proguanil** 250/100 mg (*MALARONE*) 1 cp./j Peut être envisagé si nécessaire, séjour + 1 sem. après
	Méfloquine 250 mg (*LARIAM*) 1 cp./sem. 10 j avant séjour + 3 sem. après	
	Doxycycline (monohydrate de doxycycline : *DOXYPALU*, *GRANULODOXY-Gé* 100 mg/j séjour + 4 sem. après	

* *Cf.* aussi Paludisme de l'enfant au chapitre Pédiatrie.

Océanie : situation du paludisme et indication de la chimioprophylaxie

Pays	Situation du paludisme 2013/ Groupe de résistance	Chimioprophylaxie
Papouasie-Nouvelle Guinée	Groupe 3	Oui
Salomon (Îles)	Groupe 3	Oui
Vanuatu	Groupe 3	Oui

Afrique : situation du paludisme et indication de la chimioprophylaxie

Pays	Situation en 2013/ Groupe de résistance	Chimioprophylaxie
Afrique du Sud	Nord-Est : groupe 3	Oui
	Reste du pays : groupe 0	Non
Angola	Groupe 3	Oui
Bénin	Groupe 3	Oui
Botswana	Groupe 3	Oui
Burkina Faso	Groupe 3	Oui
Burundi	Groupe 3	Oui
Cameroun	Groupe 3	Oui
Comores	Groupe 3	Oui
Congo	Groupe 3	Oui
Côte-d'Ivoire	Groupe 3	Oui
Djibouti	Groupe 3	Oui
Érythrée	Groupe 3	Oui
Éthiopie	Groupe 3	Oui
Gabon	Groupe 3	Oui
Gambie	Groupe 3	Oui
Ghana	Groupe 3	Oui
Guinée	Groupe 3	Oui
Guinée-Bissau	Groupe 3	Oui
Guinée équatoriale	Groupe 3	Oui
Kenya	Groupe 3	Oui
Libéria	Groupe 3	Oui

Afrique (suite) : situation du paludisme et indication de la chimioprophylaxie

Pays	Situation en 2013/ Groupe de résistance	Chimioprophylaxie
Madagascar	Groupe 3	Oui
Malawi	Groupe 3	Oui
Mali	Groupe 3	Oui
Mauritanie	Groupe 3	Oui
Mayotte (Île de)	Groupe 3	Oui (facultative pour un séjour < 7 j *)
Mozambique	Groupe 3	Oui
Namibie	Groupe 3	Oui
Niger	Groupe 3	Oui
Nigéria	Groupe 3	Oui
Ouganda	Groupe 3	Oui
Rép. centrafricaine	Groupe 3	Oui
Rép. dém. du Congo (ex-Zaïre)	Groupe 3	Oui
Rwanda	Groupe 3	Oui
Sao Tomé et Principe	Groupe 3	Oui
Sénégal	Groupe 3	Oui
Sierra Leone	Groupe 3	Oui
Somalie	Groupe 3	Oui
Sud Soudan	Groupe 3	Oui
Swaziland	Groupe 3	Oui
Tanzanie	Groupe 3	Oui
Tchad	Groupe 3	Oui
Togo	Groupe 3	Oui
Zambie	Groupe 3	Oui
Zimbabwe	Groupe 3	Oui

* Dans ces régions, il est licite de ne pas prendre de chimioprophylaxie pour un séjour 7 j à condition d'être en mesure, dans les mois qui suivent le retour, de consulter en urgence en cas de fièvre.

Asie : situation du paludisme et indication de la chimioprophylaxie

Pays	Situation du paludisme 2013/ Groupe de résistance	Chimioprophylaxie
Afghanistan	Groupe 3	Oui (facultative pour un séjour < 7 j)
Arabie saoudite	Sud, Ouest : groupe 3	Oui (facultative pour un séjour < 7 j*)
	Reste du pays : groupe 0	Non
Bangladesh	Dhaka : groupe 0	Non
	Reste du pays : groupe 3	Oui
Bhoutan	Groupe 3	Oui (facultative pour un séjour < 7 j*)
Cambodge	Groupe 3	Oui
Chine	Yunnan et Hainan : groupe 3	Oui
	Nord-Est : groupe 1 *	Oui (facultative pour un séjour < 7 j*)
Inde**	États du Nord-Est : groupe 3	Oui
	Reste du pays : groupe 2	
Indonésie	Bali : groupe 0	Non
	Reste du pays : groupe 3	Oui
Iran	Sud-Est : groupe 3	Oui (facultative pour un séjour < 7 j*)
	Reste du pays : groupe 1***	
Iraq	Zone rurale du Nord (provinces de Duhok, Erbil et Sulaimaniaya) : groupe 1***	Oui (facultative pour un séjour < 7 j*)
	Reste du pays : groupe 0	Non
Laos	Groupe 3	Oui
Malaisie	Zones urbaines et côtières : groupe 0	Non
	Reste du pays : groupe 3	Oui
Myanmar (ex-Birmanie)	Groupe 3	Oui
Népal	Teraï : groupe 2	Oui
	Reste du pays : groupe 0	Non
Pakistan	Groupe 3	Oui
Philippines	Groupe 3	Oui
Sri Lanka	Groupe 2***	Oui (facultative pour un séjour < 7 j*)
Tadjikistan	Groupe 2***	Oui (facultative pour un séjour < 7 j*)
Thaïlande	Régions frontalières avec le Cambodge et le Myanmar : groupe 3	Oui
	Reste du pays : zones de transmission sporadique	Non
Timor Leste	Groupe 3	Oui
Vietnam	Bande côtière et des deltas : groupe 0	Non
	Reste du pays : groupe 3	Oui
Yémen	Île de Socotra : groupe 1	Oui
	Reste du pays : groupe 3	

* Essentiellement *Plasmodium vivax.*

Amérique : situation du paludisme et indication de la chimioprophylaxie

Pays	Situation du paludisme 2013/ Groupe de résistance	Chimioprophylaxie
Argentine	Régions rurales du nord-ouest et frontière avec le Paraguay : groupe 1	Oui (facultative pour un séjour < 7 j**)
	Reste du pays, y compris les chutes d'Iguazu : groupe 0	Non
Belize	Groupe 1	Oui (facultative pour un séjour < 7 j**)
Bolivie	Amazonie : groupe 3	Oui
	Reste du pays : groupe 1*	Oui (facultative pour un séjour < 7 j**)
Brésil	Amazonie : groupe 3	Oui
	Reste du pays : groupe 0	Non
Colombie	Amazonie : groupe 3	Oui
	Reste du pays groupe 2	
Costa Rica	Groupe 1*	Oui (facultative pour un séjour < 7 j**)
Équateur	Amazonie : groupe 3	Oui
	Reste du pays : groupe 0	Non
Guatemala	Groupe 1*	Oui (facultative pour un séjour < 7 j**)
Guyana	Groupe 3	Oui
Guyane	Fleuves frontaliers : groupe 3	Oui
	Zone côtière : groupe 0	Non
Haïti	Groupe 1	Oui
Honduras	Groupe 1*	Oui (facultative pour un séjour < 7 j**)
Jamaïque	Agglomération de Kingston : groupe 1	Oui
	Reste du pays : groupe 0	Non
Mexique	Yuacatan : groupe 1*	Oui (facultative pour un séjour < 7 j**)
	Reste du pays : groupe 0	Non
Nicaragua	Groupe 1*	Oui (facultative pour un séjour < 7 j**)
Panama	Ouest : groupe 1*	Oui (facultative pour un séjour < 7 j**)
	Est : groupe 3	Oui
Paraguay	Est : groupe 1*	Oui (facultative pour un séjour < 7 j**)
	Reste du pays : groupe 0	Non
Pérou	Amazonie (Loreto) : groupe 3	Oui
	Reste du pays : groupe 1*	Oui (facultative pour un séjour < 7 j**)
Rép. dominicaine	Groupe 1	Oui
Salvador (El)	Groupe 1*	Oui (facultative pour un séjour < 7 j *)
Surinam	Groupe 3	Oui
Venezuela	Amazonie : groupe 3	Oui
	Reste du pays : groupe 1*	

* Dans ces régions, il est licite de ne pas prendre de chimioprophylaxie pour un séjour 7 j à condition d'être en mesure, dans les mois qui suivent le retour, de consulter en urgence en cas de fièvre.

TRAITEMENT CURATIF

Le traitement curatif dépend de l'espèce (*falciparum* ou autre), du risque de chloroquinorésistance qui évolue chaque année et de la gravité.

Un accès palustre peut survenir malgré une chimioprophylaxie bien suivie. La durée d'incubation minimale est de 7 jours.

ACCÈS PALUSTRE À *P. VIVAX*, *P. OVALE* ET *P. MALARIAE*

Chloroquine (*NIVAQUINE*) :

• *Chez l'adulte (y compris femme enceinte).* J1 : 600 mg, puis 300 mg 6 h plus tard. De J2 à J3 ou à J5 : 300 mg/j en une prise.

• *Chez l'enfant.* J1 : 10 mg/kg, puis 5 mg/kg 6 h plus tard. De J2 à J3 ou à J5 : 5 mg/kg/j en une prise.

• *En cas de vomissements.* Il est possible (sauf chez le jeune enfant) d'administrer la **chloroquine** en IM à la dose de 2,5 à 3,5 mg/kg toutes les 6 h puis relais *per os* dès que possible.

ACCÈS PALUSTRE À *P. FALCIPARUM*

Accès simple (pas de vomissements)

Traitement ambulatoire si les conditions sont remplies (*cf.* encadré, p. 870).

• Traitements de choix :

– **Arthéméter-luméfantrine** (*RIAMET*) à partir de 12 ans et 35 kg : 4 cp. en 1 prise à H0, H8, H24, H36, H48 et H60 avec une prise alimentaire ou des corps gras.

– **Quinine** (*QUINIMAX*) dose de charge initiale 16,7 mg/kg à la seringue électrique en 4 h puis 4 h d'interruption, puis dose d'entretien par 8,3 mg/kg en 8 h x 3/j (soit 25 mg/kg/j) pour 7 jours. Surveiller la quininémie qui doit habituellement être entre 10 et 12 mg/L. Perfusion de base pour G 10 %.

– **Méfloquine** (*LARIAM*) 25 mg/kg en 2 ou 3 prises espacées de 6 à 12 h soit 3 cp. + 2 cp. (+ 1 cp. si poids ≥ 60 kg). Risques d'intolérance ; cher mais traitement court. Du fait de la demi-vie longue, ne pas poursuivre la prophylaxie en France.

• Traitements alternatifs :

– **Proguanil-atovaquone** (*MALARONE*) 4 cp./j pendant 3 jours chez l'adulte et l'enfant ≥ 40 kg. Très cher, bien toléré. Ne pas poursuivre la prophylaxie en France. En cas de vomissements, redonner 4 cp. 1 h plus tard.

– **Halofantrine** (*HALFAN*) : à utiliser avec la plus extrême prudence en raison du risque de complication cardiaque mortelle. 25 mg/kg en 3 prises espacées de 6 h soit 2 cp. + 2 cp. + 2 cp. (après réalisation d'un ECG pour éliminer un allongement de l'espace QT). Réaliser une seconde cure au septième jour en raison d'une demi-vie courte (risque cardiaque accru). Ne pas poursuivre la prophylaxie en France.

> Tout accès fébrile pendant le séjour ou après le retour d'une zone endémique doit être considéré comme palustre jusqu'à preuve du contraire.

> **CRITÈRES DE TRAITEMENT AMBULATOIRE CHEZ L'ADULTE DE L'ACCÈS PALUSTRE DE *P. FALCIPARUM***
>
> • Accès simple sans aucun signe de gravité.
> • Résultat parasitologique connu le jour même.
> • Pas de troubles digestifs.
> • Parasitémie < 5 %.
> • Absence de facteurs socioculturels compromettant une bonne observance.
> • Pas de grossesse ou d'affection sous-jacente.
> • Proximité d'un établissement hospitalier.
> • Médicaments disponibles en pharmacie pour une prise immédiate.
> • Consultation 3 jours et 7 jours après le début du traitement.

Accès simple avec vomissements

À traiter comme un *accès grave.*

Accès palustre grave

• Hospitalisation en soins intensifs.

• Urgence thérapeutique.

• **Quinine** IV (*QUINIFORME, QUINIMAX*). Après une dose de charge de 16 mg/kg au cours de la première perfusion, 24 mg/kg/j de **quinine** base en 3 perfusions de 4 h diluée dans du glucosé ou en perfusion continue (dose maximale de 1 800 mg/j).

• En cas d'insuffisance rénale : diminuer la dose à 48 h de traitement.

• Surveiller la quininémie (8-15 mg/L).

• Surveiller la glycémie toutes les 4 h.

CAS PARTICULIERS

Femmes enceintes : seule la **quinine** peut être prescrite.

Risque de souche de moindre sensibilité à la **quinine** (certaines zones d'Asie du Sud-Est et d'Amazonie) : associer *DOXYPALU*. ou *arthéméther-luméfantrine* (*RIAMET*)

CRITÈRES DE DIAGNOSTIC DE L'ACCÈS PALUSTRE GRAVE À *P. FALCIPARUM*

Un seul critère suffit :

• Troubles de conscience, crises convulsives.
• Obnubilation, prostration.
• Détresse respiratoire aiguë.
• Hyperparasitémie (> 10 % en zone endémique).
• Anémie < 5 g/dL (en zone endémique) ou installation rapide de l'anémie.
• Hypoglycémie < 2,2 mmol/L.
• Ictère avec bilirubinémie > 50 µmol/L.
• Insuffisance rénale.
• Hémoglobinurie.
• Choc.
• Hyperthermie (> 40 °C).
• Vomissements répétés.
• Arrêt de l'alimentation ou de la boisson.

FICHE INFIRMIÈRE

EXAMENS

• Hémogramme (anémie, thrombocytopénie), frottis sanguin (résultat rapide) goutte épaisse (24 h).

• Tests rapides de détection de la protéine HRP2 (sensibilité de 80 %, spécificité proche de 100 %) ; elle ne permet pas de suivre la réponse thérapeutique et ne détecte que l'espèce *falciparum* ; il existe de rares souches ne produisant pas l'HRP2 ; possibles faux positifs avec le facteur rhumatoïde.

• Ionogramme sanguin, créatinine, glycémie, CRP, tests hépatiques, β-HCG.

• Hémocultures (car le paludisme peut aisément être confondu avec d'autres maladies infectieuses).

SURVEILLANCE DU TRAITEMENT

Surveiller l'apparition des critères de gravité (*cf.* encadré en Fiche maladie, p. 870).

EFFICACITÉ DU TRAITEMENT

Défervescence thermique, disparition des accès et de la parasitémie (frottis répétés).

EFFETS INDÉSIRABLES

Surveiller les signes de cinchonisme et la survenue d'une hypoglycémie sous quinine.

ÉDUCATION ET CONSEILS

Insister sur la nécessité d'une consultation avec un médecin spécialisé avant un voyage en zone impaludée.

Rediscuter des conseils de prophylaxie et du traitement préventif (incorrectement pris ou inadapté dans 98 % des accès palustres au retour de zone endémique).

FICHE PHARMACOLOGIE

ANTIPALUDÉENS

Chloroquine

NIVAQUINE					
Prophylaxie A. : 1 cp./j E. > 10 kg : 1,7 mg/kg/j sans dépasser 100 mg E. < 10 kg : 25 mg 1 j/2 *Traitement curatif* A. : 1 500 mg sur 3 j soit 600 mg suivi 6 h plus tard de 300 mg le 1er j, puis 300 mg en 1 prise les 2e et 3e j E. et N. : 25 mg/kg/j sur 3 j soit 10 mg/kg suivi de 5 mg/kg le 1er j, puis 5 mg/kg en 1 prise les 2e et 3e j	20 cp. séc. 100 mg 100 cp. séc. 100 mg 30 mes. de 5 mL (susp. buv.5 mg/mes.) 4 cp. 300 mg	2,54 5,86 3,82 7,99	II II II II	65 % 65 % 65 % NR	0,13 0,06 0,13 2

Propriétés

Antipaludéen schizonticide dont l'utilisation est limitée par l'apparition de souches de *P. falciparum* résistantes. Toutes les souches des autres espèces plasmodiales sont restées sensibles à de rares exceptions en Papouasie-Nouvelle-Guinée, en Indonésie et en Amérique du Sud.

Pharmacocinétique

Usage *per os* ou IV, excellente biodisponibilité, bonne distribution tissulaire (se concentre dans les hématies), élimination rénale, passage transplacentaire et dans le lait maternel.

Indications

• Prophylaxie dans les pays du groupe 1, en association avec le **proguanil** dans les pays du groupe 2.

• Traitement curatif de l'accès palustre à *P. vivax, ovale* et *malariae*.

• Traitement curatif de l'accès palustre simple à *P. falciparum* dans les pays du groupe 2.

Contre-indications

Rétinopathie (sauf traitement curatif).
Enfant ≤ 5 ans.
Allergie aux sulfites (forme injectable).

Précautions d'emploi

Passage transplacentaire insuffisant pour assurer une chimioprophylaxie des fœtus et nourrissons.

Absorption retardée par les pansements gastriques.

Effets indésirables

En prophylaxie (rares) : prurit, démangeaison, éruptions cutanées lichénoïdes, pigmentation ardoisée des muqueuses et des ongles, toxicité cumulée en cas de dose > 100 g.

En curatif : céphalées, nausées, vomissements, vertiges, choc anaphylactique aux sulfites, collapsus chez l'enfant < 5 ans.

Intoxication

Prise > 25 mg/kg *per os* ou 10 mg/kg par voie IM : céphalées, nausées, vomissements, vertiges, agitation, vision floue, nystagmus, diplopie, mydriase, hypotension, risque d'arrêt cardiaque.

Transport en SAMU jusqu'en réanimation.

Surveillance rythme et fréquence cardiaques.

Si besoin intubation et administration de **diazépam** ou **penthotal**, lavage gastrique, correction de la kaliémie.

■ **Proguanil**

PALUDRINE					
En 1 prise au cours du repas toujours associée à la **chloroquine** A. et E. > 9 ans : 200 mg/j E. 5-8 ans : 150 mg/j E. 1-4 ans : 100 mg/j E. < 1 an : 50 mg/j	56 cp. séc. 100 mg	17,8	II	NR	0,32

■ **Proguanil + chloroquine**

SAVARINE					
En 1 prise *per os* au cours du repas A. et E. > 15 ans : 1 cp./j	28 cp. à chloroquine 100 mg + proguanil 200 mg	21,18	II	NR	0,76

Propriétés

Biguanide antifolinique schizonticide actif sur certaines souches de sensibilité diminuée à la **chloroquine**.

Pharmacocinétique

Usage *per os*, absorption de 80 %, métabolisation (30 %) en cycloguanil, élimination rénale (60 %), faible passage transplacentaire et dans le lait maternel.

Indications

Prophylaxie du paludisme en association avec la **chloroquine** dans les pays du groupe 2 ou en cas de contre-indication ou d'intolérance à la **méfloquine** dans les pays du groupe 3.

Interactions médicamenteuses

Pansements gastriques : diminution de l'absorption (2 h d'intervalle).

Contre-indications

Rétinopathie (sauf traitement curatif).
Enfant ≤ 5 ans.
Allergie aux sulfites (forme injectable).

Précautions d'emploi

Toujours associer à la **chloroquine**.
À débuter la veille du départ et poursuivie 4 sem. après le retour.
Ne permet pas une prophylaxie des fœtus et nourrissons par simple passage transplacentaire.

Effets indésirables

Intolérance digestive modérée et transitoire.
Rares : éruptions cutanées, prurit, dépigmentation cutanée, alopécie, ulcérations buccales, stomatite.

■ **Proguanil en association**

MALARONE					
A. et E. ≥ 40 kg : au cours d'un repas ou boisson lactée Préventif : 1 cp./j à heure fixe, débuter la veille du départ, poursuivre 7 j après sortie zone Curatif (accès simple) : 4 cp./j en 1 prise x 3 j	12 cp. enf. à atovaquone 62,5 mg + proguanil 25 mg	16,31	I	NR	1,36
	12 cp. à atovaquone 250 mg + proguanil 100 mg	48,21	I	NR	4,02

Propriétés

L'**atovaquone** est un inhibiteur des fonctions mitochondriales, schizonticide, synergique avec le **proguanil** sur *P. falciparum*.

Pharmacocinétique

Usage *per os*, faible absorption (20 %) favorisée par la prise de graisse, aucun métabolisme, demi-vie de 2-3 j, élimination par voie hépatique et biliaire.

Indications

Traitement préventif et curatif (accès simple) du paludisme à *P. falciparum*, en association avec le **proguanil**, dans les pays des groupes 2 et 3.

Contre-indications

Grossesse et allaitement : innocuité non démontrée.
Enfant de moins de 40 kg.
Allergie connue.
Insuffisances rénales ou hépatiques graves.

Précautions d'emploi

En cas de vomissements, redonner 1 dose 1 h plus tard.
À débuter la veille du départ et poursuivre 4 sem. après le retour.
Durée limitée à 3 mois.
Déconseillée avec **métoclopramide** (*PRIMPÉRAN*).

Effets indésirables

Nausées, vomissements, diarrhée, douleurs abdominales, céphalées, anomalies réversibles des tests hépatiques, hyponatrémie, hyperamylasémie.

Interactions médicamenteuses

Antagonismes *in vitro* avec **méfloquine** et **artésunate**.
Concentrations sanguines diminuées par **rifampicine**, **rifabutine**, **métoclopramide**, **tétracyclines**.
Diminue concentrations sanguines d'**indinavir**.

▪ Méfloquine

LARIAM					
Prophylaxie palustre : 1 cp./sem. à débuter 10 j avant le départ (*cf.* précautions d'emploi) et poursuivre 3 sem. après la sortie de la zone à risque > 45 kg : 250 mg > 30 kg : 200 mg > 20 kg : 100 mg > 15 kg : 50 mg *Traitement curatif* : > 60 kg : 3 puis 2 puis 1 cp. 250 mg à 8 h d'intervalle > 45 kg : 3 puis 2 cp. 250 mg à 8 h d'intervalle > 15 kg : 25 mg/kg en 1 prise Ne pas reprendre la prophylaxie après le traitement curatif	8 cp. 250 mg	33,86	I	65 %	4,23

Propriétés

Antipaludéen schizonticide actif sur les souches de *P. falciparum* chloroquino-résistantes.

Pharmacocinétique

Usage *per os*, variations interindividuelles d'absorption et de concentrations plasmatiques, métabolisation hépatique en dérivé inactif, élimination biliaire lente en 7 à 40 j.

Indications

• Prophylaxie des accès palustres à *P. falciparum* dans les pays du groupe 3 (séjour < 3 mois), y compris chez la femme enceinte.
• Traitement curatif des accès palustres à *P. falciparum* au retour des pays du groupe 3.

Contre-indications

Allaitement.
Antécédents convulsifs et troubles neuropsychiatriques.
Insuffisance rénale ou hépatique.
Enfant de moins de 15 kg.
Association au valproate de sodium (*DÉPAKINE*).

Précautions d'emploi

1 cp./sem. à débuter environ 10 j avant le départ pour vérifier la bonne tolérance de la **méfloquine** après la 2e prise (10-20 % d'effets indésirables) et à poursuivre 3 sem. après la sortie de zone à risque.

Contraception efficace pendant et jusqu'à 3 mois après l'arrêt du traitement.

Effets indésirables

Fréquents : céphalées et vertiges (5 %), nausées, vomissements, diarrhée, gastralgies, anorexie, insomnie, obnubilation, accès maniaque ou dépressif, convulsions, confusion mentale, épisodes psychotiques.
En cas de traitement curatif, les complications neuropsychiatriques sont de l'ordre de 1 pour 200 à 1 pour 1 700.
Rares : réactions cutanées allergiques, élévation des transaminases, bradycardie sinusale, extrasystoles.

Interactions médicamenteuses

Contre-indiqué : **valproate de sodium**.
Déconseillés : **quinine** IV (intervalle libre de 12 h), **β-bloquants** (bradycardie).

> La fréquence des effets indésirables doit être prise en compte dans la prophylaxie et nécessite de tester le médicament 10 j avant le départ.

■ Halofantrine

HALFAN					
Traitement curatif à renouveler 8 j plus tard (avec augmentation du risque de complications cardiaques) A. et E. > 40 kg : 6 cp. à raison de 2 cp. toutes les 6 h E. 32-40 kg : 300 mg x 3 E. 23-31 kg : 250 mg x 3 E. 16-22 kg : 200 mg x 3 E. 13-15 kg : 150 mg x 3 E. 10-12 kg : 100 mg x 3	6 cp. 250 mg 9 c-mes. (susp. buv. à 100 mg/mes.)	18,1 12,07	I I	NR NR	3,02 1,34

Propriétés

Antipaludéen efficace sur les souches de *Plasmodium falciparum* chloroquino-résistants.

Pharmacocinétique

Usage *per os*, absorption augmentée par une alimentation riche en lipides, biodisponibilité variable d'un sujet à l'autre, métabolisé en dérivé actif, élimination fécale, passage transplacentaire et dans le lait maternel.

Indications

Traitement des accès palustres simples à *P. falciparum* déconseillé en 1re intention en raison du risque de complications cardiaques rares mais potentiellement mortelles.

Contre-indications

Grossesse et allaitement.
Allongement de l'espace QT : risque de torsades de pointes.

Précautions d'emploi

À utiliser avec une extrême prudence en raison du risque de complication cardiaque mortelle.
Réaliser un ECG avant le début du traitement pour vérifier la longueur de l'espace QT et avant le voyage en cas de traitement présomptif.
Prendre en dehors des repas (risque de surdosage).

Effets indésirables

Troubles digestifs : diarrhée (7 %), douleurs abdominales (6 %), nausées (5 %), vomissements (4 %).
Prurit, éruptions cutanées, élévation transitoires des transaminases, toux, céphalées, vertiges, myalgies, frissons.

Interactions médicamenteuses

Médicaments favorisant les torsades de pointes : **amiodarone**, **sotalol**, **brétylium**, **disopyramide**, **quinidiniques**, **bépridil**, **érythromycine** IV, **sultopride**, **vincamine**, **astémizole**, **terfénadine**, **cibenzoline**, **quinine**, **hypokaliémiants**.

■ Chlorhydrate de quinine

QUININE CHLORHYDRATE LAFRAN					
82 % de quinine base *Traitement curatif*, durée de 7 j : A. et E. : 24 mg/kg/j de **quinine** base en 3 prises *per os* toutes les 8 h (soit 500 mg x 3/j pour un poids de 60 kg) *Prophylaxie* : A. : 250-500 mg/j	20 cp. 250 mg (204 mg de **quinine** base) 20 cp. 500 mg (409 mg de **quinine** base)	6,92 13,28	I I	65 % 65 %	0,35 0,66

■ Bichlorate de quinine + quinine + cinchonine + cinchonidine

QUINIMAX					
64 % de quinine base Idem chlorhydrate de quinine Soit 500 mg x 3/j pour un poids de 60 kg	18 cp. 125 mg 9 cp. 500 mg	4,56 6,97	I I	65 % 65 %	0,25 0,77
QUINIMAX IV Traitement curatif du paludisme En 3 inj. de 8 mg/kg de quinine base : - à passer en 4 h dans 250 mL de glucosé à 5 % ou - à passer à la seringue électrique en continue sur 8 h dans du sérum physiologique A. et E. : 24 mg/kg/j (max. 1 800 mg/j) Un relais *per os* est possible par quinine ou méfloquine	3 amp. de 1 mL à 125 mg (soit 64 mg de quinine base) 3 amp. de 2 mL à 250 mg (soit 128 mg de quinine base)	10,39 6,85	I I	65 % 65 %	3,46 2,28

Propriétés

Alcaloïde du quinquina, schizonticide et faiblement gamétocytocide, de mécanisme d'action mal connu, actif sur toutes les souches plasmodiales à de rares exceptions en Asie du Sud-Est.

Pharmacocinétique

Usage *per os* ou IV, bonne biodisponibilité (90 %), bonne distribution (LCR 7 % de la concentration sanguine), métabolisation hépatique, élimination rénale totale (100 %), passage transplacentaire et dans le lait maternel.

Indications

- Traitement curatif du paludisme en particulier de l'accès pernicieux.
- Prophylaxie palustre en zone de chloroquinorésistance.
- Traitement de la babésiose (en association avec la **clindamycine**).

Contre-indications

Troubles de la conduction intraventriculaire.
Fièvre bilieuse hémoglobinurique.
Allergie à la **quinine**.

Précautions d'emploi

Ne pas utiliser la voie intramusculaire.
Surveillance des concentrations sanguines de quinine à partir de la 24e h : thérapeutiques entre 8 et 15 mg/L et toxiques au-dessus de 15 mg/L.
Surveillance glycémique toutes les 6 h.
Relais *per os* dès l'apyrexie par **quinine** ou autre **antipaludéen** (*LARIAM*, ou *MALARONE* avec un délai de 12 h après la dernière perfusion).
Hémolyse en cas de déficit en G6PD.

Effets indésirables

Hypoglycémie dose-dépendante, hypotension, thrombopénie, intolérance veineuse.

Cinchonisme (effets indésirables de la **quinine**) : troubles auditifs (acouphènes, hypoacousie, surdité), visuels (amblyopie, troubles de la vision des couleurs), digestifs (nausées, douleurs abdominales) et neurologiques (céphalées, vertiges) qui peuvent apparaître quand la quininémie -dépasse 5 mg/L, disparaissent à l'arrêt du traitement et ne justifient pas d'interruption thérapeutique.
Allergies (rares) : fièvre, urticaire, bronchospasme, hémolyse, thrombopénie, agranulocytose.

Intoxication

Amaurose et risque de cécité définitive, surdité, convulsions, hypotension, troubles de la conduction intraventriculaire ou auriculoventriculaire justifiant une hospitalisation en réanimation avec surveillance électrocardiographique continue, lavage gastrique et absorption de charbon.

Interactions médicamenteuses

Méfloquine (augmentation du risque de convulsions).
Halofantrine (risque d'augmentation de l'espace QT et de torsades de pointes).

La fièvre bilieuse hémoglobinurique :
- est exceptionnelle ;
- est un syndrome hémolytique aigu (ictère et hémoglobinurie) avec un collapsus ;
- survient chez des sujets qui ont déjà consommé antérieurement de la **quinine** ;
- serait de nature allergique.

Exemple d'ordonnance pour un homme de 70 kg
QUINIMAX dilué dans du glucosé 10 %.
Dose de charge de 1 200 mg à la seringue électrique (SE) en 4 h, puis 4 h d'interruption, puis 500 mg en 8 h à la SE x 3 par jour.

Artéméther + luméfantrine

RIAMET				
A., E. > 12 ans ou > 35 kg : 6 x 4 cp. en 60 h (H0, H8, H24, H36, H48, H60) À prendre avec un aliment ou une boisson Réadministrer la dose en cas de vomissement Non recommandé chez l'enfant < 12 ans ou < 35 kg	24 cp. 20 mg artéméther + 120 mg luméfantrine		I	NR

Propriétés

Associations de 2 **antipaludiques** : l'**arthéméter** (dérivé de l'artémisine de mode d'action inconnu) et la **luméfantrine** (dérivé de l'halofantrine). Pas de résistance connue.

Pharmacocinétique

Absorption rapide augmentée par la prise d'aliments. Demi-vie : 2 h.

Indications

Accès palustre non compliqué à *Plasmodium falciparum* chez les sujets âgés de plus de 12 ans avec un poids corporel > 35 kg.

Contre-indications

Grossesse (1er trimestre), allaitement.
Hypersensibilité à l'un des constituants.
Insuffisance rénale ou hépatique sévère.
Cardiopathie, bradycardie, allongement de l'espace QT (**luméfantrine**), antécédent familial de mort subite.
Hypokaliémie, hypomagnésémie.
Prise concomitante de médicaments allongeant l'espace QT : **antiaryhtmiques IA** et **III**, **antipsychotiques, antidépresseurs, macrolides, fluoroquinolones, imidazolés, triazolés.**

Précautions d'emploi

Ne pas utiliser dans les accès palustres sévères, le neuropaludisme, ni en prophylaxie.
En cas d'aggravation sous traitement, administrer immédiatement une autre molécule.
Surveillance électrocardiographique et hydro-électrolytique.
Réservé aux traitements de *P. falciparum.*
Éviter l'association avec d'autres **antipaludéens.**

Effets indésirables

Céphalées, vertiges, troubles du sommeil, contractions musculaires involontaires, paresthésies, ataxie.
Palpitations, allongement asymptomatique l'espace QT.
Toux, douleurs abdominales, anorexie, diarrhée, nausées, vomissements.
Prurit, éruption cutanée.
Myalgies, arthralgies, asthénie.

Interactions médicamenteuses

Molécules allongeant l'espace QT (*cf.* contre-indications).

*Interactions médicamenteuses entre antipaludéens et immunosuppresseurs **

	MODIFICATION DE L'EXPOSITION (AUC **)				MÉTABOLISME PAR LE CYP3A4
	de la **ciclosporine**	du **tacrolimus**	du **sirolimus**	du **mycophénolatemofétil**	
Chloroquine	Oui	Non***	Non	Non	Oui
Proguanil	Non	Non	Non	Non	Non
Atovaquone	Non	Non	Non	Non	Non
Méfloquine	Non	Non	Non	Non	Non
Doxycycline	Oui ****	Non	Non	Non	Non

* ICAR2006, www.soc-nephrologie.org/ICAR/lettre.htm

** Aire sous la courbe

*** Pas de cas rapportés, mais une interaction est théoriquement possible par analogie avec la ciclosporine ou par interaction auniveau des transporteurs

**** Cas isolé

Adaptation des doses d'antipaludéens chez l'insuffisant rénal

Clairance de la créatinine (mL/min)	90-60	60-30	30-15	< 15 et hémodialyse	Dialyse péritonéale continue ambulatoire
Chloroquine *NIVAQUINE*	100 à 50 mg/j	*60-40 mL/min :* 50 mg/j *40-30 mL/min :* 50 à 25 mg/j	25 mg/j	12,5 mg/j après la séance	12,5 mg/j
Paludrine *PROGUANIL*	200 mg/j	100 mg/j	50 mg toutes les 48 h	50 mg/sem. après la séance	50 mg/sem.
Choroquine + proguanil *SAVARINE*	*80-90 mL/min :* 1 cp./j *60-80 mL/min :* administrerles 2 principes actifs séparément	*60-40 mL/min :* 1/2 cp. *40-30 mL/min :* administrerles 2 principes actifs séparément	Administrer les 2 principes actifs séparément		
Proguanil + atovaquone *MALARONE*	1 cp./j	Adaptation impossible de l'**avotaquone** Choisir une alternative			

Adaptation des doses d'antipaludéens chez l'insuffisant rénal

Clairance de la créatinine (mL/min)	90-60	60-30	30-15	< 15 et hémodialyse	Dialyse péritonéale continue ambulatoire
Méfloquine *LARIAM*	250 mg/sem.			250 mg/sem. après la séance	250 mg/sem.
Doxycycline *DOXYPALU*	100 mg/j			100 mg/j Non dialysable	100 mg/j

PARASITOSES DIGESTIVES

Six helminthiases constituent les plus fréquentes parasitoses digestives. Rares en France, -elles représentent un problème de santé publique dans les pays en voie de développement. Elles se transmettent par voie fécale-orale (sauf les tæniases).

Le diagnostic se fait par la découverte des œufs ou des larves dans les selles.

Ascaridiose, ankylostomose et anguillulose s'accompagnent d'une éosinophilie sanguine évocatrice.

OXYUROSE

FICHE MALADIE

DÉFINITION, CAUSES ET MÉCANISMES

L'oxyurose est due au nématode *Enterobius vermicularis.* Elle est cosmopolite et fréquente chez les enfants et leur entourage. Les femelles pondent leurs œufs la nuit près de la marge anale.

DIAGNOSTIC

SIGNES CLINIQUES

L'infestation est asymptomatique ou entraîne un prurit anal qui favorise la contamination manuportée.

EXAMENS COMPLÉMENTAIRES

• « Scotch-test anal » : recherche des œufs par l'application de ruban adhésif le matin avant la toilette sur la marge anale, secondairement collé sur une lame pour examen microscopique.

• Examen parasitologique des selles : les adultes peuvent parfois être découverts dans les selles (test moins sensible).

• Hémogramme : hyperéosinophilie inconstante.

TRAITEMENT

Au choix : *FLUVERMAL* 100 mg en 1 prise, *POVANYL* 1 cp./10 kg en 1 prise, *COMBANTRIN* 10 mg/kg en 1 prise, *ZENTEL* 200 à 400 mg en 1 prise.

FICHE INFIRMIÈRE

SURVEILLANCE DU TRAITEMENT

EFFICACITÉ DU TRAITEMENT

Refaire une seconde cure 15 jours plus tard (sauf *ZENTEL*). Contrôle parasitologique à un mois.

EFFETS INDÉSIRABLES

cf. Fiche pharmacologie, p. 885 de l'**albendazole**.

ÉDUCATION ET CONSEILS

Respect des mesures d'hygiène universelle. Couper les ongles courts, se laver les mains. Traiter tout l'entourage. Laver tout le linge souillé le jour du traitement.

ASCARIDIOSE

FICHE MALADIE

DÉFINITION, CAUSES ET MÉCANISMES

L'ascaridiose est due au nématode cosmopolite *Ascaris lombricoides*, qui se nourrit du contenu de l'intestin grêle et peut mesurer plus de 15 cm à l'état adulte. Les œufs sont présents dans la terre souillée et résistent plusieurs années dans le milieu extérieur. Après ingestion de légumes ou fruits souillés, des larves sont libérées dans le tube digestif et traversent l'intestin puis atteignent les poumons par voie sanguine. Elles remontent la trachée jusqu'à l'œsophage, sont dégluties et atteignent le stade adulte dans l'intestin.

DIAGNOSTIC

SIGNES CLINIQUES

- Phase de migration : éosinophilie.
- Phase d'état : nausées, anorexie, troubles digestifs.

EXAMENS COMPLÉMENTAIRES

- Sérologie à la phase de migration.
- Examen parasitologique des selles (phase d'état) : présence d'œufs sans concentration.

TRAITEMENT

À la phase migratrice

MINTÉZOL 500 mg en 1 prise ou 100 mg 2 fois/j pour 3 jours.

À la phase d'état

ZENTEL 400 mg en 1 prise, ou *MINTÉZOL* 500 mg en 1 prise ou 100 mg 2 fois/j pour 3 jours, ou *FLUVERMAL* 100 mg 2 fois/j pendant 3 jours, ou *COMBANTRIN* 10 mg/kg en 1 prise (maximum 1 g).

COMPLICATIONS

Occlusion intestinale ; migration vers le cholédoque, le nez, l'urètre ; perforation digestive.

FICHE INFIRMIÈRE

SURVEILLANCE DU TRAITEMENT

EFFICACITÉ DU TRAITEMENT

Contrôle parasitologique à deux mois.

EFFETS INDÉSIRABLES

cf. Fiche pharmacologie, p. 885 des médicaments prescrits.

ÉDUCATION ET CONSEILS

Respect des mesures d'hygiène : lavage des aliments crus avant consommation.

TRICHOCÉPHALOSE

FICHE MALADIE

DÉFINITION, CAUSES ET MÉCANISMES

La trichocéphalose est due au nématode cosmopolite *Trichuris trichiuria.* Il vit, à l'état adulte, fixé dans la muqueuse cæcale. Son cycle est très proche de celui d'*Ascaris.*

DIAGNOSTIC

SIGNES CLINIQUES

Asymptomatique ou diarrhée chronique favorisant la dénutrition et le retard de croissance. Prolapsus rectal en cas d'infestation massive.

EXAMENS COMPLÉMENTAIRES

- Hémogramme : éosinophilie.
- Examen parasitologique des selles (phase d'état) : présence d'œufs en grand nombre.

TRAITEMENT

ZENTEL 200 à 400 mg en 1 prise ou *MINTÉZOL* 500 mg en 1 prise.

En cas d'infection massive, *ZENTEL* pour 5 à 7 jours ou en combinaison avec de l'**ivermectine**.

FICHE INFIRMIÈRE

SURVEILLANCE DU TRAITEMENT

EFFICACITÉ DU TRAITEMENT

Contrôle parasitologique à un mois (70 % à 90 % de succès du premier traitement).

EFFETS INDÉSIRABLES

cf. Fiche pharmacologie, p. 885 des médicaments prescrits.

ÉDUCATION ET CONSEILS

Respect des mesures d'hygiène : lavage des aliments crus avant consommation.

ANKYLOSTOMOSE

FICHE MALADIE

DÉFINITION, CAUSES ET MÉCANISMES

L'ankylostomose est due aux nématodes tropicaux *Necator americanus* et *Ankylostoma duodenale.* Les œufs résident dans le sol et donnent des larves capables de traverser activement la peau de l'hôte. Elles gagnent la circulation sanguine puis accomplissent un cycle proche de celui d'*Ascaris.* Les adultes sont fixés à la muqueuse duodénale et se nourrissent du sang de l'hôte.

DIAGNOSTIC

SIGNES CLINIQUES

- Phase d'invasion : dermatite prurigineuse au point d'entrée, toux asthmatiforme au passage dans le poumon.
- Phase d'état : duodénite transitoire, douleurs abdominales, nausées, anémie par carence martiale, œdèmes.

EXAMENS COMPLÉMENTAIRES

- Hémogramme : hyperleucocytose avec éosinophilie pendant la migration, anémie à la phase d'état.

• Fer sérique et ferritine : carence martiale.

• Examen parasitologique des selles avec concentration (phase d'état) : œufs ou larves après 24-48 h.

TRAITEMENT

ZENTEL 400 mg en 1 prise, sinon : *MINTÉZOL* 100 mg 2 fois/j pour 3 jours ou *COMBANTRIN* 10 mg/kg/j pendant 2 jours.
Traitement de la carence en fer.

FICHE INFIRMIÈRE

SURVEILLANCE DU TRAITEMENT

EFFICACITÉ DU TRAITEMENT

Pas de seconde cure ni de contrôle parasitologique.

EFFETS INDÉSIRABLES

cf. Fiche pharmacologie, p. 885 des médicaments prescrits.

ÉDUCATION ET CONSEILS

Éviter le contact de la peau nue avec le sol humide dans les pays tropicaux.

ANGUILLULOSE

FICHE MALADIE

DÉFINITION, CAUSES ET MÉCANISMES

L'anguillulose est due au nématode *Strongyloides stercoralis* qui vit dans les pays tropicaux (y compris les Antilles françaises). Le cycle parasitaire est très proche de celui des ankylostomes. Des auto-réinfestations sont possibles et expliquent la persistance de la maladie pendant plusieurs décennies (hyperéosinophilie chronique). À l'occasion d'une immunodépression (corticothérapie), une forme généralisée souvent fatale (anguillulose maligne) peut survenir.

DIAGNOSTIC

SIGNES CLINIQUES

• Invasion cutanée : urticaire ou migration sous-cutanée (*larva currens*).

• Phase de migration : rares toux ou crise d'asthme.

• Phase d'état : asymptomatique, fréquentes douleurs abdominales ou diarrhée par crises, altération de l'état général.

EXAMENS COMPLÉMENTAIRES

• Hémogramme : hyperéosinophilie parfois très élevée.

• Sérologie (risque de réaction croisée avec d'autres nématodes).

• Examens parasitologiques des selles répétés : larves dans les selles fraîches.

TRAITEMENT

Ivermectine 200 µg/kg en 1 prise pendant 2 jours, *MINTÉZOL* 25 mg/kg/j pendant 3 jours chez un malade au repos, ou *ZENTEL* 400 mg 2 fois/j pendant 3 jours à répéter 15 jours plus tard.
En cas d'hyperinfestation, **ivermectine** quotidien à poursuivre pendant 15 jours après résolution des symptômes et négativation des selles. Réduire l'immunodépression si possible.

FICHE INFIRMIÈRE

SURVEILLANCE DU TRAITEMENT

EFFICACITÉ DU TRAITEMENT

Contrôle parasitologique tous les mois pendant 6 mois.

EFFETS INDÉSIRABLES

cf. Fiche pharmacologie, p. 885 des médicaments prescrits.

ÉDUCATION ET CONSEILS

Éviter le contact de la peau nue avec le sol humide dans les pays tropicaux.

> Un traitement prophylactique est nécessaire avant un traitement par corticoïde ou immunosuppresseur chez un malade issu d'une zone d'endémie.

TÆNIAS

FICHE MALADIE

DÉFINITION, CAUSES ET MÉCANISMES

Taenia saginata (tænia du bœuf) et *Taenia solium* (tænia du porc) sont des vers segmentés qui sont fixés dans l'intestin grêle et libèrent des segments (ou anneaux) contenant des œufs. Ils se nourrissent par osmose et peuvent persister pendant plusieurs années. La contamination se fait en consommant des viandes contaminées insuffisamment cuites. Leur distribution est cosmopolite ; le tænia du bœuf est le plus fréquent.

DIAGNOSTIC

- Hémogramme : éosinophilie pendant la migration.
- Examen parasitologique des selles : découverte des œufs de *T. saginata* dans les selles ou de ses anneaux dans les selles ou les sous-vêtements. Les anneaux de *T. solium* sont mélangés aux matières fécales et nécessitent un examen parasitologique des selles.

TRAITEMENT

TRÉDÉMINE 4 cp. après 7 ans, 2 cp. entre 2 et 7 ans, 1 cp. avant 2 ans, en 2 prises à 1 h d'intervalle, à mastiquer lentement à jeun et à avaler avec un peu d'eau, chez un malade au repos ; *BILTRICIDE* 5-10 mg/kg en une prise.

En cas de localisations extradigestives (cysticercose), *BILTRICIDE* 50 mg/kg en une prise pendant 15 à 30 jours ou *ZENTEL* 10-15 mg/kg/j pour 8 jours. Discuter une corticothérapie et administrer des antiépileptiques.

FICHE INFIRMIÈRE

SURVEILLANCE DU TRAITEMENT

EFFICACITÉ DU TRAITEMENT

Pas de contrôle parasitologique.

EFFETS INDÉSIRABLES

cf. Fiche pharmacologie, p. 885 des médicaments prescrits.

ÉDUCATION ET CONSEILS

Éviter la consommation de viande crue ou peu cuite de porc ou de bœuf.

FICHE PHARMACOLOGIE

ANTI-HELMINTHIQUES

Flubendazole

FLUVERMAL					
Oxyurose (en 1 prise unique à renouveler 2-3 sem. plus tard) E. : 100 mg, A. : 200 mg *Ascaridiose, trichocéphalose, ankylostomose* : A. et E. : 100 mg x 2/j pendant 3 j	6 càc (fl. à 100 mg/càc) 6 cp. séc. 100 mg	3,5 3,18		65 % 65 %	0,58 0,53

Propriétés

Dérivé du mébendazole actif sur les helminthes.

Indications

• Oxyurose : enfants : croquer 1 comprimé à 100 mg (quel que soit l'âge). Adultes : 200 mg en 2 prises espacées de 10-12 h. Renouveler la cure après 2 à 3 sem. pour éviter l'autoréinfestation. Traiter les autres membres de la famille + mesures hygiéno-diététiques.

• Ascaridiose, trichocéphalose, ankylostomose : 200 mg/j pendant 3 j à prendre en 2 prises espacées de 10-12 h.

Contre-indications

Grossesse : innocuité non établie.

Effets indésirables

Occasionnels : nausées, diarrhées, douleurs abdominales, migration de l'ascaris à travers la bouche et le nez.

Pamoate de pyrantel

COMBANTRIN					
Ascaridiase, oxyurose (en 1 prise *per os*) : 10 mg/kg en 1 prise *per os*) : 10 mg/kg en 1 prise unique *Ankylostomose* et *nécateriose* : 2 cp. pour 10 kg pendant 2-3 j	6 cp. séc. 125 mg 6 mes. (susp. buv. à 125 mg/mes.)	2,57 2,89		65 % 65 %	0,43 0,48
HELMINTOX					
Idem *COMBANTRIN* + *Trichinose* : 10-15 mg/kg en 1 prise unique	6 cp. séc. 125 mg 6 mes. (susp. buv. à 125 mg/mes.)	1,89 2,11		65 % 65 %	0,32 0,35

Propriétés

Anti-helminthiques paralysant les vers qui vont être éliminés par le péristaltisme intestinal.

Indications

• Oxyurose, ascaridiase et ankylostomose peu sévère à *Ankylostoma duodenale* : 10 mg/kg en 1 prise.

• Ankylostomose sévère à *A. duodenale* ou nécateriose *Necator americanus* : 1 à 2 cp./10 kg pendant 2-3 j consécutifs.

Contre-indications

Grossesse : innocuité non établie.
Insuffisance hépatique.
Association à la **pipérazine**.

Effets indésirables

Troubles digestifs (15 %) : anorexie, nausées, vomissements, diarrhées, douleurs abdominales.
Rares : céphalées, somnolence, vertiges, rashs, élévation modérée et transitoire des transaminases.

■ Albendazole

ZENTEL					
Ascaridiose, oxyurose, trichocéphalose, ankylostomose: 400 mg en 1 prise orale à renouveler 15-20 j plus tard A. et E. > 2 ans (oxyure : 200 mg suffisent chez l'enfant de 2-6 ans) *Strongyloïdose*: 800 mg/j x 3 j à renouveler 2-3 sem. plus tard *Neurocysticercose*: 5 mg/kg/j en 2-3 prises x 8 j associées à une coticothérapie	1 cp. 400 mg 1 fl. de susp. buv. à 400 mg	3,61 3,9	II II	65 % 65 %	3,61 3,9
ESKAZOLE					
Idem *ZENTEL*	56 cp. 400 mg		II	NR	

Propriétés

Dérivé des benzimidazoles, inhibiteur de la polymérisation de la b-tubuline qui agit sur de nombreux cestodes et nématodes.

Indications

- Ascaridiose (90 % de succès), oxyurose (100 % de succès), ankylostomose (70-90 % de succès), trichocéphalose (35-72 % de succès).
- Strongyloïdose (90 % de succès).
- Neurocysticercose active (80-90 % de succès).
- Hydatidose en complément du geste chirurgical.
- Proposé dans la trichinose et la *larva migrans*.

Contre-indications

Grossesse et allaitement.

Précautions d'emploi

Ingérer au cours des repas pour améliorer la tolérance digestive.
Renouveler la cure 2 à 3 sem. plus tard.

Effets indésirables

Rares : nausées, vomissements, diarrhée, douleurs abdominales, élévation des transaminases, rashs, prurit, céphalées, convulsions, alopécies, leuconeutropénie, migration de l'ascaris à travers la bouche.

■ Niclosamide

TRÉDÉMINE					
En 2 prises *per os* à 1 h d'intervalle à jeun depuis la veille *Tæniases*: A. et E. > 7 ans : 2 cp. x 2 E. < 7ans : 1 cp. x 2 E. > 2 ans : 1/2 cp. x 2	4 cp. à 500 mg	3,78	II	65 %	0,95

Propriétés

Cestocide actif sur de nombreux vers qui parasitent le tube digestif *Taenia saginata, T. solium, Hymenolepsis nana, H. diminuta, Diphyllobotrium latum* (botriocéphalose) ainsi que sur les tænias des chiens et des herbivores.
Très peu absorbé par le tube digestif, actif directement sur les vers adultes (peu sur les formes jeunes) par inhibition de la phosphorylation oxydative.

Indications

• Tænias : administrer un purgatif salin après la 2e prise dans le traitement du *T. solium* pour diminuer le risque d'autoinfestation (ou utiliser la praziquantel qui agit sur les larves).
• Hymenolepsis : poursuivre le traitement du 1er jour par un traitement quotidien à demi-dose pendant 6 j (ou utiliser le **praziquantel**).

Contre-indications

Absorption d'alcool.

Précautions d'emploi

Mâcher les comprimés et les avaler sans absorption d'eau.

Effets indésirables

Rares : nausées, douleurs abdominales, vomissements, rash.

Interactions médicamenteuses

Aucune.

■ Thiabendazole

MINTÉZOL					
En 2 prises à 12 h d'intervalle après ou au cours des repas (max. 3 g/j) *Anguillulose* : 50 mg/kg/j x 2 j *Larva migrans* cutanée : 50 mg/kg/j x 3 j *Larva migrans* viscérale : 50 mg/kg/j x 7 j associé aux corticoïdes *Trichinellose* : 50 mg/kg/j x 5 j associé aux corticoïdes	6 cp. séc. 500 mg 6 càc (susp. buv. à 500 mg/càc)	HOP HOP		NR NR	

Propriétés

Dérivé des benzimidazoles actif sur la plupart des nématodes intestinaux et des larves tissulaires qui s'accompagne d'effets indésirables dans 50 % des cas.

Pharmacocinétique

Usage *per os* ou en topique, bonne biodisponibilité, excrétion rénale (87 %) et biliaire (5 %).

Indications

• Anguilullose en traitement curatif ou préventif.
• *Larva migrans* cutanée (y compris en topique cutanée sous forme de préparation magistrale).
• *Larva migrans* viscérale.
• Trichinellose.
• Dracunculose.

Contre-indications

Grossesse et allaitement.
Allergie au **thiabendazole**.

Précautions d'emploi

Administrer au repos.
Somnolence contre-indiquant la conduite automobile.
Associer un **antihistaminique** et un **antiémétique** dans la plupart des cas.
Utilisation prudente en cas d'insuffisance rénale ou hépatique.

Effets indésirables

Fréquents (50 %) : nausées, vomissements, anorexie, étourdissements, céphalées, somnolence, vertiges, asthénie, diarrhées, gêne gastrique, prurit.
Rares : neutropénie transitoire, fièvre, bouffées de chaleur, œdème angioneurotique, adénopathie, rash cutané, odeur d'asperge des urines, cristallurie.

Interactions médicamenteuses

Théophylline : augmentation de la théophyllinémie.

■ Pamoate de pyrvinium

POVANYL				
Oxyurose : 5 mg/kg ou 1 cp./10 kg en une prise à renouveler 2-3 sem. plus tard	8 cp. 50 mg	5,38	NR	0,67

Propriétés

Anti-helminthique dérivé des colorants cyaniques non résorbé par le tube digestif.

Indications

Oxyurose : un comprimé ou une càc pour 10 kg de poids à renouveler 2-3 sem. plus tard (80-100 % de guérison).

Contre-indications

Aucune.

Précautions d'emploi

Associer à des mesures hygiéno-diététiques et au traitement des autres membres de la famille.

Effets indésirables

Prévenir les malades d'une coloration des selles en rouge pendant 2-3 j.

Nausées, vomissements, céphalées, douleurs abdominales.

■ Ivermectine

STROMECTOL					
En 1 prise unique à jeun sans manger les 2 h qui suivent A. et E. : 200 mg/kg	4 cp. 3 mg 20 cp. 3 mg	20,03 126,19	II II	65 % NR	5,01 6,31

Propriétés

Anti-helminthique qui bloque la transmission intersynaptique via le GABA et agit sur de nombreux nématodes (anguillule, *larva migrans*) et certaines filaires (onchercercose, filariose lymphatique).

Pharmacocinétique

Usage *per os*, excellente absorption digestive, métabolisation mal connue, excrétion biliaire, faible passage transplacentaire.

Indications

- Anguillulose gastro-intestinale (200 µg/kg en 1 prise).
- Gale (200 µg/kg en 1 prise).
- Onchocercose.
- Loase.
- Filariose à *W. bancrofti* et *B. malayi*.

Contre-indications

Grossesse et allaitement.

Allergie connue.

Précautions d'emploi

Déconseillée chez les enfants de moins de 5 ans.

Risque de réaction sévère en cas d'infestation majeure.

Pas d'évaluation du traitement de l'anguillulose chez l'immunodéprimé.

Effets indésirables

Effets indésirables moins fréquents qu'avec la **diéthylcarbamazine** en début de traitement : fièvre, prurit, céphalées, éruptions cutanées, asthénie, adénopathies, nausées, vomissements, douleurs abdominales, anorexie, constipation, étourdissements, vertiges, somnolence, tremblements, hyperéosinophilie, augmentation ALAT ou phosphatases alcalines.

Interactions médicamenteuses

Aucune.

RAGE

FICHE MALADIE

DÉFINITION

La rage est une zoonose mondiale due aux virus de la famille des *Rhabdoviridae*.

CAUSES ET MÉCANISMES

Contamination habituelle par contact avec un mammifère infecté. Les chiens sont responsables de plus de 99 % des cas de rage dans le monde ; en Europe, ce sont des mammifères sauvages (renard, etc.) et des chauves-souris (autochtone ou d'importation). Le virus ne traverse pas la peau saine.

Après inoculation, le virus gagne le système nerveux central avec un délai compris entre 20 et 90 jours. Il est encore possible de pratiquer une vaccination curative. La maladie débute par une douleur ou des troubles sensitifs dans le territoire d'inoculation. Il s'ensuit une encéphalite fatale avec une diffusion centrifuge du virus (dont les glandes salivaires).

TRAITEMENT

Les morsures sont source d'inoculation de nombreux microbes ; elles s'infectent très rapidement y compris les blessures punctiformes : l'antibiothérapie est systématique.

Le traitement préventif et curatif de la rage est fondé sur la vaccination.

Toute morsure doit être considérée comme enragée jusqu'à preuve du contraire.

- Laver la plaie avec une solution savonneuse à 20 %, rincer ou irriguer abondamment, désinfecter (**benzalkonium** ou *BÉTADINE*).
- Débrider et retirer les corps étrangers.
- Discuter une suture des plaies du visage.
- Prophylaxie antitétanique.
- Antibiothérapie préventive systématique (*AUGMENTIN*) pendant 3-5 jours.
- Sérothérapie : en urgence en cas de morsure grave par un animal manifestement enragé.

La vaccination curative se fait uniquement dans les centres de traitement antirabique.

PRONOSTIC

La vaccination réduit le risque de plus de 90 %. Le nettoyage de la plaie avec une solution savonneuse à 20 % serait aussi efficace qu'une antisepsie avec un ammonium quaternaire. Une irrigation avec un virucide (**povidone**-iodine) est recommandable.

Une fois l'encéphalite déclarée, la maladie est constamment fatale.

FICHE INFIRMIÈRE

EXAMENS

- Prélèvement bactériologique de la plaie.
- Diagnostic de la rage chez l'animal :
  – Animal capturé : surveillance 14 jours des chats et des chiens, 28 jours des animaux sauvages. Si la rage ne s'est pas déclarée après ce délai, l'animal n'était pas infecté.
  – Animal mort ou tué : la tête doit être adressée dans la glace à l'Institut Pasteur.

SURVEILLANCE DU TRAITEMENT

EFFICACITÉ DU TRAITEMENT

Amélioration de l'état cutané, absence de surinfection, cicatrisation progressive.

EFFETS INDÉSIRABLES

Voir les effets indésirables de l'*AUGMENTIN* et de la vaccination (*cf.* Fiche pharmacologie, p. 890).

ÉDUCATION ET CONSEILS

Éviter les contacts avec les animaux errants ou sauvages ; abattage des animaux malades et suspects ; vaccination des animaux domestiques, sauvages, des voyageurs aventureux en zone endémique, spéléologues et catégories professionnelles exposées.

Vaccination préventive : 1 dose IM à J0, J7 et J21 ou J28 et rappels en cas de morsure ou à 1 an et tous les 5 ans si nécessaire.

FICHE PHARMACOLOGIE

VACCIN ANTIRABIQUE

■ Vaccin antirabique

VACCIN RABIQUE PASTEUR					
Vaccin IM dans le deltoïde selon les schémas vaccinaux	1 fl. de pdre. + amp. 0,5 mL de solv.	42,94	I	NR	42,94
RABIPUR					
Vaccin IM dans le deltoïde selon les schémas vaccinaux	1 fl. de pdre. + amp. 1 mL de solv.	64,04		NR	64,04

Propriétés

Vaccin viral inactivé préparé à partir de virus cultivés sur cellules Vero.

Indications

Traitement spécifique après exposition, 2 schémas possibles : 1 dose à J0, J3, J7, J14, J28, ou 2 doses à J0 en 2 sites différents puis 1 dose à J7 et à J21. Faire systématiquement 2 rappels à 3 j d'intervalle chez les sujets vaccinés.

Traitement préventif :1 dose IM à J0, J7 et J21 ou J28 et rappels en cas de morsure ou à 1 an et tous les 5 ans si nécessaire.

Contre-indications

Aucune.

Précautions d'emploi

Ne pas réaliser de vaccination préventive pendant une affection fébrile ou la grossesse.

Effets indésirables

Réactions bénignes (10-15 %) : induration et érythème local, asthénie transitoire, céphalées, fébricule de durée < 24 h.

Interactions médicamenteuses

Aucune.

> La vaccination antirabique curative se fait uniquement dans les centres de traitement antirabique.

Tableau décisionnel du traitement antirabique après exposition

NATURE DU CONTACT	TRAITEMENT RECOMMANDÉ SELON QUE L'ANIMAL * EST PRÉSUMÉ ENRAGÉ, QUE LA RAGE EST CONFIRMÉE, OU QUE L'ANIMAL NE PEUT ÊTRE PLACÉ EN OBSERVATION
Contact ou alimentation de l'animal	Aucun si une anamnèse fiable peut être obtenue
Peau découverte mordillée Griffure bénigne ou excoriations sans saignement Léchage sur peau érodée	Administrer le vaccin immédiatement ** Arrêter le traitement si l'animal est en bonne santé après 10 j d'observation *** ou si après euthanasie, la recherche de rage est négative
Morsure ou griffure ayant traversé la peau Contamination de muqueuse par la salive (léchage)	Administrer des immunoglobulines et le vaccin immédiatement Arrêter le traitement si l'animal est en bonne santé après 10 j d'observation ou si après euthanasie, la recherche de rage est négative

* Les rongeurs ne justifient habituellement pas de traitement antirabique spécifique.

** S'il s'agit d'un chat ou d'un chien, apparemment en bonne santé, résidant dans un secteur à faible endémie, et placé en observation, on pourra retarder la mise en route vaccinale.

*** Cette durée s'applique aux chats et aux chiens, les autres espèces sauf en voie de disparition ou menacées seront euthanasiées.

ROUGEOLE

FICHE MALADIE

DÉFINITION

La rougeole est une fièvre éruptive très contagieuse, parfois mortelle. C'est une maladie à déclaration obligatoire depuis 2005.

Il existe actuellement une recrudescence de la rougeole chez l'enfant mais également chez l'adulte, du fait d'une diminution de la couverture vaccinale.

CAUSES ET MÉCANISMES

La rougeole est due à un morbillivirus de la famille des *Paramyxoviridae*. L'homme est le seul réservoir connu. Le virus est transmis par voies aériennes par les sécrétions respiratoires des malades à la phase invasive.

L'immunité acquise après infection persiste toute la vie. Des réinfections asymptomatiques sont possibles.

DIAGNOSTIC

Après une phase virémique, l'épithélium respiratoire est envahi puis apparaissent les taches de Koplik qui précèdent le rash.

Incubation de 10 à 14 jours et guérison en 7 à 10 jours.

Le diagnostic est clinique. Il n'y a pas d'examens complémentaires en dehors des complications.

TRAITEMENT

PRÉVENTIF

Vaccination des enfants.

Chez les sujets contacts non immuns, administration de gammaglobulines non spécifiques à 16,5 %, 0,25 mL/kg par voie IM avant le 5e jour qui suit le contage (protection complète) et jusqu'au 8e jour (protection partielle) :

• nourrissons avant 5 mois si la mère n'a pas eu la rougeole ;
• nourrissons de 5-8 mois ;
• enfants de plus de 9 mois dont le contage date de 3 à 5 jours (vacciner dans le délai entre le contage et le 3e jour) ;
• immunodéprimés non immuns ;
• enfants nés de mère rougeoleuse.

CURATIF

• Pas d'agent antiviral efficace.
• Isolement inutile.
• Désinfection rhino-pharyngée, hydratation, antitussifs, antipyrétiques, prévention des convulsions.
• Traitement antibiotique curatif des surinfections bactériennes.
• Hospitaliser les formes graves et les rougeoles chez les enfants fragiles ou atteints de maladie chronique.

PRONOSTIC

Il dépend du terrain (femme enceinte, immunodéprimés) et des complications, en particulier : pneumonie rougeoleuse et encéphalomyélite (< 100 cas/an en France).

FICHE INFIRMIÈRE

SURVEILLANCE DU TRAITEMENT

Surveiller l'apparition de complications, en particulier surinfections cutanées, atteintes respiratoires ou neurologiques.

ÉDUCATION ET CONSEILS

Vaccination :
• tous les enfants à 12 mois avec un vaccin combiné oreillons-rubéole ;
• les enfants de 9 mois en cas d'entrée en collectivité (revacciner entre 12 et 15 mois) ;
• tous les enfants, les adolescents et les jeunes adultes qui n'ont pas eu la rougeole.

Déclaration obligatoire.

FICHE PHARMACOLOGIE

VACCIN ANTIROUGEOLEUX

■ **Vaccin antirougeoleux**

ROUVAX					
A. et E. > 12 mois : 1 inj. SC ou IM	1 ser. 0,5 mL + fl. de lyoph.	6,08		65 %	6,08

Propriétés

Vaccin viral vivant inactivé préparé sur culture d'embryons de poulet, qui assure une efficacité de 96 % à partir du 4e jour après la vaccination pendant une durée d'au moins 20 ans.

Indications

Prévention de la rougeole (y compris après contage si la vaccination est réalisée dans les 3 j qui suivent le contage).

Contre-indications

Déficit immunitaire congénital ou acquis (immunosuppresseurs, corticothérapie, sida).
Grossesse.
Allergie vraie à l'œuf.
Maladie infectieuse évolutive.

Précautions d'emploi

En cas de vaccination par erreur au cours de la grossesse, il n'est pas licite de proposer d'interruption de grossesse.

Conservation entre + 2 et + 8 °C.

Effets indésirables

Fièvre transitoire (8-20 %) jusqu'à 39 °C.

Rougeole *a minima* (2-5 %) d'évolution favorable en moins de 5 j.

Réactions anaphylactiques en cas d'allergie vraie à l'œuf.

Interactions médicamenteuses

Compatible avec les vaccins contre la coqueluche, le tétanos, la diphtérie, les oreillons, la rubéole, la poliomyélite, le BCG.

Incompatible avec les vaccins contre la typhoïde, le choléra.

L'administration d'immunoglobulines dans les 6 sem. précédentes ou les 2 sem. suivantes rend inefficace la vaccination.

VACCIN ANTIROUGEOLEUX, ANTIRUBÉOLEUX, ANTIOURLIEN

■ Vaccin anti rougeole, oreillons, rubéole

R.O.R. VAX					
Pour une primo-vaccination des enfants : 1 dose à 12 mois (9 mois pour les enfants entrant en collectivités) et rappel entre 12 et 15 mois	1 ser. 0,5 mL de solv. + fl. de lyoph.	16,71		65 %	16,71
PRIORIX					
Idem *R.O.R. VAX* Inj. SC	1 dose vaccinante	15,1		65 %	15,1

Propriétés

Vaccin à virus vivants atténués contre la rougeole, les oreillons et la rubéole.

Indications

Vaccination combinée contre la rubéole, les oreillons et la rougeole.

Contre-indications

Grossesse (pas d'indication à une interruption de grossesse en cas de vaccination par erreur).

Allergie connue à la **néomycine** ou à tout constituant du vaccin.

Déficits immunitaires congénitaux ou acquis touchant l'immunité cellulaire.

Intolérance au fructose (présence de sorbitol).

Précautions d'emploi

Faire un test de grossesse avant la vaccination et assurer une contraception efficace pendant les 2 mois après la vaccination.

Associations vaccinales : se reporter à chaque vaccin.

Utiliser avec précaution en cas d'allergie à l'œuf.

Protection limitée dans les 72 h post-exposition au virus rougeoleux.

Chez les nouveau-nés de mère infectée par le VIH, attendre la séronégativité de l'enfant par Western-blot ou, en ca s de séropositivité, tenir compte du nombre de lymphocytes CD4.

Conservation entre + 2 et + 8 °C.

Effets indésirables

Se reporter aux effets indésirables de chacun des vaccins isolément (entre 0,5 et 4 % d'effets indésirables).

Interactions médicamenteuses

Se reporter à chaque vaccin isolément.

RUBÉOLE

FICHE MALADIE

DÉFINITION

La rubéole est un exanthème printanier dû à un rubivirus (famille des *Togaviridae*).

CAUSES ET MÉCANISMES

La rubéole survient chez les enfants (5-9 ans) et les adultes jeunes. La transmission se fait par les sécrétions respiratoires ou par voie sanguine (rubéole congénitale). Les malades sont le plus contagieux pendant la phase éruptive mais peuvent excréter le virus 10 jours avant et 15 jours après le rash. Les nouveau-nés atteints de rubéole congénitale peuvent rester contagieux pendant plusieurs mois.

Malgré une immunité spécifique définitive, des réinfections asymptomatiques (augmentation d'anticorps spécifiques) sans virémie sont possibles, le plus souvent asymptomatiques.

DIAGNOSTIC

SIGNES CLINIQUES

- Incubation 12 à 23 jours.
- Phase prodromale (2 jours) : fièvre, malaise, anorexie, adénopathies cervicales postérieures voire splénomégalie.
- Phase éruptive (3-5 jours) : érythème rubéoliforme qui débute sur le visage puis s'étend aux membres et au tronc, rhinite, conjonctivite, disparition de la fièvre au 2e jour de l'éruption.

EXAMENS COMPLÉMENTAIRES

Sérologie :

- Apparition d'IgM ou augmentation de 4 fois du titre d'anticorps.
- Les réinfections entraînent une réapparition des IgM.
- Par prélèvement de sang du cordon après la 22e semaine de grossesse (IgM fœtales).

TRAITEMENT

CURATIF

Pas de traitement spécifique.

VACCINATION

Efficacité > 95 % ; selon le calendrier vaccinal (*cf.* Fiche infirmière, p. 895).

PRONOSTIC

Il dépend de la survenue de complications.

RUBÉOLE CONGÉNITALE

Risque de 40-60 % en cas d'infection pendant les deux premiers mois de gestation, 30-35 % pendant le troisième mois, 10 % pendant le quatrième mois, rare après 20 semaines. Accouchements prématurés, mort fœtale ; malformations : lésions oculaires (cataracte, glaucome), auditives (surdité), nerveuses (retard mental), malformations cardiaques.

RUBÉOLE CONGÉNITALE ÉVOLUTIVE

Infection chronique généralisée avec des lésions et des séquelles multiples (hypotrophie, hépatite, méningite, lésions osseuses et neurologiques).

ARTHRITES ET ARTHRALGIES

Présentes chez un tiers des femmes atteintes de rubéole, rares chez les hommes et les enfants, elles touchent les doigts, les poignets, les genoux ; habituellement transitoires.

AUTRES

Purpura (1 cas sur 3 000), encéphalite (1 cas sur 5 000), hépatite exceptionnelle.

FICHE INFIRMIÈRE

SURVEILLANCE DU TRAITEMENT

• Pas de traitement car la maladie est le plus souvent bénigne.
• Traitement symptomatique des arthralgies.
• Aucune surveillance.

ÉDUCATION ET CONSEILS

Vaccination :
• Efficacité > 95 %.
• Une injection à partir de 12 mois et une seconde entre 3 et 6 ans.
• Vaccination des fillettes entre 11 et 13 ans (pas de grossesse pendant un délai de 2 mois post-vaccinal) et après l'accouchement pour les femmes non immunes.

FICHE PHARMACOLOGIE

VACCIN ANTIRUBÉOLEUX

■ **Vaccin antirubéoleux**

RUDIVAX					
A. et E. > 12 ans : 1 inj. SC ou IM chez tous les enfants puis rappel chez toutes les filles avant la puberté	1 ser. 0,5 mL de solv. + fl. de lyoph.	5,89		65 %	5,89

Propriétés

Vaccin viral vivant atténué cultivé sur cellules humaines dont l'efficacité presque absolue apparaît 15 j après la vaccination et persiste pendant au moins 18 ans.

Indications

Prévention de la rubéole chez les enfants et de la rubéole congénitale par vaccination des filles avant la puberté.

Contre-indications

Grossesse (pas d'indication à une interruption de grossesse en cas de vaccination par erreur).
Déficit immunitaire congénital ou acquis (immunosuppresseurs, corticothérapie, sida).

Précautions d'emploi

Faire une réaction de grossesse avant la vaccination et assurer une contraception efficace pendant les 2 mois après la vaccination.
Conservation entre + 2 et + 8 °C.

Effets indésirables

Fièvre (10-20 %), exanthème rubéolique (5-10 %), arthralgies (1 %), adénopathies (15-20 % chez l'adulte), négativation des réactions tuberculiniques.

Interactions médicamenteuses

Compatible avec la vaccination contre la coqueluche, le tétanos, la diphtérie, les oreillons, la rougeole, la poliomyélite et avec le BCG.

SEPTICÉMIE

FICHE MALADIE

DÉFINITION

Un sepsis, ou une septicémie, est la réaction normale de l'organisme à une infection.

Elle se manifeste par la présence d'au moins deux des critères suivants :

- température > 38 °C ou < 36 °C ;
- tachycardie > 90/min ;
- polypnée > 20/min ou $PaCO_2$ < 32 mmHg ;
- leucocytes > 12 000/mm³ ou < 4 000/mm³.

Un syndrome septique, ou sepsis sévère, se caractérise par une hypoperfusion, une hypotension ou une dysfonction d'organe à distance de l'organe infecté : acidose lactique, oligurie, confusion, défaillance pulmonaire.

Le choc septique est un syndrome septique nécessitant l'administration d'amines vasopressives malgré un remplissage correctement administré.

CAUSES ET MÉCANISMES

Toute infection insuffisamment ou non traitée peut évoluer vers une septicémie et/ou un état septique sévère. Seule la reconnaissance précoce des signes de gravité et un traitement adapté permettent d'enrayer la détérioration clinique vers le choc.

La prévention repose sur le traitement précoce des infections, le respect des mesures d'hygiène hospitalière, la lutte contre les germes nosocomiaux, la diminution des gestes à risque (ventilation mécanique, sondage urinaire, dispositif intravasculaire, etc.).

CONDUITE À TENIR

- Suspecter le diagnostic (signes : *cf.* Définition, p. 896).
- Évaluer le terrain sous-jacent, rechercher une défaillance viscérale.
- Rechercher la porte d'entrée et des localisations septiques secondaires.
- Réaliser les prélèvements biologiques (sans retarder le traitement).
- Débuter le traitement en urgence et hospitaliser le malade.
- Transfert en réanimation si besoin.

TRAITEMENT

- Oxygénation tissulaire par sonde nasale ou masque.
- Perfusion et remplissage vasculaire par des solutés macromoléculaires et l'apport de sel.
- Antibiothérapie par voie parentérale IV à adapter secondairement aux résultats des examens microbiologiques (*cf.* tableau, p. 897) :
  – *Empirique* mais adaptée aux facteurs prédisposant, aux antécédents bactériologiques du malade, au point de départ et au germe supposé responsable de l'infection et, le cas échéant, à l'écologie du service.
  – *En urgence*, les prélèvements bactériologiques sont réalisés au plus vite mais sans retarder le traitement. Les résultats des examens microbiologiques conduiront à un ajustement thérapeutique dans un second temps.
  – *Agressive*, par l'association d'antibiotiques : élargir le spectre du traitement à l'ensemble des germes possibles ; prévenir la sélection de mutants résistants ; accroître l'efficacité du traitement par une synergie antibiotique.
- Amines vasopressives en cas de défaillance circulatoire (traitement nécessitant une prise en charge en soins intensifs) : **dopamine**, **dobutamine**, **noradrénaline** ou **adrénaline**.
- Transfusion en plasma frais congelé en cas de coagulopathie de consommation et en culots globulaires en cas d'anémie sévère.

Antibiothérapie empirique initiale des infections communautaires en fonction du site

SITE DE L'INFECTION	GERMES POSSIBLES	ANTIBIOTIQUES
Peau	Staphylocoques Streptocoques (Anaérobies)	Pénicilline M 100 mg/kg/j en 2 à 4 inj./j ou **amoxicilline + acide clavulanique** 3 g/j en 3 à 4 inj. ± aminoside (**gentamicine**)
Urines	Entérobactéries	**Céfotaxime** 1 à 2 g × 3 j ou **ceftriaxone** 1 à 2 g × 1 j ± aminoside (**amikacine**)
Poumons (terrain fragilisé)	Pneumocoque Klebsielles Légionelles	**Amoxicilline + acide clavulanique** 3 g/j en 3 à 4 inj. ou **céfotaxime** 1 à 2 g × 3 j ou **ceftriaxone** 1 à 2 g × 1 j ± fluoroquinolone ± **métronidazole** (si inhalation)
Digestif	Entérobactéries Entérocoque Anaérobies	**Amoxicilline + acide clavulanique** 3 g/j en 3 à 4 inj. + aminoside (**amikacine**) ou fluoroquinolone
Inconnu	Cocci Gram$^+$ Bacilles Gram$^-$	**Céfotaxime** ou **ceftriaxone** + **métronidazole** 500 mg × 3 j ou **pipéracilline + tazobactam** 4 g × 3 j ou **ticarcilline + acide clavulanique** 12 à 15 g en 3 à 4 inj. + aminoside (**amikacine**)

PRONOSTIC

Sans traitement adapté, un syndrome septique est rapidement fatal.

FICHE INFIRMIÈRE

EXAMENS

- Recherche de la porte d'entrée : ECBU, hémocultures 2 ou 3 fois (*cf.* Fiche technique, p. 759), ponction de LCR, d'une collection, de liquide de séreuse, retrait d'un cathéter infecté, radiographie thoracique.
- Évaluer la gravité : gazométrie artérielle, numération-plaquettes, hémostase, ionogramme sanguin, glycémie, lactates, créatinine, enzymes hépatiques.

SURVEILLANCE DU TRAITEMENT

Surveillance rapprochée des signes vitaux : fréquence cardiaque, pression artérielle, fréquence respiratoire, oxymétrie de pouls, diurèse horaire, conscience, pour apprécier l'efficacité du traitement et intervenir promptement en cas d'aggravation secondaire.

Toute aggravation nécessite un renforcement thérapeutique et le recours à un réanimateur.

SIDA

DÉFINITION

L'infection par le virus de l'immunodéficience humaine (VIH) est longtemps asymptomatique. L'immunodéficience progressant, les sujets deviennent vulnérables à de nombreux microbes. Certains d'entre eux, habituellement peu ou pas pathogènes, peuvent alors engendrer des maladies qu'on dénomme opportunistes. Les malades sont classés dans plusieurs catégories selon le stade d'immunodépression, la survenue d'infections opportunistes ou de maladies néoplasiques (*cf.* encadré, p. 900). La catégorie C est le syndrome d'immunodéficience acquise (sida). Depuis mars 2003, il s'agit en France d'une infection à déclaration obligatoire et anonyme

Révision du système de classification de l'infection VIH pour les adultes et les adolescents (1993) *

NOMBRE DE LYMPHOCYTES TCD4+	CATÉGORIES CLINIQUES		
	(A) ASYMPTOMATIQUE PRIMO-INFECTION OU LGP	(B) SYMPTOMATIQUE SANS CRITÈRES (A) OU (C)	(C) SIDA
> 500/mm³	A1	B1	C
200-499/mm³	A2	B2	C
< 200/mm³	A3	B3	C

* Correspondance entre valeur absolue et pourcentage des lymphocytes T CD4+ : CD4 = 500/mm³ : = 29 % ; CD4+ 200-499/mm³ : 14-28 % ; CD4+ < 200/mm³ : < 14 %. La définition des catégories cliniques A, B et C est indiquée dans l'encadré suivant. LGP : lymphadénopathie généralisée persistance.

PRISE EN CHARGE DES PRINCIPALES INFECTIONS OPPORTUNISTES

Les infections opportunistes peuvent être prévenues par un maintien ou une restauration de l'immunité cellulaire (lymphocytes CD4 > 500/mm^3), ou par des traitements prophylactiques (dits primaires pour éviter une maladie, ou secondaires pour éviter une rechute).

Les dix maladies les plus fréquentes classant sida sont : pneumonies bactériennes récidivantes, candidose œsophagienne, tuberculose, pneumocystose pulmonaire, infection grave à cytomégalovirus, toxoplasmose cérébrale, lymphome, sarcome de Kaposi, encéphalopathie liée au VIH, mycobactéries atypiques. Il faut chercher une infection par le VIH en cas de survenue de l'une d'entre elles.

TRAITEMENT PAR ANTIRÉTROVIRAUX

FICHE MALADIE

QUEL TRAITEMENT DÉBUTER ?

Le but du traitement est double : rendre la charge virale indétectable en 3 à 6 mois et empêcher la sélection de virus résistants par l'association d'au moins trois antirétroviraux. Les traitements de première intention font l'objet du tableau suivant.

Associations d'antirétroviraux recommandées en 1re intention

Stratégie privilégiant 2 **INTI + 1 INNTI**		
Ténofovir + emtricitabine (*TRUVADA*)	**Éfavirenz**	Risque de résistance avec **éfavirenz**
Stratégie privilégiant 2 **INTI + 1 IP/r (inhibiteur de protéase + ritonavir)**		
Ténofovir + emtricitabine (*TRUVADA*)	**Atazanavir + ritonavir** ou **darunavir + ritonavir** ou **lopinavir/ritonavir**	
Abacavir + lamivudine (*KIVEXA*)	**Atazanavir + ritonavir** ou ou **lopinavir/ritonavir**	Recherche de HLA B*5701 avant prescription d'**abacavir**

QUAND TRAITER ?

Les indications se fondent sur la concentration de lymphocytes CD4, le bénéfice à long terme, les effets indésirables et les contraintes thérapeutiques (durée « prolongée », nécessité d'une bonne observance, nombre élevé de produits à ingérer, interactions médicamenteuses).

La décision est prise après une discussion avec le patient et s'appuie sur deux dosages successifs de CD4. Les facteurs de mauvaise évolution clinique sont, par ordre péjoratif décroissant : nombre de CD4 (surtout si < 200/mm^3), charge virale ≥ 100 000/mL, âge > 50 ans, sida préexistant, contamination par toxicomanie.

MALADIES INFECTIEUSES

CLASSIFICATION DU SIDA DE L'ADULTE ET L'ADOLESCENT (1993)

Catégorie A

Une des ces maladies, si elle ne s'accompagne d'aucune autre des catégories B et C :

- infection VIH asymptomatique ;
- lymphadénopathie généralisée persistante ;
- primo-infection symptomatique.

Catégorie B

Une de ces maladies, en l'absence d'aucune de la catégorie C, et si elles sont liées au VIH ou indicatives d'un déficit immunitaire ; si elles ont une évolution clinique ou une prise en charge thérapeutique compliquée par l'infection VIH :

- angiomatose bacillaire ;
- candidose oropharyngée ;
- candidose vaginale, persistante, fréquente ou qui répond mal au traitement ;
- dysplasie du col (modérée ou grave), carcinome *in situ* ;
- syndrome constitutionnel : fièvre (≥ 38,5 °C) ou diarrhée supérieure à 1 mois ;
- leucoplastie chevelue de la langue ;
- zona récurrent ou ≥ 1 dermatome ;
- purpura thrombocytopénique idiopathique ;
- salpingite, en particulier lors de complications par des abcès tubo-ovariens ;
- neuropathie périphérique.

Catégorie C

Maladies classant le sida :

- cachexie due au VIH ;
- candidose bronchique, trachéale, œsophagienne ou pulmonaire ;
- cancer invasif du col ;
- coccidioïdomycose, disséminée ou extrapulmonaire ;
- cryptococcose extrapulmonaire ;
- cryptosporidiose intestinale ≥ 1 mois ;
- infection à CMV (autre que foie, rate ou ganglions) ;
- rétinite à CMV (avec altération de la vision) ;
- encéphalopathie due au VIH ;
- infection herpétique, ulcères chroniques ≥ 1 mois, ou bronchique, pulmonaire, ou œsophagienne ;
- histoplasmose disséminée ou extrapulmonaire ;
- isosporidiose intestinale chronique (≥ 1 mois) ;
- sarcome de Kaposi ;
- lymphome de Burkitt, immunoblastique ou cérébral primitif ;
- infection à *Mycobacterium avium* ou *M. kansasii*, disséminée ou extrapulmonaire ;
- infection à *M. tuberculosis* ;
- infection à mycobactérie, identifiée ou non, disséminée ou extrapulmonaire ;
- pneumonie à *Pneumocystis jirovecii* ;
- pneumopathie bactérienne récurrente ;
- leucoencéphalopathie multifocale progressive ;
- septicémie récurrente à *Salmonella non typhi* ;
- toxoplasmose cérébrale.

INDICATIONS SCHÉMATIQUES

- CD4 > 350/mm³ : suivi tous les 2-4 mois.
- CD4 200-350/mm³ : traitement à discuter en fonction de la cinétique du déficit (ne pas attendre des CD4 < 200/mm³ pour le commencer) et de la charge virale.
- CD4 < 200/mm³ : traitement nécessaire.

FICHE INFIRMIÈRE

EXAMENS

- Hémogramme, créatinine, tests hépatiques, cholestérol, triglycérides, glycémie, amylase.
- Sérologies VIH (et *Western Blot* de confirmation), CMV, hépatite B, hépatite C, toxoplasmose, TPHA-VDRL.
- CD4 et CD8, charge virale VIH.

SURVEILLANCE DU TRAITEMENT

SOINS - TRAITEMENT

S'assurer de la bonne compréhension du schéma thérapeutique.

Administrer les médicaments chacun selon ses nécessités pharmacologiques :

- prise à jeun (à distance de 2 h au moins d'un repas) de la **didanosine** (*VIDEX*) ;
- prise au cours du repas (ou dans les 2 h qui suivent) des autres inhibiteurs de protéase (tout particulièrement pour le **nelfinavir** qui doit obligatoirement être pris avec un repas ou une collation), du **ténofovir** (*VIREAD*) ;
- prise de l'**efavirenz** (*SUSTIVA*) de préférence au coucher.

Détecter des difficultés d'observance, par exemple liées à une trop grande complexité du schéma thérapeutique ou à des obstacles du rythme de vie.

Vérifier la tolérance :

- signes d'hypersensibilité à l'**abacavir** (*ZIAGEN, TRIZIVIR*) ;
- éruption cutanée sous **névirapine** (*VIRAMUNE*) ou **efavirenz** (*SUSTIVA*) ;
- troubles neuropsychiques avec l'**efavirenz** (*SUSTIVA*), très fréquents (> 50 %) les premiers jours ;
- cytolyse hépatique précoce sous **névirapine** (*VIRAMUNE*) ;
- troubles digestifs (inhibiteur de protéase/**ritonavir**).

EFFICACITÉ DU TRAITEMENT

Clinique

Poids, disparition des symptômes de la maladie et des infections opportunistes.

Biologie

Diminution de la charge virale d'un facteur 10 après 1 mois de traitement puis « indétectable » entre le troisième et, au plus tard, le sixième mois de traitement.

Remontée progressive des lymphocytes CD4.

EFFETS INDÉSIRABLES

- J8-J15 : hémogramme, transaminases, créatinine, amylase, glycosurie, protéinurie.
- Consultations bimensuelles (surtout pour **abacavir**, **éfavirenz**, **névirapine**) ou mensuelles, puis trimestrielles.

C'est affaire de spécialiste, car toxicités et interactions médicamenteuses sont nombreuses et complexes.

ÉDUCATION ET CONSEILS

Surveiller les problèmes d'observance, horaires et modalités de prises, effets indésirables, interactions, efficacité thérapeutique (suivi virologique et immunitaire).

Discuter des mesures hygiéno-diététiques, de la sexualité, de la poursuite d'une toxicomanie, du désir d'enfants, enseigner les effets indésirables des médicaments.

PNEUMOCYSTOSE PULMONAIRE

FICHE MALADIE

DÉFINITION, CAUSES ET MÉCANISMES

Cette infection pulmonaire, de début subaigu, est due au champignon *Pneumocystis jirovecii* (anciennement *carinii*). Elle est à évoquer devant une pneumopathie interstitielle avec CD4 ≤ 250/mm³.

DIAGNOSTIC

SIGNES CLINIQUES

Ce sont ceux d'une pneumopathie : dyspnée, toux notamment.

EXAMENS COMPLÉMENTAIRES

- Radiographie de thorax.
- Saturation en oxygène, gazométrie artérielle.
- Dosage LDH.
- Recherche de *Pneumocystis* dans les crachats induits ou dans le liquide de lavage alvéolaire.

TRAITEMENT

Traitement curatif de 21 jours puis prophylaxie secondaire.

PREMIÈRE INTENTION

Triméthoprime (TMP) 15 mg/kg/j + **sulfaméthoxazole** (SMZ) 75 mg/kg/j, soit *BACTRIM* faible (4 ampoules IV ou 4 cp. 3 fois/j) ou *BACTRIM* forte (2 cp. 3 fois/j) + corticoïdes (**prednisone**) en fonction de la gravité.

ALTERNATIVES

Pentamidine IV, ou **pentamidine** aérosol, (infection peu grave), ou **atovaquone**, ou **triméthrexate** (*NEUTREXIN*), + **acide folinique** + corticoïdes en fonction de la gravité.

FICHE INFIRMIÈRE

SURVEILLANCE DU TRAITEMENT

SOINS - TRAITEMENT

Prophylaxie systématique :

- CD4 < 200/mm³ ou < 15 % des lymphocytes totaux, corticothérapie prolongée ou chimiothérapie, signes généraux liés au VIH quel que soit le nombre de lymphocytes CD4.
- **Cotrimoxazole** (*BACTRIM* forte) 1 cp./j : prophylaxie combinée contre la toxoplasmose cérébrale et de nombreuses infections bactériennes.
- Alternatives : **dapsone** 50-100 mg/j ou **atovaquone** 1 500 mg/j ou aérosols mensuels de **pentamidine**.
- Allergie minime ou modérée au *BACTRIM* : tenter de poursuivre le traitement.
- Possibilité d'arrêt si CD4 > 200/mm³ au moins 3 mois, à reprendre si CD4 < 300-350/mm³.

EFFICACITÉ DU TRAITEMENT

Amélioration clinique, de la saturation et des gaz du sang en 4-8 jours.

Le pronostic est mauvais en cas de nécessité d'une ventilation mécanique.

EFFETS INDÉSIRABLES

Tolérance cutanée digestive et hématologique du *BACTRIM*.

TOXOPLASMOSE

FICHE MALADIE

DÉFINITION, CAUSES ET MÉCANISMES

Première cause de lésions cérébrales focales au cours du sida, la toxoplasmose est dûe à la réactivation de *Toxoplasma gondii* (sérologie positive en IgG) lorsque les CD4 sont ≤ 100/mm³ et en l'absence de prophylaxie. Il n'y a pas de transmission interhumaine.

DIAGNOSTIC

SIGNES CLINIQUES

Épilepsie, déficit neurologique.

EXAMENS COMPLÉMENTAIRES

Sérologie toxoplasme positive et CD4 < 100/mm³.

TRAITEMENT

EN URGENCE

• Hospitalisation en milieu spécialisé ou en réanimation. En cas de troubles de conscience, assurer la liberté des voies aériennes, prévenir une pneumopathie de déglutition, soins de nursing.

• Servant de test diagnostique : **pyriméthamine** (*MALOCIDE*) 100 mg le premier jour, 50 à 75 mg/j et **sulfadiazine** (*ADIAZINE*) 4 à 6 g/j et acide folinique puis pour 6 semaines.

• Hydratation *per os* avec alcalinisation (1 L de Vichy).

• Anti-œdémateux (en cas d'hypertension intracrânienne ou effet de masse) : *SOLUMÉDROL* pendant 2-3 jours puis diminution rapide (traitement également efficace sur le lymphome cérébral) ± **mannitol**.

• Antiépileptique (non systématique) : *DÉPAKINE* ± *RIVOTRIL* les premiers jours.

PROPHYLAXIE SECONDAIRE SYSTÉMATIQUE

Par **pyriméthamine** 25 mg/j **+ sulfadiazine** 2 g/j (prophylaxie combinée contre la pneumocystose).

FICHE INFIRMIÈRE

SURVEILLANCE DU TRAITEMENT

EFFICACITÉ DU TRAITEMENT

Évolution favorable en 10 jours, contrôle scanner après au moins 15 jours de traitement ; en cas d'aggravation, discuter une biopsie.

Guérison complète en 6 semaines à 6 mois ; mais des séquelles sont possibles, surtout en cas de lésion initiale avec effet de masse.

EFFETS INDÉSIRABLES

Surveillance de la tolérance clinique et biologique des médicaments.

ÉDUCATION ET CONSEILS

Une primo-infection par *T. gondii* peut être prévenue chez les malades ayant une sérologie négative en évitant une exposition au parasite :

• laver les légumes crus ;

• ne pas jardiner sans gants ;

• ne pas manger de viande insuffisamment cuite, en particulier de veau, de mouton, de porc et de lapin ;

• éviter les contacts avec les chats et ne pas nettoyer les litières ;

• se laver les mains avant de passer à table.

Un contrôle sérologique mensuel doit être mis en place.

La nécessité d'une prophylaxie primaire doit être expliquée en cas de sérologie toxoplasmose positive et CD4 < 200/mm³.

Les malades traités pour toxoplasmose cérébrale doivent être rassurés en raison de très fréquentes rémissions sans séquelles.

Expliquer le risque de rechute en cas d'interruption de la prophylaxie secondaire tant que les CD4 sont < 200/mm^3.

TUBERCULOSE

FICHE MALADIE

DÉFINITION, CAUSES ET MÉCANISMES

Ce sont habituellement des infections par des bactéries du complexe de *Mycobacterium tuberculosis,* survenant à tous les stades de l'infection par le VIH. On peut observer des souches résistant à un ou plusieurs antituberculeux.

DIAGNOSTIC

SIGNES CLINIQUES

Ce sont ceux d'une tuberculose (*cf.* Tuberculose).

EXAMENS COMPLÉMENTAIRES

Recherche de bacilles tuberculeux dans les crachats ou tubages : tout mettre en œuvre pour faire une culture et un antibiogramme.

L'intradermoréaction à la tuberculine (IDR) est difficile à interpréter et ne permet pas toujours de déceler une tuberculose latente : nombreux faux négatifs.

Le test QuantiFERON est plus sensible et plus spécifique.

TRAITEMENT

Traitement de tuberculose latente

Après avoir exclu une tuberculose évolutive, traiter un contage avec un sujet bacillifère ou une IDR > 5 mm par :

- **isoniazide** (+ **vitamine B6**) pendant 9 mois ;
- ou **pyrazinamide** (20 mg/kg/j) + **rifampicine** (600 mg/j) pendant 2 mois (mais risque d'hépatite grave).

Tuberculose pulmonaire

À tous les stades de l'infection par le VIH, elle peut révéler le statut sérologique. La latence entre la primo-infection et la maladie tuberculeuse est raccourcie par l'immunodépression.

Traitement identique à l'immunocompétent, parfois allongé à 9 mois.

Tuberculose extrapulmonaire

Traitement (*cf.* Tuberculose) prolongé 9 ou 12 mois.

FICHE INFIRMIÈRE

SURVEILLANCE DU TRAITEMENT

SOINS - TRAITEMENT

Hospitalisation, isolement respiratoire, ports de masques adaptés.

EFFICACITÉ DU TRAITEMENT

Amélioration clinique, négativation des BK-crachats.

Absence d'amélioration si la souche est multirésistante.

EFFETS INDÉSIRABLES

Toxicité des antituberculeux (hépatique) et inter-actions médicamenteuses avec les antiprotéases.

ÉDUCATION ET CONSEILS

La vaccination par le BCG est contre-indiquée.

INFECTION GÉNÉRALISÉE À *MYCOBACTERIUM AVIUM COMPLEX*

FICHE MALADIE

DÉFINITION, CAUSES ET MÉCANISMES

Ce sont des infections habituellement à *Mycobacterium avium* survenant chez des sujets ayant des CD4 < 50/mm^3.

DIAGNOSTIC

SIGNES CLINIQUES

Fièvre et cachexie.

EXAMENS COMPLÉMENTAIRES

• Recherche de mycobactéries par hémocultures ou dans des prélèvements spécifiques (moelle).

• Biologie de routine dont hémogramme et tests hépatiques (phosphatases alcalines).

TRAITEMENT

TRAITEMENT CURATIF

Clarithromycine 500 mg 2 ou 3 fois/j + **éthambutol** 15 mg/kg/j + **rifabutine** (*ANSATIPINE*) 300 mg/j pour 3 à 6 mois. L'**amikacine** peut être ajoutée (15 mg/kg/j).

TRAITEMENT D'ENTRETIEN

Clarithromycine (1 g/j) ou **azithromycine** (600 mg/j) et **éthambutol** (15 mg/kg/j) au moins un an.

FICHE INFIRMIÈRE

SURVEILLANCE DU TRAITEMENT

EFFICACITÉ DU TRAITEMENT

Amélioration clinique en 4-8 semaines.

EFFETS INDÉSIRABLES

Tolérance des médicaments : hémogramme, tests hépatiques, créatinine.

ÉDUCATION ET CONSEILS

Prophylaxie :

• Elle retarde la survenue d'une infection à *Mycobacterium avium complex*.

• Indiquée chez les malades dont le nombre de CD4 est < 50/mm^3 si les hémocultures à mycobactéries sont négatives.

• **Azithromycine** (*AZADOSE*) 2 cp. à 600 mg/sem.

• Prophylaxie active contre diverses bactéries, mais il y a risque de sélection de souches résistantes.

• Possibilité d'arrêt si CD4 > 100/mm^3 au moins 3 mois ; reprise si CD4 < 75/mm^3.

• Possibilité d'arrêt après un an de traitement si l'infection guérit, CD4 > 100/mm^3 au moins 6 mois, à reprendre si CD4 < 200/mm^3.

INFECTION À CMV

FICHE MALADIE

DÉFINITION, CAUSES ET MÉCANISMES

Résurgence d'une infection ancienne à cytomégalovirus survenant quand les lymphocytes CD4 sont ≤ 50/mm³.

DIAGNOSTIC

SIGNES CLINIQUES

Une atteinte rétinienne est la plus fréquente manifestation clinique. L'évolution est insidieuse et souvent asymptomatique. Elle entraîne des lésions irréversibles en 10-21 jours. Un fond d'œil doit être réalisé de façon systématique tous les mois quand les lymphocytes T CD4 sont 100/mm³.

Des formes digestives (colite ou œsophagite) sont possibles, ainsi que des atteintes neurologiques (encéphalites souvent fatales, atteintes périphériques).

EXAMENS COMPLÉMENTAIRES

- Fond d'œil.
- Recherche du virus dans le sang, le liquide céphalorachidien par PCR ou antigénémie.
- Biopsies digestives si besoin.

TRAITEMENT

TRAITEMENT D'ATTAQUE

Urgence thérapeutique :

- Hospitalisation pour surveillance de la tolérance thérapeutique.
- Prise en charge psychologique.
- Mise en place d'un cathéter central en cas de difficultés de voie d'abord veineuse.
- Le choix du traitement d'attaque repose sur les complications potentielles, les contre-indications, les interactions médicamenteuses et les contraintes de chaque produit.

Par voie IV, au choix :

- **ganciclovir** (*CYMÉVAN*) 10 mg/kg/j en 2 perfusions d'1 h pendant 21 jours ;
- **foscarnet sodique** (*FOSCAVIR*) 180 mg/kg/j en 2 perfusions de 2 h pendant 21 jours.

Alternatives en cas de rétinite :

- **cidofovir** (*VISTIDE*) 5 mg/kg en 1 perfusion/sem. (avec 2 g de **probénécide** *per os* 3 h avant la perfusion et 1 g *per os* 2 h et 8 h après), pendant 14 jours ;
- **valganciclovir** 900 mg 2 fois/j au cours d'un repas riche en graisse en cas d'atteinte périphérique modérée ;
- par voie intravitréenne (devant une atteinte oculaire isolée), injections hebdomadaires de **ganciclovir** ou implant intraoculaire (en cas d'atteinte grave), associé à un traitement par **valganciclovir** oral (900 mg 2 fois/j) pour éviter une infection extraoculaire ou controlatérale.

TRAITEMENT D'ENTRETIEN DES FORMES OCULAIRES

Il y a rechute quasi systématique sans traitement et en cas de persistance de l'immunodépression :

- Par voie orale, **valganciclovir** 900 mg/j.
- Par voie IV, **ganciclovir** (*CYMEVAN*) 5-6 mg/kg en 1 perf./j 5 à 7 j/sem., ou **foscarnet** (*FOSCAVIR*) 120 mg/kg en 1 perf./j, ou **cidofovir** (*VISTIDE*) 5 mg/kg en 1 perf. (associée au **probénécide** *per os*) tous les 15 jours.
- Par voie intravitréenne (absence de prévention générale), **ganciclovir**, 1 inj./sem. ou implant (risque de décollement de rétine), associé à un traitement par **valganciclovir** oral.

Pas de traitement d'entretien systématique des formes digestives.

FICHE INFIRMIÈRE

SURVEILLANCE DU TRAITEMENT

EFFICACITÉ DU TRAITEMENT

Cicatrisation oculaire au fond d'œil (> 80 % des cas) mais absence de récupération fonctionnelle de la rétine détruite.

Contrôles d'amélioration à 8 jours et de cicatrisation avant le début du traitement d'entretien.

Contrôle endoscopique des formes digestives.

EFFETS INDÉSIRABLES

Toxicité des produits utilisés.

ÉDUCATION ET CONSEILS

Surveillance de la sérologie CMV annuelle si elle est négative à la découverte de l'infection VIH.

Possibilité d'arrêt si CD4 > 100-150/mm^3 au moins 6 mois, sous surveillance ophtalmologique régulière, et à reprendre si CD4 < 200-250/mm^3.

CRYPTOCOCCOSE

FICHE MALADIE

DÉFINITION, CAUSES ET MÉCANISMES

Deuxième infection opportuniste du système nerveux central, la cryptococcose survient quand les CD4 sont < 50/mm^3.

Cette levure est ubiquitaire, en grande concentration dans les déjections de pigeons : contamination par voie respiratoire puis ensemencement des méninges par voie hématogène.

La cryptococcose est fatale sans traitement.

DIAGNOSTIC

SIGNES CLINIQUES

Il peut s'agir d'une infection pulmonaire et/ou neuroméningée.

Il faut rechercher une forme généralisée avec atteinte pulmonaire (> 90 % des cas).

EXAMENS COMPLÉMENTAIRES

- Radiographie de thorax.
- Ponction lombaire avec prise de pression d'ouverture.
- Antigène cryptococcique dans le sang ou le liquide céphalorachidien.
- Hémocultures.

TRAITEMENT

TRAITEMENT D'ATTAQUE

Six à huit semaines, à adapter à l'évolution de la clinique et du LCR.

Il s'agit d'une *urgence thérapeutique* :

- Hospitalisation en milieu spécialisé ou en réanimation.
- Formes graves : **amphotéricine B** IV, si possible associé à la **flucytosine** *per os* ou IV pendant 15 jours (diminue les rechutes), puis **fluconazole** *per os* au moins 8 semaines.
- Formes modérées : **fluconazole** *per os* ou IV.

PROPHYLAXIE SECONDAIRE

Systématique, à vie, par **fluconazole** 200 à 400 mg/j en 1 prise *per os* en raison d'une impossibilité de stériliser les foyers infectieux.

FICHE INFIRMIÈRE

SURVEILLANCE DU TRAITEMENT

EFFICACITÉ DU TRAITEMENT

Amélioration clinique en 2 semaines ; sinon, refaire une ponction lombaire.

Pas de surveillance des antigènes cryptocoques.

Rechute dans 20-25 % des cas. Décès dans 25-30 % des cas. Séquelles dans 40 % des cas (déficits neurologiques, troubles de la personnalité, hydrocéphalie).

EFFETS INDÉSIRABLES

Surveiller la tolérance à l'**amphotéricine B** (en particulier rénale et ionique) et à la **flucytosine** (hématologique).

ÉDUCATION ET CONSEILS

Possibilité d'arrêt si : CD4 > 200/mm^3 au moins 6 mois, traitement de plus de 9 mois, antigène sérique négatif depuis plus de 3 mois ; reprise si CD4 < 100-200/mm^3.

CANDIDOSE ŒSOPHAGIENNE

FICHE MALADIE

DÉFINITION, CAUSES ET MÉCANISMES

Première cause d'atteinte œsophagienne, habituellement due à *Candida albicans*, la candidose œsophagienne peut survenir précocement au cours de l'évolution et révéler une infection par le VIH méconnue avec des CD4 ≤ 200/mm^3. Une atteinte buccale est fréquemment associée. Des souches résistantes et des souches non *albicans* sont en émergence.

DIAGNOSTIC

SIGNES CLINIQUES

Il peut s'agir d'une dysphagie, de brûlures œsophagiennes.

EXAMENS COMPLÉMENTAIRES

Une fibroscopie œsogastroduodénale (*cf.* Fiche technique, *chapitre* Œsophagite caustique), avec éventuellement des prélèvements, permet de porter le diagnostic.

TRAITEMENT

Traitement d'épreuve sans endoscopie en cas de forme peu sévère (candidose orale associée) à réévaluer au bout de quelques jours :

- **fluconazole** (*TRIFLUCAN*) 200 à 400 mg/j en 1 prise *per os* pendant 2-3 sem. ;
- **itraconazole** (*SPORANOX*) 200 mg/j pendant 2-3 semaines en surveillant les concentrations plasmatiques.

FICHE INFIRMIÈRE

SURVEILLANCE DU TRAITEMENT

EFFICACITÉ DU TRAITEMENT

L'évolution est favorable en 3 à 5 jours.

En cas d'échec clinique (persistance des signes à 7-14 jours) : réaliser une endoscopie si elle n'a pas eu lieu. Deux attitudes possibles :

• augmenter la dose de **fluconazole** à 400 mg/j *per os* ou par voie IV (malabsorptions fréquentes) ;

• traitement par **amphotéricine B** (*FUNGIZONE*) IV 0,2 à 0,3 mg/kg/j, éventuellement sous forme liposomale.

EFFETS INDÉSIRABLES

Tolérance digestive et hépatique (traitement > 3 semaines).

ÉDUCATION ET CONSEILS

Le traitement d'entretien est évité en raison du risque de sélection de souches résistantes (il peut toutefois être discuté devant une forme multirécidivante).

CRYPTOSPORIDIOSE ET MICROSPORIDIOSE

FICHE MALADIE

DÉFINITION, CAUSES ET MÉCANISMES

La cryptosporidiose est due à trois espèces de protozoaires du genre *Cryptosporidium*. Une quinzaine de germes unicellulaires, dont *Encephalitozoon intestinalis* et *E bieneusi*, sont responsables de micro-sporidiose.

DIAGNOSTIC

SIGNES CLINIQUES

Diarrhées chroniques, parfois cholériformes.

EXAMENS COMPLÉMENTAIRES

Examen parasitologique des selles ou de biopsies digestives.

TRAITEMENT

Pas de traitement spécifique :

• Support nutritionnel.

• Réhydratation par voie IV (glucose, bicarbonate, phosphore, magnésium).

• Traitement symptomatique par antidiarrhéique(s) : par exemple, *IMODIUM* 1-10 gél./j, voire *SOMATOSTATINE* UCB.

• Traitement antirétroviral efficace si CD4 > 100/mm^3.

Cryptosporidiose

Paromomycine (*HUMATIN*) 2 g/j pour 1 mois ; **azithromycine** et **nitazoxanide** sont peu -efficaces.

Microsporidiose

Infection à *Encephalitozoon intestinalis* : *ZENTEL* 400 mg 2 fois/j pour 3 semaines.

Infection à *Enterocytozoon bieneusi* : **fumagiline** 20 mg 3 fois/j pendant 14 jours.

La **nitazoxanide** est à l'essai.

FICHE INFIRMIÈRE

SURVEILLANCE DU TRAITEMENT

EFFICACITÉ DU TRAITEMENT

Surveillance de la diarrhée, de l'état nutritionnel et de l'hydratation.

EFFETS INDÉSIRABLES

Selon les médicaments utilisés. Surveillance des plaquettes sous **fumagiline**.

ÉDUCATION ET CONSEILS

Éviter les pays tropicaux, les animaux malades, consommer de l'eau minérale si CD4 < 100/mm^3, éviter les fruits de mer, baignades et les pratiques sexuelles favorisant la transmission oro-fécale.

SYPHILIS

FICHE MALADIE

Il faut penser à la syphilis devant toute éruption cutanée ou muqueuse surtout chez les homosexuels masculins : dépistage systématique et au moindre doute clinique.

Les formes cliniques sont atypiques ou graves. Un ensemencement des méninges pendant la phase secondaire est possible : on discutera un examen du liquide céphalorachidien, surtout si CD4 < 200/mm^3, et un traitement de neurosyphilis (*cf.* Infections sexuellement transmissibles).

Traitement par **extencilline** comme chez le sujet non VIH avec 2 cures hebdomadaires en plus si CD4 < 200/mm^3.

ZONA

FICHE MALADIE

Un zona peut survenir à tous les stades de l'infection par le VIH.

• Traiter systématiquement par **aciclovir** (*ZOVIRAX*) IV 30 mg/kg/j si CD4 < 200/mm^3.

• Relais ou traitement d'emblée par **valaciclovir** (*ZELITREX*) 500 mg 2 fois/j en cas de formes simples et CD4 > 200/mm^3.

On se référera au *chapitre* Zona, p. 953.

INFECTION À VIRUS *HERPES SIMPLEX*

FICHE MALADIE

Une infection à herpèsvirus peut survenir à tous les stades de l'infection par le VIH.

On se référera au *chapitre* Herpès, p. 847.

MALADIE DE KAPOSI

FICHE MALADIE

Tumeur liée à HHV-8, cette maladie hétérogène nécessite une prise en charge au cas par cas.

Il n'existe pas de traitement antiviral spécifique.

FICHE PHARMACOLOGIE

ANTIVIRAUX ANTI-VIH – ANALOGUES NUCLÉOSIDIQUES

■ **Zidovudine**

RÉTROVIR					
En 2 à 4 prises *per os*, 30 min avant ou 1 h après le repas A. : 500 à 600 mg/j E. : 90 à 180 mg/m² toutes les 6 h	100 gél. 100 mg 40 gél. 250 mg 1 fl. de 200 mL à 10 mg/mL	135,57 135,57 31,19	I I I	100 % 100 % 100 %	1,36 3,39 31,19
RÉTROVIR injectable En perfusion de 1 h en cas de prise orale impossible A. : 1 mg/kg toutes les 4 h	5 fl. 200 mg	HOP	I	NR	

■ **Lamivudine (ou 3TC) + zidovudine (ou AZT)**

COMBIVIR					
A. et E. > 12 ans : 1 cp. x 2/j au cours ou en dehors des repas	60 cp. à 150 mg 3TC + 300 mg AZT	395,77	I	100 %	6,6

Propriétés

Analogue nucléosidique de la thymidine, qui après phosphorylation, inhibe la transcriptase inverse du VIH.

Pharmacocinétique

Administration *per os* ou IV, biodisponibilité de 60 %, bonne distribution (LCR, placenta), métabolisme hépatique, élimination urinaire (20 %) et glucuroconjuguaison (80 %), passage transplacentaire.

Indications

• Traitement de l'infection VIH en association avec d'autres **antirétroviraux**.

• Prévention de la transmission verticale chez les femmes enceintes après 14 sem. de grossesse.

• Traitement de l'encéphalopathie ou de la thrombopénie liée au VIH : 1 à 1,5 g/j.

Contre-indications

Allergie à la **zidovudine**.
Neutropénie < 750/mm³.

Précautions d'emploi

Allaitement.
Surveillance hématologique tous les 15 j au début puis tous les mois.
Risque de sélection de souches résistantes.
Ganciclovir en traitement d'attaque.
Insuffisance rénale : adapter en fonction de la clairance de la créatinine :
• > 25 mL/min : 300 mg/12 h ;
• ≤ 25 mL/min et dialyse : 150 mg/12 h.

Effets indésirables

(Dépendants de la dose, réversibles à l'arrêt du traitement, plus fréquents en cas d'immunodépression sévère).

Troubles hématologiques : anémie, neutropénie parfois sévère justifiant l'arrêt du traitement.

Troubles digestifs : nausées (50 %), douleurs abdominales, diarrhée (12 %), anorexie, vomissements.

Troubles musculaires : myalgies, myosite (élévation des CPK).

Troubles généraux : céphalées (50 %), asthénie, malaises, insomnie, agitation, éruption cutanée.

Troubles cutanés : éruption, pigmentations unguéales, hypertrichose ciliaire.

Interactions médicamenteuses

Pharmacologiques : peu nombreuses en raison de l'absence d'interaction avec les cytochromes.

Interférences avec le métabolisme de la **zidovudine** : **AINS**, **salicylés**, **cimétidine**, **clofibrate**, **dapsone**, **benzodiazépines**, **codéine**, **morphine**, **isopronosine**. **Probénécide**, **pyriméthamine**, **sulfamides**, **triméthoprime**.

Toxiques : médicaments néphrotoxiques ou hématotoxiques (**amphotéricine B** IV, **dapsone**, **interféron**, **pentamidine**, cytotoxiques).

■ Didanosine (ou ddI)

VIDEX					
En 2 prises *per os* toutes les 12 h, 30 min avant ou 2 h après les repas, mâché ou dissous dans un verre d'eau A. : ≥ 60 kg : 200 mg x 2/j < 60 kg : 125 mg x 2/j E. (fonction de la surface corporelle) : 1,1 à 1,4 m^2 : 100 mg x 2/j 0,8 à 1 m^2 : 75 mg x 2/j 0,5 à 0,7 m^2 : 50 mg x 2/j < 0,4 m^2 : 25 mg x 2/j	60 cp. 25 mg	36,72	I	100 %	0,61
	60 cp. 50 mg	58,83	I	100 %	0,98
	60 cp. 100 mg	109,32	I	100 %	1,82
	60 cp. 150 mg	161,38	I	100 %	2,69
	30 gél. 125 mg	70,22	I	100 %	2,34
	30 gél. 200 mg	109,23	I	100 %	3,64
	30 gél. 250 mg	135,24	I	100 %	4,51
	30 gél. 400 mg	211,13	I	100 %	7,04
	1 fl de pdre. pour sol. buv. de 2 g	HOP	I	NR	
	7 fl de pdre. pour sol. buv. de 4 g	HOP	I	NR	

Propriétés

Analogue nucléosidique, précurseur de la didéoxyadénosine, qui inhibe la transcriptase inverse du VIH.

Pharmacocinétique

Per os, biodisponibilité 40 % (augmentée par la prise d'un tampon, diminuée par l'acidité gastrique et la présence d'aliments), diffusion faible dans le LCR (20 %) et le placenta, métabolisation par la voie des purines, élimination urinaire (50 %).

Indications

Traitement de l'infection par le VIH en association avec d'autres **antirétroviraux** (**AZT**, **d4T**).

Contre-indications

Allergie à la **didanosine**.

Allaitement, grossesse, enfant < 6 mois.

Pancréatite, hyperamylasémie.

Neuropathie périphérique.

Précautions d'emploi

Prendre les comprimés à jeun (2 h d'un repas).

Ne pas prendre **indinavir** et **ddI** en même temps.

Insuffisance rénale ou hépatique : diminuer la dose de 50 % et prendre en une seule fois par jour.

Surveillance de l'amylasémie et de l'uricémie.

Surveillance neurologique : si neuropathie, interrompre et reprendre à demi-dose.

Apports : 265 mg Na^+ /cp., 16 mEq Mg^{++} /cp.

Effets indésirables

Neuropathies périphériques (15 %) : arrêt jusqu'à guérison.
Possible nouvelle toxicité hépatique (hyperplasie nodulaire régénératrice).
Pancréatites (3 %) biologiques ou cliniques potentiellement mortelles : arrêt immédiat.
Troubles digestifs (> 15 %) : diarrhées, nausées, vomissements, élévation des transaminases nécessitent l'arrêt.
Fièvre, frissons, céphalées, douleurs, prurit et éruption cutanée, asthénie, convulsions, insomnie, confusion mentale, hyperpigmentation cutanée, diabète insipide ou sucré, hyperuricémie, hypokaliémie, hypomagnésémie.

Interactions médicamenteuses

PHARMACOLOGIQUES

Peu nombreuses en raison de l'absence d'interaction avec les cytochromes.

Les tampons de la **didanosine** diminuent l'absorption de médicaments, à prendre avec 2 h de décalage : **anti-H$_1$**, **corticoïdes**, **cyclines**, **dapsone**, **éthambutol**, **isoniazide**, **itraconazole**, **kétoconazole**, **phénothiazines**, **quinolones**, **salycilés.**
Diminution de l'absorption de la **didanosine** par les **antiacides** et les **antiulcéreux.**

TOXIQUES

Déconseillé avec **stavudine** (*ZERIT*) : risque de cytopathie mitochondriale et d'acidose lactique.
Médicaments neurotoxiques : **cisplatine**, **dapsone**, **disulfirame**, hydralazines, imidazolés, **isoniazide**, **lithium**, **nitrofurantoïne**, **phénytoïne**, sels d'or, **stavudine**, **vincristine.**
Augmentation du risque de pancréatite : **pentamidine.**
Ganciclovir, **rifampicine**, **rifabutine.**

■ Lamivudine (ou 3TC)

ÉPIVIR					
En 2 prises *per os*, en dehors des repas A. et E. > 12 ans : 150 mg x 2/j	60 cp. 150 mg 30 cp. 300 mg 1 fl. 240 mL (sol. buv. à 10 mg/mL (15 mL = 150 mg)	181,08 181,08 52,11	I I I	100 % 100 % 100 %	3,02 6,04 52,11

■ Lamivudine (ou 3TC) + zidovudine (ou AZT)

COMBIVIR					
A. et E. > 12 ans : 1 cp. x 2/j au cours ou en dehors des repas	60 cp. à 150 mg 3TC + 300 mg AZT	395,77	I	100 %	6,6

Propriétés

Analogue nucléosidique de la cytidine, inhibiteur de la transcriptase inverse du VIH, actif sur les souches résistantes à l'**AZT.**

Inhibe également la réplication du virus de l'hépatite B, entraînant une normalisation des transaminases et une négativation de la virémie dans plus de 90 % des cas ; un échappement apparaît toutefois après quelques mois de traitement.

Pharmacocinétique

Per os, biodisponibilité 80 % (absorption retardée par la présence d'aliments sans modification de la biodisponibilité), bonne distribution (mal connue dans le LCR), faible métabolisme hépatique (5-10 %), élimination rénale (> 70 %).

Indications

• Traitement de l'infection par le VIH en association avec d'autres **antirétroviraux** (**AZT**, **d4T**).

MALADIES INFECTIEUSES

• Hépatite B chronique. En cas de traitement d'une co-infection VHB-VIH, ne pas utiliser la **lamivudine** seule mais en association avec le **ténofovir**.

Contre-indications

Allergie à la **lamivudine**.

Précautions d'emploi

Allaitement et grossesse (en cours d'étude).
Possibilité de prendre en même temps la **3TC**, l'**AZT**, la **d4T**, le **ritonavir** ou le **saquinavir**.
La prise à jeun de **3TC** et **indinavir** augmente l'absorption des 2 médicaments.
Ne pas arrêter brutalement en cas de traitement d'une infection par le VHB : risque de rebond viral.
Cirrhose hépatique sévère (TP < 50 %) liée à une hépatite B chronique : risque de réactivation à l'arrêt de la **lamivudine**.
Insuffisance rénale ; adapter les doses à la clairance de la créatinine :

- > 50 mL/min : dose initiale 150 mg puis 150 mg x 2/j ;
- 30-50 mL/min : 150 mg puis 150 mg x 1/j ;
- 15-30 mL/min : 150 mg puis 100 mg x 1/j ;
- 5-15 mL/min : 150 mg puis 50 mg x 1/j ;
- < 5 mL/min : 50 mg puis 25 mg x 1/j.

Apports : contient de l'alcool et 3 g de saccharose pour 150 mg de **lamivudine**.

Effets indésirables

Rares : céphalées, fatigue, malaise, nausées, diarrhées, vomissements, douleurs abdominales, insomnie, toux.
Toxicité hématologique sur les 3 lignées (aggravée avec l'**AZT**).
Élévation des transaminases, hépatite cytolytique.

Interactions médicamenteuses

Pharmacologiques : peu nombreuses en raison de l'absence d'interaction avec les cytochromes. **Triméthoprime** : augmente les concentrations de **lamivudine** chez l'insuffisant rénal mais ne nécessite pas d'adaptation de doses.

■ Stavudine (ou d4T)

ZERIT					
En 2 prises *per os*, de préférence à jeun, ou pendant le repas A. > 60 kg : 40 mg x 2/j A. ≤ 60 kg : 30 mg x 2/j	56 gél. 20 mg 56 gél. 30 mg 56 gél. 40 mg	196,41 204,08 211,11	I I I	100 % 100 % 100 %	3,51 3,64 3,77

Propriétés

Analogue nucléosidique de la thymidine, inhibiteur de la transcriptase inverse du VIH.

Pharmacocinétique

Per os, biodisponibilité 80 %, distribution dans tout l'organisme (possible dans le LCR), élimination urinaire (80 %).

Indications

Traitement de l'infection par le VIH en association avec d'autres **antirétroviraux**.
N'est presque plus utilisé en raison de sa forte toxicité mitochondriale.

Contre-indications

Allergie à la **stavudine**.
Grossesse et allaitement.
Insuffisance hépatique sévère (TP < 50 %) et transaminases > 5 N.
Antécédents de neuropathie périphérique.
Pancytopénie.
Insuffisance rénale.

Précautions d'emploi

Possibilité de prendre la **stavudine** en même temps que la **ddI**, la **ddC**, la **3TC**, le **ritonavir**, le **saquinavir** et l'**indinavir** (augmente l'absorption des 2 médicaments).
Surveillance neurologique : si neuropathie périphérique, interrompre et reprendre à demi-dose après guérison clinique.
Insuffisance rénale ; adapter la dose à la clairance de la créatinine et du poids :

- entre 25 et 50 mL/min : ≥ 60 kg : 20 mg x 2/j, < 60 kg : 15 mg x 2/j ;

• entre 10 et 25 mL/min : ≥ 60 kg 20 mg x 1/j, < 60 kg : 15 mg x 1/j.

Effets indésirables

Risque important de toxicité mitochondriale.
Neuropathie périphérique (dépendante de la dose).
Nausées, diarrhées, douleurs abdominales.
Élévation de l'amylase, pancréatite (1 %).
Rash cutané.
Élévation des transaminases, troubles hématologiques modérés.

Interactions médicamenteuses

PHARMACOLOGIQUES

Peu nombreuses en raison de l'absence d'interaction avec les cytochromes.

TOXIQUES

Déconseillée avec la **didanosine** (*VIDEX*) : risque de cytopathie mitochondriale et d'acidose lactique.

Médicaments neurotoxiques : **amphotéricine B IV, cisplatine, cotrimoxazole, didanosine, flucytosine, isoniazide, métronidazole, phénytoïne, vincristine.**

Médicaments hépatotoxiques : **acide valproïque, carbamazépine, clofazimine, cotrimoxazole, flucytosine, ganciclovir, isoniazide, kétoconazole, pentamidine, rifabutine, rifampicine.**

■ **Abacavir**

ZIAGEN					
A. : 600 mg/j à 1 200 mg/j en 2 ou 3 prises pendant ou en dehors des repas E. (> 3 mois) : 8 mg/kg x 2/j	60 cp. 300 mg 1 fl. 240 mL + pipette doseuse	281,46 82,29	I I	100 % 100 %	4,69 82,29

■ **Abacavir + lamivudine (ou 3TC)**

KIVEXA					
A. : 1 cp. x 1/j	30 cp. 600 mg abacavir + 300 mg 3TC	474,24	I	100 %	15,81

■ **Abacavir + lamivudine (ou 3TC) + zidovudine (ou AZT)**

TRIZIVIR					
A. : 1 cp. x 2/j pendant ou en dehors des repas	60 cp. 300 mg abacavir + 300 mg 3TC + 150 mg AZT	651,21	I	100 %	10,85

Propriétés

Inhibiteur nucléosidique de la transcriptase inverse du VIH-1.

Pharmacocinétique

Biodisponibilité orale de 75 % (indépendante de la prise de nourriture), bonne diffusion méningée, métabolisme hépatique, élimination rénale (< 5 %).

Indications

Traitement initial de l'infection par le VIH-1 en association avec des **inhibiteurs nucléosidiques** (**zidovudine** + **lamivudine**).

Contre-indications

Grossesse et allaitement : information manquante.

Enfant : information manquante.

Hypersensibilité à l' **abacavir.**

MALADIES INFECTIEUSES

Insuffisances hépatocellulaire et rénale sévères.

Précautions d'emploi

Expliquer aux malades les réactions d'hypersensibilité et la conduite à tenir.

> Réactions d'hypersensibilité chez environ 3 % des malades, généralement pendant les 6 premières semaines (délai médian : 11 j) et justifiant une consultation tous les 15 j pendant les 2 premiers mois de traitement.
> Une recherche HLA B57 est recommandée avant la mise sous traitement.

> Prévenir les malades d'arrêter le traitement au moindre doute (risque mortel) et de consulter en urgence. Port en permanence d'une carte d'information.
> Fièvre et/ou éruption maculopapuleuse ou urticarienne.
> Symptômes respiratoires (dyspnée, toux, pharyngite dans 20 % des cas voire pneumopathie ou syndrome pseudogrippal), cutanés ou digestifs (nausées, vomissements, diarrhée, douleurs abdominales).
> Biologie : élévation des CPK, de la créatininémie ou lymphopénie.
> **Ne jamais tenter de réintroduction après un arrêt pour intolérance.**
> Insuffisance hépatique ou rénale minime : pas de modification de dose.
> Risque d'acidose lactique chez les malades ayant une hépatopathie et les obèses.

Effets indésirables

Fréquents (> 10 %) et transitoires : nausées, vomissements, fatigue, léthargie, fièvre, céphalée, diarrhée, anorexie.
Réactions d'hypersensibilité (*cf.* ci-dessus).
Risque d'acidose lactique parfois fatale : arrêt du traitement en cas de cytolyse d'apparition d'une hépatomégalie ou d'acidose métabolique de cause inconnue.

Interactions médicamenteuses

Pas d'interaction significative rapportée.

■ Emtricitabine

EMTRIVA					
A. : 200 mg/j en 1 prise E. > 33 kg : 200 mg/j en 1 prise	30 gél. à 200 mg 1 fl. sol. buv. 170 mL	180,22 46,05	I I	100 % 100 %	6,01 46,05

■ Ténofovir disoproxil + emtricitabine

TRUVADA					
Idem *EMTRIVA*	30 cp. 245 mg/200 mg	537,29	I	100 %	17,91

Propriétés

Analogue nucléosidique synthétique de la cytosine (FTC), ayant des résistances croisées avec la **lamivudine (3TC)** et doté d'une activité sur le VIH-1, le VIH-2 et le VHB.
Ténofovir en monothérapie : hépatite chronique virale B.

Pharmacocinétique

Per os, absorption rapide et importante.
Concentrations maximales atteintes en 1 à 2 h après la prise.
Biodisponibilité absolue de 93 % par gélules et 75 % par solution buvable.
Élimination rénale (86 % de la dose dans les urines).

Indications

Traitement de l'infection par le VIH-1 en association avec d'autres antirétroviraux.

Efficace sur le VHB en association avec du **ténofovir** (*TRUVADA*).

Contre-indications

Hypersensibilité à l' **emtricitabine**.
Déconseillé pendant l'allaitement.
Insuffisance hépatique ou rénale grave.

Précautions d'emploi

Posologies limitées si poids < 33 kg, insuffisance rénale (clairance < 50 mL/min), acidose lactique, hyperlactémie, élévation des transaminases, atteinte hépatique, hépatomégalie, hyperglycémie, hypertriglycéridémie, grossesse.

Ne pas arrêter brutalement en cas de traitement d'une infection par le VHB : risque de rebond viral.

Effets indésirables

Neutropénie, anémie, hémolyse.

Complications métaboliques, hyperglycémie, acidose lactique.

Céphalées, vertiges, asthénie, diarrhée, dyspepsie.

Élévation de la lipase et de l'amylase sériques.

Éruption, prurit.

Interactions médicamenteuses

Risque faible d'interactions médiées par le CYP450 entre l'**emtricitabine** et d'autres médicaments.

Augmentation des concentrations sériques si co-administration d'autres médicaments éliminés par sécrétion tubulaire active.

Association à la **lamivudine** non recommandée.

ANALOGUES NUCLÉOTIDIQUES

- **Ténofovir disoproxil fumarate**

VIRÉAD					
A (≥ 18 ans). 1 cp./j au cours d'un repas	30 cp. 245 mg	375,85	I	100 %	12,53

- **Ténofovir disoproxil + emtricitabine**

TRUVADA					
Idem *VIRÉAD*	30 cp. 245 mg/200 mg	537,29	I	100 %	17,91

Propriétés

Ténofovir : analogue nucléotidique (nucléoside monophosphate) représentant une nouvelle classe d'inhibiteurs de la transcriptase inverse du VIH et du virus de l'hépatite B mais ayant des mécanismes de résistance croisée avec les **inhibiteurs nucléosidiques.**

Emtricitabine : voir supra.

Pharmacocinétique

Per os, prodogue du **ténofovir**, un analogue nucléosidique monophosphate, qui doit être phosphorylé pour être efficace, biodisponibilité de 25 % (augmentée par la prise d'aliments à 40 %), bonne distribution tissulaire, élimination urinaire majoritairement sous forme inchangée.

Indications

Hépatite chronique virale B en phase de réplication et active histologiquement ou fibrose.

Cirrhose virale B.

Échec thérapeutique de l'infection par le VIH, chez l'adulte ayant une charge virale ≤ 10 000 copies/mL, en association avec d'autres **antirétroviraux.**

Contre-indications

Allergie au **ténofovir.**

Hypersensibilité à l'**emtricitabine** (*TRUVADA*).

Grossesse et allaitement.

Non évalué en cas d'insuffisance hépatique ou rénale (créatinine ≥ 133 mmol/L ou phosphatémie < 0,65 mmol/L).

Administration de médicaments néphrotoxiques (dont **cidofovir**).

Précautions d'emploi

Surveillance de la fonction rénale et de la phosphatémie, au début pour tous les mois. Arrêt si phosphatémie < 0,32 mmol/L ou créatinine > 177 mmol/L.

Surveillance rapprochée en cas de co-administration avec **ddI** tamponnée.

Effets indésirables

Troubles gastro-intestinaux minimes à modérés.
Hypophosphatémie.

Interactions médicamenteuses

Peu d'études d'interactions.
Médicaments néphrotoxiques : **aminosides**, **amphotéricine B**, **cidofovir**, **foscarnet**, **pentamidine** IV.
Pas d'interaction néfaste mise en évidence avec : **3TC**, **indinavir**, **éfavirenz**.
Augmentation des concentrations de **ddI** en cas de co-administration avec **ddI** en comprimés tamponnés.
Diminution des concentrations de **lopinavir** et augmentation des concentrations de **ténofovir** en cas de co-administration avec **ritonavir/lopinavir**.

INHIBITEURS DE PROTÉASES

■ Saquinavir

INVIRASE					
Associé au **ritonavir** : En 2 prises *per os* indépendamment de la prise alimentaire A. et E. > 13 ans : 400 mg x 2/j	270 gél. 200 mg	352,74	I	100 %	1,31
Associé au **ritonavir**, en 2 prises/j : 1 000 mg x 2/j	120 cp. pell. 500 mg	389,97	I	100 %	3,25

Propriétés

Inhibiteur de protéase, probablement le mieux toléré (pas de perturbation biologique) mais peu absorbé par le tube digestif.

Pharmacocinétique

Per os, biodisponibilité de 4 % en raison d'une faible absorption (augmentée par un repas riche en graisses et par le jus de pamplemousse), améliorée par la prise de **ritonavir** et d'un large effet de 1er passage hépatique, distribution dans tout l'organisme sauf le LCR, demi-vie 1-2 h, métabolisation hépatique par CYP3A4 (dont il est un faible inhibiteur), élimination biliaire (96 %) et urinaire (4 %).

Indications

Traitement de l'infection par le VIH en association avec des **inhibiteurs nucléosidiques**.

Contre-indications

Allergie au **saquinavir**.
Grossesse et allaitement.
Rifabutine et **rifampicine** qui réduisent la biodisponibilité du **saquinavir** en prise seule.
Simvastatine, **lovastatine**.
Dérivés de l'ergot de seigle (**ergotamine**, **dihydroergotamine**) : risque d'ergotisme.
Terfénadine, **astémizole**, **cisapride** : risque de torsade de pointe.
Midazolam, **triazolam** : risque de sédation excessive

Précautions d'emploi

> À toujours prescrire avec un autre **inhibiteur de protéases**, en particulier **ritonavir**.

Insuffisance hépatique ou rénale.
Diarrhées ou malabsorption.
Hémophilie A ou B : augmentation des besoins en facteur de coagulation.
Possibilité de prendre en même temps le **saquinavir**, l'**AZT**, la **ddC**, la **3TC**, la **d4T**, ne pas associer à la **ddI**.
Dosage plasmatique : résiduelles attendues entre 375 et 3 000 ng/mL.

Effets indésirables

(dépendants de la dose)
Troubles digestifs : diarrhées (16 %), gêne abdominale (6 %), nausées (4 %), ulcérations buccales, pharyngite.
Neuropathie périphérique (4 %).
Asthénie, céphalées.

Interactions médicamenteuses

Saquinavir est un substrat et un faible inhibiteur du CYP3A4.
Déconseillés car **inducteurs enzymatiques** diminuant les taux sériques de **saquinavir** : **rifabutine** : réduire la dose à 150 mg x 3/sem. (ou à 1 j/2) en cas d'association **ritonavir** / **saquinavir**.
Dexaméthasone : diminution des concentrations de **saquinavir**.
Azolés : **kétoconazole** (x 3 les concentrations de **saquinavir**) ; surveillance avec le **fluconazole**, l'**itraconazole**, le **miconazole**.
Substrats du cytochrome CYP3A4 : surveiller les effets toxiques des médicaments suivants (**inhibiteurs calciques, clindamycine, dapsone, quinidine**).
Efavirenz : administration déconseillée.
Névirapine : diminution des concentrations de **saquinavir**.
Ritonavir : augmentation des concentrations du **saquinavir** : utiliser **ritonavir** 100 mg x 2/j et **saquinavir** 400 mg x 2/j.
Phénobarbital, **phénytoïne**, **carbamazépine** : interactions mal connues, doser les **antiépileptiques**.
Méthadone : interaction inconnue.
Contraceptifs oraux : interaction inconnue.
Sildénafil : diminuer les doses et commencer à 25 mg.

■ Ritonavir

NORVIR					
En 2 prises *per os* au moment des repas avec un grand verre d'eau (à distance de **ddI**) En association à faible dose avec un autre **inhibiteur de protéase** A. : 100 mg x 2/j En monothérapie : A. : 300 mg x 2 le 1er j puis augmenter de 100 à 200 mg/j pour atteindre 600 mg x 2/j en 5 à 14 j en fonction de la tolérance, puis introduire les autres médicaments	5 fl. sol. buv. de 90 mL (80 mg/mL) + verre doseur gradué	398,73	I	100 %	79,75
	30 cp. 100 mg	37,48	I	100 %	1,25

Propriétés

Inhibiteur de protéase ayant de nombreux effets indésirables et interactions médicamenteuses. Puissant inhibiteur des cytochromes CYP3A et CYP2D6 : il fait augmenter les concentrations des médicaments qui sont dégradés par ces enzymes.

Pharmacocinétique

Biodisponibilité ≥ 70 % (améliorée par les aliments), métabolisation importante par cytochromes (3A4 > 2D6), inhibiteur puissant du CYP3A, élimination biliaire et urinaire (< 5 %).

Indications

N'est plus prescrit en monothérapie d' **inhibiteur de protéase**, mais comme **inhibiteur enzymatique** à la faible dose de 100 mg x 2/j, en association un autre **inhibiteur de protéase** (**lopinavir**, **saquinavir**, **indinavir**) dont il augmente les concentrations sanguines, ce qui en simplifie l'administration ou en augmente l'efficacité.

Contre-indications

Allergie au **ritonavir**.
Grossesse et allaitement.
Certains médicaments (*cf.* tableau , p. 921).

Précautions d'emploi

Capsules à conserver au froid entre 2 et 8 °C.
Ne pas mélanger le sirop avec de l'eau, ne pas ouvrir les gélules.
Sécher le verre doseur avant son utilisation.
Possibilité de prendre le **ritonavir** en même temps que l'**AZT**, la **ddC**, la **3TC**, la **d4T** mais pas la **ddI** (2 h d'intervalle).
Insuffisance rénale ou hépatique.
Diarrhée (défaut d'absorption).
Hémophilies (augmente le besoin en facteur VIII).
Enfants < 12 ans, conducteurs de véhicule.

Effets indésirables

Fréquents, en particulier pendant les 2 premières semaines de traitement, interruption du traitement chez 17 % des malades.
Troubles digestifs : nausées (50 %), vomissements (25 %), douleurs abdominales, dyspepsies, altération du goût, éructations, ulcération buccale, irritation de la gorge, pharyngite occasionnelle.
Troubles neurologiques : paresthésies péribuccales spontanément résolutives (30 %), neuropathie sensitive périphérique (15 %), vertiges, paresthésies, céphalées (15 %), somnolence, insomnie, anxiété.
Troubles cutanés : érythème, prurit, sueurs.
Vasodilatation, asthénie (23 %), fièvre, myalgie, perte de poids, toux.
Anomalies biologiques : augmentation de la GGT (12 %), triglycérides jusqu'à 10 g/L sans complication rapportée (10 %), ALAT (6 %), ASAT (4 %), bilirubine, phosphatases alcalines, cholestérol ; leucopénie (16 %), hyperleucocytose, anémie, allongement du temps de coagulation ; augmentation de : CPK, amylase, uricémie, magnésémie, glycémie ; hypokaliémie, hypocalcémie.

Interactions médicamenteuses

Substrat du CYP3A4 et CYP 2D6, fort inhibiteur du CYP 3A4, inducteur des CYP 2C9, 2C19 et 1A2, avec phénomène d'autoinduction.
cf. tableaux , p. 921.
Les cytochromes sont des enzymes intervenant dans le métabolise de nombreux médicaments. Ils sont répartis en familles dont 3 jouent un rôle prépondérant chez l'homme (CYP 1, 2, 3), en sous-familles (ex. : CYP3A) et en isoenzymes (ex. : CYP3A4). Ce dernier est majoritaire et principalement présent dans le foie et l'intestin. À lui seul, il métabolisme presque la moitié des médicaments métabolisés par les cytochromes.
L'activité des cytochromes peut être modifiée par des substances, dont de nombreux médicaments. Elles sont rangées en substrats, inducteurs (activité maximum en 6-10 j) ou inhibiteurs. Tous les modificateurs de cytochromes n'agissent pas avec la même intensité, et certains d'entre eux (**ritonavir**, **nelfinavir** ou **éfavirenz**) peuvent, selon les circonstances, jouer les 3 rôles. Les interactions qui en résultent sont complexes (bénéfiques ou délétères), pas toujours prévisibles et peuvent justifier des dosages. On peut les consulter sur www.hivatis.org.
Schématiquement, les **inhibiteurs non nucléosidiques** sont des inducteurs modérés du CYP3A4 et les **inhibiteurs de protéases** des inhibiteurs du CYP3A4 : **ritonavir** (le plus puissant), **saquinavir** (le plus faible) et les autres sont modérés. L'association **lopinavir/ritonavir** équivaut à **ritonavir** pleine dose. À l'inverse d'autres médicaments (**antiépileptiques**, **rifampicine**, etc.) peuvent induire ou inhiber le métabolisme des **antirétroviraux**.

MÉDICAMENTS CONTRE-INDIQUÉS AVEC LE RITONAVIR (NON EXHAUSTIF)

Antalgiques : **dextropropoxyphène**
Antiarythmiques : **amiodarone, quinidine, hydroquinidine, flécaïnide, propafénone, bépridil**
Anti-inflammatoires : **piroxicam**
Anti-infectieux : **céfamandole, métronidazole, griséofulvine**
Antihistaminiques : **astémizole, terfénadine**
Psychotropes et apparentés : **alprazolam** *(XANAX)*, **clorazépate** *(TRANXÈNE, NOCTRAN)*, **diazépam** *(VALIUM, NOVAZAM)*, **flurazépam, lormétazépam** *(NOCTAMIDE)*, **midazolam** *(HYPNOVEL)*, **prazépam** *(LYSANXIA)*, **zolpidem** *(STILNOX)*, **clozapine** *(LÉPONEX)*, **pimozide**
Divers : **dérivés de l'ergot de seigle, statines (simvastatine** et **lovastatine), disulfirame** *(ESPÉRAL)*, millepertuis

MÉDICAMENTS DONT LES TAUX SÉRIQUES SONT AUGMENTÉS PAR LE RITONAVIR

Antiarythmiques : **lidocaïne, disopyramide**
Antiépileptiques : **carbamazépine, phénobarbital** : interactions mal connues, à doser
Anti-infectieux : **érythromycine, clarithromycine** (adapter si insuffisance rénale), **azithromycine, rifabutine**, (diminuer la dose à 150 mg x 3/sem. ou à 1 j/2 même si **ritonavir** à faible dose) **rifampicine, kétoconazole** (200 mg/j max.), **itraconazole, antirétroviraux, atovaquone**
Antihistaminiques : **loratadine** *(CLARITYNE, CLARINASE)*, **cétirizine** *(VIRLIX, ZYRTEC)*
Antivitamines K : **warfarine, acénocoumarol**
Corticoïdes : **dexaméthasone, prednisolone**
Immunosuppresseurs : **ciclosporine, tacrolimus**
Psychotropes : **halopéridol, perphénazine, amitriptyline** *(LAROXYL, ÉLAVIL)*, **désipramine** *(PERTOFRAN)*, **imipramine** *(TOFRANIL)*, **fluoxétine** *(PROZAC)*, **paroxétine** *(DEROXAT)*, **sertraline** *(ZOLOFT)*
Opiacés : **buprénorphine, fentanyl, morphine**
Statines : **pravastatine, atorvastatine, fluvastatine**
Autres : **sildénafil** (25 mg/48 h max.)

MÉDICAMENTS DONT LES TAUX SÉRIQUES PEUVENT ÊTRE DIMINUÉS PAR LE RITONAVIR

AINS
Antidiabétique oral : **glipizide**
Antiépileptique : **phénytoïne**
Éthynil-œstradiol : arrêt
Inhibiteur de la pompe à protons : **oméprazole**
Théophylline : adapter les doses
Méthadone : doser et/ou augmenter les doses

- **Darunavir**

PREZISTA					
Associé au **ritonavir** : en 2 prises *per os* indépendamment de la prise alimentaire A. et E. > 13 ans : 600 ou 800 mg x 1/j	120 cp. 300 mg 60 cp. 400 mg 60 cp. 600 mg 480 cp. 75 mg 240 cp. 150 mg	739,96 490,6 739,96 739,96 739,96	I I I I I	100 % 100 % 100 % 100 % 100 %	6,17 8,18 12,33 1,54 3,08

Propriétés

Inhibiteur de protéase du VIH. Le **darunavir** inhibe le clivage des polyprotéines encodées Gag-Pol.

Pharmacocinétique

Per os, biodisponibilité de 37 % en raison d'une faible absorption, améliorée par la prise de **ritonavir** et d'un large effet de 1er passage hépatique. Distribution dans tout l'organisme sauf le LCR ; demi-vie 15 h ; métabolisation hépatique par CYP3A4 (dont il est un faible inhibiteur) ; élimination 80 % fécale, 14 % urinaire.

Indications

Traitement de l'infection par le VIH en association avec des **inhibiteurs nucléosidiques.**

Contre-indications

Allergie au **darunavir.**
Insuffisance hépatique sévère.
Grossesse et allaitement.
Rifabutine et **rifampicine** qui réduisent la biodisponibilité du **darunavir** en prise seule.

Précautions d'emploi

À toujours prescrire avec un autre **inhibiteur de protéases**, en particulier **ritonavir**.

Insuffisance hépatique ou rénale.
Diarrhée ou malabsorption.
Hémophilie A ou B : augmentation des besoins en facteur de coagulation.
Possibilité de prendre en même temps le **darunavir**, l'**AZT**, la **ddC**, la **3TC**, la **d4T**, ne pas associer à la **ddI**.
En cas d'oubli < 6 h (si cp. à 300 mg) ou < 12 h (si cp. à 400 mg), prendre la dose oubliée dès que possible, puis reprendre le schéma habituel. Si ces délais sont dépassés, reprendre le schéma habituel sans la dose oubliée.

Effets indésirables

Ils sont dépendants de la dose.
Troubles digestifs : diarrhée, gêne abdominale, nausées.
Céphalées, vertiges, neuropathie périphérique (4 %).
Asthénie, céphalées.
Insomnie, dépression.
Lipodystrophies, hypertriglycéridémie, hypercholestérolémie.
Élévation des transaminases.
Éruption cutanée, prurit.

Interactions médicamenteuses

Associations médicamenteuses contre-indiquées:
- par voie systémique : **amiodarone, bépridil, quinidine, lidocaïne** ;
- par voie orale : **astémizole, terfénadine, midazolam, tiazolam, cisapride, pimozide, sertindole, simvastatine, lovastatine, dérivés de l'ergot de seigle.**

Le **darunavir** est un substrat et un faible inhibiteur du CYP3A4.
Déconseillés car inducteurs enzymatiques diminuant les taux sériques de **darunavir** : **rifabutine** ; réduire la dose à 150 mg x 3/sem. (ou à 1 j/2) en cas d'association **ritonavir / darunavir.**
Azolés : **kétoconazole** (x 3 les concentrations de **darunavir**) ; surveillance avec le **fluconazole**, l'**itraconazole**, le **miconazole**.
Substrats du cytochrome CYP3A4 : surveiller les effets toxiques des médicaments suivants (**inhibiteurs calciques, clindamycine, dapsone, quinidine**).
Éfavirenz : administration déconseillée.
Névirapine : diminution des concentrations de **darunavir.**
Ritonavir : augmentation des concentrations du **darunavir**. Utiliser **ritonavir** 100 mg x 2/j et **darunavir** 400 mg x 2/j.
Phénobarbital, phénytoïne, carbamazépine : interactions mal connues, doser les **antiépileptiques.**
Méthadone : interaction inconnue.
Contraceptifs oraux : interaction inconnue.
Sildénafil : diminuer les doses et commencer à 25 mg.

■ **Indinavir**

CRIXIVAN					
En 3 prises *per os* à 8 h d'intervalle, à jeun, 30 min à 1 h avant ou > 2 h après le repas A. : 800 mg x 3/j En association avec **ritonavir** (100 mg x 2/j) : 400 à 800 mg x 2/j (dosages recommandés)	360 gél. 200 mg 90 gél. 400 mg 180 gél. 400 mg 180 gél. 100 mg	325,1 170,44 325,1 87,84	I I I I	100 % 100 % 100 % 100 %	0,9 1,89 1,81 0,49

Propriétés

Inhibiteur de protéase très puissant, bien toléré, et peu d'interactions médicamenteuses.

Pharmacocinétique

Per os, biodisponibilité de 50-60 % (diminuée par la prise alimentaire, améliorée par le jus de pamplemousse), bonne distribution (faible dans le LCR), demi-vie 1,5-2 h, métabolisation hépatique par le CYP3A, élimination biliaire et urinaire (10-20 %).

Indications

Traitement de l'infection par le VIH en association avec des **inhibiteurs nucléosidiques**.

Contre-indications

Allergie à l'**indinavir**.
Grossesse et allaitement.
Insuffisance hépatique grave.
Astémizole, **terfénadine**, **cisapride**, **alprazolam**, **midazolam**, **triazolam**.
Rifampicine.
Simvastatine, **lovastatine**.
Dérivés de l'ergot de seigle.

Précautions d'emploi

> Risque de lithiase des voies urinaires nécessitant une bonne hydratation (> 1,5 L/j).

À prendre à jeun (2 h d'un repas) si prescrit sans **ritonavir**.
Insuffisance rénale.
Insuffisance hépatique légère ou modérée associée à une cirrhose : réduire les doses à 600 mg x 3/j.
Hyperbilirubinémie libre transitoire régressant à la poursuite du traitement.
Hémophilie A ou B : augmentation des besoins en facteurs de coagulation.
Possibilité de prendre en même temps l'**indinavir**, l'**AZT**, la **ddC**, la **3TC**, la **d4T**. La **ddI** soit être prise à jeun à distance.
Dosage plasmatique : résiduelles attendues entre 150 et 800 ng/mL.

Effets indésirables

Troubles digestifs : nausées (35 %), diarrhées (25 %), altération du goût (20 %), douleurs abdominales (14 %), vomissements (11 %), dyspepsies (10 %), flatulences (8 %), sécheresse de la bouche (7 %), pyrosis (6 %).
Troubles neurologiques : céphalées (25 %), asthénie (24 %), étourdissements (10 %), insomnies (7 %), hyperesthésies (7 %), paresthésies (5 %), myalgies.
Troubles urologiques : lithiase urinaire avec cristaux d'**indinavir** (3-15 %) ne pas interrompre le traitement mais réhydrater, dysuries (6 %), hématurie, protéinurie
Troubles cutanés : rash (19 %), sécheresse de la peau (16 %), prurit (7 %), anomalie de répartition des graisses (bosse de bison).
Augmentation du VGM, des transaminases, bilirubine totale et conjuguée (10 %), diminution des polynucléaires neutrophiles.

Interactions médicamenteuses

Substrat du CYP3A4, et inhibiteur modéré du CYP3A4.
Saquinavir : augmentation de l'aire sous la courbe de 500 %.
Ritonavir (100 mg x 2/j) : diminuer **indinavir** à 400-800 mg x 2/j (dosages recommandés).

Névirapine et **éfavirenz** : augmenter **indinavir** à 400-800 mg x 2/j si associé à **ritonavir** 100 mg x 2/j (dosages recommandés).
Rifabutine : réduire la dose de **rifabutine** à 150 mg/j ou à 300 mg x 2/sem.
Kétoconazole : diminuer la dose d' **indinavir** à 600 mg x 3/j (augmentation du pic et de l'aire sous la courbe de l'**indinavir**)
Itraconazole : à surveiller.
Inducteurs des cytochromes : **phénobarbital**, **phénytoïne**, **carbamazépine** (diminuée, à éviter), **dexaméthasone**.
Méthadone : risque de surdosage en **méthadone**.
Antiarythmiques : à surveiller.
Sildénafil : 25 mg/48 h maximum
Jus de pamplemousse : diminution des concentrations d' **indinavir** de 26 %.

Fosamprénavir

TELZIR					
A. > 18 ans : 700 mg x 2/j associé au **ritonavir** 100 mg x 2/j E. : non recommandé	60 cp. de 700 mg 1 fl. sol. buv. 225 mL (50 mg/mL)	407,83 117,03	I I	100 % 100 %	6,8 117,03

Tipranavir

APTIVUS					
A. : 500 mg x 2/j, en association avec **ritonavir** faible dose : 200 mg x 2/j E. : non recommandé	120 caps. molles 250 mg 1 fl. sol. buv. 95 mL (100 mg/mL)	795,02	I I	100 % NR	6,63

Propriétés

Inhibiteur compétitif de protéase du VIH-1 et 2 ayant peu ou pas de résistances croisées avec les autres IP.

Pharmacocinétique

Per os : bonne biodisponibilité (indépendante de la prise d'aliments), bonne distribution sauf LCR, fixation aux protéines plasmatiques à 90 %, demi-vie de 7-10 h, métabolisme hépatique par le CYP3A4 dont il est un substrat et un inhibiteur enzymatique, élimination essentiellement par voie fécale. La sol. buv. est moins absorbée que les caps. : pas d'équivalence mg pour mg.

Indications

Traitement de 2e intention de l'infection. Moins efficace que **indinavir** chez des malades jamais traités. Peu étudié chez les malades lourdement prétraités.

Contre-indications

Grossesse et allaitement.
Nouveau-né : en raison de la présence de propylène glycol.
Modificateur de l'absorption de l'alcool : **disulfirame, métronidazole.**
Simvastatine, lovastatine.
Dérivés de l'ergot de seigle (**ergotamine, dihydroergotamine**) : risque d'ergotisme.
Effet sédatif prolongé : **alprazolam, clorazépate, diazépam, flurazépam, lormétazépam, midazolam, prazépam, triazolam, zolpidem.**
Terfénadine, astémizole, cisapride, pimozide, quinidine : risque de torsade de pointe.
Millepertuis.

Précautions d'emploi

Insuffisance rénale : pas d'adaptation, mais solution buvable contre-indiquée.
Insuffisance hépatique : réduire chez l'adulte à 450 mg x 2/j si modérée et à 300 mg x 2/j si grave. Pas de données chez l'enfant.
Hémophilie : risque accru de saignement.
Diabète : surveiller la glycémie.
En cas d'éruption minime ou modérée : poursuivre le traitement avec un **antihistami-**

nique. Arrêt définitif si signes de gravité (généraux, atteinte muqueuse).

Dosage plasmatique : résiduelles attendues entre 1 000 et 4 000 ng/mL.

Effets indésirables

Troubles digestifs, éruptions cutanées, paresthésies péribuccales. Augmentation des enzymes hépatiques, trouble de distribution des graisses, hyperglycémie.

Interactions médicamenteuses

Administrer à distance des **antiacides**.

Antirétroviraux (capsule molle, chez l'adulte) : **saquinavir**, **indinavir**, **nelfinavir** : pas ajustement.

AZT, **3TC**, **abacavir** : pas d'ajustement.

ddI : pas d'étude, différer les prises à 1 h d'intervalle.

Éfavirenz : déconseillé avec **saquinavir**.

Névirapine : interaction non connue.

Réduire la dose de **rifabutine** à 150 mg/j ou 300 mg x 2-3/sem.

Clarithromycine et **kétoconazole** : pas d'ajustement.

Risque de surdosage ou toxicité accrue : **inhibiteurs calciques**, **statines**, **clozapine**, **carbamazépine**, **cimétidine**, **dapsone**, **itraconazole**, **loratadine**.

Risque d'échec : **œstroprogestatifs**.

Sildénafil : 25 mg/48 h maximum.

Méthadone : interaction mal connue.

Liste non exhaustive.

■ Lopinavir + ritonavir

KALÉTRA					
A. + ado. et enf. ayant une surface corporelle ≥ 1,3 m² : 2 cp. 200 mg/500 mg x 2/j au cours d'un repas E (> 2 ans) : *cf.* tableau , p. 926	60 cp. 100 mg/25 mg 120 cp. 200 mg/50 mg 60 doses de 5 mL (1 mL = 80 mg/20 mg)	138,52 512,86 512,86	I I I	100 % 100 % 100 %	2,31 4,27 8,55

Propriétés

Association de **ritonavir** à un autre **inhibiteur de protéase**, surtout étudié chez des patients jamais traités mais responsable de plus fréquents effets indésirables métaboliques que d'autres associations.

Pharmacocinétique

Per os, biodisponibilité du **lopinavir** augmentée par l'administration de **ritonavir** et améliorée par la prise de lipide, demi-vie de 5-6 h, bonne distribution, métabolisation hépatique principale par le CYP3A4 et moindre par le 2D6, élimination biliaire et urinaire.

Indications

Traitement de l'infection par le VIH en association avec d'autres antirétroviraux. Peu étudié chez les malades lourdement prétraités.

Contre-indications

Cf. celles du ritonavir. Allergie au **lopinavir**.

Grossesse et allaitement.

Insuffisance hépatique ou rénale grave.

Modificateur de l'absorption de l'alcool : **disulfirame**, **métronidazole**.

Rifampicine : diminution des concentrations de **lopinavir**.

Simvastatine, **lovastatine**.

Dérivés de l'ergot de seigle (**ergotamine**, **dihydroergotamine**) : risque d'ergotisme.

Effet sédatif prolongé : **alprazolam**, **clorazépate**, **diazépam**, **flurazépam**, **lormétazépam**, **midazolam**, **prazépam**, **triazolam**, **zolpidem**.

Terfénadine, **astémizole**, **cisapride**, **pimozide**, **amiodarone**, **quinidine** : risque de torsade de pointe.

Millepertuis

Précautions d'emploi

Insuffisance hépatique légère ou modérée : risque augmenté de toxicité hépatique.

Hémophilie A ou B : augmentation des besoins en facteurs de coagulation.

Risque de complications métaboliques, dont hypertriglycéridémie et pancréatite.

Présence d'un excipient pouvant donner des allergies croisées avec l' **aspirine**.

Possibilité de prendre en même temps que : **AZT**, **ddC**, **3TC**, **d4T**, **abacavir**, **névirapine**. La **ddI** doit être prise à distance. Avec **éfavirenz**, augmenter *KALÉTRA* à 4 caps. x 2/j.

Associations aux autres **inhibiteurs de protéases** mal connues.

Effets indésirables

Complications métaboliques, anomalies de répartition des graisses (lipodystrophies), diabète.

Fréquents chez l'adulte (> 2 %) : nausées, diarrhées, vomissements, douleurs abdominales, asthénie, céphalées. Hyperglycémie, augmentation des enzymes hépatiques, hypercholestérolémie.

Peu fréquents chez l'adulte (1-2 %) : rash, selles anormales, insomnie.

Les effets indésirables de fréquence inférieure à 1 % ne sont pas rapportés ici.

Propylène glycol : convulsions, stupeur, tachycardie, hyperosmolarité, acidose lactique, toxicité rénale, hémolyse.

Interactions médicamenteuses

Substrat du CYP3A4, et inhibiteur des CYP3A4 et 2D6. *Cf.*ritonavir.

Rifabutine : 150 mg x 2 ou 3/sem.

Clarithromycine : surveillance de toxicité hépatique en cas d'insuffisance hépatique.

Doses chez l'enfant

SURFACE CORPORELLE EN m^2	DOSE DE SIROP À ADMINISTRER x 2/J (230/57,5 mg/m^2)
0,25	0,7 mL (57,5/14,4 mg)
0,5	1,4 mL (115/28,8 mg)
0,75	2,2 mL (172,5/43,1 mg)
1	2,9 mL (230/57,5 mg)
1,25	3,6 mL (287,5/71,9 mg)
1,5	4,3 mL (345/86,3 mg)
1,75	5 mL (402,5/100,6 mg)

■ Atazanavir

REYATAZ					
A. : 300 mg/j en 1 prise associé au **ritonavir** 100 mg pendant les repas E. : non recommandé	60 gél. à 150 mg 60 gél. à 200 mg 30 gél. à 300 mg	443,82 443,82 443,82	I I I	100 % 100 % 100 %	7,4 7,4 14,79

Propriétés

Inhibiteur de protéase du VIH-1.

Pharmacocinétique

Amélioration de la biodisponibilité et diminution de la variabilité de concentration lors de la prise de l' **atazanavir** avec de la nourriture.

Élimination urinaire et fécale.

Indications

Traitement de l'infection par le VIH-1 en association avec d'autres **antirétroviraux** chez le patient déjà traité par **antirétroviraux**.

Contre-indications

Hypersensibilité à l'**atazanavir**.

Déconseillé pendant l'allaitement.

Insuffisance hépatique modérée à sévère.

Intolérance au galactose, déficit en lactase, malabsorption du glucose et du galactose.

Précautions d'emploi

Pathologie hépatique, élévation des transaminases, élévation de la bilirubine, antécédent de bloc de branche complet, surveillance du cholestérol et des triglycérides, diabète, grossesse.

Effets indésirables

Réaction allergique, anorexie, anxiété, dépression, prise de poids, lipodystrophie, céphalées, signes neurologiques périphériques, amnésie, confusion, vertiges, syncope, palpatations, HTA, dyspnée, pancréatite, hépatite, hépatosplénomégalie, élévation des transaminases, des CPK, de la bilirubine et de l'amylase, prurit, urticaire, eczéma, asthénie, fièvre, neutropénie.

Urologique : lithiase avec élimination de cristaux d' **atazanavir** (fréquence inconnue).

Interactions médicamenteuses

L'**atazanavir** inhibe le CYP3A4 donc l'association **azatanavir - ritonavir** est contre-indiquée avec les médicaments substrats du CYP3A4 (**astémizole, terfénadine, cisapride, pimozide, quinidine, bépridil, alcaloïdes de l'ergot de seigle, ergotamine** et **dihydroergotamine**).

Baisse des concentrations plasmatiques de l'**atazanavir** si administration avec les **antiacides.**

Augmentation des concentrations d'**antiarythmiques (amiodarone, quinidine)**.

Associations à éviter : **bépridil, contraceptifs oraux, inhibiteurs de la pompe à protons, sildénafil, millepertuis** ; **rifampicine** contre-indiquée.

INHIBITEUR DE FUSION

■ Enfuvirtide

FUZEON					
A. : 200 mg/j en 1 prise E. > 33 kg : 200 mg/j en 1 prise	1 fl. pdre. + solvant pour 90 mg/mL (60 injections) + matériel à injection	1668,58	I	100 %	27,81

Propriétés

L'**enfuvirtide** appartient à la classe thérapeutique des **inhibiteurs de fusion**. Il agit en se liant à une protéine virale (gp 41 du VIH1) dans le milieu extracellulaire, bloquant ainsi la fusion entre la membrane virale et la membrane de la cellule cible et empêchant ainsi l'ARN viral d'entrer dans la cellule cible.

Pharmacocinétique

Biodisponibilité absolue de 84 %.
Voies d'élimination non étudiées.

Indications

Traitement de l'infection par le VIH-1 en association avec d'autres **antirétroviraux** chez les patients en échec à un traitement comprenant au moins un **inhibiteur des protéases**, ou un **analogue non nucléosidique** ou avec une intolérance à ces traitements.

Contre-indications

Hypersensibilité à l'**enfuvirtide**.
Enfant de moins de 6 ans.
Déconseillé pendant la grossesse et l'allaitement.

Précautions d'emploi

Pathologie hépatique, insuffisance rénale sévère (clairance < 35 mL/min).

Effets indésirables

Érythème au site d'injection, acné, eczéma, sinusite, conjonctivite, papillome cutané, pneumonie, lymphadénopathie, perte d'appétit, anorexie, anxiété, hypertriglycéridémie, diabète, neuropathie périphérique, hypoesthésie, pancréatite, RGO, calculs rénaux, hématurie, glomérulonéphrite, élévation des CPK et des transaminases, syndrome pseudogrippal, frissons, fièvre.

Interactions médicamenteuses

Aucune interaction attendue entre **enfuvirtide** et médicaments métabolisés par les enzymes du CYP450.

ANTI-CCRS

■ Maraviroc

CELSENTRI					
A. : 150 ou 300 ou 600 mg/j en 1 prise en fonction des associations avec les autres **antirétroviraux**	60 cp. 150 mg 60 cp. 300 mg	790,61 790,61	I I	100 % 100 %	13,18 13,18

Propriétés

Le **maraviroc** est un antagoniste du récepteur CCR5 (récepteur de chimiokines). CCR5 est un des corécepteurs du VIH-1. Le **maraviroc** empêche ainsi le VIH-1 de pénétrer dans les cellules.

Pharmacocinétique

Biodisponibilité absolue de 23 %.
Voies d'élimination urinaires et fécales.

Indications

Traitement de l'infection par le VIH-1 à tropisme détecté uniquement CCR5 chez l'adulte prétraité par des **antirétroviraux** et en association avec d'autres médicaments antirétroviraux.

Contre-indications

Hypersensibilité au **maraviroc**, à l'arachide et au soja.
Enfant.
Grossesse et allaitement.

Précautions d'emploi

À associer aux autres **antirétroviraux**.
Insuffisance hépatique, insuffisance rénale sévère (clairance < 35 mL/min).

Effets indésirables

Érythème au site d'injection, acné, eczéma, sinusite, conjonctivite, papillome cutané, pneumonie, lymphadénopathie, perte d'appétit, anorexie, anxiété, hypertriglycéridémie, diabète, neuropathie périphérique, hypo-esthésie, pancréatite, RGO, calculs rénaux, hématurie, glomérulonéphrite, élévation des CPK et des transaminases, syndrome pseudogrippal, frissons, fièvre.

Interactions médicamenteuses

Adaptation posologique en cas d'insuffisance rénale ou de traitement par des inhibiteurs de CYP3A4 tels que : **kétoconazole, itraconazole, clarithromycine, télithromycine, inhibiteurs de protéases** (sauf **tipranavir / ritonavir**).

ANTI-INTÉGRASE

■ Raltégravir

ISENTRESS					
400 mg x 2/j, à prendre au cours ou en dehors des repas	60 cp. 400 mg	772,43	I	100 %	12,87

Propriétés

Inhibiteur de l'intégrase du VIH-1. L'inhibition de l'intégrase empêche l'intégration du génome du VIH dans le génome de la cellule hôte. Les génomes du VIH qui ne s'intègrent pas ne peuvent pas donner lieu à la production de nouvelles particules virales infectieuses, et par conséquent l'inhibition de l'intégration empêche la propagation de l'infection virale.

Pharmacocinétique

Absorption rapide. Demi-vie : 9 h. Liaison aux protéines plasmatiques. Elimination fécale et urinaire.

Indications

Infection par le VIH-1, en association avec d'autres agents antirétroviraux, chez des patients adultes prétraités ayant une charge virale détectable sous traitement antirétroviral en cours.

Contre-indications

Grossesse et allaitement.
Hypersensibilité à la substance active ou à l'un des excipients.

Précautions d'emploi

À associer aux autres anti-rétroviraux.
Conduite (sensations vertigineuses).

Effets indésirables

Vertiges, douleurs abdominales, flatulence, constipation, prurit, lipodystrophies, asthénie, arthralgies.
Rarement : hypertriglycéridémie, hépatite.
Possible augmlentation du risque de cancer (récidives) chez des patients traités avec d'autres anti-rétroviraux.

Interactions médicamenteuses

Absence d'effet sur le cytochrome P450 (CYP).

Rifampicine : doubler la dose du **raltégravir** ; Eviter d'associer aux molécules augmentant le pH gastrique (risque d'augmentation des concentrations du **raltégravir**).

INHIBITEURS NON NUCLÉOSIDIQUES DE LA TRANSCRIPTASE INVERSE

■ **Névirapine**

VIRAMUNE					
A. : 200 mg/j pendant 2 sem. puis 400 mg/j	1 fl. 240 mL (50 mg/5 mL)	HOP	I	NR	

Propriétés

Inhibiteur non nucléosidique de la transcriptase inverse du VIH-1 inefficace sur le VIH-2.

Pharmacocinétique

Biodisponibilité *per os* de 93 %, pas de modification par la prise d'aliments, de **didanosine** ou d'**antiacides**, liaison protéique à 60 %, inducteur de cytochrome P450, passage placentaire et dans le lait maternel, demi-vie 25-30 h, métabolisme hépatique auto-inductible par cytochromes nécessitant une augmentation progressive des doses, élimination par voie rénale (80 %) et fécale (10 %).

Indications

Traitement initial de l'infection par le VIH-1 en association avec des **inhibiteurs nucléosidiques**.

Contre-indications

Grossesse et allaitement : information manquante.
Hypersensibilité à la **névirapine**.
Insuffisance rénale ou hépatique : pas de données.
Kétoconazole.
Co-infection par le VHC.

Précautions d'emploi

Démarrer à demi-dose (200 mg x 1/j) les 2 premières semaines.

Expliquer aux malades les manifestations toxiques de la **névirapine**.

Surveiller les tests hépatiques pendant les 6 premiers mois (dont tous les 15 j pendant 2 mois).

Troubles cutanés (< 10 %) : rashs maculopapuleux bénins à modérés dans les 2 premières semaines de traitement : surveillance sans augmenter les doses avant disparition complète. Signes de gravité (éruption intense, urticaire, atteinte muqueuse, signes généraux) : interruption immédiate (20 % des cas).

INTERRUPTION DU TRAITEMENT EN CAS DE :

- anomalie modérée ou sévère des tests hépatiques (à l'exclusion de la gGT) et jusqu'à normalisation. Arrêt définitif en cas de récidive à la réintroduction ;
- éruption cutanée sévère ou s'accompagnant de signes généraux avec signes de gravité (20 % des cas) : éruption intense, urticaire, atteinte muqueuse, phlyctènes, œdème, signes généraux, douleurs articulaires ou musculaires, malaise général.

En cas d'arrêt supérieur à 7 j, reprendre à la dose initiale de 200 mg pendant 14 j.
Dosage plasmatique : résiduelles entre 3 000 et 8 000 ng/mL.

Effets indésirables

Fréquents : troubles cutanés (< 10 %) : rashs maculopapuleux bénins à modérés dans les 2 premières semaines de traitement : surveillance sans augmenter les doses avant disparition complète. Signes de gravité (éruption intense, urticaire, atteinte muqueuse, signes généraux) : interruption immédiate (20 % des cas).
Nausées, asthénie, fièvre, céphalées, somnolence, augmentation des enzymes hépatiques.
Rares : éruption cutanée (Lyell et Stevens-Johnson), réaction allergique (anaphylactique, angio-œdème, urticaire), hépatite fulminante.

Interactions médicamenteuses

Pharmacologiques : la **névirapine** est un substrat et un inducteur modéré du cytochrome CYP3A4.

MÉDICAMENTS AFFECTÉS PAR LA NÉVIRAPINE

Saquinavir : *cf. INVIRASE.*
Indinavir : augmenter les doses d'**indinavir** à 1 000 mg toutes les 8 h en cas d'administration de 400 mg de **névirapine** (diminution de l'aire sous la courbe de 28 %).
Contraceptifs oraux : risque d'échec des **œstroprogestatifs.**
Clarithromycine : surveillance de la fonction hépatique (augmentation des concentrations).
Méthadone : diminution de 50 % des concentrations plasmatiques.

MÉDICAMENTS AFFECTANT LA NÉVIRAPINE

Rifampicine et **rifabutine** : à prendre en compte si **inhibiteur de protéase.**
Utiliser la **rifabutine** à la dose de 300 mg/j.

■ Éfavirenz

SUSTIVA					
A. : 600 mg/j en une prise au coucher E. (> 3 ans) : 13 à 15 kg : 200 mg/j ; 15 à 20 kg : 250 mg/j ; 20 à 25 kg : 300 mg/j ; 25 à 32,5 kg : 350 mg/j ; ≥ 40 kg : 600 mg/j	30 gél. 50 mg	31,21	I	100 %	1,04
	90 gél. 200 mg	309,78	I	100 %	3,44
	30 cp. 600 mg	309,78	I	100 %	10,33
	1 fl. sol. buv. 180 mL (30 mg/mL)	108,2	I	100 %	108,2
	30 gél. 100 mg	57,6	I	100 %	1,92

Propriétés

Inhibiteur non nucléosidique de la transcriptase inverse du VIH-1, inefficace sur le VIH-2.

Pharmacocinétique

Administration orale, biodisponibilité (50 %) augmentée par un repas riche en matières grasses, pas de modification par les **antiacides**, liaison à 99 % aux protéines plasmatiques, métabolisme et inducteur du cytochrome CYP3A4, demi-vie entre 40 et 55 h, élimination par voie fécale sous forme inchangée (16-61 %), élimination urinaire (16-34 % dont 1 % sous forme active).

Indications

Traitement initial de l'infection par le VIH-1 en association avec d'autres **antirétroviraux**.

Contre-indications

Grossesse et allaitement.

Hypersensibilité à l'**éfavirenz**.

Insuffisance hépatocellulaire sévère.

Terfénadine, **astémizole**, **cisapride**, **midazolam**, **triazolam**.

Saquinavir : diminution des concentrations en dessous des valeurs thérapeutiques (sauf si **ritonavir** ajouté à faibles doses).

Précautions d'emploi

Surveillance des enzymes hépatiques pendant les 6 premiers mois (au moins tous les 15 j pendant 2 premiers mois).

Prendre l'**éfavirenz** au coucher.

Risque d'éruption cutanée augmenté par un antécédent d'éruption cutanée avec la **névirapine**.

Risque d'effets indésirables neurologiques.

Administration prudente en cas d'insuffisance hépatique minime à modérée ou d'insuffisance rénale.

Dosage plasmatique : résiduelles attendues entre 1 100 et 5 000 ng/mL.

Effets indésirables

FRÉQUENTS (≥ 10 %)

Troubles cutanés (18 %) : rashs maculopapuleux bénins à modérés dans les 2 premières semaines de traitement : surveillance sans augmenter les doses avant disparition complète. Signes de gravité (éruption intense, urticaire, atteinte muqueuse, signes généraux) : interruption immédiate (plus d'un tiers des cas). Réactions croisées avec la **névirapine**. Rares érythèmes polymorphes et Stevens-Johnson.
Troubles neurologiques (dans les premiers jours du traitement) : sensations vertigineuses, insomnie, somnolence, troubles de la concentration et des rêves. Rares réactions aiguës de type psychotique. Nausées.

RARES (<10 %)

Diarrhée, dyspepsie, fatigue, augmentation des enzymes hépatiques, augmentation de la cholestérolémie.

Interactions médicamenteuses

Pharmacologiques : substrat du CYP3A4, inducteur modéré des CYP1A2, 2D6, inhibiteur du CYP3A4, 2C9 et 2C19.

MÉDICAMENTS AFFECTÉS PAR L'ÉFAVIRENZ

Inhibiteurs de protéases : voir chaque médicament.

Clarithromycine, **œstroprogestatifs** : à éviter.

Rifabutine : augmenter la dose à 450 600 mg/j.

Méthadone : diminution de 50 % des concentrations plasmatiques.

MÉDICAMENTS AFFECTANT L'ÉFAVIRENZ

Rifampicine : augmenter les doses d'**éfavirenz** à 800 mg/j (diminution de l'aire sous la courbe de 26 %).

■ Étravirine

INTELENCE					
A. : 600 mg/j en une prise au coucher E. (> 3 ans) : 13 à 15 kg : 200 mg/j 5 à 20 kg : 250 mg/j 20 à 25 kg : 300 mg/j 25 à 32,5 kg: 350 mg/j ≥ 40 kg : 600 mg/j	120 cp. 100 mg	491,03	I	100 %	4,09

Propriétés

Inhibiteur non nucléosidique de la transcriptase inverse du VIH-1, inefficace sur le VIH-2.

Pharmacocinétique

Administration orale, biodisponibilité (50 %) augmentée par un repas riche en matières grasses ; pas de modification par les **antiacides** ; liaison à 99 % aux protéines plasmatiques ; métabolisme et inducteur du cytochrome CYP3A4 ; demi-vie entre 40 et 55 h ; élimination par voie fécale sous forme inchangée (16-61 %) ; élimination urinaire (16-34 % dont 1 % sous forme active).

Indications

Traitement initial de l'infection par le VIH-1 en association avec d'autres **antirétroviraux**.

Contre-indications

Grossesse et **allaitement**.
Hypersensibilité à l'**étravirine**.
Intolérance au galactose.
Déficence en lactase.
Malabsoprtion glucose, galactose.

Effets indésirables

Diarrhée, nausées, céphalées.
IDM, fibillation auroculaire, angor.
Thrombocytopénie, anémie.
Neuropathie périphérique, céphalées, convulsions, syncope, vertiges.
Bronchospasme, dyspnée d'effort.
Insuffisance rénale.

Interactions médicamenteuses

L'**étravirine** est métabolisée par le CYP3A4, le CYP2C9 et le CYP2C19. Les médicaments inhibiteurs des ces cytochromes peuvent induire en association avec l'**étravirine** une diminution de sa concentration plasmatique.

ANTI-PNEUMOCYSTOSE

■ Atovaquone

WELLVONE 250 mg				
À prendre au moment des repas (riche en graisses) A. : 750 mg x 4/j	1 fl. 226 mL 150 mL/mL	454,15	I	65 %

Propriétés

Hydroxynaphtoquinone active sur la chaîne de transport des électrons de *Pneumocystis carinii*.

Indications

Traitement curatif et préventif de 2e intention de la pneumocystose pulmonaire en cas d'allergie aux autres médicaments plus efficaces.

Contre-indications

Allergie à l'**atovaquone**.
Grossesse et allaitement.
Enfant, sujets âgés et insuffisance rénale ou hépatique.

Précautions d'emploi

Prendre les repas au milieu d'un repas riche en graisses pour favoriser son absorption.

Diminution de l'absorption en cas de diarrhée.

Effets indésirables

Éruptions cutanées, nausées, diarrhée, céphalées, fièvre, vomissements, insomnie.

Rares : asthénie, prurit, candidose buccales, douleurs abdominales, constipation, vertiges, élévation des transaminases, anémie, hyperamylasémie.

Interactions médicamenteuses

Métoclopramide ou **rifampicine** : diminution des concentrations plasmatiques de l'**atovaquone**.

Risque d'inefficacité des **antivitamines K**.

■ Pentamidine

PENTACARINAT					
PENTACARINAT injectable En inj. IM ou perf. IV - Pneumopathie à *Pneumocystis carinii* : 4 mg/kg en perf. IV lente/j x 14 j - Trypanosomiase africaine : 4 mg/kg en 1 inj. tous les 2-3 j x 7 à 10 inj. - Leishmanioses cutanées diffuses africaines ou cutanéo-muqueuses : 3-4 mg/kg en 1 inj. tous les 2-3 j x 3 à 4 inj. - Leishmaniose viscérale : 3-4 mg/kg en 1 inj. tous les 2-3 j x 10 inj.	1 fl. 300 mg à diluer dans 6 mL d'eau stérile	34,48	I	65 %	34,48
PENTACARINAT aérosol En 1 aérosol mensuel de 300 mg à l'aide d'un nébulisateur *Respirgard II* ou *Fisoneb*	1 fl. 300 mg à diluer dans 6 mL d'eau stérile	34,48	I	65 %	34,48

Propriétés

Diamidine aromatique, de mode d'action mal connu, efficace dans le traitement des certaines protozooses et de la pneumocystose.

Pharmacocinétique

Utilisation par voie parentérale ou en aérosol, demi-vie de 29 h, élimination urinaire et fécale, pas de diffusion dans le système nerveux central, passage transplacentaire, pas d'effet systémique par voie intrapulmonaire.

Indications

• Trypanosomiase africaine.
• Leishmaniose cutanée, cutanéo-muqueuse, viscérale (en 2e intention).
• Pneumocystose pulmonaire en traitement préventif ou curatif (moins efficace que le **cotrimoxazole**).

Contre-indications

Grossesse et allaitement.
Tuberculose pulmonaire (risque de dissémination favorisée par l'usage des aérosols).
Enfant < 8 kg.
Allergie au *PENTACARINAT*.

Précautions d'emploi

Surveillance fréquente pendant le traitement de la pression artérielle, de la glycémie, de la fonction rénale (protéinurie, diurèse, créatinine), de la numération et des enzymes hépatiques.
Perfusion dans du sérum glucosé pendant 1 à 2 h, malade à jeun et allongé.
Perfusion de pour prévenir le risque d'hypoglycémie.
Insuffisance rénale : diminuer la dose de 30 à 50 % (risque d'accumulation).

Effets indésirables

Fréquents par voie parentérale (> 50 %) : hypotension parfois grave, malaise, rash, nausées, vomissements, hypoglycémie potentiellement mortelle à prévenir par la perfusion de sérum glucosé, apparition d'un diabète sucré, insuffisance rénale (25 %), cytolyse hépatique, neutropénie, hypocalcémie, thrombopénie, hypocalcémie, fièvre, tachycardies, goût métallique.
Rares : torsades de pointes, pancréatites.

Interactions médicamenteuses

À surveiller : **didanosine, foscarnet.**

ANTI-TOXOPLASMOSE

■ Sulfadiazine

ADIAZINE					
En 4 prises *per os* en dehors des repas A. : 8 à 12 cp./j E. : 150 mg/kg/j	20 cp. 500 mg	3,36	I	65 %	0,17

Propriétés

Sulfamides bactériostatiques inhibiteurs de la synthèse de l'acide folique utilisé pour son action sur certains protozoaires.

Pharmacocinétique

Usage *per os* ou parentéral, bonne biodisponibilité, bonne distribution tissulaire (y compris le LCR, liquides synovial, pleural et péritonéal), métabolisation hépatique, élimination urinaire, passage transplacentaire.

Indications

• Traitement préventif et curatif de la toxoplasmose.
• Prévention de la pneumocystose pulmonaire au cours du sida.

Contre-indications

Allergies aux **sulfamides**.
Fin de **grossesse**, **allaitement**, nouveau-né.
Insuffisances hépatiques sévères.
Porphyries, déficit en G6PD, anémies par carence en folates.
Exposition aux UV (photosensibilisation).
Méthotrexate, **procaïne**.

Précautions d'emploi

Déconseillés pendant la grossesse.
Surveillance hématologiques en cas de traitement prolongé.
Associer de l'**acide folinique** en cas de traitement au long cours.
Diurèse alcaline (cristallurie).
Insuffisance rénale : adapter la dose à la clairance de la créatinine :
• < 30 mL/min : 1,5 à 3 g/12 h ;
• < 10 mL/min : 1,5 à 3 g/24 h.

Effets indésirables

Troubles digestifs : anorexie, nausées, vomissements, stomatite, colite pseudomembraneuse, ulcérations œsophagiennes, pancréatites (rares), ictère nucléaire du nouveau-né.
Réactions allergiques (fréquentes au cours du sida) : urticaires, érythème maculopapuleux, œdème de Quincke, fièvre, arthralgies, vascularites, hépatites immuno-allergiques, maladie sérique, dermites exfoliatrices, syndrome de Lyell (0,2 cas/million).
Troubles hématologiques : neutropénie réversible, anémie mégaloblastique, méthémoglobinémie, thrombopénie, agranulocytose.
Troubles neurologiques : céphalées, neuropathies périphériques, dépression, convulsions, ataxie, hallucinations visuelles, acouphènes, vertiges, insomnie, surdité, tremblements.
Tubulopathie et insuffisance rénale.

Interactions médicamenteuses

Potentialisation des **antivitamines K**, **phénytoïne**, **sulfamides**, **hypoglycémiants**, **zidovudine**.
Diminution de la ciclosporinémie.

■ Pyriméthamine

MALOCIDE					
En 1 prise/j *per os* A. : 100-200 mg le 1er j puis 50 à 100 mg/j E. : 1 mg/kg/j en 2-3 prises/sem.	20 cp. séc. 50 mg	9,25		65 %	0,46

Propriétés

Inhibiteur de la dihydrofolate réductase active 1 000 fois plus actif sur les protozoaires sensibles que sur les cellules humaines.

Pharmacocinétique

Bonne absorption *per os*, métabolisation quasi complète, excrétion de 3 % de la drogue sous forme inchangée dans les urines.

Indications

- Traitement curatif et préventif de la toxoplasmose au cours du sida (en association avec un **sulfamide**).
- Traitement préventif de la pneumocystose au cours du sida (en association avec la **dapsone**).
- Traitement curatif de certains accès palustre à *Plasmodium falciparum* résistants ou en cas d'allergie.

Contre-indications

Grossesse et allaitement.

Précautions d'emploi

Supplémentation en **acide folinique** au cours des traitements de longue durée.
Surveillance hebdomadaire de la numération sanguine et des plaquettes.

Effets indésirables

Anémie, neutropénie, thrombopénie par carence en **acide folique**.
Rares : rash, vomissements, convulsions.

Interactions médicamenteuses

Déconseillées : autres médicaments myélosuppresseurs (**zidovudine**).
Synergie avec les **sulfamides**.

ANTIVIRAUX ANTI-CMV

Ganciclovir

CYMÉVAN					
CYMÉVAN injectable En perf. IV de 1 h Traitement d'attaque : 5 mg/kg x 2/j Traitement d'entretien : 5 mg/kg x 1/j	1 fl. 500 mg	HOP	I	NR	
CYMÉVAN per os En 3 prises *per os*, toujours avec des aliments Traitement d'entretien : 3 g/j	84 gél. 250 mg	352,16	I	65 %	4,19

Propriétés

Analogue de la déoxyguanosine métabolisé par les enzymes cellulaires en dérivé phopsphaté actif, virustatique sur les herpesvirus et plus particulièrement sur CMV.

Pharmacocinétique

Usage *per os* (biodisponibilité 10 %), intraveineux ou intravitréen, bonne diffusion y compris le LCR, l'humeur aqueuse et la rétine, pas de métabolisation, élimination rénale (> 90 %), hémodialysable.

Indications

- Traitement curatif et prévention secondaire des infections graves à CMV chez les immunodéprimés.
- Prophylaxie des infections à CMV chez les greffés de moelle.

Contre-indications

Allergie au **ganciclovir** ou à l'**aciclovir** ; leucopénie < 500 polynucléaires/mm^3. **Grossesse** et **allaitement** ; absence de contraception efficace.

Précautions d'emploi

Éviter les injections sous-cutanées et intramusculaires.

Insuffisance rénale : adapter la dose à la clairance de la créatinine : *cf.* tableau , p. 936.

Effets indésirables

Troubles hématologiques (fréquents) : neutropénie < 1 000/mm ^{3} (40 %) réversible dépendante de la dose et précoce (2e semaine de traitement), thrombopénie (20 %), anémie (2-4 %).

Troubles neurologiques (5-15 %) : céphalées (10 %), convulsions (3 %), confusion (5 %).

Troubles digestifs : nausées (10 %), vomissements (2 %), augmentation des transaminases et des phosphatases alcalines.

Complications au point d'injection : hémorragies intravitréennes, induration scléreuse, décollement rétinien.

Divers : rashs (6 %), fièvre, myalgies, frissonnements, malaises, réactions anaphylactiques, élévation de la créatininémie (2 %).

Interactions médicamenteuses

Augmentation des troubles hématologiques et sur les épithéliums à renouvellement rapide (intestinal, cutané, génital) : **dapsone**, **pentamidine**, **pyriméthamine**, **flucytosine**, **anticancéreux** (**vincristine**, **vinblastine**, **doxorubicine**), **amphotéricine B**, **sulfaméthoxazole-triméthoprime**, **zidovudine**.

Augmentation du risque de convulsions : **imipénème-cilastatine**.

Risque élevé de convulsions : **imipénème-cilastatine**.

Risque de toxicité accrue : **probénécide**, **AZT** (médullaire), **ddC** (neuropathie), **ciclosporine** (rénale).

Posologie

Posologie du* ganciclovir *au cours de l'insuffisance rénale

	GANCICLOVIR IV		GANCICLOVIR ORAL
CLAIRANCE DE LA CRÉATININE (mL/min)	DOSE D'ATTAQUE (mg/kg)	DOSE D'ENTRETIEN (mg/kg)	DOSE D'ENTRETIEN (mg)
> 80	5/12 h	5/24 h	1000/8 h
50-80	5/12 h	2,5/24 h	500/8 h
30-50	2,5/12 h	2,5/24 h	250/6 h
10-30	2,5/24 h	2,5/24 h	250/12 h
< 10 et HD *	1,25/24 h	1,25/24 h	50 × 3/sem.

* HD : hémodialyse, administrer 2,5 mg/kg en fin de séance.

■ Foscarnet sodique

FOSCAVIR					
Traitement d'attaque : 2 perf./j Traitement d'entretien : 1 perf./j	84 fl. 6 g	HOP	I	NR	

Propriétés

Antiviral virustatique qui inhibe directement l'ADN polymérase des *Herpes viridae*.

Pharmacocinétique

Usage intravitréen ou intraveineux (biodisponibilité *per os* < 20 %), concentration plasmatique variable d'un sujet à l'autre, bonne distribution (LCR, forte fixation osseuse), pas de métabolisation, élimination rénale > 80 %, hémodialysable.

Indications

• Traitements curatifs et prévention secondaire des infections graves à CMV chez les immunodéprimés.

• Traitements des infections à HSV et VZV résistants à l'**aciclovir** et des infections à CMV résistantes au **ganciclovir**.

Contre-indications

Grossesse et allaitement.

Précautions d'emploi

Insuffisance rénale : adapter la dose à la créatinine plasmatique (*cf.* tableau, p. 937).

Supplémentation en phosphore et en potassium.

Perfusions lentes de 2 h avec hyperhydratation ≥ 2 L de sérum physiologique/j.

Effets indésirables

Troubles néphrologiques (diminués par l'hyperhydratation) : augmentation de la créatininémie, protéinurie, diabète insipide, néphrite interstitielle aiguë, hypo- ou hypercalcémie (30-60 %), hypokaliémie (16 %), hypomagnésémie (15 %), hyperphosphorémie (8 %).

Troubles urologiques : ulcérations du gland et du méat urinaire.

Troubles hématologiques : anémie (20-50 %), leuconeutropénie, thrombopénie.

Troubles neurologiques : fatigue (100 %), hallucinations, céphalées, maux de tête, convulsions, paresthésies.

Troubles digestifs : nausées, vomissements (20-30 %), diarrhées, douleurs abdominales, ulcérations buccales.

Divers : fièvre (25 %), rashs, dermites de contact, augmentation des transaminases.

Interactions médicamenteuses

Médicaments néphrotoxiques.

Médicaments hypo- ou hypercalcémiants.

Posologie

Posologies de **foscarnet** ***chez l'insuffisant rénal***

CRÉATININÉMIE (µmol/l)	DOSES D'ATTAQUE (mg/kg)	INTERVALLES (h)	DOSES D'ENTRETIEN (mg/kg/j)
< 110	60	8	90-120
110-120	55	8	90-120
120-140	49	8	78-104
140-170	42	8	75-100
170-210	35	8	71-94
210-240	28	8	63-84
240-250	21	8	57-76
>250	NR *	NR	NR

* NR : non recommandé.

MALADIES INFECTIEUSES

■ Valganciclovir

ROVALCYTE					
Per os, au cours d'un repas A. : traitement d'attaque d'une rétinite à CMV : 2 cp. x 2/j pendant 21 j A. : traitement d'entretien d'une rétinite à CMV : 2 cp. x 1/j	100 mL (fl.) sol. buv. 50 mg/mL	276,24	I	65 %	2,76

Propriétés

Prodrogue du **ganciclovir**, dont la biodisponibilité permet une exposition similaire au **ganciclovir** intraveineux, actif *in vitro* sur de nombreux herpesvirus (HSV-1 et -2, VZV, CMV), et le virus de l'hépatite B, étudié dans le traitement des rétinites à CMV au cours de l'infection par le VIH.

Pharmacocinétique

Per os, prodrogue rapidement métabolisée en **ganciclovir**, absorption orale augmentée par la prise d'aliments (10 fois mieux absorbé que le **ganciclovir** oral), biodisponibilité 60 %, métabolisé en **ganciclovir** puis éliminé sous cette forme par voie rénale. *Cf.* aussi la pharmacocinétique du **ganciclovir**.

Indications

Traitement d'attaque et d'entretien des rétinites à cytomégalovirus au cours du sida de l'adulte : serait d'une efficacité égale au **ganciclovir** intraveineux.

Contre-indications

Grossesse et allaitement.
Hypersensibilité au **valganciclovir**, **aciclovir** ou **ganciclovir**.
Absence de contraception efficace;
Neutropénie à polynucléaires neutrophiles < 500/mm³.
Thrombocytopénie < 25 000/mm³.
Hémoglobine < 8 g/dL.

Hémodialyse : préférer **ganciclovir** intraveineux.

Précautions d'emploi

Ne pas broyer ni casser les comprimés.
Chez l'animal : mutagène, tératogène, aspermatogénique et carcinogène.
Contraception obligatoire chez la femme en âge de procréer.
Risque d'inhibition définitive de la spermatogenèse et risque de stérilité chez la femme : nécessité d'utiliser des préservatifs pendant la durée du traitement et 90 j après l'arrêt.
Agent cancérigène possible. Insuffisance rénale : *cf.* tableau, p. 939.
Risque de toxicité hématologique grave : surveillance bimensuelle de l'hémogramme et des plaquettes, ou hebdomadaire si antécédent de neutropénie ou neutropénie en début de traitement.
Surveillance bimensuelle ou mensuelle de la fonction rénale.

Effets indésirables

Cf. ganciclovir.
Traitement d'attaque : fréquents (≥ 10 %) : diarrhées, neutropénie, fièvre, candidose buccale.
Traitement d'entretien : fréquents (≥ 20 %) : diarrhées, nausées, neutropénie, anémie, fièvre.

Interactions médicamenteuses

Cf. ganciclovir.

Clairance de la créatinine	Traitement d'attaque	Traitement d'entretien
≥ 60 mL/min	900 mg x 2/j	900 mg x 1/j
40-59 mL/min	450 mg x 2/j	450 mg x 1/j
25-39 mL/min	450 mg x 1/j	450 mg tous les 2 j
10-24 mL/min	450 mg tous les 2 j	450 mg x 2/sem.

Cidofovir

VISTIDE					
A. : en 1 h, à vitesse constante, après une bonne hydratation Traitement d'attaque : 5 mg/kg x 1/sem. pendant 2 sem. consécutives Traitement d'entretien : 5 mg/kg toutes les 2 sem. à démarrer 2 sem. après la fin du traitement d'attaque Administrer, avec un repas, 2 g de **probénécide** 3 h avant le **cidofovir** et 1 g de **probénécide** 1 h et 8 h après la fin de la perfusion (4 g au total)	5 fl. 375 mg/5 mL	HOP	I	NR	

Propriétés

Analogue de la cytidine inhibiteur de la réplication virale du cytomégalovirus humain.

Pharmacocinétique

Usage intraveineux, bonne diffusion dans l'humeur aqueuse et la rétine, pas de métabolisation (nécessite une phosphorylation intracellulaire pour être actif sur l'ADN-polymérase virale), élimination rénale sous forme inchangée (> 90 %), hémodialysable.

Indications

Traitement curatif et prévention secondaire des rétinites à CMV au cours du sida.

En cours d'étude dans la leuco-encéphalite multifocale progressive.

Contre-indications

Allergie au **cidofovir** ou au **probénécide**.

Grossesse et allaitement.

Insuffisance rénale (créatinine > 133 µmol/L, clairance < 55 mL/min ou protéinurie > 0,1 mg/dL).

Co-administration de produits néphrotoxiques.

Usage intravitréen.

Précautions d'emploi

Vérifier la NFS et la fonction rénale avant chaque injection.

Hydrater avec 1 L de sérum physiologique administré pendant 1 h juste avant le **cidofovir** puis continuer par 1 L démarré en même temps que le **cidofovir** mais perfusé pendant 1 à 3 h.

Administrer, avec un repas, 2 g de **probénécide** 3 h avant le **cidofovir** et 1 g de **probénécide** 1 h et 8 h après la fin de la perfusion (4 g au total).

Arrêt de tout médicament néphrotoxique au moins 7 j avant le début du **cidofovir**.

Interrompre les injections et intensifier l'hydratation en cas d'augmentation de la créatininémie de 44 µmol/L ou de protéinurie à 2+, soit supérieure à 100 mg/dL.

En cas d'allergie cutanée ou d'intolérance digestive du **probénécide**, administrer un **antihistaminique**.
Prévenir le risque de diffusion sous-cutanée par une bonne voie d'abord.
Insuffisance rénale : adapter la dose à la clairance de la créatinine (*cf.* encadré , p. 939).
Risque de neutropénie réversible.
Risque d'uvéite à traiter localement.
Diluer dans du sérum physiologique. Utiliser des poches de perfusion en chlorure de polyvinyle ou éthylène/propylène.

Effets indésirables

Toxicité rénale responsable d'insuffisance rénale parfois irréversible par atteinte tubulaire et prévenue par l'administration de **probénécide** qui en inhibe la réabsorption tubulaire proximale. Dépistage par mise en évidence de signes avant-coureurs : protéinurie, hypophosphorémie, augmentation de la créatininémie.
Fréquents (> 10 %) : fièvre, éruption cutanée, nausées et vomissements, neutropénie, asthénie, alopécie.
Uvéite médicamenteuse d'évolution habituellement favorable sous **corticoïdes** locaux.

Interactions médicamenteuses

Interactions avec le métabolisme ou la sécrétion rénale de nombreux médicaments. Liste non exhaustive : **paracétamol**, **aciclovir**, **inhibiteurs de l'enzyme de conversion**, **aspirine**, **barbituriques**, **benzodiazépines**, **méthotrexate**, furosémide, **AINS**, **théophylline**, **AZT**, etc.
AZT : arrêt du traitement ou diminution de 50 %.

TÉTANOS

FICHE MALADIE

DÉFINITION

Le tétanos est une toxi-infection due à une bactérie anaérobie tellurique : *Clostridium tetani.* Moins de 100 cas par an en France dont 70 % chez des sujets âgés qui ne sont pas ou plus immunisés.

CAUSES ET MÉCANISMES

Au point d'inoculation, même si la plaie est minime, il y a production d'une toxine qui gagne le système nerveux central et qui y bloque les synapses des neurones moteurs et du système végétatif.

DIAGNOSTIC

Des contractures apparaissent en 6 à 15 jours : muscles masticateurs (trismus), troubles de la déglutition (stase salivaire, dysphagie), muscles du visage, du cou, du tronc et des membres.
À la période d'état : contractures généralisées permanentes avec accès paroxystiques et syndrome dysautonomique (3-4 semaines).

TRAITEMENT

PRÉVENTIF

- Nettoyer et désinfecter la plaie.
- Vaccination : *cf.* encadré, p. 940 et tableau, p. 941.

VACCINATION

Vaccination obligatoire des enfants à partir de 2 mois ; rappels à 1 an, 6 ans, 11 ans et tous les 10 ans.
Vaccination complète des adultes :
2 injections à 1 mois d'intervalle, rappels à 6 mois ou 1 an et tous les 10 ans.
Dans les autres cas, se référer au tableau.

Recommandations du ministère de la Santé pour la prévention du tétanos

Situation vaccinale du patient	Nature de l'exposition	
	Plaie minime *	Plaie grave **
Vaccination antérieure certaine et complète		
< 5 ans	Rien	Rien
5 à 10 ans	Rien	Vaccin (rappel)
> 10 ans	Vaccin (rappel)	Vaccin (rappel) + sérum
Vaccination antérieure certaine mais incomplète (au moins 1 injection)	Vaccination complète	Vaccination complète + sérum
Vaccination absente ou douteuse	Vaccination complète + sérum	Vaccination complète + sérum double dose

* Plaie minime, piqûre, coupures, excoriations peu pénétrantes, non souillées, sans corps étranger, ulcère de jambe, interventions chirurgicales sur le pied, le tube digestif, l'utérus, fracture ouverte de jambe.
** Plaies traumatiques étendues, pénétrantes, avec corps étrangers, souillées ou traitées après 24 h, état de choc avec forte hémorragie, délabrement ostéo-musculaire, brûlures étendues, avortements septiques, accouchements septiques, gelures, ulcères nécrotiques, gangrènes.

CURATIF

- Parage de la plaie.
- À la phase d'état : réanimation, ventilation mécanique en cas d'atteinte respiratoire ou dysphagie ; isolement sensoriel, sédatifs et myorelaxants.
- Antibiothérapie par voie veineuse contre les anaérobies (**pénicilline G** 3-4 MUI/j).
- Sérothérapie : 500 UI de gammaglobulines (*TÉTAGLOBULINES*) par voie IM.
- Vaccination complète.

PRONOSTIC

Mortalité : 25 % malgré la réanimation.
Les formes limitées à un trismus sont de bon pronostic.

FICHE INFIRMIÈRE

EXAMENS

Il n'y a pas de test diagnostic.

> Il faut prévenir un tétanos devant toute plaie, même minime (piqûre, excoriation).

SURVEILLANCE DU TRAITEMENT

SOINS - TRAITEMENT

Nettoyer et désinfecter soigneusement toute plaie, surtout en cas de souillure par de la terre.

En SC ou en IM, gammaglobulines ou vaccin antitétanique.

EFFICACITÉ DU TRAITEMENT

Le schéma est adapté à la situation clinique (*cf.* tableau de la Fiche maladie, p. 941).

EFFETS INDÉSIRABLES

Aucune contre-indication. Réactions locales au point d'injection.

ÉDUCATION ET CONSEILS

Vaccination complète et rappels tous les 10 ans, toute la vie.

FICHE PHARMACOLOGIE

VACCIN ANTITÉTANIQUE

■ Vaccin antitétanique

VACCIN TÉTANIQUE PASTEUR					
Inj. SC ou IM selon le schéma vaccinal	1 ser. 0,5 mL	2,67		65 %	2,67

Propriétés
Anatoxine tétanique purifiée.

Indications
Prévention du tétanos.

Contre-indications
Aucune.

Précautions d'emploi
À conserver entre + 2 et + 8 °C.
Agiter avant l'emploi.

Effets indésirables
Réactions douloureuses, érythémateuses ou nodulaires au point d'injection, abcès aseptique exceptionnel.

Interactions médicamenteuses
Aucune.

VACCIN COMBINÉ CHEZ L'ADULTE

■ Vaccin antitétanique + vaccin antidiphtérie + vaccin antipoliomyélique

DT POLIO					
Primovaccination : 3 inj. IM espacées d'1 mois Rappel : 1 inj. 1 an après la primovaccination puis tous les 5 à 10 ans	1 dose vaccinante	6,68		65 %	6,68

Propriétés
Vaccin contenant des anatoxines diphtérique, tétanique et les virus poliomyélitiques atténués type 1, 2 et 3.

Indications
Prévention conjointe de la diphtérie, du tétanos et de la poliomyélite en primovaccination et en rappel.

Contre-indications
Hypersensibilité aux vaccins tétanos, diphtérie, poliomyélite.
Infection fébrile sévère.

Effets indésirables
Érythème au point d'injection.
Céphalée, rhinite.
Prurit, urticaire.
Réaction anaphylactique.
Convulsion, épisode d'hypotonie.

SÉRUM ANTITÉTANIQUE

Immunoglobulines tétaniques

GAMMATÉTANOS					
Inj. IM selon le schéma de prévention	1 ser. de 250 UI/2 mL	35,65	I	65 %	35,65
IMMUNOGLOBULINES TETANIQUES EQUINES PASTEUR					
Idem *GAMMATÉTANOS*	1 ser. 1 500 UI/1 mL	4,1	I	65 %	4,1

Propriétés

Immunoglobulines humaines antitétaniques.

Contre-indications

Aucune.

VACCINS COMBINÉS INFANTILES

Vaccin antidiphtérique + vaccin anticoquelucheux + vaccin antipoliomyélique + vaccin antitétanique

TÉTRAVAC-ACELLULAIRE					
Primovaccination : 3 inj. IM espacées d'1 mois à l'âge de 2, 3 et 4 mois Rappel : 1 inj. 1 an après la primovaccination entre 16 et 18 mois, rappel tardif entre 11 et 13 ans	1 ser. prér. 0,5 mL	15,24		65 %	15,24
INFANRIXTETRA					
Idem *TÉTRAVAC-ACELLULAIRE*	1 ser. prér. 0,5 mL	15,24		65 %	15,24

Propriétés

Vaccins contenant des anatoxines diphtérique, tétanique et pertussique, et les virus poliomyélitiques atténués type 1, 2 et 3.

Indications

Prévention conjointe de la diphtérie, du tétanos, de la coqueluche et de la poliomyélite en primovaccination et en rappel.

Contre-indications

Hypersensibilité aux vaccins tétanos, diphtérie, coqueluche, poliomyélite et *Haemophilus Influenzae* type b.

Infection fébrile sévère.

Déconseillé pendant la grossesse et l'allaitement.

Effets indésirables

Érythème au point d'injection.

Céphalée, rhinite.

Prurit, urticaire.

Réaction anaphylactique.

Convulsion, épisode d'hypotonie.

Vaccin antidiphtérique + vaccin anticoquelucheux + vaccin antipoliomyélique + vaccin antitétanique + vaccin *Haemophilus influenzae b*

PENTAVAC					
Primovaccination : 3 inj. IM espacées d'1 mois à l'âge de 2, 3 et 4 mois Rappel : 1 inj. 1 an après la primovaccination entre 16 et 18 mois	1 ser. prér. 0,5 mL	27,86		65 %	27,86
INFANRIXQUINTA					
Idem *PENTAVAC*	1 ser. prér. 0,5 mL	27,86		65 %	27,86

Propriétés

Vaccins contenant des anatoxines diphtérique, tétanique et pertussique, les virus poliomyélitiques atténués type 1, 2 et 3 et un polyoside d'*Haemophilus Influenzae* type b conjugué à la protéine tétanique.

Indications

Prévention conjointe des infections invasives à *Haemophilus Influenzae* type b, de la diphtérie, du tétanos, de la coqueluche et de la poliomyélite en primovaccination et en rappel.

Contre-indications

Hypersensibilité aux vaccins tétanos, diphtérie, coqueluche, poliomyélite et *Haemophilus Influenzae* type b.
Infection fébrile sévère.

Effets indésirables

Érythème au point d'injection.
Céphalée, rhinite.
Prurit, urticaire.
Réaction anaphylactique.
Convulsion, épisode d'hypotonie.

■ Vaccin antidiphtérique + vaccin *Haemophilus influenzae* b + vaccin anticoquelucheux + vaccin antipoliomyélique + vaccin antitétanique + vaccin antihépatite B

INFANRIX HEXA					
Primovaccination : 3 inj. IM espacées d'1 mois à l'âge de 2, 3 et 4 mois ou2 injections IM à l'âge de 3 et 5 mois Rappel : après 1 vaccination par 2 doses, rappel au moins 6 mois après la dernière dose entre 11 et 13 mois après 1 vaccination par 3 injections, rappel au moins 6 mois après la dernière dose et avant 18 mois	1 ser. prér. 0,5 mL	40,76	I	65 %	40,76

Propriétés

Vaccin contenant des anatoxines diphtérique, tétanique et pertussique, les virus poliomyélitiques atténués type 1, 2 et 3, un polyoside d'*Haemophilus Influenzae* type b conjugué à la protéine tétanique et un antigène de surface du virus de l'hépatite B.

Indications

Prévention conjointe des infections invasives à *Haemophilus Influenzae* type b, de la diphtérie, du tétanos, de la coqueluche, de la poliomyélite et de l'hépatite B en primovaccination et en rappel chez les nourrissons. Non destiné aux enfants de plus de 36 mois.

Contre-indications

Hypersensibilité aux vaccins tétanos, diphtérie, coqueluche, poliomyélite, *Haemophilus Influenzae* type b et hépatite B.
Infection fébrile sévère.

Effets indésirables

Érythème au point d'injection.
Céphalée, rhinite.
Prurit, urticaire.
Réaction anaphylactique.
Convulsion, épisode d'hypotonie.

VACCIN COMBINÉ DE RAPPEL CHEZ L'ADOLESCENT ET L'ADULTE

■ Vaccin antitétanique + vaccin antidiphtérie + vaccin antipoliomyélique

REVAXIS					
Inj. IM selon le schéma vaccinal chez E. > 6 ans et A. en rappel après primovaccination	1 ser. 0,5 mL + 2 aig. 10 ser. 0,5 mL + 2 aig.	10,21 117,81		65 % NR	10,21 11,78

Propriétés

Vaccin combiné contre le tétanos (anatoxine), la diphtérie (faible dose d'anatoxine) et la poliomyélite (virus inactivés sérotypes 1, 2 et 3).

Indications

Vaccination de rappel des adolescents et des adultes contre la diphtérie, le tétanos et la polyomyélite.

Contre-indications

Hypersensibilité aux anatoxines tétanique, diphtérique et le virus poliomyélitique, aux antibiotiques présents à l'état de trace (**néomycine**, **streptomycine**, **polymyxine B**), ou en cas de réaction sévère à une administration antérieure d'un vaccin.
Antécédent de complication neurologique après vaccination.

Précautions d'emploi

Déconseillé pendant la grossesse et l'allaitement.
Différer la vaccination en cas d'infection fébrile intercurrente.
À conserver entre + 2 et + 8 °C.
Agiter avant l'emploi.

Effets indésirables

Réactions douloureuses, érythémateuses ou nodulaires au point d'injection, abcès aseptique exceptionnel.
Frissons, fièvre.
Diarrhée, vomissement.
Rash cutané, choc anaphylactique.

Interactions médicamenteuses

Aucune.

TYPHOÏDE

FICHE MALADIE

DÉFINITION

Le terme « typhoïde » regroupe les infections invasives digestives et septicémiques à *Salmonella typhi* et *Salmonella paratyphi*. Les autres salmonelles ne franchissent habituellement pas la paroi du tube digestif. Moins de 100 cas déclarés par an en France.

CAUSES ET MÉCANISMES

Les bactéries de la typhoïde traversent la muqueuse intestinale, entraînant une diarrhée sanglante, et gagnent la circulation lymphatique. Elles peuvent passer dans le sang, d'où l'intérêt de pratiquer des hémocultures, et disséminer à de nombreux organes (rate, moelle, foie, vésicule biliaire). On peut observer une splénomégalie et une roséole. La transmission interhumaine justifie un isolement entérique.

DIAGNOSTIC

SIGNES CLINIQUES

L'incubation est de 7 à 21 jours.
Début : fièvre aiguë (39-40 °C), syndrome grippal, céphalées, insomnie, troubles digestifs à type de douleurs abdominales, constipation ou diarrhée. Le pouls peut être lent malgré la fièvre, l'abdomen est sensible et la langue saburrale.
L'évolution vers le tuphos (obnubilation, prostration, somnolence) est possible.

EXAMENS COMPLÉMENTAIRES

La typhoïde et le paludisme peuvent être confondus au début de leur évolution.

• Biologie sanguine : hémogramme, frottis sanguin, CRP, tests hépatiques.

• Hémocultures : elles font le diagnostic en 48-72 h ; coproculture : résultats plus tardifs.

• Sérologie de Widal et Félix : positive à partir du 8e jour (ni sensible, ni spécifique).

TRAITEMENT

• Réhydratation *per os* ou IV.

• Antibiotique *per os* ou IV pendant 5-10 jours.

PRONOSTIC

Le pronostic est bon grâce aux antibiotiques ; sans traitement, le décès intervient dans 15 % des cas.

COMPLICATIONS

Digestives (hémorragies, perforation), septiques secondaires (principalement méningite, ostéomyélite, endocardite, principalement), toxiques (myocardite).

PORTAGE CHRONIQUE

1-3 % des malades (dans les selles ou les urines) ; il est favorisé chez les femmes, les sujets âgés, en cas de lithiase vésiculaire ou maladie vésicale (bilharziose urinaire).

FICHE INFIRMIÈRE

SURVEILLANCE DU TRAITEMENT

SOINS - TRAITEMENT

Isolement digestif, désinfection du linge, des selles et de la chambre après guérison.

Voie d'abord veineuse pour réhydratation et antibiothérapie à démarrer après les hémocultures : céphalosporine de 3e génération (*ROCÉPHINE*, 1 à 2 g/j en une seule injection).

EFFICACITÉ DU TRAITEMENT

Les signes vitaux s'améliorent en quelques jours : température, fréquence cardiaque.

Surveiller les troubles digestifs et nerveux et l'apparition de complication (*cf.* encadré, p. 947).

EFFETS INDÉSIRABLES

Surveillance du point de ponction, allergie à l'antibiotique.

ÉDUCATION ET CONSEILS

En France, 80 % des cas de typhoïde surviennent chez des voyageurs.

Il faut éduquer les personnes exposées : lavage des mains, nettoyage des aliments crus, boissons stériles.

Vacciner les voyageurs en zone d'endémie par le *TYPHIM VI*.

Contrôler deux coprocultures négatives en fin de traitement car il existe une risque de portage chronique.

FICHE PHARMACOLOGIE

VACCIN ANTITYPHIQUE

■ Vaccin antityphoïde

TYPHÉRIX					
A. et E. > 2 ans : 1 inj. unique SC ou IM	1 ser. 0,5 mL	22,39		NR	22,39
VACCIN TYPHIM VI					
A. et E. > 2 ans : 1 inj. unique SC ou IM	1 ser. 0,5 mL + 2 aig.	28,81		NR	28,81

Propriétés

Vaccin antigénique (polyoside capsulaire Vi purifié) dont l'efficacité contre la typhoïde (taux de protection de 60-70 %) apparaît entre 2 et 3 sem. après l'injection et persiste pendant au moins 3 ans (inefficace contre *Salmonella enterica* de sérotype A et B).

Indications

- Vaccination conseillée des voyageurs en zone d'endémie.
- À proposer aux sujets contacts (famille).
- Vaccination obligatoire du personnel d'analyse médical.
- Rappel à 5 ans.

Contre-indications

Grossesse et enfant < 2 ans.
Association au vaccin contre l'hépatite A.

Précautions d'emploi

Conservation entre + 2 et + 8 °C
Efficacité non démontrée avant 2 ans et douteuse entre 2 et 5 ans.
Éviter la vaccination en période fébrile.
Revacciner par une seule dose en cas de nouvelle exposition dans un intervalle n'excédant pas 3 ans.

Effets indésirables

Douleur modérée, rougeur, œdème au point d'injection.

Interactions médicamenteuses

Compatible avec les vaccins contre le tétanos, la poliomyélite et les méningocoques.

PRINCIPALES COMPLICATIONS DE LA TYPHOÏDE

Digestives : hémorragies (10 %) ou perforations (1 à 3 % des malades hospitalisés) intestinales, hépatite, cholécystite (souvent infraclinique)
Cardiovasculaires : modifications électrocardiographiques sans symptômes, myocadite, choc
Neuropsychiatriques (2-40 % des malades hospitalisés) : encéphalopathie, délire, état psychotique, méningite, troubles de la coordination
Respiratoires : bronchite, pneumonie
Hématologiques : anémie, coagulation intravasculaire disséminée
Autres : décès, localisations septiques secondaires, pharyngites, avortement, typhoïde néonatale, rechute (5-10 %), portage chronique

VARICELLE

FICHE MALADIE

DÉFINITION

La varicelle est une maladie virale fréquente (environ 600 000 cas par an en France), très contagieuse, et qui survient habituellement pendant l'enfance (90 % des cas entre 1 et 14 ans).

CAUSES ET MÉCANISMES

Le virus varicelle-zona est un herpesvirus transmis par voie respiratoire.

DIAGNOSTIC

SIGNES CLINIQUES

Les lésions cutanées sont des maculo-papules, des pustules et des croûtes d'âges différents. Elles sont prurigineuses. Elles guérissent sans séquelle si elles ne sont pas grattées ; dans le cas contraire, elles peuvent entraîner une cicatrice définitive.

EXAMENS COMPLÉMENTAIRES

Le diagnostic est clinique.

En cas de contage, une sérologie peut déterminer l'indication d'une vaccination.

TRAITEMENT

PRÉVENTIF

Éviction des malades et/ou administration d'un vaccin.

CURATIF

Mesures symptomatiques (désinfection, réduction du prurit), **aciclovir** (réduit la durée des symptômes d'un jour, le nombre de lésions de 25 % et les signes généraux dans 30 % des cas) et traitement des complications, en particulier les surinfections.

PRONOSTIC

La varicelle est le plus souvent bénigne (en particulier après l'âge d'1 an). Les complications sont rares (estimées entre 0,6 à 27 cas pour 10 000 cas), principalement des surinfections pulmonaires et cutanées, voire des atteintes neurologiques. Les formes de l'immunodéprimé peuvent être graves. Les complications fœtales chez la femme enceinte sont estimées à 500 cas par an. Les formes fatales sont estimées à 20 cas par an en France.

FICHE INFIRMIÈRE

SURVEILLANCE DU TRAITEMENT

SOINS - TRAITEMENT

Forme simple chez l'immunocompétent

Désinfection des lésions à la **chlorhexidine** (*HIBITANE*) et bains biquotidiens. Couper les ongles pour éviter les lésions de grattage (cicatrices) et une surinfection. Pas de pommade, gel, crème, talc.

Traitement symptomatique

- Antihistaminiques H1 type **hydroxyzine** (*ATARAX*) et antipyrétique type **paracétamol** (*DOLIPRANE*).
- Pas d'aspirine en raison de l'association avec le syndrome de Reye.
- Antibiothérapie en cas de surinfection cutanée : **pristinamycine** (*PYOSTACINE*).

Traitement spécifique

Aciclovir (*ZOVIRAX*) 20 mg/kg 4 fois/j pendant 5 jours, à l'âge de 2-16 ans (maximum 800 mg/j) ; adolescents et adultes : 800 mg 5 fois/j.

Forme de l'immunodéprimé

Les atteintes sont souvent graves avec, parfois, des lésions viscérales :

- traitement IV par **aciclovir** ;
- interrompre un traitement immunosuppresseur, sauf corticoïdes.

SURVEILLANCE

Surveiller les lésions de grattage, les surinfections cutanées et respiratoires, les complications neurologiques.

ÉDUCATION ET CONSEILS

Éviction scolaire et de crèche jusqu'à cicatrisation des croûtes. Prévenir l'école du diagnostic par la famille. Éviter les contacts avec des sujets non immuns et les immunodéprimés.

Vaccination selon les recommandations du Conseil supérieur d'hygiène publique de France (*cf.* Fiche pharmacologie, p. 949).

FICHE PHARMACOLOGIE

VACCIN ANTIVARICELLEUX

■ **Vaccin antivaricelleux**

VARILRIX					
A. : 2 doses SC à 6 à 10 sem. d'intervalle E. 12 mois à 12 ans : 1 dose SC	1 ser. de 0,5 mL + fl. de lyoph.	41,94		65 %	41,94
VARIVAX					
A. : 2 doses SC à 4 à 8 sem. d'intervalle E. 12 mois à 12 ans : 1 dose SC Pas de vaccination avant 12 mois	1 fl. de lyoph. + 2 aig. + solv. 0,5 mL	41,94		65 %	41,94

Propriétés

Vaccin à virus vivant atténué de la souche Oka, contre la varicelle.

Indications

Prévention de la varicelle chez :

les professionnels de santé sans antécédent de varicelle (ou dont l'histoire est douteuse), dont la sérologie est négative qui exercent les professions suivantes : contact avec la petite enfance (crèches et collectivités d'enfants notamment), professions en formation, à l'embauche ou en poste en priorité dans les services accueillant des sujets à risque de varicelle grave (immunodéprimés, services de gynécologie-obstétrique, néonatalogie, maladies infectieuses ;

les personnes sans antécédent de varicelle (ou dont l'histoire est douteuse) et dont la sérologie est négative, lors des situations suivantes :

• personnes en contact étroit avec des immunodéprimés (les sujets vaccinés doivent être informés de la nécessité, en cas de rash généralisé, d'éviter les contacts avec les personnes immunodéprimées pendant 10 j) ;

• adultes de plus de 18 ans exposés à la varicelle (dans les 3 j suivant l'exposition à un patient avec éruption).

Contre-indications

Grossesse et allaitement.

Aplasie présente ou imminente : lymphocytes < 500/mm^3, neutrophiles < 500/mm^3.

Traitement immunosuppressif intense : chimiothérapie d'induction, radiothérapie généralisée.

Immunodépression cellulaire congénitale ou acquise (infection par le VIH), attente de greffe.

Allergie à la **néomycine**.

Précautions d'emploi

Risque d'inactivation du vaccin en contact avec l'éther, l'alcool et les antiseptiques.

Vérifier l'hémogramme avant la vaccination.

Test de grossesse chez les jeunes femmes en âge de procréer.

Respecter un intervalle libre de chimiothérapie, 1 sem. avant et après chaque injection.

Pas d'administration de corticoïdes pendant les 15 j qui suivent la vaccination.

Après injection d'immunoglobulines antivaricelles, risque d'inactivation du vaccin pendant 3 mois.

Effets indésirables

Douleurs et rougeurs locales de faible intensité et de courte durée.

Rash le plus souvent dû au virus sauvage (37 cas pour 100 000 injections) : exanthème

varicelleux non fébrile avec moins de 50 éléments.
Transmission du virus vaccinal : 3 cas pour 15 millions de doses injectées.
Rares (incidences inférieures à celles de l'infection par le virus sauvage) : encéphalite, ataxie, érythème polymorphe, Stevens-Johnson, penumonie, thrombopénie, épilepsie, neuropathie, zona.

Interactions médicamenteuses

Immunoglobulines antivaricelles : risque d'inactivation du virus vaccinal pendant 3 mois.
Médicaments immunosuppresseurs (corticoïdes, chimiothérapies lourdes) : risque de multiplication virale de la souche vaccinale atténuée.

VOYAGEURS (CONSEILS)

FICHE MALADIE

Les voyages exposent à de nombreuses maladies. Certaines peuvent être évitées par des mesures d'hygiène ou une prévention médicamenteuse. Il faut déconseiller les voyages en pays tropical aux jeunes enfants et aux sujets en mauvaise santé. Des consultations spécialisées existent dans les hôpitaux et à l'Institut Pasteur.

FICHE INFIRMIÈRE

ÉDUCATION ET CONSEILS

MESURES D'HYGIÈNES

Elles constituent une mesure contre les diarrhées et les infestations parasitaires :
- Se laver les mains avant de manipuler des aliments et après passage aux toilettes.
- Ne boire que de l'eau minérale scellée ou rendue potable par ébullition (5 minutes à gros bouillons), filtre ou désinfectant. Même mesure pour les glaçons. Le lait doit être pasteurisé ou bouilli.
- Ne manger que les fruits et les légumes pelés ou cuits. Éviter les crudités, les coquillages, les plats peu ou insuffisamment cuits.
- Se renseigner localement sur les risques de toxicité des poissons de mer (*ciguatera*).
- Éviter de faire sécher le linge à l'extérieur ou sur le sol du fait du risque de myiase.
- Ne pas marcher pieds nus y compris sur les plages, ne pas s'étendre directement sur le sable du fait du risque de larbish.
- Ne pas marcher ni se baigner dans les cours d'eau et les eaux stagnantes.
- Ne pas caresser les animaux.

RISQUES LIÉS AUX MOUSTIQUES ET AUX ARTHROPODES

- De nombreux moustiques peuvent transmettre par piqûre pendant la journée ou tôt le soir des arboviroses (dengue). Prendre des mesures préventives durant la journée dans les zones d'endémie (*cf.* Paludisme, p. 864).
- Secouer les habits, les draps et les chaussures avant usage.
- En zone de végétation, porter des chaussures fermées et faire du bruit en marchant.
- Se renseigner localement sur les risques des bains de mer.

VACCINATIONS

Elles dépendent de l'état sanitaire du pays, des conditions et de la durée du séjour, de l'âge et du statut vaccinal.
Vaccins à jour indispensables :
- adultes : tétanos, poliomyélite, diphtérie ;
- enfants : toutes vaccinations prévues dans les calendriers vaccinaux ;
- vaccins spécifiques : *cf.* tableaux, p. 951.

PALUDISME

Cf. Paludisme, p. 864.

DIARRHÉE DU VOYAGEUR

Cf. Diarrhée infectieuse.

INFECTIONS SEXUELLEMENT TRANSMISSIBLES ET SIDA

La seule prophylaxie repose sur l'usage de préservatifs

TROUSSE DE PHARMACIE

Protection contre le paludisme : répulsifs et antipaludéens.
Médicaments généraux : antalgiques et antipyrétiques (*DOLIPRANE*), antibiotiques (*CIFLOX*), antidiarrhéiques (*TIORFAN, IMODIUM*), antispasmodiques (*SPASFON*), antiémétiques (*PRIMPÉRAN*), antihistaminiques (*ZYRTEC*), collyre (*BIOCIDAN*).
Accessoires : thermomètre, pansements et sutures adhésives, crème solaire, crème pour brûlures, préservatifs, compresses stériles, antiseptiques (*BÉTADINE*), produits de désinfection de l'eau, bande de contention, tulle, pince à épiler, seringues et aiguilles stériles à usage unique, matériel de petite chirurgie, etc.
Médicaments spécifiques de maladies chroniques.
Prévenir du risque de photosensibilisation de certains médicaments (fluoroquinolones).

Vaccins des voyageurs

VACCIN	MODALITÉS	CONTRE-INDICATIONS	PAYS
Fièvre jaune (*STAMARIL*) En centres agréés	1 inj. IM au moins 10 j avant le départ Validité adminstrative de 10 ans jour pour jour	Immunodéprimés Enfant < 6 mois Vaccin choléra déconseillé (délai 3 sem.)	Afrique tropicale Amérique latine Se renseigner sur les mesures légales dans le pays de destination
Hépatite A (*HAVRIX, AVAXIM*)	1 inj. IM, au moins 15 j avant départ Intêret de sérologie si antécédents d'ictère, ayant vécu en zone endémique ou né avant 1945 Rappel entre 6 et 12 mois, protection à vie	Allergie à l'albumine Avant l'âge de 1 an	Afrique tropicale et sub-tropicale, Amérique, Asie, Europe de l'Est et centrale
Hépatite B (*GENHÉVAC B, ENGERIX*)	2 inj. à 1 mois d'écart Rappel à 6 mois, protection à vie sans surveillance (sauf profession de santé)	Aucune	Séjours fréquents ou prolongés en zone de faible niveau sanitaire
Typhoïde (*TYPHÉRIX, TYPHIM VI*)	1 inj. SC ou IM Valable 3 ans	Grossesse Enfant < 2 ans	Asie, Afrique, Amérique du Sud
Méningocoque A-C (*MENVÉO, MENCEVAX*)	1 inj. Valable 3 ans	-	Afrique centrale de l'Atlantique à la Mer rouge

Rage (préventif) (*VACCIN RABIQUE PASTEUR*)	3 doses SC ou IM (J0, J7 et J21 ou J28), rappel à 1 an puis tous les 5 ans Ne dispense pas d'un examen post-exposition	Grossesse	Amérique du Sud et centrale, Afrique et Asie
Encéphalite à tiques (*TICOVAC, ENCEPUR*)	3 inj. IM (la 2e à faire 3 sem. à 3 mois après la 1re, la 3e à faire 9 à 12 mois après la 2e) Rappel tous les 3 ans	Enfant de moins de 3 ans Infection fébrile Allergie à l'albumine	Zone rurale ou forestière de l'Europe centrale, orientale et du Nord au printemps ou en été
Encéphalite japonaise (*IXIARO*) (ATU nomminative) En centres agréés	3 inj. (J0, J7, J21) la 3e au moins 10 j avant le départ Rappel à 2 ans		Séjour prolongé en zone rurale (rizières) de l'Asie du Sud et de l'Est

Référence

BEH n° 28-9, 2004.

FICHE PHARMACOLOGIE

VACCIN ANTIAMARIL

■ Vaccin antiamaril

STAMARIL					
A. et E. > 6 mois : 1 dose tous les 10 ans par voie SC	10 fl. + ser. 0,5 mL	HOP		NR	

Propriétés

Vaccin viral vivant inactivé cultivé sur embryon de poulet, efficace dans les 10 j qui suivent l'injection.

Validité administrative de 10 ans, jour pour jour.

Indications

Vaccination contre la fièvre jaune pour les voyageurs en zone d'endémie (Afrique intertropicale et Amérique latine). Consulter la liste mise à jour sur le site de l'OMS (http://whqlibdoc.who.int/publications/2007/9789241580397_11_eng.pdf).

Obligatoire pour l'entrée dans de nombreux pays (se renseigner à l'ambassade).

Effectué uniquement dans les centres de vaccinations antiamarils agréés.

Contre-indications

Déficit immunitaire congénital ou acquis (immunosuppresseurs, sida sauf CD4 > 200/mm^3, corticothérapie prolongée > 10 mg/j).

Affection aiguë ou chronique évolutive.

Antécédents de maladie neurologique.

Allergie vraie à l'œuf.

Enfant < 6 mois.

Précautions d'emploi

Grossesse : éviter la vaccination pendant le 1er trimestre.

Âge > 65 ans.
Conserver entre + 2 et + 8 °C.

Effets indésirables

Bénins (10 % des cas) : syndrome pseudo-grippal entre le 4e et le 10 e jour, douleurs au point d'injection.
Réaction allergique en cas d'allergie vraie à l'œuf (urticaire, bronchospasme, anaphylaxie).

Interactions médicamenteuses

Immunosuppresseurs contre-indiqués.
Compatible avec les vaccins coqueluche, diphtérie, tétanos, rougeole, poliomyélite injectable, BCG.
Incompatible avec les vaccins contre l'hépatite A, la rage, le choléra.

> **CENTRES DE VACCIN ANTIAMARIL**
>
> Voir le *Bulletin épidémiologique hebdomadaire* (BEH) n° 41/2006 sur le site www.invs.sante.fr (www.invs.sante.fr/publications/default.htm).

Zones d'endémie de la fièvre jaune en 2005 (OMS - Genève, 2007)

Pays / Zones d'endémie de la fièvre jaune, OMS 2007

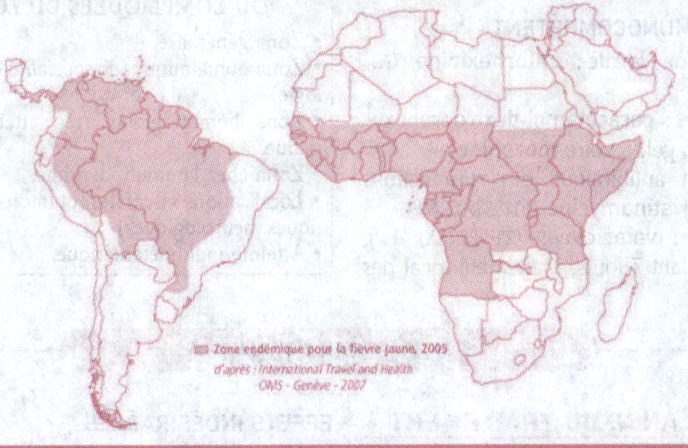

Au nord de l'Argentine et à l'ouest du Paraguay, les CDC *(Centers for Disease Control and Prevention)* américains ont signalé une circulation de ce virus.

ZONA

FICHE MALADIE

DÉFINITION

Le zona est une récurrence du virus de la varicelle, survenant souvent après l'âge de 50 ans.

CAUSES ET MÉCANISMES

Après la varicelle, le virus reste à l'état latent dans une racine nerveuse. Il peut se réactiver sporadiquement, et donne une éruption vésiculeuse.

DIAGNOSTIC

SIGNES CLINIQUES

La forme typique est localisée à un dermatome lombaire ou thoracique (en ceinture).

Les lésions observées sont des vésicules semblables à celles de la varicelle. Les douleurs peuvent être importantes.

Les formes ophtalmiques et les douleurs résiduelles font la gravité de l'infection.

EXAMENS COMPLÉMENTAIRES

Le diagnostic est uniquement clinique dans la majorité des cas.

En cas de doute, on procède au grattage des lésions pour diagnostic viral (frottis pour recherche de cellules géantes ou fluorescence directe).

TRAITEMENT

Il dépend de l'état immunitaire du malade.

CHEZ L'IMMUNOCOMPÉTENT

- Désinfection locale : **chlorhexidine** (*HIBITANE*).
- Antalgiques : **paracétamol-dextropropoxyphène** 3 à 6 gél./j, voire **morphine**.
- Traitement antibiotique des surinfections cutanées : **pristinamycine** (*PYOSTACINE*).
- Spécifique : **valaciclovir** (*ZELITREX*) 1 g 3 fois/j pendant 7 jours. Traitement local des atteintes ophtalmiques par **aciclovir** pommade, antibiotiques locaux et corticoïdes après avis l'ophtalmologique.

CHEZ L'IMMUNODÉPRIMÉ

- Traitement symptomatique local et général.
- Traitement par antiviral : oral ou IV pendant 7 à 10 jours chez l'enfant, en cas d'immunodépression sévère ou de forme grave ou -compliquée (*cf.* encadré, p. 954).

PRONOSTIC

- Régression de la poussée sous traitement.
- Risque de douleurs résiduelles après l'âge de 50 ans.
- Forme grave chez l'immunodéprimé, nécessitant un traitement antiviral.

FORMES GRAVES OU COMPLIQUÉES DU ZONA

- Zona généralisé.
- Zona ophtalmique (*cf. spécialité* Ophtalmologie).
- Zona hémorragique avec atteinte systémique.
- Zona chez l'immunodéprimé.
- Localisations viscérales (pulmonaires, hépatiques, neurologiques).
- Atteinte multimétamérique.

FICHE INFIRMIÈRE

SURVEILLANCE DU TRAITEMENT

SOINS - TRAITEMENT

- Désinfection locale 1 à 2 fois/j : **chlorhexidine** (*HIBITANE*).
- Pansement sec.
- Pas de pommade, gel, crème, talc, etc.
- Antalgiques : **paracétamol-dextropropoxyphène** 3 à 6 gél./j, voire **morphine**.
- Antiviraux *per os* ou IV selon le terrain et la gravité.

EFFICACITÉ DU TRAITEMENT

Surveiller les lésions, les douleurs et l'acuité visuelle en cas d'atteinte ophtalmique.

EFFETS INDÉSIRABLES

- Dépister les surinfections cutanées.
- Sensations de brûlures et d'irritations avec l'**aciclovir** en topique.
- Risque d'insuffisance rénale avec l'**aciclovir** par voie générale.
- Surveillance du point de ponction en cas de perfusion.

ÉDUCATION ET CONSEILS

- Ne pas gratter les lésions.
- Traitement antalgique régulier.
- Prévenir le patient du risque de douleurs séquellaires.

FICHE TECHNIQUE

ZONA : SOINS LOCAUX

Définition

Les soins locaux du zona s'associent généralement à un traitement par voie orale ou parentérale. Les soins locaux consistent en un traitement symptomatique dont l'objectif est d'éviter la surinfection bactérienne des lésions engendrées par la maladie infectieuse. Ce risque de surinfection s'appelle l'impétiginisation.

Méthode

Le patient est tenu d'être installé en chambre seule et en isolement de contact afin d'éviter la transmission manuportée du virus.

La procédure de protection (habillage) est donc à respecter avant d'entrer dans la chambre. En termes d'organisation, le soin sera à planifier rigoureusement : il sera fait après les soins des autres patients, immunodéprimés ou non isolés dans le cadre de la prévention des risques d'infections nosocomiales.

Préparation du matériel

• Un set à pansement stérile (il contient un plateau stérile à usage unique, des tampons ou compresses stériles, deux pinces à pansement).
• Des compresses stériles.
• Un antiseptique aqueux (ne pas choisir d'antiseptique alcoolique car il serait trop agressif pour les plaies) : **chlorhexidine aqueuse, fluorescéine**.
• Pansements secs stériles et adhésifs type *Mépore*.
• Deux paires de gants non stériles.
• Un gant de toilette à usage unique.
• Une surblouse de protection.
• Un savon surgras, un savon doux en monodose (pas de savon antiseptique car trop agressif sur les plaies).
• Un petit flacon de sérum physiologique NaCl 0,9 % 125 à 250 mL.
• Un sac d'élimination des déchets de type DASRI.
• Un petit flacon de solution hydro-alcoolique.

Réalisation du soin

• Expliquer le déroulement du soin au patient.
• Evaluer la douleur et le degré de démangeaison.
• Réaliser une friction hydro-alcoolique des mains.
• Mettre les gants non stériles.
• Réaliser la toilette locale des lésions à l'eau tiède avec le savon doux ou le savon surgras.
• Rincer au sérum physiologique en versant (sans contact à la peau) doucement et directement le sérum contenu dans le flacon sur la zone cutanée.
• Retirer les gants.
• Faire une friction hydro-alcoolique des mains.
• Sécher les lésions par tamponnement avec des compresses stériles à l'aide des pinces.
• Appliquer l'antiseptique à l'aide des pinces et des tampons préalablement imbibés de **chlorhexidine** ou de **fluorescéine**.
• Respecter le temps de séchage.
• Appliquer ensuite un pansement sec stérile (type *Mépore*) sur l'ensemble des plaies en veillant à ne pas mettre la moindre lésion en contact avec la zone adhésive des pansements utlisés.
• Eliminer les déchets dans le sac de type DASRI.

- Retirer les gants.
- Faire une friction hydro-alcoolique des mains.
- Noter le soin et l'évolution des lésions dans le dossier du patient.

Conseils

Si le malade est algique et/ou s'il présente des signes de démangeaison importants, le transmettre au médecin afin d'adapter un traitement antalgique et/ou un traitement anti-prurigineux associé afin d'éviter les risques de surinfection et de cicatrices liés aux lésions de grattage.

Attention, les soins dans le cadre d'un zona, comme dans une varicelle, ne doivent pas être réalisés par une infirmière enceinte et non immunisée en raison de la contagiosité de la maladie.

PARTIE 9

NÉPHROLOGIE

TROUBLES DE L'ÉQUILIBRE ACIDO-BASIQUE

FICHE MALADIE

DÉFINITION

Les troubles de l'équilibre acido-basique sont des modifications, diversement associées, des concentrations sanguines des ions H^+, des bicarbonates et de l'acide carbonique, responsables de variations de la valeur du pH sanguin. Le pH sanguin est normalement de 7,40 ± 0,02, la bicarbonatémie normale est comprise entre 23 et 28 mmol/L et la pression partielle artérielle en CO_2 ($PaCO_2$) de 36 à 40 mmHg.
La relation entre ces 3 variables est donnée par l'équation d'Henderson-Hasselbach :
Le taux d'acide carbonique (H_2CO_3) est en relation directe avec la $PaCO_2$; en effet :

$$pH = 6{,}1 + \log \frac{HCO_3^- \ (base)}{H_2CO_3 \ (acide)}$$

Les variations de pH sont contrôlées par trois systèmes de régulation :

$$H_2O + CO_2 \leftrightarrows H_2CO_3 \leftrightarrows H^+ + HCO_3^-$$

• Les systèmes tampons intra-et extracellulaires, le plus important étant le système bicarbonate/acide carbonique extracellulaire.
• Le contrôle respiratoire de la $PaCO_2$.
• Le contrôle rénal de l'excrétion d'ions H^+ sous la forme d'ions NH_4^+, ou ammoniurie, et de la réabsorption des HCO^-_3 L'estimation de la capacité du rein à excréter les ions H^+ par la seule mesure du pH urinaire est insuffisante. Cette capacité est estimée par le calcul du trou anionique urinaire [Na + K – Cl], car NH_4^+ est éliminé sous forme de NH_4Cl.

CAUSES ET MÉCANISMES

Cf. tableau, p. 962.

TRAITEMENT

TRAITEMENT DE LA CAUSE

Il est systématique et parfois suffisant lorsque le déséquilibre est modéré.

TRAITEMENT SYMPTOMATIQUE

Acidose métabolique sévère

• Épuration extra-rénale (en cas d'oligoanurie, d'insuffisance rénale, d'hyperkaliémie menaçante ou si la cause est toxique).
• Ou : alcalinisation par **bicarbonate de sodium** IV ; 4 solutés sont disponibles :
 – isotonique sur voie périphérique (1,4 %) ;
 – hypertonique sur voie centrale (3 % ; 4,2 % ou 8,4 %).

La correction doit être partielle et lente en raison des risques :
• de surcharge hydrosodée ;
• d'hypokaliémie ;
• d'alcalose respiratoire « de rebond ».

Acidose métabolique modérée

On ne corrige que les acidoses métaboliques modérées dont la cause n'est pas curable : -insuffisance rénale chronique ou acidoses tubulaires.
Le traitement repose sur une alcalinisation orale par du **bicarbonate de sodium** officinal (gélules de 1 g), du sirop de Tham ou de l'eau de Vichy (500 mL apportent 2 g de HCO_3Na).

Alcalose métabolique sévère

Le recours à l'hémodialyse est parfois nécessaire chez les patients symptomatiques avec une insuffisance rénale.
Le plus souvent, il repose sur la correction des déficits en chlore, sodium et potassium par l'apport de NaCl et KCl par voie IV. Lorsque ce premier traitement échoue, on peut y adjoindre une acidification par la prescription d'un inhibiteur de l'anhydrase carbonique qui augmente l'excrétion urinaire de bicarbonate : l'**acétazolamide** (*DIAMOX*).

PRONOSTIC

Il dépend de la cause.

Étiologie des troubles acido-basiques

	ACIDOSE MÉTABOLIQUE	ACIDOSE RESPIRATOIRE	ALCALOSE MÉTABOLIQUE	ALCALOSE RESPIRATOIRE
Étiologie	Accumulation d'acide endogène : • Acidose lactique (choc) • Intoxication (salicylés ou éthylène glycol) • Perte de bicarbonate : – digestive (diarrhée) – rénale (acidose tubulaire rénale)	Insuffisance respiratoire aiguë	Excès d'apports alcalins (bicarbonate, antiacides) Perte d'ions H^+ : • digestive (vomissement ou aspiration gastrique) • rénale (diurétiques, hyperaldostéronisme primaire, syndrome de Cushing, syndrome de Bartter, syndrome de Gitelman)	Hyper-ventilation
Gazométrie artérielle				
pH	< 7,38	< 7,38	> 7,42	> 7,42
$PaCO_2$	↓	↑↑	↑ ou →	↓↓
HCO_3^-	↓	↑ ou →	↑↑	↓ ou →

FICHE TECHNIQUE

HÉMODIALYSE

Définition

L'hémodialyse est une technique d'épuration extra-rénale, qui consiste à réaliser des échanges entre le sang du malade et un liquide de dialyse (le dialysat) au travers d'une membrane semi-perméable synthétique.

Généralités sur l'hémodialyse

L'hémodialyse nécessite un circuit extracorporel, un dialyseur, un générateur d'hémodialyse, un système de traitement de l'eau, et un abord vasculaire.

Le rein artificiel ou dialyseur

Le rein artificiel est constitué d'une membrane semi-perméable disposée de telle sorte qu'elle délimite un compartiment interne dans lequel le sang circule, et un compartiment externe dans lequel circule le dialysat en sens inverse.

Phénomènes physiques impliqués dans les échanges

Les échanges entre le sang du patient et le dialysat reposent sur deux phénomènes physiques :

• La diffusion :
– Il s'agit d'un transfert passif de solutés au travers d'une membrane semi-perméable sans passage de solvant (l'eau).
– La quantité de solutés traversant une membrane par diffusion dépend pour un soluté donné de trois facteurs : le coefficient global de perméabilité du dialyseur ; la surface efficace de dialyse, dépendant de la surface et de la géométrie du dialyseur ; le gradient moyen de concentration du soluté de part et d'autre de la membrane.
• L'ultrafiltration :
– Le transfert par ultrafiltration est un transfert simultané à travers la membrane du solvant et d'une fraction de son contenu en soluté.
– Il dépend lui aussi de trois facteurs : le coefficient de tamisage de la membrane pour un soluté donné, la concentration moyenne du plasma en soluté, le débit de filtration du solvant.
• *L'abord vasculaire*
• L'hémodialyse nécessite une voie d'abord capable de donner un débit de l'ordre de 300 mL/minute. Seule une fistule artérioveineuse (FAV) (voir fiche, p. 988) ou un cathéter veineux central permet un tel débit.

L'hémodialyse en pratique

Avant la séance

Le médecin néphrologue en charge du patient aura déterminé le poids sec de celui-ci : il s'agit du poids de référence du patient, servant à calculer les différents paramètres de la séance d'hémodialyse. Il convient de réévaluer ce poids régulièrement.

Lors de l'arrivée du patient, l'infirmière devra :
• effectuer un lavage du bras fistulisé au patient à l'aide d'un antiseptique ;
• vérifier et prendre les constantes de celui-ci (PA, pouls, état général) ;
• effectuer ses tâches de matériovigilance : état de l'alimentation électrique et de la batterie de secours, état de l'alimentation en eau et du circuit de purification, vérifier que le circuit de sortie d'eau est bien à l'égout. Réaliser un test à la bandelette réactive (peroxyde d'hydrogène) sur l'eau de sortie afin de vérifier qu'il ne reste pas de produits de désinfection dans les circuits hydrauliques du générateur.

Le matériel et ses fonctions :
• Le générateur d'hémodialyse :
– Il s'agit de la machine qui effectuera la séance d'hémodialyse.
• Les lignes artérielles et veineuses :
• Attention : bien que l'on parle de lignes veineuse et artérielles, toutes deux prennent place dans la FAV (ou le cathéter).
– La ligne artérielle va du patient au dialyseur. Elle se compose d'une tubulure à embout Luer Lock, que l'on vient raccorder au cathéter artériel. En continuant le long de la ligne, on retrouve une fine tubulure destinée à recevoir éventuellement une seringue électrique d'héparinisation, et un site d'injection pour héparinisation par HBPM. Sur cette partie du circuit, on retrouve également une dérivation en T s'abouchant à un filtre, destiné à être fixé sur le capteur de pression artériel du générateur. Ensuite, une seconde ligne permet le raccord à une perfusion dite de restitution, puis vient une zone plus épaisse de la tubulure destinée à être insérée dans la pompe à sang du générateur d'hémodialyse. En continuant le long de la tubulure, on retrouve une chambre d'expansion, destinée à régulariser les variations de pressions sur la ligne artérielle à destination du dialyseur auquel elle se raccorde.
– La ligne veineuse retourne le sang épuré du dialyseur vers le patient. Elle se compose d'un sachet de recueil, d'un piège à bulle ainsi que d'un site d'injection, le tout adapté sur une tubulure au standard *Luer Lock.*

• Les cartouches :

• Il s'agit de cartouches de bicarbonates destinées à la formation du dialysat. Cette cartouche s'enclenche dans un dispositif spécifique sur le générateur d'hémodialyse.

• *Déroulement d'une séance d'hémodialyse :*

– Vérifier la prescription médicale qui doit préciser :

• type de dialyseur,

• temps de dialyse,

• la perte de poids totale nécessaire au patient (différence entre son poids sec et son poids à l'arrivée), auquel il convient d'ajouter 300 mL de restitution (liquide qui retournera au patient lors de la restitution du sang contenu dans le circuit en fin de dialyse). Si votre patient doit perdre plus de 6 kg sur une séance de 4 h, demandez conseil au médecin,

• composition du bain,

• prescription d'anticoagulants, du type d'aiguille, du débit sanguin, T̊ du dialysat.

– Allumer le générateur d'hémodialyse :

• Celui-ci va effectuer une batterie d'auto-test. Il convient de vérifier qu'ils sont tous passés avec succès.

– Montage du circuit :

• Vérifier la totale étanchéité du circuit. L'absence de bulle d'air est d'une extrême importance : en effet, une bulle d'air provoquera, dans le meilleur des cas, une coagulation au niveau du dialyseur, ce qui diminuera de manière significative l'efficacité de la séance, et dans le pire des cas, une embolie gazeuse chez le patient.

– Branchement du patient et mise en route du circuit :

• Installer en premier la ligne artérielle. Quand le sang arrive au niveau du piège à bulle, débrancher la poche de recueil (en ayant pris soin de la clamper), et relier cette ligne à la ligne veineuse de votre patient.

• Si prescription, réaliser les injections d'anticoagulants sur le site prévu à cet effet sur la ligne artérielle.

• Relever tous les paramètres sur la feuille de surveillance : heure, pouls, débit sanguin, pressions (artérielle, veineuse, transmembranaire), UF horaire demandée, UF réelle.

• La séance se déroule alors pendant le temps imparti.

• En cas de prescription d'EPO ou d'apports vitaminiques, réaliser la/les injection(s) sur le site prévu à cet effet sur la ligne veineuse en fin de séance.

– Restitution du circuit :

• À la fin de la séance, il reste environ 300 mL de sang dans le circuit, qu'il convient de restituer au patient.

• Dépiquer le patient et réaliser une compression afin d'éviter une hémorragie.

• Réaliser un pansement.

• Reprendre les paramètres du patient, couché, assis, debout, ainsi que son poids.

• Compléter le dossier et faire part au médecin de toute remarque éventuelle.

– Démontage et désinfection du générateur :

• Démonter simplement les circuits et les mettre dans un container prévu à cet effet.

• Réaliser une désinfection interne des circuits du générateur :

• Laisser la machine réaliser son auto-désinfection.

DYSKALIÉMIES

FICHE MALADIE

DÉFINITION

Il s'agit d'une augmentation (> 5 mmol/L) ou d'une diminution (< 3,5 mmol/L) excessive de la concentration plasmatique du potassium.

Le potassium (K^+) est le principal cation intracellulaire, tandis que le principal cation extracellulaire est le sodium (Na^+). Une pompe (Na/K-ATPase) permet de maintenir cet important gradient de concentration entre les milieux intracellulaire et extracellulaire.

Le maintien de la kaliémie dans une fourchette étroite s'explique par :

- la mise en place d'un équilibre entre les apports alimentaires et les pertes rénales et digestives de K^+ sur le long terme ;
- les ajustements rapides dépendant des transferts transcellulaires de K^+. Trois facteurs stimulent l'entrée des ions K^+ dans les cellules :
  - la stimulation β_2-adrénergique ;
  - l'insuline ;
  - le pH alcalin.

CAUSES ET MÉCANISMES

Cf. tableau, p. 966.

TRAITEMENT

HYPERKALIÉMIE

▶ Traitement ambulatoire

Conditions nécessaires :

- K^+ < 6 mmol/L ;
- ECG normal ;
- étiologie identifiée et contrôlée.

Prescriptions :

- Éviction des aliments riches en K^+.
- Arrêt des médicaments hyperkaliémiants.
- Traitement hypokaliémiant :
  - correction d'une éventuelle acidose par eau de Vichy ;
  - résine hypokaliémiante échangeuse d'ions ;
  - diurétique de l'anse.

▶ Traitement hospitalier

Il est impératif si :

- K^+ ^{3} 6 mmol/L ;
- ECG anormal ;
- étiologie indéterminée ou non contrôlée.

Un traitement étiologique est indispensable. En attendant sa mise en place, un traitement symptomatique doit être entrepris en urgence :

- Surveillance scopique en milieu intensif.
- Prévention des troubles du rythme cardiaque : **gluconate de calcium** 10 % (1 amp. IVL) ; il y a contre-indication en cas de traitement digitalique.
- Mesures à effet transitoire (agissant par transport intracellulaire du K^+) mais rapide (30 min) :
  - alcalinisation par 500 cc **bicarbonate de sodium** 4,2 % IV, 15 min ;
  - perfusion IV 30 min de 500 cc de glucosé à 30 % avec 30 UI d'**insuline** ;
  - perfusion IVSE d'agents β_2-mimétiques (**salbutamol**).
- Ces mesures ont pour but de gagner du temps pour organiser la mise en place des mesures permettant une véritable déplétion en K^+, mais d'effet lent (> 2 h) :
  - résine hypokaliémiante échangeuse d'ions (*per os* et lavement) ;
  - épuration extra-rénale (hémodialyse).

HYPOKALIÉMIE

▶ Traitement ambulatoire

Un traitement préventif par sels de potassium *per os* est souvent utile chez les patients soumis à un traitement hypokaliémiant (corticoïdes ou diurétiques).

▶ Traitement hospitalier

Il est impératif si :

- K^+ < 2,5 mmol/L ;
- ECG anormal ;
- patient porteur d'une cardiopathie ou digitalisé.

Il faut déterminer la cause et la traiter.
Prescriptions :

- Surveillance scopique en milieu intensif.
- Prévention des troubles du rythme cardiaque : arrêt des digitaliques et des médicaments allongeant le QT.
- Arrêt des médicaments hypokaliémiants.
- Corriger le déficit en K^+.

Étiologie des dyskaliémies

	HYPERKALIÉMIE	HYPOKALIÉMIE
Étiologie	Fausses hyperkaliémies : garrot trop serré ou hémolyse *in vitro* Transfert extracellulaire : • acidose • cytolyse massive (rhabdomyolyse, lyse tumorale après chimiothérapie) • carence en insuline • médicaments : intoxication aux digitaliques, β-bloquants Surcharge exogène : perfusions IV ou apports oraux Défaut d'excrétion rénale : • insuffisance rénale • déficit en minéralocorticoïdes • médicaments : **amiloride, spironolactone**, IEC, ARA II, AINS	Apports insuffisants : régime, anorexie Transfert intracellulaire : • alcalose • insulinothérapie • stimulation β_2-adrénergique • médicaments : intoxication à la **chloroquine** ou à la **théophylline**, **vitamine B12**, **GM-CSF**, dérivés adrénergiques Pertes rénales : • néphropathie interstitielle • tubulopathies : nécrose tubulaire, acidose tubulaire distale, syndrome de Barrter, syndrome de Gitelman • polyurie : lever d'obstacle ou charge osmotique • hyperaldostéronisme • syndrome de Cushing • médicaments : diurétiques (**acétazolamide**, **diurétiques de l'anse** et **thiazidiques**), **corticothérapie** • toxiques : **pénicilline**, **amphotéricine B**, **lithium**, **cisplatine** Pertes digestives : • hautes : vomissements, aspiration gastrique • basses : diarrhée, prise de laxatifs Pertes cutanées : brûlures étendues, sudation
Ionogramme sanguin	$K^+ > 5$ mmol/L	$K^+ < 3,5$ mmol/L

Correction du déficit en potassium

	VOIE ORALE	VOIE IV
Conditions	Pas d'anomalie ECG Pas de trouble digestif Pas de paralysie	Contre-indications à la voie orale
Précautions	–	Surveillance scopique +++ Jamais en IVD Ne pas dépasser 1,5 g/h Veinotoxique : ne pas dépasser des concentrations de 4 g/L
Traitement	Aliments riches en K^+ Sels de K^+ (**chlorure de potassium**) *per os*, 1 à 6 gélules/j en 2 à 3 prises à la fin des repas	**Chlorure de potassium** dilué dans du sérum salé (ou du glucosé) isotonique

PRONOSTIC

Les dyskaliémies sont des pathologies potentiellement graves, car elles peuvent se compliquer de troubles du rythme et/ou de la conduction cardiaque, pouvant conduire au décès du patient, en particulier lorsqu'existe une cardiopathie sous-jacente.

Elles nécessitent donc une prise en charge en urgence et une surveillance rapprochée.

Il faut se souvenir que la survenue de complications cardiaques au cours d'une dyskaliémie dépend non seulement de son importance mais aussi de sa vitesse d'installation.

FICHE INFIRMIÈRE

EXAMENS

Biologiquement, la dyskaliémie est confirmée par la présence sur l'ionogramme sanguin de :

- kaliémie > 5 mmol/L : c'est une hyperkaliémie ;
- kaliémie < 3,5 mmol/L : c'est une hypokaliémie.

Il est important de noter qu'une hyperkaliémie peut être un artefact lié à l'hémolyse : veiller à prélever l'ionogramme rapidement après la mise en place du garrot voire, parfois, effectuer le prélèvement sanguin sans garrot.

L'investigation d'une dyskaliémie comporte : le dosage de la créatinine, la mesure de la kaliurèse sur 24 h (effectuer le recueil des urines de 24 h), la gazométrie artérielle.

Dans certains cas, on sera amené à demander des dosages hormonaux : aldostéronémie, activité rénine plasmatique, cortisolémie, cortisolurie, aldostéronurie.

Dans tous les cas de figures de dyskaliémie, il faut :

- Réaliser un électrocardiogramme :

la dyskaliémie entraîne des troubles myocardiques et leur expression est essentiellement électrocardiographique (onde T ample, pointue, symétrique dans l'hyperkaliémie, élargissement du complexe QRS qui marque un trouble de la conduction intraventriculaire).

- Être alerte sur les signes cliniques correspondant aux anomalies de la conduction, qui surviennent tardivement mais brutalement : collapsus, arrêt circulatoire.
- Mettre le patient sous scope.

SURVEILLANCE DU TRAITEMENT

SOINS – TRAITEMENT

Expliquer et surveiller le traitement.

Hyperkaliémie sévère

Mise en place d'une ou deux voies d'abord veineux selon les thérapeutiques à administrer (ce qui permet d'éviter l'incompatibilité IV du **bicarbonate de sodium** avec l'**adrénaline**, l'**atropine**, l'*ISUPREL* et de nombreux autres médicaments).

Application de la prescription médicale sous surveillance scopique.

Hyperkaliémie modérée

Assurer l'administration *per os* ou par voie rectale de résine hypokaliémiante échangeuse d'ions *KAYEXALATE* : à diluer dans 150-200 mL d'eau car elle se dissout difficilement. Dans le cas d'un lavement, il doit être conservé par le patient suffisamment longtemps pour être efficace. Le délai d'action rectale est de 120 min. Effectuer un lavement de rinçage afin d'éviter l'occlusion.

Hypokaliémie modérée

Délivrer les gélules de sels de potassiums, *DIFFU-K, KALEORID* ; surveiller les risques d'ulcérations digestives.

> L'hyperkaliémie sévère nécessite la mise en place de thérapeutique rapide car elle met en jeu le pronostic vital du patient. Dans les hyperkaliémies menaçantes, la non-normalisation est une indication d'épuration extra-rénale. C'est la seule thérapeutique capable de corriger rapidement une hyperkaliémie, la correction des troubles du rythme ne prenant que quelques minutes. Cette technique d'épuration nécessite une mise en œuvre et une surveillance particulière (*cf.* Insuffisance rénale chronique, p. 981).

EFFICACITÉ DU TRAITEMENT

L'efficacité thérapeutique est contrôlée par les ionogrammes sanguins répétés à un rythme variable.

EFFETS INDÉSIRABLES

- Le **chlorure de potassium** est veinotoxique : s'assurer de sa bonne dilution.
- La dyskaliémie étant le plus souvent asymptomatique, surveiller une diminution ou une augmentation trop brutale du taux de potassium chez le patient en surveillance scopique.
- Attention aux patients en acidocétose diabétique ou en hyperglycémie sans cétose : le traitement par insuline et réhydratation exacerbent l'hypokaliémie.

> Ne jamais injecter de **chlorure de potassium** en IVD : il y a risque d'arrêt cardiaque.
> Respecter la dose maximale de 1,5 g/h.

ÉDUCATION ET CONSEILS

L'éducation consiste en l'apport de conseils hygiéno-diététique :

- Éviter la consommation de laxatifs et de diurétiques sans prescription médicale.
- Limiter la consommation de potassium alimentaire pour les patients IRC ou dialysés (*cf.* Fiche technique, p. 968).

FICHE TECHNIQUE

APPORT DE POTASSIUM

L'apport alimentaire normal en potassium est de 5 g/j. Pour le patient IRC, il doit être de 2 à 2,5 g (51 à 64 mEq).

Pour éviter l'hyperkaliémie, des conseils précis sont donnés sur :

- le choix des aliments ;
- le mode de préparation et de cuisson des légumes verts.

Choix des aliments

• Supprimer la consommation de certains aliments richement concentrés en potassium (*cf.* tableau, p. 969) :
 – chocolats, cacao, céréales, pain complet, potages, sel de régime ;
 – fruits : fruits secs, oléagineux, avocats, banane ;
 – jus de fruits ;
 – légumes secs.
• Limiter la consommation de légumes surgelés, pommes de terre 3 fois/semaine.
• Par jour, sont autorisés :
 – 1 crudité légume (100 g) ;
 – 1 légume vert cuit (200 g) ou pommes de terre (150 g).
• Pâtes, riz ou semoule à consommer 1 repas sur 2.

Mode de préparation des aliments

Pour favoriser la perte en potassium, il faut conseiller :
• d'éplucher et de couper en morceaux les légumes verts et les pommes de terre ;
• de les faire tremper au moins 2 h (le potassium est hydrosoluble) ;
• de les cuire dans une grande quantité d'eau (éviter la cuisson vapeur, friture, micro-ondes) ;
• de ne pas consommer l'eau de cuisson (bouillon, potage).

Aliments riches en potassium

ALIMENTS	TENEUR MOYENNE (MG/100 G)
Légumes crus	270 mg (concombre : 150 mg, fenouil cru : 473 mg)
Légumes cuits	220 mg (chou vert cuit : 99 mg, blettes cuites : 473 mg)
Légumes secs	320 mg (lentilles cuites : 276 mg, haricots blancs cuits : 460 mg)
Pomme de terre	530 mg (pommes dauphines : 147 mg, chips : 1 190 mg)
Fruits secs	975 mg (dattes : 677 mg, abricots secs : 1 520 mg)
Fruits oléagineux	700 mg (noix : 480 mg, pistache : 1 050 mg)
Avocat	520 mg
Châtaigne	500 mg
Fruits frais	220 mg (myrtilles : 68 mg, bananes : 385 mg)
Cacao	1 920 mg
Chocolat	365 mg
Farine de soja	1 740 mg
Ketchup	480 mg
Potage	130 mg (poireaux, pommes de terre : 125 mg, velouté de tomates : 140 mg)

FICHE PHARMACOLOGIE

RÉSINES HYPOKALIÉMIANTES

■ Polystyrène sulfonate de sodium

KAYEXALATE					
Traitement initial : - 1 à 4 c-mes./j - ou en lavement (à garder 6 h, renouvelable) de 60 g dilués dans 100 mL de soluté glucosé à 10 % Traitement d'entretien (insuffisant rénal chronique, dialysé) : posologie variable (entre 3 c-mes./sem. et 2 c-mes./j)	30 c-mes. 15 g (boîte 450 g)	35,40	II	100 %	1,18

■ Polystyrène sulfonate de calcium

RESIKALI					
Idem *KAYEXALATE*	25 c-mes. 18 g (boîte 500 g)	31,71	II	100 %	1,27

Propriétés

Résines échangeuses de cations non résorbées, échangeant dans le tube digestif (côlon) potassium contre sodium (polystyrène de sodium) ou calcium (polystyrène de calcium). Efficacité retardée (3 à 4 h), permettant un abaissement progressif et transitoire de la kaliémie de 0,5 à 1,5 mmol/L.

Indications

Traitement des hyperkaliémies non menaçantes, au cours de l'insuffisance rénale aiguë ou chronique.

Contre-indications

Hypercalcémie (pour le polystyrène de calcium).
Hypokaliémie.

Précautions d'emploi

En cas de traitement prolongé (insuffisant rénal chronique, dialysé), surveiller régulièrement la kaliémie, la magnésémie, la phosphorémie (et la calcémie pour le polystyrène de calcium).
Un traitement préventif de la constipation est préconisé (**sorbitol** *per os*) afin d'éviter occlusion et hyperabsorption sodée (pour le polystyrène de sodium).

Effets indésirables

Troubles digestifs : constipation le plus souvent, avec risque de fécalome ; parfois nausées ou gastralgies.
Hypokaliémie (par surdosage).
Hypercalcémie (polystyrène de calcium, surtout en cas de traitement simultané par la **vitamine D**).
Surcharge sodée (polystyrène de sodium, surtout en cas de ralentissement du transit digestif chez l'insuffisant cardiaque).

POTASSIUM

Chlorure de potassium

DIFFU-K					
Hypokaliémie : traitement préventif : 8 à 24 mmol/j ou curatif : 24 à 96 mmol/j	40 gél. 8 mmol (600 mg)	2,77		65 %	0,07
KALEORID LP					
Idem *DIFFU-K*	30 cp. 8 mmol (600 mg) 30 cp. 13,4 mmol (1 g)	2,16 2,73		65 % 65 %	0,07 0,09
POTASSIUM RICHARD					
Idem *DIFFU-K*	16 càs 11 mmol (fl. 250 mL) 20 sach. 11 mmol	2,82 3,19		65 % 65 %	0,18 0,16

Gluconate de potassium

GLUCONATE DE POTASSIUM H3 SANTÉ					
Hypokaliémie, traitement préventif : 1 à 4 càs/j	17 càs 10 mmol (fl. 250 mL)	2,42		65 %	0,14

Tartrate de potassium

NATI-K					
Hypokaliémie, traitement préventif : 1 à 6 cp./j	40 cp. 4,26 mmol (500 mg)	2,52		65 %	0,06

Propriétés

Cf. Dyskaliémies, p. 965.

Indications

Hypokaliémies : traitement curatif ou préventif (coprescription avec **diurétiques hypokaliémiants** ou **corticoïdes**).

Contre-indications

Hyperkaliémie ; coprescription avec **IEC** ou **diurétiques épargneurs de potassium** (sauf hypokaliémie).

Précautions d'emploi

Prudence (risque d'hyperkaliémie) : insuffisance rénale sévère, insuffisance surrénalienne, diabète sucré.

Comprimés : ingérer debout ou assis, avec de l'eau.

Voie veineuse : ne jamais dépasser 1,5 g/h ; jamais d'injection intraveineuse directe (IVD) sinon risque de mort subite par arrêt cardiaque ; voie périphérique : dilution dans un soluté salé ou glucosé isotonique, avec concentration ≥ 4 g/L sur une veine périphérique.

Préférer le **chlorure de potassium** en cas d'alcalose associée.

Effets indésirables

Voie orale : nausées, gastralgies, vomissements, diarrhée.

Voie veineuse : irritation veineuse (concentrations élevées) ; risque de mort subite (perfusion trop rapide).

Interactions médicamenteuses

L'association aux **diurétiques hyperkaliémiants** ou aux **inhibiteurs de l'enzyme de conversion** est contre-indiquée, sauf en cas d'hypokaliémie : dans ce cas un contrôle hebdomadaire de la kaliémie est initialement souhaitable le 1er mois.

DIURÉTIQUES – DIURÉTIQUES DE L'ANSE

■ Furosémide

LASILIX FAIBLE					
1 à 2 cp./j en 1 à 2 prises	30 cp. séc. 20 mg 100 cp. séc. 20 mg	2,48 HOP	II II	65 %	0,08
LASILIX					
1 à 6 cp./j en 1 à 2 prises	30 cp. séc. 40 mg 100 cp. séc. 40 mg	3,41 HOP	II II	65 %	0,11
0,5 à 1 mg/kg/j IM ou IV	1 amp. 20 mg 5 amp. 20 mg	1,77 HOP	II II	65 %	1,77
LASILIX RETARD					
1 à 2 gél./j en 1 à 2 prises	30 gél. LP 60 mg 100 gél. LP 60 mg	4,79 HOP	II II	65 %	0,16
LASILIX SPÉCIAL					
250 mg à 2 000 mg/j	30 cp. séc. 500 mg 100 cp. séc. 500 mg 5 amp. 250 mg	33,18 HOP HOP	II II II	65 %	1,11

■ Bumétanide

BURINEX					
0,5 à 6 mg/j	30 cp. séc. 1 mg 30 cp. séc. 5 mg	4,68 18,12	II II	65 % 65 %	0,16 0,60
OAP : 1 amp., renouvelable à la demande	5 amp. 2 mg	8,04	II	65 %	1,61

■ Pirétanide

EURELIX					
HTA : 1 gél./j	30 gél. LP 6 mg	7,69	II	65 %	0,26

Propriétés

Sulfamides diurétiques inhibant au niveau de la branche ascendante de l'anse de Henle la réabsorption du NaCl ; accessoirement, ils augmentent l'excrétion urinaire de potassium, du magnésium, et du calcium. Les **diurétiques de l'anse** ont une puissance dose-dépendante, et sont les seuls **diurétiques** couramment utilisables en situation d'insuffisance rénale avancée (Cl créatinine < 50 mL/min), moyennant l'utilisation de fortes doses.
Après administration orale, la résorption digestive du **bumétanide** (95 %) est meilleure que celle du **furosémide** (60 %) ; l'action débute rapidement (30 min) et est brève (6 à 8 h) ; les formes retard ont une action moins intense et plus prolongée : leur galénique est particulièrement adaptée au traitement de l'HTA, mais ne convient pas en cas d'insuffisance rénale (le pic de concentration tubulaire nécessaire à l'action diurétique est rarement obtenu).
Après injection parentérale, l'action natriurétique débute en 5 min et dure moins de 2 h ; elle est précédée d'un effet vasodilatateur veineux, utile en cas d'œdème pulmonaire. L'élimination des **diurétiques de l'anse** se fait par voie urinaire essentiellement et digestive accessoirement.

Indications

Voie orale : hypertension artérielle ; syndromes œdémateux d'origine rénale ou hépatique ou cardiaque ; insuffisance cardiaque congestive.

Voie parentérale : œdème aigu du poumon ; rétentions hydrosodées sévères d'origine cardiaque, rénale ou hépatique ; hypercalcémies sévères.

Contre-indications

Hypersensibilité aux **sulfamides**.
Encéphalopathie hépatique.
Insuffisance rénale par obstruction urinaire.
Déshydratation extracellulaire, hypovolémie.
Grossesse : pour **bumétanide** et **pirétanide** ; **furosémide** utilisable dans des circonstances exceptionnelles.
Allaitement : déconseillé (passage dans le lait maternel et réduction de la lactation).

Précautions d'emploi

Insuffisance rénale aiguë : écarter la possibilité d'une cause obstructive.
Surveillance biologique régulière (kaliémie, natrémie, créatininémie) en début de traitement.
Prudence particulière en cas de cirrhose (risque d'encéphalopathie hépatique), de coprescription de **digitaliques**, produits hypokaliémiants ou anti-arythmiques (en particulier chez les sujets cirrhotiques, insuffisants cardiaques ou dénutris : risque de troubles du rythme sévères et de torsades de pointes).
Diabète : risque de déséquilibre glycémique faible lorsque les posologies habituelles sont employées.
Interrompre 24 h avant un examen iodé.
Grossesse : les **diurétiques** sont contre-indiqués dans le traitement des œdèmes et de l'HTA gravidiques (risque de majoration de l'ischémie fœtoplacentaire) ; le **furosémide** reste utilisable en cas de syndrome œdémateux lié à une affection rénale, cardiaque ou hépatique.

Effets indésirables

Déshydratation extracellulaire puis globale (avec hypernatrémie) en cas de surdosage (interrompre, réhydrater). L'hyponatrémie est rare : elle ne s'observe qu'en cas de régime désodé strict avec apports hydriques libres chez des patients ayant une forte activation du système rénine-aldostérone (insuffisance cardiaque sévère, cirrhose, certains syndromes néphrotiques).
Hypokaliémie : rare lorsque les doses employées sont modérées.
Risque d'encéphalopathie hépatique chez le cirrhotique.
Élévation (inconstante et modérée) de la glycémie, des lipides plasmatiques et de l'uricémie (± crises de goutte) ne devant pas faire interrompre le traitement.
Rarement : allergie cutanée, photosensibilisation, leucopénie, thrombopénie, insuffisance rénale immunoallergique.

Interactions médicamenteuses

Associations déconseillées : **lithium** (risque de surdosage) ; médicaments entraînant des torsades de pointes.
Associations à manier avec prudence : **AINS**, **IEC**, **ARA II**, **produits de contraste iodés**, **aminosides** injectables (risque d'insuffisance rénale aiguë) ; **corticostéroïdes**, **diurétiques**, **laxatifs** stimulants (risque d'hypokaliémie), **metformine** (risque d'acidose lactique), **antidépresseurs tricycliques** et **antipsychotiques** (risque d'hypotension orthostatique).
Phénytoïne : diminution de l'activité du **diurétique** (50 %).
Antiacides (diminution de l'absorption du **furosémide**) : respecter un intervalle de 2 h entre les prises.

DIURÉTIQUES THIAZIDIQUES

■ Hydrochlorothiazide

ESIDREX					
HTA : 1/2 à 1 cp./j	30 cp. séc. 25 mg 90 cp. séc. 25 mg	2,78 7,22	II II	65 % 65 %	0,09 0,08

■ Indapamide

FLUDEX					
HTA : 1 cp. le matin Poso. max. : 2,5 mg/j	30 cp. LP 1,5 mg 90 cp. LP 1,5 mg 100 cp. LP 1,5 mg 30 cp. 2,5 mg 100 cp. 2,5 mg	6,09 17,02 HOP 12,28 HOP	II II II II II	65 % 65 % 65 % 	0,20 0,19 0,41

Propriétés

Sulfamides diurétiques inhibant la réabsorption tubulaire de NaCl au niveau du segment cortical de dilution. Par ailleurs, augmentent l'excrétion urinaire de potassium et de magnésium ; réduisent la calciurie ; réduisent la diurèse en cas de diabète insipide néphrogénique.

Résorption digestive (50 à 80 %) ; délai d'action de 2 h, persistant 12 à 72 h selon les produits. Élimination urinaire sous forme inchangée. Passage transplacentaire et dans le lait maternel.

Indications

Hypertension artérielle.
Syndromes œdémateux d'origine rénale, hépatique, cardiaque.
Hypercalciuries idiopathiques.
Diabète insipide néphrogénique singulier.

Contre-indications

Hypersensibilité aux **sulfamides**.
Encéphalopathie hépatique.
Grossesse : contre-indiqué.
Allaitement : déconseillé.

Précautions d'emploi

Inefficaces en cas d'insuffisance rénale chronique avancée (Cl créatinine < 50 mL/min).

Surveillance biologique régulière (kaliémie, natrémie, créatininémie) en début de traitement.

Prudence particulière en cas de cirrhose (risque d'encéphalopathie hépatique), ou de coprescription de **digitaliques**, produits hypokaliémiants ou antiarythmiques (en particulier chez les sujets cirrhotiques, insuffisants cardiaques ou dénutris : risque de troubles du rythme sévères et de torsades de pointes).

Risque de déséquilibre diabétique faible lorsque les posologies habituelles sont employées.

Interrompre 24 h avant un examen iodé.

Effets indésirables

Hyponatrémie + déshydratation extracellulaire.

Hypokaliémie : risque faible (< 5 %) avec les doses actuellement préconisées dans le traitement de l'HTA.

Risque d'encéphalopathie hépatique chez le cirrhotique.

Élévation (inconstante et modérée) de la glycémie, des lipides plasmatiques et de l'uricémie (± crises de goutte) ne devant pas faire interrompre le traitement.

Hypercalcémie : rare, doit faire rechercher une hyperparathyroïdie associée.

Nausées, constipation, céphalées, paresthésies, flou visuel.

Rarement : allergie cutanée, photosensibilisation, leucopénie, thrombopénie, agranulocytose, anémie hémolytique, aplasie médullaire, insuffisance rénale immunoallergique, pancréatite aiguë.

Interactions médicamenteuses

Associations déconseillées : **lithium** (risque de surdosage) ; médicaments entraînant des torsades de pointes.

Associations à manier avec prudence : **AINS, IEC, ARA II, produits de contraste iodés** (risque d'insuffisance rénale aiguë) ; **corticostéroïdes, diurétiques, laxatifs** stimulants (risque d'hypokaliémie), **metformine** (risque d'acidose lactique), **antidépresseurs tricycliques** et **antipsychotiques** (risque d'hypotension orthostatique), **calcium** (risque d'hypercalcémie).

DIURÉTIQUES ANTIALDOSTÉRONE

Spironolactone

ALDACTONE					
Per os : 1 à 3 mg/kg/j en 2 prises	30 cp. séc. 25 mg	6,59	II	65 %	0,22
	90 cp. séc. 25 mg	18,53	II	65 %	0,21
	100 cp. séc. 25 mg	HOP	II		
	30 cp. séc. 50 mg	8,68	II	65 %	0,29
	90 cp. séc. 50 mg	14,15	II	65 %	0,16
	100 cp. séc. 50 mg	HOP	II		
	30 cp. séc. 75 mg	12,51	II	65 %	0,42
	90 cp. séc. 75 mg	19,01	II	65 %	0,21
	100 cp. séc. 75 mg	HOP	II		
SPIROCTAN					
Idem *ALDACTONE*	30 gél. 50 mg	5,12	II	65 %	0,17
	30 gél. 75 mg	6,76	II	65 %	0,23

Canrénoate de potassium

SOLUDACTONE					
IVL ou perf. : 200 à 800 mg/j	5 inj. 100 mg	HOP	I		
	5 inj. 200 mg	HOP	I		

Éplérénone

INSPRA					
Réservé au traitement de l'insuffisance cardiaque post-infarctus et de l'hypertension artérielle 50 mg/j en 1 prise Posologie à atteindre progressivement en 4 sem. en fonction de la kaliémie Débuter p. ex. à 25 mg 1 j/2	30 cp. 25 mg	74,35	I	65 %	2,48
	90 cp. 25 mg	210,36	I	65 %	2,34
	30 cp. 50 mg	74,35	I	65 %	2,48
	90 cp. 50 mg	210,36	I	65 %	2,34

Propriétés

Diurétiques épargneurs de potassium agissant par antagonisme compétitif des récepteurs tubulaires de l'aldostérone. Action antiminéralocorticoïde maximale après 48 à 72 h de traitement, et effets natriurétique et antihypertenseur modérés mais prolongés (24 à 48 h). Résorption digestive lente, suivie d'une biotransformation en de nombreux métabolites, puis d'une élimination prolongée mixte (urinaire et fécale). Propriétés antiandrogéniques. Faibles inducteurs enzymatiques.

Indications

Traitement de l'hyperaldostéronisme primaire par hyperplasie bilatérale des surrénales.

Hypertension artérielle essentielle.

Hypokaliémies modérées liées à un traitement diurétique (de l'anse, thiazidique).

œdèmes avec hyperaldostéronisme secondaire : syndrome néphrotique, cirrhose décompensée, rétention hydrosodée de l'insuffisance cardiaque, œdèmes cycliques idiopathiques.

Traitement adjuvant au cours de la myasthénie.

L'**éplérénone** est réservée au traitement de l'insuffisance cardiaque post-infarctus et de l'hypertension artérielle.

Contre-indications

Insuffisance rénale sévère ou aiguë. Hyperkaliémie. Association au **potassium** ou à

NÉPHROLOGIE

d'autres produits hyperkaliémiants (sauf hypokaliémie).
Insuffisance hépatique terminale. Hypersensibilité connue à la **spironolactone**.
Troubles graves de la conduction auriculo-ventriculaire (pour la forme).
Grossesse : contre-indiqué.
Allaitement : déconseillé (passage dans le lait maternel, réduction de la lactation).

Précautions d'emploi

Surveillance régulière de la kaliémie (notamment en début de traitement) et des fonctions rénales et hépatiques (notamment chez les diabétiques, sujets âgés ou traités par un **diurétique** puissant).
Éviter chez les cirrhotiques avec natrémie < 130 mmol/L et chez les sujets susceptibles de présenter une acidose.

Effets indésirables

Hyperkaliémie (principalement en cas de surdosage, d'insuffisance rénale ou de diabète déséquilibré). Risque de déshydratation faible. Effets endocriniens chez l'homme (gynécomastie dose-dépendante le plus souvent réversible, impuissance), et chez la femme (troubles des règles). Nausées, vomissements, diarrhée. Réactions cutanées allergiques. Somnolence, céphalées.

Interactions médicamenteuses

Associations contre-indiquées du fait du risque d'hyperkaliémie (sauf en cas d'hypokaliémie chronique, si un contrôle hebdomadaire de la kaliémie dans le premier mois est possible) : **potassium, diurétiques hyperkaliémiants** (**amiloride, triamtérène**), **IEC** et **ARA II**.
Association déconseillée : **lithium**.
Associations à utiliser avec précautions : **AINS, produits de contraste iodés, biguanides, diurétiques hypokaliémiants, antidépresseurs tricycliques, antipsychotiques.**

DIURÉTIQUES HYPERKALIÉMIANTS

Amiloride et triamtérène

- **Amiloride**

MODAMIDE					
1 à 6 cp./j en 1 à 2 prises	30 cp. 5 mg	3,07	II	65 %	0,10

- **Triamtérène + diurétique thiazidique**

ISOBAR					
HTA : 1/2 à 1 cp./j	30 cp. séc. 150 mg triamtérène + 5 mg méthylclothiazide	6,29	II	65 %	0,21
PRESTOLE					
HTA : 1 à 2 gél./j	30 gél. 50 mg triamtérène + 25 mg hydrochlorothiazide	6,06	II	65 %	0,20

Associations de diurétiques

- **Furosémide + amiloride**

LOGIRÈNE					
HTA, syndromes œdémateux : 1 à 6 cp./j	30 cp. séc. spironolactone 50 mg + furosémide 20 mg	6,49	I	65 %	0,22

■ **Hydrochlorothiazide + amiloride**

MODURETIC					
HTA, syndromes œdémateux : 1/2 à 1 cp./j	30 cp. séc. amiloride 5 mg + hydrochlorothiazide 50 mg	3,98	I	65 %	0,13

■ **Altizide + spironolactone**

ALDACTAZINE					
HTA, syndromes œdémateux : 1 à 2 cp./j	30 cp. séc. altizide 15 mg + spironolactone 25 mg	5,89	II	65 %	0,20
	90 cp. séc. altizide 15 mg + spironolactone 25 mg	16,45	II	65 %	0,18
	100 cp. séc. altizide 15 mg + spironolactone 25 mg	HOP	II		
SPIROCTAZINE					
Idem ALDACTAZINE	30 cp. séc.	5,57	II	65 %	0,19

Propriétés

Diurétiques épargneurs de potassium, à effets antihypertenseur et natriurétique modérés. Leur activité est comparable à celle de la **spironolactone** mais leur action se situe au niveau du tube distal des tubules rénaux (canal sodium épithélial) et est indépendante de l'aldostérone. Après administration orale, l'action apparaît en 3 à 6 h et persiste 12 à 24 h, passage transplacentaire et dans le lait maternel.

Indications

Complément des **diurétiques hypokaliémiants**. Hypertension artérielle secondaire à un syndrome de Liddle (mutations activatrices du canal sodium épithélial).

Hypertension artérielle par hyperaldostéronisme primaire (en particulier hyperplasie bilatérale des surrénales chez l'homme).

Ascite et œdèmes des cirrhotiques.

Insuffisance cardiaque congestive.

Contre-indications

Hyperkaliémie, association au **potassium**.

Insuffisance rénale, insuffisance hépatocellulaire avancée.

Hypersensibilité connue aux différents produits.

Triamtérène : carence en folates.

Grossesse : contre-indiqué.

Allaitement : éviter (passage dans le lait maternel, réduction de la lactation).

Éviter chez l'enfant.

Précautions d'emploi

Éviter chez les cirrhotiques avec natrémie ≤125 mmol/L et chez les sujets susceptibles de présenter une acidose.

Surveillance régulière de la kaliémie, des fonctions rénale et hépatique (notamment chez les diabétiques, les sujets âgés ou traités par un **diurétique** puissant), et de la NFS en cas d'utilisation prolongée du **triamtérène**.

Effets indésirables

Hyperkaliémie (principalement en cas de surdosage, d'insuffisance rénale ou de diabète déséquilibré).

Risque de déshydratation faible (sauf surdosage).

Encéphalopathie chez les cirrhotiques.

Troubles digestifs (anorexie, nausées, vomissements, douleurs abdominales, diarrhée ou constipation), réactions cutanées allergiques.

Triamtérène : possibilité d'anémie mégaloblastique par carence en folates et de lithiase urinaire médicamenteuse.

Interactions médicamenteuses

Associations contre-indiquées du fait du risque d'hyperkaliémie (sauf en cas d'hypokaliémie chronique, si un contrôle hebdomadaire de la kaliémie dans le premier mois est possible) : **potassium, diurétiques hyperkaliémiants** (antialdostérone) et **IEC.**
Association déconseillée : **lithium.**
Associations à utiliser avec précautions : **AINS, produits de contraste iodés, biguanides, diurétiques hypokaliémiants, antidépresseurs tricycliques, antipsychotiques.**

ASSOCIATIONS DE DIURÉTIQUES

Les associations de diurétiques (**diurétique de l'anse** ou **thiazidique + diurétique épargneur de potassium**) offrent deux avantages : (1) une action complémentaire (sur 2 sites tubulaires différents) qui rend l'action salidiurétique plus efficace ; (2) des effets opposés sur la kaliémie, qui ne dispensent toutefois pas d'une surveillance prolongée (au long cours, quelques hypokaliémies ont pu être observées).

INSUFFISANCE RÉNALE

INSUFFISANCE RÉNALE AIGUË

FICHE MALADIE

DÉFINITION

L'insuffisance rénale aiguë (IRA) est définie par une diminution brutale du débit de filtration glomérulaire.

Devant un patient chez lequel on découvre une fonction rénale altérée, il n'est pas toujours simple de différencier IRA et IRC (*cf.* tableau, p. 978).

Devant un patient présentant une IRA, il faut :

- rechercher des éléments de gravité justifiant une prise en charge en urgence :
  – hyperkaliémie menaçante ;
  – œdème du poumon ;
  – HTA sévère ;
  – acidose métabolique sévère ;
- préciser les caractéristiques de la diurèse : prise en charge plus complexe en cas d'anurie ;
- éliminer un obstacle (IRA « post-rénale ») : prise en charge urologique.

Arguments en faveur du caractère aigu ou chronique de l'insuffisance rénale

AIGUË	CHRONIQUE
Créatininémie antérieure récente normale Reins de taille normale (échographie)	Reins de petite taille (échographie) ; sauf polykystose, amylose et diabète Hypocalcémie Anémie

CAUSES ET MÉCANISMES

L'étiologie des IRA se divise en trois catégories :

- les IRA « pré-rénales » (ou fonctionnelles) ;
- les IRA « parenchymateuses » ;
- les IRA « post-rénales ».

IRA « PRÉ-RÉNALES »

Physiopathologie

La baisse de la perfusion rénale dépasse les capacités d'adaptation. Elle s'accompagne d'une hyperconcentration urinaire avec augmentation de la réabsorption de sodium et d'eau, ainsi que d'urée. Il en résulte une dissociation entre les élévations d'urée (+++) et de créatinine sériques (+). Si la situation perdure, l'insuffisance rénale aiguë « fonctionnelle » peut devenir « parenchymateuse » par l'apparition de lésions ischémiques de nécrose tubulaire aiguë.

Étiologie

- Déshydratation extracellulaire sévère.
- Choc.
- Insuffisance cardiaque droite (tamponnade) ou globale.
- Syndrome hépato-rénal.
- Médicaments : IEC et/ou AINS en cas de sténose bilatérale des artères rénales ou de déshydratation.

IRA « PARENCHYMATEUSES »

Les mécanismes et les causes des IRA parenchymateuses sont très divers. Schématiquement, il faut retenir que 90 % d'entre elles résultent d'une nécrose tubulaire aiguë.

Nécrose tubulaire aiguë

Elle est la conséquence de :

- choc ;
- myoglobinurie ;
- hémoglobinurie ;
- injection de produit de contraste iodé (chez un patient diabétique) ;
- aminosides.

Le diagnostic est en général évident. La réparation des lésions épithéliales demande 3 semaines en moyenne.

Autres étiologies d'IRA parenchymateuses

Le diagnostic étiologique est souvent difficile, nécessitant une biopsie rénale. Les principales causes et mécanismes physiopathologiques sont les suivants :

- Obstructions tubulaires :
  - myélome ;
  - cristaux médicamenteux ;
  - syndrome de lyse tumorale.
- Néphropathies interstitielles aiguës :
  - immunoallergique ;
  - sarcoïdose ;
  - infectieuse.
- Néphropathies vasculaires aiguës :
  - embolie de cristaux de cholestérol ;
  - HTA maligne ;
  - syndrome hémolytique et urémique.
- Glomérulonéphrites aiguës :
  - glomérulonéphrites aiguës rapidement progressives (Wegener, polyangéite microscopique, syndrome de Goodpasture, idiopathique) ;
  - lupus ;
  - glomérulonéphrite aiguë post-infectieuse ;
  - cryoglobuline.

IRA « POST-RÉNALES »

Physiopathologie

Un obstacle sur les voies excrétrices urinaires conduit à une augmentation de la pression d'amont s'opposant à la filtration rénale. L'IRA « post-rénale » suppose un obstacle bilatéral ou unilatéral chez un patient ayant un rein unique.

Étiologie

- Tumeur prostatique.
- Tumeur pelvienne.
- Tumeur rétropéritonéale.
- Lithiases urinaires.

À PART : LES IRA PAR OBSTRUCTION VASCULAIRE

L'atteinte vasculaire peut consister en :

- une obstruction artérielle (le plus souvent sur rein unique), résultant d'une thrombose sur sténose, d'une dissection de l'artère rénale ou d'une embolie d'origine cardiaque. Le diagnostic est assuré par l'échographie-Doppler et la revascularisation peut être proposée par voie endovasculaire ou chirurgicale ;
- une thrombose bilatérale des veines rénales : elle peut compliquer les syndromes néphrotiques profonds (en particulier si l'étiologie est une glomérulonéphrite extra-

membraneuse). Le diagnostic repose sur l'échographie-Doppler ou l'IRM. Le traitement consiste en une revascularisation endovasculaire suivie d'une anticoagulation efficace prolongée (héparine puis relais par antivitamine K).

TRAITEMENT

TRAITEMENT SYMPTOMATIQUE (COMMUN À TOUTES LES IRA)

Régime

- 35 kCal/kg/j avec restriction protidique (0,8 g/kg/j).
- Supplémentation en vitamine B1 et B6.
- Contrôler les apports en K^+.
- Apports hydriques : diurèse + 500 mL/j.

Prévention des ulcères gastriques de « stress »

Par inhibiteur de la pompe à proton.

Épuration extra-rénale

Elle est menée par hémodialyse sur cathéter veineux central. Le rythme des séances est fonction de l'état d'hydratation, de l'existence d'une diurèse résiduelle et d'éventuels troubles électrolytiques. Les indications sont résumées dans le tableau suivant.

TRAITEMENT ÉTIOLOGIQUE

IRA « pré-rénale »

L'objectif primordial est de rétablir une volémie normale : expansion volémique rapide par des solutés cristalloïdes (sérum salé isotonique), colloïdes (macromolécules) ou des dérivés du sang (en cas de choc hémorragique).

Interrompre les traitements antihypertenseurs (en particulier les IEC) et les AINS.

IRA « post-rénale »

Le traitement est réalisé en milieu urologique.

Indications d'épuration extra-rénale dans l'IRA

Arguments cliniques	Surcharge hydrosodée (œdème pulmonaire ou péricardite compressive) ; ++ si anurie Encéphalopathie Hémorragie digestive IRA en rapport avec un néphrotoxique dialysable
Arguments biologiques	Hyperkaliémie menaçante Urée > 35 mmol/L Acidose métabolique sévère (bicarbonates < 8 mmol/L)

La priorité est de lever rapidement l'obstacle. En fonction du siège (déterminé par l'échographie) :

- Obstacle sous-vésical :
  - sondage (contre-indiqué en cas de prostatite) ;
  - pose d'un cathéter sus-pubien sous anesthésie locale après contrôle de l'hémostase.
- Obstacle du haut appareil :
  - montée de sonde(s) endo-uréthérale(s) (« JJ ») sous anesthésie générale et antibioprophylaxie ;
  - néphrostomie percutanée sous guidage écho-graphique.

On doit prévenir la « levée d'obstacle » : surveillance horaire de la diurèse et compensation des pertes par un apport de sérum salé isotonique IV.

IRA « parenchymateuse »

Devant une nécrose tubulaire aiguë, en cas d'anurie initiale, il est intéressant de tenter de relancer la diurèse (après normalisation de la volémie et élimination d'un obstacle par une échographie) grâce à l'emploi de diurétique de l'anse à fortes doses. En cas de succès, les risques de surcharge hydrosodée diminuent de même que les besoins en séances d'hémodialyse.

PRONOSTIC

En milieu hospitalier, la prévalence de l'insuffisance rénale aiguë est estimée à 5 % mais on évalue à un tiers seulement la proportion des patients en IRA hospitalisés. Deux tiers des patients ont plus de 70 ans.

La mortalité globale est de 45 % et indépendante de l'âge. Elle dépend bien sûr de l'étiologie.

FICHE INFIRMIÈRE

EXAMENS

Les examens vont permettre d'étudier la fonction rénale :

• Sur prescription médicale, l'IDE réalisera un ionogramme sanguin.

• Le patient sera pesé tous les jours.

• La diurèse sera notée avec précision.

• L'ECG sera réalisé à la recherche d'une complication cardiaque (conséquence de l'hyperkaliémie).

• La pression artérielle est surveillée plusieurs fois par jour.

• La restriction hydrique est menée selon la prescription médicale.

• Un régime pauvre en potassium est instauré (interdiction de manger du chocolat, des fruits secs, des bananes).

SURVEILLANCE DU TRAITEMENT

EFFICACITÉ DU TRAITEMENT

• La perte de poids par la disparition des œdèmes montre l'efficacité du traitement.

• Le malade est moins essoufflé à l'effort.

• Les chiffres tensionnels se normalisent.

• La créatine baisse progressivement.

ÉDUCATION ET CONSEILS

Plusieurs cas d'insuffisance rénale pourraient être évités :

• Une hydratation importante est recommandée pour un sujet exposé à un produit de contraste iodé ou à des médicaments toxiques.

• Il faut éviter les associations médicamenteuses qui peuvent être toxiques pour le rein : par exemple, l'association de diurétiques, d'inhibiteurs de l'enzyme de conversion (IEC) et d'anti-inflammatoires non stéroïdiens.

INSUFFISANCE RÉNALE CHRONIQUE

FICHE MALADIE

DÉFINITIONS

Le rein assure de multiples fonctions dans l'organisme :

• Il épure le plasma des déchets résultant du métabolisme azoté. Cette fonction est estimée en pratique clinique par le calcul de la clairance de la créatinine grâce à la formule de Gault-Cockroft ou à la formule MDRD (*cf.* Fiche technique, p. 987).

• Il maintient l'équilibre hydroélectrolytique et le pH du milieu intérieur.

• Il assure des fonctions endocrines essentielles pour :

– le métabolisme phosphocalcique (hydroxylation de la vitamine D3) ;

– le contrôle de la fabrication des globules rouges par la moelle osseuse (synthèse d'érythropoïétine).

L'insuffisance rénale chronique (IRC) est définie comme une réduction permanente du débit de filtration glomérulaire. Selon son importance, on distingue l'insuffisance rénale :

- débutante : clairance de la créatinine < 100 mL/min ;
- modérée : clairance de la créatinine < 60 mL/ min ;
- sévère : clairance de la créatinine < 30 mL/ min ;
- préterminale : clairance de la créatinine < 15 mL/min ;
- terminale : clairance de la créatinine < 10 mL/ min.

CAUSES ET MÉCANISMES

ÉTIOLOGIE

Toutes les pathologies, primitives ou secondaires, ayant un retentissement sur l'une des parties du néphron (tubules, interstitium, glomérules ou vaisseaux) peuvent conduire au développement d'une IRC. Les principales causes d'IRC en France sont :

- Diabète : 21 %.
- Néphropathies vasculaires : 23 %.
- Glomérulonéphrites : 20 %.
- Polykystose : 8 %.
- Uropathies malformatives et néphropathies interstitielles chroniques : 14 %.
- Inconnues : 14 %.

PROGRESSION

Il est fondamental de bien comprendre qu'une fois l'IRC débutante constituée, elle va progresser inexorablement, parfois même si la pathologie causale est traitée. En effet, la perte d'une partie des néphrons entraîne la mise en place de mécanismes de compensation par le rein qui tente de maintenir son niveau de fonction en augmentant la charge de travail des néphrons restant. Cette adaptation s'avère délétère sur le long terme et conduit à un processus d'auto-aggravation.

ACUTISATION

L'aggravation brutale d'une IRC doit faire rechercher une cause d'altération dont le traitement précoce peut faire espérer un retour rapide à la fonction rénale antérieure. Cette démarche est systématique lorsqu'on découvre une fonction rénale altérée chez un patient dont on ne connaît pas de valeur antérieure de clairance de la créatinine.

Les principales causes d'acutisation sont résumées dans le tableau suivant.

TRAITEMENT

DE L'IRC DÉBUTANTE À L'IRC PRÉTERMINALE

Le traitement de l'IRC est avant tout préventif, avec un triple objectif :

Aggravation d'une IRC

FACTEURS DAGGRAVATION IATROGÈNES	FACTEURS DAGGRAVATION NON IATROGÈNES
Médicaments (aminosides, AINS, IEC) Hypovolémie : diurétique, régime sans sel Produits de contraste iodés (urographie intraveineuse, artériographie, scanner, cholangiographie) Intervention chirurgicale (hypotension, déshydratation, médicaments)	Infection Obstruction Hypovolémie : diurèse osmotique, troubles digestifs (nausées vomissements) Perturbations ioniques : hypercalcémie, hypokaliémie, déficit ou excès en eau, hypoprotidémie HTA Insuffisance cardiaque Hypercatabolisme protidique : infection, hémorragie digestive, traumatisme

- faire parvenir les patients le plus tardivement possible au stade d'insuffisance rénale terminale, c'est-à-dire ralentir la progression de l'insuffisance rénale en contrôlant les facteurs responsables du déclin de la fonction rénale ;
- minimiser les conséquences du déclin de la fonction rénale ;

• préparer le patient au traitement de suppléance.

Ralentir la progression de l'insuffisance rénale chronique

Corriger (si possible) la cause de l'IRC

Arrêt d'une intoxication, correction d'une uropathie obstructive, traitement d'une maladie de système.

Régime

Restriction protidique (0,8 mg/kg/j de protéine), augmentation de la ration glucidique et recours aux graisses polyinsaturées.

Surveillance étroite de l'état nutritionnel (éviter impérativement la dénutrition).

Contrôle tensionnel

L'objectif tensionnel est de 120/75 mmHg.

Réduire le débit de protéinurie

On privilégiera les médicaments de la classe des IEC et des inhibiteurs des récepteurs de l'angiotensine II (ARA II) qui cumulent les effets anti-HTA et anti-protéinurique, ce qui potentialise leur effet néphroprotecteur.

Règles d'utilisation des IEC et ARA II dans l'IRC :

• Éliminer l'existence d'une sténose bilatérale des artères rénales.

• Éviction formelle des AINS.

• S'assurer que le patient est correctement hydraté et interrompre un traitement diurétique à l'introduction des IEC ou ARA II.

• Dose initiale faible.

• Surveillance de la fonction rénale et de la kaliémie.

Attention ! L'utilisation de ces produits chez l'insuffisant rénal peut conduire à une aggravation de l'IRC.

Minimiser les conséquences du déclin de la fonction rénale

Éviter les troubles hydroélectrolytiques

La plupart des IRC avancées s'accompagnent d'une polyurie. En laissant les apports hydriques libres, le patient pourra compenser ses pertes hydriques. Attention, cependant, en phase terminale les reins deviennent incapables d'excréter l'eau et une restriction hydrique est nécessaire pour prévenir une surcharge.

Le bilan sodé reste longtemps normal et une restriction en sel abusive peut conduire à ce stade à une hypovolémie aggravant la fonction rénale. Une prescription de 6 à 10 g de NaCl/j est de règle chez la majorité des patients en IRC modérée. Lorsque l'IRC devient préterminale, il faut réduire les apports (2 à 3 g NaCl/j) pour prévenir une surcharge hydrosodée.

Lorsque la fonction rénale devient < 15 mL/min, il faut prévenir le développement des hyperkaliémies en réduisant les apports alimentaires de K^+ en introduisant des résines échangeuses d'ions (*cf.* Dyskaliémies, p. 965).

Lorsque le taux plasmatique de bicarbonates devient < 20 mmol/L, une correction de l'acidose métabolique par l'apport *per os* de 2 à 4 g/j de **bicarbonate de sodium** est souhaitable (Vichy ou gélules).

Traitement de l'anémie

Au cours de l'IRC, une anémie normocytaire normochrome non régénérative apparaît. En plus de diminuer leur qualité de vie, elle est un facteur augmentant considérablement la mortalité cardiovasculaire des patients en IRC. L'objectif est de maintenir l'hémoglobinémie au-dessus de 10 g/dL (12 g/dL si le patient est diabétique ou insuffisant coronarien). Il faut :

• éliminer une cause associée et la traiter le cas échéant ;

• si la ferritinémie est < 150 µmol/L ou le coefficient de saturation < 20 %, supplémenter par du **fer** ferreux *per os* ;

• si, après 6 semaines, le malade reste sous la valeur cible d'hémoglobinémie malgré les mesures précédentes, introduire un traitement par érythropoïétine humaine recombinante ou stimulant de l'érythropoïèse (**darbepoïetine**) par voie SC en 1 à 3 injections/semaine.

Prévention de l'ostéodystrophie rénale

Des modifications complexes du métabolisme phosphocalcique surviennent précocement au cours de l'IRC. Elles sont responsables d'une fragilisation osseuse pouvant se compliquer de douleurs et/ou de fractures.

Dès que la clairance de la créatinine est < 50 mL/min, une surveillance de la calcémie, de la phosphorémie et de la PTH (parathormone) est souhaitable. Les objectifs sont : une calcémie normale, une phosphorémie < 1,5 mmol/L et une PTH inférieure à 3 fois la normale.

Les traitements disponibles sont :

- le **carbonate de calcium** *per os* : il normalise la calcémie en augmentant les apports et diminue la phosphorémie par chélation des phosphates alimentaires dans le tube digestif ;
- le **sevelamer** *per os* : il s'agit d'un chélateur digestif du phosphore non aluminique ;
- les dérivés de la **vitamine D** β-hydroxylés, qui permettent de faire baisser une PTH trop élevée et/ou d'augmenter une calcémie qui reste basse malgré la prise de **carbonate de calcium**. La **vitamine D** augmente l'absorption intestinale du calcium mais aussi des phosphates. Elle améliore aussi la minéralisation osseuse.

Crise de goutte secondaire

L'hyperuricémie qui accompagne l'IRC évoluée peut se compliquer de crises de goutte secondaires. Leur traitement repose sur la **colchicine** à dose adaptée. Après deux accès, il est légitime de proposer un traitement préventif hypo-uricémiant par **allopurinol** (penser à réduire la posologie chez le patient IRC).

Préparer le patient au traitement de suppléance

Une consultation spécialisée chez un néphrologue le plus tôt possible organisera le suivi et fournira au patient les informations nécessaires sur sa pathologie et les traitements. L'information de prédialyse précoce permet de débuter la dialyse chez un malade bien préparé médicalement et psychologiquement, en dehors du contexte d'urgence. Ceci permet d'une part l'amélioration du bien-être et de la qualité de vie du patient dialysé et, d'autre part, un gain d'ordre économique par le développement des différentes techniques de dialyse, d'une meilleure réhabilitation professionnelle et d'un taux moindre d'hospitalisation en début de traitement.

Les vaccinations, en particulier contre l'hépatite B, doivent être pratiquées précocement en raison d'une meilleure réponse vaccinale.

Le capital veineux doit être préservé au maximum en vue de la dialyse. En pratique : ne jamais faire de ponction veineuse sur le bras « faible » du patient (le bras gauche s'il est droitier et vice versa).

TRAITEMENT DE L'IRC TERMINALE

Quand débuter ?

C'est l'état clinique, et non les valeurs de clairance de la créatinine, qui dicte le moment du début du traitement de suppléance. Les indications à débuter le traitement de suppléance de l'IRC sont :

- Asthénie marquée.
- Encéphalopathie.
- Dénutrition.
- Vomissements.
- Surcharge hydrosodée réfractaire.
- HTA réfractaire.
- Hyperkaliémie ou acidose incontrôlables.
- Neuropathie urémique.
- Péricardite urémique.

En général, ces signes apparaissent pour des clairances de la créatinine < 5-10 mL/min.

Traitements

Deux traitements sont possibles.

Épuration extra-rénale, ou dialyse

Elle est réalisée par hémodialyse (sur une fistule artérioveineuse ou un cathéter central tunnélisé ou pas) ou par dialyse péritonéale (par un cathéter de dialyse péritonéale). Le choix de la technique dépend de l'âge du patient, de son désir d'autonomie, de ses conditions de vie et des comorbidités associées.

Transplantation rénale

C'est la technique qui donne les meilleurs résultats en termes de qualité de vie et de survie, mais elle ne peut être proposée qu'à 25 % des patients en IRCT (limites liées à l'âge, aux comorbidités, à la présence d'anticorps préformés, greffons en quantité limitée) : donneur cadavérique ou donneur vivant ; souvent après une phase de dialyse pour préparer la transplantation.

Dans tous les cas, le patient doit participer activement à la décision et au moment de son institution. Il doit être conscient des contraintes et des nouvelles pathologies induites par ces traitements.

PRONOSTIC

La survie des patients atteints d'IRC terminale peut être prolongée par le recours aux thérapeutiques de suppléance exposées ci-dessus. Cependant, aucune de ces formes de traitement n'est totalement satisfaisante. La demi-vie des patients hémodialysés est évaluée à 5 ans seulement. Le sort des transplantés s'est considérablement amélioré au cours des dernières années avec l'introduction de nouveaux traitements immunosuppresseurs, notamment la **ciclosporine**. La survie de greffons fonctionnels à 1 an est d'environ 90 % pour les donneurs vivants apparentés et 80 % pour les transplantations à partir de rein de cadavre. Toutefois, la demi-vie des greffons reste stable (12 ans) en raison du manque de traitements disponibles contre le rejet chronique.

La réhabilitation des patients atteints d'IRC terminale reste globalement décevante, alors que le prix des traitements augmente considérablement.

En raison du coût humain et social de l'insuffisance rénale terminale, ainsi que des effroyables morbidité et mortalité associées, tous les efforts devraient être faits pour préserver au mieux la fonction rénale et ralentir la progression chez les patients atteints d'une maladie rénale, en particulier dans les populations à risque : diabétiques, hypertendus.

FICHE INFIRMIÈRE

EXAMENS

BILAN BIOLOGIQUE

Ionogramme sanguin

L'ionogramme sanguin permet de calculer la clairance de la créatine (*Cf.* Fiche technique, p. 987) et d'apprécier le retentissement de l'insuffisance rénale sur :

- le métabolisme phosphocalcique ;
- l'équilibre acido-basique ;
- l'état nutritionnel.

Numération-formule sanguine

À la recherche d'une anémie normochrome normocytaire arégénérative.

EXAMENS COMPLÉMENTAIRES

Échographie rénale

L'échographie permet de visualiser tout l'appareil urinaire et renseigne sur la taille des reins, l'aspect du parenchyme, la dilatation des cavités pyélocalicielles, l'existence de kystes. Cet examen est non douloureux, rapide et ne nécessite pas que le patient soit à jeun.

Ponction-biopsie rénale

Par le prélèvement d'un fragment du parenchyme rénal qui sera analysé sous microscope, elle permet d'établir le diagnostic étiologique de l'insuffisance rénale, lorsqu'il n'est pas trop tardif (*cf.* Syndrome néphrotique, p. 996).

SURVEILLANCE DU TRAITEMENT

SOINS – TRAITEMENT

- Mettre en place les thérapeutiques prescrites afin de faire parvenir le patient le plus tard possible vers l'IRC terminale et sans hypertension ni dégradation vasculaire, ni anémie profonde, ni atteinte ostéoarticulaire.
- S'assurer de la prise des médicaments en tenant compte de leur spécificité, des heures de prise, de leurs réactions. Penser que les posologies prescrites sont souvent plus faibles chez ces patients.
- Expliquer au patient les règles hygiénodiététiques et l'importance de leur respect.
- Préparer le patient au traitement de suppléance : le patient doit participer activement au choix de la technique de suppléance (hémo-

dialyse, dialyse péritonéale ou transplantation) et au moment de son institution.

EFFICACITÉ DU TRAITEMENT

L'infirmière doit :

• effectuer les prélèvements sanguins permettant d'évaluer l'avancée de l'IRC ;

• fournir les éléments nécessaires à l'adaptation des apports hydroélectrolytiques ;

• s'assurer que l'alimentation du patient est adaptée à son état ;

• être en mesure de préciser ce qu'il a réellement absorbé (mise en place de feuilles de suivi d'ingesta) ;

• peser le patient quotidiennement afin d'évaluer la rétention hydrosodée et prendre ses constantes à la recherche d'une efficacité des IEC.

> L'infirmière doit veiller à préserver le capital veineux du patient, du bras non dominant de préférence selon la qualité des vaisseaux, en vue de la création d'une fistule artérioveineuse (*cf.* Fiche technique, p. 988).

ÉDUCATION ET CONSEILS

CONSEILS DIÉTÉTIQUES

Diététique de l'IRC

Les écueils à éviter sont :

• une alimentation trop riche en protéines ;

• un apport en sel élevé.

Les conseils sont les suivants :

• Les protéines sont présentes dans les viandes (rouge ou blanche), la volaille, la charcuterie, le poisson, le fromage, les œufs et les légumes secs. Une façon simple d'expliquer au patient la restriction en protéines est de lui demander de consommer à un repas par jour des protéines. Une part de viande ou de poisson de 100 g sera consommée lors du principal repas de la journée. Le deuxième repas doit être à base de légumes, féculents et fruits, auxquels une part de fromage est ajoutée.

• Lorsque les malades insuffisants rénaux ont un apport en sel limité entre 0 et 4 g/j, les conseils à donner sont :

– Cuisiner les aliments sans sel, le patient ajoutant la quantité de sel à laquelle il a le droit sur l'assiette.

– Éviter tous les aliments riches en sel. Les aliments riches en sel sont ceux qui sont préparés par l'homme : pain, biscuits, pâtisserie, viennoiseries, fromages, aliments en conserve, plats cuisinés frais ou surgelés, potage en sachet, charcuterie, beurre salé, condiments.

– Les sels dits de régime sont souvent riches en potassium et doivent être évités.

• L'apport hydrique doit être libre : il est inutile de forcer ou de restreindre le volume de boisson, sauf en fin d'évolution lorsque le patient n'a plus de diurèse.

Diététique du malade dialysé

Le régime est sensiblement différent de celui du malade insuffisant rénal chronique non dialysé.

Les écueils à éviter sont :

• la dénutrition, en particulier protidique ;

• les prises de poids trop importantes entre 2 séances de dialyse liées à une consommation excessive d'eau et de sel ;

• l'hyperkaliémie.

Les conseils sont les suivants :

• L'apport calorique doit être suffisant, avec une nourriture d'abondance normale et variée. Un régime hypocalorique ne se justifie que chez le sujet obèse.

• La consommation de protéines doit être normale. L'infirmière doit insister sur ce point car le malade a souvent pris l'habitude de se restreindre avant sa mise en dialyse. En cas de dégoût pour la viande (situation fréquente chez le malade dialysé), celle-ci peut être remplacée par du poisson, de la volaille ou des œufs.

• La consommation d'eau est limitée à 500 mL/j de plus que la diurèse. Si la diurèse est de 750 mL/j, le malade peut boire 1 250 mL/j. Chez le malade anurique, le volume autorisé est donc de 500 mL/j.

• La consommation de sel est limitée car celui-ci augmente la soif et donc, secondairement, l'apport hydrique.

• La consommation de fruits et de légumes frais est restreinte en cas d'hyperkaliémie. Cependant, le malade doit éviter les fruits secs et les sels de régime très riches en potassium. En cas d'hyperkaliémie, les fruits frais peuvent être substitués par des fruits cuits (car ils ont perdu une partie de leur potassium). De même, le fait de faire tremper les légumes dans de l'eau après les avoirs épluchés et coupés et le fait de les faire cuire dans une grande quantité d'eau permet de réduire la quantité de potassium (*cf.* Fiche technique, *chapitre* Dyskaliémies, p. 968).

PRÉPARATION DU PATIENT À LA DIALYSE

L'infirmièr(e) doit :

• veiller à préserver le capital veineux du patient avant la création de la fistule artérioveineuse, puis veiller à la préservation de le fistule artérioveineuse après sa création (*cf.* Fiche technique, p. 988) ;

• contrôler que le malade est bien protégé contre le virus de l'hépatite B ;

• vérifier la compliance aux traitements et au régime ;

• préparer psychologiquement le patient. Commencer un traitement par la dialyse est toujours une épreuve pour un malade porteur d'une IRC terminale. Quelle que soit la technique utilisée, la perte d'autonomie est ressentie douloureusement. Pour le malade qui va débuter l'hémodialyse, les craintes portent sur la douleur liée aux ponctions de la fistule, la vue du sang dans la circulation extracorporelle, la longueur des séances, la crainte d'être fatigué par les séances ; tandis que chez le patient qui va débuter la dialyse péritonéale, les craintes portent plus sur la gêne occasionnée par le cathéter péritonéal et les techniques de manipulation des poches.

Sur tous ces points, l'infirmièr(e) doit pouvoir donner des réponses et rassurer le malade. Elle doit aussi lui faire comprendre que le traitement par la dialyse ne réduit pas sa mobilité ou son autonomie. Il doit adopter une organisation différente de son mode de vie mais ne doit pas arrêter ses activités habituelles (travail, sport).

FICHE TECHNIQUE

CLAIRANCE DE LA CRÉATININE

Définition

La clairance d'une substance éliminée par le rein est le volume de plasma épuré totalement de cette substance dans l'unité de temps. Plus une clairance est élevée, plus le pouvoir d'épuration pour cette substance est élevé. La créatinine étant éliminée uniquement par filtration glomérulaire, la mesure de sa clairance permet d'évaluer la vitesse de filtration glomérulaire. C'est donc un instrument utile pour apprécier les fonctions de filtration rénale.

Prélèvement et technique

Cette analyse nécessite le recueil des urines de 24 h et également une prise de sang veineux, de préférence à jeun. La clairance de la créatinine est calculée à partir des résultats des dosages de la créatinémie et de la créatinurie. Mais, souvent, elle n'est estimée qu'à partir de la créatinémie en connaissant l'âge et le poids du patient à partir de la formule de Gault-Cockroft. Ceci permet de s'affranchir du recueil des urines de 24 h, souvent difficile à obtenir de manière complète.

Formule de Gault-Cockroft

Clairance de la créatinine (mL/min) = ((140 – Âge) × Poids (kg)) × K/Créatininémie (µmol/L)

Avec K = 1,24 (homme) ou 1,04 (femme).

Formule MDRD

La formule MDRD est complexe mais plus précise, en particulier chez la personne âgée :

$DFG = 186{,}3 \times \text{créatininémie (mg/dl)}^{-1{,}154} \times \text{âge (années)}^{-0{,}203} \times K$

DFG : débit de filtration glomérulaire

K : 1 si homme ; 0,742 si femme ; 1,212 si peau noire.

FICHE TECHNIQUE

FISTULE ARTÉRIOVEINEUSE

La fistule artérioveineuse est considérée comme la meilleure voie d'abord conventionnelle pour l'hémodialyse. Elle se définit comme l'anastomose latéro-latérale ou latéro-terminale d'une artère et d'une veine de voisinage.

Rappels anatomophysiologiques

L'anatomie des veines du bras est assez variable d'un individu à l'autre, mais il existe, toutefois, quatre veines superficielles utilisables : les veines céphalique, basilique, cubitale et radiale. L'étude préalable, par le chirurgien, des vaisseaux est indispensable à la réalisation d'une fistule artérioveineuse de qualité. Le bilan sera tout d'abord clinique, par palpation des pouls, examens de veines avec et sans garrot, étude de leur vidange. Il peut être amené à réaliser une échographie ou une phlébographie, notamment chez le diabétique.

Il est indispensable de préserver au maximum le capital veineux des insuffisants rénaux, à n'importe quel stade, en s'interdisant toute ponction ou perfusion sur ces veines.

Intervention chirurgicale

Le bloc plexique par voie axillaire ou sous-claviculaire est le plus utilisé, favorisant la vasoplégie. Elle se fait le plus souvent sous anesthésie locale. L'anesthésie générale est réservée à quelques cas particuliers, car elle s'accompagne presque toujours d'une hypotension artérielle gênant la perception clinique.

L'intervention se doit d'être économe en veines et artères, la plupart des fistules finissant par se compliquer et nécessitant une reprise chirurgicale. Les vaisseaux ne devront pas être pincés, et une irrigation au sérum durant tout le temps peropératoire sera nécessaire pour éviter toute dessiccation des tissus et vaisseaux. L'anastomose est donc réalisée soit en latéro-latéral, soit en latéro-terminal. Une fermeture en deux plans, de façon très précise, évitera nécroses et zones de cicatrisation secondaires.

Une injection SC de *XYLOCAÏNE* contenant quelques gouttes de **trinitrine** permet de diminuer le spasme veineux et permet une meilleure dilatation au clampage.

Fistules radiales

Elles sont créées près du poignet dans la gouttière du pouls, par anastomose de l'artère radiale basse et de la veine dorsale du pouce. Si la veine est très proche de l'artère, il sera souvent préféré une anastomose latéro-latérale. L'anastomose peut, également, selon la qualité des vaisseaux, être réalisée en position plus proximale.

Fistules cubitales

Elles sont confectionnées près du poignet, entre l'artère cubitale et la veine cubitale superficielle.

Fistules du pli du coude

Elles artérialisent soit la veine céphalique, soit la basilique. La seconde étant plus profonde, elle nécessitera une superficialisation secondaire (il s'agit de ramener une veine artérialisée, enfouie dans le tissu sous-cutané, au niveau superficiel, de façon à la rendre ponctionnable).

Temps postopératoire

L'infirmière devra surveiller le frémissement par la palpation, ainsi que le souffle et son intensité au stéthoscope, l'absence d'hématome ou de saignement. Le membre sera étendu, voire légèrement surélevé, avec une flexion interdite sur le membre opéré, afin de favoriser la résorption de l'œdème. Il faudra apprendre au patient durant l'hospitalisation à surveiller quotidiennement sa fistule.

Plus tard, le patient pourra à nouveau utiliser normalement son membre.

Formation de la fistule artérioveineuse

Le débit sanguin élevé causé par cette anastomose provoquera une augmentation progressive du calibre des veines artérialisées. Des turbulences au niveau de l'anastomose sont responsables du thrill perçu à la palpation, et du souffle perçu au stéthoscope. Celui-ci doit être entendu jusqu'au pli du coude. Après quelques mois, la fistule artérioveineuse va évoluer vers un équilibre, avec la survenue de sténoses de localisations variables. Avec le temps, peuvent apparaître des sinuosités artérielles et veineuses, des indurations et des dilatations localisées, notamment aux points de ponction habituels.

Utilisation de la fistule artérioveineuse

Il est interdit : de ponctionner la fistule pour prélever un bilan sanguin, de mettre en place une perfusion dans la fistule artérioveineuse ainsi que de prendre la pression artérielle au membre supérieur du côté de la fistule.

L'infirmier(e) doit expliquer aux patients ces mesures pour que celui-ci protège sa voie d'abord des agissements de personnels soignants non aux faits des problèmes posés par la présence de la fistule artérioveineuse.

Ponction de la fistule :

• vérifier l'état local de la fistule ;

• nettoyer le bras au savon puis appliquer un antiseptique ;

• ponctionner la fistule avec des gants stériles. Le port de masque, charlotte et lunettes de protection est vivement conseillé.

Après la fin de la séance d'hémodialyse : après retrait des aiguilles, une hémostase rigoureuse des points de ponction doit être réalisée en comprimant la fistule sans interrompre la circulation.

Complications

Thrombose

La thrombose de l'accès vasculaire est la complication la plus fréquente. Elle est le plus souvent secondaire à une sténose résultant de l'épaississement de la paroi de la veine artérialisée. Elle peut conduire à la perte fonctionnelle de la fistule. Pour éviter cette perte, on procède à la désobstruction obtenue par thrombolyse à l'aide de fibrinolytiques suivie, si besoin, d'une angioplastie endoluminale. Si, en dépit d'une surveillance attentive, des thromboses répétées de la fistule artérioveineuse surviennent chez certains patients, il sera effectué une étude approfondie des paramètres de coagulation. Un traitement permanent par antivitamine K peut être nécessaire.

Hématome

Il est exceptionnel que son volume conduise à une compression nécessitant une évacuation chirurgicale.

Hémorragie

Une hémorragie précoce et modérée est en général due à un défaut d'hémostase sur une petite veine mise sous pression après la création de la fistule. Une compression modérée, associée à une surélévation du membre, permet bien souvent de traiter cette situation.

En revanche, une hémorragie précoce de sang artériel, souvent abondant, fait suite à un défaut d'anastomose et nécessite une réintervention en urgence.

Ischémie

Une ischémie peut survenir, dit « syndrome de vol », surtout chez le diabétique, variable, allant de la simple sensation de main froide à l'ischémie aiguë, nécessitant parfois, là aussi, une réintervention en urgence.

Sténose

Elle siège de manière privilégiée à proximité de l'anastomose et des singularités anatomiques (valvules, coudures), mais peut être consécutive à de fréquentes ponctions veineuses préalables à l'artérialisation. La sténose provoque un obstacle à l'écoulement du sang, l'organisme cherchant alors à le contourner en développant une circulation collatérale parfois importante.

La sténose provoque un faible débit, un thrill et un souffle faibles, des difficultés de ponction et augmente le taux de recirculation du sang, diminuant ainsi l'efficacité de la dialyse.

Lorsque la pression veineuse de retour est augmentée, une sténose doit être recherchée par échographie-Doppler, complétée si besoin d'une fistulographie. Une dilatation endoluminale précoce de la zone sténosée est capable de prévenir la thrombose.

Infection

Elle peut être discrète, limitée à une rougeur au niveau du point de ponction ou à un caillot propre sur une ulcération, ou, au contraire, prendre la forme d'un abcès punctiforme associé à une inflammation franche, un hématome pulsatile ou une ulcération sanieuse. L'infection peut être extrêmement grave car elle risque de diffuser à distance, sur les valves cardiaques notamment.

Autres complications

Ce sont l'anévrysme et l'absence de développement de la fistule artérioveineuse.

FICHE TECHNIQUE

HÉMODIALYSE : SURVEILLANCE

Surveillance du patient

Surveiller et tracer sur le carnet de suivi du patient hémodialysé :
- pression artérielle et fréquence cardiaque toutes les heures ;
- l'état de vigilance et de conscience du patient ;
- les points de ponction, la fistule, les aiguilles et la bonne fixation des lignes ;
- la température corporelle du patient avant et après la séance ;
- la glycémie chez les patients diabétiques ;
- l'apparition de signes tels que : crampes, hypotension, nausées, vomissements, spasmes intestinaux.

Surveillance du générateur

Surveiller et tracer sur le carnet de suivi du patient dialysé les paramètres par heures donnés par le générateur :
- débit héparine : vérifier que le débit affiché est identique au débit prescrit ;
- vitesse de pompe sang : affichage identique à la vitesse prescrite ;
- pression veineuse : comprise entre 50 et 220 mmHg selon le débit artériel de la fistule ;
- ultrafiltration horaire : affichage correspondant à la prescription ;
- perte de poids totale : vérifier que le poids perdu lors de la surveillance correspond à l'ultrafiltration programmée ;

- vérifier que les conductivités affichées correspondent à celles prescrites ;
- contrôler la température du bain de dialyse : comprise entre 36° et 38°C ;
- vérifier les niveaux des pièges à bulles ;
- selon la demande du médecin : réaliser des bilans d'hémostase.

FICHE TECHNIQUE

HÉMODIALYSE : BRANCHEMENT SUR FAV (FISTULE ARTÉRIO-VEINEUSE)

Méthode

- Laver l'avant-bras du patient à ponctionner avec un savon antiseptique.
- L'aide de l'infirmière réalise une friction hydro-alcoolique des mains, enfile des gants non stériles à usage unique : il assurera le démarrage du générateur.
- L'infirmière met un masque et des lunettes de protection.
- Elle réalise un lavage antiseptique des mains.
- Enfiler une casaque stérile.
- Installer un champ stérile sous le bras à ponctionner.
- Mettre des gants stériles.
- Réaliser l'asepsie cutanée du site à ponctionner.
- Adapter une seringue sur l'aiguille artérielle et ponctionner le site préalablement repéré.
- Adapter une seringue de dilution héparinée à l'aiguille veineuse.
- Ponctionner de manière identique à l'artère, vérifier le retour veineux puis injecter pour éviter toute coagulation lors du remplissage du circuit.
- Fixer l'aiguille.
- L'aide désinfecte le raccord artériel du circuit et le donne à l'infirmière qui l'adapte sur l'aiguille artérielle.
- Mettre en marche la pompe débitmétrique à 100 mL/min.
- Une fois que le remplissage du circuit du sang est fait, arrêter la pompe, désinfecter l'embout veineux puis l'infirmière assure le raccordement à l'aiguille veineuse. Vérifier l'absence de toute bulle d'air.
- Remettre la pompe en marche jusqu'au débit souhaité et lancer le programme de dialyse.
- Bien fixer les lignes au bras du patient.
- Éliminer les champs et le matériel de ponction.
- Vérifier les paramètres du générateur au regard de la prescription médicale.
- Contrôler la pression artérielle.

Conseils

Mettre une table, la sonnette à proximité du patient et le couvrir.

FICHE TECHNIQUE

HÉMODIALYSE : DÉBRANCHEMENT SUR FAV (FISTULE ARTÉRIO-VEINEUSE)

En prévision de l'examen biologique, l'infirmière interrogera au préalable le patient sur le traitement qu'il prend quotidiennement pour identifier des médicaments susceptible d'interagir sur l'examen et de fausser les résultats. Les médicaments à arrêter 1 à 6 semaines avant l'examen sur avis médical sont les suivants : les inhibiteurs de l'enzyme de conversion (IEC), les **antagonistes du système rénine - angiotensine II** (ARA II), les bêtabloquants et les **diurétiques.**

Il sera important d'expliquer à l'avance le déroulement du prélèvement et sa durée (compter environ 2 h 30) afin de permettre au patient de prendre les dispositions nécessaires dans son emploi du temps pour réaliser l'examen dans les meilleures conditions.

Méthode

Préparer le matériel : un chariot, un masque, une casaque stérile, des gants non stériles, un set de débranchement (champ, compresses, seringue de 2,5 mL), une paire de gants stériles, des compresses hémostatiques, un pansement sec, éventuellement des tubes à prélèvement, eau oxygénée, antiseptique fort.

• Contrôler la pression artérielle du patient.

• Noter les derniers paramètres sur le carnet de suivi d'hémodialyse du patient tels que la perte de poids totale.

• Mettre un masque.

• Réaliser une friction hydro-alcoolique des mains.

• Mettre des gants stériles.

• Installer un champ stérile sous le bras du patient.

• Arrêter l'ultrafiltration, la pompe à sang et déconnecter la ligne artérielle du patient.

• Procéder à la restitution au sérum physiologique selon le protocole de service.

• Injecter par l'aiguille veineuse les médicaments prescrits.

• Réaliser un lavage chirurgical des mains.

• Mettre les gants stériles.

• Réaliser l'ablation des aiguilles tout en comprimant les points de ponction avec des compresses sèches ou hémostatiques.

• Réaliser une compression pendant 5 à 15 minutes selon les patients.

• Vérifier la pression artérielle couché puis debout.

• Vérifier le poids du patient (si la perte de poids est insuffisante ou excessive, le signaler au médecin).

• Transmettre le déroulement de la séance dans le dossier de soin du patient et le carnet de suivi.

Les normes sont :

• rénine : 5-40 pg/mL ;

• aldostérone : 20-130 pg/mL.

FICHE PHARMACOLOGIE

CHÉLATEURS DU PHOSPHORE

Carbonate de calcium

CALTRATE					
1 à 2 cp./j	60 cp. 600 mg	6,97		65 %	0,12
CALCIPRAT					
1 à 1,5 g/j	60 cp. 500 mg 60 cp. 750 mg 30 cp. 1 000 mg	6,97 10,41 6,97		65 % 65 % 65 %	0,12 0,17 0,23
CALPRIMUM					
2 à 3 cp./j	60 cp. 500 mg	6,97		65 %	0,12

Propriétés

Le **carbonate de calcium** est utilisé dans le traitement de l'ostéodystrophie rénale :

- il diminue la phosphorémie par complexation digestive, lorsqu'il est administré à la fin des repas ;
- il augmente la calcémie, par baisse de la phosphorémie et par absorption digestive passive, principalement lorsqu'il est administré en dehors des repas

Il est utilisé à titre préventif pour freiner la sécrétion de parathormone lorsque celle-ci est élevée (PTH > 3 N).

Indications

Traitement de l'ostéodystrophie rénale : hyperphosphorémie et hypocalcémie des insuffisants rénaux chroniques.

Prévention de l'ostéodystrophie rénale (calcémie et phosphorémie normale, mais PTH > 3N).

Contre-indications

Hypercalcémie (> 2,6 mmol/L), hypercalciurie (> 1 mmol/10 kg/j), lithiase urinaire calcique, néphrocalcinose

Précautions d'emploi

Surveillance régulière de la calcémie : arrêt de l'apport calcique en cas d'hypercalcémie ; surveillance renforcée (initialement hebdomadaire) en cas de coprescription de **vitamine D** ou d'immobilisation prolongée.

Effets indésirables

Troubles digestifs : accélération du transit, plus rarement nausées, constipation.

Surdosage : hypercalcémie aiguë.

Interactions médicamenteuses

Association nécessitant des précautions d'emploi :

- **digitaliques** (risque de toxicité accrue en cas d'hypercalcémie) ;
- tétracyclines orales (risque d'absorption diminuée : respecter un intervalle de 3 h entre les deux principes) ;
- polystyrène de calcium (risque d'hypercalcémie) : réduire la dose de carbonate de calcium.

■ Sevelamer hydrochloride

RENAGEL					
Hyperphosphorémie : 800 à 1 600 mg x 3/j durant les repas	180 cp. 800 mg	191,63	I	65 %	1,06

Propriétés

Composé polymérique chélateur digestif du phosphore. Pas d'absorption systémique.

Indications

Traitement de l'hyperphosphorémie du dialysé.

Contre-indications

Hypophosphorémie ; hypersensibilité au **sevelamer**.

Grossesse et allaitement : innocuité non établie.

Précautions d'emploi

Surveillance régulière de la phosphorémie. Prudence chez les patients atteints de troubles digestifs. Ne pas ouvrir les capsules.

Effets indésirables

Troubles digestifs (diarrhée, dyspepsie, vomissements, flatulences). Céphalées. Hypotension. Douleurs neuromusculaires. Baisse de l'absorption des vitamines D, E, K et de l'acide folique.

Interactions médicamenteuses

Les autres médicaments doivent être pris 1 h avant ou 3 h après le **sevelamer**.

Carbonate de lanthanum

FOSRENOL					
Hyperphosphorémie : augmentation progressive jusqu'à 1 500-3 000 mg (fin de repas)	90 cp. croq. 250 mg	128,87	I	65 %	1,43
	90 cp. croq. 500 mg	170,69	I	65 %	1,90
	90 cp. croq. 750 mg	224,98	I	65 %	2,50
	90 cp. 1 000 mg	237,56	I	65 %	2,64

Propriétés

Chélateur digestif du phosphore.

Indications

Traitement de l'hyperphosphorémie lors des maladies rénales chroniques stade 5 (DFG < 15 mL/min) chez l'adulte.

Contre-indications

Hypophosphorémie ; hypersensibilité au lantahanum.

Grossesse et allaitement : innocuité non établie.

Précautions d'emploi

Surveillance régulière de la phosphorémie.

Prudence chez les patients atteints de troubles digestifs.

Effets indésirables

Troubles digestifs (diarrhée, dyspepsie, vomissements).

Céphalées.

Hypotension.

Douleurs neuromusculaires.

Baisse de l'absorption des vitamines D, E, K et de l'acide folique.

Interactions médicamenteuses

Les autres médicaments doivent être pris 1 h avant ou 3 h après.

AGENTS STIMULANT L'ÉRYTHROPOÏÈSE (ASE)

Époïétine bêta

NÉORECORMON					
Utilisation restreinte	1 ser. prérempl. 500 UI	HOP	I		
Conservation : + 2 à + 8 °C	6 ser. prérempl. 500 UI	25,23	I	65 %	4,21
Insuffisance rénale :	1 ser. prérempl. 2 000 UI	HOP	I		
- avant dialyse : 50 UI/kg x 2/sem.	6 ser. prérempl. 2 000 UI	91,08	I	65 %	15,18
par voie sous-cutanée pendant	1 ser. prérempl. 3 000 UI	HOP	I		
4 sem. puis adapter	6 ser. prérempl. 3 000 UI	134,47	I	65 %	22,41
- en dialyse : 30 à 50 UI/kg/sem.	1 ser. prérempl. 4 000 UI	HOP	I	65 %	
puis adapter	6 ser. prérempl. 4 000 UI	177,84	I	65 %	29,64
Cancérologie : dose initiale	1 ser. prérempl. 5 000 UI	HOP	I		
recommandée à 30 000 UI/sem.	6 ser. prérempl. 5 000 UI	219,93	I	65 %	36,66
- 150 UI/kg x 3/sem. SC	1 ser. prérempl. 6 000 UI	HOP	I		
initialement puis adapter	6 ser. prérempl. 6 000 UI	261,83	I	65 %	43,64
Transfusion autologue programmée	1 ser. prérempl. 10 000 UI	HOP	I		
- 600 UI/kg x 2/sem. IV pendant	6 ser. prérempl. 10 000 UI	429,43	I	65 %	71,57
3 sem.	1 ser. prérempl. 20 000 UI	HOP	I		
	6 ser. prérempl. 20 000 UI	829,45	I	65 %	138,24
	1 ser. prérempl. 30 000 UI	HOP	I		
	4 ser. prérempl. 30 000 UI	829,45	I	65 %	207,36
	1 fl. + 1 amp. 50 000 UI	HOP	I		

Époïétine alpha

EPREX					
Utilisation restreinte Conservation : + 2 à + 8 °C à l'abri de la lumière Insuffisance rénale : la voie SC est déconseillée (risque d'apparition d'autoanticorps) Cancérologie : idem époïétine bêta Alternativement, *EPREX* peut être administré à la dose de 450 UI/kg x 1/sem., soit 40 000 UI/sem. en 1 inj. hebdomadaire Puis adapter la posologie jusqu'à 300 UI x 3/sem. si l'augmentation de l'hémoglobinémie est < 1 g/dL	6 inj. 1 000 UI/0,5 mL	47,07	I	65 %	7,85
	6 inj. 2 000 UI/0,5 mL	89,85	I	65 %	14,98
	6 inj. 3 000 UI/0,3 mL	132,63	I	65 %	22,11
	6 inj. 4 000 UI/0,4 mL	175,40	I	65 %	29,23
	6 inj. 5 000 UI/0,5 mL	216,99	I	65 %	36,17
	6 inj. 6 000 UI/0,6 mL	258,28	I	65 %	43,05
	6 ser. 8 000 UI/0,8 mL	340,91	I	65 %	56,82
	6 ser. 10 000 UI/1 mL	423,52	I	65 %	70,59
	1 ser. 20 000 UI/0,5 mL	146,89	I	65 %	146,89
	1 ser. 30 000 UI/0,75 mL	216,99	I	65 %	216,99
	1 ser. 40 000 UI/1 mL	285,82	I	65 %	285,82
BINOCRIT					
Idem *EPREX* Les dosages de 1 000 à 10 000 UI existent aussi en conditionnement de 6 ser.	1 ser. 1000 UI/0,5 mL	7,52	I	65 %	7,52
	1 ser. 2000 UI/1 mL	14,50	I	65 %	14,50
	1 ser. 3000 UI/0,3 mL	21,47	I	65 %	21,47
	1 ser. 4000 UI/0,4 mL	28,45	I	65 %	28,45
	1 ser. 5000 UI/0,5 mL	34,97	I	65 %	34,97
	1 ser. 6000 UI/0,6 mL	41,10	I	65 %	41,10
	1 ser. 8000 UI/0,8 mL	53,36	I	65 %	53,36
	1 ser. 10000 UI/1 mL	65,63	I	65 %	65,63
	1 ser. 20000 UI/0,5 mL	126,96	I	65 %	126,96
	1 ser. 30000 UI/ 0,75 mL	188,10	I	65 %	188,10
	1 ser. 40000 UI/1 mL	247,32	I	65 %	247,32

Darbepoïétine

ARANESP					
Utilisation restreinte Conservation : + 2 à + 8 °C à l'abri de la lumière. Ne pas secouer Indications : idem époïétine alpha Insuffisance rénale : 0,45 µg/kg/sem (IV ou SC) puis titrer la dose pour limiter l'augmentation de l'Hb (< 1 g/dL en 15 j) et atteindre l'Hb cible (11 à 12 g/dL) Cancérologie : 2,25 µg/kg/sem en 1 inj. SC ou 6,75 µg/kg/3 sem. En pratique, on prescrit souvent 500 µg/3 sem. ou 150 à 300 µg/sem.	1 ser. 10 µg (0,4 mL)	17,92	I	65 %	17,92
	1 ser. 20 µg (0,5 mL)	34,83	I	65 %	34,83
	1 stylo SC 20 µg (0,5 mL)	34,83	I	65 %	34,83
	1 ser. 30 µg (0,3 mL)	50,11	I	65 %	50,11
	1 stylo SC 40 µg (0,4 mL)	65,37	I	65 %	65,37
	1 ser. 40 µg (0,4 mL)	65,37	I	65 %	65,37
	1 ser. 50 µg (0,5 mL)	80,63	I	65 %	80,63
	1 ser. 60 µg (0,3 mL)	95,89	I	65 %	95,89
	1 stylo SC 60 µg (0,3 mL)	95,89	I	65 %	95,89
	1 stylo SC 80 µg (0,4 mL)	126,44	I	65 %	126,44
	1 ser. 100 µg (0,5 mL)	156,97	I	65 %	156,97
	1 stylo SC 100 µg (0,5 mL)	156,97	I	65 %	156,97
	1 ser. 130 µg (0,65 mL)	202,09	I	65 %	202,09
	1 ser. 150 µg (0,3 mL)	231,56	I	65 %	231,56
	1 stylo SC 150 µg (0,3 mL)	231,56	I	65 %	231,56
	1 ser. 300 µg (0,6 mL)	452,71	I	65 %	452,71
	1 stylo SC 300 µg (0,6 mL)	452,71	I	65 %	452,71
	1 ser. 500 µg (1 mL)	734,56	I	65 %	734,56
	1 stylo SC 500 µg (1 mL)	734,56	I	65 %	734,56

Propriétés

Époïétine alpha et **époïétine bêta** : hormones glycoprotéiques recombinantes d'origine humaine (r-HuEPO) stimulant la croissance des précurseurs érythroblastiques.
Darbepoïétine : protéine stimulant la croissance des précurseurs érythroblastiques. Demi-vie 3 fois supérieure à l'érythropoïétine humaine recombinante.

Indications

Néphrologie : anémie des insuffisants rénaux chroniques, dialysés ou non.
Cancérologie : anémie symptomatique des patients atteints de tumeurs malignes non myéloïdes et traités par chimiothérapie.
Hématologie : transfusion autologue programmée.
Hors AMM : anémie hémolytique induite par la **ribavirine** lors du traitement de l'hépatite C.

Contre-indications

HTA non équilibrée, allergie au produit.
Grossesse : innocuité non établie.
Allaitement : éviter.
Les **ASE** sont un des produits dopants détectables dans le sang.

Précautions d'emploi

Efficacité nulle ou réduite en cas de : carence martiale, syndrome inflammatoire (infection), hyperparathyroïdisme majeur ou surcharge aluminique.
Corriger toute carence martiale avant le début du traitement ; une supplémentation martiale systématique en cours de traitement permet d'éviter une « carence fonctionnelle » et de prescrire des doses moindres.
Éviter une correction trop rapide de l'anémie (≥ 2 g/dL/mois d'hémoglobine) ; ne pas dépasser 12 g/dL d'hémoglobine.
Préférer la voie SC à la voie IV (utilisable en ambulatoire avant le stade de dialyse, plus économique).
Prudence en cas : d'hypertension artérielle (surveillance pour renforcer si besoin le traitement antihypertenseur), d'antécédents convulsifs.

Effets indésirables

HTA (apparition ou majoration, de façon dose-dépendante) : rarement sévère ; très rarement HTA maligne avec encéphalopathie et convulsions.
Syndrome pseudo-grippal (céphalées, vertiges, arthralgies) disparaissant après les premières semaines.
Réactions allergiques cutanées.
Douleurs locales (après injection SC).
Hyperviscosité (correction excessive de l'anémie) : moindre efficacité de la dialyse, risque de thrombose de l'accès vasculaire.
Augmentation (modérée) de la kaliémie et de la phosphorémie.
Rares cas d'érythroblastopénie par anticorps anti-EPO principalement décrits avec une formulation ancienne de l'*EPREX* chez des insuffisants rénaux traités par voie sous-cutanée.

Interactions médicamenteuses

Ne pas mélanger à d'autres produits.

SYNDROME NÉPHROTIQUE

FICHE MALADIE

DÉFINITION

La définition du syndrome néphrotique est purement biologique ; il associe :
- une protéinurie > 3 g/24 h ;
- une hypoprotidémie < 60 g/L ;
- une hypoalbuminémie < 30 g/L.

Le syndrome néphrotique est dit « pur » s'il ne s'accompagne pas d'hématurie, ni d'hypertension artérielle, ni d'insuffisance rénale et que la protéinurie est sélective (constituée de plus de 85 % d'albumine) ; il est « impur » dans le cas contraire.

DIAGNOSTIC

CIRCONSTANCES DE DÉCOUVERTE

Sur le plan clinique, l'existence d'un syndrome néphrotique se traduit en général par :

- un syndrome œdémateux : classiquement, les œdèmes sont mous, blancs, « prennent le godet » et prédominent dans les territoires déclives. Ce syndrome œdémateux est parfois absent ;
- la survenue possible de diverses complications :
  - hyperlipidémie mixte (cholestérol et triglycérides) qui augmente le risque cardiovasculaire ;
  - hypercoagulabilité qui augmente le risque de thrombose veineuse (notamment celle des veines rénales, complication classique des glomérulonéphrites extra-membraneuses) ;
  - immunodépression avec risque infectieux (complication potentialisée par l'usage de traitements immunosuppresseurs) ;
  - risque de surdosage médicamenteux par réduction de la fraction liée à l'albumine.

L'existence d'un syndrome néphrotique est pathognomonique d'une néphropathie glomérulaire.

DIAGNOSTIC ÉTIOLOGIQUE

Le diagnostic étiologique est orienté par la réalisation d'une biopsie rénale permettant de préciser la nature des lésions histologiques. Certaines situations permettent de se passer de ce geste (*cf.* tableau, p. 998) : il s'agit des situations cliniques où le contexte permet de « deviner » le type d'atteinte histologique, donc le traitement adéquat.

▶ Néphropathies glomérulaires primitives

Trois types de glomérulopathies primitives sont responsables de la plupart des syndromes néphrotiques. Leur fréquence respective est différente dans les populations pédiatrique et adulte (*cf.* tableau, p. 997).

Indication à la biopsie rénale au cours du syndrome néphrotique

Après : • Contrôle de l'hémostase • Échographie rénale (repérage et vérification de l'absence de rein unique)	
Chez l'enfant	Chez l'adulte
90 % des syndromes néphrotiques sont liés à une néphrose lipoïdique (glomérulopathie primitive à lésions glomérulaires minimes). *On ne fait pas de biopsie rénale, sauf si :* • âge < 4 ou > 8 ans • syndrome néphrotique impur • corticorésistance	*La biopsie rénale est systématique, sauf si* : • néphropathie diabétique probable (patient diabétique depuis plus de 10 ans avec lésions de rétinopathie diabétique) • amylose documentée par biopsie à un autre site

Étiologie des syndromes néphrotiques primitifs

		Enfant	Adulte
Syndrome néphrotique « pur »	Glomérulopathie à lésion glomérulaire minime (LGM)	90 %	15-20 %
	Hyalinose segmentaire et focale (HSF)	10 %	15-20 %
	Glomérulonéphrite extra-membraneuse (GEM)		40 %

		ENFANT	ADULTE
Syndrome néphrotique « impur »	Glomérulonéphrite aiguë (GNA)	Rare ++	20 %
	Glomérulonéphrite membrano-proliférative (GNMP)		
	Maladie de Berger		

Néphropathies glomérulaires secondaires

Avant de conclure à une glomérulopathie primitive, il faut soigneusement éliminer les causes de glomérulopathies secondaires qui doivent faire l'objet d'un traitement particulier (*cf.* tableau, p. 998).

Cette étape repose sur une anamnèse complète, un examen clinique soigné et fait appel à des examens paracliniques (notamment : étude du complément et de ses composants, anticorps antinucléaires, recherche d'une protéine monoclonale dans le sang et dans les urines, sérologies des hépatites B et C ainsi que du VIH).

Étiologie des syndromes néphrotiques secondaires

Générale	Diabète Drépanocytose
Immmunologique	Lupus érythémateux systémique Amylose AL (chaîne légère d'immunoglobuline) ou AA (protéine SAA) Purpura rhumatoïde Vascularites
Infectieuse	Glomérulonéphrite aiguë (GNA) post-streptococcique Infection de shunt atrio-ventriculaire Endocardite Hépatite B ou C VIH Syphilis Paludisme Filariose Bilharziose
Cancéreuse	Lymphome hodgkinien ou non hodgkinien Leucémie lymphoïde chronique Tumeur solide
Médicamenteuse	Sel d'or D-pénicillamine AINS

TRAITEMENT

TRAITEMENT SYMPTOMATIQUE COMMUN

• Repos au lit (attention : il favorise les thromboses veineuses).

• Régime :

– Restriction sodée (2 g/j de NaCl).

– Restriction hydrique à 1 000 mL/j en cas d'hyponatrémie.

– Augmentation des apports protidiques (1 g/kg + fuite quotidienne urinaire/24 h).

– Réduction des apports en cholestérol et prescription de statine si le cholestérol total reste > 7 mmol/L malgré le régime.

• Diurétiques : antialdostérone (**spironolactone**, 1 à 3 mg/kg/j) ou thiazidiques (**hydrochlorothiazide**, 12,5 à 25 mg/j) en première intention si la fonction rénale est normale. En cas d'insuffisance rénale, on aura recours aux diurétiques de l'anse (**furosémide**, doses adaptées à la fonction rénale).

• L'ultrafiltration lors d'une séance d'hémodialyse est réservée aux situations où les mesures précédentes se sont révélées inefficaces ou en cas de surcharge hydrosodée menaçante.

• IEC et/ou antagoniste des récepteurs de type I de l'angiotensine II : pour leur rôle anti-protéinurique.

• Prévention des thromboses veineuses : mobilisation active dans le lit, bas de contention. Si l'albuminémie est < 20 g/L, héparine de bas poids moléculaire et relais par **antivitamine** K (Attention ! Adapter la posologie car il y a risque de surdosage) si le syndrome néphrotique persiste.

• Prévention des infections : rechercher et traiter un foyer infectieux ORL, stomatologique ou cutané. Pas de vaccin vivant.

TRAITEMENT SYMPTOMATIQUE SPÉCIFIQUE

Syndrome néphrotique pur idiopathique par LGM ou HSF

Adulte

• Corticothérapie orale 1 mg/kg poursuivie jusqu'à 15 jours après la rémission (80 % des cas), puis décroissance sur 8 mois (peu de rechutes).

• S'il n'y a aucune réponse après 12 semaines (corticorésistance) : diminution progressive des corticoïdes et introduction de **cyclophosphamide** (8 semaines).

• En cas d'échec : **ciclosporine** (5 mg/kg/j) pour 1 à 2 ans.

Enfant

• Corticothérapie orale 60 mg/m^2/j pendant 4 semaines, puis 1 mois à la même dose mais toutes les 48 h, puis décroissance sur 3 mois (90 % de réponse rapide ; en cas de corticorésistance, une ponction-biopsie rénale s'impose).

• Rechutes et/ou corticodépendance imposent parfois le recours à un traitement immunosuppresseur (**ciclosporine** en première intention).

Remarque

En cas d'évolution vers l'insuffisance rénale chronique, la transplantation peut être discutée, en sachant que la maladie récidive sur le greffon dans un tiers des cas.

Glomérulonéphrite extra-membraneuse primitive

Le traitement symptomatique seul est institué pendant 6 à 12 mois (selon les facteurs pronostiques), car une rémission spontanée survient dans 30 % des cas.

En cas de persistance ou de risque d'évolution vers une insuffisance rénale (facteurs de mauvais pronostic, *cf.* encadré, p. 999) : protocole Ponticelli, c'est-à-dire traitement immunosuppresseur par **prednisone** et **chlorambucil** en alternance sur 6 mois.

CRITÈRES PRÉDICTIFS D'UNE ÉVOLUTION DÉFAVORABLE LORS D'UNE GEM PRIMITIVE

• Élévation initiale de la créatinine plasmatique.
• Lésions interstitielles ou glomérulaires sévères sur la biopsie rénale.
• Syndrome néphrotique sévère et symptomatique (œdèmes, hyperlipidémie).
• Protéinurie supérieure à 10 g/j et persistante.
• Homme de plus de 50 ans.
• Complications thromboemboliques sévères.

Autres situations

Le traitement est moins codifié que pour les autres glomérulopathies primitives. Schématiquement, il repose sur les corticoïdes, éventuellement associés aux immunosuppresseurs. Pour les glomérulonéphrites secondaires, il faut traiter la cause (traitement d'une poussée lupique, arrêt du médicament).

PRONOSTIC

Il est fonction de l'étiologie.

FICHE INFIRMIÈRE

EXAMENS

- Surveillance du poids et de la PA.
- Ionogrammes urinaire et sanguin pour surveiller l'évolution de la créatine.
- Protéinurie des 24 h

ÉDUCATION ET CONSEILS

Sur prescription médicale, différents régimes pourront être mis en place sous la surveillance de la diététicienne :

- un régime hyposodé ;
- une restriction des apports hydriques journaliers ;
- un régime hypolipidique ;
- si une corticothérapie est mise en place, régime adapté nécessaire (réduit en sel, pauvre en sucres rapides).

Avant sa sortie, le patient rencontrera la diététicienne qui lui donnera quelques conseils à propos des différents régimes qui lui seront prescrits.

FICHE TECHNIQUE

PONCTION-BIOPSIE RÉNALE

Sur prescription médicale, un bilan sanguin avec une étude de la coagulation sera fait. L'infirmière s'assurera que le patient n'est pas sous anticoagulant ou antivitamine K, et qu'il n'a pas pris d'*ASPIRINE* au cours des 10 jours précédents.

L'infirmière installe une perfusion et une prémédication médicamenteuse est donnée sur prescription médicale pour détendre le malade.

La biopsie se déroule le plus souvent sous contrôle échographique.

Après l'examen, le patient doit observer un repos strict au lit d'une journée, afin de réduire le risque de complications hémorragiques.

Les critères de surveillance après l'examen sont :

- le pouls, la pression artérielle, la température, toutes les demi-heures ;
- la diurèse, notée avec précision, ainsi que la couleur des urines.

Les principaux risques après une ponction-biopsie rénale sont l'hémorragie et l'hématome post-ponction.

Le lendemain, une échographie du rein sera réalisée.

Le patient devra éviter toute activité physique importante pendant 2 semaines.

TRANSPLANTATION RÉNALE

FICHE MALADIE

GÉNÉRALITÉS

HISTORIQUE DE LA TRANSPLANTATION D'ORGANE

Les débuts de la transplantation coïncident avec les premières greffes de tissus réalisées à la fin du XIXe siècle : en 1869 à Genève, Jacques-Louis Reverdin réalise la première greffe épidermique, et en 1914 à Prague, Elschwig greffa la première cornée.

La maîtrise de la suture vasculaire, préalable technique indispensable à la transplantation d'organes vascularisés, fut rapidement obtenue dès le début du XXe siècle sous l'impulsion de l'École de chirurgie lyonnaise conduite par Alexis Carrel et Mathieu Jaboulay.

Jean Hamburger réalise à l'hôpital Necker en 1952, une allogreffe de rein chez un jeune patient en utilisant un greffon prélevé chez la mère (transplantation HLA semi-identique) et obtient une survie jusque-là inégalée de 21 jours. Peu après, John Merill et Joseph Murray rapportent le premier succès d'une transplantation rénale réalisée à Boston en 1954 entre deux jumeaux homozygotes (transplantation HLA identique).

Ces deux observations conduisent Jean Hamburger à postuler que certains facteurs génétiques contrôlent la compatibilité tissulaire entre donneur et receveur. La preuve scientifique confirmant cette hypothèse fut apportée en 1958 par les travaux de Jean Dausset, qui identifia les groupes leucocytaires caractéristiques de chaque individu, homologues chez l'homme des groupes H2 déjà décrits par l'Américain Snell chez la souris. L'expérience montra par la suite que les greffes étaient d'autant mieux tolérées que les groupes HLA du donneur et du receveur étaient proches.

Une fois identifié, l'obstacle immunologique fut progressivement vaincu grâce aux progrès des thérapeutiques immunosuppressives : découverte des corticoïdes (1950), irradiation du receveur par les rayons X (1955), utilisation de l'azathioprine (1960). C'est finalement en 1959 que furent obtenus les deux premiers succès d'allogreffe rénale chez l'homme, entre jumeaux hétérozygotes, l'une à Boston, sous la direction de J. Merrill, l'autre à Paris sous la direction de Jean Hamburger. Par la suite, la transplantation rénale fut étendue aux greffes entre non-jumeaux. Cependant, le manque d'efficacité des thérapeutiques immunosuppressives exposait toujours à la perte rapide des greffons par rejet aigu, et les progrès plus lents des procédures de réanimation (notamment la lutte contre l'infection) posaient le problème de la survie des receveurs immunosupprimés.

En 1972, Jean-François Borel (Sandoz, Bâle) découvrit les propriétés immunosuppressives de la ciclosporine, capable de réduire considérablement la fréquence et l'intensité des crises de rejet. Dans le même temps, les progrès des thérapeutiques anti-infectieuses et des modalités de surveillance des transplantés permirent de réduire la mortalité des patients, ouvrant la voie à des survies prolongées et suscitant une explosion de programmes internationaux de transplantation dans le domaine du foie, du pancréas, du cœur-poumons et du poumon.

RÉSULTATS DE LA TRANSPLANTATION RÉNALE

En France, le nombre d'insuffisants rénaux était estimé à 35 000 en 1995. Mais ce nombre ne cesse de croître (8 % par an) en raison de l'augmentation simultanée de la survie des patients en insuffisance rénale chronique terminale (IRCT) et de l'incidence de l'IRCT (évaluée en 1999 à 105 nouveaux patients par an par millions de population, en progression de 5 % par an). La transplantation rénale et la dialyse (dialyse péritonéale ou hémodialyse) sont les seules ressources thérapeutiques pour ces patients, mais la transplantation rénale présente l'avantage de cumuler chez eux un bénéfice individuel avec des avantages en termes de santé publique.

Sur le plan individuel, les progrès réalisés dans la prise en charge des transplantés ont permit d'obtenir une excellente survie du greffon (respectivement de 91 %, 70 % et 55 % à 1, 5 et 10 ans) et une très faible mortalité, inférieure à celle observée chez les patients en hémodialyse (survie de 96 %, 85 % et 83 % à 1, 5 et 10 ans, respectivement). De plus, plusieurs études ont montré que la qualité de vie des transplantés avec un greffon fonctionnel était largement supérieure à celle des patients en dialyse.

En termes de santé publique, la transplantation rénale présente l'avantage d'être beaucoup moins coûteuse que l'hémodialyse. Passé les deux premières années, les coûts annuels de prise en charge d'un patient transplanté sont inférieurs de 35 à 55 % par rapport à ceux d'un hémodialysé chronique. Concernant la dialyse péritonéale, l'avantage financier de la transplantation rénale est moins évident, mais cette dernière se révèle en revanche beaucoup plus performante. Ainsi, la transplantation rénale, qui présente un rapport coût/efficacité très supérieur aux techniques de dialyse, paraît s'imposer comme la technique de référence pour la prise en charge de l'insuffisance rénale chronique terminale, au moins chez les patients les plus jeunes et en bon état général.

INDICATIONS

La transplantation rénale doit être envisagée chez tout patient insuffisant rénal avancé (dialysé ou non) à condition que le bénéfice attendu dépasse les risques induits par la chirurgie et la prise au long cours des traitements immunosuppresseurs.

> **CONTRE-INDICATIONS À LA TRANSPLANTATION RÉNALE**
>
> Absolues :
> - Cancer métastatique.
> - Non-compliance au traitement.
>
> Relatives :
> - Âge > 65 ans.
>
> Temporaires :
> - Infection évolutive.
> - Antécédent de cancer chez un patient en rémission depuis moins de 5 ans.

PRÉPARATION DU RECEVEUR

ÉVALUATION DU RECEVEUR

Elle doit être multidisciplinaire (*cf.* tableau, p. 1003), impliquant les néphrologues mais aussi les urologues, les anesthésistes et d'autres intervenants selon les comorbidités présentes chez le patient.

AU TERME DE L'ÉVALUATION

Le patient :
- reçoit une information complète et loyale, concernant en particulier les risques et inconvénients induits par la transplantation d'organe :
  - nécessité d'un traitement immunosuppresseur à vie et d'un suivi médical régulier ;
  - risques inhérents au traitement immunosuppresseur (infections et cancers) ;
  - risque cardiovasculaire majoré ;
  - néphropathie chronique du greffon, responsable d'une altération des résultats au long cours ;
  - possibilité d'une récidive sur le greffon de la maladie initiale ;
- est inscrit sur la liste d'attente du centre de transplantation qui le prend en charge.

L'inscription est confirmée par l'Agence de biomédecine. À partir de cet instant, le patient doit pouvoir être contacté sans délai par son néphrologue en cas de greffon disponible. Son dossier est revu.

CHOIX DU DONNEUR

Deux sources sont possibles pour obtenir un greffon rénal.

REIN DE CADAVRE

Le don est anonyme et gratuit.

Le donneur est un patient (indemne de néphropathie !) :
- en mort encéphalique. Le certificat est établi par deux médecins (dont un réanimateur) n'appartenant pas à l'équipe de prélèvement ;
- non inscrit sur le registre de refus de prélèvement d'organe (en pratique, la famille est également consultée) ;
- ayant des sérologies VHB, VHC et VIH négatives.

Conditions de prélèvement

	Pathologies	Examens
Motivation/état neuropsychologique		Consultation avec un psychiatre
Cœur	Coronaropathie Insuffisance cardiaque	ECG Échographie cardiaque ± Scintigraphie myocardique et coronarographie
Vaisseaux (axes aorto-iliaques)	Anévrysme de l'aorte Athérome	Échographie-Doppler TDM abdominopelvienne sans injection
Appareil urinaire	Diurèse résiduelle Uropathie malformative	Échographie rénale et vésicale Cystographie ± TDM abdominale
Infections	Tuberculose Risque parasitaire (patient d'outre mer : anguillulose) Hépatite chronique Foyer infectieux chronique (ORL ou stomatologique)	ECBU Sérologie VIH, VHC et VHB, CMV, EBV, HTLV, toxoplamose, TPHA/VDRL. ± Étude parasitologique des selles Radiographie du thorax (face et profil) Panoramique dentaire Radiographie des sinus Consultation ORL et stomatologique
Appareil digestif	Ulcère gastroduodénal Diverticulose colique Polype ou cancer du côlon	Fibroscopie œsogastroduodénale Côlonoscopie
Gynécologie	Foyer infectieux chronique Cancer du col, de l'utérus	Consultation gynécologique
Dermatologie	Cancer	Consultation dermatologique
Statut immunologique	–	Détermination du groupe sanguin ABO et Rhésus RAI Détermination des groupes HLA (A, B et DR) Recherche d'anticorps anti-HLA

Les groupes sanguins et HLA du donneur sont établis et le choix des receveurs potentiels est régi par l'Agence de biomédecine selon les règles de répartition (précisées par le *Journal officiel*) qui dépendent de la compatibilité ABO et HLA, de l'immunisation anti-HLA et de certaines priorités (enfants, greffes multiples).

En général, un prélèvement multi-organes est effectué. L'ischémie froide est définie comme le délai entre la perfusion du greffon par un liquide spécial réfrigéré lors du prélèvement et le déclampage des vaisseaux chez le receveur : durant cette période, le greffon est conservé à 4°C dans ce liquide de conservation à l'intérieur d'un container stérile (classiquement, l'ischémie froide du greffon rénal doit être inférieure à 36 h).

Une recherche d'anticorps spécifique du donneur est réalisée à partir de sérum du receveur (prélevé et congelé à intervalles réguliers) : c'est le test du *cross-match*. Si le *cross-match* est négatif, le patient est contacté par son néphrologue et doit rejoindre son centre de transplantation en urgence pour la greffe.

DONNEUR VIVANT

Ce choix présente des avantages : la transplantation est planifiée, il n'y a pas de délai d'attente sur liste et le temps d'ischémie froide est nul.

Le donneur est le plus souvent « apparenté » (frère, sœur ou parents), mais l'évolution de la législation permet désormais d'envisager des dons entre époux ou amis (« non apparentés »).

CONDITIONS DE PRÉLÈVEMENT DU DONNEUR

- Motivation spontanée, désintéressée et sincère du donneur.
- Présence de 2 reins, sans malformation ni néphropathie (échographie, bilan biologique).
- Artériographie préopératoire.
- Consentement confirmé devant le juge du tribunal de grande instance.

GESTE CHIRURGICAL

Il ne peut être effectué que dans un établissement bénéficiant d'une autorisation du ministère de la Santé.

L'intervention consiste à placer le greffon dans l'une des fosses iliaques du receveur (le plus souvent à droite).

Les anastomoses artérielles et veineuses sont faites en termino-latéral sur les vaisseaux iliaques (le plus souvent iliaque externe), tandis que l'anastomose urinaire peut être réalisée soit en urétéro-urétéral, soit en urétéro-vésical.

Une sonde vésicale et une sonde urétérale (type « JJ ») sont mises en place pour éviter la mise en tension des sutures avant la cicatrisation.

TRAITEMENT IMMUNOSUPPRESSEUR

Il est indispensable pour prévenir le rejet du greffon. Il doit être poursuivi tout au long de la transplantation et même parfois en partie après la remise en hémodialyse.

Il n'est pas dénué d'effets indésirables. Certains sont spécifiques d'une molécule, mais tous ces traitements augmentent le risque infectieux et celui de développer un cancer (notamment viro-induits). Il reste peu efficace contre la dégradation progressive de la fonction du greffon au long cours (après 10 ans).

Le plus souvent, il consiste en une association de molécules de différentes classes (souvent trois), poursuivie au long cours, parfois associée à une induction (une autre molécule plus puissante est donnée pendant un temps bref juste après la transplantation pour une durée limitée).

La tendance générale est d'essayer de réduire ce traitement au maximum après la première année (année où le risque de rejet aigu est maximal).

Dans de très nombreux cas, on propose au patient transplanté de participer à une étude visant à améliorer nos connaissances sur ce type de traitement.

Traitement immunosuppresseur

Molécules utilisées en induction	**Anti-thymoglobuline** **Anti-CD3** **Anti-CD25** **Alemtuzumab** **CamPath**
Molécules utilisées en traitement d'entretien	Corticoïdes : **méthylprédnisolone** IV pendant les premiers jours puis relais *per os* par de la **prednisone** en diminuant les doses progressivement Inhibiteurs des bases puriques : **azathioprine** ou **mycophénolate mofétil** Inhibiteurs de la calcineurine : **ciclosporine** ou **tacrolimus** Inhibiteurs de la mTOR : **sirolimus** ou **everolimus**

COMPLICATIONS

Cf. tableau, p. 1005.

Complications aiguës et retardées de la greffe rénale

COMPLICATIONS	EXAMENS	DIAGNOSTICS POSSIBLES
Insuffisance rénale aiguë immédiate avec cassure de la diurèse	Échographie-Doppler	Nécrose tubulaire aiguë (ischémie froide prolongée ou problème peropératoire) Hypovolémie Complication chirurgicale (thrombose de l'artère du greffon, obstacle ou fuite sur les voies excrétrices) Rejet hyperaigu (présence dans le sérum du receveur d'anticorps préformés anti-donneur)
Insuffisance rénale retardée	Biopsie du greffon Dosage du taux résiduel de **ciclosporine/tacrolimus**	Rejet aigu Néphrotoxicité des inhibiteurs de la calcineurine
Insuffisance rénale progressive tardive	Biopsie du greffon Dosage du taux résiduel de **ciclosporine/tacrolimus**	Néphropathie chronique du greffon (rejet chronique, HTA) Néphrotoxicité des inhibiteurs de la calcineurine Récidive de la néphropathie initiale
Autres (conséquences du traitement immunosuppresseur)	–	Infections Cancers (cutanés et lymphome EBV induits) HTA Athérome accéléré Diabète Ostéoporose

FICHE INFIRMIÈRE

Préparation du patient et surveillance post-opératoire : *cf.* Fiche technique, p. 1007.

SURVEILLANCE DU TRAITEMENT

Afin d'éviter tout risque de rejet du greffon, l'infirmier(e) doit s'assurer de la bonne observance médicamenteuse du patient

TRAITEMENT IMMUNOSUPPRESSEUR

▸ Corticoïdes

Ils seront administrés à heure fixe pendant le petit déjeuner (risque d'ulcère, de gastralgie). Pour éviter certains effets indésirables, d'autres médicaments seront associés tels qu'un protecteur gastrique, un antidécalcifiant (surtout chez la femme ménopausée, car il y a un risque plus élevé d'ostéoporose) et des anti-infectieux (risque infectieux).

▸ Ciclosporine et tacrolimus

Ils seront administrés à heure fixe en 2 prises à 12 h d'intervalle.

▸ Mycophénolate mofétil

La prise de ce médicament pourra être fractionnée en cas de diarrhées.

> L'infirmier(e) devra expliquer au patient tous les signes secondaires (œdèmes, prise de poids, hypertension artérielle, troubles ioniques, hyperglycémie, infections, ulcère gastroduodénal) de la corticothérapie et surveiller le patient à la recherche de l'un de ces signes.

TRAITEMENT ANTI-INFECTIEUX

L'infirmier(e) prend de manière quotidienne la température du patient et surveille tous les points d'entrée et la qualité des urines pour s'assurer qu'il n'y a pas de signes d'infection.

- *BACTRIM FORTE* (en prévention du *Pneumocystis*) : il sera administré 3 fois par semaine en 1 prise *per os*.
- *FUNGIZONE* (en prévention du *Candida*) : elle sera administrée après chaque repas en suspension buvable.
- *ZELITREX* : il sera administré *per os* en 3 prises journalières.

TRAITEMENT ANTICOAGULANT

Le patient, alité pendant les premiers jours postopératoires, présente un risque thrombo-embolique, c'est pourquoi l'infirmier(e) fera sur prescription 1 à 2 injections SC d'anticoagulant au patient. Cette injection se fera de préférence dans les cuisses, en changeant à chaque fois le point de ponction. Ce soin donne l'occasion à l'infirmier(e) de faire une surveillance clinique du mollet (surveillance du ballant du mollet, de la couleur et de la chaleur de celui-ci).

ÉDUCATION ET CONSEILS

ÉDUCATION MÉDICAMENTEUSE

L'infirmier(e) est un acteur très important dans l'éducation médicamenteuse ; en effet, il doit s'assurer qu'à sa sortie le patient connaît son traitement, les posologies et les horaires des prises. Pour cela, il doit faire participer le patient à chaque prise médicamenteuse, le questionner sur chaque médicament et sur les heures des prises.

> Il est nécessaire d'insister sur le fait qu'aucune prise ne doit être oubliée et qu'il est fortement conseillé de respecter des horaires fixes adaptés à la vie quotidienne du patient, en respectant toujours les 12 h d'intervalle pour éviter le risque de rejet du greffon.

Pour rassurer les patients qui ne se sentent pas prêts à prendre en main leur traitement, l'infirmier(e) peut préparer un tableau médicamenteux avec les différentes catégories de médicaments et les heures des prises. L'infirmier(e) peut également donner le numéro du service afin qu'au moindre doute le patient puisse joindre soit un médecin soit un(e) infirmier(e).

ÉDUCATION DIÉTÉTIQUE

Dans la plupart des cas, une diététicienne passera voir le patient avant sa sortie pour établir un menu type. Ce menu sera en général pauvre en sel et en sucres, en rapport avec la ▸

prise des corticoïdes (risque de rétention d'eau et risque d'hyperglycémie).
Le patient pourra à nouveau boire de grandes quantités d'eau : il est conseillé dans la première année de la transplantation de faire boire de l'eau minérale ou de Vichy au patient.

FICHE TECHNIQUE

PRISE EN CHARGE DU PATIENT TRANSPLANTÉ

Accueil du patient

• Interrogatoire infirmier pour connaître les allergies, les antécédents médicaux, chirurgicaux et l'origine de l'insuffisance rénale.
• Prise des constantes (pouls, pression artérielle, température).
• Peser le patient, demander le poids sec si le patient est dialysé.
• Faire un électrocardiogramme.
• Prélever le bilan de prétransplantation comprenant :
– un bilan biologique : NFS, ionogramme, CRP, TP, TCA, INR, fibrinogène, glycémie, hémoglobine glyquée, et β-HCG s'il s'agit d'une femme ;
– un bilan lipidique ;
– un bilan hépatique ;
– un bilan immunologique : groupe, Rhésus, RAI, typage HLA et recherche d'anticorps HLA ;
– un bilan sérologique : hépatites A, B et C, HTLV-1 et 2, VIH, CMV et virus herpès.
– Le patient aura une radiologie pulmonaire faite en urgence.
– Prévenir le patient de rester strictement à jeun.
– Auscultation par le médecin (le médecin examinera le patient, l'interrogera et s'assurera que tous les examens de prétransplantation ont été réalisés).

Préparation du patient avant le bloc opératoire

• Appel de l'anesthésiste de garde pour prévenir de l'arrivée du patient. Préciser son identité. En général, la consultation d'anesthésie se fera au bloc opératoire.
• Dépilation en short du patient ; s'assurer que la dépilation est bien faite si celle-ci est réalisée par le patient.
• Douche bétadinée, cheveux et corps.
• Mettre une casaque.
• Mettre un bracelet avec l'identité du patient.
• Enlever le vernis et toute prothèse, s'il y a.
• Perfuser le patient avec le soluté prescrit par le médecin.
• Mettre en place le protocole immunosuppresseur signé par le néphrologue du service avant que le patient descende au bloc.

Surveillance postopératoire du patient

À l'arrivée du patient en chambre, l'infirmier(e) devra surveiller différents éléments :
• Surveillance des constantes (pouls, pression artérielle, température).
• Surveillance de la qualité et de la quantité du liquide recueilli dans le(s) drain(s) ; s'assurer que le drain est toujours en aspiration.
• Surveillance de la qualité et de la quantité des urines recueillies dans le collecteur de la sonde à demeure. En effet, il peut y avoir une anurie, une oligurie, ou les urines peuvent être hématiques.
• Surveillance du système clos de la sonde urinaire à demeure.

• Surveillance du pansement et de la cicatrice (saignement, hématome).
• Évaluation de la douleur (EVA, EVS).
• Surveillance des voies d'abord : s'assurer que la perfusion et/ou le kit central ne sont pas bouchés et qu'ils sont perméables.
• Surveillance de la fistule artérioveineuse, si il y a (s'assurer de la présence du *thrill* et du souffle au stéthoscope).
• Surveillance de la reprise du transit (gaz et selles).

Lorsque le néphrologue aura examiné le patient et vu les différents paramètres relevés par l'infirmier(e), les compensations urinaires, volume à volume, pourront débuter sur prescription. Les compensations se feront en alternance dans les premiers jours postopératoires par un soluté isotonique à 0,9 %, un soluté sucré de type G5 % et par un **bicarbonate de calcium** isotonique.

Lorsque le patient transplanté est en anurie ou oligoanurie, l'infirmier(e) devra mettre en place sur prescription un diurétique en IV (*LASILIX*), afin de stimuler la diurèse. Par la suite, la surveillance continuera toutes les heures.

Surveillance journalière du patient transplanté

• Peser le patient quotidiennement.
• Prendre les constantes et relever la diurèse au minimum toutes les 4 h (surveillance variable selon la prescription).
• Prélever de manière quotidienne : ionogramme sanguin et urinaire, avec protéinurie des 24 h, créatinine, NFS, taux résiduel de **ciclosporine** ou de tacrolimus.
• Effectuer un ECBU de manière quasi quotidienne.
• Changer les drains jusqu'à l'ablation de ceux-ci.
• Refaire le pansement et surveiller la cicatrice (couleur, chaleur, écoulement).
• Pratiquer les soins locaux de la sonde urinaire jusqu'à l'ablation de celle-ci.

FICHE PHARMACOLOGIE

IMMUNOSUPRESSEURS (TRANSPLANTATION)

Azathioprine

IMUREL					
Transplantation : 5 mg/kg/j puis 1 à 4 mg/kg/j (entretien), 1 à 3 prises Autres indications : 1 à 2,5 mg/kg/j	50 cp. pell. 25 mg 100 cp. pell. 50 mg 1 fl. 50 mg	10,30 29,81 HOP	I I I	100 % 100 %	0,21 0,30

Propriétés

Analogues des bases puriques à action cytotoxique et antiproliférative (agit sur les immunodépressions par action sur les cellules hématopoïétiques et les lymphocytes T).

Résorption digestive complète, transformation en mercaptopurine, dégradation par la xanthine-oxydase, puis élimination urinaire (métabolite peu mais myélotoxique).

Demi-vie = 5 h.

Indications

Prévention du rejet des organes transplantés (en association avec d'autres immunosuppresseurs).

Maladies auto-immunes et inflammatoires (en particulier les formes corticorésistantes ou corticodépendantes afin de réduire la posologie des corticoïdes) : lupus érythémateux disséminé, polyarthrite rhumatoïde sévère, myasthénie, hépatite auto-immune, purpura thrombopénique idiopathique, anémie hémolytique acquise auto-immune, sclérodermie, pemphigus, dermatomyosite, polymyosite, périartérite noueuse, maladie de Crohn, rectocolite hémorragique.

Contre-indications

Grossesse.
Hypersensibilité connue au produit.

Précautions d'emploi

Éviter le contact prolongé des comprimés avec la peau.
Éviter l'exposition solaire.
Surveiller l'hémogramme de façon hebdomadaire les 2 premiers mois, puis tous les 3 mois : diminuer ou arrêter en cas de leucopénie < 2 500/mm^3 ou de thrombopénie < 100 000/mm^3, en particulier en cas d'insuffisance hépatique ou rénale (utiliser une faible posologie initiale).
Le dosage sanguin des 6TGN (6-thioguanines nucléotides) permet de mieux adapter la posologie.

Effets indésirables

Leucopénie dose-dépendante, réversible en 1 à 2 sem. (thrombopénie et anémie plus rares).
Sensibilité aux infections, fréquence accrue des cancers cutanés (en cas d'exposition solaire) et des tumeurs malignes.
Alopécie réversible.
Hépatite cholestatique.
Rarement : troubles digestifs (nausées, vomissements, diarrhée), hypersensibilité (fièvre et frissons, vertiges, éruption cutanée, arthralgies, pancréatite, pneumopathie, troubles du rythme).
Pas d'altération de la fertilité.

Interactions médicamenteuses

Inhibiteurs de l'uricosynthèse (**allopurinol** et **tisopurine**) : risque d'aplasie médullaire imposant une réduction de posologie (75 %) et une surveillance hématologique accrue.
Curarisants : antagonisme (curares non dépolarisants) ou agonisme (curares dépolarisants).
Cytostatiques : effets additifs sur l'hématopoïèse.
Vaccins vivants atténués.

> Surveillance d'un patient sous *IMUREL*
> NFS hebdomadaire pendant 2 mois puis
> NFS tous les 3 mois minimum.
> Diminution ou arrêt du traitement si leucopénie < 2 500/mm^3 ou thrombopénie < 130 000/mm^3.
> Diminuer la posologie en cas d'insuffisance hépatique ou rénale.

■ Ciclosporine

SANDIMMUN					
5 mg/kg ; 2 à 15 mg/kg/j en 2 prises	50 caps. 25 mg 50 caps. 50 mg 50 caps. 100 mg 1 fl. 50 mL (100 mg/mL)	57,64 110,96 216,46 216,46	I I I I	100 % 100 % 100 % 100 %	1,15 2,22 4,33 216,46
2 à 5 mg/kg/j en perf. continue sur 24 h	10 amp. 50 mg 10 amp. 250 mg	HOP HOP	I I		
NÉORAL					
5 mg/kg ; 2 à 15 mg/kg/j en 2 prises	60 caps. 10 mg 60 caps. 25 mg 60 caps. 50 mg 60 caps. 100 mg 30 fl. 50 mL (100 mg/mL)	26,77 61,90 119,50 232,93 195,85	I I I I I	100 % 100 % 100 % 100 % 100 %	0,45 1,03 1,99 3,88 6,53

Propriétés

Immunosuppresseur inhibiteur de la calcineurine. Peptide interagissant avec la ciclophiline ; le complexe inhibe l'activité de la calcineurine, induisant un arrêt réversible et sélectif de la production d'IL2 par les lymphocytes CD4. Les fonctions phagocytaires et l'hématopoïèse sont préservées. Biodisponibilité après absorption digestive d'environ 30 %, forte fixation aux lipides plasmatiques, métabolisation hépatique, puis élimination biliaire (demi-vie de 8 à 14 h). Ayant permis d'améliorer considérablement les résultats des allogreffes d'organes et de moelle osseuse (inhibition des réactions immunitaires allogéniques : rejet de la greffe, réaction du greffon contre l'hôte) et également certaines pathologies auto-immunes.

Indications

Transplantation d'organes (en association aux corticoïdes et à l'azathioprine, dans la prévention du rejet).

Greffe de moelle osseuse (prévention ± traitement du rejet, et de la réaction du greffon contre l'hôte).

Utilisable dans le traitement des psoriasis, dermatite atopique, polyarthrite rhumatoïde, uvéites (formes graves et résistantes) ; aplasie médullaire (si allogreffe impossible) ; syndrome néphrotique idiopathique corticodépendant ou corticorésistant.

Contre-indications

Grossesse : éviter si possible.

Allaitement : déconseillé.

Hypersensibilité connue à la **ciclosporine**.

Affection maligne récente ou évolutive.

Infection évolutive.

Précautions d'emploi

Surveillance régulière du taux de **ciclosporine** (80 à 250 ng/mL dans le sang total) pour adaptation posologique.

Surveiller la fonction rénale et hépatique.

Effets indésirables

Insuffisance rénale aiguë tubulaire (après transplantation rénale, précoce, dose-dépendante, réversible) ou vasculaire (syndrome hémolytique et urémique) ; insuffisance rénale chronique progressive (après plusieurs années, fibrose interstitielle).

Hépatites cholestatiques, hypertension artérielle, infections opportunistes, pseudolymphomes, tumeurs cutanées.

Hypertrichose, acné, alopécie, hypertrophie gingivale, œdème facial, troubles digestifs (anorexie, nausées, vomissements, diarrhée), neurologiques (convulsions, encéphalopathies, paresthésies ou dysesthésies des extrémités, tremblements), ostéo-articulaires (goutte, algodystrophie).

Hyperkaliémie, hyperuricémie, dyslipémie.

Réactions allergiques (excipient des formes injectables).

Interactions médicamenteuses

Risque d'hyperkaliémie : **diurétiques épargneurs de potassium**.

Risque de rhabdomyolyse en association à certaines **statines**.

Risque de sous-dosage : **anticonvulsivants**, **antituberculeux**.

Risque de surdosage : jus de pamplemousse, **amiodarone**, **antagonistes calciques** (sauf **amlodipine**), **antifongiques**, **macrolides** et apparentés (sauf **spiramycine**), inhibiteurs protéasiques.

Risque accru de néphrotoxicité : **tacrolimus**, aminosides, **amphotéricine B**, **ganciclovir**.

Éviter les vaccins à virus vivants atténués.

Déconseillées : **érythromycine**, **nifédipine**, **melphalan** à forte dose.

Précautions : **amiodarone**, **antagonistes calciques** (sauf amlodipine), **colchicine**, inducteurs enzymatiques, inhibiteurs de l'HMG-CoA réductase, **fluconazole**, **kétoconazole**, **itraconazole**, macrolides et apparentés (sauf **spiramycine**), **méthotrexate**, **octréotide**.

À prendre en compte : **cimétidine**, aminosides, **amphotéricine B** IV, œstroprogestatifs et œstrogènes, corticoïdes, diurétiques, **triméthoprime**, **norfloxacine**, vaccins à virus vivants atténués.

Mycophénolate mofétil

CELLCEPT					
Transplantés rénaux : 1 g x 2/j dans les 3 j suivant la greffe Transplantés cardiaques : 1,5 g x 2/j dans les 5 j suivant la greffe	50 cp. 500 mg 100 gél. 250 mg 32 doses 1 g/5 mL (pour susp. buv.) 4 fl. 500 mg inj. IV	78,24 78,24 197,27 HOP	I I I I	100 % 100 % 100 %	1,56 0,78 6,16

Acide mycophénolique

MYFORTIC					
Transplantés rénaux : 720 mg x 2/j débuté dans les 3 j suivant la greffe	120 cp. 180 mg 120 cp. 360 mg	153,40 298,38	I I	100 % 100 %	1,28 2,49

Propriétés

Immunosuppresseur, inhibiteur de l'inosine monophosphate déshydrogénase : la synthèse des purines, effet cytostatique plus marqué sur les lymphocytes B et T.

Lié à 97 % à l'albumine plasmatique, transformé en MPA (forme active, seule dosable, non dialysée), puis en MPAG (inactif, éliminé dans l'urine à 90 %).

Indications

Prévention du rejet aigu d'organe après allogreffe rénale ou cardiaque, en association avec la **ciclosporine** et les corticoïdes.

Contre-indications

Hypersensibilité au **mycophénolate mofétil** ou à l'acide mycophénolique.

Déficits héréditaires rares de l'hypoxanthine guanine-phosphoribosyl transférase (HGPRT) tels que le syndrome de Lesch-Nyhan et le syndrome de Kelley-Seegmiller.

Précautions d'emploi

Réduire la dose de 50 % chez les sujets âgés.

Si le débit de filtration glomérulaire est < 25 mL/min/1,73 m², la dose maximale sera de 1 g/j.

Envisager l'interruption en cas de neutropénie.

Limiter l'exposition au soleil et aux rayons UV.

Surveiller l'apparition d'une neutropénie : numération globulaire hebdomadaire le 1er mois × 2/mois au cours des 2e et 3e mois, puis × 1/mois la 1re année.

Contacter le médecin en cas d'infection, ecchymose ou saignement.

Éviter les vaccins vivants atténués.

Prudence en cas d'affection évolutive du tube digestif et du cycle entérohépatique, car l'efficacité de *CELLCEPT* pourrait être diminuée.

Grossesse : tératogénicité chez l'animal, pas de données humaines disponibles.

Allaitement : passage dans le lait chez l'animal, pas de données humaines disponibles.

Effets indésirables

Dominés par les troubles digestifs : gastralgies, nausées.

Leucopénie, infections (en association avec la ciclosporine et les corticoïdes).

Risque accru de lymphome et d'autres tumeurs malignes (cutanées).

Interactions médicamenteuses

Aciclovir et **ganciclovir** : augmentation de la concentration des 2 produits.

Antiacides : diminution de l'absorption du **mycophénolate mofétil**.

Colestyramine : diminution de la concentration de **mycophénolate mofétil**.

Tacrolimus

PROGRAF					
Transplantés rénaux : A. 0,2-0,3 mg/kg/j PO en 2 prises 12 h après la greffe E. : 0,3 mg/kg/j en 2 prises PO Traitement du rejet : augmentation de la posologie du tacrolimus et des corticoïdes	50 gél. 0,5 mg 50 gél. 1 mg 50 gél. 5 mg	62,20 110,45 499,20	I I I	100 % 100 % 100 %	1,24 2,21 9,98
PROGRAF injectable Si voie orale impossible : 0,01-0,05 mg/kg/24 h IVSE	10 amp. 5 mg/mL	HOP	I		
MODIGRAF					
Idem PROGRAF	50 sach. 0,2 mg 50 sach. 1 mg	69,83 326,81	I I	100 % 100 %	1,40 6,54

Propriétés

Le **tacrolimus** est un immunosuppresseur très puissant qui inhibe la formation des lymphocytes cytotoxiques lesquels sont principalement responsables du rejet du greffon. Il supprime l'activation des lymphocytes T et la prolifération T-dépendante des lymphocytes B.

Indications

Prévention du rejet aigu d'organe après allogreffe rénale, hépatique ou cardiaque.
Traitement du rejet de l'allogreffe résistant à un traitement par d'autres traitements immunosuppresseurs.

Contre-indications

Hypersensibilité au **tacrolimus**.
Galactosémie congénitale, syndrome de malabsorption du glucose ou du galactose, déficit en lactates.

Précautions d'emploi

Limiter l'exposition au soleil et aux rayons UV.
Surveiller PA, ECG, bilan neurologique et visuel, glycémie à jeun, NFS, hémostase, fonction rénale et hépatique.
Surveiller la concentration plasmatique du **tacrolimus** en cas de diarrhée pour adapter la posologie.

Effets indésirables

Anémie, leucopénie, coagulopathie.
Hyperglycémie, diabète, hyper ou hypokaliémie, hypocalcémie, hyponatrémie.
Anxiété, confusion, dépression, convulsion, AVC.
Troubles neurosensoriels.
Insuffisance cardiaque, dyspnée.
Diarrhée, pancréatite, ascite.
Insuffisance rénale.
Rash, prurit, syndrome de Lyell.
Leucopénie, infections (en association avec la **ciclosporine** et les **corticoïdes**).
Risque accru de lymphome et d'autres tumeurs malignes (cutanées).

Interactions médicamenteuses

Inhibiteurs du CYP3A4 : **antifongiques** (**kétoconazole, fluconazole, voriconazole**), **érythromycine, clarithromycine, josamycine, inhbiteur de la protéase du VIH, nifédipine, nicardipine.**
Inducteurs du CYP3A4 : **rifampicine, phénytoïne, millepertuis.**
Contraceptifs stéroïdiens : diminution de leur clairance par le **tacrolimus.**

Sirolimus

RAPAMUNE					
Transplantés rénaux : Dose de charge à J1 (3 à 15 mg) puis 1 à 5 mg/j *per os* : obtenir une concentration sérique de 3 à 10 ng/mL	30 cp. 0,5 mg 30 cp. 1 mg 30 cp. 2 mg 30 mL sol. 1 mg/mL	68,85 129,39 252,03 252,03	I I I I	100 % 100 % 100 % 100 %	2,30 4,31 8,40 8,40

Propriétés

Le **sirolimus** est un inhibiteur de mTOR. Il bloque la transduction du signal lymphocytaire en aval de l'IL2. Sa demi-vie est très prolongée (57 h). Outre son action immunosuppressive, il s'agit d'un agent antiprolifératif et antiangiogénique. Un éventuel bénéfice antitumoral est en cours d'étude.

Indications

Prévention du rejet aigu d'organe après allogreffe rénale.

Contre-indications

Hypersensibilité au **sirolimus**.
Grossesse et allaitement : éviter.

Précautions d'emploi

Éviter en cas de reprise retardée de fonction rénale et en cas de tubulopathie aiguë (inhibe la tubulogenèse réparative), et autour d'une intervention chirurgicale (retarde nettement la cicatrisation).
Réduire les doses de 30 % en cas d'insuffisance hépatique.
Surveiller la concentration plasmatique.
Limiter l'exposition au soleil et aux rayons UV.

Effets indésirables

Dyslipémie (50 %).
Troubles digestifs (env. 30 %) : diarrhée, constipation, douleurs, nausées, vomissements.
Anémie (23 à 37 %), thrombocytopénie (13 à 30 %).
Aphtes, acné, rash cutané.
Retard de cicatrisation.
Pneumopathie interstitielle.
Insuffisance rénale.
Arthralgies.
Cephalées.
Tremblements.
Risque accru d'infections (notamment urinaires).

Interactions médicamenteuses

Inhibiteurs du CYP3A4 : **antifongiques (kétoconazole, fluconazole, voriconazole), érythromycine, clarithromycine, josamycine, inhbiteur de la protéase du VIH, nifédipine, nicardipine.**
Inducteurs du CYP3A4 : **rifampicine, phénytoïne, millepertuis.**
Contraceptifs stéroïdiens : diminution de leur clairance par le **sirolimus.**

■ Évérolimus

CERTICAN					
Transplantés rénaux : A. : 0,75 mg x 2/j à débuter dès que possible après la transplantation À administrer en même temps que la ciclosporine À prendre avec un verre d'eau et ne pas écraser	60 cp. 0,1 mg 60 cp. 0,25 mg 60 cp. disp. 0,25 mg 60 cp. 0,5 mg 60 cp. 0,75 mg	47,60 112,55 112,55 219,48 324,01	I I I I I	100 % 100 % 100 % 100 % 100 %	0,79 1,88 1,88 3,66 5,40

Propriétés

L'**évérolimus** est un inhibiteur du signal de prolifération qui prévient le rejet d'allogreffes. Il exerce son effet immunosuppresseur en inhibant la prolifération et l'expansion clonale des cellules T activées par des interleukines spécifiques de la cellule T comme l'IL2 et l'IL15. L'**évérolimus** inhibe également la fonction mTOR qui joue un rôle dans le métabolisme, la croissance et la prolifération cellulaire. L'effet de l'**évérolimus** ne se limite pas aux cellules T : il inhibe, de manière générale, la prolifération stimulée par facteur de croissance des cellules tant hématopoïétiques que non hématopoïétiques, telles que, par exemple, les cellules musculaires lisses vasculaires.

L'**évérolimus** est métabolisé par l'isoenzyme CYP3A4 dans le foie.

Indications

Prévention du rejet d'organe chez les patients adultes présentant un risque immunologique faible à modéré recevant une allogreffe rénale ou cardiaque. L'**évérolimus** doit être utilisé en association avec de la **ciclosporine** sous forme de microémulsion et des corticoïdes.

Contre-indications

Hypersensibilité à l'**évérolimus** et au **sirolimus.**

Grossesse et allaitement.

Absence de contraception féminine orale efficace.

Intolérance au galactose.

Déficit en lactase.

Malabsorption glucose, galactose.

Précautions d'emploi

Surveillance des concentrations résiduelles dans le sang en cas d'insuffisance hépatique sévère.

Éviter l'exposition au soleil et UV.

Infections opportunistes plus fréquentes (pneumocystose).

Surveillance de la fonction rénale, de la cholestérolémie et de la triglycéridémie.

Effets indésirables

Infections virales, bactériennes, fongiques.

Leucopénie, anémie, troubles de la coagulation, syndrome hémolytique et urémique, purpura thrombopénique.

Épanchement péricardique, pleural, pneumopathie.

Douleurs abdominales, diarrhée, nausée, vomissements, élévation des transaminases.

ûdème de Quincke, éruption cutanée.

Tumeur maligne, lymphome, syndrome lymphoprolifératif, cancer cutané.

Interactions médicamenteuses

L'association d'**évérolimus** et d'inhibiteurs (par ex. **kétoconazole**, **itraconazole**, **voriconazole**, **clarithromycine**, **télithromycine**, **ritonavir**) ou inducteurs (par ex. **rifampicine**, **rifabutine**) puissants du CYP3A4 n'est pas recommandée.

ANTICORPS MONOCLONAL (TRANSPLANTATION)

■ Basiliximab

SIMULECT					
Transplantés rénaux : A. : 1 dose de 20 mg IV 2 h avant la greffe, 2e dose 4 j après la greffe E. < 35 kg : 1 dose de 10 mg 2 h avant, 2e dose de 10 mg 4 j après la greffe	1 mg pdre + solv. 1 mg pdre + solv.	HOP HOP	I I		

Propriétés

Le **basiliximab** est un anticorps monoclonal dirigé contre la chaîne α du récepteur de l'IL2 (récepteur exprimé à la surface des lymphocytes T en réponse à une stimulation antigénique) ; il se lie spécifiquement à CD25 à la surface des lymphocytes T, ce qui empêche la liaison de l'IL2, signal de prolifération des lymphocytes T au cours de la réponse immunitaire impliquée dans le rejet de l'allogreffe.

Indications

Prévention du rejet aigu d'organe après allogreffe rénale.

Contre-indications

Hypersensibilité au **basiliximab**.
Grossesse et allaitement : éviter.
Absence de contraception féminine orale efficace.

Précautions d'emploi

Réservé à la greffe rénale.

Effets indésirables

Constipation, nausées, diarrhée.
Infection urinaire, infections respiratoires hautes.
Œdèmes des membres inférieurs.
Hypertension artérielle, anémie, céphalées.
Hyperkaliémie, hypercholestérolémie, élévation de la créatinine.
Prise de poids.
Réactions d'hypersensibilité : éruption cutanée, urticaire, bronchospasme, œdème pulmonaire, insuffisance respiratoire et cardiaque, syndrome d'extravasation capillaire.
Lymphome, syndrome lymphoprolifératif.

Interactions médicamenteuses

Aucune.

PARTIE 10

NEUROLOGIE

SCORE DE GLASGOW

FICHE MALADIE

DÉFINITION

Le score de Glasgow est destiné à évaluer la gravité à la phase initiale d'un traumatisme crânien. C'en est aussi un critère pronostique. Du fait de sa simplicité d'utilisation, il est aujourd'hui utilisé pour quantifier le degré de conscience dans tous les cas de confusion quelle qu'en soit l'étiologie.

Largement utilisé en pratique courante, aux urgences notamment, c'est un moyen simple et rapide d'évaluer un patient comateux et d'en assurer la surveillance.

Score de Glasgow

Ouverture des yeux (E) :	Spontanée	4	
	Stimulation verbale	3	
	Stimulation douloureuse	2	
	Absente	1	
Réponse motrice (M) :	Sur ordre	6	TOTAL :
	A la douleur, orientée	5	Score 15 => normal
	A la douleur, retrait	4	Score 7 => coma grave
	A la douleur, flexion anormale	3	Score 3 => mort cérébrale
	A la douleur, extension	2	
	Absente	1	
Réponse verbale (V) :	Appropriée	5	
	Confuse	4	
	Incohérente	3	
	Incompréhensible	2	
	Absente	1	

MÉNINGITE

FICHE MALADIE

DÉFINITION

Une méningite est une inflammation des méninges, membrane qui entoure le cerveau et la moelle épinière, et qui est constituée par la pie-mère, l'arachnoïde et la dure-mère.

CAUSES ET MÉCANISMES

Cette inflammation peut être d'origine infectieuse (bactérienne, virale, voire mycosique ou parasitaire), néoplasique, ou s'intégrer dans le cadre d'une maladie générale type maladie inflammatoire.

La « couleur » du liquide céphalorachidien et le type de cellules retrouvées dans ce liquide orientent le diagnostic étiologique et permettent la classification en :

• méningite purulente (on y retrouve des polynucléaires neutrophiles) ;

• méningite à liquide clair (on y retrouve plutôt des lymphocytes).

DIAGNOSTIC

SIGNES CLINIQUES

Présence d'un syndrome méningé qui associe des céphalées intenses, une photophobie (intolérance à la lumière), des nausées avec souvent des vomissements en jet sans effort. Le patient est couché dans le noir en « chien de fusil » et l'examen clinique objective une raideur de nuque.

On peut aussi retrouver un syndrome infectieux avec fièvre, frissons.

La présence de signes de choc et surtout celle d'un purpura imposent la réalisation d'un traitement en extrême urgence : *purpura fulminans.*

La présence d'anomalies à l'examen neurologique oriente vers une méningoencéphalite (atteinte des méninges et de l'encéphale) et fait suspecter une méningoencéphalite d'origine herpétique en premier lieu.

EXAMENS COMPLÉMENTAIRES

Ponction lombaire

Elle permet de définir le type de méningite. Selon la présence ou non de critères de gravité, elle est réalisée avec ou sans urgence, voire après le traitement antibiotique s'il y a un *purpura fulminans* lié à une méningite à méningocoque ou pneumocoque.

Sans urgence, elle est réalisée après bilan d'hémostase et après *TDM cérébrale* s'il y a un doute sur un processus expansif intracrânien (tumeur, abcès) du fait du risque de décès par engagement du cerveau lors de la ponction lombaire.

LCR normal

Aspect	Liquide clair, eau de roche
Cytologie	Absence d'hématies < 2 lymphocytes/mm^3
Biochimie	Protéines : 0,10 à 0,25 g/L Glucose : 0,45 à 0,80g/L sauf si diabète (la glycorachie est égale à la moitié de la glycémie)
Bactériologie	Absence de germes

Bilan biologique standard

Il met en évidence un syndrome inflammatoire éventuel, s'assure de la normalité de l'hémostase avant PL ou met en évidence une CIVD (coagulation intravasculaire disséminée) en cas de *purpura fulminans.*

TRAITEMENT

Le traitement diffère selon la cause.

- Pour le *purpura fulminans,* l'urgence est à l'antibiothérapie avant la ponction lombaire.
- Dans tous les cas, l'antibiothérapie est d'abord probabiliste puis adaptée à l'antibiogramme (après culture des bactéries en 48 h). Par voie IV, on peut administrer : **amoxicilline** (*CLAMOXYL*), **céfotaxime** (*CLAFORAN*), **ceftriaxone** (*ROCÉPHINE*), **vancomycine** (*VANCOCINE*) ou un aminoside en mono ou bithérapie.
- Pour une méningite tuberculeuse, on met en route pour 2 mois une quadrithérapie à base d'**isoniazide**, **rifampicine**, **éthambutol** et **pyrazinamide**, plus ou moins associée à une corticothérapie.
- Pour les méningoencéphalites herpétiques, le traitement repose sur l'**aciclovir** (*ZOVIRAX*).
- D'autres traitements pourront être proposés selon le germe retrouvé et l'antibiogramme.
- Concernant les méningites virales autres que l'herpès, il n'y a pas de traitement spécifique.
- D'autres méningites s'inscrivent dans des maladies inflammatoires et relèvent du traitement de la maladie initiale (lupus, sarcoïdose...).

Il existe une prophylaxie pour les sujets en contact avec un malade atteint spécifiquement du méningocoque dans les 10 jours avant l'hospitalisation. Elle repose sur la **rifampicine** (*RIFADINE*) ou la **spiramycine** (*ROVAMYCINE*).

Les méningites à pneumocoques et à *Haemophilus* peuvent être prévenues par une vaccination.

PRONOSTIC

Il existe plus de suspicions de méningite que de vraies méningites, mais l'éventuelle gravité justifie la prudence.

Le *purpura fulminans* et la méningoencéphalite herpétique avec retard au diagnostic et au traitement ont un pronostic très sévère ; les autres méningites virales sont le plus souvent bénignes.

FICHE INFIRMIÈRE

EXAMENS

Assister le médecin pour la ponction lombaire (*cf.* Fiche technique, p. 1021).

SURVEILLANCE DU TRAITEMENT

Respecter le noir si la lumière gêne le patient.

Les perfusions de *ZOVIRAX* doivent être passées très lentement car il existe une toxicité rénale.

L'apyrexie est un bon critère d'efficacité du traitement.

Il peut survenir une aggravation comme une crise d'épilepsie ou un coma : la surveillance de la conscience doit être régulière avec réalisation d'un score de Glasgow si nécessaire (*cf.* Score de Glasgow, p. 1019).

Le patient refuse souvent de s'alimenter à cause des nausées : veiller au respect des apports hydriques surtout s'il vomit et faire augmenter le débit de la perfusion de base si besoin.

ÉDUCATION ET CONSEILS

Il y a souvent peur de contagion de la part de l'entourage. La prophylaxie est très bien codifiée et les proches peuvent être reçus par le médecin du service ou par leur propre médecin traitant.

La vaccination contre l'*Haemophilus* est systématique chez le nourrisson, celle contre le pneumocoque est indiquée chez les sujets à risque : splénectomisés, drépanocytaires, bronchite chronique et porteurs de brèche ostéoméningée. La vaccination contre le méningocoque ne concerne que les sous-types A et B, elle est conseillée chez les voyageurs en zone d'endémie.

FICHE TECHNIQUE

PONCTION LOMBAIRE

La ponction lombaire (PL) consiste à insérer une aiguille dans les espaces sous-arachnoïdiens pour ponctionner du liquide céphalorachidien et, éventuellement, injecter une substance thérapeutique.

Il s'agit d'un acte médical secondé par l'infirmière, ce geste s'effectue de manière aseptique.

Contre-indications

- Effet de masse avec risque d'engagement (une simple hypertension intracrânienne sans effet de masse n'est pas une contre-indication).
- Trouble de l'hémostase ou prise d'anticoagulants.
- Problème infectieux local au point de ponction.

Matériel

- Chariot de soins avec boîte à aiguilles.
- Gants stériles pour le médecin et non stériles pour l'IDE.
- Champ stérile, compresses stériles, *BÉTADINE*, alcool et pansement sec.
- Aiguille à ponction lombaire (il en existe des noires, des jaunes ou des oranges et jaunes avec trocart pour la prévention des syndromes post-ponction lombaire).
- Trois tubes secs stériles au minimum.

Préparation du patient

- Rassurer le patient et expliquer le geste ; la ponction lombaire a mauvaise réputation.

▶

• Ne pas hésiter à prémédiquer et à mettre de l'*EMLA* au point de ponction 1 h à 2 h avant.
• On peut parfois raser la zone du point de ponction.
• La bonne installation du patient est fondamentale. La PL peut être réalisée assise ou couchée.

Le patient doit enrouler son rachis dorso-lombaire « comme un chat », au besoin autour d'un oreiller. Si le patient est assis au bord du lit, on peut élever le lit pour le confort du médecin et surélever les pieds du patient sur une chaise, ce qui favorise l'enroulement du bas du dos. Une troisième personne est souvent nécessaire pour maintenir le patient et surveiller un éventuel malaise, car le médecin et l'IDE sont dans son dos.

Réalisation de la ponction lombaire

Le médecin repère le point de ponction puis effectue une première désinfection. Il enfile ensuite ses gants stériles et installe son champ stérile. Il effectue une deuxième désinfection. L'infirmière lui tend alors l'aiguille à ponction lombaire. Il introduit l'aiguille dans l'espace intervertébral entre L4 et L5 en regard des crêtes iliaques et pousse son aiguille progressivement en vérifiant régulièrement s'il y a écoulement du LCR en retirant le mandrin interne. Il laisse ensuite couler goutte à goutte le LCR (une dizaine de gouttes) dans chaque tube présenté ouvert par l'IDE avec ses gants non stériles. Chaque tube est recapuchonné. L'aiguille est ensuite retirée et déposée dans la boîte destinée à cet effet. La peau est nettoyée à l'alcool ou au sérum physiologique et on réalise un pansement sec. Les tubes sont ensuite étiquetés et envoyés aux laboratoires de bactériologie, biochimie et anatomopathologie.

Le plus souvent, les résultats bactériologiques sont téléphonés dans le service dans les heures qui suivent ; ils seront communiqués rapidement au médecin.

Complications

La ponction lombaire est dite traumatique lorsqu'un vaisseau sanguin est piqué. Le LCR s'éclaircit au fur et à mesure des tubes.

L'irritation d'une racine nerveuse se traduit par une douleur dans la jambe au cours du geste.

Le syndrome post-ponction lombaire se manifeste par des céphalées en position assise et debout et disparaissant totalement en position allongée à plat. Des nausées et vomissements peuvent s'y associer. On interdisait auparavant aux patients de se lever après la ponction lombaire pendant plusieurs heures et on leur recommandait de bien boire ; ces mesures sont sans aucun intérêt mais encore souvent pratiquées. La seule prévention à ce jour est l'utilisation d'aiguilles prévues à cet effet. Si le syndrome post-ponction lombaire persiste, on a recours à un *blood patch* réalisé par les anesthésistes.

La survenue d'un sepsis, d'un engagement ou d'un hématome compressif sont des complications graves mais rares.

ÉPILEPSIE

FICHE MALADIE

DÉFINITION

L'épilepsie est une maladie chronique qui est caractérisée par une récurrence de crises épileptiques.

Le terme épilepsie vient du mot grec *epilambanein,* qui signifie « assaillir » ou « saisir violemment ». L'épilepsie a donc le sens d'une *attaque* ou, mieux, d'une maladie faite d'une

succession d'attaques. Du fait d'un grand nombre de types d'épilepsies différents, il vaut mieux parler des épilepsies et non pas d'une épilepsie unique.
Le terme « crise comitiale » est synonyme de crise d'épilepsie.

CAUSES ET MÉCANISMES

La crise d'épilepsie est le résultat d'une réaction pathologique du cerveau. Cette réaction consiste en une activation anormale des cellules nerveuses du cerveau (« hypersynchronisation »).
Selon leur origine au niveau du cerveau, on distingue deux groupes de crises :

- les crises généralisées avec atteinte des deux hémisphères du cerveau qui entraînent une altération de la conscience pendant la crise. Les crises généralisées les plus connues sont la crise de type « grand mal » (composée d'une phase tonique avec raideur, suivie d'une phase clonique avec secousses musculaires) et les absences, qui se manifestent par une altération de la conscience pendant quelques secondes ;
- les crises partielles qui proviennent d'un point de départ spécifique du cerveau, qu'on dénomme le « foyer » épileptique. Ce foyer peut, par exemple, être dû à une cicatrice cérébrale après un traumatisme crânien ou à une tumeur cérébrale. La conscience est normale pendant les crises partielles « simples » et altérée pendant les crises partielles « complexes » et « secondairement généralisées ».

DIAGNOSTIC

SIGNES CLINIQUES

Une crise d'épilepsie peut prendre beaucoup de formes cliniques différentes.
La crise « classique » de type « grand mal » se déroule en trois phases :

- une phase tonique, où le patient présente une raideur des quatre membres et du tronc ;
- suivie d'une phase clonique avec secousses musculaires ;
- et, finalement, la phase stertoreuse où le patient reste comme endormi, avec une respiration bruyante.

Chaque phase dure environ 30 secondes à 1 minute. Une crise typique ne dure donc guère plus de 2 à 3 minutes en général. Au-delà, il faut craindre un état de mal épileptique qui est une urgence absolue avec un risque vital pour le patient.
Une crise partielle simple peut se manifester par des secousses d'un membre ou d'un côté du corps, sans altération de la conscience. En dehors des signes moteurs, le patient peut aussi présenter des troubles d'autres modalités, comme des sensations de fourmillements, des nausées, des perceptions olfactives ou des émotions (par exemple, sensation de bonheur).
Pendant les crises partielles complexes, le patient paraît comme obnubilé, il est capable d'exécuter des mouvements automatiques (mâchonnements, frottement des mains) ou de répéter des paroles inadaptées.
Pour quelqu'un d'expérimenté, la description et l'observation des crises sont souvent évocatrices de la maladie.
Il faut parfois distinguer les vraies crises d'épilepsie des « pseudo-crises » (par exemple, crises psychogènes ou pertes de connaissance dues à un problème cardiovasculaire ou métabolique). Cependant, il ne faut pas oublier qu'un nombre non négligeable de patients présentent à la fois des crises d'épilepsie et des pseudo-crises.

EXAMENS COMPLÉMENTAIRES

Il faut toujours chercher une cause déclenchante de la crise. La détermination de la glycémie capillaire et la prise de température sont systématiques.
S'il s'agit d'un patient connu épileptique, il est parfois utile de faire un dosage du traitement antiépileptique. On réalisera un bilan plus spécifique en cas de suspicion de prise de toxiques ou de sevrage alcoolique.
S'il s'agit d'une première crise, le scanner cérébral doit être systématique pour chercher une affection cérébrale sous-jacente (par exemple, tumeur, thrombose, hémorragie). En cas de suspicion de méningite, on réalisera une ponction lombaire.

ÉLECTROENCÉPHALOGRAMME (EEG)

L'EEG permet d'enregistrer, d'amplifier et de transcrire ces décharges électriques des neurones cérébraux à l'aide d'électrodes placées sur le crâne.

Il doit être réalisé systématiquement pour mieux différencier le type d'épilepsie et pour évaluer le risque de nouvelles crises et l'efficacité du traitement.

On distingue l'EEG interictal (en dehors des crises) et l'EEG ictal (pendant une crise). Un EEG simple dur une quinzaine de minutes mais, parfois, il est nécessaire de réaliser des EEG plus long (plusieurs jours) ou avec une surveillance vidéo. Pour encore plus de précision - par exemple, si un traitement chirurgical de l'épilepsie est prévu -, on peut aussi implanter les électrodes et les placer directement sur le cerveau.

Il n'existe pas de contre-indication à la réalisation d'un EEG.

L'EEG est un examen totalement indolore qui ne présente pas de danger pour le patient. Parfois, les patients sont effrayés par l'idée qu'on pourrait leur envoyer des courants électriques dans le cerveau lors de l'EEG. Il convient alors de leur expliquer que l'EEG est simplement un recueil des signaux électriques produits par le cerveau lui-même.

TRAITEMENT

TRAITEMENT MÉDICAMENTEUX

Il existe aujourd'hui une vingtaine de médicaments antiépileptiques.

Certains, comme le **valproate** (*DÉPAKINE*) ou la **lamotrigine** (*LAMICTAL*), sont efficaces pour un grand nombre de crises généralisées ou partielles, d'autres sont uniquement efficaces pour un certain type de crise, par exemple, la **carbamazépine** (*TÉGRÉTOL*) pour les crises partielles.

Le **phénobarbital** (*GARDÉNAL*) est un vieil antiépileptique qui est efficace sur un grand nombre d'épilepsies. À cause de ses effets indésirables, il est de moins en moins utilisé.

Souvent, un seul médicament suffit pour contrôler les crises. Dans les cas plus compliqués, il peut être nécessaire d'associer plusieurs médicaments antiépileptiques chez le même patient.

Les traitements de crise ont pour but de réduire la durée de la crise ou de prévenir une nouvelle crise dans les heures ou jours suivants. On utilise le plus souvent les benzodiazépines comme le **clonazépam** (*RIVOTRIL*), **clobazam** (*URBANYL*) ou le **diazépam** (*VALIUM*). Ces thérapeutiques peuvent être administrées par voie orale ou, en cas d'urgence, par voie IVL ou intrarectale, voire IM.

TRAITEMENT CHIRURGICAL

Dans certains cas, les patients épileptiques peuvent bénéficier d'un traitement chirurgical, mais ceci n'est possible que pour les épilepsies partielles. Aujourd'hui, moins de 10 % des malades sont traités chirurgicalement.

PRONOSTIC

Les crises épileptiques ne causent qu'un trouble passager des fonctions cérébrales, elles n'abîment pas le cerveau d'une manière durable.

Les exceptions à cette règle sont les états de mal épileptique. Ce sont des crises de type « grand mal » qui durent plus de 10 minutes et qui peuvent entraîner une nécrose des neurones.

Il n'est pas rare que les malades épileptiques souffrent surtout des conséquences de leur maladie sur leur vie quotidienne et sociale.

La nécessité d'assumer sa maladie, le rejet que le malade rencontre à l'école ou dans la vie professionnelle, les frustrations de la vie quotidienne (limitation dans le sport, la conduite automobile) et les préjugés de la société envers sa maladie (l'épilepsie étant considérée comme une maladie mentale ou héréditaire) sont un lourd fardeau pour le malade, souvent plus grave que la maladie elle-même.

Si parfois les malades épileptiques peuvent avoir des troubles neuropsychiatriques (ralentissement psychomoteur, troubles du comportement ou de l'élocution), ce n'est pas dû à l'épilepsie proprement dite, mais à la lésion cérébrale responsable de l'épilepsie.

Avec un traitement antiépileptique médicamenteux :
- 60 % des malades n'ont plus de crises ;
- 20 % sont considérablement améliorés ;
- 20 % sont résistants au traitement médicamenteux.

Parmi ce dernier groupe, environ la moitié peut bénéficier d'un traitement chirurgical.

FICHE INFIRMIÈRE

EXAMENS

Surveillance des constantes : pression artérielle, pouls, température, saturation, glycémie capillaire.

SURVEILLANCE DU TRAITEMENT

SOINS - TRAITEMENT

Conduite à tenir pendant une crise d'épilepsie

- Mettre le patient hors d'une zone de danger (par exemple, l'éloigner de tout objet tranchant, coupant ou à coin anguleux).
- Mettre le patient en position allongée sur le côté afin d'éviter tout risque d'aspiration.
- Défaire ses habits en priorité au niveau du cou.
- Appeler le médecin qui prescrira un traitement d'urgence en cas de crise prolongée.
- Garder son calme et observer dans ses moindres détails le déroulement de la crise. Si le patient est conscient, on peut essayer de lui poser des questions ou de lui demander d'exécuter des ordres simples afin d'évaluer sa vigilance et ses déficiences.
- Regarder sa montre afin de connaître la durée de la crise.

Ce qu'il ne faut pas faire pendant une crise

- Maintenir le membre contracté.
- Essayer de « déverrouiller » la mâchoire ou de déployer les doigts arqués.
- Essayer de maintenir sur place la personne lors d'un mouvement incontrôlé (mais plutôt l'accompagner dans ses déplacements afin qu'aucun risque de blessure ne soit encouru).

EFFICACITÉ DU TRAITEMENT

Diminution ou disparition des crises. Normalisation de l'EEG.

EFFETS INDÉSIRABLES

La tolérance des antiépileptiques est en général bonne. Exceptionnellement, ils peuvent donner des réactions secondaires très graves ou invalidantes. C'est pourquoi le suivi médical est indispensable.

Les effets indésirables couramment rapportés sont fatigue et troubles de concentration.

Les autres effets indésirables sont spécifiques pour chaque médicament et doivent être connus par le médecin prescripteur.

ÉDUCATION ET CONSEILS

Les crises épileptiques ne causent qu'un trouble passager de certaines fonctions cérébrales, elles n'abîment pas le cerveau d'une manière durable. C'est pourquoi la pensée – largement répandue – stipulant que les crises épileptiques conduisent à une baisse régulière de certaines fonctions du cerveau (par exemple l'intelligence) est infondée.

Cependant, selon les circonstances de la survenue d'une crise d'épilepsie, celle-ci peut avoir des conséquences extrêmement graves pour le patient : par exemple crise pendant la conduite automobile, dans l'eau (piscine, baignoire), ou chez un ouvrier travaillant sur un échafaudage ou manipulant des machines. De manière générale, un patient épileptique ne doit pas conduire si l'épilepsie n'est pas équilibrée, et son permis de conduire est soumis à un contrôle médical.

Il doit éviter toutes les situations dans lesquelles la survenue d'une crise pourrait avoir des conséquences fatales pour lui ou son entourage.

L'alcool, le manque de sommeil et, parfois, la stimulation lumineuse intermittente (stroboscope dans les discothèques, certains jeux vidéo ou informatiques) peuvent provoquer des crises d'épilepsie. Le patient doit être éduqué pour éviter ces facteurs déclenchants.

Référence

A. Matthes, H. Schneble. *Unser Kind hat Anfälle*. Desitin, Hamburg, 2001.

FICHE PHARMACOLOGIE

ANTIÉPILEPTIQUES – BENZODIAZÉPINES

■ Diazépam

VALIUM ROCHE					
Voie IV lente ou IM : 10 à 20 mg Voie intrarectale : 0,5 mg/kg chez l'enfant Progressivement : 10 à 20 mg/j	6 amp. 10 mg/2 mL	3,16	I	65 %	0,53
	40 cp. séc. 2 mg	1,66	I	65 %	0,04
	100 cp. séc. 2 mg	HOP	I		
	40 cp. séc. 5 mg	1,72	I	65 %	0,04
	100 cp. séc. 5 mg	HOP	I		
	30 cp. séc. 10 mg	2,11	I	65 %	0,07
	100 cp. séc. 10 mg	HOP	I		
	600 gttes - fl. 20 mL (3 gttes = 1 mg)	3,05	I	65 %	0,01

■ Clonazépam

RIVOTRIL					
Voie IV lente ou IM : 1 à 2 mg Progressivement : 0,1 mg/kg/j	6 amp. 1 mL = 1 mg	4,71	I	65 %	0,78
	28 cp. quadriséc. 2 mg	2,16	I	65 %	0,08
	500 gttes 0,25 % (1 gtte = 0,1 mg)	2,25	I	65 %	

Prescription réservée aux neurologues

■ Clobazam

URBANYL					
5 à 10 mg x 3/j en association avec le traitement de fond	30 gél. 5 mg	2,12	I	65 %	0,07
	30 cp. séc. 10 mg	3,71	I	65 %	0,12
	30 cp. séc. 20 mg	5,15	I	65 %	0,17

■ Midazolam

BUCCOLAM					
Assimilé aux stupéfiants	4 ser. 0,5 mL sol. bucc. 2,5 mg	86,11	I	65 %	21,53
	4 ser. 1 mL sol. bucc. 5 mg	86,11	I	65 %	21,53
	4 ser. 1,5 mL sol. bucc. 7,5 mg	86,11	I	65 %	21,53
	4 ser. 2 mL sol. bucc. 10 mg	86,11	I	65 %	21,53

Propriétés

Benzodiazépines : effet anticonvulsivant, anxiolytique, et myorelaxant. Action rapide par voie intrarectale et intraveineuse, demi-vie de 32 à 38 h, élimination urinaire. Non inducteur enzymatique.

Indications

Épilepsie et état de mal épileptique sous toutes ses formes. Douleurs de désafférentation.
Crises d'angoisse aiguës, delirium tremens.
BUCCOLAM : traitement des crises convulsives aiguës prolongées chez les nourrissons (de 3 à 6 mois).

Contre-indications

Allergie au produit. Insuffisance respiratoire, myasthénie, syndrome d'apnées du sommeil. Insuffisance hépatique sévère.

Précautions d'emploi

Voie injectable : nécessite un matériel de réanimation respiratoire à proximité.
Utilisation prudente : sujets âgés, conducteurs de véhicules ou utilisateurs de machines, insuffisance hépatique ou rénale.
À éviter en cas d'antécédent d'alcoolisme ou de toxicomanie.
Grossesse : 1er trimestre : risque tératogène faible. 3e trimestre : risque de détresse respiratoire du nouveau-né. Allaitement : à éviter, passage dans le lait.

Effets indésirables

Dose-dépendants : somnolence, difficultés de concentration, hypotonie, confusion mentale, sensations ébrieuses et parfois réactions paradoxales (excitation, irritabilité).
Syndrome de sevrage : anxiété, insomnie, tremblements, crampes. Risque de tolérance et dépendance.
Possibles hypersécrétions bronchiques (**clonazépam**), ou allergiques (rares).

Interactions médicamenteuses

Alcool déconseillé.
À associer avec précaution :
- **carbamazépine** (avec **clonazépam**) ;
- **cimétidine, inhibiteurs de la pompe à protons** ;
- **phénytoïne** (avec **diazépam** et **midazolam**) ;
- inhibiteurs puissants du CYP3A4 (avec **midazolam**) : **antifongiques azolés, macrolides, inhibiteurs de protéases, inhibiteurs calciques, atorvastatine**, etc.
- inducteurs puissants du CYP3A4 (avec **midazolam**) : **rifampicine**, millepertuis, jus de pamplemousse, etc.

À prendre en compte (avec tous) : **opiacés, buprénorphine, antipsychotiques**, autres **benzodiazépines, barbituriques, antidépresseurs sédatifs, antihistaminiques H1 (1re génération)**, antihypertenseurs **centraux, baclofène**.

ANTIÉPILEPTIQUES – VALPROATE

■ Acide valproïque sel de sodium

DÉPAKINE					
20 à 30 mg/kg/j en 2 ou 3 prises Relais du traitement*per os* : 20 à 30 mg/kg/j État de mal épileptique : bolus IV de 15 mg/kg en 5 min puis relais 1 mg/kg/h à adapter progressivement pour atteindre un taux sérique d'acide valproïque de 75 mg/L	40 cp. 200 mg 40 cp. 500 mg 8 000 mL sol. buv. 200 mg/mL 150 mL sirop 57,64 mg/mL 4 fl. 400 mg	3,92 8,65 5,46 8,39 HOP	II II II II II	65 % 65 % 65 % 65 %	0,10 0,22 0,00 0,06

DÉPAKINE CHRONO					
20 à 30 mg/kg/j en 2 prises	30 cp. séc. 500 mg 90 cp. séc. 500 mg	10,37 HOP	II II	65 %	0,35
MICROPAKINE LP					
Granulés *per os* Poso. initiale : 10-15 mg/kg puis 20-30 mg/kg	50 sach. 100 mg 30 sach. 250 mg 30 sach. 500 mg 30 sach. 750 mg 30 sach. 1 000 mg	4,00 8,84 17,12 25,42 33,44	II II II II II	65 % 65 % 65 % 65 % 65 %	0,08 0,29 0,57 0,85 1,11
DÉPAKOTE					
20 à 30 mg/kg en 2-3 prises	30 cp. 250 mg 90 cp. 250 mg 90 cp. 500 mg	6,87 HOP 37,61	II II II	65 % 65 %	0,23 0,42

Propriétés

GABA-ergique. Résorption complète, fixation aux protéines (90 %), demi-vie de 15 à 17 h, catabolisme hépatique, élimination urinaire. Non inducteur enzymatique.

Indications

Épilepsie généralisée convulsivante ou non, épilepsie partielle, syndromes de West et de Lennox-Gastaut, état de mal épileptique (forme IV).
Tics de l'enfant, hoquets irréductibles.

Contre-indications

Hépatite aiguë ou chronique, antécédents familiaux d'hépatite sévère, notamment médicamenteuse.
Allergie au produit.

Précautions d'emploi

Bilan hépatique (transaminases, TP) initial puis mensuel (6 mois).
Adaptation de la posologie à la fonction rénale.
Grossesse : toutes les mesures doivent être prises pour éviter une grossesse sous **valproate**. Sa prescription est déconseillée chez une femme en âge de procréer sans contraception efficace.
Allaitement : possible avec contraception efficace.

Effets indésirables

Hépatotoxicité : élévation transitoire des transaminases (30 %), mais quelques cas d'hépatites cytolytiques mortelles. Vérifier régulièrement le bilan hépatique les 6 premiers mois.
Céphalées, tremblement d'attitude, prise de poids, alopécie transitoire, aménorrhée, troubles digestifs transitoires.
États confusionnels, encéphalopathie, hyperammoniémie : notamment chez le sujet âgé, réversible lors de la diminution des doses ou à l'arrêt du traitement.
Effet tératogène : syndrome malformatif (9-15 %), spina bifida (2-3 %), autres malformations, diminutions du QI (quotient intellectuel), troubles envahissants du développement.

Interactions médicamenteuses

Association contre-indiquée : **méfloquine**.
À associer avec précaution : **imipraminiques**, **phénytoïne**, **barbituriques**, **carbamazépine**, **lamotrigine**.

ANTIÉPILEPTIQUES – BARBITURIQUES

Phénobarbital

GARDÉNAL					
A. : 2 à 3 mg/kg/j E. : 3 à 4 mg/kg/j	80 cp. 10 mg 30 cp. 50 mg 20 cp. 100 mg	3,40 1,84 2,47	II II II	65 % 65 % 65 %	0,04 0,06 0,12
GARDÉNAL injectable Voie SC, IM ou IV lente (1 à 2 inj.) : A. : 10 mg/kg/j E. : 20 à 40 mg/j N. : 10 à 20 mg/j	1 fl. 40 mg 1 fl. 200 mg	11,17 HOP	II II	65 %	11,17
APAROXAL					
Idem *GARDÉNAL*	20 cp. séc. 100 mg	1,95	II	65 %	0,10

Phénobarbital + caféine

ALEPSAL					
Idem *GARDÉNAL*	30 cp. 15 mg 30 cp. 50 mg 30 cp. 100 mg 30 cp. 150 mg	2,03 2,04 2,84 4,44	II II II II	65 % 65 % 65 % 65 %	0,07 0,07 0,09 0,15

Phénobarbital + caféine + aubépine + passiflore

KANEURON					
Idem *GARDÉNAL*	1620 gttes (fl. 30 mL) 1 gtte = 1 mg	8,68	II	65 %	0,01

Propriétés

Barbituriques. Résorption lente, métabolisme hépatique, élimination urinaire, demi-vie de 84 à 160 h, état d'équilibre atteint après 15 à 21 j.

Inducteur enzymatique.

Indications

Per os : crises généralisées d'emblée ou secondairement tonicocloniques et partielles (efficacité moindre dans le petit mal).

Injectable : état de mal épileptique (matériel de réanimation respiratoire à proximité).

Contre-indications

Allergie, déficit en G6PD.

Insuffisance respiratoire sévère, porphyries.

Grossesse : risque tératogène faible.

Allaitement : contre-indiqué (sauf en prévention du syndrome de sevrage).

Précautions d'emploi

Diminution des doses chez le sujet âgé, l'alcoolique et dans l'insuffisance hépatique.

Enfant : adjonction systématique de **vitamine D** (prévention du rachitisme) et d' **acide folique**.

Grossesse : risque de syndrome hémorragique chez le nouveau-né à prévenir systématiquement par adjonction de **vitamine K** à la naissance.

Inducteur enzymatique et baisse du taux plasmatique : des **antiépileptiques** (**carbamazépine**, **oxcarbazépine**, **valproate**, **lamotrigine**, **topiramate**), des **antivitamines K**, des antibiotiques, de la **cimétidine**, de la **théophylline** et des **contraceptifs oraux**.

Effets indésirables

Somnolence, allergies, vertiges.

Confusion mentale, troubles mnésiques surtout chez le sujet âgé. Dépression.
Carences en folates et vitamine D. Ostéomalacie, rhumatisme gardénalique, maladie de Dupuytren.

ANTIÉPILEPTIQUES – HYDANTOÏNES

Phénytoïne

DI-HYDAN					
A. : 2 à 6 mg/kg/j (3 cp./j). E. : 3 à 8 mg/kg/j	60 cp. 100 mg	3,42	II	65 %	0,06
DILANTIN					
Dose de charge IV : A. : 18 mg/kg à la vitesse de 1 mg/kg/min (max 50 mg/min ou 25 mg/min chez le sujet âgé) E. : 10 mg/kg (max 50 mg/min) Dose d'entretien IV ou IM : A. : 7 à 10 mg/kg/j E. : 5 mg/kg/j	10 fl. 250 mg	HOP	II		

Fosphénytoïne

PRODILANTIN					
1,5 mg **fosphénytoïne** = 1 mg d'équivalent phénytoïne (EP) On exprime toujours les doses de *PRODILANTIN* en EP Dose de charge : 15 mg d'EP/kg IV (max 150 mg d'EP/min) Entretien : 4 à 5 mg d'EP/kg/j IV ou IM	10 amp. 750 mg	HOP	II		

Propriétés

Résorption digestive rapide, fixation aux protéines, métabolisme hépatique, élimination urinaire, demi-vie de 10 à 48 h, état d'équilibre atteint en 8 à 10 j.
Inducteur enzymatique.
La **fosphénytoïne** est une prodrogue de la **phénytoïne** ; ses effets antiépileptiques sont imputables à la **phénytoïne**.
Concentration maximale : 30 min après injection IM.
Élimination : idem que pour **phénytoïne**.

Indications

Épilepsies généralisées tonico-cloniques ou partielles (sauf petit mal et crises myocloniques).
Névralgies faciales, effet antiarythmique, intoxications aux **digitaliques**.
État de mal tonico-clonique (sauf **fosphénytoïne** IM).

Contre-indications

Allergie ou intolérance.
Bloc sino-auriculaire (risque de BAV par voie parentérale).
Forme IM de la **fosphénytoïne** dans l'état de mal.
Allaitement.

Précautions d'emploi

Surveillance de la NFS, plaquettes, gencives.
Brossage soigneux et fréquent des dents.
Adjonction systématique d'**acide folique** et **vitamine D** si utilisation au long cours.
Risque de collapsus cardiovasculaire si utilisation de fortes doses parentérales.

Grossesse : risque de syndrome hémorragique chez le nouveau-né : apport systématique de **vitamine K**. Effet tératogène possible.

Effets indésirables

Somnolence.
Allergies (voire syndrome de Lyell), hépatites cholestatiques. Hypertrophie gingivale (20 %).
Doses élevées : syndrome cérébello-vestibulaire, confusion mentale, polynévrite, exacerbation des crises.
Carence en **acide folique** et **vitamine D**.
Troubles digestifs, lupus induit, acné, pigmentation brune du visage.

ANTIÉPILEPTIQUES – DÉRIVÉ DU SUCCINIMIDE

■ Éthosuximide

ZARONTIN					
En 1 à 2 prises/j A. : 20 mg/kg/j E. : 20 à 30 mg/kg/j	40 càc 250 mg (1 fl. = 200 mL)	7,52	II	65 %	0,19

Propriétés

Agirait sur les canaux calciques T. Demi-vie de 30 h (enfant) à 60 h (adulte), équilibre atteint en 7 j, élimination urinaire.

Indications

Uniquement dans les absences, en 2e intention après l'**acide valproïque** ou en association.

Contre-indications

Allergie.
Grossesse et allaitement : à éviter.

Effets indésirables

Troubles digestifs, allergies, somnolence, céphalées, rarement vertiges, ataxie, excitation, exacerbation des crises tonico-cloniques ou partielles si associées.
Leucopénie, voire agranulocytoses rares.

Interactions médicamenteuses

Précautions avec la **carbamazépine**.

ANTIÉPILEPTIQUES – CARBAMAZÉPINE

■ Carbamazépine

TÉGRÉTOL					
Progressivement, en 2 ou 3 prises A. : 10 à 20 mg/kg/j E. : 10 à 15 mg/kg/j	50 cp. séc. 200 mg	5,03	II	65 %	0,10
TÉGRÉTOL suspension Mêmes doses que *TÉGRÉTOL* en 2 ou 3 prises	30 c-mes. 100 mg (fl. de 150 mL)	4,50	II	65 %	0,15
TÉGRÉTOL LP					
Mêmes doses que *TÉGRÉTOL* en 2 prises	30 cp. séc. 200 mg	3,49	II	65 %	0,12
	30 cp. séc. 400 mg	5,87	II	65 %	0,20

Propriétés

Résorption lente, demi-vie de 8 à 24 h, équilibre atteint en 2 à 5 j, métabolisme hépatique, élimination urinaire.
Inducteur enzymatique.

Indications

Épilepsies partielles et tonico-cloniques (déconseillé dans les absences et crises myocloniques).
Prévention des rechutes des troubles de l'humeur bipolaires, certains états maniaques.
Certaines douleurs (névralgies faciales, neuropathies douloureuses diabétiques).

Contre-indications

Allergie, bloc auriculoventriculaire, association avec les **IMAO**.

Précautions d'emploi

Surveillance régulière du bilan hépatique et de la NFS.
Utilisation prudente si risque de glaucome par fermeture de l'angle, d'adénome de la prostate, d'insuffisance cardiaque.
Adapter la posologie en cas d'insuffisance hépatique, rénale.
Grossesse : risque de syndrome hémorragique chez le nouveau-né à prévenir par administration systématique de **vitamine K**.

Effets indésirables

Troubles digestifs, prise de poids, bouche sèche.
Dose-dépendants : somnolence, ataxie, vertiges, rarement confusion mentale ou agitation.
Imposant l'arrêt : neutropénie (2 %), thrombopénie, agranulocytose, aplasie, protéinurie, éruption cutanée (risque de syndrome de Lyell).

Interactions médicamenteuses

Celles des inducteurs enzymatiques.

ANTIÉPILEPTIQUES – DÉRIVÉS DU CARBOXAMIDE

■ Oxcarbazépine

TRILEPTAL					
A. : 600 à 2 400 mg/kg/j en 2 prises E. : 30 à 46 mg/kg/j en 2 prises	50 cp. 150 mg 50 cp. 300 mg 50 cp. 600 mg 1 fl. susp. buv. 250 mL (60 mg/mL)	8,80 17,04 31,92 32,90	II II II II	65 % 65 % 65 % 65 %	0,18 0,34 0,64 32,90

Propriétés

Après administration orale, l'**oxcarbazépine** est complètement absorbée et largement transformée en son métabolite actif (DMH).
Son mécanisme d'action principal serait un blocage des canaux sodiques voltage-dépendants, ayant pour effet de stabiliser les membranes hyperexcitées, d'inhiber les décharges neuronales répétitives et de diminuer la propagation des influx synaptiques.
Pour la DMH : 40 % liée aux protéines, T_{max} de 4,5 h, demi-vie de 9,3 h, métabolisme hépatique, élimination rénale. État d'équilibre atteint en 2-3 j.

Indications

En monothérapie ou en association à un autre **antiépileptique** chez l'adulte et l'enfant de plus de 6 ans : épilepsies partielles avec ou sans généralisation secondaire.

Contre-indications

Hypersensibilité à l'un des constituants.
Grossesse et allaitement : pas de donnée clinique pour la grossesse. L'**oxcarbazépine** et son métabolite passent dans le lait, ce qui contre-indique l'allaitement pendant le traitement.

Précautions d'emploi

Comme pour tous les **antiépileptiques** :

• risque de somnolence nécessitant des précautions en cas de conduite ou d'utilisation de machines ;
• risque de rebond à l'arrêt brutal du traitement.

Particularités pour l'**oxcarbazépine** :
• risque d'hyponatrémies (2,7 % des patients traités) nécessitant une surveillance après 2 sem. de traitement puis pendant les 3 premiers mois, notamment chez les patients présentant des antécédents d'hyponatrémie, de troubles rénaux, chez le sujet âgé ou les patients recevant des traitements hyponatrémiants. L'hyponatrémie disparaît habituellement après arrêt ou diminution du traitement ;
• adapter les posologies en cas d'insuffisance rénale (clairance < 30 mL/min) en débutant à demi-dose ;
• risques de réactions d'hypersensibilité croisée avec la **carbamazépine** ;
• bien que les essais thérapeutiques n'aient pas montré d'effet sur la conduction cardiaque, les patients présentant des troubles préexistants devront être surveillés attentivement ;
• inefficacité des **contraceptifs oraux** ; autre méthode de contraception à choisir.

Effets indésirables

Hyponatrémies fréquentes (2,7 %) mais généralement asymptomatiques, favorisées par traitement hyponatrémiant associé. Contrôle avant traitement, à J15 et x 1/mois pendant 3 mois.
Réactions d'hypersensibilité dont œdèmes de Quincke, réactions d'hypersensibilité multisystémique.
Diplopie, vertiges, céphalées, somnolence, asthénie, agitation, insomnie, confusion, amnésie, troubles de l'humeur, apathie, nystagmus, tremblement.
Nausées, vomissements, constipations, diarrhées.
Élévation peu fréquente des transaminases ou phosphatases alcalines.
Acné, alopécie.
Très rares arythmies par bloc de conduction.

Interactions médicamenteuses

L'**oxcarbazépine** et son métabolite sont des inhibiteurs enzymatiques, notamment le CYP2C19. Ce sont de plus des inducteurs enzymatiques de CYP3A4, CYP3A5, faiblement de l'UDP-glucuronyl transférase. Il en découle des interactions médicamenteuses multiples.
Résumé des interactions entre **oxcarbazépine** et autres **antiépileptiques** :
• avec la **carbamazépine** : diminution de 0-22 % de la **carbamazépine**, diminution de 40 % de la DMH ;
• avec le **phénobarbital** : augmentation de 14-15 % du **phénobarbital**, diminution de 30-31 % de la DMH ;
• avec la **phénytoïne** : augmentation de 0-40 % de la **phénytoïne**, diminution de 29-35 % de la DMH ;
• avec le **valproate** : pas d'influence sur les taux de **valproate**, diminution de 0-18 % de la DMH.
Autres interactions : **vérapamil**, **félodipine**, **cimétidine**, **érythromycine**, **IMAO**, **lithium**.

■ Eslicarbazépine

ZEBINIX					
Initiale : 400 mg/j en 1 prise Entretien : 800 mg/j en 1 prise jusquà 1 200 mg/j À diviser par 2 en cas d'IR modérée	30 cp. 800 mg	93,65	I	65 %	3,12

Propriétés

Le mécanisme d'action exact de l'**acétate d'eslicarbazépine** est inconnu. Des études électrophysiologiques *in vitro* indiquent néanmoins que l'**acétate d'eslicarbazépine** et ses métabolites stabilisent l'inactivation des canaux sodiques voltage-dépendants, empêchant ainsi leur retour à un état activé et maintenant de ce fait les décharges neuronales répétées.

Indications

En association chez le patient adulte dans le traitement de l'épilepsie partielle avec ou sans généralisation secondaire.

Contre-indications

• Hypersensibilité à la substance active ou à l'un des excipients, patient de moins de 18 ans.
• Antécédent connu de bloc auriculoventriculaire du 2e ou 3e degré, insuffisance hépatique sévère.

Précautions d'emploi

Le traitement par ce médicament a été associé à des effets indésirables du système nerveux central (ex. sensations vertigineuses et somnolence) pouvant augmenter le risque de survenue de blessures accidentelles.
L'**acétate d'eslicarbazepine** peut diminuer l'efficacité des contraceptifs hormonaux. L'utilisation de formes contraceptives non hormonales supplémentaires est par conséquent recommandée pendant le traitement par ce médicament.
Comme avec tous les autres **antiépileptiques**, l'arrêt de ce médicament doit se faire de manière progressive afin de limiter le risque possible de crises convulsives à l'arrêt du traitement.

Effets indésirables

Très fréquents : sensations vertigineuses, somnolence.
Fréquents : céphalées, trouble de la coordination et de la marche, vertiges, tremblements, nausées, vomissements, diarrhées.
Peu fréquents : troubles cardiovasculaires tels que palpitations, bradychardie, douleurs à la poitrine, hypotension, hypertension.

Interactions médicamenteuses

Autres **antiépileptiques** :
L'utilisation concomitante de l'**acétate d'eslicarbazépine** et de l'**oxcarbazépine** n'est pas recommandée, car elle peut conduire à une surexposition aux métabolites actifs.
Une augmentation de la posologie peut également être à prévoir en cas d'association avec la **phénytoïne**.
Aucun ajustement posologique n'est nécessaire avec la **lamotrigine** ou le **topiramate**.
Contraceptifs oraux : *cf.* Précautions d'emploi.
Effet inducteur CYP 3A4
En raison de l'effet légèrement inducteur du *ZEBINIX*, une attention particulière sera portée en cas d'administration concomitante de substrats de ce CYP tels que **simvastatine**, **rosuvastatine** et ceux à marge thérapeutique étroite comme les **antivitamines K** ou les **digitaliques**.
IMAO
Une interaction entre les deux médicaments est possible en raison d'une analogie structurale.

Rufinamide

INOVÉLON					
Posologie fonction du poids Dose initiale : 100 mg x 2/j (< 30 kg) ou 200 mg x 2/j (> 30 kg) Puis augmentation par palliers de 100 mg x 2/j (< 30 kg) ou 200 mg x 2/j (> 30 kg), tous les 2 j, en fonction de la réponse clinique Dose max. : < 30 kg : 500 mg x 2/j (si pas de traitement associé par **valproate**) ou 300 mg x 2/j (si traitement associé par **valproate**) Entre 30 et 50 kg : 900 mg x 2/j Entre 50 et 70 kg : 1200 mg x 2/j ≥ 70 kg : 1600 mg x 2/j Arrêt progressif du traitement	10 cp. 100 mg 60 cp. 200 mg 60 cp. 400 mg 460 mL susp. buv. 40 mg/mL + 2 ser.	7,54 78,02 151,73 117,32	I I I I	65 % 65 % 65 % 65 %	0,75 1,30 2,53 0,26

Propriétés

Le **rufinamide** module l'activité des canaux sodiques, en prolongeant leur état inactif.

Indications

Traitement adjuvant des crises d'épilepsie associées au syndrome de Lennox-Gastaut chez les patients âgés de 4 ans ou plus.

Contre-indications

Hypersensibilité à l'un des constituants.

Précautions d'emploi

Déconseillé en cas de grossesse : contraception efficace non hormonale pendant traitement, pour les femmes en âge de procréer.

Diminution de l'intervalle QT.

Contient du lactose.

Arrêt progressif du traitement : diminution de 25 % de la dose tous les 2 j.

Effets indésirables

Très fréquent : somnolence, céphalées, vertiges, nausée, vomissements, fatigue.

Fréquent : infection ORL, anorexie, anxiété, état de mal épileptique, ataxie et troubles de la marche (chutes).

Peu fréquent : réaction d'hypersensibilité (incluant des syndromes DRESS et de Stevens-Johnson), idées suicidaires.

Interactions médicamenteuses

Augmentation des concentrations de **rufinamide** par le **valproate** (*cf.* Posologie).

Diminution des concentrations des médicaments métabolisés par le CYP3A4 : **contraceptifs hormonaux**, **statines** (sauf **pravastatine** et **rosuvastatine**), **ciclosporine**, **tacrolimus**, **carbamazépine**, **amiodarone**, **inhibiteurs de protéase du VIH**, **benzodiazépines**.

Médicaments à marge thérapeutique étroite : **antivitamine K**, **digoxine**.

ANTIÉPILEPTIQUES – DÉRIVÉ DU BENZISOXAZOLE

■ Zonisamide

ZONEGRAN					
Adultes : 300 à 500 mg/j en 1 ou 2 prises/j après la phase d'augmentation de posologie Pas d'indication chez l'enfant et l'adolescent	14 gél. 25 mg 14 gél. 50 mg 56 gél. 100 mg	14,03 14,03 54,34	I I I	65 % 65 % 65 %	1,00 1,00 0,97

Propriétés

Dérivé du benzisoxazole (qui comporte un radical sulfamide).

Structure chimique non apparentée aux autres **antiépileptiques** avec une faible activité anhydrase carbonique *in vitro*. Il agirait sur les canaux sodiques et calciques voltage-dépendants, Il aurait aussi un effet modulateur sur l'inhibition neuronale dans laquelle le GABA sert de médiateur.

Absorption quasi complète, 40 à 50 % liés aux protéines plasmatiques, demi-vie d'élimination de 60 h par voie urinaire, état d'équilibre 13 j.

Indications

En monothérapie dans le traitement de l'épilepsie partielle avec ou sans généralisation secondaire chez le patient adulte présentant un épilepsie nouvellement diagnostiquée.

En association chez le patient adulte dans le traitement de l'épilepsie partielle avec ou sans généralisation secondaire.

Contre-indications

Hypersensibilité au **zonisamide**, à l'un des excipients ou aux **sulfamides**.

Grossesse et allaitement : à éviter.

Enfants et adolescents de moins de 18 ans.

Précautions d'emploi

Comme pour tous les **antiépileptiques** :

- risque de somnolence nécessitant des précautions en cas de conduite ou d'utilisation de machines ;
- risque de rebond à l'arrêt brutal du traitement.

Particularités du **zonisamide** :

- éruptions cutanées graves y compris syndrome de Stevens-Johnson ;
- risque augmenté si sujet âgé de plus de 65 ans ;
- prudence si antécédents de lithiases rénales, ou si association avec médicaments favorisant leur formation tel le **topiramate.** Favoriser une bonne hydratation ;
- nécessité d'utiliser une contraception adéquate et pendant 1 mois après l'arrêt du traitement.

Effets indésirables

Très fréquents : somnolence, vertiges, anorexie et perte de poids, agitation, irritabilité, diplopie.

Réactions d'hypersensibilité, douleurs abdominales, troubles du transit, lithiases rénales, éruptions cutanées graves.

Très rares : rhabdomyolyse, syndrome myasthénique, pancréatite, troubles hématologiques graves, acidose métabolique.

ANTIÉPILEPTIQUES – LÉVÉTIRACÉTAM

■ Lévétiracétam

KEPPRA

A. : dose initiale : 500 mg x 2/j puis augmentation par paliers de 500 mg x 2/j, jusqu'à 1 500 mg x 2/j E. de 4 à 11 ans et adolescent (de 12 à 17 ans) de moins de 50 kg : dose initiale : 10 mg/kg x 2/j et jusqu'à 30 mg/kg/j si nécessaire	60 cp. séc. 250 mg 60 cp. séc. 500 mg 60 cp. séc. 1 000 mg	27,40 51,49 98,68	I I I	65 % 65 % 65 %	0,46 0,86 1,64
E. à partir de 4 ans, adolescents et adultes Seringue doseuse graduée tous les 25 mg	300 mL sol. buv. 100 mg/mL	96,95	I	65 %	3,23
Fl. de 5 mL À diluer dans 100 mL de solvant quelle que soit la dose et à injecter en 15 min	10 fl. sol. à diluer pour perf. 100 mg/mL	HOP	I	65 %	
N. de 1 à 6 mois Seringue doseuse graduée tous les 5 mg Posologie initiale : 7 mg/kg x 2/j Posologie maximale : 21 mg/kg x 2/j	150 mL sol. buv. 100 mg/mL (ser. 1 mL)	50,64	I	65 %	0,34
N. de plus de 6 mois et jusqu'à 4 ans Seringue doseuse graduée tous les 10 mg Posologie initiale : 10 mg/kg x 2/j Posologie maximale : 30 mg/kg x 2/j	150 mL sol. buv. 100 mg/mL (ser. 3 mL)	50,64	I	65 %	0,34

Propriétés

Nouvel antiépileptique dérivé de la pyrrolidone, dont le mécanisme d'action n'est pas encore élucidé.

Le **lévétiracétam** inhibe les canaux calciques et réduit la libération de calcium des réserves intracellulaires. Il inverse également l'effet inhibiteur du zinc et des bêta-carbolines sur les canaux GABAergiques et GLYCINergiques.

La biodisponibilité après absorption orale est proche de 100 %. La C_{max} est atteinte en 1 à 3 h après la prise. La demi-vie d'élimination est de 7 h, avec une élimination essentiellement rénale (95 %).

Indications

En monothérapie dans le traitement des crises partielles avec ou sans généralisation secondaire à partir de 16 ans.

En association dans le traitement :

- des crises partielles, avec ou sans généralisation secondaire, chez l'adulte, l'adolescent, l'enfant et le nourisson à partir de 1 mois.
- des crises myocloniques de l'adulte et de l'adolescent dès 12 ans présentant une épilepsie myoclonique juvénile;
- des crises généralisées tonicocloniques primaires de l'adulte et de l'adolescent dès 12 ans présentant une épilepsie généralisée idiopathique.

Contre-indications

Hypersensibilité au **lévétiracétam.**

Hypersensibilité à la pyrrolidone.

Grossesse: pas reccomandée. La contraception est conseillée chez lzs femmes en âge de procréer

Allaitement : pas de données cliniques suffisantes à l'heure actuelle.

Précautions d'emploi

Comme pour tous les **antiépileptiques** :
• risque de somnolence nécessitant des précautions en cas de conduite ou d'utilisation de machines ;
• risque de rebond à l'arrêt brutal du traitement.
Particularités du **lévétiracétam** :
• adapter les doses à la fonction rénale ;
• insuffisance hépatique sévère.

Effets indésirables

Asthénie, anxiété, dépression.
Amnésie, ataxie, diplopie, convulsions, vertiges, céphalées, hallucinations, confusion.
Anorexie, diarrhée, dyspepsie.
Leucopénie, neutropénie, pancytopénie.
Éruption cutanée.

Interactions médicamenteuses

Les taux plasmatiques des autres **antiépileptiques** ne sont pas modifiés.
Les médicaments éliminés par sécrétion tubulaire active peuvent réduire la clairance du métabolite principal du **lévétiracétam**.
Pas de modification de la pharmacocinétique des **contraceptifs oraux** avec le **lévétiracétam**.

ANTIÉPILEPTIQUES – GABA-ERGIQUES

■ Gabapentine

NEURONTIN					
Adultes et enfants de plus de 12 ans : 900 à 3 600 mg/j en 3 prises Enfants de 3 à 12 ans : 25 à 35 mg/kg/j en 3 prises	90 gél. 100 mg 90 gél. 300 mg 90 gél. 400 mg 90 cp. 600 mg 90 cp. 800 mg	9,30 26,90 32,09 43,64 53,68	I I I I I	65 % 65 % 65 % 65 % 65 %	0,10 0,30 0,36 0,48 0,60

Propriétés

Structure proche du GABA, mécanisme d'action encore inconnu.
Résorption de 60 %, élimination urinaire, demi-vie de 5 à 7 h.

Indications

Épilepsies partielles :
• adultes et enfants de plus de 12 ans : en monothérapie de 1re ou de 2e intention ou en association ;
• enfants à partir de 3 ans : en association.
Douleurs neuropathiques périphériques de l'adulte.

Contre-indications

Allergie connue à la **gabapentine**.
Grossesse, allaitement : innocuité non établie.

Effets indésirables

Somnolence, vertiges, ataxie, céphalées, tremblements, troubles digestifs, sensation de nez bouché, allergie cutanée, neutropénie, thrombopénie.

Précautions d'emploi

Non efficace dans les absences (peut même les aggraver).
Adaptation des doses à la clairance de la créatinine :
• > 80 mL/min : doses entre 900 et 3 600 mg/j ;
• < 80 mL/min : doses entre 600 et 1 800 mg/j ;
• < 50 mL/min : doses entre 300 et 600 mg/j ;
• < 30 mL/min : doses entre 150 et 600 mg/j ;
• < 15 mL/min : doses entre 150 et 300 mg/j.

■ Prégabaline

LYRICA					
Progressivement en 2 ou 3 prises A. : 150 à 600 mg/j	56 gél. 25 mg	15,32	I	65 %	0,27
	84 gél. 25 mg	22,71	I	65 %	0,27
	100 gél. 25 mg	HOP	I		
	84 gél. 50 mg	36,77	I	65 %	0,44
	100 gél. 50 mg	HOP	I		
	56 gél. 75 mg	36,53	I	65 %	0,65
	100 gél. 75 mg	HOP	I		
	84 gél. 100 mg	52,64	I	65 %	0,63
	100 gél. 100 mg	HOP	I		
	56 gél. 150 mg	52,40	I	65 %	0,94
	100 gél. 150 mg	HOP	I		
	84 gél. 200 mg	76,44	I	65 %	0,91
	100 gél. 200 mg	HOP	I		
	56 gél. 300 mg	76,44	I	65 %	1,37
	100 gél. 300 mg	HOP	I		

Propriétés

La **prégabaline** est un analogue de l'acide gamma-aminobutyrique. Il se lie à une sous-unité auxiliaire des canaux calciques voltage-dépendants dans le système nerveux central déplaçant fortement le 3H gabapentine.

Indications

Épilepsies partielles avec ou sans généralisation secondaire en association.
Autres indications : douleurs neuropathiques périphériques ou centrales de l'adulte et trouble anxieux généralisé chez l'adulte.

Contre-indications

Hypersensibilité à la **prégabaline**.
Malabsorption du glucose ou du galactose.
Grossesse et allaitement et âge < 18 ans : déconseillé.

Précautions d'emploi

Prudence si antécédents psychiatriques.
Augmentation très progressive des doses en cas d'insuffisance rénale (clairance < 60 mL/min).

Effets indésirables

Somnolence, asthénie, ataxie et vertiges, céphalées, irritabilité, troubles mnésiques, dépression, anorexie, agressivité, diplopie, vertiges, agueusie, troubles du langage.
Tachycardie, bloc auriculo-ventriculaire, hypotension artérielle.
Rhabdomyolyse, élévation des CPK et des trans-aminases.
Douleurs abdominales, ulcère gastro-duodénal.
Neutropénie, thrombopénie.

■ Vigabatrin

SABRIL					
Progressivement en 1 ou 2 prises A. : 2 à 3 g/j E. : 40 à 100 mg/kg/j (en institution de traitement)	60 cp. séc. 500 mg	46,98	I	65 %	0,78
	60 sach. 500 mg (susp. buv.)	49,15	I	65 %	0,82

Propriétés

Inhibiteur sélectif de la GABA-transaminase.
Résorption rapide, élimination urinaire, demi-vie de 5 à 8 h mais l'efficacité dépend de la durée de resynthèse du GABA (2 à 5 j).

Indications

En association dans le cadre d'épilepsies partielles résistantes avec ou sans généralisation secondaire en monothérapie ou en association quand toutes les autres associations appropriées ont échoué.

En monothérapie : spasmes infantiles (syndrome de West).

Contre-indications

Allergie.
Grossesse et allaitement : déconseillé.

Précautions d'emploi

Prudence si antécédents psychiatriques.
Augmentation très progressive des doses en cas d'insuffisance rénale (clairance < 60 mL/min).

Effets indésirables

Troubles du champ visuel (1 patient/3) après des mois ou années de traitement, irréversibles, imposant un examen du champ visuel au début du traitement et tous les 6 mois.
Somnolence, asthénie, ataxie et vertiges, céphalées, irritabilité, troubles mnésiques, dépression, agressivité, diplopie.
Prise de poids, douleurs abdominales, diminution des transaminases hépatiques.

Interactions médicamenteuses

Phénytoïne : diminution de 20 % des concentrations de **phénytoïne** sans conséquences cliniques.

■ Tiagabine

GABITRIL					
A. et adolescent > 12 ans : En association avec des médicaments inducteurs enzymatiques : 30 à 50 mg/j en débutant de 5 à 10 mg/j et en augmentant chaque sem. de 5 à 10 mg/j Sans association avec des inducteurs enzymatiques : 15 à 30 mg/j en débutant de 5 à 10 mg/j et en augmentant chaque sem. de 5 à 10 mg/j	50 cp. 5 mg 50 cp. 10 mg 50 cp. 15 mg	29,16 54,60 79,75	I I I	30 % 30 % 30 %	0,58 1,09 1,60

Propriétés

Inhibiteur puissant et sélectif du captage de GABA neuronal et glial. Entraîne une augmentation de la concentration de GABA intracérébral, principal neurotransmetteur inhibiteur.

Absorption rapide, liaison à 95 % aux protéines, demi-vie de 7 à 9 h.

Indications

Crises partielles avec ou sans généralisation secondaire, en association.

Contre-indications

Absolues : hypersensibilité à la **tiagabine** et insuffisance hépatique sévère.
Relatives : épilepsies généralisées.
Éviter pendant la grossesse et l'allaitement.

Précautions d'emploi

Cp. à prendre en fin de repas (meilleure tolérance).
Posologies initiales plus faibles en cas d'antécédent d'anxiété généralisée et de dépression.

Effets indésirables

Sensation vertigineuse, asthénie et sédation.

ANTIÉPILEPTIQUES – ANTIGLUTAMATERGIQUE

Lamotrigine

LAMICTAL					
Adulte et E. > 12 ans : 200 à 400 mg en 2 prises/j à atteindre progressivement par paliers de 25 à 50 mg tous les 15 j NB : Diminuer la dose quotidienne de moitié si association avec le **valproate** E. de 2 à 12 ans : 5 à 15 mg/kg si association avec le **valproate** E. de 2 à 12 ans en monothérapie : 0,3 à 15 mg/kg/j	30 cp. 2 mg 30 cp. 5 mg 30 cp. 25 mg 30 cp. 50 mg 30 cp. 100 mg 30 cp. 200 mg	6,00 5,41 9,48 15,30 26,91 47,88	I I I I I I	65 % 65 % 65 % 65 % 65 % 65 %	0,20 0,18 0,32 0,51 0,90 1,60

Propriétés

Action probable au niveau des canaux calcium-dépendants et sodiques. Inhibe la libération des neuromédiateurs excitateurs, notamment le glutamate.

Absorption rapide et complète, liaison à 55 % aux protéines, demi-vie de 29 h, élimination urinaire.

Indications

- Adultes et adolescents > 13 ans : épilepsies généralisées primaires ou secondaires et partielles en monothérapie ou en association, syndrome de Lennox-Gastaut.
- Enfant de 2 à 12 ans : en monothérapie dans le traitement du petit mal épileptique (absences typiques) et en association dans les épilepsies partielles et généralisées
- Prévention des épisodes dépressifs chez les patients > 18 ans souffrant de troubles bipolaires de type I.

Contre-indications

Allergie à la substance active ou à l'un des excipients.

Grossesse : prescription possible quel que soit le terme. La concentration plasmatique peut diminuer en fin de grossesse.

Allaitement : déconseillé.

Précautions d'emploi

Prudence chez les insuffisants rénaux.

Le **valproate de sodium** diminue le métabolisme de la **lamotrigine** et augmente de façon importante le risque d'effets indésirables cutanés graves (syndrome de Lyell, etc.).

L'association au **valproate de sodium** doit être réservée aux situations cliniques qui l'imposent, lorsque le bénéfice attendu l'emporte sur le risque.

Il est indispensable de respecter les posologies initiales préconisées, d'augmenter progressivement les doses, de renforcer la surveillance cutanée et d'arrêter le traitement si besoin.

Effets indésirables

Éruptions cutanées fréquentes (10 %) avec risque plus rare de syndrome de Lyell, de Stevens-Johnson, œdème de Quincke, favorisés par des posologies trop élevées, une augmentation trop rapide des doses, l'association au **valproate**.

Interactions médicamenteuses

Les inducteurs enzymatiques augmentent le catabolisme de la **lamotrigine**, le **valproate** le diminue.

La contraception œstroprogestative peut réduire l'efficacité de la **lamotrigine**.

Posologie initiale et progression à respecter

	1re ET 2e SEMAINES	3e ET 4e SEMAINES	POSOLOGIE D'ENTRETIEN
Sans **valproate**	50 mg/j en 1 prise	100 mg/j en 2 prises	200 à 400 mg/j (2 prises)
Avec **valproate**	25 mg 1 j/2	25 mg/j en 1 prise	100 à 200 mg/j (1-2 prises)

■ Topiramate

EPITOMAX					
A. : 200 à 600 mg/j en 2 prises E. : 5 à 9 mg/kg/j en 2 prises Atteindre progressivement les doses minimales efficaces Migraine : 20 à 100 mg/j en 2 prises	28 gél. 15 mg	11,60	I	65 %	0,41
	28 gél. 25 mg	8,00	I	65 %	0,29
	28 gél. 50 mg	10,51	I	65 %	0,38
	28 cp. 50 mg	10,51	I	65 %	0,38
	28 cp. 100 mg	20,46	I	65 %	0,73
	28 cp. 200 mg	39,31	II	65 %	1,40

Propriétés

Nouvel antiépileptique classé comme monosaccharide sulfamate-substitué. Le **topiramate** diminue la fréquence à laquelle les potentiels d'action sont générés lorsque les neurones sont soumis à une dépolarisation soutenue, augmente la fréquence d'activation des récepteurs GABA-A par le GABA, antagonise faiblement l'activité excitatrice du glutamate sur les récepteurs AMPA.

En outre, le **topiramate** inhibe certaines enzymes de l'anhydrase carbonique.

Le T_{max} est atteint en 3,7 h. La demi-vie d'élimination est de 21 h, avec une élimination essentiellement rénale et un faible métabolisme hépatique (20 %).

Indications

En association aux autres **antiépileptiques** lorsque ceux-ci sont insuffisamment efficaces chez l'enfant > 2 ans et l'adulte :

- épilepsies généralisées tonico-cloniques
- épilepsies partielles avec ou sans généralisation secondaire.

L'efficacité du **topiramate** n'a pas été démontrée dans les absences.

Contre-indications

Hypersensibilité à l'un des constituants.

Hypersensibilité aux **sulfamides**.

Grossesse et allaitement : pas de données cliniques suffisantes à l'heure actuelle. L'allaitement est déconseillé pendant le traitement.

Précautions d'emploi

Comme pour tous les **antiépileptiques** :

- risque de somnolence nécessitant des précautions en cas de conduite ou d'utilisation de machines ;
- risque de rebond à l'arrêt brutal du traitement.

Particularités du **topiramate** :

- adapter les doses à la fonction rénale. Le **topiramate** est éliminé par hémodialyse ;
- en raison du risque de fausses routes, les cp. ne sont pas adaptés à l'enfant de moins de 6 ans ;
- en raison de son activité inhibitrice de l'anhydrase carbonique, le risque de calculs rénaux est augmenté chez les patients prédisposés ;
- une perte de poids ou l'absence de prise de poids chez des enfants en période de croissance a été observée. Il convient donc de surveiller la courbe de poids chez l'enfant.

Effets indésirables

Étourdissements, ataxie, troubles de l'équilibre, ralentissement psychomoteur, troubles du langage, somnolence, difficultés de mémorisation, confusion mentale, troubles de l'humeur.

Diplopie, nystagmus.

Fatigue, perte de poids, asthénie, anorexie.

Des cas isolés d'événements thromboemboliques ont été décrits sans que la relation directe avec la prise du **topiramate** soit établie.

Chez l'enfant : perte de poids ou absence de prise de poids, lymphocytose et plus rarement leucopénie.

Interactions médicamenteuses

Les taux plasmatiques des autres **antiépileptiques** ne sont pas modifiés sauf occasionnellement chez certains patients traités par la **phénytoïne** dont les taux plasmatiques peuvent augmenter.

La **phénytoïne** et la **carbamazépine** diminuent les taux plasmatiques du **topiramate.**

Risque de diminution de l'efficacité contraceptive des **contraceptifs oraux** par diminution des concentrations en œstrogènes.

ANTIÉPILEPTIQUES – AUTRES ANTIÉPILEPTIQUES

■ Rétigabine

TROBALT					
Posologie initiale : 100 mg x 3/j Posologie d'entretien : 200-400 mg x 3/j	21 cp. 50 mg	5,07	I	65 %	0,24
	84 cp. 50 mg	18,34	I	65 %	0,22
	63 cp. 21 x 50 mg et 42 x 100 mg	22,77	I	65 %	0,36
	21 cp. 100 mg	9,43	I	65 %	0,45
	84 cp. 100 mg	35,58	I	65 %	0,42
	84 cp. 200 mg	66,85	I	65 %	0,80
	84 cp. 300 mg	98,12	I	65 %	1,17
	84 cp. 400 mg	129,39	I	65 %	1,54

Propriétés

Les canaux potassiques font partie des canaux ioniques voltage-dépendant que l'on trouve dans les cellules neuronales et sont des éléments déterminants de l'activité neuronale. Des études *in vitro* indiquent que la **rétigabine** agit essentiellement par l'ouverture des canaux potassiques neuronaux. Ceci stabilise le potentiel de repos de la membrane et contrôle l'excitabilité électrique infraliminaire dans les neurones, prévenant ainsi le déclenchement d'éventuels potentiels d'action épileptiformes.

Indications

Traitement de deuxième intention, soit après l'échec d'au moins 2 monothérapies pour des crises d'épilepsie partielles avec ou sans généralisation secondaire chez les patients épileptiques âgés de 18 ans et plus, en association avec un autre **antiépileptique**.

À discuter au cas par cas compte tenu des effets indésirables de pigmentation cutanée et rétinienne.

Contre-indications

Hypersensibilité à la substance active ou à l'un des excipients (contient de l'huile de soja).

Précautions d'emploi

À utiliser avec prudence chez le sujet âgé, l'insuffisant rénal sévère ou l'insuffisant hépatique sévère : réduire les posologies de moitié (50 mg x 3/j) si possible en fonction du contexte clinique.

Examen ophtalmoscopique complet à l'initiation du traitement et tous les 6 mois afin de rechercher une pigmentation.

Effets indésirables

Asthénie, état confusionnel (9 %), troubles psychotiques, hallucinations, désorientation, anxiété, sensations vertigineuses, somnolence, amnésie, éruption cutanée, troubles gastro-intestinaux, rétention urinaire à recher-

cher systématiquement le plus souvent dans les 8 premières sem. de traitement.
Modification pigmentaire (couleur bleu gris) des tissus oculaires, de la peau, des lèvre, des ongles et de la rétine après plusieurs années de traitement
Hématurie, augmentation des enzymes hépatiques, allongement du QT.

Interactions médicamenteuses

Autres **antiépileptiques carbamazépine** et **phénytoïne** peuvent réduire l'exposition à la **rétigabine**.

L'administration de **rétigabine** aux doses thérapeutiques pourrait augmenter la concentration plasmatique de la **digoxine**.

▪ Lacosamide

VIMPAT					
Posologie initiale : 50-100 mg x 2/j Posologie entretien : 200 mg x 2/j	14 cp. 50 mg 56 cp. 50 mg 56 cp. 100 mg 56 cp. 150 mg 56 cp. 200 mg 1 fl. 10 mg/mL (40 doses)	12,55 46,51 88,71 130,92 173,11 34,45	I I I I I I	65 % 65 % 65 % 65 % 65 % 65 %	0,90 0,83 1,58 2,34 3,09 34,45

Propriétés

Des études électrophysiologiques *in vitro* ont montré que le **lacosamide** favorise de manière sélective l'inactivation lente des canaux sodiques voltage-dépendants, entraînant ainsi une stabilisation des membranes neuronales hyperexcitables.

Indications

En association dans le traitement des crises partielles avec ou sans généralisation secondaire chez l'adulte et l'adolescent (16-18 ans) présentant une épilepsie.

Contre-indications

Hypersensibilité à la substance active ou à l'un des excipients mentionnés à la rubrique « Liste des excipients ».

Blocs auriculoventriculaires connus du 2e ou du 3e degré.

Précautions d'emploi

Surveillance psychiatrique et cardiaque.

Effets indésirables

Asthénie, dépression, irritabilité, confusion, insomnie, vertiges, céphalées, éruption cutanée.

Interactions médicamenteuses

Le **lacosamide** n'a pas d'effet inhibiteur ou inducteur des CYP2C19 et 3A4 cliniquement pertinent. Pas d'interactions médicamenteuses cliniquement significatives.

▪ Pérampanel

FYCOMPA					
En une prise le soir, avant le coucher Posologie initiale : 2 mg/j Posologie d'entretien : 4-8 mg/j Posologie maximale : 12 mg/j	7 cp. 4 mg 28 cp. 4 mg 98 cp. 4 mg	HOP HOP HOP	I I I		

Propriétés

L'activation des récepteurs AMPA par le glutamate serait responsable de l'essentiel de la transmission synaptique excitatrice rapide dans le cerveau. Le **pérampanel** est un antagoniste sélectif, non compétitif de ces récepteurs entraînant une diminution de l'excitabilité neuronale.

Indications

En association dans le traitement des crises d'épilepsie partielles avec ou sans généralisation secondaire chez des patients épileptiques âgés de 12 ans et plus.

Contre-indications

Hypersensibilité au principe actif ou à l'un des excipients.

Précautions d'emploi

Des idées suicidaires ont été rapportées lors de la mise sous traitement antiépileptique, une surveillance est donc recommandée.

L'arrêt du traitement doit être progressif.

Effets indésirables

Effets indésirables fréquents ou très fréquents :

- troubles généraux : nausées, douleurs dorsales, fatigue, troubles de la marche ;
- métabolisme et nutrition : augmentation/perte d'appétit ;
- psychiatrie : agressivité, colère, anxiété, désorientation ;
- système nerveux : vertiges, somnolence, ataxie, troubles de l'équilibre ;
- oculaires : diplopie, vision trouble.

Interactions médicamenteuses

Contraceptifs oraux : risque de diminution de leur efficacité, ajouter un autre type de contraception.

Autres **antiépileptiques** : dans les études menées, la concentration de *FYCOMPA* est sensible aux propriétés inductrices des **phénytoïne**, **carbamazépine**, **oxcarbazépine**, **topiramate**. Lui-même augmente la concentration d'un tiers de l'**oxcarbazépine**.

Autres médicaments : le **pérampanel** étant métabolisé par le CYP450, il est sensible aux inducteurs (**rifampicine**, millepertuis) et aux inhibiteurs puissants (**antifongiques azolés**).

ANTIÉPILEPTIQUES – RÉCAPITULATIF

Antiépileptiques classiques

	ACTIVITÉ	POSOLOGIE	TAUX THÉRAPEUTIQUES	DEMI-VIE
Clobazam *URBANYL*	Épilepsies généralisées ou partielles	A. : 0,5 mg/kg/j	Pas de relation dose-effet établie	20 h
Clonazépam *RIVOTRIL*	Toutes épilepsies	A. : 2 mg/j E. : 0,05 mg/kg/j	0,02-0,08 mg/L	36 h
Phénobarbital *GARDÉNAL*	Toutes épilepsies sauf petit mal	A. : 3 mg/kg/j E. : 4 mg/kg/j	20-30 mg/L	A. : 5-7 j E. : 2 j
Phénytoïne *DI-HYDAN*	Toutes épilepsies sauf petit mal	A. : 3 mg/kg/j E. : 8 mg/kg/j	10-15 mg/L	36 h
Carbamazépine *TÉGRÉTOL*	Grand mal et épilepsie temporale	A. : 10 mg/kg/j E. : 10 à 20 mg/kg/j	2-10 mg/L	20 h
Acide valproïque *DÉPAKINE*	Toutes épilepsies	A. et E. : 20 à 30 mg/kg/j	60-80 mg/L	10 h
Éthosuximide *ZARONTIN*	Petit mal	A. et E. : 30 mg/kg/j	40-60 mg/L	45 h

Nouveaux antiépileptiques

	INDICATION	POSOLOGIE	PARTICULARITÉS
Oxcarbazépine *TRILEPTAL*	Épilepsies partielles	600 à 2 400 mg/j en 2 prises	En monothérapie ou en association.
Gabapentine *NEURONTIN*	Épilepsies partielles	1 200 à 2 400 mg/j en 3 prises	Adapter les doses à la fonction rénale. En monothérapie ou en association.
Lévétiracétam *KEPPRA*	En monothérapie dans le traitement des crises partielles (> 16 ans) En association dans le traitement : - des crises partielles (> 4 ans) - des crises myocloniques (> 12 ans) - des crises généralisées tonico-cloniques primaires (> 12 ans)	500 mg x 2/j à augmenter progressivement jusqu'à 1 500 mg x 2/j	Adapter les doses à la fonction rénale.
Lamotrigine *LAMICTAL*	Épilepsies généralisées ou partielles	200 à 400 mg en 2 prises	Augmentation progressive des doses. Association au **valproate** déconseillée. En monothérapie ou en association.
Topiramate *EPITOMAX*	Adulte et enfant (> 2 ans) Épilepsies généralisées et épilepsies partielles ; en monothérapie, après échec d'un traitement antérieur ou en association	200 à 600 mg/j en 2 prises	Risque de lithiase rénale.
Lacosamide *VIMPAT*	Épilepsies partielles	50 à 200 mg x 2/j	Prudence si antécédents cardiaques. En association
Zonisamide *ZONEGRAN*	Épilepsies partielles	300 à 500 mg/j	Risque de lithiase rénale.
Eslicarbazépine *ZEBINIX*	Épilepsies partielles	400 à 1 200 mg/j	Adapter les doses à la fonction rénale. En association
Vigabatrin *SABRIL*	Épilepsies partielles	A. : 2 à 4 g/j (2 prises) E. : 40 à 100 mg/kg/j (2 prises)	Prudence si antécédents psychiatriques. En monothérapie ou en association.
Tiagabine *GABITRIL*	Épilepsies partielles	15 à 30 mg si pas d'inducteurs enzymatiques 30 à 50 mg/j si inducteurs enzymatiques	Prudence si antécédents psychiatriques. Adapter les doses à la fonction rénale.

HÉMORRAGIE MÉNINGÉE

FICHE MALADIE

DÉFINITION

L'hémorragie méningée est un épanchement de sang dans l'espace sous-arachnoïdien. Cet espace entoure le cerveau et la moelle. Il contient le liquide céphalorachidien et les artères cérébrales.

CAUSES ET MÉCANISMES

Environ 80 % des hémorragies méningées sont dues à une rupture d'anévrisme. Il s'agit d'une dilatation d'une artère cérébrale qui peut être innée ou acquise. Le risque de rupture augmente avec la taille de l'anévrisme. Un anévrisme de 10 mm est en général considéré à haut risque pour une rupture spontanée.

Cinq pour cent des hémorragies méningées sont dues à des ruptures de malformations artérioveineuses (MAV).

Plus rarement, une hémorragie méningée peut être due à une dissection artérielle, une thrombose cérébrale, un trouble de l'hémostase, une inflammation des vaisseaux (vascularite) ou un traumatisme crânien.

Dans 10 % des hémorragies méningées, la cause n'est pas retrouvée malgré un bilan extensif.

DIAGNOSTIC

SIGNES CLINIQUES

Les premiers symptômes sont des céphalées d'apparition brutale et des douleurs dans la nuque. Dans les cas graves, les patients présentent des troubles de connaissance ou un coma. Plus tardivement, on observe fréquemment une raideur de la nuque et des nausées et vomissements. Des troubles oculaires (diplopie, ptosis) peuvent également être présents.

Un quart des patients avec une rupture d'anévrisme ont présenté dans les jours ou semaines précédentes des signes prémonitoires (céphalées brutales avec discrète raideur de la nuque).

EXAMENS COMPLÉMENTAIRES

Le scanner cérébral sans injection doit être réalisé en urgence. L'IRM montre encore plus précisément l'hémorragie et les vaisseaux cérébraux. Si l'imagerie est normale, il faut réaliser une ponction lombaire à la recherche de sang.

Selon le cas, on complétera le bilan par une artériographie cérébrale qui pourra montrer l'origine du saignement.

En cas d'hémorragie méningée confirmée, il faut réaliser une échographie transcrânienne quotidienne pendant 10 jours à la recherche d'un vasospasme, complication redoutée de l'hémorragie méningée.

TRAITEMENT

Une rupture d'anévrisme met en jeu le pronostic vital et doit être traitée en urgence.

Il y a deux techniques pour traiter une rupture d'anévrisme :

- Le traitement endovasculaire : embolisation de l'anévrisme lors d'une artériographie (« *coiling* »). Cette technique est préférable si elle est réalisable.
- Le traitement chirurgical : fermeture de l'anévrisme par un clip métallique pendant une intervention neurochirurgicale (« *clipping* »).

Une malformation artérioveineuse peut également être embolisée lors d'une artériographie.

Si la cause du saignement ne peut pas être retrouvée, le traitement sera symptomatique (par exemple, assurance des fonctions vitales dans un service de réanimation).

Après la thérapie initiale par fermeture de l'anévrisme, le principal risque pour le patient est les vasospasmes qui surviennent dans un tiers des cas, en général entre le 4e et le 10e jour après l'hémorragie. Ils durent en général entre 3 et 4 semaines et peuvent être responsables d'infarctus cérébral. Un traitement prophylactique est donné systématiquement par *NIMOTOP* (deux comprimés de 30 mg toutes les 4 h) pendant les premières 3 semaines de l'hospitalisation. Le traitement des vasospasmes repose sur une thérapie IV pour augmenter la pression artérielle, le volume et la fluidité du sang.

PRONOSTIC

- 20 % des patients avec une rupture d'anévrisme vont décéder avant d'arriver à l'hôpital.
- 20 % des patients décèdent pendant le premier mois d'hospitalisation.
- 20 % des patients vont garder un déficit neurologique permanent.

Le pronostic empire avec l'âge du patient, la taille de l'anévrisme et le stade de Hunt et Hess (*cf.* Fiche infirmière, p. 1048).

Un anévrisme qui a saigné et qui n'est pas traité a un haut risque de nouveau saignement : 4 % pendant les premières 24 h, 25 % en 2 semaines et 50 % en 6 mois. Ensuite, le risque diminue à 3 % par an. La létalité d'un deuxième saignement est, avec 60 %, encore plus élevée qu'après l'hémorragie initiale.

FICHE INFIRMIÈRE

EXAMENS

Numération sanguine, plaquettes, bilan d'hémostase, ionogramme sanguin, bilan hépatique, CRP, groupe sanguin et RAI.

Aider le médecin pour une éventuelle ponction lombaire (*cf.* Fiche technique, *chapitre* Méningite, p. 1021).

SURVEILLANCE DU TRAITEMENT

EFFICACITÉ DU TRAITEMENT

Évaluation des signes cliniques (céphalées, nausées, vomissement, déficit neurologique, troubles de conscience), surveillance des constantes (notamment de la pression artérielle) et du bilan biologique (notamment de la natrémie).

EFFETS INDÉSIRABLES

Bien que la pression artérielle ne doive pas dépasser 160 mmHg, il faut éviter une hypotension artérielle à cause de l'augmentation de risque de vasospasme. En cas de vasospasme, la pression artérielle doit être maintenue entre 160 mmHg et 200 mmHg.

ÉDUCATION ET CONSEILS

Prévenir le patient que les clips et le matériel utilisés lors d'une embolisation ne contre-indiquent pas la réalisation d'une IRM (contrairement à certains clips utilisés autrefois).

Les patients traités par embolisation doivent avoir une artériographie de contrôle après 6 à 12 mois.

Un patient qui présente un anévrisme non traité (par exemple, un anévrisme asymptomatique découvert fortuitement) nécessite des contrôles réguliers par IRM ou artériographie. La survenue de céphalées brutales chez un tel patient fait suspecter une rupture de l'anévrisme et le patient doit se faire conduire à l'hôpital le plus vite possible.

FICHE PHARMACOLOGIE

INHIBITEUR CALCIQUE SÉLECTIF DU CANAL CALCIQUE LENT

- **Nimodipine**

NIMOTOP					
360 mg/j *per os* en 6 prises 1 à 2 mg/h IVSE à adapter à la PA	90 cp. 30 mg 1 fl. sol. perf. 10 mg/50 mL	47,19 HOP	I I	65 %	0,52

Propriétés

Inhibiteur calcique sélectif du canal calcique lent, ayant un effet vasodilatateur supérieur aux autres inhibiteurs calciques.

Absorption rapide, effet de premier passage hépatique, fixation aux protéines plasmatiques, demi-vie de 2 h, élimination biliaire.

Indications

Prévention et traitement du vasospasme des artères cérébrales secondaire à une hémorragie méningée.

Contre-indications

Grossesse : innocuité non démontrée.

Précautions d'emploi

Utiliser avec prudence la forme injectable en cas d'insuffisance hépatique, d'insuffisance cardiaque ou de troubles de conduction.

Utiliser avec prudence en cas d'œdème cérébral ou d'HTIC.

Effets indésirables

Céphalées, rougeur du visage, troubles digestifs, diminution modérée de la tension artérielle, élévation transitoire des transaminases.

Interactions médicamenteuses

Association contre-indiquée : **disulfirame** (soluté injectable contenant de l'alcool).

Associations déconseillées : autres **inhibiteurs calciques**, **méthyldopa**, **dantrolène** injectable.

HÉMATOME EXTRADURAL

FICHE MALADIE

DÉFINITION

L'hématome extradural est un épanchement de sang dans l'espace extradural entre la dure-mère et la calotte osseuse du crâne.

CAUSES ET MÉCANISMES

La rupture d'un vaisseau lors d'un traumatisme crânien est à l'origine de l'hématome extradural. Dans 80 % des cas, il s'agit d'un saignement artériel (souvent de l'artère méningée moyenne). Plus rarement, il s'agit d'un saignement veineux d'une veine durale ou du sinus sagittal ou transversal.

DIAGNOSTIC

SIGNES CLINIQUES

Quatre-vingt-dix pour cent des patients ont une perte de connaissance initiale. Un tiers d'entre eux va se réveiller ensuite avant de s'aggraver de nouveau. Il ne faut donc pas se laisser rassurer par le fait que le patient regagne la conscience mais réaliser le scanner cérébral en urgence.

Les patients présentent souvent des céphalées, une hémiparésie et des anomalies des pupilles. Des crises d'épilepsie peuvent aussi survenir dans cette phase initiale.

EXAMENS COMPLÉMENTAIRES

Le scanner cérébral sans injection, réalisé de façon systématique après chaque traumatisme crânien, montre un hématome biconvexe extradural et d'éventuelles fractures du crâne.

Deux tiers des hématomes extraduraux sont localisés au niveau temporal, le reste est pariétal et frontal.

TRAITEMENT

Il s'agit d'une urgence absolue qui nécessite une évacuation de l'hématome le plus vite possible. Si le service de neurochirurgie est à plus de 4 h, l'évacuation doit être réalisée aux urgences.

PRONOSTIC

Le pronostic vital immédiat est en jeu. Si l'hématome n'est pas évacué rapidement, le patient décédera de la compression du cerveau par l'hématome qui entraîne un engagement cérébral. Si l'hématome peut être évacué rapidement, le pronostic dépend surtout des pathologies associées.

FICHE INFIRMIÈRE

EXAMENS

NFS, plaquettes, ionogramme sanguin avec urée et créatinine, bilan d'hémostase, bilan hépatique, groupe sanguin et RAI.

SURVEILLANCE DU TRAITEMENT

Toutes les 15 min pendant les premières heures : pouls, pression artérielle, conscience, score de Glasgow, pupilles et examen neurologique par le médecin.

HÉMATOME SOUS-DURAL

FICHE MALADIE

DÉFINITION

L'hématome sous-dural est un épanchement de sang dans l'espace sous-dural entre la dure-mère et l'arachnoïde.

CAUSES ET MÉCANISMES

Le saignement est dû à une lésion des veines cortico-durales, des artères corticales ou des sinus veineux.

On distingue deux formes d'hématome sous-dural :

- L'hématome sous-dural aigu est en général associé à un traumatisme crânien sévère. Son évolution et les signes cliniques sont comparables à ceux de l'hématome extradural. Si l'hématome n'est pas évacué rapidement, le patient décédera d'engagement cérébral.
- L'hématome sous-dural chronique se rencontre plus fréquemment chez les personnes âgées, ayant des antécédents d'alcoolisme ou des troubles de l'hémostase (par exemple, traitement par antivitamines K). Chez un quart des patients, on ne retrouve pas de traumatisme crânien. Chez les autres, le traumatisme crânien peut être très léger ou remonter à plusieurs semaines.

DIAGNOSTIC

SIGNES CLINIQUES

Les signes cliniques et l'évolution de l'hématome sous-dural aigu sont comparables à ceux de l'hématome extradural.

Les patients avec un hématome sous-dural présentent fréquemment des céphalées et des troubles neuropsychologiques, par exemple un ralentissement psychomoteur. Les déficits neurologiques focalisés (par exemple, une hémiparésie), des anomalies pupillaires et des crises d'épilepsie sont plus rares. L'hématome sous-dural chronique peut aussi être complètement asymptomatique.

EXAMENS COMPLÉMENTAIRES

Le scanner cérébral montre l'hématome sous-dural.

TRAITEMENT

La prise en charge de l'hématome sous-dural aigu est semblable au traitement de l'hématome extradural : il faut évacuer l'hématome le plus vite possible.

Le traitement de l'hématome sous-dural chronique dépend de la taille de l'hématome et des signes cliniques. Si l'hématome est abondant ou s'il y a un retentissement clinique important, il faut l'évacuer lors d'une intervention neurochirurgicale. Un hématome de petite taille ayant un retentissement clinique discret nécessite seulement une surveillance régulière et, éventuellement, un traitement par corticoïdes pour diminuer l'hypertension intracrânienne.

PRONOSTIC

Le pronostic de l'hématome sous-dural aigu est similaire au pronostic de l'hématome extradural. Outre la rapidité et la qualité de la prise en charge initiale, le pronostic dépendra surtout des pathologies associées.

Le pronostic de l'hématome sous-dural chronique est en général bon. La mortalité est inférieure à 10 %.

FICHE INFIRMIÈRE

EXAMENS

NFS, plaquettes, ionogramme sanguin avec urée et créatinine, bilan d'hémostase, bilan hépatique, groupe sanguin et RAI.

SURVEILLANCE DU TRAITEMENT

- Pour l'hématome sous-dural aigu, toutes les 15 min pendant les premières heures : pouls, pression artérielle, conscience, score de Glasgow, pupilles et examen neurologique par le médecin.
- Pour l'hématome sous-dural chronique : aucun soin particulier.
- Rechercher attentivement tout changement de comportement ou de la vigilance du patient, qui peut être le premier signe d'une majoration de l'hématome.

HYPERTENSION INTRACRÂNIENNE

FICHE MALADIE

DÉFINITION

Augmentation de la pression intracrânienne au-dessus de 25 mmH_2O.

CAUSES ET MÉCANISMES

Normalement, la pression intracrânienne est inférieure à 20 mm H_2O. Plusieurs affections peuvent être responsables d'une hypertension intracrânienne :

- une tumeur cérébrale qui comprime le cerveau et le système ventriculaire ;
- un œdème cérébral d'origine cytotoxique (par exemple, après un AVC) ou dû à une altération de la barrière hématocéphalique (par exemple, après un traumatisme crânien) ;
- une augmentation de la production de liquide céphalorachidien, par exemple à cause d'une tumeur du plexus choroïdien ;
- une diminution de la résorption du liquide céphalorachidien, par exemple après une hémorragie méningée ou une méningite.

Il existe aussi une augmentation de la pression intracrânienne idiopathique, autrefois dénommée « hypertension intracrânienne bénigne ».

C'est une affection qui touche surtout des femmes obèses.

DIAGNOSTIC

La pression intracrânienne peut être mesurée lors d'une ponction lombaire ou avec un cathéter placé dans le système ventriculaire lors d'une opération neurochirurgicale.

Cliniquement, l'hypertension intracrânienne peut se traduire par des céphalées avec nausées et vomissements, une raideur de la nuque, des troubles visuels et, dans les cas graves, une confusion ou un coma. Les symptômes sont souvent plus marqués le matin au réveil.

TRAITEMENT

- Mesures générales :
  - position allongée avec tête et tronc élevés 15-30° ;
  - éviter l'inclinaison latérale ou la torsion de la tête (augmentation de la pression intracrânienne en cas de compression des veines jugulaires) ;
  - hyperventilation à forte débit (par exemple 6 L/min), surtout pour les tumeurs cérébrales et les traumatismes crâniens (en cas d'AVC, l'hyperventilation est contre-indiquée).
- Corticoïdes : indiquée dans les tumeurs cérébrales pour diminuer l'œdème vasogénique et la production de LCR.
- Osmothérapie : par exemple *MANNITOL* en IV.
- Traitement étiologique (par exemple, opération d'une tumeur cérébrale).

Dans l'hypertension intracrânienne idiopathique ou due à une perturbation de l'équilibre entre la production et la résorption du LCR, une déviation ventriculaire ou des ponctions lombaires évacuatrices peuvent être réalisées.

> Si l'hypertension intracrânienne est associée à un effet de masse (comme s'est souvent le cas dans les tumeurs cérébrales), la ponction lombaire est contre-indiquée à cause du risque de mort subite par engagement.

PRONOSTIC

Le pronostic dépend de la maladie sous-jacente. Les hypertensions intracrâniennes sans effet de masse ne mettent pas en danger le pronostic vital. En cas d'effet de masse, la complication la plus redoutée est l'engagement cérébral qui peut entraîner un coma et la mort du patient.

FICHE INFIRMIÈRE

EXAMENS

Des gaz du sang peuvent être nécessaires pour contrôler l'hyperventilation (le but est une diminution de la pCO_2 à 30-34 mmHg).

SURVEILLANCE DU TRAITEMENT

EFFICACITÉ DU TRAITEMENT

Amélioration ou disparition des signes cliniques de l'hypertension intracrânienne.

Scanner cérébral ou IRM cérébrale pour évaluation d'un éventuel effet de masse.

Contrôle de la pression du liquide céphalorachidien par cathéter ventriculaire ou lors d'une ponction lombaire.

EFFETS INDÉSIRABLES

Un problème de valve du cathéter ventriculaire ou des ponctions lombaires trop rapprochées peuvent parfois entraîner une hypotension intracrânienne et du LCR, qui se manifeste par des maux de tête positionnels (ils sont aggravés par la position assise ou debout et disparaissent en position allongée à plat).

ÉDUCATION ET CONSEILS

Le patient et son entourage doivent apprendre à reconnaître les signes d'hypertension intracrânienne. Il faut les avertir de prévenir le médecin ou de consulter aux urgences en cas d'apparition ou d'aggravation de symptômes liés à l'hypertension intracrânienne.

FICHE TECHNIQUE

PONCTION LOMBAIRE AVEC PRISE DE PRESSION

Préparation : *cf.* Fiche technique, *chapitre* Méningite, p. 1021.

Pour une prise de pression, la ponction lombaire doit être réalisée en position de décubitus latéral avec les genoux repliés sur le thorax.

Une fois l'aiguille en place, il faut brancher un manomètre, ou avec un tuyau de perfusion qu'on tient parallèle à la colonne vertébrale. Le LCR montera tout seul dans le tuyau. On peut vérifier la bonne connexion du système en demandant au patient de tousser ou de contracter les abdominaux, ce qui augmente temporairement la pression du LCR. Après avoir déterminé la pression, le tuyau est enlevé et on peut réaliser les prélèvements du LCR prévu.

S'il s'agit d'une ponction lombaire évacuatrice, on peut de nouveau contrôler la pression du LCR à la fin pour vérifier l'efficacité de la ponction.

FICHE PHARMACOLOGIE

ANTIŒDÉMATEUX CÉRÉBRAL

■ Mannitol

MANNITOL				
Flacon à 10 % (10 g/100 mL) 500 à 1 000 mL/24 h en IV lente Flacon à 20 % (20 g/100 mL) 250 à 500 mL/24 h en IV lente	1 fl. 250 mL (10 %) 1 fl. 250 mL (20 %) 1 fl. 500 mL (10 %) 1 fl. 500 mL (20 %)	HOP HOP HOP HOP		

Propriétés

Substances osmotiques actives, ne diffusant pas dans les espaces extracellulaires, non métabolisées et sécrétées par filtration glomérulaire sans réabsorption. Action antiœdémateuse au niveau cérébral et de la chambre antérieure de l'œil, rapide et prolongée. Action diurétique (diurèse osmotique).

Indications

HTIC.
Traitement d'urgence des hypertonies oculaires aiguës.

Contre-indications

Absolue : hyperosmolarité plasmatique ou déshydratation intracellulaire.
Relative : insuffisance cardiaque.

Précautions d'emploi

Solution hypertonique 20 % à utiliser avec précaution, en perfusion sur 20 min.
Surveiller l'équilibre hydroélectrolytique en cas d'utilisation prolongée.

Effets indésirables

Risque d'œdème du poumon en cas d'insuffisance cardiaque ou de surdosage.

ACCIDENT VASCULAIRE CÉRÉBRAL

FICHE MALADIE

DÉFINITION

L'accident vasculaire cérébral (AVC) ischémique est une lésion du cerveau provoquée par la baisse ou l'interruption de la circulation sanguine qui irrigue les cellules neuronales. On parle aussi d'infarctus cérébral.

L'AVC hémorragique est une lésion du cerveau qui est due à un saignement d'un vaisseau cérébral.

Il faut distinguer l'AVC de l'accident ischémique transitoire (AIT). Dans l'AVC, il y a toujours une lésion cérébrale visible à l'IRM ou au scanner cérébral, même si tous les symptômes cliniques ont complètement disparu. Dans l'AIT, les symptômes cliniques sont transitoires (ils durent typiquement moins de 24 h) et, par définition, l'imagerie ne montre pas de lésion cérébrale.

Un patient qui a présenté un AIT est à haut risque de constituer un AVC dans les jours et semaines à venir. C'est pour cela que l'AIT est considéré comme une urgence neurologique qui nécessite en général une hospitalisation pour réalisation d'un bilan étiologique et instauration d'un traitement prophylactique.

CAUSES ET MÉCANISMES

Les principaux facteurs de risque qui prédisposent à un infarctus cérébral sont l'âge, l'hypertension artérielle, le diabète, les dyslipidémies et le tabagisme. Les principales causes d'infarctus cérébral sont :

- des maladies du cœur (« cardiopathie emboligène ») qui entraînent la migration d'un caillot de sang provenant du cœur vers le cerveau où il bouche une artère ;
- les maladies des grandes artères qui irriguent le cerveau (macroangiopathie), soit par le rétrécissement de l'artère dû à une plaque d'athérome, soit par la migration d'un caillot de sang ;
- les maladies des petites artères qui irriguent le cerveau (microangiopathie), surtout chez les patients hypertendus et/ou diabétiques.

Les principaux facteurs de risque pour une hémorragie cérébrale sont l'âge, l'hypertension artérielle, les troubles de l'hémostase (par exemple, traitement anticoagulant) et l'alcoolisme. Chez les patients jeunes, on retrouve fréquemment des malformations artério-veineuses ou des anévrismes à l'origine de l'hémorragie.

Un AVC ischémique peut aussi se compliquer par une transformation hémorragique.

DIAGNOSTIC

SIGNES CLINIQUES

Les signes cliniques varient selon la sévérité et la localisation de l'AVC.

Souvent, les patients présentent des signes neurologiques d'installation brutale, par exemple une hémiparésie ou des troubles de langage ou des troubles de conscience.

Une lésion de l'hémisphère gauche du cerveau va entraîner un déficit de l'hémicorps droit, parfois associé à des troubles de langage (aphasie) et des troubles d'utilisation des objets (apraxie). Des troubles visuels peuvent également être observés.

Une lésion de l'hémisphère droit va entraîner un déficit de l'hémicorps gauche, parfois associé à une négligence de l'hémicorps et de l'hémi-espace gauche, et des troubles du schéma corporel avec, par exemple, des difficultés de l'habillage. Comme pour les lésions de l'hémisphère gauche, des troubles visuels peuvent également être présents.

Des lésions du tronc cérébral donnent typiquement une tétraplégie avec atteinte des nerfs crâniens gênant la phonation, la déglutition et certains mouvements oculaires, pouvant aller dans les cas graves jusqu'au *locked-in syndrome* (*cf. Le scaphandre et le papillon* de Jean-Dominique Bauby).

Les hémorragies cérébrales peuvent provoquer des maux de tête très importants.

Les signes cliniques dépendent de la topographie de la lésion.

EXAMENS COMPLÉMENTAIRES

Un bilan avec NFS, plaquettes, hémostase, iono-gramme et créatinine, est réalisé systématiquement. En recherche de facteurs de risque, on réalisera un bilan lipidique avec dosage de cholestérol-HDL et LDL et de triglycérides, et une glycémie à jeun. Pour bilan du retentissement d'une hypertension artérielle, on dosera la protéinurie de 24 h.

Des examens radiologiques mettent en évidence la lésion cérébrale.

L'IRM peut montrer la lésion dès le début des troubles. La TDM cérébrale peut être normale dans les premières heures d'un infarctus cérébral. Elle sert souvent à dépister un hématome cérébral.

Les autres examens recherchent l'étiologie :

• L'échographie du cœur par voie transthoracique est systématique. Parfois, il est nécessaire de réaliser aussi une échographie cardiaque par voie transœsophagienne.

• Une échographie des vaisseaux du tronc supra-aortique (carotides et artères vertébrales) et transcrâniens (vaisseaux intracérébraux).

• Un ECG est systématique pour la recherche des troubles de rythme.

• Une artériographie cérébrale peut être nécessaire pour localiser un saignement ou pour chercher une maladie ou une malformation des artères cérébrales.

• Dans certains cas, une ponction lombaire est nécessaire pour chercher une hémorragie ou une vascularite (inflammation des vaisseaux cérébraux).

TRAITEMENT

LES PREMIÈRES HEURES

Pendant les premières heures d'un infarctus cérébral, on peut réaliser une thrombolyse intraveineuse ou intra-artérielle pour dissoudre le caillot de sang qui bloque la circulation. Une thrombolyse n'est plus possible si l'infarctus date de plus de 6 h.

Un infarctus massif qui risque de comprimer le cerveau peut nécessiter une ouverture du crâne (hémicrânectomie) pour diminuer la pression intracrânienne.

PRÉVENTION DES RÉCIDIVES

Il est important de chercher et de traiter l'étiologie pour prévenir les récidives :

• En cas de maladie cardioemboligène, on proposera un traitement anticoagulant par anti-vitamines K (par exemple *PRÉVISCAN*, *SINTROM*).

• En cas de maladie athéromateuse ou de maladies des petites artères, on traitera les facteurs de risque cardiovasculaires, notamment le diabète, l'hypertension artérielle et la dyslipidémie. Un éventuel tabagisme et/ou alcoolisme devra être sevré. On associera un traitement antiagrégant plaquettaire type *ASPÉGIC*, *KARDEGIC* ou *PLAVIX*.

En cas de sténose carotidienne, une endartériectomie peut être envisagée.

Une hémorragie cérébrale due à la rupture d'un anévrisme ou d'une malformation artérioveineuse nécessite souvent une intervention chirurgicale ou par voie endovasculaire en urgence pour arrêter le saignement.

En cas d'hématome cérébral, un contrôle tensionnel strict s'impose.

Dès que possible, on commencera la rééducation par kinésithérapie, ergothérapie et orthophonie selon les déficits du patient.

PRONOSTIC

L'AVC est une maladie grave et parfois mortelle. En France, les AVC sont la première cause de handicap, la deuxième cause de démence (après la maladie d'Alzheimer) et la troisième cause de décès (après les maladies cardiovasculaires et les tumeurs).

Cependant, le déficit neurologique causé par un AVC peut être partiellement ou même complètement réversible. Le pronostic dépend surtout de la sévérité de l'AVC, de l'âge du patient et de son état antérieur, ainsi que de la qualité de la prise en charge.

FICHE INFIRMIÈRE

EXAMENS

Réaliser les examens prescrits par le médecin :

- bilan sanguin avec NFS, plaquettes, ionogramme, urée, créatinine, VS, CRP, bilan hépatique complet, bilan lipidique ;
- bandelette urinaire.

Surveillance étroite de la conscience du patient, de la pression artérielle, du pouls, de la saturation, de la température et de la glycémie.

SURVEILLANCE DU TRAITEMENT

À la phase aiguë de l'infarctus cérébral, le patient doit rester au lit à plat (0°) pour assurer une meilleure circulation cérébrale.

En cas d'hémorragie cérébrale, il faut lutter contre l'hypertension intracrânienne en surélevant la tête du patient à 30° et assurer un bon drainage des veines jugulaires en évitant les inclinaisons latérales de la tête.

En cas d'aggravation du déficit neurologique, des troubles de conscience, des céphalées ou des nausées ou vomissements, il faut prévenir immédiatement le médecin.

ÉDUCATION ET CONSEILS

L'AVC est une maladie grave, mais une récupération partielle et même complète peut être possible. Après la phase initiale avec un éventuel traitement par thrombolyse, la rééducation par kinésithérapeute, orthophoniste et/ou ergothérapeute devient primordiale. Mais même après plusieurs mois, le patient peut continuer à s'améliorer.

Le traitement prophylactique dépend de l'étiologie de l'AVC. Après un infarctus cérébral, le patient doit souvent prendre un antiplaquettaire (*ASPIRINE*), un traitement hypolipémiant (statine) pour faire baisser le cholestérol et un traitement antihypertenseur.

Expliquer au patient les facteurs de risque et comment il peut les influencer lui-même : arrêt du tabac, diminution d'une consommation alcoolique élevée, réduction d'une surcharge pondérale, régime adapté en cas d'hypercholestérolémie ou de diabète.

FICHE TECHNIQUE

TRAITEMENT THROMBOLYTIQUE PAR rt-PA INTRAVEINEUX (*ACTILYSE*) DANS L'INFARCTUS CÉRÉBRAL[1]

Se présenter immédiatement avec le médecin auprès du patient susceptible de recevoir du rt-PA.

Recueillir les paramètres cliniques et vitaux

Paramètres cardiovasculaires (monitoring portable) : pression artérielle, fréquence cardiaque, fréquence respiratoire, saturation, température.

Bilan biologique

- Prélever les tubes pour analyse biologique avant le scanner ou l'IRM cérébrale (NFS, plaquettes, TP, TCA, fibrinogène, INR, ionogramme sanguin, urée, créatinine, glycémie, groupe sanguin, RAI, β-HCG si doute).
- Indiquer sur la fiche de prélèvement le numéro de téléphone où les résultats devront être communiqués.
- S'assurer de l'acheminement immédiat des tubes et de leur récupération rapide tout particulièrement pour la NFS et l'hémostase.
- Doser une glycémie capillaire au doigt.

1. D'après le guide *Procédure pour l'utilisation du traitement thrombolytique par rt-PA intraveineux (Actilyse) dans l'infarctus cérébral,* de Sonia Alamowitch et Katayoun Vahedi, Paris, 2003 (non publié).

Examen neurologique rapide avec le neurologue

- Déterminer si le patient a un déficit neurologique compatible avec un AVC.
- Déterminer si le début des symptômes est inférieur à 3 h.
- S'assurer de la réalisation du scanner cérébral ou de l'IRM cérébrale dans les délais.
- Poser une voie veineuse pour l'administration du rt-PA (à l'aide d'une poche de sérum physiologique à 0,9 %) de préférence sur le bras non déficitaire avec mise en place d'une rampe à 2 robinets.
- Réaliser un ECG.
- Aider le médecin dans le recueil des critères d'inclusion et d'exclusion.

Imagerie cérébrale

Scanner cérébral ou IRM cérébrale : le patient doit être accompagné en radiologie par le neurologue et l'infirmière.

Récupérer en urgence les résultats

NFS, plaquettes, TP, INR, TCA.

Après décision d'administrer le rt-PA

Poser une seconde voie d'abord veineuse pour l'éventuelle administration d'autres produits que le rt-PA (le rt-PA est incompatible avec d'autres médicaments ou solutés que le sérum physiologique !).

Calcul et préparation pour l'administration du rt-PA

Altéplase, *ACTILYSE* (lyophilisat de 10 mg, 20 mg ou 50 mg) :

- Choisir de préférence le bras non parétique.
- Préparer une seringue électrique.
- Obtenir le poids du patient et déterminer la dose totale à administrer (0,9 mg/kg sans dépasser 90 mg).
- La dose totale sera administrée selon le schéma posologique suivant :
  – Bolus : 10 % de la dose totale prélevés dans une seringue de 10 cc.
  – Dose d'entretien : 90 % restant de la dose totale à administrer en IVSE pendant 60 min.

Reconstitution du soluté de rt-PA

Dissoudre le lyophilisat d'**altéplase** (*ACTILYSE*) dans le flacon de solvant à l'aide de la canule de transfert pour obtenir une concentration de 1 mg/mL.

L'**altéplase** ne doit pas être mélangé à d'autres médicaments dans le même flacon pour perfusion ou dans le même cathéter.

Mode d'administration

Le rt-PA pourra être administré aux urgences, en radiologie ou dans l'unité neurovasculaire :

- Le bolus est administré en présence du neurologue : 10 % de la dose totale, prélevé dans une seringue de 10 cc, en bolus IVD sur 1 min.
- Immédiatement après : administration de la dose d'entretien, correspondant à 90 % de la dose totale, administrée sur 1 h en perfusion IVSE.
- S'assurer que le soluté de sérum physiologique est clampé au moment de l'administration de la seringue électrique.
- Après la fin de l'administration de l'**altéplase**, rincer la tubulure à l'aide de 50 cc de sérum physiologique à la même vitesse.

Surveillance

Surveiller le patient au moins toutes les heures pendant 24 h.

Paramètres vitaux

- Pression artérielle et pouls toutes les 15 min pendant toute la durée d'administration de l'**altéplase** et les 2 h suivantes.
- Puis toutes les 30 min pendant 6 h.
- Puis toutes les heures pendant 16 h.

Appeler le neurologue immédiatement

- En cas de suspicion de complication hémorragique :
  – Détérioration neurologique.
  – Signes d'hypertension intracrânienne : troubles de la vigilance, coma, céphalées, nausées, vomissements.
  – Saignement extériorisé.
  – PA systolique > 185 mmHg ou PA diastolique > 110 mmHg sur 2 mesures réalisées à 5-10 min d'intervalle.
- En cas de réaction allergique (œdème, urticaire).

Repos

Au lit en décubitus strict ou surélevé à 30° pendant au moins 24 h.

Précautions à prendre

Aucun traitement antiplaquettaire (*ASPÉGIC*, *PLAVIX*, *ASASANTINE*, autre AINS) ni anticoagulant (antivitamines K, héparine, HBPM) ne doit être administré pendant les 24 h suivant la thrombolyse par rt-PA.

Toute ponction artérielle, voie d'abord veineuse centrale, sonde naso-gastrique ou sonde urinaire est à éviter pendant les 24 h suivant la thrombolyse par rt-PA.

FICHE PHARMACOLOGIE

ANTIAGRÉGANTS PLAQUETTAIRES

Clopidogrel

PLAVIX					
Initiation : dose de charge de 1 cp. à 300 mg dans le cadre d'un évènement aigu Entretien : 1 cp./j à 75 mg	30 cp. 75 mg 50 cp. 75 mg 30 cp. 300 mg	33,84 HOP HOP	I I I	65 %	1,13

Dipyridamole + acide acétylsalicylique

ASASANTINE LP					
2 gél./j	60 gél. 200 mg/25 mg	14,56	II	65 %	0,24

Propriétés

Inhibiteurs de l'agrégation plaquettaire et de la libération de certains facteurs plaquettaires, entraînant un allongement du temps de saignement dès le 2e j.

Résorption rapide, élimination urinaire.

Indications

Prévention secondaire des accidents ischémiques cérébraux (*PLAVIX* et *ASASANTINE LP*).

Prévention des accidents ischémiques majeurs, notamment coronariens, chez les patients présentant une artérite des membres inférieurs (stade de claudication intermittente) pour le *PLAVIX*.

Contre-indications

Syndromes hémorragiques, ulcère évolutif.
Troubles de l'hémostase avec allongement du temps de saignement.
Insuffisance hépatique sévère et hypersensibilité à la molécule pour le *PLAVIX*.

Précautions d'emploi

PLAVIX : pas d'effets indésirables hématologiques, donc pas de surveillance biologique.
ASASANTINE LP : éviter chez l'asthmatique et le BPCO.
Grossesse et allaitement : innocuité non établie.

Effets indésirables

Dipyridamole et **clopidogrel** : *cf.* Cardiologie, p. 1056.
Dypiridamole + acide acétylsalicylique : céphalées, douleurs épigastriques, nausées, diarrhées, saignements.

Interactions médicamenteuses

Associations déconseillées : tout médicament anticoagulant, **AINS**, **méthotrexate** > 15 mg/sem. et **uricosuriques** pour l'*ASASANTINE LP*.
Les inhibiteurs de la pompe à protons et en particulier l'oméprazole pourraient diminuer l'efficacité du **clopidogrel**.

CÉPHALÉES DE TENSION

FICHE MALADIE

DÉFINITION

Les maux de tête durent plus de 30 min et sont souvent bilatéraux, sans nausées ou vomissement. On distingue une forme épisodique, qui est extrêmement fréquente (environ un tiers de la population), et une forme chronique (céphalées pendant plus de 15 jours par mois depuis au moins 6 mois) qui touche environ 3 % de la population.

CAUSES ET MÉCANISMES

Il est supposé que les tensions psychiques (stress, fatigue) et les tensions physiques (musculaires, surtout des muscles péricrâniens) sont à l'origine des céphalées de tension. Les mécanismes exacts ne sont pas connus.

DIAGNOSTIC

Le diagnostic est fondé sur les signes cliniques ; les examens complémentaires sont uniquement nécessaires en cas de doute diagnostique.
Les céphalées de tension sont des céphalées « primaires », c'est-à-dire sans rapport avec une autre maladie sous-jacente, qui ne remplissent pas les critères des autres céphalées primaires, notamment de la migraine et des algies vasculaires de la face.
Les céphalées sont en général bilatérales, non pulsatiles, d'intensité faible ou moyenne, et ne s'aggravent pas lors de l'activité physique.

TRAITEMENT

MESURES GÉNÉRALES

Thérapie comportementale, techniques de relaxation, biofeedback, aménagement des périodes de détente, activité régulière.

TRAITEMENT MÉDICAMENTEUX DE LA FORME ÉPISODIQUE

Traitement antalgique par **paracétamol** ou **acétylsalicylate de lysine** (*ASPÉGIC*).

TRAITEMENT MÉDICAMENTEUX DE LA FORME CHRONIQUE

Amitriptyline (*LAROXYL*) à dose progressive pendant 6 à 12 mois.

PRONOSTIC

Les récidives sont fréquentes si on n'arrive pas à retrouver et à éliminer les facteurs à l'origine des céphalées : stress, hypertonies musculaires, manque de sommeil.

FICHE INFIRMIÈRE

ÉDUCATION ET CONSEILS

EXPLIQUER LA MALADIE

Rappeler au patient qu'il s'agit de céphalées primaires, sans rapport avec une maladie sous-jacente. Il faut donc rassurer le patient sur le caractère bénin de l'affection.

EXPLIQUER LE TRAITEMENT

Il y a un risque important que le patient développe une dépendance liée à l'utilisation des antalgiques. Une utilisation prolongée d'antalgiques peut aggraver des céphalées et ainsi créer un cercle vicieux dont le patient pourra sortir uniquement par un sevrage réalisé en milieu hospitalier.

Le patient doit suivre exactement le traitement prescrit par le médecin. Si le traitement n'est pas efficace ou mal toléré, il faut le signaler au lieu d'avoir recours à une automédication sauvage.

Certains patients doivent être motivés pour les techniques de relaxation ou une thérapie comportementale.

MIGRAINE

FICHE MALADIE

DÉFINITION

Céphalées primaires (sans autre maladie sous-jacente) en général unilatérales, pulsatiles, avec nausées, vomissements et intolérance à la lumière (photophobie) ou aux bruits (phonophobie). On distingue une forme avec aura (15 %) et sans aura (85 %). On dénomme aura des symptômes neurologiques réversibles qui précèdent les maux de tête, par exemple des flashes lumineux, des troubles de la sensibilité ou des troubles de langage.

La migraine est une maladie fréquente qui touche au moins 15 % des femmes et 5 % des hommes.

CAUSES ET MÉCANISMES

La crise migraineuse est due à une contraction des vaisseaux cérébraux (vasospasmes) et à la libération de certaines substances dénommées médiateurs, comme la sérotonine. Une crise peut être déclenchée par différents facteurs qui varient d'un patient à l'autre : stress, bruit, certains aliments, médicaments, changements hormonaux (règles, ovulation), entre autres.

DIAGNOSTIC

Il est fondé sur les signes cliniques, les examens complémentaires sont uniquement nécessaires en cas de doute diagnostique.

La crise migraineuse peut durer entre 4 et 72 h. Les maux de tête sont typiquement pulsatiles, unilatéraux, d'intensité moyenne à sévère, et aggravés par l'activité physique. Les patients présentent souvent des nausées avec ou sans vomissements et les symptômes sont aggravés par la lumière et/ou les bruits.

Les symptômes de l'aura s'installent en 5 à 20 min et dure moins de 60 min. Plusieurs modalités peuvent êtres touchées, seule, successivement ou en même temps, notamment le système visuel, le système sensitif et le système du langage. On observe notamment :

- signes visuels positifs (par exemple, des flashes lumineux) ou négatif (par exemple, trouble de vue) ;
- signes sensitifs positifs (par exemple, fourmillements) ou négatifs (par exemple, engourdissements) ;
- troubles de langage (par exemple, aphasie avec difficulté pour trouver des mots).

L'aura est en général, mais pas toujours, suivie d'une crise migraineuse.

Des signes moteurs (par exemple, faiblesse d'un côté) pendant une aura migraineuse sont exceptionnels et surviennent en général dans les rares formes familiales de migraine.

Dans la migraine basilaire, on peut aussi observer des auras avec vertiges, diplopie, acouphènes et troubles bilatéraux de la sensibilité.

TRAITEMENT

MESURES GÉNÉRALES PENDANT LA CRISE

Repos au lit, dans le noir et au calme.

MESURES GÉNÉRALES EN PROPHYLAXIE DE LA CRISE

Techniques de relaxation, thérapie de comportement, biofeedback. Sport, par exemple jogging.

MÉDICAMENTS PENDANT LA CRISE

Triptans

Traitement spécifique de la crise migraineuse :

- **Sumatriptan** (*IMIGRANE*) : 1 cp. à 50 mg *per os* (maximum : 300 mg/24 h, prises espacées de 2 h minimum) ou 1 amp. à 6 mg en SC (maximum : 2 fois/24 h, injections espacées d'une heure minimum) ou 1 pulvérisation nasale de 10 mg ou de 20 mg dans une seule narine.
- **Zolmitriptan** (*ZOMIG*) : 1 cp. à 2,5 mg par crise, par exemple. Si ce traitement est inefficace, il ne faut pas renouveler le traitement pour la même crise. Un deuxième comprimé est uniquement indiqué si les symptômes de la crise sont initialement soulagés mais réapparaissent par la suite. Dans ce cas-là, il faut espacer les prises de 2 h minimum sans dépasser une dose de 10 mg en 24 h. Il existe aussi une forme orodispersible qui peut être avalée sans eau.
- **Aspirine**.
- **Acétylsalicylate de lysine** (*ASPÉGIC*) : 1 sachet de 1 000 mg (prises espacés de 4 h minimum, maximum 3 000 mg/24 h).

Anti-inflammatoires non stéroïdiens (AINS)

- **Kétoprofène** (*BI-PROFÉNID*) : 1/2 cp. à 1 cp. de 150 mg *per os*. Si ce traitement est inefficace, il ne faut pas renouveler le traitement pour la même crise. Un deuxième comprimé est uniquement indiqué si les symptômes de la crise sont initialement soulagés mais réapparaissent par la suite. Dans ce cas-là, il faut espacer les prises de 12 h minimum sans dépasser une dose de 300 mg en 24 h.

Paracétamol

Le **paracétamol** est en général moins efficace que les **AINS** :

- *DAFALGAN* : 1 cp. de 1 000 mg *per os* (maximum : 4 000 mg/24 h, espacer les prises de 4 h minimum).
- *DAFALGAN* 600 mg suppositoire : 1 suppositoire à renouveler si besoin toutes les 6 h, sans dépasser 4 suppositoires/j (la voie rectale est préférable en cas de nausées et/ou vomissements).

Dérivés de l'ergot de seigle

Ils sont en général moins efficaces que les triptans. Ils peuvent néanmoins être indiqués dans les crises prolongées. Des patients qui sont soulagés par leur traitement par dérivés de l'ergot de seigle peuvent continuer ce traitement.

- **Ergotamine tartrate** (*GYNERGÈNE CAFÉINÉ*) : 2 cp. à 1 mg *per os*, à renouveler en cas d'inefficacité après 30 min (sans dépasser 6 mg par 24 h, sans dépasser 10 cp. par semaine).
- **Diergotamine** pernasale (*DIERGO SPRAY*) : une pulvérisation (0,5 mg) dans chaque narine, à renouveler après 15 min en cas d'inefficacité (maximum : 4 pulvérisations par crise et par 24 h, sans dépasser 16 pulvérisations par semaine).

Antiémétiques

- **Métoclopramide** (*PRIMPÉRAN*) : 1/2 à 1 cp. 3 fois/j (espacer les prises de 6 h minimum), ou 1/2 à 1 amp. à 10 mg en IVL (15 min) ou IM, 3 fois/j.

TRAITEMENT DE FOND MÉDICAMENTEUX

Il est indiqué si les crises sont fréquentes ou mal contrôlées par le traitement :

- β-bloquants : **métroprolol** (*LOPRESSOR, SELOKEN*) ; **propranolol** (*AVLOCARDYL*).

- Antagonistes calciques : **flunarizine** (*SIBÉLIUM*, cp. à 10 mg).
- Antiépileptiques : **valproate** (*DÉPAKINE*).
- Antidépresseurs : **amitriptyline** (*LAROXYL*).

PRONOSTIC

Les traitements permettent en général un contrôle satisfaisant des crises. Une guérison de la migraine n'est pas possible ; mais, souvent, les crises peuvent diminuer voire disparaître avec l'âge.

FICHE INFIRMIÈRE

SURVEILLANCE DU TRAITEMENT

EFFICACITÉ DU TRAITEMENT

Un traitement de crise est efficace s'il entraîne une disparition ou une amélioration nette des symptômes en 2 h maximum dans au moins 2 crises sur 3.

Un traitement de fond est efficace s'il entraîne une réduction de la fréquence, la durée et l'intensité des crises d'au moins 50 %. On ne peut pas juger de l'efficacité avant 2 mois de traitement de fond.

EFFETS INDÉSIRABLES

- Triptans : oppression thoracique, fourmillements, bouffées de chaleur, vertiges, somnolence.
- AINS : nausées, vomissements, diarrhée, constipation, douleurs gastriques, crise d'asthme.
- Dérivés d'ergot de seigle : paresthésies, sensation de froideur, nausées, vomissements.
- β-bloquants : asthénie, refroidissement des extrémités, troubles digestifs (gastralgies, nausées, vomissements), impuissance, insomnie.
- *SIBÉLIUM* : sédation, somnolence, prise de poids, augmentation d'appétit, asthénie, troubles gastro-intestinaux, insomnie.
- *DÉPAKINE* : troubles digestifs, chute de cheveux, tremblements, somnolence.
- *LAROXYL* : sécheresse de la bouche, constipation, troubles de l'accommodation, tachycardie, sueurs, troubles de la miction avec rétention urinaire, hypotension orthostatique, impuissance.

ÉDUCATION ET CONSEILS

EXPLIQUER LE TRAITEMENT

Le traitement doit être pris dès l'apparition des premiers symptômes de la crise. L'exception de cette règle est le traitement par triptans chez les patients souffrant d'une migraine avec aura : les triptans ne doivent jamais être pris pendant l'aura, car ils sont souvent inefficaces et entraînent un risque d'infarctus cérébral.

EXPLIQUER LA MALADIE

Pour mieux gérer sa maladie, le patient doit apprendre à reconnaître les facteurs qui peuvent provoquer chez lui une crise de migraine (stress, médicaments, certains aliments, etc.).

Il est utile que le patient note la fréquence et la durée des crises, les circonstances de leur apparition, les éventuels facteurs déclenchants et l'efficacité du traitement dans un agenda de migraine.

FICHE PHARMACOLOGIE

ANTIMIGRAINEUX – DÉRIVÉS DE L'ERGOT DE SEIGLE

Traitement de la crise

■ **Dihydroergotamine pernasale**

DIERGOSPRAY					
1 pulv. dans chaque narine (jusqu'à 4 pulv./j)	1 fl. 4 mg/mL	5,17	II	30 %	5,17

■ **Dihydroergotamine injectable**

DIHYDROERGOTAMINE AMDIPHARM					
1 inj. IV/IM/SC à renouveler 1 fois si néc. après 30 min	2 amp. 1 mL (1 mg/mL)	5,17	II	30 %	2,59

■ **Ergotamine tartrate**

GYNERGÈNE CAFÉINÉ					
2 cp. renouvelable 1 fois	20 cp. 1 mg	3,27	I	30 %	0,16

Propriétés

Vasoconstricteur artériel ayant des effets identiques à ceux de l'ergotamine : antagoniste sérotoninergique 5HT2, mais à fortes doses effet agoniste partiel b-adrénergique et effet sérotoninergique.

Parfois associé à un stimulant du système nerveux central (**caféine**) : *GYNERGÈNE CAFÉINÉ*.

En général bonne résorption par voie nasale ou injectable, mais plus faible par voie orale (effet de premier passage hépatique important). Élimination biphasique par voie biliaire et fécale.

Indications

Traitement de la crise migraineuse.

Contre-indications

Allergie au produit.

Maladies cardiovasculaires quels qu'en soient le siège ou la cause : artériopathies oblitérantes, insuffisance coronarienne, syndrome de Raynaud, HTA, artérite cérébrale, thyrotoxicose.

Grossesse et allaitement, enfants de moins de 10 ans.

Précautions d'emploi

Doses maximales : 4 mg/j et 10 mg/sem.
La survenue de paresthésies (fourmillements, etc.), de phénomènes douloureux ou de vasoconstriction des extrémités, même aux doses usuelles, impose l'arrêt du traitement (risque d'ergotisme aigu).

Effets indésirables

Troubles digestifs : épigastralgies, nausées.

Voie parentérale : paresthésies des extrémités, précordialgies.

Pour le **tartrate d'ergotamine** : possibilité de dépendance avec céphalées de rebond si utilisation pendant plus de 2 j/sem. ou au-delà des doses préconisées.

Ergotisme : *cf.* Ergotisme aigu.

Interactions médicamenteuses

Associations contre-indiquées : **sumatriptan**, **macrolides** (sauf **spiramycine**) car risque d'ergotisme.

Associations déconseillées : **bromocriptine**, **méthylergométrine**.

ANTIMIGRAINEUX – DÉRIVÉS DES TRICYCLIQUES

■ Pizotifène

SANMIGRAN					
Atteindre progressivement 2 à 3 cp./j (max. : 6 cp./j)	50 cp. 0,5 mg 100 cp. 0,5 mg	6,44 11,29	II II	30 % 30 %	0,13 0,11

Propriétés

Dérivé des tricycliques. Antisérotoninergique, antihistaminique et faiblement anticholinergique. Léger effet antidépresseur.

Indications

Traitement de fond de la migraine.

Contre-indications

Glaucome par fermeture de l'angle et rétention urinaire liée à des troubles urétroprostatiques.

Précautions d'emploi

Grossesse : à éviter au 1er trimestre.
Allaitement : déconseillé.
Risque de somnolence chez les conducteurs de véhicules.

Effets indésirables

Somnolence, prise de poids. Rarement nausées, vertiges, douleurs musculaires.

Interactions médicamenteuses

Associations à éviter : **atropine** et autres substances atropiniques ; autres dépresseurs du SNC (**barbituriques**, **benzodiazépines**, **clonidine**, **hypnotiques**, etc.).
Alcool : majoration de l'effet sédatif.

■ Oxérotone

NOCERTONE					
1 à 2 cp. x 2/j	30 cp. séc. 60 mg	5,35	II	30 %	0,18

Propriétés

Activité antisérotoninergique, antihistaminique et antiémétique.

Indications

Traitement de fond de la migraine.

Précautions d'emploi

Prise d'alcool fortement déconseillée.

Grossesse et allaitement : à éviter.
Risque de somnolence chez les conducteurs de véhicules.

Effets indésirables

Somnolence en début de traitement.
Rares diarrhées cédant à l'arrêt du traitement.

ALGIE VASCULAIRE DE LA FACE

FICHE MALADIE

DÉFINITION

Ces céphalées unilatérales, avec signes d'une dysrégulation vasculaire du même côté (larmes, congestion nasale, injection conjonctivale), surviennent de façon épisodique avec intervalles libres ou de façon chronique sans intervalle libre.

CAUSES ET MÉCANISMES

Le mécanisme n'est pas connu. Les crises surviennent plus fréquemment et de façon périodique en printemps et en automne.

DIAGNOSTIC

Il repose sur les signes cliniques ; les examens

complémentaires (TDM cérébrale, ponction lombaire) sont uniquement nécessaires en cas de doute diagnostique, notamment pour le premier épisode.

Chez plus de 50 % des patients, les crises surviennent pendant le sommeil, souvent entre 1 h et 3 h. Elles sont également fréquentes entre 13 h et 15 h.

Les céphalées s'installent rapidement et sans prodrome en quelques minutes ; elles sont strictement unilatérales (orbitales, supraorbitales et/ou temporales) et durent entre 15 et 180 min sans traitement. Elles sont souvent décrites « comme un couteau dans l'œil », d'intensité insupportable.

Elles sont accompagnées d'un ou de plusieurs signes de derégulation vasculaire du même côté qui ont donné le nom à cette maladie : une injection conjonctivale (« œil rouge »), une lacrymation, une congestion nasale ou une rhinorrée, un œdème de la paupière, des sueurs du front ou du visage et un signe de Claude Bernard-Horner (chute de paupière et rétrécissement de pupille).

Les patients sont souvent agités pendant leurs crises et ne tiennent pas assis.

Ils peuvent présenter jusqu'à 8 crises/j.

Dans la forme chronique, le patient présente des crises depuis plus d'un an avec des périodes de rémission qui sont inférieures à 1 mois.

TRAITEMENT

MESURES GÉNÉRALES

Éviter les facteurs déclenchants, comme par exemple alcool et nicotine.

TRAITEMENT DE LA CRISE

- Oxygène : inhalation de 7 L/min d'oxygène pur par masque pendant 15 à 20 min immédiatement après le début des crises.
- **Sumatriptan** (*IMIGRANE, IMIJECT*) : 1 amp. à 6 mg en SC.
- **Dihydroergotamine** : 1 amp. à 1 mg en SC (ne doit pas être utilisée en combinaison avec le **sumatriptan** ou un autre triptan).

TRAITEMENT PROPHYLACTIQUE DANS LES FORMES ÉPISODIQUES

- *VÉRAPAMIL* : *per os* à augmenter progressivement. Nécessite un contrôle de la pression artérielle et de l'ECG avant et pendant la thérapie.
- **Ergotamine tartrate** (*GYNERGÈNE CAFÉINÉ*) : 2 à 3 cp. à 1 mg/j pendant 4 semaines au maximum.

PRONOSTIC

Des rémissions spontanées sont observées chez 40 % des patients souffrant d'algies vasculaires de la face épisodiques, et chez 20 % des patients atteints de la forme chronique.

Un traitement prophylactique n'a pas d'influence sur le pronostic de la maladie.

FICHE INFIRMIÈRE

SURVEILLANCE DU TRAITEMENT

EFFICACITÉ DU TRAITEMENT

- L'oxygénothérapie peut améliorer plus de la moitié des crises en 15 min.
- Le **sumatriptan** permet de couper la crise dans 15 min chez 70 % des patients.
- Le traitement prophylactique par *VÉRAPAMIL* ou *GYNERGÈNE CAFÉINÉ* entraîne une amélioration voire l'arrêt de l'épisode chez 70 % des patients.

EFFETS INDÉSIRABLES

Le *VÉRAPAMIL* peut entraîner des chutes de tension et des troubles du rythme. Un contrôle des tensions et de l'ECG est nécessaire avant et pendant le traitement.

ÉDUCATION ET CONSEILS

Expliquer la maladie.

Trouver les facteurs déclenchants, qui peuvent varier d'un patient à l'autre : nicotine, alcool, effort physique (mais aussi le repos), lumière intense.

▶

Certains médicaments, comme la **nifédipine** (*ADALATE*), peuvent aussi déclencher des crises et doivent être évités par le patient. Contrairement à la migraine, les techniques de relaxation ou de biofeedback n'ont pas montré leur efficacité.

FICHE PHARMACOLOGIE

AGONISTES SÉROTONINERGIQUES 5HT1

Sumatriptan

IMIGRANE					
1 inj. SC par crise Max. 2 inj. par 24 h Respecter un intervalle d'au moins 1 h entre 2 inj.	2 ser. 6 mg 2 ser. 6 mg + injecteur		I I	NR NR	
1 cp. 50 mg par crise Max. 300 mg par 24 h Respecter un intervalle d'au moins 2 h entre 2 prises	6 cp. 50 mg	20,02	I	65 %	3,34
1 pulv. dans 1 seule narine par crise Max. 2 pulv. par 24 h Respecter un intervalle d'au moins 2 h entre 2 pulv.	2 amp. 10 mg/0,1 mL pulv. nas. 6 amp. 20 mg/0,1 mL pulv. nas.	10,53 28,97	I I	65 % 65 %	5,27 4,83
IMIJECT					
1 inj. SC par crise Max. 2 inj. par 24 h Respecter un intervalle d'au moins 1 h entre 2 inj.	2 ser. 6 mg 2 ser. 6 mg + injecteur	50,89 53,34	I I	65 % 65 %	25,45 8,89

Propriétés

Agoniste sélectif des récepteurs 5HT1-like à la sérotonine principalement localisés au niveau des vaisseaux sanguins crâniens.

Biodisponibilité de 96 %, demi-vie de 2 h, métabolites inactifs excrétés par voie urinaire.

Indications

IMIGRANE : traitement de la crise migraineuse avec ou sans aura ; liste I, remboursement 65 %. La forme *IMIGRANE* spray 10 mg/0,1 mL est indiquée chez l'adolescent de 12 à 17 ans.

IMIJECT : traitement de la crise de l'algie vasculaire de la face ; médicament d'exception.

Contre-indications

Allergie au **sumatriptan** ou aux **sulfamides.**

Antécédent d'infarctus du myocarde, angor d'effort ou de repos, HTA non contrôlée, infarctus cérébral.

Enfant de moins de 15 ans et adulte de plus de 65 ans.

Précautions d'emploi

Grossesse et allaitement : déconseillé.

Injection sous-cutanée stricte.

Risque de déclenchement de crise convulsive chez les patients aux antécédents d'épilepsie.

En présence de facteurs de risque cardiovasculaire, l'évaluation du rapport bénéfice/risque doit être faite et une surveillance doit être assurée (ECG). Noter que des douleurs thoraciques transitoires, intenses, peuvent survenir quelques minutes après injection de **sumatriptan**. Dans l'expérience actuelle, elles ne sont qu'exceptionnellement liées à un spasme coronaire.

Effets indésirables

Douleurs transitoires et réactions locales au point d'injection.
Réactions allergiques de tout type.
Symptômes transitoires suivant l'injection pouvant intéresser n'importe quelle partie du corps (notamment la poitrine) : douleur, chaleur, oppression, pesanteur, fourmillements.
Vertiges, somnolence, nausées, élévation transitoire de la tension artérielle.
Quelques rares cas de spasmes coronaires ont pu être objectivés.
Convulsions.
Élévation rare, transitoire des transaminases.

Interactions médicamenteuses

Associations contre-indiquées : **IMAO**, **dérivés de l'ergot de seigle**, autres traitements vasoconstricteurs, **inhibiteurs sélectifs de la recapture de la sérotonine** (**fluvoxamine, fluoxétine, paroxétine, citalopram**).

■ Naratriptan

NARAMIG					
Traitement de la crise de migraine de l'adulte à la phase céphalalgique (qu'il y ait ou non une aura) : 1 cp. Ajouter éventuellement 1 cp. après 4 h si, après amélioration partielle, les symptômes réapparaissent Ne pas dépasser 2 cp./24 h Le produit n'est pas recommandé chez l'adolescent (12 à 17 ans) et l'enfant	6 cp. 2,5 mg 12 cp. 2,5 mg 18 cp. 2,5 mg	23,83 45,21 HOP	I I I	65 % 65 %	3,97 3,77

■ Zolmitriptan

ZOMIG					
Traitement de la crise de migraine de l'adulte à la phase céphalalgique (ne pas administrer au moment d'une aura) : 1 cp. Ajouter éventuellement 1 cp. après 2 h si, après amélioration partielle, les symptômes réapparaissent Ne pas dépasser 4 cp./24 h	6 cp. 2,5 mg 12 cp. 2,5 mg	23,82 45,21	I I	65 % 65 %	3,97 3,77
ZOMIGORO					
Idem *ZOMIG*	6 cp. orodisp. 2,5 mg 12 cp. orodisp. 2,5 mg	23,82 43,17	I I	65 % 65 %	3,97 3,60

■ Élétriptan

RELPAX					
1 cp. de 40 mg dès le début de la crise (mais après l'aura) Éventuellement renouvelable 1 fois si réapparition de la céphalée en respectant un délai de 2 h entre les prises	6 cp. 20 mg 6 cp. 40 mg 10 cp. 40 mg	24,05 24,05 37,90	I I I	65 % 65 % 65 %	4,01 4,01 3,79

Almotriptan

ALMOGRAN					
1 cp. de 12,5 mg dès le début de la crise Éventuellement renouvelable 1 fois si réapparition de la céphalée en respectant un délai de 2 h entre les prises	6 cp. 12,5 mg 12 cp. 12,5 mg	23,48 44,62	I I	65 % 65 %	3,91 3,72

Frovatriptan

TIGREAT					
1 cp. de 2,5 mg dès le début de la crise Éventuellement renouvelable 1 fois si réapparition de la céphalée en respectant un délai de 2 h entre les prises	2 cp. 2,5 mg 6 cp. 2,5 mg 12 cp. 2,5 mg	8,00 22,91 43,62	I I I	65 % 65 % 65 %	4,00 3,82 3,64
ISIMIG					
Idem *TIGREAT*	2 cp. 2,5 mg 6 cp. 2,5 mg 12 cp. 2,5 mg	8,00 22,91 43,62	I I I	65 % 65 % 65 %	4,00 3,82 3,64

Rizatriptan

MAXALT					
1 cp. à 5 mg dès le début de la crise à renouveler si efficacité partielle 2 h plus tard	6 cp. 5 mg 12 cp. 5 mg 6 cp. 10 mg 12 cp. 10 mg	23,82 43,17 22,91 43,62	I I I I	65 % 65 % 65 % 65 %	3,97 3,60 3,82 3,63

Propriétés

Les agonistes sérotoninergiques des récepteurs recombinants humains vasculaires 5HT1D alpha et 5HT1D bêta provoquent un double effet vasoconstricteur et inhibiteur de libération sur de nombreux neuropeptides (peptide lié au gène de la calcitonine, peptide vasoactif intestinal, substance P).

Le récepteur 5HT1D bêta serait spécifique de l'effet vasoconstricteur et c'est sur lui que les agonistes de la 5HT1 agiraient. Ils peuvent ainsi maîtriser rapidement, en moins d'une heure, la crise de migraine. Ils traversent également la barrière hémato-méningée atteignant les centres vasodilatateurs qu'ils neutralisent et contrôlent ainsi les algies vasculaires de la face.

L'absorption est rapide et complète et les concentrations plasmatiques sont maintenues pendant 4 à 6 h.

La répétition des prises n'entraîne pas d'accumulation du produit.

Plus de 60 % de la dose administrée par voie orale sont retrouvés dans les urines (principalement sous forme d'acide indole acétique) et environ 30 % dans les fèces sous forme inchangée.

Indications

L'indication type est la crise de migraine céphalalgique en phase aiguë. Les inhibiteurs de la 5HT1 sont peu actifs s'ils sont administrés au moment d'une aura. Ils n'ont pas d'action préventive mais agissent mieux s'ils sont administrés dès le début de la crise céphalalgique.

Contre-indications

Tous les états au cours desquels une vasoconstriction peut être dangereuse : antécédents d'infarctus du myocarde, spasme coronarien, artérite des membres inférieurs.

Troubles du rythme cardiaque liés à une voie de conduction accessoire, syndrome de Wolff-Parkinson-White.

HTA non contrôlée.

Antécédents d'accidents ischémiques cérébraux.

Grossesse, allaitement : par mesure de précaution il n'est pas conseillé d'utiliser ces produits chez la femme enceinte ni pendant l'allaitement.

Précautions d'emploi

N'administrer que si le diagnostic de crise migraineuse est absolument certain.

Les autres causes de céphalées doivent en effet être dépistées car elles potentialisent les risques d'accidents ischémiques sous **agonistes sérotoninergiques HT1**.

Effets indésirables

Les effets les plus fréquents sont : nausées, vertiges ; sensation de somnolence, de chaleur, de fatigue générale, sécheresse de la bouche.

Les effets les plus sévères ont été des épisodes de tachycardie ventriculaire.

D'autres manifestations ont été notées : sensation de striction thoracique, myalgies, faiblesse musculaire, paresthésies.

Interactions médicamenteuses

Associations contre-indiquées :

• vasoconstricteurs alcaloïdes de l'ergot de seigle (**ergotamine** et dérivés de l'ergotamine tel le **méthylsergide**). Il est conseillé d'attendre 24 h si le patient a absorbé ces produits, avant de lui prescrire des **agonistes de la 5HT1** ;

• **IMAO** : risque d'HTA et de vasoconstriction artérielle.

Associations déconseillées :

• **propranolol** ;

• **antidépresseurs sérotoninergiques** (**fluo-xétine**, **fluvoxamine**, **paroxétine**) : risque de vasoconstriction, de spasme coronarien, de syndrome sérotoninergique (agitation, confusion, collapsus, hyper- ou hypothermie, troubles musculaires).

NÉVRALGIE DU TRIJUMEAU

FICHE MALADIE

DÉFINITION

Cette douleur intense, souvent à type de décharges électriques, est strictement unilatérale, située dans le territoire d'une ou de plusieurs branches du trijumeau. Elle dure rarement plus que quelques secondes (maximum 2 min).

CAUSES ET MÉCANISMES

La douleur peut apparaître spontanément, par l'attouchement d'une zone gâchette, ou simplement par la mastication, la déglutition, le rasage, le lavage des dents.

Dans la forme idiopathique, les patients ne présentent aucun symptôme en dehors des crises et l'examen neurologique est normal.

La forme symptomatique est en général due à un conflit vasculo-nerveux entre une artère (rarement une veine) et le nerf trijumeau (V^e paire crânienne). Plus rarement, une lésion inflammatoire (par exemple, lors d'une sclérose en plaques), ischémique (lors d'un AVC) ou une tumeur sont à l'origine de la névralgie symptomatique. Dans ces cas, l'examen neurologique est souvent anormal même entre les crises (par exemple, hyposensibilité dans le territoire touché).

DIAGNOSTIC

La description et l'observation de la crise permettent déjà de poser le diagnostic.

L'examen clinique montre l'existence ou l'absence des anomalies en dehors de la crise et

renseigne ainsi sur l'étiologie probable de la névralgie.
Une IRM cérébrale est nécessaire à la recherche d'un conflit vasculo-nerveux ou d'une autre lésion symptomatique.

TRAITEMENT

Le traitement est d'abord médicamenteux : **carbamazépine** (*TÉGRÉTOL*) à monter progressivement.
Si ce traitement est inefficace au bout de quelques semaines, il faut passer à la chirurgie.
On a le choix entre différentes techniques :
- Techniques percutanées : destruction d'une partie des fibres du trijumeau par thermo-coagulation, compression avec un ballon, injection de glycérol.
- Décompression microvasculaire (Jannetta) par craniectomie suboccipitale sous anesthésie générale.
- Radiochirurgie par *gamma-knife* : destruction d'une partie des fibres du trijumeau par des rayons.

PRONOSTIC

Cinquante pour cent des patients sont soulagés par un traitement conservateur.
Les différentes techniques opératoires sont initialement efficaces dans plus de 90 % des cas. Elles se distinguent surtout par leur risque opératoire et le taux de récidive.

FICHE INFIRMIÈRE

EXAMENS

Chez le patient traité par *TÉGRÉTOL*, il peut être nécessaire de surveiller la carbamazépinémie.
Avant une intervention neurochirurgicale, il faut prélever un bilan préopératoire (NFS, plaquettes, ionogramme, urée, créatinine, bilan hépatique, bilan d'hémostase, CRP, groupe sanguin, RAI).

SURVEILLANCE DU TRAITEMENT

EFFICACITÉ DU TRAITEMENT

Le traitement par *TÉGRÉTOL* sera débuté par 200 mg/j et augmenté tous les 5 jours jusqu'à la dose efficace (souvent entre 600 et 1 200 mg/j).

Si le patient n'est pas suffisamment soulagé au bout de quelques semaines, il faut passer à la chirurgie.

EFFETS INDÉSIRABLES

Asthénie, somnolence, vertiges, troubles digestifs, sécheresse buccale, troubles de l'accommodation et diplopie, surtout au début du traitement. Le *TÉGRÉTOL* peut aussi fréquemment provoquer des réactions cutanées allergiques, une thrombopénie et une leucopénie.
À l'exception de la décompression microvasculaire, le traitement chirurgical entraîne souvent une hypoesthésie dans le territoire du trijumeau dont il faut avertir le patient avant l'intervention.

PARALYSIE FACIALE PÉRIPHÉRIQUE

FICHE MALADIE

DÉFINITION

La paralysie faciale peut être centrale et ne toucher que la partie inférieure du visage ou être périphérique avec l'atteinte complète suivante : paralysie de la commande des muscles de la face, hyposécrétion lacrymale, hyperacousie douloureuse et hémi-agueusie des deux tiers antérieurs de la langue.

CAUSES ET MÉCANISMES

Les causes sont multiples : infectieuses, inflammatoires, tumorales, traumatiques, vasculaires, auto-immunes. Toutes les atteintes depuis le noyau de la VIIe paire crânienne (nerf facial) dans le tronc cérébral jusqu'à la terminaison du nerf peuvent donner une paralysie faciale périphérique.

DIAGNOSTIC

Le diagnostic est clinique. Les examens réalisés recherchent l'étiologie et tentent d'évaluer le pronostic de récupération :

- Bilan biologique avec sérologie VIH et maladie de Lyme.
- Test de Schirmer qui quantifie la sécrétion lacrymale.
- IRM, EMG selon l'étiologie suspectée.

TRAITEMENT

CORTICOTHÉRAPIE

Elle a pour but de diminuer la sévérité et la durée de la paralysie faciale : *CORTANCYL* ou *SOLUPRED* 1 mg/kg/j, débuté idéalement dans les 48 premières heures après avoir éliminé un éventuel zona.

Mesures associées : régime sans sel, pauvre en sucre, ajout de potassium, protecteur gastrique, surveillance tensionnelle et kaliémie.

PRISE EN CHARGE OCULAIRE

Il existe un risque majeur de kératite (*cf.* Kératites, *spécialité* Ophtalmologie), d'ulcère de cornée par déficit de sécrétion lacrymale et impossibilité de fermer l'œil.

Systématiquement, en préventif : larmes artificielles *CELLUVISC* 6 fois/j au minimum et occlusion palpébrale nocturne voire diurne dès apparition de la kératite avec pommade **vitamine A**.

KINÉSITHÉRAPIE

Associée à l'autorééducation devant la glace.

PRONOSTIC

Si aucune étiologie n'est retrouvée, on parle de paralysie faciale *a frigore*.

La récupération est complète dans 80 % des cas, 5 % des patients gardent un déficit partiel, un hémispasme facial ou le syndrome des « larmes de crocodile ».

FICHE INFIRMIÈRE

La paralysie faciale isolée n'est pas habituellement un motif d'hospitalisation en soi. Mais les patients sont parfois hospitalisés pour bilan ou présentent une autre pathologie associée.

SURVEILLANCE DU TRAITEMENT

SOINS - TRAITEMENT

- Corticoïdes à donner de préférence le matin du fait du risque d'insomnie. S'assurer que le patient est bien au régime sans sel et pauvre en sucre, surveiller au besoin la pression artérielle et la glycémie capillaire.
- Assurer l'occlusion palpébrale (*cf.* Fiche technique, p. 1071), veiller à l'application régulière des collyres et surveiller à chaque changement l'absence d'œil rouge.
- Éventuellement, masser l'hémiface paralysée.

EFFICACITÉ DU TRAITEMENT

Observer s'il y a récupération ou non de la paralysie faciale.

EFFETS INDÉSIRABLES

Signaler les insomnies sous corticoïdes pour faire prescrire, si besoin, un hypnotique.

Signaler les hyperglycémies et déséquilibre tensionnel éventuels.

ÉDUCATION ET CONSEILS

Apprendre au patient la mise en place de l'occlusion palpébrale, la surveillance de survenue d'une kératite, l'instillation des collyres en expliquant l'enjeu de ces soins.

Montrer la technique de massage des muscles de la face, au mieux sur conseils du kinésithérapeute.

FICHE TECHNIQUE

OCCLUSION PALPÉBRALE

Lavage préalable des mains à l'eau et au savon. Interdire l'alcool et les solutions de lavage de type hydro-alcoolique.

Il existe plusieurs manières d'occlure efficacement la paupière.

Ce qui est à proscrire formellement est la compresse stérile collée par des *strips* sur les paupières supérieure et inférieure car l'œil reste entrouvert et la compresse au contact de la cornée irrite celle-ci en permanence : kératite assurée.

On peut proposer les *strips* en « étoile », technique la plus simple et des plus efficaces mais qui peut arracher les cils et dont les changements itératifs sont parfois douloureux. Le *strip* peut être collé horizontalement en discrète traction uniquement sur la paupière supérieure fermée, cela évite d'abîmer les cils mais impose une surveillance plus intensive.

Pour des paralysies faciales moins sévères, il suffit parfois d'alourdir la paupière par des dispositifs destinés à cet effet vendus chez certains opticiens, ou par des électrodes pour ECG découpées en demi-lune.

Dans tous les cas, une surveillance pluriquotidienne s'impose car une lésion peut survenir en quelques heures. Au mieux, le patient gère lui-même la mise en place et la surveillance de l'occlusion. L'éducation se fait avec un miroir.

SCLÉROSE EN PLAQUES

FICHE MALADIE

DÉFINITION

La sclérose en plaques (SEP) se traduit par une atteinte inflammatoire de la substance blanche du cerveau, du cervelet ou de la moelle épinière. L'évolution est toujours chronique, soit progressive, soit rémittente, avec des poussées. Chaque poussée étant plus ou moins régressive, les séquelles s'ajoutent au fil du temps.

Tous les tableaux cliniques peuvent être rencontrés : hémiplégie, paraplégie, troubles visuels, troubles de l'équilibre, troubles vésico-sphinctériens.

Il existe des formes rémittentes caractérisées par des poussées étalées dans le temps avec récupération plus ou moins complète à chaque fois et des formes plus progressives. D'autres formes sont mixtes. On parle de forme bénigne s'il existe une poussée sévère puis quelques poussées minimes sans déficience résiduelle.

CAUSES ET MÉCANISMES

La maladie débute en moyenne vers 30 ans et touche plus les femmes (60 %).

L'origine en est mal connue, mais il existe très probablement des facteurs environnementaux sur un terrain génétique prédisposant.

À ce jour, aucune étude n'a montré que la vaccination contre l'hépatite B augmentait le risque de SEP. La vaccination est toutefois à éviter chez les patients ayant déjà une SEP avérée car cela pourrait favoriser les poussées.

DIAGNOSTIC

La succession d'épisodes neurologiques répétés dans le temps et touchant des zones différentes du système nerveux central est très évocatrice du diagnostic.

- Biologie standard : pas de syndrome inflammatoire.
- Ponction lombaire avec électrophorèse des protéines du LCR : elle montre une synthèse locale d'immunoglobulines G avec quelques cellules inflammatoires.

• IRM cérébrale ou médullaire, selon le tableau clinique présenté : elle met en évidence les « plaques » qui apparaissent en hypersignal et peut préciser leur ancienneté si l'examen est réalisé avec injection de gadolinium.
• Potentiels évoqués visuels et somesthésiques : ils peuvent mettre en évidence des lésions infracliniques.

TRAITEMENT

TRAITEMENT DE CRISE

Le but est de réduire la sévérité et la durée de la poussée.
Bolus de **méthylprednisolone** : *SOLU-MÉDROL*.
Il s'agit d'un corticoïde puissant passé par voie IV pendant 3 à 5 jours.
On peut relayer le traitement IV par une corticothérapie orale pour les patients ayant présenté un rebond après arrêt d'un bolus efficace sur une poussée antérieure.
Mesures associées : régime sans sel, pauvre en sucre, ajout de potassium, protecteur gastrique, surveillance tensionnelle, glycémie et kaliémie.

TRAITEMENT DE FOND

Le but est de réduire le nombre de poussées sur le long terme.
Ces traitements immunomodulateurs sont discutés au cas par cas, selon la forme de la maladie, sa sévérité et la fréquence des poussées. Ils ne sont jamais prescrits après la première poussée :
• **Interféron β**, type *BÉTAFÉRON*, *AVONEX*, *REBIF*. Proposé pour les formes rémittentes ou progressives. Il diminue les poussées de 30 %. En injection SC tous les 2 jours.
• Copolymères type *COPAXONE*. Agit uniquement pour les formes rémittentes. En SC tous les jours.
• **Mitoxantrone** (*ELSEP*) ou **natalizumab** (*TYSABRI*) en cas de forme agressive.

TRAITEMENT SYMPTOMATIQUE

• Douleurs neurogènes : on prescrit volontiers du *RIVOTRIL* en gouttes ou bien des antiépileptiques utilisés ici dans leur modalité antalgique comme *TÉGRÉTOL*, *NEURONTIN*, *LAMICTAL*.
• Spasticité : le **baclofène** (*LIORESAL*) et le **dantrolène** (*DANTRIUM*) sont donnés seuls ou en association. Des gestes locaux utilisant l'alcoolisation de nerfs ou, de plus en plus, la **toxine botulique** sont réalisés par des médecins expérimentés. Certains patients très spastiques peuvent bénéficier d'une pompe à **baclofène** intrathécale.
• Troubles vésico-sphinctériens : surtout en cas de séquelle de myélite (*cf.* Blessé médullaire, p. 1124).
• Tremblement : les anticholinergiques type *ARTANE* ou les b-bloquants type *AVLOCARDYL*.
• Syndrome dépressif : toutes les classes d'antidépresseurs sont utilisées, les tricycliques comme l'*ANAFRANIL* peuvent agir aussi sur les douleurs et la vessie.
• Dans les troubles spastiques un analogue du cannabis peut être proposé (*SATIVEX*)
• Soutien psychologique.

PRONOSTIC

Globalement, les troubles de la marche apparaissent après 5 à 6 ans d'évolution, le patient ne peut plus sortir de son domicile après une quinzaine d'années et la médiane de survie est de 35 ans ; ces statistiques n'ont toutefois pas de recul suffisant quant aux nouveaux traitements de fond.
Il existe aussi des formes peu invalidantes même après une longue durée d'évolution.

FICHE INFIRMIÈRE

EXAMENS

Assister le médecin pour la ponction lombaire (*cf.* Fiche technique, *chapitre* Méningite, p. 1021).

Avant l'IRM

- S'assurer que le patient a enlevé tous ses bijoux et objets ferromagnétiques.
- S'assurer avec le médecin qu'il n'y a pas de contre-indication : port de pacemaker, clips neurochirurgicaux, éclats métalliques intraoculaires...
- Informer le patient des modalités : durée souvent supérieure à 10 min, bruit assourdissant de « métronome », patient allongé seul dans un tunnel.

Cet examen non invasif est mal vécu par les patients claustrophobes : ne pas hésiter à les prémédiquer. La réalisation de l'IRM est aussi illusoire chez les patients agités et peu coopérants.

Avant les potentiels évoqués somesthésiques et visuels

Ces examens peuvent mettre en évidence une atteinte des voies de la sensibilité et de la vision non détectable à l'examen clinique. Le principe est de recueillir le signal cérébral (via des électrodes sur le scalp) d'une stimulation sensitive ou visuelle. Ces examens sont longs et durent de 30 min à 45 min en moyenne.

SURVEILLANCE DU TRAITEMENT

SOINS - TRAITEMENT

Tout bolus de corticoïdes doit être précédé d'une bandelette urinaire. S'il y a infection urinaire, on traite simultanément l'infection.

EFFICACITÉ DU TRAITEMENT

L'efficacité du bolus de corticoïdes s'évalue après quelques jours.

L'évaluation du traitement de fond se fait sur plusieurs mois, car un recul est nécessaire.

EFFETS INDÉSIRABLES

Chez un patient sous corticothérapie à haute dose, on surveillera :

- l'absence d'hématome et de fragilité cutanée ;
- l'absence de consommation de sels et sucres rapides en grande quantité ;
- la qualité de l'endormissement et du sommeil ;
- l'absence de douleur gastrique ;
- l'état et la force musculaire ;
- le poids ;
- la température ;
- la pression artérielle ;
- la glycémie capillaire.

Chez un patient sous **interféron β**, on surveillera :

- un syndrome dépressif ;
- un syndrome pseudo-grippal efficacement prévenu par la prise de **paracétamol** et la réalisation de l'injection le soir au coucher ;
- une réaction locale au point d'injection justifiant d'alterner le site.

ÉDUCATION ET CONSEILS

EXPLIQUER LA MALADIE ET LE TRAITEMENT

Le patient doit se connaître pour mieux signaler les poussées ultérieures et consulter rapidement.

Une infection, un stress, un séjour en pays chaud peuvent aggraver les symptômes préexistants et mimer une poussée ; le patient doit éviter ces situations à risque.

Le traitement de fond est souvent pris en charge par le patient qui apprend à se faire ses injections.

L'infirmière devra s'assurer que le geste est bien réalisé et que l'observance du traitement au domicile est bonne. Si le patient s'aggrave et n'a plus les capacités de préhension et la précision du geste lui permettant de se piquer seul, une infirmière à domicile doit être mobilisée.

COMPORTEMENT INFIRMIER

Ne jamais prendre l'initiative d'annoncer le diagnostic de sclérose en plaques à un patient. L'annonce se fait par le médecin qui informe l'équipe soignante de ce qui a été dit. L'équipe peut ensuite tenir un discours plus cohérent et harmonieux avec le patient.

Pour les patients qui connaissent le diagnostic : savoir être à l'écoute du patient et de ses proches, informer de l'existence d'associations.

CONSEILS DANS LA VIE DE TOUS LES JOURS

• Apprendre au patient à mieux gérer sa fatigabilité. Il existe souvent un signe précurseur ou une durée de marche au-delà de laquelle le patient s'épuise : s'arrêter avant pour se reposer lui permet d'augmenter ses capacités à l'effort.

• La constipation est une gêne fréquente. L'augmentation et la régularisation des apports hydriques sont d'une aide précieuse.

• Les douches et bains froids sont souvent très efficaces spécifiquement pour la spasticité dans la sclérose en plaques. Cela peut constituer un traitement adjuvant, surtout au réveil, avant que les traitements oraux ne soient efficaces.

POUR L'ENTOURAGE

Informer et éduquer la famille qui devra faire face à un handicap évolutif. La SEP fait partie des pathologies prises en charge à 100 %.

FICHE PHARMACOLOGIE

ANTISPASTIQUES

Baclofène

LIORÉSAL					
Progressivement (par paliers de 5 mg) : 1/2 à 9 cp./j en 3 ou 4 prises	50 cp. 10 mg	6,80	I	30 %	0,14
LIORÉSAL injectable Voie intrathécale, sous surveillance médicale spécialisée, selon un protocole particulier	1 amp. 0,05 mg/1 mL 1 amp. 10 mg/5 mL 1 amp. 10 mg/20 mL	HOP HOP HOP	I I I		

Propriétés

Analogue structural du GABA agissant surtout au niveau médullaire présynaptique.

Résorption rapide, liaison aux protéines plasmatiques (30 %), demi-vie de 3 à 4 h, élimination essentiellement urinaire.

Indications

Contractures spastiques (sclérose en plaques, affections médullaires ou cérébrales).

En cours d'étude dans le sevrage alcoolique.

Hoquets rebelles.

Contre-indications

Allergies, myasthénie.

Grossesse et allaitement : innocuité non établie.

Précautions d'emploi

Utiliser avec prudence si : épilepsie, troubles psychiatriques, antécédents ulcéreux, affection vasculaire cérébrale, insuffisance respiratoire ou hépatique, et chez les conducteurs.

Voie intrathécale : protocole selon 3 étapes :

• sélection des répondeurs (dose-test de 25 mg en 1 min, augmentée par paliers de 25 mg/24 h, jusqu'à obtention d'une réponse 4 à 8 h après l'injection, ou jusqu'à 100 mg). Si pas de réponse à 100 mg non-répondeur ;

• détermination de la dose efficace chez les répondeurs ;

• traitement d'entretien en perfusion continue (10 à 1 200 mg/j).

Effets indésirables

Somnolence et/ou nausées transitoires fréquentes en début de traitement.

Plus rarement hypotonie musculaire, bouche sèche, élévation des transaminases.

Confusion, hallucinations (sujet âgé surtout).

Abaissement du seuil épileptogène.

■ Dantrolène

DANTRIUM					
Progressivement, jusqu'à la dose efficace (maximum 100 à 200 mg/j)	50 gél. 25 mg	6,59	I	30 %	0,13
	30 gél. 100 mg	13,01	I	30 %	0,43
	50 gél. 100 mg	HOP	I		
	1 fl. lyoph. 20 mg	HOP	I		

Propriétés

Agit directement sur les fibres musculaires striées, sans modifier la transmission neuromusculaire ni la conduction nerveuse.

Résorption digestive de 80 %, demi-vie de 8-10 h, élimination urinaire et fécale.

Indications

Spasticité pyramidale.

Contre-indications

Insuffisance hépatique grave, myasthénie.

Grossesse et allaitement : innocuité non établie.

Effets indésirables

Hépatites cytolytiques (cas mortels) : surveillance mensuelle du bilan hépatique.

Divers : troubles digestifs, somnolence, confusion, urines orangées, incontinence urinaire, éruptions cutanées acnéiformes.

■ Tétrahydrocannabinol + cannabidiol

SATIVEX					
Période de titration (jusqu'à 2 sem.) Dose usuelle : 8 pulv./j Dose max. : 12 pulv./j Min. 15 min entre 2 pulv. Traitement réévalué à 4 sem.	48 pulv. bucc. (5,5 mL) 90 pulv. bucc. (10 mL)		S S	NR NR	

Propriétés

Agoniste des récepteurs CB1 et CB2 aux cannabinoïdes.

Diminue la rigidité des membres et améliore les fonctions motrices.

Pas de syndrome de sevrage, dépendance peu plausible.

Risque faible de détournement à des fins récréatives : le pic plasmatique et son temps d'apparition pour le cannabis fumé sont, respectivement, plus élevé et plus court que ceux de *SATIVEX*.

Indications

Spasticité modérée à sévère chez le patient adulte atteint de sclérose en plaques (SEP) :

- qui n'a pas suffisamment répondu à d'autres traitements antispastiques ;
- et pour lequel un essai initial du traitement a démontré une amélioration cliniquement significative des symptômes liés à la spasticité.

Contre-indications

Hypersensibilité à l'un des constituants.

Antécédents familiaux ou personnels de troubles psychiatriques autres que la dépression.

Allaitement.

Précautions d'emploi

Période de titration

JOUR	NB DE PULV. MATIN	NB DE PULV. SOIR	NB TOTAL DE PULV.
1	0	1	1
2	0	1	1
3	0	2	2
4	0	2	2
5	1	2	3
6	1	3	4
7	1	4	5
8	2	4	6
9	2	5	7
10	3	5	8
11	3	6	9
12	4	6	10
13	4	7	11
14	5	7	12

Conservation : au frais avant ouverture, à température ambiante après ouverture, jusqu'à 28 j.

À la 1re administration, trouble possible de la fréquence cardiaque et de la tension : traitement non recommandé en cas de pathologie cardiovasculaire.

Contraception efficace pendant traitement et 3 mois après arrêt. Traitement non recommandé pendant la grossesse (rapport bénéfice/risque à évaluer).

Ne pas conduire ou utiliser des machines en cas d'étourdissement ou somnolence.

Insuffisance rénale ou hépatique : évaluation fréquente du traitement (effet prolongé).

Varier le site buccal d'administration pour éviter les effets indésirables locaux.

SATIVEX peut être illégal dans un pays étranger : s'informer avant un voyage.

Effets indésirables

Étourdissements, somnolence, fatigue : fréquents lors des 4 premières sem. de traitement. Ne pas arrêter le traitement.

Anxiété, illusions, modifications de l'humeur, idées paranoïaques : transitoires et d'intensité légère à modérée.

Désorientation, confusion, hallucinations, psychose, idées suicidaires : arrêt du traitement.

Douleur, gêne buccale, dysgueusie, ulcération buccale et glossodynie.

Chute (diminution de spasticité).

Interactions médicamenteuses

Alcool à éviter.

Diminution des concentrations de *SATIVEX* (inducteurs du CYP3A4) : **carbamazépine**, **oxcarbazépine**, **phénobarbital**, **phénytoïne**, **rifampicine**, **rifabutine**, **dexaméthasone**, millepertuis, etc.

Augmentation des concentrations de *SATIVEX* (inhibiteurs du CYP3A4) : **macrolides**, **antifongiques azolés**, **inhibiteurs de proté-**

ases du VIH, **diltiazem**, **vérapamil**, **acide valproïque**, **cimétidine**, jus de pamplemousse, etc.
Renouveler la titration en cas de coadministration de ces médicaments.

Prudence avec les médicaments hypnotiques, les autres **antispastiques** (risque plus important de chutes), la **digoxine**.

SEP (TRAITEMENT DE FOND) – INTERFÉRONS BÊTA

Interféron bêta-1b

BÉTAFÉRON					
Commencer à 62,5 µg en SC tous les 2 j puis augmenter progressivement jusqu'à 250 µg ou 8 MUI en SC tous les 2 j	15 ser. adapt. 250 µg/mL (8 MU)	920,97	I	65 %	61,40

Interféron bêta-1b recombinant

EXTAVIA					
250 µg en SC tous les 2 j	1 inj. 250 µg/mL	762,60	I	65 %	762,60

Interféron bêta-1a

AVONEX					
30 µg x 1/sem. en IM	4 ser. 30 µg/0,5 mL 4 stylos 30 µg/0,5 mL	864,80 864,80	I I	65 % 65 %	216,20 216,20
REBIF					
6 MUI tous les 2 j en SC	4 cart. sol. inj. 6 MUI (22 µg/0,5 mL) 4 cart. sol. inj. 12 MUI (44 µg/0,5 mL) 12 inj. 6 MUI (22 µg) 12 inj. 12 MUI (44 µg) 6 ser. prérempl. 2,4 MUI (8,8 µg) + 6 ser. prérempl. 6 MUI (22 µg)	823,62 880,80 823,62 880,80 766,49	I I I I I	65 % 65 % 65 % 65 % 65 %	205,91 220,20 68,64 73,40 127,75

Propriétés

Le mécanisme d'action des **interférons β** dans la sclérose en plaques n'est pas encore bien élucidé. Ils ont tous montré leur efficacité dans les formes rémittentes pures en diminuant de 30 % le nombre de poussées dans la population étudiée. Les **interférons β-1b** et **β-1b recombinant** ont leur efficacité dans les formes secondairement progressives.

Indications

Interférons β-1a, **β-1b** et **β-1b recombinant** : traitement de fond de la sclérose en plaques dans les formes rémittentes pures pour des patients ambulatoires ayant eu au moins 2 poussées lors des 2 dernières années.
Traitement de fond pour les patients ayant eu un seul événement démyélinisant (ayant nécessité une corticothérapie IV) mais estimés à haut risque de récidive, l'IRM montrant un processus inflammatoire actif (9 lésions en T2 et au mois une rehaussée par le gadolinium

sur 1re IRM et au moins 1 nouvelle lésion T2 ou une nouvelle lésion rehaussée par le gadolinium sur IRM réalisée à 3 mois).

Interférons β-1b et β-1b recombinant : traitement de fond de la sclérose en plaques dans les formes secondairement progressives mais comportant encore des poussées si l'EDSS est ≥ 5 (marche seule possible sur 200 m, handicap fonctionnel relativement sévère).

Contre-indications

Allergie au produit.

Antécédents dépressifs sévères, insuffisance hépatique, épilepsie non contrôlée.

Grossesse et allaitement : contre-indiqué. Pas de données chez la femme, mais embryotoxique chez le singe. Arrêter le traitement en cas de grossesse et prévenir la patiente de ces risques.

Précautions d'emploi

Surveillance attentive de l'apparition d'un syndrome dépressif ayant pu, dans de rares cas, entraîner une tentative de suicide.

Surveillance régulière de l'hémogramme et des transaminases.

Pour éviter les complications locales il faut éduquer le patient à changer de site à chaque injection.

Pour éviter le syndrome grippal on peut :

- soit débuter à 1/4 de dose pendant 1 sem. puis augmenter progressivement jusqu'à 8 MUI/j ;
- préférer l'injection le soir au coucher, et prendre 1 g de **paracétamol** en préventif.

Après 18 à 24 mois de traitement, on peut noter l'apparition d'anticorps neutralisants associée non systématiquement à une diminution d'efficacité (5 à 8 % après 3 ans d'*AVONEX*, 23 à 41 % pour *BÉTAFÉRON* et *EXTAVIA*, 13 à 14 % pour *REBIF* 44 µg).

BÉTAFÉRON et *EXTAVIA* : à conserver à moins de 25 °C.

AVONEX : à conserver entre + 2 et + 8 °C (ou à température ambiante pendant moins d'une sem.).

Effets indésirables

Réactions locales : fréquentes au site d'injection, diminuant généralement avec la poursuite du traitement : inflammation, douleur, nécrose, hypersensibilité.

Réaction générale : syndrome pseudo-grippal avec fièvre, sueurs, myalgies, malaise fréquent mais régressif avec la poursuite du traitement.

Des allergies graves ont pu survenir (choc anaphylactique, bronchospasme).

Syndrome dépressif, anxiété, confusion.

Leucopénie, élévation des transaminases.

SEP (TRAITEMENT DE FOND) – IMMUNOMODULATEUR

■ Acétate de glatiramère

COPAXONE					
20 mg SC x 1/j Durée de traitement à évaluer selon la clinique	28 inj. 1 mL (20 mg)	832,04	I	65 %	29,72

Propriétés

Immunomodulateur.

Indications

Réduction de la fréquence des poussées chez les patients ambulatoires (c'est-à-dire qui peuvent marcher seuls) atteints de sclérose en plaques évoluant par poussées de type récurrente/rémittente caractérisée dans les études cliniques par au moins 2 poussées récurrentes de troubles neurologiques au cours des 2 années précédentes. Il n'a pas été démontré d'effet bénéfique de l'**acétate de glatiramère** sur la progression du handicap.

Ce médicament est également indiqué chez les patients ayant présenté un seul évènement démyélinisant et qui sont considérés à haut risque de développer une sclérose en plaques cliniquement définie.

L'**acétate de glatiramère** n'est pas indiqué dans le traitement des formes progressives d'emblée ou secondairement progressives de sclérose en plaques.

Contre-indications

Hypersensibilité au produit.

Précautions d'emploi

Voie sous-cutanée uniquement.
À conserver entre + 2 et + 8 °C.
Prévenir de la possibilité de réactions post-injections transitoires : vasodilatation, oppression thoracique, palpitations et dyspnée.
Surveillance clinique, neurologique et hépatique recommandées pendant le traitement.
Déconseillé pendant la grossesse et l'allaitement.
À utiliser avec prudence chez les moins de 18 ans et chez le sujet âgé car aucune donnée ne sont disponibles chez ce type de patients.

Effets indésirables

Réactions au site d'injection : érythème, douleur, induration, rash, douleur.
Réactions immédiates au site d'injection.
Troubles de l'état général : tachycardie, palpitations, vasodilatation, dyspnée, sueurs, frissons, douleur thoracique, oedème du visage, prise de poids.
Troubles nerveux : anxiété, nervosité, syncope, tremblements.
Troubles infectieux : herpès, candidose vaginale.
Lymphadénopathies.
Troubles visuels.

Interactions médicamenteuses

Aucune étude d'interaction n'a été menée.

SEP (TRAITEMENT DE FOND) – IMMUNOSUPPRESSEURS SÉLECTIFS

■ Natalizumab

TYSABRI				
300 mg à diluer dans 100 mL d'une solution injectable de NaCl 0,9 % Perf. en IVL à un débit de 2 mL/min (environ 1h) puis rincer avec solution injectable de NaCl 1 inj./4 sem. Traitement de 6 à 24 mois	1 fl. (15 mL) sol. à diluer pour perf. 300 mg	HOP	I	65 %

Propriétés

Anticorps monoclonal dirigé contre les molécules d'adhésion exprimées à la surface des leucocytes (intégrines α4). Il bloque donc la liaison de l'intégrine avec son récepteur VCAM1 et ainsi empêche la transmigration des leucocytes mononucléés à travers l'endothélium vers les tissus parenchymateux inflammatoires.

Indications

En monothérapie comme traitement de fond des formes très actives de SEP-RR pour les groupes suivants de patients âgés de 18 ans et plus :

- patients présentant une forme très active de la maladie malgré un traitement par **interféron β** (au moins 1 poussée dans l'année sous traitement et au moins 9 lésions T2 ou au moins 1 rehaussée par le gadolinium) ;
- patients ayant une SEP-RR sévère d'évolution rapide (2 poussées invalidantes ou plus dans l'année et présentant à l'IRM une ou plusieurs lésions rehaussées par le gadolinium ou augmentation nette de la charge lésionnelle en T2).

Contre-indications

Hypersensibilité au **natalizumab**.
Sérologie JC virus positive avant le traitement
Leucoencéphalite multifocale progressive (LEMP).

Patients immunodéprimés.
Association avec **interféron β** ou **acétate de glatiramère.**
Cancers diagnostiqués en évolution.
Enfants et adolescents.
Grossesse et allaitement

Précautions d'emploi

Nécessité d'informer le patient des risques liés au traitement et en particulier du risque de LEMP. Carte d'alerte spéciale à lui remettre.
Prudence pour la manipulation et la préparation de la perfusion.
Stratification du risque de LEMP avant traitement : par la recherche d'AC anti JC virus avant la première perfusion, par la durée du traitement qui augmente le risque (si plus de 2 ans) et si traitement antérieur par immunosuppresseurs. Surveillance de signes neurologiques pouvant évoquer une LEMP au long cours.
Surveillance pendant la perfusion et une heure après d'éventuelles réactions d'hypersensibilité.
Si aggravation ou réactions pendant la perfusion, rechercher des anticorps anti-natalizumab (10 % dans des études contrôlées sur 2 ans) à contrôler 6 sem. plus tard (dans les études, 6 % des patients gardent des anticorps).
Surveillance hépatique.

Effets indésirables

Céphalées, sensations vertigineuses, nausées, vomissements, urticaire, arthralgies, frisson, fièvre, fatigue, infection urinaire.
Réactions d'hypersensibilité lors de la perfusion (4 % des patients sur des études contrôlées de 2 ans). Risque augmenté si le traitement a été arrêté quelques mois.
Syndrome inflammatoire de reconstitution immunitaire (IRIS) lors de l'arrêt du *TYSABRI*.
LEMP.

■ Fingolimod

GILENYA					
1 gél./j *per os* au cours ou en dehors des repas En cas d'oubli, le traitement est poursuivi sans modification à la prise suivante	7 gél. 0,5 mg 28 gél. 0,5 mg	HOP 1923,17	I I	 65 %	 68,68

Propriétés

Premier représentant de la classe des modulateurs des récepteurs à la sphingosine 1-phosphate.
Le **fingolimod** est une prodrogue active après phosphorylation par la sphingosine-kinase 2.
L'administration par voie orale représente un avantage important dans le traitement de fond des formes très actives de sclérose en plaques.

Indications

En monothérapie comme traitement de fond des formes très actives de SEP-RR pour :
• les patients présentant une forme très active de la maladie malgré un traitement par **interféron β** (au moins 1 poussée dans l'année sous traitement et au moins 9 lésions T2 ou au moins 1 rehaussée par le gadolinium) ;
• les patients ayant une SEP-RR sévère d'évolution rapide (2 poussées invalidantes ou plus dans l'année et à l'IRM une ou plusieurs lésions rehaussées par le gadolinium ou augmentation nette de la charge lésionnelle en T2).

Contre-indications

Hypersensibilité au **fingolimod.**
Grossesse, allaitement.
En cas d'infection sévère, d'infection chronique active (hépatite, tuberculose) ou d'immunodéficience connue notamment avec un risque accru d'infection opportuniste et ce même en cas d'immunodéficience provoqué par un traitement médicamenteux.
Cancers évolutifs.
Traitements par **antiarythmiques de classe Ia** ou **III.**

Insuffisance hépatique sévère (classe C de Child-Pugh).

Précautions d'emploi

Le risque de survenue d'une bradycardie transitoire pouvant être associée à un BAV lors de la 1re administration de **fingolimod** justifie la mise en place d'une surveillance médicale étroite : réalisation d'un ECG 12 dérivations avant l'administration et 6 h après, surveillance ECG continue pendant 6 h, mesure de la pression artérielle et du rythme cardiaque toutes les heures. Chez les patients ayant présenté un trouble cardiaque cliniquement significatif, la surveillance est prolongée jusqu'à résolution complète du trouble.

Par ailleurs pratiquer avant le 1er traitement et en surveillance : NFS, sérologie VZV (vacciner contre VZV si négative), bilan hépatique (tous les 3 mois), bilan ophtalmologique (initial et à 3 mois), test de grossesse.

Donner la carte patient et le carnet de liaison.

Effets indésirables

Inféctions liées à la lymphopénie induite par le traitement, bradycardie, BAV, dépression, céphalées, vertiges, vision trouble, oedèmes maculaires, hyertension, toux, diarrhées, eczéma, alopécie, prurit, dorsalgie et asthénie. Une élévation des transaminases hépatiques est fréquente.

Interactions médicamenteuses

Les risques d'effets additifs sur le système immunitaire excluent la co-administration avec les antinéoplasiques, les immunosuppresseurs et immunomodulateurs.

En cas de traitement antérieur par immunomodulateurs pas de fenêtre thérapeutique si pas de cytopénie. Prudence si traitement antérieur par **natalizumab**.

La vaccination par un vaccin vivant atténué doit être évitée en raison du risque infectieux. Les vaccinations peuvent être moins efficaces durant le traitement.

La prudence s'impose en cas de co-administration avec des médicaments induisants une bradycardie.

Les médicaments inhibants le CYP3A4 peuvent impliquer une surexposition.

SEP (TRAITEMENT DE FOND) – IMMUNOSUPPRESSEUR

▪ Mitoxantrone

ELSEP					
12 mg/m² x 1/mois pdt 6 mois À diluer dans au moins 50 mL de sérum isotonique et perfuser en 15 min au minimum	1 fl. (10 mL) sol. à diluer pour perf. 2 mg/mL	HOP	I		

Propriétés

Antinéoplasique cytostatique. Son mode d'action principal est une intercalation entre les brins d'ADN. Son mécanisme d'action dans la SEP n'est pas complètement élucidé. *ELSEP* est un puissant agent immunosuppresseur non sélectif.

Indications

Très restreintes.

Formes agressives de SEP-RR ou de type secondairement progressif.

L'agressivité se définit par 2 poussées l'une et l'autre avec séquelles au cours des 12 derniers mois et 1 nouvelle lésion rehaussée par le gadolinium sur une IRM datée de moins de 3 mois ou par une progression de 2 points à l'EDSS dans l'année précédente et 1 nouvelle lésion rehaussée par le gadolinium sur une nouvelle IRM datée de moins de 3 mois.

Contre-indications

Hypersensibilité au produit.

Patient ayant déjà reçu de la **mitoxantrone** ou des **antracyclines**.

Cardiopathie. Myélodysplasies. ATCD d'hémopathie maligne.
Grossesse ou allaitement. Absence de contraception efficace.
Association avec le vaccin de la fièvre jaune.
Insuffisance hépatique.

Précautions d'emploi

Avant l'institution du traitement, information du patient sur les risques potentiels (leucémie aiguë myéloblastique, insuffisance cardiaque congestive, aménorrhée définitive et toxicité sur l'ADN). Il faut obtenir un consentement éclairé.
Surveillance de la fonction cardiaque (échographie avant le début du traitement puis 1 mois après l'arrêt de la perfusion puis x 1/an pendant 5 ans). Si anomalie, scintigraphie cardiaque avec mesure de la fraction d'éjection systolique.
Contraception orale jusqu'à 3 mois après l'arrêt du traitement.
NFS plaquettes avant le traitement puis avant chaque perfusion et à J10 puis 1 mois après l'arrêt de la perfusion puis x 1/an pendant 5 ans.

Effets indésirables

Leucopénie, thrombopénie, leucémies aiguës myéloïdes.
Insuffisance cardiaque congestive.

Interactions médicamenteuses

Contre-indiqué : vaccin de la fièvre jaune.
Déconseillées : **phénytoïne** et **fosphénytoïne**.

SEP (TRAITEMENT DE FOND) – ANTIMYASTHÉNIQUE

■ Fampridine

FAMPYRA					
10 mg x 2/j Adapter chez le sujet âgé ou insuffisant hépatique	28 cp. LP 10 mg 56 cp. LP 10 mg	129,39 252,03	I I	15 % 15 %	4,50

Propriétés

Ce médicament est un inhibiteur des canaux potassiques : il réduit le courant ionique à travers ces canaux, et par conséquent prolonge la repolarisation et améliore la formation du potentiel d'action dans les axones démyélinisés et donc potentiellement la conduction au niveau du SNC.

Indications

Amélioration de la la capacité de marche des patients adultes atteints de sclérose en plaques et présentant un handicap à la marche.

Contre-indications

- Hypersensibilité à la **fampridine** ou à l'un des excipients.
- Épileptiques ou antécédents d'épilepsie.
- Clairance de la créatinine < 80 mL/min.

Précautions d'emploi

Bilan rénal avant le traitement.
Risque de convulsion pendant le traitement.

Effets indésirables

Fréquents :
- état général : douleurs dorsales, asthénie ;
- système nerveux : étourdissement, céphalées, troubles de l'équilibre, paresthésies, tremblement ;
- système respiratoire : dyspnée, douleur laryngo-pharyngée.

Interactions médicamenteuses

Ne pas utiliser avec :
- d'autres médicaments contenant de la **fampridine** (4-aminopyridine) ;
- des médicaments inhibant l'OCT2, tels que la **cimétidine**.

MALADIE DE PARKINSON

FICHE MALADIE

DÉFINITION

La maladie de Parkinson est la principale cause du syndrome extrapyramidal, défini par la triade :

- hypertonie (rigidité plastique) ;
- akinésie (lenteur et rareté des gestes) ;
- tremblement (de repos).

Peuvent s'y associer des troubles neurovégétatifs, psychiques, de l'équilibre et de la posture.

CAUSES ET MÉCANISMES

La maladie débute habituellement vers l'âge de 55 ans, mais il existe des formes précoces (avant 40 ans) et tardives (après 65 ans). Actuellement, 1 % de la population de plus de 55 ans est atteinte.

Ce tableau clinique est la conséquence d'une dégénérescence des neurones du *locus niger* (noyau pigmenté du tronc cérébral) impliqué dans le métabolisme dopaminergique. Il en résulte un déficit de la balance dopamine/acétylcholine.

DIAGNOSTIC

SIGNES CLINIQUES

Le patient consulte souvent pour :

- une marche à petits pas ;
- une humeur dépressive, un ralentissement dans les activités de la vie quotidienne ;
- un tremblement de repos, une voix monotone ;
- une amimie (rareté des expressions du visage), une lenteur et rareté des gestes ;
- des troubles vésico-sphinctériens, parfois.

Le diagnostic est essentiellement clinique et recherche la triade à l'examen.

> On éliminera les diagnostics différentiels pouvant donner un syndrome extrapyramidal : la prise d'antipsychotiques ou apparentés (*PRIMPÉRAN, VOGALÈNE,* **lithium**, *THÉRALÈNE, ALDOMET, SIBELIUM*) est à rechercher systématiquement à l'interrogatoire.

EXAMENS COMPLÉMENTAIRES

Un scanner ou une IRM cérébrale peuvent être prescrits selon le contexte.

Le test thérapeutique à la **L-dopa** est un excellent critère diagnostique.

TRAITEMENT

Il s'agit d'une maladie évolutive. L'objectif est donc de mesurer la gêne en vie quotidienne et le handicap du patient au fil du temps pour proposer le traitement adapté.

Quatre types de médicaments peuvent être utilisés pour diminuer les symptômes.

L-DOPA

On atteint la dose optimale de **L-dopa** (*MODOPAR, SINEMET*) par paliers successifs. La difficulté est de trouver la dose optimale mais aussi la juste répartition dans la journée pour éviter les effets début/fin de dose. Il faut parfois fractionner les prises jusqu'à 6/j ou utiliser les formes LP. Surviennent aussi des effets dits ON/OFF, souvent imprévisibles (*cf.* Fiche infirmière, p. 1085). Les effets ON correspondent aux moments où le traitement est efficace, le patient retrouve une motricité plus « fluide » et a parfois même des mouvements involontaires. Les moments OFF se manifestent par un blocage où le patient est « comme une statue », ne pouvant se lever de sa chaise ou sortir de son domicile. Ces deux phases peuvent alterner au cours de la journée.

AGONISTES DOPAMINERGIQUES

Bromocriptine (*PARLODEL*), **piribédil** (*TRIVASTAL*), **ropinirol** (*REQUIP*) sont proposés soit seuls à la phase initiale s'il y a peu de symptômes, soit plus tard lorsque la **L-dopa** ne suffit plus. Ils provoquent souvent des troubles confusionnels, une hypotension orthostatique ; la posologie doit être augmentée progressivement.

ANTICHOLINERGIQUES

ARTANE, *LEPTICUR*, *AKINETON* agissent plutôt sur le tremblement et sont très souvent responsables de confusion.

INHIBITEURS DE LA COMT

Le *COMTAN* augmente l'efficacité de la **L-dopa** et doit toujours être prescrit en association. On le propose souvent lors de la phase de déclin où les autres traitements ne sont plus efficaces ou mal tolérés.

MESURES ASSOCIÉES

- Prise en charge en kinésithérapie.
- Traitement antidépresseur.
- Conseils diététiques : diminuer les protides pour faciliter l'absorption des traitements médicamenteux.

PRONOSTIC

La maladie évolue avec une aggravation progressive nécessitant un traitement de plus en plus complexe. La durée de vie est sensiblement normale mais les patients peuvent présenter des complications de décubitus au stade tardif.

FICHE INFIRMIÈRE

SURVEILLANCE DU TRAITEMENT

- Expliquer le traitement et veiller à la prise des gélules à l'heure prescrite, qui diffère souvent des horaires habituels de distribution de médicaments.
- Être vigilant au risque de chute et être disponible pour aider les déplacements, si besoin. S'assurer que le patient possède dans ses affaires un chaussage de qualité et identifier d'éventuels obstacles à la déambulation proche du lit ou du fauteuil.
- Signaler des troubles de déglutition pouvant gêner l'absorption des médicaments. Les comprimés de *SINEMET* peuvent être écrasés, mais les gélules de *MODOPAR* ne doivent pas être ouvertes car l'un des composants – le **bensérazide**, qui réduit les effets indésirables – serait inefficace.
- Savoir mesurer une hypotension orthostatique.
- Participer au soutien psychologique du patient et de son entourage, surtout s'il est en perte d'autonomie.
- Savoir noter sur une feuille horaire de surveillance la survenue de phénomènes ON/OFF, de blocage au réveil ou de mouvements anormaux. Cela constitue la base de l'adaptation du traitement.
- Surveiller l'éventuelle survenue de confusion, d'hypotension orthostatique ou de poussée hypertensive.

ÉDUCATION ET CONSEILS

POUR LE PATIENT

- Lui apprendre à reconnaître les effets ON/OFF et les mouvements anormaux ; le rassurer.
- Lui apprendre à réaliser des auto-étirements lors des phases OFF.
- Lui apprendre à prévenir l'hypotension au lever avec un passage assis puis debout progressif.

POUR LE PATIENT ET SON ENTOURAGE

- Informer de la possibilité d'épisodes confusionnels et de la nécessité de contacter un médecin pour en faire le bilan.
- Expliquer le traitement et l'intérêt de respecter les horaires de prise, surtout si l'équilibre est difficile. Réexpliquer en présence d'un proche si nécessaire ou aider à la réalisation d'un pilulier.
- Impliquer l'entourage dans la prévention des chutes : chaussures adaptées, suppression des tapis et obstacles au sol au domicile, utilisation d'une canne ou d'un déambulateur, aide humaine à la marche en terrain accidenté.
- Les proches auront peu à peu à faire face à la perte d'autonomie liée à la maladie et leur accompagnement est indispensable pour les activités de la vie quotidienne.
- Encourager une prise en charge rééducative en kinésithérapie et orthophonie si besoin.
- Informer de l'existence d'association de malades.

France Parkinson : 4, avenue du Colonel Bonnet 75016 Paris. Tél. : 01 45 20 22 20.

Exemple de feuille « ON/OFF » à donner au patient afin d'assurer la surveillance du traitement

Date :	7h	8h	9h	10h	11h	12h	13h	15h	16h	17h	18h	19h	20h	21h	22h	23h	nuit
ON	-	-	-	-	-	-	-	-	-	-	-	-	-	-	-	-	
Intermédiaire	-	-	-	-	-	-	-	-	-	-	-	-	-	-	-	-	
OFF	-	-	-	-	-	-	-	-	-	-	-	-	-	-	-	-	
MA	-	-	-	-	-	-	-	-	-	-	-	-	-	-	-	-	
Traitement																	
Remarques																	

MA = mouvements anormaux.

Exemple de feuille « ON/OFF » à donner au patient afin d'assurer la surveillance du traitement

Parole :	sur 5 points :		
Expression faciale :	sur 5 points :		
Tremblement de repos : 1 – absent. 2 – léger et rarement présent. 3 – faible amplitude mais persistant ; ou modéré mais intermittent. 4 – modéré en amplitude mais présent la plupart du temps. 5 – amplitude marquée et présent la plupart du temps.	mb. sup. mb. inf.	tête	mb. sup. mb. inf.
Tremblement d'attitude : 1 – absent. 2 – léger, présent lors de l'action. 3 – modéré en amplitude, présent lors de l'action. 4 – modéré en amplitude, tant lors du maintien postural que lors de l'action. 5 – amplitude marquée, présent la plupart du temps.	mb. sup. mb. inf.	tête	mb. sup. mb. inf.
Rigidité : 1 – absente. 2 – minime ou apparaissant à la manœuvre de Froment. 3 – légère à modérée. 4 – marquée, mais les mouvements peuvent être effectués aisément. 5 – sévère, les mouvements sont effectués difficilement.	mb. sup. mb. inf.	tronc	mb. sup. mb. inf.
Tapotement des doigts (mouvements rapides et de grande amplitude du pouce sur l'index) : sur 5 points.	main gauche	main droite	
Mouvements des mains (mouvements rapides de grande amplitude de fermeture et ouverture des 2 mains, alternativement) : sur 5 points.	main gauche	main droite	
Mouvements alternatifs rapides (mouvements de prosupination des mains, de grande amplitude, chaque main séparément) : sur 5 points.	main gauche	main droite	
Mouvements des pieds (taper le talon sur le sol en soulevant tout le pied, rapidement, amplitude de 7,5 cm environ) : sur 5 points.	pied gauche	pied droit	
Lever d'une chaise : 1 – normal. 2 – lentement, ou plus d'un essai. 3 – s'aide des bras. 4 – tend à tomber en arrière, plus d'un essai mais peut se lever sans aide. 5 – peut à peine effectuer la tâche.	sur 5 points :		
Marche : 1 – normale. 2 – petits pas, sans festination ni propulsion. 3 – difficile mais pas d'aide ; peut avoir des festinations ou une propulsion. 4 – possible avec aide. 5 – impossible	sur 5 points :		
Posture :	sur 5 points :		
Stabilité posturale (réponse à un déplacement postural soudain, produit par une poussée sur les épaules, patient debout, yeux ouverts, prévenu) :	sur 5 points :		
Bradykinésie corporelle :	sur 5 points :		
TOTAL			

1. UPDRS : *United Parkinson Disease Rate Score.*

FICHE PHARMACOLOGIE

ANTIPARKINSONIENS – AGONISTES DOPAMINERGIQUES MINEUR

Amantadine

MANTADIX					
100 à 400 mg en 2 ou 3 prises	50 caps. 100 mg	5,50	I	15 %	0,11

Propriétés

Utilisé comme agoniste dopaminergique.
Résorption rapide, élimination urinaire, demi-vie de 20 h doublée en cas d'insuffisance rénale sévère.

Indications

Maladie de Parkinson.
Traitement de l'hyperprolactinémie.

Contre-indications

Hypersensibilité au produit.
Grossesse et allaitement : déconseillé.

Précautions d'emploi

Les effets indésirables sont dose-dépendants.
Utiliser avec prudence en cas d'antécédents de troubles psychiques, de convulsions, d'insuffisance cardiaque ou d'œdèmes.
Adapter la posologie à la clairance de la créatinine :

- < 50 mL/min : 100 mg/j ;
- < 30 mL/min : 200 mg x 2/sem. ;
- < 20 mL/min : 100 mg x 3/sem. ;
- < 10 mL/min : 200 mg/100 mg en alternance tous les 7 j.

Ne pas prescrire au sujet déjà grippé : risque de résurgence virale.

Effets indésirables

Troubles neuropsychiques : insomnies fréquentes, difficultés de concentration, plus rarement agitation hypomaniaque, asthénie, état dépressif, confusion mentale, hallucinations, céphalées, vertiges, dysarthrie, myalgies.
Troubles digestifs, sécheresse buccale.
Autres : œdèmes des membres inférieurs avec livedo reticularis, dyspnée, toux, hypotension orthostatique, allergies, bouffées de chaleur.

Interactions médicamenteuses

Anticholinergiques : majoration du risque de troubles psychiques.

ANTIPARKINSONIENS – AGONISTES DOPAMINERGIQUES ERGOTÉS

Bromocriptine

PARLODEL					
En 3 prises, atteindre progressivement par paliers de 25 mg tous les 2 j : 10-40 mg/j en monothérapie 10-25 mg/j associé à la **lévodopa**	20 cp. séc. 2,5 mg 30 gél. 5 mg 30 gél. 10 mg	4,17 9,24 16,33	I I I	65 % 65 % 65 %	0,21 0,31 0,54
BROMO-KIN					
Idem *PARLODEL*	30 cp. séc. 2,5 mg 100 cp. 2,5 mg 30 gél. 5 mg 30 gél. 10 mg	5,89 HOP 9,03 15,96	I I I I	65 % 65 % 65 %	0,20 0,30 0,53

Propriétés

Agoniste dopaminergique, dérivé de l'ergot de seigle, freinant la sécrétion de prolactine et de façon inconstante celle de GH, ayant une action antiparkinsonienne par stimulation des récepteurs D2 dopaminergiques et antagonisme des récepteurs D1.
Résorption intestinale rapide, effet de premier passage hépatique (90 %), demi-vie de 3 h, élimination biliaire.

Indications

Maladie de Parkinson.
Hyperprolactinémie.

Contre-indications

Hypersensibilité à l'ergot de seigle ou à ses analogues.
Insuffisance coronarienne.
Troubles psychiques sévères et/ou antécédents psychiatriques graves.
Grossesse : si HTA gravidique ou du post-partum.

Précautions d'emploi

Augmenter les doses très progressivement pour éviter les effets indésirables, notamment les troubles psychiques et l'hypotension orthostatique chez le sujet âgé.

Effets indésirables

Troubles psychiques : surtout chez le sujet âgé avec détérioration mentale : euphorie, somnolence, excitation, insomnies, confusion mentale, hallucinations visuelles.

Troubles digestifs transitoires : anorexie, nausées, vomissements.

Plus rarement : hypotension orthostatique, bouche sèche, constipation, syndrome de Raynaud, vertiges, dermite ocre, exceptionnellement œdème des membres inférieurs par fibrose rétropéritonéale, épanchement pleural, pneumopathies interstitielles (doses > 60 mg/j), accidents cardiovasculaires (HTA, AVC, infarctus du myocarde).

Interactions médicamenteuses

Associations déconseillées : **macrolides** (sauf **spiramycine**), **méthylergométrine**, **dérivés de l'ergot de seigle** et autres vasoconstricteurs, **antipsychotiques** et produits apparentés, **sympathomimétiques**.

Association à utiliser avec précaution : **griséofulvine**.

■ Lisuride

DOPERGINE					
Atteindre progressivement 1 à 2 mg/j en 3-4 prises (paliers de 0,1 mg/sem.)	30 cp. séc. 0,2 mg 30 cp. séc. 0,5 mg	9,01 17,89	I I	65 % 65 %	0,30 0,60
AROLAC					
Idem *DOPERGINE*	20 cp. séc. 0,2 mg	6,51	I	65 %	0,33

Propriétés

Agoniste dopaminergique, dérivé de l'ergot de seigle, ayant une action antiparkinsonienne par stimulation des récepteurs D2 dopaminergiques.
Résorption digestive rapide, effet de premier passage hépatique, demi-vie de 3 h, élimination biliaire.

Indications

Maladie de Parkinson.
Hyperprolactinémie.

Contre-indications

Hypersensibilité à l'ergot de seigle ou à ses analogues.
Insuffisance coronarienne.
Troubles psychiques sévères et/ou antécédents psychiatriques graves.
Grossesse : si HTA gravidique ou du post-partum.

Précautions d'emploi

Augmenter les doses très progressivement pour éviter les effets indésirables, notamment les troubles psychiques et l'hypotension orthostatique chez le sujet âgé.

Effets indésirables

Troubles psychiques, surtout chez le sujet âgé avec détérioration mentale : euphorie, somnolence, excitation, insomnies, confusion mentale, hallucinations visuelles, jeu pathologique.

Troubles digestifs transitoires : anorexie, nausées, vomissements.

Plus rarement : hypotension orthostatique, bouche sèche, constipation, syndrome de Raynaud, vertiges, dermite ocre. Exceptionnellement : œdème des membres inférieurs par fibrose rétropéritonéale, épanchement pleural, pneumopathies interstitielles (doses 60 mg/j), accidents cardiovasculaires (HTA, AVC, infarctus du myocarde).

Interactions médicamenteuses

Associations déconseillées : **macrolides** (sauf **spiramycine**), **méthylergométrine**, **dérivés de l'ergot de seigle** et autres vasoconstricteurs, **antipsychotiques** et produits apparentés, **sympathomimétiques**.

Association à utiliser avec précaution : **griséofulvine**.

Atteindre progressivement les doses efficaces par palier de 1/2 cp. à 0,2 mg par semaine

semaine	1	2	3	4	5	6	7	8
matin	-	1/2	1/2	1/2	1/2	1	1	1
midi	-	-	1/2	1/2	1/2	1/2	1	1
après-midi	-	-	-	1/2	1/2	1/2	1/2	1
soir	1/2	1/2	1/2	1/2	1	1	1	1

ANTIPARKINSONIENS – AGONISTES DOPAMINERGIQUES NON ERGOTÉS

■ Ropinirol

REQUIP					
0,25 mg x 3/j puis atteindre progressivement 3 à 9 mg/j en 3 prises	21 cp. 0,25 mg 21 cp. 0,5 mg 21 cp. 1 mg 21 cp. 2 mg 21 cp. 5 mg	4,12 5,95 9,05 14,13 28,40	I I I I I	65 % 65 % 65 % 65 % 65 %	0,20 0,28 0,43 0,67 1,35
ADARTREL					
Débuter à 0,25 mg le soir pdt 48 h puis 0,50 mg pdt 1 sem. Augmentation progressive si nécessaire de 0,5 mg/sem. Max. 2 mg/j cp. à prendre au plus tard 3 h avant le coucher	12 cp. 0,25 mg 28 cp. 0,5 mg 28 cp. 2 mg		I I I	NR NR NR	
REQUIP LP					
2 mg/j en 1 prise la 1re sem. puis 4 mg/j si besoin en augmentant de 2 mg/sem. jusqu'à 8 mg/j Max. 24 mg/j	28 cp. 2 mg 28 cp. 4 mg 28 cp. 8 mg	14,26 26,01 48,28	I I I	65 % 65 % 65 %	0,51 0,93 1,72

Propriétés

Agoniste dopaminergique non ergoté des récepteurs D2/D3 qui stimule des récepteurs dopaminergiques du striatum.

Inhibition de la sécrétion de prolactine.

Biodisponibilité de 50 %, liaison faible aux protéines de 10 à 40 %, métabolisme cytochrome P450 dépendant, élimination urinaire.

Indications

Maladie de Parkinson : de première intention chez le sujet en monothérapie ou en association à la **lévodopa** dans les formes évoluées.

ADARTREL : traitement symptomatique du syndrome des jambes sans repos modéré à très sévère. Seules les formes très sévères sont remboursées à 65 % (existence de troubles importants du sommeil et/ou retentissement important sur la vie familiale, sociale et/ou professionnelle).

Contre-indications

Hypersensibilité à la substance active.
Insuffisance rénale sévère (clairance de la créatinine < 30 mL/min).
Insuffisance hépatique.

Propriétés

Somolence et accès de sommeil d'apparition soudaine ; prévenir le patient, attention à la conduite automobile.
Troubles neuropsychiatriques.
Troubles du contrôle des impulsions (jeu pathologique, hypersexualité).
Hypotension orthostatique à rechercher.
L'arrêt du traitement doit être progressif en raison d'un risque d'apparition de syndrome malin des antipsychotiques.

Effets indésirables

Fréquents : hallucinations, jeu pathologique, hypersexualité, confusion, OMI.

Interactions médicamenteuses

Œstrogènes à forte dose, **antipsychotiques**.

▪ Pramipexole

SIFROL					
Formes non LP : Parkinson en monothérapie ou associé à **L-dopa** Posologie initiale : Semaine 1 (S1) : 0,088 mg x 3/j S2 : 0,18 mg x 3/j S3 : 0,35 mg x 3/j Posologie d'entretien : 0,088 à 1,1 mg x3/j Syndrome des jambes sans repos : Posologie initiale : 0,088 mg x 1/j Posologie d'entretien : 0,088 mg à 0,54 mg x 1/j À prendre 2 à 3 heures avant le coucher	30 cp. séc. 0,18 mg 100 cp. séc. 0,18 mg 30 cp. séc. 0,7 mg 100 cp. séc. 0,7 mg	6,40 20,01 23,89 72,66	I I I I	65 % 65 % 65 % 65 %	0,21 0,20 0,80 0,73
Formes LP : Parkinson en monothérapie ou associé à **L-dopa** Posologie initiale : S1 : 0,26 mg x 1/j S2 : 0,52 mg x 1/j S3 : 1,05 mg x 1/j Posologie d'entretien : 0,26 à 1,05 mg x1/j Posologie maximale : 3,15 mg x 1/j	10 cp. LP 0,26 mg 30 cp. LP 0,26 mg 10 cp. LP 0,52 mg 30 cp. LP 0,52 mg 10 cp. LP 1,05 mg 30 cp. LP 1,05 mg 30 cp. LP 2,1 mg	4,27 11,36 7,75 22,18 14,94 42,26 73,78	I I I I I I I	65 % 65 % 65 % 65 % 65 % 65 % 65 %	0,43 0,38 0,78 0,74 1,49 1,41 2,46

Propriétés

Agoniste dopaminergique non ergoté des récepteurs D2/D3 qui stimule des récepteurs dopaminergiques du striatum. Diminution de la sécrétion de prolactine.

Biodisponibilité de 90 %, liaison plasmatique aux protéines faible de 20 %, élimination rénale.

Indications

Maladie de Parkinson : de première intention en monothérapie ou en asociation à la **lévodopa** à un stade de fluctuations.
Syndrome des jambes sans repos très sévère.

Contre-indications

Hypersensibilité à la substance active.

Précautions d'emploi

Diminuer les doses si insuffisance rénale.
Somolence et accès de sommeil d'apparition soudaine; prévenir le patient, attention à la conduite automobile.
Troubles neuropsychiatriques, hallucinations
Troubles du contrôle des impulsions (jeu pathologique, hypersexualité).
Hypotension orthostatique à rechercher.
Pas d'arrêt brutal (risque de syndrome malin des antipsychotiques).

Effets indésirables

Troubles psychiques : surtout chez le sujet âgé avec détérioration mentale : euphorie, somnolence, excitation, insomnies, confusion mentale, hallucinations visuelles.
Troubles digestifs transitoires : anorexie, nausées, vomissements.
Plus rarement : hypotension orthostatique, bouche sèche, constipation, syndrome de Raynaud, vertiges, dermite ocre, exceptionnellement œdème des membres inférieurs par fibrose rétropéritonéale, épanchement pleural, pneumopathies interstitielles (doses > 60 mg/j), accidents cardiovasculaires (HTA, AVC, infarctus du myocarde).
Aggravation paradoxale du syndrome des jambes sans repos

Interactions médicamenteuses

Cimétidine : diminue la clairance rénale du **pramipexole**.

■ Rotigotine

NEUPRO					
Posologie initiale : 1 à 2 disp. /j Posologie maximale : 4 disp. /j	7 disp. transderm. 2 mg/24 h	14,78	I	65 %	2,11
	30 disp. transderm. 2 mg/24 h	57,91	I	65 %	1,93
	7 disp. transderm. 4 mg/24 h	20,94	I	65 %	2,99
	30 disp. transderm. 4 mg/24 h	81,14	I	65 %	2,70
	30 disp. transderm. 6 mg/24 h	104,37	I	65 %	3,48
	30 disp. transderm. 8 mg/24 h	127,25	I	65 %	4,24

Propriétés

Agoniste dopaminergique (activation des récepteurs D3, D2 et D1) de type non ergoline destiné au traitement des signes et symptômes de la maladie de Parkinson et du syndrome des jambes sans repos.

Indications

- En monothérapie (sans **lévodopa**) pour le traitement des signes et symptômes du stade précoce de la maladie de Parkinson idiopathique.
- En association avec la **lévodopa**, quand, au cours de l'évolution de la maladie, jusqu'aux stades avancés, les effets de la **lévodopa** s'atténuent ou deviennent irréguliers et que des fluctuations de l'effet thérapeutique apparaissent.
- Traitement symptomatique du syndrome des jambes sans repos idiopathique d'intensité modérée à sévère chez l'adulte.

Contre-indications

Ce médicament est contre-indiqué en cas :
- d'hypersensibilité au principe actif ou à l'un des excipients ;
- d'imagerie par résonance magnétique ou cardioversion

Précautions d'emploi

À utiliser avec prudence en cas d'insuffisance rénale aiguë ou d'insuffisance hépatique sévère.
Une surveillance tensionnelle (risque d'hypotension orthostatique) et ophtalmologique est recommandée.

Effets indésirables

Effets indésirables cliniques fréquents :
• généraux : hypotension orthostatique, chutes, état de fatigue, hyperhydrose, vertiges ;
• comportementaux : troubles de la perception, somnolence ;
• nerveux : troubles de la conscience, céphalées ;
• cutanés : hypersensibilité, réactions au site d'administration, prurit, érythème ;
• gastro-intestinaux : nausées, vomissements, constipation, sécheresse buccale, dyspepsie, hoquet, perte de poids ;
• cardiovasculaires : hypertension, palpitations.

Interactions médicamenteuses

La **rotigotine** étant un agoniste de la dopamine, il est probable que les antagonistes de la dopamine, comme les **antipsychotiques (phénothiazines, butyrophénones, thioxanthènes)** ou le **métoclopramide** réduisent l'efficacité de ce médicament et leur administration concomitante doit être évitée. En raison d'effets additifs potentiels, la prudence est de rigueur chez les patients prenant des médicaments sédatifs ou d'autres dépresseurs du système nerveux central (ex : **benzodiazépines**, **antipsychotiques**, **antidépresseurs**) ou de l'alcool en association avec la **rotigotine**.
Ce médicament est susceptible de potentialiser les effets indésirables dopaminergiques de la **L-dopa** et peut provoquer et/ou exacerber une dyskinésie préexistante, comme cela a été décrit pour d'autres **agonistes de la dopamine**.

ANTIPARKINSONIENS – AGONISTE DOPAMINERGIQUE INJECTABLE

■ Apomorphine chlorhydrate

APOKINON					
Stylos injecteurs avec cartouche de 30 mg/3 mL (1, 5 ou 10 stylos) : **apomorphine** à 1 % ou amp. de sol. injectable À utiliser par paliers de 1 mg	1 stylo 30 mg/3 mL	29,62	I	65 %	29,62
	5 stylos 30 mg/3 mL	127,82	I	65 %	25,56
	10 amp. 50 mg/5 mL (1%)	117,46	I	65 %	11,75
	10 amp. 50 mg/10 mL (0,5%)	117,46	I	65 %	11,75

Propriétés

Agoniste dopaminergique le plus puissant mais de durée d'action brève (45 à 90 min), stimulant les récepteurs dopaminergiques D1 et D2. Utilisable en injection SC, par le malade lui-même grâce au stylo injecteur en cas de blocage, ou en continu par pompe dans les formes à fluctuation plus grave.

Délai d'action très court de 2 à 10 min ; demi-vie de 34 min ; élimination par voie urinaire.

Indications

Traitement d'appoint des fluctuations sévères au cours de la maladie de Parkinson.

Contre-indications

Déficit intellectuel, troubles cognitifs, confusion mentale, manifestations psychotiques.
Insuffisance hépatique.
Allergie au produit (contient des sulfites).

Précautions d'emploi

Associer systématiquement un traitement par **dompéridone** pour éviter les nausées lors de l'utilisation : 20 mg x 3/j à débuter au moins 4 j avant le début du traitement.

Effets indésirables

Nausées, vomissements, hypotension orthostatique.

Troubles psychiques (notamment délires à thèmes sexuels avec désinhibition).

Allergies (sulfites).

Aux points d'injection : possibilité de nodules sous-cutanés inflammatoires lors de l'utilisation en pompe, prévenus par le changement du site d'injection.

ANTIPARKINSONIENS – INHIBITEURS DE LA MONAMINE-OXYDASE B

■ **Sélégiline**

DÉPRÉNYL					
Progressivement, 10 mg/j en 2 prises	30 cp. séc. 5 mg 100 cp. séc. 5 mg	19,39 HOP	I I	65 %	0,65
OTRASEL					
Idem *DÉPRÉNYL*	30 lyop. oral 1,25 mg	34,05	I	65 %	1,14

■ **Rasagiline**

AZILECT					
1 mg/j en 1 prise	30 cp. 1 mg		I	NR	

Propriétés

Inhibiteurs spécifiques de la monoamine oxydase de type B (catabolisme de la dopamine au niveau cérébral), renforçant l'action de la **lévodopa**.

Résorption rapide, forte liaison aux protéines du plasma, élimination lente par voie urinaire surtout, demi-vie de 20 à 60 h.

Indications

Sélégiline au début ou au stade avancé de la Maladie de Parkinson en association avec la **L-DOPA**.

Rasagiline au début ou à un stade avancé de la maldie de Parkinson avec des fluctuations motrices en association avec la **L-DOPA**.

Contre-indications

Association aux **antidépresseurs sérotoninergiques** purs ou à la **péthidine**.

Précautions d'emploi

L'association à la **lévodopa** est actuellement problématique, une surmortalité inexpliquée ayant été retrouvée dans le groupe avec la **sélégiline** lors d'un essai non en aveugle.

Surveillance rapprochée des affections cardiovasculaires chez le sujet âgé.

L'adjonction de la **sélégiline** à un traitement par **lévodopa** nécessite le plus souvent une baisse de sa posologie.

Effets indésirables

Possibilité d'élévation modérée des transaminases régressant après l'arrêt du traitement, troubles du rythme supra-ventriculaires, bradycardie, BAV.

ANTIPARKINSONIENS – LÉVODOPA AVEC INHIBITEUR DE LA DOPA-DÉCARBOXYLASE

Lévodopa + bensérazide

MODOPAR 125 DISPERSIBLE					
Augmentation progressive des doses jusqu'à la posologie individuelle adaptée	60 cp. 125 mg disp. 100 mg L-dopa + 25 mg bensérazide	8,81	I	65 %	0,15
MODOPAR					
Augmentation progressive des doses jusqu'à la posologie individuelle adaptée	60 gél. 50 mg L-dopa + 12,5 mg bensérazide	4,58	I	65 %	0,08
	60 gél. 100 mg L-dopa + 25 mg bensérazide	7,58	I	65 %	0,13
	60 gél. LP 100 mg L-dopa+ 25 mg bensérazide	9,61	I	65 %	0,16
	60 gél. 200 mg L-dopa + 50 mg bensérazide	12,76	I	65 %	0,21

Lévodopa + inhibiteur de la décarboxylase (ou carbidopa)

SINEMET					
Augmentation progressive des doses jusqu'à la posologie individuelle adaptée	100 cp. 100 mg L-dopa + 10 mg carbidopa	10,53	I	65 %	0,11
	50 cp. 250 mg L-dopa + 25 mg carbidopa	13,64	I	65 %	0,27
SINEMET LP					
Augmentation progressive des doses jusqu'à la posologie individuelle adaptée	30 100 mg L-dopa + 25 mg carbidopa	4,70	I	65 %	0,16
	30 200 mg L-dopa + 50 mg carbidopa	8,25	I	65 %	0,28
DUODOPA					
Gel intestinal destiné à la nutrition par sonde entérale Posologie progressive en fonction du rapport bénéfice/risque Ne pas dépasser 200 mL (2 sach.)/j	7 sach. 100 mL 2 g L-dopa + 500 mg carbidopa	HOP	I	65 %	

Lévodopa + inhibiteur de la décarboxylase (ou carbidopa) + inhibiteur de la COMT

STALEVO					
Augmentation progressive des doses jusqu'à la posologie individuelle adaptée	100 cp. 50 mg L-dopa + 12,5 mg carbidopa + 200 mg entacapone	93,65	I	65 %	0,94
	100 cp. 75 mg L-dopa + 18,75 mg carbidopa + 200 mg entacapone	96,04	I	65 %	0,96
	100 cp. 100 mg L-dopa + 25 mg carbidopa + 200 mg entacapone	97,33	I	65 %	0,97
	100 cp. 125 mg L-dopa + 31,25 mg carbidopa + 200 mg entacapone	100,21	I	65 %	1,00
	100 cp. 150 mg L-dopa + 37,5 mg carbidopa + 200 mg entacapone	101,99	I	65 %	1,02
	100 cp. 175 mg L-dopa + 43,75 mg carbidopa + 200 mg d'entacapone	104,37	I	65 %	1,04
	200 cp. 200 mg L-dopa + 50 mg carbidopa + 200 mg entacapone	106,76	I	65 %	0,53

Propriétés

La **lévodopa** est transformée au niveau du neurone en dopamine par la dopa-décarboxylase et compense ainsi le déficit en dopamine au niveau du striatum caractérisant la maladie de Parkinson. Le **bensérazide** est un inhibiteur de la décarboxylase périphérique, limitant ainsi les effets indésirables au niveau périphérique.

La **carbidopa** modifie le métabolisme de la **lévodopa** en empêchant sa décarboxylation périphérique en dopamine.

Indications

Maladie de Parkinson.

Duodopa est indiqué dans le traitement de la maladie de Parkinson à un stade avancé avec fluctuations motrices et hyper-/dyskinésie sévères et répondant à la lévodopa, lorsque les associations disponibles d'antiparkinsoniens n'ont pas donné de résultats satisfaisants.

Contre-indications

Infarctus du myocarde récent.

Affections cardiovasculaires décompensées (AVC aigu, arythmie ou insuffisance cardiaque sévères).

Psychoses graves.

Démences et confusion mentale.

Ulcère gastroduodénal en poussée.

Mélanome malin.

Grossesse : par prudence, contre-indiqué au 1er trimestre.

Duodopa est également contre-indiqué en cas de glaucome à angle fermé et d'insuffisance rénale ou hépatique sévère.

Précautions d'emploi

Augmentation très progressive des doses, notamment chez le sujet âgé, par paliers, jusqu'à la dose efficace, en prises fractionnées (3 à 6/j), en dehors des repas.

Anesthésie générale : éviter les **anesthésiques** type **halothane**. Arrêter le médicament 6 à 12 h avant et le reprendre environ 24 h après.

Effets indésirables

Au début : anorexie, nausées, vomissements, hypotension orthostatique, céphalées, somno-

lence et plus rarement idéations paranoïdes, états psychotiques, troubles du rythme → commencer à doses faibles et augmenter très progressivement.
Fluctuations d'activité et/ou diminution de l'activité du traitement à long terme.
Mouvements anormaux involontaires tardifs : dystonies de fin de dose et/ou dyskinésies de milieu de dose.

Interactions médicamenteuses

Associations contre-indiquées : **IMAO non sélectifs, antipsychotiques, réserpiniques, vitamine B6.**

Associations déconseillées : **anesthésiques généraux, papavérine.**

Duodopa est également contre-indiqué avec les **IMAO-A** et les **adrénergiques.**

ANTIPARKINSONIENS – ANTICHOLINERGIQUES

■ Trihexyphénidyle

ARTANE					
Sol. inj. (voie IM) : 5 à 30 mg/j	5 amp. 10 mg	5,80	I	65 %	1,16
Cp. : 4 à 15 mg/j en 2 ou 3 prises	50 cp. 2 mg 20 cp. 5 mg	2,55 2,55	I I	65 % 65 %	0,05 0,13
Sol. buv. à 0,4 % : 2 à 6 mg/j 20 à 60 gttes/j	1200 gttes 0,1 mg (fl. 30 mL)	3,85	I	65 %	0,00
PARKINANE LP					
2 à 10 mg/j en 1 prise	50 gél. 2 mg 20 gél. 5 mg	2,55 2,55	I I	65 % 65 %	0,05 0,13

■ Tropatépine

LEPTICUR					
Forme inj. (voie IM) : 5 à 10 mg/j	1 amp. 10 mg	4,66	I	65 %	4,66
Per os : 5 à 30 mg/j en 2 ou 3 prises	30 cp. séc. 10 mg	4,68	I	65 %	0,16
LEPTICUR PARK					
5 à 30 mg/j en 2 ou 3 prises	30 cp. séc. 5 mg	3,90	I	65 %	0,13

■ Bipéridène

AKINETON LP					
4 à 8 mg/j en 1 prise	30 cp. séc. LP 4 mg	3,89	I	65 %	0,13

Propriétés

Anticholinergiques par antagonisme des effets muscariniques centraux et périphériques.
Résorption rapide, élimination urinaire.

Indications

Maladie de Parkinson.
Syndromes parkinsoniens des **antipsychotiques.**

Contre-indications

Glaucome par fermeture de l'angle.
Obstacle urétro-prostatique.
Iléus paralytique, spasmes de l'œsophage.
Cardiopathies décompensées.
Détérioration intellectuelle, âge > 70 ans.

Précautions d'emploi

Utilisation prudente chez le sujet âgé.
Doses progressivement croissantes.

Pas d'arrêt brutal.

Grossesse et allaitement : à éviter.

Effets indésirables

Atropiniques, dose-dépendants : sécheresse buccale et oculaire, constipation, mydriase, troubles de l'accommodation, risque de glaucome par fermeture de l'angle, risque de rétention urinaire en cas d'obstacle urétro-prostatique.

Effets centraux : notamment chez le sujet âgé : excitation, euphorie, hallucinations, confusion mentale, effet amnésiant.

Interactions médicamenteuses

Associations déconseillées : **lisuride** (*DOPERGINE*) car risque confusionnel, surveillance clinique régulière.

Atropine et autres substances atropiniques dont les **antidépresseurs imipraminiques**, la plupart des **antihistaminiques** H_1, certains **antispasmodiques**, les **antipsychotiques phénotiaziniques**, les autres **antiparkinsoniens anticholinergiques**.

ANTIPARKINSONIENS – INHIBITEURS DE LA COMT

■ Entacapone

COMTAN					
1 à 2 cp. à chaque prise de **L-dopa** (max 2 g/j)	60 cp. 200 mg 100 cp. 200 mg	47,29 75,94	I I	65 % 65 %	0,79 0,76

■ Tolcapone

TASMAR					
1 cp. x 3/j	100 cp. 100 mg	127,84	I	15 %	1,28

Propriétés

Inhibiteurs de la catéchol-O-méthyltransférase (COMT). Diminuent la biotransformation de la L-dopa en 3-O-méthyldopa en périphérie par inhibition de la COMT. Doivent être administrés en même temps que de la L-dopa dont ils augmentent la disponibilité au niveau cérébral.

C_{max} en 1 h environ, effet de premier passage hépatique, biodisponibilité de 35 %, demi-vie de 30 min, élimination dans les fèces (90 %) et les urines (10 %).

Indications

Traitement adjuvant de la maladie de Parkinson, en association avec **L-dopa + bensérazide** (*MODOPAR*) ou **L-dopa + carbidopa** (*SINEMET*).

Contre-indications

Insuffisance hépatique, association aux **IMAO**, antécédents de rhabdomyolyse.

Grossesse : absence de données. À éviter.

Précautions d'emploi

Rares cas de rhabdomyolyse secondaire à des dyskinésies sévères chez des patients atteints de maladie de Parkinson.

Jamais décris avec l'**entacapone**.

La **tolcapone** ne doit être utilisée qu'en cas d'intolérance à l'**entacapone** et prescrite par un spécialiste en raison du risque d'hépatite fulminante. Le produit sera arrêté s'il n'y a pas d'amélioration nette 3 semaines apès le début du traitement.Nécessité d'un bilan hépatique tous les 15 j pendant 1 an puis toutes les 4 sem. pendant 6 mois et toutes les 8 sem. ensuite.

Effets indésirables

Nausées, vomissements, douleurs abdominales, diarrhée.

Augmentation isolée des transaminases.

Dyskinésies, hypotension orthostatique, hallucinations si surdosage.

Interactions médicamenteuses

Prudence avec **isoprénaline, épinéphrine (ou adrénaline), noradrénaline, dopamine, dobutamine, apomorphine, alpha-méthyldopa** (médicaments métabolisés par la COMT).

ANTIPARKINSONIENS – SYMPATHOMIMÉTIQUE ALPHA-ADRÉNERGIQUE

- **Midodrine**

GUTRON					
3 cp./j en 3 prises puis augmenter progressivement jusqu'à 12 cp./j en 3 ou 4 prises	30 cp. 2,5 mg 90 cp. 2,5 mg	14,78 41,83	II II	65 % 65 %	0,49 0,46

Propriétés

Alpha-adrénergique périphérique, sympathomimétique.

L'effet alpha-stimulant provoque une vasoconstriction veineuse puis artérielle, ce qui prévient l'hypotension orthostatique, augmente les résistances périphériques et provoque une élévation de la pression artérielle.

Indications

Traitement de l'hypotension orthostatique sévère survenant notamment dans le cadre des maladies neurologiques dégénératives.

Contre-Indications

Absolues : HTA, bradycardie, rétention urinaire, cardiopathie sévère, glaucome à angle étroit, vasculopathie oblitérante sévère, thyrotoxicose, phéocromocytome, insuffisance rénale sévère, maladie de Raynaud, antécédents de douleurs angineuses. Association à l'**iproniazide**.

Relative : femme enceinte.

Précautions d'emploi

Prendre la dernière prise au plus tard à 18 h.
Réduire la posologie si HTA de décubitus.
Surveiller la fonction rénale.
Grossesse et allaitement : déconseillés.

Effets indésirables

Sensation de froid, fourmillements.
Mictions impérieuses.
HTA.

Interactions médicamenteuses

Guanéthidine et apparentés : majoration de l'effet hypertenseur, mydriase.
Iproniazide (*MARSILID*) : crise hypertensive ; arrêt au moins 15 j avant d'introduire la **midodrine**.

DÉMENCE

FICHE MALADIE

DÉFINITION

Il s'agit d'une détérioration globale et acquise des fonctions supérieures d'évolution progressive et chronique. Sa fréquence croît avec le vieillissement de la population et cela constitue un des principaux problèmes de santé publique. Actuellement, la démence concerne 5 à 20 % des personnes de plus de 65 ans et 20 à 50 % chez les plus de 80 ans.

Il faut bien distinguer démence et confusion. La confusion a souvent un début plus aigu et son évolution est réversible si on en traite la cause.

CAUSES ET MÉCANISMES

La cause la plus fréquente est la maladie d'Alzheimer, mais il faut, avant de retenir ce diagnostic, éliminer les autres causes de démence curables ou non.

Étiologie des démences

Démences secondaires (15 % à 20 %)	Hématome sous-dural chronique, tumeur, hydrocéphalie à pression normale Alcoolo-carentielle, carence en vitamine B12, toxique Hypothyroïdie Causes inflammatoires et infectieuses
Démences séquellaires (1 % à 5 %)	Anoxie cérébrale Traumatisme crânien
Démences vasculaires (10 % à 20 %)	Infarctus cérébraux répétés
Démences dégénératives (60 % à 70 %)	Alzheimer Pick

DIAGNOSTIC

SIGNES CLINIQUES

Le diagnostic repose sur l'association de troubles mnésiques (avec souvent des souvenirs anciens plus préservés), du jugement, d'un syndrome aphaso-apraxo-agnosique (aphasie : perte du langage ; apraxie : incapacité à réaliser certains gestes en dehors de toute paralysie ; agnosie : non-conscience de ces déficiences). Certains patients présentent aussi des troubles du comportement à type de désinhibition (chante à tue-tête, gloutonnerie, calembours). L'apparition des troubles est souvent insidieuse pour l'entourage.

Les examens réalisés ont deux objectifs :

• rechercher une étiologie curable ;

• évaluer la sévérité du déficit cognitif pour adapter la prise en charge médicamenteuse et humaine.

EXAMENS COMPLÉMENTAIRES

• NFS, VS.

• Ionnogramme sanguin avec calcémie, urée, créatinine et bilan hépatique.

• Folates, vitamine B12.

• Sérologies VIH et syphilis.

• Bilan thyroïdien : T4 et TSH.

• Électroencéphalogramme.

• Scanner cérébral avec injection de produit de contraste iodé.

On évalue la sévérité de la démence par le Mini-Mental Test (MMS : *Mini Mental Status* en anglais) (*cf.* Fiche technique, p. 1102). De passation brève, en quelques minutes, il explore les capacités d'orientation, d'apprentissage, d'attention, de calcul, de mémoire, de langage et de représentation dans l'espace. Un bilan neuropsychologique peut compléter la prise en charge.

TRAITEMENT

Si la démence est curable, le traitement spécifique est mis en place.

Bien que la maladie d'Alzheimer reste irréversible, les anticholinergiques centraux ont prouvé leur efficacité : ils permettent globalement de retarder d'1 an l'évolution de la maladie.

Il existe actuellement le **donépézil** (*ARICEPT*) et la **rivastigmine** (*EXELON*).

D'autres traitements symptomatiques peuvent être proposés :

• des **antidépresseurs** type *PROZAC*, *SEROPRAM* ou *DEROXAT*, par exemple ;

• des sédatifs en cas d'agitation, type *ATARAX*, ou des antipsychotiques ;

• des suppléments nutritionnels en cas de dénutrition et d'escarre type **ornithine** (*CETORNAN*).

Les prises en charge kinésithérapique et orthophonique sont souvent utiles. D'autres activités, telles que le Taï-Chi, le chant ou des séances de cuisine, bricolage, travaux manuels, sont des supports intéressants pour maintenir les capacités cognitives et l'autonomie des patients.

PRONOSTIC

L'évolution se fait progressivement vers la dépendance et la grabatisation. Certains patients sont volontiers fugueurs.

Il est important de favoriser le plus longtemps possible le maintien au domicile pour des raisons psychologiques et d'autonomie, mais les patients sont souvent institutionnalisés au décours de la maladie.

Il existe des structures en hôpital de jour qui facilitent ce maintien au domicile. Les séjours temporaires en hospitalisation permettent souvent aux familles de faire une pause. Les hospitalisations aiguës doivent être les plus brèves possibles car les changements d'environnement familier sont un des facteurs d'aggravation.

FICHE INFIRMIÈRE

EXAMENS

Les patients agités seront prémédiqués avant la réalisation du scanner cérébral.

Les examens pour lesquels on fait habituellement signer un consentement éclairé seront expliqués en premier lieu au patient qui conserve un certain degré de jugement. Les examens seront aussi explicités aux proches afin de garantir la transparence de la prise en charge. La présence d'un membre de l'entourage est souvent rassurante dans le milieu hospitalier, l'accompagnement sera encouragé dans la mesure du possible.

SURVEILLANCE DU TRAITEMENT

SOINS - TRAITEMENT

Les patients déments sont souvent hospitalisés dans le cadre de l'urgence car il existe un événement aigu venant rompre l'équilibre précaire permettant le maintien au domicile.

Il peut s'agir d'une infection, d'un globe urinaire, d'un épisode confusionnel ou d'une fugue.

Il s'agit alors :

- de gérer le problème aigu ;
- de mettre en place un réseau facilitant le retour rapide au domicile via une infirmière à domicile, une hospitalisation à domicile ou l'orientation vers une structure d'institutionnalisation.

EFFICACITÉ DU TRAITEMENT

Les familles jugent au quotidien de l'efficacité du traitement. Le médecin objective une aggravation ou une amélioration via une mesure objective comme le MMS par exemple. L'IDE peut noter que le patient est plus cohérent, se repère mieux dans les services, est plus autonome pour les activités de repas, toilette ou habillage.

EFFETS INDÉSIRABLES

On peut constater des troubles digestifs ou des troubles du comportement à l'instauration du traitement.

ÉDUCATION ET CONSEILS

Il faut que l'entourage et l'équipe soignante travaillent en partenariat. Le conjoint connaît souvent les difficultés rencontrées en vie quotidienne, les attitudes qui sont rassurantes pour le patient et l'éventuel risque de fugue. Au mieux, l'accueil du patient se fait en présence d'un proche.

Pour prévenir le risque de fugue, la présence de l'entourage est souhaitable, il est aussi utile de faire visiter les lieux clés à l'arrivée pour qu'il y ait un début de familiarisation. On est parfois obligé d'instaurer un bracelet nominatif ou un signe distinctif du service d'origine visible. Ces mesures sont souvent mal vécues par les familles et il convient de les expliquer au préalable.

FICHE TECHNIQUE

COMPORTEMENT INFIRMIER FACE À UN PATIENT DÉMENT

Face à l'aphasie

Il faut encourager le patient à s'exprimer au cours de discussion à deux ou plus. Certains patients n'ont pas conscience de leur trouble et sont à canaliser, surtout en situation de groupe. Il faut utiliser un langage simple mais pas infantile. Si le patient ne retrouve pas un mot, tenter de le lui faire définir ou désigner pour préserver ses capacités de communication. Le chant est parfois un médiateur utile et convivial.

Face à l'apraxie

Lors des repas, de la toilette et de l'habillage, il faut encourager le patient à réaliser seuls ces gestes oubliés. L'infirmière peut l'aider en mimant l'action attendue, en posant des questions sur la séquence des gestes à réaliser ou en suggérant l'utilisation de tel ou tel outil. La répétition des gestes au quotidien est la meilleure rééducation. Veiller cependant à ne pas mettre le malade en situation d'échec permanente et réaliser pour lui ce qu'il ne peut faire de manière autonome.

Face à l'agnosie

La non-conscience des troubles est parfois préférable pour le patient car elle lui épargne une part des souffrances. Cela peut cependant aboutir à des situations de mise en danger. L'entourage doit en être informé et les soignants doivent encourager le malade à prendre conscience de ses limites.

FICHE TECHNIQUE

ÉVALUATION D'UNE DÉMENCE : MINI-MENTAL TEST

L'évaluation de la sévérité et le suivi d'un syndrome démentiel se fait, en milieu spécialisé, par des tests neuro-psychologiques adaptés au type de démence. Des tests simples comme le Mini-Mental Test (MMS, *Mini Mental Status* en anglais) sont très utiles pour quantifier rapidement le degré de détérioration des fonctions supérieures d'un patient.

Mini-Mental test

Nom :	Prénom : Examinateur :	Date : .../.../...
... / 5	**ORIENTATION** (1 point par réponse juste) : – En quelle année sommes-nous ? – En quelle saison ? – En quel mois ? – Quelle est la date exacte ? – Quel jour de la semaine sommes-nous ?	 ... / 1 ... / 1 ... / 1 ... / 1 ... / 1
... / 5	– Dans quelle ville sommes-nous ? – Quel est le département ? – Dans quelle région ? – Quel est le nom de l'hôpital ? – A quel étage sommes-nous ?	... / 1 ... / 1 ... / 1 ... / 1 ... / 1
... / 3	**APPRENTISSAGE**: Donner 3 noms d'objet (par exemple cigare, fleur, porte) au rythme de 1 nom par seconde. Demander au patient de répéter les 3 noms immédiatement et compter 1 point par bonne réponse. Puis, répéter les 3 mots jusqu'à ce qu'ils soient appris par le patient.	... / 3
... / 5	**ATTENTION ET CALCUL** : Demander au patient de compter à partir de 100 en retranchant 7 à chaque fois. Arrêter après 5 soustractions et compter le nombre de réponses correctes. Si le patient ne peut effectuer cette tâche, demandez-lui d'épeler le mot « MONDE » à l'envers.	... / 5
... / 3	**RAPPEL** : Demander les 3 noms d'objets donnés auparavant et compter 1 point par réponse correcte.	.../3
... / 8	**LANGAGE** : – Dénommer un stylo, une montre (1 point par item). – Répéter « il n'y a pas de mais, ni de si, ni de et » (1 point si la répétition est entièrement correcte). – « Prenez un papier dans la main droite, puis pliez-le en deux, puis jetez-le par terre » (1 point par item correctement exécuté). – Ecrire une phrase spontanée (au moins 1 sujet, 1 verbe et sémantiquement correcte). – Ecrivez sur une feuille « FERMEZLES YEUX » et faites-le exécuter par le patient.	... / 2 ... / 1 ... / 3 ... / 1 ... / 1
... / 1	**DESSIN** : Copier le dessin suivant (1 point si tous les angles sont présents). 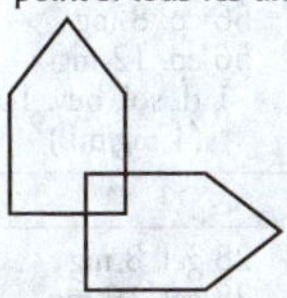	... / 1
TOTAL : ... / 30		

Démence légère si note < 23, modérée si note < 15 et sévère si note < 5.

FICHE PHARMACOLOGIE

ANTICHOLINESTÉRASIQUES D'ACTION CENTRALE

■ Donépézil

ARICEPT					
5 mg/j pendant 6 sem. puis augmenter éventuellement à 10 mg/j selon la réponse clinique	28 cp. pell. 5 mg 28 cp. orodisp. 5 mg 50 cp. pell. 5 mg 50 cp. orodisp. 5 mg 28 cp. pell. 10 mg 28 cp. orodisp. 10 mg 50 cp. pell. 10 mg 50 cp. orodisp. 10 mg	58,94 58,94 HOP HOP 58,94 58,94 HOP HOP	I I I I I I I I	15 % 15 % 15 % 15 % 65 %	2,11 2,11 2,11 2,11

■ Rivastigmine

EXELON					
Dose initiale = 1,5 mg matin et soir Puis atteindre 3 à 6 mg matin et soir par paliers de 3 mg/j tous les 15 j	28 gél. 1,5 mg 56 gél. 1,5 mg 28 gél. 3 mg 56 gél. 3 mg 28 gél. 4,5 mg 56 gél. 4,5 mg 28 gél. 6 mg 56 gél. 6 mg 1 fl. 50 mL sol. buv. 2 mg/mL	28,33 54,05 28,33 54,05 28,33 54,05 28,33 54,05 31,88	I I I I I I I I I	15 % 15 % 15 % 15 % 15 % 15 % 15 % 15 % 15 %	1,01 0,97 1,01 0,97 1,01 0,97 1,01 0,97 31,88
Dose initiale de 4,6 mg/j pdt 4 sem. puis 9,5 mg/j	30 disp. transderm. 4,6 mg/24 h 30 disp. transderm. 9,5 mg/24 h	73,53 73,53	I I	15 % 15 %	2,45 2,45

■ Galantamine

REMINYL					
Dose initiale : 8 mg/j en 2 prises pendant 4 sem. Dose d'entretien : 16 mg/j en 2 prises pendant 4 sem. Dose max. : 24 mg/j	56 cp. 4 mg 56 cp. 8 mg 56 cp. 12 mg 1 fl. sol. buv. 100 mL (4 mg/mL)	43,05 55,64 65,87 47,54	I I I I	15 % 15 % 15 % 15 %	0,77 0,99 1,18 47,54
REMINYL LP					
Idem *REMINYL*	28 gél. 8 mg 28 gél. 16 mg 28 gél. 24 mg	43,05 55,64 65,87	I I I	15 % 15 % 15 %	1,54 1,99 2,35

Propriétés

Anticholinestérasique d'action centrale.

Donépézil : pic en 3-4 h, demi-vie de 70 h, pas d'interaction avec la nourriture, excrétion rénale.

Rivastigmine : absorption complète, pic en 1 h, diminution de la vitesse d'absorption avec la nourriture, demi-vie de 1 h, élimination rénale.

Galantamine : pic en 1 h, diminution de la vitesse d'absorption en 1 h.

Indications

Pour les 3 produits : formes légères à modérément sévères de la maladie d'Alzheimer.

Pour la **rivastigmine** : traitement symptomatique des formes légères à modérément sévères d'une démence chez les patients atteints d'une maladie de Parkinson.

Contre-indications

Hypersensibilité au produit.

Effets indésirables

Troubles digestifs (nausées, vomissements, diarrhée), crampes.

Asthénie, anorexie, agitation et agressivité.

Interactions médicamenteuses

Théophylline (diminution de sa clairance), **cholinomimétiques** et **anticholinergiques, AINS.**

ANTAGONISTE DES RÉCEPTEURS NMDA

■ Mémantine

EBIXA					
La posologie doit être atteinte progressivement : 1re sem. : 5 mg le matin 2e sem. : 5 mg matin et soir 3e sem. : 10 mg le matin et 5 mg le soir 4e sem. : 10 mg matin et soir ou 20 mg en 1 prise	56 cp. 10 mg 28 cp. 20 mg 98 cp. 20 mg 100 press. sol. buv. 5 mg 98 cp. 10 mg	64,82 64,82 HOP 58,34 HOP	I I I I I	15 % 15 % 15 %	1,16 2,32 0,58

Propriétés

Antagoniste non compétitif des récepteurs NMDA.

Biodisponibilité de 100 % ; élimination urinaire.

Indications

Formes modérément sévères à sévères de la maladie d'Alzheimer (MMS de 3 à 19).

Contre-indications

Hypersensibilité au produit.

Insuffisance rénale sévère : si < 29 mL/min, ne proposer que 10 mg/j.

Effets indésirables

Troubles digestifs (diarrhée).

Asthénie, anxiété, confusion, hallucinations, céphalée, vertiges, crise convulsive.

Augmentation de la libido, cystite.

Interactions médicamenteuses

Mémantine : augmentation des effets de la L-dopa, des agonistes dopaminergiques et des anticholinergiques.

Diminution des effets des barbituriques et des **antipsychotiques.**

Risque de psychose avec l'**amantadine.**

Augmentation des taux plasmatiques de médicaments comme la **cimétidine**, la **ranitidine**, la **quinine**, la **quinidine** et la **nicotine**.

Diminution des taux de l'**hydrochlorothiazide**

Augmentation de l'INR chez les patients traités par **anticoagulants oraux.**

ALCOOLISME - COMPLICATIONS NEUROLOGIQUES

FICHE MALADIE

DÉFINITION

L'alcoolisme est un trouble de conduite se caractérisant par l'abus et la dépendance à l'alcool.

Une consommation de plus de 40 à 60 g d'alcool par jour pour un homme ou de plus de 20 à 40 g par jour pour une femme est généralement considérée comme risque majeur d'atteinte à la santé.

CAUSES ET MÉCANISMES

Les complications neurologiques de l'alcoolisme peuvent relever de plusieurs causes.

INTOXICATION AIGUË

La toxicité directe de l'alcool sur le système nerveux peut entraîner des troubles de conscience allant jusqu'au coma. L'inhibition de la production hépatique de glucose par l'alcool entraîne souvent une hypoglycémie qui aggrave ce tableau.

INTOXICATION CHRONIQUE

Au niveau du système nerveux périphérique, elle peut entraîner des polyneuropathies avec troubles de la sensibilité. Au niveau du système nerveux central, on observe des démences sévères et irréversibles comme le syndrome de Korsakov (oubli à mesure). De plus, les accidents vasculaires cérébraux ischémiques et hémorragiques sont plus fréquents chez les alcooliques.

SYNDROME DE SEVRAGE ALCOOLIQUE, *DELIRIUM TREMENS*

Un arrêt brutal de l'alcool, par exemple pendant une hospitalisation, peut fréquemment provoquer des crises d'épilepsie. Le *delirium tremens* – autre complication du sevrage brutal – entraîne un état d'excitation avec tremblement et hallucinations et peut être mortel s'il n'est pas pris en charge à terme.

CARENCES NUTRITIONNELLES, NOTAMMENT EN VITAMINES

Un manque en **vitamine B1** (**thiamine**) entraîne le syndrome de Gayet-Wernicke avec confusion ou troubles de conscience, perturbations des mouvements oculaires et troubles d'équilibre et de la marche. Un manque de **vitamine B6** (**pyridoxine**) entraîne des polyneuropathies périphériques. Un manque de **vitamine B12** se manifeste par une anémie et des troubles de la marche en rapport avec une dégénérescence médullaire.

DIAGNOSTIC

SIGNES CLINIQUES

▶ Signes cliniques d'intoxication aiguë

Haleine qui sent l'alcool, yeux brillants, langue pâteuse, marche ébrieuse, confusion, agitation, désinhibition, troubles de la conscience.

▶ Signes cliniques de sevrage

Tremblement, sueurs, excitation, hallucinations, confusion.

▶ Signes neurologiques d'alcoolisation chronique

Sont souvent associés les signes de polyneuropathie (troubles de la marche, de l'équilibre, de la sensibilité distale) aux signes d'altération cognitive (troubles de mémoire, démence).

EXAMENS COMPLÉMENTAIRES

▶ Biologie

Alcoolémie, NFS, plaquettes, TP, transaminases (ASAT, ALAT), γ-GT, bilirubine, albuminémie, LDH, folates, B12, thiaminémie (B1).

▶ EMG

Signes de polyneuropathie.

TDM/IRM cérébrale

Démence avec atrophie cérébrale.

TRAITEMENT

- Hydratation abondante.
- Vitaminothérapie (**vitamine B1, vitamine B6, vitamine PP**).
- Sédation (benzodiazépines) en cas de syndrome de sevrage.
- Arrêt définitif de l'alcoolisation.

PRONOSTIC

L'arrêt d'alcool doit être définitif. Les symptômes dus aux carences vitaminiques peuvent être réversibles après correction du déficit. Les complications neurologiques comme la polyneuropathie alcoolique ou une démence sévère sont en général irréversible.

Le traitement d'une épilepsie n'est pas possible si l'alcoolisation chronique est poursuivie.

FICHE INFIRMIÈRE

SURVEILLANCE DU TRAITEMENT

SOINS - TRAITEMENT

Prise en charge d'un patient en pré-*delirium tremens* : *cf.* Fiche technique, p. 1108.

EFFICACITÉ DU TRAITEMENT

Score initial

< 8

- Surveillance et réévaluation du score après 6 h.

≥ 8

- *VALIUM* 10 mg/h *per os* pendant 6 h (sauf endormissement).
- *AVLOCARDYL* LP 1 cp./j.

Score à la 6e heure

< 8

- *VALIUM* :
  - 10 mg/6 h pendant 36 h ;
  - puis /8 h pendant 18 h ;
  - puis /12 h pendant 18 h ;
  - puis une fois en 24 h puis arrêt.
- *AVLOCARDYL* LP 1 cp./j pendant 7 j.

≤ 8

- *VALIUM* 10 mg/6 h.
- *AVLOCARDYL* 1 cp./j.

EFFETS INDÉSIRABLES

Surveillance de la conscience. Le but est un patient calmé mais facilement réveillable.

Index de sevrage

	0	1	2	3
Température	< 37,5 °C	37,5-38 °C	38-38,5 °C	> 38,5 °C
Fréquence cardiaque	< 80/min	80-100/min	> 100-120/min	> 120/min
Tremblements	Absents	Uniquement si mains en extension	Spontanément aux membres supérieurs	Généralisés
Conscience	Normale	Ralentie	Somnolent	Stuporeux
Agitation	Absente	Moderée	Importante	Non contrôlable
Sueurs	Absentes	Paumes	Paumes et front	Généralisées
Hallucinations	Absentes	Transitoires, critiquées	Permanentes, critiquées	Non critiquées

Surveillance de la fonction respiratoire (saturation, fréquence respiratoire), car le **diazépam** peut entraîner une détresse respiratoire.

ÉDUCATION ET CONSEILS

Expliquer la maladie :

• Une dépendance alcoolique ne peut pas être guérie sans une aide professionnelle. Il ne faut jamais essayer de faire un sevrage soi-même sans surveillance et prescriptions médicales (risque de complication grave comme crise d'épilepsie, *delirium tremens*).

• Pour diminuer le risque de rechute après un sevrage, il faut aussi rechercher la cause sous-jacente de la dépendance. Ceci nécessite un travail psychologique et/ou psychiatrique approfondi.

• Si l'intoxication alcoolique est poursuivie, elle entraînera des séquelles irréversibles, notamment neurologique et hépatique.

FICHE TECHNIQUE

PRISE EN CHARGE D'UN PATIENT EN PRÉ-*DELIRIUM TREMENS*

- Chambre d'isolement éclairée.
- Hydratation (*per os*, IV ou SC), 3-6 L/j, avec apport calorique (jus de fruits, bouillon).
- **Vitamine B1** (thiamine, *BEVITINE*, ampoule à 100 mg) : 500 mg à 1 g/24 h en IV.
- **Vitamine B6** (*BÉCILAN*, amp. à 250 mg) : 1-2 amp./24 h IM ou IVL.
- **Vitamine PP** (*NICOBION*) : 1 à 2 cp./j.
- **Oméprazole** 40 mg/24 h en IVL (20-30 min).
- *VALIUM* et *AVLOCARDYL* selon l'index de sevrage (*cf.*, p. 1107).

Attention ! À cause du risque de déclencher une encéphalopathie de Wernicke, il ne faut pas mettre une perfusion contenant du glucose avant d'avoir donné de la **vitamine B1**.

FICHE PHARMACOLOGIE

VITAMINOTHÉRAPIE B1 ET B6

Vitamine B1 (ou thiamine)

BÉNERVA					
Traitement d'attaque : 500 à 1 g/j Traitement d'entretien : 250-500 mg/j Inj. IM : même posologie sous surveillance médicale stricte	40 cp. 250 mg 10 amp. 500 mg	HOP HOP			
BÉVITINE					
Idem *BÉNERVA per os* Voie inj. IM seulement	20 cp. 250 mg 5 amp. 100 mg	2,95		NR 65 %	0,59

Propriétés

Bonne absorption digestive sauf en cas de gastrite éthylique concomitante. Élimination urinaire. Les réserves de l'organisme ne permettent de couvrir que 8 j en cas de carence d'apports.

Indications

Béribéri.

Alcoolisme : prévention des états carentiels, polynévrites, encéphalopathie de Gayet-Wernicke.

Proposée à fortes doses dans certains syndromes douloureux d'origine neurologique ou rhumatologique.

Contre-indications

Intolérance connue au produit.

Effets indésirables

Formes injectables : surveillance médicale stricte en raison des risques d'hypotension et exceptionnellement de choc anaphylactique.

Douleurs au point d'injection.

■ **Vitamine B6 (ou pyridoxine)**

BÉCILAN					
Voie orale : 250 mg à 1 g/j IV ou IM : 100 à 750 mg/j	40 cp. 250 mg 5 amp. 250 mg	2,97		NR 65 %	0,59
PYRIDOXINE					
IV ou IM : 250 mg à 1 g/j	100 amp. 250 mg	HOP			
VITAMINE B6 RICHARD					
Per os : 250 à 750 mg/j	20 cp. quadrisec. 250 mg			NR	

Propriétés

Absorption rapide, élimination urinaire.

Indications

Prophylaxie et traitement des états carentiels en **vitamine B6**.

Précautions d'emploi

Risque de choc anaphylactique avec les solutions injectables.

Effets indésirables

Risque de neuropathies sensitives en cas de surdosage (fortes doses > 2 g/j ou traitements prolongés). Réversibles en 6 mois environ après arrêt du traitement.

Interactions médicamenteuses

La **vitamine B6** diminue l'action de la **lévodopa** par stimulation de la dopadécarboxylase périphérique.

NEUROPATHIES PÉRIPHÉRIQUES DIFFUSES

FICHE MALADIE

DÉFINITION

Il s'agit d'une atteinte du système nerveux périphérique (SNP). Le SNP comprend les motoneurones situés dans la corne antérieure de la moelle avec leurs axones jusqu'à la jonction neuromusculaire, ainsi que les fibres sensitives qui quittent la moelle par la racine postérieure. Les nerfs crâniens, à l'exception du premier (nerf olfactif) et du deuxième (nerf optique), font également partie du SNP.

On distingue les polynévrites, les multinévrites et les polyradiculonévrites.

CAUSES ET MÉCANISMES

POLYNÉVRITES

Atteinte diffuse de la fibre nerveuse, le plus souvent axonale, bilatérale et symétrique. L'hypoesthésie (diminution de la sensibilité) est typiquement en chaussettes, en gants puis en tablier abdominal et en calotte sur le cuir chevelu, ce qui traduit une atteinte des fibres les plus longues. Les lésions des fibres de petit calibre se traduisent par des troubles de la sensibilité thermoalgique (à la température ou à la douleur), les fibres de plus gros calibre par des troubles de la sensibilité proprioceptive (sens de position des articulations). Il existe parfois une atteinte neurovégétative (régulation de la fréquence cardiaque, de la pression artérielle, de la température).

Le diabète et l'alcoolisme sont les deux causes les plus fréquentes et représentent 50 % des étiologies.

MULTINÉVRITES

Atteinte successive et asymétrique de plusieurs troncs nerveux.

Sont donc atteints les troncs nerveux périphériques, tels que les nerfs médian, radial, cubital, crural, sciatique, poplité externe ou interne, ou bien les paires crâniennes. L'évolution se fait par poussées.

Les principales étiologies sont la lèpre (cas importés en France), le diabète et les vascularites (telles que la PAN, le Churg et Strauss ou le Wegener, le lupus, la polyarthrite rhumatoïde, la cryoglobulinémie). On peut aussi retrouver le VIH, la maladie de Lyme, la porphyrie, les infiltrations néoplasiques et des maladies familiales plus rares.

POLYRADICULONÉVRITES

Atteinte démyélinisante segmentaire et focale touchant les racines nerveuses, mais aussi les plexus et les troncs nerveux, résultant d'une inflammation dans les zones de contact nerf/sang.

La principale forme est le syndrome de Guillain-Barré (*cf.* Polyradiculonévrite aiguë inflammatoire - Syndrome de Guillain-Barré, p. 1112). Il existe aussi des formes chroniques dont les étiologies sont le VIH, les dysglobulinémies, les néoplasies, les maladies de système, la maladie de Lyme et le lymphome.

DIAGNOSTIC

SIGNES CLINIQUES

Le diagnostic repose sur un examen clinique minutieux pour cartographier les zones hypoesthésiques et en déduire une topographie tronculaire, longueur-dépendante ou autre.

La chronologie est aussi un précieux argument diagnostique.

EXAMENS COMPLÉMENTAIRES

Biologie

Les examens recherchent la cause, orientés par l'interrogatoire et le contexte clinique.

Sont systématiques ou presque : glycémie et HbA1C, bilan hépatique, sérologies hépatites B, C et VIH, électrophorèse des protéines plasmatiques, dosage folates et vitamine B12, recherche de cryoglobulinémie, T4 et TSH.

Électromyogramme

Il permet de préciser la sévérité de l'atteinte, si celle-ci est axonale ou démyélinisante.

Ponction lombaire

Elle est parfois réalisée dans le bilan étiologique.

Biopsie neuromusculaire

Elle est réalisée sous anesthésie locale dans le territoire du nerf sciatique poplité externe ou du musculocutané le plus souvent. Cela consiste en un prélèvement d'un échantillon de nerf et de muscle, si possible dans un territoire atteint, pour pouvoir réaliser un diagnostic histologique.

TRAITEMENT

Il faut en premier lieu traiter la cause : arrêter l'intoxication alcoolique, mieux équilibrer le diabète... pour ralentir l'évolution de l'atteinte neurologique. Pour les atteintes dans le cadre de vascularites, on proposera des traitements lourds type **immunosuppresseurs** ou des **immunoglobulines IV**.

Il y a parfois des douleurs neurogènes associées que l'on peut traiter par des antalgiques classiques, mais plus efficacement par des antalgiques de la famille des **antidépresseurs** ou des **antiépileptiques** : **benzodiazépine** (*RIVOTRIL*), **tricyclique** (*ANAFRANIL*), **carbamazépine** (*TÉGRÉTOL*) ou *NEURONTIN*.

PRONOSTIC

Il est fonction de l'étiologie.

La récupération n'est pas toujours possible ; sinon, elle peut se faire sur plusieurs mois.

FICHE INFIRMIÈRE

EXAMENS

Biopsie neuromusculaire :

- Après une biopsie au tiers inférieur de la jambe, le membre est surélevé et l'appui est évité pendant 24 h à 48 h pour éviter l'œdème.
- Le pansement est refait le lendemain, puis surveillance quotidienne de la cicatrice ; les fils sont enlevés au 8e jour.
- Le patient est informé de la possibilité de fourmillements et d'anesthésie en aval de la biopsie ; ces signes peuvent régresser mais pas toujours.

SURVEILLANCE DU TRAITEMENT

Les douleurs neurogènes sont souvent des douleurs chroniques et l'efficacité et la tolérance des traitements doivent être évaluées le plus « objectivement » possible pour éviter une escalade thérapeutique potentiellement dangereuse (*cf.* Fiche technique, p. 1111).

Le traitement préventif de la douleur est parfois plus efficace et il faut savoir traiter précocement pour ne pas laisser la douleur s'installer. L'appréhension anxieuse rend l'évaluation ensuite très difficile.

Les antalgiques centraux créent souvent une somnolence ; ils sont donnés de manière très progressive selon la tolérance du patient en commençant le soir, par exemple pour le *RIVOTRIL*.

ÉDUCATION ET CONSEILS

Encourager au bon équilibre du diabète et au maintien du sevrage alcoolique.

FICHE TECHNIQUE

ÉVALUATION DE LA DOULEUR

Il existe plusieurs moyens d'évaluer la douleur :

- Les propos du patient mais aussi ses mimiques du visage lors des soins, de la toilette et des manipulations sont de précieux indicateurs. Bien sûr, ces éléments sont très subjectifs.
- L'échelle visuelle analogique permet de chiffrer entre zéro et 10 ou zéro et 100 l'intensité de la douleur. Le patient situe, sur une ligne non graduée, à quel niveau il évalue sa douleur entre le visage souriant (absence totale de douleur) et le visage grimaçant (douleur maximale ressentie par le passé ou imaginable), l'infirmière reporte le chiffre correspondant au verso de la réglette prévue à cet effet.
- Dans la même idée, le patient peut lui-même chiffrer sa douleur entre 0 et 10 ou 0 et 100 selon les mêmes définitions.

Il est aussi important de noter si la douleur est plus diurne ou nocturne, afin de mieux répartir les antalgiques sur 24 h.

POLYRADICULONÉVRITE AIGUË INFLAMMATOIRE - SYNDROME DE GUILLAIN-BARRÉ

FICHE MALADIE

DÉFINITION

Le syndrome de Guillain-Barré est une polyradiculonévrite aiguë. Elle touche les racines des nerfs, les plexus ou les troncs nerveux et même les paires crâniennes et les fibres végétatives, par disparition des gaines de myéline qui permettent la bonne conduction de l'influx nerveux.

Le déficit s'installe en quelques semaines (phase d'extension), puis on observe une stabilité des lésions neurologiques (phase de plateau) et, enfin, une phase de récupération sur plusieurs semaines voire plusieurs mois.

Le pronostic vital est mis en jeu par l'atteinte respiratoire et par les troubles dysautonomiques pouvant donner des troubles de la pression artérielle et du rythme cardiaque avec éventuel arrêt cardiaque. Ces patients sont donc souvent hospitalisés à proximité d'une réanimation.

CAUSES ET MÉCANISMES

La physiopathologie est mal connue. Il s'agit probablement d'un trouble dysimmunitaire. Dans 40 % des cas, on retrouve une infection virale, une diarrhée, une vaccination dans les semaines précédentes.

Tous les âges de la vie sont touchés, même les enfants. L'incidence est de 1,5 pour 100 000 habitants.

DIAGNOSTIC

SIGNES CLINIQUES

L'examen clinique retrouve une abolition des réflexes ostéotendineux et le déficit sensitivo-moteur.

Il recherche une atteinte respiratoire (nécessité de ventilation assistée), des troubles de la déglutition (pose de sonde naso-gastrique) et des troubles neurovégétatifs.

EXAMENS COMPLÉMENTAIRES

• Bilan biologique standard : l'hyponatrémie est fréquente.

• Ponction lombaire : elle retrouve une dissociation albuminocytologique (augmentation de la protéinorachie avec absence de réaction cellulaire).

• Électromyogramme : il confirme l'atteinte démyélinisante avec ralentissement des vitesses de conduction nerveuse et blocs de conduction.

TRAITEMENT

Il existe deux types de traitement à visée étiologique :

• Plasmaphérèse : 4 à 6 échanges selon la gravité, à la fréquence d'un par 48 h, qui « épure » les immunoglobulines du patient.

• Veinoglobulines : ces immunoglobulines extérieures « modulent » celles du patient.

Ces deux thérapeutiques sont mises en place durant la phase d'extension. Elles limitent l'extension de la paralysie, raccourcissent la phase de plateau et accélèrent la reprise de la marche.

Des traitements symptomatiques sont associés tels que des HBPM préventives, des protecteurs gastriques.

PRONOSTIC

À la phase d'extension, il existe un risque de décès. La récupération est longue mais souvent complète ; elle correspond à la repousse des gaines de myéline. Les patients nécessitent régulièrement une prise en charge en rééducation au décours.

FICHE INFIRMIÈRE

EXAMENS

L'électromyogramme permet d'explorer le fonctionnement du système nerveux périphérique, de la jonction neuromusculaire et du muscle. Cet examen ne présente pas de contre-indication. Il faut informer le patient au préalable de l'utilisation de stimulations électriques désagréables voire douloureuses. La durée de l'examen est de 20 min à 40 min ; il peut parfois être réalisé au lit.

La ponction lombaire est réalisée par le médecin, aidé par l'infirmière (*cf.* Fiche technique, *chapitre* Méningite, p. 1021).

SURVEILLANCE DU TRAITEMENT

SOINS - TRAITEMENT

Dans les formes peu sévères, le patient est hospitalisé en structure non réanimatoire.

La surveillance est rapprochée :

- déglutition avant chaque repas (*cf.* Fiche technique, p. 1113) ;
- fréquence respiratoire 3 fois/j ;
- surveillance cutanée.

Dans les formes graves, le patient est transféré en structure de soins intensifs avec mise en place d'un scope, d'une sonde nasogastrique, d'une sonde urinaire et, si besoin, d'une ventilation assistée.

Il faut rester en alerte car la mobilisation des patients dysautonomiques peut entraîner des déséquilibres tensionnels ou des arrêts cardiaques. Les retournements lors de la toilette, par exemple, sont des gestes à surveiller.

EFFICACITÉ DU TRAITEMENT

Le traitement est habituellement efficace en quelques jours. Il est toujours difficile de dire pour un patient donné si la stabilisation neurologique est due au traitement ou s'il s'agit de l'évolution spontanée.

Elle s'évalue sur le testing musculaire, la déglutition et l'efficacité de la fonction respiratoire. Cette amélioration peut être subjective pour le patient et l'IDE, confirmée par les médecins.

EFFETS INDÉSIRABLES

La perfusion d'immunoglobulines polyvalentes peut provoquer une réaction méningée, des frissons, de la fièvre ou des phénomènes allergiques. Tous ces événements devront être signalés rapidement au médecin.

ÉDUCATION ET CONSEILS

Il existe parfois des récidives, le patient doit apprendre à signaler tout élément neurologique nouveau.

Les troubles de la sensibilité profonde sont fréquents et méconnus des patients. Ils occasionnent des chutes, surtout la nuit quand le patient n'a plus de repères visuels. L'en informer et mettre à disposition l'urinal ou le bassin. On peut aussi lui proposer d'être accompagné pour aller aux toilettes si la déambulation est possible.

FICHE TECHNIQUE

PRISE EN CHARGE DES TROUBLES DE LA DÉGLUTITION

Les troubles de la déglutition peuvent provoquer des fausses routes, avec éventuellement désaturation, et des pneumopathies d'inhalation. La prévention est donc primordiale :

- Veiller à la bonne installation du patient assis ou au moins semi-assis. La tête est en discrète flexion, dans l'axe du tronc.
- En cas de suspicion de fausses routes, on débutera l'alimentation par de l'eau gélifiée puis par des yaourts, crèmes et compotes. L'eau gazeuse réfrigérée est un bon intermédiaire car la stimulation des bulles et du froid facilite les réflexes de déglutition. L'eau plate est ensuite proposée avec prudence.
- En cas de fausse route, interrompre immédiatement l'alimentation.

▶

- L'utilisation de pailles ou de verre type « canard » facilite souvent l'autonomie du patient pour boire seul ; mais les lèvres sont mal placées pour le premier temps buccal de la déglutition et cela peut créer des fausses routes, d'autant que le patient a souvent la tête contorsionnée.
- Attention ! Le bol de café au lait du petit déjeuner réunit toutes les difficultés de la déglutition (patient souvent moins bien installé au réveil et moins attentif, consistance liquide, sans bulles et tiède).

Si les troubles de déglutition persistent, on proposera une sonde naso-gastrique d'alimentation passée chez un patient semi-assis, voire une gastrostomie sur du plus long terme. S'il existe des fausses routes et pneumopathies d'inhalation à la salive, on peut mettre en place une trachéotomie avec ballonnet à basse pression pour protéger les voies respiratoires. Ces décisions sont prises médicalement après réflexion.

FICHE PHARMACOLOGIE

IMMUNOGLOBULINES POLYVALENTES

Immunoglobulines polyvalentes

TÉGÉLINE					
Dans la polyradiculonévrite aiguë : 0,4 g/kg/j pendant 5 j en IV lente ou 1 g/kg/j pendant 2 j en IV lente	1 fl. 0,5 g/10 mL 1 fl. 2,5 g/50 mL 1 fl. 5 g/100 mL 1 fl. 10 g/200 mL	HOP HOP HOP HOP	I I I I		

Immunoglobulines humaines polyvalentes, pour administration extravasculaire

HIZENTRA					
Voie SC Posologie d'attaque : 0,2-0,5 g/kg/j Posologie cumulée : 0,4-0,8 g/kg/mois	1 fl. 1 g/5 mL (200 mg/mL) 1 fl. 2 g/10 mL (200 mg/mL) 1 fl. 4 g/20 mL (200 mg/mL) 1 fl. 10 g/50 mL (200 mg/mL)	HOP HOP HOP HOP	I I I I	100 % 100 % 100 % 100 %	

Propriétés

Immunoglobulines polyvalentes d'origine humaine. Demi-vie d'environ 30 j, variable selon le statut immunitaire du receveur.

Conditions de prescription et de délivrance particulières. Réservées aux hôpitaux.

Indications

Traitement substitutif des déficits immunitaires primitifs ou secondaires (myélome, leucémie lymphoïde chronique).

Allogreffe de cellules souches hématopoïétiques et transplantation d'organe.

Traitement modulateur des maladies auto-immunes et systémiques : purpura thrombopénique idiopathique, maladie de Kawasaki.

Polyradiculonévrite chronique.

Infections bactériennes récidivantes chez l'enfant infecté par le VIH.

Contre-indications

Hypersensibilité aux immunoglobulines homologues (notamment patient ayant un déficit en IgA avec anticorps anti-IgA).

HIZENTRA est contre-indiqué en cas d'hyperprolinémie.

Précautions d'emploi

TÉGÉLINE : voie intraveineuse stricte.

Débit initial de 1 mL/kg/h pendant 30 min. Puis augmentation jusqu'à 4 mL/kg/h maximum.

Effets indésirables

Élévation de la créatinine, insuffisance rénale aiguë.

Réaction méningée aseptique.

Frissons, hyperthermie, céphalées, nausées, vomissements, allergie, arthalgies modérées.

Rarement : hypotension, choc anaphylactique.

> Le risque de transmission d'agents infectieux connus ou inconnus est faible mais persiste malgré :
> • des contrôles stricts effectués lors de la sélection des dons (interrogatoire des donneurs, tests de dépistage VIH, VHB et VHC),
> • les procédés d'extraction comportant des étapes d'élimination ou d'inactivation virale (notamment contre VIH, VHB et VHC). Certains virus non enveloppés y sont cependant résistants.

Interactions médicamenteuses

Elles entravent l'efficacité des vaccins vivants atténués (attendre au moins 6 sem.).

SCLÉROSE AMYOTROPHIQUE LATÉRALE (MALADIE DE CHARCOT)

FICHE MALADIE

DÉFINITION

La sclérose amyotrophique latérale (SLA) est une maladie dégénérative du système nerveux moteur qui touche les cellules nerveuses (neurones) situées dans le cortex cérébral frontal (premier motoneurone) et dans le tronc cérébral et la corne antérieur de la moelle (deuxième motoneurone).

La sclérose latérale primitive est une variante rare de la SLA qui touche essentiellement le premier motoneurone.

CAUSES ET MÉCANISMES

Plus de 90 % des patients présentent des formes sporadiques sans étiologie retrouvée.

Les rares formes héréditaires peuvent être autosomiques dominantes ou autosomiques récessives.

Chez deux tiers des patients, la maladie débute vers l'âge de 55 ans par une faiblesse au niveau des pieds et des mains. Chez un tiers des patients, la maladie commence plus tard vers l'âge de 65 ans par des difficultés pour parler et pour avaler dues à une atteinte des derniers nerfs crâniens (syndrome bulbaire).

Les deux formes se complètent progressivement, atteignant les quatre membres, la parole, la déglutition et la respiration.

DIAGNOSTIC

Selon les critères de la Fédération mondiale de neurologie, le diagnostic de SLA repose sur des signes lésionnels du premier et du deuxième motoneurone dans la région bulbaire (territoire des derniers nerfs crâniens), cervicale, thoracique et lombaire. Le diagnostic est probable si le premier et le deuxième motoneurone sont touchés dans 2 des 4 régions. Il est sûr si les lésions touchent au moins 3 des 4 régions.

Le diagnostic de l'atteinte neuronale peut se faire cliniquement et avec l'aide de l'EMG.

SIGNES CLINIQUES

Cliniquement, l'atteinte du premier motoneurone se traduit par une faiblesse musculaire (parésie) et une augmentation du tonus musculaire à type de spasticité. L'atteinte du deuxième motoneurone peut entraîner une faiblesse, des fasciculations (activité musculaire spontanée visible n'entraînant pas de mouvement, les muscles « bougent tous seuls »), des crampes et éventuellement une atrophie musculaire.

EXAMENS COMPLÉMENTAIRES

L'EMG peut montrer les signes d'atteinte neuronale même dans les régions encore asymptomatiques.

Des tests génétiques sont disponibles pour quelques-unes des rares formes héréditaires.

TRAITEMENT

Le *RILUTEK* (**riluzol**), un antiglutamate non spécifique, ralentit l'évolution de la maladie avec une efficacité d'autant plus importante qu'il est introduit précocement.

Un traitement symptomatique par une rééducation individuelle et une prise en charge adaptée du handicap est important pour assurer une meilleure qualité de vie.

Les patients présentent souvent une constipation qui doit être traitée régulièrement par des laxatifs.

Les patients avec troubles de la déglutition et perte de poids peuvent bénéficier d'une gastrostomie.

L'insuffisance respiratoire peut être traitée par oxygénothérapie à domicile. Dans les stades plus avancés, compte tenu du mauvais pronostic, il faut éviter une intubation en cas d'aggravation respiratoire.

PRONOSTIC

La moitié des patients décède dans les 3 années qui suivent le diagnostic. Après 6 ans, seulement un tiers des patients est encore en vie. Seul un quart des patients vit plus de 10 ans avec la maladie.

La plupart des patients décèdent suite à des problèmes respiratoires, soit par mort subite, soit par insuffisance respiratoire progressive, compliquée de surinfections pulmonaires.

FICHE INFIRMIÈRE

SURVEILLANCE DU TRAITEMENT

EFFICACITÉ DU TRAITEMENT

La posologie du *RILUTEK* est de 1 cp. toutes les 12 h. Ce traitement ralentit l'évolution de la maladie d'environ 30 %, tous les patients étant répondeurs, sans facteur prédictif.

EFFETS INDÉSIRABLES

Le plus fréquemment, on observe des nausées, des vomissements ou une asthénie. Plus rarement, on retrouve une élévation des transaminases hépatiques (contrôle du bilan hépatique tous les mois pendant les 3 premiers mois du traitement, puis tous les 3 mois) ou une neutropénie (contrôle de la NFS en cas de fièvre).

Les réactions allergiques sont très rares.

> L'incidence de la SLA est estimée à environ 0,43 nouveaux cas par an pour 100 000 personnes et sa prévalence entre 1,2 et 1,4 pour 100 000 personnes.

ÉDUCATION ET CONSEILS

Il faut établir une relation de confiance avec le patient. Les patients connaissent en général très bien leur maladie, son évolution et le pronostic, et il ne faut pas essayer de leur dissimuler la vérité. Toutefois, il ne faut pas oublier de souligner les points positifs, notamment le fait que 20 % des SLA restent stables pendant des années, et que le traitement par *RILUTEK* ralentit l'évolution de la maladie.

FICHE PHARMACOLOGIE

INHIBITEUR GLUTAMATERGIQUE

■ Riluzole

RILUTEK					
1 cp. x 2/j	56 cp. 50 mg	286,89	I	65 %	5,12

Propriétés

Mécanisme d'action incertain : le **riluzole** agirait par inhibition glutamatergique.
Absorption rapide, liaison aux protéines plasmatiques (97 %), demi-vie de 9 à 15 h, élimination essentiellement urinaire.

Indications

Sclérose latérale amyotrophique.

Contre-indications

Allergie.
Maladie hépatique ou transaminases > 3N avant la mise en route du traitement.
Grossesse et allaitement.

Précautions d'emploi

Utilisation prudente en cas d'atteinte hépatique. Contrôle des transaminases avant la mise en route du traitement, tous les mois pendant 3 mois puis tous les 3 mois. Arrêt du traitement si transaminases > 5N.
Contrôle de l'hémogramme si syndrome fébrile à la recherche d'une neutropénie.
Pas d'étude réalisée chez l'enfant.

Effets indésirables

Les plus fréquents sont l'asthénie, les nausées, l'élévation habituellement transitoire des transaminases (arrêt du traitement si ALAT > 5N).
Moins fréquents : douleurs abdominales, vomissements, tachycardie, somnolence.
Neutropénie rare mais pouvant être sévère.

> Prescription initiale par un neurologue hospitalier, puis renouvellement possible par tout médecin.

MYOPATHIES

FICHE MALADIE

DÉFINITION

La myopathie est une pathologie touchant le muscle. Elle se traduit par un déficit moteur (perte de force musculaire) et parfois aussi par des douleurs musculaires.

CAUSES ET MÉCANISMES

Il existe deux grands groupes de myopathies : les myopathies héréditaires et les myopathies acquises.

MYOPATHIES HÉRÉDITAIRES

Parmi les myopathies héréditaires, la plus connue et la plus fréquente est la myopathie de Duchenne, ou dystrophie musculaire de Duchenne. Elle atteint 1 garçon sur 3 000 à 5 000 naissances masculines. Elle est liée à une mutation du gène d'une protéine du cytosquelette du muscle. Les premiers signes apparaissent vers 2/3 ans, avec un retard de la marche et des chutes fréquentes, puis une scoliose et un état grabataire vers 10 ans ; les troubles cardiorespiratoires entraînent un décès souvent vers 20 ans.
D'autres myopathies héréditaires ont un pronostic plus variable : maladie de Steinert, myopathie facio-scapulo-humérale, myopathie des ceintures, myopathie oculaire...

MYOPATHIES ACQUISES

Parmi les myopathies acquises, les étiologies sont diverses :

- Certaines endocrinopathies, comme le syndrome de Cushing (hypercortisonisme), l'hypo- et l'hyperthyroïdie, peuvent au sein d'autres symptômes créer un déficit musculaire.
- Les toxiques, comme l'alcool ou les amphétamines, et quelques médicaments comme les corticoïdes, l'AZT, les fibrates et la colchicine sont aussi en cause.
- Les polymyosites sont des affections inflammatoires rares mais graves d'origine auto-immune. Il existe très souvent des douleurs musculaires, une altération de l'état général et un syndrome inflammatoire biologique. Dans les dermato-polymyosites, il existe aussi des lésions cutanées.

DIAGNOSTIC

SIGNES CLINIQUES

On cherche tout d'abord à confirmer la myopathie par l'examen clinique.

En plus de la perte de force musculaire, le diaphragme, le cœur, la sphère ORL étant aussi des muscles, il peut s'y associer des troubles respiratoires, cardiaques et de déglutition, qui font toute la sévérité de certaines myopathies.

EXAMENS COMPLÉMENTAIRES

- Dosage des CPK (enzymes musculaires). Leur augmentation sanguine témoigne de la destruction musculaire.
- Électromyogramme qui montre un tracé trop riche pour l'effort fourni et élimine une atteinte du nerf.

Puis, les examens recherchent l'étiologie de la myopathie :

- bilan T4, TSH, cortisol pour éliminer une endocrinopathie ;
- syndrome inflammatoire avec NFS et CRP ;
- des dosages d'auto-anticorps comme les anticorps antinucléaires ou, plus spécifiquement, JO1. Des recherches génétiques seront demandées selon le contexte ;
- la biopsie musculaire, qui permet de préciser le diagnostic des myopathies inflammatoires.

La myoglobinurie est un déchet de la destruction du muscle. Son accumulation dans le sang peut abîmer les reins. Son dosage est donc recommandé pour prévoir une hyperhydratation si nécessaire.

TRAITEMENT

Pour les formes héréditaires, il n'existe malheureusement pas de traitement spécifique. On propose souvent une prise en charge en kinésithérapie, surtout lorsque l'atteinte respiratoire s'installe. Une ventilation assistée, avec ou sans trachéotomie, permet de suppléer un temps au déficit des muscles respiratoires ; elle peut être organisée au domicile. Les antibiotiques sont souvent nécessaires pour les infections intercurrentes. Un corset de type Garchois permet d'accompagner la croissance du rachis pour opérer d'une scoliose le plus tard possible et dans les meilleures conditions. Pour maintenir l'autonomie des enfants, il existe de nombreuses aides techniques comme le fauteuil roulant électrique ou les mini joysticks permettant l'accès à l'informatique et à la scolarité pendant le plus longtemps possible. Cette prise en charge spécialisée se fait au sein d'une équipe pluridisciplinaire. Un conseil génétique doit être proposé aux femmes transmettrices.

Pour les myopathies acquises liées à un toxique, un médicament ou une endocrinopathie, il convient d'en supprimer la cause.

Les myosites et dermatomyosites sont traitées par corticoïdes en première intention. En cas d'échec, des traitements plus lourds comme le **méthotrexate**, l'*IMUREL* voire des échanges plasmatiques ou des immunoglobulines polyvalentes, peuvent être proposés.

PRONOSTIC

Il dépend de la cause.

Pour les myosites inflammatoires, la mortalité survient dans 70 % des cas en l'absence de traitement. Le risque est lié à la récidive et aux rétractions musculotendineuses installées qui grèvent le pronostic fonctionnel.

FICHE INFIRMIÈRE

EXAMENS

L'électromyogramme se fait à partir de petites électrodes que le médecin pique directement dans le muscle. Cet examen peut être douloureux : le patient doit en être averti. Pour les enfants, on pourra appliquer de l'*EMLA* au préalable.

La biopsie musculaire est réalisée sous anesthésie locale dans un muscle déficitaire pour apporter le plus d'informations au diagnostic (*cf.* Fiche technique, p. 1119).

SURVEILLANCE DU TRAITEMENT

SOINS - TRAITEMENT

Les corticoïdes peuvent être administrés par bolus IV mais le plus souvent, le relais est *per os*.

Si possible, le traitement est administré le matin pour éviter les troubles du sommeil.

On peut proposer des antalgiques spécifiquement pour les séances de kinésithérapie.

EFFICACITÉ DU TRAITEMENT

- Diminution des douleurs mesurées sur l'échelle visuelle analogique.
- Diminution du déficit musculaire. On peut par exemple observer une reprise des transferts du lit au fauteuil et de la marche. La reprise des sauts et de la course est souvent plus longue.
- Le médecin et le kinésithérapeute veilleront à l'absence de rétraction musculotendineuse.

EFFETS INDÉSIRABLES

Les effets indésirables sont ceux de la corticothérapie à haute dose et au long cours (*cf.* Corticothérapie par voie générale, *spécialité* Rhumatologie). On surveillera le poids, la pression artérielle et l'ionogramme sanguin (glycémie, kaliémie).

En cas de traitement immunosuppresseur, le suivi biologique est rapproché et on surveille la fièvre quotidiennement.

ÉDUCATION ET CONSEILS

Pour les myopathies héréditaires, le pronostic péjoratif justifie un soutien psychologique de l'enfant et de sa famille. L'écoute de l'équipe soignante a un rôle important. Les parents sont souvent très impliqués dans la prise en charge de leur enfant et assurent les soins de la vie quotidienne lorsque les enfants sont grabataires. L'infirmière peut leur faire partager ses connaissances sur les techniques de manipulations de l'enfant, l'installation au lit, puis sur des soins plus spécifiques comme la mise en place de la ventilation assistée, le nettoyage de la chemise interne de la trachéotomie. Il convient de garder les habitudes de l'enfant si celui-ci est ponctuellement hospitalisé et de privilégier la relation qu'il a avec ses parents.

Les associations de myopathes sont très médiatisées via le Téléthon, il faut cependant parfois informer les familles de leur existence.

Pour les myopathies acquises, le patient doit apprendre à signaler une rechute éventuelle.

Des exercices d'auto-étirements sont souvent enseignés par les kinésithérapeutes.

L'observance du traitement et du régime associé est à encourager.

FICHE TECHNIQUE

BIOPSIE MUSCULAIRE

Cette biopsie consiste à prélever un fragment musculaire pour l'étudier secondairement en anatomopathologie afin de préciser un diagnostic.

Elle est réalisée au bloc opératoire ou stérilement au lit du patient.

La zone prélevée est choisie en fonction de l'atteinte clinique, dans une zone déficitaire et accessible. On prélève souvent au niveau du deltoïde (épaule) ou du court péronier latéral si une biopsie du nerf est associée.

Une anesthésie locale à la *XYLOCAÏNE* est réalisée ; on pratique ensuite une incision linéaire sur quelques centimètres. Le fragment musculaire est isolé et sera analysé secondairement. On s'assure ensuite d'une bonne hémostase locale et la plaie opératoire est suturée.
Le pansement de la plaie opératoire est surveillé et refait quotidiennement. Si la cicatrisation est satisfaisante, les fils sont retirés à J8.
Le patient ne ressent pas de paresthésies dans une biopsie musculaire isolée car le nerf est épargné.

MYASTHÉNIE

FICHE MALADIE

DÉFINITION

La myasthénie proprement dite (*myasthenia gravis*) est une maladie auto-immune rare qui peut entraîner une faiblesse musculaire fluctuante de tous les muscles du corps.

Il y a d'autres syndromes myasthéniques qui sont dus à des toxiques (par exemple, botulisme) ou associés à des tumeurs (paranéoplasiques, par exemple le syndrome de Lambert-Eaton, souvent en rapport avec un cancer pulmonaire).

CAUSES ET MÉCANISMES

Dans la myasthénie, les patients fabriquent des auto-anticorps qui sont dirigés contre une structure musculaire, dénommée la jonction neuromusculaire, empêchant ainsi la transmission du signal nerveux aux muscles. Ceci entraîne une fatigabilité anormale des muscles touchés. Les symptômes sont typiquement fluctuants et varient en fonction de l'activité musculaire. À cause de l'activité physique pendant la journée, les symptômes sont souvent plus marqués le soir, tandis que les patients vont mieux le matin au réveil.

La production des auto-anticorps est souvent en rapport avec des anomalies du thymus : trois quarts des patients présentent une hyperplasie du thymus ou un thymome (tumeur du thymus, en général bénigne). Comme la plupart des maladies auto-immunes, la myasthénie est plus fréquente chez la femme.

On distingue une forme généralisée qui touche tous les muscles du corps et une forme oculaire qui touche uniquement les muscles des yeux.

L'atteinte oculaire se traduit par un ptosis uni-ou bilatéral et/ou une diplopie.

Dans les formes généralisées, les muscles de l'épaule, de la nuque et de la hanche sont fréquemment touchés. L'atteinte des muscles du larynx et du pharynx provoque une dysarthrie et des troubles de déglutition. Dans les formes graves, il y a aussi une atteinte des muscles respiratoires.

L'importance des symptômes peut varier dans le temps. Une aggravation sévère et progressive en quelques jours est dénommée crise myasthénique. Elle survient souvent pendant les premières années de la maladie et nécessite une hospitalisation en réanimation.

DIAGNOSTIC

SIGNES CLINIQUES

La faiblesse musculaire varie pendant la journée en fonction de l'activité du muscle. Typiquement, les symptômes sont absents ou moins importants au réveil et s'aggravent au cours de la journée.

Des signes oculaires (diplopie, ptosis) sont fréquemment présents.

EXAMENS COMPLÉMENTAIRES

Les anticorps anti-RAC (anti-récepteur de l'acétylcholine) sont presque toujours élevés dans les formes généralisées, mais seulement dans 60 % des formes oculaires. Les anticorps anti-Musk sont positifs dans la moitié des myasthénies séronégatives (sans présence d'anticorps anti-RAC).

L'électromyogramme montre des anomalies spécifiques d'atteinte neuromusculaire (« décrément »).

Une TDM thoracique est réalisée à la recherche d'un thymome.

TRAITEMENT

MÉDICAMENTS

▶ Traitement anticholinestérasique

Il existe deux molécules différentes :

- **pyridostigmine** (*MESTINON*) ;
- **ambénonium** (*MYTELASE*).

▶ Traitement immunosuppresseur

Si le traitement anticholinestérasique est insuffisant :

- Corticoïdes (premier choix) : par exemple *CORTANCYL* 1 mg/kg.
- Autres immunosuppresseurs : si les corticoïdes sont insuffisants ; par exemple, *ENDOXAN*, *IMUREL*.

▶ Immunoglobulines IV, plasmaphérèse

En cas de crise myasthénique.

TRAITEMENT CHIRURGICAL

Une thymectomie systématique est réalisée si âge < 60 ans ou en présence d'un thymome.

PRONOSTIC

La plupart des patients traités mènent une vie normale, mais il ne faut jamais oublier qu'une aggravation en forme de crise myasthénique est possible même après de nombreuses années.

Quarante pour cent des patients qui ne présentent que des signes oculaires au début de la maladie vont développer une myasthénie généralisée aux cours des 2 ans à venir. Pour les autres, une généralisation est peu probable après 4 ans d'évolution.

Pendant la grossesse, la maladie s'aggrave chez 20 % des patientes. Chez 40 %, il y a plutôt une amélioration ; 40 % ne présentent pas de modification de leurs symptômes.

FICHE INFIRMIÈRE

EXAMENS

- Les anticorps anti-RAC (anti-récepteur de l'acétylcholine) sont dosés de façon systématique.
- Les anticorps anti-Musk sont dosés si les anti-RAC sont négatifs.

SURVEILLANCE DU TRAITEMENT

EFFICACITÉ DU TRAITEMENT

Cliniquement, amélioration de la fatigabilité musculaire, des éventuels troubles de vision et de déglutition.

Pour évaluer la capacité respiratoire, on demande au patient d'inspirer profondément puis de compter le plus longtemps possible sans respirer. Le chiffre atteint servira de référence pour les contrôles ultérieurs.

EFFETS INDÉSIRABLES

Ce sont ceux du traitement anti-acétylcholinestérase : crampes abdominales, nausées, vomissements, diarrhée, hypersalivation, augmentation de la sécrétion lacrymale et bronchique, crampes, fasciculation, risque de troubles de déglutition et de respiration.

ÉDUCATION ET CONSEILS

EXPLIQUER LE TRAITEMENT

Expliquer au patient les effets indésirables du traitement qui peuvent aussi être des signes de surdosage.

EXPLIQUER LA MALADIE ET SES RISQUES

La complication la plus redoutée de la myasthénie est la crise myasthénique. Elle peut être mortelle à cause de l'atteinte des muscles respiratoires. Les symptômes s'installent en général en quelques jours. Il faut prévenir le ▶

patient qu'une crise myasthénique peut survenir à n'importe quel moment de la maladie, mais surtout pendant les premières années. Le patient doit consulter en urgence dès l'observation d'une aggravation de ses symptômes.

Un patient qui présente des troubles de déglutition est à grand risque de faire une pneumopathie d'inhalation, autre complication grave de la myasthénie. Les troubles de déglutition se voient surtout avec le liquide. Au moindre doute (par exemple, un patient qui tousse après avoir bu de l'eau), il faut interdire toutes les boissons. En cas de doute, on peut faire un test de déglutition, par exemple avec de l'eau gélifiée, pour évaluer la déglutition.

MÉDICAMENTS CONTRE-INDIQUÉS

Donner une liste au patient avec les médicaments contre-indiqués. L'éduquer à prévenir toujours le médecin de sa maladie lors d'une consultation ou d'une prescription de médicaments.

FICHE TECHNIQUE

TEST AU GLAÇON

La faiblesse musculaire peut être réversible dans la myasthénie après application de froid sur un muscle :

- Emballer un glaçon dans un gant de toilette ou dans un torchon puis mettre le tout dans un sac en plastique.
- Appliquer le glaçon ainsi préparé sur une paupière en ptosis pendant 5 min.

Le test est positif si on constate immédiatement après un relèvement de la paupière.

FICHE TECHNIQUE

TEST AU *TENSILON*

Avant le test :

- Réaliser un ECG à la recherche des troubles de rythme ou de conduction.
- S'assurer que le chariot d'urgence avec masque et ballon est disponible, si jamais il faut ventiler le patient.
- Se laver les mains avant toute manipulation de matériel.
- Préparer une seringue de 10 mL avec 9 mL de sérum physiologique (NaCl 0,9 %) et une ampoule de *TENSILON* (1 mL, 10 mg).
- Préparer une seringue avec une ampoule d'**atropine** (1 mg, ampoule de 1 mL).

Le test doit être réalisé en présence d'un médecin :

- Injecter 2 mL de la solution de *TENSILON* en IVL (15-30 s).
- Attendre 45 s.
- Si absence d'amélioration des symptômes et bonne tolérance : injecter le reste de la dose en IVL (60 s).

L'effet sur la myasthénie doit être visible en moins d'une minute (par exemple, relèvement de paupière, disparition d'une diplopie). L'effet persistera pendant quelques minutes (mais pas plus de 5 min).

Effets indésirables : nausées, vomissements, diarrhées, crampes abdominales, crampes musculaires, hypersalivation, transpiration, hypotension, bradycardie, laryngospasme, dysphagie, augmentation de la sécrétion bronchique, bronchospasme.

L'antidote en cas de réactions graves est l'**atropine** en SC ou en IV.

Médicaments contre-indiqués ou à utiliser avec précaution dans la myasthénie

CONTRE-INDICATION ABSOLUE	À UTILISER AVEC PRÉCAUTION
En anesthésie : curares sauf l'**atracurium** (*TRACRIUM*) *Benzodiazépines* : **midazolam** (*HYPNOVEL*) *Anesthésiques généraux* : **halothane** (*FLUOTHANE*) *Myorelaxants et antispastiques* : **dantrolène** (*DANTRIUM*), **baclofène** (*LIORÉSAL*), **chlorproéthazine** (*NEURIPLÈGE*) *Antibiotiques* : aminosides, tétracyclines injectables et **colistine** (*COLIMYCINE*) *Sels de magnésium* : *DELBIASE, EFIMAG, IONIMAG, MAGNÉ B6, MAG 2*, etc. *Dérivés de la quinine* : **quinine** (*QUININE, QUINIMAX, HEXAQUINE, QUINIFORME*) ; **quinidine** (*CARDIOQUINE, LONGACOR, QUINIDURULE*), etc. ; **hydroquinidine** (*SÉRÉCOR*) *Médicaments sulfhydrés* : **D-pénicillamine** (*TROLOVOL*), **tiopronine** (*ACADIONE*)	*Benzodiazépines* : **alprazolam** (*XANAX*), **bromazépam** (*LEXOMIL*), **chlordiazépoxyde** (*LIBRIUM*), **clobazam** (*URBANYL*), **clonazépam** (*RIVOTRIL*), **clorazépatedipotassique** (*TRANXÈNE*), **clotiazépam** (*VÉRATRAN*), **diazépam** (*VALIUM* et *NOVAZAM*), **estazolam** (*NUCTALON*), **loflazépate d'éthyle** (*VICTAN*), **loprazolam** (*HAVLANE*), **lorazépam** (*TÉMESTA*), **lormétazépam** (*NORDAZ, PRAXADIUM*), **oxazépam** (*SÉRESTA*), **prazépam** (*LYSANXIA*), **témazépam** (*NORMISON*), **tofisopam** (*SERIEL*), **triazolam** (*HALCION*). *Carbamates* : **fébarbamate** (*ATRIUM*) et **phenprobamate** (*DIAFLEXOL*). *Myorelaxants* : **carisoprodol** (*FLEXARTAL*), **idrocilamide** (*SRILANE*), **méphénésine** (*DÉCONTRACTYL*), **méthocarbamol** (*LUMIRELAX*), **thiocolchicoside** (*COLTRAMYL*), **chlormézanone** (*ALINAM*) *Hypnotiques* : **zopiclone** (*IMOVANE*) et **zolpidem** (*STILNOX*) *Autres* : **oxybutynine** (*DITROPAN*), **phénytoïne** (*DILANTIN* et *DI-HYDAN*), **triméthadione**, **β-bloquants**

FICHE PHARMACOLOGIE

ANTICHOLINESTÉRASIQUES D'ACTION CENTRALE

■ Pyridostigmine bromure

MESTINON					
4 à 8 cp. en 4 à 6 prises/j (1 à 2 cp. dans l'atonie intestinale)	20 cp. 60 mg	5,74		65 %	0,29
MESTINON RETARD					
Posologie usuelle : 1 à 3 cp. x 2/j La posologie dépend de la réponse individuelle	100 cp. 180 mg	HOP			

■ Ambénonium chlorure

MYTELASE					
3 à 10 cp. en 4 à 6 prises/j	50 cp. séc. 10 mg	6,15	I	65 %	0,12

- **Néostigmine**

PROSTIGMINE					
2 à 5 amp. IM ou SC/j (1 à 2 mg dans l'atonie intestinale)	6 amp. 0,5 mg	3,16	I	65 %	0,53

Propriétés

Parasympathicomimétiques par inhibition de l'acétylcholinestérase.
Résorption digestive faible, métabolisme et élimination urinaire.

Indications

Myasthénie.
Atonie intestinale (syndrome d'Ogilvie).

Contre-indications

Allergie, asthme, maladie de Parkinson, obstruction mécanique des voies digestives ou urinaires.
Grossesse : innocuité non établie.

Précautions d'emploi

Éduquer le patient, lui apprendre les signes de surdosage et la conduite à tenir.

Effets indésirables

Risque de surdosage.

Signes muscariniques : crampes abdominales, nausées, vomissements, diarrhée, hypersalivation, augmentation des sécrétions lacrymales et bronchiques, myosis, bradycardie.
Signes nicotiniques : crampes, fasciculations, soubresauts musculaires, risque de troubles de déglutition et respiratoires avec apnée dans les formes sévères.

Interactions médicamenteuses

À éviter : **anticholinergiques**.
À associer avec précaution : **morphiniques** et **opiacés**.

ANTICHOLINESTÉRASIQUE	DÉBUT DE L'EFFET	DURÉE D'ACTION
Pyridostigmine standard Forme LP	30 min 30 min	3 à 4 h 8 à 10 h
Ambénonium	30 min	4 à 6 h
Néostigmine	10 à 15 min	1 à 2 h

BLESSÉ MÉDULLAIRE

FICHE MALADIE

DÉFINITION

On parle de paraplégie si les membres supérieurs sont épargnés (atteinte à partir de D2) et de tétraplégie si les membres supérieurs sont déficitaires (atteinte au-dessus de D1). À la phase initiale, le patient est en choc spinal puis, en quelques semaines, les automatismes médullaires vont se remettre en place. L'atteinte est alors dite spastique lorsque les réflexes sous-jacents à la lésion sont vifs, et flasque dans le cas contraire.

On inclut dans la paraplégie les atteintes du cône médullaire et de la queue-de-cheval.

CAUSES ET MÉCANISMES

Les étiologies sont diverses : traumatisme rachidien, myélite inflammatoire comme dans la SEP, infectieuse par spondylodiscite tumorale, vasculaire...

DIAGNOSTIC

L'examen clinique permet de définir le niveau de la lésion (dernier niveau sain) et le caractère complet ou incomplet via une classification ASIA (A : complet ; B : passages sensitifs jusqu'aux métamères sacrés ; C et D : patients ayant une commande volontaire sous la lésion médullaire).

TRAITEMENT

On surveillera durant les premiers mois une éventuelle récupération spontanée.

L'objectif de la prise en charge est de redonner de l'autonomie au patient et de prévenir les complications secondaires.

SUR LE PLAN VÉSICO-SPHINCTÉRIEN

Il y a perte du contrôle mictionnel et, surtout, une hyperactivité vésicale pouvant créer un reflux vers les reins et, à long terme, une insuffisance rénale. Le mode mictionnel sécuritaire est l'auto- ou l'hétéro-sondage intermittent (selon les capacités de préhension) sous couvert d'un traitement anticholinergique pour déconnecter la vessie et prévenir le reflux : *DITROPAN*, *CERIS*. En cas de sondage difficile, on peut associer un alphabloquant type *OMIX*, *XATRAL*, *JOSIR* et *ZOXAN*. Certains patients pratiquent des méthodes de miction réflexe, par percussions de la vessie à travers la paroi abdominale, par exemple.

La sonde urinaire à demeure est contre-indiquée sur le long terme, sauf cas exceptionnels, car responsable de lésions urétrales, d'infections urinaires et de lithiases. On est parfois amené à proposer des techniques d'incontinentation par prothèse endo-urètrale chez l'homme ou Bricker dans les deux sexes.

POUR LES SELLES

Le problème est superposable et les soignants ou le patient réalisent une exonération digitale des selles tous les jours ou tous les 2 jours avec un lubrifiant type *KY* ou **vaseline**. Les suppositoires d'*ÉDUCTYL* peuvent déclencher le réflexe de défécation, en laissant le dispositif agir au moins 20 min.

POUR LA SPASTICITÉ ET LES SPASMES

Il ne s'agit pas de mouvements volontaires et ils sont souvent gênants pour la toilette, l'habillage et les transferts... On peut les diminuer par du *LIORÉSAL* (**baclofène**) (risque d'abaisser le seuil épileptogène) ou du *DANTRIUM* (surveillance du bilan hépatique). Les benzodiazépines comme le *VALIUM* sont parfois associées mais la somnolence est importante et on préfère quelquefois poser une pompe à **baclofène** directement branchée en intrathécal.

POUR LES TROUBLES DYSAUTONOMIQUES

L'hypotension orthostatique est prévenue par des bas de contention et le port d'une gaine abdominale chez les patients ayant des abdominaux déficitaires. L'ajout de *GUTRON* (α+) est souvent très utile.

Les patients ayant un niveau lésionnel assez haut (au-dessus de D6) peuvent présenter des épisodes d'hyperréflexie autonome (HRA) se manifestant par des céphalées, une rougeur de la face et une hypertension artérielle parfois supérieure à 20 de systolique. Il faut alors rechercher rapidement une « épine irritative » comme un globe urinaire, un fécalome ou un ongle incarné.

SUR LE PLAN RESPIRATOIRE

Il existe une insuffisance respiratoire par paralysie des muscles intercostaux, une toux inefficace par paralysie des abdominaux et, parfois, une paralysie diaphragmatique nécessitant une aide à la ventilation pour les tétraplégiques ayant un niveau plus haut que C4.

La vaccination antigrippale est recommandée.

À la phase initiale, les patients tétraplégiques sont souvent trachéotomisés.

Un encombrement peut justifier des aspirations régulières.

PRÉVENTION DES ESCARRES

Utilité des matelas thérapeutiques type matelas *KINAIR* ou matelas à eau ou *CLINIPLOT*. Massages préventifs réguliers.

PRONOSTIC

L'espérance de vie des paraplégiques est conditionnée par l'atteinte rénale et celle des tétraplégiques par l'atteinte respiratoire. Grâce aux progrès des thérapeutiques actuelles, l'espérance de vie des paraplégiques se rapproche de la normale ; pour les tétraplégiques, le taux de mortalité reste plus élevé que dans la population générale. Il faut mentionner ici l'importance du taux de suicide pour les décès précoces.

FICHE INFIRMIÈRE

EXAMENS

Les patients anesthésiques aux membres inférieurs préfèrent souvent être prélevés aux pieds. Poser une perfusion au membre inférieur est en revanche déconseillé du fait du risque de thrombophlébite.

Les examens de type TDM avec injection justifient une perfusion, en tenir compte dans les apports hydriques et, au besoin, ajouter un sondage supplémentaire au décours.

Pour les rendez-vous extérieurs où le patient risque d'être longtemps sur un brancard, s'assurer de la présence de moyens de prévention des escarres et, au besoin, poser une sonde urinaire à demeure ponctuellement.

Pour les examens vésico-spinctériens, tels que le bilan urodynamique et l'urètrocystographie rétrograde, les urines doivent être stériles depuis 48 h et encore 48 h après. Un ECBU sera systématiquement réalisé au préalable et traité selon l'antibiogramme.

SURVEILLANCE DU TRAITEMENT

PRÉVENTION DES ESCARRES

L'escarre stade III doit être considérée comme une faute professionnelle. Il s'agit d'une pathologie trop fréquente chez le blessé médullaire complet. La prévention impose un contrôle cutané au moins 2 fois/j surtout dans les zones fragiles comme le sacrum et les talons (allongé), les ischions et les bords externes des pieds (assis au fauteuil) et les trochanters (décubitus latéral). Les massages, frictions et l'utilisation de matelas adaptés permettent d'éviter la survenue de rougeurs puis escarres. Il vaut mieux prévenir que guérir car la plupart des escarres sacrées, ischiatiques et trochantériennes sont chirurgicales chez le blessé médullaire (la cicatrisation est sinon de mauvaise qualité sans protection musculaire) et les escarres du bord externe du pied peuvent justifier une amputation du 5ᵉ orteil.

Les postures alternées sont utiles contre les rougeurs.

Les soins d'escarre sont souvent indolores du fait de l'atteinte médullaire. Les antalgiques sont néanmoins parfois utiles.

PRÉVENTION DES ATTITUDES VICIEUSES

L'installation au lit ou au fauteuil est importante. Mise en place de traversin anti-équin au pied du lit, parfois bottes en mousse ou attelles postérieures.

PRISE EN CHARGE VÉSICO-SPHINCTÉRIENNE ET ANO-RECTALE

Les sondages réalisés par l'infirmière (hétérosondages) sont réalisés de manière stérile. Au domicile, les patients réalisent leurs autosondages de manière propre.

La tenue du calendrier mictionnel est fondamentale (*cf.* Fiche technique, p. 1127), car elle permet au médecin d'apprécier la capa- ▶

cité vésicale, l'efficacité d'un traitement et de modifier la prise en charge si nécessaire.

L'évacuation des selles peut se faire sur les toilettes par *ÉDUCTYL*, exonération par le patient ou au lit par l'IDE. Les techniques réflexes (stimulation péri-anale, par exemple) suffisent parfois et permettent d'éviter un toucher rectal plus traumatique pour la muqueuse rectale.

PRISE EN CHARGE PSYCHOLOGIQUE

À la phase initiale et encore longtemps après, les patients peuvent présenter un syndrome dépressif. Cela peut se manifester par des pleurs ou des idées noires mais la survenue d'une escarre ou la difficulté à réaliser ses auto-sondages sont des signes indirects très fréquents de souffrance psychologique. La vigilance de tous les soignants et paramédicaux est fondamentale. La question du pronostic de récupération est souvent très difficile à aborder au tout début et une attitude réservée est préférable car les données scientifiques actuelles ne permettent pas de répondre de manière formelle. Ne pas tuer l'espoir.

ÉDUCATION ET CONSEILS

Le rôle de l'IDE est majeur car l'objectif n'est pas de guérir mais de rendre autonome et cela passe immanquablement par l'éducation du patient. Beaucoup d'activités de la vie quotidienne sont travaillées par les kinésithérapeutes et ergothérapeutes, puis mises en application au quotidien avec les infirmières et aides-soignants qui s'inscrivent dans cette continuité.

POUR LE PARAPLÉGIQUE

- Apprentissage de l'auto-surveillance cutanée.
- Apprentissage des auto-sondages.
- Apprentissage des exonérations.
- Aide initiale pour les transferts.
- Aide à la toilette et à l'habillage.

Un patient paraplégique séquellaire autonome hospitalisé transitoirement peut et doit réaliser seul ses soins habituels.

POUR LE TÉTRAPLÉGIQUE

La dépendance est bien plus grande. Selon ses capacités de préhension, il pourra ou non se transférer, se sonder, se laver, s'habiller et manger seul. Des aides techniques sont parfois mises en place pour l'alimentation, la sonnette ou une commande environnementale (télévision, téléphone, lumière...).

FICHE TECHNIQUE

TENUE D'UN CALENDRIER MICTIONNEL

Le calendrier mictionnel est rempli par l'IDE puis par le patient, idéalement, s'il en a les capacités intellectuelles et motrices.

Chaque jour, sont reportés dans un tableau :

- horaire de chaque événement ;
- volume du sondage, de la miction volontaire (éventuellement par percussions abdominales) ou de la fuite s'il y a eu miction involontaire ;
- mesures éventuelles au ***BLADDERSCAN*** (échographie portative destinée à mesurer spécifiquement le volume urinaire intravésical) en précisant s'il s'agit d'une mesure au hasard, avant sondage, après fuite ou en contrôle post-mictionnel ;
- les mesures de vidange de poche reliée à l'étui pénien n'ont pas de valeur car résultent de plusieurs fuites dont on ne connaît ni les horaires ni les volumes.

Le patient ressent le besoin à partir de 600 cc d'urines dans la vessie ; il y a fuite par « trop-plein » à partir de 700 cc. Le volume mictionnel est le volume des urines recueillies dans la poche lors de l'auto-sondage. On ne mesure pas le résidu post-mictionnel car un sondage vide totalement la vessie.

Exemple de patient en auto-sondage

HORAIRE	SENSATION DE BESOIN	FUITE	MICTION
8 h	Non	Non	500 cc
12 h	Non	Non	400 cc
16 h	Non	Non	300 cc
20 h	Oui	Oui	700 cc
0 h	Oui	Non	600 cc

Exemple de patient en miction réflexe

HORAIRE	SENSATION DE BESOIN	FUITE	MICTION	RÉSIDU POST-MICTIONNEL
8 h	Oui	Oui	300 cc	50 cc
12 h	Oui	Non	400 cc	100 cc
16 h	Non	Non	100 cc	Non
21 h	Oui	Non	400 cc	50 cc
2 h	Oui	Oui	500 cc	100 cc

Ce patient ressent le besoin à partir de 300 cc ; il a parfois des fuites sur des volumes importants comme à 2 h du matin mais aussi sans qu'il n'y ait de gros volume comme à 8 h du matin. Le résidu post-mictionnel est ici mesuré par *BLADDERSCAN* après la miction par percussion abdominale. Il n'est pas indiqué de volume total des urines dans la poche reliée à l'étui pénien chez ce patient, car cela n'apporte pas d'informations sur le fonctionnement vésico-sphinctérien.

TUMEURS CÉRÉBRALES

FICHE MALADIE

DÉFINITION

Classification des tumeurs cérébrales les plus importantes :

• Tumeurs neuroépithéliales : elles proviennent des cellules gliales du système nerveux central (les neurones eux-mêmes ne peuvent pas se multiplier et ne sont jamais à l'origine de tumeurs) ; exemples : astrocytome, oligodendrogliome, gliosarcome.

• Tumeurs méningées : elles ne proviennent pas du parenchyme, mais des méninges qui entourent le SNC ; exemple : méningéome.

• Lymphome cérébral primitif (LCP) : à la différence des autres tumeurs citées, il ne s'agit pas de tumeurs solides, mais de lymphocytes cancéreux qui infiltrent le SNC.

• Tumeurs sellaires : par exemple, adénome hypophysaire.

• Tumeurs métastatiques : les métastases représentent environ un tiers des tumeurs du SNC.

Grade histologique selon l'OMS :

• Grade I : densité cellulaire augmentée ; guérison par chirurgie seule.

• Grade II : nombre de mitoses (multiplications cellulaires) augmenté.

• Grade III : prolifération endothéliale, par exemple néovascularisation.

• Grade IV : nécroses.

CAUSES ET MÉCANISMES

Tumeurs neuroépithéliales

Pas de cause identifiée. Une tumeur grade II peut évoluer en grade III ou IV au cours de nombreuses années.

Tumeurs méningées

Plus fréquentes chez la femme (cause hormonale) et chez les patients atteints de neurofibromatose.

LCP (lymphome cérébral primitif)

Plus fréquents chez les personnes âgées ou immunodéprimées (patients VIH-positifs, patients transplantés).

Tumeurs sellaires

À tout âge. Les symptômes sont dus soit à la production hormonale (par exemple, acromégalie), soit à la compression des structures adjacentes (par exemple, troubles visuelles par compression du chiasma des nerfs optiques).

Tumeurs métastatiques

Les tumeurs primitives le plus souvent retrouvées sont le bronchocarcinome pulmonaire à petites cellules, le cancer du sein, le cancer de la prostate et le mélanome.

DIAGNOSTIC

SIGNES CLINIQUES

Les signes cliniques sont variables selon le siège de la tumeur : hémiparésie, aphasie, trouble de comportement, trouble d'équilibre, etc.

On trouve fréquemment des symptômes liés à l'hypertension intracrânienne : céphalées, nausées et vomissements surtout matinaux, flou visuel dû à l'œdème papillaire.

Des crises d'épilepsie sont présentes chez un tiers des patients.

EXAMENS COMPLÉMENTAIRES

L'imagerie cérébrale est primordiale (TDM avec produit de contraste, IRM).

Une biopsie stéréotaxique de la tumeur est souvent nécessaire pour déterminer sa nature exacte.

En cas de découverte de métastase sur la biopsie, il peut être nécessaire de chercher la tumeur primitive (si elle n'est pas déjà connue) : TDM thoraco-abdomino-pelvienne, mammographie, PSA (marqueur de cancer de prostate), examen dermatologique à la recherche d'un mélanome.

En revanche, des tumeurs cérébrales primitives ne donnent pratiquement jamais de métastases systémiques. Il n'est donc pas nécessaire de faire un bilan d'extension en dehors du cerveau et de la moelle.

En cas de découverte de lymphome cérébral, un test VIH (surtout si le sujet est jeune) et un examen ophtalmologique (recherche d'infiltration de l'œil) doivent être réalisés.

Une ponction lombaire peut être nécessaire à la recherche des cellules anormales ou des signes d'une infiltration des méninges par la tumeur. Avant la ponction, il faut réaliser un scanner cérébral de contrôle afin d'éliminer un effet de masse dû à la tumeur qui est une contre-indication à la ponction lombaire.

TRAITEMENT

Les tumeurs de grade I et les métastases peuvent être guéries par la chirurgie seule.

Pour les autres tumeurs, chirurgie, chimiothérapie et radiothérapie sont utilisées seule ou en combinaison.

L'hypertension intracrânienne peut être traitée par une corticothérapie *per os* ou IV et en traitement symptomatique antalgique (par exemple, **paracétamol**, *ACUPAN*) et antiémétique (par exemple, *PRIMPÉRAN*).

PRONOSTIC

Les lymphomes cérébraux et les tumeurs de grade I sont guérissables. Les tumeurs de grade II peuvent avoir une évolution très lente sur plusieurs années. Les tumeurs de grades III et IV sont des tumeurs très malignes avec une moyenne de survie qui varie entre quelques mois et quelques années.

Une métastase cérébrale solitaire peut être enlevée si sa localisation est accessible par la chirurgie, mais le pronostic dépend aussi de celui de la tumeur primitive sous-jacente.

FICHE INFIRMIÈRE

EXAMENS

Les traitements par chimiothérapie sont hématotoxiques et nécessitent une surveillance régulière de la formule sanguine et des plaquettes. Une surveillance de la fonction rénale et/ou hépatique peut également être nécessaire.

SURVEILLANCE DU TRAITEMENT

EFFICACITÉ DU TRAITEMENT

Signes cliniques

Régression ou disparition des signes d'hypertension intracrânienne (céphalées, nausées, vomissements).

Amélioration du déficit neurologique.

Signes radiologiques

Sur l'IRM ou le scanner cérébral, diminution de la masse tumorale et de l'effet de masse.

EFFETS INDÉSIRABLES

Radiothérapie :

- fatigue ;
- chute de cheveux (réversible) ;
- otite (si oreille irradiée) ;
- aggravation transitoire des troubles neurologiques.

Chimiothérapie : variables selon la molécule utilisée. Par exemple :

- fatigue ;
- nausées, vomissements ;
- chute de cheveux ;
- aplasie médullaire avec anémie (chute des globules rouges), risque d'hémorragie (chute des plaquettes), risque d'infection (chute des globules blancs).

ÉDUCATION ET CONSEILS

EXPLIQUER LA MALADIE

La tumeur cérébrale n'est pas une maladie contagieuse ni héréditaire. Elle ne donne pratiquement jamais de métastases systémiques. Le pronostic dépend du type de la tumeur, mais il ne faut pas oublier que ce sont des statistiques fondées sur des études de milliers de patients qui n'ont qu'une valeur limitée pour un individu.

EXPLIQUER LE TRAITEMENT

La chirurgie, la radiothérapie et la chimiothérapie peuvent avoir des effets indésirables importants (par exemple, aggravation du déficit neurologique après la chirurgie, fatigue, nausées et vomissement pendant la radiothérapie, chute de cheveux ou aplasie médullaire dues à la chimiothérapie). Même pour les tumeurs incurables, le patient peut toujours bénéficier d'un traitement pour améliorer la qualité de vie et le temps de survie.

FICHE TECHNIQUE

INDICE DE KARNOFSKY

Cette échelle a été développée pour évaluer l'autonomie des patients atteints de tumeurs.

Elle a aussi une valeur pronostique, un chiffre élevé étant en général associé à un meilleur pronostic et pouvant justifier un traitement plus agressif.

- 100 : Normal.
- 90 : Symptômes mineurs, n'empêchant pas le patient de mener une vie normale.
- 80 : Le patient peut mener une vie normale avec effort.
- 70 : Le patient ne peut plus mener sa vie antérieure comme avant, mais il n'a pas besoin d'aide.
- 60 : Autonome. A occasionnellement besoin d'aide.
- 50 : A souvent besoin d'aide.
- 40 : Grabataire.
- 30 : Très handicapé. Hospitalisation indiquée.
- 20 : Très malade. Hospitalisé.
- 10 : Processus fatal, s'aggravant rapidement.

CRAMPES

FICHE MALADIE

DÉFINITION

Une crampe est une contraction musculaire douloureuse, visible ou palpable, qui peut survenir spontanément ou après un effort musculaire.

Elle peut être précédée ou accompagnée par des fasciculations : ce sont des contractions musculaires visibles sous la peau n'entraînant pas de mouvement.

Les crampes disparaissent spontanément au bout de quelques secondes à quelques minutes.

CAUSES ET MÉCANISMES

Des crampes peuvent être d'origine organique ou fonctionnelle.

Dans le premier groupe, on retrouve des maladies du système moteur avec des atteintes au niveau des muscles (myopathies), au niveau des nerfs moteurs (par exemple, dans le cadre d'une polyneuropathie) ou de la corne antérieur de la moelle (par exemple, dans la sclérose amyotrophique latérale).

Les crampes d'origine fonctionnelle sont dues à un problème métabolique ou ionique qui empêche le bon fonctionnement des muscles. Différentes pathologies peuvent en être à l'origine, par exemple l'insuffisance hépatique, l'insuffisance rénale, l'hyperthyroïdie ou l'artériosclérose (à cause de la mauvaise irrigation du muscle). Des efforts physiques, une déshydratation ou un manque de sommeil peuvent également prédisposer aux crampes.

L'alcool ainsi que de nombreux médicaments, notamment certains β-bloquants, les antagonistes calciques, les diurétiques et les hypolipémiants peuvent déclencher des crampes.

DIAGNOSTIC

- Bilan sanguin : ionogramme (avec magnésiémie et glycémie), créatinine, transaminases, CPK, TSH, T4.
- EMG en cas de suspicion de pathologie musculaire ou neuromusculaire.

TRAITEMENT

Pendant la crampe, l'étirement passif du muscle soulage en général le patient.

Le magnésium (*MAGNÉ B6*) peut être efficace en traitement préventif.

PRONOSTIC

Le pronostic dépend de l'étiologie des crampes, notamment de l'existence d'une maladie sous-jacente. La crampe en elle-même est douloureuse, mais pas dangereuse.

FICHE INFIRMIÈRE

SURVEILLANCE DU TRAITEMENT

SOINS - TRAITEMENT

MAGNÉ B6 : 6 à 8 cp./j en 2 à 3 prises.

EFFETS INDÉSIRABLES

Le *MAGNÉ B6* peut entraîner une diarrhée, des douleurs abdominales, des réactions cutanées et des réactions allergiques. En cas de surdosage (par exemple, à cause d'une insuffisance rénale), l'intoxication en magnésium peut entraîner des troubles de la vigilance et un arrêt cardiorespiratoire.

Une insuffisance rénale modérée doit être surveillée régulièrement. Une insuffisance rénale sévère est une contre-indication au traitement.

ÉDUCATION ET CONSEILS

Des crampes survenant à l'effort peuvent être évitées par un échauffement des muscles avant l'effort.

> Les crampes sont un phénomène fréquent et non dangereux, mais elles peuvent parfois traduire une pathologie sous-jacente grave.

FICHE PHARMACOLOGIE

QUINININE (DÉRIVÉ)

■ **Quinine + thiamine + goménol**

HEXAQUINE					
2 à 6 cp./j en 3-4 prises	18 cp. (quinine 120 mg, thiamine 32 mg)		I	NR	

Propriétés

La **quinine** a une action curarisante et antitétanique modérée sur le muscle strié. Son action sur le muscle cardiaque aux doses préconisées est sans conséquence. Elle peut antagoniser la phytostigmine et aggraver un bloc neuromusculaire.

Absorption rapide, 70 % de liaison aux protéines plasmatiques, élimination urinaire, disparition quasi complète de la **quinine** 24 h après arrêt du traitement.

Indications

Proposée dans les crampes musculaires.

Contre-indications

Myasthénie, maladie de Stokes-Adams, fibrillation auriculaire, traitement concomitant par **quinidine** ou **chloroquine**.

Précautions d'emploi

Grossesse : quelques cas d'anomalies oculaires ou d'atteintes auditives ont été signalés lors de la prise de fortes doses de **quinine** durant la grossesse. Cependant peu de risques aux doses préconisées.

Allaitement : possible.

Effets indésirables

Possibilité de bourdonnements d'oreille et de manifestations cutanées à fortes doses.

Interactions médicamenteuses

Quinidine, chloroquine : association contre-indiquée.

PRISE EN CHARGE DU MALADE GRABATAIRE

FICHE MALADIE

DÉFINITION

L'état grabataire est défini par la perte d'autonomie et la limitation de déplacement entre le lit et le fauteuil.

CAUSES ET MÉCANISMES

Il s'agit le plus souvent de sujets âgés, mais certaines pathologies neurologiques peuvent conduire précocement à ce même degré de dépendance : la sclérose en plaques, la sclérose latérale amyotrophique, la tétraplégie, autres maladies neurodégénératives...

TRAITEMENT

Les prises en charge médicale et paramédicale sont étroitement liées pour prévenir les complications de décubitus, les syndromes dépressifs et les infections qui viennent s'ajouter chez un patient déjà fragile.

PRÉVENTION DE LA PHLÉBITE

Injections d'**héparines de bas poids moléculaire** préventives et mise en place de bas de contention.

PRÉVENTION DES ESCARRES

Mise en place d'un matelas préventif type *CLINIPLOT*, ou thérapeutique type matelas à eau, matelas à air ou matelas fluidisé. Éviter toutes sources de macération en luttant contre l'incontinence urinaire.

PRÉVENTION DE LA DÉSHYDRATATION

Apports hydriques répétés au cours de la journée. La mise en place d'une perfusion SC la nuit est souvent incontournable durant les périodes de canicule.

PRÉVENTION DE LA DÉNUTRITION

Assurer une alimentation suffisante et enrichie si besoin, en surveillant étroitement le poids et l'albumine. En cas de dénutrition massive ou de troubles de la déglutition, on peut proposer une sonde naso-gastrique temporaire, voire une gastrostomie plus définitive.

PRISE EN CHARGE VÉSICO-SPHINCTÉRIENNE

La rétention d'urines et la constipation sont fréquentes chez les patients dépendants, surtout s'il existe des troubles neurologiques sous-jacents.

• Pour les selles, on pourra donner des laxatifs doux type *FORLAX*, *DUPHALAC* ou *LANSOŸL*, sur prescription médicale. En présence d'un retard de selles de plusieurs jours ou d'un fécalome, on pourra réaliser un lavement évacuateur type *NORMACOL* ou une évacuation manuelle des selles. Il existe aussi des diarrhées par hypersécrétion en amont d'un fécalome, dites « fausses diarrhées », à ne pas méconnaître.

• Pour les urines, les patients peuvent être en rétention d'urines ou globe urinaire. Cette situation est fréquente surtout chez les hommes ayant une hypertrophie prostatique, ou lors de prise de médicaments anticholinergiques comme certains antidépresseurs, les morphiniques... D'autres patients sont incontinents.

PRISE EN CHARGE PSYCHOLOGIQUE

Les antidépresseurs sont souvent nécessaires, en complément d'une prise en charge par un psychologue.

PRONOSTIC

L'objectif est de maintenir le patient dans un état nutritionnel, psychologique et cutané correct, afin de prévenir les complications infectieuses et thromboemboliques auxquelles le patient est exposé et qui pourraient mettre en jeu son pronostic vital.

FICHE INFIRMIÈRE

EXAMENS

• S'assurer que le mode de transport vers la radiologie ou une consultation spécialisée est adapté. Une escarre peut très vite survenir lors de l'attente sur un brancard, y préférer le lit du patient avec matelas à eau par exemple.

• Veiller à ce que la nutrition entérale soit arrêtée car la position semi-assise ne sera probablement pas respectée.

SURVEILLANCE DU TRAITEMENT

PHLÉBITE

On a souvent recours aux **héparines de bas poids moléculaire**. Les bas ou bandes de contention sont souvent associés mais il faut savoir qu'un bas mal adapté fait garrot et génère une stase veineuse et un risque de phlébite majeur. Le massage périodique des jambes lors des soins de nursing fait partie intégrante de la prévention.

La constatation d'une jambe augmentée de volume ou douloureuse doit systématiquement être signalée au médecin. En attendant la conclusion médicale, le patient doit rester allongé.

ESCARRE

• Massage et friction des points d'appui pluriquotidiens. Les zones « à risque » sont le sacrum, les talons et l'occiput en position allongée, les ischions au fauteuil ; penser aux points d'appui plus inhabituels en cas de position vicieuse : face externe de jambe contre les barrières du lit, face interne des genoux chez les patients spastiques...

• Alterner les positions comme le décubitus latéral droit et gauche ou quelques heures au fauteuil si possible.

• Prévenir les éléments d'aggravation comme la macération en assurant des changes réguliers, tout particulièrement chez ces patients « à risque ».

• Le choix du matelas sera discuté avec l'équipe médicale.

• Les suppléments nutritionnels sont souvent associés.

DÉSHYDRATATION

Pour assurer une hydratation correcte, il faut souvent proposer des apports hydriques répétés au cours de la journée. Une feuille de surveillance des apports hydriques peut être mise en place.

La vigilance s'impose pour les patients présentant des fausses routes, surtout aux liquides. Privilégier une bonne installation de la tête et du tronc. Boire sous surveillance d'un soignant et interrompre immédiatement en cas de fausse route. Un système d'aspiration doit être fonctionnel à proximité.

Si les apports *per os* sont insuffisants, les perfusions SC sont utiles. Cette voie permet une hydratation par glucosé ou sérum physiologique. On a l'habitude de passer les apports sur la nuit.

Si le patient demande à boire de manière itérative, le signaler au médecin qui prescrira un ionogramme sanguin à la recherche d'un déséquilibre de la natrémie, de la glycémie ou de la calcémie.

Le poids du patient est aussi un reflet de son hydratation.

DÉNUTRITION

Il existe fréquemment une dénutrition associée d'origine multifactorielle : perte d'appétit par syndrome dépressif et par refus de l'alimentation d'institution, fatigue pour s'alimenter seul, troubles de déglutition, difficulté pour exprimer ses besoins, perte de calories ►

par une escarre ou une infection intercurrente.

• Fragmenter les apports en proposant, en accord avec le médecin et la diététicienne, des collations, des goûters et des suppléments nutritionnels.

• Proposer une alimentation de consistance adaptée si absence de dents ou troubles de la déglutition.

• Si nécessaire, une sonde naso-gastrique peut être mise en place pour éviter les fausses routes ou pour augmenter temporairement les apports caloriques. Les substituts de repas sont nombreux et leur composition est plus ou moins riche en glucides, lipides, protides, vitamines ou fibres. Le médecin et la diététicienne définissent en collaboration le type, la quantité et le débit délivrés sur la journée. Il s'agit d'une prescription médicale. L'utilisation de nutri-pompe est recommandée. Le patient doit être en position demi-assise tant que dure l'alimentation. La sonde naso-gastrique est mise en place pour une durée maximale d'1 mois ; au-delà, il faut envisager la pose d'une gastrostomie.

• Le poids du patient sera surveillé de manière rapprochée : pesée via le lève-malade au plus simple.

• Les dosages biologiques de l'albumine et de la préalbumine sont des indicateurs intéressants, surtout chez certains patients obèses mais dénutris.

PRISE EN CHARGE VÉSICO-SPHINCTÉRIENNE

La surveillance écrite des selles et des mictions (voire de couches mouillées) est le support de la prise en charge. Savoir que le transit d'un patient grabataire est souvent d'une selle tous les 2 ou 3 jours.

Le diagnostic de globe vésical est soupçonné devant l'absence de miction depuis plusieurs heures, des douleurs abdominales, voire un tableau confusionnel. La palpation de l'abdomen est parfois évidente, mais on peut avoir recours au *BLADDERSCAN*, dispositif d'échographie portatif qui renseigne sur le volume d'urines contenues dans la vessie. Un hétéro-sondage est alors réalisé de manière stérile. Si le volume vésical excède 500 cc, on clampera la sonde urinaire afin d'éviter un malaise vagal.

Si le patient présente une incontinence urinaire, il existe un risque de macération notable. S'assurer en premier lieu qu'il ne s'agit pas de mictions par regorgement sur un globe vésical. L'incontinence urinaire de l'homme peut être contournée par le port d'un étui pénien relié à une poche pour recueil d'urines vidangeable. Chez la femme, se discute la pose d'une sonde urinaire à demeure.

PRISE EN CHARGE PSYCHOLOGIQUE

La prise en charge psychologique est le travail de toute une équipe. La proximité patient-infirmières fait de celles-ci les acteurs principaux.

ÉDUCATION ET CONSEILS

Le patient est informé de la justification des différentes prises en charge.

L'entourage peut participer aux soins infirmiers sous surveillance de l'IDE ; cela peut constituer des moments privilégiés entre le patient et sa famille. Cette collaboration est proposée mais jamais imposée si ni le patient, ni les proches ne le désirent.

FICHE TECHNIQUE

INSTALLATION DU PATIENT DANS UNE BONNE POSITION

La bonne installation du patient a un rôle antalgique, préventif des escarres et des attitudes vicieuses, et contribue à assurer sa sécurité. Il n'existe pas une seule bonne installation pour un patient donné ; au contraire, il faut alterner ces positions au cours de la journée en tenant compte des mesures suivantes :

• L'infirmière prend connaissance des indications et contre-indications à la mobilisation (par exemple, repos strict au lit à la phase précoce d'une thrombophlébite).

• Elle fait la liste des lésions cutanées existantes et de leur topographie.
• Oreillers, traversins, potence, barrières de lit, cals en mousse, cerceaux seront utilisés au cas par cas.

Décubitus dorsal

À éviter chez l'insuffisant cardiaque, respiratoire et les patients dans le coma n'ayant plus de réflexe de déglutition.
• Patient allongé sur le dos, on place un oreiller plat sous la tête.
• Un traversin au pied du lit avec des cals en mousse et, parfois, un arceau sert à mettre les pieds à 90° dans l'axe des membres inférieurs pour éviter les rétractions en équin (pied tombant) ou en varus (vers l'intérieur).
• Chez le patient hémiplégique, on place un oreiller sous l'épaule pour prévenir l'algodystrophie (douleur et raideur de l'épaule) ; le membre supérieur est discrètement surélevé pour diminuer l'œdème.
• Chez le patient porteur d'une prothèse de hanche récente, on installe un coussin entre les cuisses pour prévenir les luxations en maintenant une abduction d'environ 20°°.

Décubitus latéral

Le décubitus latéral strict est déconseillé car inconfortable et source d'escarres trochantériennes. On propose souvent un décubitus semi-latéral avec appui fessier.
• On peut placer un traversin derrière le dos et en avant pour maintenir le tronc. Étendre la jambe reposant sur le plan du lit et plier l'autre à 90° si possible, reposant sur un oreiller pour éviter l'adduction de hanche. Le bras est souvent plié à 90° lui aussi.
• Chez le patient hémiplégique, on installe le patient préférentiellement du côté non atteint. Le bras est placé de manière à ne pas entraîner de traction sur les ligaments ni sur les muscles de l'épaule pour prévenir l'algodystrophie ; il est légèrement surélevé par des coussins pour éviter l'œdème.

PARTIE 11

OPHTALMOLOGIE

PRATIQUE INFIRMIÈRE AVANT ET APRÈS UNE INTERVENTION EN OPHTALMOLOGIE

FICHE MALADIE

Par soucis de simplicité sont exposés dans ce chapitre les points communs concernant la pratique infirmière dans le cas de l'admission d'un patient qui va subir une intervention en ophtalmologie.

Il peut s'agir, le plus souvent, d'une opération :

- de la cataracte ;
- d'un décollement de la rétine ;
- d'un strabisme ;
- d'une plaie perforante du globe oculaire.

FICHE INFIRMIÈRE

EXAMENS, SOINS, SURVEILLANCE

À L'ARRIVÉE DU PATIENT

- La veille ou le matin de l'intervention, accueillir le patient et s'assurer de sa propreté.
- Vérifier que le patient n'a ni œil rouge, ni rhinite, ni angine, ni toux qui ferait reporter l'intervention.
- Noter tous les traitements généraux dans le dossier infirmier.
- Continuer les collyres en cours (antiseptique en préopératoire).
- Apporter au patient toutes les explications nécessaires sur son intervention.
- Vérifier que les dossiers d'anesthésie (consultation avec l'anesthésiste et bilan biologique) et d'ophtalmologie sont complets (en particulier, pour une cataracte, que le calcul d'implant a été fait).
- S'assurer que le patient est à jeun pour l'intervention.
- S'assurer qu'il a bien fait une toilette complète (douche + shampoing à la *BÉTADINE*), lui demander de retirer appareil dentaire, bijoux et vernis à ongles, et de se vêtir avec la tenue de bloc.

AVANT DE PARTIR AU BLOC OPÉRATOIRE

- Donner la prémédication : par exemple, *ATARAX*, 1 cp. 1 h avant le bloc.
- Dilater si besoin la pupille de l'œil à opérer (selon l'intervention) :

  – Exemple de protocole de dilatation : *MYDRIATICUM* + *NÉOSYNÉPHRINE* 10 % + *ATROPINE* 1 %, 1 gtte de chaque produit à – 120, – 90, – 60, – 30 min et au moment de descendre au bloc.

  – Autre protocole : *MYDRIASERT*, insert contenant ces mêmes produits dilatateurs pupillaires que l'on pose dans le cul-de-sac conjonctival inférieur 2 h avant le départ au bloc. L'insert libère les produits progressivement.
- Poser une voie veineuse chez les patients diabétiques ou en cas de perfusion d'un traitement avant le bloc ; sinon, la voie d'abord veineuse sera posée au bloc.
- Dans certains cas particuliers, on est amené à administrer au patient un traitement pré-ou peropératoire préventif d'une infection. Par exemple :

  – bolus d'antibiotiques IV : *CIFLOX* 200 mg + *PIPÉRILLINE* 4 g à passer en 20 min, 1 h avant le bloc ;

  – prophylaxie antivirale : *ZOVIRAX* la veille, le jour et le lendemain de l'intervention.
- Répondre aux questions du patient anxieux ; le rassurer.

JUSTE AVANT LE DÉPART AU BLOC

- Vérifier que la pupille de l'œil à opérer est bien dilatée.
- Rassurer le patient.

▶

AU RETOUR DU BLOC OPÉRATOIRE, SURVEILLANCE DU PATIENT

Le patient remonte avec un pansement et une coque sur l'œil opéré qu'il doit garder jusqu'au 1er pansement le lendemain matin. Par la suite, le pansement sera retiré. En revanche, la coque devra être portée la nuit pendant 1 semaine.

• Surveiller la perfusion, surveiller le pansement et la coque oculaire.

• Surveiller les constantes : pouls, pression artérielle, température.

• Surveiller la douleur : administrer les antalgiques si besoin (selon prescription).

> Si les douleurs sont importantes, en particulier si elles s'accompagnent de nausées et de vomissements, il faut suspecter une poussée d'hypertonie oculaire postopératoire : appeler le médecin ophtalmologiste qui examinera le patient et contrôlera la tension intraoculaire.

• Administrer les traitements éventuellement prescrits : antalgiques, hypotonisants oculaires (*DIAMOX*), antibiotiques, corticoïdes.

• Accompagner le lever du patient.

AVANT LA SORTIE DU PATIENT

Le patient sort le soir même de l'intervention ou le lendemain ; s'il sort le jour même, il reviendra le lendemain voir le chirurgien pour le 1er pansement. S'il sort le lendemain, le 1er pansement sera réalisé avant sa sortie.

• L'infirmière assiste le chirurgien pour le 1er pansement, s'il est réalisé avant la sortie du patient.

• Si tout va bien, le pansement est retiré et remplacé par une coque oculaire pour la nuit pendant 1 semaine.

• L'infirmière remet au patient tous les documents nécessaires :

- ordonnance de sortie : collyres antibiotiques, anti-inflammatoires, dilatateurs et autres traitements ;
- feuille de sortie signée par le médecin ;
- compte rendu d'hospitalisation, compte rendu opératoire ;
- rendez-vous de consultation postopératoire : à J1 (ambulatoire), à 7 jours et à 1 mois ;
- arrêt de travail éventuel ;
- bon de transport, si besoin.

ÉDUCATION ET CONSEILS

L'infirmière explique au patient :

• qu'il faut garder la coque la nuit pendant 1 semaine ;

• qu'il faut mettre régulièrement les collyres prescrits pendant 1 mois ;

• que les contrôles ophtalmologiques postopératoires sont prévus à J1, 1 semaine et 1 mois ;

• qu'il faut éviter de faire des efforts violents, de recevoir des chocs sur l'œil opéré ;

• qu'il faut éviter de mettre de l'eau, du savon, du shampoing au contact avec l'œil opéré pendant 8 jours ;

• qu'il faut attendre 1 mois pour que l'ophtalmologiste ajuste la puissance du verre correcteur, donc qu'il ne faut pas conduire avant 1 mois. De même, il est déconseillé de conduire, d'utiliser des machines ou des instruments dangereux, jusqu'à l'obtention des nouvelles lunettes ;

• qu'en cas de suture cornéenne, les fils seront retirés au second mois postopératoire, en fonction de l'astigmatisme ;

• et, surtout, que douleur, rougeur, baisse visuelle sont des signes d'alarme (*cf.* encadré, p. 1140).

> L'infirmière doit expliquer au patient opéré que *douleur, rougeur* et/ou *baisse visuelle* sont des signes d'alarme qui doivent conduire le patient à consulter sans tarder. Ils peuvent être les témoins d'une infection (endophtalmie) dont le pronostic est fonction de la précocité du traitement.

CATARACTES

FICHE MALADIE

DÉFINITION

La cataracte se définit comme une opacité du cristallin, uni- ou bilatérale, entraînant une baisse de l'acuité visuelle.

CAUSES ET MÉCANISMES

Le cristallin est une lentille transparente, biconvexe, avasculaire, située juste en arrière de l'iris. Chez le sujet âgé et dans certaines circonstances (traumatisme oculaire, diabète, uvéites, hyperparathyroïdie, corticoïdes), le cristallin s'opacifie : c'est la cataracte.

Tout au long de la vie, le cristallin s'opacifie progressivement, jusqu'à devenir opaque et entraîner une baisse de vision. La cataracte est l'évolution normale de tout cristallin atteignant un « certain âge ». L'âge est la cause la plus fréquente de cataracte.

DIAGNOSTIC

Le plus souvent, le patient se plaint d'une baisse d'acuité visuelle. Quelquefois, il s'agit de la perception d'un brouillard, de halos colorés, d'éblouissement à la lumière vive, de vision double.

À l'examen à la lampe à fente, le cristallin s'est opacifié.

TRAITEMENT

Le seul traitement curatif de la cataracte est chirurgical : il consiste à extraire le cristallin cataracté et à le remplacer par un implant, ou cristallin artificiel. C'est l'importance de la gêne visuelle entraînée par la cataracte qui conditionne le choix du moment de l'intervention.

TYPES D'ANESTHÉSIE

• L'anesthésie péri-bulbaire est la plus classiquement utilisée (1 injection au niveau des paupières supérieure et inférieure d'un mélange de produits anesthésiques).

• L'anesthésie topique (instillations répétées de gouttes anesthésiques) est réalisable chez les patients coopérants.

• De moins en moins de patients sont opérés sous anesthésie générale.

Le choix résulte de l'avis de l'ophtalmologiste et de l'anesthésiste et du souhait du patient.

TECHNIQUES OPÉRATOIRES

Extraction du cristallin

Comme la plupart des interventions chirurgicales en ophtalmologie, l'extraction du cristallin est réalisée patient installé sur le dos, en milieu chirurgical stérile, sous microscope opératoire. L'intervention consiste à retirer le cristallin en laissant en place son enveloppe : la capsule postérieure,

• La phakoémulsification (PKE) est la technique de référence qui consiste à fragmenter et à aspirer le cristallin à l'aide d'ultrasons. Cette technique permet une ouverture oculaire réduite donc une récupération visuelle plus rapide.

• L'extraction extracapsulaire manuelle retire le cristallin par une large ouverture cornéenne que l'on suturera en fin d'intervention.

Implantation du cristallin artificiel

Un implant cristallinien, dont la puissance a été préalablement calculée (elle est fonction des rayons de courbure cornéens et de la longueur axiale du globe oculaire), est introduit dans l'œil à la place du cristallin.

PRONOSTIC

ÉVOLUTION POSTOPÉRATOIRE HABITUELLE

Dans la très grande majorité des cas (95 %), le pronostic visuel est excellent après l'intervention, à condition qu'il n'y ait pas d'autre anomalie associée (à dépister lors du bilan préopératoire) qui limite la récupération visuelle. L'œil est indolore, la vision s'améliore rapidement et une correction adaptée par lunettes peut être prescrite au bout de quelques semaines.

Dans plus de 30 % des cas, dans les années qui suivent l'intervention, la capsule postérieure s'opacifie, ce qui entraîne une nouvelle baisse de vision : c'est la « cataracte secondaire ». Le traitement consiste à réaliser une ouverture de la capsule postérieure par laser.

COMPLICATIONS DE LA CHIRURGIE DE LA CATARACTE

Néanmoins, l'intervention de la cataracte n'échappe pas à la règle générale selon laquelle il n'y a pas de chirurgie sans risque.

Les complications ophtalmologiques de la chirurgie de la cataracte sont rares et imprévisibles. Elles sont très sévères du point de vue fonctionnel :

- La plus grave est la complication infectieuse ou endophtalmie (1 à 3 ‰).
- Les autres complications sont la rupture peropératoire de la capsule postérieure, l'œdème de cornée, l'hypertonie oculaire postopératoire, l'inflammation de l'œil, le décollement de rétine.

Dans des cas exceptionnels, on aboutit à la perte de la vision, voire de l'œil lui-même.

FICHE INFIRMIÈRE

On insiste ici sur ce qui concerne particulièrement l'intervention de la cataracte, les aspects généraux étant traités au chapitre « Pratique infirmière avant et après une intervention en ophtalmologie », p. 1139.

Le plus souvent, la durée de l'hospitalisation est de 3 jours ; le patient entre la veille de l'intervention et sort de l'hôpital le lendemain. Cependant, on tend de plus en plus vers une chirurgie ambulatoire.

EXAMENS, SOINS, SURVEILLANCE

À L'ARRIVÉE DU PATIENT (LA VEILLE OU LE MATIN DE L'INTERVENTION),

Vérifier particulièrement que la puissance de l'implant a été calculée. Une fois au bloc, il est beaucoup trop tard pour se rendre compte qu'on a oublié de faire le calcul d'implant.

AVANT L'INTERVENTION : DILATER LA PUPILLE

Pour l'opération de la cataracte, en arrivant au bloc opératoire, la dilatation pupillaire doit être parfaite (*cf.* Fiche technique, p. 1143).

AU RETOUR DU BLOC OPÉRATOIRE : SURVEILLANCE DU PATIENT

Le patient remonte avec un pansement et une coque sur l'œil opéré qu'il doit garder jusqu'au 1er pansement le lendemain matin. Par la suite, le pansement sera retiré. En revanche, la coque devra être portée la nuit pendant 1 semaine.

L'infirmier devra prévenir le médecin en cas de douleur importante. Il peut s'agir d'une poussée d'hypertonie oculaire.

AVANT LA SORTIE DU PATIENT

Le patient sort le soir même de l'intervention ou le lendemain ; s'il sort le jour même, il reviendra le lendemain voir le chirurgien pour le 1er pansement. S'il sort le lendemain, le 1er pansement sera réalisé avant sa sortie.

- L'infirmière assiste le chirurgien pour le 1er pansement, s'il est réalisé avant la sortie du patient.
- Si tout va bien, le pansement est retiré et remplacé par une coque oculaire pour la nuit pendant 1 semaine.
- L'infirmière remet au patient l'ordonnance de sortie. Le patient sort sous traitement par collyres antibiotique et anti-inflammatoire (par exemple, *CHIBRO-CADRON* 3 fois/j, *INDOCOLLYRE* 3 fois/j), et cycloplégique (par exemple, *MYDRIATICUM* 3 fois/j).

ÉDUCATION ET CONSEILS

Donner les conseils : porter la coque la nuit pendant 8 jours, éviter les efforts, éviter de recevoir des chocs sur l'œil opéré, de mettre de l'eau, du savon, du shampoing au contact avec l'œil opéré. Il est déconseillé de conduire, d'utiliser des machines ou des instruments dangereux, jusqu'à l'obtention des nouvelles lunettes.

▶

Bien insister sur le fait que *douleur, rougeur, baisse de l'acuité visuelle* sont des signes d'alarme qui doivent conduire le patient à consulter sans tarder. Ils peuvent être les témoins d'une infection (endophtalmie) dont le pronostic est fonction de la précocité du traitement.

Il faudra prévoir une correction optique lorsque la cornée aura cicatrisé (3 semaines pour une phakoémulsification, 3 mois pour une extraction extracapsulaire manuelle). En cas de suture cornéenne, les fils seront retirés au second mois postopératoire, en fonction de l'astigmatisme.

FICHE TECHNIQUE

PROTOCOLES DE DILATATION PUPILLAIRE

Exemple 1

MYDRIATICUM + *NÉOSYNÉPHRINE* + *ATROPINE* 1 % + *INDOCOLLYRE* : ajouter une goutte de chaque produit à – 120, – 90, – 60, – 30 min et au moment du départ du patient au bloc opératoire.

Exemple 2

MYDRIASERT : insert contenant ces mêmes produits dilatateurs pupillaires à mettre dans le cul-de-sac conjonctival inférieur 2 h avant le départ au bloc. L'insert libère les produits progressivement.

FICHE PHARMACOLOGIE

COLLYRE ANTI-ŒDÉMATEUX

■ Diméticone

OPHTASILOXANE					
1 gtte x 4 à 6/j	10 mL (fl.)			NR	

Propriétés

Pansement protecteur et lubrifiant de l'œil.

Indications

Œdème de cornée.

Prévention des symblépharons en cas de brûlures ou traumatismes oculo-palpébraux d'origine thermique, caustique ou phototraumatique.

COLLYRES ANTI-INFLAMMATOIRES NON STÉROÏDIENS (AINS)

■ Indométacine collyre

INDOCOLLYRE					
1 gtte x 3 à 4/j	5 mL (fl.) 20 unidoses 0,35 mL 50 unidoses 0,35 mL	4,03 3,91 HOP	I I I	65 % 65 %	0,81 0,20

■ Flurbiprofène

OCUFEN					
Solution à 0,03 % 1 gtte x 3 à 4/j	20 unidoses 0,4 mL (0,12 mg) 50 unidoses 0,4 mL (0,12 mg)	3,73 7,75	II II	65 % 65 %	0,19 0,16

■ Diclofénac collyre

VOLTARÈNE collyre					
1 gtte x 3 à 4/j	20 unidoses 0,3 mL 0,1 % 100 unidoses 0,3 mL 0,1 %	 HOP	II II	NR	

■ Kétorolac

ACULAR collyre					
1 gtte x 3 à 4/j	5 mL à 0,5 % (fl.)	3,49	I	65 %	0,70

■ Népafénac

NEVANAC collyre					
1 gtte x 3/j	5 mL (fl.)		I	NR	

■ Bromfénac

YELLOX					
1 gtte x 2/j	5 mL (flacon)	5,62	I	65 %	1,12

Propriétés

Anti-inflammatoires non stéroïdiens, inhibant la production des prostaglandines de l'œil, utilisés pour réduire ainsi l'inflammation postopératoire.

Indications

Prévention de l'inflammation postopératoire, après intervention sur le segment antérieur (cataracte, trabéculectomie) ; prévention de l'œdème maculaire cystoïde survenant après extraction de cataracte.
Aide à maintenir la mydriase peropératoire.

Contre-indications

Hypersensibilité à l'un des composants ; kératites herpétiques.

Grossesse : aucun effet malformatif n'a été signalé.
Contre-indication à partir du 6e mois : au cours du troisième trimestre, les **AINS** exposent le fœtus à une hypertension artérielle pulmonaire par fermeture prématurée du canal artériel et en fin de grossesse à un allongement du temps de saignement.
Allaitement : innocuité non démontrée.
Lentilles de contact : à éviter en raison du risque d'adsorption du chlorure de benzalkonium sur la lentille.

Précautions d'emploi

Utiliser avec prudence en cas d'allergie à l'**aspirine** ou aux **AINS**.

Effets indésirables

Brûlures et rougeurs oculaires.

CHALAZION

FICHE MALADIE

DÉFINITION

Le chalazion est un granulome inflammatoire dû à la rétention des glandes de Meibomius situées dans l'épaisseur de la paupière. Il se présente comme une tuméfaction palpébrale inflammatoire disgracieuse et susceptible de surinfection.

CAUSES ET MÉCANISMES

Les glandes de Meibomius situées dans l'épaisseur de la paupière sécrètent en permanence le meibum. Normalement, ce meibum est fluide comme de l'huile. Dans certaines circonstances, ce meibum s'épaissit, ce qui l'empêche d'être excrété de la glande. La glande remplie de meibum épaissi augmente de volume : c'est le chalazion.

TRAITEMENT

TRAITEMENT MÉDICAL LOCAL

On essaie d'abord un traitement médical local :

- massages, après avoir réchauffé la paupière à l'aide d'une compresse d'eau tiède, visant à ramollir et à évacuer le meibum ;
- application d'une pommade antibiotique-corticoïde (par exemple, *STERDEX*, *CIDERMEX*).

EN CAS D'ÉCHEC : EXÉRÈSE CHIRURGICALE

Après avoir vérifié le bilan d'hémostase, l'exérèse peut se faire dans la salle de petite chirurgie. Après avoir anesthésié la paupière, on la retourne pour exposer sa face profonde, puis on effectue une petite incision au bistouri jusqu'au tarse en regard du chalazion, et on évacue à la curette son contenu.

PRONOSTIC

Plus on traite tôt médicalement et plus les chances de guérison sans avoir recours à la chirurgie sont importantes.

FICHE INFIRMIÈRE

ÉDUCATION ET CONSEILS

Il est important de conseiller à un patient qui présente un chalazion de débuter le traitement sans attendre pour faciliter la guérison.

Si on attend trop longtemps, il apparaît une coque fibreuse qui disparaît plus difficilement.

FICHE PHARMACOLOGIE

POMMADES CORTICOÏDES À USAGE OPHTALMOLOGIQUE

■ **Dexaméthasone + oxytétracycline**

STERDEX					
1 à 3 appl./j	12 unidoses 1,6 mg	2,66	I	30 %	0,22

■ **Dexaméthasone + néomycine + polymyxine B**

MAXIDROL					
1 à 2 appl./j	3 g (tube)	1,94	I	30 %	0,65

■ **Dexaméthasone + framycétine**

FRAKIDEX					
1 à 3 appl./j	5 g (tube)	2,04	I	30 %	0,68

Propriétés

Action anti-inflammatoire sur le segment antérieur de l'œil et ses annexes.

Indications

Blépharites, chalazions, orgelets.

Contre-indications

Formelles :
- ulcère cornéen (risque de perforation) ;
- infection oculaire d'origine virale (en particulier herpès cornéen ou zona ophtalmique : aggravation de l'infection).

Hypersensibilité à l'un des composants.

Grossesse : pas d'étude contrôlée chez la femme enceinte.

Allaitement : passage systémique présent, possibilité de passage dans le lait maternel.

Effets indésirables

Retard de cicatrisation des plaies cornéennes et sclérales.

Aggravation des infections oculaires d'origine virale (herpès, zona).

Hypertonie oculaire : risque de glaucome cortisonique.

Risque de cataracte cortisonique (sous-capsulaire postérieure) lors des traitements prolongés.

Examen au biomicroscope préalable afin d'éliminer une contre-indication au traitement.

Surveillance de la pression intraoculaire (risque d'augmentation) et du cristallin (produit cataractogène) en cas de traitement prolongé.

CONJONCTIVITES

FICHE MALADIE

DÉFINITION

Une conjonctivite est une inflammation de la muqueuse conjonctivale qui tapisse la face postérieure des paupières et la face antérieure de la sclère.

On distingue trois grands types de conjonctivites : les conjonctivites infectieuses bactériennes ou virales, les conjonctivites allergiques et les conjonctivites par sécheresse oculaire.

DIAGNOSTIC

SIGNES CLINIQUES COMMUNS

Picotements, sensation de sable dans l'œil, hyperhémie de la conjonctive, hypersécrétion claire ou purulente avec agglutination des cils ; la cornée est intacte.

CONJONCTIVITES INFECTIEUSES

▶ Conjonctivites bactériennes

Conjonctivites à germes banals

Elles sont souvent bilatérales, les sécrétions sont purulentes et les yeux très collés. Les principaux germes en cause sont les staphylocoques, les streptocoques, les entérobactéries, le pyocyanique et l'*Haemophilus*.

Traitement :
- Nettoyage des sécrétions : *DACRYOSÉRUM* ou sérum physiologique en *unidoses* à l'aide d'un coton à démaquiller.

• Collyre ou pommade antibiotique : par exemple, *RIFAMYCINE* collyre 6 fois/j et *RIFAMYCINE* pommade au coucher pour une durée totale de 10 jours.

Conjonctivites à Chlamydiae

Les *Chlamydiae* sont responsables du trachome, à l'état endémique en Afrique du Nord, en Asie ; elles sont plus fréquemment en France les agents des conjonctivites à inclusions.

Traitement : il repose sur les tétracyclines : par exemple, *POSICYCLINE* collyre.

Conjonctivites virales

Adénovirus

Ils entraînent des kératoconjonctivites épidémiques *extrêmement contagieuses*, en général bénignes, mais pouvant laisser des séquelles cornéennes. Leur transmission se fait par les mains et les instruments ophtalmologiques. La rougeur est généralement unilatérale, très importante avec photophobie et larmoiement majeur.

Traitement :

• Nettoyage des sécrétions : *DACRYOSÉRUM* ou sérum physiologique en *unidoses* sur un coton à démaquiller.

• *RIFAMYCINE* collyre, voire *collyres corticoïdes* à la phase tardive pour diminuer les signes inflammatoires.

Herpès

Il provoque des kératoconjonctivites.

Traitement : *ZOVIRAX* pommade.

À part : les conjonctivites du nouveau-né et du nourrisson

La conjonctivite du 3e jour après la naissance évoque le gonocoque ; à partir du 5e jour, il s'agit plus souvent d'une conjonctivite à inclusions.

Chez le nourrisson, il faut penser à une imperforation des voies lacrymales.

CONJONCTIVITES ALLERGIQUES

Très fréquentes, elles surviennent sur un terrain allergique (asthme, rhume des foins, urticaire, eczéma), récidivent le plus souvent au printemps (pollens). Elles s'accompagnent de follicules conjonctivaux.

Elles nécessitent une éviction de l'allergène s'il est identifié, avec éventuellement désensibilisation générale.

Traitement :

• localement, collyres antiallergiques (par exemple : *LÉVOPHTA* + *CROMOPTIC*), corticothérapie locale d'appoint (par exemple, *BACICOLINE*) ;

• voire traitement antiallergique par voie générale (par exemple, *ZYRTEC*).

CONJONCTIVITES PAR SÉCHERESSE OCULAIRE

Ce sont des conjonctivites chroniques bilatérales. Le diagnostic est fait par le test de Schirmer.

Le traitement consiste à administrer des larmes artificielles (par exemple, *ARTELAC*) et des agents mouillants à haute viscosité (par exemple, *CELLUVISC* unidoses).

FICHE INFIRMIÈRE

ÉDUCATION ET CONSEILS

Devant toute conjonctivite infectieuse, des mesures d'hygiène sont essentielles pour éviter la contamination : *cf.* Fiche technique., p. 1147

FICHE TECHNIQUE

MESURES ET CONSEILS D'HYGIÈNE DEVANT UNE CONJONCTIVITE INFECTIEUSE

Conseils concernant le personnel soignant

• Se laver les mains et désinfecter le matériel après chaque patient.

• Mettre des gants pour l'examen de tout patient suspect de conjonctivite infectieuse et utiliser des collyres unidoses pour la poursuite de l'examen.

Conseils concernant le malade

Expliquer au patient que la conjonctivite infectieuse est *très contagieuse*, et qu'il doit appliquer des mesures d'hygiène stricte pour éviter de la transmettre à son entourage :
• Éviter de toucher ou gratter ses yeux.
• Se laver souvent les mains, en particulier après tout contact avec les yeux (avant et après avoir mis les collyres).
• Affaires de toilette et linge de maison demeurent *personnels* (savon, serviettes, mouchoirs, draps).
• Consultation des proches en cas d'apparition de symptômes similaires.
• Arrêt de travail à discuter dans certains métiers (enseignants, personnel médical et paramédical).
• Interdiction de tout port de lentille de contact pendant toute la durée de l'infection.
• Ne pas interrompre prématurément le traitement ou diminuer la posologie : mettre des gouttes au moins 6-8 fois/j pendant 48 h, puis 4 fois/j pendant suffisamment longtemps (+++, total de 2 semaines) ; spontanément les patients ont tendance à arrêter leur traitement dès l'amélioration des symptômes.

FICHE PHARMACOLOGIE

ANTIBIOTIQUES LOCAUX – COLLYRES

Fluoroquinolones

■ **Norfloxacine**

CHIBROXINE					
1 gtte x 4 à 8/j	5 mL (fl.)	3,76	I	65 %	0,75

■ **Ofloxacine**

EXOCINE					
1 gtte x 4 à 8/j	5 mL (fl.)	3,64	I	65 %	0,73
MONOOX					
2 gttes/œil x 4/j	20 unidoses 0,5 mL 1,5 mg	3,87	I	65 %	0,19
QUINOFREE					
Idem *MONOOX*	20 unidoses 0,5 mL 1,5 mg	3,87	I	65 %	0,19

■ **Ciprofloxacine**

CILOXAN					
1 gtte x 4 à 8/j	5 mL 0,3 % collyre	5,03	I	65 %	1,01

Aminosides

- **Tobramycine**

TOBREX					
1 gtte x 4 à 8/j	5 mL (fl.)	3,27	I	65 %	0,65
TOBRABACT					
1 gtte x 4 à 8/j	5 mL (fl.)	2,42	I	65 %	0,48

- **Néomycine + polymyxine B**

CÉBÉMYXINE					
1 gtte x 4 à 8/j	10 mL (fl.)	2,89	I	30 %	0,29

Autres

- **Rifamycine collyre**

RIFAMYCINE CHIBRET					
1 gtte x 4 à 8/j	10 mL (fl.)	3,27	I	65 %	0,33

- **Acide fusidique**

FUCITHALMIC					
1 gtte x 2/j	3 g (tube)	3,46	I	65 %	1,15

- **Azithromycine**

AZYTER					
1 gtte x 2/j	6 unidoses (15 mg/g)	6,00	I	65 %	1,00

- **Céfuroxime sodique**

APROKAM					
1 mg (0,1 mL) en 1 fois Voie intraoculaire Cataracte : traitement postopératoire	1 fl. pdre pour sol. inj. 50 mg céfuroxime base 10 fl. pdre pour sol. inj. 50 mg céfuroxime base	HOP HOP	I I		

Association d'antibiotique et d'anti-inflammatoire

- **Gentamicine + indométacine**

INDOBIOTIC					
1 gtte x 4/j	5 mL (fl.) 20 gttes 0,01 %	3,81 3,73	I I	65 % 65 %	0,76 0,19

POMMADES

- **Tobramycine**

TOBREX					
1 à 3 appl./j dont 1 le soir	1 fl. (tube) 5 mL	3,27	I	65 %	3,27

- **Néomycine + polymyxine B**

CÉBÉMYXINE					
1 à 3 appl./j dont 1 le soir	5 g (tube)	2,15	I	30 %	0,43

- **Rifamycine**

RIFAMYCINE CHIBRET					
1 à 3 appl./j dont 1 le soir	5 g (tube)	2,70	I	65 %	0,54

- **Ciprofloxacine**

CILOXAN					
3 appl./j	3,5 g (tube) 0,3 %	5,22	I	65 %	1,49

Propriétés

Les collyres et les pommades antibiotiques ont une action antibactérienne de surface (segment antérieur de l'œil), du fait de la faible résorption intraoculaire par la cornée.
Le choix de l'antibiotique doit être adapté au germe en cause ; on s'aidera d'un prélèvement bactériologique avec antibiogramme pour confirmer l'indication thérapeutique.

Indications

Infections bactériennes du segment antérieur de l'œil et de ses annexes : conjonctivites, kératites, ulcères cornéens, dacryocystites, blépharites, orgelets ; infections postopératoires et post-traumatiques.
Kératites virales, en association avec les antiviraux : adénovirus, herpès, zona.

Contre-indications

Allergie connue à l'un des constituants.
Lentilles de contact : d'une manière générale, retirer absolument les lentilles de contact lors de toute infection oculaire +++. De plus, la **rifamycine** est contre-indiquée en cas de lentilles souples car elle les colore en rouge de façon irréversible. Tous les autres **collyres antibiotiques** sont contre-indiqués en raison du risque d'adsorption sur la lentille souple de certains composants du collyre (chlorure de benzalkonium ou borate de phénylmercure).
Grossesse et allaitement : **fluoroquinolones** déconseillées (absence d'études contrôlées).
De plus allongement du temps de saignement chez la mère et l'enfant.

Précautions d'emploi

Insister auprès du patient sur la nécessité d'instillations répétées : x 6/j pendant 48 h puis x 4/j pendant 12 j ; exemple : **rifamycine** collyre : x 6/j pendant 48 h, puis x 4/j pendant encore 12 j.

Effets indésirables

Réactions locales allergiques, notamment avec la **néomycine**.
Possibilité de sélection de souches résistantes.

COLLYRES ANTIALLERGIQUES

Lodoxamide

ALMIDE					
1 à 2 gttes/œil x 2 à 4/j	5 mL (fl.) 0,1 % 20 unidoses 0,4 mL 0,1 %	4,34 3,59		30 % 30 %	0,87 0,18

Cromoglycate de sodium

CROMOPTIC					
1 gtte/œil x 2 à 6/j	30 unidoses 0,35 mL 2 % 10 mL (fl.) 2 %	4,39 7,03		30 % 30 %	0,15 0,70
CROMÉDIL					
1 gtte/œil x 2 à 6/j	30 unidoses 0,3 mL 2 %	4,39		30 %	0,15
CROMABAK					
1 gtte/œil x 2 à 6/j	10 mL (fl.) 2 %	7,60		30 %	0,76
OPHTACALM					
1 gtte/œil x 2 à 6/j	10 unidoses 0,35 mL 2 %			NR	
MULTICROM					
1 gtte/œil x 2 à 6/j	10 unidoses 0,3 mL 2 % 10 mL (fl.) 2 %	 7,16		NR 30 %	 0,72
CROMADOSES					
1 gtte/œil x 2 à 6/j	30 unidoses 0,3 mL 2 %	4,39		30 %	0,15
HUMEX CONJONCTIVITE ALLERGIQUE					
1 gtte/œil x 2 à 6/j	10 unidoses 0,3 mL 2 %			NR	
OPTICRON					
1 gtte/œil x 2 à 6/j	5 mL (fl.) 2 % 10 unidoses 0,35 mL 2 % 24 unidoses 0,35 mL 2 %	3,32 3,67		30 % NR 30 %	0,66 0,15
OPHTACALMFREE					
1 gtte/œil x 2 à 6/j	10 mL (fl.) 2 %			NR	
CROMOFREE					
1 gtte/œil x 2 à 6/j	10 mL (fl.) 2 %	6,67		30 %	0,67
ALLERGOCOMOD					
1 gtte/œil x 2 à 6/j	10 mL (fl.) 2 %	7,24		30 %	0,72

Acide N-acétyl-aspartyl-glutamique

NAABAK					
1 gtte/œil x 2 à 6/j	10 mL (fl.) 4,9 %	6,75		30 %	0,68

NAAXIA					
1 gtte/œil x 2 à 6/j	5 mL (fl.) 4,9 % 10 unidoses 0,4 mL 4,9 % 36 unidoses 0,4 mL 4,9 % 10 mL (fl.) 4,9 %	 5,08 6,54		NR NR 30 % 30 %	 0,14 0,65

La pharmacologie des **collyres antiallergiques** est regroupée avec celle des antihistaminiques H_1.

ANTIHISTAMINIQUES H_1 (ANTI-H_1)

Lévocabastine

LEVOPHTA					
1 gtte x 2 à 4/j	5 mL (fl.)	7,41	II	30 %	1,48
ALLERGIFLASH					
1 gtte x 2 à 4/j	10 unidoses			NR	
LEVOFREE					
1 gtte x 2 à 4/j	30 unidoses	4,39	II	30 %	0,15

Kétotifène

ZALERG					
Collyre à 0,25 mg/mL 1 gtte x 2/j	5 mL (fl.) 30 unidoses 0,4 mL	6,15 4,39	II II	30 % 30 %	1,23 0,15
MONOKÉTO					
Collyre à 0,25 mg/mL 1 gtte x 2/j	60 unidoses 0,4 mL	7,64	II	30 %	0,13

Olopatadine

OPATANOL					
1 gtte x 2/j	5 mL (fl.) 0,5 mg/mL	7,03	I	30 %	1,41

Propriétés

Inhibition de la dégranulation des mastocytes à l'origine de la libération des médiateurs chimiques de l'allergie (**cromoglycate de sodium**, **acide N-acétyl aspartyl glutamique**).

Inhibition de la migration des éosinophiles impliqués à la phase tardive de la réaction allergique (**lodoxamide**).

Action antihistaminique (**lévocabastine**).

Blocage de l'activation du complément, inhibition de la synthèse des leucotriènes par les cellules sensibilisées, **acide N-acétyl aspartyl glutamique**.

Indications

Affections ophtalmologiques d'origine allergique (conjonctivites, blépharites).

Contre-indications

Hypersensibilité à l'un des constituants.

Par analogie avec les anti-H_1 par voie générale, association déconseillée avec l'alcool, car possible majoration de l'effet sédatif.

Précautions d'emploi

Grossesse et allaitement : innocuité non établie du **lodoxamide** et de la **lévocabastine**.

D'une façon générale, privilégier les collyres sans conservateur (formes unidoses, *CROMABAK, NAABAK, ZALERG*) qui sont moins agressifs pour la surface cornéenne et les seuls autorisés en cas de port de lentilles de contacts.

Effets indésirables

Picotements, brûlures, larmoiement, prurit.

ANTISEPTIQUES POUR LAVAGE OCULAIRE – COLLYRES

■ Picloxydine

VITABACT					
(sans benzalkonium) 1 gtte x 2 à 6/j	10 unidoses 0,4 mL 100 unidoses 0,4 mL 10 mL (fl.)	2,03		NR NR 30 %	0,20

■ Hexamidine

DÉSOMÉDINE					
1 gtte x 4 à 6/j	10 mL (fl.) 10 unidoses 0,6 mL			NR NR	

■ Céthexonium

BIOCIDAN					
1 gtte x 4 à 6/j	10 mL (fl.)	2,46		30 %	0,25
MONOSEPT					
1 gtte x 4 à 6/j	30 unidoses 0,4 mL	3,86		65 %	0,13

■ Cétylpyridinium chlorure

NOVOPTINE					
1 gtte x 4 à 6/j	10 mL (fl.) 10 unidoses 0,4 mL			NR NR	

■ Acide acétylsalicylique

ANTALYRE					
Antiseptique et vasoconstricteur 1 gtte x 4 à 6/j	10 unidoses 0,4 mL			NR	

SOLUTÉS

■ Acide borique + borate de sodium

DACRYOSÉRUM					
Lavage oculaire 1 à 4/j	20 unidoses 5 mL 150 mL (fl.)	2,92 3,02		30 % 30 %	0,15 0,02

■ Acide borique + borax

DACUDOSES					
(sans conservateur) Lavage oculaire 1 à 4/j	16 unidoses 10 mL 24 unidoses 10 mL	 3,40		NR 30 %	 0,14

■ Acide borique + chlorobutanol + éthanol

OPTREX					
Lavage oculaire 1 à 4/j	190 mL (fl.) avec embout			NR	

Propriétés

Collyres : action antiseptique.
Solutés : isotoniques aux larmes, action décongestionnante et antiseptique.

Indications

Collyres antiseptiques : irritations conjonctivales, conjonctivites, kératites, blépharites, orgelets, chalazions.
Solutés antiseptiques : irritation des paupières, nettoyage des sécrétions dans les conjonctivites, blépharites.

Contre-indications

Allergie à l'un des constituants.
Lentilles de contact : le port de lentilles souples doit être évité pendant toute la durée d'un traitement contenant un conservateur (toutes les présentations en flacon) en raison du risque d'adsorption. En revanche, les unidoses sont autorisées (pas de conservateur).

Effets indésirables

Réaction allergique locale.

COLLYRES OU GELS POUR ŒIL SEC – SOLUTIONS AQUEUSES

■ Hydroxypropylcellulose

LARMABAK					
1 gtte x 4 à 8/j	10 mL (fl.)	4,53		65 %	0,45
UNILARM					
1 gtte x 4 à 8/j	20 unidoses 0,65 mL			NR	

SOLUTIONS VISQUEUSES À FAIBLE VISCOSITÉ

■ Povidone

REFRESH					
1 gtte x 4 à 8/j	30 unidoses 0,4 mL 90 unidoses 0,4 mL	3,86 9,58		65 % 65 %	0,13 0,11

NUTRIVISC					
Solution à 5 % 1 gtte x 2 à 4/j	5 unidoses 0,4 mL 30 unidoses 0,4 mL	3,86		NR 65 %	0,13
Avec conservateur 1 gtte x 2 à 4/j	10 mL (fl.)	3,08		65 %	0,31
FLUIDABAK					
Solution à 1,5 % 4 à 6 appl./j	10 mL (fl.)	4,53		65 %	0,45
UNIFLUID					
2 gttes x 4 à 6/j	36 unidoses 6 mg/0,4 mL	4,45		65 %	0,12

■ Povidone + thiomersalate

DULCILARMES					
Avec conservateur 1 gtte x 2 à 4/j	10 mL (fl.)	2,08		65 %	0,21

■ Hypromellose

ARTELAC					
4 à 6 appl./j	60 unidoses 0,5 mL	6,89		65 %	0,11

■ Carbomère

AQUAREST					
1 gtte x 3 à 5/j	60 unidoses 6 mg	6,89		65 %	0,11

SOLUTIONS VISQUEUSES À HAUTE VISCOSITÉ

■ Carbomère 974 P (ou carbopol 974 P)

GEL-LARMES					
1 gtte x 2 à 4/j	30 unidoses 0,5 g	4,39		65 %	0,15
Avec conservateur 1 gtte x 2 à 4/j	10 g (tube)	3,94		65 %	0,39
LACRYVISC					
1 gtte x 2 à 4/j	30 unidoses 0,5 g	4,39		65 %	0,15
Avec conservateur 1 gtte x 2 à 4/j	5 g (tube) 15 g (tube)	2,82 5,24		65 % 65 %	0,56 0,35
SICCAFLUID					
1 à 4 appl./j	10 g (fl.) 2,5 mg/g	3,62		65 %	0,36

■ Carmellose sodique

CELLUVISC					
1 gtte x 2 à 4/j	30 unidoses 0,4 mL 90 unidoses 0,4 mL	3,86 9,58		65 % 65 %	0,13 0,11

■ Carbopol 980 NF + cétrimide

LACRIGEL					
Avec conservateur 1 gtte x 2 à 4/j	10 g (tube)	3,94		65 %	0,39
CIVIGEL					
Avec conservateur 1 gtte x 2 à 4/j	10 g (tube) 0,2%	3,35		65 %	0,34

■ Carbopol 980 + cétrimide

LACRIFLUID					
Avec conservateur 1 gtte x 3/j	10 g (fl.) 60 unidoses 0,4 g	3,62 6,89		65 % 65 %	0,36 0,11

■ Carbopol 980 + benzalkonium

LACRINORM					
Avec conservateur 1 gtte x 2 à 4/j	10 g (tube)	3,62		65 %	0,36

■ Carbomère 980

LIPOSIC					
3 à 5 appl./j	10 g (tube)	3,22		65 %	0,32

INSERTS

■ Hydroxypropylcellulose

LACRISERT					
1 insert dans chaque œil/24 h À renouveler 1 ou 2 fois si nécessaire	60 inserts			NR	

POMMADE

■ Rétinol

VITAMINE A DULCIS					
1 à 3 appl./j dont 1 le soir au coucher	10 g (tube)	5,48		30 %	0,55

Propriétés

Ils remplacent les larmes en cas de syndrome sec authentifié par le test de Schirmer ; ils préviennent ainsi les complications de la sécheresse oculaire : picotements, kératites, conjonctivites.

Indications

Tous les syndromes secs, quelles que soient leurs causes : syndrome de Gougerot-Sjögren, maladies systémiques, médicaments.

Les produits à base d'acide hyaluronique et les inserts sont à réserver aux syndromes secs graves.

Précautions d'emploi

Il faut répéter les instillations, en raison du temps de rétention court de ces produits, surtout avec les collyres, ce qui décourage souvent les patients. Les gels peuvent être appliqués moins souvent, mais entraînent un brouillard visuel gênant, lié à leur viscosité.

Lentilles de contact : seuls les collyres dépourvus de conservateur sont autorisés.

Effets indésirables

Brouillard visuel avec les gels.

> D'une manière générale, il est recommandé d'utiliser les formes unidoses ou ABAK qui sont sans conservateur pour éviter la toxicité des conservateurs sur la surface oculaire.

DÉCOLLEMENT DE RÉTINE

FICHE MALADIE

DÉFINITION

Le décollement de rétine est un clivage entre les deux feuillets de la rétine qui sont normalement accolés – l'épithélium pigmentaire (feuillet externe) et la rétine neurosensorielle (feuillet interne) – souvent à partir d'une déchirure rétinienne.

CAUSES ET MÉCANISMES

Cette déchirure est la conséquence d'une traction du vitré (gel transparent qui occupe le segment postérieur du globe oculaire et adhère fortement à la rétine neurosensorielle) sur la rétine neurosensorielle (feuillet le plus interne de la rétine).

Avec l'âge et dans certaines conditions (notamment myopie, après traumatisme oculaire, après chirurgie de la cataracte), le gel vitréen se rétracte vers l'avant et tire sur la rétine neurosensorielle, entraînant avec lui un petit fragment de rétine : *c'est la déchirure rétinienne.* Le vitré s'infiltre alors par cette déchirure, séparant la rétine neurosensorielle de l'épithélium pigmentaire : *c'est le décollement de rétine.*

DIAGNOSTIC

SIGNES CLINIQUES

- La perception d'éclairs blancs, intenses, fixés (phosphènes), traduit l'existence d'une déchirure rétinienne. Ceci doit alerter et conduire rapidement à un examen du fond d'œil avant que cette déchirure ne se complique d'un décollement de rétine constitué.
- Un voile noir amputant le champ visuel, une baisse brutale de la vision sont les signes de décollement de rétine constitué.

EXAMENS COMPLÉMENTAIRES

À l'examen du fond d'œil, après dilatation pupillaire, la rétine décollée est saillante, grisée, plissée, mobile avec les mouvements de l'œil. On recherche très minutieusement la/les déchirures responsables du décollement de rétine.

TRAITEMENT

TRAITEMENT DE LA DÉCHIRURE RÉTINIENNE

C'est un traitement laser réalisé par l'ophtalmologiste, en ambulatoire. Il s'agit ainsi d'entourer la déchirure par des impacts de laser permettant d'arrêter son évolution vers le décollement de rétine.

> Il faut intervenir en *urgence*, avant que la déchirure ne se complique d'un décollement de rétine constitué.

TRAITEMENT DU DÉCOLLEMENT DE RÉTINE CONSTITUÉ

Il est toujours chirurgical. Il doit être réalisé rapidement pour éviter l'extension du décollement et l'apparition de rétractions fibreuses du vitré, qui compliquent le pronostic.

> Tout patient atteint de décollement de rétine doit être hospitalisé d'urgence, avoir un bilan préopératoire. Il doit rester au calme pour éviter l'extension du soulèvement.

Le principe du traitement chirurgical est de :
- rétablir le contact entre les deux feuillets rétiniens décollés au niveau de la déchirure ;
- créer une cicatrice adhérente entre les deux feuillets.

Deux types de chirurgie sont possibles :
- Chirurgie par voie externe, « cryo-indentation » ; c'est la méthode la plus utilisée :
  - Le contact est rétabli par l'extérieur, grâce à la pose d'un matériel synthétique suturé fortement à la sclère en regard de la déchirure, qui plaque le feuillet rétinien externe contre le feuillet rétinien interne.
  - La cicatrice adhérente entre les deux feuillets rétiniens est obtenue par l'application de froid sur la sclère en regard de la déchirure, dans le but d'éviter les récidives.
- Chirurgie par voie interne ou endoculaire, « vitrectomie-laser-gaz » :
  - Elle consiste, après une vitrectomie (dissection et aspiration du vitré), à injecter dans le globe du gaz ou du silicone liquide, pour obturer la déchirure.
  - Dans ce type de chirurgie, c'est l'application d'impacts de laser autour de la déchirure qui permet de créer une cicatrice solide entre les deux feuillets rétiniens, pour éviter les récidives.

PRONOSTIC

EN CAS DE DÉCHIRURE RÉTINIENNE

Lorsque le patient est vu au stade de déchirure sans décollement, on peut entourer la déchirure par photocoagulation au laser. Il échappe ainsi à une intervention chirurgicale et le pronostic est bien meilleur.

D'où l'intérêt de l'*examen systématique des sujets à risque* (myope, aphake, décollement de rétine controlatéral, œil traumatisé, antécédent familial de décollement de rétine) une fois par an, à la recherche de déchirures rétiniennes qu'il faut traiter rapidement par laser.

EN CAS DE DÉCOLLEMENT DE RÉTINE CONSTITUÉ

Lorsque le traitement chirurgical est réalisé rapidement, la réapplication de la rétine est obtenue dans 90 % des cas. Le liquide sous-rétinien disparaît en quelques jours. La récupération visuelle est retardée par rapport au résultat anatomique.

En l'absence de traitement rapide, le décollement s'étend, avec soulèvement de la macula, puis prolifération vitréo-rétinienne, ce qui entraîne la perte définitive de la vision.

FICHE INFIRMIÈRE

PRATIQUE INFIRMIÈRE AU STADE DE DÉCHIRURE RÉTINIENNE

En cas de perception de phosphènes évoquant la présence d'une déchirure rétinienne, inciter un patient à se rendre chez son ophtalmologiste pour un examen du fond d'œil à la recherche d'une déchirure rétinienne. La déchirure ainsi dépistée, elle peut être traitée au laser, ce qui permet d'éviter une hospitalisation et une intervention chirurgicale.

PRATIQUE INFIRMIÈRE CONCERNANT LE PATIENT AU STADE DE DÉCOLLEMENT DE RÉTINE CONSTITUÉ, QUI EST HOSPITALISÉ POUR ÊTRE OPÉRÉ

On insiste ci-dessous sur ce qui concerne particulièrement le décollement de rétine, les aspects généraux étant traités au chapitre « Pratique infirmière avant et après une intervention en ophtalmologie », p. 1139

SURVEILLANCE DU TRAITEMENT

À L'ARRIVÉE DU PATIENT (LA VEILLE OU LE MATIN DE L'INTERVENTION)

Accueillir le patient et s'assurer de sa propreté.

On insistera sur le positionnement préopératoire du patient qui permet de limiter l'extension du décollement de rétine. Le type de positionnement est déterminé par le chirurgien : il dépend du siège de la déchirure.

Par exemple, en cas de déchirure en rétine temporale de l'œil droit : positionnement tête penchée sur l'épaule droite en préopératoire.

AVANT DE PARTIR AU BLOC OPÉRATOIRE

Dilater la pupille de l'œil à opérer au maximum : *cf.* Fiche technique, *chapitre* Cataractes, p. 1143.

JUSTE AVANT LE DÉPART AU BLOC

Vérifier que la pupille de l'œil à opérer est bien dilatée ; rassurer le patient.

AU RETOUR DU BLOC OPÉRATOIRE, SURVEILLANCE DU PATIENT

Positionnement

Le positionnement postopératoire est *essentiel* pour favoriser l'action du gaz sur la réapplication de la rétine et l'obturation de la déchirure : par exemple, en cas de déchirure en rétine temporale de l'œil droit, après vitrectomie-gaz, positionnement tête penchée sur l'épaule gauche en postopératoire pour permettre au gaz de tamponner la déchirure.

Surveiller la douleur

- Administrer les antalgiques si besoin (selon prescription).
- Si les douleurs sont importantes, en particulier si elles s'accompagnent de nausées et de vomissements, il faut suspecter une *poussée d'hypertonie oculaire postopératoire* : appeler le médecin ophtalmologiste qui examinera le patient et contrôlera la tension intraoculaire.

AVANT LA SORTIE DU PATIENT

Ordonnance de sortie : collyres antibiotiques, anti-inflammatoires, dilatateurs et éventuel traitement hypotonisant oculaire (l'expansion du gaz peut entraîner une hypertonie oculaire transitoire). Par exemple : *CHIBRO-CADRON* 4 fois/j + *MYDRIATICUM* 4 fois/j + *DIAMOX* ½ cp. 3 fois/j pendant 5 jours.

ÉDUCATION ET CONSEILS

L'infirmière explique au patient qu'en présence d'une bulle de gaz, la vision est très brouillée. Au fur et à mesure de la résorption du gaz, le patient verra progressivement diminuer la bulle qui va disparaître complètement en quelques semaines.

Bien insister sur le fait que *douleur, rougeur, baisse visuelle* sont des signes d'alarme qui doivent conduire le patient à consulter sans tarder. Ils peuvent être les témoins d'une infection (endophtalmie) dont le pronostic est fonction de la précocité du traitement.

DÉGÉNÉRESCENCE MACULAIRE LIÉE À L'ÂGE

FICHE MALADIE

DÉFINITION

La dégénérescence maculaire liée à l'âge (DMLA) correspond au vieillissement de la partie centrale de la rétine (macula). Le centre de la macula est dénommé fovéola ; il assure la vision précise, la lecture, la reconnaissance des couleurs.

La DMLA est actuellement la principale cause de baisse de vision après 65 ans dans les pays développés.

CAUSES ET MÉCANISMES

On distingue deux formes de DMLA :

• La forme atrophique correspond à l'accumulation de déchets sous la rétine qui conduit progressivement à sa destruction (80 % des cas).

• La forme exsudative est due au développement de vaisseaux sanguins anormaux provenant de la choroïde sous la rétine (20 % des cas).

TRAITEMENT

INJECTION INTRAVITREENNE D'AGENTS ANTI-VEGF

Les injections intravitréennes d'anticorps anti-VEGF ont révolutionné la prise en charge thérapeutique et le pronostic des DMLA exsudatives, avec des améliorations fonctionnelles et anatomiques dans quasiment toutes les formes cliniques de DMLA exsudatives, créant ainsi un bouleversement des indications et des modalités de surveillance et de retraitement.

Ces molécules aux propriétés antiangiogéniques sont injectées directement dans le vitré. Elles agissent en bloquant la néovascularisation et la perméabilité des néovaisseaux choroïdiens : les phénomènes exsudatifs régressent de façon spectaculaire, les gains d'acuité visuelle deviennent une réalité.

En pratique courante : le traitement est initié par une phase d'induction, suivie d'une phase de maintien. La 1re injection intravitréenne doit être réalisée le plus tôt possible.

PHOTOCOAGULATION LASER

Aujourd'hui, elle est exceptionnellement utilisée et réservée aux néovaisseaux choroïdiens extra-fovéolaires, situés très à distance du centre de la macula. Un rayon lumineux de haute énergie, de couleur rouge ou verte, va traverser l'œil du patient pour détruire les NVC. Les récidives sont fréquentes.

PHOTOTHÉRAPIE DYNAMIQUE (PDT)

Indications :

• formes exsudatives ;

• néovaisseaux rétrofovéolaires.

La technique se déroule en deux étapes :

• injection IV d'un photosensibilisant : **vertéporfine** (*VISUDYNE*) ;

• activation du photosensibilisant par une lumière infrarouge.

L'intérêt de cette technique repose sur la sélectivité du traitement des néovaisseaux, sans lésions de la rétine sus-jacente.

RÉÉDUCATION « BASSE-VISION »

Elle comprend l'ensemble des techniques permettant d'aider un patient malvoyant à mieux utiliser sa vision fonctionnelle résiduelle. Elle progresse grâce à la collaboration entre ophtalmologistes, orthoptistes, opticiens (aides optiques, éclairages adaptés), intervenants en activité de la vie journalière, psychologues.

PRONOSTIC

Le patient perd sa vision centrale, mais ne sera jamais aveugle complètement, car le champ visuel périphérique est conservé.

FICHE INFIRMIÈRE

ÉDUCATION ET CONSEILS

Il faut savoir orienter un patient malvoyant, dont la DMLA est au-delà de tout traitement médical, vers une rééducation « basse vision ».

De plus, on lui communique quelques adresses utiles (*cf.* encadré, p. 1161).

ADRESSES UTILES AU PATIENT ATTEINT DE DMLA

- **Retina France**
2, chemin du Cabirol, CS 90062 – 31771 Colomiers Cedex
Tél. : 05 61 30 20 50
N° AZUR : 0 810 30 20 50
www.retina.fr

- **Association Valentin Haüy**
5, rue Duroc – 75007 Paris
Tél. : 01 44 49 27 27

- **APAM (Association des personnes aveugles et malvoyantes)**
3, rue Jacquier – 75014 Paris
Tél. : 01 40 44 88 00

- **ARAMAV**
Chemin du Belvédère – 30900 Nîmes
Tél. : 04 66 23 48 55
www.aramav.fr

- **Institut national des invalides**
6, bd des Invalides – 75007 Paris

- **Société des infirmières françaises en ophtalmologie (SIFO)**
Présidente : Mme Briand Momplaisir
AP-HP, 75000 Paris

- **Fédération nationale des associations des parents d'enfants déficients visuels**
28, place Saint-Georges – 75009 Paris
Tél. : 01 49 95 36 00

- **Fondation pour la réadaptation des déficients visuels**
BP 407 – 75122 Paris Cedex 03
Tél. : 01 43 87 04 11

- **Éditions Corps 16**
Fournisseur de livres avec des caractères de grosse taille, spéciaux pour les déficients visuels
15, rue de la Comète – 75007 Paris
Tél. : 01 45 50 10 10

FICHE PHARMACOLOGIE

MOLÉCULES À ACTION ANTIANGIOGÉNIQUE – MOLÉCULES À ACTION ANTIANGIOGÉNIQUE PAR VOIE INTRAVEINEUSE

■ Vertéporfine

VISUDYNE					
1re étape : perfusion IV pdt 10 min, à la dose de 6 mg/m^2 de surface corporelle, diluée dans 30 mL de solution pour perfusion 2e étape, 15 min après le début de la perfusion : activation de *VISUDYNE* par une lumière rouge non thermique (laser diode) pendant 83 s	15 mg (fl.)	1209,96	I	100 %	80,66

VISUDYNE ne doit être utilisée que par des ophtalmologistes expérimentés dans la prise en charge des patients ayant une dégénérescence maculaire liée à l'âge ou une myopie forte.

Propriétés

La thérapie photodynamique (PDT) utilise l'énergie lumineuse pour activer un photosensibilasant en présence d'oxygène.

La première étape consiste en l'injection IV d'un phosensibilisant, la **vertéporfine** (*VISUDYNE*), qui se fixe dans les néovaisseaux choroïdiens.

La seconde étape consiste en l'activation de ce photosensibilisant par une lumière du proche infrarouge, peu intense, ce qui libère des radicaux libres dont la concentration prédomine au niveau de la paroi des néovaisseaux choroïdiens, provoquant une lésion de la paroi et des phénomènes de thromboses.

L'intérêt de cette technique repose sur la sélectivité du traitement des néovaisseaux sans lésion de la rétine sus-jacente.

Indications

Dégénérescence maculaire liée à l'âge avec :

- une néovascularisation choroïdienne rétrofovéolaire à prédominance visible ;
- une néovascularisation choroïdienne rétrofovéolaire occulte montrant des signes d'évolution récente ou en cours de la maladie.

Néovascularisation choroïdienne rétrofovéolaire due à la myopie forte.

Contre-indications

Porphyrie.

Hypersensibilité connue à la **vertéporfine** ou à l'un des excipients.

Insuffisance hépatique grave.

Précautions d'emploi

Les patients traités par *VISUDYNE* restent photosensibles pendant les 48 h qui suivent la perfusion ++++. Pendant cette période, ils ne doivent pas s'exposer au soleil, ni aller chez le coiffeur, éviter les lampes halogènes de forte intensité ou les lampes scialytiques puissantes des blocs opératoires ou des cabinets dentaires. Protection par des vêtements à manches longues, et des lunettes de soleil spéciales haute protection qui leur sont remises à l'issue de la séance. Les écrans solaires UV ne sont pas efficaces contre les réactions de photosensibilisation. La lumière intérieure ambiante est sans danger.

L'extravasation de *VISUDYNE* peut provoquer de vives douleurs, une inflammation, un œdème, la formation de vésicules ou un changement de coloration au site d'injection, en particulier si la zone affectée est exposée à la lumière. En cas d'extravasation, la perfusion doit être interrompue immédiatement.

Surveillance médicale étroite pendant la perfusion.

Effets indésirables

Oculaires, fréquents (1 à 10 %) : vision anormale telle que vision trouble, floue, brouillée ou flashs lumineux, diminution de l'acuité visuelle, altérations du champ visuel telles que halos gris ou noirs, scotomes et taches noires.

Au point d'injection, fréquents (1 à 10 %) : douleur, œdème, inflammation, extravasation.

Systémiques : douleur liée à la perfusion principalement au niveau des lombaires, nausées, réaction de photosensibilisation, asthénie et hypercholestérolémie.

Interactions médicamenteuses

VISUDYNE précipite en solution saline : ne pas utiliser de sérum physiologique ou d'autres solutions injectables.

En l'absence d'études de compatibilité, ce médicament ne doit pas être mélangé avec d'autres médicaments, à l'exception de ceux mentionnés en modalités de manipulation.

MOLÉCULES À ACTION ANTIANGIOGÉNIQUE PAR VOIE INTRAVITRÉENNE

▪ Ranibizumab

LUCENTIS					
1 IVT de 0,5 mg tous les mois	1 sol. inj. 10 mg	895,57	I	100 %	895,57

▪ Pégaptanib

MACUGEN					
1 IVT de 0,3 mg toutes les 6 sem.	1 sol. inj. 0,3 mg	744,59	I	100 %	744,59

Propriétés

Le VEGF (*Vascular Endothelial Growth Factor*) joue un role majeur dans le développement des néovaisseaux choroïdiens. Il se lie aux cellules endothéliales pour stimuler l'angiogenèse et augmenter la perméabilité vasculaire.

Le **pégaptanib** (*MACUGEN*) se lie spécifiquement au VEGF, et empêche ainsi sa fixation sur les récepteurs endothéliaux : il inhibe la croissance des néovaisseaux anormaux, mais empêche aussi la diffusion des néovaisseaux au sein de la rétine.

Le **ranibizumab** (*LUCENTIS*) est un fragment d'anticorps spécifique du VEGF, auquel il se lie pour bloquer son action et ainsi inhiber l'angiogenèse.

Indications

Forme néovasculaire (humide) de la dégénérescence maculaire liée à l'âge.

Baisse visuelle due à l'œdème maculaire diabétique.

Baisse visuelle due à l'œdème maculaire lié à une occlusion de la veine centrale de la rétine ou de branche veineuse rétinienne.

Posologie et mode d'administration

Flacons à usage unique réservé à la voie intravitréenne.

LUCENTIS et *MACUGEN* doivent être administrés par un ophtalmologiste qualifié ayant l'expérience des injections intravitréennes.

La dose recommandée de *LUCENTIS* est de 0,5 mg (0,05 mL). Le traitement commence par une phase d'induction avec 1 inj./mois pendant 3 mois consécutifs, suivie d'une phase de maintien au cours de laquelle l'acuité visuelle des patients sera contrôlée une fois/mois.

La dose recommandée de *MACUGEN* est de 0,3 mg. Il doit être administré toutes les 6 sem. (9 inj./an) par injection intravitréenne dans l'œil atteint.

Précautions d'emploi

Administrer par voie intravitréenne stricte.

Des techniques d'injection aseptiques appropriées doivent toujours être utilisées lors de l'administration de *LUCENTIS* ++++ :

- Avant le traitement, le patient doit être informé qu'il doit s'auto-administrer un collyre antibactérien (× 4/j pendant 3 j avant et après chaque injection).
- La procédure d'injection doit être réalisée en conditions d'asepsie, incluant la désinfection chirurgicale des mains, le port de gants stériles, l'utilisation d'un champ stérile et d'un spéculum à paupières stérile.
- La peau autour de l'œil, la paupière et la surface oculaire doivent être désinfectées et une anesthésie appropriée et un antibactérien local à large spectre doivent être administrés avant l'injection.
- L'aiguille pour injection doit être introduite 3,5-4,0 mm en arrière du limbe dans la cavité vitréenne, en évitant le méridien horizontal et en visant le milieu du globe oculaire. Le volume de 0,05 mL peut alors être injecté ; un point d'injection scléral différent doit être utilisé lors des injections ultérieures.

Surveillance des patients au cours de la semaine suivant l'injection pour permettre un traitement précoce en cas d'infection. Ils doivent être informés que tout symptôme évocateur d'une endophtalmie ou de l'un des événements mentionnés ci-dessous doit être signalé sans délai.

Surveillance ophtalmologique × 1/mois pendant le traitement.

Effets indésirables

Très fréquents : céphalées, hémorragie conjonctivale, douleur oculaire, corps flottant du vitré, hémorragie rétinienne, augmentation de la pression intraoculaire.

Endophtalmies.

Inflammation intraoculaires.

Décollement rhegmatogène de la rétine, déchirures de la rétine liés à la procédure d'injection.

Cataractes traumatiques iatrogènes, etc.

▪ Aflibercept

EYLÉA					
Injection intravitréenne 2 mg x 1/mois pendant 3 mois puis 20 mg tous les 2 mois.	100 µL (fl.) 40 mg/mL	810,12	I	100 %	8,10

Propriétés

Protéine de fusion recombinante qui se lie au VEGF (*Vascular Endothelial Growth Factor*), inhibant la liaison à ses récepteurs à la surface des cellules endothéliales.

Indications

Traitement de la forme néovasculaire (humide) de la dégénérescence maculaire liée à l'âge.

Contre-indications

Hypersensibilité à l'**aflibercept** ou à l'un des excipients.

Inflammation ou infection oculaire/périoculaire, avérée ou suspectée.

Sujet à risque de décollement rétinien.

Trous maculaires de stades 3 et 4.

Précautions d'emploi

Glaucome, rétinopathie : utiliser avec prudence, surveillance ophtalmologique.

Interruption de traitement pendant les 28 j précédant ou suivant une chirurgie intraoculaire.

Effets indésirables

Endophtalmie liée à l'injection intravitréenne.

Élévation de la pression intraoculaire.

Immunogénicité : inflammation, photophobie, douleur.

Hémorragie intraoculaire.

Interactions médicamenteuses

Aucune étude réalisée. Prudence.

PRÉVENTION NUTRITIONNELLE DE LA DMLA

■ Vitamine/minéraux + pigments maculaires + AGPI

NATUROPHTA MACULA					
1 caps. marron et 1 caps. noire en 1 prise avec un repas, de préférence le midi avec un verre d'eau	30 caps. marron + 30 caps. noires			NR	
NUTROF					
2 caps./j à la fin d'un repas, de préférence le midi avec un verre d'eau	30 caps. 60 caps.			NR NR	
PRESERVISION 3					
2 caps./j avec une prise alimentaire et un verre d'eau	60 caps. 180 caps.			NR NR	
VISIOPREV DUO					
2 caps./j avec une prise alimentaire et un verre d'eau	60 caps.			NR	
MACULA-Z					
1 caps./j avec une prise alimentaire et un verre d'eau	30 caps. 120 caps.			NR NR	

Propriétés

Compléments alimentaires à visée oculaire. Ils associent des vitamines (E et C notamment), des minéraux (Zn et Cu), des pigments maculaires (lutéine et zéaxanthine notamment) ainsi que des acides gras polyinsaturés ω_3 (DHA et EPA, + acides docahexaénoïque et éicosapenténoïque).

NATUROPHTA MACULA et *VISIOPREV DUO* contiennent également les vitamines suivantes : B_1, B_2, B_3, B_6, B_9 et B_{12}.

L'action protectrice repose sur l'apport de caroténoïdes maculaires et sur l'effet antioxydant des autres composés.

En complément d'une alimentation variée et équilibrée.

Indications

Prévention et protection de la DMLA en supplémentation continue.

L'intérêt serait de pallier les déficiences pouvant survenir avec l'âge ou en raison d'une alimentation insuffisante/déséquilibrée.

ECTROPION - ENTROPION

FICHE MALADIE

ECTROPION

DÉFINITION, CAUSES ET MÉCANISMES

C'est une éversion de la paupière, le plus souvent inférieure, son bord libre perdant le contact avec le globe oculaire. On distingue l'ectropion atonique du vieillard (par relâchement des tissus), l'ectropion paralytique (paralysie faciale), les ectropions cicatriciels (plaies, brûlures).

Il entraîne un larmoiement gênant ; il peut se compliquer d'ulcère de cornée.

TRAITEMENT

Le traitement est chirurgical : il consiste à suspendre ou retendre la paupière mal positionnée.

ENTROPION

DÉFINITION, CAUSES ET MÉCANISMES

C'est le retournement en dedans du bord libre de la paupière. Il est responsable du frottement des cils sur la cornée avec un risque de kératite.

Il peut être congénital, spasmodique, sénile ou cicatriciel.

TRAITEMENT

Le traitement est chirurgical.

FICHE INFIRMIÈRE

ÉDUCATION ET CONSEILS

Diagnostic différentiel de l'œil rouge chez un sujet âgé : devant un patient âgé qui présente un œil rouge, il faut savoir *regarder les paupières* et suspecter une malposition des paupières, et non pas s'arrêter au simple diagnostic de conjonctivite à traiter par collyre antiseptique ou antibiotique.

GLAUCOMES

DÉFINITION

CARACTÉRISTIQUE COMMUNE À TOUS LES GLAUCOMES

Hypertonie aiguë ou chronique du globe oculaire entraînant une souffrance des fibres optiques.

L'absence de traitement conduit à la cécité totale et définitive par atrophie du nerf optique.

TYPES DE GLAUCOME

On distingue trois types de glaucome, de mécanismes et de tableaux cliniques, pronostics et traitements tout à fait différents :

- Glaucome aigu par fermeture de l'angle (GAFA) : tableau clinique marqué, urgence médicale.
- Glaucome chronique à angle ouvert (GCAO) : évolution insidieuse sans signes fonctionnels.
- Glaucome congénital : chez l'enfant, de mauvais pronostic fonctionnel.

RAPPEL ANATOMIQUE ET PHYSIOLOGIQUE

L'humeur aqueuse est sécrétée par le corps ciliaire dans la chambre postérieure de l'œil. Elle passe de la chambre postérieure de l'œil (entre iris et cristallin), à la chambre antérieure (entre cristallin et cornée), en traversant l'orifice pupillaire. Puis, elle s'évacue dans l'angle irido-cornéen, par le trabéculum qui joue le rôle d'un filtre, vers le canal de Schlemm, qui se draine dans les veines épisclérales, rejoignant ainsi la circulation générale.

GLAUCOME AIGU PAR FERMETURE DE L'ANGLE

FICHE MALADIE

CAUSES ET MÉCANISMES

La survenue d'une dilatation pupillaire (*cf.* encadré, p. 1167) sur un œil anatomiquement prédisposé (œil court de l'hypermétrope, chambre antérieure et/ou angle étroit) entraîne la fermeture brutale de l'angle iridocornéen, bloquant l'évacuation de l'humeur aqueuse.

Ceci aboutit à une hypertonie aiguë pouvant atteindre 80 mmHg (la pression oculaire normale est inférieure à 20 mmHg).

> **CIRCONSTANCES ENTRAÎNANT UNE DILATATION PUPILLAIRE**
>
> Obscurité, stress, douleur intense, collyres mydriatiques, anesthésie générale, certains médicaments par voie générale (*ATURGYL, VISCÉRALGINE, DIARSED, ARTANE, LARGACTIL, ANAFRANIL*).

DIAGNOSTIC

La crise de glaucome aigu réalise un tableau bruyant :

- Typiquement chez une femme de 50 ans, hypermétrope, après une circonstance déclenchante (*cf.* encadré, p. 1167), survenue brutale de douleurs oculaires, photophobie, larmoiement, céphalées, baisse de la vision avec halos colorés autour des lumières. Les symptômes oculaires s'accompagnent d'un grand malaise général, de nausées, vomissements, qui sont trompeurs et peuvent orienter le diagnostic vers une urgence abdominale.
- L'œil est très rouge avec cercle périkératique (autour de la cornée), la cornée trouble, la pupille en semi-mydriase aréflexique.
- À la palpation du globe à l'aide des 2 index, il est dur comme une bille de bois, signe que la tension oculaire est très élevée (> 50 mmHg).

L'évolution non traitée de cette crise conduit rapidement à la cécité par atrophie optique.

TRAITEMENT

Il s'agit d'une urgence médicale :

- hospitalisation, sédatifs, injection IVL de 1 amp. de *DIAMOX* IV *;*
- puis perfusion de *MANNITOL* à 25 % en trois quarts d'heure ;
- ultérieurement, instillation prudente de collyre à la **pilocarpine** dans les *deux* yeux.

Une fois la crise passée, quelques jours plus tard, intervention (iridotomie au laser ou iridectomie chirurgicale) sur les *deux* yeux pour éviter la récidive.

> Il faut bien comprendre que la dilatation pupillaire est contre-indiquée chez un sujet présentant une prédisposition anatomique à la fermeture de l'angle, tant qu'il n'a pas subi une iridectomie.
>
> Autrement dit, il ne faut pas donner de collyres mydriatiques avant d'avoir examiné un patient à la lampe à fente, afin de vérifier s'il ne présente pas un angle iridocornéen étroit.

PRONOSTIC

Le glaucome aigu par fermeture de l'angle conduit à la cécité par atrophie optique au bout de quelques heures en l'absence de traitement.

FICHE INFIRMIÈRE

Le glaucome aigu par fermeture de l'angle est une *urgence médicale* : il nécessite une hospitalisation du patient en milieu ophtalmologique.

EXAMENS

Prélèvement sanguin pour ionogramme (le *DIAMOX* baisse la kaliémie), puis pose d'une voie veineuse.

SURVEILLANCE DU TRAITEMENT

SOINS – TRAITEMENTS

- Injecter une ampoule de *DIAMOX* (500 mg) en IVL, puis *DIAMOX* par voie orale (1 cp à 250 mg toutes les 8 h).
- Associer *DIFFU-K* : 1 gélule 3 fois/j (le *DIAMOX* entraîne des pertes urinaires de potassium qu'il faut compenser).
- Perfusion de 250 cc de **Mannitol** à 25 % en trois quarts d'heure (réchauffer le flacon au bain marie au préalable jusqu'à dissolution des cristaux).
- Instillation de collyres hypotonisants : **timolol** 0,50 %, 1 goutte 2 fois/j dans l'œil en crise de glaucome par fermeture de l'angle.

EFFICACITÉ DU TRAITEMENT

Rappeler le médecin ophtalmologiste au bout d'une heure de traitement pour qu'il vérifie que la tension intraoculaire a baissé de moitié.

Si c'est le cas, instillation de collyre à la **pilocarpine** dans les *deux* yeux :

- Pour l'œil en crise : 1 goutte toutes les 10 min jusqu'à obtention du myosis (pupille resserrée), puis 4 fois/j jusqu'à l'iridotomie.
- Pour l'autre œil : traitement préventif, 1 goutte 4 fois/j jusqu'à l'iridotomie.

Une fois la crise passée, quelques jours plus tard, l'ophtalmologiste effectuera un traitement préventif des récidives en réalisant une petite perforation à la base de l'iris qui servira de court-circuit à l'évacuation de l'humeur aqueuse (iridotomie au laser ou iridectomie chirurgicale).

Ce traitement sera réalisé sur les *deux* yeux (la prédisposition anatomique au glaucome par fermeture de l'angle existe sur les deux yeux).

EFFETS INDÉSIRABLES

Surveillance : pouls, pression artérielle, état d'hydratation, diurèse ; douleur, bilan sanguin (risque d'hypokaliémie, d'hyperglycémie surtout chez le diabétique, hyperuricémie).

GLAUCOME CHRONIQUE À ANGLE OUVERT

FICHE MALADIE

CAUSES ET MÉCANISMES

Le glaucome chronique à angle ouvert (GCAO) est dû à un ralentissement de l'écoulement de l'humeur aqueuse au niveau du trabéculum scléral, dû au vieillissement des tissus. Ceci entraîne une hypertonie oculaire chronique et modérée qui conduit progressivement à la cécité par altération progressive de la papille optique.

DIAGNOSTIC

La gravité du glaucome chronique à angle ouvert vient avant tout de son *insidiosité* : aucun signe fonctionnel ne vient alerter le patient : « *Le glaucome chronique à angle ouvert est un traître qui tue les fibres optiques à petit feu, sans que le patient ne s'en rende compte !* »

Souvent, l'hypertonie est découverte lors de la mesure systématique de la tension oculaire au cours d'un examen ophtalmologique.

TRAITEMENT

TOUJOURS MÉDICAL AU DÉBUT

On commence par un collyre β-bloquant (par exemple, *TIMOPTOL*) ou une **prostaglandine** (par exemple, *XALATAN*). C'est un traitement à vie : il ne doit jamais être interrompu. Il faut surveiller la pression oculaire, la papille et le champ visuel.

EN CAS D'ÉCHEC

Trabéculorétraction au laser ou intervention chirurgicale (trabéculectomie), pour créer un passage direct de l'humeur aqueuse du corps ciliaire aux espaces sous-conjonctivaux.

PRONOSTIC

En l'absence de traitement, l'évolution se traduit par l'apparition très progressive (quelques années) de scotomes (lacunes dans le champ visuel), précédant l'atrophie optique qui conduit à la cécité.

FICHE INFIRMIÈRE

Le glaucome chronique à angle ouvert est une pathologie dans laquelle le patient est pris en charge par son ophtalmologiste en consultation, et qui ne nécessite pas de prise en charge par une infirmière sauf au stade chirurgical (*cf.* « Pratique infirmière avant et après une intervention en ophtalmologie », p. 1139).

Le rôle de l'infirmier(e) est :
- de connaître l'existence du glaucome chronique à angle ouvert, de son insidiosité et de sa gravité ;
- d'inviter toute personne à se faire examiner régulièrement par son ophtalmologiste pour dépistage du glaucome, avec une mesure systématique de la pression intraoculaire et un examen de la papille optique.

GLAUCOME CONGÉNITAL

FICHE MALADIE

CAUSES ET MÉCANISMES

Affection redoutable, le glaucome congénital est dû à une anomalie de développement de l'angle irido-cornéen, laissant subsister du tissu embryonnaire au fond de l'angle irido-cornéen, ce qui empêche la résorption d'humeur aqueuse. Il apparaît souvent dès la naissance, et est le plus souvent bilatéral.

DIAGNOSTIC

Il est suspecté devant un enfant qui présente :
- un larmoiement ;
- une photophobie ;
- une cornée trouble au diamètre augmenté (mégalocornée).

Le diagnostic est confirmé par la prise de tension oculaire, au besoin sous anesthésie générale.

Le pronostic demeure sombre. Mais il faut savoir que les chances de conserver une fonction visuelle utile sont d'autant plus grandes que l'enfant est opéré précocement. D'où l'extrême importance de savoir reconnaître les symptômes du glaucome congénital pour adresser ces enfants le plus tôt possible à l'ophtalmologiste.

TRAITEMENT

Uniquement chirurgical, il est impératif dès que le diagnostic est posé (trabéculotomie, trabéculectomie), mais demeure très délicat.

PRONOSTIC

En l'absence de traitement, l'évolution est dramatique : augmentation du volume des globes oculaires (buphtalmie), lésions cornéennes et atrophie optique.

FICHE INFIRMIÈRE

Le rôle de l'infirmière est de connaître l'existence du glaucome congénital et de le suspecter devant un enfant avec de « grands yeux » qui est photophobe et larmoie. Il faut sans tarder adresser cet enfant à une consultation ophtalmologique pour suspicion de glaucome congénital.

FICHE PHARMACOLOGIE

ANTIGLAUCOMATEUX PAR VOIE GÉNÉRALE

▪ Acétazolamide

DIAMOX					
A. : 1/4 à 1 cp. x 3/j E. : 5 à 10 mg/kg/j en 3 prises A. : 1 à 2 g/j en IVL E. : 5 à 10 mg/kg/j en IVL	24 cp. 250 mg 1 fl. (500 mg) IV	5,22 15,18	I I	65 % 65 %	0,22 0,16

Propriétés

Hypotonisant oculaire : il diminue la formation d'humeur aqueuse en inhibant l'anhydrase carbonique au niveau du corps ciliaire. Au niveau du tubule rénal, augmentation de l'élimination urinaire de sodium, de potassium, et de bicarbonates.

Indications

Les formes injectables sont utilisées dans la crise aiguë de glaucome par fermeture de l'angle en traitement d'attaque ; ce n'est qu'après 30 min qu'on débute le traitement par les collyres myotiques (*ISOPTO-PILOCARPINE*).

Le *DIAMOX* en comprimés est prescrit :
- dans la crise de GAFA en relais au *DIAMOX* IV ;
- dans le glaucome chronique, en cas d'hypertonie oculaire non équilibrée par les **collyres antiglaucomateux**.

Contre-indications

Antécédents de colique néphrétique, hypokaliémie non contrôlée.
Insuffisance hépatique ou rénale grave.
Insuffisance surrénale grave.
Grossesse : effet tératogène chez l'animal.
Allaitement : passage dans le lait maternel ; aucun effet nocif rapporté chez le nourrisson.

Précautions d'emploi

Prévenir l'hypokaliémie, en prescrivant systématiquement du potassium (*DIFFU-K*).

Effets indésirables

Hypokaliémie, hyperuricémie, lithiase rénale.
Asthénie, somnolence, troubles gastro-intestinaux, dysesthésies.
Éruptions cutanées, troubles hématologiques (thrombopénie, agranulocytose) par hypersensibilité aux **sulfamides**.

Interactions médicamenteuses

Augmentation du risque d'hypokaliémie en cas d'association aux **digitaliques, corticoïdes, diurétiques** (thiazidiques et de l'anse).
En cas d'hypokaliémie, l'association à certains **antiarythmiques** (classe Ia, classe III) expose aux risques de torsades de pointe.

■ Mannitol

MANNITOL MACOPHARMA					
Crise de GAFA chez l'adulte : 250 mL en 30 min	250 mL 10 % (fl.) 500 mL 10 % (fl.)	HOP HOP			
A. : 500 mL/j	250 mL 20 % (fl.) 500 mL 20 % (fl.) 1 L 20 % (fl.)	HOP HOP HOP			

Propriétés

Solution hypertonique entraînant une déshydratation du vitré par effet osmotique, diminuant ainsi la pression intraoculaire.

Indications

Hypertension intraoculaire.

Contre-indications

Hyperosmolarité plasmatique préexistante, déshydratation intracellulaire, insuffisance cardiaque.

Précautions d'emploi

Il est nécessaire de réchauffer le flacon au bain-marie jusqu'à dissolution des cristaux.
La solution étant hypertonique, perfuser à vitesse lente et régulière.

COLLYRES ANTIGLAUCOMATEUX – PARASYMPATHOMIMÉTIQUE (MYOTIQUE)

■ Pilocarpine

ISOPTO-PILOCARPINE					
1 gtte x 3/j	10 mL 0,5 % (fl.) 10 mL 1 % (fl.) 10 mL 2 % (fl.)	2,46 2,46 2,46		65 % 65 % 65 %	0,25 0,25 0,25

Propriétés

En entraînant un myosis qui tire sur les mailles du trabéculum, ils facilitent l'écoulement de l'humeur aqueuse.

Indications

Crise de glaucome aigu par fermeture de l'angle (GAFA) et glaucome chronique.

Contre-indications

Uvéites antérieures (iritis, iridocyclite) dans lesquelles la pupille doit rester dilatée.
Allergie à la **pilocarpine**.

Précautions d'emploi

Pour la crise de GAFA, les **myotiques** doivent être donnés au moins 30 min après le début des traitements hypotonisants, par voie générale (*MANNITOL, DIAMOX*) et dans les 2 yeux.
Chez les myopes, n'utiliser les **myotiques**- qu'après vérification de la périphérie rétinienne (ils peuvent entraîner un décollement de rétine).
Risque de gêne visuelle chez les utilisateurs de machine.
Lentilles de contact à éviter en raison du risque d'adsorption du conservateur sur les lentilles

Effets indésirables

Myosis qui peut gêner la vision des patients, modification possible du champ visuel.

Interactions médicamenteuses

Possibilité de potentialisation des curarisants (prévenir l'anesthésiste).

COLLYRES BÊTABLOQUANTS

■ Timolol collyre

TIMOPTOL					
1 gtte x 2/j	3 mL 0,25 % (fl.) 3 mL 0,50 % (fl.)	4,53 4,80	I I	65 % 65 %	1,51 1,60
TIMABAK					
1 gtte x 2/j	5 mL 0,25 % (fl.) 5 mL 0,50 % (fl.)	8,20 8,78	I I	65 % 65 %	1,64 1,76
OPHTIM					
1 gtte x 2/j	60 unidoses 0,25 mL 0,25 %	8,59	I	65 %	0,14
	60 unidoses 0,25 mL 0,50 %	9,22	I	65 %	0,15
TIMOPTOL LP					
1 gtte le soir, 1 fl. pour 1 mois	2,5 mL 0,25 % (fl.) 2,5 mL 0,50 % (fl.)	8,28 8,92	I I	65 % 65 %	3,31 3,57
GELTIM LP					
Solution LP : 1 gtte le soir	30 unidoses 0,4 g (1 mg/g)	8,78	I	65 %	0,29

■ Bétaxolol

BETOPTIC					
Collyre. 1 gtte x 2/j	3 mL 0,25 % 3 mL 0,5 %	4,98 4,98	I I	65 % 65 %	1,66 1,66
Suspension ophtalmique. 1 gtte x 2/j	60 unidoses 0,25 mL 0,25 %	9,53	I	65 %	0,16

■ Cartéolol

CARTÉOL					
1 gtte x 2/j	3 mL 1 % (fl.) 3 mL 2 % (fl.)	4,66 4,95	I I	65 % 65 %	1,55 1,65
CARTÉOL LP					
1 gtte/j le matin	30 unidoses 0,2 mL 1 % 30 unidoses 0,2 mL 2 % 3 mL 1 % (fl.) 3 mL 2 % (fl.)	8,78 8,78 7,79 7,79	I I I I	65 % 65 % 65 % 65 %	0,29 0,29 2,60 2,60

■ Lévobunolol

BÉTAGAN					
1 gtte x 2/j	3 mL 0,5 % (fl.) 60 unidoses 0,4 mL 0,5 %	4,14 8,78	I I	65 % 65 %	1,38 0,15

■ Timolol maléate

TIMOCOMOD					
1 gtte/j	1 fl. 5 mL 0,25 % 1 fl. 5 mL 0,5 %	7,78 8,34	I I	65 % 65 %	7,78 8,34

Propriétés

Ils diminuent la pression intraoculaire en réduisant la sécrétion d'humeur aqueuse par les procès ciliaires ; ils n'ont aucun effet ni sur le diamètre pupillaire, ni sur l'accommodation.

Indications

Glaucome chronique à angle ouvert ; glaucome de l'aphake, hypertonie intraoculaire.

Contre-indications

Du fait du passage du produit dans la circulation générale, ce sont celles de tous les **β-bloquants.**

Asthme, insuffisance cardiaque non contrôlée, BAV de haut degré non appareillé, bradycardie < 50/min, syndrome de Raynaud.

Hypersensibilité à l'un des constituants.

Lentilles de contact : au cours du traitement par le **timolol**, en collyre ou en gel, le port de lentilles de contact est déconseillé en raison du risque d'intolérance des lentilles (diminution de la sécrétion lacrymale liée d'une manière générale aux **β-bloquants**). Par ailleurs, la présence d'un conservateur dans les présentations en flacon contre-indique le port de lentilles souples.

Ce médicament peut être prescrit pendant la grossesse si besoin.

Allaitement : déconseillé.

Précautions d'emploi

Commencer toujours avec les collyres les moins dosés.

Respecter 12 h d'intervalle entre chaque prise.

Effets indésirables

Effets oculaires : brûlures légères, larmoiement, hypoesthésie cornéenne (le plus souvent les **β-bloquants** sont bien tolérés localement).

Effets indésirables généraux : dus au passage systémique des **β-bloquants** par voie générale.

Interactions médicamenteuses

Ce sont celles des **β-bloquants** par voie générale, bien que les quantités de **β-bloquants** passant par voie générale soient faibles.

COLLYRES INHIBITEURS DE L'ANHYDRASE CARBONIQUE

■ Dorzolamide

TRUSOPT					
1 gtte x 3/j Si associé à un **collyre bêtabloquant** : 1 gtte x 2/j	5 mL (fl.)	6,45	I	65 %	1,29

■ Dorzolamide + timolol

COSOPT					
1 gtte x 2/j	5 mL (fl.) 60 unidoses 0,2 mL	8,04 17,81	I I	65 % 65 %	1,61 0,30

■ Brinzolamide

AZOPT					
1 gtte x 2/j voire x 3/j	5 mL (fl.)	12,92	I	65 %	2,58

■ Brinzolamide + timolol

AZARGA					
1 gtte x 2/j	5 mL (fl.)	18,46	I	65 %	3,69

Propriétés

Inhibiteur de l'anhydrase carbonique (comme le *DIAMOX*), il réduit la sécrétion de l'humeur aqueuse.

Indications

Glaucome chronique.
En monothérapie : si un **agent β-bloquant est contre-indiqué, ou induit un effet indésirable, ou est insuffisant.**
En bithérapie : en association à un **agent β-bloquant si le résultat est insuffisant.**

Contre-indications

Hypersensibilité à l'un des constituants.
Insuffisance rénale sévère (clairance de la créatininémie < 30 mL/min) et acidose hyperchlorémique car l'élimination du *TRUSOPT* s'effectue par voie rénale.
Grossesse et allaitement.

Précautions d'emploi

À utiliser avec prudence chez les insuffisants hépatiques.
Lentilles de contact : contient du chlorure de benzalkonium ; attendre 15 min après instillation pour remettre les lentilles.

Effets indésirables

Réaction d'hypersensibilité (conjonctivite, œdème palpébral) conduisant à l'arrêt du traitement.

COLLYRES ALPHA-2-ADRÉNERGIQUES

■ Brimonidine

ALPHAGAN					
1 gtte x 2/j	5 mL (fl.)	8,27	I	65 %	1,65

■ Brimonidine + timolol

COMBIGAN					
1 gtte x 1/j	5 mL (fl.)	18,16	I	65 %	3,63

■ Apraclonidine

IOPIDINE					
1 gtte x 3/j	5 mL (fl.) 0,5 %	14,40	I	65 %	2,88
	2 unidoses 0,25 mL 1 %	13,77	I	65 %	6,89

Propriétés

Ces agonistes des récepteurs α_2-adrénergiques réduisent la production de l'humeur aqueuse par le corps ciliaire.

De plus la **brimonidine** a un second effet en augmentant l'écoulement d'humeur aqueuse par le corps ciliaire.

La **brimonidine**, du fait de sa sélectivité avec les récepteurs α2-agonistes, n'entraîne ni mydriase, ni vasoconstriction des microvaisseaux (comparée à la propine). La *IOPIDINE* n'est que relativement sélective.

Indications

Glaucome chronique à angle ouvert.

Brimonidine :

- en monothérapie pour réduire la pression intraoculaire (PIO) si contre-indication, ou intolérance ou effet insuffisant des **β-bloquants ;**
- en bithérapie, associé à un autre traitement hypotonisant si l'effet est insuffisant sur la PIO.

IOPIDINE : traitement à court terme du glaucome chronique chez des patients recevant déjà un traitement médical à dose maximale en attendant le traitement chirurgical ou par laser.

Contre-indications

Antécédents de pathologie cardiovasculaire sévère ou instable.

Hypersensibilité à l'un des composants.

Porteurs de lentilles de contact souples.

Grossesse et allaitement.

Précautions d'emploi

Prudence chez les utilisateurs de machines en raison du risque de somnolence.

Lentilles de contact : attendre 15 min après instillation (chlorure de benzalkonium).

Effets indésirables

Intolérance oculaire avec hyperhémie, gêne, larmoiement, œdème palpébral et conjonctival conduisant à l'arrêt du traitement (fréquent).

Interactions médicamenteuses

Contre-indiqué avec les **antidépresseurs tricycliques**, les **IMAO** et les **sympathomimétiques systémiques**.

COLLYRES ANALOGUES DE LA PROSTAGLANDINE F2-ALPHA

■ Latanoprost

XALATAN					
1 gtte le soir	80 gttes (fl. 2,5 mL) 240 gttes (3 fl. 2,5 mL)	13,84 37,60	I I	65 % 65 %	0,17 0,16

■ Travoprost

TRAVATAN					
1 gtte le soir	2,5 mL (fl.)	18,35	I	65 %	7,34

■ Bimatoprost

LUMIGAN					
1 gtte le soir	3 mL (fl.) 0,1 mg/mL 3 mL (fl.) 0,3 mg/mL	18,35 18,35	I I	65 % 65 %	6,12 6,12

COLLYRES ANALOGUES DE LA PROSTAGLANDINE F2-ALPHA EN ASSOCIATION

- Latanoprost + timolol

XALACOM					
1 gtte le matin	2,5 mL (fl.) 7,5 mL (3 fl.)	17,13 45,87	I I	65 % 65 %	6,85 6,12

- **Bimatoprost + timolol**

GANFORT					
1 gtte x 1/j	3 mL (fl.)	20,88	I	65 %	6,96

- **Travoprost + timolol**

DUOTRAV					
1 gtte x 1/j	2,5 mL (fl.)	20,88	I	65 %	8,35

Propriétés

Latanoprost : analogue de la prostaglandine F2-alpha, il diminue la pression intraoculaire en augmentant l'écoulement par la voie uvéosclérale.

Bimatoprost : prostamide synthétique, apparenté à la prostaglandine F2-alpha, il améliore la résorption de l'humeur aqueuse par une double voie : par le trabéculum et par la voie uvéo-sclérale.

Indications

GCAO.

En monothérapie : si un **agent β-bloquant** est contre-indiqué, ou induit un effet indésirable, ou est insuffisant.

En bithérapie : en association à un **agent β-bloquant** si le résultat est insuffisant.

Contre-indications

Hypersensibilité à l'un des constituants.

À éviter en cas de facteur de risque connu d'œdème maculaire : aphakie, pseudophakie avec rupture capsulaire postérieure, uvéite.

Grossesse et allaitement.

Précautions d'emploi

Ces traitements peuvent modifier progressivement et de façon définitive la couleur des yeux en augmentant la quantité de pigment brun dans l'iris. Avant l'instauration du traitement, les patients doivent être prévenus du risque de modification de la couleur de l'œil.

Essuyer soigneusement la peau après instillation pour éviter le contact du collyre avec les paupières, facteur de coloration cutanée.

Lentilles de contact souples : attendre 15 min après instillation pour remettre les lentilles.

Effets indésirables

Augmentation de la pigmentation brune de l'iris, en particulier chez les patients ayant des iris de plusieurs couleurs (bleu-marron ; gris-marron ; vert-marron ; jaune-marron). Cet effet non réversible est observé chez 16 % de tous les patients traités pendant 12 mois avec **latanoprost** ; chez 1,5% des patients avec **bimatoprost**.

Hyperhémie conjonctivale, kératites ponctuées superficielles, croissance des cils, pigmentation de la peau des paupières (réversible). De rares cas d'œdème maculaire cystoïde ont été rapportés.

KÉRATITES

FICHE MALADIE

DÉFINITION

Les kératites sont des affections inflammatoires et/ou dégénératives de la cornée, s'accompagnant ou non d'ulcération.

CAUSES ET MÉCANISMES

KÉRATITES INFECTIEUSES

- Abcès de cornée sous lentilles de contact (amibes +++).
- Ulcère cornéen secondaire à une conjonctivite bactérienne (staphylocoque, streptocoque, *pseudomonas*).
- Ulcère mycosique.
- Surinfection d'un ulcère cornéen post-traumatique.
- Kératites virales : herpès (+++) (ulcère dendritique), zona, adénovirus, maladies infectieuses (rougeole, rubéole, varicelle, grippe).

KÉRATITES TRAUMATIQUES

- Kératite ponctuée superficielle : après photo-traumatisme ou coup d'arc des soudeurs ; après coup d'ongle, blessure par feuille de papier, gaz lacrymogènes.
- *Cf.* aussi Traumatismes oculaires, p. 1184.

KÉRATITES PAR SÉCHERESSE OCULAIRE

- Kératite sèche par impossibilité de fermer les paupières (paralysie faciale ; y penser chez les sujets comateux), par exophtalmie importante, par ectropion important.
- Kératoconjonctivite sèche (syndrome de Gougerot-Sjögren).

KÉRATITES DYSTROPHIQUES

- Kératite neuroparalytique par lésion du trijumeau, après zona ophtalmique.

KÉRATITES ALLERGIQUES

- Associées à une conjonctivite.

DIAGNOSTIC

Le sujet se plaint de douleurs oculaires, de larmoiement, photophobie, blépharospasme, baisse de l'acuité visuelle. L'œil est rouge avec un cercle périkératique.

Lorsqu'il existe une effraction de l'épithélium cornéen (érosion, ulcération), elle est mise en évidence à la lampe à fente, par le test à la fluorescéine : la lésion se colore en vert lorsqu'on éclaire en lumière bleu cobalt.

En cas d'abcès de cornée, il existe une ou des opacités cornéennes, accompagnées éventuellement d'un tyndall (présence de cellules inflammatoires en chambre antérieure) ou d'un hypopion (dépôt de pus en chambre antérieure).

TRAITEMENT

Il est fonction de l'étiologie.

> Les corticoïdes en collyre ou pommade sont formellement contre-indiqués dans toutes les kératites virales ulcérées.

▶ Dans tous les cas

Collyres antibiotiques, cicatrisants cornéens en collyre et en pommade ophtalmique, antalgiques par voie générale, atropine et pansements occlusifs si l'œil est très douloureux.

▶ Herpès

Traitement antiviral (*ZOVIRAX*) ± associé à un pelage cornéen.

▶ Abcès bactérien ou mycotique

Collyres renforcés[1] : par exemple, **ticarcilline**, **gentamycine**, **vancomycine**, *FORTUM*, amphotéricine B. Administration toutes les heures au début ; antibiothérapie à adapter à l'examen microbiologique direct, puis à la culture et à l'antibiogramme.

1. Les collyres renforcés sont préparés à partir des produits à usage IV, ce qui permet d'obtenir des concentrations plus élevées que celles des collyres du commerce. Ces préparations magistrales sont fabriquées à la pharmacie centrale des hôpitaux ; envoyer l'ordonnance de prescription.

Kératites neuroparalytiques

Tarsorraphie (suture des paupières).

Au stade des séquelles cornéennes, avec taie ou leucome

Kératoplastie (greffe de cornée).

PRONOSTIC

Il faut distinguer les kératites superficielles des kératites profondes (beaucoup plus graves).

Le pronostic est variable selon la cause et la profondeur de l'ulcération. En l'absence de traitement : risque de perforation, de panophtalmie (inflammation suppurative de toutes les parties de l'œil) ou de taie cornéenne persistante.

• Une kératite ponctuée superficielle liée à un coup d'arc guérit en quelques heures sans séquelle.

• L'évolution d'un abcès de cornée peut être dramatique : opacité cornéenne irréversible, perforation cornéenne, panophtalmie.

FICHE INFIRMIÈRE

PRATIQUE INFIRMIÈRE DEVANT UN ABCÈS DE CORNÉE, PRÉSUMÉ D'ORIGINE BACTÉRIENNE

Si l'abcès est étendu et/ou profond, le patient est hospitalisé pour recevoir un traitement antibiotique maximal et une surveillance rapprochée. En l'absence de traitement adapté, un abcès de cornée évolue vers la perforation ou la fonte purulente du globe.

EXAMENS

PRÉLÈVEMENTS

Assister le médecin ophtalmologiste lors des prélèvements à la lampe à fente au niveau de l'abcès de cornée :

• sous anesthésie de contact (**oxybuprocaïne**, *CÉBÉSINE*) ;

• grattage cornéen à l'écouvillon ou à la lame ;

• à ensemencer sur place immédiatement dans les milieux de culture correspondants ; prévenir le laboratoire pour qu'il fasse parvenir le matériel nécessaire ;

• selon orientation clinique : prélèvements bactériologique, virologique, mycologique et recherche d'amibes (porteur de lentilles).

CAS PARTICULIER DU PORTEUR DE LENTILLES DE CONTACT

Faire parvenir au laboratoire le liquide d'entretien, l'étui et la lentille pour recherche de germes.

SURVEILLANCE DU TRAITEMENT

SOINS – TRAITEMENTS

Traitement local

• Débuter immédiatement le traitement par *CILOXAN* 0,3 % collyre + *TOBREX* 0,3 % collyre.

• Puis relais, dès que possible, par collyres renforcés : **vancomycine** 50 mg/mL + *FORTUM* 40 mg/mL. Dose de charge : 4 à 6 gttes pendant 5 min puis 1 gtte/h jour et nuit pendant les 48 premières heures. Posologie à adapter par la suite en fonction de l'efficacité du traitement.

• Dilatation pupillaire à but antalgique : *ATROPINE* 1 %, 1 gtte 2 fois/j.

Antibiothérapie générale

En cas d'endophtalmie, perforation : antibiothérapie IV à large spectre ou selon orientation clinique. Par exemple :

• *TIENAM* 500 mg 3 fois/j et *CIFLOX* 200 mg 2 fois/j ;

• ou *TAVANIC*, perfusion d'1 h puis *per os* 500 mg/12 h, + *FOSFOCINE* 4 g/8 h.

EFFICACITÉ DU TRAITEMENT

Elle s'apprécie en examinant le patient tous les jours à la lampe à fente. L'infirmier(e) assiste le médecin pour l'examen.

L'infirmier(e) récupère les résultats du laboratoire — examen direct, culture et antibiogramme — et les communique au médecin. ▶

Réévaluation clinique à 48 h :

- Amélioration progressive : poursuite de l'antibiothérapie pendant 8 à 15 jours en fonction de l'évaluation clinique.
- Pas d'amélioration ou aggravation des signes cliniques : revoir le choix des antibiotiques.

EFFETS INDÉSIRABLES

L'administration répétée des collyres renforcés est douloureuse et peut entraîner à la longue une toxicité cornéenne.

Surveillance de la perfusion en cas d'antibiothérapie générale.

Les corticoïdes en collyre ou pommade sont formellement contre-indiqués dans toutes les kératites virales ulcérées. Ils entraînent un retard de cicatrisation ; ils font flamber une kératite herpétique. Corollaire : il est absolument interdit de prescrire un collyre corticoïde sans examen ophtalmologique de la cornée à la lampe à fente.

Un abcès de cornée doit être diagnostiqué et traité EN URGENCE.
En quelques heures, en l'absence de traitement adapté, un abcès de cornée peut entraîner des séquelles graves et irréversibles.

FICHE PHARMACOLOGIE

CICATRISANTS CORNÉENS

Rétinol

VITAMINE A FAURE					
1 gtte x 4 à 6/j	10 mL (fl.)	2,15		30 %	0,22
VITAMINE A DULCIS					
1 appl. x 2 à 4/j	10 g (tube)	5,48		30 %	0,55

Cyanocobalamine

VITAMINE B12 ALLERGAN					
1 gtte x 4 à 6/j	5 mL (fl.) 20 unidoses 0,4 mL			NR NR	
ECOVITAMINE B12					
Collyre à 0,05 % 1 gtte x 3 à 4/j	10 mL (fl.)			NR	
VITAMINE B12 HORUS PHARMA					
1 gtte x 3 à 4/j	20 unidoses 0,4 mL/0,2 mg			NR	

Acétylcystéine

EURONAC					
1 gtte x 4 à 6/j	100 mL (fl.)	4,66		15 %	0,05
GENAC					
1 gtte x 4 à 6/j	5 mL (fl.)	4,66		15 %	0,93

Propriétés

Ils accélèrent la cicatrisation de la cornée.

Indications

Plaies, brûlures, traumatismes cornéens ; ulcérations d'origine infectieuse en association avec des **antibiotiques locaux**.

Contre-indications

Allergie à l'un des constituants.
La **vitamine B12** est à éviter chez les porteurs de lentilles souples (elle colore les lentilles en rose).

Effets indésirables

Réactions allergiques rares.

ANTIVIRAL ANTIHERPÉTIQUE OPHTALMIQUE

■ Aciclovir

ZOVIRAX					
Pommade ophtalmique 1 appl. x 5/j dans le cul-de-sac conjonctival	1 tube (4,5 g)	8,62	I	65 %	8,62

Propriétés

Antiviral, actif contre le virus de l'herpès (HSV) et le virus varicelle-zona (VZV).
Pour être actif, l'**aciclovir** doit être phosphorylé en aciclovir triphosphate. Seules les cellules infectées par le virus peuvent réaliser cette phosphorylation grâce à une enzyme virale.
L'**aciclovir** triphosphate inhibe sélectivement l'ADN-polymérase virale.
La succession de ces 2 étapes permet d'inhiber la multiplication virale sans interférer avec le métabolisme cellulaire normal.

Indications

Kératites et kératoconjonctivites herpétiques.
Zona ophtalmique en cas d'atteinte cornéenne.

Contre-indications

Grossesse et allaitement : innocuité non démontrée.
Hypersensibilité à l'**aciclovir**.
Lentilles de contact : port déconseillé en raison du risque d'adsorption du **corticoïde** et du conservateur sur la lentille.

Effets indésirables

Toxicité pour l'épithélium cornéen à long terme (kératite ponctuée superficielle).

LENTILLES DE CONTACT : PRÉCAUTIONS À CONNAÎTRE

FICHE MALADIE

Les lentilles de contact sont d'excellents moyens de correction optique.
Cependant, l'utilisateur, le médecin et l'infirmier(e) doivent savoir qu'en cas de non-respect des règles d'entretien et des conditions d'utilisation, la lentille peut se transformer en véritable « bombe à retardement », pouvant conduire à des complications exceptionnelles mais gravissimes.

> L'adaptation des lentilles de contact est un acte médical, qui doit être réalisé par un ophtalmologiste.

Cette adaptation consiste à éliminer les contre-indications médicales au port de lentilles, puis à déterminer la lentille la mieux adaptée au besoin du patient et aux caractéristiques de son œil, tout en respectant au mieux la sécurité.

FICHE INFIRMIÈRE

ÉDUCATION ET CONSEILS

Les règles d'entretien et conditions d'utilisation doivent être connues et respectées par tout porteur de lentilles.

C'est en les appliquant consciencieusement que le porteur de lentilles va éviter les complications (*cf.* Fiche technique ci-dessous, p. 1181).

FICHE TECHNIQUE

RÈGLES D'UTILISATION ET D'ENTRETIEN DES LENTILLES DE CONTACT

- Se laver soigneusement les mains (savon liquide non gras, non parfumé, sans lanoline), les rincer puis les sécher avec un papier à usage unique avant de manipuler les lentilles. Il faut veiller à avoir les ongles très propres et courts.
- Avant de poser les lentilles, il faut vérifier qu'elles se présentent dans le bon sens : elles doivent former un petit bol bien arrondi.
- Renouveler la solution de décontamination-conservation tous les jours ; déprotéiniser les lentilles traditionnelles 1 fois par semaine.
- Maintenir en permanence les lentilles en milieu humide : soit sur l'œil, soit dans les liquides d'entretien. À l'air libre, elles se dessèchent.
- Ne jamais dormir avec des lentilles à port journalier.
- Respecter la durée de vie des lentilles, des liquides d'entretien ; changer les étuis tous les mois.
- Ne jamais utiliser ni l'eau du robinet, ni de l'eau minérale pour rincer les lentilles.
- Le port des lentilles de contact est à proscrire en piscine, sauna, rivière : risque amibien (+++). Les amibes sont des parasites vivant dans l'eau. Elles ont une très grande affinité pour les lentilles et entraînent des kératites amibiennes gravissimes contre lesquelles notre arsenal thérapeutique est limité.
- Ne jamais mettre en contact les lentilles avec la salive.
- En cas de gêne, de sensation de corps étranger dans l'œil, d'hyperhémie conjonctivale (œil rouge), de douleur, de baisse visuelle, de photophobie, de blépharospasme, de présence de sécrétions, il est absolument impératif de :
  - retirer immédiatement les deux lentilles ;
  - consulter rapidement un ophtalmologiste.

OCCLUSION DE L'ARTÈRE CENTRALE DE LA RÉTINE

FICHE MALADIE

DÉFINITION

L'occlusion de l'artère centrale de la rétine (OACR) est l'arrêt aigu de toute circulation rétinienne qui entraîne, au bout de 20 min, une ischémie de toute la neurorétine à l'exception de la couche des photorécepteurs (dont l'apport en oxygène est d'origine choroïdienne).

CAUSES ET MÉCANISMES

Il peut s'agir d'une oblitération par thrombose locale sur des lésions artérielles d'artériosclérose, ou par artérite inflammatoire dans le cadre d'une maladie de Horton. Il peut s'agir d'une embolie à partir de plaques athéromateuses d'origine carotidienne ou d'une embolie d'origine cardiaque.

DIAGNOSTIC

L'OACR entraîne une cécité totale, brutale, unilatérale, indolore, et une abolition du réflexe photomoteur.

TRAITEMENT

En urgence: rechercher les signes de la maladie de Horton (signes cliniques, CRP, VS).

En cas de suspicion de maladie de Horton

Au moindre doute sur une maladie de Horton, traiter en urgence : corticothérapie générale pour prévenir le *risque de bilatéralisation, SOLUMÉDROL* en bolus IV, puis relais par *CORTANCYL* et mesures associées.

En cas de suspicion d'artériosclérose

Classiquement, différents moyens sont utilisés, mais ils sont le plus souvent inefficaces. Le traitement d'urgence n'a de valeur que s'il est débuté dans les heures qui suivent la baisse d'acuité visuelle.

- **Hypotonisants** par voie générale pour favoriser le courant sanguin dans les vaisseaux rétiniens : *DIAMOX* + **mannitol**.
- Programmer une ponction de chambre antérieure au bloc opératoire par un ophtalmologiste entraîné pour hypotoniser le globe.
- Injection IV de vasodilatateur.
- **Héparine** 500 UI/kg/24 h à la seringue électrique à la phase aiguë en l'absence de contre-indication, dose à adapter en fonction du TCA.
- Thrombolyse par voie générale dans les OACR vues précocement chez les sujets jeunes : **urokinase** ; thrombolyse *in situ* dans certains centres très spécialisés.

PRONOSTIC

Il demeure très défavorable. La récupération visuelle est souvent médiocre malgré le -traitement entrepris en urgence. Exceptionellement, dans les formes vues très précocement, le traitement médical institué en urgence peut permettre la lyse rapide d'un caillot fibrineux.

FICHE INFIRMIÈRE

EXAMENS

- Biologie : NFS, plaquettes, VS et CRP *en urgence* pour rechercher une maladie de Horton[1], glycémie, ionogramme sanguin, créatininémie, protidémie, électrophorèse des protéines plasmatiques, TP, TCA, fibrinémie, cholestérolémie, triglycéridémie.
- Consultation cardiologique, ECG, échographie-Doppler des vaisseaux du cou.
- À discuter pour chaque patient : Holter-ECG, Holter tensionnel avec ou non échographie cardiaque, biopsie d'artère temporale en cas de suspicion de maladie de Horton.

Il faut considérer toute cécité brutale, unilatérale, de durée brève, totalement réversible (cécité monoculaire transitoire) comme un signe prémonitoire capital, qui doit conduire absolument à rechercher un rétrécissement des artères carotides internes par échographie-Doppler.
Une sténose significative pourra ainsi bénéficier d'une cure chirurgicale visant à éviter les récidives et les accidents visuels et cérébraux définitifs.

SURVEILLANCE DU TRAITEMENT

- Pouls et PA 3 fois/j.
- NFS, plaquettes, TCA en cas d'héparinothérapie.
- Mesure de l'acuité visuelle, fond d'œil.

ÉDUCATION ET CONSEILS

Traitement des facteurs favorisants : diabète, hypertension artérielle, hyperlipidémie, tabagisme ; *ASPÉGIC*, 250 mg 1 sachet/j au long cours.

OCCLUSION DE LA VEINE CENTRALE DE LA RÉTINE

FICHE MALADIE

DÉFINITION

L'occlusion de la veine centrale de la rétine (OVCR) est un accident fréquent, grave, secondaire à un ralentissement brutal du courant veineux rétinien.

CAUSES ET MÉCANISMES

Ses causes sont multiples ; les principales sont les sténoses carotidiennes (athéros-clérose favorisée par un diabète, une hypertension artérielle, une hyperlipidémie, un tabagisme), les causes hématologiques à l'origine d'une hypercoagulabilité, les causes d'inflammation pariétale vasculaire (inflammation veineuse, phlébites, périphlébites), parfois secondaire à une maladie générale (sarcoïdose, syphilis, maladie de Behçet).

DIAGNOSTIC

La gêne visuelle immédiate est moins marquée que dans l'occlusion de l'artère centrale de la rétine (OACR), mais la gravité des OVCR est liée à l'ischémie rétinienne qui peut en résulter. L'ischémie rétinienne chronique entraîne le développement de néovaisseaux prérétiniens, prépapillaires et iriens, conduisant à de redoutables complications telles que le décollement de rétine tractionnel, l'hémorragie intravitréenne et le glaucome néovasculaire.

TRAITEMENT

Étiologique, dès que possible, et symptomatique :

- Dans les formes vues au début, **héparine** à dose curative en l'absence de contre-indication.
- Hémodilution réalisée en milieu hospitalier, sous surveillance de l'anesthésiste : elle vise à diminuer la viscosité sanguine. Elle est réservée aux OVR datant de moins d'1 mois.
- *VEINAMITOL* 3 500 mg (**troxérutine** : correcteur rhéologique).
- Antiagrégants plaquettaires : *ASPÉGIC* au long cours.
- Photocoagulation au laser, guidée par les données de l'angiographie à la fluorescéine, de toutes les zones d'ischémie rétinienne pour éviter le développement de néovaisseaux. Grille maculaire au laser en cas d'œdème maculaire persistant avec acuité visuelle basse.
- Traitement de tous les facteurs de risque cardiovasculaire.

PRONOSTIC

Il est variable :

- Si l'acuité visuelle est peu perturbée d'emblée (formes œdémateuses), l'évolution est favorable.
- Si l'acuité visuelle est d'emblée effondrée (formes ischémiques), le pronostic est beaucoup plus sombre : l'acuité visuelle reste basse, avec risque du redoutable glaucome néovasculaire.

1. Au moindre doute : corticothérapie IV en bolus, *cf.* Fiche maladie ci-dessus, p. 1182.

FICHE INFIRMIÈRE

EXAMENS

• Biologie : NFS, plaquettes, VS, CRP, glycémie, ionogramme sanguin, créatininémie, protidémie, électrophorèse des protéines plasmatiques, TP, TCA, fibrinémie, cholestérolémie, triglycéridémie, consultation cardiologique, ECG, échographie-Doppler des vaisseaux du cou.
• Angiographie à la fluorescéine (+++).
• À discuter pour chaque patient : Holter-ECG, Holter tensionnel, éventuelle échographie cardiaque.

SURVEILLANCE DU TRAITEMENT

• Acuité visuelle, tonus oculaire, fond d'œil.
• PA, pouls 3 fois/j.
• Hématocrite en cas d'hémodilution : 1 fois par semaine pendant 4 à 6 semaines.
• NFS, plaquettes ; TCA en cas d'héparinothérapie.

ÉDUCATION ET CONSEILS

La prévention des facteurs de risque cardiovasculaire est essentielle.

TRAUMATISMES OCULAIRES

ÉROSIONS CORNÉENNES, CORPS ÉTRANGERS SUPERFICIELS

FICHE MALADIE

DÉFINITION

Il s'agit d'une effraction superficielle de la cornée, avec ou sans corps étranger.

CAUSES ET MÉCANISMES

L'agent causal peut être un coup d'ongle, une branche d'arbre. Les corps étrangers sont souvent une projection de métal quand le marteau frappe sur le burin.

DIAGNOSTIC

Il est évoqué devant un œil rouge, douloureux, une photophobie, un larmoiement, et le contexte. Tout œil rouge doit faire suspecter la présence d'un corps étranger et impose qu'on retourne la paupière supérieure pour le rechercher. Fiché dans la cornée ou sous la paupière supérieure, il faudra l'extirper en totalité (y compris la rouille), après instillation d'un collyre anesthésique cornéen.

TRAITEMENT

On prescrira des collyres antibiotiques et cicatrisants, voire un collyre à base d'**atropine** et un pansement occlusif à visée antalgique, en cas de douleur importante.

PRONOSTIC

Il est très bon si le corps étranger est superficiel et retiré en totalité.
Néanmoins, si le corps étranger est profond, il peut laisser une cicatrice opaque gênant l'acuité visuelle.

FICHE INFIRMIÈRE

ÉDUCATION ET CONSEILS

Tout œil rouge doit faire suspecter la présence d'un corps étranger et impose qu'on retourne la paupière supérieure pour le rechercher.

Le traitement préventif consiste à porter des lunettes de sécurité au cours des travaux à risque.

BRÛLURES OCULAIRES

FICHE MALADIE

Les brûlures oculaires sont fréquentes et graves. En fait, le pronostic est surtout mauvais en cas de brûlures chimiques.

BRÛLURES THERMIQUES

Par retour de flamme, vapeur chaude, métal en fusion, explosion. Elles atteignent essentiellement paupières, conjonctive et cornée. Généralement, l'atteinte est limitée aux paupières.

BRÛLURES PAR UV : COUPS D'ARC DES SOUDEURS, OPHTALMIE DES NEIGES

Elles entraînent une kératite ponctuée superficielle (KPS) : la cornée comporte de multiples petites ulcérations très superficielles. La douleur éclate après quelques heures de latence (typiquement à 3 h du matin). Elle s'accompagne d'une photophobie, d'un larmoiement, d'un blépharospasme.

BRÛLURES PAR GAZ LACRYMOGÈNES

Les suspensions donnent une irritation très gênante, mais sans gravité des conjonctives et de la cornée (kératite ponctuée superficielle). Le traitement consiste avant tout à quitter le plus tôt possible tous les vêtements imprégnés et à prendre une douche énergique, avec lavage des cheveux pour se débarrasser de toutes les particules qui continuent à être irritantes.

BRÛLURES CHIMIQUES

Ce sont les plus fréquentes (en particulier, par produits domestiques chez les enfants) et aussi les plus graves, d'autant plus qu'il s'agit d'un produit concentré ou d'une base (soude, potasse, ammoniaque).

Le pronostic est étroitement lié à la rapidité de mise en œuvre du traitement.

Chaque minute compte : *cf.* Fiche infirmière., p. 1186

Le patient sera hospitalisé en cas d'atteinte grave ; en cas de brûlure récente et grave par base, se discute la ponction évacuatrice de la chambre antérieure en salle d'opération (si l'accident est récent) pour limiter la diffusion du toxique.

En cas de brûlures par base, les complications sont nombreuses :

- taie cornéenne (opacification secondaire de la cornée) ;
- symblépharon (fusion cicatricielle de la conjonctive à la paupière) ;
- rétraction cicatricielle des paupières.

FICHE INFIRMIÈRE

SURVEILLANCE DU TRAITEMENT

Traitement d'urgence : *cf.* Fiche technique., p. 1186

SOINS – TRAITEMENTS

- Collyres antibiotiques ou antiseptiques pour prévenir les surinfections bactériennes.
- Collyres et pommades cicatrisants.
- Collyres mydriatiques, pansement occlusif et antalgiques par voie générale en cas de douleurs.
- Vérifier l'état de la vaccination antitétanique.

EFFICACITÉ DU TRAITEMENT

- Vérifier que le liquide de rinçage coule bien au goutte-à-goutte dans l'œil du patient.
- Évaluer et traiter la douleur (par exemple, *DOLIPRANE*).

ÉDUCATION ET CONSEILS

Le traitement préventif consiste en le port de lunettes de protection en cas de situations à risque.

> Les collyres anesthésiques locaux sont à proscrire en administration répétée, car ils ralentissent la cicatrisation cornéenne.

FICHE TECHNIQUE

TRAITEMENT D'URGENCE D'UNE BRÛLURE CHIMIQUE OCULAIRE

Sur les lieux mêmes de l'accident, en urgence

- Lavage *immédiat, abondant, et répété* à l'eau ou au sérum physiologique des yeux et des culs-de-sac conjonctivaux.
- Noter les références exactes du produit responsable (nom de marque, nom chimique, concentration) ; au mieux, amener l'étiquette du flacon ou le flacon lui-même aux urgences ophtalmologiques.
- S'il s'agit d'une brûlure par gaz lacrymogène, prendre une douche avec shampoing dès que possible pour se débarrasser des particules irritantes.

Dès l'arrivée à l'hôpital, en attendant la venue du médecin

- Instillation d'1 goutte de collyre anesthésique (**oxybuprocaïne**).
- On répète le lavage ; il est pratique d'installer une poche de 500 mL ou 1 L de sérum physiologique sur un pied à perfusion et de fixer à l'aide de sparadrap la tubulure juste au-dessus de l'œil du patient : on règle le débit tel que le rinçage de l'œil s'effectue goutte à goutte.
- Interroger le patient :
  - sur la nature de ses signes fonctionnels : douleur, rougeur, baisse visuelle, photophobie ;
  - sur les circonstances de l'accident, la nature de l'agent responsable de la brûlure ; lui demander l'étiquette du produit ; se renseigner pour déterminer s'il s'agit d'un acide ou d'une base.
- Rassurer le patient en attendant l'arrivée du médecin qui, après examen à la lampe à fente, établira un bilan initial des lésions.

CONTUSIONS DU GLOBE OCULAIRE

FICHE MALADIE

Par coup de poing, balle de tennis, bouchon de champagne.

Ils peuvent entraîner un hématome palpébral, un hyphéma (épanchement sanguin dans la chambre antérieure), une résection traumatique de l'angle irido-cornéen, une luxation du cristallin. Des lésions de la périphérie rétinienne doivent être absolument recherchées ; leur traitement précoce par photocoagulation ou cryoapplication constitue la prévention du décollement de rétine.

PLAIES PÉNÉTRANTES DU GLOBE OCULAIRE AVEC OU SANS CORPS ÉTRANGER PROFOND

FICHE MALADIE

Le pronostic est lié à l'étendue en arrière de la plaie, à l'existence d'un corps étranger et à la précocité du traitement.

Le patient est laissé à jeun et perfusé. On devra débuter immédiatement une antibiothérapie par voie IV et locale. On n'oubliera pas la prophylaxie antitétanique.

Les radiographies de l'orbite, le scanner, l'échographie aident à repérer le corps étranger.

La plaie sera explorée en salle d'opération et le corps étranger extrait, sous anesthésie générale sous microscope opératoire.

> Un œil « ouvert » est une urgence médico-chirurgicale.

FICHE INFIRMIÈRE

Tout préparer pour le bloc préopératoire :

- bilan biologique préopératoire (groupe, Rh, RAI…) ;
- consultation d'anesthésie ;
- laisser à jeun strictement ;
- prévenir le bloc opératoire ;
- radiographies des orbites à la recherche d'un corps étranger radio-opaque.

SURVEILLANCE DU TRAITEMENT

SOINS – TRAITEMENTS

- Antibiotiques locaux dans un but préventif.
- Pansement oculaire.
- Voie veineuse et antibiothérapie IV synergique, à large spectre, à pénétration intraoculaire : par exemple, *CIFLOX* 200 mg/12 h + *PIPÉRILLINE* 4 g/8 h à passer en 30 min.
- Rappel de vaccination, sérum antitétanique si besoin.

EFFICACITÉ DU TRAITEMENT

Vérifier le passage de la perfusion.

> Devant tout traumatisme oculaire :
> - La mesure de l'acuité visuelle est médico-légale.
> - Penser à la prophylaxie du tétanos.
> - Ne jamais prescrire de collyres anesthésiques.

Revoir le patient de façon rapprochée au début, puis régulièrement en raison de la possibilité de complications tardives : cataracte, hypertonie et décollement de rétine.

ÉDUCATION ET CONSEILS

Le traitement préventif consiste à porter des lunettes de sécurité au cours des travaux à risques.

RÉTINOPATHIE DIABÉTIQUE

FICHE MALADIE

DÉFINITION

La rétinopathie diabétique est une des complications majeures du diabète (*cf.* Diabète *spécialité* Endocrinologie, p. 307). Elle est fréquente : 200 000 à 400 000 patients atteints en France. Elle survient dans 90 % des cas après 10-15 ans d'évolution du diabète déséquilibré, tant de type 1 que de type 2.

La rétinopathie diabétique est d'autant plus précoce et sévère :

- que le diabète évolue depuis longtemps ;
- que l'équilibre glycémique est mauvais ;
- qu'il existe une HTA associée.

CAUSES ET MÉCANISMES

Les lésions de la rétinopathie diabétique sont dues à l'association d'obstruction et d'hyperperméabilité des capillaires rétiniens :

- L'obstruction des capillaires rétiniens entraîne l'apparition de vastes territoires d'ischémie rétinienne responsables de la prolifération de néovaisseaux à la surface de la rétine (rétinopathie diabétique proliférante) Ces néovaisseaux sont redoutables par leurs complications : hémorragies dans le vitré, décollement de rétine par traction, et glaucome néovasculaire, risquant d'entraîner des cécités définitives.
- L'hyperperméabilité des capillaires fait apparaître un œdème au niveau de la macula, responsable de baisse visuelle sévère (maculopathie œdémateuse).

DIAGNOSTIC

Au début, la rétinopathie diabétique évolue silencieusement durant de nombreuses années. Les symptômes surviennent tardivement ; ils sont dus aux complications.

> Le dépistage de la rétinopathie diabétique doit se faire par un examen systématique du fond d'œil chez le patient diabétique. Cet examen doit être réalisé 1 fois par an.

L'examen du fond d'œil après dilatation pupillaire met en évidence des microanévrysmes, des hémorragies, des exsudats, des anomalies veineuses. Lorsqu'il existe une rétinopathie diabétique dépistée par l'examen du fond d'œil, l'angiographie rétinienne à la fluorescéine et l'OCT (tomographie par cohérence optique) permettent de compléter les renseignements fournis par l'examen du fond d'œil et de guider le traitement.

TRAITEMENT

- Il repose avant tout sur l'équilibre optimal du diabète (HbA1c ≤ 7 %, avec le moins possibles d'hypo-ou d'hyperglycémies), de la pression artérielle et, de manière générale, de tous les facteurs de risque cardiovasculaire (+++). Cet équilibre nécessite la grande motivation du patient, et la collaboration des différents médecins : ophtalmologiste, diabétologue, généraliste.
- Dans les rétinopathies diabétiques évoluées, on réalise une photocoagulation au laser de toutes les zones d'ischémie rétinienne afin de favoriser la régression des néovaisseaux prérétiniens : photocoagulation panrétinienne (PPR) épargnant la région maculaire.
- Dans les formes sévères, on utilise également l'injection intravitréenne d'anticorps anti-VEGF. Les injections doivent être répétées.
- Dans les formes œdémateuses, on peut également utiliser l'injection d'anticorps anti-VEGF par voie intravitréenne.

• Dans les formes compliquées de décollement de rétine tractionnel, de glaucome néovasculaire, le traitement peut être chirurgical. Le pronostic visuel est très réservé.

PRONOSTIC

Il est fonction de l'ancienneté du diabète, de la qualité de son équilibre et de la pression artérielle.

L'évolution vers la malvoyance et la cécité en l'absence de traitement est inéluctable.

FICHE INFIRMIÈRE

ÉDUCATION ET CONSEILS

L'infirmière est amenée à prendre en charge des patients diabétiques en de multiples occasions, tant à l'hôpital qu'en libéral. À cette occasion, il lui appartient de, non seulement rappeler au patient la nécessité d'un équilibre optimal du diabète et de la pression artérielle, mais aussi de lui rappeler la nécessité d'une *surveillance annuelle du fond d'œil* chez son ophtalmologiste, dès la découverte du diabète.

Dans certaines circonstances de la vie où la rétinopathie diabétique risque d'évoluer rapidement, la surveillance doit être plus rapprochée :

• puberté et adolescence ;
• grossesse ;
• après chirurgie de la cataracte ;
• normalisation rapide de la glycémie (par exemple, lors de la pose d'une pompe à insuline chez un patient déséquilibré).

FICHE TECHNIQUE

LASER : RÉTINOPATHIE DIABÉTIQUE

Définition

Dans le cadre d'une rétinopathie diabétique, le traitement le plus couramment suivi est la photocoagulation à l'argon (laser) ou bien le laser krypton. L'objectif est de détruire les zones ischémiques et faire disparaître ainsi les néovascularisations qui mèneraient à une cécité par hémorragie.

Méthode

Administrer une goutte de collyre anesthésique sur l'œil à traiter.
Poser un verre d'observation à trois miroirs sur cet œil.
Le traitement compte 4 à 6 séances au total.

Conseils

Il est utile de recommander au patient de ne pas réaliser d'exercice physique violent à l'issue de l'intervention.
Lui préciser également qu'il observera une diminution de son champ visuel de façon systématique et à laquelle il devra s'adapter.

SCLÉRITES – ÉPISCLÉRITES

FICHE MALADIE

DÉFINITION

Inflammation de la sclère et inflammation de l'épisclère — souvent en fait difficile à distinguer l'une de l'autre —, elles se manifestent par des douleurs oculaires, augmentées par les mouvements du globe, associées à une rougeur violacée localisée par vasodilatation des vaisseaux épiscléraux.

CAUSES ET MÉCANISMES

Elles peuvent être dues à une allergie (+++), à une maladie générale (spondylarthrite ankylosante, polyarthrite rhumatoïde). Très souvent, aucune cause n'est identifiée.

TRAITEMENT

SYMPTOMATIQUE

Les AINS locaux ou les corticoïdes locaux font rapidement diminuer l'inflammation (en collyres, en injections sous-conjonctivales) : par exemple, *CHIBRO-CADRON*, **dexaméthasone + néomycine**, 4 fois/j pendant 15 jours à diminuer progressivement (3 fois/j 15 jours ; 2 fois/j 15 jours ; 1 fois/j 15 jours, puis arrêt).

ÉTIOLOGIQUE

Quand la cause est retrouvée.

PRONOSTIC

Le plus souvent, il est très bon, lorsqu'il n'y a pas de pathologie sous-jacente.

STRABISME ET AUTRES TROUBLES VISUELS DE L'ENFANT

FICHE MALADIE

DÉFINITION

Le strabisme se caractérise par la déviation d'un axe oculaire par rapport à l'autre.

C'est une affection fréquente qui intéresse 4 % de la population infantile. Il apparaît en règle générale dans les quatre premières nnées de vie.

Le strabisme peut être :

- convergent : déviation des yeux en dedans ;
- divergent : déviation des yeux en dehors ;
- ou vertical : déviation des yeux dans le sens vertical.

De façon plus générale, les troubles visuels de l'enfant concernent 1 enfant sur 6 (18 %).

CAUSES ET MÉCANISMES

Deux points sont à souligner :

- Le plus souvent, le strabisme est un désordre d'origine fonctionnelle sans anomalie organique du globe oculaire.
- Néanmoins, il faut savoir que le strabisme peut être le *mode de révélation d'une pathologie organique grave*, telle qu'une cataracte congénitale ou un rétinoblastome.
- Particularités des troubles visuels de l'enfant : plus le diagnostic d'un trouble visuel est fait tôt, plus les chances de guérison ou d'amélioration sont grandes. En effet, il faut comprendre que, à la naissance, les centres et les voies visuels sont immatures. C'est le fait de les utiliser qui va entraîner leur spécialisation durant la période sensible des 3 premières années. En cas de strabisme non traité, les centres et les voies visuels ne vont pas se différencier normalement au cours de cette période sensible, ce qui entraîne une *amblyopie fonctionnelle* (acuité visuelle anormalement basse, sans lésion organique, qui ne peut être compensée optiquement).

D'où l'importance de déceler un problème à temps chez l'enfant.

La récupération est d'autant meilleure que la prise en charge est précoce. Tout se joue avant 3 ans.

TRAITEMENT

TRAITEMENT DE L'AMBLYOPIE

Le principe du traitement du strabisme, comme de tous les troubles visuels de l'enfant, est de donner aux deux yeux les conditions du meilleur développement fonctionnel : correction optique totale et parfaite par des lunettes à porter en permanence, traitement de l'amblyopie par occlusion de l'œil le meilleur (pansement *OPTICLUDE* collé directement sur peau).

Le traitement est prolongé (+++) durant des années, et nécessite une forte motivation des parents et une surveillance rapprochée par l'ophtalmologiste et l'orthoptiste.

En cas de strabisme, le traitement chirurgical est effectué vers l'âge de 4 ans, si la déviation est gênante esthétiquement. *Il ne dispense absolument pas du port de lunettes.*

TRAITEMENT DU PROBLÈME ORGANIQUE

En cas de cataracte congénitale, le traitement est chirurgical.

En cas de rétinoblastome, le traitement peut être soit conservateur (chimiothérapie, cryothérapie, laser), soit consister en une énucléation.

PRONOSTIC

Il est fonction de la précocité de la prise en charge pour éviter la constitution d'une amblyopie.

Par ailleurs, il dépend de la nature du trouble visuel.

FICHE INFIRMIÈRE

ÉDUCATION ET CONSEILS

Quand faut-il conduire un enfant chez l'ophtalmologiste ?

PRÉSENCE DE SIGNES D'APPEL : CONSULTATION SANS ATTENDRE

▶ Strabisme

Dès la constatation de la déviation oculaire, adresser l'enfant à l'ophtalmologiste pour :

- éliminer une pathologie organique à traiter (rétinoblastome, cataracte congénitale…) ;
- détecter et traiter au plus tôt une éventuelle amblyopie. Le pronostic est fonction de la précocité du traitement.

▶ Autres troubles visuels

Pupille blanche, mégalocornée, nystagmus, suspicion de malvoyance ou tout autre signe d'appel.

ENFANT À RISQUE : VERS 9 MOIS-1 AN

Antécédents familiaux de porteurs de lunettes, de strabismes, de pathologies oculaires.

Prématuré, problèmes néonataux.

TOUS LES ENFANTS VERS 2-3 ANS

De façon systématique, pour éliminer un trouble de la réfraction, un strabisme à petit angle ou tout autre problème.

La déviation des axes visuels est le signe le plus évident du strabisme, mais c'est le dépistage d'une affection organique de l'œil et la lutte contre l'amblyopie qui sont les principales préoccupations.
Le dommage esthétique est un problème secondaire.

UVÉITES

FICHE MALADIE

Les uvéites sont des inflammations de l'uvée (tunique vasculaire de l'œil) ; on distingue schématiquement :
- les uvéites antérieures : iritis ou iridocyclites, ou inflammation de l'iris et du corps ciliaire ;
- les uvéites postérieures : choroïdites, ou inflammation de la choroïde.

UVÉITES ANTÉRIEURES (IRIDOCYCLITES)

DÉFINITION

Inflammation de l'iris (iritis) ou du corps ciliaire (cyclite) ou des deux (iridocyclite).

CAUSES ET MÉCANISMES

L'uvéite antérieure ne représente parfois qu'un symptôme d'une maladie générale. Il faut ainsi rechercher des :
- causes infectieuses : foyers dentaires, ORL, urinaires ; herpès oculaire, toxoplasmose oculaire, tuberculose, brucellose, syphilis ;
- maladies de système : sarcoïdose, maladies rhumatismales (en particulier spondylarthrite ankylosante, polyarthrite rhumatoïde), maladie de Behçet, tuberculose, brucellose.

Le plus souvent, aucune étiologie n'est identifiée.

DIAGNOSTIC

Douleurs oculaires et péri-oculaires, accompagnées de larmoiement, de photophobie et de baisse de l'acuité visuelle.

La rougeur oculaire prédomine autour de la cornée (cercle périkératique). L'examen à la lampe à fente met en évidence une inflammation dans la chambre antérieure de l'œil, des synéchies entre l'iris et le cristallin.

L'évolution peut se faire par poussées qui régressent sous traitement, avec risque de récidives.

TRAITEMENT

SYMPTOMATIQUE

Corticoïdes (pour lutter contre l'inflammation) en collyres et injections sous-conjonctivales ; mydriatiques (**atropine** 1 %, pour calmer les douleurs en mettant au repos le corps ciliaire, empêcher l'iris de s'accoler au cristallin).

Dans certains cas, on est obligé de prescrire une corticothérapie par voie générale.

ÉTIOLOGIQUE

Il est fondamental en cas d'uvéite résistant au traitement ou à répétition. Il faut hospitaliser le patient pour faire un bilan complet. Cette enquête étiologique repose avant tout sur un interrogatoire soigneux de tous les antécédents oculaires et généraux du patient et sur un examen clinique complet (examen dermatologique, en particulier), qui orienteront le choix des examens complémentaires à demander. La découverte d'une cause à cette uvéite conditionne le pronostic, car cela permet de prescrire un traitement étiologique qui empêchera la survenue des récidives.

UVÉITES POSTÉRIEURES (CHOROÏDITES)

DÉFINITION

Atteintes inflammatoires de la partie postérieure de l'uvée.

CAUSES ET MÉCANISMES

Tuberculose, toxoplasmose (+++), sarcoïdose, syphilis, allergie, rickettsioses, infection focale.

DIAGNOSTIC

Baisse de l'acuité visuelle par trouble vitréen, souvent associé, et selon le siège de la lésion.

TRAITEMENT

Corticoïdes, traitement de l'étiologie : par exemple, *ROVAMYCINE* + *MALOCIDE* en cas de toxoplasmose.

PRONOSTIC

Il est fonction de l'étiologie.

FICHE INFIRMIÈRE

Le plus souvent, s'il s'agit d'une atteinte grave ou d'une récidive d'uvéite, on programme une courte hospitalisation pour le bilan. Le traitement symptomatique aura été mis en route dès le diagnostic d'uvéite.

EXAMENS

À la recherche d'une étiologie de l'uvéite.

BILAN MINIMUM

- NFS, plaquettes.
- Vitesse de sédimentation, CRP.
- Radiographie pulmonaire.
- Intradermoréaction à la tuberculine.
- TPHA, VDRL.
- Bilan phosphocalcique.
- Enzyme de conversion de l'angiotensine.
- Recherche de groupage HLA B27 devant une uvéite antérieure.

SELON LE CONTEXTE ET L'ORIENTATION CLINIQUE

- Homme jeune et uvéite antérieure (suspicion d'uvéite liée à une spondylarthropathie) : radiographies de la charnière lombosacrée et des articulations sacro-iliaques.
- Femme jeune (suspicion de sarcoïdose) : intradermoréaction à l'eau et à la tuberculine, consultation dermatologique, consultation par le pneumologue, scanner thoracique, EFR, fibroscopie broncho-alvéolaire.
- Sujet méditerranéen (suspicion de maladie de Behçet) : examens dermatologiques et gynécologiques (aphtose) et recherche de HLA B5.
- Adolescent et foyer de choroïdite (suspicion de toxoplasmose oculaire) : sérologie toxoplasmose ; prévoir une ponction de chambre antérieure au bloc opératoire pour doser les anticorps anti-toxoplasme dans le liquide de chambre antérieure.

SURVEILLANCE DU TRAITEMENT

- **Atropine** 1 %, 1 gtte 2 fois/j, et *CHIBRO-CADRON* 1 gtte toutes les heures le 1er jour, puis 8 fois/j avec décroissance progressive en fonction de la réponse au traitement.
- *STERDEX* pommade, le soir.

ÉDUCATION ET CONSEILS

Expliquer au patient :

- qu'en cas d'évolution favorable sous traitement, la corticothérapie doit être diminuée très progressivement pour éviter un effet rebond à l'arrêt du traitement ;
- l'évolution possible en cas d'uvéite : la récidive est toujours possible. *Il faut consulter en urgence en cas de récidive des symptômes, pour redémarrer le traitement sans attendre.*

FICHE PHARMACOLOGIE

CORTICOÏDE INTRAVITRÉEN

■ **Dexaméthasone**

OZURDEX					
Dexaméthasone 0,7 mg	1 implant vitréen + applicateur	1069,27	I	100 %	1069,27

Propriétés

Suppression de l'inflammation en inhibant l'expression du VEGF et par conséquent l'œdème maculaire, les dépôts de fibrine, les fuites capillaires et la migration phagocytaire de la réponse inflammatoire.
Inhibition de la sécrétion de prostaglandines, dont certaines ont été identifiées comme des médiateurs de l'œdème maculaire cystoïde.

Indications

Œdème maculaire suite à une occlusion de la branche veineuse rétinienne (OBVR) ou de la veine centrale de la rétine (OVCR).
Traitement des patients adultes présentant une inflammation du segment postérieur de l'œil de type uvéite non infectieuse.

Contre-indications

Hypersensibilité à la substance active ou à l'un des excipients.
Infection périoculaire ou oculaire active ou suspectée, incluant notamment la plupart des maladies virales de la cornée et de la conjonctive, dont la kératite épithéliale active à Herpès simplex (kératite dendritique), la vaccine, la varicelle, les infections mycobactériennes et les mycoses.
Glaucome avancé ne pouvant être correctement maîtrisé par la seule prise de médicaments.
Grossesse et allaitement : non recommandé.

Précautions d'emploi

Toute injection intravitréenne peut être associée à une endophtalmie, une inflammation intraoculaire, une augmentation de la pression intraoculaire et un décollement de la rétine. Il convient de toujours appliquer les techniques d'asepsie appropriées à l'injection. De plus, les patients doivent faire l'objet d'une surveillance après l'injection pour permettre un traitement précoce en cas d'infection ou d'augmentation de la pression intraoculaire.

Effets indésirables

Liés au produit : augmentation de la pression intraoculaire, cataracte, céphalées.
Liés à la procédure d'injection intravitréenne : hémorragie conjonctivale, trouble de la vision, douleur oculaire, photopsie, opacité ou corps flottants du vitré, déchirure et décollement de rétine.

COLLYRES MYDRIATIQUES

■ **Tropicamide**

MYDRIATICUM					
1 gtte x 3 à 4/j	10 mL (fl.) 0,5 %	2,73	I	65 %	0,27
	1 unidose 2 mg/0,4 mL	1,90	I	65 %	1,90
	20 unidoses 2 mg/0,4 mL		I	NR	
	100 unidoses 2 mg/0,4 mL		I	NR	

- **Phényléphrine**

NÉOSYNÉPHRINE FAURE					
1 gtte x 3 à 4/j	5 mL 5 % (fl.) 100 unidoses 0,4 mL	2,92 2,92	I I	65 % 65 %	0,58 0,58

- **Cyclopentolate**

SKIACOL					
1 gtte 1 h avant l'examen à renouveler 10 min plus tard dans les 2 yeux	0,5 mL (1 unidose)		I	NR	

- **Atropine collyre**

ATROPINE ALCON					
1 gtte x 2/j	10 mL 0,3 % (fl.) 10 mL 0,5 % (fl.) 10 mL 1 % (fl.)	2,46 2,46 2,46	I I I	65 % 65 % 65 %	0,25 0,25 0,25

- **Homatropine**

ISOPTO-HOMATROPINE					
1 gtte x 3/j	10 mL (fl.)		I	NR	

Propriétés

Dilatateurs de la pupille par :

- un effet parasympatholytique induisant une paralysie du sphincter de l'iris (**tropicamide**, **cyclopentolate**, **homatropine** et **atropine** : mydriase passive) ;
- un effet sympathycomimétique (**phényléphrine** : mydriase active).

Le **tropicamide** et la **phényléphrine** modifient peu l'accommodation ; le **cyclopentolate**, l'**homatropine** et l'**atropine** sont cycloplégiques (paralysie du muscle ciliaire).

Durée d'action : **tropicamide**, **cyclopentolate** et **phényléphrine** : 3-4 h ; **homatropine** : 2-3 j ; **atropine** : 1 sem.

Le *MYDRIATICUM* et la **phényléphrine** sont utilisés pour leur effet dilatateur pupillaire, le *SKIACOL* pour son effet cycloplégique et l'**atropine** pour ces deux effets. La **phényléphrine** potentialise l'action du **tropicamide**.

Indications

Tropicamide et **phényléphrine** :

- en diagnostic : fond d'œil ; angiographie ;
- en thérapeutique : dilatation préopératoire pour cataracte et décollement de rétine avant photocoagulation au laser.

Cyclopentolate : skiascopie, surtout chez l'enfant.

Atropine :

- en diagnostic : skiascopie en cas de strabisme ou de contre-indication au *SKIACOL* ;
- en thérapeutique : uvéites antérieures (iritis et iridocyclites) afin d'éviter les synéchies entre l'iris et le cristallin ; kératites pour réduire les douleurs.

Contre-indications

Tous : angle iridocornéen étroit, et chambre antérieure étroite +++ (risque de GAFA).

Phényléphrine chez le nouveau-né.

Cyclopentolate : chez les enfants d'âge < 1 an, si antécédent de comitialité ou atteinte du système nerveux central. Ne pas utiliser en cas de trisomie 21.

Tous : hypersensibilité à l'un des composants.

Lentilles de contact : tous contre-indiqués : *MYDRIATICUM* et **atropine** du fait de la présence de chlorure de benzalkonium ; *NÉOSYNÉPHRINE* du fait de la présence de phényléphrine.

Précautions d'emploi

Vérifier systématiquement la profondeur de la chambre antérieure et/ou l'ouverture de l'angle iridocornéen avant d'instiller un **collyre mydriatique**.

Comprimer les points lacrymaux pour éviter le passage systémique (surtout chez l'enfant).

Effets indésirables

L'effet cycloplégique se traduit par une gêne à la vision de près : *MYDRIATICUM, NÉOSYNÉPHRINE* et *SKIACOL* : pendant 3-4 h ; **homatropine** : pendant 2 j ; **atropine** : pendant 2 sem. Interdire la conduite automobile après instillation de ces collyres.

Atropine : réactions allergiques, bouche sèche, confusion chez le sujet âgé.

COLLYRES CORTICOÏDES

■ Dexaméthasone

MAXIDEX					
1 gtte x 3 à 8/j	3 mL (fl.)	1,75	I	65 %	0,58

■ Dexaméthasone + néomycine

CHIBRO-CADRON					
1 gtte x 3 à 8/j	5 mL (fl.)	2,73	I	30 %	0,55

■ Dexaméthasone + framycétine

FRAKIDEX					
1 gtte x 3 à 8/j	5 mL (fl.)	2,38	I	30 %	0,48

■ Dexaméthasone + néomycine + polymyxine B

MAXIDROL					
1 gtte x 3 à 8/j	3 mL (fl.)	2,60	I	30 %	0,87

■ Hydrocortisone + colistine + bacitracine

BACICOLINE					
1 gtte x 3 à 8/j	5 mL (fl.)	2,92	I	30 %	0,58

■ Fluorométholone

FLUCON					
1 gtte x 3 à 8/j	3 mL (fl.)	2,15	I	65 %	0,72

■ Pimexolone

VEXOL					
1 gtte x 3 à 8/j	5 mL (fl.)	6,16	I	65 %	1,23

Propriétés

Action anti-inflammatoire sur le segment antérieur de l'œil et ses annexes.

Indications

Inflammations du segment antérieur de l'œil et de ses annexes (uvéites antérieures, épisclérites et sclérites, conjonctivites allergiques, kératites non infectieuses).

Contre-indications

Formelles :
- ulcère cornéen (risque de perforation) ;
- infection oculaire d'origine virale (en particulier herpès cornéen ou zona ophtalmique : aggravation de l'infection).

Hypersensibilité à l'un des composants.

Grossesse : pas d'étude contrôlée chez la femme enceinte.

Allaitement : passage systémique présent, possibilité de passage dans le lait maternel.

Effets indésirables

Retard de cicatrisation des plaies cornéennes et sclérales.

Aggravation des infections oculaires d'origine virale (herpès, zona).

Hypertonie oculaire : risque de glaucome cortisonique (sauf *FLUCON*).

Risque de cataracte cortisonique (sous-capsulaire postérieure) lors des traitements prolongés.

Examen au biomicroscope préalable afin d'éliminer une contre-indication au traitement.

Surveillance de la pression intraoculaire (risque d'augmentation) et du cristallin (produit cataractogène) en cas de traitement prolongé.

ZONA OPHTALMIQUE

FICHE MALADIE

DÉFINITION

Le zona ophtalmique est une maladie infectieuse due à la récurrence du virus varicelle-zona (VZV) qui, après être resté quiescent, atteint le nerf ophtalmique de Willis (V1). Le zona ophtalmique représente 10 à 15 % des cas de zona ; c'est la deuxième localisation après le zona thoracique.

Le zona ophtalmique non compliqué débute par des douleurs unilatérales de l'hémiface, suivies d'une éruption vésiculeuse unilatérale douloureuse, au niveau du canthus interne, de l'aile du nez et de la partie nasale de la conjonctive bulbaire, accompagnée d'adénopathie prétragienne.

TRAITEMENT

Localisation du zona au nerf ophtalmique de Willis :
- Traitement général :
  - le **valaciclovir** (*ZELITREX*) pendant 7 jours accélère la guérison et diminue la fréquence des complications ;
  - antalgiques par voie générale.
- Traitement local :
  - **aciclovir** (*ZOVIRAX*) en pommade ;
  - cicatrisant cornéen en cas d'atteinte cornéenne.

Cf. Zona, *spécialité* Maladies infectieuses, p. 953.

PRONOSTIC

La gravité provient du risque d'atteinte cornéenne avec anesthésie cornéenne, kératite interstitielle, puis kératite neuroparalytique. Les douleurs sont souvent durables, intenses et rebelles au traitement.

Il existe un risque d'iridocyclites et de paralysies oculomotrices.

FICHE INFIRMIÈRE

ÉDUCATION ET CONSEILS

Devant un patient présentant une éruption unilatérale et douloureuse du visage, il faut penser au diagnostic de zona ophtalmique et l'adresser rapidement à l'ophtalmologiste.

Plus le traitement antiviral est débuté tôt, moins il y a de risques de complications oculaires et de survenue de douleurs postzostériennes.

PARTIE 12

ORL – PATHOLOGIE CERVICO-FACIALES

VERTIGES PÉRIPHÉRIQUES (OTOLOGIQUES)

FICHE MALADIE

DÉFINITION

Le vertige est une sensation de rotation[1] des objets par rapport au corps (ou l'inverse).

Il est à différencier d'un malaise (vagal, par exemple) ou d'un trouble de l'équilibre de cause neurologique.

Le vertige est dit périphérique quand il est lié à un dysfonctionnement du système vestibulaire (oreille interne), par opposition au vertige dit central qui résulte d'une atteinte neurologique du système nerveux central (cerveau, cervelet, tronc cérébral).

CAUSES ET MÉCANISMES

Les labyrinthes, situés dans le rocher au niveau de l'oreille interne, sont constitués par trois canaux et ampoules dans lesquels circulent un liquide (endolymphatique) et des cristaux (otolithes) qui informent notre cerveau sur la position de la tête, la rotation et l'accélération subies par l'organisme. Les labyrinthes travaillent en synergie. Lorsque l'un des deux est en dysfonction, il se crée une inadéquation sensorielle responsable de la sensation vertigineuse associée à des signes digestifs (nausées et vomissements).

La dysfonction d'un labyrinthe peut être due à un blocage mécanique d'une lithiase vestibulaire (*vertige paroxystique positionnel bénin*, ou VPPB), une hyperpression du liquide endolymphatique (*hydrops labyrinthique, maladie de Ménière*), une inflammation ou une destruction du labyrinthe (*labyrinthite infectieuse, toxique* ou *traumatique, tumeur du nerf vestibulaire*).

DIAGNOSTIC

L'interrogatoire oriente le diagnostic vers une cause périphérique.

SIGNES CLINIQUES

L'examen des yeux permet de retrouver un signe caractéristique, le nystagmus, qui est un mouvement rythmique synchrone des deux yeux, composé d'une saccade rapide suivie d'un retour plus lent vers la position médiane des globes oculaires. Un nystagmus horizontal et rotatoire traduit une atteinte périphérique.

L'examen neurologique retrouve un trouble de l'équilibre postural et une déviation des index lors de l'occlusion des yeux.

L'examen otologique peut retrouver une cause (otite) ou une atteinte associée de l'audition (surdité associée à un vertige dans la maladie de Ménière).

EXAMENS COMPLÉMENTAIRES

Des examens complémentaires par imagerie (scanner des rochers, IRM de l'oreille interne) et explorations vestibulaires (épreuves caloriques, vidéonystagmographie) permettront de confirmer le diagnostic.

TRAITEMENT

Il est avant tout symptomatique puis, après confirmation du diagnostic étiologique, il sera complété par un traitement spécifique.

TRAITEMENT DE LA CRISE

- Repos au lit.
- Hospitalisation si les vertiges sont invalidants.
- Antivertigineux : **acétyl-leucine** (TANGANIL) IV ou *per os*.
- Antiémétique : **métoclopramide** (PRIMPÉRAN) IV ou *per os*.
- Manœuvre libératoire (dite de Sémont) en cas de vertige paroxystique positionnel bénin (VPPB).

1. Du latin *vertigo* : tournoiement.

ORL

TRAITEMENT ÉTIOLOGIQUE

- Réeducation vestibulaire.
- Antivertigineux : **bétahistine** (*SERC*), pendant 3 à 6 mois.
- Parfois, dans les cas sévères et rebelles, labyrinthectomie chimique (aminoside) ou chirurgicale.

PRONOSTIC

La guérison est obtenue dans la grande majorité des cas, grâce à la thérapeutique instaurée et à la compensation par le cerveau des informations erronées transmises par le labyrinthe pathologique.

FICHE INFIRMIÈRE

EXAMENS

- Prendre les constantes.
- Selon la prescription médicale, poser une voie veineuse périphérique.
- Prélever le bilan biologique selon prescription (NFS, ionogramme sanguin, CRP).

SURVEILLANCE DU TRAITEMENT

SOINS – TRAITEMENT

Rassurer le patient, l'allonger au calme.

Administrer les médicaments :

- antivertigineux et antiémétique (*cf.* Fiche maladie, p. 1201) ;
- anxiolytique (non systématique) : **chlorazépate** (*TRANXÈNE*) IV Lent ou *per os*, à renouveler selon la prescription.

EFFICACITÉ DU TRAITEMENT

Diminution de la sensation vertigineuse et des signes digestifs (nausées, vomissements) ; possibilité pour le patient de se maintenir debout.

> La persistance des symptômes, malgré le traitement parentéral, ou l'apparition de troubles neurologiques (altération de la vigilance, troubles visuels, paralysie ou troubles sensitifs des membres) doivent conduire à un nouvel examen médical en urgence.

ÉDUCATION ET CONSEILS

Après le repos au lit strict pendant la crise, il faut inciter le patient à se lever du lit et à marcher dès la diminution des vertiges afin de favoriser la compensation par le cerveau.

Une rééducation active vestibulaire par un kinésithérapeute est souhaitable.

FICHE PHARMACOLOGIE

ANTIVERTIGINEUX

■ Acétyl-leucine

TANGANIL					
1-2 cp. x 2-4/j pendant 10 j à 6 sem.	30 cp. 500 mg 60 cp. 500 mg	4,80 HOP		30 %	0,16
IV 1 amp. x 2-4/j inj. IV lente pendant la crise	5 amp. 5 mL = 500 mg	3,14		30 %	0,63

Propriétés

Antivertigineux : mécanisme d'action inconnu.

Indications

Traitement symptomatique des vertiges.

Contre-indications

Aucune.

Précautions d'emploi

Grossesse et allaitement : déconseillé.

■ Bétahistine

EXTOVYL					
1 gél. x 2-3/j au cours des repas	60 gél. LP 12 mg	5,70	I	30 %	0,10
LECTIL					
1/2 à 1 cp. x 3/j au cours des repas	45 cp. séc. 16 mg	6,98	I	30 %	0,16
1 cp. x 2-3/j au cours des repas	60 cp. 24 mg	8,73	I	30 %	0,15
SERC					
1-2 cp. x 3/j au cours des repas pendant au moins 1 mois puis cures discontinues	90 cp. 8 mg	8,28	I	30 %	0,09

Propriétés

Analogue de l'histamine : diminution de la pression endolymphatique par vasodilatation des capillaires de la cochlée.

Indications

Traitement symptomatique des vertiges d'origine vestibulaire.
Traitement de fond de la maladie de Ménière (acouphènes, vertiges).

Contre-indications

Ulcère gastroduodénal évolutif.
Phéochromocytome.

Précautions d'emploi

Grossesse et allaitement : déconseillé.
Surveillance chez l'asthmatique.

Effets indésirables

Gastralgies.

Interactions médicamenteuses

Antihistaminique (antagoniste).

■ Flunarizine

SIBÉLIUM					
1 cp. le soir au coucher pendant 1 mois	30 cp. séc. 10 mg	9,20	I	15 %	0,31

Propriétés

Vestibulodépression.
Diminution du spasme vasculaire des artères cérébrales et augmentation de la déformabilité des globules rouges.
Antihistaminique anti-H_1.

Indications

Traitement symptomatique des vertiges d'origine vestibulaire.
Traitement de fond de la migraine (en 2e intention).

Contre-indications

Maladie de Parkinson et autres syndromes extrapyramidaux.
Antécédents dépressifs.

Précautions d'emploi

Grossesse et allaitement : déconseillé.
Somnolence : diminution de la vigilance (conducteurs de machines).
Déconseillé chez les sujets âgés (révélation de syndromes extrapyramidaux).
Durée traitement < 2 mois.

Effets indésirables

Sédation.
Rarement : asthénie, insomnie, syndrome extrapyramidal, dépression.

Interactions médicamenteuses

Sédation : alcool, dépresseurs du SNC.
Atropiniques.
Œstroprogestatifs : galactorrhée.

■ **Méclozine**

AGYRAX					
1 à 3 cp./j avant les repas	15 cp. séc. 25 mg	2,70	I	30 %	0,18

Propriétés

Antihistaminique anti-H_1, antivertigineux.

Indications

Traitement symptomatique des vertiges.

Contre-indications

Glaucome à angle fermé.
Obstacle cervico-prostatique.

Précautions d'emploi

Grossesse : 1er trim.

Effets indésirables

Anticholinergique : sécheresse de la bouche, troubles de l'accommodation, rétention d'urine, confusion.
Somnolence : troubles de la vigilance (conducteurs de machines).

Interactions médicamenteuses

Dépresseur du SNC, alcool.
Atropiniques.

OTITES MOYENNES

FICHE MALADIE

DÉFINITION

L'otite moyenne aiguë (OMA) est une inflammation d'origine infectieuse, virale ou bactérienne, de l'oreille moyenne.
L'otite moyenne chronique est une altération de l'intégrité du tympan et/ou des osselets, parfois étendue aux cavités postérieures de l'oreille (mastoïde).
Les complications des otites chroniques peuvent engager le pronostic vital (méningite otogène, abcès cérébral), altérer la fonction auditive ou l'équilibre.

CAUSES ET MÉCANISMES

Les facteurs favorisants des otites sont l'inflammation et l'obstruction du rhinopharynx (rhinopharyngite virale), pouvant s'étendre via la trompe d'Eustache vers l'oreille moyenne.
Chez l'enfant, les végétations adénoïdes peuvent être responsables d'un foyer infectieux chronique favorisant l'inflammation de la trompe d'Eustache.

Le cholestéatome est un « kyste » se développant dans l'oreille moyenne, avec un potentiel de destruction osseuse et de surinfection pouvant conduire à des complications infectieuses cérébroméningées.

DIAGNOSTIC

- L'otoscopie permet d'apprécier la morphologie du tympan.
- L'audiométrie évalue la perte auditive.
- Le scanner des rochers, demandé dans certaines otites chroniques, recherche l'extension des lésions au sein des cavités de l'oreille moyenne.

OTITE MOYENNE AIGUË

On distingue trois stades évolutifs, associés à une fièvre :

- Otite moyenne aiguë congestive : le tympan est inflammatoire, il a perdu sa transparence et le cône lumineux.
- Otite moyenne aiguë collectée : le tympan est inflammatoire et bombant, ce qui traduit

la collection purulente rétrotympanique. La douleur est paroxystique.

• Otite moyenne aiguë perforée : il devient difficile de voir le tympan du fait d'une otorrhée purulente et profuse. Après microaspiration, l'examen du tympan confirme la perforation, qui est souvent punctiforme dans le quadrant inférieur. On peut noter une défervescence thermique contemporaine de la perforation tympanique.

OTITES MOYENNES CHRONIQUES

Elles se classent en trois catégories principales.

Otite séromuqueuse

Elles concernent essentiellement l'enfant entre 2 et 5 ans mais peuvent aussi se rencontrer chez l'adulte. Il s'agit d'un épanchement rétrotympanique séromuqueux (glu), volontiers bilatéral. Le tympan apparaît épaissi, mat, parfois rétracté, avec des bulles en arrière de la membrane tympanique. L'audiométrie retrouve une surdité de transmission inférieure à 30 dB.

La cause principale chez l'enfant d'une otite séromuqueuse chronique est une obstruction de l'orifice distal de la trompe d'Eustache par les végétations adénoïdes du cavum.

Chez l'adulte, une otite séromuqueuse doit faire suspecter une tumeur du rhinopharynx (cavum) ; l'examen clinique doit être complété par une rhinoscopie à l'optique ou au nasofibroscope. Si cet examen est normal, une dysfonction tubaire sera évoquée.

Otite moyenne chronique non cholestéatomateuse

Le tympan est remanié, épaissi et mat, parfois inflammatoire, plus ou moins rétracté autour des reliefs ossiculaires. On recherchera une perforation tympanique. L'audiométrie retrouve une surdité de transmission supérieure à 30 dB.

Le scanner des rochers appréciera l'intégrité de la chaîne ossiculaire.

Otite moyenne chronique cholestéatomateuse

Le cholestéatome se définit par la présence dans les cavités de l'oreille moyenne d'un épithélium kératinisé (épiderme) doué d'un potentiel de desquamation, de migration et d'érosion.

Il s'agit d'un stade évolutif dont la morbidité peut mettre en jeu le pronostic vital (risque de méningite otogène, d'abcès cérébral).

L'otoscopie est évocatrice lorsqu'elle retrouve une masse nacrée faisant issue dans le conduit auditif externe par une perforation tympanique.

L'audiogramme retrouve une surdité de transmission supérieure à 30 dB.

Le scanner des rochers confirme la présence d'un processus occupant ostéolytique détruisant les structures de l'oreille moyenne.

TRAITEMENT

Le traitement de l'otite moyenne aiguë fait appel aux antibiotiques *per os* de la famille des pénicillines A, de type **amoxicilline + acide clavulanique** (*AUGMENTIN*, 1 g 3 fois/j chez l'adulte) ou des **céphalosporines**.

Le traitement antalgique est adapté à la douleur : généralement **paracétamol**, parfois associé à la **codéine**.

L'otite séromuqueuse nécessite la mise en place d'un aérateur transtympanique.

Les otites moyennes chroniques nécessitent dans la majorité des cas un traitement chirurgical.

Les complications méningoencéphaliques imposent une antibiothérapie parentérale double, voire triple, parfois complétée par un traitement chirurgical.

PRONOSTIC

L'otite moyenne aiguë est résolutive en 1 semaine sous traitement antibiotique adapté. La douleur disparaît en 24 à 48 h.

Dans les cas d'infection par un germe résistant (pneumocoque à sensibilité diminué à la pénicilline), d'otite chronique avec cholestéatome ou de retard diagnostique, des complications peuvent survenir.

Les complications des otites moyennes sont :

• la paralysie faciale : survenant chez l'enfant, elle est généralement de très bon pronos-

ORL

tic, contrairement à celle survenant dans les otites avec cholestéatome ;
• la méningite purulente otogène, principalement due au pneumocoque, survenant essentiellement chez le nourrisson ou dans les otites chroniques avec cholestéatome ;
• la mastoïdite aiguë, donnant cliniquement une tuméfaction en arrière du pavillon de l'oreille ;
• l'abcès cérébral, par diffusion de l'infection des cavités postérieures de l'oreille moyenne.

FICHE INFIRMIÈRE

L'hospitalisation s'impose dans les complications des otites ou lorsqu'il y a échec du traitement antibiotique par voie orale.

EXAMENS

Bilan biologique, comprenant une NFS, un ionogramme sanguin, une série d'hémocultures si la température est supérieure à 38,5 °C.

SURVEILLANCE DU TRAITEMENT

SOINS – TRAITEMENT

• Voie veineuse périphérique.
• Antibiothérapie parentérale.
• Surveillance de la pression artérielle, du pouls, de la température et de l'état neurologique du patient.
• Surveillance de l'absence de phénomènes allergiques aux antibiotiques.

EFFICACITÉ DU TRAITEMENT

Apyrexie, disparition de la douleur.

> Surdité, vertiges ou complications neurologiques (troubles de la conscience, déficit moteur) doivent conduire à un nouvel examen clinique en urgence.

ÉDUCATION ET CONSEILS

On conseillera :
• de consulter rapidement en cas d'otalgie ;
• chez l'enfant, de réaliser une désinfection rhinopharyngée (lavages de nez au sérum physiologique) lorsqu'une rhinite débute.

FICHE PHARMACOLOGIE

GOUTTES AURICULAIRES (ANESTHÉSIQUES LOCAUX)

■ **Lidocaïne + phénazone**

OTIPAX					
Bain d'oreille 2-3/j pendant 5-7 j A. : 5 gttes/bain, E. : 1-3 gttes/bain	15 mL	2,65		15 %	0,18

■ **Procaïne + tétracaïne + phénol + éphédrine**

OTYLOL					
Bain d'oreille 2-3/j pendant 5-7 j A. : 4-5 gttes/bain, E. : 1-3 gttes/bain	10 mL	1,88		15 %	0,19

Propriétés

Anesthésiques locaux : **lidocaïne**, **procaïne**, **tétracaïne**.
Antiseptiques : **phénazone**, **phénol**.
Vasoconstricteur alphamimétique : **éphédrine**.

Indications

Traitement antalgique des otites moyennes aiguës congestives et des myringites en complément de l'antibiothérapie.

Contre-indications

Perforation tympanique ++++.
Hypersensibilité à l'un des constituants.

Précautions d'emploi

Vérifier l'état du tympan avant traitement.
Durée du traitement toujours < 7 j.
Réchauffer avant utilisation.

Effets indésirables

Ototoxicité (en cas d'ouverture tympanique) : risque de surdité de perception endocochléaire irréversible et de vertiges.
Effets systémiques en cas de passage du produit par la trompe auditive.
Hypersensibilité à l'un des constituants.

ORL

GOUTTES AURICULAIRES ANTIBIOTIQUES NON OTOTOXIQUES

■ **Rifamycine**

OTOFA					
Bain d'oreille de 10 min x 2/j ou instillations locales : A. : 5 gttes x 3/j E. : 3 gttes x 3/j pendant 7-10 j	10 mL (fl. compte-gttes)	3,59	I	65 %	0,36

■ **Ofloxacine**

OFLOCET					
Solution auriculaire Bain d'oreille 10 min 1 dose x 2/j pendant 7-10 j	20 doses 0,5 mL (1,5 mg)	5,35	I	30 %	0,27

Propriétés

Antibiotiques (**fluoroquinolone** et **rifamycine**) actifs en application locale sur les bactéries Gram+ et Gram- des otites externes et moyennes aiguës et chroniques. Utilisation possible en cas de perforation tympanique (non ototoxique).

Indications

Otite externe avec tympan ou perforé.
Otorrhée sur otite chronique, sur aérateur trans-tympanique et sur cavité d'évidement.

Contre-indications

Allergie à la **rifamycine** ou aux sulfites (excipient).
Allergie à l'un des constituants.

Précautions d'emploi

Coloration des tissus (surveillance difficile) et salissant (**rifampicine**).
Durée du traitement < 10 j.

GOUTTES AURICULAIRES ANTIBIOTIQUES ET ANTIFONGIQUES

■ **Polymyxine B + oxytétracycline + dexaméthasone + nystatine**

AURICULARUM					
Poudrage : 1 insufflation tous 2-3 j Plombage (par l'ORL) : microaspiration à J15 Suspension : 1 bain d'oreille/j pendant 5-7 j renouvelable	1 fl. pdre + solv amp. de 10 mL	6,59	I	30 %	6,59

Propriétés

Antibiotique : polypeptide (**polymyxine**), **tétracycline** (**oxytétracycline**) : synergiques et actifs sur *Haemophilus influenzae, E. coli*, staphylocoque doré, *Pseudomonas aeruginosa* mais résistance des streptocoques notamment pneumocoque.

Anti-inflammatoire : corticoïde (**dexaméthasone**).

Antifongique (**nystatine**) actif sur les champignons levuriformes et filamenteux (*Candida, Aspergillus*, etc.).

Indications

Otite externe mycosique.

Suppuration sur cavité d'évidement d'oreille.

Contre-indications

Perforation tympanique sèche (sans otorrhée).

Hypersensibilité à l'un des constituants.

Corticoïdes : infection locale virale (zona, herpès).

Précautions d'emploi

Vérifier l'état du tympan avant traitement.

Durée du traitement toujours < 7 j.

Surveillance par un spécialiste ORL pour pratiquer une microaspiration de l'oreille en fin de traitement et éviter l'accumulation de la poudre.

Effets indésirables

Ototoxicité (en cas d'ouverture tympanique) : risque de surdité de perception endocochléaire irréversible et de vertiges.

Sélection de germes résistants.

Hypersensibilité à l'un des constituants.

Accumulation de la poudre dans le CAE.

Mode d'administration

Poudrage : 1 insufflation de poudre/2-3 j.

Plombage (par le spécialiste ORL) : à nettoyer par microaspiration 15 j plus tard.

Suspension (1 fl. de poudre dans 10 mL **chlorure de sodium** 0,9 %) : 1 bain d'oreille x 1/j pendant 5-7 j.

GOUTTES ET POMMADE AURICULAIRES ANTIBIOTIQUES OTOTOXIQUES – POMMADE AURICULAIRE

■ **Chlortétracycline**

AURÉOMYCINE MONOT					
2-3 appl./j pendant 5-7 j	15 g (tube) à 3 %		I	NR	

ANTIBIOTIQUES + CORTICOÏDES

- **Néomycine + polymyxine B + fluocinolone**

ANTIBIO SYNALAR					
Bain d'oreille x 2/j pendant 5-7 j A. : 5 gttes/bain, E. : 1-3 gttes/bain	10 mL	2,79	I	30 %	0,28

- **Néomycine + polymyxine B + dexaméthasone**

POLYDEXA					
Bain d'oreille x 2/j pendant 5-7 j A. : 5 gttes/bain, E. : 1-3 gttes/bain	10 mL (fl. compte-gttes)	2,60	I	30 %	0,26

ANTIBIOTIQUE + CORTICOÏDE + ANESTHÉSIQUE LOCAL

- **Néomycine + polymyxine B + fludrocortisone + lidocaïne**

PANOTILE					
Bain d'oreille x 2/j pendant 5-7 j A. : 5 gttes/bain, E. : 1-3 gttes/bain	8 mL (250 gttes)	2,52	I	30 %	0,32

Propriétés

Antibiotiques : aminoside (**néomycine**), polypeptide (**polymyxine B**), tétracycline (**chlortétracycline**) : actifs sur *Haemophilus influenzae, E. coli,* staphylocoque doré, *Pseudomonas aeruginosa,* mais résistance des streptocoques notamment pneumocoque.

Anti-inflammatoire : corticoïdes (**fluocinolone acétonide**, **dexaméthasone**, **fludrocortisone**).

Anesthésique local : **lidocaïne**.

Indications

Otites externes à tympan fermé notamment eczéma du conduit auditif externe (**corticoïde**).

Pour certains, otites moyennes aiguës congestives (**anesthésiques locaux**) à visée antalgique et en complément de l'antibiothérapie par voie générale.

Contre-indications

Perforation tympanique ++++.
Hypersensibilité à l'un des constituants.
Corticoïdes : infection locale virale (zona, herpès) ou fongique.

Précautions d'emploi

Vérifier l'état du tympan avant traitement.
Durée du traitement toujours < 7 j.
Ne pas instiller sous pression dans le conduit auditif externe mais possibilité d'utiliser un méchage du conduit type *Pop-Oto-Wick*.

Effets indésirables

Ototoxicité (en cas d'ouverture tympanique) : surdité de perception endocochléaire irréversible et vertiges.
Sélection de germes résistants.

GOUTTES AURICULAIRES (CÉRUMINOLYTIQUES)

- **Xylène**

CÉRULYSE					
Bain d'oreille x 3/j pendant 3 j A. : 4-5 gttes/bain, E. : 1-3 gttes/bain	1 fl. 10 mL sol. à 5 %			NR	

Propriétés

Céruminolytique.

Indications

Bouchons de cérumen simples ou épidermiques du conduit auditif externe.

Contre-indications

Perforation tympanique ++++.
Hypersensibilité à l'un des constituants.

Précautions d'emploi

Vérifier l'état du tympan avant traitement.

Effets indésirables

Ototoxicité (en cas d'ouverture tympanique) : risque de surdité de perception endocochléaire irréversible et de vertiges.

ÉPISTAXIS

FICHE MALADIE

DÉFINITION

Une épistaxis est un saignement des fosses nasales s'extériorisant par les narines (épistaxis antérieure) et/ou par le rhinopharynx (épistaxis postérieure).

CAUSES ET MÉCANISMES

La majorité des épistaxis sont dues à une fragilité capillaire de la tache vasculaire située au niveau du tiers antérieur de la cloison nasale.
L'épistaxis peut survenir lorsque la muqueuse est inflammatoire (rhinite), après un traumatisme nasal ; le saignement sera majoré par la prise de traitement anticoagulant (AVK, *ASPIRINE*) ou une poussée d'hypertension artérielle.
Parfois, elle s'intègre dans une maladie systémique ou une hémophilie.
Exceptionnellement, elle est due à une tumeur (bénigne ou maligne) des fosses nasales.

TRAITEMENT

- Prise des constantes (pouls, pression artérielle).
- Rassurer le patient ; l'anxiété, naturelle dans ces circonstances, majore le saignement.
- Mouchage.
- Compression bidigitale du nez, tête penchée en avant pendant 10 min, si possible avec des glaçons à sucer (vasoconstriction au froid).
- En cas d'échec : anesthésie locale des fosses nasales (*XYLOCAÏNE* et vasoconstricteur), puis tamponnement nasal antérieur uni- ou bilatéral avec des mèches hémostatiques (*ALGOSTÉRIL*, *SURGICEL*).
- En cas d'échec : tamponnement antéropostérieur uni-ou bilatéral par une sonde nasale à double ballonnet.
- En cas d'échec : embolisation artérielle ou ligature chirurgicale des artères sphénopalatines et/ou ethmoïdales sous anesthésie générale.

Un traitement antalgique parentéral peut s'avérer nécessaire pendant et après le méchage.
Une antibioprophylaxie est généralement prescrite pour diminuer le risque de surinfection naso-sinusienne.
Un traitement antihypertenseur permettra, dans le cas d'une poussée hypertensive, de mieux contrôler le saignement.

PRONOSTIC

- La récidive du saignement après tamponnement nasal est possible : le patient doit être surveillé au moins 2 h.
- L'hospitalisation est parfois nécessaire.
- Le pronostic vital n'est que rarement engagé.

FICHE INFIRMIÈRE

EXAMENS

• Constantes à surveiller : pression artérielle, pouls.
• Bilan biologique : NFS, TP-TCA, groupe-Rhésus.

SURVEILLANCE DU TRAITEMENT

SOINS – TRAITEMENT

On réalise un pansement (« mouchette ») après le méchage en plaçant une compresse sous les narines, maintenue par un sparadrap.
En cas d'épistaxis abondante ou chez un patient « fragile », on met en place une voie veineuse périphérique avec, selon la prescription, un soluté de remplissage ou une base, voire une transfusion de culots globulaires selon les examens biologiques et la tolérance clinique du saignement.

EFFICACITÉ DU TRAITEMENT

Arrêt du saignement extériorisé par les narines (épistaxis antérieure) et/ou par des crachats de caillots sanguins (épistaxis postérieure).
Demander au patient s'il ressent un écoulement dans l'arrière-gorge, ce qui signifie que l'épistaxis postérieure n'est pas contrôlée par le méchage : rappeler le médecin.

EFFETS INDÉSIRABLES

Les douleurs liées au méchage durent quelques minutes après celui-ci. En cas de sonde à doubles ballonnets, les douleurs sont plus importantes et nécessitent un traitement antalgique adapté (faisant parfois appel à une injection SC de **morphine**).
Un malaise vagal (lipothymie, sueurs, hypotension et pouls filant) survient souvent à la fin du méchage. Il faut alors demander de l'aide pour allonger le patient en surélevant ses jambes, contrôler la pression artérielle et le pouls. Ce type de malaise dure environ 5 min. En cas de persistance, éliminer une autre cause par un examen médical, notamment un malaise hypoglycémique (glycémie capillaire à contrôler en urgence).

ÉDUCATION ET CONSEILS

En cas de récidive, le patient doit connaître les premières mesures pour stopper une épistaxis : se moucher pour évacuer les caillots des fosses nasales, compression bidigitale du nez tête penchée en avant pendant 10 min en suçant des glaçons. Après cette manœuvre, si le saignement persiste, le patient doit consulter à nouveau le médecin en urgence.

ORL

FICHE TECHNIQUE

ÉPISTAXIS

Méthodes

Installer le patient en position demi-assise.
Le rassurer pour le calmer.
Sur prescription médicale :
• poser une voie d'abord veineuse avec un sérum salé isotonique NaCl 0,9 % ;
• réaliser un bilan biologique en urgence avec NFS, groupe-Rhésus, RAI, TP, TCA, ionogramme sanguin, fonction rénale, bilan hépatique ;
• réaliser un ECG ;
• monitorer le patient pour surveiller les paramètres hémodynamiques.

Méthode par méchage :

Préparer le matériel : plateau décontaminé, abaisse-langue, spéculum du nez, pince de Politzer, pansement gras, anesthésique local, compresses stériles, adhésif, gants non stériles, lunettes de protection, haricot jetable, sac d'élimination des déchets type DASRI, tablier de protection, source lumineuse, matériel d'aspiration monté.

▶

Le médecin aide le patient à réaliser un mouchage énergique des fosses nasales pour éliminer les caillots.

Il réalise une anesthésie locale afin d'introduire au niveau des fosses nasales une pince coudée (pince de Politzer) munie d'un alginate de calcium (type *ALGOSTERIL*) pour réaliser l'hémostase. La mèche est comprimée des fosses nasales jusqu'à l'entrée de la narine.

Il prescrira ensuite une antibiothérapie prophylaxique.

Méthode par sonde à ballonnet :

Préparer le matériel : plateau décontaminé, sonde à ballonnet, seringue de 20 cc, ampoules de sérum physiologique, gants non stériles, lunettes de protection, haricot jetable, sac d'élimination des déchets type DASRI, tablier de protection, source lumineuse, matériel d'aspiration monté.

Le médecin introduit une sonde à ballonnet (type sonde de Foley) jusqu'au rhinopharynx et gonfle au sérum physiologique le ballonnet contre les choanes et clampe la sonde au niveau de l'entrée de la narine.

Le traitement de l'épistaxis grave est réalisé par le médecin avec l'aide d'une l'infirmière.

Conseils

Évaluer la douleur.

Surveiller les saignements : aspect, volume, durée, fréquence.

Noter l'heure à laquelle le saignement s'est arrêté.

Surveiller les complications :

- vertiges,
- malaise vagal,
- troubles du comportement.

Proposer une alimentation froide et sucer des glaçons.

FICHE PHARMACOLOGIE

HÉMOSTATIQUES NASAUX

Goménol

HUILE GOMENOLÉE					
Sol. nasale enfant à 2 % E. > 6 ans : 2-4 gttes x 3/j	22 mL 2 % (fl.)		I	NR	
Sol. nasale adulte à 5 % A. : 2-4 gttes x 3/j	22 mL 5 % (fl.)		I	NR	
VASELINE GOMENOLÉE					
Pom. 5 % A. et E. > 6 ans : 1 appl./j	1 tube (15 g) 5 %		I	NR	
GOMENOLEO					
1 ampoule par narine	10 amp. (5 mL) 2 % 10 amp. (5 mL) 5 %		I I	NR NR	

- **Phénazone + tanin + hamamélis**

HEC						
1 appl. muqueuse nasale x 2/j pendant 7 j	1 tube 25 g				NR	

- **Acide borique**

HOMÉOPLASMINE						
A. et E. > 3 ans : 1 appl. muqueuse nasale x 2/j pendant 7 j	1 tube 18 g 1 tube 40 g			I I	NR NR	

Propriétés

Antiseptique, prévention des croûtes nasales.
HEC : hémostatique.
HOMÉOPLASMINE : visée trophique sur la muqueuse nasale.

Indications

Après épistaxis, méchage nasal et chirurgie endonasale.

Contre-indications

Hypersensibilité à l'un des constituants.

Précautions d'emploi

Courte durée de traitement : < 7 j.

SINUSITES

SINUSITE MAXILLAIRE AIGUË

FICHE MALADIE

DÉFINITION

Il s'agit d'une infection bactérienne uni- ou bilatérale des cavités sinusiennes maxillaires.

CAUSES ET MÉCANISMES

Les sinus sont des cavités aériennes de la face tapissées de muqueuse, communiquant avec les fosses nasales, et sujettes à des pathologies inflammatoires ou infectieuses.

Les sinus de la face sont bilatéraux, plus ou moins développés selon les individus ; de haut en bas : les sinus frontaux et ethmoïdaux, en arrière le sphénoïde, en bas et arrière du malaire (pommette), les sinus maxillaires.

DIAGNOSTIC

Un sinus maxillaire surinfecté provoquera des algies faciales importantes localisées en arrière de la pommette, majorées à l'antéflexion de la tête. La fièvre est modérée (38,5 °C).

L'examen retrouve une rhinorrhée purulente faisant issue sous le cornet moyen.

Une radiographie des sinus en incidence de Blondeau confirme le diagnostic, avec une opacité du sinus maxillaire infecté.

TRAITEMENT

Le traitement fait appel aux antibiotiques pendant 8 jours et aux corticoïdes en cure courte pendant 5 jours, avec un traitement antalgique efficace.

On complète ce traitement par des soins locaux associant des lavages de nez au sérum physiologique pendant 10 jours avec un décongestionnant nasal pendant 5 jours.

L'antibiothérapie est probabiliste : de nombreux antibiotiques sont actifs pour le traitement des sinusites non compliquées ; on peut retenir l'**amoxicilline + acide clavulanique** (*AUGMENTIN*, 1 g 2 fois/j), une **céphalospo-**

rine de troisième génération, le **cefpodoxime proxétil** (*ORELOX*, 200 mg 2 fois/j), ou la **pristinamycine** (*PYOSTACINE*, 1 g 2 fois/j).

Le traitement corticoïde peut être la **prednisolone** (*SOLUPRED*, 1 mg/kg/j).

Selon la douleur, le traitement antalgique sera de niveau I avec du **paracétamol** (*DOLIPRANE* 500 mg, 1 à 2 cp. 3 fois/j) ou de niveau II avec de la **codéine** en plus (*EFFERALGAN CODÉINÉ*, 500 mg, 1 à 2 cp. 3 fois/j).

De nombreux topiques sont utilisés comme traitement d'appoint local. On pourra prescrire, après les lavages de nez au sérum physiologique, un décongestionnant nasal associant un vasoconstricteur à un anti-inflammatoire (*DÉTURGYLONE*, 1 pulv. 3 fois/j).

PRONOSTIC

L'apyrexie et la diminution de la douleur sont obtenues en 2 jours, la disparition de la rhinorrhée en 1 semaine.

Les complications des sinusites maxillaires sont la sinusite bloquée, ou empyème sinusien, la pan-sinusite maxillo-ethmoïdo-frontale, la cellulite orbitaire, pouvant compromettre la fonction oculaire. Ces complications nécessitent une hospitalisation pour anti-biothérapie par voie parentérale, drainage des sinus si nécessaire pour isoler le germe, et surveillance.

FICHE INFIRMIÈRE

Les formes hyperalgiques ou compliquées de sinusite seront hospitalisées.

EXAMENS

- Bilan biologique : NFS et CRP.
- Hémocultures si la température est supérieure à 38,5 °C.

SURVEILLANCE DU TRAITEMENT

SOINS – TRAITEMENT

Perfuser et administrer les antibiotiques.

Surveillance des constantes, en particulier de la température.

EFFICACITÉ DU TRAITEMENT

La douleur s'atténue généralement en 48 h. L'antibiothérapie initialement parentérale sera administrée par voie orale 48 h après apyrexie. La rhinorrhée devient claire puis s'arrête en 7 à 10 jours.

EFFETS INDÉSIRABLES

Allergie aux antibiotiques.

ÉDUCATION ET CONSEILS

On enseignera la technique de lavage de nez au sérum physiologique pour prévenir les infections rhino-sinusiennes.

SINUSITES CHRONIQUES ET CHIRURGIE ENDONASALE

FICHE MALADIE

DÉFINITION

Inflammation chronique des cavités sinusiennes de la face, bilatérale dans la polypose naso-sinusienne.

CAUSES ET MÉCANISMES

La polypose naso-sinusienne est une maladie touchant la muqueuse des sinus, d'étiologie allergo-immunologique.

DIAGNOSTIC

SIGNES CLINIQUES

• Rhinorrhée chronique émaillée de surinfection des sinus.
• Obstruction nasale chronique.
• Anosmie parfois définitive.
• Formation polypoïde à la rhinoscopie, touchant l'ensemble des sinus et comblant les fosses nasales.

EXAMENS COMPLÉMENTAIRES

Le scanner des sinus confirme le diagnostic et précise la topographie des atteintes sinusiennes.

TRAITEMENT

Traitement antibio-corticoïde des épisodes de surinfection pendant 8 à 10 jours : *cf.* Traitement d'une sinusite maxillaire aiguë, p. 1213.

Traitement au long cours : désinfection rhinopharyngée avec une solution saline (*STÉRIMAR*, 3 à 6 lavages de nez/j) associée à une corticothérapie locale (**budésonide**, *RHINOCORT*, 2 pulvérisations/j dans chaque narine).

Traitement chirurgical : par voie endonasale, pour réaliser l'exérèse des polypes et faire une chirurgie fonctionnelle des sinus maxillaires (méatotomie moyenne et ethmoïdectomie). Des mèches sont placées en postopératoire dans les deux fosses nasales pendant 24 à 48 h.

PRONOSTIC

On constate une stabilité des lésions polypoïdes pendant 5 à 10 ans, puis une récidive de polypes ou de confinement des sinus après 10 ans, nécessitant une nouvelle intervention.

ORL

FICHE INFIRMIÈRE

Nous envisageons ici la prise en charge d'un patient opéré des sinus.

EXAMENS

• Bilan biologique demandé par l'anesthésiste.
• Groupe-RAI.

SURVEILLANCE DU TRAITEMENT

SOINS – TRAITEMENT

• Prémédication avant la chirurgie.
• Antalgiques adaptés en postopératoire.
• Antibioprophylaxie postopératoire.
• Surveillance des constantes.
• Humidification des mèches nasales au sérum physiologique toutes les 8 h.
• Changer la mouchette placée sous le nez 2 fois/j.
• Alimentation « lacté froid » pendant 24 à 48 h.

EFFICACITÉ DU TRAITEMENT

Douleur postopératoire évaluée et contrôlée ; pas de saignement extériorisé par les narines (épistaxis antérieure) ou par la gorge (épistaxis postérieure).

EFFETS INDÉSIRABLES

Malaise vagal ou hypotension lors du déméchage ; épistaxis abondante nécessitant un nouveau méchage.

ÉDUCATION ET CONSEILS

Lavage de nez 3 à 4 fois par jour avec une solution saline (*STÉRIMAR*, *PHYSIOMER*) pendant 1 mois.

FICHE TECHNIQUE

SINUS ET CHIRURGIE ENDONASALE ENDOSCOPIQUE : POSTOPÉRATOIRE

Définition

La chirurgie endonasale endoscopique assure surtout un traitement fonctionnel des sinusites afin de rétablir l'aération et le drainage des sinus. Elle n'entraîne pas de cicatrice ▶

visible et est peu douloureuse. L'intervention est de courte durée (30 à 60 minutes pour chaque sinus). Le plus gênant peut être le méchage réalisé en fin d'intervention qu'il est nécessaire de conserver pendant 48 heures afin d'éviter tout saignement.
La période postopératoire consiste à surveiller les paramètres vitaux du patient, sa douleur, déceler la moindre complication et réaliser les soins de méchage.

Méthode

Surveiller les paramètres hémodynamiques du patient : pouls, pression artérielle, température, fréquence respiratoire et saturation en oxygène.
Évaluer la douleur.
Surveiller la survenue de complications et alerter le chirurgien au moindre signe :
• Hématome compressif rétro-orbitaire lié à une effraction préopératoire de la paroi orbitaire. Cette complication peut survenir dans les 3 heures qui suivent l'intervention. Les signes pour la reconnaître : œdème palpébral et oculaire. C'est un cas d'urgence à signaler aussitôt au chirurgien.
• Saignements : examiner régulièrement le fond de gorge du patient avec un abaisse-langue pour observer un saignement postérieur et changer régulièrement la mouchette située dans chaque narine pour identifier le moindre saignement antérieur.
• Rhinorrhée de LCR : fuite de liquide céphalorachidien par les narines marquant une brèche méningée et engendrant un risque de méningite.
Administrer les traitements postopératoires prescrits : antalgiques, corticoïdes, antibiotiques.
Ablation des mèches nasales : le retrait des mèches est réalisé par le chirurgien.
Il existe deux grands types de mèches :
• Des mèches de petites tailles, grasses, imbibées de pommade corticoïde associée parfois à un antibiotique. Ces petites mèches préviennent la formation de croûtes au niveau cicatriciel et permettent de réduire la réaction inflammatoire post-interventionnelle.
• Ces mèches sont mises en place pour une durée de 10 jours environ et sont maintenues au moyen d'attelles.
• Des tampons (grosses mèches) sont mis en place pour éviter les saignements postopératoires par tamponnement. Ces mèches sont retirées par le chirurgien après 48 heures sous contrôle endoscopique.

FICHE PHARMACOLOGIE

SOLUTIONS DE LAVAGE NASAL

■ Sérum physiologique pour lavage nasal

PHYSIODOSE					
1 à 6 instillations/j/narine	15 unidoses 5 mL 30 unidoses 5 mL 45 unidoses 5 mL			NR NR NR	

■ Eau de mer stérile hypertonique

PHYSIODOSE HYPERTONIQUE					
2 pulv. x 2/j/narine	100 mL (fl. pulv.)			NR	

■ Eau stérile isotonique + soufre

SOLUTÉ PRÉ					
1 à 6 pulv./j/narine	100 mL (4 fl. pulv.) 10 amp. 10 mL			NR NR	

■ Eau de mer stérile isotonique

QUINTON spray					
1 à 4 pulv./j/narine	150 mL (fl.)			NR	
STÉRIMAR					
1 à 4 pulv./j/narine	50 mL (fl.) 100 mL (fl.)			NR NR	

Propriétés

Lavage des fosses nasales.

Indications

Rhinites et sinusites aiguës et chroniques.
Nettoyage des fosses nasales chez le nourrisson.

Contre-indications

Aucune.

Précautions d'emploi

Instillation nasale sans pression pour éviter la contamination de l'oreille moyenne par la trompe d'Eustache.

Pas de mouchage pendant 10 min après instillation mais éponger (ou mouche-bébé chez le nourrisson).
Utilisation dans les 24 h après ouverture.
Ne pas utiliser par voie injectable.

Posologie

1 à 3 instillations/j de 1/2 dose dans chaque fosse nasale jusqu'à disparition de la rhinorrhée.

ANTIALLERGIQUES PAR VOIE NASALE – CORTICOÏDES PAR VOIE NASALE

■ Béclométasone

BÉCONASE					
Suspension nasale A. : 1-2 pulv. x 3-4/j/narine E. > 3 ans : 1 pulv. x 2-4/j/narine	200 pulv. 50 µg	7,40	I	30 %	0,04
RINOCLENIL					
Suspension nasale 100 µg/dose A. : 1 pulv. x 1-2/j/narine E > 3 ans : 1-2 pulv. x 1-2/j/narine	1 fl. 120 doses	8,19	I	30 %	8,19

■ Triamcinolone

NASACORT					
A. : 2 pulv. le matin puis 1 pulv./j E. > 6 ans : 1 pulv. le matin < 3 mois	120 pulv. 55 µg	9,64	I	30 %	0,08

- **Tixocortol**

PIVALONE					
Suspension nasale 1 % 1-2 pulv. x 2-4/j/narine	100 pulv. 1 mg	3,59	II	30 %	0,04

- **Budésonide**

RHINOCORT					
A. et E. > 6 ans : 1 à 2 pulv. x 2/narine/j	120 pulv. 64 µg	9,54	I	30 %	0,08

- **Fluticasone**

FLIXONASE					
2 pulv./narine/j le matin, puis 1 pulv./narine/j	120 pulv. 50 µg	8,73	I	30 %	0,07
AVAMYS					
A. : 2 pulv./narine/j en 1 fois E. > 6 ans : 1 pulv./narine/j	120 pulv. 27,5 µg	8,73	I	30 %	0,07
FIXORINOX					
Idem *FLIXONASE*	120 pulv. 50 µg	6,68	I	30 %	0,06

- **Mométasone fuorate**

NASONEX					
A. et E. > 3 ans : 2 pulv./narine/j le matin, puis 1 pulv./narine/j	120 pulv. 50 µg	9,64	I	30 %	0,08

Propriétés

Corticostéroïdes d'action locale antiallergique et anti-inflammatoire sans effet glucocorticoïde systémique.

Indications

Rhinites vasomotrices d'origine allergique.
Sinusites chroniques allergiques et polypose nasosinusienne.

Contre-indications

Enfant d'âge < 3 ans (*NASONEX*) et < 6 ans pour les autres **corticoïdes par voie nasale**.
Hypersensibilité à l'un des constituants.
Épistaxis, infection locale ou bronchopulmonaire virale, bactérienne ou fongique importante et non traitée.

Précautions d'emploi

Instillations après lavage du nez ou mouchage.
Association avec antibiothérapie par voie générale en cas d'infection bactérienne sévère.
Traitement prolongé (observance thérapeutique) à dose minimale efficace.

Effets indésirables

Intolérance locale : picotements, éternuements, assèchement de la muqueuse nasale.
Allergie : œdème cutanéo-muqueux facial.

ANTIHISTAMINIQUE H1 PAR VOIE NASALE

▪ Céthexonium + phényltoloxamine

BIOCIDAN					
Sol. nasale 1-6 pulv./j/narine	15 mL (fl. pulv.)		I	NR	

Propriétés

Antiseptique ammonium quaternaire : **céthex-onium.**
Antihistaminique H_1 : **phényltoloxamine.**

Indications

Rhinites chroniques vasomotrices allergiques.

Contre-indications

Hypersensibilité à l'un des constituants.

Précautions d'emploi

Somnolence : vigilance.

Effets indésirables

Effets atropiniques.

INHIBITEUR DE LA DÉGRANULATION DES MASTOCYTES DE LA MUQUEUSE NASALE

▪ Cromoglycate disodique

LOMUSOL					
1 pulv. x 2-4/j/narine	100 pulv. (fl. 15 mL à 4 %)	6,75	II	15 %	0,07

Propriétés

Inhibition de la libération des médiateurs chimiques de l'inflammation par les mastocytes de la muqueuse nasale.

Indications

Rhinites et sinusites chroniques d'origine allergique.

Contre-indications

Aucune.

Précautions d'emploi

Grossesse : déconseillé pendant le 1er trim.

Effets indésirables

Irritation locale transitoire.

ANTISEPTIQUES SOUFRÉS

▪ Sulfure de sodium + levure

ACTISOUFRE					
1 amp./narine x 2/j pdt 1-3 mois 1/2-2 amp./j bain de bouche pdt 1-3 mois	18 amp. 10 mL 30 amp. 10 mL			NR NR	
1 pulv. x 3/j *per os* ou /narine	1 fl. press. 100 mL			NR	

▪ Thiosulfate sodium + magnésium

DÉSINTEX					
1 amp. à boire avant repas x 2/j	14 amp. 5 mL			NR	
1 cp. x 2/j au cours des repas	60 cp.			NR	

ORL

■ Soufre + rétinol

SOLACY					
Forme adulte 1 gél. x 3/j pdt 15 j	45 gél. 90 gél.			NR NR	
Forme pédiatrique 6 mois-30 mois : 1 cp./j pdt 3 mois 30 mois-5 ans : 2 cp./j pdt 3 mois > 5 ans : 3 cp./j pdt 3 mois	60 cp. pour susp. buv.			NR	

Propriétés

Action trophique et antiseptique sur la muqueuse respiratoire.

Indications

Rhinites et pharyngites aiguës et chroniques.

Contre-indications

Intolérance au soufre.
Régime hyposodé (pour *ACTISOUFRE*).

Effets indésirables

Gastralgies.

DÉCONGESTIONNANTS NASAUX

■ Huiles essentielles

AROMASOL					
Sol. inh. et aérosol A. et E. > 12 ans : 1 pulv. x 3/j, inhalation : 50 gttes à diluer dans l'eau tiède x 3/j	45 mL			NR	

■ Eucalyptol + thym + terpinéol + pin + romarin

CALYPTOL INHALANT					
1 amp. dans un bol d'eau chaude x 2-3/j pdt 5-7 j	10 amp. 5 mL			NR	

■ Eucalyptol + menthol + gaïacol

ESSENCE ALGÉRIENNE					
A. et E. > 12 ans : qq gttes dans un verre d'eau chaude x 3-4/j pdt 5-7 j	20 mL			NR	

■ Goménol

GOMENOL liquide pour inhalation					
Qq gttes dans un bol d'eau chaude x 3-4/j pdt 5-7 j	50 mL (tube)			NR	

■ Lavande + thymol + thym + romarin

PÉRUBORE inhalation					
A. et E. > 12 ans : 1 caps. dans un bol d'eau chaude x 3/j pdt 5 j max	15 caps.			NR	

■ **Camphre + menthol**

VICKS INHALER				
A. et E. > 12 ans : 1 inhalation x 3/j	100 mL (tube)			NR

Propriétés

Décongestionnant et antiseptique des voies aériennes supérieures.

Indications

Inflammations aiguës rhinopharyngées.

Contre-indications

Enfant d'âge < 3 ans.
Hypersensibilité à l'un des constituants.
Convulsions de l'enfant.

Mode d'administration

Inhalations répétées 3-4 fois/j.
La dose prescrite dans un bol d'eau chaude mais non bouillante, à inhaler sous un torchon ou avec un masque à inhalation.

Effets indésirables

Hypersensibilité à l'un des constituants.
Irritation locale.
Convulsion chez l'enfant.

DÉCONGESTIONNANTS NASAUX – PAR VOIE ORALE

Vasoconstricteur nasal + antihistaminiques H_1

■ **Pholcodine + chlorphénamine + biclotymol**

HEXAPNEUMINE					
A. : 1-6 c-mes./j	13 c-mes. (sirop)		I	NR	
E. : en fonction du poids - 30-50 kg : 1-6 c-mes./j - 15-30 kg : 1/2 -3 c-mes./j	40 c-mes. (sirop)		I	NR	

Vasoconstricteur + AINS

■ **Pseudoéphédrine + ibuprofène**

RHINADVIL RHUME IBUPROFENE/PSEUDOEPHEDRINE					
A. et E. > 15 ans : 1 cp. x 2/j pdt 5 j	20 cp. 30 mg (ibuprofène 200 mg)		I	NR	

Antihistaminique H_1+ antipyrétique, antalgique

■ **Phéniramine + paracétamol + acide ascorbique**

FERVEX					
A. et E. > 15 ans : 1 sach. x 2-3/j	8 sach. 25 mg (paracétamol : 500 mg)		I	NR	
FERVEX sans sucre A. et E. > 15 ans : 1 sach. x 2-3/j	8 sach. 25 mg (*paracétamol* : 500 mg)		I	NR	
FERVEX ENFANT					
E. 6-10 ans : 1 sach. x 2/j E. 10-12 ans : 1 sach. x 3/j E. 12-15 ans : 1 sach. x 4/j	8 sach. 10 mg (paracétamol : 280 mg)		I	NR	

Vasoconstricteur + antipyrétique + antihistaminique H_1

- **Pseudoéphédrine + paracétamol + diphénhydramine**

ACTIFED JOUR et NUIT					
A., E. > 15 ans : 1 cp. blanc jusqu'à x 3/j (4 h d'intervalle, 8 si insuffisance rénale sévère), 1 cp. bleu le soir au coucher si nécessaire 4 j max.	16 cp. (paracétamol 500 mg)		I	NR	

- **Pseudoéphédrine + paracétamol + triprolidine**

ACTIFED RHUME					
1 cp. jusqu'à x 3/j (6 h d'intervalle min.)	15 cp. séc. 50 mg (paracétamol 500 mg)		I	NR	

Propriétés

• Alpha-sympathomimétique (**pseudoéphédrine**) : vasoconstricteur des muqueuses rhinopharyngées et tubaires diminuant la rhinorrhée et l'obstruction nasale.
• Antihistaminique anti-H_1 (**phéniramine**) : antiallergique.
• Antalgique-antipyrétique (**paracétamol**, **ibuprofène**).
• Antiseptique (**biclotymol**).

Indications

Traitement symptomatique des rhinites et sinusites aiguës infectieuses et des poussées aiguës de rhinites chroniques vasomotrices allergiques ou non allergiques.

Contre-indications

Hypersensibilité à l'un des constituants, association aux **IMAO non sélectifs**.
Pour les **anti-H_1** : glaucome à angle fermé, risque de rétention aiguë d'urine par obstacle cervico-prostatique.
Pour le **paracétamol** : insuffisance hépatocellulaire.
Pour l'**ibuprofène** : **grossesse** et **allaitement**, ulcère gastroduodénal en évolution, insuffisance rénale sévère, insuffisance hépatocellulaire sévère.

Précautions d'emploi

Déconseillé en cas de : **grossesse** (1er trimestre), **allaitement**, angor, HTA, hyperthyroïdie, troubles psychiques, épilepsie, antécédent de convulsion fébrile, obstacle cervico-prostatique.
Pour les anti-H_1 : troubles de la vigilance.
Pour **paracétamol**, **ibuprofène** : *cf.* Analgésie.
Traitement de courte durée < 7 j.

Effets indésirables

Sécheresse de bouche, insomnie, anxiété, céphalées, sueurs, troubles digestifs.
Arrêt en cas de : tachycardie, palpitations, troubles du rythme, angor, excitation.
Pour les anti-H_1 : somnolence, réaction paradoxale d'excitation, effets anticholinergiques.
Pour **paracétamol** et **ibuprofène** : se référer au chapitre Rhumatologie.

Interactions médicamenteuses

Associations contre-indiquées : **IMAO non sélectifs** (crise HTA).
Associations déconseillées : **anesthésiques volatils halogénés**, **bromocriptine**, **guanéthidine**, réserpinique, **digitaliques**.
Pour les **anti-H_1** : autres **anticholinergiques**, alcool, dépresseurs du SNC.

DÉCONGESTIONNANTS NASAUX – EN PULVÉRISATIONS NASALES

Vasoconstricteur simple

■ **Oxymétazoline**

ATURGYL					
1 pulv. x 3/j/narine pdt 5-7 j	15 mL fl. pulv.	2,15	II	15 %	0,14

Vasoconstricteurs + antiseptiques

■ **Phényléphrine + benzalkonium**

HUMOXAL					
A. : 1-2 pulv. 2-5/j/narine pdt 5-7 j E. > 12 ans : 1 pulv. 2-4/j/narine pdt 5-7 j	15 mL fl. nébulisateur		II	NR	

■ **Éphédrine + acide benzoïque**

RHINAMIDE					
A. : 2 pulv. 2-5/j/narine pdt 5-7 j E. > 3 ans : 2 pulv. x 1-2/j/narine pdt 5-7 j	20 mL fl. nébulisateur		II	NR	

■ **Éphédrine + thiosulfate de sodium**

RHINO-SULFURYL					
A. et E. > 30 mois : 1 pulv. 3-5/j/narine pdt 5-7 j	24 mL fl. pulv.		II	NR	

Vasoconstricteurs + corticoïde

■ **Naphazoline + prednisolone**

DÉRINOX					
1 pulv. x 3/j/narine pdt 5-7 j Aérosol de 5 mL : x 1/j/narine pdt 5-7 j	15 mL fl. pulv.		II	NR	

■ **Oxymétazoline + prednisolone**

DÉTURGYLONE					
A. et E. > 7 ans : 1 pulv. x 3/j/narine pdt 5-7 j	10 mL fl. pulv.		I	NR	

ORL

Vasoconstricteur + antiseptique + mucolytique

- **Tuaminoheptane + benzalkonium + N-acétyl cystéine**

RHINOFLUIMUCIL					
A. : 2 pulv. x 3-4/j/narine pdt 5-7 j E. > 3 ans : 1 pulv. x 1-2/j/narine pdt 5-7 j	10 mL fl. pulv.		II	NR	

Propriétés

Vasoconstricteur α-sympathomimétique de la muqueuse nasale : **éphédrine**, **oxymétazoline**, **naphazoline**, **tuaminoheptane**.
Antiseptique : **thiosulfate de sodium**, **cétrimide**, **benzalkonium**.
Corticoïde antiallergique : **prednisolone**.
Mucolytique : **acétylcystéine**.

Indications

Traitement symptomatique par voie locale de l'obstruction nasale au cours des affections rhinopharyngées aiguës (rhinites, sinusites, rhinopharyngites) ou des poussées aiguës de rhinites vasomotrices allergiques (intérêt de l'association de corticoïdes) ou non allergiques.

Contre-indications

Hypersensibilité à l'un des constituants (en particulier les **aminosides**).
Association aux **IMAO non sélectifs**.
Glaucome par fermeture de l'angle.
Enfant < 3 ans (pour **éphédrine** et **tuaminoheptane**), enfant < 7 ans pour les autres vasoconstricteurs, enfant < 12 ans pour **naphazoline**.
Utilisation prolongée > 7 j.

Précautions d'emploi

Déconseillés en cas d'angor, HTA, hyperthyroïdie.
Respirer par la bouche (et non par le nez) pendant la pulvérisation et pendant la minute qui suit.
Ne pas utiliser pendant plus de 7 j.

Effets indésirables

Sécheresse nasale, brûlure rétropharyngée (pour l'**acétylcystéine**).
Usage prolongé > 10 j : effet rebond après traitement pouvant évoluer vers une rhinite iatrogène hypertrophique surtout en cas de reprise du traitement.
Effets systémiques sympathomimétiques (sauf **tuaminoheptane**) : insomnie, céphalées, palpitations, HTA.
Allergie locale aux produits associés (**anesthésiques**, **antiseptiques**et antibiotiques).

Interactions médicamenteuses

Associations contre-indiquées : **IMAO non sélectifs**(crise HTA).
Associations déconseillées : **anesthésiques volatils halogénés**, **bromocriptine**, **guanéthidine**, réserpiniques, **digitaliques**.

ANTI-INFECTIEUX LOCAUX PAR VOIE NASALE – ANTISEPTIQUES

- **Hexamidine**

DÉSOMÉDINE					
4-6 pulv./j	10 mL (fl. pulv)			NR	

- **Benzalkonium + camphre + niaouli + géranium**

EUVANOL spray					
A. : 1 pulv. x 4-6/j/narine E. > 30 mois : 1 pulv. x 2-3/j	15 mL (fl. pulv.)			NR	

■ **Ritiométan**

NÉCYRANE					
A. : 1-2 pulv. x 3/j/narine E. : 1 pulv. x 3/j/narine	10 mL (fl.)			NR	

■ **Goménol**

HUILE GOMENOLÉE					
A. : 2-4 gttes x 3/j	22 mL à 5 % (fl.)		I	NR	
E. > 6 ans : 2-4 gttes x 3/j	22 mL à 2 % (fl.)		I	NR	
VASELINE GOMENOLÉE					
A. et E. > 6 ans : 1 appl./j	1 tube 15 g à 5 %		I	NR	
GOMENOLEO					
1 ampoule par narine	10 amp. 5 mL 2 % 10 amp. 5 mL 5 %		I I	NR NR	

■ **Benzalkonium**

HUMEX FOURNIER					
Sol. nasale 1 pulv. x 4/j/narine	15 mL (fl. pulv)		I	NR	

■ **Benzododécinium + polyosorbate 80**

PRORHINEL RHUME					
E. : 2 pulv. x 3/j/narine	20 amp. 5 mL		I	NR	
1 lavage 1/2 amp./narine x 1-3/j	10 amp. 10 mL		I	NR	

■ **Benzododécinium**

RHINÉDRINE					
A. : 2 pulv. x 3-4/j E. > 30 mois : 1 pulv. x 3-4/j	13 mL (fl. pulv.)		I	NR	

ANTIBIOTIQUES (OU ANTISEPTIQUES) + AUTRES SUBSTANCES DIVERSES

■ **Chlorobutanol + menthol**

BALSAMORHINOL					
A. : 3-4 gttes x 4-5/j/narine E. > 3 ans : 1-2 gttes x 4/j/narine	20 mL (fl. compte-gttes)		I	NR	

Propriétés

Antiseptique (**hexamidine, chlorobutanol, benzalkonium, ritométan, benzododécinium**).

Mucolytique : **polysorbate**.

Recommandations Afssaps : les antibiotiques locaux (fusafungine, bacitracine, gramicidine et tyrothricine) sont retirés de la vente depuis le 30 septembre 2005 du fait de leur inefficacité et du risque d'apparition de bactéries résistantes.

Indications

Infection rhinopharyngée d'allure bactérienne.

Contre-indications

Hypersensibilité à l'un des constituants.
Corticoïdes : enfant < 3 ans, infection virale (herpès, zona) ou fongique non traitée, épistaxis.
Huile soufrée, goménol : convulsion.

Précautions d'emploi

Chlorhexidine : incompatible avec les **antiseptiques anioniques.**
Durée du traitement < 7 j.
Ne pas se moucher violemment au cours des 10 min après le lavage des fosses nasales.

Effets indésirables

Allergie.
Sélection de germes résistants.

ANGINE – PHLEGMON ET CELLULITE CERVICALE

FICHE MALADIE

DÉFINITION

L'angine est une inflammation des amygdales d'origine virale ou bactérienne.
L'abcès, ou phlegmon péri-amygdalien peut conduire, du fait des rapports anatomiques de la loge amygdalienne, à une extension de l'infection vers le cou et constituer une cellulite cervicale.

CAUSES ET MÉCANISMES

L'étiologie virale prédomine dans 70 à 80 % des cas (herpès virus et adénovirus).
L'atteinte bactérienne est l'apanage du streptocoque, en particulier du groupe bêtahémolytique, qui montre une virulence particulière pouvant se compliquer de rhumatisme articulaire aigu ou de lésion des valvules cardiaques.
L'extension de l'abcès péri-amygdalien vers la région cervicale peut rapidement mettre en jeu le pronostic vital.

DIAGNOSTIC

ANGINE

L'angine se diagnostique cliniquement : la douleur et la dysphagie sont associées à une fièvre modérée ; l'examen de l'oropharynx retrouve des amygdales inflammatoires avec des exsudats blanchâtres, c'est la forme classique de l'angine érythémato-pultacée.

Pour confirmer l'origine streptococcique d'une angine et la traiter pour prévenir les complications de la maladie post-streptococcique, on pratique un test de dépistage rapide par écouvillonnage des amygdales (sensibilité du test : autour de 90 %).

PHLEGMON

Lorsqu'il existe un trismus, une dysphagie majeure et une fièvre élevée, le diagnostic de phlegmon est à suspecter. Il est confirmé par l'examen qui retrouve une région amygdalienne bombée, avec un œdème et une déviation de la luette.

CELLULITE CERVICALE

La cellulite cervicale donne un tableau septique majeur, avec une fièvre élevée, une tachycardie, une altération de l'état général. À l'examen clinique, on note un empâtement latérocervical inflammatoire et douloureux à la palpation. On éliminera une extension vers le pharyngolarynx en réalisant une nasofibroscopie sous anesthésie locale ; en effet, un œdème laryngé nécessite une prise en charge médicochirurgicale en urgence. Un état de l'extension locorégionale sera fait en urgence par un scanner cervicothroracique injecté (recherche d'abcès profond, d'extension vers le médiastin).

TRAITEMENT

ANGINE

L'angine streptococcique à test de dépistage rapide positif ou chez un sujet présentant des facteurs de risque (valvulopathie) impose une antibiothérapie par pénicilline A ou céphalosporine :

- **amoxicilline** (*CLAMOXYL*) : 1 g 2 fois/j pendant 6 jours ;
- **céfuroxime axetil** (*ZINNAT*) : 250 mg 2 fois/j pendant 4 jours.

En cas d'allergie à la pénicilline, on a recours aux macrolides : **josamycine** (*JOSACINE*), 250 mg 2 fois/j pendant 5 jours.

Dans les autres cas, le traitement est uniquement symptomatique.

Le traitement antalgique et antipyrétique fait appel au **paracétamol**, associé si nécessaire à la **codéine.** Des bains de bouche et gargarismes antiseptiques (*ÉLUDRIL, HEXTRIL*) sont associés au traitement antalgique.

PHLEGMON

Le phlegmon amygdalien, lorsqu'il est collecté, se traite par ponction sous anesthésie locale, ce qui permet de drainer l'abcès et d'obtenir une bactériologie avec antibiogramme du germe. À ce traitement est associée une antibiothérapie probabiliste parentérale active sur les streptocoques et les anaérobies, par exemple **amoxicilline + acide clavulanique** (*AUGMENTIN*), 1 g 3 fois/j IV jusqu'à l'apyrexie et la disparition du trismus. L'antibiothérapie sera secondairement adaptée au résultat bactériologique et sera poursuivie 10 jours. Des bains de bouche antiseptiques (*ÉLUDRIL*) seront faits après les repas. L'alimentation sera mixée.

En cas d'extension du phlegmon, une amygdalectomie « à chaud » est réalisée en urgence.

CELLULITE CERVICALE

La cellulite cervicale est une infection sévère des espaces profonds du cou faisant suite à un foyer infectieux de la cavité buccale ou de l'oropharynx.

Le traitement peut être médical initialement, par une double antibiothérapie parentérale associant une céphalosporine (**céfotaxime**, *CLAFORAN*) à du **métronidazole** (*FLAGYL*).

Lorsqu'il existe une collection ou que l'infection cervicale s'étend, la chirurgie en urgence s'impose : cervicotomie large, lavage et drainage par lames des espaces profonds du cou. Du fait de la mortalité péri-opératoire élevée, le patient est transféré en service de réanimation.

PRONOSTIC

ANGINE SIMPLE

Résolution de la douleur en 48 h ; aspect normal des amygdales en 1 semaine.

PHLEGMON

Apyrexie en 48 h avec diminution nette de la douleur et disparition du trismus.

CELLULITE CERVICALE

Si l'infection reste contrôlée et drainée, le pronostic est favorable ; en cas d'extension vers le thorax, le taux de décès peut atteindre 50 % malgré la chirurgie et la réanimation médicale.

FICHE INFIRMIÈRE

Un patient présentant une angine compliquée d'un phlegmon ou évoluant vers une cellulite cervicale sera hospitalisé.

EXAMENS

- Perfuser avec une voie veineuse de bon calibre.
- Prélever le bilan biologique (NFS, CRP, hémocultures).

SURVEILLANCE DU TRAITEMENT

SOINS – TRAITEMENT

- Administrer antalgiques et antibiothérapie parentérale selon les posologies prescrites.
- S'assurer que le patient réalise avec efficacité ses gargarismes.
- En cas de cellulite cervicale drainée chirurgicalement, faire 2 fois/j des irrigations par les lames de drainage au sérum bétadiné, suivies d'une réfection du pansement cervical.
- Surveillance des constantes.

EFFICACITÉ DU TRAITEMENT

Apyrexie et diminution de la douleur sont les éléments princeps de la guérison.

> Dépister une dyspnée, témoin d'une extension vers le larynx : appeler le médecin en urgence.
> Dépister une extension de l'infection cervicale en notant toutes les 2 h les limites de l'inflammation cutanée (érythème).

EFFETS INDÉSIRABLES

Lors de l'administration des antibiotiques, surveiller l'absence de manifestations allergiques.

ÉDUCATION ET CONSEILS

On conseillera :

- de consulter en cas de mal de gorge persistant ;
- de ne pas prendre d'antibiotique ou d'anti-inflammatoire sans prescription médicale, l'automédication étant à l'origine de nombreuses angines compliquées.

FICHE PHARMACOLOGIE

ANTISEPTIQUES BUCCAUX – COLLUTOIRES

Antibactériens : antiseptiques et antibiotiques

■ **Hexétidine**

COLLU-HEXTRIL					
1-2 pulv. buccales x 3/j	40 mL 0,2 % (fl. pulv.)			NR	

■ **Chlorhexidine**

COLLUNOVAR					
1-2 pulv. buccales x 3-4/j	40 mL (fl. pulv.)			NR	
Badigeonnage sur les amygdales ou les gencives avec le produit pur	25 mL (fl.)			NR	

■ **Biclotymol**

HEXASPRAY					
1-2 pulv. buccales x 3/j	30 g (fl. pulv.)			NR	

Antibactériens (antiseptiques ou antibiotiques) + anesthésiques locaux

■ **Hexétidine + acide propionique + chlorobutanol**

ANGISPRAY					
A. : 4-6 pulv./j ; E. 6-15 ans : 2-3 pulv./j	40 mL (fl. pulv.)			NR	

■ **Hexétidine + choline + chlorobutanol**

GIVALEX					
A. : 4-6 pulv./j E. > 6 ans : 2-3 pulv./j	50 mL (fl. pulv.)			NR	

■ **Chlorhexidine + tétracaïne**

DRILL					
A. : 1-6 pulv./j E. > 12 ans : 1-3 pulv./j	40 mL (fl. pulv.)			NR	
ÉLUDRIL					
A. : 3-5 pulv./j E. (6-12 ans) : 2-3 pulv./j	55 mL (fl. pulv.)			NR	

■ **Hexamidine + tétracaïne**

DOLI MAL DE GORGE HEXAMIDINE/TETRACAINE					
A. : 3-6 pulv./j E. 6-15 ans : 1 pulv. x 2-3/j	30 g (fl. pulv.)			NR	
ERGIX MAL DE GORGE					
A. : 6 pulv./j max. E. > 12 ans : 3 pulv./j max.	30 mL (fl. pulv.)			NR	

■ **Hexamidine + lidocaïne**

COLLUDOL					
A. : 1-2 pulv. x 3/j E. > 6 ans : 1 pulv. x 1-3/j	30 mL (fl. pulv)			NR	

■ **Benzalkonium + lidocaïne**

HUMEX MAL DE GORGE					
A. : 1 pulv. x 4-6/j E. > 6 ans : 1 pulv. x 2-3/j	35 mL (fl. pulv.)			NR	

■ **Amylmétacrésol + alcool dichlorobenzylique + lidocaïne**

STREPSILSPRAY					
A. : 2 pulv. x 1-6/j E. > 12 ans : 2 pulv. x 1-4/j	20 mL (fl. pulv.)			NR	

Propriétés

Antiseptiques (**hexétidine, acide propionique, chlorhexidine, hexamidine, benzalkonium, amylmétacrésol, alcool dichlorobenzylique, cétylpyridinium**).
Antibiotiques (**biclotymol**).
Anesthésiques locaux (**chlorobutanol, lidocaïne, tétracaïne, choline**).
Agent physiologique de défense de l'organisme : *LYSOZYME*.

Indications

Traitement local d'appoint antibactérien et symptomatique des inflammations buccales et oropharyngées infectieuses : gingivites, stomatites, aphtes, pharyngites, traumatismes buccaux.

Contre-indications

Enfant < 3 ans (risque de laryngospasme).
Hypersensibilité à l'un des constituants.

Précautions d'emploi

Traitement d'appoint devant être associé à une antibiothérapie si nécessaire. Durée de traitement < 5 j.

Anesthésiques locaux : risques de fausses routes alimentaires surtout chez l'enfant < 12 ans ; ne pas utiliser avant les repas et les boissons.

Effets indésirables

Coloration brune réversible de la langue et des dents (**chlorhexidine**).

BAINS DE BOUCHE - GARGARISMES

Antiseptiques

■ **Polyvidone iodée**

BÉTADINE					
1-2 càc dans un verre d'eau x 4-6/j	125 mL (fl.)			NR	
PREDYL					
4 doses/j	200 mL (fl.)			NR	

■ **Chlorhexidine**

PREXIDINE					
1-3 bains de bouche/j pur ou dilué de moitié	200 mL 0,12 % (fl.)	3,10		15 %	0,02
PAROEX					
1 càs (15 mL) x 1-3/j	100 mL 0,12 % (fl.) 300 mL 0,12 % (fl.) 500 mL 0,12 % (fl.)	4,04		NR 15 % NR	0,01
ELUDRILPÉRIO					
2 doses/j	200 mL 0,2 % (fl.)	3,10		15 %	0,02

■ **Benzoate + salicylate + bicarbonate + borate + thymol + eucalyptol**

GLYCO-THYMOLINE 55					
Bains de bouche : diluer au quart x 3/j Appl. locale : diluer de moitié	250 mL (fl.)			NR	

■ Hexétidine

HEXTRIL					
Pur ou dilué de moitié : 1 dose 15 mL x 2-3/j	1 fl. 200 mL 0,1 % 2 fl. 400 mL 0,1 %			NR NR	
HEXTRIL MENTHE					
Idem *HEXTRIL*	13 gobelets (200 mL) 0,1 % 26 gobelets (400 mL) 0,1 %			NR NR	

Antiseptiques + anesthésiques buccaux

■ Cétylpyridinium + chlorobutanol

ALODONT					
A. : 1 dose 15 mL pure x 3/j. E. 7-12 ans : 1 dose diluée de moitié x 3/j	200 mL (fl. dose 15 mL)			NR	

■ Hexétidine + chlorobutanol + choline

GIVALEX					
2 càc/1/2 verre d'eau tiède x 2-4/j	125 mL (fl.)			NR	

■ Chlorhexidine + chlorobutanol

ELUDRILPRO					
10-15 mL x 2/j	200 mL (fl.) 0,5 % 500 mL (fl.) 0,5 %			NR NR	
BUCCOSOIN					
Idem *ELUDRILPRO*	200 mL (fl.) 0,5 %			NR	
ELUDRIL					
Idem *ELUDRILPRO*	90 mL (fl.) 0,5 %	2,30		15%	0,03

GELS BUCCAUX

■ Cétalkonium + choline

PANSORAL					
1 appl. locale x 4/j	15 g (tube)			NR	

■ Minocycline

PAROCLINE					
Parodontose Appl. dans les poches parodontales toutes les 2 sem., pendant 4-6 sem max.	3 ser. gel dentaire 2% (10 mg)	HOP	I		

■ **Hexétidine**

HEXTRIL					
3-4 appl./j	10 g (tube) 0,5%			NR	

ANTIFONGIQUES BUCCAUX

■ **Miconazole**

DAKTARIN					
1 c-mes. x 4/j à distance des repas, à avaler ensuite	1 tube de 40 g à 2 %	5,28	I	65 %	5,28
LORAMYC					
1 cp. buccal/j (7 à 14 j)	14 cp. 50 mg	71,02	I	65 %	5,07

■ **Amphotéricine B**

FUNGIZONE					
A. : 1-2 càc x 2/j pendant 15 j-3 sem. E. : 1 càc/10 kg/j en 2 prises	40 mL (fl.) 10 %. 8 càc susp. buvable	5,65	I	65 %	0,14

■ **Nystatine**

MYCOSTATINE					
E. : 10-40 doses/j N. : 5-30 doses/j en 3 prises pendant 3 sem.	24 doses 100 000 UI	2,01	I	65 %	0,08

Propriétés

Antiseptiques à large spectre :

• bactéricides sur toutes les bactéries en 5 min et antifongique sur *Candida* et dermatophytes : **polyvidone iodée**, **chlorhexidine**, **hexétidine**, **cétalkonium** (ammonium quaternaire), **cétylpyridinium** ;

• bactériostatique : **minocycline**

• fongicide (levures, dermatophytes, pityriasis versicolor) : **miconazole** ;

• anticandidosiques : **amphotéricine B**, **nystatine**.

Anesthésique de contact et antalgique : **chlorobutanol**.

Anti-inflammatoire et antalgiques : **choline**, **acide salicylique**.

Indications

Prévention et traitement des infections localisées de la muqueuse de la cavité buccale et de l'oropharynx (après prélèvement bactériologique et mycologique).

Contre-indications

Hypersensibilité à l'un des constituants.
E. < 3 ans.

Précautions d'emploi

Réévaluation nécessaire à 5 j en cas de persistance des symptômes et/ou de fièvre.
Déconseillé chez E. < 6 ans.
Laisser en bouche 2 min mais ne pas avaler (sauf anticandidosique).
Déconseillé en cas d'exploration de la thyroïde par l'iode radioactif (iode).
Présence éventuelle d'alcool à prendre en compte en cas de grossesse, d'allaitement et chez l'enfant.

Effets indésirables

Coloration brune réversible de la langue et des dents (**chlorhexidine**).

Surcharge iodée avec possible dysfonctionnement thyroïdien en cas de traitement prolongé (**iode**).

Interactions médicamenteuses

Iode : antiseptiques mercuriels (formation de composés caustiques).

Miconazole : sulfamides hypoglycémiants, AVK, phénytoïne.

Minocycline : **rétinoïdes** (voie générale), **AVK.**

ANTALGIQUES ET ANTI-INFLAMMATOIRES BUCCAUX –

Gels et crèmes buccaux

■ **Lidocaïne**

AFTAGEL				
+ zinc 1 appl. x 3/j	15 mL (tube) gel			NR
DYNEXAN				
0,5 g de cr. x 4/j	10 g (tube) cr. 2 %		II	30 %
DYNEXANGIVAL				
0,2 g de cr. (un pois) x 4-6/j	10 g (tube) cr. 1 %			NR

■ **Rhubarbe + acide salicylique**

PYRALVEX				
2-4 appl./j	15 g (tube)			NR

■ **Bêta-aescine anhydre**

FLOGENCYL				
5 appl./j	20 g (tube) gel			NR

Solutions gingivales

■ **Amyléine**

DENTOBAUME				
+ lévomenthol Placer un tampon imprégné de sol. au contact de la gencive ou de la dent douloureuse	4 mL (fl.)			NR
DOLODENT				
2-3 appl./j	27 g (fl. pompe)			NR

■ **Rhubarbe + acide salicylique**

PYRALVEX				
2-4 appl./j	10 mL (fl.)			NR

Comprimés à sucer

■ **Bétaméthasone**

BUCCOBET					
5 à 10 cp./j	50 cp. à sucer 0,1 mg		I	NR	

■ **Tétracaïne**

SOLUTRICINE MAUX DE GORGE TÉTRACAÏNE					
6 cp./j	24 cp. à sucer 0,2 mg			NR	

Propriétés

Anesthésiques locaux : **amyléine, lidocaïne, tétracaïne.**

Anti-inflammatoire : **aescine, rhubarbe, acide salicylique, bétaméthasone.**

Protecteur cutané et des muqueuses : *zinc.*

Indications

Parodontopathies, aphtes, gingivites, lésions inflammatoires locales sauf :

DENTOBAUME: douleurs aiguës gingivo-dentaires (urgence en attente de visite chez une spécialiste).

DOLODENT: douleurs liées à la poussée dentaire.

Contre-indications

Hypersensibilité à l'un des constituants.

Lésions buccales virales : *BUCCOBET*.

E. < 30 mois : *FLOGENCYL* (menthol).

E. < 6 ans : *BUCCOBET, PYRALVEX, DYNEXAN, DYNEXANGIVAL*.

E. < 10 ans : *DENTOBAUME*.

Précautions d'emploi

Ne pas avaler.

PYRALVEX : présence d'alcool à prendre en compte (30 % dans le gel, 60 % V/V dans la sol.)

Réévaluation de la conduite à tenir en cas de persistance des symptômes à 5 j (*SOLUTRICINE, DYNEXAN, DYNEXANGIVAL*) ou 10 j (*BUCCOBET*) max.

Anesthésiques locaux : risques de fausses routes alimentaires surtout chez l'enfant < 12 ans ; ne pas utiliser avant les repas et les boissons.

DYNEXAN, DYNEXANGIVAL, AFTAGEL, DENTOBAUME : allaitement déconseillé, prudence en cas d'antécédent d'épilepsie (dérivés terpéniques).

DYSPNÉE LARYNGÉE AIGUË

FICHE MALADIE

DÉFINITION

La dyspnée laryngée résulte d'une difficulté respiratoire liée à la réduction de calibre de la filière laryngée.

CAUSES ET MÉCANISMES

L'étiologie est :

- mécanique : corps étranger, tumeur du larynx ;
- infectieuse (surtout chez le petit enfant) : épiglottite, laryngite.

DIAGNOSTIC

Le maître symptôme est la bradypnée inspiratoire bruyante (stridor laryngé) :

- temps inspiratoire allongé ;
- tirage inspiratoire sus-claviculaire, sus-sternal voire intercostal ;
- temps expiratoire normal.

On a fréquemment une toux rauque et une dysphonie.

La cyanose n'apparaît que dans les formes sévères s'accompagnant de sueurs : le malade est assis dans son lit, penché en avant, « cherchant de l'air », les veines jugulaires sont dilatées et turgescentes.

La laryngoscopie indirecte au miroir ou la fibroscopie laryngée précise l'étiologie.

L'examen cervical local recherche une cicatrice, une tumeur cervicale ou des signes témoignant d'une irradiation cervicale antérieure. La palpation des aires ganglionnaires cervicales est systématique.

Les examens radiologiques sont pratiqués si l'état clinique du patient le permet. Le plus performant est le scanner cervical avec injection de produit de contraste.

La laryngoscopie directe en suspension sous microscope sous anesthésie générale a un but diagnostique et thérapeutique, car on peut intuber le patient, réaliser une désobstruction laryngée au laser CO_2 ou faire une trachéotomie en urgence selon les constatations endoscopiques.

> Le risque d'arrêt cardiorespiratoire est majeur : l'équipe paramédicale doit anticiper une telle éventualité en préparant le chariot d'urgence pour une réanimation médicale.

TRAITEMENT

Selon l'étiologie :

- Manœuvre d'Heimlich pour désenclaver un corps étranger bloqué dans le larynx (l'opérateur se place debout derrière le malade en dyspnée sévère et réalise une hyperpression brutale au niveau du creux épigastrique).
- Corticoïdes en injection (*SOLUMÉDROL* 1 mg/kg/j toutes les 12 h) et en aérosols au masque (*PULMICORT*, 1 amp./aérosol 3 fois/j) pour les épiglottites et les laryngites, souvent associés à une antibiothérapie probabiliste active sur *Haemophilus influenzae* (**ceftriaxone**, *ROCÉPHINE* 1 g 3 fois/j chez l'adulte, 100 mg/kg/j chez l'enfant).
- En cas de tumeur du larynx : trachéotomie en urgence sous anesthésie locale ou générale ou désobstruction du larynx au laser CO_2.

PRONOSTIC

Il est fonction de l'étiologie. Il n'y a pas de séquelle neurologique s'il n'y a pas eu d'arrêt cardiorespiratoire.

FICHE INFIRMIÈRE

EXAMENS

- Selon la tolérance de la dyspnée, rassurer le patient, prendre la saturation O_2, préparer un masque à oxygène, ainsi que le chariot d'urgence.
- Mettre en place une voie veineuse de bon calibre.
- Prélever le bilan biologique (gaz du sang) en fonction de la prescription médicale.

SURVEILLANCE DU TRAITEMENT

SOINS – TRAITEMENT

Suivre les consignes et les prescriptions médicales. Garder le patient sous surveillance clinique rapprochée (monitorage cardio-respiratoire et surveillance horaire).

EFFICACITÉ DU TRAITEMENT

Diminution de la dyspnée avec une fréquence respiratoire revenant à la normale, disparition du stridor laryngé et saturation en oxygène se normalisant. Le patient est moins angoissé.

> En cas d'hypoxie sévère avec signes d'hypercapnie (cyanose, sueurs, troubles de la conscience), il faut avertir le médecin, prendre la saturation O_2 et les constantes, administrer de l'oxygène au masque et rester près du patient jusqu'à l'arrivée du médecin.

EFFETS INDÉSIRABLES

Obstruction de canule de trachéotomie par un bouchon de sécrétions : enlever la chemise interne de la canule, aspiration trachéale, rassurer le patient, vérifier le flux d'air passant par la canule, replacer la chemise in- ▶

terne après l'avoir nettoyée, prévenir le médecin.

ÉDUCATION ET CONSEILS

• Apprentissage de la manœuvre d'Heimlich.
• Suppression des potentiels corps étrangers pouvant être inhalés par les enfants (cacahuètes, pièces de monnaie…).
• Consulter dès les premiers symptômes de dyspnée.
• Apprentissage de l'aspiration trachéale chez le patient trachéotomisé.

FICHE TECHNIQUE

MANŒUVRE DE HEIMLICH

Définition

La manœuvre de Heimlich est une méthode d'extraction d'un corps étranger trachéal à réaliser en urgence devant toute personne qui étouffe.

Reconnaître les signes de suffocation :
• le patient ne parvient ni à parler ni à respirer ;
• il se cyanose (devient bleu) ;
• il porte par réflexe ses mains à son cou.

Méthode

• Se placer derrière le patient.
• Placer ses bras sous les bras du patient.
• Repérer le creux de l'estomac situé juste au-dessous du sternum.
• Mettre le poing fermé au niveau de ce creux (entre le sternum et le nombril).
• Recouvrir le poing fermé avec l'autre main et réaliser une pression d'un coup sec vers soi et vers le haut.
• Recommencer si le geste n'a pas réussi la première fois.

Conseils

Parallèlement, faire alerter le médecin ou le Samu par le 15, par l'aide d'une tierce personne.

CANCERS ORL

FICHE MALADIE

DÉFINITION

Développement d'un processus malin (carcinome épidermoïde) de la muqueuse de la sphère ORL. L'extension locorégionale se fait par l'atteinte des ganglions cervicaux et des structures anatomiques adjacentes (mandibule, vaisseaux). Les métastases sont rares lors du diagnostic initial.

CAUSES ET MÉCANISMES

Le tabac et l'alcool sont les facteurs de risques de ces cancers, avec une synergie du risque en cas de double intoxication, notamment pour les cancers de la cavité buccale.

DIAGNOSTIC

SIGNES CLINIQUES

Le patient se plaint, selon la localisation du cancer, de douleurs, de saignement extériorisé par la bouche, de dysphonie voire de dyspnée, d'une masse cervicale découverte fortuitement.

L'examen clinique inspecte minutieusement la sphère ORL qui se décompose successivement en cavité buccale, oropharynx, larynx et hypopharynx.

La palpation cervicale recherche une adénopathie suspecte.

On réalise souvent une nasofibroscopie sous anesthésie locale pour apprécier l'extension de la tumeur.

EXAMENS COMPLÉMENTAIRES

La preuve histologique est nécessaire et s'obtient par des biopsies réalisées sous anesthésie générale lors de la pan-endoscopie des voies aérodigestives supérieures (VADS).

Une imagerie par scanner injecté cervicofacial est nécessaire pour la décision thérapeutique.

Le bilan d'extension comporte une fibroscopie bronchique, une fibroscopie œsogastrique, une radiographie pulmonaire. Une consultation de stomatologie éliminera un foyer infectieux dentaire avant la radiothérapie. D'autres examens seront pratiqués en fonction du bilan initial.

À l'issue du bilan, on peut établir une classification TNM de la tumeur (taille de la tumeur, extension ganglionnaire et métastases) et décider de la démarche thérapeutique.

TRAITEMENT

On dispose de trois outils thérapeutiques pouvant être associés pour traiter un cancer ORL. Il s'agit de la chirurgie, de la radiothérapie externe et de la chimiothérapie. La décision thérapeutique est discutée en comité pluridisciplinaire de cancérologie et sera effective après accord du patient.

CHIRURGIE

La chirurgie associe toujours une exérèse de la tumeur et un curage ganglionnaire cervical correspondant au territoire de drainage lymphatique de la lésion.

- Au niveau de la cavité buccale, on réalise une pelvi-glossectomie pour enlever une tumeur du plancher buccal. L'exérèse peut enlever une partie de la mandibule en conservant sa continuité (mandibulectomie non interruptrice) ou en enlevant la moitié de celle-ci (mandibulectomie interruptrice).
- Au niveau de l'oropharynx, l'exérèse (oropharyngectomie) est effectuée selon la taille de la tumeur par voie buccale ou par voie transmandibulaire (buccopharyngectomie transmandibulaire, BPTM).
- Au niveau du larynx :
  – On peut, si la tumeur est de petite taille (T1 ou T2), effectuer une laryngectomie partielle sus-glottique (au-dessus des cordes vocales) ou sus-cricoïdienne (au-dessus du cricoïde, situé au-dessus du premier anneau trachéal). Ces laryngectomies font appel à une reconstruction du larynx dans le même temps pour pouvoir assurer le passage de l'air, la phonation et la déglutition sans fausses routes. Une trachéotomie transitoire (5 à 7 jours) permet au patient de respirer jusqu'à ce que le néolarynx soit fonctionnel.
  – Lorsque l'extension de la tumeur l'impose, on réalise une exérèse du larynx (laryngectomie totale, LT) plus ou moins étendue au pharynx (pharyngolaryngectomie totale, PLT). Le patient sera porteur d'un trachéostome (abouchement de la trachée à la peau) définitif. La parole sera possible par acquisition de la voix œsophagienne ou, dans certains cas, par un implant phonatoire créant une fistule entre la trachée et l'œsophage.

Concernant les curages ganglionnaires, ils sont uni- ou bilatéraux, plus ou moins étendus :

- Le curage cervical fonctionnel enlève les ganglions cervicaux.
- Le curage cervical radical enlève en plus des ganglions la veine jugulaire interne, le muscle sternocléidomastoïdien et, parfois, le nerf spinal, en fonction de l'extension ganglionnaire.

Des drains de Redon sont mis en place avant la fermeture pour prévenir la constitution d'hématomes. La peau est suturée par des fils ou des agrafes. Un pansement cervical compressif est réalisé en fin d'intervention.

Une sonde nasogastrique sera systématiquement mise en place au décours de l'opération pour assurer l'alimentation et l'administration des médicaments. On peut être amené en fonction de l'évolution à poser une gastrostomie par voie endoscopique ou une jéjunostomie par voie chirurgicale.

RADIOTHÉRAPIE EXTERNE

La radiothérapie externe est soit associée à la chirurgie (traitement adjuvant) ou à la chimiothérapie (radiochimiothérapie concomitante), soit plus rarement exclusive. La durée est généralement de 6 semaines avec une séance 5 jours sur 7. La dose de rayons délivrée varie de 50 à 70 Gy.

CHIMIOTHÉRAPIE

La chimiothérapie est pratiquée en complément de la chirurgie (chimiothérapie néoadjuvante) ou associée à la radiothérapie (radiochimiothérapie concomitante).

Pour les cancers du larynx de stade T3, elle permet d'éviter parfois une laryngectomie totale en cas de bonne sensibilité à la chimiothérapie (2 à 3 cures). Une radiothérapie complémentaire sera alors effectuée. Il s'agit du protocole de préservation d'organe.

En général, les drogues utilisées sont le **cisplatine** et le **5-fluoro-uracile** en perfusion IV continue pendant 5 jours toutes les 3 semaines.

PRONOSTIC

La finalité thérapeutique est d'obtenir une rémission complète du processus néoplasique.

On parle de poursuite évolutive lors de la persistance du processus tumoral à l'issue du traitement.

La consultation tous les 3 mois puis tous les 6 mois recherche, par la clinique et l'imagerie, une récidive ou l'apparition d'une nouvelle localisation.

Passé le délai de 5 ans, on peut parler de guérison. La surveillance clinique est à vie au moins 1 fois par an.

Le taux de récidive est directement corrélé à la reprise de l'intoxication éthylo-tabagique.

FICHE INFIRMIÈRE

SURVEILLANCE DU TRAITEMENT

SOINS – TRAITEMENT

• Vérifier la bonne position de la sonde nasogastrique par auscultation et radiographie avant son utilisation.

• Administrer les médicaments (antibiotiques, antalgiques) par la sonde ou par voie parentérale.

• Réaliser le pansement cervical et les soins de trachéotomie 1 fois/j. Le premier changement de canule de trachéotomie doit se faire en présence du médecin.

• Réaliser des aspirations trachéales régulières en fonction de l'encombrement trachéobronchique du patient.

• Faire 3 fois/j les soins de bouche et bains de bouche dans les chirurgies de la cavité buccale.

• Selon la prescription médicale, effectuer des aérosols.

• Placer un humidificateur en permanence près de la canule de trachéotomie.

EFFICACITÉ DU TRAITEMENT

• On surveille les constantes, notamment la fréquence respiratoire et la saturation SaO_2 (une fois par équipe).

• On apprécie le flux aérien en plaçant la main à quelques centimètres de la canule.

• La douleur est évaluée par échelle visuelle analogique.

• Le bon fonctionnement des drains de Redon est vérifié et ceux-ci régulièrement quantifiés.

• Lors de la reprise de l'alimentation *per os*, on quantifie l'apport alimentaire et le patient est pesé 1 fois/j.

EFFETS INDÉSIRABLES

Encombrement trachéobronchique important et dyspnée (bouchon dans la canule) seront signalés. En cas de dyspnée aiguë, la chemise ►

interne de la canule sera enlevée et nettoyée, le patient sera aspiré. Hématome cervical, désunion des sutures cervicales ou surinfection locale doivent être signalés au médecin.

ÉDUCATION ET CONSEILS

• Soins de trachéostomie (après laryngectomie totale) à apprendre au patient.
• Éducation du patient pour l'aspiration trachéale.
• Éducation à l'utilisation de la sonde naso-gastrique ou de la gastrostomie.
• Éducation aux soins de bouche.
• Éducation à l'arrêt du tabac et de l'alcool.

FICHE TECHNIQUE

CANCERS ORL : PRISE EN CHARGE POSTOPÉRATOIRE

Définition

La prise en charge du patient venant d'avoir une intervention chirurgicale pour un cancer ORL consiste à le surveiller étroitement dès son retour du bloc après passage en SSPI (salle de soins post-interventionnelle (salle de réveil)). Il s'agit de la réalisation des premiers soins postopératoires, puis d'un accompagnement psychologique important en lien avec la perturbation de l'image corporelle car il s'agit le plus souvent d'une chirurgie mutilante.

Au retour du bloc, le patient porte :
• une sonde naso-gastrique,
• deux voies d'abord périphériques,
• une sonde nasale ou trachéale à oxygène,
• une canule de trachéotomie avec ballonnet gonflé,
• un pansement cervical modérément compressif qui ne couvre pas l'orifice de trachéotomie,
• des drains de redons,
• parfois un pansement thoracique si une prise de lambeau musculo-cutané a été réalisée,
• et une pompe d'analgésie contrôlée (PCA) par morphine.

Méthode

• Surveillance postopératoire :
– paramètres hémodynamiques : pouls, pression artérielle, température, conscience ;
– évaluer la douleur ;
– surveiller le retour du transit (risque de constipation avec la morphine) ;
– rechercher des signes de sevrage alcoolique ou tabagique ;
– vérifier la survenue de saignements au niveau local (cicatrice) et général (redons).

• Rassurer le patient en permanence lors des soins : le fait de ne pouvoir parler sitôt après l'intervention et d'avoir une trachéotomie engendre beaucoup d'angoisse.

• Assurer les soins de nursing : aider le patient à faire sa toilette, réaliser la réfection de son lit, réaliser la prévention d'escarres, l'aider à s'installer en position demi-assise puis au fauteuil dès J1 de l'intervention pendant au moins 1 heure.

• Respiration : évaluer la fréquence respiratoire, déceler la moindre dyspnée. Faire sur prescription les aérosols médicamenteux en complément des séances de kinésithérapie quotidiennes programmées. Vérifier la bonne perméabilité et tolérance à la trachéotomie.

• Administrer les traitements postopératoires prescrits.

• Alimentation : vérifier le bon positionnement de la sonde naso-gastrique par une radiographie de contrôle au moindre doute. Administrer l'alimentation entérale selon la prescription.

• Soins de canule et trachéotomie : réaliser les aspirations trachéales, les soins locaux de canule, vérifier la bonne humidification de la trachéotomie pour éviter son obstruction.
• S'il y a un pansement : vérifier son aspect et suivre le protocole médical pour sa réfection.
• Si le patient est initialement fumeur ou alcoolique, prendre le temps d'hospitalisation pour l'accompagner dans le projet indispensable du sevrage pour éviter l'apparition d'autres tumeurs.
• L'éducation du patient et de son entourage aux soins de trachéotomie doit idéalement être instaurée avant l'intervention et mise en pratique dès les premiers jours postopératoires.
• La rééducation vocale, commencée également avant l'opération est mise en pratique par l'orthophoniste dès la reprise de l'alimentation pour acquérir l'apprentissage de la prothèse vocale. L'apprentissage de la voix demandera un délai supplémentaire.
• Envisager le projet de sortie du patient : son degré d'autonomie, évaluer la progression des différentes éducations, son état psychologique, l'équipement et les aides qui lui seront nécessaires à domicile.

Conseils

Transmettre l'ensemble des données du patient, des soins réalisés, et des résultats observés dans le dossier de soins du patient.
Signaler le moindre problème ou progrès à l'ensemble des collaborateurs : médecin, psychologue, diététicienne, orthophoniste.

TUMÉFACTION PAROTIDIENNE

FICHE MALADIE

DÉFINITION

La parotide est une glande salivaire qui a la particularité d'être traversée par le nerf facial innervant l'hémiface, et qui peut être le siège d'une tuméfaction diffuse ou localisée au sein du parenchyme parotidien.
La parotidite est une atteinte bactérienne ou virale de la glande, parfois favorisée par un obstacle mécanique.
La parotide peut être le siège de tumeurs, bénignes dans 80 % des cas.

CAUSES ET MÉCANISMES

Les parotidites infectieuses sont d'origine virale (oreillons) ou bactérienne.
La glande peut aussi augmenter de volume par rétention du fait d'un blocage au niveau de son canal excréteur (canal de Stenon) résultant d'un calcul.
Les tumeurs parotidiennes sont dans 8 cas sur 10 des tumeurs bénignes (adénomes pléiomorphes, cystadénolymphomes). Les tumeurs malignes sont essentiellement le carcinome adénoïde kystique, ou cylindrome, l'adénocarcinome ou le carcinome épidermoïde.

DIAGNOSTIC

La parotidite se manifeste par une tuméfaction latérofaciale et préauriculaire, sensible à la palpation, parfois avec un érythème cutané en regard. L'examen endobuccal permet de retrouver du pus à l'orifice du canal de Stenon (qui sera prélevé par écouvillonnage pour examen bactériologique).
La tumeur parotidienne est découverte par le patient lui-même ou fortuitement au cours d'un examen médical.
Plus rarement, une paralysie faciale périphérique sera le témoin d'une tumeur parotidienne comprimant le nerf facial ; le diagnostic de tumeur maligne est alors fortement suspecté.
L'échographie ou, mieux, l'IRM permettra de préciser la topographie de la tumeur.

TRAITEMENT

La parotidite se traite médicalement par antibiothérapie probabiliste (**amoxicilline + acide clavulanique**, *AUGMENTIN*, 1 g 2 fois/j) associée à un traitement antalgique adapté, et une bonne hydratation du patient par voie parentérale si nécessaire. Un traitement par sialogogues (*SULFARLEM*, 1 cp. 2 fois/j) et bains de bouche (*ÉLUDRIL* 3 fois/j) sera associé.

Un traitement anti-inflammatoire par corticoïdes peut être prescrit en cure courte (**prednisolone**, *SOLUPRED*, 1 mg/kg/j pendant 3 jours).

Les tumeurs de la parotide se traitent chirurgicalement par parotidectomie partielle (exofaciale) ou totale, complété au besoin par un curage cervical ganglionnaire.

PRONOSTIC

La parotidite sous traitement efficace est résolutive en 8 jours environ.

La chirurgie parotidienne peut provoquer comme séquelle une paralysie faciale, généralement partielle et transitoire.

Le risque de récidive à distance des tumeurs (bénignes ou malignes) constitue le principal facteur pronostique.

ORL

FICHE INFIRMIÈRE

EXAMENS

En cas de parotidite : prélever un bilan biologique comprenant une NFS, un ionogramme sanguin et une CRP.

En cas de chirurgie parotidienne : bilan biologique préopératoire.

SURVEILLANCE DU TRAITEMENT

SOINS – TRAITEMENT

On administre les antibiotiques et on assure une bonne hydratation par voie veineuse périphérique.

Après parotidectomie, la paralysie faciale transitoire impose une protection oculaire de l'œil avec larmes artificielles toutes les 4 h, application de pommade **vitamine A** ophtalmique le soir et pansement oculaire occlusif.

Les constantes sont surveillées, notamment pouls, PA et température.

EFFICACITÉ DU TRAITEMENT

Dans les parotidites, apyrexie et diminution de la tuméfaction parotidienne sont habituellement obtenues en 48 h.

En période postopératoire d'une parotidectomie, on surveillera la régression de la paralysie faciale et la protection oculaire. Le pansement sera refait tous les jours. Le drainage par Redon du site opératoire est vérifié et quantifié.

EFFETS INDÉSIRABLES

- Hématome de la région parotidienne ou désunion cicatricielle.
- Paralysie faciale secondaire.
- Parotidite évoluant vers une cellulite cervicale : *cf.* Angine – Phlegmon et cellulite cervicale, p. 1226.

ÉDUCATION ET CONSEILS

En cas de fortes chaleurs, les conseils d'hydratation sont prodigués.

En cas de paralysie faciale persistante, le patient sera éduqué à l'instillation de larmes artificielles et la protection oculaire nocturne.

FICHE PHARMACOLOGIE

FLUOR DENTAIRE

Fluorure de sodium

FLUOREX					
F. enceinte > 5e mois, allaitante : 1 dose n° 4/j ; E. < 2 ans : 1 dose n° 1/j ; E. 2-3 ans : 1 dose n° 2/j ; E. 3-4 ans : 1 dose n° 3/j ; E. > 4 ans : 1 dose n° 4/j	120 doses n° 1 : 0,25 mg	2,03		30 %	0,02
ZYMAFLUOR					
F. enceinte > 5e mois, allaitante : 4 cp./j ; E. < 2 ans : 1 cp./j ; E. 2-4 ans : 2 cp./j ; E. 4-6 ans : 3 cp./j ; E. > 6 ans : 4 cp./j	200 cp. 0,25 mg	1,98		30 %	0,01
E. 2-4 ans : 1 cp./j	100 cp. 0,5 mg	1,98		30 %	0,02
E. 4-6 ans : 1 cp./j	100 cp. 0,75 mg	2,55		30 %	0,03
E. > 6 ans, F. enceinte > 5e mois, allaitante : 1 cp./j	100 cp. 1 mg	2,68		30 %	0,03

Fluorure de calcium

FLUORURE DE CALCIUM CRINEX					
F. enceinte > 4e mois, allaitante E. > 4 ans : 4 cp./j ; E. 2-4 ans : 2 cp./j E. < 2 ans : 1 cp./j	200 cp. 0,25 mg	2,28		30 %	0,01

Propriétés

Renforce la dureté de l'émail.

Inhibe la dégradation enzymatique des hydrates de carbone.

Indications

Prophylaxie de la carie dentaire.

Interactions médicamenteuses

Diminution de l'absorption en cas de prise simultanée de laitages ou d'**antiacides.**

SIALOLOGUES

Substitut salivaire

ARTISIAL					
1 pulv. x 6-8/j	100 mL (fl. pulv.)	4,68		15 %	0,05

- **Anétholtrithione**

SULFARLEM					
SULFARLEM Avant les repas : A. : 2 cp. x 3/j, E. 10-15 ans : 1 cp. x 3/j, E. 6-10 ans : 1 cp. x 2/j	60 cp. 12,5 mg	1,99		15 %	0,03
SULFARLEM S 25 Avant les repas : 1 cp. x 3/j Prévention de l'hyposialie médicamenteuse : cure continue ou discontinue 5 j/mois Sinon : traitement à vie	60 cp. 25 mg	2,84		15 %	0,05

Propriétés

Substitut salivaire : *ARTISIAL*.

Sialologue et stimulateur sécrétion biliaire : **anétholtrithione**.

Indications

Prévention et traitement des hyposialies pathologiques et iatrogènes : irradiation cervicale, médicamenteuse (**antipsychotique**, **antidépresseur**, **IMAO**, **antiparkinsonien**, **tranquillisant**).

Troubles dyspeptiques : *SULFARLEM*.

Contre-indications

Obstruction des voies biliaires (**anétholtrithione**).

Grossesse et allaitement : *SULFARLEM*.

Effets indésirables

Ramollissement des selles et urines foncées (**anétholtrithione**).

ORL

PARTIE 13

PÉDIATRIE

FIÈVRE CHEZ L'ENFANT

FICHE MALADIE

DÉFINITION

L'hyperthermie est définie par une température centrale supérieure ou égale à 38°C. La fièvre est une hyperthermie liée au dérèglement du centre de contrôle de la température corporelle, par opposition aux hyperthermies où le système de contrôle fonctionne normalement mais est dépassé (coup de chaleur, par exemple).

CAUSES ET MÉCANISMES

Les causes de fièvre chez l'enfant sont très majoritairement infectieuses (virales, bactériennes). Plus rares, certaines pathologies non infectieuses peuvent donner de la fièvre : maladies inflammatoires, tumeurs, pathologies neurologiques.

DIAGNOSTIC

Le diagnostic de fièvre est effectué par mesure de la température corporelle (*cf.* Fiche technique, p. 1248).

> La démarche diagnostique devant une fièvre consiste à en trouver l'étiologie. Il s'agit le plus souvent d'une infection virale, mais cela doit rester un diagnostic d'élimination et il faut toujours de principe éliminer une infection bactérienne sévère, d'autant plus que l'enfant est plus jeune.

SIGNES CLINIQUES

Un examen clinique méticuleux recherche un foyer infectieux : angine, otite, pneumopathie, méningite, ostéoarthrite, infection abdominale. La bandelette urinaire est réalisée facilement chez le nourrisson en l'absence d'orientation clinique à la recherche d'une leucocyturie, d'une nitriturie.

EXAMENS COMPLÉMENTAIRES

Des examens complémentaires peuvent être réalisés en fonction de l'âge de l'enfant (systématiques avant 3 mois), de la tolérance de la fièvre (systématiques en cas de mauvaise tolérance), de l'existence d'un foyer clinique.

Le bilan comporte, selon le contexte : NFS-plaquettes, hémoculture, CRP ± procalcitonine, ECBU, ponction lombaire, radiographie de thorax ; en retour de zone d'endémie palustre, frottis sanguin et goutte épaisse systématiques.

TRAITEMENT

TRAITEMENT ÉTIOLOGIQUE

Il s'agit d'une antibiothérapie ciblée sur le foyer suspecté en cas de fièvre présumée d'origine bactérienne. Si la fièvre est bien tolérée, sans foyer bactérien suspecté, chez l'enfant de plus de 3 mois, la fièvre est présumée virale et aucun traitement antibiotique n'est prescrit.

TRAITEMENT SYMPTOMATIQUE

Il comporte des mesures physiques : découvrir l'enfant, ne pas surchauffer la pièce, augmenter les apports hydriques. Le refroidissement externe souvent préconisé ne se justifie qu'en cas d'hyperthermie majeure, notamment chez un nourrisson déshydraté et surcouvert donc ne pouvant assurer sa thermorégulation. Dans les autres cas, le refroidissement externe est inutile car il ne modifie pas le point de contrôle hypothalamique de la température corporelle.

On y associe un traitement médicamenteux qui abaisse le point de contrôle hypothalamique de la température corporelle et qui a pour seul objectif d'améliorer le confort de l'enfant. Il n'a en effet jamais été prouvé qu'il diminuait l'incidence des complications. En première intention, on utilise une monothérapie (le **paracétamol**, car il a peu d'effets indésirables). L'adjonction d'**ibuprofène** en alternance est possible si le **paracétamol** ne suffit pas, en respectant les contre-indications. Une bithérapie d'emblée ne se justifie pas.

PRONOSTIC

Les complications de la fièvre sont :

- les convulsions hyperthermiques ;
- la déshydratation aiguë ;
- rarement, un syndrome d'hyperthermie majeure avec collapsus, atteinte multiviscérale (notamment cérébrale) chez un enfant en général trop couvert.

En dehors de ces complications, le pronostic est uniquement celui de la maladie qui a causé la fièvre.

FICHE INFIRMIÈRE

EXAMENS

- Mesurer la température corporelle de l'enfant : *cf.* Fiche technique, p. 1248.
- Réaliser de principe une bandelette urinaire chez le nourrisson.
- Par ailleurs, réaliser les examens pour rechercher la cause de la fièvre.

SURVEILLANCE DU TRAITEMENT

SOINS – TRAITEMENT

Découvrir tout enfant fébrile. Réaliser les mesures physiques de refroidissement lorsque celles-ci sont nécessaires et administrer les traitements antipyrétiques.

EFFICACITÉ DU TRAITEMENT

Surveiller la température corporelle : la guérison de l'infection se jugera notamment sur l'apyrexie.

L'efficacité du traitement antipyrétique se juge quant à elle avant tout sur le confort de l'enfant.

EFFETS INDÉSIRABLES

Dépister toute modification clinique qui pourrait orienter vers une cause d'infection requérant un traitement spécifique (infection bactérienne). Les signes suivants doivent notamment être recherchés : troubles de conscience, comportement anormal, tachycardie, mauvais teint, baisse tensionnelle, oligurie, polypnée, geignement.

ÉDUCATION ET CONSEILS

EXPLIQUER LA FIÈVRE

La fièvre est un symptôme, elle n'est pas grave en soi. Elle témoigne en général d'une infection bactérienne, qui sera traitée par antibiotiques, ou d'une infection virale, qui guérira toute seule ; la fièvre mettra alors 2 ou 3 jours à disparaître. La cause de l'infection peut mettre quelques jours à se démasquer et il ne faut pas hésiter à consulter de nouveau si de nouveaux signes apparaissent ou si la fièvre persiste plus de 3 jours.

EXPLIQUER LE TRAITEMENT

Découvrir l'enfant pour lui permettre d'évacuer sa chaleur ; lui proposer régulièrement de l'eau à boire pour éviter une déshydratation. En dehors de ces mesures qui préviennent la survenue de complications, il s'agit d'un traitement de confort.

FICHE TECHNIQUE

MESURER LA TEMPÉRATURE CORPORELLE DE L'ENFANT

Différents types de thermomètre sont utilisables. Les thermomètres à mercure sont abandonnés, remplacés par les thermomètres électriques ; ils sont fiables, précis (0,1 °C), et leur temps de réponse est faible.

La température centrale peut être mesurée au niveau rectal, mais des mesures répétées peuvent provoquer des ulcérations de la paroi rectale. La température peut être mesurée sous la langue à bouche fermée (pour éviter le refroidissement par la circulation d'air), le résultat est toutefois moins fiable. La température peut être mesurée au niveau inguinal ou axillaire (à proximité d'une grosse artère), si on prend bien soin de positionner l'extrémité ▶

du thermomètre dans le pli, à l'abri de la circulation d'air ; en ajoutant 0,5 °C à la valeur obtenue, celle-ci reflète assez bien la température centrale. Enfin, la température centrale peut être mesurée au niveau tympanique par thermomètre à infrarouges. La mise en place du thermomètre dans le conduit auditif externe doit être soigneuse si on veut que la mesure soit fiable.

FICHE PHARMACOLOGIE

ANTIPYRÉTIQUES

Paracétamol

DOLIPRANE					
Fièvre, douleur : 60 mg/kg/24 h en 4 à 6 prises	12 sach. 100 mg	2,13		65 %	0,18
	12 sach. 150 mg	2,13		65 %	0,18
	12 sach. 200 mg	2,13		65 %	0,18
	12 sach. 300 mg	2,13		65 %	0,18
	12 sach. 500 mg	1,95		65 %	0,16
	8 sach. 1 000 mg	2,02		65 %	0,25
	10 sup. séc. 100 mg	2,02		65 %	0,20
	10 sup. 150 mg	2,02		65 %	0,20
	10 sup. 200 mg	2,02		65 %	0,20
	10 sup. 300 mg	2,02		65 %	0,20
	8 sup. 1 000 mg	2,17		65 %	0,27
	16 cp. 500 mg	1,95		65 %	0,12
	16 cp. efferv. 500 mg	2,02		65 %	0,13
	100 cp. 500 mg	HOP			
	8 cp. 1 000 mg	2,02		65 %	0,25
	8 cp. efferv. séc. 1 000 mg	2,02		65 %	0,26
	100 cp. 1 000 mg	HOP			
	100 cp. efferv. séc. 1 000 mg	HOP			
	16 gél. 500 mg	1,95		65 %	0,12
	100 gél. 500 mg	HOP			
	8 gél. 1 000 mg	1,90		NR	0,24
Susp. buv. (2,4 %) : dose poids/prise	1 fl. 100 mL	2,08		65 %	2,08
EFFERALGAN					
Idem *DOLIPRANE (pédiatrie)*	16 cp. efferv. séc. 500 mg	1,95		65 %	0,12
	16 cp. 500 mg	1,95		65 %	0,12
	8 cp. efferv. 1 000 mg	2,02		65 %	0,25
DOLKO					
Idem *DOLIPRANE (pédiatrie)*	12 sach. 500 mg	1,95		65 %	0,16
	18 fl. 90 mL	2,08		65 %	0,12
	16 cp. séc. 500 mg	1,95		65 %	0,12
	8 cp. séc. 1 000 mg	1,90		65 %	0,24
PARALYOC					
Idem *DOLIPRANE (pédiatrie)*	10 lyoph. 250 mg	2,13		65 %	0,21
	16 lyoph. 500 mg	2,75		65 %	0,17
DAFALGAN PEDIATRIQUE					
Idem *DOLIPRANE (pédiatrie)*	1 fl. 90 mL sol. buv. 3 %	2,08		65 %	2,08

PÉDIATRIE

Propriétés

Antalgique périphérique et antipyrétique.
Résorption digestive rapide et complète (action *per os* en 30 min). Liaison faible aux protéines plasmatiques, métabolisme hépatique puis élimination essentiellement urinaire sous forme active (< 5 %) et sous forme de dérivés conjugués inactifs (1/2 vie = 2 h).

Indications

Traitement symptomatique de la fièvre et des douleurs d'intensité modérée.

Contre-indications

Insuffisance hépato-cellulaire.
Allergie au **paracétamol** (exceptionnelle).

Précautions d'emploi

Ne pas dépasser les doses maximales.
Espacer les prises de 8 h minimum en cas d'insuffisance rénale sévère.

Effets indésirables

Réactions allergiques (exceptionnelles) : rash cutané, urticaire.
Thrombopénies (exceptionnelles).
Surdosage (dose > 150 mg/kg en 1 prise) : cytolyse hépatique apparaissant dans les premières 24 h avec risque de nécrose irréversible massive et mort par encéphalopathie hépatique. Traitement : lavage gastrique précoce (2 premières heures ; inefficace si forme sirop), administration de **N-acétylcystéine** par voie orale ou en perfusion IV lente, traitement symptomatique. Surveillance de la paracétamolémie et des transaminases.

■ Ibuprofène

ADVILMED					
7,5 mg/dose-kg E et N. : 20 à 30 mg/kg/j en 3 prises, soit 1 dose-kg x 3 à 4/j	1 fl. 200 mL gradué en kg	3,53		65 %	3,53
20 à 30 mg/kg/j en 3 prises, soit 1 cp./10 kg/prise x 2 à 3/j	30 cp. 100 mg	2,39		65 %	0,08
ANTARÈNE					
10 mg/dose-kg Idem *ADVILMED*	1 fl. 150 mL gradué en kg 20 cp. 100 mg	2,24 2,28		65 % 65 %	2,24 0,11

La pharmacologie est développée en Rhumatologie dans Antalgiques dérivés des anti-inflammatoires non stéroïdiens.

■ Acétylsalicylate de lysine

ASPÉGIC					
Fièvre, douleurs : 60 mg/kg/j en 4 à 6 prises Maximum 100 mg/kg/j pour indication anti-inflammatoire (sans sodium)	20 sach. N. 100 mg 20 sach. E. 250 mg	2,20 2,28		65 % 65 %	0,11 0,11

Propriétés

Dérivés salicylés ayant un effet antalgique périphérique, antipyrétique, antiagrégant plaquettaire à faibles doses, anti-inflammatoire à fortes doses. Résorption digestive rapide (taux sanguin max. en 2 à 4 h), liaison importante aux protéines plasmatiques. Élimination urinaire (demi-vie 3 à 9 h) accrue par alcalinisation.

Indications

Traitement symptomatique des états fébriles et douloureux.

Maladies inflammatoires (fortes doses : maximum 100 mg/kg/j).

Antiagrégant plaquettaire à faibles doses.

À réserver en 2e intention du fait du risque rare mais potentiellement grave de survenue d'un syndrome de Reye.

Contre-indications

Allergie aux **salicylés** ou aux autres **AINS**.

Ulcère gastroduodénal évolutif, gastrite, autres lésions organiques susceptibles de saigner.

Maladies hémorragiques constitutionnelles ou acquises.

Précautions d'emploi

Ce traitement doit être proposé en seconde intention en cas de suspicion de varicelle ou de syndrome grippal du fait du risque rare mais potentiellement grave de syndrome de Reye.

Utiliser avec prudence en cas d'asthme, d'antécédents d'ulcère ou d'hémorragie digestive, en cas d'insuffisance rénale.

Ne pas administrer dans la semaine précédant une chirurgie, même mineure.

Effets indésirables

Réactions allergiques : choc anaphylactique, œdème de Quincke, asthme, urticaire (réaction croisée possible avec **AINS**).

Troubles digestifs : gastralgies, ulcérations gastroduodénales, hémorragies digestives patentes ou occultes (hématémèse ou méléna).

Hémostase perturbée pendant 4 à 8 j après traitement ; possibilité de saignements.

Surdosage (fréquent chez l'enfant) :

• modéré : bourdonnements d'oreille, céphalées, vertiges, nausées ;

• à sévère : fièvre, hyperventilation avec alcalose respiratoire, acidose métabolique, coma, collapsus, insuffisance respiratoire, hypoglycémie.

Traitement : lavage gastrique puis charbon activé, traitement symptomatique, hyperdiurèse alcaline, voire dialyse.

Interactions médicamenteuses

Associations contre-indiquées : **méthotrexate** > 15 mg/sem. (potentialisé de façon majeure), **anticoagulants oraux** (si **salicylés** forte dose).

Associations déconseillées : **antivitamines K, anti-inflammatoires non stéroïdiens, héparine, ticlopidine.**

Associations à surveiller : **corticoïdes, diurétiques, IEC.**

CONVULSIONS FÉBRILES

FICHE MALADIE

DÉFINITION

Une convulsion est dite fébrile lorsque l'enfant a une température corporelle supérieure à 38°C au moment de la convulsion (ou bien juste avant ou juste après).

CAUSES ET MÉCANISMES

Il faut distinguer :

• les convulsions fébriles liées à une infection intracérébrale (méningite bactérienne, encéphalite herpétique, neuropaludisme) ;

• les convulsions fébriles idiopathiques, beaucoup plus fréquentes, survenant entre 6 mois et 5 ans, où la fièvre est la seule cause de la convulsion. Dans 90 % des cas, cette fièvre est d'origine virale ;

• les convulsions favorisées par la fièvre chez des enfants ayant une épilepsie.

DIAGNOSTIC

Le diagnostic de la convulsion est clinique tout comme celui de la fièvre.

En présence d'une convulsion fébrile, l'examen clinique doit rechercher la cause de la fièvre, aidé si besoin d'examens complémentaires. Il faut s'attacher à rechercher des signes d'infection intracérébrale, surtout si la convulsion est dite complexe, c'est-à-dire en présence d'un des éléments suivants :

- Âge < 1 an ou antécédents neurologiques.
- Crise focale.
- Crise de durée > 15 min ou se répétant dans les 24 h.
- Anomalie neurologique post-critique : raideur de nuque, troubles de conscience, signes de localisation.

En cas de crise complexe et au moindre doute en cas de crise simple, l'examen clinique doit s'aider d'examens complémentaires : ponction lombaire, goutte épaisse, voire scanner cérébral, électroencéphalogramme. À ces examens s'ajoutent ceux prescrits dans le bilan étiologique de la fièvre (*cf.* Fièvre chez l'enfant, p. 1247).

Ce n'est qu'après avoir éliminé une cause intracérébrale qu'on peut conclure à une convulsion fébrile idiopathique (entre 6 mois et 5 ans).

TRAITEMENT

Le traitement d'urgence comporte 3 volets :

- Traitement anticonvulsivant si l'enfant convulse encore : **benzodiazépine**, en général **diazépam** (*VALIUM*) par voie intrarectale en l'absence de voie d'abord veineuse.
- Prise en charge optimale de la fièvre (*cf.* Fièvre chez l'enfant, p. 1247).
- Traitement étiologique le cas échéant : traitement antibiotique si la fièvre est présumée d'origine bactérienne, **aciclovir** (*ZOVIRAX*) en cas de suspicion d'encéphalite herpétique, quinine (*QUINIMAX*) en cas de suspicion de neuropaludisme (retour d'un pays d'endémie).

PRONOSTIC

Le pronostic des crises convulsives secondaires à une infection intracérébrale est le pronostic de l'infection en question.

Le pronostic des crises convulsives idiopathiques simples est bon, avec une guérison sans séquelle sur le développement psychomoteur. Le risque de récidive est important (30 % la première année) mais ne justifie pas de traitement anticonvulsivant au long cours. Ce risque s'amende après l'âge de 5 ans.

Le pronostic des crises convulsives complexes est moins bon, notamment avant 1 an, car il existe un risque d'évolution vers une épilepsie ultérieure, parfois sévère.

FICHE INFIRMIÈRE

EXAMENS

- Mesurer la température corporelle de l'enfant et réaliser de principe une glycémie capillaire devant toute convulsion.
- Réaliser de principe une bandelette urinaire chez le nourrisson, ainsi que les examens pour rechercher la cause de la fièvre et/ou une infection intracérébrale.
- Préparer le matériel pour la réalisation de la ponction lombaire (*cf.* Fiche technique, *chapitre* Méningite, *spécialité* Neurologie.

SURVEILLANCE DU TRAITEMENT

SOINS – TRAITEMENT

Si l'enfant convulse toujours, s'assurer de la liberté des voies aériennes, installer l'enfant en position latérale de sécurité pour éviter une inhalation en cas de vomissement, administrer de principe de l'oxygène, contrôler ses constantes vitales, puis administrer en urgence le traitement anticonvulsivant prescrit par le médecin. La voie IV est préférée si une voie d'abord est disponible. Dans le cas contraire, administrer du **diazépam** (*VALIUM*) par voie intrarectale, en adaptant une canule intrarectale à l'extrémité de la seringue ; pour éviter au produit de ressortir, les fesses de l'enfant doivent être maintenues serrées pendant plusieurs minutes.

Découvrir l'enfant fébrile. Réaliser les mesures physiques de refroidissement lorsque celles-ci sont nécessaires, et administrer les traitements antipyrétiques.

Le cas échéant, injecter par voie IV les médicaments anti-infectieux prescrits.

EFFICACITÉ DU TRAITEMENT

Surveiller l'heure pour pouvoir noter la durée de la convulsion. La fin de la convulsion clinique est définie par l'arrêt des mouvements anormaux. Il s'ensuit en général une période de coma post-critique avec respiration bruyante, stertoreuse, qui n'est pas la convulsion elle-même.

Dépister, pour prévenir le médecin, une récidive de convulsion : reprise de mouvements anormaux, parfois discrets (mouvements oculaires, mâchonnements). Surveiller le retour normal à la conscience en 20 à 30 min ; s'assurer qu'il n'apparaît pas de signes neurologiques focaux (réactivité motrice, pupilles).

Surveiller la température corporelle.

EFFETS INDÉSIRABLES

L'administration de benzodiazépines peut entraîner une dépression respiratoire ; surveiller la fréquence respiratoire, prévenir le médecin en cas de ralentissement de celle-ci.

L'administration de benzodiazépines peut également entraîner une hypotension ; surveiller pression artérielle et fréquence cardiaque.

ÉDUCATION ET CONSEILS

EXPLIQUER LA CONVULSION

La survenue d'une convulsion est très impressionnante pour les parents. Expliquer qu'il est normal que l'enfant soit assez long à reprendre conscience.

En cas de convulsions fébriles bénignes idiopathiques, rassurer les parents quant à la guérison sans séquelles. Expliquer le risque de récidives en précisant que celles-ci ne mettent pas en jeu la vie de l'enfant. Le traitement adéquat de la fièvre n'empêche pas toujours la récidive car la convulsion est souvent inaugurale de l'épisode fébrile.

EXPLIQUER LE TRAITEMENT

Traiter la fièvre de manière adéquate peut aider à éviter la récidive de convulsions :

- Découvrir l'enfant pour lui permettre d'évacuer sa chaleur.
- Lui proposer régulièrement de l'eau à boire pour éviter une déshydratation.
- Expliquer l'administration des médicaments antipyrétiques.

En cas de convulsions récidivantes, il est parfois proposé aux parents d'avoir du *VALIUM* intrarectal à domicile en cas de récidive : montrer aux parents la manière de l'administrer.

ÉPILEPSIE DE L'ENFANT ET DU NOURRISSON

FICHE MALADIE

DÉFINITION

L'épilepsie est une maladie chronique caractérisée par la répétition de crises convulsives.

CAUSES ET MÉCANISMES

Il existe de nombreuses formes d'épilepsie chez l'enfant (spasmes en flexion, absences, crises partielles ou généralisées…) ; la maladie pouvant se déclarer dès les premiers mois de vie et jusqu'à l'adolescence. L'épilepsie peut être isolée (essentielle) ou faire partie d'une maladie plus générale (anomalie chromosomique, maladie métabolique, séquelle d'une anoxie périnatale).

DIAGNOSTIC

Il est en général facile si l'on assiste à une crise généralisée : perte de connaissance brutale avec accès d'hypertonie des membres et du tronc, puis mouvements cloniques des membres, puis phase de récupération avec hypotonie et respiration bruyante. Sinon, dans les formes partielles ou les absences, l'électro-encéphalogramme (EEG) permettra de confirmer l'origine épilep-

PÉDIATRIE

tique d'une crise et de préciser le type d'épilepsie.
Après une première crise, il faut éliminer une cause neurologique (scanner ou mieux IRM) ou métabolique (hypoglycémie, hypocalcémie, hyponatrémie, hyperammoniémie).

TRAITEMENT

Le traitement fera appel en première intention à une monothérapie qui sera le plus souvent le **valproate de sodium** (*MICROPAKINE*) en cas de crises généralisées ou la **carbamazépine** (*TÉGRÉTOL*) en cas de crises partielles.
Des traitements plus lourds seront prescrits par le neurologue en cas d'échappement aux traitements usuels.

PRONOSTIC

Le pronostic est très variable selon le type d'épilepsie et la réponse au traitement ; mais un certain nombre d'épilepsies de l'enfant peuvent guérir et l'on peut essayer d'arrêter le traitement antiépileptique au bout de deux ans sans crise si l'EEG est normal.

FICHE INFIRMIÈRE

EXAMENS

Bilan préthérapeutique (*MICROPAKINE*) : NFS ; transaminases.
Surveillance des constantes : pouls, PA, température, glycémie capillaire.

SURVEILLANCE DU TRAITEMENT

SOINS – TRAITEMENT

Mise en route du traitement antiépileptique à dose progressive.
Traitement d'une crise convulsive : *cf.* Fiche technique, p. 1254.

SURVEILLANCE

Efficacité du traitement : disparition des crises convulsives ; normalisation de l'EEG.
Effets indésirables : risque de somnolence ou d'excitation en début de traitement.

ÉDUCATION ET CONSEILS

Rassurer les parents qui sont toujours très choqués par les convulsions de leur enfant. Ne pas occulter le risque de récidive mais les préparer à faire face : explication de l'ordonnance de *VALIUM* intrarectal remise aux parents, insister sur la nécessité d'une bonne observance du traitement.
L'enfant épileptique doit mener la même vie que ses camarades d'école en étant particulièrement attentif aux situations à risque : à la piscine par exemple. Mise en place d'un projet d'accueil individualisé pour qu'il y ait du *VALIUM* à l'école.
Chez l'adolescent, éviter les situations favorisant les crises : manque de sommeil, alcool, abus de jeux vidéo, discothèque (stroboscope).

FICHE TECHNIQUE

PRISE EN CHARGE D'UNE CRISE CONVULSIVE

1) Dès que possible :
- mise en position latérale de sécurité ;
- assurer la liberté des voies aériennes, oxygène au masque ;
- surveillance des fonctions vitales (scope) ;
- **diazépam** (*VALIUM*) intrarectal (0,5 mg/kg) ;
- renouveler le **diazépam** (*VALIUM*) 1 fois si les crises persistent à 10 min ;
- noter le type, la topographie et la durée de la crise ;
- interrogatoire de l'entourage et recherche d'une cause ;
- prendre la température et faire une glycémie capillaire.

2) Si la crise persiste à 20 min :

- mettre en place une voie veineuse ;
- prélèvements sanguins : pour ionogramme, glycémie, NFS, dosage des **antiépileptiques** si traitement au long cours ;
- assurer les fonctions vitales : liberté des voies aériennes, oxygène au masque, intubation si besoin ;
- corriger une hypoglycémie éventuelle ;
- traiter la cause (méningite, encéphalite) ;
- administrer une nouvelle dose de **diazépam** (*VALIUM*) 0,5 mg/kg IVL ;
- administrer parallèlement **phénobarbital** (*GARDÉNAL*) 15-20 mg/kg IVL ou **phénytoïne** (*DILANTIN*) 10-15 mg/kg IVL, surtout en cas d'épilepsie connue ou dans la crainte d'une dépression respiratoire.

3) Persistance des crises à 40-50 min : état de mal épileptique (EDME)

- réinjecter l'anticonvulsivant à action prolongée choisi initialement : **phénobarbital** (*GARDÉNAL*), sans dépasser la dose totale de 20 mg/kg ou **phénytoïne** (*DILANTIN*), sans dépasser la zone maximale de 30 mg/kg ;
- surveillance étroite cardio-respiratoire.

4) Persistance des crises : EDME réfractaire

- contacter une unité de réanimation ;
- intubation si non faite ;
- contrôle hémodynamique strict ;
- anesthésie barbiturique par **thiopental** (*NESDONAL*) ou utilisation de l'antiépileptique à action prolongée non utilisé précédemment.

PÉDIATRIE

FICHE PHARMACOLOGIE

ANTIÉPILEPTIQUES - POSOLOGIES INFANTILES

■ Phénobarbital

GARDÉNAL					
Crise convulsive : 10 à 20 mg/kg selon l'âge en IV sur 20 min	1 fl. 40 mg 1 fl. 200 mg	11,17 HOP	II II	65 %	11,17
Relais *per os* à H48 < 3 ans : 5 mg/kg/j en 2 prises > 3 ans : 3 mg/kg/j en 1 prise	80 cp. 10 mg 30 cp. 50 mg 20 cp. 100 mg	3,40 1,84 2,47	II II II	65 % 65 % 65 %	0,04 0,06 0,12
APAROXAL					
Idem *GARDÉNAL (pédiatrie)*	20 cp. séc. 100 mg	1,95	II	65 %	0,10
KANEURON					
3 à 4 mg/kg/j au coucher	1 fl. 5,4 % (1 620 gttes)	8,68	II	65 %	
ALEPSAL					
< 20 kg : 5 mg/kg/j 20 à 30 kg : 3 à 4 mg/kg/j > 30 kg : 2 à 3 mg/kg/j	30 cp. 15 mg 30 cp. 50 mg 30 cp. 100 mg 30 cp. 150 mg	2,03 2,04 2,84 4,44	II II II II	65 % 65 % 65 % 65 %	0,07 0,07 0,09 0,15

Phénytoïne

DI-HYDAN					
3 à 8 mg/kg/j en 2 prises	60 cp. séc. 100 mg	3,42	II	65 %	0,06

Diazépam

VALIUM ROCHE					
Crise convulsive : 0,1 mg/kg IVD renouvelable jusqu'à 0,5 mg/kg (risque d'apnée)	6 amp. (2 mL = 10 mg)	3,16	I	65 %	0,53
Per os : 0,5 à 1 mg/kg/j	40 cp. séc. 2 mg 40 cp. séc. 5 mg 30 cp. séc. 10 mg 600 gttes - fl. 20 mL (3 gttes = 1 mg)	1,66 1,72 2,11 3,05	I I I I	65 % 65 % 65 % 65 %	0,04 0,04 0,07

La pharmacologie est développée dans le chapitre Neurologie.

Clonazépam

RIVOTRIL					
Crise convulsive : charge 2 à 0,04 mg/kg IVD puis 0,2 à 0,5 mg/kg/j IV continu	6 amp. 1 mL = 1 mg	4,71	I	65 %	0,39
Per os (épilepsie) : 0,1 mg/kg/j à atteindre progressivement	28 cp. quadriséc. 2 mg 500 gttes 0,25 % (1 gtte = 0,1 mg)	2,16 2,25	I I	65 % 65 %	0,08

Valproate de sodium

DÉPAKINE					
Relais temporaire de la voie orale : bolus 15 mg/kg en 5 min puis relais par perf. continue à un débit de 1 mg/kg/h à adapter pour atteindre un taux sérique autour de 75 mg/mL	4 fl. 400 mg	HOP	II		
Per os : épilepsie : 30 mg/kg/j 2 à 3 prises quotidiennes Éviter les cp. avant 6 ans, préférer le sirop ou la sol. buv.	40 cp. 200 mg 40 cp. 500 mg 40 mL sol. buv. 200 mg/mL 150 mL sirop 57,64 mg/mL	3,92 8,65 5,46 8,39	II II II II	65 % 65 % 65 % 65 %	0,10 0,22 0,14 0,06
DÉPAKINE CHRONO 500 mg idem 2 prises (libération prolongée)	30 cp. séc. 500 mg	12,82	II	65 %	0,43
MICROPAKINE LP					
E et N : *per os*, 30 mg/kg/j	30 sach. 100 mg 30 sach. 250 mg 30 sach. 500 mg 30 sach. 750 mg	4,00 8,84 17,12 25,42	II II II II	65 % 65 % 65 % 65 %	0,13 0,29 0,57 0,85

La pharmacologie est développée dans le chapitre Neurologie.

DOULEUR DE L'ENFANT

FICHE MALADIE

DÉFINITION, CAUSES ET MÉCANISMES

La douleur est une expérience sensorielle et émotionnelle désagréable, associée à un dommage tissulaire présent ou potentiel, ou décrite en terme d'un tel dommage.

La douleur aiguë est un signal d'alarme utile car elle protège l'enfant (en lui permettant par exemple de retirer sa main d'un objet brûlant, etc.).

Mais lorsque la douleur est chronique, elle devient une maladie en elle-même avec des mécanismes divers (neurophysiologiques, psychologiques, etc.) et des phénomènes comportementaux spécifiques.

DIAGNOSTIC

Il repose sur des grilles d'hétéro-évaluation (EDIN) ou des échelles d'auto-évaluation (EVA) adaptées à l'âge de l'enfant qui permettent de chiffrer la douleur : faible, modérée ou forte.

TRAITEMENT

Le but du traitement est de soulager rapidement l'enfant douloureux en attendant l'efficacité du traitement étiologique. Il faut savoir rassurer l'enfant et prendre en charge son anxiété associée.

MODALITÉS

Il existe trois paliers thérapeutiques distincts. La réévaluation régulière de la douleur résiduelle permet, en cas d'efficacité insuffisante, d'augmenter la posologie ou de passer au palier supérieur (toujours après avoir éliminé une éventuelle complication passée inaperçue).

PÉDIATRIE

FICHE INFIRMIÈRE

EXAMENS

Examens nécessaires à l'exploration de la cause de la douleur.

SOINS – TRAITEMENT

Administration des antalgiques, par voie orale ou veineuse, en systématique ou selon la cotation de la douleur.

SURVEILLANCE

Évaluation régulière de la douleur avec l'échelle la mieux adaptée à l'âge de l'enfant. En cas de traitement par morphine, surveillance de la fonction respiratoire et préparation de l'antidote : *NARCAN*.

HYPERTENSION ARTÉRIELLE DE L'ENFANT

FICHE MALADIE

DÉFINITION

La pression artérielle normale varie en fonction de l'âge de l'enfant, l'hypertension artérielle (HTA) est donc définie par rapport à des courbes de PA normale (établies en fonction de l'âge ou de la taille). On définit ainsi trois zones en fonction des percentiles (p.) :

- **HTA limite** : entre le 90e et le 95e p.
- **HTA confirmée** : > 95e p.

- HTA menaçante : > 95e p. + 30 mmHg.

En pratique, points de repère pour HTA menaçante nécessitant un traitement immédiat :

- nouveau-né : PAs > 120 mmHg, PAd > 85 mmHg ;
- 6 semaines - 4 ans : PAs > 140 mmHg, PAd > 95 mmHg ;
- 4-18 ans : normes selon la taille :
  - 120 cm : PAs > 150 mmHg, PAd > 105 mmHg.
  - 160 cm : PAs > 170 mmHg, PAd > 110 mmHg.

CAUSES ET MÉCANISMES

Contrairement à l'adulte, chez qui l'HTA est le plus souvent idiopathique, une cause est retrouvée à l'HTA de l'enfant dans 80 à 85 % des cas.

- Causes rénales (40 %) : glomérulonéphrites, syndrome hémolytique et urémique, polykystose rénale, tumeur rénale, insuffisance rénale aiguë ou chronique, hypoplasies segmentaires, reins cicatriciels de pyélonéphrites et, surtout, sténose de l'artère rénale (15 % environ des HTA).
- Coarctation de l'aorte (30 %).
- Phéochromocytome (1 %).
- Causes endocriniennes et métaboliques (syndrome de Cushing, hyperaldostéronisme, hyperthyroïdie, déficit en 11-hydroxylase, hypercalcémie).
- Causes toxiques et médicamenteuses (plomb, mercure, gouttes nasales vasoconstrictrices, corticothérapie, réglisse).
- Idiopathique (15 à 20 %).

Penser aux HTA transitoires : douleur, hypercapnie, hypertension intracrânienne.

DIAGNOSTIC

Le diagnostic de l'HTA est clinique, effectué sur des mesures de PA répétées, éventuellement confortées par un Holter tensionnel.

Le bilan devant une HTA consiste à en trouver la cause :

- HTA limite : ionogramme sanguin, urée, créatinine, calcémie ; recherche de protéinurie, hématurie, glycosurie ; échographie rénale.
- HTA confirmée (examens orientés selon le bilan initial) : catécholamines urinaires, écho-Doppler rénal, angio-scanner abdominal, échographie cardiaque, aldostérone, rénine, voire ponction-biopsie rénale en cas de doute sur une néphropathie.

TRAITEMENT

TRAITEMENT DE LA CRISE D'HTA

- Avant 6 mois ou en cas de mauvaise tolérance cardiaque ou neurologique : traitement par voie IV continue par inhibiteurs calciques (**nicardipine**, *LOXEN*) ± **β-bloquants** (**labétalol**, *TRANDATE*). La mise en route du traitement est urgente.
- En cas de poussée bien tolérée après 6 mois : traitement oral par inhibiteurs calciques (**nifédipine**, *ADALATE*).

TRAITEMENT DE FOND DE L'HTA

Le traitement médicamenteux de l'HTA est prescrit si elle est permanente et non accessible à un traitement étiologique : monothérapie dans un premier temps (70 à 80 % d'efficacité), bi-voire trithérapie si nécessaire. Les médicaments utilisés sont des inhibiteurs de l'enzyme de conversion, des b-bloquants, des inhibiteurs calciques, d'autres vasodilatateurs, ou des antihypertenseurs centraux.

On y associe des règles hygiéno-diététiques : activité physique, correction de l'obésité, régime modérément sodé.

PRONOSTIC

En dehors du pronostic de l'affection causale, l'HTA en elle-même peut être responsable de complications :

- Complications chroniques : rétinopathie hypertensive, néphropathie hypertensive, hypertrophie ventriculaire gauche.
- Complications aiguës : manifestations hémorragiques (épistaxis), insuffisance cardiaque aiguë, complications cérébrales (céphalées, vertiges, bourdonnements, paresthésie ou, plus grave : convulsions, hémiplégie, paralysie faciale, amaurose, coma).

FICHE INFIRMIÈRE

EXAMENS

- Prise de pression artérielle : elle doit être effectuée au repos, en position allongée. Le brassard doit être de taille adaptée, c'est-à-dire recouvrant les deux tiers du bras ou, mieux, adapté à la mesure du périmètre brachial du patient. La mesure manuelle est avantageusement remplacée par la mesure automatisée. Trois mesures successives sont nécessaires pour affirmer l'HTA. Une HTA dans la zone menaçante nécessite l'appel immédiat du médecin.
- Réaliser de principe une bandelette urinaire.
- Réaliser le bilan sanguin.

SURVEILLANCE DU TRAITEMENT

SOINS – TRAITEMENT

L'administration d'antihypertenseurs par voie veineuse est effectuée obligatoirement à l'aide d'un pousse-seringue électrique, après vérification de la posologie administrée.

La **nifédipine** (*ADALATE*) s'administre par voie orale, en utilisant la forme galénique adaptée à l'enfant (suspension). Éviter l'administration sublinguale qui entraîne des chutes tensionnelles brutales.

EFFICACITÉ DU TRAITEMENT

Surveillance régulière de la pression artérielle, d'autant plus rapprochée que l'HTA est sévère. L'objectif est d'obtenir une pression artérielle hors de la zone menaçante en moins d'1 h et une pression artérielle normale en 24 h.

EFFETS INDÉSIRABLES

L'administration d'antihypertenseurs expose à un risque d'hypotension, d'autant plus mal tolérée qu'elle est brutale. Cette hypotension brutale se voit après une prise médicamenteuse orale, notamment de **nifédipine** (*ADALATE*). Il est donc indispensable de surveiller régulièrement la pression artérielle dans l'heure qui suit la prise.

L'utilisation de la voie IV continue permet d'être plus progressif. L'administration doit toujours être effectuée sous surveillance scopique, car il existe un risque de mort brutale en cas d'erreur de débit ou de bolus malencontreux.

ÉDUCATION ET CONSEILS

EXPLIQUER L'HTA

L'HTA est une augmentation de la pression du sang dans les artères. Elle est souvent, chez l'enfant, le signe d'une maladie rénale, cardiovasculaire ou endocrinienne. Il est nécessaire d'effectuer un bilan complet à la recherche de cette maladie.

EXPLIQUER LE TRAITEMENT

Des complications graves peuvent être secondaires à l'HTA. Un traitement régulièrement suivi permet de prévenir la survenue de ces complications. Le contrôle d'un surpoids, d'une activité physique régulière, et un régime modérément salé font partie intégrante du traitement. Une poussée d'HTA sévère peut nécessiter une hospitalisation et un traitement IV. En cas d'encéphalopathie hypertensive, il est normal que les symptômes mettent plusieurs jours à régresser après contrôle adéquat de la pression artérielle.

ASTHME DE L'ENFANT

FICHE MALADIE

DÉFINITION

L'asthme est une maladie inflammatoire chronique des voies aériennes qui se caractérise par la répétition d'épisodes de dyspnée expiratoire (sifflante) survenant de façon spontanée, plus souvent en fin de nuit, ou déclenchée par l'effort, par un épisode infectieux banal (rhume), par un contact avec un allergène.

CAUSES ET MÉCANISMES

L'asthme survient sur un terrain génétique prédisposé et peut être déclenché ou aggravé par des facteurs environnementaux : allergie respiratoire, pollution dont le tabagisme passif, infections virales des voies aériennes.

Les signes cliniques sont liés à l'inflammation chronique des bronches responsable d'une hyperréactivité bronchique : toux, dyspnée, sifflements.

DIAGNOSTIC

Il est le plus souvent facile quand on assiste à une crise. Classiquement, surtout chez le nourrisson, on ne retient le diagnostic qu'à partir du troisième épisode de dyspnée expiratoire. Il doit aussi être évoqué devant une toux sèche et persistante, surtout à prédominance nocturne, ou devant une gêne respiratoire à l'effort. Dans ce cas, le diagnostic pourra être confirmé, après 4 ans, par la réalisation d'explorations fonctionnelles respiratoires (EFR) ; qui permettront aussi le suivi de la maladie sous traitement. Avant 4 ans, la disparition des symptômes après mise en route d'un traitement de fond est également un bon test diagnostic.

TRAITEMENT

Le traitement de la crise simple fait appel à domicile à des bronchodilatateurs β2-mimétiques en spray (**salbutamol**, **terbutaline**) administrés à l'aide d'une chambre d'inhalation adaptée à l'âge de l'enfant (*BABYHALER*, *VOLUMATIC*, *ABLESPACER*, *VORTEX*, etc.) : 2 bouffées à répéter toutes les 10 min si besoin dans la première heure.

Le traitement d'une crise d'asthme sévère, ayant résisté au traitement précédent, justifie un passage aux urgences pour administration répétée des mêmes β2-mimétiques sous forme d'aérosols, associé à une corticothérapie orale (*CÉLESTÈNE* ou *SOLUPRED*). En cas d'amélioration, l'enfant sera rendu à ses parents (éventuellement après une courte hospitalisation) avec poursuite des β2-mimétiques et des corticoïdes pendant quelques jours.

L'absence d'amélioration définit l'asthme aigu grave avec risque vital nécessitant une admission en réanimation pour oxygénothérapie, hydratation intraveineuse, aérosols de β2-mimétiques en continu associés à de l'**ipratropium bromure** (*ATROVENT*), voire β2-mimétiques en intraveineux, corticothérapie intraveineuse.

Le traitement de fond a pour but d'éviter les crises et les symptômes intercritiques (toux nocturne ou à l'effort). Il repose sur la corticothérapie inhalée éventuellement associée à des bronchodilatateurs β2-mimétiques de longue durée d'action. Il repose également sur l'éducation des patients et de leur famille (réalisée au mieux au sein d'« Écoles de l'Asthme ») afin de surveiller l'état de base par la mesure régulière du *peak flow*, de limiter les facteurs d'aggravation (tabac, allergènes connus), de traiter toute crise débutante de manière adaptée (remise d'un protocole de soins aux parents et à l'école).

PRONOSTIC

L'asthme reste une maladie mortelle (environ 2 000 décès par an en France), surtout chez l'adolescent qui néglige son traitement ; mais avec un traitement et un suivi adapté l'asthmatique peut mener une vie tout à fait normale et même faire du sport en compétition.

Chez le nourrisson, quand l'asthme est surtout lié aux infections ORL répétées, la maladie peut complètement disparaître en grandissant.

FICHE INFIRMIÈRE

EXAMENS

Débitmètre de pointe (*peak flow*), à réaliser après chaque nébulisation, si l'enfant est en âge de le faire (après 8 ans) et surtout si la famille connaît la valeur de base : *cf.* Fiche technique, p. 1262.

SURVEILLANCE DU TRAITEMENT

SOINS – TRAITEMENT

Réalisation des nébulisations de bronchodilatateurs qui doivent être administrées au masque avec un débit de 6 L/min d'oxygène, toutes les 20 min initialement.
Administration des corticoïdes.

SURVEILLANCE

Monitorage cardio-respiratoire avec surveillance continue de la saturation en oxygène (SpO_2).
Dépister les signes de gravité d'une crise d'asthme : *cf.* Fiche technique, p. 1262.

ÉDUCATION ET CONSEILS

L'asthme est une des maladies chroniques de l'enfant pour laquelle l'observance du traitement est la moins bonne : crainte (non justifiée) des effets indésirables des corticoïdes ; longues périodes sans symptômes ; administration incorrecte des traitements.
L'apprentissage initial et la vérification régulière de la bonne prise des traitements inhalés sont donc primordiaux. Les systèmes de sprays nécessitent une bonne coordination de l'inspiration au déclenchement du spray, ce qui est rarement obtenu avant l'adolescence. En cas de difficulté, et systématiquement avant l'âge de 6 ans, l'utilisation d'une chambre d'inhalation est préférable.
Entre 6 et 12 ans, voire plus, les systèmes inhalateurs en poudre sont de plus en plus utilisés car ils ne nécessitent pas de coordination particulière et sont faciles à transporter.
L'adaptation du traitement de fond et la prise en charge des crises seront mieux gérées si l'enfant et ses parents disposent d'un plan d'action personnalisé écrit auquel se référer.
La prise en charge des crises à l'école nécessite la mise en place d'un projet d'accueil individuel.
L'éducation comprend aussi la lutte contre tout ce qui peut favoriser ou aggraver une crise d'asthme : tabagisme passif, allergènes avérés ou potentiels.

Allergène	Mesure d'éviction
Animaux de compagnie	Éviction des animaux de compagnie et nettoyage de la maison, notamment les tapis et les surfaces rembourrées. Encourager les écoles à interdire les animaux de compagnie.
Acariens	Laver les vêtements et la literie à l'eau chaude (55-60 °C) toutes les 1 à 2 semaine(s). Passer au congélateur les jouets en peluche 1 fois par semaine. Envelopper le matelas, les oreillers et les couettes dans des housses imperméables aux acariens. Utiliser des dispositifs de déshumidification.
Cafards	Nettoyer la maison. Éradication professionnelle des cafards. Envelopper oreillers et matelas dans des housses imperméables aux cafards.

Moisissures	Décontamination des surfaces moisies à l'eau de Javel faiblement concentrée. Utiliser des dispositifs de déshumidification. Réparation des fuites favorisant les moisissures. Éviction des tapis. Utilisation de systèmes de filtration des particules.

FICHE TECHNIQUE

CRITÈRES DE GRAVITÉ D'UNE CRISE D'ASTHME

	Asthme léger	**Asthme modéré**	**Asthme sévère**	**Arrêt respiratoire imminent**
Dyspnée	• À la marche • Peut s'allonger	• En parlant • Position assise • Nourrisson inhabituellement calme, cris plus brefs, difficultés d'alimentation	• Enfant restant au repos • Alimentation impossible • Enfant penché en avant	
Parole	Normale	Phrases isolées	Mots isolés	
Vigilance	Agitation possible	Agitation habituelle	Agitation habituelle	• Somnolence • Confusion
Fréquence respiratoire	Augmentée	Augmentée	> 30/min	Pauses
Fréquence respiratoire normale en fonction de l'âge				
• < 2 mois • 2-12 mois • 1-5 ans • 6-8 ans	• < 60/min • < 50/min • < 40/min • < 30/min			
Mise en jeu des muscles respiratoires accessoires	Inhabituelle	Habituelle	Habituelle	Asynergie thoraco-abdominale
Sibilants	Modérés, uniquement expiratoires	Importants	Importants	Silence auscultatoire
Fréquence cardiaque	< 100/min	100-120/min	> 120/min	Bradycardie

Fréquence cardiaque normale en fonction de l'âge				
• 2-12 mois • 1-2 ans • 2-8 ans		• < 160/min • < 120/min • < 110/min		
Pouls paradoxal	Absent Ou < 10 mmHg	Peut être présent 10-25 mmHg	Souvent présent 25-40 mmHg	Son absence suggère l'épuisement respiratoire
DEP (% de la valeur théorique ou de la meilleure valeur obtenue)	> 80 %	60-80 %	< 60 %	
PaO_2 sous air	Normale	> 60 mmHg	< 60 mmHg Cyanose possible	
$PaCO_2$	< 45 mmHg	< 45 mmHg	> 45 mmHg	
SaO_2	> 95 %	90-95 %	< 90 %	

FICHE PHARMACOLOGIE

Cf. Fiches pharmacologies de l'asthme *spécialité* Pneumologie, p. 1326 à 1337.

OTITES DU NOURRISSON ET DE L'ENFANT

FICHE MALADIE

Principaux germes :
- *Haemophilus influenzae.*
- *Streptococcus pneumoniae.*
- *Moraxella catarrhalis.*
- *Pseudomonas aeruginosa* (< 3 mois ++).
- Streptocoque A, staphylocoque, etc.

DISTINCTION DE 3 STADES

- Otite congestive.
- Otite suppurée collectée.
- Otite suppurée avec otorrhée spontanée.

PARTICULARITÉS CLINIQUES SELON LE GERME

• *Haemophilus* :

fièvre modérée, conjonctivite.

• Pneumocoque :

fièvre élevée, otalgie intense.

PRINCIPAUX DIAGNOSTICS DIFFÉRENTIELS

• Otite séreuse (tympan mat, épanchement souvent translucide rétrotympanique).

• Myringite aiguë (virale ++, phlyctène translucide ou hémorragique sur le tympan).

• Otite externe (otalgie ++, CAE inflammatoire, tympan normal).

COMPLICATIONS

- Mastoïdite.
- Paralysie faciale.
- Labyrinthite.
- Méningite.
- Abcès cérébral.
- Thrombophlébite du sinus latéral.
- Otite séromuqueuse.

FACTEURS FAVORISANTS DES OTITES À RÉPÉTITION

- Vie en collectivité (crèche).
- Hypertrophie des végétations.
- Reflux gastro-œsophagien.
- Immunodépression.
- Tabagisme passif.
- Carence martiale.

FACTEURS DE RISQUE DE PNEUMOCOQUE DE SENSIBILITÉ DIMINUÉE À PÉNICILLINE (PSDP)

- Vie en collectivité.
- Otite récente.
- Traitement antibiotique récent.
- Âge < 18 mois.

TRAITEMENT

- **Antalgiques, antipyrétiques (paracétamol, aspirine).**
- Gouttes auriculaires antalgiques (*OTIPAX*) : 3 instillations/j.
- Désinfection rhinopharyngée (sérum physiologique) si besoin.
- **Antibiotiques** (durée 8 à 10 jours).

OTITE DE DÉCOUVERTE RÉCENTE NON TRAITÉE

▶ Si risque de pneumocoque de sensibilité diminuée à la penicilline (âge < 18 mois)

Amoxicilline-acide clavulanique (*AUGMENTIN*) : en 3 prises *per os.*

Cefpodoxime proxétil (*ORELOX*) : en 2 prises *per os.*

Céfuroxime axétil (*ZINNAT*) : 30 mg/kg/j en 2 prises *per os.*

▶ Âge > 18 mois

Idem (*cf.* ci-dessus) ou si absence de facteur de risque de pneumocoque de sensibilité diminuée à la pénicilline : **érythromycine sulfafurazole** (*PÉDIAZOLE*) en 3 prises.

▶ En cas d'intolérance alimentaire associée

Possibilité de traitement par une injection unique (IM ou IV) de **ceftriaxone** (*ROCÉPHINE*).

Contrôle otoscopique souhaitable en fin de traitement.

EN L'ABSENCE D'AMÉLIORATION CLINIQUE (FIÈVRE, ASPECT LOCAL DU TYMPAN) À 48-72 H DE TRAITEMENT

- Prélèvement bactériologique ++ (paracentèse).
- **Amoxicilline** (*CLAMOXYL*) en 3 prises *per os* puis adaptation (selon germe, sensibilité et CMI) :
  - si pneumocoque de sensibilité diminuée à la pénicilline : poursuite de **amoxicilline** (*CLAMOXYL*) : à plus forte dose *per os* ou traiter par **ceftriaxone** (*ROCÉPHINE*) ;
  - si *Haemophilus* : **amoxicilline-acide clavulanique** (*AUGMENTIN*) : *per os* ou **cefpodoxime proxétil** (*ORELOX*) : *per os.*
- Réévaluation après 72 h du changement de traitement.

INDICATION DE PARACENTÈSE

- Otite hyperalgique malgré traitement.
- Échec de l'antibiothérapie probabiliste.
- Âge < 3 mois (pyocyanique ++).
- Immunodépression.
- Complications (méningite, mastoïdite, etc.).

BRONCHIOLITE

FICHE MALADIE

DÉFINITION

Dyspnée expiratoire survenant chez un nourrisson de moins de 2 ans en période automno-hivernale (octobre à mars).

CAUSES ET MÉCANISMES

Affection virale (VRS dans 75 % des cas) qui cause une inflammation et un encombrement des bronches, responsable d'une symptomatologie proche d'une crise d'asthme : polypnée, dyspnée et sifflements ; dans un contexte de rhinopharyngite modérément fébrile.

DIAGNOSTIC

Il est essentiellement clinique.

Une radiographie de thorax ne sera demandée qu'en cas de forme sévère ou très fébrile pour éliminer une atélectasie ou un foyer pulmonaire.

TRAITEMENT

Le traitement est symptomatique, destiné à passer le cap de la dyspnée aiguë. Il est réalisé le plus souvent à domicile mais une hospitalisation est nécessaire en cas de signes de luttes marqués (polypnée > 60/min), de difficultés alimentaires (quantités < 2/3 des quantités habituelles) ou d'hypoxie (SpO_2 < 95 %).

PRONOSTIC

Il est excellent avec guérison sans séquelle dans la majorité des cas. Mais il existe un risque de récidives et d'évolution vers une maladie asthmatique (éventuel rôle propre du VRS + rôle du terrain atopique personnel ou familial).

FICHE INFIRMIÈRE

EXAMENS

Afin d'affirmer l'origine virale de l'infection, notamment chez les nourrissons fébriles de moins de 3 mois, on peut effectuer une recherche de VRS par immunofluorescence sur les sécrétions naso-pharyngées prélevées lors d'une aspiration.

SURVEILLANCE DU TRAITEMENT

SOINS – TRAITEMENT

• Installation en proclive.

• Oxygénothérapie nasale pour obtenir une SpO_2 > 94 %. Dans les formes les plus sévères, surtout chez les nourrissons de moins de 6 semaines et les anciens prématurés, une ventilation assistée transitoire en réanimation pourra être nécessaire.

• Dans les formes peu sévères, alimentation épaissie et fractionnée au biberon. Si l'intensité de la dyspnée gêne l'alimentation, gavage gastrique ou duodénal, voire perfusion (glucosé à 5 % + électrolytes) 90 à 120 mL/kg/j selon l'âge.

• Kinésithérapie respiratoire (1 à 3 séance(s)/j).

• Désobstructions rhinopharyngées au sérum physiologique et aspirations à la demande.

• La prescription d'aérosols de bronchodilatateurs n'est pas systématique ; elle ne ralentit pas l'évolution de la bronchiolite mais peut permettre de passer un cap difficile. Plus l'enfant est jeune, moins le **salbutamol** (*VENTOLINE*) a de chances d'être efficace.

• Antibiothérapie : indiquée uniquement en cas de surinfection bactérienne.

• Traitement antipyrétique.

SURVEILLANCE

Surveillance continue de la fréquence cardiaque, de la fréquence respiratoire et de la saturation en oxygène par scope. Surveillance des signes de lutte ; de la tolérance de l'alimentation.

Prévenir le médecin en cas de modification de ces paramètres pouvant faire craindre une aggravation nécessitant un passage en réanimation pour ventilation assistée.

ÉDUCATION ET CONSEILS

Insister en maternité auprès des parents des bébés qui naissent pendant la période à risque (septembre à janvier) sur les conseils simples afin de prévenir la maladie : lavage des mains ; éviter le contact avec des enfants enrhumés plus grands (et donc décaler l'entrée en crèche au printemps si possible) ; port de masque pour les adultes malades.

MUCOVISCIDOSE

FICHE MALADIE

DÉFINITION, CAUSE ET MÉCANISMES

La mucoviscidose est la plus fréquente des maladies autosomiques récessives. Son incidence en France est de 1/2 500 naissances (avec fréquence des hétérozygotes dans la population de 1/50). Le gène de la mucoviscidose est situé sur le bras long du chromosome 7. Ce gène code pour une protéine transmembranaire CFTR, qui en cas de mutation (ΔF 508 dans 70 % des cas) entraîne un dysfonctionnement des canaux Na et Cl, conduisant à une hyperviscosité du mucus et à une hyperexcrétion de chlore.

DIAGNOSTIC

DÉPISTAGE NÉONATAL

Il est réalisé systématiquement en France depuis 2002, en même temps que le test de Guthrie, par dosage de la trypsine immunoréactive plus ou moins recherche de mutation du gène de la mucovicidose par biologie moléculaire si le dosage est élevé.

APRÈS LA NAISSANCE

Test de la sueur > 60 mEq/L à 2 reprises (nécessite 100 mg de sueur minimum, poids > 4 kg, attention aux faux positifs) ; à confirmer par une recherche de mutation du gène de la mucoviscidose.

TRAITEMENT

La prise en charge est multidisciplinaire (médicale, infimière, kinésithérapique, diététique, psychologique) et organisée dans des centres de ressources et de compétences pour la mucoviscidose (CRCM) en collaboration avec le médecin traitant ou l'hôpital de proximité.

TRAITEMENT DE L'ATTEINTE RESPIRATOIRE

Kinésithérapie respiratoire

Elle doit être systématique, dès le diagnostic. Quotidienne, voire pluriquotidienne en période d'exacerbation, elle permet le drainage des sécrétions bronchiques.

Traitement des surinfections pulmonaires

À envisager souvent dès la survenue de signes d'exacerbation (modification de l'expectoration, de la toux, de la tolérance à l'effort).

- Antibiothérapie guidée par les derniers ECBC.
- Germes fréquents : *Haemophilus influenzae, Staphylococcus aureus, Pseudomonas aeruginosa.*

TRAITEMENT DE L'ATTEINTE DIGESTIVE

Régime hypercalorique normolipidique

130 % des apports recommandés pour l'âge, à équilibrer avec la diététicienne au cas par cas (utilité des suppléments nutritionnels type *FORTIMEL*).

Apports de sodium (en cas de forte chaleur)

4 à 5 mEq/kg/j (transpiration abondante).

Supplémentations vitaminiques liposolubles : A, D, E et K (pour le nourrisson)

- Vitamine A : 5 000 à 10 000 U/j.
- Vitamine D : 800 U/j.
- Vitamine E : 10 à 20 mg/kg/j.
- Vitamine K : 10 mg/trimestre (nourrisson).

Insuffisance pancréatique exocrine (85 %)

Extraits pancréatiques avant les repas, *CRÉON* : 2 000 à 10 000 U/kg/j de lipase (max. 250 000 UI/j), réparties en 3 prises. Dose individuelle à trouver pour un bon confort digestif.

En cas de mauvais état nutritionnel

Utilisation ponctuelle ou au long cours :

- de nutrition entérale (par sonde gastrique ou gastrostomie), souvent nocturne ;
- de nutrition parentérale sur cathéter implantable.

PRONOSTIC

Le pronostic dépend de l'importance de l'atteinte respiratoire qui est inéluctable. Avec la prise en charge actuelle, la médiane de survie est d'environ 30 à 40 ans.

La transplantation pulmonaire améliore le pronostic avec une médiane de survie de 8 ans et une espérance de 76 % à 1 an, 56 % à 5 ans et 47 % à 10 ans.

FICHE INFIRMIÈRE

EXAMENS

- Radiographie de thorax au moins 1 fois/an ; scanner thoracique si besoin.
- EFR à la demande.
- Examen cytobactériologique des crachats (ECBC) régulièrement, pour recherche de colonisation à *Pseudomonas aeruginosa*, *Staphylococcus aureus*.
- Bilan biologique au moins 1 fois/an : bilan nutritionnel, bilan inflammatoire, sérologies aspergillaires.
- Échographie abdominale et échographie cardiaque tous les 3 ou 4 ans.

SURVEILLANCE DU TRAITEMENT

TRAITEMENT – SOINS

Administration des antibiotiques par voie IV ou par aérosols si besoin.

SURVEILLANCE

Visite dans le CRCM référent au moins une fois par mois jusqu'à l'âge de 6 mois, tous les 2 mois jusqu'à l'âge d'un an, puis tous les trimestres.

Surveillance de la fonction respiratoire : FR, SpO_2, *Peak-Flow et/ou spirométrie, ECBC.*

Surveillance de la fonction digestive : poids et indice de masse corporelle, alimentation, transit.

ÉDUCATION ET CONSEILS

La mucoviscidose, comme toutes les maladies chroniques de l'enfance, expose au risque de mauvaise observance des traitements notamment à l'adolescence. Il faut donc profiter de chaque consultation ou hospitalisation pour insister sur l'importance des traitements et sur l'hygiène de vie : pas de tabac, ni d'alcool :

- consulter rapidement un médecin en cas de douleurs abdominales, vomissements, perte de poids, grande fatigue avec perte de la soif, modification de l'état respiratoire ;
- ne pas oublier la kinésithérapie respiratoire quotidienne ;
- adapter les doses d'extraits pancréatiques à la richesse en graisse de chaque repas et à l'aspect des selles selon les prescriptions médicales ;
- augmenter la supplémentation en sel et s'hydrater davantage en cas d'effort prolongé ou de forte chaleur selon les prescriptions médicales ;
- respecter une hygiène de vie rigoureuse afin de diminuer le risque d'infection : se laver, et faire laver à l'entourage, régulièrement les mains, particulièrement avant et après les aérosols et la kiné, mais aussi dans tous les actes ▶

de la vie quotidienne (repas, ...) ; porter un masque lors des consultations hospitalières, faire porter un masque à l'entourage s'il présente une infection ORL ou bronchique ; ne pas fumer et ne pas s'exposer à la fumée de cigarette ;
• vérifier les vaccinations : vaccinations classiques + pneumocoque tous les 3 ans + grippe tous les ans ;
• ne jamais interrompre un traitement sans avis médical même si tout semble bien aller ;
• pratiquer une activité physique ou sportive régulière adaptée aux capacités respiratoires ;
• refaire tous les ans le projet d'accueil individualisé (PAI) pour favoriser l'intégration scolaire ; privilégier un mode de garde individuel plutôt que collectif pour le nourrisson ;
• toujours emporter avec soi la « carte de soins et d'information mucoviscidose » qui vous a été remise afin de pouvoir la présenter à tout médecin prenant en charge votre enfant en urgence.

FICHE TECHNIQUE

TEST DE GUTHRIE

Le test de Guthrie (du nom du médecin américain qui l'a mis au point en 1962) ne dépistait initialement que la phénylcétonurie.

Il permet actuellement de dépister 5 maladies asymptomatiques à la naissance et dont la prise en charge précoce permet d'éviter une évolution défavorable :
• phénylcétonurie ;
• hypothyroïdie congénitale ;
• hyperplasie congénitale des surrénales ;
• mucoviscidose ;
• drépanocytose.

Les quatre premières maladies sont dépistées chez tous les enfants ; la drépanocytose n'est recherchée que dans les populations à risques : enfant dont au moins un des parents est originaire d'un des pays suivants : pays d'Afrique noire, Cap-Vert, Antilles, Guyane, Amérique du Sud (Brésil), Noirs d'Amérique du Nord, Inde, Océan Indien (Madagascar, Réunion, Maurice, Seychelles, Comores), pourtour du Bassin Méditerranéen : Afrique du Nord (Algérie, Tunisie, Maroc), Italie du Sud et Sicile, Grèce, Turquie, Moyen-Orient (Liban, Syrie, Yémen, Arabie Saoudite, Oman, Emirats Arabes Unis, Bahreïn) et Corse.

Ce test nécessite le recueil de quelques gouttes de sang qui sont ensuite déposées sur du papier buvard lui-même envoyé dans des centres de référence pour analyse.

Le recueil de sang se faisait initialement par prélèvement capillaire au niveau du talon. De plus en plus, compte tenu du nombre plus important de maladies dépistées et de la douleur engendrée par le prélèvement capillaire (avec également des risques d'infection), ce prélèvement est effectué par voie veineuse sur le dos de la main.

Pour être fiable vis-à-vis du dépistage de la phénylcétonurie, le recueil ne peut être effectué qu'après 3 jours d'alimentation soit au mieux à 72 h de vie chez le nourrisson bien portant.

Les valeurs seuils des différents dosages ont été choisies pour ne pas méconnaître un seul malade ; de ce fait un certain nombre d'enfants dépistés ne sont en fait pas malade (faux positifs). Tout test positif à la naissance nécessite donc une confirmation avant mise en route d'un traitement ou d'un suivi particulier.

TUBERCULOSE

FICHE MALADIE

DÉFINITION

Maladie infectieuse à transmission interhumaine due à une mycobactérie : *Mycobacterium tuberculosis* (bacille de Koch).

CAUSES ET MÉCANISMES

Les enfants sont le plus souvent contaminés par un adulte de leur entourage. Après contamination aéroportée au niveau bronchique, la maladie peut rester latente pendant plusieurs mois ou années avant de se déclarer : les formes pulmonaires sont les plus fréquentes mais il existe aussi des atteintes méningées, ganglionnaires, ou osseuses (mal de Pott).

DIAGNOSTIC

En l'absence de signe clinique (tuberculose latente), le diagnostic repose sur la mise en évidence d'un virage tuberculinique : intradermoréaction à la **tuberculine** (*TUBERTEST*) > 5 mm en l'absence de vaccination ou > 15 mm après vaccination ou sur un test QuantiFERON (*cf.* Fiche technique *spécialité* Pneumologie, p. 1346) positif.

En présence de signes cliniques (tuberculose maladie : fièvre, toux, altération de l'état général avec amaigrissement), le diagnostic repose en plus sur la radio du thorax complétée par un scanner thoracique et sur la mise en évidence de la mycobactérie sur les tubages gastriques.

TRAITEMENT

TRAITEMENT PRÉVENTIF

Il repose sur la vaccination par le BCG (Bacille de Calmette et Guérin), vaccination obligatoire jusqu'en 2007 et actuellement toujours fortement conseillée en Île-de-France.

TRAITEMENT DE LA TUBERCULOSE LATENTE

Il repose sur l'association de deux antituberculeux (**isoniazide** et **rifampicine**) pendant 3 mois.

TRAITEMENT DE LA TUBERCULOSE MALADIE

Il repose sur l'association de 3 ou 4 antituberculeux (**isoniazide, rifampicine, pyrazinamide, éthambutol**) pendant 2 mois puis bithérapie pendant 4 mois.

PRONOSTIC

Le plus souvent favorable si le traitement est bien suivi.

FICHE INFIRMIÈRE

(*cf.* Tuberculose adulte), p. 1344

FICHE PHARMACOLOGIE

Cf. Fiches pharmacologies Tuberculose, *spécialité* Pneumologie, p. 1347 à 1352.

PÉDIATRIE

ANÉMIE SIDÉROPÉNIQUE

FICHE MALADIE

DÉFINITION

Anémie microcytaire arégénérative avec fer sérique bas, ferritine basse, coefficient de saturation bas, CTF augmentée ; secondaire à un manque de fer par défaut d'apport, malabsorption ou pertes excessives.

Également appelée anémie par carence martiale.

CAUSES ET MÉCANISMES

CAUSE ANTÉNATALE

- Carence maternelle importante.
- Prématurité, hypotrophie.
- Grossesse gémellaire.
- Hémorragie fœto-maternelle.

BESOINS ACCRUS

Polyglobulie des cardiopathies cyanogènes.

INSUFFISANCE D'APPORT

- Régime lacté exclusif prolongé.
- Pica, géophagie.
- Diarrhée chronique avec malabsorption (maladie cœliaque).

SPOLIATION SANGUINE (RARE CHEZ L'ENFANT)

- Pertes digestives (œsophagite, diverticule de Meckel, polypes, maladie de Crohn, ankylostomiase).
- Prélèvements sanguins répétés (prématuré ++, hypotrophe).

DIAGNOSTIC

Le diagnostic est biologique car l'anémie s'installant progressivement, elle est en général bien tolérée sur le plan clinique, avec le plus souvent juste une pâleur cutanéo-muqueuse et un souffle systolique à l'auscultation cardiaque.

Il repose sur :

- le dosage de l'hémoglobine ;
- le volume globulaire moyen (VGM) ;
- la ferritinémie, le fer sérique ;
- le coefficient de saturation ;
- la capacité totale fixation transferrine (CTF).

TRAITEMENT

- Apport de fer par l'intermédiaire de sels ferreux, en plusieurs prises par jour car l'absorption est mauvaise (20 % de la dose). Ex. : sel ferreux (*FERROSTRANE*) : en 2 prises en dehors des repas.
- On l'associe souvent à des folates (*SPÉCIAFOLDINE*).
- Exceptionnellement, en cas d'anémie sévère (< 5 g d'Hb) et mal tolérée (tachycardie, dyspnée, hypotension), une transfusion de concentrés globulaires pourra être nécessaire initialement.

PRONOSTIC

L'anémie se corrige le plus souvent sous traitement mais risque de récidiver à l'arrêt si la cause n'a pas été objectivée et traitée.

FICHE INFIRMIÈRE

EXAMENS

NFS et bilan martial initial ; à contrôler après 2 à 3 mois de traitement.

SURVEILLANCE DU TRAITEMENT

Mise en route de la supplémentation en fer. Constantes (pouls, PA, SpO_2) si anémie sévère.

ÉDUCATION ET CONSEILS

Prévenir les parents de la coloration noire des selles et de la possibilité de troubles digestifs ; de l'importance de poursuivre le traitement 2 mois minimum.

FICHE PHARMACOLOGIE

SELS FERREUX – FER SEUL ORAL (SEL FERREUX)

■ **Ascorbate ferreux**

ASCOFER					
A. : 100 à 200 mg/j en 1 à 2 prises, jusqu'à reconstitution du stock en fer (3 mois) E. et N. : 6 à 10 mg/kg/j	30 gél. 33 mg	3,29		65 %	0,11

■ **Ferédétate de sodium**

FERROSTRANE					
Idem *ASCOFER*	25 càc 34 mg (fl. 125 mL)	2,62	II	65 %	0,10

■ **Fumarate ferreux**

FUMAFER					
Idem *ASCOFER*	50 cp. 66 mg 100 cp. 66 mg 50 doses 33 mg	HOP 2,78		65 % NR	0,03

■ **Succinate ferreux + acide succinique**

INOFER					
Idem *ASCOFER*	100 cp. séc. 100 mg	6,31		65 %	0,06

■ **Sulfate ferreux**

TARDYFERON					
Idem *ASCOFER*	30 cp. 80 mg	3,56		65 %	0,12

FER ET VITAMINE C ORAL (SULFATE)

Sulfate ferreux + acide ascorbique

FERO-GRAD VITAMINÉ C 500					
Idem *ASCOFER*	30 cp. 105 mg + ac. ascorbique 500 mg	3,16		65 %	0,11

FER INJECTABLE○

Fer

VENOFER					
Quantité de fer (mg) = poids (kg) x 2,4 x [Hb_{cible} -$Hb_{actuelle}$] (g/ 100 mL) Ne pas dépasser 300 mg/inj. en IV lente (90 min)	5 fl. 5 mL (20 mg/mL)	HOP			

Propriétés

Le fer administré sous forme de **sels ferreux** par voie orale est absorbé dans le duodénum et le jéjunum, le fer ferreux entre dans la formation de l'hémoglobine. 10 à 20 % du fer ingéré est absorbé. Cette absorption intéresse l'ion ferreux.

Indications

Carence martiale.

VENOFER : lorsqu'un traitement par fer oral est insuffisant ou mal toléré :

- carence martiale liée aux maladies inflammatoires chroniques sévères de l'intestin ;
- anémie de l'insuffisant rénal chronique hémodialysé ;
- anémies aiguës en postopératoire immédiat ;
- en préopératoire chez les patients anémiés inclus dans un programme de don de sang autologue en association avec l'**EPO**.

Contre-indications

Surcharge martiale normale ou hypersidérémique : thalassémie, anémie réfractaire, anémie par insuffisance médullaire.

Effets indésirables

Après administration par voie orale, les **sels ferreux** sont à l'origine d'une irritation du tube digestif à l'initiation du traitement. Les doses utiles peuvent être atteintes par paliers. Nausées, épigastralgies, diarrhée ou au contraire constipation. Ces effets sont rares. Selles noires (avertir le patient).

La voie IV peut entraîner exceptionnellement une réaction anaphylactique.

Interactions médicamenteuses

Fer oral :

- absorption diminuée par l'alimentation ;
- absorption augmentée par la prise concomitante d'**acide ascorbique**.

Absorption de fer oral réduite si administré de façon concomitante à une forme injectable et risque de lipothymie avec *VENOFER* (association déconseillée, délai de 5 j à respecter après la dernière inj. pour l'administration de fer oral.)

DIARRHÉE AIGUË-DÉSHYDRATATION

FICHE MALADIE

GERMES DONNANT DES GASTRO-ENTÉRITES

Rotavirus (+++).
Autres virus : calcivirus, adénovirus, astrovirus, coronavirus.
Escherichia coli.
Shigelles, salmonelles, *Yersinia*, *Campylobacter.*
Vibrion cholérique (formes importées).
Parasites (giardia, amibes, etc.).

ÉVALUATION DE LA SÉVÉRITÉ

Critères d'hospitalisation :

- perte de poids > 10 % du poids du corps ;
- polypnée, troubles hémodynamiques, oligurie ;
- altération de l'état général, signes septiques ;
- vomissements ou refus du biberon empêchant la réhydratation orale ;
- mauvaise surveillance parentale sur une diarrhée sévère ;
- âge < 3 mois et/ou poids < 5 kg ;
- terrain particulier (mucoviscidose, déficit immunitaire, etc.).

EXAMENS COMPLÉMENTAIRES

Non systématiques, ils sont indiqués dans les formes sévères. Le bilan effectué varie selon la clinique :

- ionogramme sanguin, fonction rénale si déshydratation > 5 % ou si oligurie marquée ;
- virologie des selles ;
- coproculture (si selles glairo-sanglantes ou signes septiques) ;
- NFS, CRP, hémoculture (formes septiques) ;
- urines : ionogramme, glycosurie et osmolarité (doute sur une autre cause de déshydratation) ;
- ASP ± échographie (doute diagnostique lorsque les vomissements sont importants notamment pour éliminer une invagination intestinale aiguë) ;
- ECG (si dyskaliémie).

TRAITEMENT

RÉHYDRATATION ORALE

Une réhydratation orale doit toujours être essayée. Les risques de convulsion par variation brutale de la natrémie sont en effet bien moindres.

Par **solutés de réhydratation orale** (*ADIARIL, GES 45, ALHYDRATE, HYDRIGOZ*).

Si la tolérance digestive est bonne, augmenter peu à peu les quantités pour permettre à l'enfant de boire à volonté.

L'échec d'une réhydratation orale *bien conduite* impose l'hospitalisation. Il est toutefois rare de devoir imposer le repos digestif complet.

Après reprise de l'alimentation, le soluté de réhydratation est poursuivi entre les repas (meilleure absorption lorsqu'il est administré seul).

RÉHYDRATATION INTRAVEINEUSE

Indication : réhydratation orale impossible (vomissements, refus du biberon). Elle doit être relayée dès que possible par une réhydratation orale.

Modalités : perfusion glucosée 5 % : additionner la perte de poids + les besoins de base + les éventuelles pertes persistantes. Cette quantité totale est à perfuser sur 24 h soit en général 100 à 200 mL/kg/j. Impérativement ajouter des électrolytes : NaCl, KCl et Ca^{2+} : 30 mg/kg/j. Les apports hydriques et les électrolytes sont à adapter au ionogramme sanguin et au volume des pertes.

Cas particulier de l'hyponatrémie menaçante (< 120 mEq/L avec symptômes neurologiques : coma, convulsions) : cette part symptomatique doit impérativement être corrigée rapidement ; quantité de Na à apporter :
nb de mEq = 2/3 x poids x (125 – natrémie).
À perfuser sous forme de NaCl 5,85 % (1 mL = 1 mEq) sur environ 30 min.

PÉDIATRIE

Par la suite, l'hyponatrémie (tout comme l'hypernatrémie) doit être corrigée lentement, au plus de 0,5 à 1 mmol/L par heure.

ANTIBIOTHÉRAPIE

Indications d'emblée

Fièvre importante avec état septique ou syndrome inflammatoire important.

Diarrhée glairo-sanglante profuse.

Céphalosporine de 3e génération, ceftriaxone (*ROCÉPHINE*).

Indications (en fonction des résultats de la coproculture)

Diarrhée virale : pas d'**antibiotiques**.

Salmonelle : *ROCÉPHINE* si âge < 6 mois, hémoculture positive, si fièvre > 48 h, si *S. typhi* ou *paratyphi* A, B ou C.

Shigelle : antibiothérapie systématique, par exemple *ROCÉPHINE*.

Campylobacter : antibiothérapie non systématique. Seulement si forme très fébrile ou prolongée ou âge < 6 mois par **macrolide, érythromycine** *ÉRYTHROCINE* 50 mg/kg/j en 2 prises orales.

RENUTRITION

Âge < 3 mois

Continuer l'allaitement au sein.

En cas d'allaitement artificiel, après 12-24 h de solution de réhydratation, réalimenter avec une **formule sans lactose hypoallergénique** (*DIARIGOZ*) voire une **formule à base d'hydrolysat de protéines** (*ALFARÉ*), systématique avant 1 mois. Le lait habituel est réintroduit sur 3 ou 4 j après 1 semaine de selles normales.

Enfant > 3 mois

Le lait est remplacé par une **formule sans lactose** (*DIARGAL, OLAC, AL 110*) à poursuivre quelques jours après normalisation des selles. Éviter les aliments riches en fibres et les graisses cuites, les crudités, les fruits crus. Utiliser les aliments constipants : riz, carottes, compotes de pommes, coings, bananes.

AUTRES MÉDICAMENTS

Le racécadodril (*TIORFAN*) est le seul médicament ayant prouvé son efficacité pour diminuer le débit des selles.

Les pansements digestifs ne raccourcissent pas l'évolution, les ralentisseurs du transit sont contre-indiqués ++ (risque d'iléus, voire perforation).

Association éventuelle avec *Lactobacillus acidophilus* (*LACTÉOL FORT*) ou argiles (*SMECTA*).

SURVEILLANCE : PRONOSTIC

L'évolution est le plus souvent rapidement favorable après réhydratation orale ou intraveineuse, mais on estime à environ 20 par an le nombre de décès de nourrissons par déshydratation sur simple gastro-entérite virale en France.

COMPLICATIONS

Neurologiques

À rechercher devant coma, convulsions :

Hématome sous-dural (très rare).

Thrombose veineuse cérébrale dans les déshydratations hypernatrémiques : il s'agit plus souvent de thromboses de petites veines intracérébrales que des sinus.

Œdème cérébral (réhydratation trop rapide).

Rénales

Insuffisance rénale organique par nécrose tubulaire aiguë.

Thrombose des veines rénales.

Syndrome hémolytique et urémique, dans les diarrhées à *E. coli* ou à shigelle : toute diurèse ne reprenant pas dans les premières heures de réhydratation impose l'hospitalisation en réanimation.

Digestives

Intolérance aux protéines du lait de vache secondaire (acquise) : si persistance de la diarrhée plus d'une semaine, ou récidive de la diarrhée ++ dès reprise du lait antérieur au régime, utiliser une **formule à base d'hydrolysat de protéines** (*ALFARÉ, PEPTIJUNIOR, PRÉGOMINE, PREGESTIMIL*). Prévention en systématique avant 1 mois de vie.

Diarrhée grave rebelle : diarrhée se pérennisant, nécessitant une alimentation parentérale.

FICHE INFIRMIÈRE

EXAMENS

Réaliser le bilan sanguin : NFS, CRP, ionogramme sanguin.

SURVEILLANCE DU TRAITEMENT

SOINS – TRAITEMENT

Préparation et administration du soluté de réhydratation orale : « diluer 1 sachet dans 200 mL d'eau. Ces solutés doivent être préférés à toute autre forme d'apport hydrique car ils sont riches en sel. Proposer au biberon des petites quantités fractionnées (environ 20-50 mL initialement) de manière répétée (environ toutes les 15 min), éventuellement après antiémétisant ».

Mise en place de la perfusion en cas d'échec de la réhydratation orale ou d'emblée si signes de gravité (*cf.* Fiche technique, p. 1275).

Mise en place d'une poche à urine pour surveillance de la diurèse.

SURVEILLANCE

Surveillance clinique : mesure de la PA, de FC et de la température toutes les 3 à 6 h ; contrôle du poids 2 fois par jour ; vérifier la reprise de la diurèse avant la 6e h de réhydratation ; surveiller la fréquence et la consistance des selles.

Surveillance de la voie d'abord : risque de diffusion si débit important.

Surveillance biologique : contrôle du ionogramme sanguin toutes les 6 h tant qu'il reste perturbé (hypo- ou hypernatrémie, insuffisance rénale fonctionnelle).

ÉDUCATION ET CONSEILS

Bien expliquer aux parents le mode de transmission oro-fécal des gastroentérites et leur prévention surtout en cas de voyage à l'étranger :

- bien se laver les mains avant et après les changes des nourrissons, avant et après la préparation et l'administration des repas ;
- utiliser uniquement de l'eau minérale en bouteille ;
- laver et peler les fruits et les légumes ;
- bien faire cuire les viandes, surtout le steak haché ;
- préférer les produits laitiers pasteurisés et éviter ceux à base de lait cru, surtout avant l'âge de 3 ans.

Les règles d'hygiène doivent aussi être parfaitement bien appliquées par le personnel médical et paramédical travaillant dans les crèches et dans les services hospitaliers car la gastroentérite à rotavirus est la première cause d'infection nosocomiale en pédiatrie.

Le virus est très résistant à l'air libre et peut être transmis non seulement directement à partir des mains en cas de non respect des durées de lavage (préférer les solutions hydroalcoolique), mais aussi à partir des surfaces (plan de travail, table à langer, etc…) qui ont pu être souillées et doivent donc être également régulièrement désinfectées.

FICHE TECHNIQUE

PRISE EN CHARGE D'UNE DÉSHYDRATATION SÉVÈRE

En cas de déshydratation avec perte de poids > 10 %, et surtout si signes de choc (tachycardie, allongement du temps de recoloration cutanée, extrémités froides et marbrées, hypotension), la priorité est à la mise en place d'une voie d'abord veineuse, si possible en moins de 5 à 10 min. En cas d'échec en périphérie, le médecin, ou l'infirmière si elle a été formée, pourra être amené(e) à poser une voie intra-osseuse au niveau du tibia.

Sur cette voie on passera initialement : 20 mL/kg de sérum physiologique, en moins de 15 min, à répéter 1 ou 2 fois si besoin jusqu'à disparition des signes de choc ; puis relais par la perfusion prescrite par le médecin.

FICHE PHARMACOLOGIE

SOLUTÉS DE RÉHYDRATATION ORALE

Solutés de réhydratation orale

ADIARIL				
Énergie 105 kcal/L, osmolarité 250 mOsm/L, glucose 13,3 g/L, saccharose 12,5 g/L, Na^+ 60 mmol/L, K^+ 20 mmol/L, citrate 10 mmol/L	10 sach. 7 g	6,20	60 %	0,62
PICOLITE				
Énergie 360 kcal/L, osmolarité 233 mOsmol/L, glucides 90 g/L, saccharose 20 g/L, dextrine-maltose 70 g/L, Na^+ 60 mmol/L, K^+ 22,3 mmol/L, Cl^- 62,3 mmol/L, citrates 9,3 mmol/L	10 sach. 20 g	6,20	60 %	0,62
NOVALAC HYDRANOVA				
Énergie 108 kcal/L, osmolarité 245 mOsmol/L, glucose 25,5 g/L, Na^+ 60 mmol/L, K^+ 20 mmol/L, Cl^- 61 mmol/L, citrates 10 mmol/L	10 sach. 6,5 g	6,20	60 %	0,62
VIATOL				
Énergie 80 kcal/L, osmolarité < 270 mOsm/L, glucose 20 g/L, Na^+ 50 mmol/L, K^+ 25 mmol/L, citrates 12,5 mmol/L, bicarbonates 30 mmol/L	10 sach. 5,25 g	6,20	60 %	0,62

Propriétés

Solutés de réhydratation orale ayant un apport équilibré en glucose et en électrolytes permettant de compenser les pertes digestives causées par une diarrhée aiguë.

Indications

Prévention et correction des déshydratations au cours des diarrhées aiguës de l'enfant.

Précautions d'emploi

Conserver à l'abri de l'humidité et de la chaleur.
Une fois la solution reconstituée (1 sach. pour 200 mL d'eau), conservation possible au réfrigérateur pendant 24 h.

Pour une meilleure absorption, administrer entre les repas. Les quantités administrées sont régulées par la soif du nourrisson.
L'efficacité du traitement doit être surveillée rigoureusement (poids, état d'hydratation, etc.).
Reprendre l'alimentation dès que possible. Administrer exclusivement ces solutés plus de 3 j entraîne rapidement une dénutrition importante.
Les vomissements chez l'enfant diarrhéique ne sont pas une contre-indication à la réhydratation orale. Celle-ci doit être particulièrement fractionnée. L'apport de glucose fait rapidement cesser des vomissements entretenus par une cétose de jeûne.

MALADIE CŒLIAQUE

FICHE MALADIE

DÉFINITION

Intolérance à une protéine, le gluten, contenue dans les céréales (blé, orge, seigle).

CAUSES ET MÉCANISMES

Cette intolérance conduit à une atrophie des villosités de la muqueuse de l'intestin grêle responsable d'une diarrhée chronique par malabsorption, entraînant une cassure de la courbe de poids, puis de la taille.

DIAGNOSTIC

BILAN DE MALABSORPTION

- Protidémie, albuminémie, cholestérolémie.
- NFS, hémostase, fer sérique, folates.
- Vitamines A, D, E, K.

BILAN IMMUNOLOGIQUE

Recherche d'anticorps (IgG et IgA) antitransglutaminase et anti-endomysium.

Leur taux est proportionnel à l'intensité d'exposition au gluten, permettant ainsi de surveiller par leur décroissance l'observance du régime sans gluten.

BIOPSIE DU GRÊLE (AU COURS D'UNE FIBROSCOPIE)

Elle reste indispensable pour confirmer définitivement le diagnostic et doit montrer une atrophie villositaire totale ou subtotale (non spécifique).

TRAITEMENT

Régime sans gluten.

Exclusion complète de tous les aliments contenant une des 3 céréales suivantes : blé, orge, seigle.

L'avoine, jadis incriminée, semble actuellement pour de nombreux auteurs être non pathogène, permettant ainsi son introduction dans l'alimentation.

Le régime sans gluten strict est très difficile car l'étiquetage des produits de grande consommation n'est pas toujours complet : orienter les patients vers le site de l'association française des intolérants au gluten (www.afdiag.org) qui recense les produits permis et interdits.

PRONOSTIC

Après un minimum de 5 ans de régime, et au mieux après la fin de la puberté, ont peut discuter une réintroduction du gluten car un certain nombre d'enfants peuvent devenir tolérants. En cas de récidive des symptômes cliniques (diarrhée) ou biologiques (malabsorption), il faut reprendre le régime à vie.

ALLERGIES ALIMENTAIRES DE L'ENFANT

FICHE MALADIE

DÉFINITION, CAUSES ET MÉCANISMES

Manifestations cutanées (eczéma, urticaire), digestives (diarrhées, vomissements) ou respiratoires (crise d'asthme, œdème de Quincke) liées à l'ingestion d'un aliment.

Les principaux allergènes chez l'enfant sont le lait, l'œuf, l'arachide, le poisson et la moutarde.

DIAGNOSTIC

Il ne faut pas confondre sensibilisation cutanée (*prick test* positif) et allergie réelle ; en effet, devant des *prick tests* positifs, il faudra rechercher une positivité des IgE spécifiques associés en l'absence de laquelle pourra se discuter une éventuelle réintroduction de l'allergène incriminé.

PÉDIATRIE

Bilan diagnostique :
- interrogatoire ;
- tests cutanés *(prick tests)* ;
- IgE spécifiques (orientés par clinique et tests cutanés) ;
- test de provocation orale (TPO) : réalisé en milieu hospitalier après disparition des symptômes sous régime d'exclusion, guidé par la décroissance des IgE spécifiques ; contre-indiqué en cas de manifestations cliniques de type immédiat (choc anaphylactique).

TRAITEMENT

RÉGIME D'EXCLUSION

Le seul traitement est l'éviction complète du ou des aliment(s) incriminé(s). Pour certains aliments (œuf, arachide, etc.), détermination d'un seuil de tolérance après test de provocation orale en milieu hospitalier permettant, en cas de seuil élevé, une alimentation en collectivité scolaire.

Dans l'allergie aux protéines du lait de vache, remplacement du lait par une formule à base d'hydrolysat de protéines (*ALFARE, PEPTI-JUNIOR*).

TRAITEMENT D'URGENCE

Prescription d'une trousse d'urgence comprenant au minimum un antihistaminique H1 oral, un corticoïde oral et selon les cas de l'**adrénaline** injectable en sous-cutané sous forme de stylo injecteur (*ANAPEN*).

Rédaction d'un projet d'accueil individualisé (PAI) avec prescription d'une trousse d'urgence + éventuels paniers repas, si enfant fréquente une collectivité.

PRONOSTIC

Dans un certain nombre de cas, notamment en cas d'allergie aux protéines de lait, l'allergie peut disparaître en grandissant. Parfois, au contraire, l'allergie s'aggrave à chaque nouveau contact avec risque vital.

FICHE INFIRMIÈRE

EXAMENS

Réalisation possible des tests cutanés après formation par le médecin allergologue.

SURVEILLANCE

Risque de choc anaphylactique lors des tests de provocation par voie orale ou lors des tests de réintroduction après éviction : mise en place d'une voie d'abord ; surveillance de la pression artérielle, du pouls, de l'apparition de signes cutanés ou muqueux ou respiratoires d'allergie ; préparation d'une seringue d'**adrénaline** (ampoules d'1 mL = 1 mg) : injecter 0,01 mL / kg sans dépasser 0,5 mL, par voie intramusculaire ; en cas de réaction allergique sévère.

ÉDUCATION ET CONSEILS

Un régime d'exclusion stricte d'un aliment est d'autant plus difficile à réaliser que l'enfant est jeune et fréquente une collectivité.

La prévention d'une réaction allergique sévère passe donc par l'éducation des parents : remise d'une liste écrite des aliments interdits ; formation des parents à la lecture des étiquettes des produits alimentaires du commerce, au dépistage des premiers signes d'allergie, à l'administration de l'**adrénaline** IM (*ANAPEN*).

VOMISSEMENTS DU NOURRISSON

FICHE MALADIE

DÉFINITION

Rejet actif et involontaire par la bouche du contenu gastrique.

CAUSES ET MÉCANISMES

C'est un symptôme très fréquent, aux étiologies multiples, la plupart du temps bénignes ; certaines causes sévères sont toutefois à écarter. Il est donc important de trouver l'étiologie des vomissements.

DIAGNOSTIC

CAUSES DIGESTIVES

- Occlusion : malformation digestive, volvulus, invagination intestinale aiguë, hernie étranglée, iléus méconial du nouveau-né, maladie de Hirschprung, etc.
- Sténose du pylore.
- Appendicite aiguë, péritonite (iléus réflexe).
- Gastroentérite aiguë.
- Allergie alimentaire.
- Reflux gastro-œsophagien.
- Pathologie hépato-biliaire ou pancréatique.
- Erreur diététique, *forcing* alimentaire.

CAUSES EXTRA-DIGESTIVES

- Infectieuses : toute infection (méningée, ORL, pulmonaire, urinaire).
- Neurologiques (HTIC) : infections, hématomes intracrâniens, hémorragies, tumeurs.
- Troubles métaboliques : hyponatrémie, hypercalcémie, acidocétose diabétique, maladies innées du métabolisme, hyperplasie congénitale des surrénales.
- Toxiques (vitamines D, A, etc.) ou médicamenteuses.
- Vomissements psychologiques : diagnostic d'élimination.
- Penser à la pérennisation de vomissements par l'acétonémie du jeûne (bandelette urinaire).

TRAITEMENT

TRAITEMENT SYMPTOMATIQUE

- **Antiémétisant**, **dompéridone** (*MOTILIUM*) : suspension : 1 mL/kg/j en 3 prises (1 dose poids/prise) ou **métopimazine** (*VOGALENE*) : 1 mL/kg/j en 3 prises (1 dose poids/prise) (ou par voie rectale, suppositoire sécable à 5 mg : 1/2 à 1 sup. x 2 à 3/j).
- En cas de déshydratation, essayer des solutés de réhydratation en petites quantités répétées, voire en gavage, ou bien perfuser.

FICHE INFIRMIÈRE

EXAMENS

Bilan biologique à visée étiologique (NFS, CRP) et pour apprécier le retentissement (ionogramme sanguin).

Bilan radiologique à visée étiologique (ASP, échographie).

SURVEILLANCE DU TRAITEMENT

Administration des **antiémétisants.**

Perfusion pour réhydratation intraveineuse si vomissements persistants malgré les **antiémétisants.**

SURVEILLANCE

Noter la fréquence, l'abondance et l'aspect des vomissements : tout vomissement bilieux (« vert ») doit faire évoquer une origine chirurgicale.

FICHE PHARMACOLOGIE

ANTIÉMÉTIQUES

■ Dompéridone

MOTILIUM					
Vomissements, reflux gastro-œsophagien : 0,25 mg/kg x 3/j	40 cp. 10 mg 200 fl. 200 mL (1 mg/mL)	3,65 2,97	II II	30 % 30 %	0,09 0,01
PÉRIDYS					
Idem *MOTILIUM*	40 cp. 10 mg 160 fl. 200 mL (1 g/mL)	3,65 2,97	II II	30 % 30 %	0,09 0,02

■ Métopimazine

VOGALÈNE					
En 3 prises : < 6 ans : 1 mg/kg/j 6-12 ans : 1,5-3 sup./j >12 ans : 3 à 6 sup./j	10 sup. séc. 10 mg	2,13	II	30 %	0,21
6-12 ans : 1-2 lyocs/j	16 lyocs 7,5 mg	2,13	II	30 %	0,13
0,5 mg/kg/j	1200 gttes sol. buv.	3,40	II	30 %	0,00

Propriétés

Antipsychotiques antiémétiques, sans effet anticholinergique. La **dompéridone** passe très faiblement la barrière hémato-encéphalique alors que le **métoclopramide** peut être considéré comme un véritable antipsychotique. Ces molécules renforcent le péristaltisme du tube digestif supérieur :

- augmentation du tonus du sphincter inférieur de l'œsophage ;
- inhibition de la relaxation du fundus gastrique et stimulation de l'activité motrice ;
- élargissement du pylore au moment de son ouverture ;
- augmentation de la fréquence, de l'amplitude et de la durée des contractions duodénales.

La **dompéridone** normalise les contractions anarchiques de la maladie des spasmes étagés de l'œsophage. Elle ne modifie pas les fonctions sécrétoires.

Indications

Nausées, vomissements.
Reflux gastro-œsophagien, œsophagite.

Contre-indications

Dyskinésies tardives aux **antipsychotiques**.
Hémorragie, obstruction ou perforation gastro-intestinale.
Prolactinome (**dompéridone**).

Précautions d'emploi

Réduire la posologie chez l'insuffisant rénal ou hépatique.

Effets indésirables

Troubles extrapyramidaux (rares).
Gynécomasties, galactorrhée, aménorrhée.

Interactions médicamenteuses

Métopimazine : risque de potentialisation des **antihypertenseurs** et des dépresseurs du système nerveux central : **hypnotiques**, **sédatifs**, **analgésiques**, **anesthésiques**.

Cf. Fiches pharmacologies, *chapitre* Gastroentérologies .

INFECTIONS URINAIRES

FICHE MALADIE

DÉFINITION

Infection bactérienne des voies urinaires basses (la cystite) ou hautes (la pyélonéphrite).

CAUSES ET MÉCANISMES

L'enfant se contamine par voie ascendante à partir de la flore digestive présente au niveau du périnée et qui remonte l'urètre. La clinique et la biologie permettent de différencier cystite (pollakiurie, brûlures mictionnelles, douleurs abdominales, dysurie, hématurie macroscopique) et pyélonéphrite (idem + fièvre, frissons, douleurs lombaires, syndrome inflammatoire).

Les germes en cause sont le plus souvent des bacilles Gram négatif (*Escherichia coli*, Klebsielle) et plus rarement des cocci Gram positifs (entérocoque, staphylocoque).

DIAGNOSTIC

Il repose sur l'interprétation de l'ECBU qui doit montrer une leucocyturie ≥ 10 000/mL et une bactériurie monomicrobienne ≥ 100 000/mL. La difficulté avant l'acquisition de la propreté est de recueillir les urines stérilement soit par pose de poche urinaire, soit par sondage. Après l'âge de 3 mois, une bandelette urinaire négative permet d'éliminer une infection urinaire. En cas de fièvre, on recherche des signes biologiques d'inflammation.

TRAITEMENT

Antibiothérapie probabiliste initiale puis adaptée à l'antibiogramme :

- soit d'emblée par voie orale en cas de cystite : **sulfaméthoxazole + triméthoprime** (*BACTRIM*) ou céfixime (*OROKEN*) ;
- soit initialement par voie veineuse pendant 3 à 4 jours avant relais oral en cas de pyélonéphrite : **ceftriaxone** (*ROCÉPHINE*) si bacilles Gram négatif ou **amoxicilline** (*CLAMOXYL*) si cocci Gram positif.

PRONOSTIC

Le pronostic d'un premier épisode infectieux urinaire est excellent, mais il existe un risque de récidive qui peut conduire à des cicatrices rénales responsables d'HTA en cas de pyélonéphrites répétées. C'est pourquoi on réalise systématiquement une échographie devant tout premier épisode infectieux urinaire et une cystographie rétrograde à la recherche d'un reflux vésico-urétéral si l'échographie est anormale ou en cas de récidive de pyélonéphrite.

FICHE INFIRMIÈRE

EXAMENS

NFS, CRP.

Examen cytobactériologique des urines (ECBU).

Échographie rénale.

SURVEILLANCE DU TRAITEMENT

SOINS – TRAITEMENT

Administration des antipyrétiques et des antibiotiques IV : *ROCÉPHINE* en IVDL ou *CLAMOXYL* en IVDL.

SURVEILLANCE

Surveillance de la température en cas de pyélonéphrite.

ÉDUCATION ET CONSEILS

Conseils pour limiter le risque de récidive : lutte contre la constipation, boissons suffisantes et mictions régulières, bonne hygiène aux toilettes. Former les parents à la lecture de la bandelette urinaire (leucocytes, nitrites), à réaliser à domicile en cas de fièvre inexpliquée pour dépister une récidive.

ÉNURÉSIE

FICHE MALADIE

DÉFINITION

Absence de contrôle mictionnel nocturne après l'âge de 5 ans.

CAUSES ET MÉCANISMES

Il s'agit le plus souvent d'une énurésie primaire isolée avec antécédents familiaux identiques fréquents ; mais il faut savoir éliminer une :

- anomalie neurologique : atteinte de la commande nerveuse vésicale (miction par regorgement), comitialité ;
- malformation urologique (abouchement urétéral ectopique) ;
- infection urinaire, urétrite, oxyurose ;
- polyurie (diabète insipide, diabète sucré) ;
- immaturité vésicale, dyssynergie vésico-sphinctérienne.

DIAGNOSTIC

Aucun examen n'est nécessaire si l'interrogatoire est typique et si l'examen clinique de la région périnéale est normal.

TRAITEMENT

Il associe mesures éducatives (systématiques) et traitement médicamenteux (éventuel).

TRAITEMENT ÉDUCATIF

Information des parents

Bannir les mesures répressives, corriger un laxisme excessif.

Expliquer le caractère incontrôlé et inconscient de l'énurésie.

Ne pas mettre de couches.

Information de l'enfant

Déculpabiliser l'enfant, bien lui expliquer sa pathologie et sa bénignité.

L'impliquer dans le traitement (tenue d'un carnet où l'enfant note les nuits « sèches » : soleil, et « mouillées » : nuage), valoriser tous les progrès obtenus.

Mesures physiques

Diminuer les boissons le soir.

Miction complète avant d'aller se coucher.

Parfois, réveil 2-3 h après le coucher pour uriner.

Gymnastique mictionnelle : apprendre à l'enfant à pousser et à se retenir.

Pipistop

Appareil à louer en pharmacie, il réveille l'enfant dès l'émission des premières gouttes d'urine. Utilisable après 7 ans (l'enfant doit pouvoir s'en servir seul), il permet de nets progrès en quelques semaines.

Psychothérapie

Seulement en cas de troubles du comportement associés.

TRAITEMENT MÉDICAMENTEUX

Utiliser un des deux médicaments suivants :

- antispasmodique anticholinergique, **oxybutynine** (*DITROPAN*) : uniquement dans les énurésies associées à une immaturité vésicale ; tenir par ailleurs un calendrier mictionnel diurne (mictions régulières et complètes) ;
- analogue de l'ADH, **desmopressine** (*MINIRIN*) : le soir au coucher par cure de 3 mois renouvelable si récidive. Ne pas prendre de boisson dans les 8 h après la prise de *MINIRIN*.

TRAITEMENT PRÉVENTIF

Ne pas chercher à obtenir la propreté trop tôt (avant 16 mois).

PRONOSTIC

Le pronostic est globalement bon, avec ou sans traitement, mais l'énurésie peut parfois persister jusqu'à l'adolescence.

DIABÈTE

FICHE MALADIE

DÉFINITION, CAUSES ET MÉCANISMES

Hyperglycémie chronique par défaut d'action de l'insuline. Chez l'enfant, il s'agit presque toujours d'une maladie auto-immune, le diabète de type 1 ou insulinodépendant, qui est liée à une destruction des cellules sécrétrices d'insuline dans le pancréas.

DIAGNOSTIC

Le diagnostic est en théorie facile devant l'association d'un syndrome polyuro-polydipsique avec amaigrissement : la bandelette urinaire retrouve la présence d'une glycosurie et la glycémie capillaire est > 2 g/L.

Malheureusement, par défaut d'information des parents et des médecins, la maladie se révèle encore une fois sur deux par une acidocétose : l'enfant est alors déshydraté, parfois dans le coma, avec présence d'acétone en plus du sucre dans les urines, présence d'une acidose sur les gaz du sang.

La recherche d'anticorps anti-insuline et anti-îlots permet de confirmer la nature auto-immune du diabète.

TRAITEMENT

Le traitement vise à maintenir la glycémie des patients aussi proche que possible de la normale (5,5 mmol/L, 1 g/L) : il associe des mesures médicamenteuses (insuline) et diététiques.

INSULINOTHÉRAPIE

▶ Doses d'insuline

0,8 à 1,5 U/kg/j, variables selon l'âge de l'enfant (plus élevées à la puberté), selon son activité, à adapter en fonction des résultats des glycémies capillaires réalisées plusieurs fois par jour, afin de maintenir un taux d'hémoglobine glyquée < 7 %.

▶ Schémas d'injections

Après la phase initiale qui peut nécessiter (indispensable en cas d'acidocétose) une perfusion intraveineuse continue d'insuline à la seringue, l'insuline est administrée par voie sous-cutanée au stylo. Il existe une contradiction entre la *précision* du traitement qui demande de mieux répartir le nombre d'injections et le *confort* qui s'accommode à moins de 3 ou 4 inj/j. L'injection doit être immédiatement préprandiale avec l'insuline ultrarapide (analogue type *HUMALOG* ou *NOVORAPIED*).

Schéma à 2 injections (répartition indicative)

- 1 injection avant le petit déjeuner : 70 % de la dose quotidienne répartis en 1/3 ultrarapide et 2/3 intermédiaire.
- 1 injection avant le dîner : 30 % de la dose quotidienne répartis en 1/3 ultrarapide et 2/3 intermédiaire.

Schéma à 3 injections (répartition indicative)

- 1 injection avant le petit déjeuner : insuline ultrarapide (20 % de la dose totale quotidienne).
- 1 injection avant le déjeuner : insuline ultrarapide (20 % de la dose totale quotidienne).
- 1 injection avant le dîner : insuline ultrarapide (20 % de la dose quotidienne) + ultralente (40 % de la dose quotidienne).

L'insuline à la pompe est utilisée par les équipes spécialisées chez certains enfants (jeune nourrisson, parfois l'adolescent, devant des difficultés d'équilibration).

▶ Lieu d'injection

Sous-cutanée stricte, dans les bras ou le ventre le matin et les cuisses ou les fesses le soir (sans alterner car vitesse de résorption différente). Déplacer le point d'injection pour éviter les lipodystrophies. Utiliser des aiguilles courtes ++ chez l'enfant (5 mm ou 8 mm surtout).

MESURES DIÉTÉTIQUES

Ration quotidienne

1 000 kcal + 100 kcal par année d'âge avec répartition des glucides 55 %, lipides 30-35 %, protides 10-15 % de la ration calorique quotidienne, à répartir harmonieusement entre les 3 repas sans modifier au quotidien cette répartition ; éviter les sucres à index glycémique élevé (sucres rapides). Donner des sucres lents à chaque repas.

En cas de schéma à 2 injections

Petit déjeuner, éventuelle collation vers 10 h (sucres lents), déjeuner vers 12 h, goûter sans sucres lents vers 16 h (laitage, fruit), dîner. Parfois, collation vers 22 h chez l'adolescent.

En cas de schéma à 3 injections

Trois repas d'horaires plus libres : petit déjeuner (20 % des glucides quotidiens), déjeuner (35 % des glucides), dîner (45 % des glucides). Modulation possible des doses d'insuline en fonction de la richesse glucidique des repas.

PRONOSTIC

Les progrès des traitements insuliniques ont permis d'améliorer la qualité de vie des diabétiques au quotidien, mais il persiste un risque de complications à long terme si l'équilibre n'est pas optimal : lésions oculaires, rénales ou nerveuses. Le traitement peut lui-même être source de complications : les hypoglycémies.

FICHE INFIRMIÈRE

(*cf.* Diabète adulte)

FICHE PHARMACOLOGIE

Cf. Fiches pharmacologies *spécialité* Endocrinologie.

RACHITISME CARENTIEL

FICHE MALADIE

DÉFINITION

Il s'agit des signes cliniques et radiologiques liés à un défaut d'apport de vitamine D. Maladie devenue exceptionnelle en France du fait de la supplémentation systématique des nourrissons.

CAUSES ET MÉCANISMES

La vitamine D est rare dans l'alimentation et sa principale source provient de l'exposition solaire trop rare en Europe, surtout l'hiver. La vitamine D sert à l'absorption du calcium au niveau digestif et à sa fixation sur les os. En son absence, on observe des déformations progressives des os bien visibles aux membres inférieurs (*genu valgum*) et sur le thorax (chapelet costal). L'hypocalcémie entraîne une fatigue musculaire et peut provoquer des convulsions.

DIAGNOSTIC

Le diagnostic évoqué sur la clinique et les radiographies des membres et du thorax est confirmé par le dosage de la calcémie, basse, et de la vitamine D, effondrée.

TRAITEMENT

TRAITEMENT PROPHYLACTIQUE : VITAMINE D2 OU D3

Chez la femme enceinte

Vitamine D, **ergocalciférol** (*UVESTÉROL D*) : dose n 1 (= 1 000 UI) *per os* par jour, pendant le dernier trimestre de grossesse si ce dernier se déroule en hiver.

Chez tous les enfants de la naissance à 18 mois

Vitamine D, **ergocalciférol** (*UVESTÉROL D*) : dose n 1 (= 1 000 UI) *per os* par jour ; chez les prématurés, les enfants noirs : dose n 2 (= 1 500 UI) par jour.

En cas de doute sur l'observance

Vitamine D, **cholécalciférol** (*VITAMINE D3 Bon*) : 1 amp. buvable à 200 000 UI *per os*, tous les 6 mois, jusqu'à 18 mois (pour les enfants noirs poursuivre jusqu'à 5 ans pendant le semestre d'hiver).

TRAITEMENT CURATIF

Traitement initial si calcémie 1,75 mmol/l

- Perfusion de calcium, **gluconate de calcium** (*CALCIUM LAVOISIER GLUCONATE 10 %*) : 1 g/m^2/j de calcium-élément en IV continu ; diluer au 1/5e (10 mL dans 40 mL de glucosé 5 %).
- Associer 1,25 $(OH)_2$ D3, dérivé hydroxylé de la vitamine D, **calcitriol** (*ROCALTROL*) : 1 µg = 4 capsules 2 fois/j *per os*.

Dès que calcémie > 2 mmol/L

Vitamine D, **cholécalciférol** (*VITAMINE D3 BON*) : 1 amp. buvable à 200 000 UI *per os*. Arrêt du *ROCALTROL* 24 h après la vitamine D mère.

Calcium, **gluconate de calcium** (*CALCIUM-SANDOZ*) : 1 g/m^2/j de calcium-élément *per os* en 2 ou 3 prises pendant 15 jours à 2 mois selon l'intensité de la déminéralisation.

Après le traitement, reprendre une prophylaxie normale.

PRONOSTIC

Le pronostic est excellent.

FICHE PHARMACOLOGIE

CALCIUM

Calcium

CACIT					
Calcithérapie à forte dose : 500 à 1 200 mg/j (calcium-élément)	60 cp. efferv. 500 mg 30 cp. efferv. 1 g	6,97 6,97		65 % 65 %	0,12 0,23
CALCIUM SANDOZ					
Idem *CACIT*	20 cp. efferv. 500 mg 30 sach. sol. buv. 500 mg	2,88 3,90		65 % 65 %	0,14 0,13
CALCIFORTE					
Idem *CACIT*	30 amp. buv. 500 mg	5,15		65 %	0,17
CALCIDOSE					
Idem *CACIT*	60 sach. pdre 500 mg	6,97		65 %	0,12
CALCIPRAT					
Idem *CACIT*	60 cp. 500 mg 60 cp. 750 mg 30 cp. 1 000 mg	6,97 10,41 6,97		65 % 65 % 65 %	0,12 0,17 0,23

CALPEROS					
Idem *CACIT*	60 cp. séc. à sucer 500 mg	6,97		65 %	0,12
CALTRATE					
Idem *CACIT*	60 cp. séc. 600 mg	6,97		65 %	0,12
DENSICAL					
Idem *CACIT*	60 cp. à sucer 600 mg	6,97		65 %	0,12
OSTRAM					
Idem *CACIT*	30 sach. 0,6 g 30 sach. 1,2 g	3,90 6,97		65 % 65 %	0,13 0,23

Propriétés

Apport calcique.

Indications

Carences calciques en période de croissance, de grossesse et d'allaitement.
Traitement d'appoint des ostéoporoses.

Contre-indications

Hypersensibilité à l'un des constituants.
Hypercalcémie, hypercalciuries avec lithiase calcique, calcifications tissulaires (néphrocalcinoses).
Immobilisations prolongées s'accompagnant d'hypercalcémie et/ou d'hypercalciurie : le traitement calcique ne doit être utilisé qu'à la reprise de la mobilisation.

Précautions d'emploi

En cas d'insuffisance rénale contrôler régulièrement la calcémie et la calciurie et éviter l'administration de fortes doses.
En cas de traitement de longue durée et/ou d'insuffisance rénale, il est nécessaire de contrôler la calciurie et de réduire ou d'interrompre momentanément le traitement si celle-ci dépasse 7,5 mmol/24 h (300 mg/ 24 h), chez l'adulte.
En cas de traitement associé à base de **digitaliques**, **tétracyclines**, **vitamine D**, **fluorure de sodium** (*cf.* Interactions).
En raison de la présence d'aspartam dans certains produits, l'administration devra alors être évitée en cas de phénylcétonurie.

Effets indésirables

Constipation, flatulence, éructations, nausées ; une sensation de bouche sèche a été signalée au moment de la prise des comprimés.
Hypercalciurie, hypercalcémie en cas de traitement prolongé à fortes doses, ou d'association à la **vitamine D**.
Risque d'hypophosphatémie.

Interactions médicamenteuses

Digitaliques : l'administration orale de **calcium**, surtout si elle est associée à la **vitamine D**, risquant d'augmenter la toxicité des **digitaliques**, nécessite une stricte surveillance clinique et électrocardiographique.
Tétracyclines par voie orale : il est recommandé de décaler d'au moins 3 h la prise de **calcium** (interférence possible de l'absorption des **tétracyclines**).
Vitamine D à fortes doses : un contrôle hebdomadaire de la calciurie et de la calcémie est indispensable en raison du risque d'hypercalcémie.
En cas de traitement à base de **fluorure de sodium** ou par **biphosphonates**, il est conseillé de prendre le **calcium** à distance de ces produits (respecter un délai minimal de 2 h avant de prendre du **calcium**).
Diurétiques thiazidiques : risque d'hypercalcémie par suite de la réduction de l'élimination urinaire du calcium.

RETARD PUBERTAIRE

FICHE MALADIE

DÉFINITION

Absence de caractères sexuels secondaires après 13 ans chez la fille (pas de développement mammaire), et 14 ans et demi chez le garçon (testicules ≥ 25 mm).

CAUSES ET MÉCANISMES

ORIGINE PÉRIPHÉRIQUE

Chez la fille :

- anomalies chromosomiques : syndrome de Turner, trisomie 21 ;
- pseudo-hermaphrodisme masculin (caryotype masculin avec phénotype féminin) : déficit en 5-α-réductase, insensibilité aux androgènes ;
- résistance aux gonadotrophines ;
- lésion ovarienne (auto-immune, infectieuse, post-radiothérapie) ;
- dysgénésie gonadique.

Chez le garçon :

- anomalies chromosomiques : Klinefelter, 45 X/XY, anomalies de l'Y ;
- anorchidie bilatérale ;
- hypoplasie des cellules de Leydig ;
- atrophie testiculaire (infectieuse, auto-immune, traumatique, médicamenteuse).

ORIGINE CENTRALE

Déficit en gonadotrophines dans le cadre d'un hypopituitarisme, le plus souvent tumoral mais parfois lié à une histiocytose, une sarcoïdose, une radiothérapie.

Déficit en gonadotrophines isolé (syndrome de Kallmann-de Morsier).

Étiologie fonctionnelle :

- syndromes polymalformatifs (Prader-Willi, Laurence-Moon-Biedl) ;
- maladies chroniques générales ;
- toxicomanie ;
- stress, sport de haut niveau.

RETARD PUBERTAIRE SIMPLE

Reste un diagnostic d'élimination malgré sa grande fréquence.

DIAGNOSTIC

Courbe de croissance.

Âge osseux.

Estradiol ou testostérone (selon le sexe), prolactine, T4, TSH.

FSH et LH de base et après stimulation par LH-RH.

Échographie pelvienne (fille).

Caryotype.

IRM cérébrale (si origine centrale).

TRAITEMENT

Il associe un traitement étiologique si possible et un traitement hormonal : œstrogène ou testostérone selon le sexe.

PRONOSTIC

Il dépend de la cause : il est excellent en cas de retard pubertaire simple ; dans les autres cas le traitement de la cause ou le traitement hormonal permettent l'apparition des caractères sexuels secondaires ; mais il peut persister un certain degré d'hypofertilité.

PUBERTÉ PRÉCOCE

FICHE MALADIE

DÉFINITION

Apparition précoce des caractères sexuels secondaires :

- avant 8 ans chez la fille (développement mammaire ± pilosité pubienne et/ou axillaire) ;
- avant 10 ans chez le garçon (testicules > 30 mm ± pilosité pubienne et/ou axillaire).

CAUSES ET MÉCANISMES

DÉVELOPPEMENT ISOLÉ D'UN CARACTÈRE PUBERTAIRE

Développement mammaire isolé (prémature télarche) : fréquent avant 2 ans ; absence d'imprégnation des organes génitaux internes, absence d'avance de l'âge osseux (radio du poignet) et absence d'accélération staturale ; pas de traitement ; régresse le plus souvent ou reste stable parfois ; surveiller l'absence de survenue d'autres signes pubertaires et d'accélération de la vitesse de croissance.

Pilosité pubienne isolée (prémature pubarche) ; éliminer un bloc surrénalien par un test au *SYNACTHÈNE* (forme non classique d'un bloc en 21-hydroxylase ++) ; pas de traitement, surveiller l'absence d'apparition d'autres signes pubertaires.

PUBERTÉ PRÉCOCE CENTRALE

Tumeur intracrânienne.

Kyste arachnoïdien, hydrocéphalie.

Secondaire à méningite, irradiation, traumatisme crânien.

Idiopathique (20 % chez le garçon, 80 % chez la fille).

PUBERTÉ PRÉCOCE PÉRIPHÉRIQUE (PLUS RARE)

Chez la fille :

- tumeur ovarienne ou surrénale ; kyste ovarien ;
- prise d'œstrogènes (pommade, comprimé, etc.) ;
- syndrome de Mac Cune Albright ;
- hyperplasie congénitale des surrénales (virilisation).

Chez le garçon :

- sécrétion tumorale de hCG ;
- tumeur testiculaire ou surrénale ;
- testotoxicose familiale ;
- hyperplasie congénitale des surrénales.

DIAGNOSTIC

- Âge osseux (voir ci-dessus).
- Échographie pelvienne (fille).
- Testostérone ou estradiol (selon le sexe).
- 17 OHP.
- Test à la LH-RH.
- IRM cérébrale (si puberté précoce centrale).

TRAITEMENT

PUBERTÉ PRÉCOCE CENTRALE

Traitement étiologique si possible.

Traitement freinateur selon certains critères à discuter au cas par cas (âge < 9 ans, avance d'AO de plus de 2 ans, pronostic de taille finale mauvais, etc.) : analogue de la GnRH, **leuproréline** (*ENANTONE LP* 3,75 mg) en IM ou SC 1 fois/mois.

PUBERTÉ PRÉCOCE PÉRIPHÉRIQUE

Traitement étiologique principalement (étiologie souvent tumorale).

En cas de bloc surrénalien, traitement freinateur par hormones glucocorticoïdes (**Hydrocortisone**).

PRONOSTIC

Il dépend de la cause et de la précocité de la prise en charge ; avec risque de petite taille définitive.

FICHE PHARMACOLOGIE

ANALOGUES DE LA LH-RH (PÉDIATRIE)

■ **Leuproréline**

ENANTONE LP					
Puberté précoce : 1/2 fl. < 20 kg 1 fl. > 20 kg 1 inj. SC ou IM/mois	1 fl. 3,75 mg + disp.	137,17	I	65 %	137,17
1 inj. SC ou IM/3 mois	1 fl. 11,25 mg + disp.	376,15	I	65 %	376,15

■ **Triptoréline**

DÉCAPEPTYL					
Puberté précoce : 1/2 fl. IM < 20 kg 1 fl. IM > 20 kg	1 fl. 2 mL = 3 mg LP	134,44	I	65 %	134,44

Propriétés

Peptides de synthèse, analogues de la LH-RH naturelle. Action initiale de stimulation de la sécrétion des hormones gonadotropes (élévation des taux sanguins de FSH et LH). L'administration continue prolongée entraîne en 2 à 4 sem. une inhibition de cette sécrétion aboutissant à un hypogonadisme. Ce dernier persiste pendant toute la durée du traitement sans phénomène d'échappement, il est réversible en 4 sem. à l'arrêt du traitement.
Après injection IM : phase de libération rapide pendant 1 ou 2 j à partir des microsphères, puis stabilisation de la libération pendant environ 1 mois.

Indications

Puberté précoce.

Contre-indications

Sensibilité particulière à l'alcool benzylique (**leuproréline**).

Précautions d'emploi

Conservation à moins de 25 °C.
Possibilité de survenue de petites métrorragies dans 30 % des cas ; associer pendant le premier mois de traitement **cyprotérone** 100 mg/j.

Effets indésirables

Petites hémorragies vaginales (30 %).
Possibilité de réaction locale au point d'injection.
La tolérance du traitement dans cette indication est excellente.

Interactions médicamenteuses

Prudence en cas d'association avec des médicaments hyperprolactinémiants.

SATURNISME

FICHE MALADIE

DÉFINITION

Le saturnisme est un état d'intoxication chronique de l'enfant par le plomb.

CAUSES ET MÉCANISMES

L'intoxication touche le plus souvent les populations défavorisées qui vivent dans des immeubles anciens (< 1948) contenant des peintures au plomb qui s'écaillent et que les enfants mangent, ou dont l'eau est apportée par des conduites en plomb. Le plomb s'accumule dans l'organisme et est responsable des différentes manifestations cliniques.

DIAGNOSTIC

SIGNES CLINIQUES

La maladie peut être totalement asymptomatique et il faut penser à la rechercher chez tous les patients qui vivent dans un habitat à risque et en cas d'anémie inexpliquée.
Douleurs abdominales et constipation.
Fatigue et pâleur dues à l'anémie.
Troubles du comportement en cas d'atteinte neurologique, surtout chez l'enfant avant 6 ans.
Hypertension artérielle.

EXAMENS COMPLÉMENTAIRES

NFS : anémie microcytaire.
ASP : visualise le plomb au niveau du tube digestif.
Dosage du plomb qui permet de distinguer 5 classes d'intoxication de gravité croissante :

- < 100 µg/L : classe I ;
- 100-149 µg/L : classe IIA ;
- 150-249 µg/L : classe IIB ;
- 250-449 µg/L : classe III ;
- 450-700 µg/L : classe IV ;
- > 700 µg/L : classe V.

TRAITEMENT

TRAITEMENT PRÉVENTIF

Déclaration obligatoire.
Enquête visant à identifier et éliminer la source de contamination par le plomb.
Recherche systématique de saturnisme dans la fratrie.

TRAITEMENT CURATIF

Il dépend de la plombémie dont le dosage devra être vérifié.

Classes I, II, III

Pas de traitement étiologique, mais suivi de la plombémie tous les 3 mois. Si plombémie > 250 µg/L, envisager un traitement (*cf.* classe IV) si plombémie reste élevée avec anémie persistante.

Classe IV

Traitement *per os* par **DMSA** pendant 5 jours : 3 cures à 10-15 jours d'intervalle.

Classe V

Hospitalisation en urgence pour hyperhydratation IV 3 L/m2/j et traitement **chélateur du plomb.**
Si plombémie entre 700 et 1 000 µg/L : chélateur du plomb, **calcium édétate de sodium (EDTA)** (*CALCITÁTRACÉMATE DISODIQUE*) : 1 500 mg/m^2/j en IVC, pendant 5 jours + DMSA 30 mg/kg/j (ou 1 000 mg/m^2/j) en 3 prises pendant 5 jours : 5 cures.
Si plombémie > 1 000 µg/L et/ou troubles neurologiques : **chélateur du plomb, dimercaprol** (*BAL*) : 450 mg/m^2/j en 4 à 6 inj. IM jusqu'à l'obtention d'une plombémie < 700 µg/l, associé à **calcium édétate de sodium** (**EDTA**) (*CALCITÁTRACÉMATE DISODIQUE*) : 1 500 mg/m^2/j en IV continu, dilué dans 250 mL/m2 de glucosé 5 % : plus de 5 cures sont nécessaires dans ce cas.

PRONOSTIC

Évolution favorable des atteintes hématologique, digestive et rénale.
Séquelles possibles en cas d'atteinte neurologique : épilepsie, cécité, retard des acquisitions.

FICHE PHARMACOLOGIE

CHÉLATEURS DU PLOMB

■ EDTA calcique (ou calcium édétate de sodium)

CALCIUM ÉDÉTATE DE SODIUM					
Saturnisme classes IV et V : 1 000 mg/m² /j en IV pdt 5 j	10 amp. 500 mg		II	NR	

Propriétés

Chélateur des métaux lourds (plomb, cuivre, fer, cobalt, métaux radioactifs) éliminé par filtration glomérulaire (72 % en 24 h) sous forme de composé stable avec ces métaux.

Indications

Intoxications saturnines.

Intoxications par les métaux lourds (chrome, fer, cobalt, cuivre, métaux radioactifs, etc.).

Contre-indications

Insuffisance rénale.

Précautions d'emploi

Grossesse : effet tératogène non exclu (utilisation chez la femme enceinte à discuter selon risque propre de l'intoxication).

Injection IV lente (irritation veineuse).

Effets indésirables

Perfusion trop rapide : céphalées, vomissements, fièvre.

Hypotension transitoire.

Congestion nasale.

Risque de majoration brutale d'une hypertension intracrânienne en cas d'encéphalopathie saturnine (associer le **dimercaprol** à l'**EDTA**).

Surdosage : insuffisance rénale aiguë par tubulopathie aiguë.

■ Dimercaprol

BAL					
Saturnisme classe V : 300 mg/m² /j en 4 inj. IM pdt 5 j	12 amp. 200 mg		II	NR	

Propriétés

Chélateur des métaux qui inhibent le système pyruvate oxydase (or, arsenic, mercure, etc.). Excrétion urinaire complète en moins de 24 h sous forme de composé stable avec ces métaux.

Indications

Intoxications par l'arsenic, le mercure, les sels d'or.

Traitement adjuvant des saturnismes graves, en association à l'**EDTA**.

Contre-indications

Grossesse : tératogène à fortes doses chez l'animal (utilisation chez la femme enceinte à discuter selon risque propre de l'intoxication).

Ne pas dépasser 50 mg lors de la 1re injection (teste la sensibilité individuelle).

Associer une hyperhydratation.

Absence d'intérêt en cas d'anurie.

Toxicité augmentée en cas d'insuffisance rénale ou hépatique.

Injection IM stricte.

Risque d'hémolyse en cas de déficit en G6PD.

Effets indésirables

Tachycardie, HTA, céphalées, vomissements, sensations de brûlures du visage, hypersialorrhée, rhinorrhée, hypersudation.

Douleurs au point d'injection.

Surdosage : HTA, coma, convulsions.

PALUDISME DE L'ENFANT

FICHE MALADIE

DÉFINITION

Le paludisme est une infection à parasite du genre *Plasmodium*, transmise par la piqûre de moustiques de type anophèle dans les pays tropicaux et subtropicaux.

CAUSES ET MÉCANISMES

Une fois transmis par la piqûre du moustique, le parasite migre vers le foie où il se multiplie activement. Puis il est libéré dans le sang et infecte les globules rouges, provoquant leur lyse et l'apparition des symptômes de la maladie, 8 jours à plusieurs semaines après la piqûre infectante (voire plusieurs mois pour certaines espèces).

DIAGNOSTIC

Les signes cliniques et biologiques évocateurs d'accès palustre chez un enfant ayant voyagé ou vivant en zone d'endémie sont : une fièvre, un « syndrome grippal » (céphalées, sueurs, douleurs diffuses), des signes digestifs (diarrhée, vomissements), une hépatomégalie ou une splénomégalie, une anémie, une thrombopénie, une cytolyse hépatique, un ictère.

Il faut rechercher des signes d'accès sévère (état de choc, hémorragies, insuffisance respiratoire, rénale ou hépatique, anémie intense, ictère, acidose, hypoglycémie) ou de neuropaludisme (coma, convulsions).

Le diagnostic est confirmé par la recherche de parasites dans les globules rouges, sur un frottis sanguin et sur une goutte épaisse (la goutte épaisse est plus sensible car elle cocentre les parasites mais ne permet pas le diagnostic d'espèce). Il existe maintenant des tests diagnostic au lit du malade, sous forme de bandelettes réactives qui recherchent la présence d'antigènes de *Plasmodium* dans le sang.

> La recherche de *Plasmodium* doit être effectuée chez tout enfant fébrile ayant été récemment en zone d'endémie, même en l'absence d'autres signes évocateurs.

TRAITEMENT

CURATIF

Le traitement est médicamenteux. L'enfant est particulièrement exposé aux formes sévères du paludisme à *Plasmodium falciparum*. Le traitement de toute suspicion d'accès palustre est donc urgent. Il doit être entrepris sur la simple suspicion clinique si la confirmation ne peut être obtenue rapidement, y compris en cas de prophylaxie bien conduite. Il diffère selon la sévérité de l'accès palustre :

- Traitement oral en cas d'accès simple. Les médicaments les plus couramment utilisés sont la **chloroquine** (*NIVAQUINE*), l'**halofantrine** (*HALFAN*), la **méfloquine** (*LARIAM*), l'**atovoquone** (*MALARONE*), la **quinine** (*QUINIMAX*). La *NIVAQUINE* n'est pas utilisable en cas d'accès à *Plasmodium falciparum* en zone de chloroquino-résistance.
- Traitement IV par **quinine** en cas d'accès sévère, de neuropaludisme ou de vomissements empêchant l'absorption orale.

PRÉVENTIF

Un enfant voyageant en zone d'endémie palustre doit bénéficier d'un traitement prophylactique. Ce traitement diminue le risque d'infection sans le supprimer complètement. Il comporte deux volets aussi importants l'un que l'autre :

- Prophylaxie du moustique le soir et la nuit (moustique nocturne) : vêtements amples et imprégnés de répulsifs, moustiquaire imprégnée d'insecticides, climatisation, treillis anti-moustiques aux fenêtres, diffuseur d'insectifuges.
- Chimioprophylaxie : par **chloroquine** (*NIVAQUINE*) en zone de chloroquino-sensibilité (pays de zone 1) ; ou par **chloroquine** (*NIVAQUINE*) + **proguanil** (*PALUDRINE*) en zone de chloroquino-résistance modérée (pays de zone 2) ; ou soit par **méfloquine** (*LARIAM*), soit par **atovaquone** (*MALARONE*) en zone de

chloroquino-résistance élevée (pays de zone 3) ; à prendre tous les jours (une fois par semaine pour la **méfloquine**) depuis la veille du départ (1 semaine avant pour la **méfloquine**) et jusqu'à 4 semaines après le retour (1 semaine pour l'**atovaquone**).

Chimioprophylaxie antipaludique chez l'enfant

MÉDICAMENT	PRÉSENTATION	POSOLOGIE	COMMENTAIRES, DURÉE, INDICATIONS
NIVAQUINE **(chloroquine)**	Sirop à 25 mg = 5 mL cp. séc. à 100 mg	1,5 mg/kg/j < 8,5 kg : 12,5 mg/j = 8,5 à 16 kg : 25 mg/j = 16 à 33 kg : 50 mg/j = 33 à 45 kg : 75 mg/j	Attention aux intoxications accidentelles Séjour + 4 sem. après Pays du groupe 1 (et 2 en association avec le **proguanil**)
PALUDRINE **(proguanil)**	cp. séc. à 100 mg	3 mg/kg/j 9-16 kg : 50 mg/j = 16 à 33 kg :100 mg/j = 33 à 45 kg : 150 mg/j	Uniquement en association avec la **chloroquine** Séjour+ 4 sem. après **Pays du groupe 2**
LARIAM **(méfloquine)**	cp. séc. à 250 mg	5 mg/kg/sem. 15-19 kg : 1/4 cp./sem. >19 à 30 kg : 1/2 cp./sem. > 30 à 45 kg : 3/4 cp./sem.	Contre-indications : convulsions, troubles neuropsychiatriques Déconseillé :pratique de la plongée 10 j avant + séjour + 3 sem. après Pays du groupe 3
MALARONE enfants **(atovaquone-proguanil)**	cp. à 62,5/25 mg	5 à < 7 kg : 1/2 cp./j (hors AMM) 7 à < 11 kg :3/4 cp./j (hors AMM) 11 à < 21 kg : 1 cp./j 21 à < 31 kg : 2 cp./j 31 à 40 kg : 3 cp./j	Prendre avec un repas ou une boisson lactée Séjour+ 7 j après Durée : 3 mois consécutifs max. Pays du groupe 2 et3
MALARONE **(atovaquone-proguanil)**	cp. à 250 mg/100 mg	1 cp./j Poids > 40 kg	
DOXYPALU **(doxycycline)** *GRANUDOXY-Gé* **(doxycycline)**	cp. à 50 mg cp. à 100 mg cp. séc. à 100 mg	< 40 kg : 50 mg/j = 40 kg : 100 mg/j	Contre-indication : âge < 8 ans Prendre au dîner Séjour+ 4 sem. après Pays du groupe 3

PRONOSTIC

Il diffère selon l'espèce de *Plasmodium*. Le *Plasmodium falciparum* peut provoquer un accès sévère et/ou un neuropaludisme et peut donc entraîner le décès en l'absence de traitement ou en cas de traitement tardif. Le pronostic d'un accès simple bien traité est excellent. Le paludisme à *Plasmodium falciparum* ne récidive pas après guérison ; une nouvelle infection est toutefois possible car il ne s'agit pas d'une maladie immunisante. Les *Plasmodium vivax*, *P. ovale* et *P. malariae* ne donnent pas d'accès sévère ni de neuropaludisme, mais peuvent récidiver à distance de l'épisode initial même en l'absence de réinfection.

Sous traitement efficace, la guérison clinique survient en 3 ou 4 jours, la guérison parasitologique en 6 jours (une goutte épaisse positive à J7 définit la résistance au traitement).

FICHE INFIRMIÈRE

EXAMENS

Réaliser les examens prescrits par le médecin ; en général : frottis sanguin, goutte épaisse, NFS-plaquettes, ionogramme sanguin, fonction rénale, transaminases, bilirubine. Ces examens sont en général répétés dans les premiers jours, à une fréquence variable selon la sévérité.

SURVEILLANCE DU TRAITEMENT

SOINS – TRAITEMENT

Administrer le traitement antipaludéen, par voie orale ou par voie IV. Surveiller que le traitement oral n'est pas vomi.

> La **quinine** IV doit être administrée par perfusion lente (en général sur 4 h). Il existe un risque mortel en cas de surdosage ou de perfusion trop rapide.
> La prescription doit être claire, la posologie et la dilution doivent être vérifiées et l'administration effectuée par un dispositif contrôlant la vitesse d'administration (pousse-seringue ou pompe à perfusion).

EFFICACITÉ DU TRAITEMENT

Surveillance de la température (qui met plusieurs jours à décroître).

Surveillance clinique et glycémies capillaires à la recherche de signes faisant craindre l'évolution vers un accès sévère (tachycardie, baisse tensionnelle, tachypnée, hémorragie, pâleur intense, ictère intense, oligurie, hypoglycémie) ou vers un neuropaludisme (troubles de conscience, convulsions, déficit neurologique).

EFFETS INDÉSIRABLES

L'**halofantrine** peut donner des troubles du rythme cardiaque et nécessite la réalisation d'un électrocardiogramme avant et après administration. La **méfloquine** peut donner des effets indésirables neurologiques.

L'administration de **quinine** IV doit se faire sous scope ; toute modification du rythme cardiaque ou de l'aspect des complexes peut témoigner d'un surdosage et doit être signalée d'urgence au médecin.

ÉDUCATION ET CONSEILS

EXPLIQUER LA MALADIE

Le paludisme est une maladie liée à un parasite transmis par le moustique. L'évolution est en règle générale favorable si le traitement a été débuté précocement. Il est normal que les symptômes mettent plusieurs jours à disparaître. Il n'est pas nécessaire d'isoler l'enfant, il n'y a pas de transmission interhumaine directe.

EXPLIQUER LE TRAITEMENT

Le traitement doit être administré sur toute la durée prescrite. La **quinine** provoque de manière systématique des acouphènes qui ne doivent pas faire interrompre le traitement. S'assurer de l'absence de vomissements lorsque le traitement est administré par voie orale.

▶

EXPLIQUER LA PROPHYLAXIE

Insister sur la prophylaxie du moustique, au moins aussi importante que la chimioprophylaxie. Insister sur la durée de la chimioprophylaxie, qui n'a d'intérêt que si elle est poursuivie, comme prescrit, plusieurs semaines après le retour de zone d'endémie.

MÉNINGITE PURULENTE DU NOURRISSON ET DE L'ENFANT

FICHE MALADIE

DÉFINITION

Infection localisée au niveau des méninges, liée à une bactérie pyogène (provoquant l'apparition de pus).

CAUSES ET MÉCANISMES

Chez le nourrisson après 2 mois, les germes les plus fréquemment en cause sont le pneumocoque (*Streptococcus pneumoniae*) et le méningocoque (*Neisseria meningitidis*), le premier étant le plus fréquent chez le nourrisson, le deuxième le plus fréquent chez le grand enfant. L'*Haemophilus influenzae* est devenu exceptionnel depuis la vaccination.

La porte d'entrée est en général une infection ORL. Le germe colonise les méninges par voie sanguine et s'y multiplie. La réaction inflammatoire provoquée par cette multiplication peut entraîner une hypertension intracrânienne, une atteinte de la vascularisation cérébrale, des convulsions.

DIAGNOSTIC

SIGNES CLINIQUES

Une méningite doit être suspectée lorsqu'un enfant fébrile présente un ou plusieurs des signes suivants :

- syndrome méningé (douleur et raideur de la nuque et du dos), quasiment constant chez le grand enfant mais absent chez le nourrisson ;
- convulsions ;
- troubles de conscience, coma ;
- altération marquée de l'état général, cris plaintifs, geignements (parfois seuls signes d'alerte chez le nourrisson).

EXAMENS COMPLÉMENTAIRES

La ponction lombaire (*cf.* Fiche technique, *spécialité* Neurologie, *chapitre* Méningite), effectuée au moindre doute clinique, confirme le diagnostic en montrant des polynucléaires, une hypoglycorachie ou des germes à l'examen direct. Le diagnostic différentiel est une méningite virale où la ponction lombaire montre un liquide lymphocytaire, sans hypoglycorachie ni germe à l'examen direct.

Les marqueurs inflammatoires (procalcitonine, CRP, leucocytose) ont une valeur d'orientation vers une infection bactérienne.

TRAITEMENT

TRAITEMENT CURATIF

Le traitement antibiotique est une urgence vitale. Il doit être entrepris au moindre doute clinique sans attendre les résultats de la ponction lombaire (elle peut être normale en phase précoce d'une méningite), voire sans attendre la ponction lombaire elle-même si elle ne peut être réalisée immédiatement.

L'antibiothérapie comporte en général une céphalosporine de 3e génération : **céfotaxime** (*CLAFORAN*) ou **ceftriaxone** (*ROCÉPHINE*). De la **vancomycine** (*VANCOCINE*) est associée en cas de suspicion de méningite à pneumocoque en raison du risque de résistance de ce germe aux céphalosporines.

Les autres mesures comportent : une expansion volémique en cas de troubles hémodynamiques, un traitement anticonvulsivant en cas de convulsion, une corticothérapie précoce en cas de méningite à pneumocoque, un traitement symptomatique de la fièvre.

PÉDIATRIE

PROPHYLAXIE DE L'ENTOURAGE

Uniquement indiquée pour les méningites à méningocoque, elle concerne l'enfant atteint de méningite lui-même, tous les sujets exposés à ses sécrétions rhinopharyngées, notamment tous les sujets vivant au même domicile, tous les camarades de jeux et voisins de classe (ensemble de l'établissement pour les crèches et écoles maternelles). Cette prophylaxie est effectuée par **rifampicine** (*RIFADINE*) pendant 48 h.

TRAITEMENT PRÉVENTIF

Une vaccination existe pour l'*Haemophilus*, pour le pneumocoque (le vaccin couvre environ 85 % des pneumocoques rencontrés en France) et pour les méningocoques A et C (le méningocoque C est responsable d'environ un tiers des méningites à méningocoque en France).

PRONOSTIC

Le pronostic est d'autant moins bon qu'il y a eu un retard au traitement. La méningite peut se compliquer de convulsions, de poussée d'hypertension intracrânienne, d'hydrocéphalie, de thrombophlébite cérébrale, d'hyponatrémie. Il existe un risque vital, le décès étant le plus souvent liée à une poussée d'hypertension intracrânienne avec ischémie cérébrale dans les méningites à pneumocoque, à des troubles hémodynamiques par septicémie associée dans les méningites à méningocoque.

Il existe également un risque de séquelles, se manifestant par une comitialité (10 % des méningites), un retard psychomoteur ou une hypoacousie (10 % pour le méningocoque, 30 % pour le pneumocoque).

FICHE INFIRMIÈRE

EXAMENS

- Réaliser le bilan sanguin prescrit ; en général : NFS-plaquettes, hémoculture, procalcitonine et/ou CRP, ionogramme sanguin.
- Préparer le matériel pour la réalisation de la ponction lombaire (*cf.* Fiche technique, *chapitre* Méningite, *spécialité* Neurologie).

SURVEILLANCE DU TRAITEMENT

SOINS – TRAITEMENT

Injecter les médicaments prescrits. L'administration des antibiotiques est réalisée par voie veineuse et représente une priorité.

EFFICACITÉ DU TRAITEMENT

La fièvre peut persister plusieurs jours.

Il faut dépister cliniquement la survenue de complications par une évaluation neurologique répétée, notamment dans les 24 premières heures où la dégradation peut être très rapide : état de conscience, convulsions, signes déficitaires, symétrie et réactivité pupillaire. L'hypertension intracrânienne peut se manifester par des variations brutales de la fréquence cardiaque ou de la pression artérielle. Chez le nourrisson, la surveillance du périmètre crânien est quotidienne.

EFFETS INDÉSIRABLES

En dehors d'éventuelles allergies médicamenteuses, la tolérance au traitement ne pose pas de problème. Si des médicaments anticonvulsivants ont été administrés, il faut toutefois surveiller l'absence de signes de dépression respiratoire.

ÉDUCATION ET CONSEILS

EXPLIQUER LA MALADIE

La méningite est provoquée par la prolifération de bactéries dans les méninges. Si le tableau initial est peu sévère et que le traitement est précoce, l'évolution est souvent favorable. Il est normal que la fièvre dure plusieurs jours. Il y a un risque de séquelles ultérieures, notamment des convulsions ou une hypoacousie qui sera dépistée par un audiogramme réalisé à distance.

EXPLIQUER LE TRAITEMENT

Le traitement doit être administré par voie veineuse à l'hôpital. Une ponction lombaire de contrôle sera effectuée vers le deuxième jour de traitement pour vérifier l'efficacité de celui-ci (sauf en cas de méningite à méningocoque).

EXPLIQUER LA PROPHYLAXIE DE L'ENTOURAGE DANS LA MÉNINGITE À MÉNINGOCOQUE

Des gens bien portants peuvent héberger le méningocoque dans leur gorge : la prophylaxie de l'entourage est indispensable pour supprimer ce portage et éviter la dissémination du germe.

EXPLIQUER LA VACCINATION

La vaccination contre l'*Haemophilus b* et contre le pneumocoque n'est pas obligatoire mais doit être conseillée de manière systématique.

FICHE PHARMACOLOGIE

PÉDIATRIE

VACCINS ANTIMÉNINGOCOCCIQUES – VACCINS POLYOSIDIQUES NON CONJUGUÉS

- **Vaccin antiméningococcique A C**

VACCIN MÉNINGOCOCCIQUE POLYOSIDIQUE A + C					
A et E. : 1 inj. unique SC ou IM	1 ser. de 0,5 mL solv. + 1 fl. de lyoph. (dose)			NR	

- **Vaccin antiméningococcique A C Y W-135**

MENCEVAX					
A et E. > 2 ans : 1 inj. unique SC	1 fl. pdre + fl. solv.	HOP	I		
MENVÉO					
A et E. > 11 ans : 1 inj. unique IM uniquement	1 fl. pdre + ser.		I	NR	

VACCINS POLYOSIDIQUES CONJUGUÉS

- **Vaccin antiméningococcique C**

MENINGITEC					
A et E. : 1 inj. unique SC ou IM	1 ser. 0,5 mL solv. + 1 fl. de lyoph. (dose)		I	NR	
MENJUGATEKIT					
A et E. : 1 inj. unique SC ou IM	1 pdre + ser.	23,59	I	65 %	23,59
NEISVAC					
A et E. : 1 inj. unique SC ou IM	1 susp. inj. 0,5 mL	23,59	I	65 %	23,59

■ **Vaccin antiméningococcique A C Y W-135**

NIMENRIX					
A et E. : 1 inj. unique IM seulement	1 fl. pdr. + 1 ser. de 0,5 mL solv.	HOP	I		

Propriétés

Vaccins antigéniques (polyosidiques) préparés à partir de méningocoques des sérogroupes correspondants. La conjugaison des antigènes avec une protéine induit une réponse immunitaire thymodépendante. Efficace 10 j après l'injection et persistant pendant 4 ans en moyenne.

Indications

Prévention du risque de méningite à méningocoques des sérogroupes correspondants dans les zones d'hyperendémie ou en cas d'épidémie. Obligatoire pour le pèlerinage à La Mecque.

Contre-indications

Infection sévère aiguë, maladie fébrile sévère aiguë : différer l'injection.

NIMENRIX : nourisson < 1 an.
Vaccins polyosidiques non conjugués : nourisson < 2 ans.

Précautions d'emploi

Conservation entre + 2 et + 8 °C.
Ne pas vacciner avant 18 mois (6 mois en cas de contage avec un méningocoque du groupe A).
Inefficace contre les autres germes responsables de méningite en particulier contre le méningocoque B.

Effets indésirables

Rougeur au point d'injection, fébricule.

Interactions médicamenteuses

Compatible avec la vaccination contre le tétanos, la diphtérie, la rougeole, la poliomyélite (injectable), la typhoïde.

INFECTIONS MATERNO-FŒTALES

FICHE MALADIE

DÉFINITION

Infections transmises de la mère à son bébé avant, pendant ou après la naissance.

CAUSES ET MÉCANISMES

Le nouveau-né est en général contaminé par voie ascendante par les germes qui colonisent le périnée de sa mère juste avant, juste après, ou pendant l'accouchement.

PRINCIPAUX GERMES RESPONSABLES

Streptocoques du groupe B : 40 %.
Escherichia coli K1 : 40 %.
Listeria monocytogenes : 1 à 2 %.
Streptocoques non B : 7 %.
Autres bacilles Gram négatif ou cocci Gram positif : 10 %

DIAGNOSTIC

Éléments évocateurs d'infection materno-fœtale devant faire pratiquer un bilan infectieux chez le nouveau-né.

ÉLÉMENTS OBSTÉTRICAUX

Infection cervico-vaginale ou urinaire récente.
Syndrome pseudogrippal récent (listériose).
Souffrance fœtale aiguë inexpliquée.
Prématurité inexpliquée.
Rupture de la poche des eaux > 12 h.
Fièvre, frissons pendant ou après l'accouchement.
Liquide amniotique louche.

CLINIQUE

Détresse respiratoire, apnées.
Geignement, hypotonie.
Troubles hémodynamiques, teint gris.
Hypothermie/hyperthermie.
Ballonnement abdominal, vomissements.
Hyperglycémie.
Hépato-splénomégalie.
Ictère, éruption cutanée, purpura.

TRAITEMENT

ANTIBIOTHÉRAPIE

Débutée en cas de présomption d'infection, en attendant le résultat des cultures bactériologiques, elle doit être systématique en cas de fièvre maternelle, de détresse respiratoire inexpliquée, de liquide gastrique positif à l'examen direct, et au moindre doute.
Elle associe :

- **céphalosporine de 3e génération, céfotaxime** (*CLAFORAN*) : 100 mg/kg/j en 2 ou 3 inj. ;
- **aminopénicilline, amoxicilline** (*CLAMOXYL*) : 100 mg/kg/j en 2 ou 3 inj. ;
- **aminoside, nétilmicine** (*NÉTROMICINE*) : 6 mg/kg/j en 1 à 2 inj.

En cas de méningite : doubler les doses de *CLAFORAN* et *CLAMOXYL*.
Après résultat des cultures, adaptation de l'antibiothérapie (ou arrêt si bilan négatif) :

- streptocoque B, *Listeria*, strepto D : *CLAMOXYL* seul ;
- *E. coli* K1 : *CLAFORAN* seul.

Durée de l'antibiothérapie = 10 jours (15 à 21 jours dans les méningites). Arrêt de l'aminoside à la négativation du syndrome inflammatoire.

MESURES ASSOCIÉES

- Oxygénothérapie, voire intubation-ventilation.
- Maintien de l'hémodynamique.
- Pas d'alimentation en phase aiguë, perfusion.
- Monitorage cardiorespiratoire, PA, saturation, température, diurèse.
- Surveillance poids, périmètre crânien, NFS plaquettes, CRP.

PRONOSTIC

Le pronostic dépend du germe en cause (streptocoque plus sévère), de l'extension de l'infection (méningite plus grave), de la précocité du diagnostic et du traitement.

FICHE INFIRMIÈRE

EXAMENS

Bilan infectieux :

- NFS plaquettes, CRP, fibrine, hémostase.
- Hémocultures.
- Prélèvements périphériques (oreilles, ombilic, anus, aisselles).
- Prélèvement du liquide gastrique.
- Première aspiration trachéale (si intubation).
- Radio de thorax.
- PL : systématique (avant antibiothérapie ou secondairement selon l'état clinique).
- Antigènes solubles sang/LCR/urines pour streptocoque B/*E. coli* K1.

SURVEILLANCE DU TRAITEMENT

Administration des antibiotiques.
Soins habituels de tout nouveau-né.

SURVEILLANCE

Monitorage cardio-respiratoire.

ÉDUCATION ET CONSEILS

Dépistage du portage du streptocoque B par réalisation systématique en fin de grossesse d'un prélèvement vaginal qui permet, si positif, d'administrer préventivement des antibiotiques à la mère pendant l'accouchement ; mesure qui a permis une nette diminution des infections materno-fœtales à streptocoque B.

ICTÈRE DU NOUVEAU-NÉ

FICHE MALADIE

DÉFINITION

L'ictère est la coloration jaune de la peau et des muqueuses (cornée) secondaire à l'accumulation dans le sang de bilirubine.

CAUSES ET MÉCANISMES

ICTÈRES À BILIRUBINE LIBRE

Avec hémolyse

• Iso-immunisation ABO ou Rh, plus rarement dans les autres groupes.
• Accident transfusionnel.
• Infections : bactéries, CMV, toxoplasmose, rubéole, herpès.
• Hémolyses constitutionnelles : déficit en G6PD, en pyruvate kinase, sphérocytose, etc.

Sans hémolyse

• Ictère physiologique (= immaturité de la glycuro-conjugaison), augmenté par prématurité, diabète maternel, polyglobulie, résorption d'hématomes, jeûne, etc.
• Ictère au lait de mère.
• Hypothyroïdie.
• Obstruction digestive (sténose du pylore).
• Syndrome de Gilbert.
• Résorption d'un céphalhématome.

ICTÈRES À BILIRUBINE MIXTE OU CONJUGUÉE

• Obstacles sur les voies biliaires : toujours évoquer et éliminer une atrésie des voies biliaires extra-hépatiques devant un ictère à bilirubine conjuguée car le pronostic dépend de l'âge de la prise en charge chirurgicale : bien meilleur avant 6 semaines.
• Maladies génétiques et métaboliques : syndrome d'Alagille, mucoviscidose, déficit en alpha-1-antitrypsine, etc.
• Hépatites infectieuses bactériennes ou virales (*E. coli*, CMV, toxoplasmose).
• Nutrition parentérale prolongée.

DIAGNOSTIC

Il repose sur la mesure sanguine de la bilirubine totale et de sa fraction conjuguée.

TRAITEMENT

• Ictère à bilirubine mixte ou conjuguée : traitement de la cause.
• Ictère à bilirubine libre : traitement de la cause et photothérapie : l'éclairement de la peau par une lumière bleue spécifique permet une photodécomposition de la bilirubine libre en métabolites hydrosolubles ensuite éliminés par voie urinaire.

PRONOSTIC

L'ictère régresse en général en quelques jours, permettant d'arrêter la photothérapie. La guérison se fait sans séquelles. La prise en charge précoce et énergique des ictères sévères a en effet quasiment fait disparaître l'ictère nucléaire (la bilirubine libre est toxique pour le cerveau).

FICHE INFIRMIÈRE

EXAMENS

Mesure des taux de bilirubine.

SURVEILLANCE DU TRAITEMENT

Photothérapie classique : le nouveau-né doit être installé en simple couche dans sa couveuse, alternativement sur le dos et sur le ventre, les rampes de photothérapie étant placées à 35–40 cm au-dessus du bébé. Photothérapie continue ou discontinue (3 h sur 6) selon l'importance de l'ictère.

Photothérapie intensive pour les ictères les plus sévères : le nouveau-né est installé dans un hamac avec des rampes de photothérapie placées au-dessus et en dessous de lui. Séances de 4 h à répéter selon l'évolution du taux de bilirubine.

SURVEILLANCE

La photothérapie est toxique pour les yeux, il est donc indispensable de veiller à ce que les yeux des nouveau-nés sous lampe soient protégés par des lunettes opaques qui ne doivent pas obstruer les narines.
Monitorage cardio-respiratoire.
Surveillance régulière de la température corporelle et de l'état d'hydratation (si photothérapie ≥ 12 h/24 majorer l'apport hydrique de 10 à 20 %).

EXAMENS

Bilicheck : appareil permettant la surveillance d'un nourrisson ictérique par mesure transcutanée de la bilirubine. Les mesures doivent être effectuées à distance d'une séance de photothérapie.
Le dosage sanguin de la bilirubine est plus précis et doit être préféré dans le situation à risque : ictère sévère, prématurité.

ALIMENTATION DU NOURRISSON

FICHE MALADIE

ALIMENTATION LACTÉE

QUEL LAIT DONNER ?

Allaitement maternel

Le lait maternel est parfaitement adapté à la physiologie du nouveau-né (besoins nutritionnels et capacité de digestion) et présente des avantages, notamment immunitaires, que le lait artificiel n'a pas.
Il est contre-indiqué dans certaines pathologies maternelles : psychose grave, VIH, tuberculose évolutive, prise de médicaments toxiques pour l'enfant, abcès du sein.

Allaitement mixte

Compléter chaque tétée par du lait artificiel (suspicion d'insuffisance de lait maternel) ou alterner tétée et biberon (convenance maternelle).

Allaitement artificiel

Proposer un lait 1er âge jusqu'à 4 mois (révolus), puis un lait 2e âge à partir du 5e mois. En cas de prématurité ou d'hypotrophie, proposer un aliment lacté de régime pour nouveau-nés de faible poids de naissance.

QUELLE QUANTITÉ DONNER ?

- Durant le premier mois :
  - 1re semaine : J1 : 6 x 10-20 mL puis augmenter chaque jour de 10 mL chaque repas (6 x /j) jusqu'à J8 ;
  - 2e semaine : 6 x 70-80 mL ;
  - 3e semaine : 6 x 80-90 mL ;
  - 4e semaine : 6 x 90-100 mL.
  - Répartition en général entre 6 ou 7 repas par jour.
- Durant le deuxième mois : 6́ 120 mL.
- Vers 3-4 mois : 5́ 150 mL.
- Quand l'enfant grandit, les besoins en fonction du poids diminuent (120 mL/kg/j à 6 mois, 100 mL/kg/j à 1 an, 80 mL/kg/j à 2 ans).

Ne pas oublier que ces quantités sont indicatives et que l'enfant régule sa soif.
On peut chez le petit nourrisson s'aider de la méthode de calcul suivante : diviser le poids (en g) par 10 + 200 mL, à diviser par le nombre de repas quotidiens.

QUEL NOMBRE DE REPAS ?

De manière indicative :

- 6 ou 7 repas chez le nouveau-né eutrophique à terme, 7 ou 8 repas chez le nouveau-né hypotrophe ou prématuré ;
- 5 repas à partir de 2 mois ;
- 4 repas à partir de 4 mois.

Farines

Adjointes au biberon, elles peuvent être utilisées à partir de 2 mois, en utilisant des farines sans gluten avant 6 mois. Elles ne sont pas indispensables avec les laits artificiels actuels.

DIVERSIFICATION

Débuter celle-ci au 5e mois (soit 4 mois révolus). Introduire les nouveaux aliments un par un et par petites quantités au début pour familiariser l'enfant au goût du nouvel aliment.

L'alimentation à la cuillère peut débuter rapidement après le début de la diversification, en maintenant un apport de 500 mL minimum de lait par jour.

Le risque allergique d'une introduction précoce de protéines végétales ou animales chez des nourrissons à haut risque d'allergie (atopie familiale importante) est soulevé par de nombreux auteurs et justifie de repousser la diversification après 6 mois, et même après 9 mois pour le poisson et l'œuf, mais pas après un an car les dernières études montrent qu'une introduction trop tardive est aussi délétère qu'une introduction trop précoce (notion de « fenêtre » d'introduction idéale).

Fruits

Jus de fruits (ampoules buvables vers 4 mois). Introduction de fruits cuits vers 5 mois (petits pots, compote), de fruits frais vers 9 mois. Éviter les fruits allergisants avant 1 an (fraises, kiwi, fruits exotiques)

Légumes

Vers 5 mois, ils peuvent être au début mélangés au biberon, puis administrés à la cuillère sous forme de purée (légumes frais cuits ou surgelés en galets ou petits pots), en commençant par 2-3 càc.

Protéines animales

- Initialement volailles puis bœuf puis jambon, elles sont introduites vers le 6e mois, bien cuites et hachées, en commençant par 10 g puis rapidement 30 g (au déjeuner). Porc (sauf jambon) et mouton vers 1 an.
- Puis sont introduits rapidement les poissons. Plus tard, introduction de l'œuf (le jaune vers 9 mois, puis le blanc vers 12 mois, max. 2 /sem.).
- Introduction des petits-suisses, fromages blancs vers 5-6 mois en diminuant la ration lactée du biberon du repas correspondant. Introduction du fromage vers 9 mois.
- Introduction du gluten vers 6 mois sous forme de farines avec gluten ou biscuits pour nourrisson vers 8 mois.

À partir de 1 an, passage au lait de croissance (enrichi en fer) ou au lait de vache classique. À partir de 1 an, l'alimentation est assez proche de celle de l'adulte.

FICHE INFIRMIÈRE

ÉDUCATION ET CONSEILS

ALLAITEMENT MATERNEL

- Déroulement de la tétée : nettoyage du mamelon avec de l'eau minérale, un seul sein (en alternant) ou les deux par tétée, durée 15-20 minutes au calme.
- Éviter pour la mère : les excitants (alcool, thé, café, drogues, etc.), les aliments acides trop fréquents (agrumes, tomates, etc.), les aliments donnant un goût au lait (chou, ail, etc.).
- Si le lait maternel ne suffit pas à l'enfant, il peut être complété par un lait artificiel, habituellement un lait hypoallergénique (surtout si terrain atopique familial).

ALLAITEMENT ARTIFICIEL

- Tous les laits en poudre se reconstituent à raison d'une mesurette rase de lait pour 30 mL d'eau (minérale ou bouillie) ; la stérilisation des biberons n'est pas indispensable mais le biberon doit être donné juste après sa préparation.
- Respecter si possible un minimum de 2 h et maximum 5 h entre chaque repas (sein ou biberon), en laissant l'enfant s'adapter à son propre rythme.

FICHE PHARMACOLOGIE

LAITS ARTIFICIELS

LAITS	BLÉDINA	GALLIA	GUIGOZ	MEAD JOHNSON
Laits pour nourrisson (0-4 mois)	Blédilait 1	Gallia 1 Gallia Calisma 1	Guigoz 1	Enfamil 1 Enfamil Nutribaby 1
Laits de suite (5-12 mois)	Blédilait 2	Gallia 2 Gallia Calisma 2	Guigoz 2	Enfamil 2 Enfamil Nutribaby 2
Laits HA (atopie familiale)	Blédilait HA	Gallia HA	Guigoz HA 1 et 2	Enfamil HA
Laits très épaissis (RGO)		Gallia AR 1 et 2	Guigoz confort	Enfamil AR 1 et 2
Laits enrichis en ferments lactiques (coliques, constip.)		Gallia Lactobifidus 1 et 2	Guigoz transit 1 et 2	Enfalac
Laits épaissis et riches en ferments lactiques	Blédilait Premium 1 et 2	Gallia Premium 1 et 2		
Laits sans ou appauvris en lactose (intolérance lactose/diarrhée 3-12 mois)		Diargal	Diarigoz (HA + appauvri en lactose), utilisable entre 1 et 3 mois	O-lac
Laits sans PLV et sans lactose (IPLV/diarrhée < 3 mois/ mucoviscidose)		Galliagène Progress		Pregestimil Nutramigen
Laits pour nv-né faible poids (jusqu'à 3 kg)	PréBlédilait	PréGallia	PréGuigoz AGPI-CL	
Lait de soja (intolérance au lactose/ coliques-douleurs)		Gallia Soja	Guigoz soja 1 et 2	Prosobee soja 1 et 2
Lait de croissance (1-3 ans)	Blédilait Croissance	Gallia Croissance	Guigoz Croissance	
Solutés de réhydratation		Adiaril	Hydrigoz	Lytren

PÉDIATRIE

LAITS	MILUPA	NESTLÉ	NUTRICIA	SODILAC
Laits pour nourrisson (0-4 mois)	Aptamil 1 Milumel 1	Nidal 1 bifidus	Nutricia 1	Modilac 1 SMA Classic 1
Laits de suite (5-12 mois)	Aptamil 2 Milumel 2	Nidal 2 bifidus Nestlé Baby	Nutricia 2	Modilac 2 SMA Classic 2
Laits HA (atopie familiale)	Milumel HA	Nidal HA 1 et 2	Nutricia HA	Modilac HA
Laits épaissis (RGO)	Milumel AR 1 et 2	Nidal AR 1 et 2	Nutricia AR 1 et 2 Nutrilon AR 1 et 2	Modilac confort 1
Laits enrichis en ferments lactiques (coliques, constip.)		Pergalon 1 et 2		Modilac transit
Laits épaissis et riches en ferments lactiques		Nidal confort bifidus 1 et 2	Nutricia confort 1 et 2	
Laits sans ou appauvris en lactose (intolérance lactose/diarrhée 3-10 mois)	HN 25 (appauvri) à HN RL (sans)	AL-110		Modilac sans lactose
Laits sans PLV et sans lactose (IPLV/diarrhée avant l'âge de 3 mois/ mucoviscidose)	Prégomine LactoPrégomine	Alfaré	Peptijunior	
Laits pour prématurés (jusqu'à 3 kg)	PréAptamil	PréNidal AGPI-CL		PréModilac PréModilac AGPI-CL
Laits de soja (intolérance lactose/ coliques-douleurs)			Nutricia soja 1 et 2	Modilac soja 1 et 2
Laits de croissance (1-3 ans)	Milupa croissance	Nestlé croissance	Nutricia Croissance	
Solutés de réhydratation	GES 45	Alhydrate		

Laits de régime disponibles à la Pharmacie centrahe des Hôpitaux (PCH) pour les enfants présentant des allergies aux hydrolysats de protéines de lait de vache et/ou polyallergies alimentaires (NEOCATE) et pour ceux présentant une maladie métabolique nécessitant l'éviction de certains acides aminés (laboratoire SHS International).
HA : hypoallergénique ; AR : antirégurgitation ; PLV : protéine de lait de vache.

DÉVELOPPEMENT PSYCHOMOTEUR DU NOURRISSON ET DE L'ENFANT

FICHE MALADIE

DÉFINITION

Le développement psychomoteur est lié à la maturation du système nerveux et à la stimulation affective.

MÉCANISMES

Un développement psychomoteur normal nécessite une intelligence normale, des fonctions motrices et sensorielles efficaces, une stimulation et un niveau affectif suffisants.

DIAGNOSTIC

Les éléments du développement psychomoteur à analyser sont la motricité, l'adaptivité (préhension manuelle), le langage, la vision, l'audition, le contrôle sphinctérien, l'adaptation sociale.

En cas de retard confirmé, un bilan étiologique pluridisciplinaire doit être réalisé.

Étapes normales du développement

Nouveau-né	Tonus	Hypertonie périphérique (quadriflexion) et hypotonie axiale. Gesticulation spontanée globale et symétrique. Réflexes archaïques présents (succion, *grasping*, marche automatique, Moro, points cardinaux). Orientation vers la lumière. Rythme du sommeil : 21 h/24 h.
Nourrisson (1 mois-2 ans)	Tonus	Tenue de tête stable : 2-4 mois. Redressement en ventral sur les avant-bras : 3-4 mois. Retournement en position ventrale/dorsale : 6-7 mois. Station assise avec appui : 5-7 mois. Station assise sans appui : 8-9 mois. Rampe, marche à 4 pattes : 9-10 mois. Station debout avec appui : 9-10 mois. Station debout sans appui : 11-12 mois. Marche : 12-18 mois. Court, monte avec aide les escaliers : 18 mois.
	Préhension et gesticulation spontanée	Début de la préhension : 3 mois. Tenue du biberon : 6 mois. Joue avec ses mains : 3-4 mois. Porte les objets à la bouche : 7-8 mois. Passage d'objet d'une main à l'autre : 6 mois. Préhension pouce-index : 9 mois. Pointe les objets avec l'index : 9-10 mois. Lâche volontairement les objets : 12 mois. Empile 3 cubes : 15-18 mois.
	Langage	Gazouillis, vocalises : 2-3 mois. Dit « papa », « maman » : 9 mois. Jargon 3-5 mots : 9-15 mois. 10 à 20 mots : 18 mois. 50 mots, 1re phrase : 2 ans.

PÉDIATRIE

	Vision, oculomotricité	Poursuite oculaire brève possible dès la naissance. Suit transitoirement des yeux : 1 mois. Suivi oculaire sur 180° : 2-3 mois.
	Rythme	Sommeil : 18 h vers 2 mois ; 16-18 h vers 4 mois ; 14-15 h vers 9 mois ; 13-15 h vers 1 an. Repas : 6-7 repas à 1 mois ; 5 repas de 2 à 4 mois ; 4 repas après 4-5 mois.
	Adaptation affective et sociale	Premiers mois : satisfaction des besoins digestifs et importance des contacts physiques. Sourire-réponse : 2 mois. Réagit à son nom : 7-8 mois. Angoisse de la séparation maternelle, peur de l'étranger : 8-9 mois. « Au revoir », « Bravo » : 10-11 mois. Répond aux ordres, identifie les objets : 18 mois.
Enfant de 2 à 6 ans	Motricité	Monte et descend les escaliers, coup de pied dans un ballon : 24 mois. Tricycle : 2-3 ans. Saute sur un pied : 4 ans. Saute à la corde : 5 ans.
	Langage et compréhension	100 mots, phrases courtes, « non », opposition : 2 ans. « Je », 300 mots : 3 ans.
	Graphisme	Traits vertical et horizontal : 24-30 mois. Rond, croix, triangle : 24-30 mois. Carré : 4 ans.
	Propreté	Diurne : 18 mois-3 ans. Nocturne : 2-5 ans.

FICHE INFIRMIÈRE

RÔLE D'ALERTE

L'infirmière a un rôle d'alerte lorsqu'elle constate un comportement de l'enfant différent du comportement attendu à cet âge.

Les éléments suivants doivent tout particulièrement éveiller l'attention :

- Asymétrie de gesticulation.
- Absence de réaction au bruit précoce.
- Absence de suivi oculaire à 1 mois.
- Absence de tenue tête ou de redressement à 5 mois.
- Absence de la station assise seul à 10 mois.
- Absence du réflexe de parachute à 10-12 mois.
- Absence de marche autonome à 18 mois.
- Enfant silencieux, stagnation du langage.
- Enfant qui se met debout sans se mettre assis (hypertonie).

Ils doivent aboutir à une consultation médicale. L'examen doit être effectué au calme, hors des périodes de faim et de sommeil, et répété à plusieurs semaines d'intervalle avant de pouvoir parler de retard psychomoteur. En cas de prématurité, il est classique d'évaluer les performances en fonction de l'âge corrigé de l'enfant.

ÉDUCATION ET CONSEILS

La notion de retard psychomoteur, lourde de conséquences psychologiques, ne doit pas être évoquée devant les parents tant que le diagnostic n'a pas été confirmé par des examens cliniques répétés dans le temps, effectués par un pédiatre.

FICHE TECHNIQUE

SCORE D'APGAR

Le score d'Apgar (du nom de la pédiatre américaine qui l'a mis au point en 1952) est une des méthodes qui permet d'évaluer rapidement la bonne adaptation du nouveau-né à la vie extra-utérine juste après sa naissance : il est calculé à une, trois, cinq et dix minute de vie par la sage-femme ou le pédiatre.

Il repose sur l'appréciation de cinq paramètres : la fréquence cardiaque prise au cordon, la respiration, le tonus, la réactivité et la coloration (*Cf.* tableau ci dessous).

Chaque paramètre est coté 0, 1 ou 2 : le score total peut donc varier de 0 à 10.

Si le score est supérieur ou égal à 8, le nouveau-né présente une bonne adaptation à la vie extra-utérine, la prise en charge sera peu agressive et consistera en une simple désobstruction des voies aériennes supérieures associée à un séchage ; un apport d'oxygène transitoire peut être nécessaire.

Si le score est compris entre 4 à 7, le nouveau-né est en détresse modérée et des soins sérieux sont nécessaires : en plus de la désobstruction des voies aériennes supérieures et du séchage, l'administration d'oxygène est indispensable, le plus souvent au masque et au ballon.

Si le score est inférieur ou égal à 3 à une minute, le bébé est dit né en état de mort apparente et des manœuvres lourdes de réanimation (ventilation au masque et au ballon et massage cardiaque externe) doivent être entreprises et l'enfant sera transféré dans un service de réanimation en l'absence d'amélioration spectaculaire.

Score d'APGAR

	0	1	2	TOTAL
Fréquence cardiaque	< 80 /min	De 80 à 100 / min	> 100 /min	
Respiration	Absente	Lente ou irrégulière	Rapide et régulière	
Tonus musculaire	Flasque	Léger tonus	Bon tonus	
Réactivité	Pas de réponse	Faible réponse	Bon cri	
Coloration	Cyanose complète ou pâleur	Cyanose des extrémités	Tout rose	

TROUBLE DÉFICITAIRE DE L'ATTENTION AVEC HYPERACTIVITÉ (TDAH)

FICHE MALADIE

DÉFINITION

Ce syndrome regroupe une hyperactivité, un déficit attentionnel, une impulsivité ; chez un enfant dont les troubles durent depuis plus de 6 mois et qui ont commencé avant l'âge de 7 ans.

CAUSES ET MÉCANISMES

L'origine précise du trouble est inconnue ; mais il existe en fait un défaut de la vigilance qui entraîne une hyperactivité paradoxale ; c'est pourquoi le traitement fait appel à des psychostimulants, les amphétamines.

DIAGNOSTIC

Il repose sur l'interrogatoire et l'examen clinique afin d'éliminer certaines pathologies qui peuvent présenter un tableau d'hyperactivité en plus de leurs caractéristiques propres.

PATHOLOGIES ORGANIQUES

Hyperthyroïdie, hypoglycémie, intoxication au plomb, divers troubles neurologiques avec ou sans retard mental.

PATHOLOGIES PSYCHIATRIQUES

Autisme, dépression ou manie, environnement social perturbé, comportement oppositionnel.

TRAITEMENT

APPROCHE FAMILIALE

Information et soutien adapté aux familles : guidance interactive.

ABORD PSYCHOTHÉRAPIQUE

Il vise à diminuer l'agitation motrice, améliorer le contrôle des impulsions et de la coordination motrice, améliorer les interactions sociales. Il associe prise en charge de groupe et thérapie individuelle.

TRAITEMENT MÉDICAMENTEUX

Controversé, c'est un appoint à l'abord psychothérapique, surtout en cas d'hyperactivité invalidante.

En traitement de fond, on peut dans certains cas utiliser après l'âge de 6 ans un psychostimulant, **méthylphénidate** (*RITALINE*) : 0,3 mg/kg/j en 2 prises à distance des repas ; puis augmenter progressivement en plusieurs semaines jusqu'à 0,5 à 1 mg/kg/j (maximum 2 mg/kg/j). Prescription réservée aux neurologues, psychiatres, pédiatres (prescription hospitalière initiale). Ce traitement est efficace dans 75 % des cas dans les 15 j ; l'amélioration des résultats scolaires semblerait toutefois de courte durée dans beaucoup de cas. Ce traitement peut être prolongé plusieurs mois ou années ; le suivi peut être optimisé avec des échelles de comportement.

PRONOSTIC

RISQUES IMPORTANTS

- Persistance des symptômes à l'adolescence, voire à l'âge adulte.
- Échec scolaire.
- Comportement antisocial.
- Abus des substances toxiques.

FACTEURS DE BON PRONOSTIC

- Statut économique et social élevé.
- Bon niveau intellectuel.
- Bonne acceptation de la part de l'entourage.
- Absence d'agressivité.
- Plus les symptômes sont importants et durent longtemps, moins le pronostic est bon, d'où l'importance d'un traitement efficace.

FICHE PHARMACOLOGIE

PSYCHOSTIMULANT

■ **Méthylphénidate**

RITALINE					
Syndrome hyperkinétique : 0,3 à 0,5 mg/kg/j (max. 1 mg/kg/j) en 2 prises à distance des repas : posologie à atteindre progressivement	30 cp. 10 mg 28 gél. LP 10 mg 28 gél. LP 20 mg 28 gél. LP 30 mg 28 gél. LP 40 mg	6,76 17,46 25,87 32,66 40,77	S S S S S	65 % 65 % 65 % 65 % 65 %	0,23 0,62 0,92 1,17 1,46
CONCERTA LP					
Syndrome hyperkinétique : 1 prise/j le matin Dose initiale de 18 mg puis augmentation par paliers toutes les sem. Poso. max. : 54 mg/j	28 cp. 18 mg 28 cp. 36 mg 28 cp. 54 mg	37,20 49,07 56,70	S S S	65 % 65 % 65 %	1,33 1,75 2,03

Propriétés

Stimulant du système nerveux central ; augmente la concentration des monoamines dans les fentes synaptiques. Absorption rapide, à peu près complète ; biodisponibilité de 30 % (1er passage hépatique) ; demi-vie d'élimination 2 h ; excrétion à 90 % dans les urines sous forme de métabolites.

Indications

Syndrome hyperkinétique non amélioré par l'abord psychothérapique.

Contre-indications

Hypersensibilité au **méthylphénidate**.
Manifestations d'angoisse ou psychotiques.
Hyperthyroïdie.
Affections cardiovasculaires sévères.
Glaucome.
Antécédents personnels ou familiaux de tics moteurs, maladie de Gilles de la Tourette.
Âge < 6 ans.
Fille en âge de procréer.
Traitement par **IMAO** non sélectifs.

Précautions d'emploi

Prescription réservée aux neurologues, psychiatres, pédiatres ; règle des 28 j ; renouvellement non restreint ; prescription hospitalière initiale et annuelle.
Prudence en cas d'épilepsie.
Surveiller la pression artérielle.
Respecter des périodes d'arrêt du traitement (pendant les vacances).
Risque de dépendance psychique.
Positivation des contrôles antidopage.
Éviter l'absorption d'alcool.

Effets indésirables

Nervosité, insomnies (diminuer les doses, donner le matin).
Diminution passagère de l'appétit.
Plus rarement : céphalées, somnolence, vertiges, dyskinésies, troubles de l'accommodation, exacerbation de tics.
Douleurs abdominales, nausées, vomissements, sécheresse buccale.
Possibilité de ralentissement de la croissance sans retentissement sur la taille finale.
Augmentation des transaminases, rarement hépatite sévère.
Occasionnellement : palpitations, tachycardie, HTA.
Hypersensibilité (éruption, prurit, arthralgies, etc.).
Risque carcinogène chez l'animal, non constaté chez l'homme.
Potentiel tératogène non exclu.
Surdosage : vomissements, tremblements, hyperréflexie, convulsions, agitation, confusion,

PÉDIATRIE

hallucinations, céphalées, HTA, tachycardie, réactions vasomotrices, mydriase. Traitement symptomatique.

Interactions médicamenteuses

IMAO non sélectifs contre-indiqués.

Déconseillés : **vasopresseurs**, alcool, **guanéthidine**.

Diminuer la posologie d'**anticonvulsivants**, de **phénylbutazone**, de **tricycliques**.

Arrêter le traitement avant une anesthésie par **halogénés**.

TROUBLES DU SOMMEIL DE L'ENFANT

FICHE MALADIE

INSOMNIES

ÉTIOLOGIE

▶ **Rechercher une cause exogène**

- Pathologie intercurrente (asthme, allergie alimentaire, poussée dentaire, coliques, etc.).
- Cause environnementale (bruit).
- Erreurs de régime chez le nourrisson.

▶ **Rechercher une cause psychologique**

- Peurs du coucher (obscurité, fantômes).
- Angoisse de séparation.
- Relation opposante avec les parents.
- S'assurer de l'absence de maladie psychiatrique sous-jacente.

TRAITEMENT

Le plus souvent, des mesures éducatives simples et un soutien psychologique permettent de bien améliorer la situation (veilleuse la nuit, porte entrouverte, comportement adapté des parents, respect des rites d'endormissement).

En cas d'échec, si l'insomnie est mal vécue par l'enfant, il est possible d'utiliser un traitement médicamenteux sur une courte durée, par exemple **antihistaminique H1**, **niaprazine** (*NOPRON*) : 0,7 à 1 mg/kg/j en 1 prise le soir (réservé à l'enfant de plus de 3 ans). Ne pas utiliser d'hypnotiques puissants, dont les effets indésirables sont trop importants.

PARASOMNIES

CAUCHEMARS

Très fréquents entre 3 et 5 ans, ils ne nécessitent un traitement qu'en cas de troubles sous-jacents relevant d'une psychothérapie.

TERREURS NOCTURNES

Elles touchent les enfants de 3 à 6 ans : éveil brutal avec peur intense, hallucinations, impossibilité de contact, amnésie de l'épisode. Les épisodes peu fréquents ne nécessitent pas de traitement, mais leur répétition peut faire envisager une prise en charge comportementale (relaxation, etc.), voire un traitement médicamenteux, par exemple **antidépresseur tricyclique**, **imipramine** (*TOFRANIL*) le soir au coucher.

SOMNAMBULISME

Fréquent, il débute souvent entre 4 et 8 ans. Le somnambulisme ne nécessite pas de traitement sauf dans les formes sévères avec épisodes répétés, déambulation prolongée, prise de risques faisant craindre un accident.

On propose alors une prise en charge comportementale (relaxation, etc.), voire un traitement médicamenteux par antidépresseur.

SOMNILOQUIE, BRUXISME

Fréquents, ils ne nécessitent habituellement pas de traitement. Chez le grand enfant (2e dentition), le bruxisme peut nécessiter une gouttière plastique la nuit pour éviter des anomalies de positionnement dentaire.

RYTHMIES D'ENDORMISSEMENT

Elles sont fréquentes. Se poser la question d'un terrain psychiatrique si elles persistent au-delà de 3 ans.

SÉVICES À ENFANTS

FICHE MALADIE

DÉFINITION

Les sévices regroupent les violences physiques ou psychologiques, et les négligences affectant gravement la santé physique ou psychologique de l'enfant.

CAUSES ET MÉCANISMES

Différents types de sévices sont rencontrés :

- Syndrome des enfants battus : ecchymoses, fractures multiples d'âges différents, hématomes sous-duraux, voire plaies, brûlures.
- Syndrome des enfants secoués : hématomes sous-duraux, contusions parenchymateuses cérébrales, hémorragies rétiniennes provoqués par des secousses violentes.
- Sévices sexuels.
- Carences : il peut s'agir d'une carence nutritionnelle (cassure staturo-pondérale), d'une carence affective, d'une carence de soins pouvant aboutir à des accidents (manque de surveillance).
- Syndrome de Münchhausen par procuration : c'est le plus souvent la mère qui simule par des gestes iatrogènes volontaires une pathologie chez son enfant (saignement, injections d'insuline).

DIAGNOSTIC

L'hospitalisation est impérative en cas de danger immédiat, soit avec l'accord des parents, soit par l'intermédiaire du procureur de la République (dérogation légale au secret professionnel) qui peut faire une ordonnance de placement provisoire (OPP). L'hospitalisation permet de faire le bilan et le traitement des lésions, de conforter le diagnostic par les entretiens avec les parents et l'observation de l'enfant en l'absence et en présence de la famille, d'évaluer le danger encouru par l'enfant.

En l'absence de danger immédiat, l'hospitalisation ne s'impose pas. Il est possible de faire un signalement auprès du médecin de la Protection maternelle et infantile (PMI).

TRAITEMENT

La conjonction des divers éléments recueillis au cours de l'hospitalisation permet d'élaborer un projet thérapeutique, de décider d'un signalement adapté : procureur de la République, médecin de l'aide sociale à l'enfance (ASE), médecin de la PMI.

Ce signalement peut aboutir à un suivi social (PMI), à des aides matérielles ou éducatives (ASE), à un signalement au procureur de la République qui peut saisir le juge pour enfants. Ce dernier pourra décider si nécessaire de mesures d'assistance éducative, d'un placement, voire d'une déchéance de l'autorité parentale.

PRONOSTIC

À court terme, il existe un risque de récidive. À long terme, les séquelles psychologiques sont très fréquentes, parfois invalidantes. Il s'y associe parfois des séquelles physiques des sévices.

FICHE INFIRMIÈRE

RÔLE D'ALERTE

L'infirmière a un rôle d'alerte médicale en cas de constatation de sévices à un enfant.

Le signalement est obligatoire sous peine de non-assistance à personne en danger ; il n'y a pas de secret médical opposable à ce devoir de signalement. Il n'est pas nécessaire d'apporter la preuve des faits pour effectuer un signalement. Signalement ne veut pas dire sanction ; un signalement à la PMI n'aboutit pas forcément à un signalement judiciaire et l'affaire sera classée sans suite si la maltraitance suspectée ne se confirme pas.

Le signalement permet d'aider l'enfant mais aussi d'aider la famille de l'enfant lorsque celle-ci est dépassée par la gestion de la prise en charge d'un enfant.

CALENDRIER VACCINAL

FICHE MALADIE

DÉFINITION

Il s'agit des recommandations nationales éditées tous les ans par le Haut Conseil de la santé publique en matière de vaccination. Seules les vaccinations contre la diphtérie, le tétanos et la poliomyélite restent obligatoires en France.

PRINCIPALES RECOMMANDATIONS VACCINALES

• BCG intradermique : recommandé dès la naissance pour les nourrissons à risque : tous ceux vivant en Île-de-France et dans les autres régions, ceux dont l'un des parents est originaire d'un pays ou sévit la tuberculose.

• Diphtérie, tétanos, polio (dTP) : vaccination obligatoire à 2, 3, 4 mois et rappel à 18 mois. Les rappels ultérieurs à 6, 11, 16 ans puis tous les 10 ans sont fortement recommandés et s'effectuent avec un vaccin pauvre en anticorps antidiphtérie (dTP) après 15 ans pour limiter les effets indésirables.

• Coqueluche (Ca) : vaccination universelle conseillée à 2, 3 et 4 mois avec rappel à 18 mois et 11 ans (ou 16 ans si oubli à 11). Un rappel est conseillé à l'âge adulte pour les futurs parents et pour les personnels de santé s'occupant de nourrissons de moins de 6 mois.

• *Haemophilus influenzae b* (Hib) : vaccination universelle conseillée à 2, 3 et 4 mois avec rappel à 18 mois uniquement.

• Hépatite B (Hep B) : le schéma vaccinal comprend 2 doses à 1 mois d'intervalle puis 1 rappel à 5–12 mois. Il doit être débuté dès la naissance pour les nouveau-nés de mère HBs +, sinon à partir de 2 mois. Un rattrapage est souhaitable à l'adolescence si oubli. Le vaccin est obligatoire à l'âge adulte pour tous les personnels de santé : rattrapage si non fait avant.

• Pneumocoque : vaccination universelle conseillée à 2, 3 et 4 mois avec rappel à 12 mois avec le vaccin contenant 7 valences (Pn7 = *PRÉVENAR*). Des rappels ultérieurs tous les 5 ans avec le vaccin contenant 23 valences (Pn23 = *PNEUMO-23*) sont conseillés pour les patients à risque d'infection sévère à pneumocoque (drépanocytaires, immunodéprimés, *etc.*).

• Rougeole, oreillons, rubéole : vaccination universelle conseillée à 12 mois avec 2e dose avant 2 ans. En cas de garde en collectivité (crèche), la première dose est conseillée dès 9 mois. Un rattrapage est conseillé afin que tous les enfants entre 2 et 16 ans aient reçu 2 doses et que tous les adolescents entre 17 et 28 ans aient reçu 1 dose. Ensuite, seule la vaccination contre la rubéole est conseillée pour toutes les femmes en âge d'avoir des enfants et non protégées.

• Papillomavirus humain (HPV) : vaccination recommandée pour toutes les adolescentes à 14 ans (2 doses à 2 mois d'intervalle et un rappel à 4 mois) avec un rattrapage possible jusqu'à 23 ans au plus tard dans l'année qui suit les premiers rapports sexuels.

• Grippe : vaccination universelle tous les ans pour toutes les personnes âgées de plus de 65 ans. Vaccination annuelle recommandées à partir de 6 mois chez l'enfant à risque de forme sévère (asthme, cardiopathie, diabète, maladie rénale). Vaccination également fortement recommandée pour tous les professionnels de la santé.

Tableau des vaccinations recommandées chez les enfants et les adolescents en 2014

	Vaccins contre :	Naissance	2 mois	4 mois	11 mois	12 mois	16-18 mois	6 ans	11-13 ans	15 ans	17 ans
Recommandations générales	Diphtérie (D), Tétanos (T) Poliomyélite inactivé (Polio)		DT Polio	DT Polio	DT Polio			DT Polio	dT Polio		
	Coqueluche acellulaire (Ca)		Ca	Ca	Ca			Ca	ca[1]		
	Haemophilus influenzae b (Hib)		Hib	Hib	Hib						
	Hépatite B (Hep B)		Hep B	Hep B	Hep B						
	Pneumocoque (Pn conj)		Pn[2] conj	Pn[2] conj	Pn[2] conj						
	Méningocoque C (vaccin conjugué)					1 dose					
	Rougeole (R) Oreillons (O) Rubéole (R)					1re dose	2e dose				
	Papillomavirus humains (HPV)								Vaccin quadrivalent (11/13 ans) et vaccin bivalent (11/14 ans) : 2 doses (0, 6 mois)		
Rattrapage	Hépatite B					3 doses selon le schéma 0, 1, 6 mois ou, de 11 à 15 ans révolus, 2 doses selon le schéma 0, 6 mois[3]					
	Méningocoque C (vaccin conjugué)					1 dose jusqu'à 24 ans[4]					
	Papillomavirus humains									3 doses selon le schéma 0, 1, 6 mois ou 0, 2, 6 mois (jeune fille de 14 ou 15 à 19 ans révolus) selon le vaccin utilisé	
	ROR							2 doses à au moins 1 mois d'intervalle si pas de vaccin antérieur ; 1 dose si une seule dose vaccinale antérieure			

Nota bene : les vaccins indiqués sur fond gris existent sous forme combinée. Encadrés rouges : co-administration possible.

Lorsqu'un retard est intervenu dans la réalisation du calendrier de vaccinations indiqué, il n'est pas nécessaire de recommencer tout le schéma vaccinal ce qui imposerait des injections répétées. Il suffit de reprendre ce schéma au stade où il a été interrompu et de compléter la vaccination en tenant compte du nombre de doses manquantes et de l'âge de la personne.

Populations particulières et à risque

Vaccins contre :	Naissance	2 mois	4 mois	11 mois	12 mois	16-18 mois	6 ans	11 ans	14 ans	16 ans	17 ans
BCG	1 dose recommandée **dès la naissance** si enfant à risque élevé de tuberculose[5]										
Grippe				1 dose annuelle si personne à risque[6], à partir de l'âge de 6 mois							
Hépatite A					2 doses selon le schéma 0, 6 mois si exposition à des risques particuliers[7], à partir d'un an						
Hépatite B	Nouveau-né de mère Ag HBs positif[8] 3 doses selon le schéma 0, 1, 6 mois									3 doses selon le schéma 0, 1, 6 mois si risques[9]	
Méningocoque B (si risque particulier[10])		**Entre 2 et 5 mois**, 3 doses espacées d'un mois et rappel entre 12 et 23 mois. **Entre 6 et 11 mois**, 2 doses espacées de 2 mois et rappel entre 12 et 24 mois. **Entre 12 et 23 mois**, 2 doses espacées de 2 mois et rappel 12 à 23 mois plus tard. **Entre 2 et 10 ans**, 2 doses espacées de 2 mois						À partir de 11 ans : 2 doses espacées d'un mois			
Méningocoque C (vaccin conjugué)		2 doses (plus rappel au cours de la 2e année de vie), au contact d'un cas[11]			1 dose au contact d'un cas[11]						
Méningocoque ACYW (vaccin conjugué)					1 dose au contact d'un cas[12] (à partir de l'âge d'un ou 2 ans selon l'AMM du vaccin utilisé)						
Pneumocoque		Prématurés et enfants à risque[13] : 1 dose de Pn conj à 2, 3 et 4 mois et rappel à 11 mois				Si à risque, entre 24 et 59 mois[14] : 1 dose de Pneumo 23 (si non vaccinés antérieurement : 2 doses de Pn conj puis 1 dose de Pneumo 23)		Si risque à partir de 5 ans[15] : 1 dose de Pn conj suivie d'une dose de Pneumo 23 8 semaines après			
Varicelle				2 doses[16] selon un schéma dépendant du vaccin utilisé, chez des enfants au contact de personnes à risque ou candidats à une greffe					2 doses chez adolescents[17] de 12 à 18 ans sans antécédent et sérologie négative (sérologie facultative)		

Nota bene : *Lorsqu'un retard est intervenu dans la réalisation du calendrier de vaccinations indiqué, il n'est pas nécessaire de recommencer tout le schéma vaccinal ce qui imposerait des injections répétées. Il suffit de reprendre ce schéma au stade où il a été interrompu et de compléter la vaccination en tenant compte du nombre de doses manquantes et de l'âge de la personne.*

[1] dTcaPolio : vaccin combiné diphtérie, tétanos, poliomyélite et coqueluche avec des doses réduites d'anatoxine diphtérique (d) et d'antigènes coquelucheux (ca).
[2] Pn conj : vaccin pneumococcique conjugué 13-valent.
[3] Ce schéma vaccinal à 2 doses n'est possible qu'avec les vaccins ayant l'AMM pour cette indication (***ENGERIX B*** 20 µg ou ***GENHEVAC B PASTEUR*** 20 µg) en respectant un intervalle de 6 mois entre les 2 doses. Le vaccin ***ENGERIX B*** 10 µg n'est pas adapté au schéma vaccinal à 2 doses.
[4] Durant la période initiale de mise en place de la vaccination systématique des nourrissons à 12 mois et en attendant son impact optimal par la création d'une immunité de groupe, une vaccination de rattrapage selon le même schéma vaccinal à une dose est aussi recommandée jusqu'à l'âge de 24 ans révolus.
[5] Les enfants à risque élevé de tuberculose répondent à l'un des critères suivants : nés dans un pays de forte endémie tuberculeuse ; dont au moins l'un des parents est originaire de l'un de ces pays ; devant séjourner au moins un mois d'affilée dans l'un de ces pays ; ayant des antécédents familiaux de tuberculose (collatéraux ou ascendants directs) ; résidant en Île-de-France, en Guyane ou à Mayotte ; dans toute situation jugée par le médecin à risque d'exposition au bacille tuberculeux notamment enfants vivant dans des conditions de logement défavorables (habitat précaire ou surpeuplé) ou socio-économiques défavorables ou précaires (en particulier parmi les bénéficiaires de la CMU, CMUc, AME…) ou en contact régulier avec des adultes originaires d'un pays de forte endémie.
[6] Sont concernés : **a** les femmes enceintes, quel que soit le trimestre de la grossesse ; **b** les enfants à partir de l'âge de 6 mois s'ils sont atteints des pathologies spécifiques suivantes, - affections broncho-pulmonaires chroniques répondant aux critères de l'ALD 14 (asthme et BPCO), - insuffisances respiratoires chroniques obstructives ou restrictives quelle que soit la cause, y compris les maladies neuromusculaires à risque de décompensation respiratoire, les malformations des voies aériennes supérieures ou inférieures, les malformations pulmonaires ou les malformations de la cage thoracique, - maladies respiratoires chroniques ne remplissant pas les critères de l'ALD mais susceptibles d'être aggravées ou décompensées par une affection grippale, dont asthme, bronchite chronique, bronchiectasies, hyper-réactivité bronchique, - dysplasies broncho-pulmonaires, - mucoviscidose, - cardiopathies congénitales cyanogènes ou avec une HTAP et/ou une insuffisance cardiaque, - insuffisances cardiaques graves, - valvulopathies graves, - troubles du rythme graves justifiant un traitement au long cours, - maladies des coronaires, - antécédents d'accident vasculaire cérébral, - formes graves des affections neurologiques et musculaires (dont myopathie, poliomyélite, myasthénie, maladie de Charcot), - paraplégies et tétraplégies avec atteinte diaphragmatique, - néphropathies chroniques graves, - syndromes néphrotiques, - drépanocytoses, homozygotes et doubles hétérozygotes S/C, thalasso-drépanocytoses, - diabètes de type 1 et de type 2, - déficits immunitaires primitifs ou acquis (pathologies oncologiques et hématologiques, transplantation d'organe et de cellules souches hématopoïétiques, déficits immunitaires héréditaires, maladies inflammatoires et/ou auto-immunes recevant un traitement immunosuppresseur), excepté les personnes qui reçoivent un traitement régulier par immunoglobulines, personnes infectées par le VIH quel que soit leur âge et leur statut immunovirologique, - maladie hépatique chronique avec ou sans cirrhose ; **c** l'entourage familial des nourrissons âgés de moins de 6 mois avec des facteurs de risque de grippe grave ; **d** les personnes obèses avec un IMC égal ou supérieur à 40 kg/m^2 ; **e** les enfants et adolescents séjournant dans un établissement médico-social d'hébergement, quel que soit leur âge.
[7] Sont concernés : **a** les jeunes de plus d'un an séjournant dans des structures collectives pour l'enfance et la jeunesse handicapée ; **b** les enfants atteints de mucoviscidose ou de pathologie hépatobiliaire chronique susceptibles d'évoluer vers une hépatopathie chronique (notamment dues aux virus de l'hépatite B et de l'hépatite C) ; **c** les enfants des familles dont l'un au moins des membres est originaire d'un pays de haute endémicité et susceptibles d'y séjourner ; **d** les personnes dans l'entourage familial d'un patient atteint d'hépatite A.
[8] À la naissance pour les enfants nés de mère Ag HBs positif : vaccination dans les 24 heures qui suivent la naissance avec un vaccin autre que ***HBVAXPRO*** 5 µg et immunoglobulines anti-HBs administrées simultanément en des points différents. Deuxième et troisième doses respectivement à l'âge de 1 et 6 mois. Schéma en 4 doses (0-1-2-6 mois) pour les prématurés < 32 semaines ou de moins de 2 kg. L'efficacité de cette prévention doit être évaluée à partir de l'âge de 9 mois par une recherche d'antigène HBs et anticorps anti-HBs, préférentiellement un à quatre mois après la dernière dose vaccinale.
[9] Sont exposés à un risque particulier les adolescents : **a** accueillis dans les services et institutions pour l'enfance et la jeunesse handicapées ; **b** accueillis dans les institutions psychiatriques ; **c** ayant des relations sexuelles avec des partenaires multiples ; **d** voyageurs ou résidents dans des pays de moyenne ou forte endémie (après évaluation des risques) ; **e** usagers de drogues par voie parentérale ; **f** susceptibles de recevoir des transfusions massives et/ou itératives ou de médicaments dérivés du sang (hémophiles, dialysés, insuffisants rénaux, etc.) ; **g** candidats à une greffe d'organe, de tissus ou de cellules ; **h** entourage d'une personne infectée par le virus de l'hépatite B ou porteur chronique de l'antigène HBs (famille vivant sous le même toit) ; **i** partenaires sexuels d'une personne infectée par le virus de l'hépatite B ou porteur chronique de l'antigène HBs.

[10] Pour les personnes aspléniques ou ayant un déficit en fraction terminale du complément ou en properdine ou recevant un traitement anti-C5A, et celles ayant reçu une greffe de cellules souches hématopoïétiques.

[11] La vaccination est recommandée pour les personnes non vaccinées contacts d'un cas d'infection invasive à méningocoque C. Pour les enfants, adolescents et adultes ayant un déficit en complément ou en properdine, recevant un traitement anti-C5A ou aspléniques, *cf.* rapport du HCSP du 12 juillet 2012 : http://www.hcsp.fr/Explore.cgi/avisrapportsdomaine?clefr=322.

[12] La vaccination est recommandée, avec une dose du vaccin tétravalent conjugué, pour les personnes (à partir de l'âge d'un ou 2 ans selon l'AMM du vaccin utilisé) au contact d'un cas d'infection invasive à méningocoque de sérogroupe A, Y ou W. Pour celles ayant un déficit en complément ou en properdine, recevant un traitement anti-C5A ou aspléniques, et celles ayant reçu une greffe de cellules souches hématopoïétiques, *cf.* rapport du HCSP du 12 juillet 2012 : http://www.hcsp.fr/Explore.cgi/avisrapportsdomaine?clefr=322.

[13] Une dose complémentaire de vaccin pneumococcique conjugué est recommandée à l'âge de 3 mois (avec un rappel à l'âge de 11 mois) pour les prématurés et les nourrissons à haut risque de faire une infection invasive à pneumocoque, c'est-à-dire les enfants : **a** Immunodéprimés (aspléniques ou hypospléniques incluant les drépanocytoses majeures ; atteints de déficits immunitaires héréditaires ; infectés par le VIH, quel que soit le statut immunologique ; sous chimiothérapie pour tumeur solide ou hémopathie maligne ; transplantés ou en attente de transplantation d'organe solide ; greffés de cellules souches hématopoiétiques ; traités par immunosuppresseur, biothérapie et/ou corticothérapie pour une maladie auto-immune ou inflammatoire chronique ; atteints de syndrome néphrotique) ; **b** non immunodéprimés porteurs d'une maladie sous-jacente prédisposant à la survenue d'IIP (cardiopathie congénitale cyanogène, insuffisance cardiaque) ; insuffisance respiratoire chronique, bronchopneumopathie obstructive, emphysème ; asthme sévère sous traitement continu ; insuffisance rénale ; hépatopathie chronique d'origine alcoolique ou non ; diabète non équilibré par le simple régime ; patients présentant une brèche ostéo-méningée, un implant cochléaire ou candidats à une implantation cochléaire.

[14] Pour les enfants à risque de 24 à 59 mois (*cf.* ci-dessus note n° 13) non préalablement vaccinés avec le vaccin conjugué 13-valent, la vaccination pneumococcique est recommandée selon le schéma suivant : 2 doses de vaccin conjugué 13-valent à 2 mois d'intervalle suivies d'une dose de vaccin polyosidique 23-valent au moins 2 mois après la 2e dose du vaccin conjugué Pn13. **Pour ceux préalablement vaccinés avant l'âge de 24 mois avec le vaccin conjugué 13-valent** : une dose de vaccin polyosidique 23-valent.

[15] Pour les enfants âgés de 5 ans et plus et les adolescents immunodéprimés (*cf.* ci-dessus note n° 13), atteints de syndrome néphrotique, porteurs d'une brèche ostéo-méningée, d'un implant cochléaire ou candidats à cette implantation non vaccinées antérieurement : une dose de vaccin conjugué 13-valent suivie 8 semaines plus tard d'une dose de vaccin polyosidique 23-valent. **Pour ceux qui ont été vaccinés** depuis plus de 3 ans avec le vaccin polyosidique 23-valent : une dose de vaccin conjugué 13-valent suivie, 8 semaines plus tard, d'une dose de vaccin polyosidique 23-valent. **Pour certaines personnes immunodéprimées**, le schéma vaccinal est précisé dans le rapport sur la vaccination des immunodéprimés. **Les personnes ayant bénéficié d'une greffe de cellules souches hématopoïétiques** devraient recevoir un schéma vaccinal de primo-vaccination en trois doses par le vaccin conjugué 13-valent suivie d'une dose de vaccin polyosidique 23-valent. **Pour les enfants âgés de plus de 5 ans et les adolescents** présentant un risque élevé d'IIP13 en dehors d'une immunodépression, d'une brèche ostéo-méningée ou d'un implant cochléaire, une dose de vaccin polyosidique 23-valent.

[16] Le schéma vaccinal est de deux doses espacées de quatre à huit semaines ou de six à dix semaines selon le vaccin utilisé, quel que soit l'âge ; recommandé chez les enfants sans antécédent de varicelle et dont la sérologie est négative, en contact étroit avec des personnes immunodéprimées ou candidats receveurs d'une greffe d'organe et en post-exposition dans les 3 jours suivant l'exposition à un cas de varicelle chez les adolescents de plus de 12 ans non immunisés.

[17] La vaccination contre la varicelle est contre-indiquée pendant la grossesse. Toute grossesse doit être évitée dans le mois suivant la vaccination. Il convient de conseiller aux femmes ayant l'intention de débuter une grossesse de différer leur projet.

FICHE PHARMACOLOGIE

VACCINATION

Vaccin antipneumococcique polyvalent

PREVENAR 13					
Prévention des infections à pneumocoques : E. 2-6 mois : 3 inj. à 1 mois d'intervalle et 4e dose entre 12 et 15 mois E. non vaccinés 7-11 mois : 2 inj. à 1 mois d'intervalle et 3e dose à 2 ans E. non vaccinés 12 mois - 5 ans : 2 inj. à 2 mois d'intervalle	1 susp. inj. 1 fl. 0,5 mL + 1 ser. + 2 aig.	57,34	I	65 %	57,34

Propriétés

Vaccin polyosidique conjugué préparé à partir d'antigènes purifiés de 13 sérotypes de pneumocoques.

Indications

Prévention des infections à *Streptococcus pneumoniae* (septicémie, méningite, pneumonie, bactériémie) causées par les sérotypes 1, 3, 4, 5, 6A, 6B, 7F, 9V, 14, 18C, 19A, 19F et 23F chez les nourrissons et les jeunes enfants de 2 mois à 2 ans et chez les enfants non vaccinés de 2 à 5 ans.

Contre-indications

Hypersensibilité au vaccin pneumococcique.
Hypersensibilité à l'anatoxine diphtérique.
Maladie fébrile aiguë.

Précautions d'emploi

Conserver entre + 2 °C et + 8 °C.

Risque de réaction anaphylactique après administration du vaccin.

Injection intramusculaire contre-indiquée si thrombopénie ou trouble de la coagulation.

L'utilisation du *PREVENAR* ne se substitue pas à celle des vaccins polysaccharidiques 23-valents chez les enfants de plus de 24 mois avec un risque élevé d'infections à *Streptococcus pneumoniae* (immunodépression, drépanocytose).

Traitement antipyrétique prophylactique recommandé.

Effets indésirables

Réactions locales fréquentes : rougeur, douleur, induration au point d'injection (disparaît en 24-48 h).

Fièvre, convulsions fébriles.

Rash, urticaire, érythème polymorphe.

Réaction d'hypersensibilité, œdème facial, œdème de Quincke, dyspnée, bronchospasme, choc anaphylactique.

Interactions médicamenteuses

Le vaccin peut être effectué (à des sites d'injection différents) en même temps que d'autres vaccins pédiatriques.

Vaccin antirotavirus

ROTARIX					
Prévention des gastro-entérites aiguës à *Rotavirus* Schéma vaccinal en 2 doses orales : 1re dose à partir de 6 sem., 2e dose 4 sem. plus tard Début vaccination avant 16 sem., fin du schéma avant 24 sem.	1 dose 5 mL susp. buv. (appl. prérempl.)		I	NR	
ROTATEQ					
Prévention des gastro-entérites à *Rotavirus* Schéma en 3 doses orales : 1re dose à partir de 6 sem., au plus tard à 12 sem. Intervalle entre les doses : 4 sem. Fin du schéma avant 26 sem.	1 tube unidose 2 mL (sol. buv.)		I	NR	

Propriétés

Vaccin vivant atténué oral (*Rotavirus* humain souche RIX 4414 pour le ROTARIX et sérotypes *Rotavirus* G1, G2, G3, G4, P1 pour le ROTATEQ).

Indications

Prévention des gastro-entérites aiguës à *Rotavirus* chez les nourrissons à partir de 6 sem.

La vaccination systématique n'était pas recommandée 2010. Depuis cette date (et à la date de publication de cet ouvrage), aucune nouvelle recommandation officielle n'a été publiée.

Contre-indications

Hypersensibilité au **vaccin antirotavirus.**

Antécédent d'invagination intestinale aiguë ou maladie congénitale intestinale exposant à cette pathologie.

Immunodépression, infection asymptomatique par le VIH.

Maladie fébrile aiguë.

Vomissement, diarrhée.

Précautions d'emploi

Injection intraveineuse contre-indiquée.

Effets indésirables

Infections respiratoires supérieures.

Fièvre, asthénie.

Irritabilité, somnolence.

Nausées, diarrhée, douleurs abdominales, régurgitations.

Dermatite, éruption cutanée.interactions médicamenteuses.

Interactions médicamenteuses

Le vaccin peut être administré en même temps que d'autres vaccins pédiatriques.

PARTIE 14

PNEUMOLOGIE

ASTHME

FICHE MALADIE

DÉFINITION

L'asthme est une maladie inflammatoire chronique des voies aériennes, provoquant une obstruction bronchique réversible.

Il s'agit d'une maladie fréquente dont l'incidence est en augmentation, en particulier chez l'enfant et l'adulte jeune (prévalence de l'ordre de 5 à 10 % en France).

L'asthme est une maladie potentiellement mortelle (entre 1 500 et 2 000 décès par an en France).

CAUSES ET MÉCANISMES

L'existence d'une *inflammation chronique* des voies aériennes est constante ; elle est à l'origine de l'hyperréactivité bronchique et constitue la cible du traitement de fond.

À cette inflammation chronique, s'associe une *hyperréactivité bronchique* qui correspond à la contraction exagérée des voies aériennes en réponses à différents stimuli.

Des facteurs de risque de l'asthme ont été clairement individualisés :

• des facteurs de risque individuels, comme une prédisposition génétique ou la notion d'atopie (terrain allergique) ;

• des facteurs de risque environnementaux : exposition aux allergènes respiratoires, au tabac (rôle du tabagisme maternel) et à la pollution.

L'asthme est lié en partie à des facteurs héréditaires, comme en témoigne parfois un nombre élevé de personnes atteintes au sein d'une même famille.

DIAGNOSTIC

SIGNES CLINIQUES

Le diagnostic d'asthme est généralement posé au décours d'une crise d'asthme. La crise d'asthme se caractérise par une dyspnée paroxystique sifflante d'apparition brutale. L'auscultation retrouve des râles sibilants bilatéraux.

En dehors de la crise, l'asthme peut se présenter sous des formes moins caractéristiques, expliquant que le diagnostic d'asthme est souvent posé tardivement par rapport aux premiers symptômes.

La *toux* sèche récidivante survenant à l'effort ou de manière spontanée peut être un équivalent d'asthme.

L'*asthme d'effort* se caractérise par la survenue de symptômes exclusivement à l'effort. Il concerne principalement l'enfant et le sujet jeune ; la crise survient classiquement à l'arrêt de l'effort.

L'*asthme à dyspnée continue* constitue classiquement l'évolution d'un asthme sévère non traité. Il se manifeste par l'existence d'une dyspnée d'abord d'effort puis de repos.

Lors d'une crise d'asthme, il est essentiel de savoir reconnaître les signes de gravité, définissant un *asthme aigu grave* (*cf.* encadré cidessous, p. 1321).

> **SIGNES DE GRAVITÉ**
>
> • Débit expiratoire de pointe (*Peak Flow*) < 150 L/min.
> • Impossibilité de parler.
> • Fréquence respiratoire > 30/min.
> • Tachycardie > 120/min.
> • Tirage inspiratoire.
> • Insuffisance ventriculaire droite.
> • Troubles neurologiques (agitation, troubles de conscience).

EXAMENS COMPLÉMENTAIRES

▶ Débit expiratoire de pointe (DEP, ou *Peak Flow*)

La mesure du DEP, ou *Peak Flow*, permet d'évaluer de manière simple l'obstruction bronchique. Il peut être utile dans le suivi des malades ou lors d'une crise afin d'en évaluer la sévérité (valeurs normales du DEP : *cf.* figure, p. 1324 de la Fiche technique).

Explorations fonctionnelles respiratoires (EFR)

Les EFR permettent une étude précise des débits et volumes respiratoires. En dehors de la crise, les EFR sont normales. Lors d'une crise, elles mettent en évidence un syndrome obstructif réversible en partie ou totalement après traitement bronchodilatateur.

Radiologie du thorax

Au cours de la crise, elle met en évidence une distension thoracique et permet d'éliminer une complication (pneumothorax, pneumopathie).

Gaz du sang artériel

Les gaz du sang n'ont d'intérêt qu'en cas de crise (*cf.* Fiche technique, *chapitre* Embolie pulmonaire, *spécialité* Cardiologie) ; ils retrouvent une hypoxie associée à une hypocapnie. La présence d'une normocapnie ou d'hypercapnie témoigne d'un épuisement respiratoire, traduisant la gravité de la crise.

Biologie

La numération montre souvent une hyperéosinophilie isolée modérée.

TRAITEMENT

TRAITEMENT DE LA CRISE SIMPLE

En cas de crise simple, il est recommandé au patient de prendre deux bouffées de **β_2-mimétiques** de courte durée d'action (**salbutamol**, **terbutaline**).

En l'absence d'amélioration satisfaisante, il est nécessaire de renouveler la prise par intervalles de 10 min.

En cas de non-amélioration après 6 à 8 bouffées, il faut considérer qu'il s'agit d'un asthme aigu grave et appeler le « 15 ».

En cas de crise sévère, il est essentiel qu'une corticothérapie orale soit débutée afin de diminuer les risques de récidives et de « rebonds » du bronchospasme.

Si le patient dispose d'un *Peak Flow* à domicile, la mesure du DEP lui permet d'objectiver la réponse au traitement bronchodilatateur.

TRAITEMENT DE L'ASTHME AIGU GRAVE

L'asthme aigu grave nécessite la prise en charge dans une unité de surveillance continue ; la mise en place de voies veineuses est systématique.

Le traitement comprend l'oxygénothérapie, les nébulisations répétées de bronchodilatateurs (**salbutamol**, *VENTOLINE*, ou **terbutaline**, *BRICANYL*, possiblement associés à l'**ipratropium bromure**, *ATROVENT*). En cas de résistance, les **β_2-mimétiques** peuvent être administrés par voie SC ou IV.

Une corticothérapie est systématiquement associée (initialement IV relayée par voie orale). En cas de signes infectieux, une antibiothérapie probabiliste est débutée.

TRAITEMENT DE FOND

Le but du traitement est le contrôle de l'asthme (absence de symptômes chroniques, rares crises, absence de limitation des activités).

La voie inhalée est la voie privilégiée de l'administration des traitements de fond (plus grande efficacité et peu d'effets indésirables).

La mise en place de consensus internationaux a permis de classer les patients en quatre groupes de risque en fonction de leurs symptômes :

- intermittent ;
- persistant léger ;
- persistant modéré ;
- persistant sévère.

Seuls les sujets présentant un asthme intermittent (= asthme contrôlé) ne nécessitent pas de traitement de fond.

Pour tous les sujets présentant un asthme persistant, la **corticothérapie inhalée** est la base du traitement. La dose de traitement est adaptée à la sévérité du patient et diminuée à la dose minimale efficace.

En cas de contrôle imparfait des symptômes, un traitement par bronchodilatateurs de longue durée d'action (**β_2-mimétiques** de longue durée d'action) peut être associé à la corticothérapie inhalée.

L'absence de contrôle de l'asthme malgré un traitement maximal doit faire rechercher un facteur déclenchant ou la prise incorrecte des traitements.

TRAITEMENT DES FACTEURS FAVORISANTS

Il est indispensable de limiter l'exposition aux allergènes en cas d'allergie connue. De même, l'exposition aux irritants doit être limitée ; l'arrêt du tabac est impératif.

La présence d'un reflux gastro-œsophagien ou d'une sinusite chronique doit être recherchée systématiquement et ils doivent être traités car ils constituent un facteur de décompensation classique de l'asthme.

COMPLICATIONS ET PRONOSTIC

INSUFFISANCE RESPIRATOIRE AIGUË

Le recours à la ventilation mécanique lors d'une crise d'asthme est un tournant dans la prise en charge car il s'agit d'une ventilation difficile du fait de l'obstruction bronchique, associée à de nombreuses complications. La crainte reste le décès par un bronchospasme aigu non amélioré par les traitements.

PNEUMOTHORAX OU PNEUMOMÉDIASTIN

Le pneumothorax est une complication grave, en particulier en cas de ventilation mécanique ; il nécessite la réalisation d'une exsufflation en urgence suivie d'un drainage (*cf.* Pneumothorax, p. 1361).

Un pneumomédiastin est parfois retrouvé lors d'une crise ; il s'agit en général d'une complication bénigne qui nécessite une simple surveillance.

FICHE INFIRMIÈRE

EXAMENS

Débitmètre de pointe (*Peak Flow*) : *cf.* Fiche technique, p. 1324.

SURVEILLANCE DU TRAITEMENT

SOINS – TRAITEMENT

À la différence de la BPCO, les nébulisations peuvent être réalisées sous oxygène en l'absence d'hypercapnie. En cas de crise, les nébulisations sont répétées de manière rapprochée lors de la première heure, puis espacées (le plus souvent toutes les 4 h).

La précocité de l'administration de la corticothérapie dans l'asthme aigu grave est essentielle, le traitement doit être administré le plus rapidement possible après sa prescription.

EFFICACITÉ DU TRAITEMENT

La surveillance de l'efficacité du traitement repose essentiellement sur la mesure du DEP et les symptômes du patient. En cas de crise, le DEP est réalisé avant et après chaque aérosol.

EFFETS INDÉSIRABLES

Une surveillance accrue des patients présentant une crise d'asthme est nécessaire afin de rechercher une aggravation (*cf.* encadré « Signes de gravité » Fiche maladie, p. 1321).

En cas de corticothérapie inhalée, il est nécessaire de se rincer la bouche après chaque prise afin d'éviter le développement de mycose buccale.

ÉDUCATION ET CONSEILS

PRISE DES TRAITEMENTS INHALÉS

L'absence de contrôle d'un asthme malgré une prise en charge adaptée est le plus souvent liée à une prise incorrecte des traitements inhalés. Les médicaments inhalés nécessitent un apprentissage et la vérification régulière de la bonne prise du traitement. Tous ces traitements nécessitent une coordination correcte du patient.

Les systèmes en sprays doseurs nécessitent de coordonner l'inspiration au déclenchement du spray. En cas de difficulté, il est possible d'administrer ces sprays à l'aide de chambre d'inhalation ce qui permet de s'affranchir de ▶

ce problème (le patient respire dans la chambre après avoir déclenché le spray).

Les systèmes inhalateurs en poudre sont de plus en plus utilisés, ils permettent au patient de choisir le moment de l'inhalation après l'avoir enclenché (systèmes *Diskus, Turbuhaler,* inhalateur type *Foradil*).

Malgré la multitude des systèmes, il n'existe aucun système parfait et seule une bonne éducation permet une prise correcte.

ÉDUCATION

Il est nécessaire de rappeler au patient le rôle aggravant pour l'asthme de l'exposition au tabac. L'infirmier doit être en mesure d'expliquer l'utilisation des différents substituts nicotiniques et d'orienter le malade vers une consultation spécialisée.

La bonne utilisation du débitmètre de pointe doit être vérifiée.

Une vaccination grippale annuelle est conseillée aux sujets asthmatiques.

FICHE TECHNIQUE

DÉBITMÈTRE DE POINTE (*PEAK FLOW*)

Il permet de mesurer le débit expiratoire maximal lors d'une expiration forcée. Il existe des valeurs théoriques du DEP (fonction de l'âge, de la taille et du sexe, *cf.* figure ci-dessous, p. 1324), permettant d'exprimer les valeurs en pourcentage de la théorique.

La mesure est réalisée en position debout, en s'assurant que la main du patient ne bloque pas le curseur indiquant les valeurs. Le patient prend une inspiration profonde maximale puis place l'embout dans la bouche et expire le plus fort et le plus rapidement possible. La manœuvre est répétée à 3 reprises et la meilleure valeur est retenue.

Débit expiratoire de pointe

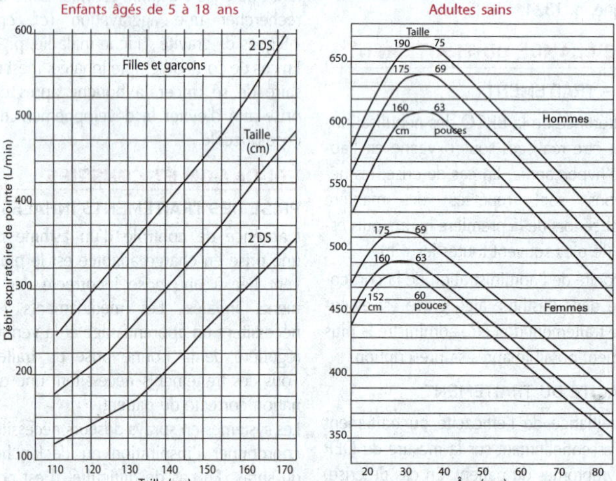

FICHE TECHNIQUE

AÉROSOL

Définition

L'aérosol est un dispositif non invasif qui permet une meilleure fluidité des sécrétions bronchiques grâce à l'humidification des voies respiratoires supérieures par inhalation d'une brume (brouillard).

C'est un acte infirmier exécuté sur prescription médicale.

L'aérosol permet une grande rapidité d'action médicamenteuse, avec des résultats cliniques souvent immédiats.

Son action locale atténue les effets indésirables. Par ailleurs, les composés parfois fragiles évitent les sucs digestifs grâce à ce procédé.

Certains médicaments passent dans la circulation et peuvent avoir le même effet qu'une injection intraveineuse.

Ils sont indiqués dans les syndromes obstructifs bronchiques et notamment l'asthme et la bronchite chronique.

Matériel nécessaire

- Manomètre à air à brancher sur la prise murale adaptée, située à la tête du lit du patient.
- Embout spécifique permettant d'adapter directement le raccord de l'aérosol.
- Masque naso-buccal avec nébuliseur médicamenteux.
- Mouchoirs, crachoirs.
- Produits pour l'aérosol : flacon d'eau stérile ou ampoule d'eau stérile, médicaments selon la prescription médicale (antiseptique bronchique, broncho-dilatateur).

Préparation du patient

- Prévenir le patient du soin, il dure environ 15 minutes.
- Planifier le soin en fonction des repas : réaliser un aérosol à distance des repas : une heure avant ou après car il existe un risque de vomissement et respecter un délai régulier (selon la fréquence prescrite) entre les séances d'aérosol.
- Évaluer l'état clinique et s'assurer de la participation du patient.
- Installer le patient : assis ou demi-assis confortablement.
- Donner des conseils : se moucher, garder la position pendant toute la séance d'aérosol et éviter de parler, de bouger le masque.

Le soin

- Faire moucher et cracher avant de commencer, réaliser une aspiration bucco-pharyngée si besoin.
- Réaliser le montage du masque.
- Vérifier le bon fonctionnement du système : absence de fuite d'air (connections de la tubulure au nébuliseur) et formation d'un brouillard sortant du masque.
- Branchement du système auprès du patient : réglage du masque à l'aide de l'élastique de façon atraumatique, expliquer au patient de respirer normalement pendant la séance.
- Le brouillard doit être projeté directement en face de la bouche du patient.
- Mettre à portée de main les mouchoirs, le crachoir et la sonnette.
- Noter l'heure du branchement.

À la fin du soin

- Fermer le manomètre.
- Enlever le masque du patient, il sera changé toutes les 24 heures.
- Sécher le visage si nécessaire et proposer au patient de se moucher.

▶

• Débrancher le système de la source murale (sauf si le patient doit recevoir plusieurs aérosols par jour).
• Noter sur les transmissions l'état du patient : amélioration de la respiration.

FICHE PHARMACOLOGIE

CORTICOÏDES INHALÉS

■ Béclométasone

MIFLASONE					
Pdre pour inhalation buccale Asthme, traitement de fond : 1 à 4 inhal. x 2/j (en fonction du stade de la maladie)	60 gél. pdre 100 µg 60 gél. pdre 200 µg 60 gél. pdre 400 µg	3,14 5,73 12,06	I I I	65 % 65 % 65 %	0,05 0,10 0,20
ECOBEC					
Inhalation buccale Traitement continu anti-inflammatoire de l'asthme persistant Formes légères à modérées : A. 1-2 inhal x 2/j E. 1 inhal. x 1-2/j Formes sévères : A. 4 inhal. x 2/j E. 2 inhal. x 2/j	200 doses 250 µg	20,86	I	65 %	0,10
BÉCOTIDE					
Idem *ECOBEC*	200 doses 250 µg	21,05	I	65 %	0,11
QVAR AUTOHALER					
Flacon pressurisé pour inhalation buccale Formes légères à modérées A. et E. (à partir de 4 ans) : 1-2 inhal. x2/j Formes sévères A. et E. (à partir de 4 ans) : 4 inhal. x2/j	200 doses 100 µg	31,27	I	65 %	0,16
QVARSPRAY					
Idem *QVAR AUTOHALER*	100 doses 100 µg	11,71	I	65 %	0,12

■ Budésonide

PULMICORT TURBUHALER					
Inhalateur/pdre Asthme, traitement de fond : 1 inhal./j à 4 inhal. à 200 µg x 2/j ou 1 à 3 inhal. à 400 µg x 2/j (en fonction du stade de la maladie)	200 bouf. 100 µg 200 bouf. 200 µg 100 bouf. 400 µg	18,41 31,22 31,22	I I I	65 % 65 % 65 %	0,09 0,16 0,31

NOVOPULMON NOVOLIZER					
Aérosol-doseur Asthme, traitement de fond : 1 bouf./j à 4 bouf. x 2/j (en fonction du stade de la maladie)	200 doses 200 µg 200 doses 200 µg + inhalateur 100 doses 400 µg 100 doses 400 µg + inhalateur 200 doses 400 µg + inhalateur	22,02 27,98 22,02 27,65 43,76	I I I I I	65 % 65 % 65 % 65 % 65 %	0,11 0,14 0,22 0,28 0,22
MIFLONIL					
Inhalateur/pdre Asthme, traitement de fond : 1 à 4 bouf./j	60 gél. pdre 200 µg 60 gél. pdre 400 µg	8,59 16,65	I I	65 % 65 %	0,14 0,28
PULMICORT					
Traitement continu de l'asthme persistant de l'enfant 0,5 à 2 mg/j en 2 aérosols	20 bouf. susp. p. inhal. 0,5 mg/2 mL 20 bouf. susp. p. inhal. 1 mg/2 mL	26,98 37,26	I I	65 % 65 %	1,35 1,86

■ Fluticasone

FLIXOTIDE					
Aérosol-doseur Asthme, traitement de fond : 1 à 4 bouf. x 2/j (en fonction du stade de la maladie)	120 bouf. 50 µg 120 bouf. 125 µg 120 bouf. 250 µg	9,64 17,95 34,23	I I I	65 % 65 % 65 %	0,08 0,15 0,29
FLIXOTIDE DISKUS					
Inhalateur/pdre Asthme, traitement de fond : 1 à 4 inhal. x 2/j (en fonction du stade de la maladie)	60 doses 100 µg	9,64	I	65 %	0,16
Inhalateur/pdre Asthme sévère : 1 à 2 inhal. x 2/j	60 doses 250 µg 60 doses 500 µg	17,95 34,23	I I	65 % 65 %	0,30 0,57

■ Ciclésonide

ALVESCO					
Fl. pressurisé pour inhalation buccale Asthme persistant, traitement de fond A. et E. > 12 ans : 1 dose de 80 ou 160 µg x 1/j le matin ou le soir	60 doses 80 µg 60 doses 160 µg	17,62 29,82	I I	65 % 65 %	0,29 0,50

■ Mométasone

ASMANEX TWISTHALER					
A. et E. > 12 ans, posologie initiale : 200 µg x 2/j ou 400 µg x 1/j	30 doses 200 µg 60 doses 200 µg 30 doses 400 µg 60 doses 400 µg	9,69 18,84 18,84 36,47	I I I I	65 % 65 % 65 % 65 %	0,32 0,31 0,63 0,61

Propriétés

Corticoïdes associant une action locale puissante (sur l'inflammation bronchique) à une très faible activité systémique (métabolisation hépatique en dérivés inactifs) pour des doses < 2 000 µg/j.

Indications

Traitement de fond de l'asthme.
Toux spasmodique, BPCO spastique.

Mises en garde

Prudence et surveillance rapprochée en cas de tuberculose ou infection mycotique pulmonaire évolutive, ou ulcère digestif non traité.
Grossesse 1er trimestre et **allaitement** : n'utiliser qu'en cas de nécessité absolue.

Précautions d'emploi

Éducation : vérifier l'utilisation correcte du système d'inhalation; éventuellement, s'aider d'une chambre d'inhalation pour les sprays. Prévenir le patient que ce n'est pas un traitement de la crise d'asthme ! L'effet des **corticoïdes inhalés** nécessite un délai de quelques jours et est maximal après quelques mois.
Prévention des candidoses : rincer la bouche, gargariser, puis avaler un verre d'eau après chaque prise. Préférer 2 prises/j.

Effets indésirables

Uniquement locaux, réversibles à l'arrêt : irritation pharyngée, raucité de la voix, candidose oropharyngée (5 à 10 %; prévenue par des mesures d'hygiène buccale simples).
Rare : réaction paradoxale (toux, bronchospasme) liée aux excipients (gaz propulseur).

MODE D'EMPLOI DES AÉROSOLS-DOSEURS

Retirer le capuchon, agiter l'aérosol-doseur.
Puis inspirer lentement (4 s) et profondément en déclenchant la pulvérisation (au début de l'inspiration).
Retenir la respiration pendant 5 à 10 s (poumons « remplis »), puis reprendre sa respiration normale.
Attendre 30 à 60 s avant la bouffée suivante.
50 % des patients ne savent pas les utiliser.
Il y a 3 possibilités qui suppriment le problème de la coordination « mains-poumons », mais qui doivent être expliquées au patient :
- aérosol-doseur à autodéclenchement, type *Autohaler* (nécessité d'un débit inspiratoire minimal) ;
- système d'inhalation de poudre, type *Turbuhaler, Diskus* ou *Clickhaler* ;
- utilisation du spray avec une chambre d'inhalation, type *Nebuhaler, Aéroscopic, Volumatic, Aérochambre*. Dans ce cas, la bouffée est pulvérisée dedans, et l'inspiration profonde doit être faite dans les 5 s suivant le déclenchement.

ASSOCIATIONS DE CORTICOÏDES INHALÉS ET DE B2 DE LONGUE DURÉE D'ACTION

■ Budésonide + formotérol

SYMBICORT TURBUHALER					
Asthme, traitement de fond : 1 à 4 inhal. x 2/j (en fonction du palier de sévérité)	120 doses : 100 µg budésonide + 6 µg formotérol	39,48	I	65 %	0,33
	120 doses : 200 µg budésonide + 6 µg formotérol	45,33	I	65 %	0,38
	60 doses : 400 µg budésonide + 12 µg formotérol	44,50	I	65 %	0,74

INNOVAIR					
Idem *SYMBICORT TURBUHALER*	120 doses : 100 µg budésonide + 6 µg formotérol	41,08	I	65 %	0,34

FORMODUAL					
Asthme persitant, traitement de fond, en seonde intention A. 1 à 2 inhal. x 2/j	120 doses : 100 µg budésonide + 6 µg formotérol	41,08	I	65 %	0,34

■ Salmétérol + fluticasone

SERETIDE DISKUS					
Asthme, traitement de fond : 1 à 2 inhal. x 2/j (en fonction du palier de sévérité)	60 doses : 100 µg salmétérol+ 50 µg fluticasone	37,85	I	65 %	0,63
	60 doses : 250 µg salmétérol+ 50 µg fluticasone	43,70	I	65 %	0,73
	60 doses : 500 µg salmétérol+ 50 µg fluticasone	58,24	I	65 %	0,97

Pour la pharmacologie de ces associations, se référer aux pharmacologies respectives des **corticoïdes inhalés** et des **bronchodilatateurs de longue durée d'action.**

ANTILEUCOTRIÈNE

■ Montélukast

SINGULAIR					
Asthme, traitement de fond : 1 cp./j (A. : 10 mg ; E. 6-14 ans : 5 mg) au coucher	28 cp. à croquer 5 mg	27,87	I	65 %	1,00
	50 cp. à croquer 5 mg	HOP	I		
	28 cp. 10 mg	27,87	I	65 %	1,00
	50 cp. 10 mg	HOP	I		
	28 sach. glé. 4 mg	27,87	I	65 %	1,00

Propriétés

Antagoniste des récepteurs des leucotriènes (substances pro-inflammatoires bronchoconstrictrices); inhibition de la bronchoconstriction induite par l'effort. L'effet bronchodilatateur est observé 2 h après la prise orale.

Indications

Traitement de fond de l'asthme léger à modéré, *en adjonction* aux **corticoïdes inhalés** lorsque ceux-ci ne permettent qu'un contrôle insuffisant de l'asthme.

Traitement préventif de l'asthme d'effort.

Contre-indications

Hypersensibilité à l'un des composants.

Mises en garde

Prévenir le patient qu'*il ne s'agit pas d'un traitement de la crise d'asthme !*

Grossesse et allaitement : n'utiliser qu'en cas de nécessité absolue.

Précautions d'emploi

Enfant : prendre à distance du repas (2 h).

Effets indésirables

Bénins et rares : douleurs abdominales, céphalées.

ANTICORPS ANTI-IGE

Omalizumab

XOLAIR					
Asthme allergique persistant sévère non contrôlé : dose adaptée au poids et au dosage d'IgE totales	1 ser. 75 mg/0,5 mL 1 ser. 150 mg/1 mL	226,14 441,85	I I	65 % 65 %	226,14 441,85

Propriétés

L'**omalizumab** est un anticorps monoclonal humanisé qui se fixe de manière sélective aux immunoglobulines E (IgE) humaines. Il empêche la fixation des IgE aux récepteurs de haute affinité FcepsiRI, réduisant ainsi la quantité d'IgE circulantes pouvant déclencher la chaîne de réactions allergiques.

Indications

Traitement additionnel, pour améliorer le contrôle de l'asthme chez les adultes et les adolescents (à partir de 12 ans) atteints d'asthme allergique persistant sévère, ayant un test cutané positif ou une réactivité *in vitro* à un pneumallergène perannuel, et qui, malgré un traitement quotidien par un **corticoïde inhalé** à forte dose et un **bêta2-agoniste inhalé à longue durée d'action**, présentent une réduction de la fonction pulmonaire (VEMS < 80 % de la valeur théorique), des symptômes diurnes ou des réveils nocturnes fréquents, et des exacerbations sévères, multiples et documentées de l'asthme.

Le traitement par **omalizumab** ne doit être envisagé que chez les patients présentant un asthme dont la dépendance aux IgE a été établie sur des critères probants.

Contre-indications

Hypersensibilité à la substance active ou à l'un des excipients.

Précautions d'emploi

Dose et fréquence d'administration adaptées et déterminées en fonction du taux initial d'IgE (UI/mL), mesuré avant le début du traitement, et du poids corporel (kg).
Les injections SC seront faites dans la région deltoïde du bras. En cas d'impossibilité, elles pourront être réalisées dans la cuisse.

Effets indésirables

Lors des essais cliniques, les événements indésirables le plus fréquemment rapportés ont été des réactions au point d'injection, notamment une douleur, un gonflement, un érythème et un prurit au point d'injection, ainsi que des maux de tête. La plupart de ces réactions ont été d'intensité légère ou modérée.

BRONCHODILATATEURS – THÉOPHYLLINE ET DÉRIVÉS

Théophylline

DILATRANE LP					
Asthme, traitement de fond (en association aux **corticoïdes inhalés**), BPCO spastiques : 8 à 12 mg/kg/j en 2 prises (car libération prolongée)	30 gél. 50 mg 30 gél. 100 mg 30 gél. 200 mg 30 gél. 300 mg	1,95 2,41 2,73 3,07	II II II II	30 % 30 % 30 % 30 %	0,07 0,08 0,09 0,10
DILATRANE					
Idem *DILATRANE LP* en 3 prises	40 c-mes. 50 mg	3,59	II	65 %	0,09

EUPHYLLINE LA					
Idem *DILATRANE LP*	30 gél. 50 mg 30 gél. 100 mg 30 gél. 200 mg 30 gél. 300 mg 30 gél. 400 mg	2,16 2,25 2,34 3,19 3,54	II II II II II	30 % 30 % 30 % 30 % 30 %	0,07 0,08 0,08 0,11 0,12
THÉOSTAT LP					
Idem *DILATRANE LP*	30 cp. séc. 100 mg 30 cp. séc. 200 mg 30 cp. séc. 300 mg 100 cp. séc. 300 mg	2,28 2,34 3,40 HOP	II II II	30 % 30 % 30 %	0,08 0,08 0,11
XANTHIUM LP					
Idem *DILATRANE LP*	30 gél. 200 mg 30 gél. 300 mg 30 gél. 400 mg	2,34 2,95 3,44	II II II	30 % 30 % 30 %	0,08 0,10 0,11
TEDRALAN					
7 à 12 mg/kg/j en 2 prises	30 gél. 200 mg	2,34	II	30 %	0,08

■ Bamifylline

TRENTADIL					
Asthme, traitement de fond (en association aux **corticoïdes inhalés**), BPCO spastiques : 2 à 3 cp. x 2/j	20 cp. 300 mg	3,42	II	30 %	0,17

Propriétés

Bronchodilatateur (par relaxation du muscle lisse bronchique) inhibiteur de la phosphodiestérase ; la bronchodilatation est inférieure à celle des **β_2-stimulants** (en partie en raison de la limitation des doses).

Action anti-inflammatoire à des doses inférieures aux doses « bronchodilatatrices ».

Action stimulante centrale (et analeptique respiratoire), sauf pour la **bamifylline**.

Absorption irrégulière par voie rectale ; métabolisation hépatique puis excrétion urinaire ; délai d'action > 1 h, demi-vie de 5 h (10 h pour formes LP).

Indications

Traitement symptomatique continu (utilisé « en 3e ligne ») de l'asthme (si **corticoïdes inhalés** seuls insuffisants, éventuellement associés à des **β_2-mimétiques inhalés de longue durée d'action**), et des BPCO spastiques.

> Remarque : la **théophylline** n'a pas d'indication en 1re intention dans la crise d'asthme ! (c'est pourquoi les formes injectables n'ont pas été mentionnées ici).

Contre-indications

Intolérance à la **théophylline**.

Surtout : interactions médicamenteuses.

Précautions d'emploi

La marge thérapeutique des théophyllines est étroite (taux efficace proche du taux toxique), imposant une posologie adaptée à chaque cas (terrain, survenue d'effets indésirables) et un contrôle des taux sériques : commencer à 8 à 10 mg/kg/j (poids idéal, chez l'obèse) ; diminuer de 50 % si insuffisance hépatique.

> Théophyllinémie efficace : 10 à 15 mg/L.
> Théophyllinémie toxique : 20 mg/L.

Utiliser avec prudence en cas de coronaropathie, insuffisance cardiaque, hyperthyroïdie, comitialité, fièvre, ulcère gastroduodénal, fin de grossesse, âge avancé.

Préférer les formes à libération prolongée.

Effets indésirables

Variables, aux doses thérapeutiques : nervosité, excitabilité, pesanteur gastrique, céphalées.

À plus forte dose : tachycardie, nausées, vomissements, diarrhée, insomnie, tremblements (peuvent révéler un surdosage !)

Surdosage : agitation, confusion mentale, convulsions, hyperthermie, troubles du rythme cardiaque, hypotension. Prise en charge en réanimation !

Interactions médicamenteuses

Associations contre-indiquées : **énoxacine** et **troléandomycine** (risque de surdosage en **théophylline**).

Associations déconseillées : **érythromycine** et **viloxazine**(risque de surdosage en **théophylline**).

Associations augmentant la théophyllinémie : **allopurinol**, **cimétidine**, **fluoroquinolone**, **fluconazole**, **fluvoxamine**, **mexilétine**, **ticlopidine**, **clarithromycine**, **josamycine**, **roxithromycine**.

Les inducteurs enzymatiques (**phénobarbital**, **carbamazépine**, **phénytoïne**, **rifampicine**) diminuent la théophyllinémie.

Le tabagisme et l'alcool diminuent la demi-vie d'élimination de la **théophylline**.

BÊTA-2-STIMULANTS

Bêta-2-stimulants d'action brève

■ Salbutamol

VENTOLINE					
Crise d'asthme : 2 bouf. à répéter 15 min après si besoin Asthme d'effort : 2 bouf. 15 min avant l'effort	200 bouf. 100 µg	5,06	I	65 %	0,03
Crise d'asthme résistant au « spray » à domicile : 1 amp. SC ou IM	6 amp. (mL) 0,5 mg	2,47	I	65 %	0,41
Crise d'asthme sévère (ou décompensation de BPCO) : nébuliser 1 unidose avec un générateur d'aérosol ; répéter selon les besoins	20 unidoses 1,25 mg/ 2,5 mL 60 unidoses 2,5 mg/ 2,5 mL 60 unidoses 5 mg/2,5 mL	3,86 14,84 21,87	I I I	65 % 65 % 65 %	0,19 0,25 0,36
VENTILASTIN NOVOLIZER					
Idem *VENTOLINE*	200 doses pdre 100 µg pour inh.	9,39	I	65 %	0,05
ASMASAL CLICKHALER					
Idem *VENTOLINE 100 µg*	200 doses 90 µg	10,84	I	65 %	0,06
SALBUMOL FORT					
Asthme aigu grave : perfusion IV continue 0,5 à 1 mg/h en réanimation sous scope	5 amp. 5 mg/5 mL	HOP	I		

AIROMIR AUTOHALER					
Idem *VENTOLINE 100 µg*	200 bouf. 100 µg	9,79	I	65 %	0,05

- **Terbutaline**

BRICANYL					
Asthme aigu grave (ou décompensation de BPCO) : nébuliser 1 unidose avec un générateur d'aérosol ; répéter selon les besoins	50 inhal. 5 mg/2 mL	20,55	I	65 %	0,41
Crise d'asthme résistant au « spray », à domicile : 1 amp. SC Asthme aigu grave : perfusion IV continue 0,5 à 1 mg/h en réanimation sous scope	8 amp. 1 mL (0,5 mg)	2,98	I	65 %	0,37
BRICANYL TURBUHALER					
Avec système d'inhal. *Turbuhaler* Crise d'asthme : 1 inhalation, à répéter 15 min après si besoin Asthme d'effort : 1 inhalation 15 min avant l'effort	100 doses 500 µg	5,61	I	65 %	0,06

Propriétés

Agonistes spécifiques des récepteurs β_2-adrénergiques des muscles lisses, donc bronchodilatateurs ; très peu d'effet sur les récepteurs β_1-cardiaques.

Voie inhalée : action dès la première minute, maximale à 15 min, et persistant pendant 6 à 8 h. Passage systémique infime.

Voie SC : délai < 20 min, durée 6 h.

Indications

Voie inhalée : traitement de la crise d'asthme ; traitement de fond de l'asthme (si **corticoïdes inhalés** seuls insuffisants : 3 prises/j), des BPCO spastiques ; prévention de l'asthme d'effort.

Nébulisation : traitement de choix de la crise d'asthme sévère ; décompensation de BPCO.

Voie SC : crise d'asthme résistant au spray, à domicile.

Perfusion IV : asthme aigu grave (en réanimation !).

Contre-indications

Aucune si indication formelle !

Précautions d'emploi

Formes injectables : éviter en cas d'infarctus myocardique en phase aiguë, angor instable ; prudence en cas de cardiopathie obstructive, coronaropathie, hyperthyroïdie, HTA, diabètes.

Voie inhalée : consulter si plus de 10 à 15 bouffées par jour (= asthme instable) ; vérifier la prise correcte des sprays (mode d'emploi : *cf.* **Corticoïdes inhalés**) ; traiter toute surinfection bronchique.

Sportifs : réaction positive au contrôle antidopage.

Effets indésirables

Exceptionnels par voie inhalée : tremblements, palpitations, tachycardie sinusale, nausées, nervosité, vertiges.

Voie parentérale : hyperglycémie, hypokaliémie.

Interactions médicamenteuses

Voie parentérale : ne pas associer avec l'**halothane** ; incompatibilité avec d'autres spécialités, ou solutés alcalins.

Bêta-2-stimulants de longue durée d'action

■ Formotérol

FORADIL					
Inhalateur + pdre Asthme, traitement de fond (en association avec **corticoïdes inhalés**), BPCO spastiques : 1 gél. à inhaler x 2/j Prévention de l'asthme d'effort : 1 gél. à inhaler 30 min avant l'effort	30 gél. 12 µg 60 gél. 12 µg	14,27 26,68	I I	65 % 65 %	0,48 0,44
FORMOAIR					
Fl. pressurisé Asthme, traitement de fond (en association avec corticoïdes inhalés), BPCO spastiques : 1 bouf. x 2/j	100 doses 12 µg	38,01	I	65 %	0,38
ASMELOR NOVOLIZER					
Idem *FORMOAIR*	60 doses 12 µg	23,11	I	65 %	0,39
ATIMOS					
Idem *FORMOAIR*	100 doses 12 µg	38,01	I	65 %	0,38

■ Salmétérol

SEREVENT					
Asthme, traitement de fond (en association avec **corticoïdes inhalés**), BPCO spastiques : 2 à 4 bouf. (ou 1 à 2 doses à inhaler) x 2/j Prévention de l'asthme d'effort : 2 bouf. (ou 1 dose) 30 à 60 min avant l'effort	120 bouf. 25 µg	21,72	I	65 %	0,18
SEREVENT DISKUS					
50 à 100 mg matin et soir	60 doses 50 µg	21,72	I	65 %	0,40

■ Bambutérol

OXÉOL					
Idem *FORADIL* : 1 (à 2) cp./j en 1 prise le soir (max. 20 mg/j)	30 cp. séc. 10 mg 30 cp. séc. 20 mg	7,35 13,46	I I	65 % 65 %	0,25 0,45

■ Terbutaline

BRICANYL LP					
Idem *FORADIL* : 1 cp. x 2/j (repas)	30 cp. 5 mg	3,80	I	30 %	0,13

■ Indacatérol

ONBREZ BREEZHALER					
1 gél. à inhaler/j	10 gél. 150 µg 30 gél. 150 µg 10 gél. 300 µg 30 gél. 300 µg	 34,68 34,68	I I I I	NR 65 % NR 65 %	 1,16 1,16
OSLIF BREEZHALER					
1 gél. à inhaler/j	10 gél. 150 µg 10 gél. 300 µg 30 gél. 150 µg 30 gél. 300 µg	HOP HOP 34,68 34,68	I I I I	 65 % 65 %	 1,16 1,16

Propriétés

Agonistes spécifiques des récepteurs β_2-adrénergiques des muscles lisses, donc bronchodilatateurs ; très peu d'effet sur les récepteurs β_1-cardiaques.

Voie inhalée : action en 5 min (*FORADIL*, *ONBREZ* et *OSLIF*) à 15 min (*SEREVENT*), persistant pendant au moins 12 h. Passage systémique très faible.

Voie orale : action en 1 à 3 h, persistant 12 h (**bambutérol** : 24 h).

Indications

Traitement symptomatique continu de l'asthme (en association avec **corticoïdes inhalés**) quand il nécessite des **β_2-stimulants quotidiens, ou asthme nocturne. BPCO spastique. Prévention de l'asthme d'effort.**

NE TRAITENT PAS LA CRISE D'ASTHME !

Contre-indications

Aucune si indication formelle.

Grossesse et allaitement (**bambutérol**).

Précautions d'emploi

Prudence si cardiopathie obstructive, coronaropathie, hyperthyroïdie, HTA, diabètes.

Voie inhalée : vérifier la prise correcte des sprays (*cf.* **Corticoïdes inhalés** ; pour *FORADIL* : percer la gélule dans l'inhalateur puis inhaler) ; traiter toute surinfection bronchique.

Sportifs : réaction positive au contrôle antidopage.

Effets indésirables

Exceptionnels par voie inhalée (et rares par voie orale) : tremblements, palpitations, tachycardie sinusale, nausées, nervosité, vertiges, céphalées, hyperglycémie, hypokaliémie, crampes musculaires.

Interactions médicamenteuses

Halothane, digitaliques : troubles du rythme ventriculaire.

ANTICHOLINERGIQUE

■ Ipratropium bromure

ATROVENT					
Arérosol-doseur. Asthme, traitement de fond (en association à **corticoïdes inhalés**), BPCO : 2 bouf. x 3 à 4/j	200 doses 20 µg (fl. press. + embout)		I	NR	
Asthme aigu grave, BPCO décompensée (associer **β2-stimulants**) : nébuliser 1 unidose avec générateur d'aérosol x 3/j max.	10 unidoses (2 mL) 0,25 mg (enf.)	6,94	I	65 %	0,69
	10 unidoses (2 mL) 0,5 mg	5,35	I	65 %	0,53
	30 unidoses (2 mL) 0,25 mg (enf.)	20,88	I	65 %	0,70
	30 unidoses (2 mL) 0,5 mg	13,35	I	65 %	0,45

Propriétés

Bronchospasmolytiques anticholinergiques agissant sur les récepteurs muscariniques bronchiques ; passage systémique infime.
Effet bronchodilatateur moindre que celui des **β2-stimulants**, plus retardé (max. après 30 min), mais plus prolongé (6 à 10 h).

Indications

Traitement symptomatique continu de l'asthme (en association aux **corticoïdes inhalés**), des BPCO spastiques.
Crise d'asthme, en complément des β2-mimétiques ou en cas de contre-indication de ceux-ci.

Contre-indications

Nébulisation : glaucome à angle fermé.

Précautions d'emploi

Grossesse 1er trimestre et allaitement : déconseillé.

Traiter toute surinfection bronchique.

Vérifier la prise correcte des sprays.

Effets indésirables

Rares : bouche sèche, irritation pharyngée (atténués par le rinçage de la bouche).

■ Tiotropium bromure

SPIRIVA					
BPCO : 1 gél. à inhaler/j	30 gél. 18 µg	36,47	I	65 %	1,22

Propriétés

Antagoniste spécifique des récepteurs muscariniques (« anticholinergique ») de longue durée d'action.

Indications

Traitement bronchodilatateur continu destiné à soulager les symptômes des patients présentant une bronchopneumopathie chronique obstructive.

Contre-indications

Antécédent d'hypersensibilité (allergie) au **bromure de tiotropium**, à l'**atropine** ou à ses dérivés (ipratropium ou oxitropium), ou au lactose (excipient).

Effets indésirables

Bouche sèche, irritation pharyngée (atténués par le rinçage de la bouche), constipation.
Rares : dysurie, rétention aiguë d'urine.

ASSOCIATION DE BÊTA-2-STIMULANT ET D'ANTICHOLINERGIQUE

■ **Fénotérol + ipratropium bromure**

BRONCHODUAL						
50 µg salbutamol + 20 µg ipratropium Crise d'asthme : 1 à 2 bouf. Prévention de l'asthme d'effort : 1 à 2 bouf. 15 à 30 min avant l'exercice BPCO : 2 bouf. x 2 à 4/j	200 bouf.	9,23	I	65 %	0,05

Pour la pharmacologie de cette association, se référer aux pharmacologies respectives des **bêta-2-stimulants d'action brève** et des **anticholinergiques**.

BRONCHOPNEUMOPATHIE CHRONIQUE OBSTRUCTIVE

FICHE MALADIE

DÉFINITION

Le terme bronchopneumopathie chronique obstructive (BPCO) désigne un groupe de maladies des voies respiratoires caractérisées par l'obstruction ou la limitation irréversible du passage de l'air. Il s'agit principalement de la bronchite chronique obstructive, de l'emphysème et des dilatations des bronches.

La BPCO est liée à l'atteinte des petites voies aériennes, responsable d'une obstruction bronchique.

CAUSES ET MÉCANISMES

TABAC

Le tabac (intoxication active ou passive) est le principal polluant respiratoire et il est le facteur de risque principal de la BPCO (environ 90 % des cas). D'autres facteurs de risque ont été individualisés (aérocontaminants professionnels, déficit en α_1-antitrypsine, mucoviscidose).

BRONCHITE CHRONIQUE SIMPLE

La bronchite chronique simple est une maladie fréquente (environ 2,5 millions de personnes en France), principalement liée à l'intoxication tabagique. Elle est définie par la présence d'expectorations quotidiennes 3 mois par an deux années successives. À ce stade, il n'existe pas encore de dyspnée. Elle n'appartient pas au sens strict aux BPCO car il n'existe pas de trouble obstructif mais constitue le premier stade de la maladie.

BRONCHITE CHRONIQUE OBSTRUCTIVE

La bronchite chronique obstructive est l'évolution de la bronchite chronique à laquelle s'associe une dyspnée.

EMPHYSÈME

L'emphysème est caractérisé par une destruction des lobules pulmonaires. Il peut être :

- centrolobulaire (sans atteinte des vaisseaux), le plus souvent secondaire à une bronchite chronique obstructive ;
- ou panlobulaire (atteinte associée des vaisseaux), en particulier en cas de déficit congénital en α_1-antitrypsine.

DILATATIONS DES BRONCHES

Les dilatations des bronches correspondent, du point de vue anatomique, à une augmentation fixée du calibre des bronches, associée à une expectoration abondante. Ces dilatations peuvent être diffuses, en particulier en cas de mucoviscidose ou de maladies ciliaires. Les dilatations des bronches peuvent être localisées, séquellaires ou secondaires à un obstacle (tumeur, tuberculose, corps étranger).

INSUFFISANCE RESPIRATOIRE CHRONIQUE OBSTRUCTIVE

L'insuffisance respiratoire chronique obstructive correspond à l'évolution des BPCO, elle se manifeste en général par une hypoxie nécessitant une oxygénothérapie de longue durée.

DIAGNOSTIC

SIGNES CLINIQUES

La dyspnée est le principal symptôme ; elle survient initialement pour des efforts importants puis peut s'aggraver, gênant les patients dans leur vie quotidienne.

La toux est fréquente : persistante ou intermittente, le plus souvent productive.

EXAMENS COMPLÉMENTAIRES

Radiologie du thorax

La radiographie met en évidence une distension thoracique (aplatissement des coupoles, augmentation des espaces clairs rétrocardiaque et rétrosternal). Elle peut mettre aussi en évidence des bulles correspondant à des zones de parenchyme détruit (emphysème) ou des dilatations de bronches.

Des pathologies associées peuvent être découvertes (cancer pulmonaire, hypertension artérielle pulmonaire, pneumothorax).

Épreuves fonctionnelles respiratoires (EFR)

Les EFR mettent en évidence une obstruction bronchique.

Scanner thoracique

Le scanner thoracique avec réalisation de coupes fines permet d'évaluer plus finement l'atteinte pulmonaire et permet aussi de dépister des pathologies associées (en particulier un cancer pulmonaire).

Gaz du sang

Les gaz du sang réalisés en air ambiant permettent de dépister les sujets insuffisants respiratoires qui nécessiteront un traitement par oxygène de longue durée (*cf.* Fiche technique, *chapitre* Embolie pulmonaire, *spécialité* Cardiologie). L'apparition d'une hypercapnie (augmentation de la pCO_2) est un critère de gravité dans l'évolution de la maladie.

En cas de décompensation aiguë, les gaz du sang permettent d'évaluer la gravité et la tolérance du malade. L'apparition d'une acidose (pH < 7,40) traduit une impossibilité du malade à s'adapter à son insuffisance respiratoire.

Examen cytobactériologique des crachats (ECBC)

Il n'est pas indispensable mais peut permettre, lorsqu'il est réalisé dans de bonnes conditions, d'adapter l'antibiothérapie lors des bronchites aiguës infectieuses des sujets BPCO. L'ECBC permet aussi de rechercher une colonisation bronchique à des germes résistants aux antibiotiques usuels (en particulier dans les dilatations des bronches).

COMPLICATIONS

BRONCHITES AIGUËS ET PNEUMONIES

La diminution des défenses locales est à l'origine d'épisodes infectieux, touchant les bronches (bronchites aiguës) ou le parenchyme pulmonaire (pneumonies).

HÉMOPTYSIES

Elles sont plus fréquemment observées dans les dilatations des bronches et peuvent engager le pronostic vital.

PNEUMOTHORAX

Il doit être systématiquement recherché en cas de décompensation respiratoire aiguë.

COMPLICATIONS THROMBOEMBOLIQUES

Les phlébites et les embolies pulmonaires sont plus fréquentes chez ces malades et généralement plus difficiles à confirmer.

TRAITEMENT

L'élément principal de la prise en charge consiste en l'arrêt de l'intoxication tabagique dans les pathologies liées au tabac (BPCO post-tabagique, emphysème pulmonaire). L'arrêt du tabac est efficace sur les symptômes et permet de stabiliser la maladie. Les substituts nicotiniques (patchs, gommes) et les consultations spécialisées permettent d'améliorer les chances de sevrage.

Du fait d'une diminution des défenses locales au niveau pulmonaire, il est recommandé de vacciner ces patients contre la grippe annuellement et contre le pneumocoque tous les 5 ans.

BRONCHITE CHRONIQUE OBSTRUCTIVE ET EMPHYSÈME

Il n'existe pas de traitement étiologique de la maladie, en dehors de l'arrêt de l'intoxication tabagique.

Les traitements sont destinés à diminuer les symptômes (dyspnée, toux, expectorations) et le nombre de décompensations.

Les traitements bronchodilatateurs (**β_2-mimétiques, atropiniques**) permettent une diminution de la sensation de dyspnée. Chez les patients présentant des décompensations respiratoires aiguës répétées, une corticothérapie inhalée permet de diminuer le nombre d'exacerbations. De même, la kinésithérapie respiratoire régulière peut apporter une amélioration clinique.

Dans certaines formes d'emphysème (bulles localisées, principalement), un traitement chirurgical de « réduction de volume pulmonaire » peut être discuté.

DILATATIONS DES BRONCHES (DDB)

Les dilatations des bronches sont responsables d'une diminution des mécanismes de défenses des bronches, ce qui peut entraîner l'apparition d'une infection chronique (colonisation bronchique). Il peut être nécessaire de réaliser des cures d'antibiothérapie prolongées et répétées.

La kinésithérapie respiratoire est essentielle et doit être réalisée quotidiennement car elle permet le drainage bronchique.

Dans les formes localisées de DDB, un traitement chirurgical est parfois nécessaire.

INSUFFISANCE RESPIRATOIRE CHRONIQUE OBSTRUCTIVE

L'oxygénothérapie est indiquée en cas d'hypoxémie confirmée :

- PO_2 inférieure à 55 mmHg ;
- PO_2 inférieure à 60 mmHg avec insuffisance cardiaque droite.

L'oxygène doit être utilisé par le patient pendant une durée supérieure à 16 h/j pour apporter un bénéfice.

DÉCOMPENSATION RESPIRATOIRE AIGUË

L'existence d'une décompensation respiratoire mal tolérée nécessite l'hospitalisation.

En cas d'hypoxie, une oxygénothérapie est débutée et adaptée à l'oxymétrie du patient et aux contrôles gazométriques. Un apport excessif d'oxygène peut être délétère en aggravant l'hypercapnie.

Le traitement bronchodilatateur est majoré et administré initialement sous la forme de nébulisations (**β_2-mimétiques et atropiniques**).

Une corticothérapie orale à faible dose peut être nécessaire en cas de bronchospasme résistant aux bronchodilatateurs.

Une antibiothérapie est instaurée en cas de contexte infectieux.

FICHE INFIRMIÈRE

EXAMENS

Les gaz du sang sont une ponction artérielle (artère radiale ou fémorale) qui permet d'étudier les gaz du sang artériel et d'évaluer les échanges gazeux du patient : *cf.* Fiche technique, *chapitre* Embolie pulmonaire, *spécialité* Cardiologie, p. 85.

SURVEILLANCE DU TRAITEMENT

SOINS – TRAITEMENT

Oxygénothérapie

L'oxygénothérapie doit être considérée comme un médicament : il ne s'agit pas d'une thérapeutique dénuée d'effets indésirables.

L'oxygénothérapie doit être adaptée à la saturation en oxygène avec pour objectif une saturation supérieure ou égale à 92 %.

Chez les sujets hypercapniques, une augmentation des débits en oxygène peut être à l'origine d'une encéphalopathie hypercapnique pouvant nécessiter le recours à la ventilation mécanique.

Nébulisations

Les aérosols sont réalisés sous air afin de limiter les apports excessifs en oxygène.

SURVEILLANCE DE LA PRISE MÉDICAMENTEUSE

Les patients bénéficient souvent de traitements inhalés délivrés par différents systèmes. Il est nécessaire de vérifier lors de chaque hospitalisation la prise correcte de ces systèmes.

ÉDUCATION ET CONSEILS

Il est essentiel que le malade comprenne la gravité de sa pathologie et la nécessité absolue d'arrêter l'intoxication tabagique. L'hospitalisation est souvent un moment privilégié pour cesser l'intoxication. L'infirmier doit être en mesure d'expliquer l'utilisation des différents substituts nicotiniques et d'orienter le malade vers une consultation spécialisée.

FICHE TECHNIQUE

OXYGÉNOTHÉRAPIE

Définition

L'oxygénothérapie consiste à faire pénétrer l'oxygène dans l'arbre trachéobronchique d'un patient afin de rétablir ou maintenir un taux normal d'oxygène dans le sang.

Elle est indiquée en cas de : dyspnée, cyanose, marbrures, chute de la saturation en oxygène, anémie car l'hémoglobine est le transporteur de l'oxygène dans le sang, asthme et insuffisance respiratoire aiguë ou chronique.

Méthode

Matériel nécessaire

Un manomètre détendeur à oxygène que l'on branche sur la source d'oxygène située à la tête du lit du malade.

Un appareil d'oxygénation (lunettes à oxygène, masque à oxygène ou un masque à oxygène à haute concentration) muni d'un prolongateur que l'on adapte directement au manomètre à oxygène.

Un prolongateur que l'on adapte directement au manomètre à oxygène.

Technique et conduite à tenir

L'oxygène est en général utilisé en continu et le débit est fixé par le médecin.

Appliquer la prescription médicale (débit, matériel à utiliser).

Prévenir le patient du soin.

Le faire moucher avant de lui installer le masque ou les lunettes.

Surveillance

Clinique

Observation de l'état du patient pendant l'oxygénothérapie : cyanose, polypnée, agitation, sueurs, céphalées.

Biologique

Gaz du sang (*cf.* Fiche technique, Gaz de sang).

Recommandations incontournables

Veiller à ce que le patient ne fume pas dans la chambre (risque d'explosion).

Ne pas utiliser de vaseline sur un patient oxygéné car risque de brûlures.

Les lunettes à oxygène ou le masque seront changés chaque jour.

FICHE TECHNIQUE

OXYGÉNOTHÉRAPIE À DOMICILE

Définition

L'oxygénothérapie consiste à faire pénétrer l'oxygène dans l'arbre trachéobronchique d'un patient afin de rétablir ou de maintenir un taux normal d'oxygène dans le sang.

Elle est indiquée en cas de dyspnée, cyanose, marbrures, chute de la saturation en oxygène, anémie car l'hémoglobine est le transporteur de l'oxygène dans le sang, asthme et insuffisance respiratoire aiguë ou chronique.

À domicile, on utilise de l'oxygène en phase liquide contenu dans une réserve cryogénique portable afin de permettre au patient de se promener à l'extérieur et ainsi conserver son autonomie.

Méthode

Matériel nécessaire

Un manomètre détendeur à oxygène que l'on branche sur la source d'oxygène située à la tête du lit du patient.

Un appareil d'oxygénation avec prolongateur : lunettes à oxygène, masque à oxygène ou un masque à oxygène à haute concentration que l'on adapte directement au manomètre.

Technique et conduite à tenir

L'oxygène est en général utilisé en continu et le débit est fixé par le médecin.

Appliquer la prescription médicale (débit, matériel à utiliser).

Prévenir le patient du soin.

Le faire moucher avant de lui installer le masque ou les lunettes.

Cette technique doit faire l'objet de toute une éducation auprès du patient et son entourage lorsqu'elle s'applique à domicile.

Surveillance

Clinique

Observation de l'état du patient pendant l'oxygénothérapie : cyanose, polypnée, agitation, sueurs, céphalées.

Biologique

Gaz du sang.

Recommandations incontournables

Veiller à ce que le patient ne fume pas dans la chambre (risque d'explosion).

Ne pas utiliser de vaseline sur un patient oxygéné car risque de brûlures.

Conseils

Les sociétés qui installent le dispositif d'oxygène à domicile proposent généralement une formation auprès des proches et du patient sur le bon usage de l'appareil qui est loué.

Enfin, les services de ces sociétés sont constamment joignables 24 h/24 et 7 jours sur 7.

FICHE PHARMACOLOGIE

ANTI-INFLAMMATOIRE BRONCHIQUE

Fenspiride

PNEUMOREL					
Toux/expectoration liées à une bronchopneumopathie : 1 cp. x 2 à 3/j	30 cp. 80 mg 100 cp. 80 mg	 HOP	II II	NR	
1 à 2 càs x 3/j	10 càs à 30 mg (fl. 150 mL)		II	NR	

Propriétés

Antibronchoconstricteur et anti-inflammatoire (réduction de la production du mucus et de l'œdème) par plusieurs mécanismes (anti-H_1, spasmolytique, diminution de la production de facteurs pro-inflammatoires).

Demi-vie : 12 h.

Indications

Traitement des signes fonctionnels (toux, expectoration) au cours des bronchopneumopathies (aiguës ou chroniques).

Précautions d'emploi

Grossesse et allaitement.

Effets indésirables

Troubles digestifs : nausées, épigastralgies. Somnolence.

Rare : tachycardie (diminuer la dose).

> Peu utilisé dans la BPCO, en partie en raison de ses effets sédatifs.

VACCIN ANTIPNEUMOCOCCIQUE

Vaccin pneumococcique polyvalent

PNEUMO 23					
Prévention des infections à pneumocoques : 1 inj. SC ou IM tous les 5 ans	1 ser. 0,5 mL	13,56		65 %	13,56

Propriétés

Vaccin préparé à partir d'antigènes purifiés des 23 sérotypes (principaux en pathologie humaine) de pneumocoques.

L'immunité acquise vis-à-vis de ces sérotypes apparaît dès le 10e-15e j après l'injection, et dure 5 ans.

Indications

Prévention des infections à pneumocoques, en particulier respiratoires, chez les sujets « à risque » (après l'âge de 2 ans), notamment les patients souffrant de bronchopneumopathie chronique obstructive ou d'insuffisance respiratoire chronique, splénectomisés ou aspléniques (ou patients devant subir une splénectomie), drépanocytaires, etc.

Contre-indications

Grossesse.

Forte réaction après une injection antérieure.

Injection antérieure ou infection à pneumocoque datant de moins de 5 ans.

Précautions d'emploi

Conserver entre + 2 °C et + 8 °C.

Respecter le délai de 5 ans avant de revacciner (risque de réactions sévères, type « phénomène d'Arthus », en cas de revaccination précoce).

Effets indésirables

Possibilités de réactions d'hypersensibilité.

Réactions locales fréquentes : rougeur, douleur, induration au point d'injection (disparaît en 24-48 h) ; plus rarement associées à une fièvre à 38 °C (voire myalgies, asthénie, frissons, céphalées) pendant 24 h.

Réactions majorées en cas de revaccination trop précoce.

Interactions médicamenteuses

Les traitements immunosuppresseurs peuvent diminuer ou même annuler la réponse immunitaire.

Le vaccin peut être effectué (à des sites d'injection différents) en même temps que le vaccin antigrippal.

TUBERCULOSE

FICHE MALADIE

DÉFINITION

La tuberculose est une maladie infectieuse à transmission interhumaine. Le nombre de cas de tuberculose en France est de l'ordre de 8 000 cas par an avec de grandes disparités régionales (région parisienne fortement touchée). La tuberculose tue encore 3 millions de personnes chaque année dans le monde (cinquième cause de décès au niveau mondial).

CAUSES ET MÉCANISMES

La tuberculose est une maladie transmissible secondaire à l'infection par une mycobactérie : *Mycobacterium tuberculosis* (bacille de Koch).

Les sujets présentant une baisse de l'immunité sont particulièrement à risque de développer la maladie :

- personnes âgées ;
- sujets éthylo-tabagiques ;
- immunodéprimés (sida, néoplasie, hémopathie, immunosuppresseurs).

DIAGNOSTIC

SIGNES CLINIQUES

Les signes cliniques dépendent de sa localisation mais associent en général une fièvre, une altération de l'état général, une asthénie et une anorexie. La porte d'entrée est en général respiratoire, ce qui explique sa localisation préférentielle au niveau pulmonaire.

- La primo-infection tuberculeuse correspond au premier contact infectant ; elle est le plus souvent latente mais peut évoluer d'emblée vers une tuberculose maladie.
- La tuberculose maladie correspond le plus souvent à une atteinte pulmonaire isolée (80 %) ou à une atteinte pleurale.
- Une dissémination par voie hématogène peut être à l'origine d'atteintes diverses : miliaire pulmonaire (atteintes micronodulaires disséminées), osseuses (mal de Pott), urinaires, surrénaliennes, hépatiques, cérébrales.

EXAMENS COMPLÉMENTAIRES

▶ Bactériologie

Le diagnostic de tuberculose repose sur l'isolement de *Mycobacterium tuberculosis* dans les prélèvements bactériologiques de sujets suspects de tuberculose. Il s'agit principalement de prélèvements respiratoires (expectorations, tubages gastriques, aspirations bronchiques perfibroscopiques, liquide pleural), mais d'autres prélèvements peuvent être nécessaires selon la localisation (urines, liquide céphalorachidien, biopsies d'organes).

Un examen direct est réalisé sur ces prélèvements à la recherche de bacilles acido-alcoolo-résistants (BAAR) après coloration de Ziehl-Nielsen ou immunofluorescence. Cet examen direct est complété systématiquement par la mise en culture des prélèvements. Du fait d'une croissance lente, l'identification de

Mycobacterium tuberculosis et l'obtention d'un antibiogramme nécessitent plusieurs semaines, mais on n'attendra pas les résultats pour débuter le traitement.

Radiologie du thorax

Dans la forme pulmonaire, elle montre classiquement la présence d'infiltrats et de nodules prédominant dans les sommets, associés parfois à des cavernes et des adénopathies médiastinales.

Elle peut mettre en évidence un épanchement pleural (pleurésie tuberculeuse) ou des micronodules disséminés (miliaire tuberculeuse).

Intradermoréaction à la tuberculine

Une réaction phlycténulaire témoigne d'un contact infectant avec *Mycobacterium tuberculosis*.

Test QuantiFERON

Ce test est plus sensible et plus spécifique que l'intradermoréaction à la tuberculine. Il s'agit d'un dosage d'interféron dans le sang. Le résultat est obtenu en 24 h (*cf.* Fiche technique, p. 1346).

Le résultat peut être positif, négatif ou indéterminé.

Sérologie VIH

L'infection par le VIH est un facteur de risque de tuberculose : une sérologie VIH doit être proposée systématiquement au patient.

TRAITEMENT

TUBERCULOSE MALADIE

Le traitement est constitué le plus souvent d'une trithérapie associant l'**isoniazide**, la **rifampicine** et le **pyrazinamide** pour une durée de 2 mois, suivie d'une bithérapie par **isoniazide** et **rifampicine** pendant 4 mois.

En cas de contre-indication au **pyrazinamide**, l'**éthambutol** est utilisé en remplacement. Le traitement des formes autres que pulmonaires nécessite une durée de traitement supérieur à 1 an. L'antibiothérapie est secondairement adaptée à l'antibiogramme.

Le bilan préthérapeutique comprend un bilan hépatique (transaminases), une fonction rénale (urée, créatinine), un bilan ophtalmologique (en cas de traitement par l'**éthambutol**).

Il existe des associations d'antituberculeux permettant de simplifier la prise médicamenteuse et donc d'améliorer l'observance.

PRONOSTIC

Lorsque le traitement est pris de manière correcte et pour une durée satisfaisante, la guérison est habituelle. En cas de prise anarchique du traitement, des résistances de *Mycobacterium tuberculosis* peuvent apparaître, pouvant rendre la prise en charge ultérieure difficile.

FICHE INFIRMIÈRE

EXAMENS

PRÉLÈVEMENTS BACTÉRIOLOGIQUES

La probabilité d'isoler *Mycobacterium tuberculosis* dépend en grande partie de la qualité des prélèvements et donc de leurs conditions de réalisation. Les prélèvements doivent être recueillis dans des tubes stériles et acheminés rapidement au laboratoire ; quand cela est nécessaire, les prélèvements peuvent être conservés 24 h à 4 °C. Ces prélèvements sont réalisés trois jours de suite afin d'augmenter leur rentabilité.

Expectorations

Le recueil des expectorations se fait au mieux le matin, dans un effort de toux, après avoir éliminé la salive de la bouche. Ce prélèvement a une sensibilité supérieure au tubage gastrique lorsque le patient est capable d'expectorer de manière satisfaisante.

Tubage gastrique

Cf. Fiche technique, p. 1346.

INTRADERMORÉACTION À LA TUBERCULINE (IDR)

Après désinfection de la peau à l'éther, une injection intradermique stricte de 0,1 mL (soit

10 unités) de tuberculine est réalisée à la face antéro-externe de l'avant-bras à distance d'une veine. L'aiguille intradermique courte est introduite sous l'épiderme tangentiellement à la peau et provoque un « phénomène de peau d'orange ». La zone est entourée d'un trait de crayon et la largeur de l'induration est mesurée après 72 h. On considère une IDR inférieure à 5 mm comme négative et une IDR supérieure à 7 mm comme positive.

Test QuantiFERON

Il s'agit d'un prélèvement sanguin pour détecter l'interféron. Le sang est prélevé sur des tubes héparinés. Le résultat est obtenu en 24 h de façon qualitative : positif, négatif, indéterminé (*Cf.* Fiche technique, p. 1346).

SURVEILLANCE DU TRAITEMENT

SOINS – TRAITEMENT

Isolement

En cas de suspicion de tuberculose pulmonaire, un isolement respiratoire est mis en place jusqu'à ce que trois prélèvements respiratoires confirment l'absence de BAAR à l'examen direct.

En cas de positivité de l'examen direct, l'isolement respiratoire est maintenu au moins 15 jours ou jusqu'à négativation des prélèvements. Le patient est placé en chambre individuelle et l'entrée dans la chambre nécessite le port d'un masque de protection pour les soignants et les visites.

Il n'y a pas lieu de prendre des mesures d'isolement pour les sujets atteints de tuberculose autre que pulmonaire ou laryngée.

Surveillance de la prise médicamenteuse

La prise des médicaments se fait en une fois par jour, en dehors de tout repas (par exemple, le matin à jeun). La coloration orange des urines par la **rifampicine** peut permettre de s'assurer de la prise des médicaments.

EFFICACITÉ DU TRAITEMENT

La surveillance de l'efficacité du traitement repose principalement sur l'amélioration clinique (apyrexie, disparition des signes respiratoires, reprise de poids). En cas de positivité des examens bactériologiques, il est nécessaire de vérifier la négativation des prélèvements.

EFFETS INDÉSIRABLES

La surveillance de la tolérance porte essentiellement sur le dosage des transaminases. Une perturbation du bilan hépatique nécessite la réadaptation du traitement antituberculeux. En cas de traitement par l'**éthambutol**, une surveillance ophtalmologique est nécessaire à la recherche d'altération de la vision des couleurs.

Des épisodes d'hémoptysies peuvent survenir dans l'évolution d'une tuberculose pulmonaire.

ÉDUCATION ET CONSEILS

Il est nécessaire de rappeler au patient l'importance d'une prise régulière et constante le matin, au réveil, des médicaments pour une durée minimale de 6 mois afin d'éviter les risques de récurrences et de résistance.

Il s'agit d'une affection de longue durée prise en charge à 100 %.

La tuberculose est une maladie à déclaration obligatoire, le cas est déclaré aux services de lutte antituberculeuse afin de réaliser une enquête à la recherche du sujet contaminant et des sujets contaminés.

Pour l'entourage familial et collectif proche, il est proposé de réaliser un examen clinique, une IDR et une radiologie de thorax.

FICHE TECHNIQUE

TUBAGE GASTRIQUE

Le tubage gastrique est destiné à recueillir les sécrétions bronchiques dégluties pendant la nuit.

Il est réalisé obligatoirement à jeun, au réveil, avant toute vidange gastrique, ce qui nécessite donc une hospitalisation.

Le patient est installé en position demi-assise et une sonde siliconée graduée est introduite par le nez jusqu'à l'estomac. Il est conseillé au patient de déglutir de manière régulière jusqu'au positionnement de la sonde. Un contrôle de la position de la sonde gastrique est réalisé par auscultation du creux épigastrique après injection d'air. Après vérification, on réalise une aspiration à l'aide d'une seringue à gros embout adapté au bout de la sonde. Le liquide ainsi obtenu est recueilli dans des tubes stériles et envoyé au laboratoire.

FICHE TECHNIQUE

TEST QUANTIFERON

Définition

Le *QuantiFERON*, précisément dénommé *QuantiFERON-TB Gold In Tube* est un prélèvement sanguin à visée diagnostique pour dépister une infection à *Mycobacterium tuberculosis* (tuberculose). Il s'agit d'une méthode de dépistage complémentaire aux examens de dépistage de la tuberculose qui existent déjà comme la radiographie pulmonaire.

L'analyse de ce prélèvement consiste à mettre en contact le sang du patient avec des antigènes particuliers ; en cas de tuberculose, les lymphocytes du patient vont reconnaître les antigènes du *QuantiFERON* et produire de l'interféron-gamma..

L'analyse du prélèvement porte alors sur la quantification de l'interféron-gamma produit.

Les résultats permettent ensuite d'orienter les médecins sur la nécessité ou non d'instaurer un traitement préventif contre le développement de tuberculose – maladie en cas de contamination dépistée.

Réalisation du prélèvement

Chaque étape du prélèvement est commune à tous les prélèvements sanguins, pour rappel, il est important de :

- vérifier la prescription médicale ;
- préparer les documents nécessaires : demande d'examen, étiquettes du patient ;
- vérifier l'identité du patient : il est impératif de faire décliner au patient son identité (s'il en est capable), c'est-à-dire son nom, son prénom, sa date de naissance et également le nom de jeune fille pour les femmes mariées.

Conditions particulières du prélèvement *QuantiFERON*

La réalisation du prélèvement pour *QuantiFERON* nécessite d'utiliser **3 tubes de prélèvements** à gel très spécifiques dont **les conditions de conservation** sont particulières : les tubes se conservent avant usage entre + 2 et + 8 °C afin de garantir la qualité du **réactif contenu** dans chaque tube.

Chaque tube a un **réactif distinct** :

- un tube à bouchon gris : il s'agit d'un tube de contrôle ;
- un tube à bouchon rouge : il contient un réactif porteur d'antigènes TB ;
- un tube à bouchon pourpre : il s'agit d'un tube de contrôle complémentaire (contrôle mitogène).

Ces tubes ont une contenance de **1 mL** (les tubes portent une ligne indiquant le volume de sang à prélever). La vitesse de remplissage des tubes est connue pour être particulièrement lente : il faut compter environ 3 secondes pour aspirer 1 mL de sang par tube. Il est ▶

particulièrement important de remplir les tubes jusqu'à la ligne indicatrice pour garantir les résultats de l'analyse.

Attention, il est impératif de mettre les tubes à température ambiante 30 minutes avant de réaliser le prélèvement afin d'éviter la destruction des antigènes (un choc thermique entre le lieu de stockage (2 à 4 °C) et le contact du sang du patient (37 °C) provoquerait la destruction des antigènes et le test serait ininterprétable).

Le prélèvement s'effectue toujours après avoir utilisé un tube de purge, notamment si l'on utilise des aiguilles « *butterfly* » (à ailettes) pour réaliser le prélèvement. Effectivement, la tubulure de l'aiguille de type « butterfly » doit être purgée afin de pouvoir remplir convenablement les tubes dédiés au *QuantiFERON*.

Les réactifs étant collés à la paroi des tubes, il est ensuite important d'**agiter chaque tube** pendant au moins 5 secondes pour assurer un contact optimal entre le réactif et le sang prélevé.

Une fois prélevés, les tubes sont acheminés directement au laboratoire qui les placera en incubateur à 37 °C. Il ne faut en aucun cas mettre les prélèvements réalisés au réfrigérateur. Leur **acheminement immédiat au laboratoire** est impératif pour garantir la qualité des résultats d'analyse.

FICHE PHARMACOLOGIE

ANTITUBERCULEUX – ANTIBIOTIQUES

■ Isoniazide

RIMIFON					
Tuberculose chez l'adulte : 4-5 mg/kg/j en 1 prise le matin à jeun (en général : 2 cp./j) ou perf. IV ou IM (enfant : 10 mg/kg/j)	200 cp. 50 mg 100 cp. 150 mg 6 amp. 500 mg/5 mL	43,02 49,57 HOP	I I I	65 % 65 %	0,22 0,50

Propriétés

Antituberculeux majeur, bactéricide, avec très bonne diffusion tissulaire, pénétration intracellulaire ; catabolisation hépatique par N-acétylation (génétiquement déterminée) ; dose idéale = 3 mg/kg chez acétyleurs lents (le plus fréquent en Europe), 6 mg/kg chez acétyleurs rapides ; taux sérique efficace : 1 à 2 µg/mL à la 3e h.

Indications

Tuberculose (en association avec d'autres **antituberculeux**) ; chimioprophylaxie primaire ou secondaire de la tuberculose ; traitement des infections à mycobactéries atypiques sensibles (*M. kansasii*).

Contre-indications

Hypersensibilité connue à l'**isoniazide** (rare).
Insuffisance hépatique sévère.

Précautions d'emploi

Grossesse : éviter au 1er trimestre (sauf nécessité) ; adjoindre de la **pyridoxine** (*VITAMINE B6 RICHARD*).

Allaitement : éviter (passage important dans le lait maternel).

Prise unique quotidienne le matin, à jeun (attendre 30 min pour déjeuner).

Insuffisance rénale : réduire les doses initiales de moitié (adapter à l'isoniazidémie).

Surveillance régulière (x 1/sem. le 1er mois, puis x 1/mois) des transaminases : si > 3N, diminuer de moitié la dose ; si > 6N, arrêt.

Prudence en cas d'antécédents convulsifs ou psychiatriques.
Ne pas boire d'alcool.
Chez l'éthylique, la femme enceinte, les insuffisants rénaux, patients dénutris, infectés par le VIH ou ayant une neuropathie existante, adjoindre : **pyridoxine** (*VITAMINE B6 RICHARD*, 50 mg/j) en prévention des neuropathies.

Effets indésirables

Nausées, vomissements, épigastralgies.
Hépatotoxicité : élévation fréquente des transaminases ; hépatite cytolytique plus rare, généralement aiguë (avec ou sans ictère, réversible à l'arrêt), pouvant être sévère ; favorisée par la **rifampicine** (inducteur enzymatique), le **pyrazinamide**, l'alcoolisme.
Neuropathies (par carence en vit. B6) périphériques, annoncées par des paresthésies distales, favorisées par la dénutrition, l'alcoolisme (et acétyleurs lents) ; troubles psychiques (insomnie, euphorie, excitation, accès maniaques, délires aigus, surtout en association avec le **disulfirame**, l'**éthionamide**, ou le **niridazole**) ; plus rarement, convulsions, névrite optique.
Réactions d'hypersensibilité (très rares) : fièvre, éruption cutanée, acné, éosinophilie.
Exceptionnels : algodystrophie (syndrome épaule-main), syndrome lupique, myalgies, arthralgies, anorexie.
Surdosage : vomissements, vertiges, hallucinations, troubles visuels, voire coma convulsif, hyperglycémie avec acidocétose. Nécessite réanimation, traitement symptomatique, **pyridoxine** à fortes doses.

Interactions médicamenteuses

Contre-indiqué : **niridazole**.
Déconseillé : **phénytoïne** et **carbamazépine**, dont les taux sériques sont augmentés (adapter la posologie) ; disulfirame ; **anesthésiques** volatils halogénés (augmentent l'hépatotoxicité de l'**isoniazide**).
Utiliser avec précaution : corticoïdes (augmentation de leur efficacité, et diminution des taux sériques d'**isoniazide**) ; **kétoconazole** (dont le taux plasmatique est diminué) ; **griséofulvine**, **rifampicine**, **pyrazinamide**, et tout médicament hépatotoxique ou inducteur enzymatique (**barbiturique**).
Topiques gastro-intestinaux : intervalle de 2 h entre les prises.

■ Rifampicine

RIFADINE					
Tuberculose chez l'adulte : 10 mg/kg/j en une prise le matin à jeun (en général 2 gél./j) ou perf. IV lente (1 h 30) dans 250 mL G5 %	8 gél. 300 mg	5,87	I	65 %	0,73
	30 gél. 300 mg	17,08	I	65 %	0,57
	60 gél. 300 mg	HOP	I		
	24 c-mes. 100 mg (susp. buv. 120 mL)	6,89	I	65 %	0,29
	1 amp. pour perf. 600 mg	6,98	I	65 %	6,98
RIMACTAN					
Idem *RIFADINE*	30 gél. 300 mg	14,74	I	65 %	0,49

Propriétés

Antituberculeux majeur (< 1 % de résistance primaire), activité bactéricide intra- et extracellulaire (également antilépreux, antimycobactéries atypiques, et bactéricide sur cocci Gram+ et cocci Gram-, *Listeria monocytogenes, Brucella, Legionnella pneumophila, Chlamydia trachomatis*, entre autres) ; excellente diffusion tissulaire (surtout poumons, foie, reins) ; désacétylation hépatique, auto-induction enzymatique.

Indications

Tuberculose (en association avec d'autres **antituberculeux**) ; chimioprophylaxie antituberculeuse (+ **isoniazide**) ; autres infections à mycobactéries atypiques sensibles ; lèpre (polythérapie) ; brucellose ; infections sévères (polythérapie) à bactéries sensibles (dont légionellose) ; prophylaxie des méningites à méningocoque.

Contre-indications

Hypersensibilité à la **rifamycine** ; porphyrie.

Précautions d'emploi

Grossesse (dernières semaines) : *VITAMINE K1* chez la mère en fin de grossesse et l'enfant à la naissance (prévention de syndrome hémorragique) ; *allaitement* : éviter.

Pas de prise discontinue (risque d'hypersensibilité).

Insuffisance hépatique : débuter à 5 mg/kg/j (max. 900 mg/j), avec rifampicinémie.

Insuffisance rénale avec clairance < 30 mL/min : espacer les prises.

Surveiller : bilan hépatique et NFS-plaquettes (à J8, J30, puis x 1/mois).

La forme buvable contient du sucre (2 g/c-mes.) et des sulfites (risque d'allergie).

Effets indésirables

Coloration rouge des urines (= observance !), crachats, larmes, lentilles de contact.

Nausées, vomissements, troubles gastro-intestinaux ; perturbation du cycle menstruel.

Manifestations allergiques (surtout si prise discontinue) : fièvre, prurit, urticaire, syndrome grippal, dyspnée asthmatiforme, collapsus, thrombopénie (rares cas de purpura : arrêt du traitement), éosinophilie, leucopénie, anémie hémolytique.

Hépatotoxicité faible en monothérapie, mais augmentation de l'hépatotoxicité de l'**isoniazide**.

Interactions médicamenteuses

C'est un inducteur enzymatique !

Contre-indiqué : **didanosine**.

Déconseillée : contraception orale (diminution de son efficacité).

Associer avec précaution (en raison de l'induction enzymatique, diminuant l'efficacité) : anticoagulants oraux, **inhibiteurs calciques**, **quinidiniques** et **disopyramide**, **digitoxine**, **ciclosporine**, **gluco-** et **minéralocorticoïdes**, **fluconazole**, **itraconazole**, **kétoconazole**, hormones thyroïdiennes, **méthadone**, **phénytoïne**, **terbinafine**, **théophylline**, **tolbutamide** (**sulfamides hypoglycémiants**), **bêtabloquants** à biotransformation hépatique principale (**alprénolol**, **métoprolol**, **propranolol**).

Augmentation de l'hépatatoxicité de l'**isoniazide** : surveillance clinico-biologique.

■ Rifabutine

ANSATIPINE					
Tuberculose multirésistante : 3 à 4 gél. x 1/j Prévention des infections à *Mycobacterium avium complex* (MAC) chez les patients VIH+ (CD4 < 100/mm³) : 2 gél. x 1/j	30 gél. 150 mg	104,05	I	65 %	3,47

Propriétés

Antimycobactérien bactériostatique, actif sur le BK même multirésistant (1/3 des souches résistant à la **rifampicine** sont sensibles à la **rifabutine**) et les mycobactéries atypiques (*M. fortuitum, M. xenopi, M. kansasii, M. avium intracellulare*) ; diffusion ubiquitaire (sauf cerveau) ; pénétration intracellulaire ; élimination principalement urinaire ; demi-vie = 40 h.

Indications

Tuberculose multirésistante, en particulier à la **rifampicine** (en association avec d'autres **antituberculeux**) ; prévention des infections à *Mycobacterium avium complex* (MAC) chez les patients VIH+ avec CD4 < 100/mm^3.

Contre-indications

Hypersensibilité à la **rifamycine**.

Insuffisance rénale.

Précautions d'emploi

Grossesse et allaitement : éviter par précaution (médicament nouveau).
Avant d'instituer un traitement préventif des infections à MAC chez le patient VIH+, éliminer une infection à mycobactérie évolutive.

Insuffisance hépatique sévère : réduire la dose.

Surveillance régulière : NFS-plaquettes, bilan hépatique.

Si association à la **clarithromycine** (ou autres **macrolides**) ou au **fluconazole** : réduire la dose à 300 mg/j, et surveiller l'apparition éventuelle d'uvéite.

Effets indésirables

Coloration rouge des urines (= observance), crachats, larmes, lentilles de contact.
Myalgies, arthralgies, rash cutané, fièvre.
Modification du goût (3 %).
Neutropénie (2 %) nécessitant l'arrêt ; thrombopénie, anémie.
Surtout en association avec d'autres **antituberculeux** : troubles digestifs (nausées, vomissements, dyspepsie) ; troubles hépatiques (augmentation des transaminases, ictère).
Exceptionnel : uvéite réversible, parfois sévère, lors d'utilisation de fortes doses, en association avec la **clarithromycine** ou autres **macrolides**) ± **fluconazole**.

Interactions médicamenteuses

C'est un inducteur enzymatique (cependant beaucoup plus faiblement que la **rifampicine**) : donc il accélère le métabolisme des médicaments par le foie.
Déconseillée : contraception orale (envisager une autre méthode de contraception).
Associer avec précaution : **anticoagulants** oraux, **ciclosporine**, **digitoxine**, **corticoïdes** ; le **fluconazole** et la **clarithromycine** (ils augmentent les taux sériques de **rifabutine**).

■ Pyrazinamide

PIRILÈNE					
Tuberculose chez l'adulte : 30 mg/kg/j en 1 prise le matin à jeun (max. 2 g/j) soit en général 3 à 4 cp./j	60 cp. séc. 500 mg	13,04	I	65 %	0,22

Propriétés

Antituberculeux bactéricide, surtout sur les BK intracellulaires (car milieu acide : macrophages), inactif sur les mycobactéries atypiques et *M. bovis* ; bonne diffusion tissulaire (et LCR) et pénétration intracellulaire ; métabolisation hépatique en dérivé actif, élimination urinaire ; demi-vie = 9 h.

Indications

Tuberculose sous toutes ses formes (en association avec d'autres **antituberculeux**).

Contre-indications

Grossesse et allaitement (aucune donnée !).
Insuffisance hépatique.
Hyperuricémie non contrôlée.
Insuffisance rénale.
Porphyrie.

Précautions d'emploi

Bilan préthérapeutique minimal : bilan hépatique, uricémie, bilan rénal.
Surveillance des transaminases (surtout si éthylisme ou antécédent d'hépatite) à J8, J15, J21, J30, J45, J60 et si apparition de troubles digestifs ou subictère ; si transaminases > 3N, arrêt immédiat du *PIRILÈNE*.
Surveillance mensuelle de la fonction rénale.
Ne pas dépasser 2 mois de traitement.

Effets indésirables

Hépatite cytolytique : élévation des transaminases fréquente ; rares cas d'hépatites sévères voire fulminantes (surtout en association avec l'**isoniazide**) ; l'apparition de signes digestifs (anorexie, nausées, vomissements, douleurs abdominales), d'asthénie marquée, de fièvre,

ou a *fortiori* de subictère, doit alerter : faire en urgence bilan hépatique avec TP.
Hyperuricémie très fréquente (> 50 % des cas, attestant de l'observance) [voir aussi : Précautions d'emploi] ; arthralgies dans 1 % des cas, répondant à un traitement symptomatique (**aspirine**) ; si arthralgie persistante ou goutteuse malgré uricosurique : arrêt du *PIRILÈNE*.
Rare : rash, érythème, photosensibilisation.

Interactions médicamenteuses

Associer avec précaution : **isoniazide** (addition de la toxicité hépatique), ainsi que tout autre médicament hépatotoxique, **éthionamide**.

■ Éthambutol

DEXAMBUTOL					
Tuberculose chez l'adulte : 20 mg/kg/j en 1 prise le matin à jeun (max. 2 g/j) soit en général 2 à 3 cp. x 1/j	50 cp. 500 mg	5,38	I	65 %	0,11

Propriétés

Antituberculeux majeur, bactériostatique, actif aussi sur *M. kansasii, M. avium* ; excellente diffusion tissulaire et pénétration intracellulaire ; demi-vie = 4 h, élimination urinaire ; pas de passage dans le lait maternel.

Indications

Tuberculose sous toutes ses formes (en association avec d'autres **antituberculeux**) ; infections à mycobactéries atypiques sensibles ; la posologie peut être portée à 25 mg/kg/j (durée max. : 2 mois) en cas de rechute ou de résistance du BK aux autres **antituberculeux**.

Contre-indications

Hypersensibilité connue à l'**éthambutol**.
Névrite optique.

Précautions d'emploi

Insuffisance rénale : diminuer les doses, à 15 mg/kg/j si clairance créatinine < 100 mL/min, et 10 mg/kg/j si clairance créatinine < 70 mL/min ; si dialyse : 5 mg/kg/j (et 7 mg/kg/j les jours de dialyse) ; surveiller les taux sériques.
Donc : bilan rénal avant traitement !
Examen ophtalmologique initial, puis à J15, J30, puis tous les mois (surtout si alcoolisme, tabagisme, diabètes, lésions oculaires antérieures, traitement conjoint par l'**isoniazide**, le **disulfirame**, les **anti-inflammatoires**, les **antipaludéens**de synthèse) : acuité visuelle, champ visuel, vision des couleurs, fond d'œil ; arrêt immédiat de l'**éthambutol** au moindre signe de névrite optique (les troubles régressent généralement en quelques mois) ; cette toxicité est favorisée par le surdosage et l'insuffisance rénale.
Grossesse et allaitement : utilisation possible.

Effets indésirables

Rares : troubles oculaires à type de névrite optique rétrobulbaire (souvent axiale), avec baisse de l'acuité visuelle, scotome central, rétrécissement du champ visuel, et dyschromatopsie rouge/vert.
Exceptionnels : nausées, vomissements, rash cutané allergique, vertiges, confusion, hyperuricémie, leucopénie.

Interactions médicamenteuses

Topiques gastro-intestinaux : espacer la prise de 2 h au moins.

ASSOCIATIONS D'ANTIBIOTIQUES

Isoniazide + rifampicine + pyrazinamide

RIFATER					
Tuberculose chez l'adulte : 1 cp./10 à 12 kg de poids corporel en 1 prise/j le matin, pendant les 2 premiers mois de traitement (en général : 5 cp./j)	60 cp. 50 mg isoniazide + 300 mg pyrazinamide + 120 mg rifampicine	24,65	I	65 %	0,41

Isoniazide + rifampicine

RIFINAH					
Tuberculose chez l'adulte : 1 cp./30 kg de poids corporel en 1 prise/j le matin, pendant les 4 derniers mois de traitement (en général : 2 cp./j)	30 cp. 150 mg isoniazide + 300 mg rifampicine	21,50	I	65 %	0,72

Propriétés

Voir pour chaque DCI.

Indications

Voir pour chaque DCI.

Contre-indications

Voir pour chaque DCI.

Précautions d'emploi

Voir pour chaque DCI.

Effets indésirables

Voir pour chaque DCI.

Interactions médicamenteuses

Voir pour chaque DCI.

L'hépatotoxicité de leurs composants s'accumule, donc surveillance clinico-biologique rapprochée !

D'autres **antituberculeux** (tels **l'éthambutol**, la **streptomycine**) peuvent être associés.

> Ces formes combinées permettent une administration simplifiée, et *a priori* une meilleure observance ; par ailleurs, en cas de mauvaise observance, elles évitent la sélection d'un mutant résistant.

VACCIN BCG

BCG

VACCIN BCG SSI					
Prévention de la tuberculose : inj. intradermique de 0,05 mL (E. < 1 an) à 0,1 mL (E. > 1 an, A.)	1 fl. pdre + solv. + nécess. inj. (1 mL)	11,52	I	65 %	11,52

Propriétés

Vaccin préparé à partir de bacilles vivants atténués (souche de Calmette et Guérin) ; efficacité estimée à 50 % pour les formes pulmonaires et à 80 % pour les formes disséminées, surtout chez l'enfant.

Indications

Prévention de la tuberculose de primo-infection (*cf.* Propriétés) ; obligatoire avant l'entrée en collectivité (décret n° 96-775 du 05/09/96) et avant 6 ans.

Contre-indications

Déficit de l'immunité cellulaire, comme le sida (enfants de mère VIH+ : attendre quelques mois pour connaître le statut VIH de l'enfant ; vacciner si séronégatif).
Contre-indication temporaire : dermatose évolutive.

Précautions d'emploi

Grossesse : à éviter (vaccin vivant).
Vérifier (sauf chez le nouveau-né) la négativité des réactions tuberculiniques.
Conserver à l'obscurité et au froid (+ 4 à + 8 °C) ; ne pas conserver > 4 h après reconstitution.
Technique : injection intradermique stricte (donnant une papule « en peau d'orange ») de 0,1 mL de vaccin reconstitué (demi-dose = 0,05 mL chez l'enfant < 1 an), à la face externe du tiers moyen du bras gauche.
Contrôler les tests tuberculiniques 3 à 12 mois plus tard ; si positifs, recontrôler à 11 ans ; si négatifs (5-10 % des cas) : revacciner une fois par voie intradermique.

Effets indésirables

Suites normales : un nodule apparaît après 2 à 4 sem., pouvant s'ulcérer (puis il s'assèche, laissant une cicatrice indélébile, dans 90 % des cas) : pansements secs.
Dans 10 % des cas : adénite (disparaît en 1 mois ; ne pas ponctionner), rarement suppurée.
Très rare : ostéite.
Exceptionnel : BCGite généralisée (terrain : immunodépression majeure) → traitement anti-BK.

Interactions médicamenteuses

Cette vaccination peut être associée à toute autre vaccination.

> Le dépistage et le traitement efficace, bien suivi, des patients contagieux atteints de tuberculose-maladie constituent l'arme majeure contre la dissémination de la maladie.

PNEUMONIES BACTÉRIENNES

FICHE MALADIE

DÉFINITION

Les pneumonies sont des infections touchant le parenchyme pulmonaire. L'incidence annuelle est de 1 à 10 pour 1 000 habitants en France, il s'agit d'une infection potentiellement grave (première cause de décès par maladie infectieuse). Elles peuvent être communautaires ou nosocomiales (survenue après 48 h d'hospitalisation).

CAUSES ET MÉCANISMES

Les bactéries responsables de pneumonie sont le pneumocoque, les germes dits « atypiques » (*Chlamydia* et mycoplasme) et l'*Haemophilus influenzae*. La fréquence de ces bactéries dépend du terrain sous-jacent (germes « atypiques » chez le sujet jeune, *Haemophilus* et pneumocoque chez les patients atteints de bronchite chronique, légionellose et germes anaérobies chez le sujet débilité).
Des pneumopathies virales, en particulier la grippe, peuvent mimer une infection bactérienne, elles sont parfois graves chez les sujets fragilisés.

DIAGNOSTIC

SIGNES CLINIQUES

Classiquement, il existe un début brutal associant une fièvre (> 39 °C), des frissons, une toux, possiblement associés à une dyspnée et à la présence d'expectorations. Parfois, le tableau peut être trompeur, en particulier chez le sujet âgé (absence de fièvre, peu de signes respiratoires, symptômes généraux au premier plan).

Certains éléments peuvent orienter le diagnostic mais aucun critère clinique ou radiologique ne permet de réaliser un diagnostic bactériologique.

EXAMENS COMPLÉMENTAIRES

Radiologie du thorax

Il existe classiquement un syndrome alvéolaire. Elle permet de rechercher des éléments de gravité ou des complications (atteinte bilatérale, épanchement pleural associé, abcès). La radiologie de thorax permet de surveiller l'évolution, en particulier l'absence d'extension après le début du traitement.

Biologie

La numération retrouve le plus souvent une hyperleucocytose associée à un syndrome inflammatoire (augmentation de la CRP et du fibrinogène).

Bactériologie

- Les hémocultures recherchent une septicémie associée ; elles ne doivent pas retarder l'instauration de l'antibiothérapie.
- Une recherche d'antigènes urinaire (antigénurie) de pneumocoque ou de légionelle peut orienter le diagnostic.
- Un examen cytobactériologique des crachats ou un prélèvement réalisé lors d'une fibroscopie bronchique peut permettre de déterminer le germe responsable.
- Les sérologies (légionelle ou germes atypiques) permettent un diagnostic rétrospectif de l'infection.

Gaz du sang artériel

Les gaz du sang permettent d'évaluer le retentissement de la pneumonie sur les échanges gazeux, en particulier en cas de pathologie pulmonaire sous-jacente (*cf.* Fiche technique, *chapitre* Embolie pulmonaire, *spécialité* Cardiologie, p. 85).

TRAITEMENT

Le traitement repose sur une antibiothérapie précoce adaptée au terrain et à la gravité. L'antibiothérapie sera secondairement adaptée à l'antibiogramme en cas d'identification du germe responsable et poursuivie pour une durée de 10 à 15 jours. En cas de pneumonie grave, l'antibiothérapie est débutée par voie IV et relayée *per os* après 48 h d'apyrexie.

Une oxygénothérapie peut être nécessaire en cas d'hypoxie.

PRONOSTIC

L'évolution est en règle favorable lorsqu'une antibiothérapie adaptée est débutée précocement.

La survenue d'une insuffisance respiratoire aiguë ou d'un sepsis nécessite une prise en charge en réanimation et parfois une ventilation mécanique.

La présence d'un épanchement pleural nécessite une ponction pleurale exploratrice diagnostique, voire un drainage pleural thérapeutique.

FICHE INFIRMIÈRE

EXAMENS

PRÉLÈVEMENTS BACTÉRIOLOGIQUES

Les hémocultures (aérobies et anaérobies) doivent être réalisées rapidement, au mieux lors de pics fébriles, et ne doivent pas retarder la mise en route du traitement.

GAZ DU SANG

Il s'agit d'une ponction artérielle (artère radiale ou fémorale) qui permet d'étudier les gaz du sang artériel et d'évaluer les échanges gazeux du patient : *cf.* Fiche technique, *chapitre* Embolie pulmonaire, *spécialité* Cardiologie.

SURVEILLANCE DU TRAITEMENT

SOINS – TRAITEMENT

Le pronostic des pneumonies bactériennes est directement lié au délai de prise en charge et en particulier du début de l'antibiothérapie. Ainsi, l'antibiothérapie doit être débutée le ▶

plus rapidement possible après la prescription.

Une surveillance accrue des patients atteints de pneumonies doit être réalisée dans les premières heures à la recherche de signes de choc (hypotension, marbrures, tachycardie) ou de signes de détresse respiratoire (polypnée, cyanose, troubles de conscience).

Une déshydratation est souvent associée à la pneumonie, il est donc nécessaire de surveiller la prise régulière d'eau par le malade.

Des troubles de déglutition, en particulier chez le sujet âgé, peuvent être à l'origine de pneumonie d'inhalation. En cas de trouble de déglutition, l'alimentation sera adaptée (semi-liquide) et donnée en position assise.

EFFICACITÉ DU TRAITEMENT

La surveillance de l'efficacité du traitement repose essentiellement sur la fièvre. En cas de traitement adapté, l'apyrexie est obtenue en 72 h. Les signes respiratoires cliniques, les signes radiologiques et le syndrome inflammatoire biologique sont en général plus long à disparaître.

ÉDUCATION ET CONSEILS

Il est nécessaire de rappeler au patient le rôle favorisant de l'intoxication tabagique dans la survenue des pneumonies.

Une vaccination antigrippale annuelle est conseillée aux sujets de plus de 65 ans ou présentant des pathologies respiratoires chroniques.

Pour les sujets à risque (BPCO, splénectomie, insuffisance cardiaque ou respiratoire), il est conseillé de réaliser une vaccination anti-pneumococcique (*PNEUMO 23* une fois tous les 5 ans).

FICHE TECHNIQUE

ASPIRATIONS BRONCHIQUES

Définition

L'aspiration bronchique consiste à évacuer les sécrétions bronchiques stagnant au niveau de la trachée du patient qu'il soit sous ventilation spontanée ou sous ventilation assistée (intubé ou trachéotomisé).

Ce soin s'effectue avec trois grands objectifs :

- restaurer la perméabilité des voies aériennes du patient ;
- maintenir une ventilation efficace du patient ;
- prévenir toute infection broncho-pulmonaire.

Les aspirations bronchiques dites également aspirations trachéales ou endotrachéales, sont indiquées dans le cadre d'un encombrement bronchique du patient intubé ou trachéotomisé ou du patient en ventilation spontanée qui n'a pas la capacité d'expectorer naturellement.

Les signes de l'encombrement bronchique se caractérisent par :

- un tirage thoraco-abdominal ;
- un bruit hydro-aérique ;
- une diminution de la saturation.

Préparation des produits et matériels

- Un régulateur de vide (manomètre d'aspiration) dont le niveau de dépression s'étend de 0 à 1000 mbar/hPa.
- Un tuyau d'aspiration qui liera le régulateur de vide au recueil d'aspiration.
- Un sac d'aspiration muni d'un système antireflux.
- Un réceptal pour insérer le sac d'aspiration.
- Un support mural de réceptal d'aspiration pour garantir le maintien droit et sécurisé du recueil d'aspiration.

- Un digivide appelé aussi « stop-vide ».
- Des sondes stériles d'aspiration trachéale de divers calibres (n° 14, n° 16 et n° 18).
- Un flacon de silicone en spray (*Silisonde*).
- Une paire de gants non stériles à usage unique.
- Un paquet de compresses stériles.
- Un flacon d'eau stérile de 500 mL ou d'1 litre pour rincer le circuit d'aspiration.
- Un antiseptique iodé en monodoses.
- Un adaptateur de flacon pour aspirer la solution de rinçage de type *Clean-vac.*
- Des masques à usage unique.
- Un sac poubelle type Dasri.

Préparation du patient

- Expliquer le soin au patient afin d'obtenir sa coopération.
- Chaque étape du soin sera clairement expliquée au patient afin de limiter son angoisse lors du soin.
- Installer le patient confortablement en position demi-assise.

Réalisation du soin

- Vérifier la prescription médicale.
- Procéder à une friction hydro-alcoolique des mains.
- Préparer le système d'aspiration : adapter le sac d'aspiration dans le réceptal, relier le tuyau branché au niveau du régulateur de vide au système de recueil d'aspiration, brancher un tuyau sur le sac d'aspiration et y adapter à l'extrémité terminale le « stop-vide ».
- Préparer la solution de rinçage du circuit : intégrer une monodose d'antiseptique iodé dans le flacon d'eau stérile et le fermer avec l'adaptateur de rinçage d'aspiration.

Dans le cas d'un patient ventilant spontanément qui n'expectore pas naturellement

- Procéder à une friction hydro-alcoolique des mains.
- Mettre un masque et une paire de gants non stériles.
- Oter stérilement la sonde trachéale de son étui tout en l'adaptant au « stop-vide ».
- Saisir la sonde stérilement au moyen d'une compresse stérile et en la maintenant solidement en forme de boucle.
- Lubrifier la sonde de silicone à distance.
- Introduire la sonde stérilement par une narine avec douceur tout en rassurant le patient et la descendre sans aspirer jusqu'au carrefour aéro-pharyngé, ne pas aller au-delà de la carène.
- Tourner légèrement la sonde sur elle-même et la remonter doucement tout en aspirant (en obstruant le stop-vide) jusqu'à sortir de la narine.
- Laisser le patient se reposer tout en le rassurant.
- Désadapter la sonde et la jeter aussitôt avec la compresse utilisée.
- Rincer le circuit d'aspiration en aspirant une dose de solution antiseptique préalablement préparée.
- Jeter les gants et le masque.

Dans le cas d'un patient ventilé artificiellement intubé ou trachéotomisé

- Procéder à une friction hydro-alcoolique des mains.
- Mettre un masque et une paire de gants non stériles.
- Vérifier la pression du ballonnet de la sonde d'intubation.
- Oter stérilement la sonde trachéale de son étui tout en l'adaptant au « stop-vide ».
- Saisir au moyen d'une compresse stérile la sonde et la maintenir solidement en forme de boucle.
- Lubrifier la sonde de silicone à distance.

• Oter le bouchon de l'opercule du raccord annelé de la sonde d'intubation.
• Introduire la sonde stérilement par une narine avec douceur tout en rassurant le patient et la descendre sans aspirer jusqu'à la carène (ne pas aller au-delà sinon l'on aspire une bronche souche).
• Tourner légèrement la sonde sur elle-même et la remonter doucement tout en aspirant (en obstruant le stop-vide) jusqu'à sortir de la narine.
• Réadapter le bouchon de l'opercule du raccord annelé de la sonde d'intubation.
• Laisser le patient se reposer tout en le rassurant.
• Désadapter la sonde et la jeter aussitôt avec la compresse utilisée.
• Rincer le circuit d'aspiration en aspirant une dose de solution antiseptique préalablement préparée afin d'éliminer toute sécrétion adhérant aux parois du circuit.
• Jeter les gants et le masque.

Surveillance et évaluation

• Surveiller tout au long du soin la saturation en oxygène du patient.
• Observer l'aspect et la texture des sécrétions bronchiques aspirées.
• Détecter les signes d'encombrement bronchique.
• Évaluer le bénéfice du soin : disparition du tirage et du bruit hydroaérique, meilleure ventilation du patient (il est adapté au rythme respiratoire de la ventilation artificielle, la saturation, la fréquence respiratoire sont optimales).
• Évaluer la douleur car ce soin peut être traumatisant pour le patient.
• Évaluer le degré d'anxiété du patient car ce soin donne au patient l'impression d'étouffement, c'est pourquoi il doit être réalisé de façon douce et brève.

PLEURÉSIE

FICHE MALADIE

DÉFINITION

La pleurésie est définie par la présence d'un épanchement liquidien dans la cavité pleurale. La cavité pleurale est physiologiquement virtuelle, la présence d'un épanchement pleural est donc toujours pathologique.

CAUSES ET MÉCANISMES

On distingue les pleurésies exsudatives (riches en protides), les pleurésies trans-sudatives (pauvres en protides) et les pleurésies purulentes.

PLEURÉSIES EXSUDATIVES

Les pleurésies exsudatives sont le plus souvent liées à une inflammation de la plèvre et peuvent être liées à des causes diverses :

• Les pleurésies néoplasiques correspondent le plus souvent à des localisations secondaires de cancer autre que pleural, mais peuvent être aussi secondaires à un cancer primitif de la plèvre (mésothéliome).
• Les causes infectieuses pouvant se révéler par une pleurésie exsudative comprennent la tuberculose, les pleurésies compliquant une pneumonie bactérienne (para-pneumonique) ou une pleurésie virale.
• L'embolie pulmonaire ou les maladies systémiques (en particulier le lupus ou la polyarthrite rhumatoïde) peuvent se compliquer de pleurésie exsudative.

PLEURÉSIES TRANS-SUDATIVES

Les causes principales de pleurésies trans-sudatives sont l'insuffisance cardiaque, la cirrhose et l'insuffisance rénale.

PLEURÉSIES PURULENTES

Les pleurésies purulentes sont dues à l'infection par des bactéries de la cavité pleurale, en particulier le pneumocoque et les germes anaérobies.

HÉMOTHORAX

La présence de sang dans la cavité pleurale (hémothorax) peut faire suite à un traumatisme ou à un geste pleural (ponction, biopsie ou drainage).

DIAGNOSTIC

SIGNES CLINIQUES

La présence d'un épanchement pleural peut être totalement asymptomatique. Le motif de consultation habituelle est la survenue d'une douleur thoracique de type pleurale (augmentée à la toux et à l'inspiration). Une toux est souvent présente, augmentée aux changements de position. En cas d'épanchement important, une dyspnée peut révéler la pleurésie.

L'examen clinique retrouve une abolition des vibrations vocales, une abolition du murmure vésiculaire et une matité.

Des signes de mauvaise tolérance clinique respiratoire ou hémodynamique doivent être systématiquement recherchés.

EXAMENS COMPLÉMENTAIRES

▶ Radiologie du thorax

La radiologie est réalisée en position debout ou assise et met en évidence une opacité homogène concave en haut et en dedans. En cas d'épanchement important, elle peut mettre en évidence une opacité complète d'un hémithorax avec refoulement de la silhouette cardiaque.

▶ Ponction pleurale

Il s'agit de l'examen de référence pour orienter le diagnostic, le liquide pleural prélevé est envoyé en bactériologie, en biochimie (protides, LDH, glycopleurie) et en anatomopathologie.

La pleurésie exsudative est définie par un rapport protides pleuraux/protides plasmatiques > 0,5 ou par un rapport LDH pleural/LDH plasmatique > 0,6.

▶ Ponction-biopsie pleurale

La biopsie pleurale permet de prélever à l'aveugle des morceaux de plèvre afin de réaliser un examen anatomopathologique. Cet examen est particulièrement rentable en cas de tuberculose pleurale ou de pleurésie néoplasique.

▶ Échographie pleurale

En cas de doute sur un épanchement cloisonné, une échographie pleurale permet de confirmer le diagnostic et de réaliser un repérage avant ponction ou drainage.

TRAITEMENT

En cas de pleurésie exsudative, l'objectif du traitement est l'évacuation du liquide pleurale (ponction évacuatrice ou drainage thoracique) associée au traitement de la maladie causale.

En cas de pleurésie trans-sudative, le traitement repose principalement sur le traitement de la cause.

En présence d'un épanchement purulent, un drainage thoracique doit être réalisé dans les délais les plus brefs, associé à une antibiothérapie probabiliste secondairement adaptée à l'antibiogramme.

Dans tous les cas, la *kinésithérapie respiratoire* constitue l'élément essentiel du traitement ; elle permet de plus de limiter les séquelles de la pleurésie (en particulier en cas de pleurésie purulente).

Les antalgiques et l'oxygénothérapie peuvent être nécessaires.

COMPLICATIONS ET PRONOSTIC

Les complications sont principalement représentées par les séquelles fonctionnelles, surtout en cas de pleurésie purulente. Ces séquelles correspondent à une pachypleurite (épaississement de la plèvre) limitant les mouvements respiratoires, pouvant aboutir à une insuffisance respiratoire chronique.

FICHE INFIRMIÈRE

SURVEILLANCE DU TRAITEMENT

SOINS – TRAITEMENT

Assister le médecin dans la réalisation de la ponction pleurale

La ponction pleurale est réalisée dans des conditions d'asepsie stricte (désinfection cutanée, champs et gants stériles). Après anesthésie locale, une aiguille est introduite en aspiration dans la cavité pleurale au niveau de la matité, en règle général 2 doigts au-dessous de la pointe de l'omoplate. Le liquide prélevé est adressé en bactériologie après avoir été ensemencé sur des flacons d'hémoculture (aérobie et anaérobie), en biochimie et en anatomopathologie.

Assister le médecin dans la réalisation des biopsies pleurales

Après anesthésie locale, l'épanchement pleural est repéré par ponction pleurale. La peau est ensuite incisée à l'aide d'un bistouri et une aiguille à biopsie pleurale est introduite afin de prélever plusieurs fragments de plèvre. Lors des manœuvres de retrait de l'aiguille pour retirer les prélèvements, il est demandé au patient de garder l'apnée afin d'éviter l'entrée d'air dans la cavité pleurale. Le plus souvent, un drain thoracique est placé dans la plèvre par l'orifice réalisé pour les biopsies pleurales afin d'évacuer le liquide restant.

> Les troubles de l'hémostase sont une contre-indication à la réalisation de ce geste.

Assister le médecin dans la réalisation d'un drainage thoracique

L'objectif est de placer dans la cavité pleurale un drain thoracique relié à un système d'aspiration (– 20 cm d'eau). Après anesthésie locale, la mise en place du drain se fait dans des conditions d'asepsie stricte. Le drain thoracique est ensuite mis en place dans le 5e espace intercostal sur la ligne axillaire antérieure, et dirigé vers le bas en arrière.

En cas d'épanchement purulent, il peut être nécessaire de réaliser des lavages quotidiens au sérum physiologique auquel peut être associé un traitement fibrinolytique (en cas d'épanchement cloisonné).

Le drain thoracique est laissé en place jusqu'à l'assèchement de la pleurésie (en pratique moins de 100 cm^3 de liquide par jour).

Le pansement de drain doit être refait tous les jours.

EFFICACITÉ DU TRAITEMENT

Une radiologie de thorax au lit est réalisée quotidiennement lors d'un drainage thoracique.

La dépression dans le bocal d'aspiration doit être de l'ordre de 20 cm d'eau. La quantité de liquide recueillie et l'existence d'un bullage dans le bocal d'aspiration doivent être régulièrement contrôlées et notées.

EFFETS INDÉSIRABLES

Les ponctions ou biopsies pleurales peuvent se compliquer de pneumothorax ou d'hémothorax.

Une radiologie thoracique est réalisée de manière systématique après ponction ou biopsie pleurale.

ÉDUCATION ET CONSEILS

En cas de drainage, il faut apprendre au patient à se déplacer avec le drain en vérifiant l'absence de désadaptation du système d'aspiration.

Le patient doit être clairement informé du déroulement des différents gestes qui vont être réalisés.

Il est nécessaire d'expliquer au patient que le drainage thoracique peut être poursuivi plusieurs jours voire plusieurs semaines.

FICHE TECHNIQUE

PONCTION PLEURALE

Méthode

Préparation du matériel

Ponction pleurale exploratrice :

- Solution hydro-alcoolique.
- Antiseptique fort (*BÉTADINE*, *HIBITANE*), compresses stériles, gants stériles, champs stériles.
- Un ou deux cathéters de gros calibre, un robinet trois voies et une à deux seringues de 50cc.
- Tubes de prélèvement : bactériologie, biochimie et anatomopathologie.
- Un pansement occlusif stérile transparent (type *TÉGADERM*).
- Une protection absorbante.
- Un sac d'élimination des déchets type Dasri.
- Un conteneur à aiguilles.

Ponction pleurale évacuatrice :

- Solution hydro-alcoolique.
- Antiseptique fort (*BÉTADINE*, *IBITANE*), compresses stériles, gants stériles, champs stériles.
- Un ou deux cathéters de gros calibre, et une à deux seringues de 50 cc.
- Tubes de prélèvement : bactériologie, biochimie et anatomopathologie.
- Un pansement occlusif stérile transparent (type *TÉGADERM*).
- Une protection absorbante.
- Un sac d'élimination des déchets type Dasri.
- Un conteneur à aiguilles.
- **Xylocaïne** 1 %, une seringue 10 cc et une aiguille sous-cutanée.
- Un robinet trois voies muni d'un prolongateur.
- Plusieurs redons (type *BIOREDON*) et les tubulures adaptées.

Réalisation de la ponction

Informer le patient du déroulement du soin, qu'il est rapide et non douloureux.

Lui demander de s'installer à califourchon sur une chaise, penché vers l'avant, dos rond, bras repliés sur un oreiller.

Mettre une protection absorbante au bas du dos.

Faire une friction hydro-alcoolique des mains.

Préparer l'ensemble du matériel sur un champ stérile pour le médecin, en respectant les conditions de stérilité des dispositifs médicaux.

Imbiber les compresses stériles d'antiseptique fort.

Réaliser une large antisepsie de la zone cutanée à ponctionner (antisepsie en 3 temps).

Le médecin s'habille d'une surblouse à usage unique, un masque à usage unique et des lunettes de protection.

Il fait un lavage antiseptique des mains, puis enfile les gants stériles.

Il réalise le quatrième temps de l'antisepsie.

S'il s'agit d'une ponction évacuatrice, il procède à l'anesthésie locale.

Il ponctionne la zone d'épanchement et réalise les prélèvements nécessaires à l'analyse du liquide.

S'il s'agit d'une ponction évacuatrice, il branche ensuite le système d'aspiration au robinet trois voies connecté au prolongateur lié au cathéter collé à la peau le temps de l'évacuation.

À l'issu de l'acte, le médecin procède au retrait du cathéter et fait un pansement sec occlusif stérile et compressif au point de ponction.

Faire une friction hydro-alcoolique des mains.

Surveillance

Si la ponction est évacuatrice : surveiller les paramètres hémodynamiques (pression artérielle, fréquence cardiaque, fréquence respiratoire, saturation en oxygène) et surveiller, quantifier et qualifier le volume de liquide évacué.

À l'issu de la ponction pleurale, aider le patient à se réinstaller confortablement.

Une radiographie de contrôle post-ponction est réalisée pour déceler tout pneumothorax iatrogène.

Contrôler la fonction respiratoire : fréquence respiratoire et saturation.

Acheminer rapidement les tubes de prélèvements au laboratoire avec les demandes d'examen.

Réaliser la décontamination, l'élimination du matériel selon la procédure et son rangement.

Écrire dans les transmissions l'acte, son déroulement avec la quantité et la qualité du volume évacué et l'état clinique du patient.

Conseils

Il faut savoir identifier rapidement la survenue de tout incident ou accident lors du geste ou au décours et alerter le médecin aussitôt :

• ponction hémorragique ;
• pneumothorax : survient le plus souvent au décours de la ponction ;
• lipothymie : survient surtout avec l'angoisse du patient par rapport au geste. Interrompre le geste, allonger le patient en surélevant les membres inférieurs ;
• OAP : se manifeste par une toux quinteuse. Il faut arrêter immédiatement la ponction ;
• embolie gazeuse : manifestée généralement au cours de ponctions difficiles avec crise convulsive, hémiplégie. Dans ce cas arrêter immédiatement la ponction et mettre le patient tête en bas.

PNEUMOTHORAX

FICHE MALADIE

DÉFINITION

Le pneumothorax est défini par la présence d'air dans la cavité pleurale, secondaire à une brèche des espaces alvéolaires (effraction interne) ou un traumatisme de la paroi thoracique (effraction externe).

La présence d'air peut être associée à un épanchement pleural liquidien (hydropneumothorax), à un épanchement de sang (hémopneumothorax) ou à un épanchement purulent (pyopneumothorax).

CAUSES ET MÉCANISMES

• Le pneumothorax idiopathique survient le plus souvent spontanément chez un sujet jeune de morphotype longiligne. Il s'agit en général de rupture de « *blebs* » (petits bulles dans la plèvre). Le tabagisme en est le principal facteur favorisant.

• Le pneumothorax secondaire survient en présence d'une maladie respiratoire sous-jacente (emphysème, asthme, fibrose, pneumonie, cancer) ; il est en général moins bien toléré.

• Le pneumothorax peut être iatrogène et faire suite à un acte médical ou chirurgical (pose de cathéter en particulier sous-clavier, ponction pleurale, biopsie pleurale, ponction sous scanner, biopsie transbronchique, ventilation assistée).

DIAGNOSTIC

SIGNES CLINIQUES

Le motif de consultation habituelle est la survenue d'une douleur thoracique pleurale en « coup de poignard » augmentée à la toux et à l'inspiration, pouvant s'associer à une dyspnée.

L'examen clinique retrouve une abolition des vibrations vocales, une abolition du murmure vésiculaire et une hypersonorité d'un hémithorax. Il peut s'y associer un emphysème sous-cutané (présence d'air dans les tissus sous-cutanés).

Il est important de rechercher des signes de mauvaise tolérance clinique respiratoire ou hémodynamique.

EXAMEN COMPLÉMENTAIRE : RADIOLOGIE DU THORAX

Elle doit être réalisée de face, en inspiration uniquement (risque d'aggravation du pneumothorax en cas d'expiration forcée). Elle met en évidence un décollement du poumon (hyperclarté) et permet de rechercher des signes de gravité (déviation du médiastin, décollement bilatéral, brides, hémopneumothorax).

TRAITEMENT

L'objectif du traitement est l'évacuation de l'air présent dans la cavité pleurale spontanément, par exsufflation à l'aiguille ou drainage thoracique. Les antalgiques sont prescrits de manière systématique et l'oxygénothérapie peut être nécessaire.

EN PRÉSENCE DE SIGNES DE GRAVITÉ

Une « décompression » en urgence peut être réalisée par ponction à l'aide d'une aiguille IM au niveau du 2e espace intercostal en médioclaviculaire. L'aiguille est laissée en place, faisant communiquer la cavité pleurale à l'air ambiant en attendant la mise en place d'un drain thoracique. Une oxygénothérapie et la mise en place d'une voie veineuse sont nécessaires.

EN L'ABSENCE DE SIGNES DE GRAVITÉ

La prise en charge dépend de la taille du pneumothorax, de la tolérance et des antécédents du patient :

- En cas de premier épisode de pneumothorax minime (< 15 %), une abstention thérapeutique est préconisée, associée à du repos, des antalgiques et une surveillance radiologique.
- En cas de premier épisode de pneumothorax complet ou partiel (> 15 %), le pneumothorax doit être évacué par exsufflation à l'aiguille ou drainage thoracique.
- En cas de récidive homo-ou controlatérale, un drainage thoracique sera réalisé et un traitement chirurgical pourra être proposé (pleurodèse chirurgical).

PRONOSTIC

La récidive est la principale complication des pneumothorax : elle survient dans plus de 30 % des cas après un premier pneumothorax.

La persistance d'un bullage après drainage thoracique signe l'existence d'une brèche pleurale persistante pouvant nécessiter la réalisation d'une pleurodèse chirurgicale.

FICHE INFIRMIÈRE

SURVEILLANCE DU TRAITEMENT

ASSISTER LE MÉDECIN DANS LA RÉALISATION D'UN DRAINAGE THORACIQUE

L'objectif est de placer dans la cavité pleurale un drain thoracique relié à un système d'aspiration. La mise en place du drain se fait dans des conditions d'asepsie stricte. Une anesthésie locale est réalisée à l'aide de *XYLOCAÏNE* 1 %. Le drain thoracique est ensuite mis en place dans le 5e espace intercostal sur la ligne axillaire antérieure ou dans le 2e espace intercostal sur la ligne médioclaviculaire, et dirigé vers le haut. Le pansement de drain doit être refait tous les jours.

EFFICACITÉ DU TRAITEMENT

Une radiologie de thorax au lit doit être réalisée quotidiennement lors d'un drainage thoracique.

La dépression dans le bocal d'aspiration doit être de l'ordre de –20 cm d'eau. L'existence d'un bullage dans le bocal d'aspiration doit être régulièrement contrôlée car elle témoigne de la persistance d'air dans la cavité pleurale. ►

EFFETS INDÉSIRABLES

Le principal risque est la récidive après drainage. En cas de douleur thoracique, une radiologie thoracique doit être réalisée à la recherche d'une récidive.
Un traitement antalgique doit être systématiquement instauré et adapté à la douleur du patient.

ÉDUCATION ET CONSEILS

Il est indispensable d'informer le patient sur les risques de récidives (un tiers des patients récidivent dans les 2 ans suivant le premier épisode).
Il est nécessaire de rappeler au patient le rôle favorisant de l'intoxication tabagique dans la survenue des pneumothorax et conseiller un arrêt définitif permettant de diminuer la fréquence des récidives.
Les efforts à glotte fermée (instruments à vent) peuvent être à l'origine de récidives.
La plongée sous-marine est formellement interdite en cas d'antécédent de pneumothorax, de même que la très haute montagne et le parachutisme.

HÉMOPTYSIE

FICHE MALADIE

DÉFINITION

L'hémoptysie est le rejet de sang par la bouche provenant des voies aériennes sous-glottiques ; il s'agit classiquement d'un crachat de sang rouge survenant lors d'un effort de toux.

> L'hémoptysie est une urgence médicale car elle peut mettre en jeu le pronostic vital.

CAUSES ET MÉCANISMES

L'hémoptysie doit toujours être considérée comme pathologique et faire rechercher une cause.
Rarement, la cause est évidente :
- traumatismes thoraciques ;
- complications iatrogènes (ponction, biopsies) ;
- inhalation d'un corps étranger.

En dehors de ces situations, les causes les plus fréquentes sont :
- le cancer bronchique primitif ;
- la tuberculose pulmonaire active ;
- les dilatations des bronches (en particulier séquellaires de tuberculose) ;
- les pneumopathies infectieuses (abcès pulmonaire).

Un traitement anticoagulant constitue un facteur de risque de ne pas contrôler le saignement, mais il ne peut pas expliquer à lui seul la survenue d'une hémoptysie (même en cas de surdosage).

DIAGNOSTIC

SIGNES CLINIQUES

L'hémoptysie survient classiquement lors d'un effort de toux, mais il est parfois difficile de confirmer l'origine sous-glottique du saignement. Il faut distinguer l'hémoptysie des autres rejets de sang par la bouche, en particulier de l'hématémèse (origine digestive) et de l'épistaxis déglutie (origine ORL).

> Il est indispensable de quantifier l'importance de l'hémoptysie en évaluant le volume de sang rejeté :
> - Hémoptysie de faible abondance : stries de sang et crachats hémoptoïques.
> - Hémoptysie de moyenne abondance : de l'ordre d'un demi-verre.
> - Hémoptysie de grande abondance : plus de 200 mL, mettant en jeu le pronostic vital.

EXAMENS COMPLÉMENTAIRES

Radiologie du thorax, scanner du thorax

La radiologie de thorax permet parfois d'orienter le diagnostic (tuberculose, cancer, dilatations des bronches). Le scanner du thorax permet de dépister des anomalies non visibles sur la radiologie.

Fibroscopie bronchique

La fibroscopie bronchique est systématique ; elle permet de confirmer le diagnostic, de localiser le saignement (permet de guider l'artériographie) et de rechercher la cause.

En cas de saignement actif lors de la fibroscopie, elle peut permettre de réaliser l'hémostase par instillation locale de vasoconstricteurs (en pratique : **adrénaline** diluée).

Artériographie bronchique

L'artériographie bronchique est réalisée en cas de saignement abondant ; elle recherche l'artère à l'origine du saignement et permet son embolisation.

TRAITEMENT

Dans tous les cas, la survenue d'une hémoptysie nécessite l'hospitalisation pour surveillance et réalisation d'exploration à visée diagnostique.

EN CAS D'HÉMOPTYSIE ABONDANTE OU RÉCIDIVANTE

Il est nécessaire de mettre en place une voie veineuse et une oxygénothérapie. Un traitement vasoconstricteur IV (**terlipressine**), répété toutes les 4 h si nécessaire, est débuté. La réalisation d'une fibroscopie bronchique permet de confirmer l'arrêt du saignement et de réaliser l'hémostase le cas échéant.

En cas d'échec du traitement médical, une artériographie avec embolisation est réalisée. Il est exceptionnellement nécessaire de réaliser une thoracotomie d'hémostase en cas d'échec de toutes les autres thérapeutiques.

EN CAS D'HÉMOPTYSIE CATACLYSMIQUE

Une intubation sélective à l'aide d'une sonde de Carlens peut être nécessaire.

PRONOSTIC

Le risque vital lié à l'hémoptysie n'est pas le choc hémorragique mais l'*inondation alvéolaire* à l'origine d'une asphyxie.

FICHE INFIRMIÈRE

SURVEILLANCE DU TRAITEMENT

SOINS – TRAITEMENT

La surveillance du malade ayant présenté une hémoptysie est essentielle. Elle recherche des signes de mauvaise tolérance (saturation, fréquence respiratoire).

L'infirmier(e) assiste le médecin dans la réalisation de la fibroscopie bronchique : *cf.* Fiche technique ci-dessous, p. 1365.

En cas d'hémoptysie récidivante, le matériel nécessaire à la réalisation d'une seringue de vasoconstricteur (**terlipressine**) est disposé dans la chambre du malade.

EFFICACITÉ DU TRAITEMENT

Une feuille de surveillance des hémoptysies doit être mise en place, détaillant le nombre, le volume et les circonstances de chaque hémoptysie.

EFFETS INDÉSIRABLES

L'injection de **terlipressine** doit être réalisée de manière IV stricte (risque de nécrose en cas d'extravasation). Elle peut être à l'origine de poussées hypertensives et d'angor chez le sujet coronarien.

ÉDUCATION ET CONSEILS

Lors de l'hospitalisation, il faut expliquer au patient l'importance d'appeler en cas d'hémoptysie (quelle que soit la quantité) et de recueillir l'ensemble de ces expectorations (pour quantification).

Après sa sortie, le patient doit être prévenu qu'il peut persister pendant quelques jours ▶

des crachats de sang noir (correspondant à l'évacuation des caillots initialement formés). Toute récidive d'hémoptysie de sang rouge est une urgence nécessitant une prise en charge immédiate.

FICHE TECHNIQUE

FIBROSCOPIE BRONCHIQUE

La fibroscopie bronchique est un examen endoscopique qui permet de visualiser la trachée, les bronches et d'effectuer des prélèvements si nécessaire (bactériologiques ou histologiques, à partir de biopsies).

Il s'agit d'un acte médical qui peut parfois être mal toléré et nécessite donc certaines précautions et une étroite surveillante.

Indications

- Hémoptysies (afin de visualiser l'origine du saignement).
- Diagnostic par biopsies (cancer principalement).
- Prélèvements à la recherche d'infection pulmonaire.
- Extraction d'un corps étranger.

Contre-indications

- Insuffisance respiratoire sévère.
- Troubles de coagulation sévères, surtout en cas de biopsies (plaquettes < 50 000/mm^3, *ASPIRINE*, anticoagulants).

Réalisation de l'examen

Le patient doit être à jeun ; il est positionné en position assise ou semi-assise.

Une anesthésie locale est réalisée au niveau des voies aériennes supérieures (nez, larynx).

Le fibroscope est introduit par le nez et avancé jusqu'aux cordes vocales avant d'entrer dans la trachée puis les bronches.

Il ne s'agit pas d'un examen douloureux (le poumon ne possédant pas de récepteurs de la douleur), mais la présence du fibroscope dans les bronches peut provoquer un réflexe de toux, généralement diminué par l'anesthésie locale.

Des prélèvements bactériologiques peuvent être réalisés :

- Aspiration bronchique : les sécrétions sont aspirées par le fibroscope et recueillies dans un piège.
- Lavage broncho-alvéolaire : du sérum physiologique est instillé dans les bronches du malade puis aspiré.
- Brosse bactériologique ou prélèvement distal protégé : ces examens permettent de faire des prélèvements distaux sans contamination par les voies aériennes supérieures.

En cas d'anomalies visualisées lors de l'examen, des biopsies des bronches peuvent être réalisées à l'aide d'une pince. Ce type de prélèvement peut se compliquer de saignements importants et est contre-indiqué en cas de troubles de l'hémostase sévères.

Rôle de l'infirmier(e)

Avant l'examen :

- S'assurer que le patient est à jeun.
- Vérifier la présence d'examen biologique d'hémostase.
- En cas de suspicion de tuberculose, s'assurer que 3 examens des crachats ont été réalisés et qu'ils n'ont pas mis en évidence de tuberculose à l'examen direct.
- Expliquer le déroulement de l'examen.
- Prendre les constantes (fréquence cardiaque, pression artérielle, saturation).

- Retirer les prothèses dentaires.
- Vérifier que l'ensemble du matériel est fonctionnel.
- S'assurer que le chariot d'urgence est accessible.

Pendant l'examen :

- Vérifier l'évolution des constantes (absence de désaturation).
- Port de masque et de gants non stériles.
- Rassurer le patient.
- Assister le médecin dans les différents actes (biopsies, prélèvements bactériologiques).

Après l'examen :

- Surveillance des constantes (fréquence cardiaque, pression artérielle, saturation).
- Vérifier l'absence d'hémoptysie : en cas de biopsies, des crachats de sang peuvent être expectorés par le malade dans les heures qui suivent l'examen.
- S'assurer que le patient reste à jeun au moins 2 h après l'examen (risque de fausses routes à cause de l'anesthésie du larynx).
- Si un lavage broncho-alvéolaire a été réalisé, expliquer au malade qu'il peut avoir de la fièvre dans les heures qui suivent.
- S'assurer de l'envoi rapide des prélèvements aux différents laboratoires.
- Désinfection et décontamination du fibroscope.

SARCOÏDOSE

FICHE MALADIE

DÉFINITION

La sarcoïdose est une maladie granulomateuse systémique d'étiologie inconnue. Elle touche principalement le poumon et le médiastin, mais elle peut toucher d'autres organes. L'incidence de la sarcoïdose est estimée à 6 à 7 pour 100 000 habitants en France. Elle touche principalement les sujets entre 20 et 40 ans. Les sujets Noirs (Caraïbes, Afrique noire) sont plus fréquemment atteints et présentent des formes plus sévères.

CAUSES ET MÉCANISMES

La sarcoïdose est secondaire à un conflit immunitaire dont l'origine n'a pas encore été identifiée. La responsabilité de différents agents infectieux a été invoquée mais aucun n'a été formellement retenu.

DIAGNOSTIC

Le diagnostic de sarcoïdose est évoqué devant un faisceau d'argument (manifestations cliniques, radiologiques et biologiques). Le diagnostic est confirmé par l'examen histologique mettant en évidence un granulome tuberculoïde sans nécrose et après exclusion des autres pathologies susceptibles d'être associées à une granulomatose.

SIGNES CLINIQUES

Atteinte médiastino-pulmonaire

L'atteinte médiastino-pulmonaire est la plus fréquente (90 % des cas) et est, dans deux tiers des cas, asymptomatique. Elle peut être révélée par des symptômes respiratoires (toux, dyspnée), par une manifestation extrathoracique associée ou devant une altération de l'état général.

Autres organes

L'ensemble des organes peut être touché par cette atteinte granulomatose diffuse. Ces localisations sont souvent à l'origine du pronostic de la pathologie :

- Localisations oculaires : uvéite.
- Localisations cardiaques : trouble de conduction.
- Localisations neurologiques : atteinte périphérique (paralysie faciale) ou centrale.

• Localisations hépatiques, cutanées, osseuses, rénales.

EXAMENS COMPLÉMENTAIRES

Radiologie du thorax

Elle est essentielle dans les formes médiastino-pulmonaire, car elle est un facteur pronostique d'évolution.

• Type 0 : radiographie normale (10 % des cas).

• Type I : adénopathies médiastinales isolées (50 % des cas).

• Type II : adénopathies et atteinte pulmonaire interstitielle (15 % des cas).

• Type III : atteinte interstitielle sans adénopathie (15 % des cas).

• Type IV : fibrose pulmonaire (10 % des cas).

En cas d'atteinte pulmonaire, la radiographie de thorax peut être complétée par un scanner thoracique afin de mieux caractériser les lésions.

Anatomie pathologique

Le diagnostic repose en partie sur la mise en évidence de la lésion histologique caractéristique, le granulome tuberculoïde sans nécrose.

Les zones accessibles et suspectes d'être atteintes doivent être biopsiées (biopsies bronchiques, cutanées, ponction d'adénopathie ou ponction-biopsie hépatique).

Électrocardiogramme

L'ECG permet de dépister des atteintes cardiaques asymptomatiques pouvant mettre en jeu le pronostic vital.

Exploration fonctionnelle respiratoire et gaz du sang

Ils évaluent le retentissement respiratoire de l'atteinte pulmonaire.

Biologie

Les examens biologiques sont peu spécifiques et sont peu utiles au diagnostic.

L'enzyme de conversion sérique est en général élevée et peut aider au suivi (diminution des taux lors du contrôle de la maladie).

Une lymphopénie modérée est souvent retrouvée.

DIAGNOSTIC DIFFÉRENTIEL

Avant de poser le diagnostic de sarcoïdose, il est essentiel d'éliminer une tuberculose pulmonaire qui peut se présenter sous des formes radiologiques et histologiques proches (*cf.* Tuberculose, p. 1343).

D'autres pathologies plus rares peuvent être à l'origine d'une granulomatose diffuse : syphilis, lèpre, infection fongique, berryliose.

TRAITEMENT

Dans la plupart des cas, une simple surveillance clinique et radiologique sans traitement permet de s'assurer de la guérison spontanée de la sarcoïdose (en particulier si elle est asymptomatique et de stade I ou II).

Une corticothérapie peut être indiquée en cas :

• de localisations graves (oculaires, cardiaques, neurologiques) ;

• d'atteinte respiratoire grave évolutive ;

• d'évolutivité avec des signes généraux (fièvre, amaigrissement).

Cette corticothérapie est débutée à fortes doses et diminuée très progressivement (durée > 18 mois).

> Avant le début du traitement, il faut s'assurer de l'absence de tuberculose qui pourrait s'aggraver sous corticothérapie.

PRONOSTIC

La plupart des cas de sarcoïdose guérissent spontanément sans séquelle.

Dans les atteintes médiastino-pulmonaires, le pronostic est étroitement lié au stade radiologique :

• Évolution spontanément favorable dans les 2 ans dans plus de 70 % des cas de type 0, I ou II.

• Possibilité d'évolution vers la fibrose pulmonaire pour les stades II ou III.

• Absence de guérison pour les stades IV qui peuvent évoluer vers l'insuffisance respiratoire chronique.

Certaines atteintes extrapulmonaires peuvent mettre en jeu le pronostic fonctionnel de l'organe atteint (atteinte oculaire, neurologique ou rénale) ou le pronostic vital (atteinte cardiaque).

FICHE INFIRMIÈRE

SURVEILLANCE DU TRAITEMENT

EFFICACITÉ DU TRAITEMENT

La surveillance de l'efficacité du traitement repose sur l'évolution clinique et radiologique. En cas de traitement par corticothérapie, il faut rappeler au patient que le traitement est long mais le plus souvent efficace.

EFFETS INDÉSIRABLES

La prescription au long cours de corticoïdes doit s'accompagner de mesures associées afin de diminuer la fréquence des effets indésirables (prévention de l'ostéoporose, surveillance des glycémies, vaccinations) (*cf.* Corticothérapie par voie générale).

En cas d'intradermoréaction à la tuberculine positive, il est conseillé de réaliser une prophylaxie antituberculeuse lors de la mise en route de la corticothérapie.

ÉDUCATION ET CONSEILS

Du fait du risque d'hypercalcémie liée à la sarcoïdose, il est conseillé au patient un régime pauvre en calcium et la vitamine D est contre-indiquée.

PATHOLOGIES RESPIRATOIRES LIÉES À L'AMIANTE

FICHE MALADIE

DÉFINITION

Les pathologies respiratoires liées à l'amiante sont liées à l'inhalation des poussières d'amiante (fibres). Il s'agit le plus souvent de maladies professionnelles (utilisation comme isolant thermique, fibrociments ou dans la confection des systèmes de freinage). Depuis 1996, la France a interdit la fabrication et le commerce de fibres d'amiante.

L'amiante est responsable de plusieurs pathologies respiratoires :

- l'asbestose (fibrose pulmonaire) ;
- les plaques pleurales et la fibrose diffuse de la plèvre ;
- la pleurésie bénigne ;
- le cancer pulmonaire ;
- le mésothéliome pleural.

CAUSES ET MÉCANISMES

Les fibres d'amiante sont généralement fines et peuvent atteindre l'espace alvéolaire après inhalation. Ces fibres sont à l'origine de deux phénomènes, pouvant toucher les poumons ou la plèvre : elles ont un effet fibrosant et un effet cancérogène.

PATHOLOGIES NON MALIGNES

▶ Asbestose

Il s'agit d'une fibrose interstitielle pulmonaire diffuse, débutant en général 10 ans après le début de l'exposition. Cette pathologie peut évoluer vers l'insuffisance respiratoire chronique.

▶ Plaques pleurales et fibrose diffuse de la plèvre

Ces lésions sont les atteintes les plus fréquemment retrouvées chez les sujets exposés à l'amiante. Elles sont en général asymptomatiques, mais peuvent s'associer à des atélectasies pulmonaires en regard.

La fibrose diffuse de la plèvre correspond à un épaississement des feuillets pleuraux ; elle peut faire suite à une pleurésie bénigne.

▶ Pleurésie bénigne

L'exposition à l'amiante peut être responsable de pleurésie exsudative bénigne récidivante. Dans ces circonstances, se pose toujours le diagnostic d'une atteinte néoplasique (mésothéliome).

PATHOLOGIES MALIGNES

Cancer pulmonaire

L'exposition aux fibres d'amiante est un facteur de risque majeur de cancer pulmonaire. En cas d'exposition isolée, le risque de développer un cancer pulmonaire est de 10, mais de 100 en cas d'intoxication tabagique associée.

Mésothéliome pleural

Le mésothéliome pleural est directement lié à l'exposition à l'amiante. Il s'agit d'une pathologie néoplasique au pronostic très péjoratif. Le diagnostic est posé en général grâce à des biopsies pleurales réalisées lors d'une thoracoscopie.

DIAGNOSTIC

EXAMENS COMPLÉMENTAIRES

Radiologie du thorax

Elle peut mettre en évidence une fibrose pulmonaire (asbestose), des épaississements pleuraux avec des calcifications (plaques pleurales) ou un épanchement pleural (pleurésie bénigne ou néoplasique). Elle permet aussi de diagnostiquer un cancer pulmonaire ou l'apparition d'un mésothéliome pleural.

La radiographie de thorax est un examen de dépistage et de surveillance indispensable pour les sujets suspects d'avoir été exposé à l'amiante.

Tomodensitométrie du thorax

Elle permet d'évaluer plus précisément les atteintes pleurales et respiratoires des sujets exposés.

Fibroscopie bronchique

Une fibroscopie bronchique peut être réalisée en cas de suspicion d'exposition à l'amiante, avec réalisation d'un lavage broncho-alvéolaire. Le liquide recueilli permet de confirmer l'exposition à l'amiante (fibres d'amiante dans le lavage).

Explorations fonctionnelles respiratoires (EFR) et gaz du sang

Ces examens permettent d'évaluer le retentissement respiratoire en cas d'asbestose.

TRAITEMENT

Il n'existe pas de traitement spécifique des pathologies liées à l'exposition aux fibres d'amiante.

En cas de cancer pulmonaire, le traitement est identique à celui des sujets non exposés. Pour le mésothéliome pleural, les possibilités thérapeutiques sont limitées.

SURVEILLANCE ET PRÉVENTION

La prise en charge repose principalement sur le dépistage des sujets exposés (médecine du travail, suivi des patients exposés) et la surveillance clinique et radiologique des patients ayant une exposition confirmée.

La prévention repose sur le respect des lois interdisant l'utilisation de l'amiante et les seuils d'exposition en milieu de travail.

Ces affections font l'objet de réparation en tant que maladie professionnelle et les sujets suspects d'avoir été exposés doivent être pris en charge dans le cadre des pathologies professionnelles.

PRONOSTIC

Les complications sont nettement marquées par le risque de développer des pathologies néoplasiques (cancer pulmonaire et mésothéliome pleural).

En cas de fibrose pulmonaire, l'évolution peut se faire vers l'insuffisance respiratoire chronique.

FICHE INFIRMIÈRE

ÉDUCATION ET CONSEILS

Le tabagisme constitue un facteur de risque multiplicatif en association avec l'amiante pour le cancer pulmonaire, il est donc indispensable d'aider tous les sujets exposés à arrêter l'intoxication tabagique.

TOUX

FICHE MALADIE

DÉFINITION

La toux est un mécanisme de défense normal de l'appareil respiratoire. Il s'agit d'une cause fréquente de consultation en pneumologie. La toux peut être banale mais aussi le premier symptôme d'une pathologie respiratoire sévère.

CAUSES ET MÉCANISMES

La toux est secondaire à la stimulation de récepteurs spécifiques situés à différents niveaux de l'appareil respiratoire :

• voies aériennes supérieures : nez, pharynx, larynx ;

• voies aériennes inférieures : trachée, bronches ;

• plèvre, péricarde et diaphragme.

L'activation de ces récepteurs va transmettre une stimulation au centre de la commande de la toux (au niveau du tronc cérébral), qui va à son tour stimuler le nerf phrénique et déclencher le réflexe de toux.

La toux est un mécanisme de défense utile car elle permet le drainage trachéobronchique, en particulier en cas de sécrétions bronchiques abondantes ou d'inhalations potentiellement dangereuses (corps étranger, liquide gastrique, sécrétions ORL, substances toxiques).

La toux peut devenir très invalidante lorsqu'il s'agit d'une stimulation inadaptée et répétée du réflexe.

DIAGNOSTIC

SIGNES CLINIQUES

La toux est un réflexe se décomposant en trois phases :

• Inspiration profonde.

• Blocage de l'air inspiré au niveau du larynx par contraction des muscles expiratoires et fermeture de la glotte.

• Expiration rapide par ouverture brutale de la glotte, permettant l'expulsion de l'air et des sécrétions bronchiques.

Deux situations cliniques sont à différencier :

• Toux aiguë : en particulier en cas d'infections banales des voies aériennes (rhinite, laryngite, bronchite) ou d'infections plus graves (pleurésie, pneumonie).

• Toux chronique (> 3 semaines) : la toux peut être la première manifestation d'une pathologie respiratoire grave (cancer, bronchite chronique, asthme) et nécessite donc des explorations complémentaires.

Le tabac est la cause la plus fréquente de toux chronique car il s'agit d'un irritant des voies respiratoires. La toux du fumeur peut aussi être le premier signe d'une bronchite chronique post-tabagique.

Il est nécessaire de rechercher des médicaments pouvant entraîner une toux (cause fréquente et souvent oubliée) : les inhibiteurs de l'enzyme de conversion, en particulier.

Les causes de toux sont multiples et variées ; il est donc important de caractériser au mieux la toux pour orienter les examens complémentaires :

• Toux sèche ou productive : la présence d'expectorations abondantes témoigne d'une hypersécrétion bronchique.
• Facteurs déclenchants : lors des repas (troubles de déglutition), position allongée (reflux gastro-œsophagien), nocturne ou à l'effort (asthme, insuffisance cardiaque), au changement de position (plèvre).

ÉTIOLOGIE DES TOUX CHRONIQUES

• Tabac.
• Pathologie ORL chronique : écoulement postérieur, sinusite chronique, rhinite.
• Asthme.
• Reflux gastro-œsophagien.
• Bronchite chronique, bronchopneumopathie chronique obstructive.
• Pathologies interstitielles chroniques.
• Tuberculose.
• Médicaments.
• Cancer pulmonaire ou ORL.
• Pleurésie.
• Insuffisance cardiaque gauche.

EXAMENS COMPLÉMENTAIRES

Les examens complémentaires seront orientés par les caractéristiques et les facteurs déclenchant la toux. En cas de toux aiguë isolée, il n'est pas nécessaire de réaliser des explorations.

Radiologie du thorax

La radiologie de thorax permet d'orienter le diagnostic vers une cause pulmonaire (bronchite chronique, dilatations des bronches, cancer, pleurésie). En cas d'anomalies radiologiques, cet examen peut être complété par un scanner thoracique.

Épreuves fonctionnelles respiratoires

Les épreuves fonctionnelles respiratoires sont particulièrement utiles en cas de doute sur un asthme ou une bronchopneumopathie chronique obstructive.

Fibroscopie bronchique

La fibroscopie bronchique est utile en cas de doute sur l'inhalation d'un corps étranger (*cf.* Fiche technique, *chapitre* Hémoptysie). Elle peut aussi être nécessaire dans l'exploration d'anomalies radiologiques (syndrome interstitiel, suspicion de cancer).

Les autres examens seront réalisés en fonction du contexte : pH-métrie à la recherche d'un reflux gastro-œsophagien, échographie cardiaque en cas de doute sur une insuffisance cardiaque, scanner des sinus en cas de suspicion de sinusite chronique.

TRAITEMENT

Le traitement de la toux est celui du facteur déclenchant. Dans la majorité des cas, la toux est un phénomène réflexe utile et les traitements antitussifs sont à éviter.

Les traitements antitussifs sont contre-indiqués chez l'insuffisant respiratoire, le sujet âgé et en cas de toux productive.

Chez le fumeur, l'intoxication tabagique doit être stoppée dans tous les cas. La persistance de la toux après arrêt de l'intoxication nécessite des investigations complémentaires.

Chez les patients présentant une toux chronique, il existe le plus souvent plusieurs facteurs impliqués : tous les facteurs déclenchants doivent être traités pour faire disparaître la toux.

PRONOSTIC

En cas de toux productive ou chez l'insuffisant respiratoire, les traitements antitussifs peuvent se compliquer d'encombrement bronchique par la perte du réflexe de toux et donc la stagnation des sécrétions bronchiques dans les voies aériennes.

Un effort de toux peut parfois se compliquer de pneumothorax, pouvant nécessiter une prise en charge spécifique (*cf.* Pneumothorax). En cas d'ostéoporose importante, en particulier chez le sujet âgé, la toux peut entraîner des fractures de côtes.

FICHE PHARMACOLOGIE

ANTITUSSIFS – OPIACÉS

■ Codéine

NÉO-CODION					
Toux sèche : 1 cp. ou 1 càs x 2 à 4/j	20 cp. 15 mg 12 càs 15 mg (1 fl. 180 mL)	 2,82		NR 30 %	 0,24

■ Codéthyline ou éthylmorphine

TUSSIPAX					
Adulte et enfant > 15 ans : 1 cp. x 3/j	15 cp. 10 mg + 10 mg de codéine	2,55		30 %	0,17

■ Dextrométhorphane

ATUXANE					
Idem *NÉO-CODION* : 2 à 3 c-mes. x 2 à 4/j	25 c-mes. 10 mg (1 fl. 125 mL)			NR	
DRILL					
Idem *NÉO-CODION* : existe sans sucre : 2 c-mes. x 3 à 4/j	30 c-mes. 15 mg (1 fl. 125 mL)			NR	
TUXIUM					
Idem *NÉO-CODION* : 1 caps. x 2 à 4/j	12 caps. 30 mg	2,50		30 %	0,21
TUSSIDANE					
3 à 4 c-mes./j espacées d'au moins 4 h 0,5-1 cp. x 3 à 4/j	25 c-mes. 1,5 mg/mL (1 fl. 125 mL) 50 c-mes. 1,5 mg/mL (1 fl. 250 mL) 12 cp. 30 mg	2,52 3,06 2,46		30 % 30 % 30 %	0,10 0,06 0,21
NODEX					
1 dose à renouveler toutes les 4 h, max. 4/j	10 unidoses 10 mL			NR	

■ Pholcodine

BIOCALYPTOL					
A. : 15 mL (1 godet doseur) x 1 à 4/j E. 35-50 kg : 5 mL (2 graduations) x 1 à 6/j E. 20-35 kg : 2,5 mL (1 graduation) x 1 à 6/j E. 20-35 kg : 2,5 mL (1 graduation) x 2 à 3/j	1 fl. 200 mL (avec godet-doseur)	3,32		30 %	0,08

Propriétés

Antitussifs opiacés (action dépressive sur les centres respiratoires et de la toux). Demi-vie d'environ 3 h.

Le **dextrométhorphane** est moins puissant que la **codéine** et la **codéthyline** : non dépresseur respiratoire à dose thérapeutique (60 à 120 mg/j, en espaçant les prises d'au moins 4 h), moindre risque de somnolence.

Indications

Traitement symptomatique des toux sèches non productives gênantes.

Contre-indications

Allaitement : risque d'hypotonie ou de pause respiratoire pour l'enfant.

Grossesse : éviter, surtout en fin de grossesse (risque de dépression respiratoire ou syndrome de sevrage chez le nouveau-né).

Insuffisance respiratoire.

Toux de l'asthmatique ou toux productive.

Précautions d'emploi

Avant de prescrire un **antitussif**, rechercher les causes de la toux qui requièrent un traitement spécifique.

Respecter les toux productives.

Pas de traitement prolongé au-delà de quelques jours (risque de dépendance, surtout à forte dose).

Ne pas boire d'alcool.

Prudence chez les conducteurs et utilisateurs de machines (somnolence) ou en cas d'hypertension intracrânienne (pourrait être majorée).

Diabète : préférer les spécialités sans sucre.

Sujets âgés ou insuffisance hépatique : réduire la posologie initiale de moitié.

Réaction positive au contrôle antidopage.

Effets indésirables

Constipation, somnolence, vertiges, nausées, vomissements.

Rares : risque de bronchospasme, réactions cutanées allergiques, dépression respiratoire.

À doses supra-thérapeutiques : risque de dépendance et de syndrome de sevrage à l'arrêt.

Surdosage (intoxication opioïde) : myosis, bradypnée (risque d'arrêt respiratoire), cyanose, somnolence, rash, vomissements, prurit, ataxie → assistance respiratoire, **naloxone**.

Interactions médicamenteuses

IMAO : association contre-indiquée avec le **dextrométhorphane**.

Déconseillé : alcool (majoration de l'effet sédatif).

Prendre en compte (majoration de la dépression centrale) : **analgésiques morphiniques** ou autres dépresseurs du SNC.

NOTE : Les spécialités associant un ou plusieurs autres principes actifs n'ont pas été citées ici. Seules les formes adultes ont été citées (ne pas donner aux enfants < 15 ans).

ANTITUSSIFS – ANTIHISTAMINIQUES

■ Alimémazine

THÉRALÈNE					
Toux sèche : 1 à 2 cp. x 1 à 4/j ou 5 à 10 gttes x 1 à 4/j ou 1 càs x 1 à 6/j E. : 0,5 à 1 mg/kg/j en 2 à 4 prises	50 cp. séc. 5 mg 1200 gttes 1 mL (fl. 30 mL) 15 gobelets doseurs 2,5 mg (fl. sirop 150 mL)	1,99 2,20	II II	15 % 15 % NR	0,04 0,00

PNEUMOLOGIE

Oxomémazine

TOPLEXIL					
Toux sèche : A. : 10 mL x 1 à 4/j E. : 1 mL/kg de poids	30 càc 33 mg/mL (fl. sirop 150 mL avec gobelet dos.)			NR	

Propriétés

Antihistaminiques H_1 (récepteurs centraux et périphériques), ayant une action antitussive, antisérotoninergique, sédative, et faiblement anticholinergique. Demi-vie = 4 h.

Indications

Traitement symptomatique des toux sèches gênantes non productives, en particulier nocturnes ou allergiques/irritatives.

Contre-indications

Liées à l'effet anticholinergique : risque de glaucome par fermeture de l'angle, ou de rétention aiguë d'urine (troubles urétro-prostatiques).
Insuffisance respiratoire.
Toux productive.
Grossesse (1er et 3e trimestre) et allaitement : à éviter.

Précautions d'emploi

Avant de prescrire un **antitussif**, rechercher les causes de la toux qui requièrent un traitement spécifique.
Respecter les toux productives.
Pas de traitement prolongé au-delà de quelques jours (réexaminer la situation clinique).
Ne pas boire d'alcool.
Prudence chez les conducteurs et utilisateurs de machine (somnolence).
Diabète : tenir compte de la présence de saccharose dans la solution buvable et le sirop.
Sujets âgés : réduire la posologie initiale de moitié.

Effets indésirables

Somnolence diurne.
Effets atropiniques : augmentation de la viscosité des sécrétions bronchiques, sécheresse buccale, troubles de l'accommodation (risque de glaucome aigu), constipation, rétention urinaire, confusion mentale ou excitation chez le sujet âgé.
Rares : allergies cutanées, photosensibilisation, leucopénie.
Rarement, après administration prolongée de fortes doses : syndromes parkinsoniens.
Exceptionnel : agranulocytose.
Surdosage : coma ou excitation, convulsions, mydriase, parfois rougeur des téguments (face), hyperthermie, → **anticonvulsivants**, assistance respiratoire.

Interactions médicamenteuses

Déconseillé : alcool (majoration de l'effet sédatif).
Prendre en compte (majoration de la dépression centrale) : **analgésiques morphiniques**, ou autres dépresseurs du SNC, **hypnotiques**.
Prendre en compte (addition des effets atropiniques) : autres **anticholinergiques**.
NOTE : Les spécialités associant un ou plusieurs autres principes actifs ne sont pas citées ici. Seules les formes adultes sont citées.

ANTITUSSIFS – NON OPIACÉ ET NON ANTIHISTAMINIQUE

■ Oxéladine

PAXÉLADINE					
Toux sèche : E. 15-20 kg : 2,5 mL x 3 ou 4/j E. 20-30 kg : 5 mL x 2 à 3/j E. 30-50 kg : 5 mL x 3 à 5/j A. : 5 mL x 5/j max	1 fl. 125 mL	2,92		15 %	0,19

Propriétés

Antitussif d'action centrale, non opiacé non antihistaminique, non dépresseur respiratoire à doses thérapeutiques.

Indications

Traitement symptomatique des toux sèches non productives gênantes.

Contre-indications

Grossesse : 1er trimestre.
Clobutinol : épilepsie, antécédents convulsifs.

Précautions d'emploi

Cet **antitussif** peut être utilisé en cas d'insuffisance respiratoire.
Avant de prescrire un **antitussif**, rechercher les causes de la toux qui requièrent un traitement spécifique.
Respecter les toux productives.

> NOTE : Les spécialités associant un ou plusieurs autres principes actifs ne sont pas citées ici. Seules les formes adultes sont citées.

FLUIDIFIANTS BRONCHIQUES

■ Acétylcystéine

MUCOMYST					
Traitement d'appoint des troubles de la sécrétion bronchique : 1 sach. ou 1 c-mes. x 3/j	30 sach. 200 mg 24 c-mes. 200 mg			NR NR	

■ Carbocistéine ou carbocystéine

RHINATHIOL					
Avec ou sans sucre Traitement d'appoint des troubles de la sécrétion bronchique : A. : 1 gobelet-doseur x 3/j E. : 1 c-mes. (100 mg) x 2/j	16 gobelets-doseurs (fl. sirop adulte 5 % 250 mL) 25 c-mes. (fl. sirop enfant 2 % 125 mL)			NR NR	
BRONCHOKOD					
Sans sucre Idem *RHINATHIOL* ou A. : 1 sach. x 3/j	16 càs 750 mg (fl. sirop ou sol. buv. adulte 5 % 250 mL) 25 c-mes. 100 mg (fl. sirop ou sol. buv. enfant 2 % 125 mL) 15 sach. 750 mg 10 mL sol. buv. caramel-vanille			NR NR NR	

■ **Diacétylcystéine**

MUCOTHIOL					
1 cp. x 3/j	20 cp. 200 mg			NR	

■ **Érdostéine**

VECTRINE					
Idem *MUCOMYST* : 1 cp. ou 1 sach. x 2/j	20 cp. 300 mg 20 sach. 300 mg			NR NR	

Propriétés

Action mucorégulatrice ou mucolytique : rupture des liaisons entre glycoprotéines. Diminuent la viscosité du mucus, favorisant l'expectoration des sécrétions bronchiques.

Indications

Traitement d'appoint des troubles de la sécrétion bronchique au cours d'affections bronchiques (surtout aiguës).

Contre-indications

Ulcère gastroduodénal évolutif (**acétylcystéine**, **carbocistéine**, **létostéine**).

Voies inhalée ou intratrachéale contre-indiquées en cas de bronchospasme.

Erdostéine : insuffisance rénale ou hépatique.

Précautions d'emploi

Grossesse et allaitement : à éviter.

Diabète : utiliser les formes « sans sucre ».

Formes locales : à diluer dans du sérum physiologique.

S'assurer d'un drainage bronchique efficace par la toux et/ou la kinésithérapie.

Ne pas associer avec des **antitussifs** ni avec des substances asséchant les sécrétions (**atropiniques**).

Effets indésirables

Gastralgies, nausées/vomissements, diarrhée : réduire la dose.

Risque d'inondation bronchique chez le malade incapable d'expectorer, indiquant une aspiration bronchique en urgence.

Exceptionnels : céphalées, vertiges, somnolence, réactions allergiques.

Voie locale : toux, bronchospasme.

Interactions médicamenteuses

Aérosols : ne pas mélanger avec d'autres produits (sauf **β_2-stimulants**).

SEVRAGE TABAGIQUE

FICHE MALADIE

GÉNÉRALITÉS

Le tabagisme est un problème de santé publique majeur, il s'agit de la première cause « évitable » de maladies et de mortalité. Le tabagisme est à l'origine de pathologies cardiovasculaires, de pathologies pulmonaires (bronchite chronique post-tabagique) et de cancers (pulmonaire, ORL, vessie).

On distingue :

- le tabagisme *actif* qui correspond à la consommation de tabac directe ;
- le tabagisme *passif* qui est l'inhalation passive de fumée de tabac provenant des fumeurs.

On sait actuellement que le tabagisme passif entraîne les mêmes risques que le tabagisme actif.

En France, la consommation régulière de tabac touche un homme sur 3 et une femme sur 4. La consommation de tabac a diminué progressivement ces dernières années chez les hommes mais elle reste actuellement en augmentation chez les jeunes et les femmes. La consommation de tabac est responsable d'environ 60 000 morts par an en France (en particulier par cancers, insuffisances respiratoires et maladies cardiovasculaires).

PATHOLOGIES LIÉES À LA CONSOMMATION DE TABAC

En général, le risque est proportionnel à la quantité de tabac consommé ; cette quantité est estimée par le nombre de paquets années (nombre de paquets années = nombre de paquets quotidiens × durée en années de l'intoxication).

PATHOLOGIES RESPIRATOIRES

- Bronchopneumopathie chronique post-tabagique.
- Cancers bronchiques.
- Pneumothorax.
- Autres : histiocytose X, bronchiolite du fumeur.

PATHOLOGIES CARDIOVASCULAIRES

- Infarctus, angine de poitrine.
- Hypertension artérielle.
- Artérite des membres inférieurs.

AUTRES CANCERS

- Cancer ORL.
- Cancer de l'œsophage.
- Cancer de la vessie.

PATHOLOGIES MATERNO-FŒTALES

- Grossesses pathologiques, hypotrophie fœtale.
- Mort subite du nourrisson.

L'arrêt du tabac peut diminuer le risque de ces pathologies ou améliorer leur évolution, justifiant l'importance d'une prise en charge spécifique du sevrage tabagique.

DÉPENDANCE

L'inhalation de fumée de tabac provoque :

- un passage rapide de nicotine dans le sang entraînant un effet psychoactif ;
- une dépendance physique (manque de nicotine) ;
- une dépendance psychique par conditionnement, survenant au long terme.

L'évaluation de la dépendance peut se faire à l'aide du test simplifié de Fargerström (*cf.* encadré).

TEST SIMPLIFIÉ DE FARGERSTRÖM

1. À quel moment après le réveil fumez-vous votre première cigarette ?
- Moins de 5 minutes 3
- 6 à 30 minutes 2
- 31 à 60 minutes 1
- Après 60 minutes 0

2. Trouvez-vous difficile de ne pas fumer dans les endroits interdits ?
- Oui 1
- Non 0

3. Quelle cigarette trouvez-vous la plus indispensable ?
- La première 1
- Une autre 0

4. Combien de cigarettes fumez-vous par jour ?
- 10 ou moins 0
- 11 à 20 1
- 21 à 30 2
- 31 ou plus 3

5. Fumez-vous de façon plus rapprochée dans les premières heures après le réveil que pendant le reste de la journée ?
- Oui 1
- Non 0

6. Fumez-vous même si une maladie vous oblige à rester au lit ?
- Oui 1
- Non 0

Score de dépendance :
- 0-2 : Pas de dépendance.
- 3-4 : Dépendance faible.
- 5-6 : Dépendance moyenne.
- 7-8 : Dépendance forte.
- 9-10 : Dépendance très forte.

SEVRAGE TABAGIQUE

Les autorités publiques ont pris différentes mesures de prévention :

- Campagnes d'information.
- Loi antitabac : réglementation de la publicité, interdiction de fumer dans les lieux publics, mentions obligatoires sur les paquets de cigarettes.
- Augmentation du prix du tabac.

• Réglementation sur la vente du tabac aux adolescents.

Le sevrage tabagique doit être proposé systématiquement à tout fumeur, quels que soient son âge, sa consommation et les pathologies associées.

Les chances de succès du sevrage tabagique dépendent de la volonté du sujet mais les traitements pharmaceutiques et le suivi spécialisé peuvent améliorer les résultats.

SUBSTITUTS NICOTINIQUES

Ils permettent de remplacer la nicotine apportée par la fumée de cigarettes et donc d'éviter les symptômes de manque liés au sevrage.

De nombreuses formes de substituts sont disponibles (patch, gomme, tablette sublinguale, inhaleur). Chaque dispositif a ses avantages et ses inconvénients et le choix doit se porter vers celui qui a le plus de chance d'être accepté par le patient.

La dose est adaptée au score de dépendance.

BUPROPRION

Le bupropion est un antidépresseur qui a montré son efficacité en association avec les substituts nicotiniques. Il est débuté 2 semaines avant le début du sevrage et poursuivi pendant plusieurs semaines. Il peut donner des insomnies.

CIGARETTE ÉLECTRONIQUE

Elles génèrent de la vapeur, imitation de la fumée.

Certaines contiennent de la nicotine.

Elles faciliteraient l'arrêt du tabac.

FICHE INFIRMIÈRE

SEVRAGE TABAGIQUE HOSPITALIER

ÉDUCATION ET CONSEILS

Au cours d'une hospitalisation, le sevrage tabagique est obligatoire. Les équipes médicales et paramédicales sont donc sensibilisées pour informer et accompagner les patients fumeurs lors du séjour à l'hôpital pour cesser de fumer. Pour cela, divers dispositifs sont proposés au patient.

Rappeler au patient qu'il est interdit de fumer dans l'enceinte de l'hôpital.

Des supports médicamenteux seront prescrits par le médecin en fonction de la dose de nicotine quotidiennement inhalée par l'usage de la cigarette : patchs nicotiniques, gommes à mâcher, comprimés sublinguaux.

Un accompagnement psychologique est également proposé si le patient le souhaite.

Des consultations antitabac existent de plus en plus au sein des établissements de santé : proposer au patient un rendez-vous pour assurer une meilleure efficacité et tolérance au sevrage tabagique. Ce type de consultation peut être négocié en urgence par le médecin au cours de l'hospitalisation. Il est en revanche recommandé de proposer un rendez-vous au patient à sa sortie pour un suivi optimal à l'issu de son séjour.

FICHE PHARMACOLOGIE

SUBSTITUTS NICOTINIQUES

■ Nicotine

NICOPATCH					
Traitement de la dépendance nicotinique au cours du sevrage tabagique : application d'un dispositif adhésif transdermique (= pch.) chaque matin, à doses décroissantes (*cf.* Précautions d'emploi)	7 pch. 7 mg (10 cm^2)			NR	
	28 pch. 7 mg (10 cm^2)			NR	
	7 pch. 14 mg (20 cm^2)			NR	
	28 pch. 14 mg (20 cm^2)			NR	
	7 pch. 21 mg (30 cm^2)			NR	
	28 pch. 21 mg (30 cm^2)			NR	
NICORETTESKIN					
Idem *NICOPATCH* (retirer au coucher)	7 pch. 10 mg (9 cm^2)			NR	
	28 pch. 10 mg (9 cm^2)			NR	
	7 pch. 15 mg (13,5 cm^2)			NR	
	28 pch. 15 mg (13,5 cm^2)			NR	
	7 pch. 25 mg (22,5 cm^2)			NR	
	28 pch. 25 mg (22,5 cm^2)			NR	
NICORETTE SANS SUCRE					
Traitement de la dépendance nicotinique au cours du sevrage tabagique : mâcher une gomme chaque fois qu'est ressenti le besoin de fumer 8 à 12/j sans dépasser 30/j pour les gommes à 2 mg et 15/j pour celles à 4 mg	30 gom. 2 mg			NR	
	30 gom. fruits 2 mg			NR	
	30 gom. menthe cannelle 2 mg			NR	
	30 gom. menthe fraîche 2 mg			NR	
	30 gom. menthe glaciale 2 mg			NR	
	105 gom. 2 mg			NR	
	105 gom. fruits 2 mg			NR	
	105 gom. menthe cannelle 2 mg			NR	
	105 gom. menthe fraîche 2 mg			NR	
	105 gom. menthe glaciale 2 mg			NR	
	210 gom. 2 mg			NR	
	210 gom. menthe fraîche 2 mg			NR	
	210 gom. menthe glaciale 2 mg			NR	
	30 gom. menthe fraîche 4 mg			NR	
	30 gom. menthe glaciale 4 mg			NR	
	105 gom. 4 mg			NR	
	105 gom. menthe fraîche 4 mg			NR	
	105 gom. menthe glaciale 4 mg			NR	

NICORETTE INHALEUR					
Traitement de la dépendance nicotinique au cours du sevrage tabagique : inhaler une cartouche à la façon d'une cigarette, 20 min. chaque fois qu'est ressenti le besoin de fumer	6 cart. + inhal. buccale 42 cart. + inhal. buccale			NR NR	

Nicotine

NICOTINELL					
Traitement de la dépendance nicotinique au cours du sevrage tabagique : application d'un dispositif adhésif transdermique (= pch.) chaque matin, à doses décroissantes (*cf.* Précautions d'emploi)	7 pch. 7 mg (10 cm²) 28 pch. 7 mg (10 cm²) 7 pch. 14 mg (20 cm²) 28 pch. 14 mg (20 cm²) 7 pch. 21 mg (30 cm²) 28 pch. 21 mg (30 cm²)			NR NR NR NR NR NR	
Gommes sans sucre Idem *NICORETTE SANS SUCRE*	36 gom. fruit 2 mg 36 gom. menthe 2 mg 96 gom. fruit 2 mg 96 gom. menthe 2 mg 204 gom. fruit 2 mg 204 gom. menthe 2 mg 36 gom. menthe 4 mg 96 gom. menthe 4 mg 204 gom. menthe 4 mg 36 cp. à sucer menthe 2 mg 96 cp. à sucer menthe 2 mg 144 cp. à sucer menthe 2 mg			NR NR NR NR NR NR NR NR NR NR NR NR	
NIQUITIN					
Idem *NICOPATCH* (retirer au coucher) Phase initiale de traitement : 1 cp. à sucer toutes les 1 à 2 h Suivi : 1 cp. à sucer toutes les 2 à 4 h Sevrage : 1 cp. à sucer toutes les 4 à 8 h	7 pch. 7 mg/24 h (7 cm²) 28 pch. 7 mg/24 h (7 cm²) 7 pch. 14 mg/24 h (15 cm²) 28 pch. 14 mg/24 h (15 cm²) 7 pch. 21 mg/24 h (22 cm²) 28 pch. 21 mg/24 h (22 cm²) 24 cp. à sucer menthe 2 mg 36 cp. sans sucre 2 mg 96 cp. sans sucre 2 mg 96 cp. à sucer menthe 2 mg 24 cp. à sucer menthe 4 mg 36 cp. sans sucre 4 mg 96 cp. sans sucre 4 mg 96 cp. à sucer menthe 4 mg			NR NR NR NR NR NR NR NR NR NR NR NR NR NR	

Propriétés

Délivrance de nicotine visant à éviter les symptômes de « manque » lors du sevrage tabagique (irritabilité, agressivité, difficultés de concentration). Patch : absorption systémique transcutanée, débutant 1 h après l'application, atteignant un plateau après 8-10 h. gomme, cp. ou inhaleur : absorption immédiate par la muqueuse buccale.

Indications

Traitement de la dépendance nicotinique (évaluée par exemple par le test de Fagerström ; *cf.* Sevrage tabagique, p. 1381, p. 1377), lors du sevrage tabagique.

Contre-indications

Grossesse et allaitement ; enfants.
Infarctus du myocarde en phase aiguë, angor instable, AVC récent, arythmie sévère.

Précautions d'emploi

Arrêt complet du tabac !

Doit s'insérer dans une stratégie globale d'arrêt du tabac.

Prudence si maladie cardiovasculaire.
Patch : appliquer le matin sur peau glabre (bras, tronc), laisser 16 à 24 h ; patch à 30 cm² si fume > 20 cigarettes/j (ou 20 cm² si < 20 cigarettes/j) pendant 1 mois, puis diminuer de 10 cm² tous les mois (durée totale = 3 mois).
Gommes, cp. ou inhaleur : respectivement mâcher lentement (30 min), sucer ou inhaler « à la manière d'une cigarette » chaque fois qu'est ressenti le besoin de fumer (en moyenne 10/j ; maximum 30/j, ou 15/j à 4 mg ou 12/j pour la forme inhaleur), puis diminution progressive.

Effets indésirables

Céphalées, insomnie (dans ce cas : retirer le patch au coucher), irritabilité, anxiété, vertiges, nausées, douleurs abdominales, troubles du transit ; gommes : irritation pharyngée ; patchs : prurit, érythème léger (changer le site d'application chaque jour) ; plus rares : rash cutané localisé (retirer le patch), somnolence.

BUPROPION

■ Chlorhydrate de bupropion

ZYBAN LP					
Sevrage tabagique : 1 cp./j pendant 6 jours, puis 1 cp x 2/j pendant 6 à 8 sem.	60 cp. 150 mg		I	NR	

Propriétés

Inhibiteur sélectif de la recapture neuronale des cathécolamines (noradrénaline et dopamine), classé comme **antidépresseur**. La dépendance psychique au tabac serait médiée par la voie dopaminergique, et la dépendance physique (responsable des symptômes de manque) impliquerait le système noradrénergique.
Demi-vie 20 h, état d'équilibre en 5 à 8 j, métabolisation hépatique, élimination urinaire (métabolites).

Indications

Aide au sevrage tabagique, accompagné d'un soutien de la motivation, chez les patients présentant une dépendance à la nicotine.

Débuter le traitement avant l'arrêt effectif du tabac, et décider d'une date précise d'arrêt au cours de la 2ᵉ sem. ; la posologie initiale est de 150 mg/j pendant les 6 premiers j, puis de 300 mg/j en 2 prises quotidiennes espacées d'au moins 8 h.

Le soutien psychologique et l'accompagnement du fumeur vers l'arrêt font partie intégrante de la prise en charge médicale. Il existe de plus des livrets d'information destinés au patient.

Peut être utilisé en association avec des **substituts nicotiniques** (ce qui augmente le taux de succès), sous surveillance (PA).

Contre-indications

Hypersensibilité connue au bupropion ou un des excipients.
Trouble convulsif évolutif ou antécédent convulsif ; ou tumeur du SNC connue.
Sevrage alcoolique ou des **benzodiazépines** en cours.
Boulimie, anorexie mentale (ou antécédent) ou trouble bipolaire.
Insuffisance hépatique sévère.

Précautions d'emploi

Grossesse et allaitement : déconseillé.
Sujets < 18 ans : déconseillé.
Utilisation de **psychostimulants** ou **anorexigènes** : déconseillé.
Ne pas boire d'alcool.
Prudence en cas de facteurs de risque abaissant le seuil épileptogène (antécédent de traumatisme crânien, diabète traité), et chez les conducteurs et utilisateurs de machines.
Sujet âgé, insuffisance rénale, insuffisance hépatique légère à modérée : réduire la posologie à 1 cp./j.
Ne pas poursuivre si inefficace après 7 sem.

Effets indésirables

Nausées, vomissements, sécheresse buccale, trouble du goût, douleur abdominale, constipation ; fièvre, sueurs.
Insomnie, tremblements, troubles de la concentration, céphalées, vertiges, dépression, agitation, anxiété, confusion.
Tachycardie, élévation de la PA (parfois sévère).
Convulsions (incidence 1/1 000) : arrêter le traitement.
Réactions d'hypersensibilité (éruption cutanée, prurit, dyspnée, douleur thoracique, etc.) : arrêter le traitement.
Surdosage : hallucinations, somnolence, voire coma : réanimation, traitement symptomatique.

Interactions médicamenteuses

Contre-indiqués : **IMAO**.
Déconseillés : **psychostimulants** ou **anorexigènes**.
À utiliser avec précaution : médicaments abaissant le seuil épileptogène (**corticoïdes**, **antipsychotiques**, **antidépresseurs**, **antipaludéens**, **tramadol**, **théophylline**, **quinolones**, **antihistaminiques**, **sédatifs**), inducteurs enzymatiques (**barbituriques**, **carbamazépine**, **phénytoïne**) ou inhibiteurs enzymatiques (**valproate**), **lévodopa**, **insuline** et **hypoglycémiants**, **β-bloquants**, **propafénone**, **flécaïnide**.

VARÉNICLINE

■ Varénicline tartrate

CHAMPIX					
Sevrage tabagique : 0,5 mg/j de J1 à J3, 0,5 mg x 2/j de J4 à J7, 1 mg x 2/j de J8 à la fin du traitement	56 cp. 0,5 mg 28 cp. 1 mg 56 cp. 1 mg		I I I	NR NR NR	

Propriétés

L'efficacité de *CHAMPIX* dans le sevrage tabagique est le résultat d'une activité agoniste partielle de la **varénicline** au niveau du récepteur nicotinique alpha4ß2 où sa liaison produit un effet suffisant pour soulager les symptômes de besoin impérieux et de manque (activité agoniste), tout en entraînant simultanément une réduction des effets de récompense et de renforcement du tabagisme en empêchant la liaison de la nicotine aux récepteurs alpha4ß2 (activité antagoniste).

Indications

Aide au sevrage tabagique, accompagné d'un soutien de la motivation, chez les patients présentant une dépendance à la nicotine.
Le patient doit fixer une date pour arrêter de fumer. L'administration de *CHAMPIX* doit débuter 1 à 2 sem. avant cette date.

CHAMPIX s'administre par voie orale. La dose recommandée est de 1 mg de **varénicline** x 2/j après une semaine d'augmentation posologique comme suit :

- de J1 à J3, 0,5 mg x 1/j ;
- puis de J4 à J7, 0,5 mg x 2/j ;
- et de J8 à la fin du traitement 1 mg x 2/j.

Les patients doivent être traités par *CHAMPIX* durant 12 sem. Pour les patients qui ont réussi à arrêter de fumer à la fin des 12 sem., une cure supplémentaire de traitement de 12 sem. par *CHAMPIX* à 1 mg x 2/j peut être envisagée. Pour les patients qui ne parviennent pas à arrêter de fumer au cours du traitement initial ou qui rechutent après le traitement, aucune donnée n'est disponible sur l'efficacité d'une cure supplémentaire de traitement de 12 sem.

Contre-indications

Hypersensibilité à la substance active ou à l'un des excipients.

Précautions d'emploi

Insuffisant rénal : aucun ajustement posologique n'est nécessaire chez l'insuffisant rénal léger à modéré. Chez l'insuffisant rénal sévère (clairance de la créatinine estimée < 30 mL/min), la dose recommandée de *CHAMPIX* est de 1 mg x 1/j.

Aucun ajustement posologique n'est nécessaire chez l'insuffisant hépatique et chez le sujet âgé.

CHAMPIX ne doit pas être utilisé chez l'enfant et l'adolescent en dessous de 18 ans en raison d'une insuffisance de données concernant la sécurité et l'efficacité.

Grossesse et allaitement : déconseillé.

Effets indésirables

Chez les patients traités avec la dose recommandée de 1 mg deux fois par jour après la période d'augmentation posologique initiale, l'événement indésirable le plus fréquemment rapporté a été la nausée (28,6 %).

Les taux d'arrêt du traitement pour les événements indésirables les plus fréquents chez les patients traités par la **varénicline** ont été les suivants : nausées (2,7 %), céphalées (0,6 %), insomnie (1,3 %) et rêves anormaux (0,2 %).

Interactions médicamenteuses

Déconseillés :

- **produits de substitution nicotinique** (PSN) : lorsque la **varénicline** et un **PSN** transdermique ont été administrés de façon concomitante, une diminution de la pression artérielle a été observée. L'incidence des nausées, des céphalées, des vomissements, des sensations vertigineuses, de la dyspepsie et de la fatigue a été plus élevée avec l'association qu'avec le **PSN** administré seul ;
- **cimétidine** en cas d'insuffisance rénale sévère.

PARTIE 15

PSYCHIATRIE

ANXIÉTÉ GÉNÉRALISÉE

FICHE MALADIE

DÉFINITION

L'anxiété est une émotion normale en réponse au stress dans la vie quotidienne. Elle devient pathologique quand elle est source de détresse pour l'individu qui ne la contrôle plus. Le trouble d'anxiété généralisée (TAG) est défini comme une anxiété et des soucis excessifs, incontrôlables, chroniques, relatifs à des situations de la vie quotidienne. Cette anxiété est à l'origine d'une souffrance qui altère le fonctionnement du patient dans sa vie courante. Elle est associée à des symptômes physiques traduisant l'hyperactivation neurovégétative et l'hypervigilance.

CAUSES ET MÉCANISMES

Les causes et mécanismes du TAG ne sont pas connus. Le sexe féminin est un facteur de risque de TAG avec un sex-ratio femme/homme de 2 pour 1. Il existe une prédisposition génétique au TAG partagée avec la dépression. Le TAG est également associé aux événements de vie stressants tels qu'un divorce, un déménagement ou la perte de son emploi.

TRAITEMENT

En l'absence de complication, le traitement du TAG est ambulatoire. Les mesures hygiéno-diététiques (réduction de la prise de café, arrêt de l'alcool et du tabac, pratique régulière de l'exercice physique) et l'accompagnement psychothérapeutique sont indispensables.

La durée de traitement du TAG est de 6 mois au moins. Les psychothérapies structurées, en particulier les thérapies cognitives et comportementales, doivent être privilégiées par rapport aux traitements médicamenteux.

Parmi les traitements médicamenteux, plusieurs options sont possibles :

- la **venlafaxine** LP (*EFFEXOR* LP) ou la **buspirone** (*BUSPAR*) ;
- les benzodiazépines, dont la prescription ne peut être envisagée que sur une courte période (12 semaines au maximum) ;
- la **paroxétine** (*DEROXAT*) ou l'**imipramine** (*TOFRANIL*).

À l'exception des benzodiazépines, dont l'effet anxiolytique est rapide, les autres molécules ont un délai d'action de 1 à 3 semaines. Les formes modérées de TAG peuvent bénéficier d'un traitement par l'**hydroxyzine** (*ATARAX*) ou de la phytothérapie par *EUPHYTOSE*.

En cas d'anxiété associée à un trouble de la personnalité, la thérapie cognitive ou la psychothérapie analytique sont conseillées, en fonction des attentes du patient. La combinaison du traitement médicamenteux à la thérapie cognitive et comportementale ou à la psychothérapie analytique constitue une alternative.

PRONOSTIC

Une fois le trouble apparu, il semble très durable, avec des durées moyennes d'évolution chez les patients consultant d'environ 20 ans. Le taux de rémission (disparition des symptômes) est faible : 15 % à un an, 25 % à deux ans et 38 % à cinq ans. Le cours évolutif habituel du TAG est marqué par une stabilité symptomatique au long cours, à laquelle se surajoutent des épisodes d'aggravation de quelques jours ou semaines, que certains ont dénommés « double anxiété ».

Les complications du TAG sont celles habituellement observées dans les troubles anxieux : dépression, abus et/ou dépendance à une substance (en particulier alcool et benzodiazépines), handicap socioprofessionnel. L'alcool possède des propriétés anxiolytiques pouvant entraîner l'initiation d'un alcoolisme. L'alcoolisme peut entraîner secondairement une dépression et faciliter des conduites suicidaires. La survenue d'autres troubles anxieux est courante au cours de l'évolution de l'anxiété généralisée.

FICHE INFIRMIÈRE

EXAMENS

Aucun examen n'est recommandé pour le diagnostic positif du TAG.

Un bilan paraclinique est parfois nécessaire pour éliminer un diagnostic différentiel : recherche de toxiques dans le sang et/ou les urines, recherche d'une affection médicale générale (hyperthyroïdie, phéochromocytome, hypoglycémie, hyperparathyroïdie), voire d'une maladie organique grave (par exemple, cancer).

SURVEILLANCE DU TRAITEMENT

SOINS – TRAITEMENT

En l'absence de complication, le traitement du TAG est ambulatoire. Le traitement médicamenteux est administré *per os*.

EFFICACITÉ DU TRAITEMENT

L'efficacité de la prise en charge du TAG s'évalue sur la diminution des symptômes et de leur retentissement dans la vie quotidienne. Les patients doivent retrouver un bien-être général sur une période prolongée pour être considérés en rémission. À l'exception des benzodiazépines, dont l'effet anxiolytique est rapide, les autres molécules ont un délai d'action de 1 à 3 semaines. Le patient doit en être averti.

EFFETS INDÉSIRABLES

Les benzodiazépines, dont la prescription ne peut dépasser 12 semaines sans réévaluation, peuvent entraîner une somnolence. Une réduction de posologie est alors nécessaire.

Les effets indésirables des traitements antidépresseurs ISRS (inhibiteurs sélectifs de recapture de la sérotonine) sont souvent transitoires ou cèdent après ajustement de la posologie. Ils peuvent justifier un changement de molécule s'ils sont mal tolérés et susceptibles d'entraîner une malobservance (par exemple, impuissance). Les antidépresseurs IRSNA (inhibiteur de la recapture de la sérotonine et de la noradrénaline) (par exemple, **venlafaxine**, *EFFEXOR*) peuvent favoriser une hypertension artérielle chez les sujets à risque et des rétentions aiguës d'urine chez les patients âgés. En cas de surdosage sous *antidépresseurs ISRS* ou *IRSNA*, un tableau de syndrome sérotoninergique peut apparaître : confusion, agitation, syndrome pyramidal, tremblement, myoclonies, ataxie, convulsion, voire coma. Rare mais grave, ce tableau impose l'arrêt immédiat du traitement.

ÉDUCATION ET CONSEILS

Le patient doit connaître les caractéristiques de l'anxiété et se servir des outils mis à sa disposition en psychothérapie afin de mieux maîtriser les symptômes. Toute consommation d'alcool à visée anxiolytique doit être reprise avec lui pour prévenir le risque d'alcoolisme et de dépression secondaire. La crainte de devenir dépendant des médicaments est souvent exprimée. Il faut expliquer au patient que seule la prise prolongée de benzodiazépines entraîne un risque de dépendance. Ce risque est absent pour les autres classes thérapeutiques. Certains patients sont opposés à la prescription d'un antidépresseur qu'ils assimilent au seul traitement de la dépression. Des explications sur les effets spécifiques des ISRS et IRSNA sur l'anxiété sont nécessaires. Enfin, certaines mesures hygiéno-diététiques suffisent à améliorer la symptomatologie : réduction de la prise de café, arrêt de l'alcool et du tabac, pratique régulière de l'exercice physique.

FICHE PHARMACOLOGIE

ANXIOLYTIQUES – BENZODIAZÉPINES

Benzodiazépines à demi-vie longue

■ **Clobazam**

URBANYL					
Anxiété généralisée : 10 à 60 mg/j en 2 à 3 prises Crise d'angoisse aiguë : 10 à 20 mg en 1 fois Prévention et traitement du delirium tremens : 10 à 60 mg/j Sevrage alcoolique : 10 à 60 mg pendant 3 à 6 sem. Formes chroniques de l'épilepsie, en association avec le traitement de base : 0,5 mg/kg/j	30 gél. 5 mg 30 cp. séc. 10 mg 30 cp. séc. 20 mg	2,12 3,73 5,15	I I I	65 % 65 % 65 %	0,07 0,12 0,17

■ **Clonazépam**

RIVOTRIL					
Toutes les formes d'épilepsie rebelle Posologie à adapter selon l'âge, le poids, et la sensibilité individuelle : 0,05 à 0,1 mg/kg/j État de mal convulsif : 1 amp. en IV lente à renouveler x 4 à 6/24 h	28 cp. 2 mg 20 mL sol. buv. (2,5 mg/mL) 6 amp. 1 mL = 1 mg	2,16 2,25 4,71	I I I	65 % 65 % 65 %	0,08 0,1 0,79

■ **Clorazépate dipotassique**

TRANXÈNE					
Anxiété généralisée, anxiété réactionnelle, crise d'angoisse aiguë, prévention du delirium tremens, sevrage alcoolique Posologie à adapter : 5 à 150 mg/j Voie IV lente ou IM (agitation, agressivité, crise d'angoisse, prémédication) : 20 à 200 mg/24 h	30 gél. 5 mg 50 gél. 5 mg 30 gél. 10 mg 50 gél. 10 mg 28 gél. 20 mg 50 gél. 20 mg 5 inj. 20 mg/2 mL 20 inj. 20 mg/2 mL 5 inj. 50 mg/2,5 mL 20 inj. 50 mg/2,5 mL	2,60 HOP 3,76 HOP 5,73 HOP 18,80 HOP 18,80 HOP	I I I I I I I I I I	65 % 65 % 65 % 65 % 65 % 	0,09 0,13 0,20 3,76 3,76

Chlordiazépoxyde + bromure de clidinium

LIBRAX					
Manifestations anxieuses accompagnées de troubles fonctionnels digestifs à composante spasmodique Association : le bromure de clidinium est un **antispasmodique anticholinergique** contre-indiqué en cas de risque de glaucome par fermeture de l'angle ou de rétention urinaire par obstacle prostatique (*cf.* Gastro-entérologie) 2 à 4 cp./j	30 cp. 5 mg + 2,5 mg		I	NR	

Diazépam

VALIUM ROCHE					
Anxiété généralisée, anxiété réactionnelle, crise d'angoisse, prévention et traitement du delirium tremens, sevrage alcoolique + contracture musculaire, tétanos Posologie à adapter : 5 à 25 mg/j en 2 à 3 prises Voie IV lente ou IM (agitation, agressivité, crise d'angoisse, état de mal convulsif) Posologie variable, en moyenne : 0,1 à 0,2 mg/kg par inj. à renouveler jusqu'à 4 fois/24 h	40 cp. séc. 2 mg 40 cp. séc. 5 mg 30 cp. séc. 10 mg 600 gttes - fl. 20 mL (3 gttes = 1 mg) 6 amp. (2 mL = 10 mg)	1,66 1,72 2,11 2,92 3,16	I I I I I	65 % 65 % 65 % 65 % 65 %	0,04 0,04 0,07 0,01 0,53

Loflazépate d'éthyle

VICTAN					
Anxiété généralisée, anxiété réactionnelle, crise d'angoisse, prévention et traitement du delirium tremens, sevrage alcoolique + contracture musculaire, tétanos (non indiquée dans l'épilepsie ou les contractures musculaires) Posologie moyenne : 1 à 3 mg/j	30 cp. séc. 2 mg	3,42	I	65 %	0,11

Nordazépam

NORDAZ					
Anxiété généralisée, anxiété réactionnelle, crise d'angoisse, prévention et traitement du delirium tremens, sevrage alcoolique + contracture musculaire, tétanos Posologie moyenne : 7,5 à 15 mg/j	30 cp. 7,5 mg 30 cp. 15 mg	2,78 4,32	I I	65 % 65 %	0,09 0,14

■ Prazépam

LYSANXIA					
Anxiété généralisée, anxiété réactionnelle, crise d'angoisse, prévention et traitement du delirium tremens, sevrage alcoolique + contracture musculaire, tétanos Posologie moyenne de 20 à 40 mg/j	40 cp. séc. 10 mg 20 cp. séc. 40 mg 600 gttes 0,5 mg	3,18 2,89	I I I	65 % NR 65 %	0,08 0,00

Benzodiazépines à demi-vie courte

■ Alprazolam

XANAX					
Anxiété généralisée, réactionnelle, crise d'angoisse, prévention et traitement du delirium tremens, sevrage alcoolique Posologie à adapter : 0,5 à 4 mg/j en 2 à 3 prises	30 cp. séc. 0,25 mg 100 cp. 0,25 mg 30 cp. séc. 0,5 mg 100 cp. 0,5 mg 100 cp. 1 mg	2,19 HOP 3,04 HOP HOP	I I I I I	65 % 65 %	0,07 0,10

■ Bromazépam

LEXOMIL					
Anxiété généralisée, réactionnelle, crise d'angoisse, prévention et traitement du delirium tremens, sevrage alcoolique Posologie moyenne : 1/2 à 2,5 cp./j en 2 à 3 prises	30 cp. quadriséc. 6 mg 100 cp. quadriséc. 6 mg	2,80 HOP	I I	65 %	0,09
QUIETILINE					
Idem *LEXOMIL*	30 cp. quadriséc. 6 mg	2,80	I	65 %	0,09

■ Clotiazépam

VÉRATRAN					
Anxiété généralisée, réactionnelle, crise d'angoisse, prévention et traitement du delirium tremens, sevrage alcoolique Posologie moyenne : 10 à 30 mg/j en 2 à 3 prises	30 cp. 5 mg 30 cp. séc. 10 mg	2,12 3,05	I I	65 % 65 %	0,07 0,10

■ Lorazépam

TÉMESTA					
Idem *VÉRATRAN* Posologie moyenne : 2 à 5 mg/j 2 à 3 prises	30 cp. séc. 1 mg 30 cp. séc. 2,5 mg	1,92 3,38	I I	65 % 65 %	0,06 0,11

PSYCHIATRIE

Oxazépam

SÉRESTA					
Anxiété réactionnelle, anxiété généralisée, crise d'angoisse Posologie moyenne : 20 à 60 mg/j en 3 à 4 prises Prévention et traitement du delirium tremens, sevrage alcoolique Dans les premiers jours des posologies de l'ordre de 200 à 300 mg/j peuvent être justifiées Diminuer les doses après 24 à 48 h, dose moyenne : 150 mg/j en 3 à 4 prises	30 cp. 10 mg 100 cp. 10 mg 20 cp. séc. 50 mg 100 cp. 50 mg	2,04 HOP 2,87 HOP	I I I I	65 % 65 %	0,07 0,14

Propriétés

Agonistes GABAergiques, les **benzodiazépines (BZD)** sont : anxiolytiques, sédatives, anticonvulsivantes, myorelaxantes, amnésiantes.

Indications

Anxiété généralisée, anxiété réactionnelle (trouble de l'adaptation, état de stress post-traumatique), traitement d'appoint des autres troubles anxieux (phobies, panique, TOC, etc.), crise d'angoisse, prévention et traitement du delirium tremens, sevrage alcoolique, contracture musculaire et tétanos, épilepsie et état de mal convulsif.

Contre-indications

Insuffisance respiratoire et hépatique sévère (risque d'encéphalopathie), hypersensibilité aux **benzodiazépines**, syndrome d'apnée du sommeil.

Précautions d'emploi

Toutes les **benzodiazépines** : durée de prescription limitée à 12 sem.

Clonazépam : réglementation des stupéfiants (ordonnance sécurisée, durée de prescription limitée à 28 j) à l'exception des prescriptions lors d'une hospitalisation.

Risque de dépendance donc de syndrome de sevrage en cas d'arrêt brutal : décroissance progressive des doses.

Grossesse : à éviter par prudence.

Alprazolam, **bromazépam**, **chlordiazépoxide**, **clobazam**, **clorazépate**, **diazépam**, **lorazépam**, **nordazépam**, **oxazépam**, **prazépam** : envisageables toute la grossesse. Si le traitement est poursuivi jusqu'à l'accouchement, tenir compte d'un risque possible d'imprégnation néonatale immédiate (hypotonie, etc.) ou de sevrage néonatal à distance de la naissance (hyperexcitabilité, agitation, etc.). Ces signes sont réversibles .

Le pouvoir tératogène des **BZD** n'a jamais été démontré.

En cas de prise de **BZD** à fortes doses aux 2e et/ou 3e trimestres de grossesse, une diminution des mouvements actifs fœtaux et de la variabilité du rythme cardiaque fœtal a été décrite.

Un traitement en fin de grossesse par **BZD** même à faibles doses peut être responsable chez le nouveau-né de signes d'imprégnation tels qu'hypotonie axiale, troubles de la succion entraînant une mauvaise prise de poids. Ces signes sont réversibles, mais peuvent durer 1 à 3 sem. en fonction de la demi-vie de la **BZD** prescrite. À doses élevées, une dépression respiratoire ou des apnées, et une hypothermie réversibles peuvent apparaître chez le nouveau-né. Un syndrome de sevrage néonatal est possible, même en l'absence de signes d'imprégnation.

L'utilisation de **prazépam** (*LYSANXIA*) est envisageable au cours de la grossesse quel qu'en soit le terme, dans le strict respect des indications et des posologies.

En fin de grossesse, s'il s'avère nécessaire d'instaurer un traitement par **prazépam** (*LY-*

SANXIA), éviter de prescrire des doses élevées et tenir compte, pour la surveillance du nouveau-né, des effets décrits.
Allaitement : déconseillé.
Myasthénie : contre-indication relative.

Effets indésirables

Ils sont en rapport avec la dose ingérée et la sensibilité individuelle. Ils peuvent s'atténuer au cours du temps, ce qui traduit le développement d'une tolérance lors d'une administration prolongée.

EFFETS PRINCIPAUX

Asthénie, sensation ébrieuse, somnolence, baisse de vigilance (sujet âgé, début de traitement, conducteurs de véhicules), hypotonie musculaire (risque de chute chez le sujet âgé), amnésie antérograde, dépression respiratoire (*cf.* Interactions médicamenteuses), phénomènes de rebond anxieux à l'arrêt du traitement (à distinguer du syndrome de sevrage, *cf. infra*).

EFFETS INDÉSIRABLES PLUS RARES

Réactions paradoxales avec irritabilité, agressivité, euphorie, sensations ébrieuses, déambulations, actes automatiques amnésiques, déshinibition et passage à l'acte suicidaire.

EFFETS EXCEPTIONNELS

Éruptions cutanées, modifications de la libido.

DÉPENDANCE

Le problème principal avec les **BZD** est le risque de développement d'une dépendance avec ou sans tolérance. Ce risque est accru en cas de prescription de doses élevées, d'emploi prolongé (> 3 mois), d'escalade des doses, du recours à des **BZD** à demi-vie courte, d'antécédents de dépendance.
Le syndrome de sevrage se manifeste après une diminution des doses ou un arrêt trop brutal de la prescription. Il survient en quelques jours lors de l'arrêt de **BZD** à demi-vie brève, en 1 à 3 sem. lors de l'interruption de **BZD** à demi-vie longue. Les signes de sevrage associent à des degrés divers et selon la gravité : anxiété, insomnie, vertiges, anorexie, agitation, tremblements, myoclonies, courbatures, douleurs, sueurs profuses, hypersensibilité sensorielle, saveur métallique dans la bouche, signes psychotiques, convulsions, hyperthermie. Le syndrome de sevrage ne doit pas être confondu avec des phénomènes de rebond, une rechute anxieuse, ou un sevrage alcoolique.
Le traitement du syndrome de sevrage est symptomatique. Il consiste à réintroduire des **BZD** et à les diminuer très progressivement. Le traitement préventif repose sur le respect des règles de prescription des **BZD** (arrêté du 7 octobre 1991).

Interactions médicamenteuses

Pharmacodynamiques.
L'association à des dépresseurs du système nerveux central peut entraîner une dépression respiratoire. Celle-ci sera d'autant plus marquée lors de l'emploi de fortes doses, par voie rapide. On évitera donc l'association des **BZD** aux : **antidépresseurs sédatifs, antihistaminiques H_1, barbituriques**, autres **anxiolytiques** ou **hypnotiques**, **antihypertenseurs centraux**, **dérivés opiacés**, **antipsychotiques**, alcool.
L'association à la **clozapine** (*LÉPONEX*) pourrait entraîner un collapsus avec arrêt cardiorespiratoire.

Intoxication

Les **BZD** sont classiquement ingérées lors des intoxications médicamenteuses volontaires. Le risque létal reste faible lorsque les **BZD** sont prises seules.
Le traitement du surdosage est symptomatique : charbon activé, surveillance clinique. Le **flumazénil** (*ANEXATE*) est utilisé dans les formes graves ou comme test diagnostique. Le lavage gastrique n'est pas recommandé en cas d'intoxication pure aux **BZD**.

ANXIOLYTIQUES NON BENZODIAZÉPINES

Buspirone

BUSPIRONE MYLAN					
Anxiété réactionnelle, trouble de l'adaptation avec humeur anxieuse : 10 à 40 mg/j Anxiété généralisée : 10 à 60 mg/j en 2 à 3 prises Traitement d'appoint de l'anxiété au cours des névroses : 10 à 40 mg/j	20 cp. séc. 10 mg	6,36	I	65 %	0,32

Hydroxyzine

ATARAX					
Anxiété : 50 à 300 mg/j en 2 à 3 prises Traitement symptomatique des manifestations allergiques diverses : 50 à 100 mg/j	30 cp. séc. 25 mg	2,93	I	65 %	0,10
	40 càc 10 mg (sirop 200 mL)	2,70	I	65 %	0,07

Étifoxine

STRÉSAM					
Manifestations psychosomatiques de l'anxiété : 3 à 4 gél./j	60 gél. 50 mg	5,83	I	15 %	0,10

Prégabaline

LYRICA					
Troubles anxieux généralisés de l'adulte : Semaine 1 (S1) : 150 mg/j en 2 à 3 prises S2 : 300 mg/j si bonne tolérance en 2 à 3 prises Posologie d'entretien : 150 à 600 mg/j en 2 à 3 prises Posologies à adapter chez l'insuffisant rénal Contre-indiqué chez les patients de moins de 18 ans	56 gél. 25 mg	15,32	I	NR	0,27
	84 gél. 25 mg	22,71	I	NR	0,27
	100 gél. 25 mg	HOP	I		
	84 gél. 50 mg	36,77	I	NR	0,44
	100 gél. 50 mg	HOP	I		
	56 gél. 75 mg	36,53	I	NR	0,65
	100 gél. 75 mg	HOP	I		
	84 gél. 100 mg	52,64	I	NR	0,63
	100 gél. 100 mg	HOP	I		
	56 gél. 150 mg	52,40	I	NR	0,94
	100 gél. 150 mg	HOP	I		
	84 gél. 200 mg	76,44	I	NR	0,91
	100 gél. 200 mg	HOP	I		
	56 gél. 300 mg	76,44	I	NR	1,37
	100 gél. 300 mg	HOP	I		

Propriétés

L'**hydroxyzine** (*ATARAX*) est un antihistaminique H_1 et un anticholinergique.

La **buspirone** est un agoniste partiel 5HT1A pré- et post-synaptique et un antagoniste D2 présynaptique.

L'**étifoxine** (*STRÉSAM*) agit sur le canal chlore du complexe GABA.

L'ensemble de ces molécules ont surtout des propriétés anxiolytiques et sédatives. Aucun de ces produits n'est anticonvulsivant.

La **prégabaline** est un analogue de l'acide gamma-aminobutyrique.

Indications

Anxiété réactionnelle et trouble anxieux généralisé pour la **buspirone** et la **prégabaline** en particulier.

Contre-indications

Grossesse : **buspirone** déconseillée ; **étifoxine** à éviter par prudence. Si un traitement doit être instauré, et s'il est poursuivi jusqu'à l'accouchement, tenir compte d'un risque possible de sédation néonatale. **Hydroxyzine** : envisageable. Si le traitement est poursuivi jusqu'à l'accouchement, tenir compte d'un risque possible, chez le nouveau-né, de sédation et de signes atopiniques (tachycardie, etc.).

Allaitement : toutes les molécules sont déconseillées.

La **buspirone** est contre-indiquée avec les **IMAO**, et dans l'insuffisance hépatique grave. L'**hydroxyzine** sera utilisée avec prudence en cas de glaucome à angle étroit et d'adénome prostatique.

Précautions d'emploi

Grossesse : éviter l'**hydroxyzine** lors du premier trimestre.

Effets indésirables

Neuropsychiques: tous les produits peuvent induire une somnolence diurne en début de traitement (conducteurs de machines).

Céphalées, vertiges, ataxie, troubles de l'accommodation, voire une excitation paradoxale plus rarement.

Syndrome confusionnel chez le sujet âgé avec l'**hydroxyzine**.

Autres effets indésirables non spécifiques et transitoires : nausées, douleurs abdominales, diarrhée, etc.

Pharmacodépendance

Elle peut être observée avec l'**hydroxyzine**. La **buspirone** n'entraîne pas de dépendance. Syndrome de sevrage possible avec la **prégabaline**

TROUBLE PANIQUE

FICHE MALADIE

DÉFINITION

L'*attaque de panique* (crise d'angoisse) est définie par la survenue brutale de symptômes psychiques et physiques atteignant leur acmé en moins de 10 minutes. Les symptômes psychiques les plus fréquents sont la peur de mourir, la peur de perdre le contrôle de soi, la déréalisation (sentiment inhabituel d'irréalité) et la dépersonnalisation (sentiment inhabituel de détachement de soi). Les symptômes physiques les plus fréquents sont cardiorespiratoires (tachycardie, palpitations, douleur thoracique, impression d'étouffer) et neurovégétatifs (sueurs, tremblements, vertiges, nausées, frissons ou bouffées de chaleur, paresthésies).

Le *trouble panique* est défini par la répétition d'attaques de panique dont certaines sont spontanées. Cette répétition entraîne une crainte persistance d'avoir d'autres attaques de panique (anxiété anticipatoire) et des préoccupations à propos de leurs conséquences possibles. On distingue le trouble panique avec ou sans agoraphobie.

L'*agoraphobie* est définie par la peur des situations dans lesquelles il pourrait être difficile (ou gênant) de s'échapper ou dans lesquelles on ne pourrait pas trouver de secours en cas de malaise et/ou d'attaque de panique.

CAUSES ET MÉCANISMES

Les causes du trouble panique ne sont pas connues et plusieurs théories explicatives sont proposées. La théorie cognitive est à connaître et son explication au patient fait partie intégrante de la thérapeutique. Chez le sujet sain, la perception d'un danger (le plus souvent externe) entraîne des modifications physiologiques : élévation de la fréquence cardiaque, de la pression artérielle et de la fréquence respiratoire ; hypervigilance ; tension musculaire. Ces modifications préparent le sujet à l'action (fuite ou combat). Chez le sujet paniqueur, ces modifications physiologiques sont perçues elles-mêmes comme un danger (interne cette fois) : peur de suffoquer, peur de « faire une crise cardiaque ». Cette distorsion cognitive (croyance erronée) entraîne un cercle vicieux en augmentant les conséquences physiologiques de l'anxiété.

Par ailleurs, une hyperréactivité neurovégétative existe chez les sujets paniqueurs. Certaines substances peuvent déclencher des attaques de panique chez un sujet prédisposé : caféine, alcool, cannabis.

TRAITEMENT

En l'absence de complication, le traitement du trouble panique est ambulatoire. Il repose sur la psychothérapie et/ou la chimiothérapie, en association avec des mesures générales d'éducation du patient : explication de la théorie cognitive du trouble panique, mesures hygiéno-diététiques (réduction de la prise de café, arrêt de l'alcool et du tabac, pratique régulière de l'exercice physique).

La chimiothérapie repose sur les benzodiazépines et les antidépresseurs sérotoninergiques :

• Le médicament de choix de l'attaque de panique est une benzodiazépine d'action rapide par voie orale (par exemple, **alprazolam**, *XANAX*). Il s'agit d'un traitement ponctuel. La voie IM est à proscrire.

• Le médicament de choix du trouble panique est un antidépresseur sérotoninergique (par exemple, **citalopram**, *SEROPRAM*). Il s'agit d'un traitement prolongé à poursuivre au moins 6 mois. Une majoration transitoire des symptômes anxieux est courante pendant les 2 premières semaines de traitement. On peut dans ce cas prescrire un traitement anxiolytique systématique par *benzodiazépine* (par exemple, **alprazolam**, *XANAX*) avec arrêt progressif au bout de 2 semaines.

Concernant la psychothérapie, seules les techniques cognitives et comportementales ont montré leur efficacité. Elles reposent sur la relaxation comportementale, l'exposition aux manifestations physiologiques anxiogènes et la restructuration cognitive. La relaxation comportementale utilise le contrôle de la respiration et/ou de la tension musculaire. La restructuration cognitive consiste à amener le patient à mettre en doute ses croyances erronées.

Le trouble panique peut également faire poser l'indication d'une psychothérapie psychanalytique en fonction des attentes du patient.

PRONOSTIC

L'évolution du trouble panique est très variable mais favorable dans la majorité des cas. Environ 30 % des patients présentent une évolution défavorable. La complication spécifique du trouble panique est la constitution d'une agoraphobie (*cf.* Troubles phobiques, p. 1398). Cette agoraphobie peut entraîner un profond retentissement socioprofessionnel. Comme dans tous les troubles anxieux, les autres complications à redouter sont la dépression et les conduites suicidaires, l'abus et/ou la dépendance à une substance, en particulier alcool ou benzodiazépines.

FICHE INFIRMIÈRE

EXAMENS

La réalisation d'un ECG est importante lors d'une première consultation pour attaque de panique. Cet examen est réalisé à visée diagnostique (par exemple, éliminer un trouble du rythme cardiaque) et thérapeutique (rassurer le patient sur le caractère bénin des troubles). En cas de doute, d'autres examens peuvent être pratiqués afin d'éliminer une cause organique : glycémie, TSH, recherche de phéochromocytome, etc. Ces examens ont la plupart du temps été réalisés avant l'orientation du patient en psychiatrie, à la suite d'une consultation en médecine générale ou aux urgences.

SURVEILLANCE DU TRAITEMENT

SOINS – TRAITEMENT

En l'absence de complication, le traitement du trouble panique est ambulatoire. Le traitement médicamenteux est administré *per os*. Le traitement de l'attaque de panique aux urgences repose sur un isolement du patient au calme, un entretien de réassurance et, si l'anxiété ne diminue pas rapidement, sur une prescription médicamenteuse.

EFFICACITÉ DU TRAITEMENT

L'efficacité du traitement de l'attaque de panique s'apprécie sur la diminution des symptômes psychiques et physiques. L'efficacité des benzodiazépines est en règle rapide.

L'efficacité du traitement du trouble panique s'apprécie sur la diminution de la fréquence d'attaques de panique et des conduites d'évitement. L'objectif du traitement est de diminuer la souffrance subjective du patient et le retentissement des troubles phobiques sur sa qualité de vie.

EFFETS INDÉSIRABLES

Les benzodiazépines, dont la prescription ne peut dépasser 12 semaines sans réévaluation, peuvent entraîner une somnolence. Une réduction de posologie est alors nécessaire.

Les effets indésirables des traitements antidépresseurs ISRS (inhibiteurs sélectifs de recapture de la sérotonine) sont souvent transitoires ou cèdent après ajustement de la posologie. Ils peuvent justifier un changement de molécule s'ils sont mal tolérés et susceptibles d'entraîner une malobservance (par exemple, impuissance). En cas de surdosage sous antidépresseurs ISRS, un tableau de syndrome sérotoninergique peut apparaître : confusion, agitation, syndrome pyramidal, tremblement, myoclonies, ataxie, convulsion, voire coma. Rare mais grave, ce tableau impose l'arrêt immédiat du traitement.

ÉDUCATION ET CONSEILS

Reconnaître la souffrance du patient est primordial. En effet, après avoir été plusieurs fois aux urgences où le médecin leur a dit qu'ils n'avaient « rien », ces patients pensent ne pas être pris au sérieux. Quant à l'orientation en psychiatrie, elle reste volontiers stigmatisante. Il faut reprendre avec le patient le fait que l'origine « psy » n'empêche pas une souffrance réelle et majeure. La théorie cognitive du trouble panique doit être expliquée au patient. On peut éventuellement donner des conseils de lecture à visée informative et psychothérapeutique. Il faut insister sur l'importance du traitement et de la psychothérapie ambulatoire.

TROUBLES PHOBIQUES

FICHE MALADIE

DÉFINITION

Les *troubles phobiques* sont définis par la peur d'une situation ou d'un objet dénué de dangerosité propre. La confrontation avec cette situation ou cet objet déclenche invariablement une anxiété et/ou une gêne intense, voire une véritable attaque de panique (non spontanée dans ce cas). En l'absence de l'objet ou de la situation, le sujet présente une anxiété anticipatoire et des conduites d'évitement parfois handicapantes. Le patient reconnaît habituellement le caractère irrationnel de cette peur. Par ailleurs, pour porter le diagnostic de trouble phobique, les symptômes doivent entraîner un retentissement et/ou une souffrance dans la vie du sujet.

L'*agoraphobie* est définie par la peur des situations dans lesquelles il pourrait être difficile (ou gênant) de s'échapper, ou dans lesquelles on pourrait ne pas trouver de secours en cas de malaise et/ou d'attaque de panique.

La *phobie sociale* est définie par la peur persistante et intense d'une ou plusieurs situations sociales ou bien de situations de performance durant lesquelles le patient est en contact avec des gens non familiers ou exposé à l'observation attentive d'autrui. Le patient craint d'agir de façon embarrassante ou humiliante. On distingue les phobies sociales focalisées, ne concernant que quelques situations phobogènes (par exemple, peur de parler en public), et les phobies sociales généralisées, concernant la plupart des situations sociales.

CAUSES ET MÉCANISMES

Les causes des troubles phobiques ne sont pas connues et plusieurs théories explicatives sont proposées. La théorie cognitive et comportementale est à connaître et son explication au patient fait partie intégrante de la thérapeutique. La phobie serait acquise par conditionnement répondant et renforcée par conditionnement opérant. Le plus souvent, le conditionnement répondant résulte d'une expérience traumatique (par exemple, agression dans le métro). Il établit une association entre un stimulus neutre (le métro) et une réponse émotionnelle (la peur déclenchée par l'agression). Le plus souvent, le conditionnement opérant résulte d'un renforcement négatif par évitement. Il consiste à créer une association entre l'évitement d'un stimulus neutre (le métro) et la diminution d'une réponse émotionnelle (la peur). Plus le patient évite, plus son anxiété diminue, plus le stimulus devient anxiogène, plus le patient évite, etc. Selon le patient, c'est la peur qui est à l'origine de l'évitement. Selon la théorie cognitive et comportementale, c'est l'évitement qui est à l'origine de la peur.

Par ailleurs, la prédisposition aux troubles phobiques comporte certains traits de personnalité innés, dits de tempérament. Ces traits de personnalité prédisposent essentiellement à l'évitement des stimuli anxiogènes, donc à la consolidation d'un trouble phobique par renforcement négatif.

TRAITEMENT

En l'absence de complication, le traitement des troubles phobiques est ambulatoire. Il repose sur la chimiothérapie et/ou les thérapies cognitives et comportementales.

La chimiothérapie est indiquée dans la phobie sociale et l'agoraphobie avec attaques de panique. Elle repose sur un antidépresseur sérotoninergique (par exemple, **paroxétine**, *DEROXAT* 20 mg 1 cp./j). En cas d'anxiété de performance (trac) sans véritable phobie sociale, on pourra avoir recours à la prise ponctuelle d'un b-*bloquant* (par exemple, **propranolol**, *AVLOCARDYL* 40 mg ¼ cp. 1 h avant exposition). En l'absence d'attaque de panique, on évitera la prise ponctuelle *de ben-*

zodiazépines qui s'apparente à une conduite d'évitement.

La thérapie cognitive et comportementale a montré son efficacité dans les troubles phobiques. Il s'agit du traitement de référence des phobies spécifiques. Elle repose sur la relaxation et l'exposition :

- La relaxation comportementale utilise le contrôle de la respiration et/ou de la tension musculaire.
- L'exposition consiste à s'opposer aux conduites d'évitement en s'exposant au stimulus anxiogène de manière régulière et prolongée.

En pratique, l'efficacité de la technique nécessite de s'exposer suffisamment longtemps pour ressentir une diminution de l'anxiété d'au moins 50 %. Une exposition irrégulière et courte aggrave le trouble. L'exposition peut être progressive ou brutale, imaginaire ou réelle. Sa réalisation implique souvent une pratique concomitante de la relaxation. En cas de phobie sociale, la thérapie cognitive et comportementale repose également sur des techniques d'affirmation de soi.

Une psychothérapie psychanalytique peut être proposée en fonction des attentes du patient.

PRONOSTIC

Les phobies spécifiques et la phobie sociale focalisée ont généralement un meilleur pronostic que l'agoraphobie et la phobie sociale généralisée. Comme pour tous les troubles anxieux, les complications à redouter sont la dépression et le risque suicidaire associé, l'abus ou à la dépendance à une substance (en particulier alcool et benzodiazépines) et le handicap social généré par l'évitement. La phobie sociale est associée à un risque particulièrement élevé d'alcoolisme secondaire. Cet alcoolisme accentue le risque de dépression et de conduites suicidaires.

FICHE INFIRMIÈRE

EXAMENS

Les troubles phobiques ne nécessitent pas d'examen complémentaire.

SURVEILLANCE DU TRAITEMENT

SOINS – TRAITEMENT

En l'absence de complication, le traitement du trouble d'anxiété généralisé est ambulatoire (*cf.* Anxiété généralisée, p. 1387). Le traitement médicamenteux est administré *per os.*

EFFICACITÉ DU TRAITEMENT

L'efficacité du traitement s'apprécie sur la diminution de l'anxiété lors de la confrontation aux stimuli phobogènes et sur la diminution de l'anxiété anticipatoire. L'objectif du traitement est de diminuer la souffrance subjective du patient et le retentissement des troubles phobiques sur sa qualité de vie.

EFFETS INDÉSIRABLES

Les benzodiazépines, dont la prescription ne peut dépasser 12 semaines sans réévaluation, peuvent entraîner une somnolence. Une réduction de posologie est alors nécessaire.

Les effets indésirables des traitements antidépresseurs ISRS (inhibiteurs sélectifs de recapture de la sérotonine) sont souvent transitoires ou cèdent après ajustement de la posologie. Ils peuvent justifier un changement de molécule s'ils sont mal tolérés et susceptibles d'entraîner une malobservance (par exemple, impuissance). En cas de surdosage sous antidépresseurs ISRS, un tableau de syndrome sérotoninergique peut apparaître : confusion, agitation, syndrome pyramidal, tremblement, myoclonies, ataxie, convulsion, voire coma. Rare mais grave, ce tableau impose l'arrêt immédiat du traitement.

Les β-bloquants utilisés dans l'anxiété de performance peuvent entraîner une bradycardie ▶

et une hypotension orthostatique qui nécessitent de réduire la posologie.

ÉDUCATION ET CONSEILS

Les mécanismes cognitifs et comportementaux qui sous-tendent les phobies doivent être expliqués au patient. Il faut insister sur l'intérêt et sur l'importance de la psychothérapie et, le cas échéant, sur les bénéfices attendus d'un traitement médicamenteux. Concernant la phobie sociale, il faut encourager le patient à évoquer d'éventuelles alcoolisations avec le médecin. Le risque d'alcoolisme secondaire doit être clairement exposé en distinguant bien les effets anxiolytiques et dépressogènes de l'alcool.

TROUBLES OBSESSIONNELS COMPULSIFS (TOC)

FICHE MALADIE

DÉFINITION

Les obsessions sont des idées et/ou des images répétitives et stéréotypées qui font intrusion dans les pensées du malade. Les obsessions sont caractérisées par leur caractère intrusif, égodystonique (vécues par le sujet comme étrangères voire contraires à son système de valeurs) et incontrôlable. Elles sont toutefois identifiées par le patient comme étant produites par son propre psychisme.

Les compulsions sont des activités répétitives et stéréotypées que le patient se sent contraint d'effectuer. Classiquement, les compulsions répondent aux obsessions du patient et diminuent l'anxiété liée aux obsessions.

Les troubles obsessionnels compulsifs (TOC) sont définis par l'existence d'obsessions et/ou de compulsions suffisamment intenses pour entraîner une souffrance importante et/ou un retentissement sur la vie quotidienne du sujet. Certaines associations sont classiques : les « laveurs » présentent des obsessions à type de contamination et/ou de saleté et des compulsions à type de rituels de lavage ; les « vérificateurs » présentent des obsessions à type de doute pathologique (par exemple, avoir verrouillé une porte) et des compulsions à type de vérification.

CAUSES ET MÉCANISMES

Les causes des TOC ne sont pas connues et plusieurs théories explicatives sont proposées. Les théories psychanalytiques insistent sur la notion de névrose obsessionnelle qui associe les TOC à une structure de personnalité obsessionnelle. Cette association est en réalité peu fréquente (environ 15 % des cas). Les théories cognitives et comportementales insistent sur les distorsions cognitives (catastrophisme) et le renforcement négatif par les compulsions. Les théories biologiques insistent sur le défaut d'inhibition de programmes moteurs archaïques. Ces différentes approches ne sont pas exclusives.

Enfin, certaines lésions cérébrales s'accompagnent de symptômes obsessionnels et/ou compulsifs. Le tableau clinique est en général atypique ou incomplet.

TRAITEMENT

En l'absence de complication, le traitement des TOC est ambulatoire. Il repose sur la chimiothérapie et/ou la thérapie cognitive et comportementale. En raison d'un retentissement socioprofessionnel parfois majeur, le maintien d'une activité professionnelle est une priorité dans le traitement des TOC.

La chimiothérapie repose sur les antidépresseurs sérotoninergiques sélectifs (**fluoxétine**, *PROZAC*, **paroxétine**, *DEROXAT*, **sertraline**, *ZOLOFT*) ou non sélectifs (**clomi-**

pramine, *ANAFRANIL*). L'effet anti-obsessionnel de ces molécules est retardé et indépendant de leur effet antidépresseur. Il s'agit d'un effet continu, lent et progressif pouvant survenir après 8 à 12 semaines de traitement. En cas de réponse au traitement, celui-ci sera maintenu au moins 6 à 12 mois avant d'envisager une réduction de la dose.

La thérapie cognitive et comportementale a montré son efficacité dans les TOC. Elle repose sur la restructuration cognitive et des techniques comportementales d'exposition et de prévention de la réponse. Ces techniques sont particulièrement efficientes en cas de compulsions extériorisées. Les TOC avec obsessions prédominantes, voire sans compulsion, répondent mieux à une chimiothérapie en première intention. En cas de TOC sévère et chronique, l'association de la psychothérapie et de la chimiothérapie se justifie d'emblée.

La psychothérapie psychanalytique montre des résultats inconstants, limités aux TOC peu sévères chez des patients demandeurs de ce type de prise en charge.

PRONOSTIC

Environ 50 % des patients sont améliorés par une monothérapie sérotoninergique. On ne connaît pas de facteur prédictif de la réponse aux **antidépresseurs sérotoninergiques**. Environ 70 % des patients sont améliorés par la thérapie cognitive et comportementale. Après arrêt du traitement, cette amélioration est plus durable que celle obtenue avec la chimiothérapie. Tous traitements confondus, moins de 50 % des patients entrent en rémission (disparition des symptômes). Comme pour tous les troubles anxieux, les complications à redouter sont la dépression et le risque suicidaire associé, l'abus ou la dépendance à une substance (en particulier alcool et **benzodiazépines**) et le handicap socioprofessionnel.

FICHE INFIRMIÈRE

EXAMENS

Quand la symptomatologie est typique, les TOC ne nécessitent pas d'examens complémentaires.

La prescription de **clomipramine** (*ANAFRANIL*) nécessite au minimum la réalisation d'un ECG afin de dépister une contre-indication au traitement.

SURVEILLANCE DU TRAITEMENT

SOINS – TRAITEMENT

En l'absence de complication, le traitement de l'état de stress post-traumatique est ambulatoire. Le traitement médicamenteux est administré *per os*.

EFFICACITÉ DU TRAITEMENT

L'efficacité du traitement des TOC s'apprécie à moyen terme sur la diminution de la fréquence des obsessions et des compulsions. L'objectif du traitement à long terme est de diminuer la souffrance subjective du patient et le retentissement des TOC sur sa qualité de vie. L'effet anti-obsessionnel de ces molécules est retardé et indépendant de leur effet antidépresseur. Il s'agit d'un effet continu, lent et progressif pouvant survenir après 8 à 12 semaines de traitement. En cas de réponse au traitement, celui-ci sera maintenu au moins 6 à 12 mois avant d'envisager une réduction de la dose.

EFFETS INDÉSIRABLES

Les effets indésirables des traitements antidépresseurs ISRS (inhibiteurs sélectifs de recapture de la sérotonine) sont souvent transitoires ou cèdent après ajustement de la posologie. Ils peuvent justifier un changement de molécule s'ils sont mal tolérés et susceptibles d'entraîner une malobservance (par exemple, impuissance). En cas de surdosage sous **antidépresseurs ISRS**, un tableau de syndrome sérotoninergique peut apparaître : confusion, agitation, syndrome pyramidal, tremblement, myoclonies, ataxie, convulsion, voire coma. Rare mais grave, ce tableau impose l'arrêt immédiat du traitement.

Les antidépresseurs tricycliques (par exemple, **clomipramine**, *ANAFRANIL*) sont moins bien tolérés que les *ISRS*. Ils sont contre-indiqués en cas de glaucome à angle fermé, d'adénome prostatique et d'infarctus récent. L'intoxication médicamenteuse volontaire par antidépresseurs tricycliques est potentiellement mortelle et impose une hospitalisation en urgence.

ÉDUCATION ET CONSEILS

Il faut expliquer au patient que les TOC sont une maladie fréquente et l'encourager à se documenter sur ses troubles auprès de l'AFTOC (Association française des troubles obsessionnels compulsifs). Il faut également expliquer les bénéfices attendus du traitement. Le délai d'action, relativement long, de la psychothérapie et/ou des traitements médicamenteux doit être précisé. Il est inutile sinon nuisible de raisonner le patient (« Mais enfin, ça ne sert à rien de faire ça »). Cette attitude n'est pas thérapeutique et peut renforcer l'autodépréciation du patient. Si le patient justifie ses compulsions, on peut utiliser le questionnement (« Que se passerait-il si vous ne le faisiez pas ? ») pour amener le patient à verbaliser des cognitions catastrophiques. Concernant les obsessions, on peut conseiller au patient de ne pas lutter contre leur survenue mais de simplement attendre leur disparition. Il faut insister sur l'importance de poursuivre une activité professionnelle, avec aménagement adéquat si les symptômes sont trop importants.

FICHE PHARMACOLOGIE

INHIBITEURS SÉLECTIFS DE RECAPTURE DE LA SÉROTONINE (ANTIDÉPRESSEURS)

■ Paroxétine

DEROXAT					
Épisodes dépressifs majeurs (caractérisés) : 1 à 2 1/2 cp./j Anxiété généralisée évoluant depuis au moins 6 mois : 1 à 2 1/2 cp./j Phobie sociale : 1 à 2 1/2 cp./j TOC : 2 à 3 cp./j Prévention des attaques de panique : 2 à 3 cp./j (posologie initiale : 1/2 cp./j) Adaptation individuelle et progressive des doses quelle que soit l'indication	14 cp. séc. 20 mg 50 cp. 20 mg 30 càc 20 mg	5,69 HOP 13,27	I I I	65 % 65 %	0,41 0,44
DIVARIUS					
Idem *DEROXAT*	14 cp. 20 mg 28 cp. 20 mg	7,97 15,89	I I	65 % 65 %	0,57 0,57

Fluoxétine

PROZAC					
Épisodes dépressifs majeurs (caractérisés) : 20 à 60 mg/j Troubles obsessionnels compulsifs : Adaptation progressive et individuelle des doses : 20 à 60 mg/j	14 gél. 20 mg 70 gél. 20 mg 14 mesurettes 20 mg 28 cp. 20 mg 70 cp. 20 mg	5,74 HOP 6,04 10,25 HOP	I I I I I	65 % 65 % 65 %	0,41 0,43 0,37

Citalopram

SEROPRAM					
Épisodes dépressifs majeurs : 1 à 3 cp./j ou 0,4 à 1,2 mL/j Prévention des attaques de panique avec ou sans agoraphobie. Adaptation progressive et individuelle des doses : 1 à 1 1/2 cp./j ou 0,4 à 0,6 mL/j	28 cp. séc. 20 mg 1 fl. sol. buv. 40 mg/mL 15 mL (gtte = 2 mg)	15,06 25,96	I I	65 % 65 %	0,54 25,96
SEROPRAM injectable Épisodes dépressifs majeurs (caractérisés) : 20 à 60 mg/j en 1 perf. lente dans un soluté isotonique (débit max. 20 mg/h)	10 amp. 20 mg/0,5 mL 10 amp. 40 mg/0,5 mL	HOP HOP	I I		

Escitalopram

SEROPLEX					
Épisodes dépressifs majeurs (caractérisés) : 10 à 20 mg/j Trouble panique avec ou sans agoraphobie : 5 mg/j pendant 1 sem. puis 10 mg/j Trouble anxiété sociale : 5 à 20 mg/j	14 cp. séc. 5 mg 28 cp. séc. 5 mg 98 cp. 5 mg 28 cp. séc. 10 mg 98 cp. 10 mg 28 cp. 15 mg 98 cp. 15 mg 28 cp. séc. 20 mg 98 cp. 20 mg 300 gttes 20 mg/mL (fl. 15 mL)	7,46 14,37 HOP 20,73 HOP 23,32 HOP 29,01 HOP 20,85	I I I I I I I I I I	65 % 65 % 65 % 65 % 65 % 65 %	0,53 0,51 0,74 0,83 1,04 0,07

Sertraline

ZOLOFT					
Épisodes dépressifs majeurs (caractérisés) et TOC : adaptation individuelle et progressive des doses de 50 à 200 mg/j	7 gél. 25 mg 30 gél. 25 mg 28 gél. 50 mg 30 gél. 50 mg	3,55 HOP 12,29 HOP	I I I I	65 % 65 %	0,51 0,44

Fluvoxamine

FLOXYFRAL					
Épisodes dépressifs majeurs (caractérisés) : 100 à 300 mg/j TOC : posologie progressive, pouvant aller jusqu'à 300 mg/j	30 cp. séc. 50 mg 15 cp. séc. 100 mg	10,21 9,23	I I	65 % 65 %	0,34 0,62

Propriétés

Inhibiteurs sélectifs de la recapture de la sérotonine.

Indications

Épisodes dépressifs majeurs (c'est-à-dire caractérisés).

Troubles obsessionnels compulsifs : **fluoxétine** (*PROZAC*), **paroxétine** (*DEROXAT*), **sertraline** (*ZOLOFT*), **escitalopram** (*SEROPLEX*), **fluvoxamine** (*FLOXYFRAL*).

Prévention des attaques de panique avec ou sans agoraphobie : **paroxétine** (*DEROXAT*), **citalopram** (*SEROPRAM*), **escitalopram** (*SEROPLEX*).

Phobie sociale : **paroxétine** (*DEROXAT*), **escitalopram** (*SEROPLEX*).

Anxiété généralisée évoluant depuis au moins 6 mois : **paroxétine** (*DEROXAT*), **escitalopram** (*SEROPLEX*).

État de stress post-traumatique : **paroxétine** (*DEROXAT*).

Contre-indications

Hypersensibilité aux différentes molécules.

Association avec les **IMAO** non sélectifs et sélectifs B, **sumatriptan** (syndrome sérotoninergique).

Enfant de moins de 15 ans (en l'absence d'étude).

Grossesse, allaitement : déconseillés.

Précautions d'emploi

Association aux **IMAO** A réversibles (*cf.*Interactions médicamenteuses).

Insuffisant rénal et hépatique : utilisation des doses les plus faibles recommandées.

Effets indésirables

Effets digestifs : nausées, gastralgie (en début de traitement), bouche sèche.

Effets hépatiques : élévation modérée des aminotransférases.

Effets neuropsychiques : nervosité, somnolence, insomnie, tremblements.

SYMPTOMATOLOGIE DU SYNDROME SÉROTONINERGIQUE

Au moins trois signes et en l'absence d'introduction récente d'**antipsychotiques** ou d'augmentation de posologie d'**antipsychotiques** antérieurement prescrits (similitude avec le syndrome malin) :

- signes psychiques : confusion, hypomanie, agitation, coma ;
- signes moteurs : myoclonies, tremblements, hyperréflectivité, rigidité, incoordination motrice ;
- signes neurovégétatifs : hypo ou hypertension artérielle, tachycardie, hyperthermie, sueurs, frisson ;
- signes digestifs : diarrhées.

Les symptômes nécessitent parfois une hospitalisation et peuvent évoluer de façon suraiguë.

Le traitement curatif associe à la suppression du traitement sérotoninergique la prescription éventuelle de **propranolol** (*AVLOCARDYL*) ou d'une **benzodiazépine** : **lorazépam** (*TÉMESTA*).

Le traitement préventif s'appuie sur les éléments suivants :

- éviter les associations de psychotropes prosérotoninergiques ;
- adapter les posologies lors d'une monothérapie ;
- prévoir un délai de 2 sem. lors du relais d'un **IMAO** classique par **ISRS** ;
- veiller à l'élimination totale de l'**ISRS** et de tous ses métabolites avant toute substitution d'un **ISRS** par un **IMAO** classique (prévoir 5 sem. lors du passage de la **fluoxétine** à un **IMAO** sélectif et non sélectif).

Effets sexuels : anorgasmie, retard à l'éjaculation, dysérection.
Effets cutanés : éruptions, urticaire.
Effets endocrinologiques : prise de poids, hyponatrémie (sujet âgé).
Effets psychiques : levée d'inhibition et majoration du risque suicidaire, virage maniaque.
Effets indésirables plus rares, voire exceptionnels : hépatites cytolytiques ou mixtes, aggravation de dyskinésies bucco-faciales, syndrome extrapyramidal, hyperprolactinémie avec galactorrhée, vascularite, syndrome de Lyell, maladie sérique.

Interactions médicamenteuses

Pharmacocinétiques : les **ISRS** sont des inhibiteurs du cytochrome P450 2D6. À ce titre ils peuvent augmenter les taux plasmatiques des médicaments métabolisés par le foie. Donc surveillance clinique et dosage plasmatique en cas d'association avec : **carbamazépine**, **lithium**, **phénytoïne**, **anticoagulants** oraux (contrôle INR), **β-bloquants**, **diazépam**.
Pharmacodynamiques : l'augmentation des posologies ou l'association à des médicaments prosérotoninergiques (**IMAO** sélectifs et non sélectifs, **clomipramine**, **imipramine**, **lithium**, **sumatriptan**) peuvent provoquer un syndrome sérotoninergique parfois létal.

TROUBLES HYSTÉRIQUES

FICHE MALADIE

DÉFINITION

Le diagnostic d'hystérie a disparu des classifications modernes au profit de plusieurs sous-catégories diagnostiques : les troubles dissociatifs, les troubles de conversion et la personnalité histrionique.
Les *troubles dissociatifs* sont définis par l'OMS comme « une perte partielle ou complète des fonctions normales d'intégration des souvenirs, de la conscience de l'identité ou des sensations immédiates, et du contrôle des mouvements volontaires ». Ces troubles sont d'origine psychogènes et ne sont pas expliqués par une affection somatique, en particulier neurologique. Il s'agit donc d'un diagnostic d'exclusion, ne pouvant être porté qu'après élimination des autres causes par un bilan clinique et paraclinique.
La notion de *conversion* renvoie plus particulièrement à des symptômes sensoriels et/ou moteurs. Elle sous-entend que des affects pénibles sont convertis en symptômes. La notion de troubles dissociatifs renvoie plus particulièrement à une « conversion psychique » : amnésie dissociative, personnalité multiple.
La *personnalité histrionique* est caractérisée par la quête d'attention et des réponses émotionnelles excessives. Le sujet est mal à l'aise dans les situations où il n'est pas au centre de l'attention d'autrui. Il utilise régulièrement son aspect physique pour attirer l'attention sur soi. L'interaction avec autrui est souvent caractérisée par une attitude de séduction et une érotisation des comportements. Le sujet surestime l'intimité de ses relations avec autrui. L'expression émotionnelle est théâtrale mais superficielle et rapidement changeante, la façon de parler très subjective mais pauvre en détail. La suggestibilité est importante.

CAUSES ET MÉCANISMES

Les causes des troubles dissociatifs et des conversions ne sont pas connues. La théorie psychanalytique insiste sur la notion de névrose hystérique dans laquelle la personnalité histrionique constitue la toile de fond sur laquelle apparaissent les troubles dissociatifs et conversifs. Ces symptômes correspondraient à un échec du refoulement de pulsions sexuelles intolérables pour l'appareil psychique du sujet. Cet échec conduirait à un retour du refoulé sous la forme de manifestations sensorielles et/ou motrices sans signification sexuelle explicite. Selon une approche plus comportementale, les troubles de conversion seraient renforcés par l'existence de bénéfices secondaires (par exemple, mobilisation de l'entourage). L'approche systémique élargit la notion de bénéfice secondaire à l'entourage. Les proches peuvent en effet tirer des bénéfices psychologiques et/ou matériels de la désignation comme malade de l'un des leurs. Des modèles neurobiologiques plus récents s'appuient sur l'imagerie cérébrale fonctionnelle pour mettre en évidence des anomalies du fonctionnement cérébral lors des conversions motrices. Ces différentes approches sont complémentaires.

TRAITEMENT

Le traitement des troubles hystériques est essentiellement ambulatoire. L'hospitalisation risque de renforcer les symptômes et d'entraîner une dépendance à l'institution. Elle ne se justifie qu'en cas de symptômes invalidants et/ou de complications. Lorsque d'importants bénéfices secondaires s'opposent à l'abandon des symptômes, isoler le patient de son entourage peut s'avérer nécessaire. Dans tous les cas, l'explication de la nature des symptômes à l'entourage est une étape importante visant à limiter les attitudes de renforcement ou, au contraire, de rejet.

Environ 50 % des troubles de conversion cèdent rapidement quand le patient est convaincu qu'il ne souffre pas d'une maladie somatique grave. Le bilan clinique et paraclinique fait donc partie des mesures thérapeutiques. Les troubles de conversion sont particulièrement sensibles à la réassurance et à la suggestion. Si les symptômes persistent, l'hypnose, la relaxation comportementale ou la narcoanalyse peuvent être proposées.

La psychothérapie est fondamentale dans la prise en charge au long cours des troubles hystériques. Elle permet de réduire la consommation médicamenteuse, le nombre d'hospitalisations et la fréquence des arrêts de travail. Aucune technique psychothérapeutique n'a fait la preuve de sa supériorité. Les troubles hystériques sont une indication classique de la psychothérapie psychanalytique. Celle-ci s'adresse à des sujets capables d'introspection et demandeurs.

La chimiothérapie n'a de place que dans le traitement des complications.

PRONOSTIC

Le principal facteur pronostique des troubles de conversion est la durée d'évolution. Une prise en charge précoce est souhaitable pour éviter le risque d'une chronicisation des troubles. L'importance des bénéfices secondaires est également un facteur de mauvais pronostic. Les complications à redouter sont la dépression, les conduites suicidaires, l'abus ou dépendance aux psychotropes et le handicap socioprofessionnel.

FICHE INFIRMIÈRE

EXAMENS

Les examens complémentaires visent à éliminer un diagnostic différentiel (par exemple, sclérose en plaques). En fonction du symptôme, ils sont réalisés en ambulatoire par le médecin traitant ou lors d'une hospitalisation en médecine.

Les diagnostics de conversion et de troubles dissociatifs sont des diagnostics d'élimination. En revanche, une fois le diagnostic posé, aucun examen supplémentaire n'est nécessaire.

SURVEILLANCE DU TRAITEMENT

Le traitement des troubles hystériques est peu codifié. Les principaux incidents sont iatrogènes. La prescription des psychotropes sera limitée au minimum. L'hospitalisation peut renforcer les bénéfices secondaires, participer à la pérennisation des symptômes, voire entraîner une dépendance à l'institution.

À l'opposé, le diagnostic de « troubles hystériques » peut retarder la prise en charge d'affections somatiques graves. Rappelons qu'il s'agit d'un diagnostic d'exclusion.

SOINS – TRAITEMENT

Les patients présentant une conversion sont généralement suivis en ambulatoire. Les patients souffrant de troubles dissociatifs sont parfois hospitalisés car ils peuvent avoir des troubles du comportement. Il est important de limiter tout bénéfice secondaire sans être rejetant vis-à-vis du patient. Trop souvent, ces patients sont considérés comme des simulateurs. Il s'agit d'une idée fausse. Le conflit psychique qui s'exprime par ces symptômes est inconscient et ses répercussions physiques involontaires. Les bénéfices secondaires ne sont pas la cause du symptôme mais contribuent à son entretien. Les entretiens infirmiers visent à mettre des mots sur les conflits internes afin que ceux-ci puissent être reconnus et élaborés avec le patient.

EFFICACITÉ DU TRAITEMENT

L'efficacité du traitement des troubles conversifs et/ou dissociatifs s'apprécie sur la diminution et/ou la disparition des symptômes. L'efficacité du traitement de la personnalité histrionique s'apprécie sur l'amélioration du fonctionnement global, la diminution de la souffrance subjective, la raréfaction des arrêts de travail.

ÉDUCATION ET CONSEILS

Il est important d'expliquer la nature psychique des symptômes au patient sans qu'il se sente considéré comme un comédien. On peut, par exemple, lui dire que son « inconscient » est particulièrement fort et capable de s'exprimer par le corps. Environ 50 % des troubles de conversion cèdent rapidement quand le patient est convaincu qu'il ne souffre pas d'une maladie somatique grave. Le bilan clinique et paraclinique fait donc partie des mesures thérapeutiques. Les troubles de conversion sont particulièrement sensibles à la réassurance et à la suggestion. L'explication de la nature des symptômes à l'entourage est également une étape importante visant à limiter les attitudes de renforcement ou, au contraire, de rejet.

ÉTAT DE STRESS POST-TRAUMATIQUE

FICHE MALADIE

DÉFINITION

L'état de stress post-traumatique est défini par l'apparition différée d'une symptomatologie anxieuse à la suite d'un événement particulièrement traumatisant dont le patient a été la victime ou le témoin impuissant. En dehors des symptômes anxieux non spécifiques (hypervigilance, irritabilité, tension musculaire, etc.), le syndrome de répétition est caractéristique de l'état de stress post-traumatique. Il s'agit de la reviviscence de l'événement traumatisant sous forme de cauchemars, de souvenirs intrusifs extrêmement vivaces, voire d'illusions ou d'hallucinations. Le syndrome de répétition s'accompagne souvent d'un évitement des stimuli associés à l'événement et susceptibles de déclencher une reviviscence. L'événement traumatisant peut être une agression physique et/ou sexuelle, un accident de la circulation, un attentat, une catastrophe naturelle, etc. Les formes prolongées d'état de stress post-traumatique peuvent entraîner des modifications durables de la personnalité.

CAUSES ET MÉCANISMES

Les causes de l'état de stress post-traumatique ne sont pas connues. Le traumatisme est une cause nécessaire mais non suffisante. En réponse à un traumatisme identique, certains sujets développent un état de stress post-traumatique et d'autres non. Cette constatation impose de considérer le rôle d'une vulnérabilité biopsychologique. Parmi les facteurs psychologiques, une élévation de la sensibilité aux affects négatifs, ou névrosisme (neuroticisme), favoriserait la survenue du trouble. Parmi les facteurs biologiques, des anomalies de la réponse biologique au stress ont été retrouvées chez les apparentés sains des patients, suggérant une prédisposition génétique.

TRAITEMENT

Le traitement comporte un volet préventif et un volet curatif. Le traitement préventif vise à éviter la constitution d'un état de stress post-traumatique par une approche psychothérapeutique précoce. Le traitement curatif repose sur la psychothérapie et/ou la chimiothérapie (**antidépresseur**, **anxiolytique**, **hypnotique**).

Le traitement préventif comporte la mise à disposition des victimes d'un milieu sécurisant favorisant la verbalisation. Les techniques de *debriefing*, très médiatisées, restent l'objet de controverses en raison d'études montrant leur nocivité potentielle. La prescription précoce d'**anxiolytiques** de type **benzodiazépines** permettrait d'atténuer la trace mnésique du traumatisme.

Le traitement curatif fait appel en premier lieu aux thérapies cognitives et comportementales. Les techniques cognitives d'immersion sont les plus utilisées. Il s'agit de faire revivre mentalement le traumatisme et d'obtenir une diminution de la charge émotionnelle par abréaction (*catharsis*). Le recours à la relaxation comportementale est parfois indispensable pour permettre l'immersion. La désensibilisation par mouvements oculaires rapides procède d'un principe similaire. Les techniques comportementales d'exposition *in vivo* sont utiles en cas d'évitement invalidant. La psychothérapie analytique est à réserver aux troubles anciens et peu sévères chez des patients demandeurs.

La chimiothérapie peut compléter utilement la psychothérapie. Plusieurs **antidépresseurs** ont montré une certaine efficacité. Seule la **paroxétine** (*DEROXAT*) possède une autorisation de mise sur le marché en France. Les **benzodiazépines** peuvent être utilisées lors d'exacerbation des symptômes anxieux. Aucune chimiothérapie n'a toutefois montré d'efficacité prolongée sur le syndrome de répétition.

PRONOSTIC

Le principal facteur de mauvais pronostic est la durée d'évolution du trouble au moment de la prise en charge. Par ailleurs, l'évolution spontanée de l'état de stress post-traumatique est lentement favorable. Les complications à redouter sont la dépression, les conduites suicidaires, l'abus et/ou la dépendance à une substance (en particulier benzodiazépine et alcool) et le handicap socioprofessionnel.

FICHE INFIRMIÈRE

EXAMENS

L'état de stress post-traumatique ne nécessite pas d'examens complémentaires.

SURVEILLANCE DU TRAITEMENT

SOINS – TRAITEMENT

En l'absence de complication, le traitement de l'état de stress post-traumatique est ambulatoire. Le traitement médicamenteux est administré *per os*.

EFFICACITÉ DU TRAITEMENT

L'efficacité du traitement s'évalue à court terme sur la diminution des symptômes anxieux neurovégétatifs, à moyen terme sur la raréfaction des conduites d'évitement et à long terme sur l'amendement du syndrome de répétition. L'objectif du traitement est de diminuer la souffrance subjective du patient et le retentissement de l'état de stress post-traumatique sur sa qualité de vie.

EFFETS INDÉSIRABLES

Les **benzodiazépines**, dont la prescription ne peut dépasser 12 semaines sans réévaluation, peuvent entraîner une somnolence. Une réduction de posologie est alors nécessaire.

> L'intensité du syndrome de stress post-traumatiques peut entraîner un risque de passage à l'acte suicidaire et justifier une hospitalisation. Ce risque est à évaluer en fonction des propos du patient. Il ne faut pas avoir peur de poser explicitement la question : « Est-ce que vous souffrez tellement que vous avez pensé à vous tuer ? »

Les effets indésirables des traitements **antidépresseurs ISRS** (inhibiteurs sélectifs de recapture de la sérotonine) sont souvent transitoires ou cèdent après ajustement de la posologie. Ils peuvent justifier un changement de molécule s'ils sont mal tolérés et susceptibles d'entraîner une malobservance (par exemple, impuissance). En cas de surdosage sous **antidépresseurs ISRS**, un tableau de syndrome sérotoninergique peut apparaître : confusion, agitation, syndrome pyramidal, tremblement, myoclonies, ataxie, convulsion, voire coma. Rare mais grave, ce tableau impose l'arrêt immédiat du traitement.

ÉDUCATION ET CONSEILS

Il faut expliquer au patient que les symptômes vont s'amoindrir grâce à la prise en charge thérapeutique. Les patients sont souvent en demande d'explication sur ce phénomène très intrusif dans leur vie psychique. Une façon simple de leur expliquer les choses est de dire que le traumatisme, par son imprévisibilité et son caractère menaçant, s'est accompagné d'une forte émotion. Cette explosion émotionnelle explique que l'événement n'ait pas pu être rangé comme les autres souvenirs ni s'intégrer à l'histoire du sujet. La psychothérapie vise à réintégrer cet événement dans l'histoire du sujet en diminuant la charge émotionnelle qui y est liée. Pour diminuer la souffrance due au syndrome de répétition, on peut conseiller aux sujets de tenter de visualiser la scène de l'extérieur, comme dans un film ou un acteur jouerait leur rôle.

TROUBLES DU SOMMEIL

FICHE MALADIE

DÉFINITION

L'*insomnie* est définie par une plainte portant sur une diminution quantitative et/ou qualitative du sommeil. L'insomnie concerne plus d'un quart de la population. On distingue l'insomnie aiguë, qui dure quelques jours à quelques semaines, et l'insomnie chronique, qui dure quelques mois à quelques années.

L'*hypersomnie* est définie par une plainte portant sur une augmentation quantitative et une diminution qualitative du sommeil. L'hypersomnie concerne 5 % de la population.

Dans les deux cas, la quantité et la qualité du sommeil sont souvent insuffisantes pour permettre au patient de se sentir reposé.

CAUSES ET MÉCANISMES

INSOMNIE AIGUË

L'insomnie aiguë est souvent contemporaine de facteurs de stress. Ceux-ci entraînent une hypervigilance responsable de l'insomnie. L'insomnie aiguë peut également accompagner une pathologie psychiatrique aiguë. La dépression s'accompagne d'insomnie et/ou d'hypersomnie. L'insomnie matinale avec réveils précoces est caractéristique des épisodes dépressifs mélancoliques. La réduction du besoin de sommeil est caractéristique des épisodes maniaques dont elle est souvent le signe inaugural.

INSOMNIE CHRONIQUE

L'insomnie chronique peut être secondaire à une pathologie somatique (en particulier neurologique), à une pathologie psychiatrique (en particulier les troubles anxieux), à une prise médicamenteuse (par exemple, antidépresseurs). Il peut également s'agir d'une insomnie chronique primaire, c'est-à-dire isolée et sans facteur déclenchant évident.

HYPERSOMNIE

L'hypersomnie peut être secondaire à une pathologie somatique (syndrome d'apnées du sommeil, narcolepsie), à une pathologie psychiatrique (dépression), à une prise médicamenteuse (psychotropes, antalgiques).

INVERSION DU CYCLE NYCTHÉMÉRAL

L'association d'une insomnie nocturne et d'une hypersomnie diurne définit l'inversion du cycle nycthéméral. Elle se rencontre en cas de décalage horaire mais également dans la confusion mentale. La confusion mentale est une urgence diagnostique et souvent thérapeutique. Le patient somnole pendant la journée et s'agite pendant la nuit.

TRAITEMENT

Le traitement des troubles du sommeil repose en premier lieu sur la recherche et le traitement d'une cause.

Le traitement symptomatique de l'insomnie aiguë repose sur la prescription d'un hypnotique. On choisira une benzodiazépine ou une molécule apparentée (**zolpidem**, *STILNOX* 10 mg, **zopiclone**, *IMOVANE* 7,5 mg). Cette prescription doit être limitée à 4 semaines. En cas de non-réponse aux *benzodiazépines*, on peut utiliser l'**alimémazine** (*THÉRALÈNE*, 10 à 40 mg) en comprimés ou en gouttes.

Le traitement de l'insomnie chronique primaire repose en première intention sur la thérapie cognitive et comportementale et des conseils d'hygiène de vie. Il faut notamment encourager le patient à adopter des horaires de réveil fixes et à éviter les excitants après 16 h. La relaxation comportementale est particulièrement indiquée. La prescription de psychotropes doit être limitée au strict minimum.

PRONOSTIC

Le pronostic des troubles du sommeil secondaires à une pathologie sous-jacente dépend de l'évolution de cette pathologie. Le pronostic des insomnies aiguës est plus favorable que celui des insomnies chroniques. Le traitement des insomnies chroniques primaires est souvent long et délicat. Il requiert une participation active du sujet et un soutien psychologique important.

FICHE INFIRMIÈRE

EXAMENS

Les troubles du sommeil aigus compliquant un trouble psychiatrique ou des facteurs de stress évidents ne justifient pas d'examens complémentaires. En cas d'hypersomnie diurne, on pratiquera une polysomnographie avec mesure des latences multiples d'endormissement et enregistrement d'une nuit de sommeil. La confusion mentale est une urgence diagnostique et thérapeutique et les examens complémentaires doivent être réalisés rapidement (*cf.* Confusion mentale, p. 1437).

SURVEILLANCE DU TRAITEMENT

SOINS – TRAITEMENT

Les hypnotiques sont administrés par voie *per os*, au mieux 30 à 60 min avant le coucher. Il ne faut pas hésiter à délivrer un traitement prescrit « si besoin ». La disponibilité potentielle de ce traitement médicamenteux permet de diminuer l'anxiété anticipatoire et de favoriser l'endormissement. Il faut faire préciser au médecin la conduite à tenir après une certaine heure (par exemple, diminution de la dose du traitement si besoin de moitié). Enfin, il faut veiller à ce que le patient ne ►

consomme pas d'excitant après 16 h (café ou thé notamment).

EFFICACITÉ DU TRAITEMENT

L'efficacité du traitement s'apprécie sur la reprise d'un sommeil satisfaisant en quantité et en qualité. L'objectif du traitement à long terme est de diminuer la souffrance subjective du patient et le retentissement des troubles du sommeil sur sa qualité de vie.

EFFETS INDÉSIRABLES

Les **hypnotiques** apparentés aux **benzodiazépines** peuvent entraîner une somnolence diurne, des céphalées, des nausées et des sensations vertigineuses qui nécessitent une diminution de traitement. Certains patients peuvent présenter des cauchemars, des hallucinations hypnagogiques (d'endormissement), voire un syndrome confuso-onirique *a minima*.

> La dépression mélancolique s'accompagne d'une insomnie avec réveils précoces. Habituellement, les symptômes dépressifs atteignent leur intensité maximale à ce moment et le risque de passage à l'acte suicidaire est majeur. Il faut être particulièrement vigilant : « Le mélancolique se suicide à l'aube ». Il faut l'encourager à solliciter l'équipe soignante et savoir anticiper cette demande difficile à formuler. Une insomnie aiguë sévère peut inaugurer une inversion de l'humeur et précéder un épisode maniaque lors du traitement d'une dépression. L'état du patient au réveil permet de distinguer l'insomnie maniaque et l'insomnie dépressive avec un patient en pleine forme dans le premier cas et un patient au plus bas dans le second.

ÉDUCATION ET CONSEILS

Concernant les insomnies chroniques, il faut commencer par des conseils d'hygiène de vie. Il faut notamment encourager le patient à adopter des horaires de réveil fixes, à éviter les excitants après 16 h et à pratiquer l'exercice physique dans la journée. Le cas échéant, il faut insister sur l'intérêt de pratiquer la relaxation comportementale et de limiter l'automédication. Toute prise de psychotropes doit être soumise à l'évaluation d'un médecin.

Concernant les insomnies aiguës, les patients sont en général très anxieux de ne plus parvenir à s'endormir un soir de plus. Ils s'astreignent à des horaires de coucher trop précoces et essaient de s'endormir sur commande. Cette attitude renforce l'anxiété anticipatoire (peur de ne pas réussir à dormir) et l'hypervigilance, et favorise l'insomnie. Il faut au contraire leur conseiller de se lever, se mettre dans un endroit calme et faiblement éclairé et de lire en s'efforçant de se concentrer uniquement sur ce qu'ils font. Quelques exercices de relaxation comportementale peuvent être enseignés.

FICHE PHARMACOLOGIE

HYPNOTIQUES – BENZODIAZÉPINES

■ **Estazolam**

NUCTALON					
Insomnie occasionnelle et transitoire : 1/2 à 1 cp. le soir Insomnie chronique (à déconseiller) : 1/2 à 1 cp. le soir	20 cp. séc. 2 mg	2,57	I	30 %	0,13

Témazépam

NORMISON					
Insomnie occasionnelle et transitoire : 10 à 20 mg le soir Insomnie chronique (à déconseiller) : 10 à 20 mg	14 cp. 10 mg 7 cp. 20 mg	2,30 2,11	I I	65 % 65 %	0,16 0,30

Nitrazépam

MOGADON					
Insomnie : 2,5 à 5 mg le soir	20 cp. séc. 5 mg 100 cp. séc. 5 mg	1,77 HOP	I I	30 %	0,09

Lormétazépam

NOCTAMIDE					
Insomnie : 0,5 à 2 mg le soir	14 cp. séc. 1 mg 14 cp. séc. 2 mg	1,88 2,44	I I	65 % 65 %	0,13 0,17

Loprazolam

HAVLANE					
Insomnie occasionnelle, transitoire : 1 cp. le soir Insomnie chronique (à déconseiller) : 1 cp. le soir	20 cp. séc. 1 mg	3,27	I	65 %	0,16

ANTIHISTAMINIQUES

Doxylamine

DONORMYL					
Insomnie : 1/2 à 2 cp. le soir	10 cp. séc. 15 mg 10 cp. efferv. 15 mg		I I	NR NR	
NOCTYL					
Idem *DONORMYL*	10 cp. séc. 15 mg		I	NR	
LIDENE					
Idem *DONORMYL*	10 cp. séc. 15 mg		I	NR	

Prométhazine

PHÉNERGAN					
Insomnie : 1 à 2 cp. le soir	20 cp. 25 mg	1,53	I	15 %	0,08

■ **Zolpidem**

STILNOX					
Insomnie occasionnelle, transitoire : 1 cp. le soir (1/2 à 1 cp. chez le sujet de plus de 65 ans) Insomnie chronique (prescription déconseillée) : 1/2 à 1 cp. le soir	7 cp. séc. 10 mg 14 cp. séc. 10 mg	2,30 3,23	I I	65 % 65 %	0,33 0,23

■ **Zopiclone**

IMOVANE					
Insomnie occasionnelle, transitoire : 1 cp. à 7,5 mg le soir 1 cp. à 3,75 mg ou 1/2 cp. à 7,5 mg le soir chez les patients > 65 ans ou présentant une insuffisance rénale, hépatique ou respiratoire Insomnie chronique (prescription déconseillée) : 1/2 à 1 cp. le soir	5 cp. 3,75 mg 14 cp. 3,75 mg 30 cp. 3,75 mg 5 cp. séc. 7,5 mg 14 cp. séc. 7,5 mg 20 cp. séc. 7,5 mg	1,80 3,04 HOP 1,88 3,19 HOP	I I I I I I	65 % 65 % 65 % 65 % 	0,36 0,22 0,38 0,23

Propriétés

Les **hypnotiques** ont des propriétés proches des **anxiolytiques**. Les **benzodiazépiniques**, les **cyclopyrrolones**, les **imidazopyridines** agissent sur les récepteurs GABAergiques. Les autres molécules sont **antihistaminiques** ou assimilées aux **antipsychotiques**.

Indications

Les **hypnotiques** sont indiqués en cas d'insomnie aiguë (occasionnelle et transitoire). Les insomnies chroniques ne représentent pas une indication de ces produits en raison du risque de dépendance. Le risque de dépendance des **BZD** impose des règles de prescription et une limitation d'emploi. Le renouvellement de la délivrance d'un **hypnotique** et/ou **anxiolytique** n'est possible qu'à l'intérieur de la durée de prescription limitée à 2, 4 ou 12 sem. selon le cas et seulement si le prescripteur a précisé le nombre de renouvellements ou la durée de traitement. Il ne peut avoir lieu qu'après un délai déterminé résultant de la posologie et des quantités précédemment délivrées (arrêté du 7 octobre 1991). Lorsqu'un médicament contient un ou plusieurs **hypnotiques** et **anxiolytiques** et qu'il comporte l'indication « insomnie » sur son AMM, il est soumis à la réglementation la plus stricte (art. R.5132-21 du CSP). Ne peuvent être prescrits pour une durée supérieure à 4 sem : **clorazépate dipotassique**, **estazolam**, **loprazolam**, **lormétazépam**, **nitrazépam**, **témazépam**, **zopiclone**, **zolpidem**.

Contre-indications

Elles sont identiques à celles des **BZD** : myasthénie, insuffisance respiratoire et/ou hépatique sévère, hypersensibilité.

Précautions d'emploi

Cf. Précautions d'emploi des benzodiazépines.

Effets indésirables

SUR LE SOMMEIL

Les **BZD** entraînent une modification de l'architecture du sommeil avec une diminution du sommeil paradoxal et du sommeil lent profond.

Le **zopiclone** et le **zolpidem** semblent mieux préserver cette architecture du sommeil.

À l'arrêt du traitement on peut observer :

• un rebond de sommeil paradoxal avec des rêves désagréables pour les **BZD** ;

• un rebond d'insomnie avec les produits à demi-vie courte ou pour des posologies élevées ;

• une anxiété de sevrage avec les **benzodiazépines**.

SUR L'ÉTAT DE VEILLE

Les produits à demi-vie longue peuvent entraîner une somnolence diurne, des réveils peu agréables (sensation de « gueule de bois »), des troubles mnésiques (syndrome amnésie-automatisme avec le **zolpidem** : *STILNOX*).

Syndromes extrapyramidaux avec les apparentés aux **antipsychotiques**.

PHARMACODÉPENDANCE

Les **hypnotiques** avec une biodisponibilité rapide et une demi-vie courte peuvent induire des phénomènes de dépendance.

Interactions médicamenteuses

Éviter l'utilisation d'alcool ou d'autres sédatifs.

AUTRES HYPNOTIQUES

Mélatonine

CIRCADIN				
2 mg x 1/j 1-2h avant le coucher et après le repas	30 cp. LP 2 mg		II	NR

Propriétés

La mélatonine est une hormone naturellement sécrétée par l'organisme, dont les récepteurs sont impliqués dans la régulation des rythmes circadiens, en particulier le rythme veille-sommeil.

Indications

Traitement à court terme de l'insomnie primaire, en monothérapie, chez les patients de 55 ans ou plus.

Contre-indications

Hypersensibilité.
Patient < 18 ans (manque de données).

Précautions d'emploi

Peut entraîner une somnolence diurne.
Contient du lactose.

Maladie auto-immune, insuffisance hépatique, grossesse : traitement déconseillé (manque de données).

Effets indésirables

Peu fréquents (< 1/100) : irritabilité, insomnie, céphalées, vertiges, asthénie, hypertension artérielle, douleurs abdominales, prurit, etc.

Interactions médicamenteuses

Diminution de l'activité de la **mélatonine** :
• **consommation d'alcool** fortement déconseillée;
• tabac, **carbamazépine**, **rifampicine** : prudence.

Augmentation de l'activité de la **mélatonine** :
• **fluvoxamine** déconseillée.
• **cimétidine**, **quinolones**, œstrogénothérapie : prudence.

Dexmédétomidine

DEXDOR					
Solution diluée en perf. IV uniquement Dose initiale : 0,7 µg/kg/h, ajustée pour atteindre le niveau de sédation fixé Dose max. : 1,4 µg/kg/h	25 amp. 2 mL 200 µg	HOP	I		

Propriétés

- Agoniste sélectif du récepteur α2,
- Sédatif, antalgique et anesthésique,
- Diminution de la fréquence cardiaque et de la pression artérielle avec une vitesse de perfusion lente,
- Augmentation des résistances vasculaires périphériques, de la pression artérielle et effet bradycardisant amplifié avec une dose plus élevée,
- Relativement pas d'effet dépresseur respiratoire.

Indications

Indication en Unité de Soins Intensifs chez l'adulte > 18 ans nécessitant un état de sédation pas plus profond que celui permettant une réponse à un stimulus verbal (0 à -3 sur l'échelle de Richmond).

Contre-indications

- Hypersensibilité à l'un des constituant,
- Bloc cardiaque avancé de niveau 2 ou 3 (sauf si pacemaker),
- Hypotension artérielle non contrôlée,
- Pathologies cérébrovasculaires aiguës,
- Allaitement.

Précautions d'emploi

- Déconseillé pendant la grossesse.
- Prudence en cas d'hypotention, d'antécédent de bradycardie, d'insuffisance hépatique sévère.

Effets indésirables

Très fréquents : hypotension, hypertension, bradycardie.
Fréquents : agitation, hyperglycémie, hypoglycémie, nausée, vomissements, syndrome de sevrage, hyperthermie.

Interactions médicamenteuses

Potentialisation des effets :
- anesthésiques, hypnotiques, **opioïdes**,
- médicaments hypotenseurs ou bradycardisants : **β-bloquants**, etc.

TROUBLES PSYCHOTIQUES AIGUS ET TRANSITOIRES

FICHE MALADIE

DÉFINITION

Il s'agit d'un syndrome et non d'une maladie. Les troubles psychotiques aigus et transitoires correspondent à la survenue brutale d'une expérience délirante comportant des perturbations des perceptions, des hallucinations et des idées délirantes. Il s'y associe souvent des troubles du comportement, une insomnie et une humeur labile oscillant entre tristesse et euphorie.

CAUSES ET MÉCANISMES

Les causes des troubles psychotiques aigus et transitoires ne sont pas connues. Les troubles psychotiques aigus et transitoires seraient secondaires à la survenue d'un stress sur un terrain vulnérable. La vulnérabilité aux troubles psychotiques met en jeu certains neuromédiateurs (dopamine), des facteurs de risque génétiques et des anomalies du développement cérébral précoce. Le stress peut être social (par exemple, rupture amoureuse) ou pharmacologique (par exemple, consommation de cannabis).

TRAITEMENT

Il s'agit d'une urgence psychiatrique.

Les troubles du comportement nécessitent le plus souvent une hospitalisation. Celle-ci permet de rechercher une cause « non psychiatrique » et de mettre en place un cadre thérapeutique sécurisant. En l'absence de consentement, les troubles psychotiques aigus peuvent donner lieu à une hospitalisation à la demande d'un tiers, voire une hospitalisation d'office (en cas d'atteinte à l'ordre public ou à la sûreté des personnes).

Le traitement médicamenteux par antipsychotique est fondamental. En cas de persistance de la symptomatologie après 4 à 6 semaines de traitement bien conduit, il faut augmenter les doses ou changer de molécule. En cas de résistance au traitement antipsychotique, d'agitation majeure et/ou de mise en jeu du pronostic vital (risque suicidaire, refus de s'alimenter), on peut avoir recours à l'électroconvulsivothérapie. En cas de bonne réponse au traitement antipsychotique, celui-ci doit être poursuivi 6 à 12 mois après rémission (disparition des symptômes).

L'agitation, les symptômes anxieux et/ou l'insomnie peuvent justifier le recours à un traitement sédatif par un **antipsychotique** sédatif (par exemple, **cyamémazine**, *TERCIAN*) ou une **benzodiazépine** (par exemple, **lorazépam**, *TÉMESTA*). Rigidité extrapyramidale gênante et dystonies aiguës peuvent être traitées par correcteurs anticholinergiques (par exemple, **tropatépine**, *LEPTICUR*). L'akathisie peut être traitée par **benzodiazépine** (akathisie nocturne) ou **β-bloquant** (akathisie diurne).

PRONOSTIC

Il est impossible de prédire l'évolution d'un trouble psychotique aigu pour un patient donné. En revanche, dans le cas d'un premier épisode, il est possible de schématiser l'évolution ainsi :

- un quart de guérison sans récidive ;
- un quart de guérison avec récidive(s) à l'identique ;
- un quart d'évolution vers un trouble schizophrénique ;
- un quart d'évolution vers un trouble bipolaire de l'humeur.

Après rémission du trouble psychotique aigu, la dépression post-psychotique est possible. Bien que leur pertinence ne soit pas clairement démontrée, de nombreux facteurs pronostiques ont été décrits dans les troubles psychotiques aigus et transitoires. Il faut entendre par facteur de mauvais pronostic, un facteur de risque d'évolution vers une schizophrénie.

FACTEURS DE BON PRONOSTIC	FACTEURS DE MAUVAIS PRONOSTIC
Antécédents personnels ou familiaux de troubles de l'humeur	Antécédent personnel de personnalité schizoïde ou schizotypique Antécédents familiaux de schizophrénie
Facteur déclenchant net	Absence de facteur déclenchant net
Début brutal	Début insidieux
Participation affective intense	Participation affective peu intense
Symptomatologie riche	Symptomatologie pauvre
Bonne réponse aux antipsychotiques	Mauvaise réponse aux antipsychotiques

FICHE INFIRMIÈRE

EXAMENS

Un premier épisode psychotique aigu nécessite la réalisation d'examens complémentaires pour éliminer une origine « non psychiatrique » et rechercher une contre-indication au traitement antipsychotique : NFS, plaquettes, ionogramme sanguin, urée, créatinine, glycémie, TSH, recherche de toxiques urinaires, imagerie cérébrale, EEG.

Le recours à un antipsychotique nécessite, si possible, la réalisation d'un ECG préthérapeutique afin de dépister un segment QT long congénital (marqueur de risque de troubles du rythme).

SURVEILLANCE DU TRAITEMENT

SOINS – TRAITEMENT

La prise des médicaments sera surveillée. En cas de doute sur la prise réelle, le recours à une forme buvable facilite la surveillance du traitement. En cas d'agitation importante ou de refus du traitement oral, le traitement antipsychotique peut être administré par voie IM, dans le quart supéro-externe de la fesse. De même, la contention physique doit être utilisée en cas de passage à l'acte auto-ou hétéro-agressif. Elle nécessite l'action coordonnée de quatre soignants et le maintien d'un contact verbal permanent avec le patient. Le but et les modalités de la contention sont clairement précisés au patient.

EFFICACITÉ DU TRAITEMENT

L'efficacité du traitement antipsychotique s'évalue cliniquement en deux temps. Le traitement doit être rapidement efficace sur l'anxiété, l'agitation, les troubles du sommeil, la méfiance et l'hostilité du patient. L'efficacité des antipsychotiques sur la symptomatologie psychotique proprement dite (hallucinations, idées délirantes) est beaucoup plus longue. Il est rare d'observer un effet antipsychotique patent avant 2 semaines de traitement et le choix de la molécule ne doit pas être remis en cause avant 4 à 6 semaines de traitement continu.

EFFETS INDÉSIRABLES

La tolérance du traitement s'apprécie sur les plans clinique et paraclinique.

Sur le plan clinique, on se fie au comportement du patient qui doit être apaisé, sans dormir en permanence. Le médecin doit être averti d'un patient trop endormi, ce qui entraîne un risque de chute, de fausse route et de mauvaise observance ultérieure. L'administration de **antipsychotiques** peut s'accompagner de dystonies aiguës, extrêmement angoissantes pour le patient. Celles-ci touchent fréquemment le visage avec un trismus empêchant le patient de s'exprimer. Dans ce cas, il faut rassurer le patient sur l'absence de gravité des troubles et leur caractère rapidement réversible. La prescription par le médecin d'un correcteur anticholinergique oral (par exemple, **tropatépine**, *LEPTICUR*) ou, le plus souvent, en IM, doit être réalisée en urgence.

Les **antipsychotiques** peuvent également s'accompagner d'une rigidité extrapyramidale avec marche à petit pas et roue dentée aux membres supérieurs. Il faut en prévenir le médecin qui soit adaptera les doses, soit changera de molécule, soit prescrira un traitement correcteur anticholinergique.

Le syndrome malin des **antipsychotiques** est un accident rare mais grave : *cf.* Fiche technique, p. 1418.

Sur le plan paraclinique, la surveillance de la tolérance du traitement nécessite la réalisation des examens suivants : ECG, NFS, plaquettes, ionogramme sanguin, urée, créatinine, glycémie, bilan hépatique.

Un patient sous contention nécessite une surveillance très régulière (au minimum toutes les 30 minutes). Les doses reçues sont parfois importantes et nécessitent la surveillance de la vigilance et des constantes cardiorespiratoires (fréquence cardiaque, fréquence respiratoire, pression artérielle). Il faut veiller à l'hydratation du patient. Une présence et un contact verbal rassurants doivent aider le pa- ▶

tient à vivre la contention comme un acte thérapeutique et non répressif.

Le risque de passage à l'acte auto- ou hétéro-agressif est important lors d'un trouble psychotique aigu. On aura soin d'établir un inventaire à l'entrée du patient et de conserver tout objet potentiellement dangereux.

ÉDUCATION ET CONSEILS

Un premier épisode psychotique est toujours un bouleversement pour le patient. Le premier contact avec la psychiatrie est extrêmement important. Il déterminera en grande partie la façon dont le patient s'inscrira dans l'alliance thérapeutique actuelle et future. L'équipe soignante joue un rôle majeur d'écoute, de réassurance et d'éducation. L'éducation porte sur deux axes :

- l'explication de l'épisode actuel ;
- les conseils pour éviter les rechutes.

Il est généralement inutile d'argumenter un patient délirant (« C'est dans votre tête »). Cela peut donner au patient l'impression qu'il n'est pas pris au sérieux. Rappelons qu'un patient souffrant d'hallucinations verbales entend réellement des voix. Essayez donc de vous convaincre que le livre que vous avez dans les mains n'existe pas ! L'annonce du diagnostic revient au médecin mais toute l'équipe soignante participe à son explication. Il faut insister sur la poursuite du suivi médical et du traitement antipsychotique après la sortie (même en cas de rémission complète). Le patient doit être averti du risque de rechutes. Il faut éclaircir avec lui le contexte de survenue de son épisode psychotique, souvent favorisé par un stress (en général social ou toxique). Certains livrets éducatifs très utiles peuvent être donnés au patient lors de sa sortie.

FICHE TECHNIQUE

SYNDROME MALIN DES ANTIPSYCHOTIQUES

Cette urgence médicale doit être suspectée systématiquement chez un patient sous antipsychotique présentant certains des signes suivants : hyperthermie, confusion, rigidité extrapyramidale, sueurs abondantes, tachycardie, encombrement bronchique, douleurs diffuses, polypnée, mutisme. Le médecin complète l'examen clinique par la prescription d'un bilan biologique en urgence : NFS, plaquettes, CRP, ionogramme sanguin, urée, créatinine, glycémie, calcémie, bilan hépatique, CPK, hémocultures. Dans ce cas, les antipsychotiques sont proscrits jusqu'à ce que le diagnostic soit réfuté. Si le diagnostic est confirmé, le patient doit être transféré en unité de soins intensifs.

Syndrome malin des antipsychotiques

SYMPTÔMES	EXAMENS
Hyperthermie Confusion Rigidité extrapyramidale Sueurs abondantes Tachycardie Encombrement bronchique Douleurs diffuses Polypnée Mutisme	NFS, plaquettes CRP Ionogramme sanguin, urémie, créatininémie Calcémie Bilan hépatique CPK Hémocultures

FICHE PHARMACOLOGIE

ANTIPSYCHOTIQUES – PHÉNOTHIAZINES

Phénothiazines aliphatiques

■ **Chlorpromazine**

LARGACTIL					
Psychoses aiguës : 100 à 600 mg/j Psychoses chroniques : 25 à 150 mg/j État d'agitation, états maniaque et hypomaniaque : 100 à 350 mg/j Syndrome confusionnel : 25 à 100 mg/j en 2 ou 3 prises Manifestation d'agressivité des psychoses de l'adulte : 1 à 2 amp. x 3/j en IM Préparation à l'anesthésie	50 cp. séc. 25 mg 30 cp. séc. 100 mg 5 amp. 25 mg/5 mL 1200 gttes 1 mg (fl.) 5000 gttes 1 mg (fl.)	3,49 5,74 7,17 3,83 HOP	I I I I I	65 % 65 % 65 % 65 %	0,07 0,19 1,43 0,00

■ **Cyamémazine**

TERCIAN					
États anxieux au cours des troubles névrotiques : 25 à 100 mg/j en 2 prises États anxieux au cours des psychoses : 100 à 400 mg/j en 2 à 3 prises Mélancolie anxieuse et/ou délirante en association aux **antidépresseurs** : 100 à 300 mg/j États d'agressivité chez l'adulte : 1 à 2 amp. en IM à renouveler si besoin	30 cp. séc. 25 mg 100 cp. séc. 25 mg 25 cp. séc. 100 mg 50 cp. séc. 100 mg 1200 gttes 1 mg (fl.) 4000 gttes 1 mg (fl.) 5 amp. 50 mg/5 mL	7,12 HOP 17,45 HOP 7,75 HOP 23,57	I I I I I I I	65 % 65 % 65 % 65 %	0,24 0,70 0,01 4,71

■ **Lévomépromazine**

NOZINAN					
États anxieux accompagnant les états psychotiques aigus : 50 à 300 mg/j État d'excitation psychomotrice : accès maniaque, bouffées délirantes : 50 à 200 mg/j en 2 à 3 prises Mélancolie anxieuse et dépression grave : 50 à 150 mg/j en 2 prises États psychotiques chroniques : 50 à 100 mg/j en 1 ou 2 prises	20 cp. séc. 25 mg 20 cp. séc. 100 mg 1200 gttes 1 mg (fl.) 5000 gttes 1 mg (fl.) 5 amp. 25 mg/1 mL	4,63 12,82 7,50 HOP 2,57	I I I I I	65 % 65 % 65 % 65 %	0,23 0,64 0,01 0,51

▪ Alimémazine

THÉRALÈNE					
Insomnies : 5 à 20 mg au coucher Traitement symptomatique des manifestations allergiques diverses : rhinite, conjonctivite, urticaire : 5 à 40 mg/j en en 2 à 3 prises	50 cp. séc. 5 mg 1200 gttes 1 mL (fl. 30 mL) 4000 gttes 1 mg 15 gobelets doseurs 2,5 mg	1,99 2,20 HOP	II II II	15 % 15 % NR	0,04 0,00

Phénothiazines pipéridinées

▪ Propériciazine

NEULEPTIL					
Agressivité au cours des affections psychiatriques : 10 à 60 mg/j Traitement d'appoint des psychoses chroniques : 50 à 200 mg/j	50 gél. 10 mg 50 cp. séc. 25 mg 1200 gttes 0,25 mg (sol. buv.) 1200 gttes 1 mg (sol. buv.)	7,32 8,53 3,78 7,01	I I I I	65 % 65 % 65 % 65 %	0,15 0,17 0,00 0,01

▪ Pipotiazine

PIPORTIL					
Psychoses chroniques : délires chroniques, schizophrénies, psychoses hallucinatoires chroniques À visée antidéficitaire : 3 à 8 mg/j en 2 prises À visée antidélirante : 20 à 60 mg/j en prises	20 cp. séc. 10 mg 400 gttes 1 mg (sol. buv. 4 %)	14,74 26,45	I I	65 % 65 %	0,74 0,07

THIOXANTHÈNES

▪ Zuclopenthixol

CLOPIXOL					
États psychotiques aigus et chroniques : schizophrénies, délire chronique, psychose hallucinatoire chronique : 20 à 200 mg/j en 2 à 3 prises États d'agitation psychomotrice au cours des schizophrénies, des états maniaques : 50 à 200 mg/j Déséquilibre psychopathique grave : 50 à 150 mg/j	30 cp. 10 mg 98 cp. 10 mg 30 cp. 25 mg 98 cp. 25 mg 800 gttes (fl. 20 mL)	5,22 HOP 11,10 HOP 9,72	I I I I I	65 % 65 % 65 %	0,17 0,37 0,01

Flupentixol

FLUANXOL					
Traitement d'attaque des psychoses à dominante déficitaire, anxieuse et dépressive : 50 à 200 mg/j Traitement des psychoses chroniques : 20 à 50 mg/j en 1 prise États d'excitation et d'agitation psychomotrice : 100 à 200 mg/j en 2 à 3 prises	400 gttes 1 mg (sol. buv. 4 %)	6,70	I	65 %	0,02

BENZAMIDES

Sulpiride

DOGMATIL					
Psychoses aiguës : 400 à 1 600 mg/j en 2 à 3 prises Psychoses déficitaires : 50 à 500 mg/j	30 gél. 50 mg 100 gél. 50 mg 150 gél. 200 mg 12 cp. séc. 200 mg 40 càc 25 mg (sol. buv.)	3,91 HOP HOP 5,19 2,52	I I I I I	30 % 65 % 30 %	0,13 0,43 0,06
SYNÉDIL					
200 à 1 000 mg/j	4000 gttes (0,5 g/100 mL) 30 gél. 50 mg	2,82 4,45	I I	30 % 30 %	0,07 0,15
SYNÉDIL FORT					
Idem *SYNÉDIL*	12 cp. 200 mg	5,96	I	65 %	0,50

Amisulpride

SOLIAN					
Psychoses productives : schizophrénies paranoïdes et troubles délirants persistants : 300 à 1 000 mg/j en 2 à 3 prises Psychoses déficitaires : 50 à 150 mg/j	30 cp. séc. 100 mg 150 cp. séc. 100 mg 60 cp. séc. 200 mg 150 cp. séc. 200 mg 30 cp. séc. 400 mg 6 amp. 4 mL/200 mg 1 fl. 60 mL avec ser.	11,41 HOP 43,12 HOP 43,12 HOP 45,37	I I I I I I I	65 % 65 % 65 % 65 %	0,38 0,72 1,44 45,37

Tiapride

TIAPRIDAL					
États d'agitation et d'agressivité chez le sujet âgé et l'éthylique : 200 à 400 mg : par ex. 2 à 4 amp. en IM/j Algies intenses et rebelles Mouvements choréiques : 300 à 800 mg/j	20 cp. séc. 100 mg 150 cp. 100 mg 12 amp. 100 mg/ 2 mL 1 fl. 30 mL sol. buv. 5 mg/gtte	3,67 HOP 5,24 12,23	I I I I	30 % 30 % 30 %	0,18 0,44 12,23

BUTYROPHÉNONES

Halopéridol

HALDOL					
États psychotiques aigus : 5 à 30 mg/j États psychotiques chroniques : 3 à 8 mg/j en traitement d'entretien	40 cp. 1 mg	1,98	I	30 %	0,05
	30 cp. 5 mg	3,37	I	65 %	0,11
	300 gttes 0,1 mg (sol. buv. 2 mg/mL)	1,75	I	65 %	0,01
	5 amp. 5 mg/mL	2,04	I	65 %	0,41
	4 fl. 300 gttes 0,1 mg (sol. buv. 2 mg/mL)	HOP	I		
HALDOL DECANOAS					
États psychotiques chroniques : 1 inj. IM toutes les 4 semaines	1 amp. inj. 50 mg/mL	4,39	I	65 %	4,39
	5 amp. inj. 50 mg/mL	17,37	I	65 %	3,47

Dropéridol

DROLEPTAN					
Voie IV (amp. à 1 mL) : Nausées et vomissements postopératoires de l'adulte (0,625 à 2,5 mg) et de l'enfant (0,020 à 0,075 mg/kg) Prévention des nausées et vomissements induits par les morphiniques en analgésie autocontrôlée postopératoire chez l'adulte : 0,05 à 0,1 mg avec chaque bolus de 1 mg de morphine Voie IM (amp. à 1 mL) : États d'agitation dans les psychoses aiguës et chroniques : 2,5 à 5 mg × 2 à 4/j Risque de torsades de pointe (surveillance ECG)	10 amp. 1 mL (2,5 mg/mL)	HOP	I		
	10 amp. 2 mL (5 mg/2 mL)	HOP	I		
	10 amp. 2,5 mL (1,25 mg/2,5 mL)	HOP	I		

Pipampérone

DIPIPÉRON					
États d'agressivité, en particulier sujet âgé : 5 à 10 gttes x 3/j Psychoses chroniques : 40 à 120 mg/j	20 cp. 40 mg	2,11	I	65 %	0,11
	4 fl. 195 mL (40 mg/mL)	HOP	I		
	600 gttes 2 mg	2,75	I	65 %	0,00

APPARENTÉS AUX BUTYROPHÉNONES

Pimozide

ORAP					
Psychoses chroniques : antidéficitaire : 1 à 3 mg/j antiproductif : 4 à 20 mg/j	30 cp. 1 mg	2,12	I	65 %	0,07
	30 cp. 4 mg	5,08	I	65 %	0,17

■ Penfluridol

SÉMAP					
États psychotiques chroniques A. 1 à 3 cp. en 1 prise hebdomadaire Sujet âgé : 1 cp. en 1 prise hebdomadaire	6 cp. 20 mg	3,68	I	65 %	0,61

ANTIPSYCHOTIQUES ATYPIQUES

Dibenzodiazépines

■ Clozapine

LÉPONEX					
Schizophrénies résistantes : 50 à 800 mg/j Délivrance particulière : spécialistes et psychiatres. Surveillance régulière de la NFS avec un carnet de contrôle	7 cp. séc. 25 mg 14 cp. séc. 25 mg 28 cp. séc. 25 mg 14 cp. séc. 100 mg 28 cp. séc. 100 mg	1,99 3,13 5,43 10,37 20,21	I I I I I	65 % 65 % 65 % 65 % 65 %	0,28 0,22 0,19 0,74 0,72

■ Olanzapine

ZYPREXA					
Schizophrénie : 10 mg/j en 1 seule prise avec adaptation posologique de 5 à 20 mg/j en fonction de l'état clinique du patient Épisode maniaque : 15 mg/j puis idem schizophrénie Trouble bipolaire : prévention des rechutes chez un patient ayant répondu au *ZYPREXA* lors d'un épisode maniaque	28 cp. 5 mg 28 cp. 7,5 mg 56 cp. 7,5 mg 28 cp. 10 mg 56 cp. 10 mg 1 fl. inj. IV 10 mg	46,05 46,05 87,82 87,82 HOP HOP	I I I I I I	65 % 65 % 65 % 65 %	1,64 1,64 1,57 3,14
ZYPREXA VELOTAB					
Idem *ZYPREXA*	28 cp. 5 mg orod. 28 cp. 10 mg orod. 28 cp. 15 mg orod. 28 cp. 20 mg orod.	46,05 46,05 HOP HOP	I I I I	65 % 65 %	1,64 1,64
ZYPADHERA					
Traitement de maintien chez les patients adultes schizophrènes 1 inj. toutes les 2 à 4 sem.	1 inj. IM 210 mg LP 1 inj. IM 300 mg LP 1 inj. IM 405 mg LP	HOP HOP HOP	I I I		
ZALASTA					
Idem *ZYPREXA*	28 cp. 5 mg 28 cp. orodisp. 5 mg 28 cp. 7,5 mg 28 cp. 10 mg 28 cp. orodisp. 10 mg	25,07 25,07 25,07 45,83 45,83	I I I I I	65 % 65 % 65 % 65 % 65 %	0,90 0,90 0,90 1,64 1,64

Quétiapine

XEROQUEL LP					
Voie orale, une seule prise quotidienne Schizophrénie : 300 mg à J1, 600 mg à J2 Traitement d'entretien : 400-800 mg/j Épisode dépressif majeur : 50 mg à J1, 100 mg à J2, 200 mg à J3 et 300 mg à J4 Entretien : 200-600 mg /j Troubles bipolaires : 300-800 mg/j À adapter en fonction de la clinique, des caractéristiques du patient et du traitement associé	10 cp. 50 mg LP 30 cp. 50 mg LP 100 cp. 50 mg LP 30 cp. 300 mg LP 60 cp. 300 mg LP 100 cp. 300 mg LP 30 cp. 400 mg LP 60 cp. 400 mg LP 100 cp. 400 mg LP	10,03 29,01 HOP 63,27 122,24 HOP 91,87 179,43 HOP	I I I I I I I I I	65 % 65 % 65 % 65 % 65 % 65 %	1,00 0,97 2,11 2,04 3,06 2,99

Benzisoxazole

Rispéridone

RISPERDAL					
A. : psychoses aiguës et chroniques en particulier schizophrénies : 4 à 8 mg/j Traitement à court terme des épisodes maniaques aigus modérés à sévères E. : traitement des troubles du comportement (tels que hétéro-agressivité, automutilation, impulsivité majeure, et stéréotypies sévères) observés dans les syndromes autistiques, en monothérapie	60 cp. séc. 1 mg 60 cp. séc. 2 mg 30 cp. séc. 4 mg 30 mL sol. buv. 1 mg/mL 60 mL sol. buv. 1 mg/mL 120 mL sol. buv. 1 mg/mL	22,83 43,48 43,48 9,58 18,63 36,09	I I I I I I	65 % 65 % 65 % 65 % 65 % 65 %	0,38 0,72 1,45 0,32 0,31 0,30
RISPERDALORO					
Psychoses aiguës et chroniques en particulier schizophrénies : 4 à 8 mg/j *RISPERDALORO* 0,5 et 1 mg : E. de 5 à 11 ans présentant un retard mental accompagné de troubles du comportement (tels que agressivité, agitation, impulsivité, automutilations), en monothérapie	28 cp. orodisp. 0,5 mg 28 cp. orodisp. 1 mg 28 cp. orodisp. 2 mg 28 cp. orodisp. 3 mg 28 cp. orodisp. 4 mg	10,37 12,66 21,34 31,72 46,07	I I I I I	65 % 65 % 65 % 65 % 65 %	0,37 0,45 0,76 1,13 1,65

Dihydroxyquinolone

■ Aripiprazole

ABILIFY					
Schizophrénie : 15 mg/j en une seule prise Traitement et prévention des récidives des épisodes maniaques modérés à sévères des troubles bipolaires de type I A : 15 à 30 mg/j en une seule prise E. > 13 ans : 2 mg/j les premiers jours, 5 mg/j les jours suivants pour atteindre 10 mg/j pendant 12 sem. et posologie d'entretien	28 cp. 5 mg 28 cp. 10 mg 28 cp. 15 mg 1 inj. IV 7,5 mg/mL 28 cp. orodisp. 10 mg 28 cp. orodisp. 15 mg	97,67 97,67 97,67 HOP 97,67 97,67	I I I I I	65 % 65 % 65 % 65 % 65 %	3,49 3,49 3,49 3,49 3,49

Dibenzo-oxazépine

■ Asénapine

SYCREST					
Accès maniaque, trouble bipolaire Posologie initiale en monothérapie : 10 mg x 2/j Posologie initiale en polythérapie : 5 mg x 2/j Posologie d'entretien : 5 à 10 mg x 2/j en fonction de la réponse clinique	60 cp. subling. 5 mg 100 cp. subling. 5 mg 60 cp. subling. 10 mg 100 cp. subling. 10 mg	 HOP HOP	I I I I	NR NR 	

■ Palipéridone

XEPLION					
Traitement d'entretien de la schizophrénie chez l'adulte stabilisé ou ayant répondu à la **rispéridone** ou la **palipéridone** : 1 inj. IM dans le deltoïde à J_1=150 mg et J8 ± 2 j = 100 mg puis 1 inj. mensuelle (± 7 j) La dose d'entretien recommandée est de 75 mg à adapter en fonction de la tolérance et l'efficacité entre 25 et 150 mg À administrer dans le deltoïde ou le fessier Ne doit pas être utilisé si le contrôle immédiat des symptômes est recherché	1 ser. 25 mg 1 ser. 50 mg 1 ser. 75 mg 1 ser. 100 mg 1 ser. 150 mg	111,90 218,25 280,58 342,96 509,22	I I I I I	65 % 65 % 65 % 65 % 65 %	111,90 218,25 280,58 342,96 509,22

ANTIPSYCHOTIQUES D'ACTION PROLONGÉE

Zuclopenthixol décanoate

CLOPIXOL ACTION PROLONGÉE					
Traitement initial des psychoses aiguës, des états maniaques, et des moments féconds des psychoses chroniques : 50 à 200 mg en 1 seule inj. en IM profonde pour 72 h. À renouveler rarement 8 h après la 1re inj. Prévoir relais *per os* après 72 h	1 amp. inj. (IM) 200 mg/mL 10 amp. inj. (IM) 200 mg/mL	7,66 HOP	I I	65 %	

Zuclopenthixol acétate

CLOPIXOL ACTION SEMI-PROLONGÉE					
Psychoses chroniques : schizophrénies, délire paranoïde, psychose hallucinatoire chronique 1 à 2 amp. en IM profonde/3 sem.	5 amp. inj. (IM) 50 mg/mL	HOP	I		

Flupentixol décanoate

FLUANXOL LP					
Psychoses chroniques : - à visée antidéficitaire : 20 à 80 mg toutes les 2 à 3 sem. en IM profonde - à visée antidélirante : 80 à 300 mg en IM profonde toutes les 2 à 4 sem. Traitement de fond des troubles du comportement chez les éthyliques : 100 mg en IM toutes les 3 sem. (risque de dyskinésie tardive)	4 amp. inj. 20 mg/mL 1 amp. inj. 100 mg/mL	7,50 7,66	I I	65 % 65 %	1,88 7,66

Fluphénazine

MODÉCATE					
Psychoses délirantes chroniques : schizophrénies, troubles délirants persistants, psychose hallucinatoire chronique. 25 à 150 mg en IM profonde toutes les 3 à 4 sem.	3 amp. 25 mg/mL 1 fl. 125 mg/5 mL	6,40 9,35	I I	65 % 65 %	2,13 9,35

Pipotiazine

PIPORTIL L4					
Psychoses chroniques : 20 à 200 mg en IM profondes toutes les 3 à 4 sem.	3 amp. 25 mg/mL 1 amp. 100 mg/4 mL	12,93 12,38	I I	65 % 65 %	4,31 12,38

PIPORTIL					
États psychotiques aigu ou chronique : 5 à 20 mg/j	20 cp. 10 mg 400 gttes (sol. buv. 4 %)	14,74 26,45	I I	65 % 65 %	0,74 0,07

■ **Rispéridone**

RISPERDALCONSTA LP					
Psychoses aiguës et chroniques en particulier schizophrénies en relais du traitement *per os* : 1 injection IM/2 sem. avec poursuite du *RISPERDAL per os*en relais pendant 3 sem.	1 ser. 25 mg/2 mL 1 ser. 37,5 mg/2 mL 1 ser. 50 mg/2 mL	103,35 133,06 162,80	I I I	65 % 65 % 65 %	103,35 133,06 162,80

Propriétés

Le terme **antipsychotique** a remplacé celui de neuroleptique.

Delay et Denicker ont défini les **antipsychotiques** comme des molécules capables :

• d'entraîner une sédation et une réduction des états d'agitation et d'excitation ;

• d'avoir une activité antidélirante et sur les hallucinations ;

• de créer d'un état d'indifférence psychomotrice ;

• de produire des symptômes extrapyramidaux ;

• d'agir principalement au niveau sous-cortical.

On distingue actuellement des **antipsychotiques** conventionnels de première génération et des **antipsychotiques** dits de seconde génération, ou **atypiques (APA)**. Il n'existe pas à l'heure actuelle de consensus pour définir les propriétés des **APA**. La notion d'atypicité correspond au fait que ces molécules ne répondent pas à la définition classique, en particulier parce qu'elles induisent moins d'effets extrapyramidaux par diminution des effets anti-D2 nigrostrié, par effets anti-5HT2. L'effet anti-5HT2 est également responsable d'une diminution des effets indésirables au niveau hypothalamohypohysaire (moins d'aménorrhée-galactorrhée) et mésocortical (moins de symptômes négatifs secondaires).

Les **antipsychotiques** bloquent principalement les récepteurs centraux dopaminergiques (D1, D2, D3, D4).

Ils possèdent également à des degrés divers des propriétés anticholinergiques, adrénolytiques, antisérotoninergiques 5HT2, antihistaminiques H_1. Ces différents sites d'action expliquent les effets thérapeutiques variés des **antipsychotiques** et les différences d'action observées entre ces molécules.

L'**aripiprazole** (*ABILIFY*) est un agoniste dopaminergique partiel. Il occupe les récepteurs dopaminergiques centraux dont il diminue la disponibilité pour la dopamine endogène.

En dehors de leurs propriétés antipsychotiques, les **antipsychotiques** peuvent être utilisés en anesthésie, comme antiémétisants et contre les manifestations allergiques.

CLASSIFICATION

Les classifications sont établies à partir des effets thérapeutiques prédominants, des effets indésirables, de la possibilité d'utilisation en urgence.

***Classification thérapeutique des* antipsychotiques**

Antipsychotiques sédatifs	Antipsychotiques antiproductifs	Antipsychotiques antidéficitaires
• *LARGACTIL* • *FLUANXOL* • *NOZINAN* • *NEULEPTIL* • *TERCIAN* • *CLOPIXOL* • *TIAPRIDAL* • *DIPIPÉRON*	• *HALDOL* • *PIPORTIL* • *DROLEPTAN* • *SÉMAP* • *LOXAPAC*	• *ORAP* • *PIPORTIL* • *SOLIAN* • *DOGMATIL*

Classification des* antipsychotiques *en fonction de leur atypicité

ANTIPSYCHOTIQUES ATYPIQUES	ANTIPSYCHOTIQUES ATYPIQUES DE NOUVELLE GÉNÉRATION
• *LÉPONEX* • *ZYPREXA* • *RISPERDAL* • *XEROQUEL* • *SYCREST*	• *ABILIFY*

Antipsychotiques utilisés préférentiellement en situation d'urgence : *CLOPIXOL, LOXAPAC, ABILIFY*.

Indications

Les **antipsychotiques** sont indiqués de façon privilégiée dans le traitement des troubles psychotiques aigus et chroniques : troubles délirants persistants, schizophrénies, troubles psychotiques aigus et transitoires. Ils constituent un traitement symptomatique d'appoint dans les troubles affectifs délirants maniaques ou dépressifs, les syndromes confusionnels, les états d'agitation, les états d'angoisse sévères avec dépersonnalisation, les troubles de personnalité limite, les états névrotiques graves.

Dans tous les cas, le maintien au long cours de ces traitements doit être régulièrement rediscuté en tenant compte du risque de dyskinésie tardive.

Les indications neurologiques des **antipsychotiques** sont les tics et la maladie de Gilles de la Tourette. Les antipsychotiques atypiques (**clozapine**) auraient un intérêt dans les formes graves de la maladie de Parkinson avec symptômes psychotiques.

Contre-indications

Il n'existe pas de réelle contre-indication absolue aux **AP**. Les contre-indications sont liées aux effets indésirables de ces médicaments. On déconseillera l'emploi des **AP** dans les situations cliniques suivantes :

• maladie de Parkinson en raison du risque de majoration des signes extrapyramidaux ;
• dyskinésie tardive (*cf. infra*) ;
• phéochromocytome pour les **benzamides** ;
• glaucome à angle fermé, adénome de prostate pour les **AP** anticholinergiques ;
• toute fièvre inexpliquée ;
• les syndromes catatoniques (contre-indication initiale aux **AP** en raison du risque accru de syndrome malin) ;
• en cas d'antécédents d'agranulocytose, éviter la **clozapine** ;

• arythmie, angor, éviter les **phénothiazines** ;
• porphyrie ; on utilisera préférentiellement la **chlorpromazine** (*LARGACTIL*).

Précautions d'emploi

Grossesse : la grossesse constitue une contre-indication relative aux **antipsychotiques**.
Les nouveaux **antipsychotiques** n'ont pas encore démontré leur absence d'effets tératogènes. On évitera également de prescrire au 1er trimestre et à l'approche du terme.
Chlorpromazine (*LARGACTIL*) et **halopéridol** (*HALDOL*) : possibles toute la grossesse. Si le traitement est poursuivi jusqu'à l'accouchement, en particulier à fortes doses, tenir compte d'un risque possible chez le nouveau-né de signes atropiniques (tachycardie, etc.), de signes extrapyramidaux (hypertonie, etc.) et de sédation. Les signes atropiniques sont majorés en cas d'association aux correcteurs antiparkinsoniens.
Risque d'hypotension maternelle lors de l'utilisation de la forme injectable.
Envisageables toute la grossesse : **cyamémazine, fluphénazine, lévomépromazine, pipotiazine, propériciazine, amisulpride, sulpiride, tiapride, lévomépromazine, pipotiazine, propériciazine, clozapine, loxapine, olanzapine.**
À éviter par prudence toute la grossesse : **perphénazine, dropéridol, pipampérone, flupentixol, zuclopenthixol, pimozide.**
En cours d'évaluation : **rispéridone, aripiprazole.**
Allaitement : déconseillé.

Effets indésirables

EFFETS PSYCHIATRIQUES

Somnolence souvent liée à une posologie trop importante (conducteurs de véhicules).
Syndrome confuso-onirique : principalement les produits anticholinergiques, lors d'administration chez le sujet âgé et en cas de lésion cérébrale. On conseille d'arrêter le traitement **antipsychotique**.
Dépression. L'effet dépressiogène des **antipsychotiques** est encore discuté. Dans ce cas on conseille généralement de réduire les doses d'**antipsychotique** et d'adjoindre un **antidépresseur** dans un second temps.
Les **antipsychotiques** antidéficitaires administrés à faible dose peuvent entraîner parfois une réactivation délirante et anxieuse transitoire. Il faut distinguer cet effet des symptômes de l'akathisie.

EFFETS NEUROLOGIQUES

Ils sont d'autant plus asmarqués que le produit possède des propriétés antiproductives et antidopaminergiques. Les **antipsychotiques atypiques** induisent peu ce type de troubles neurologiques.

▶ Dyskinésies et dystonies aiguës précoces

Trismus, torticolis, plafonnement du regard, crise oculogyre, etc. Impressionnants, ils cèdent à la prise de correcteurs anticholinergiques injectables (**tropatépine**, *LEPTICUR* 10 mg 1 amp. *per os* ou IM si besoin). Ils surviennent précocement en début de traitement.

▶ Syndrome parkinsonien d'imprégnation aux antipsychotiques

Akinésie, bradykinésie, hypertonie extrapyramidale, tremblement parkinsonien. Ils surviennent plus tardivement après 2 à 3 sem. de traitement. En fonction de la réponse thérapeutique, on peut, dans un premier temps, conseiller la réduction de la posologie de **antipsychotiques** et dans un second temps prescrire un correcteur **antiparkinsonien**, par exemple : **tropatépine**, *LEPTICUR* 1 cp. x 2/j, **bipéridène** (*AKINETON RETARD*) : 1 cp. x 2/j.

▶ Syndrome hyperkinétique

Akathasie-tasikinésie. Le syndrome d'impatience motrice et psychique est très mal toléré par les patients. Le syndrome hyperkinétique répond mal aux **antiparkinsoniens**. On peut proposer de diminuer les doses de **antipsychotiques** (il existe des akathasies de sevrage) ou d'associer des **β-bloquants : propranolol** (*AVLOCARDYL*) **40 mg 1/4 à 1/2 x 3/j ou des**

PSYCHIATRIE

benzodiazépines : diazépam (*VALIUM*) **10 à 30 mg/j.**

Dyscekinésies tardives

Redoutables, elles représentent à long terme le danger principal des traitements prolongés par **antipsychotiques**. Elles peuvent apparaître après quelques semaines (en particulier chez le sujet âgé) ou quelques mois voire années de traitement. De nombreux facteurs favorisent leur apparition : le sexe féminin, les troubles affectifs, la dose totale reçue de **antipscyhotiques**, l'âge.

Certains schizophrènes présentent des dyskinésies tardives spontanées sans avoir jamais pris de **antipsychotiques**. Les dyskinésies tardives sont d'expressions cliniques très polymorphes. Elles sont plus fréquentes au niveau facial et axial : mouvements involontaires lents, syndrome bucco-linguo-facial, protrusion de la langue, rotation choréo-athétosique des membres, protrusion du bassin, dysphagies, dysphonies, difficultés respiratoires.

Les **antiparkinsoniens** ne sont pas efficaces pour corriger les dyskinésies tardives. Le traitement est préventif et consiste à arrêter les **antipsychotiques** lorsque la prescription n'est plus justifiée. S'il est nécessaire de poursuivre le traitement antipsychotique et en cas d'apparition des dyskinésies tardives, on peut conseiller les **benzodiazépines** type **clonazépam** (*RIVOTRIL*) ou **diazépam** (*VALIUM*), réduire les doses d'**antipscyhotique** ou changer pour les molécules atypiques type **olanzapine**.

EFFETS NEUROVÉGÉTATIFS

Ils sont plus fréquents avec les **antipscyhotiques** sédatifs (**phénothiazines** et anticholinergiques) : hypotension orthostatique, à l'origine de chutes, effets atropiniques.

EFFETS MÉTABOLIQUES

Les **antipsychotiques**, en particulier **atypiques** (p. ex. **olanzapine** : *ZYPREXA*), augmentent plusieurs facteurs de risque cardiovasculaires : poids, cholestérolémie, glycémie. La surveillance de ces paramètres avant et après traitement est indispensable. Une prise en charge diététique précoce est souhaitable en cas de prise de poids, voire à visée préventive.

EFFETS CARDIOVASCULAIRES

Hypotension orthostatique, baisse de la pression diastolique, effet anesthésique local du myocarde, tachycardie, troubles de conduction : période réfractaire plus longue, temps de conduction ventriculaire plus lent, variation de l'excitabilité du nœud sinusal, blocs AV, arythmies, aplanissement de l'onde T, prolongation du segment QT.

INCIDENTS ET ACCIDENTS

Insuffisance hépatique

Réduire les posologies et privilégier les **butyrophénones**. Les **phénothiazines aliphatiques** sont contre-indiquées.

Insuffisance rénale

Pas de contre-indication mais adaptation des posologies. Chez les hémodyalisés et lors, par exemple, de phases psychotiques aiguës, on peut conseiller 10 mg d'**halopéridol** (*HALDOL*) en IV après la séance, à renouveler lors de la séance suivante.

Effets endocriniens

Prise de poids, trouble de la libido.

Dysménorrhée, aménorrhée, galactorrhée liée à l'hyperprolactinémie, surtout avec les **benzamides** (**amisulpride** : *SOLIAN*, **sulpiride** : *DOGMATIL*).

Effets oculaires : rétinites pigmentaires, dépôts cornéens.

Effets dermatologiques : rashs cutanés, pigmentation, réaction de photosensibilisation aux **phénothiazines** (*LARGACTIL*).

Effets digestifs : hépatite cholestatique à la **chlorpromazine** (*LARGACTIL*), hépatite cytolytique plus rare.

Effets sanguins : agranulocytose. Cet accident peut survenir avec tous les **antipsychotiques**, mais principalement avec la **clozapine** (0,5 à 1 % des prescriptions). Ce traitement impose une surveillance régulière et sa délivrance est conditionnée à la vérification hebdomadaire pendant 18 sem. puis mensuelle de la numération formule sanguine.

SYNDROME MALIN DES ANTIPSYCHOTIQUES (NEUROLEPTIQUES)

Bien que son incidence soit réputée faible (0,5 %), il est de gravité exceptionnelle (mortalité de 20 à 30 % des cas sans traitement, de 10 % avec traitement). Il serait observé chez le sujet jeune, de sexe masculin, lors d'injections répétées d'**antipsychotiques** incisifs et lors de troubles organiques associés.
Il doit être redouté et recherché systématiquement devant toute fièvre inexpliquée sous **antipsychotiques**. Les autres signes rencontrés sont : torpeur, confusion, pâleur, sueurs, rigidité extrapyramidale diffuse, instabilité tensionnelle, tachycardie. Sur le plan biologique, il existe une hyperleucocytose, une élévation des enzymes hépatiques et des CPK.
Devant le moindre signe suspect, il est impératif d'arrêter les **antipsychotiques** et de mettre en place un traitement et une surveillance médicale.
Dans les formes graves, le malade est transféré en réanimation. On propose alors des traitements à base de **dantrolène**, de *PARLODEL*, voire des **corticoïdes**. Certains ont proposé un traitement par **nifédipine** (*ADALATE*).
Le syndrome malin est apparenté aux hyperthermies malignes sous anesthésie, aux catatonies létales. On discute actuellement de l'intérêt thérapeutique des sismothérapies. Le traitement symptomatique est fondamental.
Le risque de récidive est inconnu, mais serait estimé à 50 %. Après 2 à 3 sem. d'arrêt des **antipsychotiques**, on proposera une molécule d'une classe différente ou un **antipsychotique** de famille différente à faible dose avec une surveillance étroite de la température.

Interactions médicamenteuses

L'association à la **lévodopa** est déconseillée en raison d'un antagonisme réciproque. Les **antipsychotiques** peuvent potentialiser les **antihypertenseurs** et les dépresseurs du SNC. L'association au **lithium** serait confusiogène. La coprescription de *DÉPAMIDE* ou *DÉPAKOTE* entraîne l'équivalent d'une augmentation de 30 à 40 % des doses de **antipsychotiques**.

SCHIZOPHRÉNIES

FICHE MALADIE

DÉFINITION

Il s'agit d'une maladie fréquente, touchant 1 % de la population dans le monde. Sa fréquence est identique chez l'homme et chez la femme, avec un début plus précoce chez l'homme.
Il s'agit d'une maladie très hétérogène au niveau clinique et il n'existe pas à proprement parler *une* mais *des* schizophrénies.
Le diagnostic repose sur l'évolution des troubles qui doivent persister plus de 6 mois. Ils associent à des degrés divers des hallucinations (en particulier verbales et cénesthésiques), des idées délirantes, une désorganisation de la pensée et du comportement et une symptomatologie dite « négative » : perte du plaisir social, apragmatisme, apathie. La notion classique de « dissociation mentale » constitue encore pour de nombreux cliniciens l'anomalie caractéristique de la schizophrénie. Elle désigne la perte de l'homogénéité des affects (discordance, ambivalence), de la pensée (trouble du cours de la pensée, troubles du langage) et du comportement.
La schizophrénie est une maladie chronique dont la symptomatologie semble se stabiliser et s'apaiser après 20 à 30 ans d'évolution. On parle alors de schizophrénie *résiduelle*.

CAUSES ET MÉCANISMES

Les causes des schizophrénies ne sont pas connues.
Le modèle neurodéveloppemental est actuellement le modèle dominant. Il postule que l'apparition de la symptomatologie schizo-

phrénique chez l'adolescent ou l'adulte jeune témoigne d'un développement défectueux du cerveau. Cette vulnérabilité neurodéveloppementale comporterait des facteurs de risque génétiques et environnementaux précoces (hypoxie néonatale). À l'adolescence, la survenue de la puberté et des stress sociaux associés participerait au déclenchement de la schizophrénie.

Les mécanismes mettent en jeu une anomalie chronique de régulation de certains neuromédiateurs (dopamine). Les antipsychotiques agissent sur les hallucinations et les idées délirantes en bloquant certains récepteurs dopaminergiques.

Les classifications actuelles comportent trois grandes formes cliniques :

- La schizophrénie *paranoïde* est caractérisée par la prépondérance des hallucinations et des idées délirantes lors d'épisodes schizophréniques aigus.
- La schizophrénie désorganisée, ou *hébéphrénie*, est caractérisée par la désorganisation de la pensée et du comportement.
- La schizophrénie *catatonique* est caractérisée par les troubles moteurs suivants : alternance de moments d'agitation et de stupeur, mutisme, négativisme (évitement du contact), bizarrerie de la posture, maintien des attitudes imposées. Les symptômes catatoniques peuvent se rencontrer également dans les troubles de l'humeur et les affections cérébrales lésionnelles (par exemple, tumeur cérébrale).

TRAITEMENT

Le traitement des épisodes schizophréniques aigus est superposable à celui des troubles psychotiques aigus et transitoires. Le meilleur traitement antipsychotique est souvent celui qui a été efficace et bien toléré par le passé. Dans le cas d'une schizophrénie débutante, les antipsychotiques atypiques sont recommandés en première intention : **aripiprazole** (*ABILIFY*), **rispéridone** (*RISPERDAL*), **amisulpride** (*SOLIAN*), **olanzapine** (*ZYPREXA*). En cas de refus des soins, les formes buvables voire injectables peuvent s'avérer utiles. La **clozapine** (*LEPONEX*) peut être utilisée en cas de schizophrénie résistante (échec thérapeutique de deux traitements antipsychotiques bien conduits).

Le traitement de fond de la schizophrénie s'envisage selon trois axes fondamentaux : chimiothérapie, psychothérapie et sociothérapie.

La chimiothérapie repose sur un traitement antipsychotique au long cours à la dose minimale efficace. Le meilleur traitement antipsychotique est souvent celui qui a été efficace et bien toléré lors de la dernière exacerbation symptomatique. En cas de mauvaise compliance, les antipsychotiques d'action prolongée (voie IM) peuvent être utilisés chez un patient demandeur. La monothérapie est un objectif souhaitable mais pas toujours réalisable. En cas de pronostic vital engagé, l'électroconvulsivothérapie peut également être efficace sur la symptomatologie catatonique. En cas de trouble de l'humeur associé, le traitement d'un syndrome dépressif repose en premier lieu sur l'ajustement du traitement antipsychotique. La psychothérapie de soutien est toujours indiquée. Directive, elle permet d'instaurer une relation de confiance entre le patient et l'équipe soignante. Elle vise à faire accepter au patient la maladie et la nécessité d'un traitement et à l'aider dans son adaptation à la réalité. La cure psychanalytique est classiquement contre-indiquée. Les psychothérapies cognitives et comportementales sont particulièrement utiles en cas d'hallucinations ou d'idées délirantes résiduelles. Les thérapies de groupe visent à restaurer les compétences sociales des patients. Les thérapies familiales visent à limiter les rechutes en essayant de restaurer un équilibre familial favorable.

La sociothérapie a pour but la réinsertion du patient dans la société. Elle va de la simple exonération du ticket modérateur jusqu'aux prises en charge institutionnelles assurées par les structures du secteur : hôpital de jour, foyer d'hébergement, appartement thérapeutique, centre d'aide par le travail (CAT), centre d'accueil thérapeutique à temps partiel (CATTP).

PRONOSTIC

On ne dispose pas d'éléments fiables permettant de prédire un pronostic chez un patient donné. On peut néanmoins dégager des éléments pronostiques généraux.

Facteurs de bon pronostic	Facteurs de mauvais pronostic
Sexe Féminin	Sexe masculin
Début tardif et/ou brutal	Début précoce et/ou insidieux
Bon niveau socio-éducatif prémorbide	Troubles cognitifs prémorbides
Forme paranoïde	Hébéphrénie
Absence d'atrophie cérébrale associée	Atrophie cérébrale associée
Traitement précoce	Traitement tardif
Bonne réponse aux antipsychotiques	Mauvaise réponse aux antipsychotiques

FICHE INFIRMIÈRE

EXAMENS

Un premier épisode psychotique aigu nécessite la réalisation d'examens complémentaires pour éliminer une origine « non psychiatrique » et rechercher une contre-indication au traitement antipsychotique : NFS, plaquettes, ionogramme sanguin, urée, créatinine, glycémie, TSH, recherche de toxiques urinaires, imagerie cérébrale, EEG.

Le recours à un antipsychotique nécessite si possible la réalisation d'un ECG préthérapeutique afin de dépister un segment QT long congénital (marqueur de risque de troubles du rythme).

Le diagnostic de schizophrénie est clinique et ne nécessite pas d'examens complémentaires particuliers.

SURVEILLANCE DU TRAITEMENT

SOINS – TRAITEMENT

Le traitement de la schizophrénie repose idéalement sur un traitement antipsychotique *per os* en monothérapie. En cas de traitement par un antipsychotique d'action prolongée, l'excipient huileux nécessite en général le recours à une seringue en verre. Une alternative à la seringue en verre consiste à plonger l'ampoule dans de l'eau à 37 °C pendant quelques minutes. L'injection IM est à faire dans le quadrant supéro-externe de la fesse, toutes les 2 à 4 semaines.

EFFICACITÉ DU TRAITEMENT

L'efficacité du traitement antipsychotique s'apprécie sur l'état clinique du patient dont la symptomatologie psychotique doit progressivement s'amender : les hallucinations, le délire et la désorganisation régressent ou disparaissent. Le patient retrouve un comportement social adapté. Cette efficacité n'est pas immédiate mais différée, nécessitant un délai de 2 à 6 semaines. L'efficacité des antipsychotiques est généralement meilleure sur les hallucinations et les idées délirantes que sur la désorganisation et les symptômes négatifs.

EFFETS INDÉSIRABLES

La tolérance du traitement s'apprécie sur les plans clinique et paraclinique selon les mêmes modalités que lors des troubles psychotiques aigus et transitoires (*cf.* Troubles psychotiques aigus et transitoires, p. 1415).

Sur le plan clinique, il faut dépister des dyskinésies tardives, complication des traitements antipsychotiques prolongées. Il s'agit de mouvements anormaux, lents et répétitifs, qui intéressent préférentiellement le visage (protrusion linguale, mâchonnement) ou le tronc (balancements). Ces dyskinésies répondent peu à la diminution des doses et sont parfois irréversibles. Elles ne sont pas améliorées par les anticholinergiques.

Lors d'un traitement par **clozapine**, la NFS doit être surveillée toutes les semaines pendant 18 semaines puis tous les mois.

Lors d'un traitement antipsychotique prolongé, il faut surveiller régulièrement le poids, le bilan lipidique et la glycémie, en particulier avec la **clozapine** et l'**olanzapine**.

ÉDUCATION ET CONSEILS

Sauf exception, il est préférable d'annoncer le diagnostic au patient. Il faut lui expliquer que sa maladie est chronique et qu'il doit poursuivre le suivi médical et le traitement antipsychotique afin d'éviter des rechutes trop fréquentes, même s'il se sent « bien ».

Il doit également être attentif aux signes précédant ses rechutes (stress social, troubles du sommeil, anxiété, retrait social, incurie, inquiétude des proches le trouvant « moins bien ») ou les accompagnant (apparition des voix, sentiment de persécution ou idées « bizarres », difficultés à comprendre autrui) pour venir consulter précocement.

La dépression et le suicide étant fréquents chez les patients schizophrènes, le patient doit également venir consulter s'il se sent plus triste, s'il n'a plus de goût à vivre ou s'il a des idées suicidaires.

Des conseils sur son hygiène de vie sont utiles : éviter le surmenage, dormir suffisamment, éviter les toxiques. Il doit également connaître l'utilité des traitements et leurs effets indésirables. Il faut l'encourager à évoquer les effets indésirables afin que le traitement soit modifié et non pas arrêté à l'insu de l'équipe soignante. Sur tous ces points, des livrets éducatifs spécialement conçus pour les patients et leur famille sont un excellent support de soins.

Lors des prises en charge institutionnelles (CATTP, hôpital de jour), le rôle infirmier est d'aider la réinsertion sociale du patient en l'aidant à avoir des comportements sociaux adaptés et en favorisant son autonomie (activités quotidiennes, aide dans la recherche d'un logement).

TROUBLES DÉLIRANTS PERSISTANTS

FICHE MALADIE

DÉFINITION

L'ancienne catégorie des délires chroniques non schizophréniques comprenait la psychose hallucinatoire chronique (PHC), les délires paranoïaques et la paraphrénie. Dans les classifications actuelles, la PHC est considérée comme une schizophrénie d'apparition tardive caractérisée par l'absence du syndrome dissociatif et par la richesse du syndrome hallucinatoire.

Les troubles délirants persistants sont définis par la persistance d'idées délirantes non expliquées par une schizophrénie ou un trouble de l'humeur. Ces idées délirantes correspondent à des situations rencontrées dans la vie réelle (par exemple, être sur écoute téléphonique). Parmi les troubles délirants persistants, les délires paranoïaques sont caractérisés par la prédominance de l'interprétation comme mécanisme et de la persécution comme thème. Le délire de jalousie (conviction délirante d'être trompé) ou l'érotomanie (conviction délirante d'être aimé) font partie des délires paranoïaques passionnels. La paraphrénie est caractérisée par un délire imaginatif dont la richesse contraste avec l'adaptation du sujet à la réalité.

CAUSES ET MÉCANISMES

Les causes des troubles délirants persistants ne sont pas connues. Les hallucinations, qui pourraient relever de la même physiopathologie que la schizophrénie, sont absentes ou discrètes. Leur présence doit faire reconsidérer le diagnostic. Les mécanismes avancés par la théorie psychanalytique (déni, projection) sont essentiellement descriptifs et ne possèdent pas de valeur étiologique démontrée. Les principaux facteurs de risque des troubles délirants persistants sont non spécifiques : sexe féminin, âge supérieur à 50 ans, immigration, bas niveau socio-économique, handicap sensoriel.

TRAITEMENT

Les principes du traitement sont la chimiothérapie antipsychotique et l'instauration d'un cadre thérapeutique visant à prévenir la désinsertion socioprofessionnelle et les complications médico-légales (passage à l'acte hétéro-agressif).

Le cadre thérapeutique est souvent contraint lors de la première prise en charge. En effet, les patients souffrant de troubles délirants persistants rencontrent souvent la psychiatrie à l'occasion d'une exacerbation du délire et/ou de troubles du comportement. L'hospitalisation est alors souvent indispensable. En cas d'hospitalisation à la demande d'un tiers (HDT), le tiers demandeur risque de devenir le persécuteur désigné. C'est pourquoi, il est souvent nécessaire de procéder à une hospitalisation d'office (HO). Cette mesure introduit la loi comme tiers, ce qui peut être en soi thérapeutique. À l'issue de l'hospitalisation, le suivi est au mieux assuré par les structures institutionnelles du secteur.

La chimiothérapie repose sur un traitement antipsychotique au long cours à la dose minimale efficace. Les antipsychotiques atypiques sont recommandés en première intention : **amisulpride** (*SOLIAN*), **aripiprazole** (*ABILIFY*), **olanzapine** (*ZYPREXA*), **rispéridone** (*RISPERDAL*). En cas de mauvaise compliance, les ***antipsychotiques*** d'action prolongée (voie IM) peuvent être utilisés chez un patient demandeur. Le but du traitement est de diminuer l'adhésion au délire et donc le risque de passage à l'acte hétéro-agressif.

Le syndrome de Kretschmer est caractérisé par des idées délirantes de référence et de persécution survenant dans un contexte dépressif. Ce trouble doit être considéré comme une variété de dépression avec caractéristiques psychotiques non congruentes à l'humeur. Le traitement fait donc appel à une bithérapie associant antidépresseur et antipsychotique.

PRONOSTIC

L'hétérogénéité de cette catégorie diagnostique ne permet pas de décrire un pronostic univoque. Les principales complications à redouter sont la désinsertion socioprofessionnelle et le passage à l'acte hétéro-agressif. La présence d'un persécuteur désigné et l'exaltation passionnelle sont les principaux facteurs de risque de passage à l'acte hétéro-agressif. À long terme, les idées délirantes persistent souvent avec un degré d'adhésion diminué. On parle alors d'enkystement du délire pour désigner le détachement du patient par rapport à ses idées délirantes. Les troubles délirants persistants évoluent parfois sur un mode récurrent avec alternance de périodes de rémission et d'exacerbation symptomatique. Ce mode évolutif doit faire évoquer le diagnostic de trouble de l'humeur sous-jacent et envisager la prescription d'un thymorégulateur.

FICHE INFIRMIÈRE

EXAMENS

Une symptomatologie psychotique d'apparition tardive justifie la réalisation d'examens complémentaires pour éliminer une origine « non psychiatrique » et rechercher une contre-indication au traitement antipsychotique : NFS, plaquettes, ionogramme sanguin, urée, créatinine, glycémie, TSH, recherche de toxiques urinaires, imagerie cérébrale, EEG.

Chez la personne âgée, il faudra prévoir un bilan neuropsychologique pour éliminer une altération cognitive qui favorise une réaction délirante à un stress.

Dans les psychoses hallucinatoires chroniques, il n'est pas rare que les hallucinations soient sous-tendues par des altérations sensorielles (par exemple, cataracte, hypoacousie, acouphènes). Des consultations spécialisées seront à prévoir en fonction des altérations suspectées.

Le recours à un antipsychotique nécessite si possible la réalisation d'un ECG préthérapeutique afin de dépister un segment QT long congénital (marqueur de risque de troubles du rythme).

SURVEILLANCE DU TRAITEMENT

SOINS – TRAITEMENT

Les **antipsychotiques** seront administrés le plus souvent en prise unique *per os*. La prise des médicaments sera surveillée. En cas de doute sur la prise réelle, le recours à une forme buvable facilite la surveillance du traitement. En cas d'agitation importante ou de refus du traitement oral, le traitement **antipsychotique** peut être administré par voie IM.

La contention physique peut être utilisée en cas de passage à l'acte auto-ou hétéro-agressif. Elle nécessite l'action coordonnée de quatre soignants et le maintien d'un contact verbal permanent avec le patient. Le but et les modalités de la contention sont clairement précisés au patient.

En cas de traitement par un **antipsychotique** d'action prolongée, l'excipient huileux nécessite le recours à une seringue en verre. Une alternative à la seringue en verre consiste à plonger l'ampoule dans de l'eau à 37 °C pendant quelques minutes. L'injection est à faire par voie IM dans le quadrant supéro-externe de la fesse, toutes les 2 à 4 semaines.

EFFICACITÉ DU TRAITEMENT

L'efficacité du traitement **antipsychotique** s'apprécie sur l'état clinique du patient dont la symptomatologie délirante doit progressivement s'amender. Le patient retrouve un comportement social adapté. Cette efficacité est différée, nécessitant un délai de 4 à 6 semaines.

EFFETS INDÉSIRABLES

La tolérance du traitement s'apprécie sur les plans clinique et paraclinique selon les mêmes modalités que lors des troubles psychotiques aigus et transitoires (*cf.* Troubles psychotiques aigus et transitoires, p. 1415).

Sur le plan clinique, il faut dépister des dyskinésies tardives, complication des traitements antipsychotiques prolongées. Il s'agit de mouvements anormaux, lents et répétitifs, qui intéressent préférentiellement le visage (protrusion linguale, mâchonnement) ou le tronc (balancements). Ces dyskinésies répondent peu à la diminution des doses et sont parfois irréversibles. Elles ne sont pas améliorées par les anticholinergiques.

Lors d'un traitement par **clozapine**, la NFS doit être surveillée toutes les semaines pendant 18 semaines puis tous les mois.

Lors d'un traitement **antipsychotique** prolongé, il faut surveiller régulièrement le poids, le bilan lipidique et la glycémie, en particulier avec la **clozapine** et l'**olanzapine**.

ÉDUCATION ET CONSEILS

Il faut idéalement amener le patient à nuancer ses croyances délirantes en lui faisant proposer une autre interprétation des événements. Il faut lui expliquer le risque élevé de récidive des symptômes en cas d'interruption du traitement antipsychotique. On insistera sur les bé- ▶

néfices attendus de ce traitement et la nécessité de poursuivre le suivi médical même s'il se sent « bien » afin de « garder les idées claires ». Dans la mesure du possible, il faut également informer les proches de la nécessité du traitement.

CONFUSION MENTALE

FICHE MALADIE

DÉFINITION

La confusion mentale est un syndrome aigu non spécifique secondaire à un trouble de la vigilance. L'état confusionnel témoigne d'une souffrance cérébrale diffuse mais généralement réversible. Les signes les plus fréquents sont une altération de la vigilance allant de la simple obnubilation au coma, des troubles de l'attention, une perplexité anxieuse, un état de stupeur ou d'agitation, une inversion du cycle nycthéméral. L'onirisme est caractéristique et associe à l'hypovigilance des illusions voire des hallucinations visuelles.

CAUSES ET MÉCANISMES

La confusion mentale est une urgence diagnostique. Elle doit être considérée comme ayant une cause organique jusqu'à preuve du contraire. Les principales causes de confusion mentale sont :

- neurologiques : hémorragie cérébrale ou méningée, traumatisme crânien, hématome sous- ou extradural, tumeur cérébrale, méningo-encéphalite, abcès cérébral, épilepsie ;
- métaboliques : troubles hydro-électrolytiques, acidocétose diabétique, hypoglycémie, encéphalopathie thyroïdienne, hépatique, rénale, respiratoire ;
- toxiques : abus d'une substance psychotrope, intoxication au CO, sevrage en alcool ou en benzodiazépines.

Chez le sujet âgé et/ou dément, toute affection médicale aiguë peut entraîner un état confusionnel. Chez l'alcoolique, la confusion mentale ne doit être imputée à une alcoolisation aiguë qu'après élimination d'une autre cause organique (par exemple, hypoglycémie, hématome sous-dural).

Ce n'est qu'après avoir éliminé une cause organique que l'on peut évoquer une confusion psychogène : mélancolie stuporeuse, manie confuse, épisode psychotique aigu (en particulier dans le *post-partum*), trouble dissociatif sévère.

TRAITEMENT

La confusion mentale est une urgence thérapeutique. Le traitement est symptomatique et étiologique.

Le traitement étiologique est prioritaire. Il peut nécessiter une hospitalisation en urgence en milieu spécialisé (par exemple, évacuation d'un hématome extradural au bloc neurochirurgical).

Le traitement symptomatique repose sur la correction de troubles hydro-électrolytiques favorisant la confusion (par exemple, hyponatrémie) et sur la diminution et/ou l'arrêt des médicaments non indispensables.

PRONOSTIC

Le pronostic de la confusion mentale est celui de l'affection causale.

FICHE INFIRMIÈRE

EXAMENS

Les examens à réaliser sont orientés par le contexte clinique, en fonction de la cause suspectée.

En l'absence d'orientation clinique, on réalise : NFS, CRP, ionogramme sanguin, urée, créatinine, glycémie, calcémie, bilan hépatique, recherche de toxiques urinaires, alcoolémie, ECG, EEG, scanner cérébral sans injection de produit de contraste.

Il faut penser aux hémocultures en cas de fièvre, au frottis avec goutte épaisse en cas de séjour en zone impaludée, aux gaz du sang artériel en cas de détresse respiratoire.

Cette liste n'est pas limitative.

SURVEILLANCE DU TRAITEMENT

SOINS – TRAITEMENT

La prescription médicale dépend de l'affection causale. En cas d'agitation incontrôlable, le recours aux psychotropes nécessite d'avoir écarté une intoxication médicamenteuse volontaire. La profondeur de l'hypovigilance peut contre-indiquer la voie *per os* en raison du risque de fausse route. En cas de traitement par voie IV, une contention transitoire est parfois nécessaire.

EFFICACITÉ DU TRAITEMENT

L'efficacité du traitement de la cause s'évalue sur la rémission du syndrome confusionnel : retour à une conscience claire et récupération d'une orientation temporo-spatiale. En général, la rémission est lente, notamment chez le sujet âgé. Des symptômes confusionnels *a minima* peuvent parfois persister transitoirement le soir avant de s'amender définitivement. Une amnésie rétrograde de l'épisode confusionnel est habituelle.

> Un patient confus présente souvent des troubles du comportement voire un risque de passage à l'acte auto- et/ou hétéro-agressif. Une erreur grave serait de coller à ce patient l'étiquette « psy ». Le syndrome confusionnel est une urgence diagnostique et thérapeutique dont la cause est somatique jusqu'à preuve du contraire. Les patients psychiatriques sont rarement désorientés et exceptionnellement obnubilés. En l'absence d'intervention appropriée, l'état confusionnel peut évoluer rapidement vers le coma, nécessitant l'intervention du médecin réanimateur, voire le décès. Il ne faut pas hésiter à contenir physiquement le patient pour le protéger.

De même, il faut savoir dépister rapidement une déshydratation secondaire à l'agitation.

ÉDUCATION ET CONSEILS

Une amnésie rétrograde de l'épisode confusionnel est habituelle. Il faut expliquer au patient ce qui s'est passé et la cause de la confusion. L'éducation spécifique dépend de la cause. Il ne faut pas négliger d'expliquer l'épisode confusionnel aux proches en cas de troubles du comportement pouvant être reprochés au patient.

TROUBLES DE L'HUMEUR

FICHE MALADIE

DÉFINITIONS

Un *épisode dépressif* est défini par la permanence pendant au moins deux semaines de plusieurs symptômes dépressifs : humeur triste, perte d'intérêt et/ou de plaisir (anhédonie), perte d'énergie et asthénie, autodépréciation pouvant aller de la perte de confiance en soi à un sentiment de culpabilité, idées suicidaires, difficultés de concentration, agitation ou ralentissement psychomoteur, perturbations du sommeil et/ou de l'appétit.

Un *épisode maniaque* est défini par la permanence pendant au moins une semaine (ou moins si une hospitalisation est nécessaire) de plusieurs symptômes maniaques : humeur expansive et/ou irritable, idées de grandeur, réduction du besoin de sommeil, logorrhée, fuite des idées, distractibilité, désinhibition comportementale dans des activités agréables mais potentiellement dommageables (conduites sexuelles à risque, achats inconsidérés).

Les symptômes dépressifs ou maniaques doivent être suffisamment importants pour entraîner un retentissement significatif sur le fonctionnement global du sujet.

Le *trouble dépressif récurrent* est défini par au moins deux épisodes dépressifs sans antécédent d'épisode maniaque. Il correspond à l'ancienne maladie maniaco-dépressive *unipolaire*.

Le *trouble bipolaire de l'humeur* est défini par au moins un épisode maniaque avec ou sans antécédent d'épisode dépressif. Il correspond à l'ancienne maladie maniaco-dépressive *bipolaire*.

La prévalence sur la vie entière est de 10 % pour la dépression (épisode dépressif isolé ou trouble dépressif récurrent) avec 1 homme pour 2 femmes et de 1 % pour le trouble bipolaire de l'humeur avec 1 homme pour 1 femme.

CAUSES ET MÉCANISMES

Les causes et mécanismes des troubles de l'humeur ne sont pas connus. Les facteurs de risque sont biologiques, psychologiques et socio-environnementaux :

- Parmi les facteurs biologiques, les facteurs génétiques paraissent plus importants dans le trouble bipolaire que dans la dépression.
- Parmi les facteurs psychologiques, certains traits de personnalité tels que la sensibilité aux affects négatifs, ou névrosisme (*neuroticism*), sont des facteurs de risque non spécifiques de dépression.
- Parmi les facteurs socio-environnementaux, les événements de vie stressants augmentent le risque d'épisode dépressif mais aussi maniaque.

Il faut insister sur l'importance des interactions entre les facteurs bio-psycho-sociaux. Par exemple, l'impact d'un événement de vie stressant dépend du génotype et réciproquement.

Par définition, les troubles de l'humeur secondaires compliquent une affection somatique (par exemple, dépression compliquant une hypothyroïdie, une maladie de Parkinson) ou psychiatrique (par exemple, dépression compliquant un alcoolisme, un trouble anxieux).

TRAITEMENT

Le traitement d'un trouble de l'humeur répond à trois objectifs principaux :

- Le traitement d'attaque a pour but d'obtenir la rémission (disparition des symptômes).
- Le traitement de consolidation a pour but de maintenir cette rémission au moins 6 mois, c'est-à-dire de prévenir les rechutes.
- Le traitement de maintenance a pour but de maintenir cette rémission au-delà de 6 mois, c'est-à-dire de prévenir les récidives.

ÉPISODE DÉPRESSIF

Le traitement d'attaque de l'épisode dépressif est spécifique et symptomatique. Le traitement spécifique repose sur les antidépresseurs et la psychothérapie. Les dépressions d'intensité légère peuvent être traitées en ambulatoire par une psychothérapie seule. Les dépressions d'intensité moyenne et sévère nécessitent le recours à un antidépresseur en première intention. Les dépressions à caractéristiques psychotiques nécessitent de recourir soit à l'association d'un antidépresseur et d'un antipsychotique, soit à l'électroconvulsivothérapie (ECT). L'ECT est également indiquée en cas de dépression résistante ou mélancolique, caractérisée par la culpabilité, le ralentissement et l'insomnie matinale. L'hospitalisation est indiquée, si besoin sous contrainte, en cas de pronostic vital engagé (risque suicidaire, refus de s'alimenter), de caractéristiques psychotiques ou si le traitement l'exige (ECT).

Le traitement symptomatique de l'épisode dépressif peut faire appel transitoirement aux anxiolytiques et/ou aux hypnotiques.

Le traitement de consolidation de l'épisode dépressif repose sur la poursuite pendant 6 mois du traitement ayant permis d'obtenir la rémission.

TROUBLE DÉPRESSIF RÉCURRENT

Le traitement de maintenance du trouble dépressif récurrent est indiqué à partir du troisième épisode ou dès le deuxième si celui-ci est particulièrement grave ou rapproché (intervalle < 5 ans). Il repose en première intention sur la poursuite au-delà de 6 mois du traitement ayant permis d'obtenir la rémission. En deuxième intention, c'est-à-dire en cas de récidive sous **antidépresseur**, on peut avoir recours à un sel de lithium comme thymorégulateur.

ÉPISODE MANIAQUE

Le traitement d'attaque de l'épisode maniaque est spécifique et symptomatique. Il nécessite le plus souvent une hospitalisation, éventuellement sous contrainte en cas de refus des soins. Le traitement spécifique repose sur un **antipsychotique** et/ou un **thymorégulateur** antimaniaque. Les antipsychotiques classiques (par exemple, **chlorpromazine**, *LARGACTIL*) ont l'avantage d'être également un bon traitement symptomatique de l'agitation maniaque. En revanche, leur mauvaise tolérance neurologique contre-indique leur usage au long cours chez les patients bipolaires. Les *thymorégulateurs* antimaniaques (par exemple, **lithium**, *TÉRALITHE*) ont l'avantage d'être mieux tolérés à court terme et de prévenir les rechutes à long terme. En revanche, comme les *antipsychotiques* atypiques (par exemple, **olanzapine**, *ZYPREXA*), leur délai d'action sur les symptômes d'agitation maniaque (environ 2 semaines) nécessite souvent la prescription transitoire d'un traitement symptomatique.

Le traitement symptomatique de l'épisode maniaque est indiqué lorsque l'agitation maniaque n'est pas contrôlée par le traitement spécifique. Il repose soit sur un **antipsychotique** classique à visée sédative (par exemple, **cyamémazine**, *TERCIAN*), soit sur une *benzodiazépine* à forte dose (par exemple, **lorazépam**, *TÉMESTA*).

TROUBLE BIPOLAIRE

Le traitement de maintenance du trouble bipolaire est indiqué dès le premier épisode maniaque. Il repose sur la prescription à long terme d'un **thymorégulateur**, c'est-à-dire d'un médicament préventif des récidives maniaques et dépressives. Le **lithium** (*TÉRALITHE*) reste le traitement de référence mais des alternatives sont disponibles : **carbamazépine** (*TÉGRÉTOL*), **valpromide** (*DÉPAMIDE*) en cas de contre-indication ou d'intolérance au **lithium**, **olanzapine** (*ZYPREXA*) en cas de réponse favorable à l'**olanzapine** lors d'un épisode maniaque.

PSYCHOTHÉRAPIE, INFORMATION DU PATIENT, PRISE EN CHARGE SOCIALE

La psychothérapie occupe une place fondamentale dans le traitement des troubles de l'humeur. La psychothérapie de soutien est associée à tous les temps du traitement. Les épisodes dépressifs à caractéristiques psychotiques et les épisodes maniaques constituent une contre-indication des psychothérapies structurées. Celles-ci prennent leur place dans le traitement d'attaque des dépressions d'intensité légère à modérée et dans le traitement de consolidation et de maintenance du trouble dépressif récurrent et du trouble bipolaire. Les thérapies cognitives et comportementales sont celles dont l'efficacité est la mieux démontrée dans les troubles de l'humeur.

L'information du patient sur la nature des troubles ainsi que sur les objectifs et modalités du traitement est une étape critique de la prise en charge, en particulier en cas de trouble bipolaire. Elle conditionne l'alliance thérapeutique, donc l'observance médicamenteuse, donc l'efficience du traitement.

La prise en charge sociale complète la prise en charge des troubles de l'humeur. Elle vise à maintenir l'insertion sociale (familiale, professionnelle...) du patient. Insistons sur les mesures de protection des biens (sauvegarde de justice, curatelle) en cas de décisions inconsidérées lors d'épisodes maniaques (par exemple, dépenses inconsidérées, mariage).

PRONOSTIC

Le pronostic à court terme de l'épisode maniaque est généralement bon. Il est marqué par le risque d'inversion de l'humeur, c'est-à-dire d'épisode dépressif. Le pronostic à court terme de la dépression est moins bon. Environ 50 % des patients ne répondent pas à un premier antidépresseur. Parmi eux, 50 % ne répondront pas non plus à un second antidépresseur. La résistance à deux traitements antidépresseurs bien conduits définit la dépression résistante qui concerne donc 25 % des patients. Le risque suicidaire est le risque majeur des épisodes dépressifs. Le **lithium** est le seul médicament à avoir démontré son efficacité dans la prévention du suicide.

Les troubles de l'humeur, bipolaires ou non, ont le plus souvent une évolution chronique marquée par un risque élevé de récidive. Concernant la dépression, 75 % des patients rechutent dans l'année qui suit un arrêt prématuré du traitement. Le traitement de maintenance a pour objectif de rendre les récidives moins fréquentes, moins longues et moins graves.

Le trouble dépressif récurrent concerne environ deux tiers des patients ayant présenté un premier épisode dépressif. Il s'agit d'une affection chronique ayant un impact très important sur le fonctionnement global du sujet. La dépression est actuellement considérée par l'Organisation mondiale de la santé (OMS) comme la quatrième maladie la plus invalidante à l'échelon planétaire.

FICHE INFIRMIÈRE

EXAMENS

L'instauration d'un traitement par **lithium** nécessite la réalisation d'un bilan préthérapeutique : β-HCG, NFS, VS, TSH, ionogramme sanguin, bilan hépatique, créatinine, protéinurie des 24 h, ECG, EEG. Si ce bilan est normal, le traitement peut être instauré.

L'électroconvulsivothérapie (*cf.* Fiche technique, p. 1443) nécessite obligatoirement un ECG et une consultation par un anesthésiste qui prescrira le bilan préthérapeutique. L'imagerie cérébrale n'est pas recommandée à titre systématique.

Le traitement par **lithium** impose une surveillance de la lithémie. La lithémie le matin à jeun doit être comprise entre 0,5 et 0,8 mmol/L ou, pour le **lithium** LP, entre 0,8 et 1,2 mmol/L. Pour équilibrer un traitement par **lithium**, la lithémie se dose 5 jours après modification de la posologie, 12 h après la dernière prise et à jeun. Il faut utiliser un tube sec. À plus long terme, un traitement par **lithium** nécessite la surveillance biologique suivante : lithémie tous les 3 mois, créatinine tous les 6 mois, TSH tous les ans.

SURVEILLANCE DU TRAITEMENT

SOINS – TRAITEMENT

Les antidépresseurs s'administrent généralement *per os*. Dans certains cas de dépression sévère ou d'impossibilité de prise *per os*, l'administration IV est possible (par exemple, **clomipramine**, *ANAFRANIL*, **citalopram**, *SEROPRAM*).

Les traitements anxiolytiques sont répartis sur la journée et se prennent *per os*. Les traitements anxiolytiques ou sédatifs prescrits « si besoin » ne sont à administrer que si la réassurance ou le recadrage verbal est insuffisant(e).

L'agitation maniaque est associée à un risque élevé de passage à l'acte hétéro-agressif. Dans certains cas, ce risque peut justifier une contention physique transitoire. Il s'agit d'une prescription médicale. Elle nécessite l'action coordonnée de quatre soignants et le maintien d'un contact verbal permanent avec le patient. Le but et les modalités de la contention sont clairement précisés au patient.

La surveillance du risque suicidaire fait partie de la prescription médicale. Un inventaire minutieux est impératif dans le but de ne laisser au patient aucun objet tranchant (par ►

exemple, ciseaux, objet en verre, rasoir) ou avec lequel il pourrait se pendre (par exemple, lacets, câble électrique, ceinture). Une surveillance rapprochée (par exemple, toutes les 30 min) peut être nécessaire initialement.

Les traitements thymorégulateurs s'administrent en général *per os*.

EFFICACITÉ DU TRAITEMENT

L'efficacité des antidépresseurs est différée. Il faut attendre 2 à 4 semaines pour qu'une amélioration des symptômes dépressifs soit observée. Classiquement, les symptômes moteurs disparaissent en premier, suivis par les symptômes anxieux puis la tristesse et l'anhédonie. Le traitement ne doit pas être jugé inefficace avant 4 semaines de traitement bien conduit. Concernant le risque suicidaire, il est à évaluer en fonction des propos du patient. Il ne faut pas avoir peur de poser explicitement la question : « Est-ce que vous souffrez tellement que vous avez pensé à vous tuer ? » Le traitement anxiolytique doit soulager le patient.

L'efficacité d'un traitement antimaniaque s'apprécie dans les mêmes délais. Le traitement symptomatique de l'agitation doit être efficace rapidement (en 2 à 4 h).

L'efficacité des thymorégulateurs s'apprécie à long terme sur la diminution du nombre de récidives.

Concernant l'efficacité de l'ECT, on réalise au moins 6 séances avant de se prononcer sur son efficacité.

EFFETS INDÉSIRABLES

Les patients peuvent se plaindre d'effets indésirables des traitements antidépresseurs ISRS (inhibiteurs sélectifs de recapture de la sérotonine). Ces derniers (céphalées, hypotension orthostatique, nausée, anxiété, prise de poids) sont souvent transitoires ou cèdent après ajustement de la posologie. Ils peuvent justifier un changement de molécule s'ils sont mal tolérés et susceptibles d'entraîner une malobservance (par exemple, impuissance).

Les antidépresseurs tricycliques (par exemple, **clomipramine**, *ANAFRANIL*) sont moins bien tolérés que les *ISRS*. Ils sont contre-indiqués en cas de glaucome à angle fermé, d'adénome prostatique et d'infarctus récent. L'intoxication médicamenteuse volontaire par *antidépresseurs tricycliques* est potentiellement mortelle.

Les antidépresseurs IRSNA (**venlafaxine**, *EFFEXOR*, **milnacipran**, *IXEL*) peuvent favoriser une hypertension artérielle chez les sujets à risque et des rétentions aiguës d'urine chez les patients âgés.

En cas de surdosage sous antidépresseurs ISRS ou IRSNA, un tableau de syndrome sérotoninergique peut apparaître : confusion, agitation, syndrome pyramidal, tremblement, myoclonies, ataxie, convulsion, voire coma. Rare mais grave, ce tableau impose l'arrêt immédiat du traitement.

Chez des patients déprimés dont le diagnostic de trouble bipolaire n'a jamais été posé, les antidépresseurs peuvent provoquer une inversion de l'humeur avec apparition de symptômes maniaques. Dans ce cas, le médicament antidépresseur doit être arrêté et un thymorégulateur introduit.

Tolérance des antipsychotiques : *cf.* Troubles psychotiques aigus et transitoires, p. 1415.

Le surdosage en **lithium** constitue une urgence médicale. Les symptômes sont les suivants : asthénie, tremblements, hypotonie musculaire (> 1,2 mmol/L), nausées, diarrhée, dysarthrie, ataxie, confusion mentale (> 1,6 mmol/L), coma hyper-réflexique avec oligo-anurie (> 2 mmol/L). La probabilité de surdosage augmente en cas d'association médicamenteuse contre-indiquée : anti-inflammatoires, diurétiques, inhibiteurs de l'enzyme de conversion.

Comme après toute crise convulsive généralisée, l'ECT entraîne une confusion post-critique pouvant durer quelques minutes à quelques heures avec désorientation temporelle et spatiale. Il faut rassurer les patients et avertir les familles du caractère bénin et transitoire de la confusion. Par ailleurs, on constate une amnésie rétrograde étendue transitoire chez un certain nombre de patients.

Le **lithium** est non dénué de toxicité rénale au long cours (*cf.* Intoxications au lithium).

ÉDUCATION ET CONSEILS

ÉPISODE DÉPRESSIF

Il faut expliquer au patient et à la famille que la dépression est avant tout une maladie et non pas, comme beaucoup le leur diront, un « manque de caractère » pour lequel « il suffit de se remuer ». Cette image de la dépression est très culpabilisante et fausse. Il faut conseiller au patient de ne pas vouloir aller « trop vite » et de se fixer des objectifs raisonnables pour ne pas l'exposer à des échecs qui renforceront son pessimisme et son autodépréciation. Cette dernière est augmentée par les troubles cognitifs qui accompagnent la dépression (attention, concentration, mémoire). Il faut expliquer que les troubles cognitifs font partie des symptômes dépressifs. Il doit comprendre que l'on peut sortir de la dépression et qu'il peut espérer redevenir « comme avant ». Toutefois, des informations sont à donner concernant la rémission de la dépression. Elle se fait lentement et ses irrégularités ne sont pas synonymes de rechutes ; l'amélioration des symptômes doit s'apprécier de façon générale. Il faut insister sur l'importance de la prise en charge psychothérapeutique ambulatoire et sur le traitement antidépresseur qui doit être poursuivi pendant au moins 6 mois, même après disparition de la symptomatologie dépressive.

ÉPISODE MANIAQUE, TROUBLE BIPOLAIRE

Lors de l'épisode maniaque, il est impératif de poser un cadre strict à ces patients souvent épuisants. Lors de la rémission, le cadre sera assoupli afin de permettre au patient de recouvrer progressivement son autonomie. Un patient en sortie d'épisode maniaque est souvent culpabilisé et a besoin d'explications sur ce qui lui arrive. Il faut s'appuyer sur le retentissement de ses symptômes (par exemple, retentissement financier, professionnel, conjugal) pour lui expliquer qu'il s'agit d'une maladie :

- dont les épisodes aigus lui font perdre le contrôle de ses actes (diminuer le sentiment de culpabilité) ;
- qui va nécessiter un traitement au long cours indispensable pour réduire la fréquence des récidives.

Le trouble bipolaire doit être bien expliqué au patient et à sa famille. Ils doivent également connaître les signes évocateurs de récidive, le but et les modalités du traitement thymorégulateur et les règles d'hygiène de vie à respecter : sommeil régulier, éviter le surmenage, les excitants. En cas de traitement par **lithium**, il est important de donner au patient la liste des recommandations à respecter (par exemple, pas de régime sans sel, bonne hydratation) et des signes évoquant un surdosage.

FICHE TECHNIQUE

ÉLECTROCONVULSIVOTHÉRAPIE

L'ECT se réalise souvent le matin chez un patient informé du rapport bénéfice/risque très favorable. Il faut penser à retirer un éventuel dentier et conseiller au patient de vider sa vessie. Une prémédication **anxiolytique** est souvent nécessaire en utilisant un **anxiolytique** non **benzodiazépinique** (par exemple, **hydroxyzine**, *ATARAX*).

FICHE PHARMACOLOGIE

ANTIDÉPRESSEURS – TRICYCLIQUES

■ Clomipramine

ANAFRANIL					
Épisodes dépressifs majeurs y compris les épisodes sévères chez les patients hospitalisés : 75 à 200 mg/j en 1 prise le soir Troubles obsessionnels compulsifs : 100 à 200 mg/j Prévention des attaques de panique avec ou sans agoraphobie : 75 à 150 mg/j Énurésie nocturne de l'enfant : 10 à 25 mg/j	60 cp. 10 mg 50 cp. 25 mg 20 cp. 75 mg 5 amp. 25 mg/2 mL	3,14 5,37 6,27 2,87	I I I I	65 % 65 % 65 % 65 %	0,05 0,11 0,31 0,57

■ Imipramine

TOFRANIL					
Épisodes dépressifs majeurs y compris les épisodes sévères hospitalisés : 3 à 6 cp. 25 mg/j en 2 prises Énurésie nocturne de l'enfant : 10 à 50 mg/j Algie rebelle : 75 à 150 mg/j	60 cp. 10 mg 100 cp. 25 mg	2,11 4,65	I I	65 % 65 %	0,04 0,05

■ Amitriptyline

LAROXYL					
Épisodes dépressifs majeurs y compris les épisodes sévères hospitalisés : 75 à 150 mg/j Algies rebelles : 75 à 150 mg/j Énurésie de l'enfant : 10 à 50 mg/j	60 cp. 25 mg 100 cp. 25 mg 20 cp. 50 mg 800 mL sol. buv. 40 mg/mL 12 amp. 50 mg/2 mL	4,41 HOP 3,55 4,63 5,48	I I I I I	65 % 65 % 65 % 65 %	0,07 0,18 0,01 0,46
ÉLAVIL					
Idem *LAROXYL*	60 cp. 25 mg	4,41	I	65 %	0,07

■ Dosulépine

PROTHIADEN					
Épisodes dépressifs majeurs : 75 à 150 mg/j	50 gél. 25 mg 20 cp. 75 mg	6,00 6,51	I I	65 % 65 %	0,12 0,33

- **Amoxapine**

DÉFANYL					
Épisodes dépressifs majeurs : 75 à 150 mg/j	25 cp. séc. 50 mg 30 cp. séc. 100 mg	5,89 12,69	I I	65 % 65 %	0,24 0,42

- **Trimipramine**

SURMONTIL					
Épisodes dépressifs majeurs : 75 à 150 mg/j	50 cp. séc. 25 mg 20 cp. séc. 100 mg 1200 gttes 1 mg (sol. buv. 30 mL)	7,79 12,76 8,43	I I I	65 % 65 % 65 %	0,16 0,64 0,01

- **Doxépine**

QUITAXON					
Épisodes dépressifs majeurs : 75 à 150 mg/j	40 cp. séc. 10 mg 20 cp. séc. 50 mg 10 amp. 25 mg/2 mL	2,16 4,29 2,57	I I I	65 % 65 % 65 %	0,05 0,21 0,26

IMAO

- **Moclobémide**

MOCLAMINE					
Épisodes dépressifs majeurs y compris les épisodes sévères : 3 à 6 cp./j en 3 prises	30 cp. séc. 150 mg	8,81	I	65 %	0,29

- **Iproniazide**

MARSILID					
Traitement de 2e intention dans les épisodes dépressifs majeurs Posologie initiale : 1 à 3 cp./j Posologie d'entretien : 1/2 à 1 cp./j	30 cp. 50 mg	123,44	I	65 %	4,11

IRSNA

- **Milnacipran**

IXEL					
Épisodes dépressifs majeurs : 50 à 150 mg/j en 2 prises	56 gél. 25 mg 56 gél. 50 mg	12,50 22,04	I I	65 % 65 %	0,22 0,39

- **Venlafaxine**

EFFEXOR LP					
Épisodes dépressifs majeurs (caractérisés) y compris sévères chez des patients hospitalisés, anxiété généralisée évoluant depuis au moins 6 mois : 75 à 225 mg/j en 1 seule prise	30 gél. LP 37,5 mg 30 gél. LP 75 mg	9,71 18,88	I I	65 % 65 %	0,32 0,63

- **Duloxétine**

CYMBALTA					
Épisodes dépressifs majeurs et traitement de douleurs neuropathiques : 60-120 mg/j en 1 prise	7 gél. 30 mg 28 gél. 30 mg 28 gél. 60 mg 100 gél. 60 mg	5,39 19,74 29,82 HOP	I I I I	65 % 65 % 65 %	0,77 0,71 1,07

NASSA

- **Mirtazapine**

NORSET					
Épisodes dépressifs majeurs (c'est-à-dire caractérisés) : 15 à 45 mg/j le soir	30 cp. 15 mg 1 fl. 66 mL. 15 mg/mL	13,07 33,09	I I	65 % 65 %	0,44 33,09

ANTIDÉPRESSEUR APPARENTÉ AUX TRICYCLIQUES

- **Maprotiline**

LUDIOMIL					
Épisodes dépressifs majeurs y compris les épisodes sévères : 75 à 225 mg/j	50 cp. séc. 25 mg 28 cp. séc. 75 mg	5,65 9,23	I I	65 % 65 %	0,11 0,33

AUTRES ANTIDÉPRESSEURS

- **Miansérine**

MIANSERINE ARROW					
Épisodes dépressifs majeurs : 30 à 90 mg/j	30 cp. 10 mg 30 cp. 30 mg 14 cp. 60 mg	3,65 6,97 6,31	I I I	65 % 65 % 65 %	0,12 0,23 0,45

Tianeptine

STABLON					
Épisodes dépressifs majeurs : 1 cp. x 3/j	28 cp. 12,5 mg 100 cp. 12,5 mg	9,48 HOP	I I	65 %	0,34

Agomélatine

VALDOXAN					
Épisodes dépressifs majeurs chez l'adulte : 1 cp. /j au coucher puis 2 cp./j en une seule prise en cas d'inefficacité de la posologie initiale Surveillance hépatique à l'instauration puis aux sem. 6, 12 et 24 ; arrêt si transaminases > 3N	28 cp. 25 mg 100 cp. 25 mg	41,0 HOP	I I	65 %	1,46

Propriétés

La plupart des **antidépresseurs** ont une action prédominante sur la neuromédiation noradrénergique et sérotoninergique.

Selon les molécules on décrit des profils d'action plus ou moins sélectifs sur ces divers neurotransmetteurs. Globalement on peut admettre que l'ensemble des produits tend à augmenter la concentration intrasynaptique des neuromédiateurs. Cet effet peut être obtenu soit par une inhibition de la recapture, soit par une inhibition de l'enzyme de dégradation (MAO), soit par une augmentation de la libération des neuromédiateurs. L'**agomélatine** a un mécanisme d'action inédit d'agoniste mélatoninergique et d'antagoniste des récepteurs 5HT2C.

L'augmentation de la concentration intrasynaptique ne doit pas être isolée d'un contexte plus large d'actions impliquant des effets sur d'autres médiateurs (propriétés anticholinerques, adrénolytiques, etc.) et sur les récepteurs : désensibilisation des récepteurs β-adrénergiques, des récepteurs présynaptiques 5HT1A, action sur les seconds messagers.

CLASSIFICATION

Les **antidépresseurs** peuvent être classés selon leurs mécanismes d'action, leurs effets sélectifs sur la neurotransmission monoaminergique, les effets indésirables ou la famille chimique. On distingue selon la sélectivité de l'activité sur les monoamines :

- les **inhibiteurs sélectifs de la recapture de la sérotonine (ISRS)** : **fluoxétine, paroxétine, sertraline, fluvoxamine, citalopram, escitalopram** ;
- les **inhibiteurs de la recapture de la sérotonine et de la noradrénaline (IRSNA)** : **milnacipran** (*IXEL*), **venlafaxine** (*EFFEXOR*), **duloxétine** (*CYMBALTA*) ;
- les **antidépresseurs noradrénergiques et sérotoninergiques spécifiques (NASSA)**. Ils facilitent la transmission noradrénergique et sérotoninergique en bloquant les récepteurs α_2 -présynaptiques et les récepteurs 5HT2 et 5HT3 post-synaptiques : **mirtazapine** (*NORSET*) ;
- les molécules agissant sur les trois monoamines : les **tricycliques**, les **inhibiteurs de la monoamine oxydase (IMAO)** ;
- les autres molécules avec des mécanismes d'action différents : **miansérine, agomélatine.**

Indications

Tous les **antidépresseurs** sont indiqués dans le traitement des épisodes dépressifs majeurs c'est-à-dire caractérisés. Certains produits

PSYCHIATRIE

sont officiellement indiqués dans les formes sévères nécessitant une hospitalisation : **clomipramine**, **imipramine**, **maprotiline**, **amitriptyline**, **iproniazide**, **moclobémide**, **venlafaxine**.

Les **antidépresseurs** sont parfois également indiqués dans le traitement des troubles anxieux. C'est principalement le cas des **antidépresseurs** sérotoninergiques : **clomipramine** (*ANAFRANIL*), et la famille des **ISRS** : **fluoxétine**, **paroxétine**, **sertraline**, **fluvoxamine**, **citalopram**, **escitalopram**.

Les **molécules tricycliques** sont aussi indiquées dans le traitement des énurésies nocturnes, et des algies rebelles (**amitriptyline** : *LAROXYL* dans les neuropathies diabétiques).

Contre-indications

Les **tricycliques** sont contre-indiqués en cas de :

- glaucome à angle étroit ;
- adénome prostatique ;
- coronaropathie non stabilisée, infarctus du myocarde récent, troubles de conduction (BAV 3e degré) et du rythme cardiaque ;
- association avec les **IMAO** (un intervalle de 2 sem. est recommandé après interruption de l'**IMAO**) ;
- l'épilepsie est une contre-indication relative. La **maprotiline** serait le plus épileptogène des **antidépresseurs.**

Le principal risque avec les **IMAO** est celui d'accès hypertensifs brutaux lors d'interactions médicamenteuses ou alimentaires.

Les **IMAO** sont contre-indiqués en association avec les autres **IMAO**, les **ISRS**, le **sumatriptan**.

L'**agomélatine** est contre-indiquée en cas de maladie du foie sous-jacente.

Interactions médicamenteuses

Les interactions médicamenteuses concernent surtout les **IMAO**, les **ISRS** et l'association d'**antidépresseurs** susceptibles de générer un syndrome sérotoninergique (*cf.* **ISRS**).

Pour le passage des **IMAO** à un autre **antidépresseur** ou l'inverse, on recommande les schémas suivants :

- relais possible 48 h après l'arrêt des **IMAO** ;
- attendre 4 à 5 j d'interruption des **tricycliques** pour prescrire les **IMAO** ;
- arrêt de la **fluoxétine** (*PROZAC*) pendant 4 à 5 sem. puis relais possible par les **IMAO** ;
- l'association **IMAO** + **ISRS** est déconseillée ;
- l'association **IMAO** + **NASSA** est déconseillée.

Les **tricycliques** voient leurs effets latéraux se majorer en cas d'association avec les molécules anticholinergiques, les **antihypertenseurs** périphériques ou centraux.

L'agomélatine est métabolisée à 90% par le CYP1A2 et son association avec des **fluoroquinolones** et **β-bloquants** pose problème. Son association avec des inhibiteurs puissants du CYP1A2 (**fluvoxamine**, **ciprofloxacine**) est contre-indiquée. L'association avec des œstrogènes (inhibiteurs modérés du CYP1A2) et les inducteurs modérés du CYP1A2 comme le **propranolol**, la **grépafloxacine** ou l'**énoxacine** doit être faite avec précaution.

Précautions d'emploi

Grossesse : la grossesse constitue une contre-indication relative aux **antidépresseurs.** Aucun effet tératogène n'a vraiment été démontré pour les **antidépresseurs**. Il est cependant prudent de conseiller d'éviter les nouveaux **antidépresseurs**, et d'employer les **antidépresseurs** plus anciens type **clomipramine** (*ANAFRANIL*). On évitera la prescription d'**antidépresseurs** le premier trimestre de grossesse et on surveillera particulièrement le nouveau-né lors de l'administration d'anticholinergiques (risque de sevrage).

Allaitement : il est déconseillé.

Insuffisance rénale : pas de modification de la posologie de la plupart des **antidépresseurs**, réduire la posologie des **NASSA**.

Insuffisance hépatique : réduction des posologies pour les **IMAO**.

PRESCRIPTION DES ANTIDÉPRESSEURS

1) Il n'y a pas lieu d'associer systématiquement en début de traitement un **anxiolytique**, un **hypnotique**, un **thymorégulateur**, un **antipsychotique**.
2) Il n'y a pas lieu de prescrire en première intention plus d'un **antidépresseur**.
3) Il n'y a pas lieu de poursuivre un traitement antidépresseur plus de 6 mois après l'obtention de la rémission complète de l'épisode dépressif, sauf en cas d'antécédents d'épisodes dépressifs majeurs récurrents et rapprochés.

Effets indésirables

Les **tricycliques** ont la réputation de générer de nombreux effets latéraux, principalement du fait de leur pouvoir anticholinergique. Les nouveaux **antidépresseurs**, type **IRSNA** ou **ISRS**, ne produisent pas ce type d'effets mais ils peuvent être à l'origine d'effets indésirables plus spécifiques, à ne pas négliger. En général les **antidépresseurs** sont bien tolérés, si leur indication est bien posée.

EFFETS ANTICHOLINERGIQUES

Ils sont plus prononcés avec les **tricycliques** : sécheresse de la bouche, constipation, dysurie, rétention aiguë d'urine, trouble de l'accomodation. En cas d'intoxication aiguë ou chez des sujets prédisposés (sujet âgé) on peut avoir des signes d'encéphalopathie atropinique : sédation, confuso-onirisme, agitation, crises convulsives.

EFFETS CARDIOVASCULAIRES

Ils sont également plus marqués avec les **tricycliques** et sont liés aux effets anticholinergiques, adrénolytiques et aux propriétés «quinidine-like» de certaines molécules. L'**amitriptyline** a la réputation d'être le produit le plus cardiotoxique en cas d'intoxication aiguë.

Aux doses thérapeutiques les effets se résument à une tachycardie, une hypotension orthostatique. Aux doses toxiques on peut voir apparaître des troubles du rythme et de conduction.

La **venlafaxine** (*EFFEXOR*) à forte dose entraîne une HTA.

EFFETS NEUROPSYCHIQUES

Suivant le profil de la molécule :

- sédation, somnolence diurne (conducteurs de véhicules et d'engins : **amitriptyline** : *LAROXYL*, **mirtazapine** : *NORSET*, **maprotiline** : *LUDIOMIL*, **miansérine** par exemple). Cet effet disparaît après quelques jours de traitement ;
- confusion mentale avec les **tricycliques**, particulièrement chez le sujet âgé ;
- tremblement fin des extrémités surtout avec les **tricycliques**, céphalées ;
- convulsion : tous les **antidépresseurs** abaissent le seuil épileptogène. La prescription sera prudente chez l'épileptique avec une surveillance clinique et EEG régulière ;
- l'**amoxapine** (*DÉFANYL*) est un métabolite de la **loxapine** (*LOXAPAC*). À ce titre il possède des propriétés antipsychotiques. Il peut induire des effets extrapyramidaux ;
- excitation, insomnie : elles peuvent traduire soit un surdosage, soit un début de syndrome sérotoninergique, soit un virage maniaque de l'humeur. Les psychostimulants peuvent induire une excitation. Dans ce cas on les prescrira plutôt le matin (**imipramine** : *TOFRANIL*, **IMAO**).

EFFETS DIGESTIFS ET HÉPATIQUES

Ils sont non spécifiques : nausées (**IRSNA**), vomissements, constipation, douleur abdominale.

Certains produits peuvent induire des hépatites cytolytiques ou mixtes, **miansérine**, **tianeptine**, **IMAO**, **agomélatine**.

Une surveillance régulière du bilan hépatique (ALAT, ASAT principalement) peut être recommandée.

EFFETS SEXUELS

Ils s'observent surtout avec les **tricycliques** et les **ISRS** :

- impuissance érectile, éjaculation retardée, voire anorgasmie chez l'homme ;
- anorgasmie, absence de désir sexuel chez la femme.

EFFETS DIVERS

Prise de poids : problème majeur avec les produits prescrits pour une période prolongée et chez des sujets jeunes. On la rencontre surtout avec les **tricycliques**, et la **miansérine**. Amaigrissement : effet anorexigène de la **fluoxétine** (*PROZAC*).

Sueurs, bouffées de chaleur avec les **tricycliques**.

Les troubles cutanés sont rares en dehors de rashs cutanés allergiques.

Agranulocytose (rare) : **miansérine, mirtazapine** (*NORSET*).

THYMORÉGULATEURS – SEL DE LITHIUM

Lithium

TÉRALITHE					
Prévention des récidives des psychoses maniaco-dépressives et des troubles schizo-affectifs : 2 à 5 cp./j en 2 prises pour une lithémie comprise entre 0,5 et 0,8 mEq/L ou 2 à 4 cp./j de *TÉRALITHE 400 LP* en 1 prise le soir pour une lithémie entre 0,8 et 1,2 mEq/L Traitement curatif des épisodes maniaques et hypomaniaques : 2 à 5 cp./j en 2 prises pour une lithémie comprise entre 0,6 à 0,9 mEq/L	100 cp. séc. 250 mg 60 cp. séc. LP 400 mg	9,35 8,36	II II	65 % 65 %	0,09 0,14

ANTICONVULSIVANTS

Carbamazépine

TÉGRÉTOL					
Prévention des récidives dans les troubles maniaco-dépressifs : 400 à 800 mg/j en 2 à 3 prises Traitement curatif des épisodes maniaques ou hypomaniaques : 400 à 1 200 mg/j en 2 à 3 prises Troubles caractériels intercritiques dans l'épilepsie : 400 à 600 mg/j	50 cp. séc. 200 mg 30 càc 100 mg (fl. de 150 mL) 30 cp. séc. 200 mg	5,03 4,50 3,49	II II II	65 % 65 % 65 %	0,10 0,15 0,12
TÉGRÉTOL LP Troubles maniaco-dépressifs Traitement préventif : 400 à 800 mg/j en 2 prises Traitement curatif : 600 à 1 200 mg/j en 2 prises	30 cp. séc. 400 mg	5,87	II	65 %	0,20

■ Valpromide

DÉPAMIDE					
Prévention des rechutes des troubles maniaco-dépressifs : 2 à 4 cp./j Traitement curatif des épisodes maniaques, mixtes : 4 à 10 cp./j État d'agressivité d'origines diverses : 2 à 4 cp./j	30 cp. 300 mg 50 cp. 300 mg	6,42 HOP	II II	65 %	0,21

■ Divalproate de sodium

DÉPAKOTE					
Traitement des épisodes maniaques en cas de contre-indication ou d'intolérance au **lithium** Posologie initiale : 750 mg/j en 2 à 3 prises, à augmenter rapidement jusqu'à la dose minimale efficace : 1 000 à 2 000 mg (dose max. 2 500 mg)	30 cp. 250 mg 90 cp. 250 mg 90 cp. 500 mg	6,87 HOP 37,61	II II II	65 % 65 %	0,23 0,42

■ Lamotrigine

LAMICTAL					
Prévention des épisodes dépressifs chez les patients présentant un trouble bipolaire de type I et qui ont une prédominance d'épisodes dépressifs A. : 200 à 400 mg en 2 prises/j à atteindre progressivement par paliers de 25 à 50 mg tous les 15 j NB : Diminuer la dose quotidienne de moitié si association avec le **valproate**	30 cp. 2 mg 30 cp. 5 mg 30 cp. 25 mg 30 cp. 50 mg 30 cp. 100 mg 30 cp. 200 mg	6,00 5,41 9,48 15,30 26,91 47,88	I I I I I I	65 % 65 % 65 % 65 % 65 % 65 %	0,20 0,18 0,32 0,51 0,90 1,60

Propriétés

On ne connaît pas parfaitement les mécanismes d'action des **thymorégulateurs**. On évoque :

• un effet stabilisant de membrane du lithium ;

• une modification de l'activité des protéines G dépendantes pour les **sels de lithium** ;

• une action sur les neuromédiateurs centraux, en particulier sérotoninergiques pour le **lithium** et GABAergiques pour les **anticonvulsivants.**

Indications

Quatre produits sont officiellement reconnus pour le traitement préventif des troubles bipolaires : les **sels de lithium**, la **carbamazépine**, le **valpromide** et l'**olanzapine** (*ZYPREXA*). L'**acide valproïque** (*DÉPAKINE*) et le **divalproate de sodium** (*DÉPAKOTE*) sont utilisés hors AMM dans cette indication.

Les indications classiques sont :

• traitement préventif des accès maniaques et dépressifs ;

• traitement curatif des états maniaques et hypomaniaques. Dans les troubles bipolaires atténués (type II), on emploie préférentiellement les **anticonvulsivants.**

La **lamotrigine** est reconnue dans la prévention des épisodes dépressifs chez les patients présentant un trouble bipolaire de type I et qui ont une prédominance d'épisodes dépressifs.

Dans les formes résistantes de dépression, les **sels de lithium** peuvent potentialiser les **antidépresseurs** sérotoninergiques (effet starter).
Les **sels de lithium** sont efficaces à un degré moindre dans la prévention des troubles dépressifs récurrents.
Les **thymorégulateurs** sont utilisés en association avec les **antipsychotiques** dans les troubles schizo-affectifs.
Les **thymorégulateurs** ont aussi des indications « annexes » :

- alcoolisme périodique pour le **lithium** ;
- agressivité pour la **carbamazépine** (*TÉGRÉTOL*) et le **valpromide** (*DÉPAMIDE*).

Contre-indications

Ne seront envisagés que les effets indésirables des **sels de lithium**. Les effets indésirables des **anticonvulsivants** sont développés au chapitre Épilepsie.

Grossesse

Le 1er trimestre de la grossesse est une contre-indication aux **sels de lithium** qui favorisent la survenue de malformations cardiaques. En préventif, les **sels de lithium** doivent toujours être prescrits chez les femmes avec une contraception.

On peut réintroduire le **lithium** aux 2e et 3e trimestres de grossesse avec une surveillance régulière des lithémies. On conseille d'arrêter le **lithium** une semaine avant l'accouchement.

Allaitement

L'allaitement est contre-indiqué avec les **sels de lithium**. Ceux-ci doivent être réintroduits précocement chez la mère après l'accouchement. La période du post-partum constitue en effet une période à haut risque de rechute maniaque ou dépressive.

Insuffisance rénale

Le **lithium** est contre-indiqué dans les formes graves. Ailleurs, il est utilisé avec une surveillance très rapprochée des taux plasmatiques.

Le **lithium** est contre-indiqué de façon absolue en cas de bloc sino-auriculaire, en association avec les salidiurétiques, en cas de régime désodé (risque accru d'intoxication lithémique) et dans l'insuffisance cardiaque sévère.

Les dysthyroïdies ne représentent qu'une contre-indication relative. Il est en effet préférable d'adapter le traitement hormonal substitutif et de poursuivre la lithiothérapie.

Effets indésirables

Le **lithium** est par définition prescrit pour une durée très longue voire indéfinie. Bien toléré au début de traitement, on peut voir apparaître à plus ou moins long terme, des effets indésirables parfois gênants (prise de poids, dysthyroïdie, polyuro-polydyspsie, etc.) qui peuvent inciter le patient à arrêter son traitement. La surveillance et le dépistage des effets latéraux du **lithium** sera donc constante tout au long de la prescription.

EFFETS NEUROLOGIQUES

Tremblement fin des extrémités : d'attitude et d'action, il persiste parfois toute la durée du traitement. Sa majoration récente doit faire craindre une intoxication au **lithium**. Il peut être traité en réduisant les doses de **lithium** ou en associant des **β-bloquants** : *AVLOCARDYL* 1/4 x 3/j.

Des syndromes extrapyramidaux ont été décrits sous **lithium** sans prise d'**antipsychotique**. Ils surviennent parfois lors des associations avec les **ISRS**. Ils disparaissent à la baisse de posologie.

L'apparition d'autres signes neurologiques doit faire craindre un début d'intoxication au **lithium** : dysarthrie, confusion, céphalées, troubles de l'équilibre, vertiges.

EFFETS PSYCHIQUES ET COGNITIFS

Certains patients se plaignent d'un émoussement affectif, d'une indifférence, de baisse de la créativité artistique, de difficultés de concentration, de difficultés mnésiques après un traitement prolongé par les **sels de lithium**. Différents de ceux d'un tableau dépressif, ces symptômes sont souvent la conséquence de lithémies un peu trop élevées. Il s'agira alors de réduire la posologie afin d'obtenir des lithémies comprises entre

0,5 et 0,7 mEq/L avec du **lithium** (*TÉRALITHE*) 250 mg.

EFFETS ENDOCRINIENS

Dysthryroïdie : le **lithium** peut induire un goitre euthyroïdien, une thyrotoxicosie et le plus souvent une hypothyroïdie. L'arrêt du **lithium** n'est pas justifié. Il faut d'abord faire le bilan étiologique de la dysthyroïdie et ensuite proposer en association avec le **lithium** une hormonothérapie substitutive. La correction des dysthyroïdies est essentielle dans les troubles de l'humeur. L'hypothyroïdie pourrait, en effet, induire des cycles rapides ou des états mixtes.

Syndrome polyuropolydypsique. Il est lié à un diabète insipide néphrogénique. Il est souvent modéré (< 3 L/24 h). Les formes graves incitent à arrêter le lithium et à changer de **thymorégulateur**.

Hyperparathyroïdie : aussi rare que classique, elle fait interrompre le **lithium**. D'authentiques adénomes parathyroïdiens ont pu être révélés par les **sels de lithium**.

Prise de poids (5 à 20 kg) : c'est un des problèmes majeurs du **lithium**. Le **lithium** aurait un effet *insuline-like*. Il faut donc conseiller un régime hypocalorique.

EFFETS DIGESTIFS

Ils consistent surtout en nausées, gastralgie, diarrhée, douleurs abdominales en début de traitement. Le *NEUROLITHIUM* est mieux toléré sur le plan digestif que le *TÉRALITHE*.

L'apparition récente chez un patient tolérant jusqu'alors bien son traitement doit faire suspecter une intoxication et doser la lithémie en urgence.

EFFETS HÉPATIQUES

Le **valpromide** (*DÉPAMIDE*) et le **divalproate de sodium** (*DÉPAKOTE*) peuvent entraîner des hépatites aiguës cytolytiques. Surveiller de façon régulière le bilan hépatique (ALAT, ASAT, TP).

EFFETS RÉNAUX

On a décrit des insuffisances rénales chroniques par néphropathie interstitielle voire par glomérulopathie. Elles sont très rares. Elles justifient néanmoins la surveillance annuelle de la créatinine plasmatique à visée préventive.

EFFETS CUTANÉS

Majoration d'une acné.

Aggravation ou apparition d'un psoriasis.

Plus rarement rash cutané, prurit, lupus.

EFFETS HÉMATOLOGIQUES

Le **lithium** entraîne classiquement une hyperleucocytose, et a parfois été proposé dans le traitement du syndrome de Felty. L'induction de leucémies lymphoïdes chroniques n'est pas démontrée.

EFFETS CARDIOLOGIQUES

Rares effets sur la repolarisation (aplatissement de l'onde T) et exceptionnelles arythmies ventriculaires (surtout en cas de surdosage).

INTOXICATION HYPERLITHÉMIQUE

Elle survient pour des lithémies < 1,2 mEq/L. Elle peut être dramatique et entraîner le décès du patient ou laisser des séquelles définitives : syndrome cérébelleux, troubles mnésiques. Elle est favorisée par un régime désodé, la prise de médicaments anti-inflammatoires, des erreurs de dosage, une déshydratation, une fièvre ou une intoxication volontaire.

On la suspecte devant toute apparition de signes digestifs et neurologiques : dysarthrie, céphalées, nausée, diarrhées, vomissements, confusion, tremblement majoré, vertiges, syndrome cérébelleux, nystagmus. Les formes graves évoluent vers le coma et le collapsus cardiovasculaire. Le traitement est initialement symptomatique : arrêt du **lithium**, contrôle de la lithémie, réhydratation, diurèse osmotique. Dans les formes graves le transfert en réanimation s'impose.

Le traitement préventif repose sur l'éducation du malade et le dépistage précoce.

Interactions médicamenteuses

Elles sont nombreuses.

Classiquement les **anti-inflammatoires non stéroïdiens** peuvent augmenter la lithémie. Les **tétracyclines**, le **métronidazole** auraient le même effet.

L'association **antipsychotique - lithium** doit être prudente en raison du risque de confusion et de neurotoxicité.
Les **ISRS** associés au **lithium** entraînent parfois un syndrome sérotoninergique.

Les **corticoïdes** et les bases xanthiques diminuent la lithémie.
Les **diurétiques** sont contre-indiqués avec les **sels de lithium.**

PSYCHOSTIMULANT

- **Sulbutiamine**

ARCALION					
2-3 cp./j répartis entre le matin et le midi	30 cp. enr. 200 mg 30 cp. enr. 200 mg en pilulier 60 cp. enr. 200 mg			NR NR NR	

Propriétés

Psychostimulant non amphétaminique, dérivé de la vitamine B1 (thiamine), à activité antiasthénique et énergisante.

Indications

Traitement de l'inhibition physique ou psychique avec baisse d'activité et apathie. Ne dispense pas d'un traitement spécifique par **antidépresseur en cas d'épisode dépressif avéré.**

Contre-indications

Hypersensibilité.

Enfant, nourisson, nouveau-né.

Précautions d'emploi

Grossesse, allaitement : traitement déconseillée (manque de données).
Contient du lactose.

Effets indésirables

Neuropsychiques : tremblements, malaises, céphalées, agitation.
Allergie cutanée.
Intolérance digestive.

Interactions médicamenteuses

Aucune à ce jour (manque de données) : prudence.

TROUBLES DU COMPORTEMENT ALIMENTAIRE

FICHE MALADIE

DÉFINITION

L'anorexie mentale est caractérisée par une restriction alimentaire volontaire aboutissant à une perte de poids intentionnel. Cette perte de poids aboutit à un poids inférieur de 15 % à la normale : *Body Mass Index* (BMI) ou Index de masse corporelle (IMC) = poids (kg)/taille^2(m) < 17,5. L'aménorrhée complète le tableau. La restriction alimentaire est associée à une sélection alimentaire stricte et à une hyperactivité physique. Le poids influence excessivement l'estime de soi. Il existe presque toujours une peur de grossir avec une perturbation de l'image du corps pouvant aller jusqu'au déni de la maigreur. La présence de vomissements provoqués ou de prises médicamenteuses (laxatifs, diurétiques) est un facteur de mauvais pronostic.

La « boulimie nerveuse » (*bulimia nervosa*) est caractérisée par la survenue répétée d'accès d'hyperphagie associée à une préoccupation excessive concernant le contrôle du poids. La présence de vomissements provoqués ou de prises médicamenteuses (laxatifs, diurétiques) est un facteur de mauvais pronostic. Les accès d'hyperphagie entraînent un sentiment de culpabilité et non de plaisir. La notion de perte de contrôle lors des accès d'hyperphagie est indispensable au diagnostic.

Ces deux troubles peuvent être associés. Ils surviennent avec prédilection à l'adolescence et presque exclusivement chez la femme. La prévalence de l'anorexie mentale est inférieure à 1/100 000 en population générale mais peut atteindre 1/200 chez les jeunes filles.

CAUSES ET MÉCANISMES

Les causes et mécanismes de l'anorexie mentale ne sont pas connus. La théorie psychanalytique insiste sur le refus de la sexualité, le rôle de la structure familiale (absence réelle ou symbolique du père, idéalisation de la mère) et les difficultés d'autonomisation. La théorie cognitive insiste sur le trouble princeps de l'image du corps et les distorsions cognitives autour des aliments. La théorie comportementale insiste sur le renforcement mutuel entre restriction alimentaire et crises de boulimie. Enfin, il existe une forte héritabilité génétique avec de très probables interactions entre génotype (patrimoine génétique) et environnement (notamment familial).

TRAITEMENT

Le traitement repose avant tout sur la prise en charge psychothérapeutique et nutritionnelle. Le traitement pharmacologique a une place réduite dans les troubles du comportement alimentaire. Il a en revanche toute sa place dans le traitement des dénutritions importantes (par exemple, traitement d'une hypokaliémie menaçante). Certaines équipes ont recours aux **inhibiteurs sélectifs de la recapture de la sérotonine** en cas de conduites boulimiques. Aucune molécule n'a d'autorisation de mise sur le marché dans cette indication.

Le traitement à court terme est ambulatoire dans les anorexies sans facteurs de gravité et dans la boulimie. L'hospitalisation est indiquée dans l'anorexie en cas de dénutrition importante, de troubles ioniques engageant le pronostic vital et de dépression avec risque suicidaire. L'instauration d'une alliance thérapeutique est un objectif primordial mais souvent difficile à atteindre. En cas d'hospitalisation, la signature d'un contrat de poids (poids de visite, poids de sortie) est une mesure thérapeutique classique.

La prise en charge nutritionnelle vise à corriger les perturbations métaboliques en restaurant un poids minimal. Elle repose sur la diversification des apports et la prise en compte de la dimension relationnelle des repas. En l'absence de risque vital à court terme, seul le poids fait l'objet d'une surveillance. La suppression des conduites de « purge » (recours aux vomissements, laxatifs, diurétiques) est un objectif prioritaire. La réalimentation par voie entérale (sonde gastrique) est à réserver à des cas d'une exceptionnelle gravité.

La prise en charge psychothérapeutique est individuelle et/ou familiale. La psychothérapie individuelle repose sur les thérapies cognitives et comportementales et/ou les thérapies d'inspiration psychanalytiques. L'abord familial est essentiel dans la prise en charge des anorexiques. Il peut s'agir de simples entretiens familiaux ou d'une psychothérapie familiale plus structurée de type systémique ou psychanalytique.

Le traitement à long terme est ambulatoire et coordonné par un médecin référent. La prise en charge nutritionnelle comporte la tenue d'un carnet alimentaire, pouvant servir de base pour amorcer une thérapie cognitive et comportementale, et la prescription d'un régime alimentaire équilibré avec trois repas par jour. La poursuite de la psychothérapie individuelle est essentielle.

PRONOSTIC

Le pronostic des troubles du comportement alimentaire est réservé. En effet, les conduites anorexiques et boulimiques ont tendances à s'auto-entretenir par renforcement. La présence de vomissements provoqués ou de prises médicamenteuses est un facteur de mauvais pronostic.

Pour l'anorexie mentale, on peut retenir les chiffres suivants :

- un tiers de rémission complète (guérison) ;
- un tiers de rémission partielle ;
- un tiers d'évolution chronique.

Le taux de mortalité atteint 5 à 10 % en raison de la dénutrition. Le pronostic vital peut être mis en jeu à court terme par des troubles du rythme cardiaque secondaires à l'hypokaliémie (dénutrition, vomissements, diurétiques, laxatifs).

Le pronostic de la boulimie est moins bien connu.

Les principales complications sont la dépression, les conduites suicidaires, la désinsertion socioprofessionnelle et les conduites addictives.

FICHE INFIRMIÈRE

EXAMENS

Certains examens complémentaires sont indiqués dans le bilan d'une anorexie mentale : ionogramme sanguin avec une kaliémie (+++), urée, créatinine, bilan phosphocalcique, NFS, ferritinémie, bilan hépatique, bilan lipidique, TSH.

En cas d'hypokaliémie, il est indispensable d'évaluer son retentissement cardiaque en pratiquant un ECG.

SURVEILLANCE DU TRAITEMENT

SOINS – TRAITEMENT

En cas d'hospitalisation, les interventions de l'équipe soignante doivent être en permanence inspirées par le souci d'instaurer et de maintenir une alliance thérapeutique avec des patientes suscitant souvent un important contre-transfert.

Il faut veiller au respect du contrat de poids. En revanche, on ne surveille pas la prise alimentaire. Il faut éviter la répétition institutionnelle des conflits familiaux autour des repas. La pesée est effectuée à heure fixe, idéalement le matin en pyjama à jeun. Certaines tentatives de manipulation sont courantes (par exemple, boire des litres d'eau avant la pesée). Le contrat de poids n'est pas systématique mais tout contrat instauré doit être strictement respecté. En cas de pronostic vital engagé par la dénutrition, l'alimentation peut exceptionnellement faire appel à une sonde nasogastrique jusqu'à atteindre un BMI compatible avec une nouvelle tentative d'alimentation *per os* (BMI entre 14 et 15). Une hypokaliémie sera supplémentée *per os* en l'absence de retentissement à l'ECG. En cas de retentissement à l'ECG, une supplémentation par voie IV s'impose.

Les patientes boulimiques ou anorexiques qui se font vomir peuvent présenter un syndrome de Malory-Weiss : saignements œsophagiens secondaires aux vomissements répétés. Elles ont fréquemment un mauvais état buccodentaire avec de nombreuses caries qu'il faut dépister.

EFFICACITÉ DU TRAITEMENT

Dans l'anorexie, l'efficacité du traitement s'évalue à court terme sur la diminution des conduites de « purge » (recours aux vomissements, laxatifs, diurétiques) et à moyen terme sur la prise de poids, l'augmentation du BMI et le retour des règles.

Dans la boulimie, l'efficacité du traitement s'évalue à court terme sur la diminution des conduites de « purge » (recours aux vomissements, laxatifs, diurétiques) et à moyen terme sur la diminution des accès boulimiques.

Dans les deux troubles, l'assouplissement des cognitions pathologiques est un objectif à long terme. Ces cognitions concernent principalement l'image du corps et l'autonomisa- ▶

tion. L'atteinte ou non de cet objectif conditionnera le maintien de l'amélioration symptomatique obtenue.
In fine, l'objectif principal du traitement est de diminuer la souffrance subjective de la patiente et le retentissement des troubles alimentaires sur sa qualité de vie, notamment familiale.

INCIDENTS À DÉPISTER

Les situations d'échec dans la prise en charge peuvent entraîner l'apparition d'une symptomatologie dépressive avec risque de passage à l'acte suicidaire.
Chez les patients anorexiques, la prise de poids peut être extrêmement anxiogène. Elle doit donc être progressive et l'équipe doit rester disponible pour être à l'écoute du ressenti des patientes. De même, la nutrition par sonde nasogastrique est souvent vécue comme extrêmement intrusive en raison de la perte de contrôle qu'elle implique. Les patientes peuvent avoir des réactions d'opposition, arrachant la sonde et ne communiquant plus avec l'équipe soignante. Pour éviter cela, il est primordial de ne pas avoir de rejet vis-à-vis de ces patientes et de ne pas donner aux soins une dimension punitive. Il faut expliquer à la patiente qu'il est pour l'instant trop difficile et trop anxiogène de s'alimenter *per os* de façon suffisante. La sonde est là pour la soulager et lui permettre d'aller à son rythme dans la journée. Elle doit être rassurée sur le fait que les apports de la sonde sont très progressifs. Là encore, il faut permettre à la patiente de verbaliser son ressenti.

ÉDUCATION ET CONSEILS

Il faut expliquer aux patientes et à leurs proches l'intérêt d'une prise en charge au long cours et, le cas échéant, d'une thérapie familiale. Une éducation sur le plan nutritionnel est associée au suivi psychothérapeutique. Par exemple, on pourra insister sur l'importance de la durée des repas qui permet d'allonger la sensation de satiété. Un conseil rassurant est de ne pas aller trop vite dans la guérison. Il faut prévenir les patientes du risque de rechute. Si une rechute survient, elle sera alors moins culpabilisante.
Sans diminuer l'importance de cette éducation, il faut également savoir décentrer la relation de la problématique alimentaire. Les patientes anorexiques et/ou boulimiques induisent souvent une focalisation générale de l'entourage sur cette problématique alimentaire. L'équipe soignante doit veiller à nepas entrer dans ce fonctionnement. Elle doit au contraire encourager les patientes à « aller plus loin », en particulier dans la verbalisation des émotions et de leur ambivalence.

ALCOOLISME – SEVRAGE ET DÉPENDANCE

FICHE MALADIE

DÉFINITION

L'alcoolisme ou dépendance alcoolique est défini par les critères suivants :

- Tolérance : effets décroissants de l'alcool à consommation constante (ou effets constants au prix d'une consommation croissante).
- Syndrome de sevrage à l'arrêt de la consommation.
- Consommation souvent plus importante que prévue.
- Désir ou efforts infructueux pour contrôler la consommation.
- Temps important consacré à rechercher, consommer et récupérer des effets de l'alcool.
- Réduction des activités sociales à cause de la consommation.
- Poursuite de la consommation en dépit de la conscience de ses conséquences négatives.

Le *delirium tremens* est un accident de sevrage alcoolique. Il associe un syndrome confusionnel, une agitation anxieuse, des hallucinations et des signes neurovégétatifs : hyperthermie, tremblements, sueurs, tachycardie, instabilité tensionnelle, déshydratation. Les hallucinations visuelles figurant des animaux sont caractéristiques (zoopsies).

CAUSES ET MÉCANISMES

Les causes de l'alcoolisme sont multiples. Elles comportent des facteurs de risque génétiques, psychologiques et sociaux.

Les gènes de la prédisposition à la dépendance alcoolique commencent à être identifiés. Aucun gène n'est ni nécessaire ni suffisant pour entraîner un alcoolisme.

L'initiation de la consommation alcoolique dépend de facteurs environnementaux culturels et familiaux, mais également de certains traits de personnalité (par exemple, impulsivité).

La dépendance à une substance, quelle qu'elle soit, implique les voies dopaminergiques mésolimbiques.

Tout comme les benzodiazépines, l'alcool est un agoniste du récepteur au GABA. Le GABA est le principal neurotransmetteur inhibiteur du système nerveux central. La principale cause du *delirium tremens* est une chute brutale de la stimulation du récepteur au GABA en raison du sevrage.

TRAITEMENT

Le traitement à court terme repose sur le sevrage thérapeutique en alcool. Ce sevrage doit être planifié et intégré dans un projet de soins global. Il sera souvent précédé d'entretiens motivationnels. Le sevrage thérapeutique en alcool peut nécessiter une hospitalisation afin d'isoler le patient d'un milieu défavorable, de prévenir un accident de sevrage et/ou de réaliser un bilan somatique. La prévention du syndrome de sevrage repose sur l'hydratation, la prescription d'une benzodiazépine et la vitaminothérapie B. L'hydratation par voie orale est toujours préférable en l'absence de troubles de la vigilance. En cas d'insuffisance hépatique associée, la benzodiazépine de choix est l'**oxazépam** (*SÉRESTA*). En cas de syndrome de sevrage compliqué d'un *delirium tremens*, le traitement est administré par voie IV.

Le traitement à long terme repose sur une prise en charge multidisciplinaire. La psychothérapie vise une restauration narcissique autour du projet de sevrage. Le suivi médical permet de dépister et, le cas échéant, de traiter les complications somatiques de l'alcoolisme. La fréquentation d'une association d'anciens alcooliques permet de renforcer la motivation pour le maintien de l'abstinence. La chimiothérapie reposera en première intention sur un médicament diminuant l'appétence pour l'alcool (**naltrexone**, *REVIA*, et **acamprosate**, *AOTAL*). La baclofène à forte dose serait également efficace chez certains patients et a obtenu une autorisation dans cette indication. En deuxième intention, on pourra avoir recours à un médicament antabuse (**disulfirame**, *ESPÉRAL*) chez un patient motivé et informé des risques. Si le traitement de la comorbidité psychiatrique est essentiel, la prescription des antidépresseurs n'est pas recommandée avant 4 semaines de sevrage complet, sauf en cas d'une dépression sévère. Le **baclofène** (*LIORÉSAL*), à très forte dose, peut permettre, dans certains cas, de couper l'appétence pour l'alcool. Le **nalméfène** (*SELINCRO*) peut également être proposé.

PRONOSTIC

La réussite d'un sevrage thérapeutique en alcool repose d'abord sur une indication bien posée. Il n'existe pas de contre-indications mais certaines non-indications sont associées à un risque élevé de rechute à court terme : absence de demande (par exemple, sevrage imposé par une hospitalisation), absence de projet thérapeutique global, situation de crise (affective, sociale, professionnelle). En dehors de ces situations, le taux de rechute reste élevé et ne doit décourager ni le patient ni les soignants. C'est la répétition des tentatives qui permettra l'obtention d'une abstinence définitive. Le pronostic vital et fonctionnel est engagé à court terme par le risque de mort violente (accident, suicide) et à long terme en raison du risque de complications somatiques (par exemple, cancer des voies aérodigestives supérieures, cirrhose hépatique). L'association au tabagisme est la règle (80 à 95 % des patients) et entraîne une surmortalité considérable.

FICHE INFIRMIÈRE

EXAMENS

Le bilan d'entrée comprend habituellement : NFS, VS, bilan hépatique, TP, ionogramme sanguin, urée, créatinine, glycémie.

D'autres examens peuvent être prescrits en cas de point d'appel clinique en faveur d'une complication (par exemple, cirrhose hépatique, cancer des voies aérodigestives supérieures).

SURVEILLANCE DU TRAITEMENT

SOINS – TRAITEMENT

Le traitement médicamenteux préventif et curatif du syndrome de sevrage est administré *per os*.

En cas de syndrome de sevrage compliqué (par exemple, *delirium tremens*), il est administré par voie parentérale.

Le recours à la voie IM, parfois utilisée pour la vitaminothérapie, impose le contrôle préalable de l'hémostase en raison du risque élevé d'insuffisance hépatocellulaire due à une éventuelle cirrhose hépatique.

La contention doit être réservée aux agitations d'une exceptionnelle gravité.

Le traitement préventif des rechutes alcooliques est administré *per os*.

EFFICACITÉ DU TRAITEMENT

L'efficacité du traitement préventif ou curatif du syndrome de sevrage est évaluée sur l'absence d'apparition ou la régression des symptômes de sevrage : sueurs, tremblements, tachycardie, anxiété, etc.

L'efficacité du traitement de l'alcoolisme est évaluée sur la durée des périodes d'abstinence et sur la diminution des conséquences négatives psychologiques (par exemple, anxiété, dépression), sociales (par exemple, arrêts de travail, violences conjugales) et somatiques (par exemple, pancréatite aiguë, traumatisme crânien).

L'objectif à long terme du traitement est de diminuer la souffrance subjective du patient et le retentissement de l'alcoolisme sur sa qualité de vie et celle de ses proches, ainsi que sur son espérance de vie.

INCIDENTS À DÉPISTER

Le sevrage thérapeutique en alcool impose la surveillance de la fréquence cardiaque et respiratoire, de la pression artérielle et de la température. Il faut repérer rapidement l'apparition de sueurs, de tremblements, d'une altération de la vigilance, d'une agitation voire d'une crise convulsive. En cas de consommation très importante d'alcool (ou de dépendance comorbide aux benzodiazépines), les patients peuvent tout de même présenter un syndrome de sevrage en dépit du traitement préventif. Si les signes de sevrage sont passés inaperçus, l'apparition de symptômes confusionnels (*cf.* Confusion mentale, p. 1437), voire d'hallucinations visuelles, est un signe d'alarme. Le *delirium tremens* nécessite un transfert rapide en unité de soins intensifs.

ÉDUCATION ET CONSEILS

L'alcoolisme est une maladie honteuse et le déni est habituel chez le patient alcoolique. Il faut faire prendre conscience au patient de la nocivité de son alcoolisme en le renvoyant aux faits (conséquences somatiques et sociales) mais sans être moralisateur. Certains patients imputent leur consommation d'alcool à leurs problèmes sociaux et familiaux. Il est important de reprendre la chronologie des événements et de séparer les problèmes initiaux qui ont motivé la prise d'alcool de ceux que celle-ci a entraînés. L'alcoolisme doit être présenté comme une maladie. Il ne faut pas insister sur la quantité mais sur la perte de contrôle de la consommation. Il faut ainsi justifier l'objectif d'une abstinence totale et définitive. Il faut donner des informations sur les modalités de prises en charge possibles. Les patients alcooliques connaissent généralement plusieurs rechutes. Il s'agit d'une trajectoire normale qui doit être valorisée (implication dans les soins, durée de l'abstinence). Enfin, il est inutile de vouloir sevrer un patient qui n'a pas réellement envie d'arrêter de boire. Il faut l'accompagner, le conseiller et travailler avec lui les avantages d'un sevrage.

FICHE PHARMACOLOGIE

DÉSINTOXICATION ALCOOLIQUE

- **Acamprosate**

AOTAL					
Sevrage alcoolique : ≥ 60 kg : 2 cp. matin, midi et soir < 60 kg : 2 cp. matin, 1 cp. midi et 1 cp. soir	60 cp. 333 mg 180 cp. 333 mg	15,13 42,76	II II	65 % 65 %	0,25 0,24

Propriétés

Stimule le système GABAergique inhibiteur et antagonise les acides aminés excitateurs (glutamate).

Indications

Maintien de l'abstinence chez le sujet alcoolo-dépendant.

Contre-indications

Grossesse et allaitement.
Âge < 18 ou > 65 ans.
Insuffisance hépatique grave notamment cirrhose classée Child C.

Précautions d'emploi

Durée recommandée de traitement : 1 an.

Effets indésirables

Diarrhées, nausées, vomissements, douleurs abdominales, prurit, troubles de la libido.

- **Chlorhydrate de naltrexone**

REVIA					
Alcoolo-dépendance psychique : 1 cp. le matin pendant 3 mois	28 cp. séc. 50 mg	36,07	I	65 %	1,29

Propriétés

Antagoniste des opiacés. Pas d'effet antabuse.

Indications

Maintien de l'abstinence chez les patients alcoolo-dépendants.

Contre-indications

Hypersensibilité à la **naltrexone**, insuffisance hépatocellulaire ou hépatite aiguë, dépendance aux **opiacés** (risque de syndrome de sevrage aigu), âge supérieur à 60 ans.
Grossesse : déconseillé.
Allaitement : déconseillé.

Précautions d'emploi

Risque de syndrome de sevrage grave d'installation rapide (5 min) et durable (48 h) chez les sujets dépendants aux **opiacés**. Surveillance des fonctions hépatique et rénale. Durée recommandée de traitement : 3 mois.

Effets indésirables

Céphalées, nausées, vomissements, insomnies, douleurs abdominales, asthénie, somnolence, myalgie.

Disulfirame

ESPÉRAL					
Sevrage alcoolique : 1 cp. le matin à jeun, puis diminuer à 1/2 cp.	20 cp. séc. 500 mg	2,56	I	65 %	0,13

Propriétés

Inhibiteur de l'acétaldéhyde-déshydrogénase provoquant un effet antabuse (malaise, tachycardie, hypotension artérielle, nausées, vomissements).

Indications

Maintien de l'abstinence chez le sujet alcoolo-dépendant.

Contre-indications

Grossesse : contre-indiqué.

Allaitement : contre-indiqué.

Effets indésirables

Insuffisance hépatique ou respiratoire sévère, diabète, comitialité, insuffisance coronarienne, prise d'alcool récente (inférieure à 24 h), troubles psychiques graves, neuropathie périphérique.

Interactions médicamenteuses

Alcool (effet antabuse avec risque de collapsus cardiovasculaire, de troubles du rythme, d'angor, d'œdème cérébral ou d'hémorragie méningée), **isoniazide**, **nitro-5-imidazolés**, **phénytoïne** (troubles neuropsychiques), **warfarine** (risque hémorragique).

Nalméfène

SELINCRO					
À prendre chaque jour où le patient perçoit le risque de boire de l'alcool, de préférence 1 à 2 h avant une consommation d'alcool anticipée Max. 1 cp./j	7 cp. 18 mg 14 cp. 18 mg 28 cp. 18 mg 42 cp. 18 mg 98 cp. 18 mg		I I I I I	30 % 30 % 30 % 30 % 30 %	

Propriétés

- Antagoniste des récepteurs opioïdes μ et δ.
- Agoniste partiel des récepteurs opioïdes κ.

Indications

Réduction de la consommation d'alcool chez les patients :

- adultes dépendants à l'alcool,
- avec une consommation d'alcool à risque élevé qui persiste 2 sem. après l'évaluation initiale,
- sans symptôme physique de sevrage et ne nécessitant pas un sevrage immédiat,
- en association à un suivi psychosocial continu.

Contre-indications

Hypersensibilité.

ATCD récent de dépendance aux opioïdes, symptômes aigus du syndrome de sevrage aux opioïdes, consommation récente d'opioïdes.

ATCD récent de syndrome de sevrage alcoolique (avec hallucinations, convulsions et *delirium tremens*).

Insuffisances hépatique et/ou rénale sévères.

Précautions d'emploi

Non recommandé chez la femme enceinte et pendant l'allaitement (manque de données).

Prudence chez les patients atteints de troubles psychiatriques, de troubles convulsifs, insuffisants rénaux ou hépatiques, âgés.

Contient du lactose.

Effets indésirables

Très fréquents : insomnie, vertiges, céphalées, nausées.

Fréquents : diminution de l'appétit, troubles du sommeil, état confusionnel, baisse de libido, somnolence, tremblements, paresthésie, vomissements, tachycardie, etc..

Interactions médicamenteuses

Contre-indiqués : **analgésiques opioïdes** (diminution de l'activité voire effet nul des **opioïdes**) :

- interruption de *SELINCRO* pendant la sem. qui précède une administration prévue d'**opioïdes** ;
- si administration en urgence nécessaire, augmentation de la posologie de l'**opioïde** et surveillance étroite du patient (fonction respiratoire) ;
- penser aux sirops **antitussifs** et **antidiarrhéiques** contenant des opioïdes.

Augmentation de l'exposition au **nalméfène** : **diclofénac**, **fluconazole**, **médroxyprogestérone**, acide méfénamique.

Diminution de l'exposition au **nalméfène** : **dexaméthasone**, **phénobarbital**, **rifampicine**, **oméprazole**.

TOXICOMANIES

FICHE MALADIE

DÉFINITIONS

La toxicomanie est un trouble des conduites caractérisé par l'existence d'un abus ou d'une dépendance à une substance.

L'abus de substance est défini par au moins une des manifestations suivantes au cours des 12 derniers mois :

- Utilisation répétée d'une substance conduisant à l'incapacité de remplir ses obligations sociales, familiales et professionnelles.
- Utilisation répétée d'une substance dans des situations où cela peut être physiquement dangereux (par exemple, conduite automobile).
- Problèmes judiciaires répétés liés à l'utilisation d'une substance.
- Utilisation de la substance malgré des problèmes persistants ou récurrents causés ou exacerbés par les effets de la substance.

La dépendance à une substance est définie par les critères suivants :

- Tolérance : effets décroissants à consommation constante (ou effets constants au prix d'une consommation croissante).
- Syndrome de sevrage à l'arrêt de la consommation.
- Consommation souvent plus importante que prévue.
- Désir ou efforts infructueux pour contrôler la consommation.
- Temps important consacré à rechercher, consommer et récupérer des effets de la substance.
- Réduction des activités sociales à cause de la consommation.
- Poursuite de la consommation en dépit de la conscience de ses conséquences négatives.

Parmi les substances en cause, on distingue les psycho-analeptiques ou psychostimulants (amphétamines, ecstasy, cocaïne), les psycholeptiques (benzodiazépines, barbituriques) et les psychodysleptiques (hallucinogènes – cannabis – LSD – stupéfiants – opiacés).

Le surdosage en opiacés (overdose) est caractérisé par un coma stuporeux peu réactif avec hypoventilation et myosis serré. Le syndrome de sevrage aux opiacés est caractérisé par un état d'agitation anxieuse, un syndrome polyalgique (céphalées, courbatures, douleurs abdominales) et des signes neurovégétatifs (mydriase, tachycardie, sueurs, tremblements).

CAUSES ET MÉCANISMES

Les causes de la dépendance à une substance sont multiples.

Elles comportent des facteurs de risque génétiques, psychologiques et sociaux. Des gènes de prédisposition à la dépendance à certaines substances commencent à être identifiés. Aucun gène n'est ni nécessaire ni suffisant pour entraîner une dépendance.

L'initiation de la consommation dépend de

facteurs environnementaux culturels et familiaux mais également de certains traits de personnalité (par exemple, impulsivité).
La dépendance à une substance, quelle qu'elle soit, implique les voies dopaminergiques mésolimbiques.

TRAITEMENT

Le traitement à court terme repose sur le sevrage thérapeutique. Ce sevrage doit être planifié et intégré dans un projet de soins global. Il sera souvent précédé d'entretiens motivationnels. Le sevrage thérapeutique peut nécessiter une hospitalisation afin d'isoler le patient d'un milieu défavorable, de prévenir un accident de sevrage et/ou de réaliser un bilan somatique. Le sevrage en opiacés doit être conduit en milieu hospitalier. La chimiothérapie associe un traitement spécifique par un agoniste α_2 central (**guanfacine**, *ESTULIC*, ou **clonidine**, *CATAPRESSAN*) et un traitement symptomatique. On privilégiera les *antalgiques non morphiniques* (**paracétamol** en première intention, **noramidopyrine** en deuxième intention) et les **anxiolytiques** non **benzodiazépiniques** (**antipsychotique** sédatif type **cyamémazine**, *TERCIAN*).
Le traitement à long terme repose sur une prise en charge multidisciplinaire. La psychothérapie vise une restauration narcissique autour du projet de sevrage. Le suivi médical permet de dépister et, le cas échéant, de traiter les complications somatiques de l'intoxication chronique (par exemple, hépatite virale chronique). La prise en charge sociale est un axe fondamental du traitement. La chimiothérapie repose sur le traitement d'une éventuelle comorbidité psychiatrique. Le traitement substitutif de la dépendance aux opiacés (**buprénorphine**, *SUBUTEX* ou **méthadone**, *MÉTHADONE*) est à réserver aux situations d'échecs répétés du sevrage.

PRONOSTIC

La réussite d'un sevrage thérapeutique repose d'abord sur une indication bien posée. Il n'existe pas de contre-indications mais certaines non-indications sont associées à un risque élevé de rechute à court terme : absence de demande (par exemple, sevrage imposé par une hospitalisation), absence de projet thérapeutique global, situation de crise (affective, sociale, professionnelle). En dehors de ces situations, le taux de rechute reste élevé et ne doit décourager ni le patient ni les soignants. C'est la répétition des tentatives qui permettra l'obtention d'une abstinence définitive. Le pronostic vital et fonctionnel est engagé à court terme par les risques liés à l'intoxication aiguë (par exemple, overdose aux opiacés) et par les risques de mort violente (homicide, accident, suicide) et, à long terme, par les complications somatiques (par exemple, contamination par le VIH). L'association au tabagisme est la règle (80 à 95 % des patients) et entraîne une surmortalité considérable. L'insertion sociale est un facteur pronostique particulièrement important. Cette insertion est souvent gravement menacée en cas de dépendance aux opiacés qui est souvent associée à la délinquance et à la prostitution.

FICHE INFIRMIÈRE

EXAMENS

Les patients toxicomanes ont rarement recours au système de santé.

En cas d'hospitalisation, on pratique un bilan global destiné à dépister complications et comorbidité : NFS, VS, ionogramme, urée, créatinine, glycémie, bilan hépatique, sérologies hépatite B, C et VIH (avec le consentement du patient).

SURVEILLANCE DU TRAITEMENT

SOINS – TRAITEMENT

Dans le cadre d'un sevrage thérapeutique, les médicaments sont délivrés par voie *per os*. Il ne faut pas hésiter à délivrer les traitements ▶

prescrits « si besoin ». La délivrance des agonistes α_2 doit être différée en cas d'hypotension (PA systolique < 100 mmHg) ou de bradycardie (FC < 50/min). Les patients toxicomanes sont volontiers revendicatifs et manipulateurs concernant les prescriptions médicamenteuses et le cadre de soin. L'équipe doit maintenir une cohérence sans faille dans la prise en charge. La rédaction d'un contrat de soins peut faciliter le respect du cadre. Il faut éviter toute attitude de rejet qui risque de diminuer l'alliance thérapeutique. Les traitements substitutifs sont prescrits par voie *per os*. Leur délivrance est encadrée par voie réglementaire.

EFFICACITÉ DU TRAITEMENT

Dans le cadre d'un sevrage thérapeutique, l'efficacité du traitement est évaluée sur l'intensité des signes de sevrage. L'efficacité d'un traitement substitutif s'apprécie à court terme sur l'absence des signes de sevrage et à long terme sur la réinsertion du patient et la diminution des prises de risque.

INCIDENTS À DÉPISTER

Les signes de sevrage doivent être dépistés ainsi que les signes de surdosage (*cf.* Définitions, p. 1462).

Lors d'un sevrage thérapeutique en opiacés, la surveillance hémodynamique est nécessaire en prévention d'une hypotension sévère avec les agonistes α_2 central : PA et FC sont à mesurer avant chaque prise. Celle-ci sera différée en cas d'hypotension (PA systolique < 100 mmHg) ou de bradycardie (FC < 50/min).

Lors d'une hospitalisation pour un sevrage thérapeutique, le patient doit respecter le cadre de l'hospitalisation. Le non-respect du cadre sera sanctionné par une sortie disciplinaire en mettant en avant la disponibilité de l'équipe pour une autre tentative. De même, un patient ne désirant plus continuer son sevrage ne doit pas être maintenu à l'hôpital.

ÉDUCATION ET CONSEILS

Lors d'une hospitalisation n'ayant pas pour but le sevrage, il faut aborder avec le patient les nombreuses conséquences négatives de sa dépendance et lui fournir les coordonnées des centres spécialisés susceptibles de l'aider. Néanmoins, il est important qu'il reste acteur de son devenir. Il ne faut pas en faire un « assisté » mais un patient soutenu dans des démarches dont il garde l'initiative.

Lors d'une hospitalisation pour sevrage thérapeutique, il faut valoriser les efforts fournis par le patient et travailler avec lui le projet de vie qu'il désire mettre en œuvre à sa sortie. Il est fréquent que les patients rechutent, même lorsqu'ils ont fait preuve de beaucoup de volonté pour arrêter. Afin de diminuer le sentiment d'échec et d'autodépréciation en cas de rechute chez des patients à l'estime de soi fragile, on peut également les préparer à une éventuelle rechute en les assurant de la possibilité d'une nouvelle prise en charge si nécessaire. Après un sevrage en opiacés, il faut prévenir le patient de réduire sa consommation habituelle de moitié en cas de rechute. La désensibilisation secondaire au sevrage augmente en effet le risque d'overdose.

FICHE PHARMACOLOGIE

MORPHINE (SEVRAGE AUX OPIACÉS)

■ **Méthadone**

MÉTHADONE AP-HP					
Prescription initiale par médecin exerçant en centre de soins pour toxicomanes, sur ordonnance sécurisée, limitée à 7 j Nécessité d'une surveillance médicale pluri-hebdomadaire (contrôle urinaire) Mise en place du traitement : 20 à 30 mg, 10 h au moins après la dernière prise d'opiacés, en une prise unique quotidienne, à augmenter à 40 à 60 mg/j en 1 à 2 sem. puis de 10 mg/sem., en fonction de la réponse clinique jusqu'à 100 mg	1 unidose 5 mg/3,75 mL	1,40		65 %	1,40
	1 unidose 10 mg/7,5 mL	1,49		65 %	1,49
	1 unidose 20 mg/15 mL	1,67		65 %	1,67
	1 unidose 40 mg/15 mL	1,75		65 %	1,75
	1 unidose 60 mg/15 mL	1,84		65 %	1,84
	7 gél. 1 mg	3,28		65 %	0,47
	7 gél. 5 mg	5,11		65 %	0,73
	7 gél. 10 mg	5,80		65 %	0,83
	7 gél. 20 mg	7,22		65 %	1,03
	7 gél. 40 mg	7,85		65 %	1,12
	1 fl. sirop 1,33 mg/mL	HOP			

Propriétés

Agoniste morphinique.

Indications

Traitement substitutif des pharmacodépendances majeures aux opiacés.

Contre-indications

Enfant (moins de 15 ans), insuffisance respiratoire grave, hypersensibilité à la **méthadone**.

Précautions d'emploi

Nécessité d'une prise en charge médico-psycho-sociale conjointe. Risque de syndrome de sevrage aigu en cas d'interruption brutale du traitement. Surveillance plus particulière des sujets âgés ou présentant une pathologie somatique grave (asthme, insuffisance respiratoire, rénale, hépatique ou surrénalienne, hypothyroïdie, diabète).

Grossesse : évaluation du rapport bénéfice/risque pour la mère et l'enfant, risque de sevrage chez le nouveau-né.

Allaitement : pourrait prévenir le risque de sevrage aigu chez le nouveau-né.

Effets indésirables

Troubles respiratoires (dépression voire arrêt respiratoire si surdosage), cardiaques (flush facial, bradycardie, palpitations, hypotension artérielle avec risque de choc voire d'arrêt cardiaque si surdosage), troubles neuropsychiques (euphorie, agitation, somnolence, céphalées, vertiges), digestifs (constipation, nausées, vomissements, spasmes des voies biliaires), génito-urinaires (dysurie, troubles de la libido), allergiques (urticaire, prurit, œdèmes), hypersudation.

Interactions médicamenteuses

Alcool, **agonistes/antagonistes morphiniques** (syndrome de sevrage), autres dérivés morphiniques (dépression respiratoire), dépresseurs du SNC, **IMAO**, **antidépresseurs** sérotoninergiques, **cimétidine**, **rifampicine**, **phénytoïne** (sevrage), acidifiant et alcalinisant urinaires.

Propriétés

La naloxone est destinée à empêcher le mauvais usage du produit par voie IV.

Buprénorphine

SUBUTEX					
Prescription sur ordonnance sécurisée pour une durée de 28 j Délivrance fractionnée de 7 j Mise en route du traitement : 0,8 à 2 mg/j en une prise, 4 h au moins après la dernière prise de stupéfiants Augmentation des doses à 16 mg/j en une prise selon la réponse clinique	7 cp. subling. 0,4 mg 7 cp. subling. 2 mg 7 cp. subling. 8 mg	2,80 6,18 17,65	I I I	65 % 65 % 65 %	0,40 0,88 2,52

Propriétés

Agoniste/antagoniste morphinique (analgésique-opioïde).

Indications

Traitement substitutif d'une pharmacodépendance majeure aux opiacés.

Contre-indications

Hypersensibilité à la **buprénorphine**, enfant (moins de 15 ans), insuffisance respiratoire ou hépatique sévère, intoxication alcoolique aiguë et delirium tremens.
Grossesse : déconseillé.
Allaitement : déconseillé.

Précautions d'emploi

Risque de pharmacodépendance, détournement du traitement par usage en IV. À utiliser avec précaution chez l'insuffisant respiratoire, rénal ou hépatique.

Effets indésirables

Constipation, céphalées, insomnies, asthénie, somnolence, nausées, vomissements, hypotension orthostatique, sueurs, dépression respiratoire.
Certains toxicomanes utilisent la **buprénorphine** (*SUBUTEX*) en injection IV après avoir dissous les cp. dans de l'eau ou du jus de citron. Des infections et des hépatites cytolytiques ont été rapportées par cette voie.

Interactions médicamenteuses

Alcool (somnolence), **benzodiazépines** et autres dépresseurs du SNC, **IMAO**.
Inhibiteurs du CYP3A4 (augmentation des concentrations de **buprénorphine**) : **antifongiques azolés, inhibiteurs de protéases**...
Inducteurs du CYP3A4 (pas d'étude, surveillance étroite) : **phénobarbital**, **carbamazépine**, phénytoïne, **rifampicine**, etc.

■ **Buprénorphine + naloxone**

SUBOXONE					
Prescription sur ordonnance sécurisée pour une durée de 28 j Délivrance fractionnée de 7 j Induction (J1) : 2-8 mg/j (de buprénorphine) Entretien : posologie fonction de la réponse clinique, avec adaptation par palliers de 2 à 8 mg Après stabilisation : diminution possible de la fréquence d'administration, mais sans modifier la dose prise par sem. Ne jamais dépasser 24 mg/j	7 cp. subling. 2 mg/ 0,5 mg 7 cp. subling. 8 mg/ 2 mg	5,70 16,13	I I	65 % 65 %	0,81 2,30

Propriétés

La **naloxone** est destinée à empêcher le mauvais usage du produit par voie IV, en précipitant le syndrome de sevrage.

Cf. **buprénorphine**.

SUICIDE (TENTATIVE DE –)

FICHE MALADIE

DÉFINITION

Le terme de suicide désigne un décès survenu à l'issue d'une tentative de suicide. On compte environ 15 000 suicides par an en France, ce qui en fait la première cause de mortalité entre 20 et 30 ans ; 60 % des suicides se font par pendaison ou utilisation d'une arme à feu. Les patients dits « suicidés » sont des patients effectivement décédés à la suite d'une tentative de suicide.

Le terme de tentative de suicide (TS) désigne le comportement par lequel un sujet tente de se donner la mort sans y parvenir. On compte environ 150 000 tentatives de suicide par an en France ; 95 % des TS se font par phlébotomie et/ou intoxication médicamenteuse volontaire associée à une alcoolisation dans un cas sur deux. Les patients dits « suicidants » sont des patients ayant réalisé une tentative de suicide.

Dans la majorité des cas, des idées suicidaires sont présentes dans les jours précédant le passage à l'acte. Les patients dits « suicidaires » sont des patients ayant des idées suicidaires en l'absence de passage à l'acte caractérisé.

CAUSES ET MÉCANISMES

Les causes d'une TS sont multiples. Pour le professionnel de santé, il importe de connaître les facteurs de risque de passage à l'acte devant des idées suicidaires : l'existence d'antécédents de TS (+++), l'existence d'une pathologie psychiatrique évolutive, l'existence d'un projet planifié, la mise à disposition de moyens létaux, un niveau important de souffrance, une impulsivité importante, un événement précipitant, une situation de rupture de soins. L'alcoolisme et l'abus d'alcool sont des facteurs de risque majeurs de passage à l'acte suicidaire grave.

Les facteurs démographiques associés au suicide sont le sujet âgé, le sexe masculin et le milieu rural. Les facteurs démographiques associés à la TS sont le sujet jeune, le sexe féminin et le milieu urbain. L'isolement social et/

ou familial est associé aux conduites suicidaires en général.

TRAITEMENT

Le traitement des conséquences somatiques de la TS est une priorité.

Dans un second temps, un avis psychiatrique est systématique à l'issue de la TS dès lors que le sujet est conscient. L'objectif de cet avis est d'évaluer le risque de récidive suicidaire en recherchant les facteurs de risque susmentionnés. Il faut y ajouter la présence ou non d'une critique du geste suicidaire et, le cas échéant, la qualité de cette critique. En cas de risque de récidive à court terme, le seul moyen de limiter efficacement ce risque à court terme est de proposer une hospitalisation en milieu spécialisé, si besoin sous contrainte.

PRONOSTIC

Le pronostic à long terme dépend essentiellement de la prise en charge des troubles psychiatriques concomitants. Sur la vie entière, 10 % des patients suicidants finissent par se suicider, dont 1 % dans l'année qui suit. Le traitement adapté de la pathologie psychiatrique sous-jacente est un objectif fondamental pour améliorer ce pronostic (par exemple, chimiothérapie par **lithium** en cas de trouble bipolaire).

FICHE INFIRMIÈRE

EXAMENS

Les examens complémentaires à réaliser en urgence sont prescrits en fonction des moyens employés. À l'entrée dans le service de psychiatrie, aucun examen complémentaire n'est systématique en dehors de ceux prescrits par le médecin des urgences (par exemple, décroissance des transaminases et vérification du TP après une intoxication au **paracétamol**).

SURVEILLANCE DU TRAITEMENT

SOINS – TRAITEMENT

Aux urgences, il n'est pas rare que les suicidants suscitent un rejet de la part de l'équipe médicale. Il faut éviter de donner aux soins une dimension punitive (par exemple, indication abusive de lavage gastrique). Les suicidants ne sont ni à chouchouter, ni à sermonner. Il ne faut pas craindre de parler aux patients s'ils en expriment le besoin. Les principes de la prévention du risque suicidaire, bien connus des services de psychiatrie, sont moins appliqués aux urgences. Les patients suicidants sont susceptibles de récidiver aux urgences et la prévention du risque suicidaire fait partie de la prescription médicale (*cf.* encadré, p. 1468).

EFFICACITÉ DU TRAITEMENT

L'efficacité de la prise en charge s'évalue sur la mise à distance puis la disparition des idéations suicidaires et sur l'obtention d'une critique satisfaisante du geste suicidaire. Il faut s'assurer de la mobilisation de l'entourage et de la prise en compte par les intervenants des situations de crise, notamment familiale, sentimentale et/ou professionnelle.

> Le principal risque est la récidive suicidaire. Un inventaire minutieux est impératif dans le but de ne laisser au patient aucun objet tranchant (par exemple, ciseaux, objet en verre, rasoir) ou avec lequel il pourrait se pendre (par exemple, lacets, câble électrique, ceinture). Une surveillance rapprochée (par exemple, toutes les 30 min) peut être nécessaire initialement.

Un patient sous contention nécessite une surveillance très régulière (au minimum toutes les 30 min). Les doses reçues sont parfois importantes et nécessitent la surveillance de la vigilance et des constantes cardiorespiratoires (fréquence cardiaque, fréquence respiratoire, pression artérielle). Il faut veiller à l'hydratation du patient. Une présence et un contact verbal rassurants doivent aider le patient à vivre la contention comme un acte thérapeutique et non répressif.

▶

ÉDUCATION ET CONSEILS

Les patients et leurs proches ont parfois tendance à banaliser le geste suicidaire, notamment en cas de prise médicamenteuse minime. Il faut absolument insister sur la gravité du passage à l'acte, en informant le patient et les proches sur les conséquences gravissimes (décès) qu'il aurait pu avoir. Il faut soutenir le patient et sa famille et les encourager dans la recherche de solutions destinées à prévenir la récidive suicidaire. Certains patients souffrant de troubles de la personnalité ont recours à la tentative de suicide pour attirer l'attention sur leur souffrance. Il faut expliquer aux patients la dangerosité d'une telle attitude. Jusqu'à preuve du contraire tout « appel à l'aide » est une urgence psychiatrique à haut risque de récidive suicidaire. Il faut proposer un suivi ambulatoire à chaque patient suicidant sortant. Ces patients doivent être encouragés à consulter rapidement en cas de réapparition d'une idéation suicidaire.

TROUBLES PSYCHIATRIQUES DU *POST-PARTUM*

FICHE MALADIE

DÉFINITION

Si le *post-partum* est une période à risque pour les troubles psychiatriques, leur sémiologie est peu spécifique.

Le terme « psychose puerpérale » regroupe les décompensations psychotiques du *post-partum*. Elle concerne 1 à 2 femmes pour 1 000 accouchements, avec un pic d'incidence entre la 2e et la 3e semaine du *post-partum*. Les troubles psychotiques survenant dans les 6 premiers mois du *post-partum* relèvent dans 75 % des cas d'un trouble bipolaire de l'humeur. La patiente est volontiers désorientée, agitée, avec une intense labilité émotionnelle, ce qui rend le tableau très bruyant et le diagnostic rapide. Le risque de passage à l'acte auto-et hétéroagressif (vis-à-vis de l'enfant) est important. Le *post-partum* est également une période à risque de rechute schizophrénique.

Associant fatigue, anxiété et labilité émotionnelle avec crises de larmes, le « *post-partum blues* » touche 30 à 60 % des accouchées dans les 10 premiers jours après l'accouchement. Cet état est bref et peu intense. Si le trouble persiste au-delà du 10e jour, on ne parle plus de « *post-partum blues* » mais de dépression postnatale précoce. La dépression postnatale concerne 10 à 20 % des accouchées. Habituellement, la pathologie débute entre 4 et 6 semaines après l'accouchement, mais on parle de dépression postnatale jusqu'à 1 an après l'accouchement. L'humeur est irritable, caractérisée par un sentiment de découragement et d'incompétence vis-à-vis des soins à donner au nourrisson. La culpabilité dépressive est souvent majorée par le contexte social qui postule qu'une jeune maman « a tout pour être heureuse ». Cette culpabilité rend l'évaluation difficile et les plaintes somatiques fréquentes.

CAUSES ET MÉCANISMES

Les causes et mécanismes des troubles psychiatriques du *post-partum* ne sont pas connus. Les principaux facteurs de risque de psychose puerpérale sont les antécédents personnels et familiaux de troubles psychiatriques, notamment de troubles bipolaires, et des facteurs de stress spécifiques comme la primiparité et le célibat de la mère.

On considère actuellement que le « *post-partum blues* » est un processus d'adaptation émotionnel de la mère à la présence du nouveau-né. Il permettrait le développement des interactions précoces mère-bébé. En revanche, l'intensité du « *post-partum blues* »

PSYCHIATRIE

est un facteur de risque de dépression postnatale et son dépistage est une démarche importante.

Les facteurs de risque de dépression postnatale sont multiples et importants à repérer :

- des antécédents personnels et familiaux de dépression ;
- des antécédents de fausse couche, de mort fœtale *in utero*, d'accouchement prématuré ou d'IVG ;
- une ambivalence importante à l'égard de la grossesse ;
- une faible estime de soi ;
- des facteurs environnementaux : enfants en bas âge, problèmes financiers, décès ou séparation, manque de temps pour s'occuper de soi, mauvaise qualité de la relation conjugale, de la relation mère-fille, faible soutien social.

TRAITEMENT

La prise en charge individuelle des troubles psychiatriques du *post-partum* ne diffère pas de celle proposée généralement pour les troubles du même ordre. Leur principale spécificité thérapeutique repose sur l'accompagnement du développement des interactions précoces mère-bébé. La présence de l'enfant auprès de sa mère, dès que son état psychique l'autorise, est donc fondamentale pour évaluer la qualité de ces interactions. Cette évaluation permet de poser l'indication d'interventions psychothérapeutiques précoces (thérapies mère-bébé) et d'anticiper les relais éventuellement nécessaires pour l'enfant après l'hospitalisation (famille, assistante maternelle). Dans les cas nécessitant une hospitalisation, celle-ci est idéalement mise en place dans une unité psychiatrique mère-bébé.

La prise en charge du « *post-partum blues* » est fondée sur l'accompagnement, l'information et le renforcement du sentiment de compétence maternelle. Ces mesures essentielles peuvent être associées éventuellement à un traitement anxiolytique léger et ponctuel.

PRONOSTIC

Deux tiers des femmes souffrant d'une psychose puerpérale développeront un trouble bipolaire de l'humeur par la suite. Les femmes ayant une pathologie bipolaire connue ont un risque de rechute d'environ 20 % en *post-partum*. De même, le risque de rechute augmente au fil des grossesses chez les femmes ayant un ou plusieurs antécédents de psychoses puerpérales, notamment en cas de grossesses rapprochées.

Concernant la dépression postnatale, les patientes peuvent guérir spontanément en quelques mois, mais le trouble peut aussi évoluer à bas bruit pendant plusieurs années. Il faut alors craindre un retentissement sur les interactions précoces mère-bébé. En l'absence de soutien social et/ou familial, quelques mois suffisent pour influencer négativement le développement psychoaffectif de l'enfant. Même une prise en charge précoce n'évite parfois que partiellement ces conséquences. La dépression postnatale est ainsi un facteur de risque de psychopathologie chez l'enfant et l'adolescent (par exemple, trouble des conduites).

FICHE INFIRMIÈRE

EXAMENS

Les examens à réaliser sont identiques à ceux préconisés pour les troubles du même ordre. En cas de psychose puerpérale, l'imagerie cérébrale est particulièrement importante pour éliminer le diagnostic différentiel de thrombophlébite cérébrale.

SURVEILLANCE DU TRAITEMENT

SOINS – TRAITEMENT

Chez les accouchées ne souhaitant ou ne pouvant pas allaiter, il est généralement prescrit un agoniste dopaminergique (par exemple, **bromocriptine**, PARLODEL) pour diminuer la montée laiteuse. Avant d'administrer ce traitement, il faut rechercher des antécédents psychiatriques. En cas d'antécédent de trouble bipolaire, de schizophrénie ou d'épisode psychotique aigu, les agonistes dopaminergiques sont déconseillés pour ne pas favoriser une rechute.

Le traitement des troubles psychiatriques du *post-partum* ne diffère pas de celui proposé généralement pour les troubles du même ordre.

Un avis pédiatrique est indispensable en cas d'allaitement sous psychotrope. Les patientes allaitant se montrent parfois peu compliantes au traitement par crainte de passage dans le lait maternel. Dans le cas d'une dépression postnatale nécessitant une chimiothérapie, il ne faut pas hésiter à administrer des **inhibiteurs sélectifs de recapture de la sérotonine** (par exemple, **fluoxétine**, PROZAC). Aucun effet indésirable sur le bébé n'a été constaté en cas d'allaitement. Les *anxiolytiques* peuvent avoir un effet légèrement sédatif sur le bébé. En cas de traitement prolongé par *benzodiazépines*, il faut rappeler à la mère que l'arrêt du traitement doit se faire progressivement. Il existe en effet un risque de syndrome de sevrage chez elle et chez le bébé.

Dans le cas d'une psychose puerpérale nécessitant de fortes doses de antipsychotiques, il est rare que la patiente soit en état d'allaiter. Néanmoins, si la patiente en manifeste le désir, il est possible dans un premier temps de lui faire tirer son lait en attendant que le traitement psychotrope soit diminué.

Les incidents à dépister sont identiques à ceux recherchés dans les troubles de l'humeur, la schizophrénie ou les troubles psychotiques aigus et transitoires.

EFFICACITÉ DU TRAITEMENT

L'efficacité du traitement s'apprécie sur la diminution des symptômes dépressifs ou délirants chez la mère. Il faut également évaluer l'amélioration des interactions mère-bébé avec une maman qui s'ajuste mieux aux demandes relationnelles et aux besoins de son enfant. La maman doit se sentir peu à peu rassurée et valorisée dans ses compétences maternelles. Du côté de l'enfant, on doit assister à l'augmentation des attitudes d'engagement relationnel. Au contraire, les attitudes d'hypertonie et d'hypervigilance anxieuses, mais aussi d'hypotonie dépressive et d'hypersomnie de protection doivent diminuer. Les difficultés de régulation émotionnelle et attentionnelle du nouveau-né se manifestent par des réactions végétatives (bâillement, hoquet, régurgitations) dont il faut également en surveiller la diminution.

EFFETS INDÉSIRABLES

En cas d'allaitement sous **psychotropes**, un avis pédiatrique sera demandé si des troubles neurologiques ou comportementaux sont observés chez le bébé.

La spécificité de la surveillance tient encore une fois à la présence du nouveau-né. Sa sécurité doit toujours être évaluée. Un incident courant est une sédation trop importante de la mère qui ne s'occupe alors plus convenablement de son bébé (par exemple, pas de réveil par les pleurs).

> Avant que le traitement soit réellement efficace, il faut toujours se préoccuper des soins donnés au bébé, parfois complètement délaissé par une mère souffrante. Dans les cas extrêmes, le risque de suicide s'accompagne d'un risque d'infanticide, toujours à évaluer. Quel que soit le diagnostic étiologique, une maman délirante ne doit pas être laissée seule avec son bébé.

ÉDUCATION ET CONSEILS

Toute maman qui vient d'accoucher doit être avertie de la fréquence du « *post-partum blues* » et de son caractère bénin et transitoire. Il faut lui conseiller de consulter rapidement un psychiatre si cet état se prolonge ou si le moral chute au bout de quelques semaines ou mois. Une consultation rapide permettra de limiter les conséquences d'une dépression sur le bébé. De même, il est conseillé aux patientes ayant déjà eu des troubles psychiatriques du *post-partum* de consulter préventivement.

Une maman souffrant d'un « *post-partum blues* » ou d'une dépression postnatale doit être réconfortée, rassurée et maternée. Il ne faut pas bousculer une patiente déjà culpabilisée par ce qu'elle ne parvient pas à faire et « que toutes les autres mamans font ». Il s'agit d'une patiente qui va demander de la disponibilité à toute l'équipe soignante. Seul l'étayage des soignants permet de renforcer le sentiment de compétence maternelle et d'améliorer les soins donnés au bébé. Les objectifs maternels peuvent parfois être minimisés pour réduire les situations de mise en échec et une aide active est parfois proposée : intervention de la PMI, d'une travailleuse familiale, visites à domicile (infirmières, puéricultrices).

Les conseils concernant les interactions mère-bébé sont parfois vécus comme des reproches et renforcent le découragement. Il faut donc montrer beaucoup de tact, notamment quand il s'agit de réajuster les comportements maternels aux attentes du bébé. De même, les compliments adressés à une maman consciente de ses limites sont parfois ressentis comme de la compassion. Une stratégie satisfaisante est de valoriser l'enfant, de pointer ses capacités, les soins apportés et sa bonne santé. La mère bénéficie indirectement de cette valorisation, très rassurante sur la qualité de ses compétences maternelles.

Enfin, il est indispensable de prendre en compte le père dans la prise en charge psychiatrique de la mère et de l'enfant. Il faut savoir que les troubles du *post-partum* (dépression, décompensation psychotique) existent également chez les pères !

PARTIE 16

RHUMATOLOGIE

DOULEUR EN RHUMATOLOGIE

FICHE MALADIE

DÉFINITION

L'IASP (*International Association for Study of Pain*) propose de définir la douleur comme « une expérience sensorielle et émotionnelle désagréable associée à un dommage tissulaire présent ou potentiel, ou décrite en termes d'un tel dommage ».

Au cours des affections de l'appareil locomoteur, la douleur est souvent considérée comme la manifestation la plus importante, avant le handicap fonctionnel.

ANALYSE DE LA DOULEUR

La prise en charge des patients, qui peut dans certains cas être le fait d'une équipe (médecins, infirmier(e)s, kinésithérapeutes, psychologues, aides-soignant(e)s), est différente selon l'expression de la symptomatologie.

PARMI LES DOULEURS AIGUËS

Douleur articulaire aiguë

La douleur articulaire aiguë de l'accès goutteux, ou de la poussée de bursite calcaire, se caractérise par son caractère explosif, l'intensité particulière de la douleur et de l'impotence ; c'est une douleur d'origine inflammatoire.

Douleur rachidienne aiguë

La douleur rachidienne aiguë du lumbago se caractéristique par son intensité et par l'impotence qu'elle entraîne ; c'est une douleur mécanique dont la durée sera en général inférieure à 1 semaine.

Névralgies d'origine disco-rachidienne

La douleur y est excruciante ou lancinante ; elle subit des recrudescences mécaniques liées aux mouvements dans la sciatique, des recrudescences inflammatoires nocturnes au début des cruralgies et de nombreuses névralgies cervico-brachiales. Le traitement doit être adapté à l'intensité des symptômes, à leur horaire et dans le temps en fonction du temps d'évolution de la névralgie. C'est la durée prolongée de certaines sciatiques, plus que l'existence d'un déficit neurologique, qui conduit à envisager un geste thérapeutique sur le disque (nucléolyse ou chirurgie).

Ostéalgies

La douleur de la fracture est localisée, mécanique, et son traitement est mécanique : immobilisation jusqu'à consolidation dans des délais habituellement connus.

La douleur du tassement vertébral ostéoporotique est celle d'une fracture, liée au mouvement, à la toux, etc. La consolidation se fait en 6 à 8 semaines ; l'impotence douloureuse dépasse rarement 3 semaines.

Douleurs postopératoires

Du fait qu'elles sont attendues et prévisibles, elles bénéficient souvent de protocoles adaptés de prise en charge.

DOULEUR CHRONIQUE

Son évolution prolongée, sur des mois ou des années, se fait souvent sur un mode cyclique, avec des ondes évolutives. Elle nécessite pour être correctement combattue de prendre en considération :

- son intensité et son retentissement psychologique ;
- l'impotence qui peut l'accompagner ;
- son évolution dans le temps : on ne traitera pas de la même façon le fond douloureux permanent d'une gonarthrose et la poussée congestive qui en émaille souvent l'évolution ;
- son horaire et ses facteurs d'aggravation.

TRAITEMENT

En plus du traitement étiologique, lorsqu'il existe, le traitement symptomatique de la douleur est nécessaire. Il existe plusieurs classifications possibles de la douleur et des médicaments utilisés pour la combattre.

CLASSIFICATION SELON L'INTENSITÉ DE LA DOULEUR

La classification préconisée par l'OMS pour les douleurs chroniques cancéreuses, comporte 3 niveaux successifs :

- le niveau I correspond à des douleurs légères à modérées ;
- le niveau II (IIa et IIb) correspond à des douleurs modérées à sévères et/ou à l'échec des antalgiques utilisés pour le niveau I ;
- le niveau III correspond à des douleurs intenses et/ou à l'échec des antalgiques utilisés pour le niveau II.

> Cette classification peut servir de référence en pathologie rhumatologique, mais elle doit en pratique être adaptée à chaque cas particulier.

CLASSIFICATION SELON LES MODALITÉS DE PRESCRIPTION

La législation française classe les médicaments, dont les antalgiques, selon les modalités de prescription.

Certains, dont le **paracétamol**, ne figurent sur aucune liste ; leur vente est libre, mais le conditionnement en est généralement réduit.

Pour les autres, ils figurent sur les listes suivantes :

- Liste I : Prescription sur simple ordonnance, non renouvelable, sauf en cas de mention expresse contraire. La délivrance se fait pour 30 jours au maximum, sur présentation de l'ordonnance.
- Liste II : Prescription sur simple ordonnance, renouvelable sur présentation de l'ordonnance, sauf en cas de mention expresse contraire. La délivrance se fait par fraction de 30 jours, et l'ordonnance doit dater de moins de 3 mois.
- Liste des stupéfiants.

CLASSIFICATION SELON LA COMPOSITION PHARMACOLOGIQUE

Antalgiques non morphiniques

Ce sont ceux que l'on peut qualifier d'usuels : **paracétamol**, **salicylés**, **analgésiques** de la famille des **anti-inflammatoires non stéroïdiens** ; ils font partie des **antalgiques** de niveau I. Signalons les **antalgiques** purs : **floctafénine** (*IDARAC*, par voie orale), **néfopam** (*ACUPAN*, par voie IM), beaucoup moins utilisés en pratique rhumatologique.

Antalgiques opioïdes faibles

Ils ne donnent lieu, pour un usage normal, ni à accoutumance ni à assuétude : **codéine**, **tramadol**, qui sont généralement prescrits en association avec le **paracétamol**. Fréquemment utilisés en rhumatologie, ils font partie des antalgiques de niveau II et sont, ou non, inscrits sur la liste I ou la liste II. Parmi les antalgiques de niveau II, on trouve des produits qui ne peuvent être délivrés qu'après prescription sur ordonnance sécurisée (*TEMGÉSIC*), et d'autres qui peuvent être délivrés sur ordonnance simple (**tramadol**).

Opiacés majeurs

Ce sont les alcaloïdes naturels de l'opium et les dérivés semi-synthétiques de l'opium, les analgésiques de synthèse « majeurs », dont la prescription est réglementée (ordonnance sécurisée, règle des 7 jours, des 14 jours ou des 28 jours). Ils font partie des antalgiques de niveau III.

Ils ont en rhumatologie, hormis en cas de métastases osseuses de cancers, des indications relativement limitées et brèves, essentiellement au cours des névralgies aiguës : dans certaines formes réellement hyperalgiques de sciatique, dans les cruralgies et les névralgies cervico-brachiales, à l'acmé de la douleur, dans les premières semaines de leur évolution. Cette prescription est donc *a priori* limitée dans le temps.

La prescription de morphiniques au long cours, dont l'objectif est seulement de réduire l'intensité de la douleur, reste très rare en rhumatologie et suit des règles de prescription strictes.

FICHE INFIRMIÈRE

ÉVALUATION DE LA DOULEUR

Il existe différents modes d'évaluation de la douleur, adaptés à des circonstances ou même des patients différents ; le rôle de l'infirmier(e) est particulièrement intéressant.

La simple *observation attentive* du patient apporte beaucoup d'éléments :

- masque de la douleur ;
- position antalgique, mouvements évités ;
- formulation de la plainte ;
- comportement du patient.

L'appréciation du *degré d'anxiété* est importante.

Plus l'anxiété est grande, plus la perception du trouble douloureux sera forte. Cette perception peut varier selon les individus et en fonction de leur culture, de leur éducation et de la connaissance de leur pathologie ; elle n'est pas toujours prévisible par l'équipe soignante.

L'image de l'hôpital peut faire peur et entraîner une anxiété qui est majorée selon le motif de l'hospitalisation et l'idée que le patient s'en fait. La souffrance psychologique ne sera pas la même selon que le patient doit subir un geste à visée diagnostique ou thérapeutique, invasif ou non.

L'emploi d'une *échelle visuelle analogique* (EVA) de la douleur est fréquent et tente de chiffrer les variations de l'intensité de la douleur chez un même patient ; cette échelle :

- est utile pour l'appréciation de l'effet des médications antalgiques prescrites et, dans ce cas, le relevé sera fait plusieurs fois par jour (au cours des névralgies, des protocoles antidouleur postopératoires, de certains essais thérapeutiques) ;
- n'est cependant pas toujours adaptée (à certains patients, à de nombreuses douleurs chroniques) et ne doit pas être considérée isolément ; certains travaux ont montré que malgré une faible diminution de l'EVA, les patients pouvaient néanmoins estimer que la prise en compte de leur douleur avait été satisfaisante.

PERSONNALISATION DE L'ACTION INFIRMIÈRE À UN PATIENT DONNÉ

- *Horaire adapté des prises médicamenteuses* : anti-inflammatoires donnés au coucher, antalgiques donnés au cours de la nuit ou immédiatement au réveil, facilitant le lever des patients atteints de polyarthrite rhumatoïde ; antalgiques donnés peu avant des soins ou examens pouvant être douloureux.
- *Attention particulière pour les soins infirmiers* : toilette après le « dérouillage matinal », respect des positions antalgiques.
- *Matériel adapté* : hauteur du lit, confort du matelas, table de chevet à portée, etc.
- *Écoute attentive et éducation du patient pour la prise en charge de sa douleur* : lui rappeler de signaler sa douleur, que certains antalgiques dont il a l'habitude peuvent être autorisés en « autoadministration ».

SURVEILLANCE DU TRAITEMENT

La surveillance porte à la fois sur l'appréciation de l'efficacité du traitement antalgique (EVA et appréciation personnelle), la reconnaissance d'effets indésirables connus ou indésirables, et sur la transmission aux médecins responsables de cette appréciation. Elle dépend bien entendu des médications administrées.

ÉDUCATION ET CONSEILS

Il est important d'expliquer au patient les modalités d'action de la médication antalgique (délai et durée d'action), les éventuels effets indésirables (sans être alarmiste), et de contribuer à lui faire analyser le plus précisément possible les caractères de sa douleur.

> Les facteurs psychologiques influencent considérablement le vécu de la douleur.

FICHE TECHNIQUE

PERFUSION DE *PERFALGAN*

Présentation

Solution pour perfusion IV (claire, légèrement jaune) à 10 mg/mL : flacon de 100 mL, boîte de 12.

À usage unique. Toute solution non utilisée doit être éliminée.

Indications

Traitement de courte durée des douleurs d'intensité modérée, en particulier en période post-opératoire, et traitement de courte durée de la fièvre.

Mode de préparation

Se laver les mains avant toute manipulation du matériel.

Vérifier le produit visuellement pour détecter toute particule et jaunissement. Il ne doit pas être mélangé avec d'autres médicaments.

Avant la perfusion

Vérifier l'absence de contre-indication : hypersensibilité au **paracétamol**, insuffisance hépatocellulaire sévère, enfants.

Vérifier la posologie prescrite : 1 g de **paracétamol** par administration, soit un flacon de 100 mL, jusqu'à 4 fois/j.

Modalités d'administration

La solution de **paracétamol** est administrée en perfusion IV de 15 minutes.

Respecter un intervalle d'au moins 4 h entre deux administrations (6 h chez l'insuffisant rénal sévère). La dose maximale journalière ne doit pas excéder 4 g.

En fin de perfusion, comme pour toute préparation injectable en flacon de verre, une surveillance étroite est nécessaire (tout particulièrement lors d'une perfusion sur voie centrale, pour éviter tout risque d'embolie gazeuse).

Efficacité

Le *PERFALGAN* permet un début de soulagement de la douleur dans les 5 à 10 minutes suivant le début de l'administration. Le pic de l'effet antalgique est obtenu en 1 h et la durée de cet effet est habituellement de 4 à 6 h.

Surveillance

Certains effets indésirables sont cliniquement décelables :

- malaise, réaction d'hypersensibilité générale ;
- hypotension ;
- de très rares cas de réactions d'hypersensibilité, allant du simple rash cutané ou urticaire au choc anaphylactique, ont été rapportés et nécessitent l'arrêt du traitement.

Conservation

À une température ne dépassant pas 30 °C. Ne pas conserver au réfrigérateur, ne pas congeler.

FICHE PHARMACOLOGIE

ANTALGIQUES – ANTALGIQUES USUELS

Aspirine, salicylés

■ **Acide acétylsalicylique et assimilés**

ASPÉGIC					
Douleurs d'intensité légère à modérée : posologie variable, inférieure ou égale à 3 g/j d'**acide acétylsalicylique** Affections rhumatismales : posologie éventuellement plus élevée, 4 g/j (voire jusqu'à 6 g/j)	20 sach. 500 mg 20 sach. 1 g 30 sach. 1 g	2,60 4,12		65 % 65 % NR	0,13 0,21
ASPÉGIC INJECTABLE Voie parentérale : IM profonde, IV ou en perf.	6 fl. pdre + sol. 500 mg 6 fl. pdre + sol. 1 g	5,70 9,07		65 % 65 %	0,95 1,51
ASPIRINE UPSA					
Idem *ASPÉGIC*	20 cp. séc. efferv. 500 mg	3,54		65 %	0,18
ASPRO					
Idem *ASPÉGIC*	20 cp. 500 mg 36 cp. efferv. 500 mg			NR NR	
ASPIRINE PH8					
Idem *ASPÉGIC*	20 cp. gastro-résist. 0,5 g 50 cp. gastro-résist. 0,5 g			NR NR	
ASPIRINE PROTECT					
Idem *ASPÉGIC*	30 cp. gastro-résist. 300 mg	2,62		65 %	0,09

Propriétés

Antalgique périphérique, antipyrétique, anti-inflammatoire à dose élevée.

Antiagrégant plaquettaire.

Indications

Traitement symptomatique des douleurs d'intensité légère à modérée et/ou d'états fébriles.

Affections rhumatismales.

Contre-indications

Allergie avérée à l'**aspirine** et aux **AINS**.

Ulcère gastroduodénal évolutif.

Toute maladie hémorragique et si risque hémorragique.

Interactions médicamenteuses : autres **AINS**, anticoagulants oraux, si ≥ 3 g/j, **méthotrexate** à dose ≥ 15 mg/sem., etc.

Grossesse : contre-indiqués à partir du 6e mois ; avant, uniquement si nécessaire et en traitement ponctuel.

Allaitement : déconseillés.

Précautions d'emploi

Ce sont celles des **AINS**, plus antécédents d'ulcère gastroduodénal ou d'hémorragie digestive, d'asthme ; insuffisance rénale, métrorragies ou ménorragies, dispositif intra-utérin. Compte tenu de l'effet antiagrégant plaquettaire, rapide et durable, prévenir le patient des risques hémorragiques pouvant survenir en cas de geste chirurgical, même mineur.

Effets indésirables

Sur le système nerveux central : bourdonnements d'oreille, baisse de l'acuité auditive, céphalées (surdosage).
Gastro-intestinaux : ulcère, hémorragies patentes ou occultes ; douleurs abdominales.
Hématologiques : syndromes hémorragiques avec augmentation du TS, persistant 4 à 8 j après l'arrêt de l'**aspirine**.
Réaction d'hypersensibilité : œdème de Quincke, urticaire, asthme, anaphylaxie.

Interactions médicamenteuses

- Autres **AINS** : augmentation du risque ulcérogène et hémorragique ; association déconseillée.
- **Anticoagulants oraux** : augmentation du risque hémorragique. **Salicylés** à faible dose : surveillance du TS ; à fortes doses : contre-indication.
- **Héparines** : augmentation du risque hémorragique ; association déconseillée.
- **Antidiabétiques** (insuline, **chlorpropamide**) : majoration du risque hypoglycémiant.
- **Glucocorticoïdes** : diminution de la salicylémie en cours de traitement, majoration à l'arrêt du **corticoïde.**
- **Diurétiques** : précautions d'emploi si fortes doses de **salicylés** (hydratation, fonction rénale).
- **Inhibiteurs de l'enzyme de conversion** : précautions d'emploi si fortes doses de **salicylés** (hydratation, fonction rénale). Réduction de l'effet antihypertenseur.
- **Méthotrexate** : contre-indiqué si dose > 15 mg/sem. ; au-dessous, surveillance hebdomadaire de l'hémogramme, accrue chez le sujet âgé et si fonction rénale altérée.
- **Uricosuriques** (**benzbromarone, probénécide**) : diminution de l'effet uricosurique ; association déconseillée.
- **Interféron alpha** : risque d'inhibition de l'action de l'interféron ; association déconseillée.
- **Topiques gastro-intestinaux** : augmentation de l'excrétion rénale des salicylés ; à prendre en compte.
- Dispositif intra-utérin : risque de moindre efficacité, controversé, à prendre en compte.

Paracétamol

■ Paracétamol

CLARADOL					
Traitement symptomatique des affections douloureuses et/ou fébriles	16 cp. efferv. 500 mg 16 cp. séc. 500 mg	2,02 1,83		65 % 65 %	0,13 0,11
DAFALGAN					
Traitement symptomatique des douleurs d'intensité légère à modérée et/ou états fébriles Selon les symptômes : 1 à 3 g/j (4 h entre 2 prises) jusqu'à 4 g/j si nécessaire	16 gél. 500 mg 10 sup. 600 mg 8 cp. séc. 1 g 16 cp. efferv. séc. 500 mg	1,95 2,17 1,95 1,90		65 % 65 % 65 % 65 %	0,12 0,22 0,24 0,12
DOLIPRANE					
Idem *DAFALGAN*	16 cp. 500 mg 12 sach. 500 mg 16 cp. efferv. 500 mg 16 gél. 500 mg 8 sup. 1 g 8 cp. 1 g 8 cp. efferv. séc. 1 g 8 sach. 1 g 8 gél. 1 g	1,95 1,95 2,02 1,95 2,17 2,02 2,02 2,02 1,90		65 % 65 % 65 % 65 % 65 % 65 % 65 % 65 % 65 %	0,12 0,16 0,13 0,12 0,27 0,25 0,25 0,25 0,24

EFFERALGAN					
Idem *DAFALGAN*	8 cp. efferv. 1 g 16 cp. séc. 500 mg 16 cp. efferv. séc. 500 mg	2,02 1,95 2,02		65 % 65 % 65 %	0,25 0,12 0,13
DOLKO					
Idem *DAFALGAN*	12 sach. 500 mg 16 cp. séc. 500 mg 8 cp. 1 g	1,95 1,95 1,90		65 % 65 % 65 %	0,16 0,12 0,24
PARALYOC					
Idem *DAFALGAN*	10 cp. à suc. 250 mg 16 cp. à suc. 500 mg	2,13 2,75		65 % 65 %	0,21 0,17
PERFALGAN					
Traitement de courte durée des douleurs d'intensité modérée, en particulier en postopératoire, et traitement de courte durée de la fièvre, lorsque la voie IV est cliniquement justifiée par l'urgence A. et adolescent > 50 kg : 1 g jusqu'à 4 fois/j Respecter un intervalle d'au moins 4 h entre 2 administrations Éviter la voie centrale	12 fl. 100 mL 10 mg/mL	HOP			

Propriétés

Antalgique périphérique et antipyrétique.

Indications

Traitement symptomatique des douleurs d'intensité légère à modérée et/ou des états fébriles.

Contre-indications

Allergie au **paracétamol**.
Insuffisance hépatocellulaire.
Grossesse et allaitement : autorisé.

Précautions d'emploi

En cas d'insuffisance rénale sévère, les prises doivent être espacées de 8 h.

En cas de régime désodé, tenir compte de l'apport de sel dans les comprimés effervescents (environ 400 mg de Na/cp.).

En cas de régime hypoglucidique, tenir compte de la présence de saccharose dans certains sachets de poudre.

PERFALGAN : éviter la voie centrale.

Effets indésirables

Rares cas d'accidents allergiques : rashs cutanés avec érythème ou urticaire, nécessitant l'arrêt du traitement.

Rares cas d'anomalies biologiques hépatiques, hépatites exceptionnelles (surdosage).

Exceptionnels cas de thrombopénie.

Non liés au **paracétamol**.

Interactions médicamenteuses

La prise de **paracétamol** peut fausser le dosage de l'acide urique sanguin par la méthode à l'acide phosphotungstique et le dosage de la glycémie par la méthode à la glucose oxydase-peroxydase.

ASSOCIATIONS D'ANTALGIQUES

Association tramadol + paracétamol

■ Tramadol + paracétamol

ZALDIAR					
Traitement symptomatique des douleurs intenses à modérées ne répondant pas aux antalgiques périphériques utilisés seuls 1 à 2 cp. toutes les 4 à 6 h	20 cp. pell. 37,5 mg + 325 mg 20 cp. efferv. 37,5 mg + 325 mg	4,85 4,85	I I	65 % 65 %	0,24 0,24
IXPRIM					
Idem *ZALDIAR*	20 cp. pell. 37,5 mg + 325 mg 20 cp. efferv. 37,5 mg + 325 mg	4,85 4,85	I I	65 % 65 %	0,24 0,24

Propriétés

Antalgique de palier II, qui permet d'agir sur 3 niveaux de la douleur : en périphérie par le **paracétamol**, sur les récepteurs opioïdes centraux et les récepteurs monoaminergiques par le **tramadol**.

Indications

Traitement symptomatique des douleurs intenses à modérées ne répondant pas aux antalgiques périphériques utilisés seuls. Réservé à l'adulte.

Dans la douleur d'origine dentaire, il est apparu que cette association a une efficacité supérieure à celle de chacun des composants pris isolément ; la tolérance semble également meilleure que celle du **tramadol**, utilisé seul.

Contre-indications

Celles du **tramadol**, surtout, et celles du **paracétamol**.

Insuffisance rénale sévère.

Précautions d'emploi

Celles du **tramadol**, surtout, et celles du **paracétamol**.

Chez le sujet âgé de plus de 75 ans, il est recommandé d'espacer les prises de 9 h.

En cas d'insuffisance rénale modérée (clairance entre 10 et 30 mL/min) : augmenter de 2 fois l'intervalle entre les prises, soit toutes les 12 h.

Dans les douleurs chroniques s'assurer, le cas échéant avec des pauses thérapeutiques, que la poursuite du traitement est nécessaire.

Effets indésirables

Ceux du **tramadol**, surtout, et ceux du **paracétamol**.

Interactions médicamenteuses

Celles du **tramadol**, surtout, et celles du **paracétamol**.

Associations codéine + paracétamol

■ Codéine + paracétamol

CODOLIPRANE					
Jusqu'à 6 cp./j	16 cp. séc. 20 mg + 400 mg 16 cp. efferv. 30 mg + 500 mg	2,47 2,47	 I	65 % 65 %	0,15 0,15

DAFALGAN CODÉINE					
Jusqu'à 6 cp./j	16 cp. pell. 30 mg + 500 mg 16 cp. efferv. séc. 30 mg + 500 mg	2,47 2,47	I I	65 % 65 %	0,15 0,15
LINDILANE					
Jusqu'à 6 cp./j	16 cp. 25 mg + 400 mg	2,47	I	65 %	0,15
CLARADOL CODÉINÉ					
Jusqu'à 6 cp./j	16 cp. séc. 20 mg + 500 mg	2,47	I	65 %	0,15
ALGISÉDAL					
Jusqu'à 6 cp./j	16 cp. 25 mg + 400 mg	2,47	I	65 %	0,15

Propriétés

Association d'antalgiques périphérique et central, dont l'effet est potentialisé ; antipyrétique.

Indications

Douleurs modérées ou intenses ne répondant pas à l'utilisation d'**antalgiques** périphériques.

Contre-indications

Celles du **paracétamol** + celles de la **codéine** :

- insuffisance respiratoire ;
- hypersensibilité à la **codéine** ;
- enfant < 15 ans.

Précautions d'emploi

Celles du **paracétamol** + celles de la **codéine** :

- absorption d'alcool déconseillée ;
- sportifs : risque de réaction positive des tests de contrôle antidopage ;
- prudence en cas de conduite et d'utilisation de machines.

Grossesse : éviter pendant le 1er trimestre.

Allaitement : éviter.

Effets indésirables

Ceux du **paracétamol** + ceux de la **codéine** :

- états vertigineux, somnolence ;
- constipation ;
- nausées, vomissements ;
- bronchospasme, dépression respiratoire ;
- réactions cutanées allergiques.

Interactions médicamenteuses

Celles du **paracétamol** surtout.

Associations d'antalgiques avec caféine et autres

- **Paracétamol + caféine**

CLARADOL 500 CAFÉINE					
1 à 2 cp. x 1 à 3/j	16 cp. efferv. séc. 500 mg + 50 mg 16 cp. quadriséc. 500 mg + 50 mg	2,25 2,17	I I	65 % 65 %	0,14 0,14

Propriétés

Caféine : stimulant central, potentialisant l'effet antalgique du **paracétamol**.

Indications

Traitement symptomatique d'affections douloureuses et/ou fébriles.

Contre-indications

Allergie au **paracétamol**.

Insuffisance hépatocellulaire.

Précautions d'emploi

Celles du **paracétamol**.

Tenir compte de la teneur en sodium des comprimés effervescents (environ 400 mg de Na/cp.).

Sportifs : risque de réaction positive aux tests de contrôle antidopage en cas d'absorption simultanée de thé, café.

Effets indésirables

Ceux du **paracétamol** + ceux de la **caféine** : possibilité d'excitation, insomnie, palpitations.

Interactions médicamenteuses

Celles du **paracétamol** (dosage de l'acide urique), et celles de la caféine : interaction avec **énoxacine**, **ciprofloxacine** et **norfloxacine** (risque de surdosage en **caféine**).

■ Acide acétylsalicylique + paracétamol + opium + codéine + belladone

SÉDASPIR					
1 à 2 cp. x 1 à 3 /j ; ne pas dépasser 6 cp./j	20 cp. 500 mg ac. acétylsalicylique + 50 mg caféine + 20 mg codéine		I	NR	
PRONTALGINE					
Idem *SÉDASPIR*	18 cp. 400 mg *ac. acétylsalicylique* + 50 mg *caféine* + 20 mg *codéine*		I	NR	
LAMALINE					
3 à 5 gél./j (ne pas dépasser 2 gél. par prise, ni 10 gél./j)	16 gél. 500 mg paracétamol + 15 mg opium + 30 mg caféine	2,25	II	65 %	0,14
1 sup. x 1 à 3 /j (les prises doivent être espacées d'au moins 4 h)	10 sup. 300 mg paracétamol + 10 mg opium + 50 mg caféine	3,35	II	65 %	0,33

Propriétés

Paracétamol : analgésique périphérique.

Opium et **codéine** : analgésique central.

Belladone : antispasmodique.

Caféine : stimulant central.

Indications

Traitement symptomatique d'affections douloureuses.

Contre-indications

Grossesse et allaitement : contre-indiqué (**belladone**, **opium**).

Celles du **paracétamol** plus : adénome prostatique avec rétention urinaire, risque de glaucome avec fermeture de l'angle.

Précautions d'emploi

Réduire les doses chez le sujet âgé et chez l'insuffisant respiratoire chronique.

Sportifs : risque de réaction positive des tests de contrôle antidopage.
Conduite et utilisation de machines.

Effets indésirables

Ceux du **paracétamol**, plus ceux :
- liés à la **belladone** : sécheresse de la bouche, trouble de l'accommodation, tachycardie ;
- liés à l'**opium** : majoration d'une tendance à la constipation ;
- liés à la **caféine** : possibilité d'excitation, insomnie, palpitations.

Interactions médicamenteuses

Liées à la **morphine** : association d'alcool déconseillée. Prendre en compte les associations avec d'autres dépresseurs du système nerveux central et d'autres **morphiniques**.
Liées à la **caféine** : interaction avec **énoxacine** (déconseillée), **ciprofloxacine** et **norfloxacine** (risque de surdosage en caféine).

ANTALGIQUES DÉRIVÉS DES ANTI-INFLAMMATOIRES NON STÉROÏDIENS

■ Ibuprofène

ADVIL					
Antalgique : 2 à 6 cp./j	20 cp. 200 mg 30 cp. 200 mg			NR NR	
Antalgique : 1 à 3 cp./j	20 cp. 400 mg			NR	
NUREFLEX					
Antalgique : 2 à 6 cp./j	30 cp. 200 mg	2,46		65 %	0,08
Antalgique : 1 à 4 gél./j	30 gél. LP 300 mg	4,04	II	65 %	0,13
Antalgique : 1 à 3 cp./j	20 cp. 400 mg	2,91	II	65 %	0,15
BRUFEN					
Antalgique : 1 à 3/j	30 cp. 400 mg	3,23	II	65 %	0,11
SPIFEN					
Antalgique : 2 à 6 cp./j	30 cp. 200 mg	2,39		65 %	0,08
Antalgique : 1 à 3 cp./j	20 cp. 400 mg	2,91	II	65 %	0,15
Antalgique : 1 à 3 sach./j	20 sach. 400 mg	3,24	II	65 %	0,16
INTRALGIS					
Antalgique : 2 à 6 cp./j	20 cp. efferv. 200 mg 30 cp. 200 mg			NR NR	
NUROFEN					
Antalgique : 2 à 6 cp./j	20 cp. 200 mg			NR	
Antalgique : 1 à 3 caps. ou cp./j	12 cp. 400 mg 10 caps. 400 mg			NR NR	
SPEDIFEN					
Antalgique : 2 à 6 cp./j	16 cp. 200 mg 20 cp. 200 mg			NR NR	
Antalgique : 1 à 3 cp./j	12 cp. 400 mg			NR	

UPFEN					
Antalgique : 2 à 6 cp./j	20 cp. 200 mg			NR	

Prescription

Certains **anti-inflammatoires non stéroïdiens** sont commercialisés à faible dose, prescrits à titre antalgique.

Il s'agit de produits qui sont, ou non, sur la liste II, selon le conditionnement.

Ces médications sont généralement prescrites pour une durée limitée, quelques jours à quelques semaines, mais parfois pour une durée très prolongée.

Certains peuvent être vendus sans ordonnance, et être ainsi à l'origine d'autoprescription, source possible de complications, en particulier gastroduodénales, s'ils sont associés à un autre anti-inflammatoire.

Leurs effets indésirables éventuels doivent de ce fait être pris en considération lors de la prescription, qui doit toujours rester particulière à un patient donné.

Propriétés

Anti-inflammatoire non stéroïdien, antalgique, antipyrétique.

Posologie

La dose initiale est de 200 à 400 mg, soit 1 à 2 cp. ou gél. à 200 mg, puis si nécessaire la prise est renouvelée toutes les 6 h, sans dépasser 1 200 mg/j, soit 6 cp. ou gél. à 200 mg/j.

Indications

Elles sont limitées au traitement symptomatique des douleurs d'intensité moyenne à modérée et/ou des états fébriles.

Contre-indications

Grossesse : contre-indication à partir du 6e mois. À éviter avant.

Allaitement : prescription à éviter.

Réservé à l'adulte (à partir de 15 ans).

Allergie avérée à l'**ibuprofène** et aux substances d'activité proche (autres **anti-inflammatoires non stéroïdiens**) : la survenue de crise d'asthme a été observée chez certains sujets, notamment allergiques à l'**aspirine**.

Ulcère gastroduodénal en évolution.

Insuffisance hépatocellulaire sévère.

Insuffisance rénale sévère.

Lupus érythémateux disséminé.

Précautions d'emploi

En raison de la possibilité de manifestations gastro-intestinales graves, notamment chez les malades soumis à un traitement anticoagulant, il convient de surveiller particulièrement l'apparition d'une symptomatologie digestive. En cas d'hémorragie gastro-intestinale, interrompre le traitement.

L'**ibuprofène** doit être utilisé avec prudence et sous surveillance particulière chez les malades ayant des antécédents digestifs (ulcère gastroduodénal, hernie hiatale, hémorragies digestives).

En début de traitement, une surveillance attentive du volume de la diurèse et de la fonction rénale est nécessaire chez les malades insuffisants cardiaques, cirrhotiques et rénaux chroniques, chez les patients prenant un diurétique, après une intervention chirurgicale majeure ayant entraîné une hypovolémie, particulièrement chez les sujets âgés.

En cas de troubles de la vue, un examen ophtalmologique complet doit être effectué.

Au cours des traitements prolongés, il est recommandé de contrôler la numération sanguine, les fonctions hépatique et rénale.

L'attention est attirée, notamment chez les conducteurs de véhicules et les utilisateurs de machines, sur l'apparition possible d'étourdissements attachés à l'emploi de ce médicament.

Effets indésirables

EFFETS GASTRO-INTESTINAUX

Des troubles gastro-intestinaux à type de nausées, vomissements, gastralgies, troubles du transit, dyspepsies, hémorragies occultes ou non, ont été habituellement rapportés.

RÉACTIONS D'HYPERSENSIBILITÉ

• Réactions dermatologiques : éruptions, rash, prurit, œdème.

• Réactions respiratoires : la survenue de crise d'asthme peut être observée chez certains sujets, notamment allergiques à l'**aspirine** et aux **anti-inflammatoires non stéroïdiens.**

EFFETS SUR LE SYSTÈME NERVEUX CENTRAL

• L'**ibuprofène** peut exceptionnellement être responsable de vertiges et de céphalées.

AUTRES EFFETS

• Quelques rares cas de troubles de la vue ont été rapportés.
• Oligurie, insuffisance rénale.
• La découverte d'une méningite aseptique à l'**ibuprofène** doit faire rechercher un lupus ou une connectivite.

Quelques modifications biologiques ont pu être observées :
• hépatiques : augmentation transitoire des transaminases ;
• hématologiques : agranulocytose, anémie hémolytique.

Interactions médicamenteuses

ASSOCIATIONS DÉCONSEILLÉES

• Autres **AINS** (y compris les salicylés à fortes doses) : augmentation du risque ulcérogène et hémorragique digestif par synergie additive.

Anticoagulants oraux, **héparine** par voie parentérale et **ticlopidine** : augmentation du risque hémorragique par inhibition de la fonction plaquettaire et agression de la muqueuse gastroduodénale.

• Dispositif intra-utérin : possibilité de diminution d'efficacité.

• **Méthotrexate** (par extrapolation à partir d'autres **AINS**) : augmentation de toxicité hématologique, en particulier lorsqu'il est administré à fortes doses, supérieures à 15 mg/sem.

• **Lithium** (décrit avec d'autres **AINS**) : augmentation de la lithémie.

ASSOCIATIONS NÉCESSITANT DES PRÉCAUTIONS D'EMPLOI

• **Diurétiques** : risque d'insuffisance rénale aiguë chez le sujet déshydraté. Hydrater le malade et surveiller la fonction rénale en début de traitement.

• **Méthotrexate** (utilisé à des doses > 15 mg/sem.) : contrôle hebdomadaire de l'hémogramme durant les premières semaines de l'association, surveillance accrue en cas d'altération (même légère) de la fonction rénale, ainsi que chez le sujet âgé.

• **Pentoxifylline** : augmentation du risque hémorragique. Contrôler plus fréquemment le temps de saignement.

• **Zidovudine** : risque de toxicité accrue sur la lignée rouge (action sur les réticulocytes) avec anémie sévère survenant 8 j après l'introduction de l'**AINS**. Contrôler la NFS et le taux de réticulocytes 8 à 15 j après le début du traitement par l'**AINS**.

ASSOCIATIONS À PRENDRE EN COMPTE

• **Antihypertenseurs (β-bloquants, inhibiteurs de l'enzyme de conversion, diurétiques**), par extrapolation à partir de l'**indométacine** : réduction de l'effet antihypertenseur.

• **Thrombolytiques** : augmentation du risque hémorragique.

ANTALGIQUES PURS

■ Floctafénine

IDARAC					
Douleur chronique : 2 à 3 cp./j Douleur aiguë : 2 cp. d'emblée, puis jusqu'à 4/j	20 cp. séc. 200 mg	3,46	II	15 %	0,17

Propriétés

Antalgique périphérique.

Indications

Traitement symptomatique des affections douloureuses.

Contre-indications

Accidents antérieurs d'hypersensibilité à la **floctafénine** ou à des substances apparentées (**glafénine**, **antrafénine**).
β-bloquants (*cf.* Interactions).
Insuffisance cardiaque sévère.
Cardiopathies ischémiques.

Précautions d'emploi

Grossesse : la surveillance dans l'espèce humaine n'a pas mis en évidence de malformations fœtales imputables au produit.
Allaitement : prescription à éviter.
Des allergies, cutanéomuqueuses ou générales, sont possibles. Souvent, elles ont été précédées par la survenue, lors d'une prise antérieure, de symptômes allergiques mineurs : fourmillements au niveau des paumes des mains ou de la plante des pieds, rougeur brusque du visage et du décolleté, éruption cutanée, picotements laryngés, sensation de malaise.
Éviter la répétition de prises uniques, facteur de sensibilisation.
Insuffisance rénale : chez l'insuffisant rénal, les taux sériques augmentent légèrement ; la posologie utile pourra donc être légèrement abaissée.
L'acide floctafénique et les dérivés hydroxylés sont dialysables.
L'attention est attirée, notamment chez les conducteurs de véhicules et les utilisateurs de machines, sur les risques de somnolence attachés à l'emploi de ce médicament.

Effets indésirables

Rarement : accidents d'allure allergique :
- urticaire, œdème de Quincke ;
- accidents de type anaphylactique, 30 min en moyenne après la prise, avec fourmillements et sensation de cuisson des extrémités et du visage, érythème généralisé prurigineux, sensation de malaise, lipothymie, hypotension artérielle pouvant aller jusqu'au collapsus ;
- dyspnée de type asthmatiforme.

Ces troubles peuvent se produire chez un sujet préalablement sensibilisé, sans antécédent allergique connu, avec un seul comprimé. Le traitement, non spécifique, est celui de toute réaction anaphylactique, en particulier l'utilisation d'**adrénaline** (avec les précautions habituelles) en cas de collapsus. Une corticothérapie et/ou l'administration d'**antihistaminiques** peuvent être indiquées, notamment en cas de dyspnée asthmatiforme ou d'œdème de Quincke.
Exceptionnellement :
- nausées et vomissements ;
- insuffisance rénale aiguë oligoanurique de mécanisme probablement immunoallergique ;
- somnolence chez certains sujets ;
- sensation de brûlure à la miction.

Interactions médicamenteuses

L'association aux **β-bloquants** est contre-indiquée dans la mesure où, en cas d'hypotension ou de choc, ces produits réduisent les réactions cardiovasculaires de compensation.

▪ Néfopam

ACUPAN					
Traitement symptomatique des affections douloureuses 20 mg/injection ; 120 mg/j jusqu'à toutes les 6 h par voie IM ou 4 h pour voie IV	5 amp. 2 mL (20 mg) IM profonde ou IV très lente	4,19	I	65 %	0,84

Propriétés

Antalgique non morphinique, d'action centrale.

Indications

Traitement symptomatique des affections douloureuses.

Contre-indications

Enfants de moins de 15 ans.
Convulsions ou antécédent de troubles convulsifs.
Risques de rétention urinaire liés à des troubles urétroprostatiques.
Risque de glaucome par fermeture d'angle.

Précautions d'emploi

ACUPAN n'est ni un **morphinique** ni un antagoniste des morphiniques. De ce fait, arrêter un **morphinique** chez un patient physiquement dépendant risque d'aboutir à un syndrome de sevrage. *ACUPAN* n'accélère pas le sevrage d'un tel patient.

Précautions d'emploi chez l'insuffisant hépatique ou rénal.
Grossesse et allaitement : en l'absence de données, ne pas prescrire.

Effets indésirables

Ont été signalés par ordre décroissant de fréquence : sueurs, somnolence, nausées avec ou sans vomissements, malaise, ainsi que des manifestations de type atropinique sous forme de sécheresse buccale, tachycardie, palpitations, vertiges, rétention d'urine, excitabilité, irritabilité.

Interactions médicamenteuses

Certains effets indésirables de l'*ACUPAN* peuvent être majorés par les **sympathicomimétiques** ou **anticholinergiques**, notamment en cas d'administration concomitante de :

- **antispasmodiques atropiniques**;
- **antiparkinsoniens anticholinergiques**;
- **antidépresseurs imipraminiques**, et **antipsychotiques phénothiaziniques** ;
- **antihistaminiques H_1** ;
- **disopyramide**.

ANTALGIQUES OPIACÉS

Sels morphiniques

■ **Sulfate de morphine**

MOSCONTIN					
Posologie initiale : environ 30 à 60 mg/j 1 prise toutes les 12 h Adaptation toutes les 24 à 48 h Augmentation des doses de 50 % si douleur non contrôlée	14 cp. LP 10 mg	4,48	S	65 %	0,32
	14 cp. LP 30 mg	9,45	S	65 %	0,68
	14 cp. LP 60 mg	19,02	S	65 %	1,36
	14 cp. LP 100 mg	27,95	S	65 %	2,00
	14 cp. LP 200 mg	48,93	S	65 %	3,50
SKÉNAN LP					
Idem *MOSCONTIN*	14 gél. 10 mg	4,30	S	65 %	0,31
	14 gél. 30 mg	9,00	S	65 %	0,64
	14 gél. 60 mg	18,15	S	65 %	1,30
	14 gél. 100 mg	26,60	S	65 %	1,90
	14 gél. 200 mg	48,93	S	65 %	3,50

ACTISKENAN					
Forme à libération immédiate parfois utilisée en rhumatologie	14 gél. 5 mg 14 gél. 10 mg 14 gél. 20 mg 14 gél. 30 mg	2,61 3,09 4,86 6,94	S S S S	65 % 65 % 65 % 65 %	0,19 0,22 0,35 0,50
SÉVRÉDOL					
Nécessite 4 prises /j Peu utilisé en rhumatologie, surtout utilisé en cancérologie, en appoint au traitement de fond des douleurs cancéreuses	14 cp. 10 mg 14 cp. 20 mg	3,31 5,37	S S	65 % 65 %	0,24 0,38

Prescription

Sur ordonnances sécurisées, règle des 28 j.

Propriétés

Analgésiques opioïdes, agissant sur le système nerveux central (action dose-dépendante), et sur le muscle lisse.

Indications

Douleurs persistantes intenses ou rebelles aux analgésiques de niveau plus faible, en particulier douleurs cancéreuses.

Contre-indications

Allaitement : contre-indication formelle.

Précautions d'emploi

Avec les formes à libération prolongée, la dose journalière doit être répartie en 2 prises, le plus souvent équivalentes, à 12 h d'intervalle.

Il ne faut pas s'attarder plus de 24 à 48 h sur un palier qui s'avère inefficace. Le patient doit être vu de manière rapprochée tant que la douleur n'est pas contrôlée ; dans ce cas la posologie doit être augmentée de 50 % environ.

Réduire la posologie dans les cas suivants : insuffisance rénale, insuffisance respiratoire, sujet âgé.

Prudence en cas de constipation, d'adénome prostatique avec risque de rétention urinaire, d'hypertension intracrânienne.

Sportifs : risque de réaction positive des tests de contrôle antidopage.

En raison de la baisse de vigilance induite par ce médicament, l'attention est attirée sur les risques liés à la conduite d'un véhicule et à l'utilisation d'une machine.

Grossesse : la **morphine**, dans les conditions normales d'utilisation, peut être prescrite si besoin au cours de la grossesse. En fin de grossesse, en cas de prises ponctuelles élevées, de traitement chronique voire de toxicomanie, une surveillance néonatale doit être envisagée, afin de prévenir les risques de dépression respiratoire ou de sevrage chez l'enfant.

Insuffisance respiratoire décompensée, insuffisance hépatocellulaire sévère.

Association à la **buprénorphine**.

Effets indésirables

Les plus fréquents aux doses habituelles sont la somnolence, une confusion, des nausées et vomissements, une constipation. Les premiers sont transitoires, la constipation en revanche ne cède pas à la poursuite du traitement.

Tous ces effets sont prévisibles et doivent donc être anticipés afin d'optimiser le traitement ; ils peuvent nécessiter une thérapeutique correctrice.

On peut également noter : sédation, excitation, cauchemars, plus spécialement chez le sujet âgé, avec éventuellement hallucinations ; dépression respiratoire ; rétention urinaire.

Interactions médicamenteuses

Association contre-indiquée : agonistes-antagonistes morphiniques (**buprénorphine**, **nalbuphine**, **pentazocine**) : diminution de l'effet antalgique par blocage compétitif des récepteurs, avec risque d'apparition d'un syndrome de sevrage.

Association déconseillée avec l'alcool : majoration de l'effet sédatif des analgésiques morphiniques.

Association à prendre en compte : dépresseurs du système nerveux central tels que autres dérivés morphiniques (**analgésiques et antitussifs**), **antidépresseurs sédatifs, antihistaminiques H_1, sédatifs, barbituriques, benzodiazépines, anxiolytiques** autres que benzodiazépines, **antipsychotiques, clonidine** et apparentés : majoration de la dépression centrale (sédation et respiration).

Chlorhydrate de morphine

MORPHINE AGUETTANT					
Injectable	10 amp. 10 mg 10 amp. 20 mg	10,06 10,38	S S	65 % 65 %	1,01 1,04
MORPHINE RENAUDIN					
Injectable	100 amp. 10 mg	HOP	S		

Fentanyl

DUROGÉSIC					
1 patch à garder 72 h	5 pch 12 µg/h 5 pch 25 µg/h 5 pch 50 µg/h 5 pch 75 µg/h 5 pch 100 µg/h	13,96 19,67 38,79 45,20 54,51	S S S S S	65 % 65 % 65 % 65 % 65 %	2,79 3,93 6,76 9,04 10,90
INSTANYL					
Pulvérisation nasale 50 µg à renouveler après 15 min si besoin x 4/j	1 fl. 50 µg/dose (10 doses) 6 fl. 50 µg/unidose 1 fl. 100 µg/dose (10 doses) 6 fl. 100 µg/unidose 1 fl. 200 µg/dose (10 doses) 6 fl. 200 µg/unidose	76,74 HOP 76,74 HOP 76,74 HOP	S S S S S S	65 % 65 % 65 % 	76,74 76,74 76,74
PECFENT					
Pulvérisation nasale 100 µg à renouveler après 15 min si besoin x 4/j	1 fl. 100 µg/dose (8 doses) 1 fl. 400 µg/dose (8 doses)	59,96 59,96	S S	65 % 65 %	59,96 59,96
BREAKYL					
Dose initiale : 200 µg puis titration jusqu'à la dose efficace Espacer les administrations de 4 h	4 films orodisp. 200, 400 ou 600 µg 10 films orodisp. 200, 400 ou 600 µg 28 films orodisp. 200, 400, 600, 800 ou 1200 µg	31,71 72,81 195,66	S S S	65 % 65 % 65 %	7,93 7,28 6,99

ABSTRAL					
Dose initiale : 100 µg puis titration jusqu'à la dose efficace Espacer les administrations de 2 h, max. 4 doses/j	10 cp. subling. 100, 200, 300, 400 µg 30 cp. subling. 100, 200, 300, 400, 600, 800 µg	74,35 213,37	S S	65 % 65 %	7,44 7,11
ACTIQ					
Dose initiale : 200 µg x 1 à 2/j puis titration jusqu'à dose efficace Max. 4 cp./j	3 cp. avec appl. buc. 200, 400, 600, 800, 1200, 1600 µg	27,26	S	65 %	9,09
EFFENTORA					
Dose initiale : 100 µg puis titration jusqu'à la dose efficace Espacer les administrations de 4 h	4 cp. gingiv. 100, 200 µg 28 cp. gingiv. 100, 200, 400, 600, 800 µg	32,32 199,84	S S	65 % 65 %	8,08 7,14

Propriétés

Analgésique central.

Indications

INSTANYL, *BREAKYL* sont indiqués dans le traitement des accès douloureux paroxystiques chez des patients adultes recevant déjà un traitement de fond opioide pour des douleurs chroniques d'origine cancéreuse.

Contre-indications

À adapter dans le contexte du traitement des douleurs cancéreuses chroniques.

Insuffisance respiratoire, syndrome abdominal aigu d'origine inconnue, insuffisance hépatocellulaire grave, traumatisme crânien et hypertension intracrânienne, état convulsif, intoxication alcoolique aiguë, delirium tremens, **IMAO**.

Les solutions nasales sont également contre-indiquées en cas d'épisodes récurrents d'épistaxis et chez les moins de 18 ans.

Précautions d'emploi

Sujet âgé.
Insuffisance hépatique.
Accoutumance.
Hypertension intracrânienne.
BREAKYL : mucite (adaptation de dose).

Effets indésirables

Constipation, nausées, vomissements, confusion.

Sédation, excitation, délire, hallucinations, rétention urinaire, dépression respiratoire, augmentation de la pression intracrânienne, de la voie biliaire principale.

Dépendance physique, psychique, syndrome de privation.

Antidote

Naloxone ou **nalorphine** : 0,4 mg IV.

▪ Hydromorphone

SOPHIDONE					
1 dose de 4 mg est approximativement équivalente à 30 mg de **sulfate de morphine**	14 gél. 4 mg 14 gél. 8 mg 14 gél. 16 mg 14 gél. 24 mg	13,26 24,71 44,21 60,77	S S S S	65 % 65 % 65 % 65 %	0,95 1,77 3,16 4,34

Propriétés

Analgésique stupéfiant agoniste sélectif des récepteurs µ.

Indications

Traitement des douleurs intenses d'origine cancéreuse en cas de résistance ou d'intolérance à la **morphine**.

Contre-indications

Absolues :

- Douleur aiguë.

• Insuffisance respiratoire décompensée.
• Enfant de moins de 7 ans.
• Insuffisance hépatocellulaire sévère.
• Épilepsie non contrôlée.
• Allaitement.
• Buprénorphine, nalbuphine et pentazocine (*cf.* Interactions).
• **IMAO**, sélectifs ou non.

Relatives :
• Grossesse.
• Alcool ou médicaments contenant de l'alcool.

Précautions d'emploi

Les gélules doivent être avalées entières sans être mâchées, à 12 h d'intervalle.

En cas de traitement prolongé, l'arrêt brutal peut entraîner un syndrome de sevrage, caractérisé par les symptômes suivants : anxiété, irritabilité, frissons, mydriase, bouffées de chaleur, sudation, larmoiement, rhinorrhée, nausées, vomissements, crampes abdominales, diarrhées, arthralgies. On évitera l'apparition de ce syndrome de sevrage par une diminution progressive des doses.

L'hydromorphone doit être utilisée avec précaution dans les cas suivants :
• insuffisant rénal et insuffisant hépatique ;
• insuffisant respiratoire : la fréquence respiratoire sera surveillée attentivement. La somnolence constitue un signe d'appel d'une décompensation ;
• sujet âgé : en réduisant notamment la posologie initiale ; risques de confusion, de constipation, de rétention urinaire ;
• hypertension intracrânienne.

Interactions médicamenteuses

Associations contre-indiquées :
• agonistes-antagonistes morphiniques (**buprénorphine, nalbuphine, pentazocine**) ;
• **IMAO** sélectifs ou non : risque d'apparition d'un syndrome sérotoninergique ; respecter un délai de 15 jours avant la mise en route d'un traitement par l'**hydromorphone**.

Associations déconseillées ou à prendre en compte :
• alcool : majoration par l'alcool de l'effet sédatif des analgésiques morphiniques. L'altération de la vigilance peut rendre dangereuses la conduite de véhicules et l'utilisation de machines ;
• autres dépresseurs du système nerveux central.

Effets indésirables

Les plus fréquents aux doses habituelles sont la somnolence, une confusion, des nausées et vomissements, une constipation. Les premiers sont transitoires et leur persistance doit faire rechercher une cause associée. La constipation, en revanche, ne cède pas à la poursuite du traitement. Tous ces effets sont prévisibles et doivent donc être anticipés.

On peut également noter :
• sédation, excitation, cauchemars, plus spécialement chez le sujet âgé, avec éventuellement hallucinations ;
• dépression respiratoire ;
• augmentation de la pression intracrânienne, qu'il convient de traiter dans un premier temps ;
• rétention urinaire en cas d'adénome prostatique ou de sténose urétrale.

▪ Oxycodone

OXYCONTIN LP					
Posologie quotidienne totale à répartir en 2 prises, le plus souvent équivalentes, à 12 h d'intervalle	28 cp. 5 mg	8,38	S	65 %	0,30
	28 cp. 10 mg	14,78	S	65 %	0,53
	28 cp. 15 mg	22,18	S	65 %	0,79
	28 cp. 20 mg	29,05	S	65 %	1,04
	28 cp. 30 mg	42,33	S	65 %	1,51
	28 cp. 40 mg	54,83	S	65 %	1,96
	28 cp. 60 mg	71,02	S	65 %	2,54
	28 cp. 80 mg	87,51	S	65 %	3,13
	28 cp. 120 mg	116,38	S	65 %	4,16

OXYNORM					
Posologie initiale : 5 mg x 4-6/j Posologie d'entretien : à adapter	14 gél. 5 mg 14 gél. 10 mg 14 gél. 20 mg 1 sol. buv. 10 mg/mL (30 mL) 4 amp. 10 mg/mL (20 mL) 5 amp. 10 mg/mL (1 mL) 5 amp. 10 mg/mL (2 mL)	3,55 5,71 10,7 HOP HOP HOP HOP	S S S S S S S	65 % 65 % 65 %	0,25 0,41 0,76
OXYNORMORO					
Idem *OXYNORM*	14 cp. orodisp. 5 mg 14 cp. orodisp. 10 mg 14 cp. orodisp. 20 mg	3,55 5,71 10,7	S S S	65 % 65 % 65 %	0,25 0,41 0,76

Propriétés

Analgésique opioïde, l'**oxycodone** est un agoniste opioïde pur.

Son action antalgique est similaire qualitativement à celle de la **morphine**, comme ses actions sur les muscles lisses, les centres respiratoires et la toux.

10 mg d'**oxycodone** par voie orale sont équivalents à 20 mg de **morphine** orale.

Indications

Douleurs chroniques d'origine cancéreuse, intenses ou rebelles aux antalgiques de niveau plus faible, chez l'adulte (à partir de 18 ans).

Contre-indications

Absolues

- Enfant de moins de 18 ans.
- Hypersensibilité connue à l'**oxycodone**, ou à l'un des composants de ce médicament.
- Insuffisance respiratoire décompensée.
- Insuffisance hépatocellulaire sévère.
- Allaitement.
- **Buprénorphine**, **nalbuphine**, **pentazocine**.

Relatives : grossesse, alcool.

Précautions d'emploi

L'oxycodone doit être utilisée avec précaution dans les cas suivants :

- hypovolémie : risque de collapsus ;
- insuffisance rénale, insuffisance hépatique ;
- insuffisance respiratoire, en particulier lorsque d'autres traitements antalgiques d'action centrale sont prescrits simultanément ;
- sujets âgés, en particulier en cas de confusion, constipation, coprescriptions, pathologie urétroprostatique ;
- hypertension intracrânienne ;
- sportifs : l'**oxycodone** induit une réaction positive des tests pratiqués lors des contrôles antidopage.

Effets indésirables

Les effets indésirables les plus fréquents aux doses habituelles sont prévisibles et doivent donc être anticipés afin d'optimiser le traitement : constipation, somnolence, confusion, nausées et vomissements. On peut également noter :

- sédation, excitation, cauchemars, plus spécialement chez le sujet âgé, avec éventuellement hallucinations ;
- céphalées, vertiges ;
- dépression respiratoire, avec, au maximum, apnée ;
- augmentation de la pression intracrânienne ;
- dysurie et rétention urinaire.

De rares hypotensions ou bradycardies graves ont été décrites.

Interactions médicamenteuses

Associations contre-indiquées : **agonistes-antagonistes morphiniques** (**buprénorphine, nalbuphine, pentazocine**).

Associations déconseillées ou à prendre en compte :

- alcool ;
- autres dépresseurs du système nerveux central, notamment en cas de conduite automobile ou d'utilisation de machines.

DÉTERMINATION DE LA DOSE DE *DUROGÉSIC*

1) Patient n'ayant jamais reçu de **morphine** : utiliser le dispositif 25 µg/h lors de de l'administration initiale.

2) Pour les patients ayant déjà reçus de la **morphine** : calculer la dose analgésique (mg) à l'aide du tableau suivant, sur 24 h.

Dose analgésique (mg) équivalente à 30 mg de morphine orale

Produit	IM	Orale
Morphine	10	
Buprénorphine	0,3	0,8 (sublinguale)

3) Extrapoler les doses de *DUROGÉSIC* à partir du tableau suivant.

Morphine orale mg/j	*DUROGÉSIC* /72 h	**Morphine**	
		IV mg/j	SC mg/j
60	25 µg/h	20	30
120	50 µg/h	40	60
180	75 µg/h	60	90
240	100 µg/h	80	120
300	125 µg/h	100	150
360	150 µg/h	120	180
420	175 µg/h	140	210
480	200 µg/h	160	240
540	225 µg/h	180	270
600	250 µg/h	200	300
660	275 µg/h	220	330
720	300 µg/h	240	360
780	325 µg/h	260	390
840	350 µg/h	280	420
900	375 µg/h	300	450
960	400 µg/h	320	480

L'évaluation initiale de l'effet analgésique du *DUROGÉSIC* ne peut se faire qu'après un port de 24 à 72 h d'un dispositif transdermique.

Autres opiacés

■ **Buprénorphine**

TEMGÉSIC					
1 à 2 cp. par prise, en moyenne x 3/j	20 cp. subling. 0,2 mg 50 cp. subling. 0,2 mg	10,02 HOP	I I	65 %	0,50
1 à 2 amp. par administration toutes les 6-8 h en aigu/12 h en chronique	2 amp. 0,3 mg 10 amp. 0,3 mg	HOP HOP	I I		

■ **Nalbuphine**

NALBUPHINE SERB					
1/2 à 1 amp. IV, IM ou SC toutes les 3 à 6 h jusqu'à 8 amp./j	10 amp. 20 mg/2 mL	HOP	I		

Propriétés

Analgésique central, de longue durée d'action, avec des propriétés de type agoniste-antagoniste morphinique.

Indications

Douleurs intenses, en particulier postopératoires et néoplasiques.

Mode d'administration

Les comprimés ne doivent pas être avalés ni croqués ; les placer sous la langue et les laisser se dissoudre lentement.

Prescription

Sur ordonnances sécurisées, règle des 28 j.

Contre-indications

Grossesse : innocuité non démontrée.
Allaitement : passage dans le lait.
Insuffisances respiratoire sévère, et hépatocellulaire grave.
Intoxication alcoolique aiguë et delirium tremens.
Association à la **morphine** (*cf.* Interactions) et aux **IMAO**.

Précautions d'emploi

Réduire la posologie dans les cas suivants : insuffisance rénale, insuffisance respiratoire, sujet âgé.
Sportifs : risque de réaction positive aux tests de contrôle antidopage.
En raison du risque de somnolence il est déconseillé de conduire un véhicule et d'utiliser une machine.

Effets indésirables

Habituellement : somnolence, nausées, vomissements, sueurs, lipothymies et sensations vertigineuses.
Plus rarement dépression respiratoire.
Très rarement hallucinations.
Risque faible de dépendance physique et psychique (utilisation abusive).

Interactions médicamenteuses

Associations contre-indiquées : **morphine**, **IMAO**.
Association déconseillée avec l'alcool : majoration de l'effet sédatif des **analgésiques morphiniques**.
Association à prendre en compte : dépresseurs du système nerveux central (*cf.* **Sulfate de morphine**, plus haut).

■ Tramadol

TOPALGIC					
Posologie variable ; dose initiale 100 mg Ne pas dépasser 400 mg/j	30 gél. 50 mg 100 gél. 50 mg 5 amp. 100 mg 1 fl. 10 mL sol. buv. 10 mg/mL	4,85 HOP HOP 5,84	I I I I	65 % 65 %	0,16 5,84
TOPALGIC LP Idem *TOPALGIC* Sujets âgés de 65 à 75 ans : 1 cp. 100 mg matin et soir	30 cp. LP 100 mg 30 cp. LP 150 mg 30 cp. LP 200 mg	11,21 15,85 18,59	I I I	65 % 65 % 65 %	0,37 0,53 0,62
CONTRAMAL					
Idem *TOPALGIC* Dose d'attaque de 100 mg Ne pas dépasser 600 mg/j	30 gél. 50 mg 100 gél. 50 mg 5 amp. 100 mg 1 fl. 10 mL sol. buv. 100 mg/mL	4,85 HOP HOP 5,84	I I I I	65 % 65 %	0,16 5,84
CONTRAMAL LP Posologie variable ; dose initiale 100 mg Ne pas dépasser 400 mg/j	30 cp. LP 100 mg 100 cp. LP 100 mg 30 cp. LP 150 mg 100 cp. LP 150 mg 30 cp. LP 200 mg 100 cp. LP 200 mg	11,21 HOP 15,85 HOP 18,59 HOP	I I I I I I	65 % 65 % 65 % 	0,37 0,53 0,62
MONOCRIXO LP					
Posologie variable ; dose initiale 100 mg Ne pas dépasser 400 mg/j	15 gél. 100 mg 15 gél. 150 mg 15 gél. 200 mg	6,63 8,74 10,87	I I I	65 % 65 % 65 %	0,44 0,58 0,72

Propriétés

Analgésique opioïde, central. Les autres effets des opioïdes sont moindres.

Indications

Traitement des douleurs modérées à intenses de l'adulte.

Contre-indications

Grossesse : innocuité non démontrée.

Allaitement : contre-indication par prudence.

Hypersensibilité connue au **tramadol** ou aux opiacés.

Intoxication aiguë ou surdosage avec des dépresseurs du SNC, dont l'alcool.

Insuffisances respiratoire sévère et hépatocellulaire grave.

Précautions d'emploi

Consommation d'alcool déconseillée.

Réduire la posologie en cas d'insuffisance rénale, d'insuffisance respiratoire, si sujet âgé.

Prudence en cas d'hypertension intracrânienne.

Sportifs : risque de réaction positive des tests de contrôle antidopage.

En raison du risque de somnolence il est déconseillé de conduire un véhicule et d'utiliser une machine.

Effets indésirables

Habituellement : nausées, vomissements, somnolence, céphalées, vertiges, hypersudation, sécheresse buccale, constipation en cas de prise prolongée.

Plus rarement : douleurs abdominales ; rash ; asthénie, euphorie ; troubles mineurs de la vision.

Très rarement : anaphylaxie, convulsions (par abaissement du seuil épileptogène).

Interactions médicamenteuses

Associations contre-indiquées : **IMAO**.

Association déconseillée avec l'alcool ; les **morphiniques** agonistes-antagonistes (**buprénorphine**), la **carbamazépine** et autres **inducteurs enzymatiques** ; les médicaments pouvant diminuer le seuil épileptogène.

Association à prendre en compte : dépresseurs du système nerveux central (*cf.* **sulfate de morphine**, plus haut), **antitussifs** en particulier chez le sujet âgé.

Antiacides : respecter un intervalle de 2 h entre leur prise et celle du **tramadol**.

ANTI-INFLAMMATOIRES NON STÉROÏDIENS (AINS)

FICHE MALADIE

DÉFINITION

Les anti-inflammatoires sont des médications utilisées pour lutter contre les mécanismes de l'inflammation, qu'elle soit locale ou généralisée et quelle qu'en soit la cause. Ils appartiennent à des classes chimiques différentes les unes des autres :

• anti-inflammatoires stéroïdiens, représentés essentiellement par des glucocorticoïdes (*cf.* Corticothérapie par voie générale, p. 1512 *et* Corticothérapie locale, p. 1517) ;

• anti-inflammatoires non stéroïdiens (AINS), très nombreux : dérivés pyrazoliques, dérivés aryl-carboxyliques, dérivés indoliques, oxicams, fénamates, etc., qui sont souvent doués également d'une action analgésique périphérique et d'une action antipyrétique ; les dérivés salicylés (*ASPIRINE*) sont utilisés beaucoup plus pour leur action analgésique que pour leur action anti-inflammatoire, plus modeste.

MÉCANISMES D'ACTION

L'inhibition des prostaglandines et des leucotriènes est à la base de l'action anti-inflammatoire, mais aussi de certains de leurs effets indésirables. L'effet anti-inflammatoire des AINS « classiques » s'explique par le blocage de la cyclo-oxygénase 2 (COX 2) qui s'oppose à l'action pro-inflammatoire des prostaglandines. Malheureusement, ils inhibent en même temps la cyclo-oxygénase 1 (COX 1) qui, elle, a une action cytoprotectrice digestive en favorisant la synthèse des prostaglandines.

La famille d'AINS « coxib » la plus récente, agit sélectivement sur la cyclo-oxygénase 2, ne bloquant que l'action pro-inflammatoire des prostaglandines, ce qui s'accompagne d'une moindre toxicité gastrique. Néanmoins, cette famille augmente le risque cardiaque et reste peu utilisée.

ABSORPTION

La plupart des AINS sont absorbés par la muqueuse intestinale (voie orale ou rectale) ; ceux qui sont injectables par voie IM sont directement acheminés vers le foie. Ils se distribuent à tout l'organisme, en particulier aux nerfs, aux séreuses et aux organes glandulaires (digestifs). Certains traversent la barrière placentaire, ce qui explique que la grossesse représente une contre-indication habituelle des AINS. Métabolisés par le foie, ils sont éliminés par les reins ; leur durée de demi-vie est variable : 6 à 72 h, selon le produit.

EFFETS INDÉSIRABLES INDÉSIRABLES

Les effets indésirables indésirables sont, pour certains, communs à la plupart des familles chimiques ; il en est ainsi de la toxicité gastrique, d'autant plus grande que l'action anti-inflammatoire est plus importante et pouvant justifier l'emploi (systématique pour certains) de protecteurs gastriques. La toxicité gastrique est augmentée chez le sujet âgé, les sujets tabagiques, et le risque hémorragique doit être constamment présent à l'esprit.

Toutefois, la famille des coxibs présente une bien meilleure tolérance gastrique, les risques de perforation d'ulcère ou d'hémorragie étant particulièrement diminués. Cependant, la survenue d'effets indésirables d'ordre cardiovasculaire a conduit à en limiter l'utilisation.

D'autres effets indésirables sont particuliers à chaque famille, comme l'interférence avec les antivitamines K.

> La toxicité existe quelle que soit la voie d'introduction dans l'organisme.

Enfin, rappelons que les anti-inflammatoires non stéroïdiens diminuent l'efficacité des dispositifs intra-utérins.

INDICATIONS

Tous les syndromes comportant une inflammation, localisée ou généralisée :
- aiguë : la prescription sera alors relativement brève ;
- chronique : ils sont alors souvent utilisés à la dose minimale active, associés ou non à un traitement de fond de l'inflammation.

Ils ont aussi souvent une action antalgique propre, une action inhibitrice sur l'agrégation plaquettaire : de ce fait, leur prise doit être interrompue au moins 24 h avant une intervention chirurgicale. La famille des coxibs n'a que peu ou pas d'effet antiagrégant plaquettaire.

CHOIX DU PRODUIT

On ne peut définir de hiérarchie précise entre les différents AINS, l'essentiel étant d'obtenir un équilibre entre l'efficacité et la tolérance.

Le choix du produit est guidé par :
- une préférence du patient (intolérance ou efficacité lors d'une prescription préalable) ;
- la chronopharmacologie : les oxicams se prescrivent en 1 seule prise quotidienne, ce qui est plus simple chez un sujet polymédicamenté, mais ils ont une demi-vie prolongée, ce qui constitue plutôt un inconvénient chez le sujet âgé ;
- des propriétés particulières à chaque famille.

FICHE INFIRMIÈRE

Principales interactions médicamenteuses

Organe	Effets indésirables	Sujets à risque	Précautions
Tube digestif	Nausées Épigastralgies, Douleurs abdominales Diarrhées Ulcère gastrique ou duodénal Hémorragies digestives Perforations digestives	Sujets de plus de 65 ans Antécédents de gastrite ou d'intolérance préalable	Antiacides ou traitement protecteur (**misoprostol**, **IPP**), voire traitement anti-ulcéreux en cas d'ulcère ancien si le traitement est indispensable
Reins Système cardiovasculaire	Insuffisance rénale fonctionnelle Néphropathie interstitielle Syndrome néphrotique Rétention hydro-sodée, Hyponatrémie, Hypokaliémie Aggravation d'une HTA Augmentation du risque cardiovasculaire	Sujets âgés, déshydratés Traitements associés : diurétiques, IEC HTA préalable Insuffisance cardiaque, insuffisance ventriculaire gauche, artériopathies	Surveillance de la fonction rénale Limiter la prise prolongée de coxib

Bronches	Asthme, bronchospasme	Antécédents d'asthme à l'*ASPIRINE*	Interrogatoire
Système nerveux	Acouphènes, surdité Céphalées, vertiges	*ASPIRINE* à dose toxique Prise d'*INDOCID*	Interrogatoire
Peau	Réactions allergiques prurigineuses, purpura vasculaire, syndromes de Lyell, de Stevens-Johnson, érythème polymorphe	Antécédents allergiques	
Hématologie	Agranulocytose, thrombopénie, anémie, voire aplasie médullaire Troubles de la crase sanguine	Prise de **phénylbutazone** Traitements associés	Indications, posologie, durée limitées (8 j)
Foie	Élévation banale des transaminases Hépatite cytolytique, cholestatique ou mixte		Surveillance biologique SGOT, SGPT, γ-GT, phosphatases alc.

SURVEILLANCE DU TRAITEMENT

SOINS - TRAITEMENTS

Perfusion d'un AINS : *cf.* Fiche technique, p. 1501.

EFFETS INDÉSIRABLES

Les effets indésirables des AINS ainsi que les interactions médicamenteuses à éviter ou surveiller font l'objet des deux tableaux suivants.

Principales interactions médicamenteuses

Association	Risque de l'interaction	Précautions
Autres AINS Antalgiques dérivés des AINS	Augmentation du risque ulcérogène et hémorragique digestif	Association déconseillée
ASPIRINE	Risque hémorragique	Association déconseillée
Anticoagulants oraux	Augmentation du risque hémorragique	Si le traitement est indispensable : adaptation des antivitamines K à TP, INR
Héparines	Augmentation du risque hémorragique	Si le traitement est indispensable : surveillance clinique et biologique pour les héparines non fractionnées.
Diurétiques	Insuffisance rénale aiguë si le sujet est déshydraté	Hydratation, surveillance de la fonction rénale (au début surtout)

Inhibiteurs de l'enzyme de conversion	Insuffisance rénale aiguë si le sujet est déshydraté Diminution de l'effet antihypertenseur	Éviter l'association Si le traitement est indispensable : hydratation, surveillance de la fonction rénale (au début surtout)
β-bloquants	Réduction de l'effet antihypertenseur	À prendre en compte
Ticlopidine	Risque hémorragique	Éviter l'association
Pentoxifylline	Risque hémorragique	Surveillance clinique, contrôle du TS (temps de saignement)
Lithium	Surdosage	Déconseillé ou contrôle de la lithémie
Méthotrexate à dose élevée (> 15 mg/sem., cancérologie)	Toxicité hématologique accrue (association contre-indiquée pour **phénylbutazone**, déconseillée pour **kétoprofène**)	Contre-indication (mais pas en rhumatologie où les doses demeurent faibles ; d'où une simple surveillance biologique)
Ciclosporine	Addition des effets néphrotoxiques, sujet âgé surtout	À prendre en compte
Zidovudine	Toxicité hématologique (réticulocytes)	NFS et réticulocytes 8 et 15 j après le début du traitement
Sulfamides hypoglycémiants	Risque d'hypoglycémie avec les pyrazolés	Éviter l'association
Stérilet	Risque de grossesse par inefficacité	Prévenir la patiente

Certains AINS ont en outre des interactions médicamenteuses propres, qui sont signalées pour chacun des produits (*cf.* Fiche pharmacologie, p. 1502).

ÉDUCATION ET CONSEILS

Dans tous les cas de traitement anti-inflammatoire, l'infirmière peut légitimement demander au malade s'il n'a jamais eu d'ulcère gastroduodénal ou de gastrite.

Au cours du traitement, elle doit signaler toute intolérance et ne pas négliger la surveillance de la couleur des selles (méléna traduisant une hémorragie).

Elle doit s'assurer que le malade prend bien son traitement gastroprotecteur (pansement gastrique avant le repas, produit antiacide 1 h 30 après le repas, inhibiteur de la pompe à protons sans horaire particulier) lorsqu'il a été prescrit, ce qui n'est pas systématique.

FICHE TECHNIQUE

PERFUSION D'UN AINS

Indications

- Sciatique hyperalgique.
- Rhumatisme inflammatoire en poussée.

Contre-indications

- Sujet âgé de 70 ans ou plus.
- Antécédent connu d'allergie à l'*ASPIRINE* ou à un *AINS*.
- Ulcère gastroduodénal en poussée.
- Sigmoïdite diverticulaire (en particulier en cas de poussée récente avec traitement antibiotique).
- Insuffisance hépatique ou rénale sévère.
- HTA non contrôlée.
- Traitement concomitant par *CYCLOTÉRIAM*.
- Grossesse.

Modalités d'administration

- Perfusion de 500 mL de G5, sur 3 h, pendant 1 à 3 jours, de *PROFÉNID* 300 mg.
- Une héparinisation du cathéter peut être nécessaire.
- On associe habituellement la prise d'un inhibiteur de la pompe à protons (IPP) pour prévenir une lésion gastrique, et un antalgique ou un myorelaxant, par voie orale.

Surveillance infirmière

Rechercher systématiquement la survenue de :

- épigastralgies ;
- douleurs abdominales ;
- éruption cutanée et réaction allergique ;
- œdèmes des membres inférieurs.

FICHE PHARMACOLOGIE

ANTI-INFLAMMATOIRES NON STÉROÏDIENS – ARYLCARBOXYLIQUES

Kétoprofène

PROFÉNID					
Rhumatismes inflammatoires chroniques ; poussées d'arthrose, de rhumatismes abarticulaires Posologies variables selon le tableau clinique : 100 à 300 mg/j	20 gél. 50 mg 30 cp. 100 mg 12 sup. 100 mg 6 amp. 100 mg pour IM	2,65 6,93 3,62 5,77	II II II II	65 % 65 % 30 % 30 %	0,13 0,23 0,30 0,96
PROFÉNID LP 200 mg Idem *PROFÉNID*	14 cp. LP 200 mg 14 gél. LP 200 mg	8,05 8,46	II II	65 % 65 %	0,58 0,60
TOPREC					
1 à 3 cp./j	20 cp. 25 mg 1 fl. 150 mL (1 mg/mL)	3,19 2,77	 II	65 % 65 %	0,16 2,77
KÉTUM					
100 à 300 mg/j	30 cp. 100 mg 14 gél. LP 200 mg	4,45 5,20	II II	65 % 65 %	0,15 0,37

BI-PROFÉNID LP					
1 à 2 cp./j	20 cp. LP 100 mg 100 cp. LP 100 mg	5,19 HOP	II II	65 %	0,26
PROFEMIGR					
1 cp./j	10 cp. 150 mg 100 cp. 150 mg	3,72	II II	65 % NR	0,37

■ Diclofénac

VOLTARÈNE					
Rhumatismes inflammatoires chroniques Poussées d'arthrose, de rhumatismes abarticulaires Posologies variables : 75 à 150 mg/j	30 cp. 25 mg 30 cp. 50 mg 10 sup. 100 mg 2 amp. 75 mg	2,32 4,67 3,20 1,65	II II II II	65 % 65 % 30 % 30 %	0,08 0,16 0,32 0,83
VOLTARÈNE LP					
Idem *VOLTARÈNE*	30 cp. 75 mg 15 cp. 100 mg	8,57 5,70	II II	65 % 65 %	0,29 0,38
FLECTOR					
Idem *VOLTARÈNE*	21 sach.-dose 50 mg	3,80	II	65 %	0,18

■ Acéclofénac

CARTREX					
Idem *VOLTARÈNE* 100 à 200 mg/j	30 cp. 100 mg	5,53	II	65 %	0,18

■ Diclofénac + misoprostol

ARTOTEC					
Traitement symptomatique des affections rhumatismales chez les patients à risque Posologie variable : 50 à 150 mg/j Traitement des poussées aiguës, limité à 10 j : 2 cp./j	30 cp.diclofénac 50 mg + misoprostol 0,2 mg 20 cp.diclofénac 75 mg + misoprostol 0,2 mg	8,78 6,86	I I	15 % 15 %	0,29 0,34

■ Naproxène

NAPROSYNE					
Rhumatismes inflammatoires chroniques ; poussées d'arthrose, de rhumatismes abarticulaires Posologies variables : 500 à 1 000 mg/j	10 cp. 250 mg 10 cp. 500 mg 8 cp. 1 g 12 sup. 500 mg	1,95 3,59 4,25 4,26	II II II II	65 % 65 % 65 % 30 %	0,20 0,36 0,53 0,36
APRANAX					
Idem *NAPROSYNE*	30 cp. 275 mg 15 cp. 750 mg 16 cp. séc. 550 mg	4,38 6,16 3,64	II II II	65 % 65 % 65 %	0,15 0,41 0,23

■ Ibuprofène

ADVIL					
200 à 1 200 mg/j	20 cp. 200 mg 30 cp. 200 mg 20 cp. 400 mg			NR NR NR	
UPFEN					
Idem *ADVIL*	20 cp. 200 mg			NR	
NUREFLEX					
Idem *ADVIL*	30 cp. 200 mg 20 cp. 400 mg	2,46 2,91		65 % 65 %	0,08 0,15
NUREFLEX LP					
Idem *ADVIL*	30 gél. 300 mg	4,04		65 %	0,13
SPIFEN					
Idem *ADVIL*	30 cp. 200 mg 20 cp. 400 mg 20 sach. 400 mg	2,39 2,91 3,24	II II II	65 % 65 % 65 %	0,08 0,15 0,16
INTRALGIS					
Idem *ADVIL*	20 cp. 200 mg 30 cp. 200 mg			NR NR	
SPEDIFEN					
Idem *ADVIL*	16 cp. 200 mg 20 cp. 200 mg 12 cp. 400 mg 12 sach. 400 mg			NR NR NR NR	
NUROFEN					
Idem *ADVIL*	20 cp. 200 mg 30 cp. 200 mg 12 cp. 400 mg 10 caps. 400 mg			NR NR NR NR	
NUROFENFLASH					
Idem *ADVIL*	12 cp. 200 mg 12 cp. 400 mg 10 sach. 400 mg			NR NR NR	

Flurbiprofène

CEBUTID					
Rhumatismes inflammatoires chroniques ; poussées d'arthrose, de rhumatismes abarticulaires Posologies variables selon le tableau clinique : 100 à 300 mg/j Proposé comme antiagrégant plaquettaire à demi-vie courte (relais **aspirine** ou **clopidogrel**) : 50 mg/j en 2 prises	30 cp. 50 mg 15 cp. 100 mg	3,60 3,60	II II	65 % 65 %	0,12 0,24
CEBUTID LP 200 mg Idem *CEBUTID*	16 gél. LP 200 mg	7,35	II	65 %	0,46
ANTADYS					
1 cp. 1 à 3/j	15 cp. 100 mg	3,32	II	65 %	0,22

Étodolac

LODINE					
Rhumatismes inflammatoires chroniques ; poussées d'arthrose, de rhumatismes abarticulaires Posologies variables selon le tableau clinique : 200 à 400 mg/j	30 cp. 200 mg 20 cp. 300 mg	7,05 6,72	II II	65 % 65 %	0,24 0,34

Acide tiaprofénique

SURGAM					
Rhumatismes inflammatoires chroniques, poussées d'arthrose, lombalgies, règles douloureuses et traitement d'appoint dans les phénomènes inflammatoires de la sphère ORL A. : dose d'attaque 200 mg x 3/j puis 300-400 mg/j à répartir en plusieurs prises E. : 10 mg/kg/j à répartir en 2 ou 3 prises	30 cp. séc. 100 mg 15 cp. séc. 200 mg	3,50 3,60	II II	65 % 65 %	0,12 0,24

Dexkétoprofène

KÉTESSE					
Douleur d'intensité légère à modérée (douleurs dentaires, dysménorrhées): 12,5 mg x 4 à 6/j ou 25 mg x 1 à 3/j PO Douleur d'intensité modérée à sévère (post-opératoire, colique néphrétique, lombalgie) si voie orale inadaptée : 50 mg x 2 à 3/j IM ou IV	20 cp. 12,5 mg 20 cp. 25 mg 6 amp. 50 mg/2 mL	 HOP	II II II	NR NR	

RHUMATOLOGIE

Propriétés

Anti-inflammatoire, antalgique, antipyrétique. Action inhibitrice sur la synthèse des prostaglandines, et sur l'agrégation plaquettaire.

Indications

Traitement symptomatique au long cours des rhumatismes inflammatoires chroniques, et de certaines arthroses; traitement de courte durée de poussées de rhumatisme abarticulaire, d'arthrite microcristalline, d'arthrose, de lombalgies, de cervicalgies, de radiculalgies sévères.

Contre-indications

Celles des **AINS** en général, plus :

- grossesse : à partir du 6e mois;
- allaitement.

Précautions d'emploi

Celles des **AINS** en général, celles liées à la forme galénique.

Au cours des traitements prolongés, contrôler la formule sanguine, les fonctions hépatique et rénale.

Effets indésirables

Ceux des **AINS** en général.

Interactions médicamenteuses

Celles des **AINS** en général, et en particulier le **méthotrexate** à dose supérieure à 15 mg/sem.

Pour le **naproxène** : interférence possible avec le dosage urinaire des 17-cétostéroïdes et de l'acide 5-hydroxy-indolacétique (cesser l'administration 48 h avant le dosage).

OXICAMS

■ Piroxicam

FELDÈNE					
Rhumatismes inflammatoires chroniques; arthrose, rhumatismes abarticulaires Posologies variables selon le tableau clinique : 10 à 20 mg/j, en 1 seule prise; rarement 40 mg/j	30 gél. 10 mg 15 gél. 20 mg 15 sup. 20 mg 2 amp. 20 mg IM	3,74 4,03 6,80 2,77	I I I I	30 % 30 % 15 % 15 %	0,12 0,27 0,45 1,39
FELDÈNE DISPERSIBLE					
Idem *FELDÈNE*	15 cp. disp. 20 mg	4,03	I	30 %	0,27

■ Piroxicam-bêta-cyclodextrine

BREXIN					
Idem *FELDÈNE*	14 cp. séc. 20 mg 14 cp. efferv. 20 mg	6,45 6,45	I I	30 % 30 %	0,46 0,46
CYCLADOL					
Idem *FELDÈNE*	14 cp. séc. 20 mg 14 cp. efferv. 20 mg	6,45 6,45	I I	30 % 30 %	0,46 0,46

Pour la **cyclodextrine**, dégradée en glucose, limiter l'utilisation prolongée chez le diabétique.

■ Ténoxicam

TILCOTIL					
Idem *FELDÈNE*	15 cp. séc. 20 mg	7,27	I	65 %	0,48

■ Méloxicam

MOBIC					
Posologie variable : 7,5 à 15 mg x 1/j	14 cp. 7,5 mg 50 cp. 7,5 mg 14 cp. séc. 15 mg 50 cp. séc. 15 mg 3 amp. 1,5 mL/15 mg	3,71 HOP 6,56 HOP 3,56	I I I I I	65 % 65 % 30 %	0,27 0,47 1,19

INDOLIQUES

■ Indométacine

INDOCID					
Rhumatismes inflammatoires chroniques ; poussées d'arthrose, de rhumatismes abarticulaires Posologies variables selon le tableau clinique : 50 à 150 mg/j	30 gél. 25 mg 10 sup. 100 mg	3,69 4,47	I I	65 % 30 %	0,12 0,45
CHRONO-INDOCID					
1 à 2 gél./j	20 gél. 75 mg	7,69	I	65 %	0,38

■ Sulindac

ARTHROCINE					
Idem *INDOCID*	40 cp. séc. 100 mg 30 cp. séc. 200 mg	5,34 8,05	I I	65 % 65 %	0,13 0,27

Propriétés

Anti-inflammatoire, antalgique, antipyrétique. Action inhibitrice sur la synthèse des prostaglandines, et sur l'agrégation plaquettaire.

Indications

Traitement symptomatique au long cours des rhumatismes inflammatoires chroniques, et de certaines arthroses ; traitement de courte durée de poussées de rhumatisme abarticulaire, d'arthrite microcristalline, d'arthrose, de lombalgies, de cervicalgies, de radiculalgies sévères.

Contre-indications

Celles des **AINS** en général, plus :

• antécédents d'allergie aux composants, à l'**aspirine** et autres **AINS**;

• insuffisance hépatique ou rénale sévère.

Grossesse et allaitement.

Précautions d'emploi

Celles des **AINS** en général, plus :

• celles liées à la forme galénique ;

• sujet âgé (plus d'effets indésirables), troubles psychiques, Parkinson, épilepsie.

Au cours des traitements prolongés : contrôle de la formule sanguine, des fonctions hépatique et rénale, et nécessité de surveillance oculaire.

Effets indésirables

Ceux des **AINS** en général, plus :

• céphalées, sensations d'étourdissement, de tête vide, acouphènes, surtout au début (souvent transitoires ; prévenir le patient, tester la 1re prise le soir au coucher) ;

• anomalies rétiniennes et cornéennes.

Interactions médicamenteuses

Celles des **AINS** en général, plus :

- **desmopressine** (*MINIRIN* ; action potentialisée) ;
- **topiques gastro-intestinaux** : diminution de l'absorption de l'**indométacine** ; prendre les **antiacides** à distance (2 h).

INHIBITEURS PRÉFÉRENTIELS COX 2

Nabumétone

NABUCOX					
Rhumatismes inflammatoires chroniques, poussées d'arthrose, de rhumatismes articulaires 1 à 2 g/j	28 cp. pell. 500 mg 14 cp. disp. 1 g 28 cp. disp. 1 g	5,86 5,86 10,55	I I I	65 % 65 % 65 %	0,21 0,42 0,38

Se référer à l'**inhibiteur sélectif COX 2 (célécoxib)** pour la pharmacologie (ci-après).

INHIBITEURS DITS SÉLECTIFS COX 2

Célécoxib

CELEBREX					
Arthrose : 200 mg en 1 ou 2 prises à augmenter si besoin à 200 mg x 2/j Polyarthrite rhumatoïde : 200 à 400 mg en 2 prises	30 gél. 100 mg 100 gél. 100 mg 30 gél. 200 mg 100 gél. 200 mg	8,57 HOP 16,61 HOP	I I I I	65 % 65 %	0,29 0,55

Étoricoxib

ARCOXIA					
Arthrose : 30 mg x 1/j Max. 60 mg x 1/j	28 cp. 30 mg 98 cp. 30 mg 28 cp. 60 mg 50 cp. 60 mg	14,11 HOP 22,12 HOP	I I I I	30 % 30 %	0,50 0,79

Propriétés

Anti-inflammatoire, par effet inhibiteur sélectif de la cyclo-oxygénase 2.

Alors que les **AINS** classiques, en inhibant la cyclo-oxygénase 1, bloquent l'action cytoprotectrice des prostaglandines, ce qui explique leur effet délétère sur la muqueuse gastrique, cet **AINS** agit sélectivement sur la cyclo-oxygénase 2, ne bloquant que l'action pro-inflammatoire des prostaglandines.

L 'action anti-inflammatoire reste équivalente à celle des autres **AINS**. Les **coxibs** semblent être mieux tolérés sur le plan digestif, n'allongent pas le temps de saignement et interfèrent peu avec les **AVK**.

Indications

Traitement symptomatique de l'arthrose ou de la polyarthrite rhumatoïde.

Contre-indications

Antécédent d'hypersensibilité à l'un des excipients du produit.

Ulcère gastroduodénal évolutif ou saignement gastro-intestinal.

Insuffisance hépatique modérée ou sévère.

Clairance de la créatinine estimée < 30 mL/min.

Antécédent d'asthme, de rhinite aiguë, de polypes nasaux, d'œdème de Quincke ou d'urticaire déclenchés par la prise d'**aspirine** ou d'autres **AINS**.

Maladie inflammatoire de l'intestin.
Insuffisance cardiaque congestive sévère.
À partir du 3^{e}mois de la grossesse et au cours de l'allaitement.

Précautions d'emploi

Au cours des études cliniques des perforations d'ulcères ou des saignements ont été rapportés chez certains patients arthrosiques. Les patients ayant des antécédents d'ulcères et ceux âgés de plus de 65 ans semblaient les plus exposés.
À des doses > 25 mg/j : risque de symptômes gastro-intestinaux, d'œdème ou d'HTA augmenté.
Réhydratation préalable des patients déshydratés.
Surveillance attentive de la fonction rénale chez les sujets ayant une altération significative de la fonction rénale, une insuffisance cardiaque non compensée ou une cirrhose hépatique.
Surveillance médicale appropriée chez le sujet âgé.
Attention particulière chez les sujets ayant des œdèmes préexistants de toute nature, et prudence chez les sujets ayant des antécédents d'insuffisance cardiaque, d'insuffisance ventriculaire gauche, d'HTA.
Les coxibs ne sont pas un substitut de l'**aspirine** utilisée à visée antiagrégante plaquettaire dans la prévention des affections cardiovasculaires ; une telle prescription d'une faible dose d'**aspirine** doit donc être poursuivie pendant le traitement. Le **célécoxib** (*CELEBREX*) entraîne une augmentation du risque d'événements cardiovasculaires (IDM). Le traitement avec cette molécule doit être le plus bref possible.
Des élévations des transaminases (> 3N) ont été rapportées chez environ 1 % des patients ; le traitement devra être interrompu en cas de persistance des anomalies.
Les patients présentant des étourdissements, des vertiges ou une somnolence au cours du traitement doivent s'abstenir de conduire ou d'utiliser des machines.

Effets indésirables

Au cours des études cliniques les effets indésirables suivants, imputés au médicament, ont été rapportés avec une incidence supérieure à celle du placebo.

FRÉQUENTS (ENTRE 1/100 ET 1/10)

œdème, rétention liquidienne, douleur abdominale, étourdissement ; HTA ; brûlures d'estomac, gêne épigastrique, diarrhée, nausée, dyspepsie ; céphalée ; prurit.

PEU FRÉQUENTS (ENTRE 1/1 000 ET 1/100)

Asthénie, fatigue ; ballonnement abdominal ; douleur thoracique ; constipation, ulcération buccale, vomissement, gaz, reflux acide ; acouphènes ; prise de poids ; crampes musculaires ; insomnie, somnolence, vertige ; dépression, diminution de l'activité intellectuelle ; dyspnée ; rash cutané, dermite atopique.

RAREMENT

Réactions modérées d'hypersensibilité.

ÉVÉNEMENTS INDÉSIRABLES BIOLOGIQUES RELEVÉS

Fréquents (entre 1/100 et 1/10)

Élévation des transaminases (ALAT et ASAT) ; diminution de l'hématocrite.

Peu fréquents (entre 1/1 000 et 1/100)

Élévation de l'urée sanguine, de la créatininémie ; diminution de l'hémoglobine ; élévation des phosphatases acides ; protéinurie ; diminution des érythrocytes et des leucocytes.

Interactions médicamenteuses

Warfarine : chez les sujets stabilisés, l'administration de 25 mg/j de **rofécoxib** a augmenté d'environ 8 % le temps de Quick exprimé en INR.
Inhibiteurs de l'enzyme de conversion : risque de diminution de l'effet antihypertenseur, et de détérioration supplémentaire de la fonction rénale.
Aspirine : à la dose de 50 mg/j, le **rofécoxib** n'a pas eu d'effet sur l'activité antiplaquettaire d'une faible dose d'**aspirine** (81 mg/j). L'ad-

ministration concomitante de doses plus élevées d'**aspirine** ou d'un autre **AINS** devra être évitée.

Ciclosporine, tacrolimus : risque d'augmentation de l'effet néphrotoxique de ces produits.

Méthotrexate au cours de la polyarthrite rhumatoïde : nécessité de surveillance de la toxicité.

Attention particulière en cas de co-administration de **théophylline, amitriptyline, tacrine** et **zileuton.**
Pas d'effet cliniquement important sur les paramètres pharmacocinétiques de : **prednisone, prednisolone,** ou **contraceptifs oraux.**

Rifampicine : diminution de la concentration plasmatique du **rofécoxib.** Attention particulière avec les inducteurs puissants du métabolisme hépatique.

GELS ANTI-INFLAMMATOIRES

Diclofénac

VOLTARÈNE ÉMULGEL					
Tendinites ; œdèmes postopératoires et post-traumatiques x 2 à 4/j	1 tube 50 g (1 %) 1 fl. 100 mL (1 %)	2,82 3,86		30 % 30 %	0,06 0,04
VOLTARENACTIGO					
Idem *VOLTARÈNE ÉMULGEL*	1 tube 60 g (1 %)			NR	
XÉNID					
Idem *VOLTARÈNE ÉMULGEL*	1 tube 60 g (1 %)	2,87		30 %	0,05
FLECTOR					
Idem *VOLTARÈNE ÉMULGEL*	1 tube 60 g (1 %) 1 fl. 100 g (1 %)	2,87 3,58		30 % 30 %	0,05 0,04
FLECTORTISSUGELEP					
Arthrose du genou, douleur tendino-ligamentaire : 1 appl. matin et soir pendant 7 j	5 sach. emplâtre			NR	
COMPRALFÈNE					
Tendinite, œdème postopératoire ou traumatique, arthrose des doigts : 2 à 4 appl./j	1 tube 50 g (1 %)			NR	

Kétoprofène

KÉTUM GEL					
2 à 3 appl. de 4 g/j	1 tube 60 g (2,5 %) 1 tube 120 g (2,5 %)	2,47 3,78	II II	30 % 30 %	2,47 3,78

Piroxicam

GELDÈNE					
Tendinites ; traumatologie bénigne 2 à 4 appl. locales/j	1 tube 50 g (0,5 %)	3,16	I	30 %	0,06

■ Acide niflumique

NIFLUGEL					
Tendinites ; traumatologie bénigne 1 appl. x 3/j de 5 à 10 cm^3	1 tube 60 g gel (2,5 %)	2,95	I	30 %	0,05

■ Ibuprofène

CLIPTOL					
Traumatologie bénigne : 1 appl. x 3/j Traitement de 5 j max	1 tube 50 g (5 %)			NR	
IBUTOP					
Idem *CLIPTOL*	1 tube 50 g (5 %)			NR	
NUROFEN					
Idem *CLIPTOL*	1 tube 50 g (5 %)			NR	

Propriétés

Action anti-inflammatoire (**AINS**) et antalgique locale.

Indications

Arthrose des petites articulations.
Tendinites des membres supérieurs et inférieurs.
Traumatologie bénigne (entorses).
Traitement symptomatique de la lombalgie aiguë.
Traitement des veinites post-sclérothérapie, en cas de réaction inflammatoire intense.

Contre-indications

Grossesse : contre-indication à partir du 6e mois.
Allaitement : à éviter, par prudence.
Allergie au produit et aux substances d'activité proches telles que autres **AINS**, **aspirine**.
Allergie à l'un des excipients.
Peau lésée, quelle que soit la lésion : dermatoses suintantes, eczéma, lésion infectée, brûlure ou plaie.
Enfant (moins de 15 ans).

Précautions d'emploi

Réservé à l'adulte.
Faire pénétrer le gel par un massage doux et prolongé.
Bien se laver les mains après chaque utilisation. Ne pas appliquer sur les muqueuses ni sur les yeux.
Il est déconseillé d'appliquer le gel sous pansement occlusif.
L'apparition d'une éruption après application du gel impose l'arrêt immédiat.

Effets indésirables

Effets liés à la voie d'administration :
• réactions cutanées locales à type de rougeur, prurit et sensations de brûlures ;
• exceptionnellement, réactions plus sévères à type d'eczéma bulleux ou phlycténulaires, pouvant s'étendre ou se généraliser secondairement ;
• réactions cutanées de photosensibilisation.
Réactions d'hypersensibilité :
• dermatologiques ;
• respiratoires : la survenue de crises d'asthme peut être liée chez certains sujets à une allergie à l'**aspirine** ou à un **AINS**. Dans ce cas, ce médicament est contre-indiqué ;
• générales : réactions de type anaphylactique.
Autres effets systémiques des **AINS** : ils sont fonction du passage transdermique du principe actif et donc de la quantité de gel appliquée, de la surface traitée, du degré d'intégrité cutanée, de la durée de traitement et de l'utilisation ou non d'un pansement occlusif (effets digestifs, rénaux).

Interactions médicamenteuses

Peu probables pour un usage normal.

CORTICOTHÉRAPIE PAR VOIE GÉNÉRALE

FICHE MALADIE

DÉFINITIONS

Les anti-inflammatoires sont des médications utilisées pour lutter contre les mécanismes de l'inflammation, qu'elle soit locale ou généralisée et quelle qu'en soit la cause. Ils appartiennent à des classes chimiques différentes les unes des autres :

• anti-inflammatoires stéroïdiens, représentés essentiellement par des glucocorticoïdes naturels qui sont les hormones surrénaliennes et les glucocorticoïdes synthétiques, beaucoup plus souvent utilisés ;

• anti-inflammatoires non stéroïdiens (*cf.* AINS, p. 1498).

À côté des **glucocorticoïdes** naturels (cortisol et **cortisone**), un certain nombre de produits de synthèse ont été préparés avec pour but principal l'augmentation de l'activité anti-inflammatoire :

• la **prednisone** ou delta-cortisone (*CORTANCYL*) et la **prednisolone** (*HYDROCORTANCYL, SOLUPRED*) ont un effet anti-inflammatoire cinq fois supérieur à celui de l'hydrocortisone ;

• une action anti-inflammatoire encore plus puissante est obtenue avec : **méthylprednisolone** (*MÉDROL, DÉPO-MÉDROL*), **dexaméthasone** (*DÉCADRON, DECTANCYL*), **bétaméthasone** (*BETNESOL, CÉLESTÈNE*), **triamcinolone** (*KÉNACORT, HEXATRIONE*), **cortivazol** (*ALTIM*), pour ne citer que les plus couramment utilisés.

Le *CORTANCYL* reste le produit de référence.

MÉCANISMES D'ACTION

Le mécanisme de l'action anti-inflammatoire, complexe, fait intervenir, entre autres :

• la diminution de la diapédèse des polynucléaires neutrophiles et de l'exsudation ;

• l'inhibition de la synthèse des médiateurs chimiques de l'inflammation, en particulier les prostaglandines et les leucotriènes.

À côté de leur action anti-inflammatoire, les glucocorticoïdes et dérivés synthétiques ont d'autres actions expliquant à la fois leurs autres utilisations thérapeutiques et leurs effets indésirables indésirables :

• effet immunodépresseur ou immunomodulateur, utilisé en thérapeutique rhumatologique et dans les greffes d'organe, mais responsable de l'aggravation de maladies virales bénignes, comme la varicelle, chez les sujets sous corticoïdes ;

• action sur le métabolisme glucidique : effet hyperglycémiant (diabète induit) ;

• action sur le métabolisme protéique : négativation du bilan azoté par augmentation du catabolisme protéique, responsable entre autres d'arrêt de la croissance, d'atrophie musculaire et d'ostéoporose ;

• action sur le métabolisme phosphocalcique, diminuant l'absorption intestinale du calcium, contribuant aussi à l'ostéoporose ;

• action minéralocorticoïde, favorisant la rétention sodée et l'excrétion urinaire du potassium ;

• action sur le métabolisme lipidique, responsable du faciès cushingoïde des traitements prolongés ;

• action ulcérogène gastrique ;

• action sur le système nerveux, etc.

MODALITÉS D'UTILISATION

VOIE ORALE

L'utilisation en tant qu'agent anti-inflammatoire de ces produits se fait essentiellement par voie orale.

D'une façon générale, il existe entre les différentes préparations commercialisées, une correspondance approximative : l'action anti-inflammatoire d'un comprimé de *CORTANCYL* à 5 mg correspond approximativement à celle d'un comprimé de *CÉLESTÈNE* à 0,5 mg, ou à celle d'un comprimé de **triamcinolone** à 4 mg, etc.

La posologie anti-inflammatoire varie en fonction de chaque cas, et se situe en moyenne entre 10 et 30 mg/j de **prednisone**.

ASSAUT CORTISONIQUE, OU BOLUS

Il s'agit d'une méthode réservée à des cas très particuliers en milieu hospitalier spécialisé : formes graves de rhumatismes inflammatoires chroniques, de maladies systémiques, formes pouvant mettre en jeu le pronostic vital.

Elle consiste à administrer une dose très élevée d'un corticoïde, par exemple 300 à 1 000 mg de *SOLUMÉDROL*, en perfusion dans 250 mL de sérum physiologique, pendant 3 h, 3 jours de suite (*cf.* Fiche infirmière, p. 1513).

Un bilan cardiovasculaire préalable est indispensable, ainsi qu'une surveillance rigoureuse.

RÈGLES D'UTILISATION

Les règles d'utilisation des glucocorticoïdes doivent être strictes :

- le moins souvent possible, aux doses les moins élevées possibles ;
- à condition d'avoir éliminé une contre-indication.

CONTRE-INDICATIONS IMPÉRATIVES

- Hypertension artérielle sévère.
- Diabète décompensé.
- Psychopathie aiguë.
- Infection qui ne serait pas « couverte » par une antibiothérapie efficace.

CONTRE-INDICATIONS RELATIVES

Par exemple, en fonction du rapport risque/bénéfice :

- Antécédent d'ulcère gastroduodénal.
- Insuffisance rénale.
- Thrombose vasculaire.

FICHE INFIRMIÈRE

EXAMENS

Recueil et surveillance des résultats des analyses biologiques (ionogramme sanguin, glycémie voire hémoglobine glyquée, VS et CRP) et des autres examens complémentaires, surtout au cours des corticothérapies prolongées (radiographie thoracique, densitométrie osseuse).

SURVEILLANCE DU TRAITEMENT

SOINS - TRAITEMENTS

Il est important de surveiller l'état cutané (la fragilité cutanée augmente très vite au cours des corticothérapies prolongées), de relever la survenue d'une fièvre non attendue et de signaler les effets indésirables éventuels.

Bolus de corticoïdes : *cf.* Fiche technique, p. 1514.

EFFETS INDÉSIRABLES

Les effets indésirables indésirables sont très nombreux.

▶ Accidents de surcharge hormonale

Ils sont en général liés à la posologie prolongée ou élevée nécessaire au traitement : syndrome cushingoïde, rétention sodée, hypokaliémie, diabète, ostéoporose et amyotrophie. L'ostéoporose peut être prévenue par l'adjonction d'un traitement spécifique (calcium et diphosphonates).

▶ Accidents liés au « terrain »

Ils ne sont pas nécessairement proportionnels à la posologie et à la prolongation du traitement :

- Accidents digestifs.
- Accidents psychiques : états d'agitation, syndromes maniaques, psychoses hallucinatoires ou obsessionnelles.
- Accidents oculaires.
- Ostéonécrose aseptique de la tête fémorale, etc.

▶ Surinfections

- Réveil d'une tuberculose ancienne qui doit particulièrement être redouté et surveillé, plus encore chez le sujet âgé.
- Surinfection à germes banals, assez fréquente, nécessitant alors une antibiothérapie.
- Mycoses généralisées, aggravation d'une maladie virale (varicelle), sont plus à craindre si la corticothérapie est prescrite dans une hémopathie.

Accidents de blocage hypophyso-surrénalien

L'atrophie surrénalienne est très fréquente pour peu que le traitement soit supérieur à 20 mg/j de *CORTANCYL* et prolongé plus de 3 semaines. Habituellement, l'insuffisance surrénale qui en résulte est spontanément régressive à l'arrêt du traitement ; il est de règle, pour éviter les phénomènes de rebond et la décompensation de l'insuffisance surrénale, lorsqu'on décide d'arrêter une corticothérapie, de baisser les doses par paliers.

Principaux effets indésirables indésirables des glucocorticoïdes

ORGANES	EFFETS INDÉSIRABLES	PRÉCAUTIONS
Squelette	Ostéoporose Ostéonécrose épiphysaire	Apport calcique, vit. D, biphosphonates
Muscles	Atrophie musculaire Myopathie de la ceinture pelvienne	Avec **triamcinolone** surtout
Tube digestif	Flatulences, gastralgies, gastrite Ulcère gastrique ou duodénal Hémorragies digestives Perforations coliques Pancréatites	Traitement préventif si antécédent ulcéreux Diverticulose colique
Peau	Acné, érythrose du visage Purpura et hématomes Hirsutisme, vergetures Atrophie cutanée Retard à la cicatrisation	Prévention des traumatismes cutanés
Endocrinologie	Obésité Syndrome cushingoïde Retard de croissance (enfant) Insuffisance surrénale	Régime hypocalorique
Métabolisme	Hyperglycémie, diabète Rétention sodée : risque d'aggravation d'une HTA, d'une insuffisance cardiaque ou rénale. Fuite potassique (crampes)	Limiter les sucres « rapides » Restriction sodée au-delà de 10 mg/j de *CORTANCYL* Apport de potassium
Vaisseaux	Thrombose vasculaire	
Système nerveux	Excitation, insomnie Syndrome maniaque ou dépressif	Fractionnement des doses
Œil	Cataracte, glaucome	Surveillance ophtalmologique
Immunologie	Sensibilité aux infections Réveil de tuberculose ancienne Anguillulose maligne	Radiographie de thorax Africains, Antillais

FICHE TECHNIQUE

BOLUS DE CORTICOÏDES

Indications

- Rhumatismes inflammatoires et maladies auto-immunes en poussée.
- Hypercalcémie menaçante.
- Compression neurologique (néoplasique).

Contre-indications

- Infection locale ou générale.
- Ulcère gastroduodénal en poussée.
- Thrombose veineuse.
- Insuffisance cardiaque non contrôlée.

Modalités d'administration

À adapter selon l'indication et le patient :

- Perfusion dans 500 mL de G5 sur 3 h, 1 à 3 jours consécutifs, de *SOLUMÉDROL*, 300 mg à 1 g, par exemple.
- Relais par voie orale (en général 75 % de la dose initiale à J4, 50 % à J5, 25 % à J6, puis dose moindre adaptée, sur une période à déterminer).
- Régime sans sel et apport de potassium.
- Une héparinisation du cathéter peut être nécessaire.

Surveillance infirmière

- Pression artérielle, très régulièrement.
- Noter la survenue éventuelle d'un flush, d'insomnies et d'un état d'excitation.
- Nécessité d'un examen clinique lors de la contre-visite, jusqu'au 7e jour.

FICHE PHARMACOLOGIE

CORTICOÏDES PAR VOIE ORALE

▪ Prednisone

CORTANCYL					
Rhumatismes inflammatoires Posologie variable	30 cp. 1 mg	1,88	I	65 %	0,06
	30 cp. séc. 5 mg	2,61	I	65 %	0,09
	20 cp. séc. 20 mg	3,98	I	65 %	0,20
	100 cp. 20 mg	HOP	I		

▪ Prednisolone

SOLUPRED					
Idem *CORTANCYL*	30 cp. efferv. 5 mg	3,22	I	65 %	0,11
	30 cp. orod. 5 mg	3,22	I	65 %	0,11
	50 cp. orod. 5 mg	HOP	I		
	20 cp. efferv. 20 mg	4,88	I	65 %	0,24
	20 cp. orod. 20 mg	4,84	I	65 %	0,24
	50 cp. orod. 20 mg	HOP	I		
	1 mL sol. buv. 1 mg/mL	5,15	I	65 %	5,15

Méthylprednisolone

MÉDROL					
Équivalence anti-inflammatoire pour 5 mg de **prednisone** : 4 mg	30 cp. séc. 4 mg 100 cp. séc. 4 mg 20 cp. séc. 16 mg 100 cp. séc. 16 mg 100 cp. séc. 32 mg 30 cp. séc. 100 mg	3,38 HOP 5,73 HOP HOP 40,04	I I I I I	65 % 65 % 65 %	0,11 0,29 1,33

Dexaméthasone

DECTANCYL					
Équivalence anti-inflammatoire pour 5 mg de **prednisone** : 0,75 mg	30 cp. séc. 0,5 mg	4,76	I	65 %	0,16

Bétaméthasone

BETNESOL					
Équivalence anti-inflammatoire pour 5 mg de **prednisone** : 0,75 mg	30 cp. efferv. 0,5 mg	2,82	I	65 %	0,09
CÉLESTÈNE					
Équivalence anti-inflammatoire pour 5 mg de **prednisone** : 0,75 mg	1200 mL (fl. sol. buv. 40 gttes = 1 mL = 0,5 mg) 20 cp. disp. séc. 3 mg	3,85 3,99	I I	65 % 65 %	0,00 0,20

Propriétés

Action anti-inflammatoire puissante, effet immunodépresseur, action sur les métabolismes glucidique, phosphocalcique, lipidique, effet minéralocorticoïde.

Indications

Rhumatismes inflammatoires et connectivites.
Certaines névralgies sévères.

Contre-indications

Grossesse : retard de croissance possible.
Allaitement : à éviter.
États infectieux ou mycosique non contrôlés, hépatites aiguës.
Herpès et zona ophtalmiques.
États psychotiques.
Vaccins vivants.
Il n'existe toutefois aucune contre-indication absolue pour une corticothérapie d'indication vitale.

Précautions d'emploi

Risque de déséquilibre d'un diabète, de rétention hydrosodée, d'aggravation d'une HTA, de fuite potassique, d'ostéoporose, de réveil d'une tuberculose.
En cas d'antécédent ulcéreux, contrôle fibroscopique et traitement préventif éventuel.
Arrêt progressif du traitement pour limiter le risque d'insuffisance surrénale aiguë, de même en cas de stress quelconque.

Effets indésirables

Ostéoporose, ostéonécrose épiphysaire, atrophie musculaire, myopathie ceinture pelvienne, flatulences, gastralgies, gastrite, ulcère gastrique ou duodénal, hémorragies digestives, perforations coliques, pancréatites.
Acné, érythrose du visage, purpura et hématomes, hirsutisme, vergetures, atrophie cutanée, retard à la cicatrisation.
Obésité, syndrome cushingoïde, retard de croissance (enfant), insuffisance surrénale, hyperglycémie, diabète, rétention sodée : risque d'aggravation d'une HTA, d'une insuffisance cardiaque ou rénale.
Fuite potassique (crampes).
Thrombose vasculaire.

Excitation, insomnie, syndrome maniaque ou dépressif.
Cataracte, glaucome.
Sensibilité aux infections, réveil de tuberculose ancienne.
Anguillulose maligne.

Interactions médicamenteuses

Vincamine et certains **antiarythmiques** : risque de torsades de pointe.
Digitaliques, autres **hypokaliémiants, aspirine, héparine** et **AVK, antidiabétiques oraux** et insuline, **phénobarbital, rifampicine, antihypertenseurs**, vaccins vivants atténués, **interféron α**.

CORTICOTHÉRAPIE LOCALE : INFILTRATIONS

FICHE MALADIE

DÉFINITION

Il s'agit ici de l'utilisation d'un dérivé corticoïde par injection locale :

- soit juxta-articulaire (au contact d'un tendon, dans une bourse synoviale de glissement) ;
- soit intra-articulaire ;
- soit intrarachidienne :
  - voie épidurale, c'est-à-dire dans l'espace épidural autour du cul-de-sac dure-mérien ;
  - voie intradurale, selon la technique dite de Luccherini, à l'intérieur du cul-de-sac dure-mérien, après avoir soustrait quelques millilitres de liquide céphalorachidien ;
  - voie foraminale, dans le trou de conjugaison

PRÉCAUTIONS À PRENDRE

- Pas d'injection intra-articulaire sans radiographie de l'articulation à infiltrer.
- Pas d'infiltration sans avoir éliminé une arthrite infectieuse, *a fortiori* tuberculeuse.
- Pas d'infiltration pendant une infection en évolution (angine, bronchite, sinusite, etc.).
- Certains s'assurent, par une mesure préalable de la VS ou des facteurs de la coagulation, de l'absence de syndrome inflammatoire associé ou d'un risque hémorragique, cliniquement inattendus.
- Peser les avantages chez les sujets à risques (diabétiques, sujets sous anticoagulants chez qui il faudra interrompre les antivitamines K en général 3 jours avant, etc.).
- En cas d'injection épidurale ou intradurale, certains demandent aussi l'arrêt préalable de la prise d'*ASPIRINE* ou d'antiagrégants plaquettaires.

RISQUES ET EFFETS INDÉSIRABLES

EFFETS GÉNÉRAUX

Il ne faut absolument pas méconnaître que cette voie d'introduction des corticoïdes comporte les mêmes risques que ceux de la voie orale, et que la répétition des injections réalise une véritable corticothérapie parentérale.

> Parmi les effets métaboliques, le plus fréquent est l'effet diabétogène :
> - chez un diabétique insuliné, il oblige parfois à augmenter les doses d'insuline (jusqu'à les doubler) ;
> - chez un diabétique traité par hypoglycémiants oraux, il peut obliger à insuliner le patient de façon habituellement transitoire et, parfois, définitive ;
> - chez un sujet prédisposé, la corticothérapie locale peut déclencher un diabète (une seule injection peut suffire).

COMPLICATIONS LOCALES

En fait, habituellement, les principaux effets indésirables sont d'ordre local et dominés par le risque infectieux qui représente en réalité une complication :

- L'inoculation accidentelle d'un germe peut transformer un geste bénin en une redoutable complication : l'infection articulaire, qui expose à des séquelles fonctionnelles. C'est dire l'importance de l'asepsie dans la préparation du matériel destiné à l'injection et dans le geste lui-même.

• Une réaction douloureuse dans les toutes premières heures suivant l'infiltration n'est pas exceptionnelle ; brève, elle ne dure guère plus de 24 h et ne s'accompagne pas de fièvre. Elle est le fait d'une réaction inflammatoire aux produits injectés sous forme de suspension de microcristaux de corticoïde.

• Une atrophie du tissu cellulaire et graisseux sous-cutané est possible au lieu même de l'injection et semble être plutôt le fait de certains produits (**triamcinolone**) ou d'injections répétées.

• On a accusé les injections locales de corticoïdes de fragiliser les tendons et de les exposer à la rupture ; cette éventualité est très exceptionnelle en pratique.

PRODUITS DISPONIBLES

Le médecin a le choix entre les dérivés cortisoniques sous forme soluble et ceux sous forme de suspension.

En principe et en règle générale, les dérivés sous forme de suspension sont moins rapidement absorbés et, par conséquent, d'efficacité souvent plus prolongée que les dérivés solubles.

PRODUITS SOUS FORME DE SUSPENSION

• **Cortivazol** : *ALTIM*.
• **Bétaméthasone** : *DIPROSTÈNE*.
• **Méthylprednisolone** : *DÉPO-MÉDROL*.
• **Triamcinolone** : *HEXATRIONE*, ou *KENACORT RETARD*.
• **Prednisolone** : *HYDROCORTANCYL*.

La présentation en ampoule-seringue limite encore le risque septique.

PRODUITS HYDROSOLUBLES

• **Bétaméthasone** : *BETNESOL* (injection intradurale et péridurale permise pour les radiculalgies).
• **Bétaméthasone** : *CÉLESTÈNE* injectable (injection intradurale contre-indiquée et injection péridurale déconseillée compte tenu du risque de brèche).

ANESTHÉSIE LOCALE

Avant de réaliser une infiltration péri-articulaire, il est parfois utile de mélanger au dérivé corticoïde 1 ou 2 mL d'un anesthésique local, par exemple **lidocaïne**, *XYLOCAÏNE* à 1 % (flacon de 20 mL).

FICHE INFIRMIÈRE

EXAMENS

Recueil des examens demandés tels que radiographies et, parfois, VS et CRP, hémostase, glycémie, glycosurie.

SURVEILLANCE DU TRAITEMENT

Bien que le geste thérapeutique de l'injection soit exclusivement fait par un médecin, l'infirmier(e) participe aux précautions locales, dominées par la notion d'asepsie stricte (*cf.* Fiche technique, p. 1518).

FICHE TECHNIQUE

INJECTION INTRA-OU PÉRI-ARTICULAIRE D'UN DÉRIVÉ CORTICOÏDE

Le malade

• Le rassurer sur l'innocuité du geste, qui peut se faire dans son lit ou dans une salle de soins ou de radiologie, et lui expliquer que l'injection est presque indolore.

• S'enquérir de ses antécédents, tout particulièrement : diabète, ulcère gastroduodénal, traitement anticoagulant ou allergie à un anesthésique local, qui peuvent justifier des précautions particulières ; dans ces cas, le rappeler à l'opérateur. De même, s'il existe un état infectieux en cours.

• Vérifier que la peau de la région qui sera ponctionnée soit propre et qu'il n'existe pas d'infection cutanée de voisinage ; le rasage de la peau n'est pas indispensable, et est affaire de cas particuliers.

Préparation du matériel

Elle comporte un impératif absolu, l'asepsie ; en effet, l'inoculation accidentelle d'un germe transformerait un geste bénin en une redoutable complication : l'infection articulaire, qui expose à des séquelles fonctionnelles. Le risque est majoré par l'emploi des dérivés de la cortisone. On aura à sa disposition :

• un désinfectant pour la peau et les bouchons des flacons : alcool iodé, *BÉTADINE* ou autre, voire un désinfectant incolore efficace (**chlorhexidine** dosée à 0,5 % et non à 0,05 %), selon l'habitude du service ;

• des compresses stériles ;

• une paire de gants stériles pour l'opérateur qui prélèvera lui-même le produit.

Le plus souvent, on utilise des médicaments déjà contenus dans la seringue, ce qui diminue le risque de contamination pendant la manipulation. Si ce n'est pas le cas, il faut prévoir des aiguilles de gros calibre pour prélever le médicament à injecter, des seringues à usage unique de 1 à 2 mL (ou de 5 à 10 mL si un anesthésique est mélangé, ce qui est rare) et pour l'injection un jeu d'aiguilles à usage unique ; les deux modèles le plus souvent utilisés sont, pour les aiguilles longues : 5 cm × 8/10 mm (21 G) et pour les aiguilles courtes : 2,5 cm × 5/10 mm (25 G).

Si l'on doit retirer du liquide articulaire avant l'injection, prévoir pour son analyse des flacons stériles, contenant de l'héparine sèche (héparinate de sodium), que l'on agitera après remplissage pour éviter la coagulation trop rapide du liquide, et des étiquettes.

Il existe deux types de dérivés de la cortisone qui peuvent être injectés :

• les dérivés hydrosolubles, essentiellement l'*HYDROCORTANCYL*, en flacons de 5 mL (125 mg), qui ont une durée d'action relativement courte ;

• les dérivés présentés sous forme de suspension de microcristaux, qui ont une action étalée sur 2 à 3 semaines : *ALTIM*, *DIPROSTÈNE*, qui sont contenus dans une seringue, *HEXATRIONE* qui doit être prélevé.

Après l'injection

Il faut savoir qu'une réaction douloureuse n'est pas exceptionnelle dans les minutes ou plus souvent les heures qui suivent : 1 fois sur 7 environ. Elle est habituellement transitoire (24 à 48 h au maximum), d'intensité modérée et ne s'accompagne pas de fièvre. Elle peut nécessiter un traitement antalgique ou anti-inflammatoire prescrit par le médecin.

L'effet thérapeutique bénéfique de l'injection commence, pour les suspensions, selon les produits entre la 6e et la 24e h après l'infiltration. Il peut être retardé et son éventuelle inefficacité ne s'apprécie qu'après la première semaine. La durée varie selon le corticoïde employé et l'intensité des symptômes. L'effet bénéfique est plus rapide pour les produits hydrosolubles.

Une aggravation des douleurs avec fièvre survenant dans les jours qui suivent l'injection est inhabituelle. Il faut prévenir le médecin pour qu'il s'assure qu'il ne s'agit pas d'une complication infectieuse (prévoir alors le matériel pour une éventuelle ponction exploratrice de l'articulation).

FICHE PHARMACOLOGIE

CORTICOÏDES INJECTABLES PAR VOIE LOCALE

■ **Prednisolone**

HYDROCORTANCYL					
Voie locale Indications : celles de la corticothérapie générale Injection intra-articulaire : 0,5 à 2 mL Injection péri-articulaire : 0,5 à 2 mL Injection épidurale ou intrarachidienne : 75 à 125 mg	1 fl. 5 mL susp. inj. 25 mg/mL	3,87	I	65 %	3,87

■ **Cortivazol**

ALTIM					
0,5 à 1,5 mL/inj. (renouvelable après 1 à 3 sem.)	1 ser. 1,5 mL	5,42	I	65 %	5,42

■ **Bétaméthasone**

BETNESOL					
Corticothérapie locale (voies intra- et péri-articulaires) : 1/4 à 1 mL, tous les 3 à 21 j	3 amp. inj. 4 mg/mL	2,97	I	65 %	0,99
CÉLESTÈNE					
Corticothérapie locale (voies intra- et péri-articulaires) : 1/2 à 1 amp. Voies intradurale contre-indiquée, et péridurale déconseillée	3 amp. inj. 4 mg/mL	4,48	I	65 %	1,49
DIPROSTÈNE					
0,5 à 1 mL	1 inj. 5 mg/ mL	5,47	I	65 %	5,47

■ **Méthylprednisolone**

DÉPO-MÉDROL					
Voies péri-articulaires : 10 à 40 mg, renouvelables tous les 7 à 10 j Voies intra-articulaires : 4 à 80 mg, toutes les 2 sem., puis espacer	1 ser. 1 mL/40 mg 1 ser. 1 mL/50 mg 1 ser. 2 mL/80 mg	2,47 HOP HOP	I I I	65 %	2,47

■ **Triamcinolone**

HEXATRIONE					
Voie intra-articulaire : 0,5 à 2 mL x 1/mois	1 amp. 2 mL/40 mg	14,10	I	65 %	14,10

▶

KENACORT RETARD					
Idem *HEXATRIONE*	1 ser. 1 mL/40 mg 1 ser. 2 mL/80 mg	2,84 4,79	I I	65 % 65 %	2,84 4,79

Propriétés

Anti-inflammatoires stéroïdiens d'action puissante et rapide.

Indications

Injection intra-articulaire : arthrite inflammatoire, arthrose en poussées.
Injection dans les parties molles : talalgies, syndrome du canal carpien, maladie de Dupuytren.

Contre-indications

Grossesse : pas de contre-indication pour un traitement local occasionnel.
Allaitement : déconseillé pendant le traitement.
Infection bactérienne ou mycosique non contrôlée par un traitement spécifique.
Certaines infections virales en évolution, notamment varicelle, herpès et zona à manifestations oculaires.
Goutte.
Ulcère gastroduodénal en évolution.
États psychotiques.
Cirrhose alcoolique avec ascite.
Hépatites aiguës à virus A, B ou non A - non B.
Hypersensibilité à l'un des composants.
Toute affection cutanée évolutive au niveau du point d'injection est une contre-indication à la forme injectable.
CÉLESTÈNE : injection intradurale contre-indiquée et injection péridurale déconseillée compte tenu du risque de brèche.

Précautions d'emploi

L'injection doit être faite en peau saine.
Nécessité d'une asepsie rigoureuse.
La corticothérapie peut favoriser la survenue de complications infectieuses.
L'attention des sportifs est attirée sur la possibilité de réaction positive aux tests pratiqués lors des contrôles antidopage.

Effets indésirables

Certains ne concernent que des injections répétées, d'autres peuvent suivre 1 seule injection.

Rares cas de réactions d'hypersensibilité :
- vasodilatation périphérique ;
- lombalgies transitoires ;
- exceptionnellement œdème de Quincke, choc anaphylactique.

Effets indésirables propres à la voie locale :
- propres à la voie d'administration : arthrites septiques et infections, péridurites et méningites, bursite septique, abcès ;
- propres au corticoïde injecté : atrophie localisée des tissus musculaires, sous-cutanés et cutanés ; risque de rupture tendineuse.

Désordres hydroélectrolytiques :
Hypokaliémie, alcalose hypokaliémique, rétention hydrosodée avec parfois hypertension artérielle, voire insuffisance cardiaque congestive.
Troubles endocriniens et métaboliques :
Syndrome de Cushing iatrogène ; inertie de la sécrétion d'ACTH parfois définitive ; atrophie corticosurrénale, parfois définitive ; diminution réversible de la tolérance au glucose ; manifestation d'un diabète sucré latent ; balance azotée négative due au catabolisme protidique ; arrêt de la croissance chez l'enfant ; prise de poids ; parfois irrégularités menstruelles ; hirsutisme.

Le risque de déséquilibre d'un diabète connu est à prendre en compte systématiquement.

Troubles musculo-squelettiques :
Atrophie musculaire ; ostéoporose, avec parfois tassements vertébraux ; ostéonécrose aseptique des têtes fémorales ; ruptures tendineuses.
Troubles digestifs :
Ulcères gastroduodénaux, hémorragies ulcéreuses, perforation d'ulcère, ulcérations du grêle.

Troubles cutanés :
Atrophie cutanée, retard de cicatrisation, purpura, ecchymoses, acné surtout dorsale, hypertrichose.
Troubles neuropsychiques :
Surexcitation avec euphorie et troubles du sommeil ; rarement : accès d'allure maniaque ; états confusionnels ou confuso-oniriques ; possibilité de convulsions.

Troubles oculaires :
Certaines formes de glaucome et de cataracte.

Interactions médicamenteuses

Elles ne concernent que les corticothérapies prolongées, donc *a priori* pas les injections locales de corticoïdes, pour un usage habituel.

CORTICOÏDES PAR VOIE PARENTÉRALE

■ Méthylprednisolone

SOLUMÉDROL					
Équivalence anti-inflammatoire pour 5 mg de **prednisone** : 4 mg	1 fl. + solv. 20 mg 10 fl. 20 mg/2 mL 1 fl. + solv. 40 mg 10 fl. 40 mg/2 mL 1 fl. + solv. 120 mg 10 fl. 120 mg 10 fl. 500 mg 1 fl. pdre solv. 1 g	2,04 HOP 2,65 HOP 5,11 HOP HOP 14,10	I I I I I I I	65 % 65 % 65 % 65 %	2,04 2,65 5,11 14,10

■ Bétaméthasone

CÉLESTÈNE					
Équivalence anti-inflammatoire pour 5 mg de **prednisone** : 0,75 mg	3 amp. inj. 4 mg/mL	4,48	I	65 %	1,49
CÉLESTÈNE CHRONODOSE					
Équivalence anti-inflammatoire pour 5 mg de **prednisone** : 0,75 mg	1 amp. 5,7 mg/mL 25 amp. 5,7 mg/mL	2,82 HOP	I I	65 %	2,82

ARTHROSE (GÉNÉRALITÉS)

FICHE MALADIE

DÉFINITION

L'arthrose est une affection dégénérative du cartilage articulaire extrêmement répandue.
Entre 40 et 50 ans, 15 % de la population a au moins une lésion radiologique d'arthrose et ce chiffre passe à 85 % après 70 ans.
Cliniquement, l'arthrose des mains est la plus fréquente des localisations, suivie de l'arthrose des genoux, puis de l'arthrose de la hanche. L'arthrose de l'épaule, celle du coude, du poignet sont très rares, celle de la cheville exceptionnelle, et sont en général secondaires à un traumatisme local. L'arthrose du rachis sera envisagée à part.

CAUSES ET MÉCANISMES

L'étiologie de l'arthrose n'est pas encore connue ; elle est vraisemblablement multifactorielle : héréditaire et « mécanique » par mauvaise adaptation des surfaces articulaires entre elles.

E. Hanche : lors de la station assise prolongée (2 h) sans se relever	1		
F : Genou : pour se relever d'un siège sans s'aider des bras	1		
III. Difficultés de la vie quotidienne/hanche :		III. Difficultés de la vie quotidienne/genou :	
– mettre ses chaussettes par devant	0 à 2	– monter un étage	0 à 2
– ramasser un objet à terre	0 à 2	– descendre un étage	0 à 2
– monter et descendre un étage	0 à 2	– s'accroupir	0 à 2
– sortir d'une voiture, d'un fauteuil profond	0 à 2	– marcher en terrain irrégulier	0 à 2
IV. Retentissement sur l'activité sexuelle, seulement pour l'indication opératoire à la hanche chez les femmes en activité génitale	0 à 2	*Cotations III et IV* : – pas de difficulté : 0 ; – possible avec difficulté modeste : 0,5 ; – moyenne : 1 ; – importante : 1,5 ; – impossible : 2.	

FICHE PHARMACOLOGIE

ANTIARTHROSIQUES SYMPTOMATIQUES D'ACTION LENTE (AASAL)

■ Diacerhéine

ART					
1 gél. matin et soir, au milieu du repas	30 gél. 50 mg	16,35	I	15 %	0,55
ZONDAR					
Idem *ART*	30 gél. 50 mg		I	NR	

Propriétés

Antiarthrosique d'action lente (l'effet apparaît vers le 30e j de traitement et est significatif vers le 45e j).
Son mécanisme d'action reste encore mal expliqué.

Indications

Traitement symptomatique des manifestations fonctionnelles de l'arthrose.
Remarque : l'action est différée ; le délai de 30 à 45 j nécessaire au développement de l'effet antalgique peut nécessiter d'initier le traitement par les **antalgiques**/anti-inflammatoires habituels dont l'action est immédiate.

Contre-indications

Grossesse : il est recommandé de ne pas administrer la **diacerhéine** pendant les 3 premiers mois.
Allaitement : contre-indication.
Allergie avérée à la rhéine et aux substances d'activité proche.
Insuffisance hépatique sévère.

Ne pas administrer à l'enfant (moins de 15 ans).

Précautions d'emploi

Chez l'insuffisant rénal (clairance de la créatinine inférieure à 30 mL/min), les posologies quotidiennes sont à réduire de moitié.

Effets indésirables

L'effet indésirable le plus fréquemment signalé est une diarrhée bénigne ou des selles molles, des douleurs abdominales.
Le traitement peut entraîner une coloration des urines variant du jaune orangé au rouge, voire au marron.

Interactions médicamenteuses

L'administration d'un **antiacide** d'action locale simultanée ou décalée de 1 h par rapport à la prise d'*ART* diminue significativement la quantité de rhéine circulante.
L'administration concomitante d'*ART* et d'**anti-H_2** de type **cimétidine** ne modifie pas de façon significative les paramètres pharmacocinétiques plasmatiques et urinaires de la rhéine.

Chondroïtine sulfate sodique

CHONDROSULF					
1 gél. ou sach. x 3/j, aux repas	84 gél. 400 mg 84 sach. 400 mg	20,81 20,81	I I	15 % 15 %	0,25 0,25
STRUCTUM					
1 gél. x 2/j, aux repas	60 gél. 500 mg		I	NR	

Propriétés

Antiarthrosique d'action lente (l'effet est retardé de 2 mois environ et peut persister après l'arrêt du traitement).

Indications

Traitement symptomatique à action retardée des manifestations fonctionnelles de l'arthrose (gonarthrose et coxarthrose).

Contre-indications

Grossesse et allaitement : absence de données.
Allergie à l'un des constituants du produit.
Enfant (moins de 16 ans).

Précautions d'emploi

Prise au moment des repas.

Effets indésirables

Cutanés : des éruptions érythémateuses de type allergique ont été décrites.
Digestifs : rarement nausées, vomissements.

Insaponifiables de soja et d'avocat

PIASCLÉDINE					
1 gél./j au milieu d'un repas	15 gél. 300 mg	7,69	I	15 %	0,51

Indications

Utilisé en traitement d'appoint des douleurs arthrosiques.
Médication à visée trophique.

Effets indésirables

Rares régurgitations à odeur lipidique qui peuvent être évitées en prenant la gélule au milieu d'un repas.

ARTHROSE DES DOIGTS

FICHE MALADIE

DÉFINITION, CAUSES ET MÉCANISMES

Les doigts sont une des localisations les plus fréquentes de la maladie arthrosique, et l'on reconnaît souvent à son origine des facteurs familiaux.

DIAGNOSTIC

Habituellement bilatérale, volontiers déformante, ses manifestations cliniques sont, globalement, très rarement douloureuses et de façon intermittente ; une gêne fonctionnelle peut être notée, variable selon les individus et leur activité.

On distingue cliniquement :

- la rhizarthrose (arthrose de la racine du pouce), qui correspond à l'atteinte de l'articulation trapézo-métacarpienne ; elle entraîne dans les formes évoluées une subluxation en dehors du pouce ;
- les nodosités d'Heberden, qui sont la localisation la plus fréquente, sur les articulations interphalangiennes distales (IPD), entre la 2e et la 3e phalange, réalisant une saillie dorsale ;
- les nodosités de Bouchard, qui sont la localisation sur les articulations interphalangiennes proximales (IPP), entre la 1re et la 2e phalange ;
- l'arthrose du 1er orteil, qui porte le nom d'*hallux rigidus*, ou d'*hallux valgus* lorsqu'elle s'accompagne d'une déviation en dehors de l'extrémité de l'orteil ; elle est favorisée par le port de chaussures à bout trop étroit et à talons hauts.

TRAITEMENT

Le traitement ne s'adresse qu'aux manifestations douloureuses.

TRAITEMENT LOCAL

- Réduction de l'activité articulaire, port d'une orthèse d'immobilisation (pour le pouce, immobilisation en abduction), en matériau thermoplastique moulé, qui limite peut-être aussi la déformation.
- Application locale biquotidienne d'un gel anti-inflammatoire (AINS), souvent utile si elle est faite avec assiduité : *VOLTARÈNE EMULGEL*, *KÉTUM*, *GELDÈNE*, *NIFLUGEL*, etc.
- Injections intra-articulaires de corticoïdes, plus efficaces pour la rhizarthrose que pour les autres localisations.
- Voire injection intra-articulaire, sous contrôle radiologique, d'**acide hyaluronique**.

TRAITEMENT MÉDICAMENTEUX

- Antalgiques usuels : *ASPIRINE*, s'il est bien toléré ; **paracétamol**, régulièrement ou occasionnellement, en particulier prise dans la demi-heure précédant une activité importante.
- Prescription éventuelle d'un anti-arthrosique symptomatique d'action lente (AASAL), dans la mesure où, après en général 2 à 3 mois, il permet de diminuer la consommation d'antalgique :
  - **diacerhéine** (*ART 50*) ;
  - **chondroïtine sulfate sodique** : *CHONDROSULF*, ou *STRUCTUM* ;
  - **insaponifiables d'avocat et de soja** (*PIASCLÉDINE* 300) ;
  - **oxacéprol** (*JONCTUM 200 mg*) : 1 gél. 3 fois/j, au début des repas.
- Très rarement, prescription d'un AINS par voie orale, en cure courte lors d'une poussée congestive, en particulier dans les formes érosives.

TRAITEMENT CHIRURGICAL

Exceptionnellement, en cas d'impotence majeure et durable du pouce, on pourra discuter une intervention chirurgicale : arthroplastie par prothèse ou, éventuellement, arthrodèse (pour obtenir un pouce stable et indolore chez un travailleur manuel, par exemple).

Certaines arthroses des IPP peuvent également bénéficier de prothèses.

PRONOSTIC

Après une période douloureuse de quelques mois ou années, ces localisations deviennent généralement indolores, même si elles laissent une déformation inesthétique (dans la rhizarthrose, la déformation est plus en rapport avec la subluxation du pouce qu'avec l'ostéophytose).

FICHE INFIRMIÈRE

EXAMENS

Il n'y a pas d'examens particuliers pour cette pathologie ambulatoire.

SURVEILLANCE DU TRAITEMENT

SOINS - TRAITEMENTS

Préparation du matériel pour une injection intra-articulaire : *cf.* Fiche technique, *chapitre* Corticothérapie locale, p. 1518.

Préparation éventuelle du matériel de confection d'une orthèse d'immobilisation.

EFFICACITÉ DU TRAITEMENT

Il faut se rappeler que les médications AASAL ne sont pas des antalgiques à effet immédiat, et le rappeler au patient.

EFFETS INDÉSIRABLES

Ils sont propres à chaque produit : en particulier diarrhée, et réaction cutanée pour les gels AINS ; réaction douloureuse après injection de corticoïdes, banale le 1er jour, mais sujette à interprétation si elle est décalée ou accompagnée de fièvre et de signes inflammatoires locaux.

ÉDUCATION ET CONSEILS

Rassurer les patients.

> Cette localisation de l'arthrose est très fréquente. Pour l'arthrose des doigts, particulièrement, l'atténuation des douleurs est commune après quelques années d'évolution.

ARTHROSE DU GENOU

FICHE MALADIE

DÉFINITION

La gonarthrose, ou arthrose du genou, est une des localisations les plus fréquentes de l'arthrose des membres.

CAUSES ET MÉCANISMES

Certaines gonarthroses sont secondaires :

- à une mauvaise adaptation des surfaces articulaires d'origine traumatique (fractures du tibia, des condyles fémoraux, de la rotule, entorse grave, lésion méniscale) ;
- à une déviation axiale du genou : *genu valgum* ou *genu varum*, à une subluxation externe de la rotule.

Le plus souvent l'arthrose du genou est dite primitive et cette localisation très fréquente de l'arthrose touche habituellement une femme près de la ménopause ; elle est le plus souvent bilatérale.

DIAGNOSTIC

SIGNES CLINIQUES

Les douleurs de l'arthrose des genoux sont dites « mécaniques » : à la marche, dans les escaliers (à la montée et plus encore à la descente), au lever après une station assise prolongée, à l'accroupissement.

On peut reproduire une douleur à la palpation de l'interligne fémoro-tibial, à la mobilisation de la rotule que l'on appuie en même temps sur la trochlée fémorale (« signe du rabot » : sensation de raclement douloureux parfois audible).

Il existe une légère limitation douloureuse des mouvements du genou, en flexion surtout ; l'examen du malade debout peut mettre en évidence une déviation de l'axe du membre inférieur, *genu valgum* (jambes en « X ») ou *genu varum* (jambes en « O »), qui peut être primitive et à l'origine de l'arthrose ou, à l'opposé, être secondaire à l'arthrose.

Dans les formes évoluées, les deux genoux sont gros et déformés. Le gonflement articulaire est habituellement froid et ne s'accompagne d'aucun signe inflammatoire ; il est dû à l'hypertrophie des tissus périarticulaires et à la prolifération osseuse (ostéophyte). Parfois, il existe aussi un épanchement de liquide synovial dans l'articulation ; l'analyse montre son caractère « mécanique », pauvre en cellules.

SIGNES RADIOGRAPHIQUES

L'examen radiographique comporte plusieurs incidences :

- Cliché de profil, étudiant l'interligne fémoro-rotulien (ou fémoro-patellaire) où commencent généralement les lésions arthrosiques.
- Clichés de face, qui doivent toujours être pris debout, « en charge ». Les lésions peuvent atteindre un seul ou les deux compartiments de l'interligne fémoro-tibial (externe ou interne). On y retrouve :
  - le pincement de l'interligne qui traduit l'usure du cartilage ;
  - l'ostéophytose marginale sur le tibia ou les condyles fémoraux, la rotule, avec un aspect souvent acéré des épines tibiales ;
  - l'ostéosclérose, de part et d'autre du pincement ; les géodes y sont très rares.
- Clichés en incidence « axiale » du genou, qui permettent une meilleure étude de l'interligne fémoro-rotulien dans les lésions débutantes, et qui permettent également de mettre en évidence une malformation ou une malposition de la rotule à l'origine de l'arthrose (subluxation externe).

TRAITEMENT

Le traitement médical fait appel aux médications antalgiques, dont l'*ASPIRINE* et le **paracétamol** sont la base, aux **anti-inflammatoires non stéroïdiens**, en cures brèves et qui nécessitent une surveillance rigoureuse, aux injections intra-articulaires de dérivés corticoïdes, qui doivent être faites avec une très grande asepsie et à une fréquence très espacée, ou aux injections d'acide hyaluronique.

Il est complété par des mesures d'hygiène physique : réduire ou fractionner la station debout et la marche ; éviter les escaliers ; cure d'amaigrissement, rééducation (rééducation des quadriceps et de la mobilité) et, parfois, cures thermales.

Le traitement chirurgical fait appel, parfois, aux ostéotomies correctrices d'une grande déviation axiale et à la correction éventuelle d'une subluxation externe de la rotule mais, surtout, dans les cas fonctionnellement sévères, aux prothèses totales du genou, qui ont transformé le pronostic de ces formes.

PRONOSTIC

L'évolution est généralement lente et relativement bien tolérée, mieux que celle de la coxarthrose.

Sur un fond douloureux d'intensité très variable, mais généralement modeste et intermittent, peuvent survenir des épisodes franchement plus douloureux et des épisodes avec épanchement de liquide synovial.

Comme il est fréquent au cours de l'arthrose, il n'y a pas, à un moment donné, de parallélisme entre les lésions radiologiques et la douleur ; toutefois, l'existence d'un *genu varum* entraîne plus de douleurs.

FICHE INFIRMIÈRE

EXAMENS

En consultation externe, la pratique infirmière consiste à s'assurer que les radiographies prescrites, les résultats d'analyse d'un épanchement synovial précédent sont bien disponibles.

En cas d'hospitalisation pour mise en place d'une prothèse, la surveillance postopératoire porte sur l'état local (pansements, redons, etc.) mais aussi sur la prévention des complications thromboemboliques (traitement anticoagulant préventif, état des mollets, température et pouls).

SURVEILLANCE DU TRAITEMENT

SOINS - TRAITEMENTS

En consultation externe, l'infirmier(e) peut être amené(e) à préparer le matériel nécessaire pour une injection intra-articulaire d'un dérivé de la **cortisone** ou d'**acide hyaluronique** (*cf.* Corticothérapie locale, p. 1517, Visco-supplémentation, p. 1531), ou pour l'évacuation du liquide synovial (*cf.* Fiche technique, p. 1530).

EFFICACITÉ DU TRAITEMENT

Appréciation de la diminution de l'intensité de la douleur (échelle visuelle analogique, EVA), de l'amélioration de la fonction articulaire, et appréciation « globale » du patient.

L'action favorable des injections locales de corticoïdes ne commence habituellement que 24 h après l'injection ; celle de l'acide hyaluronique est retardée.

EFFETS INDÉSIRABLES

Rechercher les effets indésirables connus de certains antalgiques (constipation pour les dérivés codéinés ou le **tramadol**), des anti-inflammatoires (gastralgies, diarrhée, etc.), des injections locales de corticoïdes (réaction douloureuse banale dans les 24 premières heures, inquiétante si elle est retardée et plus encore si elle est fébrile).

ÉDUCATION ET CONSEILS

Les conseils peuvent porter sur les modalités de prise des médications et sur leurs risques connus, sur l'intérêt de la rééducation (renforcement des quadriceps, assouplissement), sur l'utilité de l'amaigrissement en cas de surcharge pondérale.

> L'objectif des traitements (local, médicamenteux, voire parfois chirurgical) est d'améliorer la fonction articulaire, la marche, et de restituer une autonomie fonctionnelle au patient.

FICHE TECHNIQUE

PRÉPARATION DU MATÉRIEL POUR UNE PONCTION ÉVACUATRICE DU GENOU

Lorsqu'une ponction articulaire est effectuée, la préparation du matériel est dominée par la notion d'asepsie, qui doit être rigoureuse pour qu'il n'y ait pas de contamination extérieure pouvant fausser l'interprétation des résultats attendus. On aura à sa disposition :

- un haricot, un plateau stérile, des compresses stériles et du sparadrap ;
- une paire de gants stériles pour l'opérateur et un champ perforé stérile ;
- un désinfectant pour la peau et les bouchons des flacons : alcool iodé, *BÉTADINE* ou autre, voire un désinfectant incolore efficace (**chlorhexidine** en solution à 0,5 %), selon l'habitude du service, ainsi que de l'alcool à 90 ° ;
- des seringues à usage unique, d'une contenance de 20 mL au moins. Pour évacuer le liquide synovial d'un genou, on utilise une aiguille de 5 à 6 cm de long et d'un calibre de 11/10e de mm (19 G). Si l'on pense que le liquide à prélever risque d'être de nature infectieuse, il est préférable d'utiliser une aiguille de gros calibre. C'est l'opérateur qui adaptera l'aiguille choisie à la seringue ;

• des flacons stériles, contenant de l'héparine sèche (héparinate de sodium), que l'on agitera après remplissage pour éviter la coagulation trop rapide du liquide ;
• des étiquettes qui auront été préparées pour adresser le ou les flacons dans les laboratoires qui feront l'analyse cytologique, bactériologique, chimique et la recherche de microcristaux.

VISCO-SUPPLÉMENTATION

FICHE MALADIE

DÉFINITION ET MODE D'ACTION

Il s'agit de l'utilisation de produits dont l'effet consiste, pour leurs promoteurs, à apporter une « visco-supplémentation » à l'articulation et, de ce fait, à diminuer la douleur et la gêne et à accroître l'amplitude articulaire.

Ces produits sont de la famille de l'acide hyaluronique ; celui-ci est un composant normal du liquide synovial (auquel il confère ses propriétés visco-élastiques) qui joue un rôle important dans la « lubrification » des surfaces cartilagineuses en contact.

Ils ne sont pas, pour la plupart, considérés comme des médicaments mais sont classés dans la catégorie « Dispositifs médicaux » du dictionnaire *Vidal*.

Certains sont disponibles directement en pharmacie, d'autres non, et le patient doit alors s'adresser au laboratoire avec une ordonnance du prescripteur. Ils sont actuellement pris en charge partiellement par l'assurance-maladie. Le reste pouvant être pris ou non en charge par les mutuelles complémentaires, leur prix étant très variable).

INDICATIONS

L'indication principale est l'arthrose du genou.

Certains des produits peuvent également être injectés dans la hanche arthrosique, dans l'articulation trapézo-métacarpienne (rhizarthrose du pouce), de préférence sous contrôle radiologique, ou dans d'autres articulations arthrosiques des membres.

TRAITEMENT

Le traitement consiste habituellement, pour le genou, en 3 injections de produit à 1 semaine d'intervalle, par voie strictement intra-articulaire et avec les précautions habituelles d'asepsie, et après évacuation d'un éventuel épanchement. D'autres modalités sont possibles ou à l'étude.

Il est recommandé que l'injection, qui doit être faite par un rhumatologue, un chirurgien orthopédiste ou un médecin de médecine physique et de réadaptation, soit suivie d'une période de repos physique et, parfois, de l'application d'une poche de glace.

Ce traitement ne doit pas être renouvelé dans la même articulation avant 6 à 9 mois.

PRONOSTIC

Les résultats obtenus avec ces produits, peuvent être intéressants pour un patient donné, mais il semble qu'une hauteur « suffisante » de cartilage restant soit nécessaire pour que l'effet soit appréciable.

FICHE INFIRMIÈRE

SURVEILLANCE DU TRAITEMENT

SOINS - TRAITEMENTS

L'infirmier(e) intervient dans ce type de traitement dans les mêmes conditions que pour une injection intra-articulaire d'un dérivé de la cortisone (*cf.* Fiche technique, *chapitre* Corticothérapie locale, p. 1518). Pour la désinfection cutanée, les règles sont les mêmes ; mais il est déconseillé en général d'utiliser les produits à base d'ammoniums quaternaires (**chlorure de benzalkonium**) ou la **chlorexidine** qui sont susceptibles d'entraîner une précipitation du produit.

EFFETS INDÉSIRABLES

Une rougeur ou un œdème local modéré peuvent survenir après l'injection ; très rarement une réaction inflammatoire articulaire conduit à évacuer le genou et à prescrire un AINS.

ÉDUCATION ET CONSEILS

Rappeler au patient qu'un repos physique est conseillé pendant les 24 h qui suivent l'injection, et que ces produits ont une action décalée et retardée.

FICHE PHARMACOLOGIE

VISCO-SUPPLÉMENTATION

Hyaluronate de sodium

HYALGAN					
Traitement symptomatique de l'arthrose	1 ser. 20 mg/2 mL	29,74	I	65 %	29,74

Propriétés

Agent de remplacement et supplément temporaire du liquide synovial, qui vise à rétablir les propriétés physiologiques et rhéologiques des tissus de l'articulation arthrosique, à réduire la douleur et la gêne, et à accroître l'ampleur du mouvement.

Indications

Arthrose du genou essentiellement ; plus rarement arthrose de la hanche, voire rhizarthrose du pouce (injection de préférence sous contrôle radiologique).

Contre-indications

Hypersensibilité à la substance active ou à l'un de ses excipients.

Ne pas injecter sur un genou infecté ou en cas de poussée inflammatoire importante, ni en cas de stase veineuse ou lymphatique de la jambe, ni en cas d'infection ou de lésion cutanée au site de l'injection.

Le produit n'a pas été évalué chez la femme enceinte ni chez l'enfant, circonstances inhabituelles d'arthrose.

Précautions d'emploi

Ne pas injecter par voie intravasculaire, ni en dehors de la cavité articulaire ou dans le tissu synovial ou la capsule.

Ne pas injecter en cas d'épanchement important ; toujours aspirer un éventuel liquide avant l'injection.

Pour la désinfection cutanée, il est conseillé dans les notices d'éviter les produits à base d'ammonium quaternaire (**chlorure de benzalkonium**) ou de **chlorhexidine** qui sont susceptibles d'entraîner une précipitation du produit.

Il est recommandé que l'injection, qui doit être faite par un rhumatologue, un chirurgien orthopédiste ou un médecin de médecine physique et de réadaptation, soit suivie d'une période de repos physique, et parfois de l'application d'une poche de glace.

Effets indésirables

Réaction d'hypersensibilité (allergie aux produits d'origine aviaire et à certaines protéines) : démangeaison, éruption, urticaire.

Une rougeur ou un œdème local modéré peuvent survenir après l'injection ; très rarement une réaction inflammatoire articulaire conduit à évacuer le genou (le liquide sera systématiquement analysé pour écarter une cause infectieuse ou microcristalline) et à prescrire un **AINS**.

Une asepsie rigoureuse, une injection en dehors de tout contexte infectieux général et local doivent permettre d'éviter le risque d'infection articulaire.

Interactions médicamenteuses

Le produit n'a pas d'effet systémique connu.

SYNDROME FÉMORO-PATELLAIRE

FICHE MALADIE

DÉFINITION ET DIAGNOSTIC

La définition du syndrome fémoro-patellaire, ou fémoro-rotulien, est symptomatique et fonctionnelle ; il est caractérisé par une douleur de la face antérieure du genou majorée par les contraintes imposées à l'appareil extenseur : descente d'escaliers, position assise prolongée, accroupissement.

L'examen radiographique étudie la position de la rotule par rapport à la trochlée fémorale, sur des incidences dites « axiales », en flexion du genou (30°). Rarement, on demande une étude du défilé fémoro-rotulien par scanner.

CAUSES ET MÉCANISMES

Ce syndrome peut :

- être le témoin d'une arthrose du genou, en particulier fémoro-rotulienne, et en précéder l'apparition radiologique ;
- mais aussi survenir chez des sujets jeunes, traduisant une dysplasie de la rotule ou de la trochlée fémorale, une chondromalacie ou simplement un surmenage rotulien (sportifs), parfois un traumatisme.

TRAITEMENT

Il comporte dans la majorité des cas :

- la mise au repos relatif ;
- la prescription d'antalgiques : **paracétamol** ;
- la kinésithérapie éventuellement : 15 séances de rééducation, avec renforcement du quadriceps (et du vaste interne quand il existe aussi une tendance à la subluxation externe de la rotule). Le sujet aura toujours intérêt à poursuivre très régulièrement les exercices appris (auto-rééducation).

En cas d'épanchement associé, une cure brève d'un AINS, ou 1 à 2 injections intra-articulaires de corticoïdes, sont indiquées, comme dans la gonarthrose.

Dans de très rares cas, une intervention chirurgicale, de réaxation de la rotule, peut être proposée.

PRONOSTIC

Très favorable, en particulier chez le sujet jeune, même s'il peut avoir une tendance à se prolonger sur plusieurs mois, voire plus.

FICHE INFIRMIÈRE

SURVEILLANCE DU TRAITEMENT

On se référera à la Fiche infirmière du *chapitre* Arthrose du genou, p. 1528.

Préparation du matériel pour une injection intra-articulaire : *cf.* Fiche technique, *chapitre* Corticothérapie locale, p. 1518.

ÉDUCATION ET CONSEILS

L'infirmier(e) rassurera le patient quant au pronostic.

ARTHROSE DE LA HANCHE

FICHE MALADIE

DÉFINITION

La coxarthrose, ou arthrose de la hanche, est une localisation très fréquente de l'arthrose qui touche environ 1 % de la population.

CAUSES ET MÉCANISMES

Certaines coxarthroses sont secondaires à une mauvaise adaptation des deux pièces de l'articulation (cotyle et tête fémorale), en général une malformation : il s'agit essentiellement d'une subluxation congénitale de la hanche ou d'une dysplasie congénitale faisant intervenir une insuffisance cotyloïdienne et/ou une *coxa valga.*

Très souvent la coxarthrose est dite primitive, volontiers bilatérale et sans facteur étiologique reconnu.

DIAGNOSTIC

SIGNES CLINIQUES

Les douleurs de la coxarthrose sont dites « mécaniques » : apparues et aggravées à l'appui, à la fatigue, à la marche qui peut être limitée ; calmées par le repos et le décubitus. Elles siègent à l'aine, irradiant à la face antérieure de la cuisse ; à la région trochantérienne, irradiant à la face externe de la cuisse ; à la fesse, irradiant à la face postérieure de la cuisse ; parfois la douleur siège exclusivement au genou.

L'examen clinique apprécie la limitation douloureuse des mouvements de la hanche.

Douleur et raideur sont responsables d'une impotence fonctionnelle d'importance variable : au début fatigabilité anormale, douleur au démarrage, au lever d'une chaise, puis gêne pour marcher et boiterie ; difficulté à porter le pied sur le genou opposé, à mettre ses chaussettes et ses chaussures, à couper les ongles des pieds.

EXAMENS COMPLÉMENTAIRES

L'examen radiographique comporte un cliché du bassin de face debout et des clichés de chaque hanche de face et en « faux profil ». Il montre les signes de l'arthrose : pincement localisé de l'interligne qui traduit l'usure cartilagineuse ; ostéophytose marginale, fémorale et cotyloïdienne ; ostéocondensation de part et d'autre du pincement et dans laquelle des géodes peuvent se creuser. Il permet de distinguer les coxarthroses secondaires des coxarthroses primitives.

TRAITEMENT

Il doit tenir compte de différents facteurs : unilatéralité ou bilatéralité de l'atteinte, stade et mode évolutif, étiologie, secondaire ou non à une malformation ; degré d'impotence et retentissement fonctionnel, professionnel ou social.

Il fait appel le plus souvent :

• à des mesures d'hygiène physique : réduire la station debout et la marche, pratique de la natation et de la bicyclette, amaigrissement ;

- aux médications antalgiques dont l'*ASPIRINE* et le **paracétamol** sont la base ;
- aux anti-inflammatoires non stéroïdiens, qui nécessitent une surveillance rigoureuse ;
- parfois aux antiarthrosiques symptomatiques d'action lente ;
- à la rééducation, de préférence en piscine, aux cures thermales.

Cependant, la chirurgie a une place importante dans le traitement de la coxarthrose. Il s'agit très schématiquement :

- parfois, de la chirurgie corrective des malformations architecturales, à un stade précoce, alors que les lésions arthrosiques sont débutantes et symptomatiques : ostéotomies de correction, butées ostéoplastiques ; elles ralentissent l'évolution ;
- surtout, chez les sujets plus âgés (en général après 65 ans) et lorsque le traitement médical est inefficace, d'arthroplastie ou prothèse totale de la hanche, remplaçant à la fois la tête et le cotyle pathologique.

Si cette intervention a profondément bouleversé le pronostic de la coxarthrose, il n'en reste pas moins que la majorité des coxarthroses ressort d'un traitement médical.

PRONOSTIC

D'une façon générale, la limitation des mouvements s'accentue progressivement. Mais l'évolution, pour un malade donné, est généralement assez difficile à schématiser. Comme il est fréquent en matière d'arthrose, à un moment donné, il n'y a pas de parallélisme strict entre les lésions anatomiques et les douleurs. Il est ainsi des formes indolores ou peu douloureuses de coxarthroses radiologiquement évoluées. À l'opposé, il est des formes évolutives particulières par l'importance des douleurs ou par la rapidité de la destruction anatomique (coxarthrose destructrice rapide). C'est l'importance du retentissement fonctionnel qui est l'élément principal dans l'indication de la mise en place d'une prothèse de hanche.

FICHE INFIRMIÈRE

EXAMENS

En consultation externe, la pratique infirmière consiste à s'assurer que les radiographies prescrites, les résultats d'analyses sont bien disponibles, et à prévoir les rendez-vous ultérieurs. La remise d'une fiche de conseils pratiques est toujours utile pour les patients opérés (*cf.* Fiche technique, p. 1536).

SURVEILLANCE DU TRAITEMENT

SOINS - TRAITEMENTS

En cas d'hospitalisation pour mise en place d'une prothèse, la surveillance postopératoire porte sur l'état local, mais aussi sur la prévention des complications thromboemboliques (traitement anticoagulant préventif, état des mollets, température et pouls) : *cf.* Fiche technique, p. 1536.

EFFICACITÉ DU TRAITEMENT

Appréciation de la diminution de l'intensité de la douleur (échelle visuelle analogique, EVA), de l'amélioration de la fonction articulaire, et appréciation « globale » du patient.

Surveillance du traitement anticoagulant postopératoire (INR, en cas d'antivitamines K).

EFFETS INDÉSIRABLES

Recherche des effets indésirables connus de certains antalgiques (constipation pour les dérivés codéinés ou le **tramadol**), des **anti-inflammatoires** (gastralgies, diarrhée, etc.).

Signes de surdosage en anticoagulants (gingivorragies, hématomes, autres saignements), thrombopénie pour les patients sous héparine de bas poids moléculaire.

▶

ÉDUCATION ET CONSEILS

Les conseils peuvent porter sur les modalités de prise des médications et sur leurs risques connus, sur l'intérêt de la rééducation, sur l'utilité de l'amaigrissement en cas de surcharge pondérale.

C'est l'importance du retentissement fonctionnel qui est l'élément principal dans l'indication de la mise en place d'une prothèse de hanche (*cf.* Indice algofonctionnel de Lequesne, *chapitre* Arthrose (généralités)).

CONSEILS AUX PATIENTS OPÉRÉS AVEC MISE EN PLACE D'UNE PROTHÈSE DE HANCHE

Le rôle de l'infirmier(e) est important. On donnera les conseils suivants.

D'une façon générale :

- La rééducation, qui peut se faire à domicile, sera poursuivie, de façon à renforcer les muscles fessiers et à obtenir une bonne stabilité.
- L'aide d'une canne, ou d'une canne anglaise, prise de la main opposée au côté de la prothèse, est utile au début seulement.
- Bien préciser qu'un mouvement particulier est interdit, de façon définitive : l'association de flexion + adduction + rotation interne de la hanche opérée ; c'est-à-dire la hanche fléchie, avec le genou du côté opposé : croisement de jambe.

Pendant environ deux mois :

- Pour se coucher : surélever les pieds du lit d'environ 15 à 20 cm (livres, briques, etc.), mettre un oreiller entre les jambes si l'on dort sur le côté.
- S'asseoir les jambes écartées, sur des sièges hauts et fermes, en évitant les sièges bas et mous.
- Pour enfiler les collants, chaussettes, slip, pantalon, écarter les genoux et, si besoin, se faire aider.
- Pour se chausser, éviter les chaussures à lacets, boucles, fermeture Éclair, bottes, s'aider d'un chausse-pied long, et préférer les mocassins, les escarpins qui ne nécessitent pas de se pencher en avant.
- Pour la toilette, éviter la baignoire et préférer la douche.
- Pour ramasser les objets à terre, ne pas s'accroupir et ne pas se mettre sur le genou du côté opéré. Éviter les objets lourds et s'aider éventuellement pour les petits objets d'une pince téléscopique.
- En voiture, éviter de conduire pendant les 2 premiers mois (trajets longs) ; pour rentrer, s'asseoir dos à la voiture puis pivoter, les 2 jambes en même temps. Reculer le siège le plus possible, et le rehausser éventuellement pour éviter une trop forte flexion de la hanche.
- Pour les rapports sexuels, qui sont permis, respecter les positions interdites.

Après le deuxième mois :

- La vie normale est autorisée.
- La marche et la natation sont possibles ; les sports violents sont cependant interdits. Toute infection dentaire, urinaire, cutanée ou bronchopulmonaire doit faire consulter et être traitée, pour éviter que l'infection ne se propage à la prothèse.
- Les injections IM du côté opéré sont interdites.
- Respecter les visites de contrôle postopératoires, et y apporter tous les clichés précédents.

FICHE TECHNIQUE

MALADE OPÉRÉ DE PROTHÈSE DE HANCHE POUR COXARTHROSE

Au retour de la salle d'opération, en salle de réveil et en salle, prendre connaissance du compte rendu opératoire, des antécédents du malade, des soins et de la surveillance particuliers demandés.

Surveillance postopératoire immédiate

Soins généraux :

- Prévenir en cas d'agitation du malade, qu'il faut rassurer lors de son réveil.
- Surveillance du pouls, de la tension artérielle (toutes les demi-heures ou heures le

1er jour), dont les chiffres seront transcrits sur la pancarte. La chute de la tension artérielle, l'accélération du pouls sont les témoins d'un choc nécessitant un traitement rapide et l'appel du médecin anesthésiste.

- Surveillance de la respiration, d'une sonde d'oxygénothérapie éventuelle.
- Prise de la température, qui peut s'élever le 1er jour.
- Surveillance de la diurèse et d'une éventuelle sonde urinaire.

Soins locaux :

- Le malade est en décubitus dorsal strict, le membre opéré étant en extension et en rotation nulle (rotule « au zénith »), éventuellement maintenu dans cette position par un sac de sable le long de la face externe du pied et de la cheville, pour éviter la rotation externe.
- Vérifier l'absence de saignement au niveau du pansement.

Surveillance ultérieure et soins

Soins locaux :

- Surveillance des drains de Redon : vérifier leur bonne fixation, le vide ; les changer toutes les 6 h et noter le volume en signalant les pertes importantes ; prévenir le chirurgien en cas d'obturation. Ablation selon prescription, en général entre le 2e et le 3e jour, selon le saignement recueilli.
- Pansement sec et occlusif, aseptique, en évitant les souillures par l'urine.
- Ablation des fils ou des agrafes, selon prescription, dès cicatrisation.

Soins généraux :

- Prévention des thrombo-phlébites et embolies pulmonaires.
- Prévention des escarres.
- Prévention de l'encombrement bronchopulmonaire.
- Aider au bon fonctionnement vésical et intestinal.

Soins propres à la mise en place d'une prothèse de hanche :

- Prudence lors des manœuvres pour changer les draps et alèses : maintenir une légère abduction des hanches par un triangle d'abduction ou des coussins entre les genoux ; se faire aider.
- Prévention des positions vicieuses dans le lit.
- Début assez précoce de la rééducation au lit : exercices de posture en légère flexion au début, puis contractions statiques musculaires, mise au fauteuil avant la remise en charge et la reprise de la marche (jamais seul, et avec des cannes-béquilles).

Préparation de la sortie

- Rendez-vous pour le cliché de contrôle avant la prochaine consultation.
- Prescriptions médicamenteuses (antalgiques, éventuellement antivitamines K en relais de l'héparine).
- Remettre une *fiche de conseils pratiques* au patient : continuer la rééducation à domicile ou en maison de repos, interdiction de croiser les jambes (risque de luxation de la prothèse), éviter de trop fléchir le tronc et de porter des charges lourdes ; pas d'injection IM du côté de la prothèse (*cf.* aussi encadré ci-dessus, p. 1536).

CERVICALGIES AIGUËS - TORTICOLIS

FICHE MALADIE

DÉFINITION

Le terme torticolis est habituellement attribué à une contracture douloureuse d'un muscle (le sternocléidomastoïdien) qui maintient la tête en rotation et inclinaison latérale ; c'est la forme la plus fréquente des cervicalgies aiguës.

CAUSES ET MÉCANISMES

En dehors de la contracture musculaire, les mécanismes de cervicalgie aiguë peuvent être : un accident de blocage discal, une entorse cervicale, un épisode viral. À partir de 30 ans, il n'est pas rare qu'une arthrose cervicale associée soit mise en évidence sur des radiographies.

Très rarement en pratique, une cervicalgie aiguë représente la première manifestation d'une spondylodiscite infectieuse, d'une métastase osseuse, ou de certaines formes de chondrocalcinose.

DIAGNOSTIC

Dans la forme habituelle, la contracture musculaire est évidente et il n'y a ni fièvre ni altération de l'état général. Il n'y a pas de signe radiologique, hormis l'association à une arthrose cervicale. Il n'y a pas de syndrome biologique inflammatoire.

TRAITEMENT

Certaines formes mineures, qui peuvent ne durer que 24 à 36 h, ne nécessitent parfois aucun traitement.

Dans les formes habituelles, on associera : le repos relatif, la chaleur locale ; les antalgiques usuels pendant 4 à 6 jours, voire une immobilisation par collier cervical souple, en mousse, amovible.

Dans les formes hyperalgiques, exceptionnelles, après s'être assuré de l'absence de lésion osseuse autre qu'arthrosique, ou avoir mis en évidence une calcification péri-odontoïdienne de chondrocalcinose, il peut être nécessaire de prescrire pour une courte durée une cortico-thérapie et, exceptionnellement, un antalgique plus puissant.

Les manipulations vertébrales n'ont pas d'indication dans les formes aiguës. Les infiltrations locales d'anesthésiques et/ou de corticoïdes ne semblent pas nécessaires.

PRONOSTIC

Il est toujours favorable. L'évolution habituelle se fait vers la guérison en 1 semaine ou moins, le traitement ne paraissant pas raccourcir l'évolution.

FICHE INFIRMIÈRE

Dans cette pathologie ambulatoire il n'y a pas de rôle spécifique de l'infirmier(e), si ce n'est de rassurer le patient, d'évaluer la douleur et de dispenser le traitement.

> L'existence de fièvre est inhabituelle au cours d'un torticolis.

FICHE PHARMACOLOGIE

MYORELAXANTS

■ **Thiocolchicoside**

COLTRAMYL					
1 cp. x 1 à 3/j	12 cp. 4 mg	4,08	I	15 %	0,34
MIOREL					
Idem *COLTRAMYL*	12 gél. 4 mg 24 gél. 4 mg	3,54 6,03	I I	15 % 15 %	0,30 0,25
1 amp. x 2/j	5 amp. IM 4 mg/2 mL		I	NR	

Propriétés

Myorelaxant non benzodiazépinique.

Indications

Traitement d'appoint des contractures musculaires douloureuses en rhumatologie ; en pathologie rachidienne aiguë pour la voie IM.

Contre-indications

Grossesse : à éviter.

Allaitement : utilisation déconseillée.

Allergie au **thiocolchicoside**.

Précautions d'emploi

Réduire la posologie en cas de diarrhée.

Effets indésirables

Possibilités de manifestations allergiques. Gastralgies, diarrhées. Pour la forme injectable, rares cas d'excitation ou d'obnubilation passagère.

■ **Adénosine triphosphate**

ATÉPADÈNE					
Dorsalgies primitives : 1 gél. x 2-3/j	30 gél. 30 mg			NR	

Propriétés

L'**adénosine triphosphate** intervient dans le métabolisme du tissu musculaire et nerveux.

Indications

Dorsalgies primitives.

CERVICALGIES CHRONIQUES - ARTHROSE CERVICALE

FICHE MALADIE

DÉFINITION

On entend sous ces termes les manifestations douloureuses en relation avec l'arthrose cervicale, d'intensité généralement subaiguë et dont l'évolution se fait par poussées de quelques semaines, fréquemment récidivantes.

CAUSES ET MÉCANISMES

Outre la discarthrose qui siège électivement dans le segment inférieur du rachis cervical, il existe des lésions d'uncarthrose (l'uncus est une saillie osseuse aux coins supéro-externes des vertèbres cervicales), semblables aux lésions arthrosiques habituelles.

DIAGNOSTIC

SIGNES CLINIQUES

Les déformations liées à l'unco-discarthrose cervicale, très fréquentes, sont surtout source de raideur, de craquements ou de « bruits de sable ».

Les poussées douloureuses peuvent être favorisées par des mouvements brusques du cou, une position immobile prolongée, une exposition au froid ou aux courants d'air. Les douleurs siègent à la partie postérieure du cou et peuvent irradier à la base du crâne, voire à la tête. Une contracture musculaire est assez fréquente.

Quelquefois l'arthrose cervicale est responsable de névralgie cervico-brachiale, avec ou sans hernie discale associée. Exceptionnellement, la moelle épinière peut être comprimée : myélopathie cervicarthrosique.

EXAMENS COMPLÉMENTAIRES

Les radiographies montrent habituellement un pincement des disques intervertébraux C5-C6 et des disques sus- ou sous-jacents (discarthrose) et une ostéophytose, soit antérieure, soit développée aux dépens de l'uncus et qui peut déformer et rétrécir le « trou de conjugaison », qui est le lieu de passage des racines nerveuses issues de la moelle épinière.

> Très souvent, la prescription des radiographies a pour but de rechercher, pour l'écarter, une pathologie osseuse d'autre nature que l'arthrose.

TRAITEMENT

Le traitement, qui comporte deux volets, médicamenteux et non médicamenteux, doit tenir compte de l'intensité de la douleur et de la gêne fonctionnelle, de la durée de la poussée, des facteurs d'entretien.

- Le repos doit être ici relatif et « adapté » : il faut éviter la fatigue et le port de paquets lourds, les positions du cou trop longtemps maintenues en flexion, en extension ou en inclinaison latérale.
- Pendant les longs trajets en voiture et transports en commun : appuie-tête, collier cervical souple. Pour le travail devant un écran : faire très régulièrement des mouvements du cou, voire l'interrompre brièvement par intermittence.
- La chaleur locale, l'utilisation d'un coussin spécial avec un creux pour le coucher, peuvent améliorer le confort.

TRAITEMENTS « PHYSIQUES »

Ils ont une place certaine si la responsabilité de l'arthrose est reconnue, et à la condition formelle de ne pas aggraver les douleurs.

La kinésithérapie cervicale, précédée ou associée à des massages des muscles cervicaux et scapulaires, est souvent utile ; le patient apprendra les mouvements qu'il devra poursuivre chez lui. La physiothérapie locale antalgique (infrarouges, ondes courtes, fangothérapie) y est associée par certains.

Les manipulations vertébrales, faites par un médecin rhumatologue entraîné disposant des radiographies, peuvent donner de très bons résultats, mais il ne faut pas insister quand aucun résultat n'est obtenu au bout de 2 à 3 séances.

TRAITEMENTS MÉDICAMENTEUX

Pour des douleurs subaiguës et modérées, on prescrit seul ou l'on associe de façon variable : un antalgique usuel, *ASPIRINE* ou **paracétamol**, un **myorelaxant**, en prise unique vespérale, qui peuvent être poursuivis pendant plusieurs semaines, s'ils sont efficaces et bien tolérés.

Dans les poussées intercurrentes plus douloureuses, on pourra prescrire : soit des antalgiques plus puissants, soit une cure de 2 à 4 semaines d'un AINS.

Dans les cas où des manifestations neurovégétatives existent (impressions vertigineuses, bourdonnements d'oreille), dont l'examen ORL n'aura pas mis en évidence de cause précise et dont la relation directe avec la cervicarthrose n'est pas prouvée, on pourra associer soit un antivertigineux, soit un anxiolytique, quand une participation anxieuse paraît évidente.

PRONOSTIC

Bien qu'il s'agisse d'une affection chronique, il faut souligner deux points importants :

- Il n'y a pas, à un moment donné, de parallélisme entre l'importance anatomique de l'arthrose et l'importance des manifestations cliniques.
- L'aggravation anatomique est constante, source de raideur, mais l'aggravation des douleurs ou des autres manifestations cliniques n'est pas inéluctable.

FICHE INFIRMIÈRE

Dans cette pathologie, essentiellement traitée en ambulatoire, le rôle de l'infirmier(e) est limité.

SURVEILLANCE DU TRAITEMENT

Essentiellement la tolérance des médications, surtout lorsqu'il s'agit de prises prolongées d'anti-inflammatoires (*cf.* Anti-inflammatoires non stéroïdiens, p. 1498).

ÉDUCATION ET CONSEILS

Rassurer les patients, en leur rappelant que le pronostic n'est pas défavorable, et leur rappeler les conseils simples déjà cités précédemment.

DORSALGIES CHRONIQUES - DORSAGO

FICHE MALADIE

DÉFINITION

La dorsalgie est un symptôme clinique :

- douleur de la région du dos (rachis dorsal),
- élément de tableaux cliniques différents et dont les causes sont nombreuses.

CAUSES ET MÉCANISMES

Les dorsalgies n'étant qu'un symptôme, il faut s'attacher à leur retrouver ou à écarter une de leurs causes organiques possibles : spondylarthrite ankylosante, spondylodiscites à germes banals et mal de Pott, ostéoporose à l'occasion d'un tassement vertébral, cancer secondaire des os (métastase), myélome. En cas de dorsalgie nocturne ou de décubitus, on peut penser à un ostéome ostéoïde (tumeur osseuse bénigne) ou à une tumeur intrarachidienne (affections rares).

Une scoliose, une maladie de Scheuermann peuvent, à l'adolescence, être responsables, temporairement, de dorsalgies.

En l'absence de signes rachidiens, il faut penser à une affection viscérale à distance (aortique, pleurale, médiastinale).

L'arthrose du rachis dorsal (dorsarthrose) est dans l'immense majorité des cas indolore, néanmoins, par assimilation avec la cervicarthrose ou la discarthrose lombaire, on lui décrit des symptômes douloureux peu spécifiques.

Nous envisagerons surtout une forme fréquente et bénigne de dorsalgies, à laquelle on a donné le nom d'insuffisance dorsale douloureuse des jeunes femmes (dorsalgie dite « essentielle », qui coïncide fréquemment avec des signes radiologiques d'arthrose dorsale, primitive ou secondaire à des séquelles de maladie de Scheuermann) et les tableaux particuliers du dorsago (dorsalgie aiguë).

DIAGNOSTIC ET TRAITEMENT

Il est de difficulté variable selon l'origine de la dorsalgie, et est guidé par les symptômes associés, le contexte et les circonstances de survenue de la douleur.

> La présence de douleurs radiculaires, d'altération de l'état général, est inhabituelle dans la majorité des dorsalgies, et doit faire rechercher une cause organique autre que la dorsarthrose associée.

INSUFFISANCE DORSALE DOULOUREUSE DES FEMMES JEUNES

Ce tableau clinique, très fréquent, est caractérisé par la survenue de dorsalgies dans la région moyenne du dos, déclenchées ou aggravées par la position assise : secrétaires, dactylos, saisie informatique devant un écran, couturières, mécanographes, etc., à l'occasion d'un surmenage dorsal et surtout d'un état dépressif.

La sensation de brûlures dorsales en est très évocatrice.

Le traitement en est difficile, malgré le bon pronostic du syndrome. Il comporte :

- repos, toujours utile : ménager la colonne dorsale, éviter le port d'objets lourds, la position prolongée en cyphose, conseiller un siège avec appui dorsal dur ;
- éventuellement massages et rééducation portant sur les muscles dorsaux, avec poursuite à domicile des mouvements appris ;
- antalgiques mineurs ; sédatifs ou psychotoniques, en fonction du psychisme de la patiente.

Une psychothérapie, dont les premiers éléments sont une écoute patiente, attentive et un examen clinique rigoureux, est parfois indiquée.

Il est très rarement nécessaire de conseiller un changement de profession.

DORSAGO

Le tableau de dorsalgie aiguë doit d'abord évoquer et faire écarter une affection dont elle ne serait que le symptôme apparent, comme dans les dorsalgies chroniques. Deux tableaux cliniques particuliers peuvent être envisagés en plus :

- Le dorsago d'origine discale, bien que moins fréquent que le lumbago et d'aussi bon pronostic, relève d'un traitement semblable.
- La dorsalgie aiguë fébrile, lorsque rien n'évoque une origine infectieuse, doit faire évoquer une calcification discale aiguë, confirmée par des radiographies ; elle relève d'un bref traitement AINS et d'antalgiques à dose suffisante.

PRONOSTIC

Sauf en cas de lésion organique grave, le pronostic « médical » est habituellement favorable. Néanmoins, dans beaucoup de formes de dorsalgies, du fait de la participation de troubles psychologiques, la prise en charge des patientes est difficile et la plainte devient chronique.

FICHE INFIRMIÈRE

EXAMENS

Recueil des examens complémentaires biologiques (NFS, VS, CRP) ou radiographiques qui auront été prescrits pour écarter une étiologie organique à l'origine des douleurs.

ÉDUCATION ET CONSEILS

Rassurer les patientes, les conduire à aborder les problèmes psychologiques éventuels et conseiller une activité physique régulière.

NÉVRALGIE CERVICO-BRACHIALE COMMUNE

FICHE MALADIE

DÉFINITION

La névralgie cervico-brachiale (NCB) est une douleur du membre supérieur qui traduit la souffrance d'une racine issue du rachis cervical.

CAUSES ET MÉCANISMES

Le plus souvent, l'origine de cette névralgie est une hernie discale cervicale ou une uncodiscarthrose cervicale (la racine étant comprimée au niveau du trou de conjugaison entre deux vertèbres), et l'on parle de névralgie cervico-brachiale commune. Parfois, la névralgie cervico-brachiale, dite « secondaire », est due à une autre cause, vertébrale ou intra-canalaire : infection, métastase, tumeur bénigne, etc. ; ces causes doivent être écartées systématiquement, le pronostic et le traitement en étant radicalement différents.

DIAGNOSTIC

SIGNES CLINIQUES

Le trajet de la douleur commence au cou et irradie vers le bras, l'avant-bras et certains doigts, où elle peut s'accompagner de paresthésies dont le territoire correspond au métamère de la racine en cause. Son intensité est très variable et a une tonalité lancinante, fréquemment désagréable. Elle est augmentée par les mouvements du cou, parfois par la toux.

À l'examen, il est fréquent de réveiller la douleur par certains mouvements cervicaux. On recherche l'existence possible d'un déficit neurologique radiculaire.

EXAMENS COMPLÉMENTAIRES

On demande des radiographies du rachis cervical, habituellement pour écarter l'hypothèse de névralgie cervico-brachiale secondaire. Elles montrent fréquemment une uncodiscarthrose cervicale, avec images de rétrécissement d'un ou plusieurs trous de conjugaison, ou de pincements discaux. Dans les formes inhabituellement prolongées, on peut demander un scanner ou, plutôt, une IRM, pour visualiser le siège du conflit et sa nature : discale pure ou associée à un ostéophyte.

Il n'y a pas de syndrome inflammatoire biologique.

ÉVOLUTION

Dans la majorité des névralgies cervico-brachiales, l'évolution se fait schématiquement en 2 phases :

- une phase initiale, nettement plus douloureuse, avec souvent une recrudescence nocturne qui dure 2 à 3 semaines ;
- puis, pendant quelques semaines, la névralgie s'atténue progressivement et en « dents de scie ».

TRAITEMENT

DANS LES FORMES « HABITUELLES »

À la période initiale, qui dure 2 à 3 semaines, on associera :

- le repos et la limitation des mouvements du cou avec, éventuellement, un collier de soutien cervical. La nuit, le dos et la nuque seront calés confortablement avec des oreillers ; certains patients sont soulagés en position demi-assise. Un arrêt de travail peut se justifier ;
- des antalgiques : **paracétamol**, seul, ou plus souvent en association, en particulier pour la prise du soir qui sera retardée autant que possible ;
- un myorelaxant ;
- un AINS : par voie orale (protection gastrique si nécessaire).

Après cette période initiale, deux circonstances sont à envisager :

- Si l'amélioration est satisfaisante, la reprise de l'activité sera progressive, en évitant le surmenage du rachis cervical ; un antalgique usuel peut être utile.
- Dans les autres cas, des douleurs, traînantes mais tolérables, peuvent persister pendant parfois plusieurs mois. Après avoir confirmé le caractère « commun » de la névralgie cervico-brachiale, le traitement précédent sera poursuivi, à la posologie minimale active, en s'assurant de sa bonne tolérance. Un anxiolytique peut lui être associé parfois.

Il faut signaler la persistance parfois très prolongée de paresthésies, désagréables plus que douloureuses.

DANS LES FORMES HYPERALGIQUES

Lorsque la douleur est d'emblée majeure, ou lorsqu'elle n'a pas été atténuée par quelques jours du traitement d'une névralgie cervico-brachiale commune, tout en s'assurant qu'il ne s'agit pas d'une névralgie cervico-brachiale « symptomatique », il devient indispensable de prescrire un traitement plus actif :

- antalgiques majeurs, pour une courte période, par exemple : *TRAMADOL* ou dérivé morphinique, en prenant en compte la possibilité d'effets indésirables ;

- AINS en perfusion ou, plus souvent, cortico-thérapie par voie orale, sous réserve des contre-indications et avec les précautions habituelles, selon un schéma dégressif, en fractionnant la dose en 2 prises, la plus élevée le soir. Régime peu salé et apport éventuel de potassium ;
- corticothérapie locale, par voie foraminale ou par voie intradurale, selon la technique de Luccherini (ponction lombaire), en milieu hospitalier. Cette voie donne d'excellents résultats, mais peut entraîner un syndrome post-ponction lombaire et d'exceptionnelles complications graves : thrombophlébites cérébrales, infection, qui doivent toujours être prises en considération par le prescripteur.

Après cette phase hyperalgique, le traitement rejoint celui de la forme d'intensité moyenne.

DANS LES FORMES RÉELLEMENT REBELLES

Au-delà de 2 à 3 mois d'un traitement médical bien conduit et bien suivi, il peut être légitime de discuter les indications d'un geste neurochirurgical, après avoir vérifié, en général par une IRM, l'existence d'une hernie discale concordant avec la clinique.

Cette situation reste exceptionnelle en pratique.

PRONOSTIC

Quatre-vingts pour cent des névralgies cervico-brachiales communes guérissent dans un délai maximum de 8 semaines. Il est exceptionnel de proposer une intervention neurochirurgicale.

FICHE INFIRMIÈRE

EXAMENS

Recueil des radiographies et de la biologie usuelle.

SURVEILLANCE DU TRAITEMENT

SOINS - TRAITEMENTS

Préparation éventuelle du matériel pour une injection intradurale (*cf.* Fiche technique, *chapitre* Névralgie sciatique, p. 1555).

EFFICACITÉ DU TRAITEMENT

Échelle visuelle analogique de la douleur et appréciation globale de la douleur.

EFFETS INDÉSIRABLES

Essentiellement ceux des AINS ou de la corticothérapie générale ou locale.

ÉDUCATION ET CONSEILS

Il est très important de rassurer le patient en lui rappelant le bon pronostic habituel, même si la douleur initiale est intense, et la durée moyenne d'une névralgie cervico-brachiale.
On peut lui dire qu'il ne s'agira, dans la très grande majorité des cas, que d'un « accident de parcours ».
Après l'épisode, on lui conseillera le ménagement simple du rachis cervical, d'éviter le port de charges, l'exposition au froid.

LUMBAGO

FICHE MALADIE

DÉFINITION

On désigne habituellement par le mot lumbago, une douleur de la région rachidienne lombaire, intense, survenue brusquement, s'accompagnant de signes de blocage des mouvements du rachis lombaire, et dont l'origine principale est discale ou musculaire. On emploie aussi ce mot pour désigner toute douleur aiguë de la région lombaire, sans préjuger de sa cause.

CAUSES ET MÉCANISMES

Le blocage brusque d'un fragment discal sous le ligament vertébral postérieur (protrusion discale), après un effort de soulèvement, est le mécanisme le plus courant ; il s'accompagne en général d'une contracture des muscles paravertébraux.

Ne sont pas envisagés ici les lumbagos symptomatiques d'affections rachidiennes inflammatoires, infectieuses ou malignes, dont le contexte est habituellement différent, justifiant de répéter l'examen clinique, de demander une vitesse de sédimentation, de relire les clichés lorsqu'un lumbago se prolonge.

DIAGNOSTIC

SIGNES CLINIQUES

Un adulte jeune, à la suite d'un effort de soulèvement (valise, caisse lourde), ressent une vive douleur, parfois un craquement, dans la région lombaire et a des difficultés à se redresser. Cette douleur très intense est médiane et ne s'accompagne pas d'irradiation ; elle est aggravée bien souvent par la toux, l'éternuement, le rire et elle est calmée par le repos.

À l'examen clinique, on remarque une importante contracture des muscles paravertébraux lombaires, figeant le sujet dans une attitude déhanchée latéralement et en flexion antérieure. Si l'examen cherche à vaincre cette attitude antalgique, la douleur est augmentée.

EXAMENS COMPLÉMENTAIRES

Radiologiquement, on peut voir un aspect normal du rachis lombaire ou simplement une attitude antalgique, ou un pincement discal, comme dans la sciatique.

ÉVOLUTION

Sous l'influence du repos, strict quand l'impotence est absolue - sur plan dur, en décubitus dorsal, jambes demi-fléchies -, ou simplement « relatif » dans les formes moins invalidantes, et des médications antalgiques, la guérison complète va survenir en 5 à 10 jours dans l'immense majorité des cas. Très rarement, une authentique sciatique peut succéder à un lumbago.

TRAITEMENT

FORMES MINEURES

Elles peuvent ne durer que quelques jours et ne nécessitent parfois comme traitement que la prescription d'un antalgique et un repos relatif.

FORMES « HABITUELLES »

Le traitement comporte :

- le repos, plus ou moins strict, en fonction de l'impotence fonctionnelle et de l'activité du sujet ;
- des antalgiques usuels ;
- un myorelaxant.

Les AINS ne sont pas indispensables initialement.

FORMES AIGUËS

On pourra ajouter : un antalgique plus puissant et, lorsque les antalgiques usuels, n'ont pas eu d'efficacité sur la douleur au bout de 24 à 48 h, un AINS, en cure brève de quelques jours, par voie orale le plus souvent, éventuellement par voie IM les 2 premiers jours. Le repos s'impose, au lit, en recherchant la position la plus confortable, pendant quelques jours, un lever trop précoce risquant de prolonger l'évolution ; la station assise est déconseillée.

> Il convient, en outre, de rassurer le malade, très vite inquiété par la sensation de blocage et l'intensité de la douleur.

Après la phase aiguë, la reprise du travail sera prudente : le port d'une ceinture de contention lombaire peut être utile.

Il faut éviter, en tout cas sans prendre de précaution particulière : le port de charges, les efforts de soulèvement, les mouvements brusques de flexion-extension du rachis lombaire, la station assise prolongée, les voyages ou trajets prolongés.

Ces précautions sont également utiles pour tenter de diminuer le risque de récidives.

À distance de la période douloureuse, une dizaine de séances de gymnastique vertébrale (en évitant tout surmenage et tout effort brutal) sont un complément justifié pour renforcer la musculature lombaire et abdominale (« verrouillage lombaire »), et il faut faire prendre conscience au patient des mouvements à éviter et de ceux qui sont préférables.

Dans les métiers exposés aux efforts, des aménagements de poste peuvent être demandés, temporairement ou définitivement, mais le changement de profession ne doit pas être demandé sans en avoir pesé tous les inconvénients.

PRONOSTIC

Cet épisode aigu peut rester unique dans l'existence du sujet, mais il expose à la survenue de récidives et d'autres manifestations de la détérioration discale : sciatique, lombalgies chroniques. Rien ne permet d'en prévoir le rythme ni l'éventualité ; toutefois, la prise de mesures de prévention est importante.

FICHE INFIRMIÈRE

ÉDUCATION ET CONSEILS

La prise de mesures de prévention est importante, et comporte des règles d'hygiène physique simples (renforcement de la musculature lombo-abdominale, éviter les mouvements automatiques et brusques du rachis lombaire, la station assise prolongée), l'amélioration des conditions de travail dans le domaine ergonomique.

> Lors d'un premier lumbago, il faut expliquer au patient qu'il a fait un « accident de parcours », certes susceptible de récidiver, voire de se compliquer de sciatique, mais qu'il ne doit pas se considérer comme un « invalide de la colonne vertébrale ».

LOMBALGIES

FICHE MALADIE

DÉFINITION

Une lombalgie est un symptôme qui désigne une douleur de la région rachidienne lombaire, mais parfois une douleur se projetant dans une fosse lombaire.

La lombalgie peut être récente, ou chronique lorsqu'elle dure, par définition, plus de 3 mois. La lombalgie peut être d'intensité aiguë, subaiguë ou « modérée ».

CAUSES ET MÉCANISMES

Nous n'envisagerons pas ici les « lombalgies symptomatiques » : spondylodiscites, spondylarthrite ankylosante et spondylarthropathies inflammatoires, tumeurs bénignes ou malignes rachidiennes ou intrarachidiennes, myélome, métastases osseuses et épidurites néoplasiques, tassements vertébraux ostéoporotiques, pathologies de voisinage diverses, dont le contexte particulier permet de faire le diagnostic ; l'imagerie et la biologie sont des éléments importants pour aboutir au diagnostic étiologique.

Seuls quelques tableaux de lombalgies chroniques sont envisagés ici. Selon le mécanisme et l'étiologie les tableaux cliniques réalisés sont différents.

RADIOGRAPHIES

L'examen radiologique standard montre, selon les cas, des images caractéristiques de :

• la discarthrose lombaire : pincement généralement global d'un ou des disques lombaires inférieurs ; ostéosclérose des plateaux vertébraux adjacents ; ostéophytes aux bords

À partir de la trentaine

Les disques sont le siège de lésions dégénératives ; l'anneau fibreux se fissure, ce qui permet l'issue de fragments du nucleus. Lorsque ces petits fragments du nucleus migrent vers l'arrière, ils le font selon plusieurs degrés :

• si le fragment reste bloqué sous le ligament vertébral postérieur (protrusion discale), c'est le tableau douloureux du lumbago, qui s'accompagne habituellement d'une contracture musculaire réflexe, elle-même douloureuse ;

• ailleurs, il refoule ou rompt ce ligament (hernie discale) et entre parfois en contact avec une racine nerveuse. Le conflit disco-radiculaire réalise selon le niveau : une sciatique le plus souvent, une cruralgie parfois ou, exceptionnellement, un syndrome de la « queue de cheval », seule véritable urgence.

Faire comprendre au patient les points suivants

• Au cours d'un lumbago (qui ne durera que 1 à 2 semaines au maximum), le risque de passage à une sciatique (qui peut durer 4 à 6 semaines) est important ; des précautions simples, de bon sens, peuvent limiter ce risque.

• Une bonne compréhension des mécanismes permet de mieux « gérer » sa colonne vertébrale.

• De nombreux conseils d'utilisation et d'hygiène de vie sont publiés par divers organismes, mais en pratique quelques gestes simples, pourvu qu'ils soient appliqués de façon quasi automatique, sont suffisants. Les « écoles du dos » sont utiles, mais surtout chez des lombalgiques chroniques appartenant à des professions exposées.

Rassurer le patient sur son avenir

L'évolution ne se fait pas de façon inéluctable vers l'aggravation.

• Les manifestations aiguës (lumbago, sciatique) sont plus fréquentes au début de l'évolution de la détérioration discale ; elles ne représentent, en quelque sorte, que des accidents de parcours.

• Ensuite, au cours de l'évolution, il existe un risque, certes accru mais pas inéluctable, de lombalgies chroniques, sous forme de manifestations traînantes d'intensité moindre, parfois entrecoupées d'accidents aigus de blocage. Ces manifestations sont habituellement de moins en moins fréquentes, au prix d'une accentuation de la raideur.

• Très souvent cependant, la détérioration discale, même associée à une ostéophytose des berges des plateaux vertébraux (« becs de perroquet »), n'entraîne aucun symptôme.

NÉVRALGIE CRURALE - CRURALGIE

FICHE MALADIE

DÉFINITION

La cruralgie est une névralgie du membre inférieur, habituellement le fait d'une hernie discale, traduisant l'irritation d'une racine nerveuse lombaire (L4 ou L3, voire L2).

CAUSES ET MÉCANISMES

L'étiologie la plus fréquente est une hernie discale, dont le siège est souvent foraminal, qui comprime une racine nerveuse lombaire.

Il ne faut pas méconnaître une étiologie autre : métastases osseuses, spondylodiscite, tumeur intrarachidienne. En l'absence de signes rachidiens à l'examen clinique, il faut penser à une atteinte tronculaire.

La névralgie crurale dite idiopathique est particulièrement douloureuse et fréquente chez le sujet âgé. L'association à un diabète est possible et mérite d'être recherchée, au moins pour certains traitements.

DIAGNOSTIC

SIGNES CLINIQUES

La douleur commence au rachis lombaire et irradie au membre inférieur, à la face antérieure ou externe de la cuisse, parfois à la face antérieure de la jambe.

L'évolution habituelle dure 2 à 3 mois, avec assez souvent une diminution franche des douleurs après la 3e semaine. Une recrudescence nocturne est habituelle au début de la névralgie crurale, et n'est pas nécessairement le fait d'une tumeur intrarachidienne ou d'un cancer secondaire du rachis.

À l'examen, le rachis lombaire est enraidi, douloureux, et certains mouvements réveillent en outre la douleur crurale. On recherche des signes neurologiques d'irritation radiculaire : hypoesthésie de la face antérieure de la cuisse, diminution ou abolition du réflexe rotulien, voire déficit moteur (parésie du psoas ou du quadriceps).

EXAMENS COMPLÉMENTAIRES

Les clichés standards doivent être lus attentivement (ils montrent habituellement une discopathie, en L3-L4 ou étagée), et une enquête biologique minimum sera effectuée (VS, glycémie). Il est très rare d'avoir à demander un scanner ou une IRM lombaire, qui montrent alors la hernie discale responsable, si ce n'est pour écarter une autre étiologie quand le tableau clinique y incite.

TRAITEMENT

Le traitement de la névralgie crurale, discale ou idiopathique, est conduit de la même façon que pour une sciatique discale commune, avec quelques particularités.

PENDANT LA PHASE AIGUË

On prescrit des antalgiques plus puissants, en particulier pour la nuit, par exemple *LAMALINE* ou *TRAMADOL*, voire un ***dérivé morphinique***, un ***myorelaxant***. Les ***anti-inflammatoires*** par voie générale sont souvent indiqués dès le début mais, quand ils s'avèrent insuffisants, on aura alors rapidement recours à la corticothérapie : **prednisolone** (*CORTANCYL*), en l'absence de diabète et avec les précautions habituelles de cette prescription, pour une période brève.

Un traitement corticoïde par voie locale (épidurale voire intradurale) peut être rapidement envisagé, de préférence en milieu hospitalier.

APRÈS LA PHASE AIGUË

Le traitement et les conseils sont ceux de la sciatique (*cf.* Névralgie sciatique, p. 1552).

Des paresthésies et des dysesthésies dans le territoire du crural persistent assez souvent après la guérison de la douleur.

Une rééducation musculaire peut aider à la récupération de la force musculaire du quadriceps et du psoas.

NÉVRALGIE CRURALE PROLONGÉE OU RÉCIDIVANT À COURT TERME

Dans cette éventualité rare, après un traitement bien conduit et suivi, et après épreuve du repos strict au lit, on peut envisager une indication opératoire après confirmation de la hernie discale par un scanner, voire une IRM.

PRONOSTIC

Il est favorable : 55 % des névralgies crurales guérissent en 6 semaines, et 85 % en 12 semaines ; presque toutes guérissent dans un délai plus long.

FICHE INFIRMIÈRE

On se référera à la Fiche infirmière du *chapitre* Névralgie sciatique, p. 1555.

NÉVRALGIE DU FÉMORO-CUTANÉ

FICHE MALADIE

DÉFINITION

La névralgie du fémoro-cutané, souvent dénommée méralgie paresthésique, correspond à l'irritation d'une des racines du nerf fémoro-cutané (L2 ou L3) ou du nerf lui-même, une fois constitué.

CAUSES ET MÉCANISMES

L'irritation des racines peut siéger au rachis ou au bassin mais, le plus souvent, la névralgie résulte d'une irritation du nerf lors de son passage sous le fascia iliaca à la hauteur de l'épine iliaque antéro-supérieure, à la suite de microtraumatismes répétés (appui de sac à dos, par exemple).

Le diabète sucré peut être en cause dans cette névralgie.

DIAGNOSTIC

Le tableau se caractérise par des dysesthésies à tonalité plus désagréable que douloureuse à la face externe de la cuisse (sur une surface en forme de raquette à manche supérieur). Il n'y a pas de signes moteurs.

TRAITEMENT

Il diffère selon le siège de l'atteinte.

- Dans les formes canalaires habituelles, l'abstention peut suffire. Les infiltrations locales sont parfois utiles : on injecte un dérivé de la cortisone, parfois mélangé à un anesthésique au niveau de l'émergence du nerf sous l'épine iliaque antéro-supérieure.
- Dans les formes rebelles ou récidivantes et gênantes, la résection de l'épaississement du fascia iliaca avec libération du nerf comprimé a été proposée et a donné des résultats favorables.
- Dans les formes d'origine rachidienne, le repos relatif, les antalgiques mineurs peuvent suffire, mais un traitement AINS est parfois nécessaire, pour une courte période.
- Dans les formes d'origine pelvienne, il est parfois possible d'identifier un éventuel facteur de compression extrinsèque du nerf, sur lequel un geste est parfois envisagé, en fonction de la nature présumée de la compression.

PRONOSTIC

Il est bénin, et il faut rassurer le malade, mais le traitement est fréquemment décevant et les paresthésies peuvent perdurer des années, souvent de manière intermittente toutefois.

FICHE INFIRMIÈRE

SURVEILLANCE DU TRAITEMENT

Injection intra- ou périarticulaire d'un dérivé corticoïde : *cf.* Fiche technique, *chapitre* Corticothérapie locale, p. 1518.

ÉDUCATION ET CONSEILS

L'infirmier(e) rassurera le patient quant au pronostic.

NÉVRALGIE SCIATIQUE - LOMBOSCIATIQUE DISCALE

FICHE MALADIE

DÉFINITION

La sciatique est une névralgie du membre inférieur; la lombosciatique en est la forme la plus fréquente, une hernie discale comprimant l'une des racines du nerf sciatique, L5 ou S1.

CAUSES ET MÉCANISMES

À partir de la trentaine, les disques sont le siège de lésions dégénératives; l'anneau fibreux se fissure, ce qui permet l'issue de fragments du nucleus pulposus.

Lorsque ces petits fragments du nucleus migrent vers l'arrière, ils le font selon plusieurs degrés. Si le fragment refoule le ligament vertébral postérieur, on parle de hernie discale, et quand il le rompt de hernie discale exclue. La hernie, latéralisée, entre parfois en contact avec une racine nerveuse, réalisant alors un conflit disco-radiculaire qui donne, selon le niveau: une sciatique de type L5 pour le disque compris entre les 4e et 5e vertèbres lombaires ou une sciatique de type S1 pour le disque compris entre la 5e vertèbre lombaire et le sacrum.

Toutes les sciatiques ne sont pas d'origine discale, l'irritation des racines, ou du tronc du nerf, pouvant être d'autre nature: métastases osseuses, spondylodiscite, tumeur intrarachidienne; le tableau clinique est différent. Elles ne sont pas envisagées ici.

DIAGNOSTIC

SIGNES CLINIQUES

À la suite d'un effort de soulèvement ou d'un mouvement brusque en général, le sujet ressent une vive douleur lombaire qui s'accompagne plus ou moins rapidement d'une douleur du membre inférieur, caractéristique par son trajet unilatéral:

• pour la racine L5: à la face postérieure de la fesse, puis à la face postéro-externe de la cuisse, à la face externe de la jambe, sur le dessus du pied vers le gros orteil;

• pour la racine S1: à la face postérieure de la cuisse, dans le mollet à la face postérieure de la jambe, au talon, derrière la malléole, à la plante du pied, le long de son bord externe.

Cette douleur est aggravée par la toux, l'éternuement et elle est en général calmée par le repos. Elle est souvent associée à des fourmillements ou à un engourdissement.

Lorsqu'on peut examiner le patient debout, il existe une position antalgique, d'une part en légère flexion antérieure, d'autre part penché latéralement soit du côté de la sciatique (attitude antalgique directe), soit plus souvent du côté opposé (attitude antalgique croisée). Les muscles paravertébraux sont le siège d'une contracture douloureuse et les mouvements du rachis lombaire sont limités; mais ils le sont de façon élective pour les mouvements qui s'opposent à l'attitude antalgique.

Chez le patient couché, la surélévation de la jambe étendue réveille la douleur sciatique dans tout le membre inférieur; c'est le signe de Lasègue qui a une valeur considérable. La même douleur peut aussi apparaître par surélévation du membre non douloureux (signe de Lasègue croisé).

L'atteinte de la racine peut encore se traduire:

• par des troubles de la sensibilité superficielle dans le territoire cutané correspondant à L5 ou à S1. On doit s'assurer de l'absence d'anesthésie « en selle » (autour de l'anus) ou de troubles sphinctériens (rétention aiguë d'urine) qui traduisent la compression de plusieurs racines et sont le signe d'un syndrome de la « queue de cheval », circonstance très rare mais véritable urgence chirurgicale;

• par une diminution ou une abolition du réflexe achilléen pour la racine S1;

• par des troubles moteurs appréciables au pied : difficulté à relever le gros orteil ou le pied, voire impossibilité de marcher sur le talon (signe du talon) pour la racine L5 ; difficulté à étendre le pied, voire impossibilité de marcher sur la pointe (signe de la pointe) pour la racine S1.

> C'est l'intensité du déficit moteur qui définit les formes dites paralysantes, et non l'intensité de la douleur.

L'état général du sujet est généralement bon et il n'existe pas de signes biologiques d'inflammation.

EXAMENS COMPLÉMENTAIRES

L'examen radiologique standard montre soit un pincement global, soit un bâillement du disque en cause. Il permet surtout de s'assurer que la structure osseuse est normale, et qu'il n'y a pas d'autres lésions qu'une arthrose.

Le scanner est l'examen de choix. On ne doit le demander que si l'on a un doute diagnostique, ou lorsqu'après un traitement médical prolongé et bien conduit, on envisage d'opérer le patient.

La hernie discale réalise une image de volume important qui fait saillie, latéralement, dans le canal rachidien, où elle comprime la racine en cause. La hernie est dite « exclue » quand elle a perdu le contact avec le reste du disque, ce qui peut avoir une incidence thérapeutique.

> Beaucoup de patients guéris de leur sciatique ont encore l'image de hernie sur le scanner, ce qui ne doit pas inquiéter ni conduire à une opération. Une telle image est fréquente chez des sujets n'ayant jamais souffert de leur rachis lombaire.

L'IRM est très performante, mais cet examen ne sera réalisé que lorsque le scanner n'est pas contributif ou dans les sciatiques déjà opérées.

TRAITEMENT

> Le traitement de la majorité des sciatiques par hernie discale est presque exclusivement médical.

TRAITEMENT « MÉDICAL »

Il associe, de façon variable selon l'intensité des manifestations :

• le repos, élément indispensable dans les formes très douloureuses, généralement sur un plan dur, en décubitus dorsal, jambes demi-fléchies. Une épreuve de repos strict est parfois nécessaire, pendant 5 à 7 j, au besoin en hospitalisation. Dans certaines formes, l'immobilisation par ceinture de soutien, voire corset en résine, peut être utile ;

• les antalgiques à dose suffisante, parfois les décontracturants musculaires ;

• les anti-inflammatoires non stéroïdiens par voie générale (orale ou plus rarement IM, voire en perfusion) ;

• les injections épidurales de corticoïdes, c'est-à-dire dans l'espace épidural autour du cul-de-sac dure-mérien, soit au niveau L4-L5, soit au niveau du premier trou sacré ;

• les injections foraminales de corticoïdes, sous contrôle radiologique, quand le siège de la hernie est dans le foramen (trou de conjugaison) ;

• voire les injections intradurales de corticoïdes (selon la technique dite de Luccherini) à l'intérieur du cul-de-sac dure-mérien, après avoir soustrait quelques millilitres de liquide céphalorachidien ; *il est formellement proscrit d'injecter par cette voie des anesthésiques locaux.* L'asepsie doit être rigoureuse. Cette voie donne d'excellents résultats, mais peut entraîner un syndrome post-ponction lombaire (le sujet doit rester en position allongée pendant quelques heures) et d'exceptionnelles complications graves : thrombophlébites cérébrales, infection, qui doivent toujours rester à l'esprit du prescripteur.

TRAITEMENT « RADICAL »

Dans les formes qui, après un traitement médical bien conduit, dépassent le délai habituel de guérison (6 à 8 semaines), ou dans certaines formes hyperalgiques ou compliquées, on est amené à discuter d'un traitement plus « radical ». Son objectif est la guérison de la douleur « radiculaire » sciatique, qui est alors obtenue dans la grande majorité des cas et dès le réveil, mais il ne met pas nécessairement le patient à l'abri de douleurs lombaires ultérieures, car le disque traité est déjà pathologique, ni de sciatique par hernie à un autre étage. En accord avec le patient, en fonction de critères anatomiques et cliniques propres à chaque méthode, le choix se fait entre :

- une nucléotomie chirurgicale percutanée, une chirurgie « mini-invasive » (hernie de petit volume et non « exclue »), qui ont des suites plus courtes ;
- un traitement chirurgical conventionnel : exérèse de la hernie discale et curetage du disque pathologique pour limiter le risque de récidives. L'intervention se fait sous anesthésie générale ; le résultat est satisfaisant dans 9 cas sur 10 environ. Les suites opératoires sont simples, avec sortie vers le 10e jour, et reprise de l'activité habituelle, lorsqu'elle n'est pas déconseillée, entre la 4e et la 12e semaine.

À distance de la guérison, quelques séances de gymnastique vertébrale (en évitant tout surmenage et tout effort brutal) sont un complément justifié pour renforcer la musculature lombaire et abdominale (« verrouillage lombaire ») et faire prendre conscience au patient des mouvements à éviter et de ceux qui sont préférables.

SCIATIQUE PARALYSANTE

C'est l'intensité du déficit moteur qui définit les formes dites paralysantes, et non l'intensité de la douleur.

L'existence d'un déficit moteur discret est assez fréquente au cours d'une sciatique commune ; il ne s'agit pas alors d'une sciatique paralysante, et son pronostic est habituellement très favorable.

En cas de déficit important, se traduisant par un steppage (L5) ou l'impossibilité de se tenir sur la pointe du pied (S1) :

- si la paralysie est vue précocement, l'indication chirurgicale est justifiée pour la majorité des auteurs, surtout lorsqu'elle ne coïncide pas avec la disparition des douleurs ; toutefois, les chances de récupération sont meilleures avant 50 ans qu'après, ce dont on doit tenir compte ;
- si la paralysie est vue tardivement, il n'y a pas, *a priori*, d'indication chirurgicale. Le déficit relève d'une rééducation souvent longue.

Si la paralysie fait partie d'un syndrome de la « queue de cheval », l'indication opératoire est impérative et représente une urgence neurochirurgicale.

PRONOSTIC

La guérison de la douleur sciatique survient en 6 semaines dans 50 % des cas, en 12 semaines dans 70 % des cas, et dans un délai plus long dans 90 à 95 % des cas.

Après guérison de la douleur sciatique, la lombalgie peut disparaître ou persister (*cf.* Lombalgies, p. 1546). Des paresthésies et des dysesthésies dans le territoire sciatique persistent assez souvent après la guérison de la douleur ; elles n'ont pas de caractère de gravité.

Il faut expliquer au patient qu'il a fait un « accident de parcours », certes susceptible de récidiver, mais qu'il ne doit pas se considérer comme un « invalide de la colonne vertébrale ».

Dans les métiers exposés aux efforts, des aménagements de poste peuvent être demandés, temporairement ou définitivement, mais le changement de profession ne doit pas être demandé sans en avoir pesé tous les inconvénients.

FICHE INFIRMIÈRE

EXAMENS

Recueil des radiographies usuelles, voire du scanner, de la biologie.

SURVEILLANCE DU TRAITEMENT

SOINS - TRAITEMENTS

En cas d'hospitalisation, le repos est un des éléments essentiels de la guérison. Il devra être strict pendant le séjour et il faut donc aider le malade pour ses repas, sa toilette, ses besoins.

Deux symptômes doivent être signalés d'urgence au médecin s'ils apparaissent pendant l'évolution : une paralysie des muscles du pied ou des troubles sphinctériens (troubles de la miction ou de la défécation, traduisant une atteinte des racines nerveuses de la « queue de cheval », ils constituent une urgence chirurgicale).

Injection de corticoïde par voie épidurale ou intradurale : *cf.* Fiche technique, p. 1555.

EFFICACITÉ DU TRAITEMENT

Appréciation de l'intensité de la douleur sur l'échelle visuelle analogique (EVA).

EFFETS INDÉSIRABLES

Demander au patient s'il n'a pas d'antécédent ulcéreux ou d'intolérance aux AINS.

Syndrome post-ponction lombaire éventuel.

ÉDUCATION ET CONSEILS

Expliquer la maladie au patient (mécanisme et évolution habituelle) :

• L'origine discale de la sciatique se reconnaît sur des arguments cliniques et ne nécessite pas nécessairement d'être visualisée par un scanner.

• L'évolution naturelle, aidée par le traitement médical, se fait vers la guérison en 6 à 8 semaines, sans nécessité d'intervention chirurgicale, malgré la hernie, dans la majorité des cas.

Expliquer le traitement au patient, en particulier en cas d'infiltration.

Revenir sur les conseils d'hygiène qui auront été donnés :

• La prévention de récidives de sciatique ou de lombalgie chronique comporte des règles d'hygiène physique simples (renforcement de la musculature lombo-abdominale, éviter les efforts de soulèvement, les mouvements automatiques et brusques du rachis lombaire, la station assise prolongée, les voyages ou trajets prolongés en voiture, train, etc.), l'amélioration des conditions de travail dans le domaine ergonomique.

• Il y a intérêt à conseiller au sujet une activité physique régulière, par exemple la natation.

FICHE TECHNIQUE

INJECTION DE CORTICOÏDE PAR VOIE ÉPIDURALE OU INTRADURALE

Préparation du chariot

La préparation du chariot est pratiquement identique pour les deux types d'injection ; les différences sont signalées.

En bas du chariot : haricot, boîte de recueil des aiguilles.

En haut :

• compresses stériles, plateau ;

• jeu d'aiguilles : aiguilles à ponction lombaire, ou parfois aiguilles IM longues pour une épidurale, selon l'opérateur ; aiguilles « pompeuses » et seringues pour prélever le corticoïde à injecter ;

• très souvent, 1 ampoule de 5 mL d'*HYDROCORTANCYL* 125 mg, pour une intradurale, dont une partie peut être injectée, à la fin, en épidural ; *ALTIM* ou autre corticoïde retard pour la voie épidurale seulement ;

• gants stériles, de taille adaptée à l'opérateur (qui ne sont pas systématiquement utilisés par tous les médecins, et toujours après un lavage préalable très soigneux des mains), et champ stérile ;
• désinfectant cutané : généralement *BÉTADINE*, mais l'opérateur peut en choisir un autre aussi efficace ;
• alcool pour enlever le désinfectant coloré après le geste ;
• pansement adhésif ;
• tubes stériles, pour analyse du liquide céphalorachidien prélevé en cas d'injection intradurale.

Avant l'injection

Préparation du patient. L'infirmier(e) lui conseille d'aller aux toilettes, du fait du repos suivant l'injection.
Il ou elle peut utilement s'assurer qu'il n'y a pas eu de fièvre ni d'infection générale depuis la prescription de l'injection, et que le patient ne prend pas d'anticoagulants (certains opérateurs évitent ces injections en cas de traitement par anti-inflammatoire, antiagrégant plaquettaire ou *ASPIRINE*).
L'infirmier(e) rassure le patient, lui explique la simplicité habituelle du geste et son déroulement, et l'installe assis au milieu du lit, le dos exposé à la lumière, avec un oreiller entre les bras pour lui permettre de faire « le dos rond ».
La hauteur du lit sera réglée pour simplifier le geste de l'opérateur, lui-même souvent assis.
En servant l'opérateur, l'infirmier(e) peut surveiller la réaction du patient et continuer à le rassurer.

Après l'injection

L'infirmier(e) va réinstaller le patient en position allongée sur le dos, et lui donne quelques consignes :
• en cas d'épidurale, repos pendant 2 h, puis autorisation de se lever ; beaucoup d'injections épidurales peuvent être réalisées en ambulatoire ;
• en cas d'intradurale, classiquement, le décubitus doit être dorsal strict pendant 2 h environ, et le repos couché plus long, jusqu'à 10 h. Il sera conseillé de boire beaucoup dans la journée (jusqu'à 2 L d'eau). Ces précautions paraissent utiles pour diminuer le risque de survenue d'un syndrome post-ponction lombaire.
L'infirmier(e) n'oubliera pas de mettre à portée du patient la sonnette d'alarme et certains de ses effets personnels.
Le patient sera revu dans l'après-midi par l'infirmier(e) et, éventuellement, par un médecin.

SCOLIOSES

FICHE MALADIE

DÉFINITION

La scoliose est définie par une incurvation du rachis dans le plan frontal, associée à une rotation des corps vertébraux. Il faut la distinguer, en particulier chez l'enfant, de l'attitude scoliotique, qui disparaît en flexion antérieure et lors du décubitus, et au cours de laquelle il n'y a pas de rotation des corps vertébraux.

CAUSES ET MÉCANISMES

On oppose :
• d'une part, les scolioses idiopathiques, qui commencent dans l'enfance et sont les plus susceptibles d'évoluer, et les scolioses secondaires : scolioses post-paralytiques, scolioses secondaires à des tumeurs rachidiennes d'évolution lente ou des malformations verté-

brales, scolioses associées à des dysplasies conjonctives et/ou osseuses ;
• d'autre part, les scolioses survenant avant maturité osseuse et les scolioses de l'adulte.

DIAGNOSTIC

SIGNES CLINIQUES

Le diagnostic repose sur l'inspection de la colonne vertébrale, debout de dos ; on marque d'un point la saillie des épineuses vertébrales. Normalement, un fil à plomb partant de la saillie de l'épineuse de la 7e vertèbre cervicale, nettement palpable, suit la ligne des épineuses et passe par le sillon interfessier.

Les déviations latérales permanentes traduisent l'existence d'une scoliose. Les scolioses importantes s'accompagnent d'une gibbosité, avec saillie latérale (dorsale ou lombaire). On désigne la direction d'une scoliose selon la convexité de la courbure ; souvent la scoliose a une double courbure (dorsale et lombaire).

EXAMENS COMPLÉMENTAIRES

Radiologiquement, la scoliose s'étudie sur un cliché de face de l'ensemble du rachis jusqu'au bassin (clichés successifs de haut en bas). Plus le rayon de courbure de la scoliose est grand, moins la scoliose est apparente. Les corps vertébraux subissent une rotation, qui fait dévier la ligne des épineuses, normalement rectiligne.

PRONOSTIC

Il est exceptionnel que les scolioses aient un retentissement neurologique (sur la moelle épinière et les racines qui en émergent). Elles peuvent avoir un retentissement sur la cage thoracique, voire la respiration. Elles peuvent participer à la survenue de douleurs dorsales, ou lombaires moins souvent, à l'adolescence.

L'évolution des scolioses, lorsqu'elles sont dépistées dans l'enfance, doit être surveillée, certaines formes plus évolutives (dorsales), étant susceptibles de traitements orthopédiques.

TRAITEMENT

CHEZ L'ENFANT

Les décisions thérapeutiques tiennent compte :
• du temps de croissance restant et du statut pubertaire, de la tendance évolutive, à 4 mois d'intervalle ;
• du retentissement somatique éventuel, respiratoire voire neurologique ;
• du retentissement psychoaffectif.

Les scolioses inférieures à 30°, ne nécessitent pas de traitement tant qu'elles ne sont pas évolutives. Dans le cas contraire, elles relèvent :
• d'une rééducation avec corset orthopédique la nuit avant la puberté ;
• d'une immobilisation plus conséquente en phase pubertaire ;
• d'une rééducation seule après la poussée pubertaire.

Les scolioses supérieures à 30° justifient l'avis et la prise en charge éventuelle en service spécialisé, tant pour les décisions d'immobilisation par plâtres successifs ou corsets, que pour les décisions chirurgicales.

CHEZ L'ADULTE

Les scolioses sont habituellement longtemps bien tolérées.

Dans certains cas, la survenue répétée de lombo-radiculalgies mécaniques fait discuter la responsabilité directe de la scoliose ; celle-ci ne doit être envisagée que lorsque les symptômes ne régressent pas après un traitement classique.

Les indications opératoires sont exceptionnelles, et les complications semblent plus fréquentes que chez l'enfant.

ATTITUDES SCOLIOTIQUES

L'attitude scoliotique, à la différence de la scoliose vraie, disparaît dans le décubitus, et dans la flexion antérieure du rachis.

Elles sont envisagées ici pour rappeler :
• que les douleurs qui leur sont attribuées ou associées sont souvent d'origine musculaire ;
• que les antalgiques ne sont pas toujours nécessaires et encore moins les AINS ;

• que la kinésithérapie est certes utile pour corriger la mauvaise posture, mais qu'elle ne doit pas être prolongée trop longtemps ;
• que l'activité sportive doit être encouragée, en particulier la natation, mais aussi toute activité physique « gratifiante » donc susceptible d'être poursuivie régulièrement ;
• qu'il ne faut pas transformer ces sujets jeunes en malades potentiels chroniques, et qu'il faut dédramatiser certaines situations, en particulier les comparaisons familiales ;
• que la prise en charge psychoaffective est très importante.

FICHE INFIRMIÈRE

SURVEILLANCE DU TRAITEMENT

Dans les scolioses vraies de l'adolescent, on surveille particulièrement la tolérance du matériel d'immobilisation.

ÉDUCATION ET CONSEILS

Dans les attitudes scoliotiques, l'infirmier(e) rassurera l'enfant et ses parents quant au pronostic.

MONOARTHRITES INAUGURALES

FICHE MALADIE

DÉFINITION

Le terme monoarthrite désigne toute affection inflammatoire (aiguë ou chronique, selon le mode évolutif) qui ne touche qu'une seule articulation à la fois.

CAUSES ET MÉCANISMES

La plupart des affections rhumatismales peuvent se révéler, ou se manifester, par un tableau de monoarthrite isolée en apparence (*cf.* tableau, p. 1559).

Dans cette circonstance, l'enquête étiologique doit être pragmatique et privilégier la recherche d'une cause relevant d'un traitement urgent (antibiothérapie des arthrites septiques), spécifique (colchicinothérapie dans la goutte) ou presque spécifique (chondrocalcinose). La recherche étiologique sera, pour les autres causes, orientée par le reste du contexte clinique : examens biologiques, radiographies, enquête familiale.

DIAGNOSTIC

SIGNES CLINIQUES

Une monoarthrite aiguë se manifeste par des douleurs de « type inflammatoire », qui sont souvent plus importantes la nuit, ont une recrudescence matinale au réveil (« dérouillage matinal » long) et s'atténuent dans la journée.

Il existe un gonflement de l'articulation avec rougeur de la peau, augmentation de la chaleur locale et, habituellement, peu de signes généraux.

EXAMENS COMPLÉMENTAIRES

Dans les formes inaugurales, il est habituel que la radiographie soit normale (sauf en cas de chondrocalcinose), mais l'échographie peut montrer un épanchement articulaire ou un épaississement inflammatoire de la synoviale. L'analyse du liquide synovial prélevé par ponction, la biopsie synoviale dans les formes prolongées, peuvent aider au diagnostic étiologique.

TRAITEMENT

En dehors des cas spécifiques envisagés plus haut, le traitement, non spécifique, comporte essentiellement un anti-inflammatoire non stéroïdien, à dose suffisante et avec une protection gastrique éventuelle ; il sera poursuivi jusqu'à guérison et parallèlement à l'enquête étiologique. Parfois, une injection intra-articulaire d'un dérivé corticoïde est indiquée.

PRONOSTIC

Il dépend de l'étiologie retrouvée.

MONOARTHRITE RHUMATISMALE

La monoarthrite rhumatismale, entité clinique d'étiologie indéterminée, est caractérisée par son pronostic, en règle générale favorable, et guérit sans séquelles dans un délai de 2 à 3 mois, voire 6 à 9 mois.

Le traitement repose sur les AINS ou une injection intra-articulaire de corticoïdes, voire une synoviorthèse chimique (acide osmique) ou par isotope radioactif, dans les formes prolongées.

Comme il s'agit d'un diagnostic d'élimination, une réserve s'impose : certaines affections rhumatismales définies peuvent se démasquer tardivement (maladie rhumatoïde, spondylarthrite, psoriasis, etc.).

Monoarthrites inaugurales

	PENSER D'ABORD À	CONTEXTE CLINIQUE	DEMANDER	PLUS RAREMENT
Monoarthrites infectieuses	Arthrite septique	Après infiltration Urétrite gonococcique Contexte infectieux	Culture du liquide, prélèvement urétral, hémocultures, ECBU	Autres arthrites septiques, tuberculose, brucellose, monoarthrite parasitaire
Monoarthrites microcristallines	Goutte	Homme, siège au pied (1er MTP), genou	Cristaux d'urate dans le liquide synovial, uricémie élevée	
	Chondrocalcinose	Sujet âgé (H, F) postopératoire	Uricémie normale, cristaux de pyrophosphate dans le liquide synovial, radiographies des poignets et des genoux	
Monoarthrites inflammatoires	Monoarthrite rhumatoïde	Femme 35 à 55 ans	Latex Waaler-Rose	Parfois : spondylarthrite et spondylarthropathies, rh. psoriasique Plus rarement : autres rhumatismes inflammatoires
	Monoarthrite rhumatismale isolée, d'étiologie inconnue	Fréquence + Pronostic habituel favorable en quelques mois, mais réserves	Diagnostic d'élimination	

FICHE INFIRMIÈRE

EXAMENS

Préparation du matériel pour une ponction articulaire ou une infiltration.

SURVEILLANCE DU TRAITEMENT

SOINS - TRAITEMENTS

Assistance au patient, en fonction de son impotence.

Ponction articulaire évacuatrice : *cf.* Fiche technique, p. 1560.

EFFICACITÉ DU TRAITEMENT

Appréciation de la douleur par l'échelle visuelle analogique (EVA), du gonflement.

EFFETS INDÉSIRABLES

Tolérance des AINS, de la **colchicine**.

> Il faut toujours écarter en premier lieu l'hypothèse d'arthrite septique car son traitement, radicalement différent, est une urgence.

FICHE TECHNIQUE

PONCTION ARTICULAIRE ÉVACUATRICE

Le malade

• Le rassurer sur l'innocuité du geste qui peut se faire dans son lit, ou dans une salle de soins, et lui expliquer que l'évacuation du liquide sous tension diminuera sa douleur.
• S'assurer qu'il n'est pas sous traitement anticoagulant et, dans cette hypothèse, le rappeler à l'opérateur.
• Vérifier que la peau de la région qui sera ponctionnée est propre ; le rasage de la peau n'est pas indispensable et sera affaire de cas particuliers.

Préparation du matériel

Elle comporte un impératif absolu : l'*asepsie*, qui doit être rigoureuse ; il ne faut pas hésiter à changer le matériel si l'on a un doute.
On aura à sa disposition :
• un haricot, un plateau stérile, des compresses stériles et du sparadrap ;
• une paire de gants stériles pour l'opérateur et un champ perforé stérile ;
• un désinfectant pour la peau et les bouchons des flacons : alcool iodé, *BÉTADINE* ou autre, voire un désinfectant incolore efficace (**chlorhexidine** à 0,5 %), selon l'habitude du service ;
• des seringues à usage unique, d'une contenance de 20 mL au moins ; l'aiguille ou le trocart seront choisis en fonction de l'articulation ; en général, pour évacuer le liquide synovial d'un genou, on utilise une aiguille de 5 à 6 cm de long et d'un calibre de 11/10e de millimètre (19 G) ; si l'on pense que le liquide à prélever risque d'être de nature infectieuse, il est préférable d'utiliser une aiguille de gros calibre ; c'est l'opérateur qui adaptera l'aiguille choisie à la seringue ;
• des flacons stériles, contenant de l'héparine sèche (héparinate de sodium), que l'on agitera après remplissage pour éviter la coagulation trop rapide du liquide ;
• des étiquettes auront été préparées pour adresser le ou les flacons dans les laboratoires qui feront les analyses cytologique, bactériologique, chimique et la recherche de microcristaux.

Dans certains cas

• Si une anesthésie locale est décidée (ce qui est très rare), on préparera séparément le matériel ; l'infirmier(e) doit s'enquérir auprès du malade d'une éventuelle allergie ou intolérance à l'anesthésique (révélée au cours d'une extraction dentaire ou d'une infiltration faite antérieurement).

▶

• L'évacuation du liquide synovial est suivie d'une injection intra-articulaire d'un dérivé de la cortisone ; le matériel doit être préparé séparément (*cf.* Fiche technique, *chapitre* Corticothérapie locale, p. 1518).

POLYARTHRITE INAUGURALE

FICHE MALADIE

DÉFINITION

Le terme oligoarthrite est utilisé lorsque l'inflammation touche deux ou trois articulations, et celui de polyarthrite lorsque plus de trois articulations sont touchées en même temps ou successivement.

Devant une polyarthrite inaugurale

D'abord	penser à écarter une **septicémie**, une **endocardite**, qui relèvent d'une antibiothérapie urgente
	chez un **sujet jeune**, évoquer : – une polyarthrite gonococcique : antibiothérapie urgente, – un syndrome de Fiessinger-Leroy-Reiter : AINS
Ensuite	évoquer les **rares** formes polyarticulaires de **goutte** et **chondrocalcinose** : *COLCHICINE* et/ou AINS
Les autres polyarthrites inaugurales relèvent au début de :	Traitement symptomatique, en fonction de : intensité des symptômes — sujet âge ↓ — PPR ↓ Aspirine ———> AINS ———> Corticothérapie

CHONDROCALCINOSE ARTICULAIRE

FICHE MALADIE

DÉFINITION

La chondrocalcinose articulaire diffuse (CCA) est une affection fréquente, caractérisée par le dépôt de cristaux de pyrophosphate de calcium dans le cartilage articulaire ; il n'y a pas de stigmate sanguin de la maladie. Celle-ci, qui touche également les deux sexes, augmente de fréquence après 50 ans.

Très souvent asymptomatique, elle est alors découverte fortuitement sur des radiographies ; la maladie peut se manifester par des signes articulaires.

CAUSES ET MÉCANISMES

La cause de la chondrocalcinose articulaire diffuse est inconnue. Il existe des formes familiales et certaines formes « secondaires » ou « associées » (hyperparathyroïdie, hémochromatose, diabète, en particulier).

Les crises articulaires sont dues à la libération de cristaux de pyrophosphate dans l'articulation ; à la longue, les crises sont responsables d'arthropathies destructrices.

DIAGNOSTIC

D'une part, la chondrocalcinose articulaire réalise des accès aigus inflammatoires monoarticulaires ressemblant à ceux de la goutte, d'où le nom de *pseudo-goutte calcaire* qui lui est souvent donné. Ces accès, qui sont fréquents au gros orteil, au poignet, surviennent volontiers après un traumatisme ou une intervention chirurgicale ; chez la femme, ce diagnostic doit être évoqué avant celui de la goutte. Lorsque l'accès touche une grosse articulation, comme le genou, l'analyse du liquide synovial permet d'y mettre en évidence les cristaux de pyrophosphate de calcium.

D'autre part, elle réalise des arthropathies chroniques qui peuvent aboutir à la destruction plus ou moins rapide de l'articulation, entraînant un handicap fonctionnel parfois sévère.

Les signes radiographiques sont très caractéristiques, sous forme d'un liséré calcique :

- qui double les extrémités osseuses d'une articulation (genoux en particulier) ;
- ou incruste et rend visibles le ligament triangulaire du carpe (poignets), les ménisques des genoux, et la symphyse pubienne qui sont les localisations préférentielles.

TRAITEMENT

Le traitement de la crise associe : le repos, selon l'impotence, un anti-inflammatoire non stéroïdien, à dose efficace et prolongée jusqu'à la fin de l'accès ; une protection gastrique doit être associée car il s'agit habituellement de sujets âgés.

Au genou, une ponction évacuatrice de l'articulation peut être éventuellement faite, et être complétée par une injection intra-articulaire de corticoïdes, avec les précautions habituelles.

À signaler que la **colchicine** est assez souvent efficace.

> Il n'y a pas de traitement de fond et le traitement ne concerne que les crises.

PRONOSTIC

Très favorable pour les crises articulaires aiguës qui réagissent habituellement vite au traitement, il doit être néanmoins réservé pour certaines arthropathies destructrices fonctionnellement invalidantes.

Toutefois, un très grand nombre de chondrocalcinoses articulaires resteront toujours asymptomatiques.

> Chez la femme, ce diagnostic doit être évoqué avant celui de la goutte.

FICHE INFIRMIÈRE

SURVEILLANCE DU TRAITEMENT

SOINS - TRAITEMENTS

Ponction évacuatrice du genou : *cf.* Fiche technique, *chapitre* Arthrose du genou, p. 1530.

Injection intra-articulaire de corticoïdes : *cf.* Fiche technique, *chapitre* Corticothérapie locale, p. 1518.

EFFETS INDÉSIRABLES

Effets indésirables de la **colchicine** : *cf.* Fiche infirmière, *chapitre* Goutte, p. 1565.

GOUTTE

FICHE MALADIE

DÉFINITION

La goutte est une maladie métabolique liée à l'accumulation d'acide urique dans les humeurs et les tissus (surtout dans les articulations).

Elle se manifeste sous forme d'accès articulaires aigus ou subaigus, très caractéristiques au gros orteil chez l'homme, d'arthropathies chroniques, de dépôts dans les tissus mous (tophus) et, parfois, de coliques néphrétiques.

CAUSES ET MÉCANISMES

L'acide urique est le produit terminal de la dégradation des purines, qui proviennent d'une synthèse qui s'effectue à l'intérieur de l'organisme, de la dégradation dans l'organisme des constituants essentiels des noyaux cellulaires (les acides nucléiques) et, enfin, de l'alimentation qui apporte également des acides nucléiques.

Chez le goutteux, il existe une surcharge urique : l'uricémie est élevée, au-dessus de 420 μmol/L (70 mg/L). Toutefois, tous les sujets ayant une surcharge urique ne feront pas nécessairement des crises articulaires.

La goutte primaire, la plus fréquente, est une maladie héréditaire frappant les hommes de plus de 40 ans, bien plus rarement les femmes, et alors surtout après la ménopause. Elle est due à un excès de la synthèse des bases puriques dans l'organisme. L'alimentation trop abondante, trop riche en viande ou en graisse, l'alcoolisme, ne peuvent provoquer à eux seuls la goutte, mais ils la favorisent et l'aggravent.

Dans la goutte secondaire, plus rare, deux mécanismes sont en cause :

- soit la dégradation excessive des cellules au cours de certaines maladies du sang (leucémies), mais aussi au cours des traitements anticancéreux (ces médicaments, en détruisant les cellules cancéreuses, libèrent les acides nucléiques qu'elles contiennent) ;
- soit la diminution de l'élimination urinaire de l'acide urique par une maladie rénale (insuffisance rénale chronique) ou sous l'influence de certains médicaments (diurétiques).

L'accès articulaire goutteux est dû à la libération dans l'articulation de cristaux d'acide urique, responsables d'une inflammation aiguë.

DIAGNOSTIC

La crise peut survenir sans raison apparente, mais est souvent déclenchée par des erreurs de régime (*cf.* Traitement, p. 1564), un surmenage physique, un traumatisme, une intervention chirurgicale, la prise de certains médicaments (diurétiques).

Des signes précurseurs (ou prodromes) précèdent parfois de quelques heures l'accès de goutte aiguë : vague gêne douloureuse de l'articulation qui sera touchée, sensation de lourdeur d'un membre inférieur, nervosité, insomnie, troubles digestifs.

SIGNES CLINIQUES

L'accès typique siège à la racine du gros orteil : il réalise une arthrite aiguë de la 1re articulation métatarsophalangienne.

La douleur a un début extrêmement brutal et souvent nocturne ; elle atteint son maximum en quelques heures pour devenir atroce, exacerbée par le moindre contact, notamment les draps, entraînant une insomnie et rendant tout mouvement impossible.

Localement, il existe des signes inflammatoires très nets : le gros orteil atteint est gonflé, rouge, luisant, chaud. Une fièvre plus ou moins franche accompagne habituellement ce tableau clinique.

En l'absence de traitement, la crise dure quelques jours (avec recrudescence nocturne), puis les signes inflammatoires locaux disparaissent ainsi que la douleur. À la suite de la crise, la fonction articulaire reste parfaitement normale.

Sous l'influence de la **colchicine**, médicament quasi spécifique de la crise de goutte aiguë, les signes disparaissent beaucoup plus rapidement (en quelques heures). Ceci représente un véritable test diagnostique dans les formes où le diagnostic clinique demeure douteux.

Plus rarement, la première crise atteint une autre articulation que le gros orteil (genou, cheville, mains, etc.) ou même plusieurs articulations simultanément.

Enfin, en dehors des jointures, l'inflammation goutteuse peut encore intéresser les tendons, notamment le tendon d'Achille et les bourses séreuses.

EXAMENS COMPLÉMENTAIRES

L'élévation de l'uricémie est pratiquement constante (supérieure à 420 μmol/L chez l'homme et 360 μmol/L chez la femme).

Lorsque le diagnostic reste incertain, la ponction de l'articulation (si elle est possible) permet de trancher de manière formelle en révélant des cristaux d'acide urique dans le liquide synovial.

TRAITEMENT MÉDICAMENTEUX ET RÉGIME

Il faut bien distinguer le traitement de la crise aiguë de celui de la maladie goutteuse ; leurs objectifs sont différents.

TRAITEMENT DE LA CRISE AIGUË

Le traitement de la crise aiguë repose sur la **colchicine** et/ou les **anti-inflammatoires non stéroïdiens** :

• La **colchicine** est administrée par voie orale, 3 à 4 cp. à 1 mg le premier jour, puis à dose décroissante les 5 à 8 j suivants. Il ne faut jamais prendre 2 cp. à la fois car cela entraîne souvent des troubles digestifs, notamment une diarrhée. Celle-ci peut être atténuée par la diminution des doses et par des antidiarrhéiques. La **colchicine** à forte dose est très toxique et doit être gardée hors de portée.

> La **colchicine** ne modifie pas l'uricémie. Elle est plus efficace si elle est instituée précocement et à doses suffisantes.
> Contre-indications relatives de la **colchicine** lors des accès aigus : l'intolérance digestive sévère traduisant l'hypersensibilité du malade ; l'existence d'une affection digestive en évolution, notamment une colopathie ; l'âge et l'athéromatose diffuse en raison d'un risque de déshydratation aiguë avec ses conséquences.

• Les **anti-inflammatoiresnon stéroïdiens** sont en général utilisés en cas de forte intolérance digestive à la **colchicine**, ou d'inefficacité, et sont contre-indiqués en cas d'ulcère gastroduodénal et d'insuffisance rénale.

TRAITEMENT DE FOND

Le traitement de fond de la maladie goutteuse a pour but de prévenir le retour des crises et de pallier les conséquences de l'hyperuricémie chronique, en faisant baisser l'uricémie. Il repose sur les inhibiteurs de la synthèse de l'acide urique, dont l'**allopurinol** (*ZYLORIC*) est le représentant :

• Il existe pendant les premiers mois de sa prescription un risque accru de voir survenir des crises de goutte, qui peuvent être prévenues ou traitées par la **colchicine**. C'est pour cela qu'on ne commence habituellement pas sa prescription en même temps qu'une crise de goutte (dont, de surcroît, il n'est pas le traitement).

RÉGIME

Le régime ne peut que rarement prétendre, à lui seul, normaliser l'uricémie. C'est cependant un complément utile qui comprend :

• une restriction calorique globale en cas d'obésité ;

• une restriction des aliments générateurs d'hyperuricémie : abats, viandes grasses, gibiers, sardines, anchois, crustacés, caviar, champignons, légumes secs ; l'apport lipidique doit également être réduit ; la suppression de l'alcool est indispensable. Certains aliments ou boissons, même lorsqu'ils sont pris de façon épisodique, sont susceptibles de déclencher une crise de goutte ; le goutteux doit apprendre à les reconnaître et les éviter.

• une diurèse abondante par ingestion d'un ou deux litres par jour d'eau ordinaire ou minérale, et pour partie alcaline (Vichy, Vals) pour élever le pH urinaire et limiter la formation de lithiase urinaire.

CERTAINS MÉDICAMENTS PEUVENT FAVORISER UNE CRISE DE GOUTTE

Certains diurétiques, la vitamine B12 ; certains antibiotiques : pénicilline, érythromycine ; certains anticoagulants, les dérivés de la coumarine notamment.

PRONOSTIC

Dans certains cas, la maladie se résume à des accès goutteux aigus limités à une seule jointure ou touchant d'autres articulations, avec une fréquence variable, imprévisible.

Chez d'autres patients, en plus des accès articulaires, vont apparaître au fil des années des complications sérieuses. On parle alors de « goutte chronique » dont les manifestations sont les suivantes :

• Tophus, qui sont des tuméfactions blanchâtres, dures, de volume variable, bien visibles et palpables au niveau du bord libre de l'oreille, en arrière du coude, en avant de la rotule, sur le dos des mains. Ils contiennent une matière blanche, crayeuse, faite de cristaux d'acide urique.

• Arthropathies goutteuses (ou arthropathies uratiques), qui sont dues aux dépôts d'acide urique à l'intérieur des articulations (pieds, genoux, etc.) et à leur voisinage immédiat. Elles déforment et enraidissent les articulations ; les radiographies montrent des lacunes osseuses à l'emporte-pièce assez caractéristiques avec, parfois, destruction plus importante des épiphyses.

• Complications rénales : la lithiase uratique se manifeste par des crises de colique néphrétique et nécessite une urographie intraveineuse pour être visualisée, car elle est « radiotransparente ». La néphropathie interstitielle se manifeste par une protéinurie (albuminurie) qui peut être isolée, mais aussi s'accompagner d'une insuffisance rénale avec ou sans hypertension artérielle.

Actuellement, le pronostic est habituellement favorable, car la goutte est une des rares affections rhumatismales dont le traitement, très efficace, permet quand il est bien conduit et bien compris par le malade, d'éviter le renouvellement des crises.

HYPERURICÉMIE ISOLÉE SANS MANIFESTATION ARTICULAIRE GOUTTEUSE

Au cours des hémopathies malignes, le traitement par **allopurinol** doit être préventif et institué avant la mise en route des agents cytolytiques. Si le malade a un antécédent d'accès articulaire goutteux on y adjoindra 1 cp./j de **colchicine**.

Devant une hyperuricémie découverte fortuitement, certains auteurs préconisent, pour prévenir l'apparition d'une éventuelle néphro-pathie goutteuse, un traitement médicamenteux systématique par l'**allopurinol**. Il semble suffisant de ne le faire que lorsque l'uricémie reste supérieure à 480 µmol/L (80 mg/L) après régime et cure de diurèse alcaline efficaces.

FICHE INFIRMIÈRE

EXAMENS

Le taux sanguin normal de l'uricémie est de 300 à 420 µmol/L (50 à 70 mg/L) ; il est plus élevé chez l'homme que chez la femme et il peut y avoir des variations sur 24 h. L'uraturie est normalement de 200 à 600 mg/j.

On étudie aussi :

• la fonction rénale, qui peut être perturbée à cause de la goutte ou, à l'opposé, l'avoir favorisée : dosages de la créatininémie, de l'urée, éventuellement clairance de la créatininémie, protéinurie des 24 h ;

• glycémie, cholestérol, triglycérides, car il y a assez souvent plusieurs troubles métaboliques associés ;

• hémogramme et bilan hépatique, pour la surveillance du traitement.

SURVEILLANCE DU TRAITEMENT

SOINS - TRAITEMENTS

Repos au lit pendant la phase aiguë.

Protection de la jointure enflammée par un cerceau pour éviter le poids des draps.

Boissons abondantes : 2 à 3 L/j.

Suppression formelle de toute boisson alcoolisée.

EFFICACITÉ DU TRAITEMENT

Guérison de l'accès goutteux.

Normalisation de l'uricémie.

EFFETS INDÉSIRABLES

Pour la **colchicine** :

• Troubles digestifs : diarrhée, nausées, vomissements. Ce sont les premiers signes d'un surdosage ; il faut réduire les doses ou arrêter le traitement.

• Urticaire et éruptions morbilliformes.

• Troubles hématologiques exceptionnels : leucopénie, neutropénie, thrombopénie.
Pour l'**allopurinol** :
• Crises de goutte, surtout en début de traitement (associer la **colchicine**).
• Épigastralgies, nausées, diarrhée, rarement importantes.
• Réactions cutanées rares : éruptions prurigineuses, papulo-érythémateuses ou eczématiformes, devant faire arrêter le traitement. La réintroduction du traitement est parfois possible après désensibilisation.
• Manifestations hépatiques rares et hématologiques exceptionnelles, mais justifiant la surveillance de l'hémogramme et du bilan hépatique.

ÉDUCATION ET CONSEILS

Il faut expliquer que le traitement de la crise aiguë et celui de la maladie goutteuse ont des objectifs différents : ils se complètent.

Le traitement de la crise aiguë repose sur la **colchicine** et/ou les **anti-inflammatoires non stéroïdiens**. Il ne faut jamais prendre 2 cp. à la fois car elle entraîne souvent des troubles digestifs, notamment une diarrhée.
Le traitement de fond, qui repose sur l'**allopurinol**, permet d'éviter le retour des accès aigus et empêche, s'il est correctement suivi par le patient, l'apparition des complications. Son arrêt intempestif est suivi d'une remontée rapide, en quelques jours, de l'uricémie.
Dans tous les cas, le patient doit être averti :
• qu'une uricémie normale ne le met pas à l'abri d'une crise de goutte, même si elle en diminue considérablement la fréquence ;
• que certaines circonstances sont susceptibles de déclencher une crise : interventions chirurgicales, voyages, traumatismes, certains aliments spécifiques à un malade, d'où l'utilité, parfois, d'administrer préventivement de la **colchicine** ;
• qu'il ne doit pas interrompre ses médicaments sans avis médical, même en cas de crise de goutte intercurrente qui doit être traitée par la **colchicine**.

FICHE PHARMACOLOGIE

ANTIGOUTTEUX – COLCHICINE SEULE OU ASSOCIÉE

▪ Colchicine

COLCHICINE OPOCALCIUM					
Accès aigu de goutte : - J1 : 3 mg en 3 prises - J2 et J3 : 2 mg en 2 prises - J4 et après : 1 mg le soir Prophylaxie des accès de goutte : 1 mg le soir	20 cp. 1 mg	3,37	I	65 %	0,17

Propriétés
Antigoutteux, anti-inflammatoire, par diminution de l'afflux leucocytaire, inhibition de la phagocytose des microcristaux.

Indications
Accès aigu de goutte, de chondrocalcinose, et de rhumatismes à hydroxyapatite.
Prévention des accès goutteux.
Maladie périodique, maladie de Behçet.

Contre-indications
Grossesse et allaitement : en cas de grossesse le traitement peut être poursuivi jusqu'à la fin de la grossesse si la pathologie le justifie.
Insuffisance rénale grave.
Insuffisance hépatique sévère.

Précautions d'emploi

Surveillance attentive des patients en cas d'insuffisance rénale ou hépatique.

En cas de traitement au long cours : surveillance de l'hémogramme.

Garder le produit hors de portée, en raison de sa grande toxicité.

Intoxication

Il s'agit habituellement d'intoxications volontaires. La dose toxique est atteinte dès 10 mg et mortelle au-delà de 40 mg. Il n'existe pas d'antidote. Le traitement est uniquement symptomatique, en milieu hospitalier, après lavage d'estomac puis aspiration duodénale.

Effets indésirables

Troubles digestifs : diarrhée, nausées, vomissements. Ce sont les premiers signes d'un surdosage ; il faut réduire les doses ou arrêter le traitement. Éventuellement remplacer par *COLCHIMAX*, ou ajouter un **antidiarrhéique**.

Urticaire et éruptions morbilliformes.

Troubles hématologiques exceptionnels : leucopénie, neutropénie, thrombopénie.

Azoospermie.

Troubles neuromyopathiques, réversibles à l'arrêt du traitement.

Interactions médicamenteuses

Aucune.

■ Tiémonium + opium + colchicine

COLCHIMAX					
Idem *COLCHICINE OPOCALCIUM*	20 cp. séc. 1 mg	4,93	I	65 %	0,25

Propriétés

Celles de la **colchicine**.

Le **tiémonium** et la poudre d'**opium** sont destinés à limiter l'apparition des phénomènes diarrhéiques dus à la **colchicine**.

Contre-indications

Celles de la **colchicine**, plus :

- glaucome à angle fermé ;
- hypertrophie prostatique.

Allaitement : contre-indication, en raison du risque d'effets atropiniques chez l'enfant.

Précautions d'emploi

Grossesse : le traitement peut être poursuivi jusqu'à la fin de la grossesse si la pathologie le justifie.

Précautions d'emploi de la **colchicine**, plus celles liées au **tiémonium** : hypertrophie prostatique (risque de rétention urinaire) ; insuffisance coronarienne, troubles du rythme ; hyperthyroïdie ; bronchite chronique ; iléus paralytique, atonie intestinale chez le sujet âgé, mégacôlon toxique.

Effets indésirables

Ceux de la **colchicine**, plus ceux liés au **tiémonium** : sécheresse buccale, épaississement des sécrétions bronchiques, diminution de la sécrétion lacrymale, troubles de l'accommodation, tachycardie, palpitations, constipation, rétention urinaire, excitabilité, irritabilité, confusion mentale chez les personnes âgées.

Interactions médicamenteuses

Atropine et substances atropiniques (**antidépresseurs imipraminiques, antihistaminiques H_1, sédatifs, antiparkinsoniens, anticholinergiques**).

HYPO-URICÉMIANTS

Inhibiteurs de l'uricosynthèse

- **Allopurinol**

ZYLORIC					
Traitement de l'hyperuricémie symptomatique, de la goutte Posologie variable : 100 à 300 mg/j	28 cp. 100 mg 100 cp. 100 mg 28 cp. 200 mg 100 cp. 200 mg 28 cp. 300 mg 100 cp. 300 mg	2,11 HOP 2,84 HOP 3,40 HOP	I I I I I I	65 % 65 % 65 %	0,08 0,10 0,12

Propriétés

Hypo-uricémiant rapide par inhibition de l'uricosynthèse ; diminue l'uricémie et l'uraturie.

Indications

Hyperuricémies symptomatiques, primitives ou secondaires.

Goutte, goutte tophacée, arthropathies uratiques.

Hyperuricuries et hyperuraturies ; lithiase urique.

Contre-indications

Grossesse : prescription déconseillée.

Allaitement : prescription déconseillée.

Hypersensibilité à l'**allopurinol**.

Précautions d'emploi

Ne jamais commencer un traitement pendant une crise de goutte, ni pendant le mois suivant.

Associer la colchicine pendant les 2 à 3 premiers mois du traitement.

Attention particulière en cas d'insuffisance rénale ou hépatique sévère.

Prendre les comprimés de préférence après le repas.

Effets indésirables

Crises de goutte, surtout en début de traitement (associer la **colchicine**).

Épigastralgies, nausées, diarrhée, rarement importantes.

Réactions cutanées rares : éruptions prurigineuses, papulo-érythémateuses ou eczématiformes, devant faire arrêter le traitement. La réintroduction du traitement est parfois possible après désensibilisation.

Hypersensibilité généralisée (en particulier en cas d'insuffisance rénale) : arrêt immédiat et définitif.

Très rarement : cytopénies voire aplasie médullaire (en particulier en cas d'insuffisance rénale) ; céphalées, vertiges, neuropathies ; gynécomastie ; hépatite granulomateuse.

Interactions médicamenteuses

Association déconseillée avec les **pénicillines du groupe A** (risque accru de réactions cutanées), et avec la **vidarabine** (risque accru de troubles neurologiques).

Précautions d'emploi avec : anticoagulants oraux (potentialisation, contrôler plus souvent TP et INR), **cytostatiques- antimétabolites** (**azathioprine** et **mercaptopurine**, diminuer leur dose), **chlorpropamide** chez l'insuffisant rénal (risque d'hypoglycémie), **théophylline** (augmentation de la théophyllinémie pour de très fortes doses d'**allopurinol** : 600 mg/j).

- **Fébuxostat**

ADENURIC					
80 à 120 mg en 1 prise/j	28 cp. 80 mg 28 cp. 120 mg	37,66 37,66	I I	65 % 65 %	1,35 1,35

Propriétés

Inhibiteur de la xanthine-oxydase, enzyme permettant la tansformation de la xanthine en acide urique.

Indications

Traitement de l'hyperuricémie chronique dans les cas où un dépôt d'urate s'est déjà produit (incluant des antécédents ou la présence de tophus et/ou d'arthrite goutteuse).

Contre-indications

Hypersensibilité à la substance active ou à l'un des excipients et chez les patients de moins de 18 ans.

Précautions d'emploi

Risque de crise de goutte en début de traitement : ne pas interrompre le traitement, traiter la crise.
Surveillance clinique étroite et bilans recommandés en cas d'atteinte hépatique, rénale ou thyroïdienne.

Effets indésirables

Fréquents : œdèmes, céphalées, éruptions cutanées, nausées, diarrhées, anomalies du bilan hépatique, crises de goutte.

Interactions médicamenteuses

Interactions liées à son mécanisme d'action :
- **mercaptopurine/ azathioprine**. L'administration concomitante de **fébuxostat** n'est pas recommandée car peut entraîner une augmentation des concentrations plasmatiques de ces médicaments et provoquer une toxicité. Cependant, aucune étude n'a été menée ;
- **théophylline**. Aucune étude d'interaction n'a été menée avec le **fébuxostat**, mais l'inhibition de la xanthine-oxydase peut induire une élévation de la théophyllinémie. Il est recommandé d'être prudent en cas d'administration concomitante de ces deux principes actifs, et de surveiller la théophyllinémie en début de traitement par **fébuxostat**.

Interactions dues à son métabolisme : les inducteurs puissants de la glycuronidation peuvent accroître le métabolisme et diminuer l'efficacité du **fébuxostat**. Un contrôle de l'uricémie est donc recommandé 1 à 2 sem. après le début d'un traitement par un inducteur puissant de la glycuronidation. À l'inverse, l'arrêt du traitement par un inducteur pourrait se traduire par une augmentation de la concentration plasmatique du **fébuxostat**.

Uricosurique

■ Probénécide

BENEMIDE					
Traitement de fond des hyperuricémies : 1 cp./j en association avec la **colchicine** pendant 1 sem. puis 2 à 3 cp./j en entretien	30 cp. 500 mg	3,07	II	30 %	0,10

Propriétés

Hypo-uricémiant par effet uricosurique puissant.

Indications

Devenues exceptionnelles, limitées aux impossibilités d'utiliser les **inhibiteurs de l'uricosynthèse**, dans les formes sévères de goutte, nécessitant absolument d'abaisser l'uricémie, et sous réserve des conditions suivantes :
- absence d'insuffisance rénale ;
- uraturie < 600 mg/24 h.

Contre-indications

Grossesse et allaitement : prescription à éviter.
Hypersensibilité à la **probénécide**.
Insuffisance rénale modérée ou sévère.

Antécédent de lithiase rénale.
Uricurie ≥ 700 mg/24 h.
Goutte secondaire aux hémopathies.
Intolérance au gluten.
Certaines associations médicamenteuses.

Précautions d'emploi

Association contre-indiquée avec le **méthotrexate**.

Éviter la coprescription de médications hépatotoxiques et de **salicylés**.

Ne jamais commencer un traitement pendant une crise de goutte, ni pendant le mois suivant.

Associer la **colchicine** pendant les 2 à 3 premiers mois du traitement.

Vérifier l'uricémie et l'uraturie des 24 h régulièrement.

Associer une cure de diurèse et un alcalinisant.

Effets indésirables

Crises de goutte, surtout en début de traitement (associer la **colchicine**).

Nausées, diarrhée, céphalée, anorexie.

Miction fréquente, colique néphrétique et lithiase rénale.

Hypersensibilité généralisée, fièvre, urticaire, prurit, dermite allergique.

Nécrose hépatique.

Anémie aplastique, anémie hémolytique en cas de déficit en G6PD.

Interactions médicamenteuses

Salicylés : diminution de l'effet uricosurique.

Augmentation des taux de **diprophylline** et de **zidovudine**.

POLYARTHRITE RHUMATOÏDE

FICHE MALADIE

DÉFINITION

La polyarthrite rhumatoïde est la plus fréquente des polyarthrites chroniques, touchant environ 0,8 % de la population en France, surtout les femmes (6 fois sur 10) autour de 50 ans.

Elle se caractérise par une atteinte inflammatoire chronique de plusieurs articulations, en particulier les petites articulations, mains et pieds, relativement symétrique, évoluant par poussées vers la déformation et la destruction des articulations intéressées. Elle entraîne un handicap fonctionnel qui peut être considérable et va grever lourdement la vie des malades.

CAUSES ET MÉCANISMES

Son origine est encore inconnue; des mécanismes auto-immunitaires entrent en jeu, mais d'autres facteurs de risque existent, familiaux ou hormonaux.

DIAGNOSTIC

SIGNES CLINIQUES

La polyarthrite se caractérise par des douleurs et une raideur de plusieurs articulations, évocatrices par :

- leur siège aux petites articulations des mains (interphalangiennes proximales, ou IPP, et métacarpophalangiennes, ou MCP) des 2e et 3e doigts, mais aussi des pieds (IPP et MTP des orteils). D'autres articulations peuvent être atteintes : poignets, genoux ou, plus rarement au début, épaules et coudes.
- leur topographie, en général bilatérale et grossièrement symétrique.
- le caractère franchement inflammatoire des douleurs et de la raideur, avec recrudescence nocturne et le matin au réveil ; elles ont tendance à diminuer d'intensité dans la journée. Il en résulte une grande impotence fonctionnelle.

Les articulations sont gonflées, chaudes, rouges, avec des aspects évocateurs : gonflement de la face dorsale du poignet et des

MCP, déformation en fuseau des IPP, et épanchements dans les grosses articulations. Selon l'intensité de la poussée, s'y associent parfois : fébricule, fatigue, amaigrissement, ganglions axillaires, nodosités rhumatoïdes.

À une phase plus évoluée, on peut voir d'importantes déformations et destructions articulaires (mains en « coup de vent » cubital).

EXAMENS COMPLÉMENTAIRES

Signes biologiques

La positivité les réactions de Waaler-Rose et du Latex est un argument très important du diagnostic. Ces réactions peuvent être positives dans d'autres maladies et, surtout, rester négatives pendant la première année d'évolution de la maladie ; la présence d'anticorps anti-CCP est souvent plus précoce.

La vitesse de sédimentation globulaire est généralement accélérée et cet examen non spécifique est un élément utile de surveillance, de même que le chiffre de l'hémoglobine : une anémie (dite « inflammatoire ») est en effet fréquemment retrouvée.

Signes radiologiques

Ils sont discrets au début : déminéralisation osseuse et augmentation de l'opacité des parties molles adjacentes.

Ensuite apparaîtront les signes caractéristiques de l'arthrite, pincement de l'interligne articulaire, microgéodes osseuses, l'aboutissement des lésions étant la destruction articulaire et, au niveau des os du carpe, une ankylose caractéristique (carpite fusionnante).

TRAITEMENT

L'étiologie de la maladie étant inconnue, il ne peut s'adresser qu'aux symptômes. Il doit être constamment révisé en fonction du stade évolutif de la maladie et des articulations atteintes. Une véritable *stratégie de traitement* doit être établie, faisant appel aux éléments suivants.

TRAITEMENT SYMPTOMATIQUE

Il vise au soulagement immédiat des symptômes et comporte : le repos, des médications antalgiques, des anti-inflammatoires non stéroïdiens, voire des corticoïdes à dose modérée.

ANCIENS TRAITEMENTS « DE FOND » OU D'ACTION LENTE

Ils visent à freiner l'évolution de la maladie à long terme, ont une action lente (en général au-delà de 2 mois), et sont prescrits de façon prolongée, tant qu'ils restent efficaces :

- **méthotrexate** (*MÉTHOTREXATE*, *NOVATREX*), **léflunomide** (*ARAVA*), **sulfasalazyne** (*SALAZOPYRINE*), antipaludéens de synthèse (*PLAQUÉNIL*) ;
- dans les formes graves, immunosuppresseurs, voire **ciclosporine** ou « bolus » de corticoïdes en perfusion.

Les sels d'or (*ALLOCHRYSINE*) et les *dérivés thiolés* (*TROLOVOL*, *ACADIONE*), qui ne sont pratiquement plus prescrits, ne seront pas envisagés ici.

NOUVEAUX TRAITEMENTS DE FOND

Parfois, regroupés sous le nom de « biothérapie », les nouveaux traitements de fond, qu'on utilise actuellement en première intention, sont des immunosuppresseurs sélectifs. On utilise principalement les inhibiteurs du TNF (anti-TNF) car le TNF est au centre du mécanisme de l'inflammation. Ils diminuent la réaction inflammatoire synoviale et les destructions cartilagineuses. Les autres biothérapies sont les antagonistes de l'interleukine (IL)-1, de l'IL-6 et les anticorps anti-CD20 (schématiquement antilymphocytes B).

Ces produits, dont l'action est habituellement plus rapide que celle des autres traitements de fond n'ont cependant qu'une action « suspensive ». Ils peuvent être prescrits seuls (pour certains et sous certaines conditions), mais sont en général associés à la prescription de **méthotrexate**.

Ils imposent des conditions d'initiation et une surveillance rigoureuse. Le réveil d'une tuberculose est possible (elle doit être systématiquement recherchée et traitée avant de commencer), ainsi que la survenue de maladies opportunistes ou de poussées de maladies démyélinisantes (sclérose en plaques, qui

est une contre-indication). Le risque de survenue d'un cancer ou d'une maladie lymphoproliférative, bien qu'il semble faible, reste mal évalué.
On les utilise dans les formes sévères, réfractaires aux autres traitements de fond de la polyarthrite rhumatoïde, ou aux formes graves d'emblée. Ils sont encore réservés à la prescription hospitalière ou par certains spécialistes.
On dispose, parmi les anti-TNFα, de l'**etanercept** (*ENBREL*), de l'**infliximab** (*REMICADE*), de l'**adalimumab** (*HUMIRA*), pour les inhibiteurs du récepteur de l'interleukine IL-1 de l'**anakinra** (*KINERET*) et pour les inhibiteurs de l'IL-6 du ***tocilizumab*** (*ROACTEMRA*). On dispose également d'anticorps anti-CD20, ***rituximab*** (*MABTHERA*) qu'on utilise en cas d'échec aux anti-TNF.

TRAITEMENTS LOCAUX

- Injections intra-articulaires de dérivés corticoïdes (strictement aseptiques).
- Synoviorthèse médicamenteuse par injection dans l'articulation d'isotopes radioactifs ou d'acide osmique, visant à la modification ou à la destruction de la synoviale pathologique.

MESURES ORTHOPÉDIQUES

Cf. Fiche infirmière, p. 1572.

INTERVENTIONS CHIRURGICALES

- Exérèse chirurgicale de la synoviale pathologique (synovectomie) pour protéger des tendons menacés de rupture.
- Prothèses totales de la hanche, du genou, voire d'autres articulations détruites : coude, doigts, etc.
- Corrections de certaines déformations du pied.

FICHE INFIRMIÈRE

EXAMENS

Les examens prescrits sont variables selon les médications utilisées chez un malade donné ; il existe souvent des protocoles thérapeutiques et de surveillance.

SURVEILLANCE DU TRAITEMENT

SOINS - TRAITEMENTS

Expliquer les grandes lignes du traitement : « symptomatique » et « de fond », le délai d'action habituel, les modalités de réalisation (perfusions, injections SC que la patiente peut faire elle-même, *cf.* Fiche technique, p. 1574), la surveillance nécessaire et son rythme.
Expliquer les gestes thérapeutiques locaux : ponctions articulaires, injections de corticoïdes, synoviorthèses, etc.

EFFICACITÉ DU TRAITEMENT

Elle s'apprécie, cliniquement, sur l'amélioration du nombre de réveils nocturnes, de la raideur matinale, de la fatigue, du gonflement articulaire et du nombre d'articulations touchées, et globalement sur l'amélioration de l'impotence fonctionnelle ; biologiquement, sur la diminution du syndrome inflammatoire (VS, CRP, anémie).

EFFETS INDÉSIRABLES

Recherche des symptômes traduisant des effets indésirables connus, surveillance des modifications biologiques selon les produits utilisés.

ÉDUCATION ET CONSEILS

RASSURER ET INFORMER

Il est important de rassurer la patiente quant à l'avenir : toutes les polyarthrites rhumatoïdes ne sont pas des formes graves et la prise en charge attentive contribue à améliorer le pronostic fonctionnel et à préserver l'autonomie.
L'infirmier(e) peut rappeler que :
- des rémissions parfois durables sont toujours possibles, que les progrès thérapeutiques liés à la recherche sont constants ;
- des assistances sont possibles : prise en charge à 100 % des formes graves, qui sont inscrites sur la liste des affections de longue ▶

durée (ALD30), carte d'invalidité, carte station debout pénible ou macaron GIC ; aménagement du logement ; matériel adapté au handicap ;

• il existe des brochures éditées par certains services hospitaliers et par les associations de patients (*cf.* encadré, p. 1574).

MESURES ORTHOPÉDIQUES

• Règles d'hygiène posturale : coucher sur un lit assez dur, n'utiliser qu'un oreiller mince, garder les genoux en extension, éventuellement mettre un cerceau au pied du lit.

• Exercices de posture quotidiens : pour les membres supérieurs, mettre les épaules en abduction, les coudes en flexion, les poignets en extension, les doigts en demi-flexion, les pouces en abduction ; pour les membres inférieurs, les hanches en extension, les genoux en extension, les pieds en flexion dorsale.

• Attelles, orthèses, qui s'opposent aux attitudes vicieuses et aux déformations articulaires, et qui peuvent être portées pendant la nuit.

ADRESSES DES DIFFÉRENTES ASSOCIATIONS

APF : Association des paralysés de France
13, place de Rungis - 75013 Paris
Tél. : 01 53 80 92 97. Fax : 01 53 80 92 98. Site Internet : www.apf.asso.fr

AFLAR : Association française de lutte antirhumatismale
Hôpital de la Roseraie
55, rue Henri Barbusse - 93300 Aubervilliers
Tél. : 01 48 39 40 91. Site Internet : http://aflar.unice.fr

AFP : Association française des polyarthritiques
153, rue de Charonne - 75011 Paris
Tél. : 01 40 09 06 66. Fax : 01 40 09 03 25

ANDAR : Association nationale de défense contre l'arthrite rhumatoïde (section nationale)
BP 7207 - 34086 Montpellier Cedex 4
Tél. : 04 67 47 61 76. Fax : 04 67 47 61 76

ANDAR : Section Paris Ile-de-France
Service de rhumatologie, hôpital Saint-Antoine
184, rue du Faubourg-Saint-Antoine - 75012 Paris
Tél. : 01 48 57 80 16 et 01 46 28 08 63

ARP : Association de recherche sur la polyarthrite
4, rue Berteaux-Dumas - 92200 Neuilly-sur-Seine
Tél. : 01 46 41 41 00. Fax : 01 40 88 37 80

AFS : Association française des spondylarthritiques, ACSAC : Association contre la spondylarthrite ankylosante et ses conséquences
16, bd de Bulgarie - BP 56129 - 35056 Rennes cedex 2
Tél. : 02 99 64 73 84. e-mail : afs@fr.st. Site Internet : www-afs.ujf-grenoble.fr/

Spondylis (ex-section Paris Ile-de-France de l'ACSAC)
Service de rhumatologie, hôpital Henri-Mondor
51, av. du Maréchal-de-Lattre-de-Tassigny - 94010 Créteil
Tél. et Fax : 01 49 81 97 01

Kourir : association pour les enfants atteints d'arthrite chronique
7, rue des Chaufourniers - 75019 Paris
Tél. et Fax : 01 42 00 40 43. e-mail : kourir@wanadoo.fr
http://www.france-asso.com/kourir/kourir.htm

VACCINATIONS ET RHUMATISMES INFLAMMATOIRES

Si des manifestations articulaires, souvent fugaces, peuvent survenir après de nombreuses vaccinations, des cas de polyarthrite ont été décrits après vaccination contre la rubéole, la grippe, l'hépatite B, mais ces cas restent très rares et la relation avec le vaccin n'est pas prouvée.

D'une façon générale :

- Il est préférable de ne pas vacciner des sujets ayant des antécédents allergiques à l'un des vaccins.
- Il faut éviter les vaccinations lors des poussées inflammatoires ou des phases évolutives, et les vaccinations rapprochées.
- Il n'y a pas de contre-indication aux vaccins tués et aux vaccins reconstitués par génie génétique.
- En cas de vaccins vivants atténués :
  - contre-indication si l'immunodépression du sujet est notable ;
  - dans les formes stables de polyarthrite rhumatoïde ou de lupus, la tolérance du vaccin antigrippal est bonne ;
  - le risque de complications sévères existe en cas d'immunodépression (corticothérapie, 20 mg/j de **prednisone**) pour les vaccins contre la typhoïde, la rougeole, les oreillons, la rubéole, la fièvre jaune et pour le BCG. Le risque doit donc être évalué pour chaque patient.

FICHE TECHNIQUE

INJECTION D'*ENBREL* (ÉTANERCEPT)

Le protocole de l'injection est détaillé ici pour l'expliquer à une patiente qui souhaite la faire elle-même.

Avant l'injection

Se laver les mains avant toute manipulation du matériel.

Préparation

- Sortir le kit de reconstitution du réfrigérateur. Sortir le matériel de l'emballage et l'étaler sur un plan de travail propre.
- Ôter le capuchon en plastique du flacon. Nettoyer le bouchon gris avec l'un des tampons imbibés d'alcool, et ne plus toucher ce bouchon avec les doigts. Poser le flacon verticalement. Retirer le papier protecteur de l'emballage de l'adaptateur et, sans le retirer de son emballage, placer l'adaptateur sur le flacon. Fixer l'adaptateur en appuyant vers le bas : il pénètre dans le bouchon. Retirer l'emballage plastique de l'adaptateur.
- Prendre la seringue par la partie en verre, horizontalement, et plier l'embout protecteur jusqu'à ce qu'il se casse. Fixer verticalement la seringue à l'adaptateur, visser la bague blanche dans le sens des aiguilles d'une montre. En maintenant le flacon à la verticale, enfoncer lentement le piston (pour éviter la formation de mousse) jusqu'à ce que la totalité du liquide de la seringue soit passée dans le flacon. Le piston peut remonter de lui-même : ceci n'est pas une anomalie.

• Avec la seringue encore attachée, faire tourner doucement le flacon afin de dissoudre la poudre. Attendre que la poudre soit totalement dissoute (généralement moins de 10 min). Ne pas secouer : la solution doit être limpide et incolore. Ne pas utiliser le produit si toute la poudre ne s'est pas dissoute dans les 10 min.
• Vérifier que le piston est bien enfoncé. Retourner le flacon en maintenant la seringue attachée et aspirer la totalité du liquide en tirant doucement le piston.
• Dévisser la seringue de l'adaptateur en tournant le flacon dans le sens contraire des aiguilles d'une montre, poser la seringue. Plier l'embout protecteur de l'aiguille jusqu'à ce qu'il se casse. Prendre la seringue (par la partie en verre) et fixer l'aiguille avec son capuchon en plastique, en tournant dans le sens des aiguilles d'une montre.

Injection sous-cutanée

Elle se réalise soit dans la paroi abdominale à distance de l'ombilic, soit dans la face antérieure de la cuisse, à au moins 3 cm du site d'une injection antérieure, et jamais dans les régions où la peau est sensible, contusionnée, rouge ou indurée.
• Après s'être de nouveau lavé les mains, frotter la peau avec un tampon imbibé d'alcool ; ne plus toucher cette zone.
• Ôter le capuchon protecteur de l'aiguille et évacuer les éventuelles bulles d'air : tenir la seringue à la verticale, pousser doucement le piston jusqu'à faire perler une goutte de produit.
• Pincer la peau pour former un pli ; piquer le pli cutané selon un angle de 45° avec la surface de la peau, lâcher la peau, injecter la totalité du produit, lentement. Attendre quelques secondes (≤ 5) et retirer doucement l'aiguille.
• Presser, sans frotter, la peau pendant 2 secondes avec un tampon de coton sec.

Après l'injection

Éliminer la totalité du matériel d'injection dans la boîte à aiguilles prévue à cet effet, et se relaver les mains.

Conditions de conservation

ENBREL 25 mg est présenté en boîte de 4 flacons de poudre et 4 seringues préremplies d'eau, pour reconstitution. L'ensemble doit être conservé entre + 2 °C et + 8 °C dans l'emballage extérieur d'origine, au réfrigérateur ; il existe des boîtes isothermes pour les déplacements des patientes. Le produit ne doit pas être congelé.
Après reconstitution, la solution préparée doit être injectée le plus rapidement possible, en tout cas dans les 6 h si elle est conservée entre + 2 °C et + 8 °C.

FICHE PHARMACOLOGIE

ANTIMALARIQUE

■ Hydroxychloroquine

PLAQUENIL					
400 à 600 mg/j	30 cp. 200 mg	5,33		65 %	0,18

RHUMATOLOGIE

Propriétés

Antimalarique ; antirhumatismal d'action lente.

Indications

Polyarthrite rhumatoïde. Lupus érythémateux subaigu. Traitement d'appoint ou prévention des rechutes des lupus systémiques.

Contre-indications

Rétinopathie. Allergie aux dérivés de la **chloroquine.**

Précautions d'emploi

Grossesse et allaitement : le risque étant inconnu, il est recommandé de s'abstenir.

Surveillance oculaire en début de traitement puis tous les 6 à 12 mois.

Prudence en cas de psoriasis et de déficit en G6PD.

Effets indésirables

Anorexie, gastralgies, état nauséeux.

Bourdonnements d'oreille, vertiges, céphalées, insomnie.

Éruption cutanéo-muqueuse.

Troubles hématologiques portant sur les différentes lignées sanguines.

Neuromyopathies, pouvant imposer l'arrêt du traitement.

Exceptionnellement : rétinopathies, psychoses.

Interactions médicamenteuses

Topiques gastro-intestinaux : diminution de l'absorption de la **chloroquine**.

SALAZOPYRIDINE

■ Sulfasalazine

SALAZOPYRINE					
En rhumatologie : 2 g/j	100 cp. 500 mg	14,07	I	65 %	0,14

Propriétés

Action anti-inflammatoire ; action immunosuppressive probable.

Indications

En rhumatologie : polyarthrite rhumatoïde (est aussi utilisée dans certaines spondylarthropathies).

En gastro-entérologie : maladie de Crohn, rectocolite hémorragique.

Contre-indications

Hypersensibilité aux **sulfamides** et aux **salicylés.**

Déficit en G6PD.

Précautions d'emploi

Grossesse et allaitement : le traitement peut être poursuivi, en utilisant la dose minimale efficace.

Assurer une ration hydrique importante.

Dans les traitements prolongés contrôler régulièrement l'hémogramme (tous les mois le 1er trimestre, puis tous les 2 à 3 mois) et la diurèse. La surveillance régulière des transaminases est plus controversée.

En cas d'insuffisance hépatique ou rénale sévère, réduire la posologie.

Effets indésirables

Troubles digestifs, qui cèdent à la diminution de la posologie.

Oligospermie lentement réversible.

Les urines peuvent être colorées en brun pendant le traitement.

Certains effets indésirables imposent l'arrêt du traitement :

- réactions cutanées d'hypersensibilité ;
- risque d'anémie hémolytique, ou immuno-allergique, de neutropénie, de thrombopénie, et exceptionnellement d'aplasie.

Interactions médicamenteuses

Anticoagulants oraux de type coumarinique : augmentation de l'activité anticoagulante.

Antidiabétiques oraux de type sulfonyluré : risque d'hypoglycémie.

Les **ralentisseurs du transit**, en particulier les opiacés, favoriseraient une plus grande absorption du produit.

Acide folique : diminution de l'absorption.
Digoxine : diminution de la digoxinémie.

MÉTHOTREXATE

■ Méthotrexate

MÉTHOTREXATE BELLON					
Posologie rhumatologique habituelle : 7,5 à 15 mg/sem. Ne pas dépasser 20 mg/sem.	20 cp. 2,5 mg	5,33	I	100 %	0,27
NOVATREX					
Idem *MÉTHOTREXATE BELLON*	12 cp. 2,5 mg	4,04	I	65 %	0,34
METOJECT					
Idem *MÉTHOTREXATE BELLON*	1 ser. 7,5 mg/ 0,15 mL	17,49	I	65 %	17,49
	1 ser. 10 mg/0,2 mL	18,68	I	65 %	18,68
	1 ser. 15 mg/0,3 mL	21,42	I	65 %	21,42
	1 ser. 20 mg/0,4 mL	23,79	I	65 %	23,79
	1 ser. 25 mg/0,5 mL	27,65	I	65 %	27,65
LEDERTREXATE					
Idem *MÉTHOTREXATE BELLON*	1 inj. 5 mg/2 mL	3,55	I	100 %	3,55
	1 inj. 25 mg/1 mL	9,01	I	100 %	9,01
	1 inj. 50 mg/2 mL	9,01	I	100 %	9,01

Propriétés

Antinéoplasique cytostatique du groupe des antifoliques, agissant comme antimétabolite des acides nucléiques.

Indications

AMM : polyarthrite rhumatoïde, psoriasis.
Est également prescrit en milieu spécialisé dans certaines formes sévères de spondylarthropathies et de rhumatisme psoriasique.

Contre-indications

Grossesse et absence de contraception efficace : contre-indication formelle.
Allaitement : contre-indication.
Autres contre-indications absolues :
• insuffisance respiratoire chronique, insuffisance rénale chronique, atteinte hépatique évolutive et alcoolisme chronique sévère ;
• leucopénie, thrombopénie, anémie ;
• infection aiguë ou chronique, en particulier aux virus VIH ;
• cancer, hémopathie associée.

Contre-indications relatives :
• tabagisme, obésité ; antécédents d'affection hépatique, pulmonaire, rénale ou hématopoïétique ;
• diabète insulinodépendant, ulcère gastroduodénal évolutif.

Précautions d'emploi

Voir texte ci-contre, en particulier pour le tabagisme, les antécédents pulmonaires, et le rythme de la surveillance biologique.
Recherche préalable et en cours de traitement de foyers infectieux, à traiter.

Effets indésirables

• nausées, douleurs abdominales, anorexie ;
• leucopénie, thrombopénie, anémie ;
• céphalées, fièvre ;
• rare : hépatite, pneumopathie interstitielle, insuffisance rénale.

Interactions médicamenteuses

Certaines associations sont contre-indiquées,

même aux doses rhumatologiques : **phénylbutazone**, **probénécide**, **sulfaméthoxazole-triméthoprime**, **triméthoprime.**

Certaines associations doivent faire prendre des précautions :

• **AINS**, bien que la prescription soit possible si **méthotrexate** < 15 mg/sem. ;

• pour le **kétoprofène**, respecter un délai de 12 h par rapport à la prise de **MTX** ;

• **ciclosporine**, **sulfamides antibactériens**, **phénytoïne**, **phénobarbital**, du fait d'une augmentation de la toxicité hématologique ;

• vaccins vivants atténués.

ACIDE FOLIQUE

Acide folique

SPÉCIAFOLDINE					
En complément du **méthotrexate** en rhumatologie : 10 à 20 mg/sem.	28 cp. 0,4 mg 20 cp. 5 mg	3,60 2,33		65 % 65 %	0,13 0,12

Propriétés

Acide folique antianémique.

Indications

Compensation des carences en **acide folique.**

Prévention ou traitement de certains effets indésirables du **méthotrexate** (MTX).

Contre-indications

Allergie à l'un des constituants.

Précautions d'emploi

Prendre le produit le lendemain de la prise du **MTX** ou réparti sur les jours sans **MTX**.

Effets indésirables

Très rares cas de réactions cutanées allergiques.

Possibilité de troubles gastro-intestinaux.

Interactions médicamenteuses

Phénobarbital, **phénytoïne**, **primidone** : diminution du taux des **anticonvulsivants**.

LÉFLUNOMIDE

Léflunomide

ARAVA					
100 mg/j les 3 premiers j Puis 10 à 20 mg/j	30 cp. 10 mg 30 cp. 20 mg 3 cp. 100 mg	75,55 75,55 43,88	I I I	65 % 65 % 65 %	2,52 2,52 14,63

Propriétés

Immunosuppresseur sélectif dont le métabolite actif a une action antiprolifératrice.

Indications

Traitement de fond de la polyarthrite rhumatoïde active de l'adulte.

Contre-indications

Hypersensibilité au **léflunomide** (notamment antécédent de syndrome de Stevens-Johnson, syndrome de Lyell ou érythème polymorphe).

Insuffisance hépatique.

Patients ayant un état d'immunodéficience grave, par exemple les patients atteints du sida.

Dysfonction médullaire grave, ou anémie, leucopénie, neutropénie, ou thrombopénie profonde d'origine autre que la polyarthrite rhumatoïde ou infections graves.

Insuffisance rénale modérée à sévère, hypoprotéinémie sévère.

Femmes enceintes ou en âge de procréer n'utilisant pas de méthode contraceptive fiable pendant le traitement par le **léfluno-**

mide. L'existence d'une grossesse devra être exclue avant la mise en route du traitement. Les femmes ne doivent pas allaiter.

Les patients masculins devront être prévenus d'une possible toxicité fœtale transmise par le père. Il convient d'assurer une contraception efficace pendant le traitement avec le **léflunomide**.

Déconseillé chez les patients de moins de 18 ans.

Précautions d'emploi

Le médicament ne doit être prescrit que par des médecins spécialistes ayant une bonne expérience dans le traitement des maladies rhumatoïdes. Un traitement récent ou concomitant avec un autre traitement de fond hépatotoxique ou hématotoxique (par exemple le **méthotrexate**) peut entraîner un risque accru d'effets indésirables.

PROCÉDURE DE WASH-OUT

• Soit par administration de 8 g de **colestyramine**, x 3/j

• Soit par administration de 50 g de charbon activé en poudre, 4 fois par jour.

La durée d'une procédure de wash-out complète est habituellement de 11 j. Cette durée peut être modifiée en fonction des éléments cliniques ou des paramètres biologiques.

Ceux-ci peuvent être graves et survenir même après l'arrêt du **léflunomide**, qui peut persister longtemps dans l'organisme, justifiant alors une procédure de wash-out, en particulier :

- si le taux des ALAT (SGPT) s'élève après adaptation de la posologie, si des anomalies hématologiques apparaissent ;
- en cas de syndrome de Stevens-Johnson ou de Lyell (une stomatite ulcéreuse doit faire arrêter le traitement) ;
- en cas d'infection sévère non contrôlée. Les patients ayant une réaction positive à la tuberculine doivent être étroitement surveillés en raison du risque de réactivation d'une tuberculose ;
- en cas de remplacement par un autre traitement de fond.

Effets indésirables

APPAREIL CARDIOVASCULAIRE

Augmentation modérée de la pression artérielle ; rarement HTA sévère.

SYSTÈME GASTRO-INTESTINAL, FOIE

Fréquents : diarrhée, nausées, vomissements, anorexie, lésions de la muqueuse buccale, douleurs abdominales, élévation des paramètres hépatiques (transaminases en particulier ALAT, plus rarement gamma-GT, phosphatases alcalines, ou bilirubine).

Rares : hépatite, ictère/cholestase et très rarement, atteintes hépatiques sévères, pancréatites.

INFECTIONS

Très rares : infections sévères, septicémies ; le **léflunomide** peut augmenter la sensibilité aux infections (notamment les rhinites, bronchites et pneumonies), y compris aux infections opportunistes.

TROUBLES DU MÉTABOLISME ET DE LA NUTRITION

Amaigrissement, hypokaliémie.

SYSTÈME NERVEUX

Céphalées, étourdissements, asthénie, paresthésies ; perturbations du goût, anxiété.

SYSTÈME MUSCULAIRE ET OSSEUX

Fréquents : ténosynovite.

Peu fréquents : rupture tendineuse.

PEAU ET ANNEXES

Fréquents : accentuation de la chute naturelle des cheveux, eczéma, sécheresse cutanée.

Très rares : syndrome de Stevens-Johnson, syndrome de Lyell, érythème polymorphe.

ALLERGIE

Fréquents : réactions allergiques modérées, éruption (notamment éruption maculopapulaire), prurit.

Peu fréquents : urticaire. Très rares : réactions anaphylactiques.

TROUBLES RESPIRATOIRES

Très rares : pneumopathie interstitielle.

SYSTÈMES HÉMATOLOGIQUE ET LYMPHATIQUE

Fréquents : leucopénie (avec leucocytes > 2 G/L).

Peu fréquents : anémie, thrombopénie modérée.

Rares : éosinophilie, leucopénie < 2 G/L, pancytopénie.

Très rarement : agranulocytose.

Interactions médicamenteuses

Une augmentation des effets indésirables peut survenir en cas d'administration récente ou concomitante de produits hépatotoxiques ou hématotoxiques, ou lorsqu'un traitement par le **léflunomide** est mis en route après l'administration de ces produits sans qu'il y ait eu entre-temps de période de wash-out. Par conséquent, une surveillance attentive des paramètres hépatiques et hématologiques est recommandée au début du traitement de relais par le **léflunomide**.

Éviter de prendre de la **colestyramine** ou du charbon activé en poudre, ces produits entraînant une baisse rapide et significative des taux plasmatiques, et de consommer de l'alcool.

Aucune donnée clinique sur l'efficacité et la sécurité des vaccinations au cours d'un traitement par le **léflunomide** n'est disponible. Cependant, les vaccinations avec un vaccin vivant atténué ne sont pas recommandées.

DÉRIVÉS THIOLÉS

■ Pénicillamine

TROLOVOL					
Posologie progressive, 300 mg puis 600 mg/j Ne pas dépasser 900 mg/j	30 cp. séc. 300 mg	22,67	I	65 %	0,76

■ Tiopronine

ACADIONE					
Dose efficace : 1 g/j Ne pas dépasser 1,5 g/j	120 cp. 250 mg	58,18	I	65 %	0,48

Propriétés

Antirhumatismal d'action lente.

Indications

Traitement de fond de la polyarthrite rhumatoïde.

Pénicillamine : maladie de Wilson.

Contre-indications

Grossesse : interrompre le traitement, et ne pas le prescrire chez une femme susceptible d'être enceinte.

Allaitement : interrompre l'allaitement.

Néphropathies hématurique et protéinurique.

Altérations hématologiques importantes.

Dermatoses sévères.

Maladie lupique, myasthénie.

Allergie aux **pénicillines** et **céphalosporines**.

Antécédents d'accident grave avec des dérivés thiols : aplasie, pemphigus, myasthénie.

Précautions d'emploi

Prudence en cas d'association avec un médicament pouvant provoquer une aplasie.

Surveillance clinique et biologique régulière : hémogramme, créatininémie, recherche de protéinurie, voire d'hématurie.

Une fièvre ou un état infectieux doivent faire pratiquer un hémogramme.

En cas de dyspnée inexpliquée, cesser le traitement et faire un bilan radiographique et fonctionnel respiratoire.

Attendre 6 mois pour commencer le traitement s'il est prescrit après l'arrêt d'une chrysothérapie pour effets indésirables.

Effets indésirables

Troubles cutanés et muqueux : prurit, érythème ; plus rarement, mais imposant l'arrêt du traitement : toxidermie, pemphigus, stomatite, gingivite, lésion aphtoïde.

Nausées, vomissements, anorexie, perte du goût (agueusie).

Protéinurie isolée, à rechercher systématiquement tous les 15 j au moins. Certains auteurs n'interrompent la **pénicillamine** que si la protéinurie est > 1 g/24 h. D'autres préfèrent l'arrêter plus tôt car elle expose à la survenue d'un syndrome néphrotique, lentement régressif après l'arrêt du traitement.

Pneumopathie interstitielle ou bronchiolite oblitérante.

Troubles hématologiques : thrombopénie, leucopénie, voire agranulocytose.

Troubles dysimmunitaires : apparition de facteurs antinucléaires ; lupus induit, myasthénie, dermatomyosite, thyroïdite, anémie hémolytique, pemphigus, nécessitant l'arrêt du traitement.

Interactions médicamenteuses

Ne pas associer aux **pyrazolés** en raison du risque hématologique.

Les **sels de fer**, les **topiques intestinaux** doivent être pris à distance de la **pénicillamine**, dont l'absorption serait diminuée.

ANTI-TNF-ALPHA

▪ Étanercept

ENBREL					
De 4 à 17 ans : 0,4 mg/kg, avec un intervalle de 3 à 4 j entre 2 inj. SC A. : 25 mg x 2/sem.	4 inj. ser. 10 mg	211,99	I	65 %	53,00
	4 ser. prérempl. 25 mg	514,33	I	65 %	128,58
	4 ser. prérempl. 50 mg	514,33	I	65 %	128,58
	4 inj. stylos 50 mg	989,19	I	65 %	247,30

Propriétés

Par inhibition compétitive de la liaison du TNF à ses récepteurs, il diminue la réaction inflammatoire synoviale et les destructions ostéo-cartilagineuses.

Indications

ENBREL 25 et 50 mg

Polyarthrite rhumatoïde :

- en association au **méthotrexate** pour le traitement de la polyarthrite rhumatoïde modérément à sévèrement active de l'adulte en cas de réponse inadéquate aux traitements de fond, y compris le **méthotrexate** (sauf contre-indication) ;
- en monothérapie en cas d'intolérance au **méthotrexate** ou lorsque la poursuite du traitement avec le **méthotrexate** est inadaptée ;
- dans le traitement de la polyarthrite rhumatoïde sévère, active et évolutive de l'adulte non précédemment traitée par le **méthotrexate**.

Il a été montré qu'*ENBREL*, seul ou en association avec le **méthotrexate**, ralentit la progression des dommages structuraux articulaires tels que mesurés par la radiographie et améliore les capacités fonctionnelles.

Rhumatisme psoriasique actif et évolutif de l'adulte en cas de réponse inadéquate au traitement de fond antérieur.

Spondylarthrite ankylosante sévère et active de l'adulte en cas de réponse inadéquate au traitement conventionnel.

ENBREL 25 mg

Arthrite juvénile idiopathique polyarticulaire active de l'enfant et l'adolescent âgés de 4 à 17 ans en cas de réponse inadéquate ou d'intolérance avérée au **méthotrexate**.

Contre-indications

Hypersensibilité à la substance active ou à l'un de ses excipients. Septicémie ou risque. Éviter en cas d'infection évolutive, chronique

ou localisée. Éviter en cas de maladie démyélinisante ou de risque.
Grossesse et allaitement : déconseillé.

Précautions d'emploi

Écarter une infection évolutive, dont la tuberculose, avant de commencer le traitement. L'arrêter en cas d'infection grave, de varicelle, de réaction allergique, de pancytopénie.
Prudence en cas d'insuffisance cardiaque congestive (risque d'aggravation).
Les vaccins vivants ne doivent pas être administrés pendant le traitement.

Effets indésirables

Très fréquemment, réactions au site d'injection (érythème, démangeaison, douleur, gonflement), ne nécessitant en général pas de traitement, et, fréquemment : fièvre.
Infections fréquentes : voies aériennes supérieures, bronchites, cystites, infections cutanées.
Infections graves, peu fréquentes : septicémies, pneumonies, cellulites, arthrites septiques. Tuberculose, infection fongique.
Hématologie : thrombocytopénie, anémie, leucopénie, pancytopénie et très rarement aplasie.
Réactions allergiques cutanées et sous-cutanées fréquentes (prurit, et plus rarement urticaire, angio-œdème). Rares réactions allergiques/anaphylactiques graves.
Formation d'auto-anticorps.
Rarement : convulsions, épisodes de démyélinisation du type SEP ou localisée (névrite optique, myélite transverse).

Interactions médicamenteuses

On ne dispose pas d'études particulières. Dans les essais cliniques, aucune interaction n'a été observée avec les **glucocorticoïdes**, les **salicylés**, les **AINS**, les **analgésiques** ou le **méthotrexate**.

■ Infliximab

REMICADE					
PR de l'adulte en cas de réponse inadéquate aux traitements de fond, y compris le **méthotrexate** Formes sévères de spondylarthrite ankylosante Maladie de Crohn et rectocolite hémorragique active et sévère Adulte : 3 mg/kg en perfusion IV, d'une durée de 2 h, suivie de perfusions supplémentaires les 2, puis 6, puis 8 sem. suivantes, en association au **méthotrexate**	1 fl. 100 mg	HOP	I		

Propriétés

Anticorps monoclonal chimérique qui se lie aux formes solubles et transmembranaires du TNF-alpha, il diminue la réaction inflammatoire synoviale et les destructions ostéo-cartilagineuses.

Indications

Polyarthrite rhumatoïde : en association avec le **méthotrexate**. Réduction des signes et symptômes, mais aussi amélioration des capacités fonctionnelles, chez :

- les patients ayant une maladie active lorsque la réponse aux traitements de fond, dont le **méthotrexate**, a été inappropriée ;
- les patients ayant une maladie active, sévère et évolutive, non traitée auparavant par le **méthotrexate** ni les autres **DMARD**.

Spondylarthrite ankylosante chez les patients qui ont des signes axiaux sévères, des marqueurs sérologiques de l'activité inflammatoire élevés et qui n'ont pas répondu de manière adéquate à un traitement conventionnel.

Rhumatisme psoriasique actif et évolutif chez les patients qui n'ont pas répondu de manière adéquate aux **DMARD** (*Disease Modifying Antirheumatic Drugs*) :

• en association avec le **méthotrexate**;

• ou seul chez les patients qui ont montré une intolérance au **méthotrexate** ou chez lesquels il est contre-indiqué.

Maladie de Crohn active, de forme modérée à sévère.

Rectocolite hémorragique active, de forme modérée à sévère.

Contre-indications

Hypersensibilité à la substance active ou à l'un de ses excipients. Septicémie ou risque. Éviter en cas d'infection évolutive, chronique ou localisée. Éviter en cas de maladie démyélinisante ou de risque, en cas d'insuffisance cardiaque.

Grossesse et allaitement : déconseillé.

Précautions d'emploi

La survenue possible de réactions aiguës liées à la perfusion, dont des chocs anaphylactiques et des réactions d'hypersensibilité retardée, qui peuvent survenir dès les premières secondes de la perfusion ou durant les quelques heures qui la suivent, en particulier lors des premières perfusions, impose l'arrêt de la perfusion et un traitement adapté. Les réactions mineures imposent de ralentir le débit, et peuvent éventuellement être prévenues ultérieurement par l'administration d'un **antihistaminique** ou de **paracétamol**.

Écarter une infection évolutive, dont la tuberculose, avant de commencer le traitement. L'arrêter en cas d'infection grave, de varicelle, de réaction allergique, de pancytopénie.

Vérifier le test Quantiféron avant de débuter le traitement.

Prudence en cas d'insuffisance cardiaque congestive (risque d'aggravation).

Les vaccins vivants ne doivent pas être administrés pendant le traitement.

Effets indésirables

Très fréquemment, réactions liées à la perfusion (*cf.* supra) : fatigue, douleur thoracique, fièvre ou frissons, prurit ou urticaire, bouffées de chaleur, hypo ou hypertension, dyspnée, beaucoup plus rarement réactions anaphylactiques. Ces signes peuvent survenir également quelques jours après la perfusion (hypersensibilité retardée).

Infections virales fréquentes : grippe, herpès. Infections des voies respiratoires, fréquentes. Infections graves, peu fréquentes : septicémie, abcès, cellulite, mauvaise cicatrisation, infection bactérienne. Tuberculose, infection fongique.

Hématologie : anémie, leucopénie, lymphadénopathie, lymphocytose, lymphopénie, neutropénie, thrombocytopénie.

Réactions allergiques cutanées fréquentes : rash, prurit, urticaire, sudation augmentée, sécheresse cutanée. Autres réactions cutanées plus rares.

Formation d'anticorps anti-infliximab, d'autoanticorps et exceptionnellement apparition d'un syndrome lupique.

Fréquemment : céphalées, vertiges, étourdissement. Peu souvent : dépression, confusion, agitation, amnésie, apathie, nervosité, somnolence. Rarement : convulsions, épisodes de démyélinisation du type SEP ou localisée (névrite optique, myélite transverse).

Fréquemment : syncope, bradycardie, arythmie, palpitations, vasospasme, cyanose, thrombophlébite, ischémie périphérique, aggravation d'une insuffisance cardiaque. Anomalies de la fonction hépatique, fréquentes (à surveiller).

Fréquemment : nausée, diarrhée, douleur abdominale, dyspepsie; peu fréquemment : constipation, reflux gastro-œsophagien, chéilite, cholécystite.

Interactions médicamenteuses

On ne dispose pas d'études particulières. Dans les essais cliniques, aucune interaction n'a été observée avec les **glucocorticoïdes**, les **salicylés**, les **AINS**, les **analgésiques** ou le **méthotrexate**.

▪ Adalimumab

HUMIRA					
1 dose unique de 40 mg toutes les 2 sem. par voie SC, en association avec le **méthotrexate**	2 ser. prér. 40 mg (0,8 mL)	943,74	I	65 %	471,87
	2 stylos prér. 40 mg (0,8 mL)	943,74	I	65 %	471,87
	2 fl. usage péd. 40 mg (0,8 mL)	1 041,36	I	65 %	

Propriétés

L'**adalimumab** se combine avec, et bloque, les récepteurs du TNF ; il diminue ainsi la réaction inflammatoire synoviale et les destructions ostéo-cartilagineuses.

Indications

Traitement de la maladie de Crohn active, sévère, chez les patients qui n'ont pas répondu malgré un traitement approprié et bien conduit par un corticoïde et/ou un immunosuppresseur ou chez lesquels ce traitement est contre-indiqué ou mal toléré. Pour le traitement d'induction, *HUMIRA* doit être administré en association avec des corticoïdes. *HUMIRA* peut être administré en monothérapie en cas d'intolérance aux corticoïdes ou lorsque la poursuite du traitement corticoïde n'est pas appropriée.

En association au **méthotrexate** :

Polyarthrite rhumatoïde :

• forme modérément à sévèrement active de l'adulte, lorsque la réponse aux traitements de fond, y compris le **méthotrexate**, est inadéquate ;

• forme sévère, active et évolutive chez les adultes non précédemment traités par le **méthotrexate**.

Rhumatisme psoriasique actif et évolutif chez l'adulte lorsque la réponse à un traitement de fond antérieur a été inadéquate.

Spondylarthrite ankylosante sévère et active chez l'adulte ayant eu une réponse inadéquate au traitement conventionnel.

Contre-indications

Hypersensibilité au principe actif ou à l'un des excipients.

Tuberculose évolutive ou autres infections sévères telles que sepsis et infections opportunistes.

Insuffisance cardiaque modérée à sévère (NYHA classes III/IV).

Grossesse : l'administration d'**adalimumab** n'est pas recommandée pendant la grossesse. Les femmes en mesure de procréer doivent utiliser une méthode de contraception appropriée et la poursuivre pendant 5 mois au moins après la dernière administration d'*HUMIRA*.

Allaitement : comme les immunoglobulines humaines passent dans le lait maternel, les femmes ne doivent pas allaiter pendant au moins 5 mois après la dernière administration d'*HUMIRA*.

Précautions d'emploi

L'administration de **méthotrexate** doit être continuée pendant le traitement par *HUMIRA*. Le traitement par *HUMIRA* doit être instauré et supervisé par un médecin spécialiste qualifié en matière de diagnostic et de traitement de la polyarthrite rhumatoïde, du rhumatisme psoriasique ou de la spondylarthrite ankylosante (sur une ordonnance de «médicament d'exception»). Une carte spéciale de surveillance sera remise aux patients traités par *HUMIRA*.

Après une formation correcte à la technique d'injection, les patients peuvent s'auto-injecter *HUMIRA*, sous le couvert d'un suivi médical approprié. La réponse clinique est habituellement obtenue en 12 sem. de traitement. La poursuite du traitement devra être reconsidérée chez un patient n'ayant pas répondu dans ces délais.

Infections

• Dépister des infections (y compris la tuberculose) avant, pendant et après le traitement par *HUMIRA*.

• Ne pas commencer le traitement tant que les infections évolutives, y compris les infections chroniques ou localisées, ne sont pas contrôlées.

• En cas d'apparition d'une infection grave, l'administration d'*HUMIRA* doit être interrompue jusqu'à ce que l'infection soit contrôlée.

Événements neurologiques

La prudence est recommandée avant de traiter avec *HUMIRA* les patients atteints d'une maladie démyélinisante du système nerveux central, préexistante ou de survenue récente.

Réactions allergiques

En cas de survenue d'une réaction anaphylactique ou d'une autre réaction allergique grave, l'administration d'*HUMIRA* doit être immédiatement interrompue et un traitement approprié mis en œuvre.

Tumeurs malignes et troubles lymphoprolifératifs

Dans l'état actuel des connaissances, la possibilité d'un risque de développer des lymphomes ou autres maladies malignes chez les patients traités par **anti-TNF** ne peut être exclue.

Une prudence accrue devra être observée lorsqu'on envisage un traitement des patients avec antécédents de tumeurs malignes par *HUMIRA*.

Réactions hématologiques

Des effets indésirables du système sanguin comprenant des cytopénies médicalement significatives ont été peu souvent observés avec *HUMIRA*. Il doit être conseillé à tous les patients de demander immédiatement un avis médical s'ils ont des signes ou des symptômes suggérant des troubles sanguins (par exemple : fièvre persistante, ecchymoses, saignements, pâleur) sous *HUMIRA*. L'arrêt du traitement par *HUMIRA* devra être envisagé pour les patients chez qui des anomalies sanguines significatives seront confirmées.

Vaccinations

Chez la plupart des patients recevant *HUMIRA* est apparue une réponse immunitaire efficace aux vaccins utilisant des polysaccharides pneumococciques.

Compte tenu du manque de données, il est recommandé d'éviter d'associer des vaccins vivants et *HUMIRA*.

Insuffisance cardiaque congestive

Le traitement par *HUMIRA* doit être arrêté chez les patients présentant de nouveaux symptômes ou une aggravation de leurs symptômes d'insuffisance cardiaque congestive.

Processus auto-immuns

Le traitement par *HUMIRA* peut entraîner la formation d'anticorps auto-immuns. L'impact d'un traitement à long terme par *HUMIRA* sur le développement de maladies auto-immunes est inconnu.

Chirurgie

La longue demi-vie de l'**adalimumab** doit être prise en compte si une intervention chirurgicale est prévue. Un patient traité par *HUMIRA* nécessitant une intervention chirurgicale doit être attentivement surveillé afin de dépister des infections et des actions appropriées doivent être entreprises.

Effets indésirables

Les réactions au point d'injection (érythème et/ou prurit, saignement, douleur ou tuméfaction) sont fréquentes mais ne conduisent généralement pas à l'arrêt du médicament.

Les infections sont assez fréquentes, en particulier celles des voies respiratoires supérieures. Certaines peuvent être graves, et sont redoutées : tuberculose, infections opportunistes.

Moins fréquentes : infections des voies respiratoires basses, urinaires, à virus herpès, grippe, mycoses superficielles ; parfois infection articulaire, infections des plaies, abcès, infection de la peau (cellulite et impétigo), infections pileuses (furoncles, anthrax), périonyxis, éruption pustuleuse, infection dentaire et du parodonte, otite, gastroentérite, candidose oropharyngée, infection vaginale.

Troubles sanguins et du système lymphatique : lymphopénie, anémie, et moins souvent, leucopénie, leucocytose, lymphadénopathie, neutropénie, thrombocytopénie.

Troubles du système nerveux et psychiatriques : céphalées, sensations vertigineuses, paresthésies.
Troubles visuels, conjonctivite, inflammation oculaire (y compris œdème, douleur, rougeur), œdème palpébral, glaucome, blépharite, sécheresse oculaire.
Hypertension artérielle.
Toux, douleur nasopharyngée, congestion nasale.
Troubles gastro-intestinaux :
• fréquents : nausée, douleur abdominale, diarrhée, dyspepsie, ulcération buccale ;
• peu fréquents : vomissements, ballonnements, constipation, reflux gastro-œsophagien, gastrite, colite, saignements hémorroïdaux, hémorroïdes, œdème buccal, douleurs dentaires, sécheresse de la bouche, gingivite, ulcération de la langue, dysphagie, stomatite (y compris stomatite aphteuse).
Troubles cutanés et des tissus sous-cutanés :
• fréquents : rash, prurit, rash érythémateux, rash prurigineux, perte des cheveux ;
• peu fréquents : rash maculeux ou papuleux, peau sèche, eczéma, dermatite, hyperhidrose, psoriasis, lésion cutanée, urticaire, ecchymoses et contusions accrues, purpura, acné, ulcération de la peau, angio-œdème, réaction cutanée, anomalie unguéale, sueurs nocturnes, réactions de photosensibilité, exfoliation cutanée.
Troubles rénaux et urinaires peu fréquents : hématurie, dysurie, énurésie nocturne, pollakiurie, douleur rénale.
Fatigue (incluant asthénie et malaise), syndrome grippal.
Anomalies biologiques :
• fréquente : augmentation des enzymes hépatiques ;
• peu fréquents : augmentation des triglycérides, allongement du temps de céphaline activé partiel, augmentation des phosphatases alcalines, de la CPK, de la LDH ; diminution du potassium sanguin ; neutropénie ; augmentation de l'urée sanguine, de la créatinine sanguine, albumine urinaire ; anticorps ADN positif, anticorps antinucléaire positif.

Interactions médicamenteuses

L'administration d'*HUMIRA* sans **méthotrexate** a entraîné une augmentation de la formation d'anticorps et une augmentation de la clairance de l'**adalimumab**.
L'administration simultanée d'**anti-TNF-alpha** et d'**anakinra** n'est pas recommandée (majoration du risque infectieux).

■ Golimumab

SIMPONI					
Voie SC 50 mg x 1/mois	1 ser. prér. 50 mg/ 0,5 mL	937,23	I	65 %	937,23
	1 stylo. prér. 50 mg/ 0,5 mL	937,23	I	65 %	937,23

Propriétés

Anticorps monoclonal humain qui forme des complexes stables à forte affinité avec les deux formes bioactives transmembranaire et soluble du TNF-alpha humain, ce qui empêche la liaison du TNF-alpha à ses récepteurs.

Indications

En association avec le **méthotrexate** dans le traitement de la polyarthrite rhumatoïde et du rhumatisme psoriasique en cas d'échec aux autres traitements.
Traitement de la spondylarthrite ankylosante en cas d'échec aux traitements conventionnels.

Contre-indications

• Allaitement, hypersensibilité à la substance active ou à l'un des excipients.
• Tuberculose active ou autres infections sévères, telles que sepsis, et infections opportunistes.
• Insuffisance cardiaque modérée ou sévère (de classe III/IV dans la classification NYHA).

Précautions d'emploi

Bilan immunitaire et recherche de tuberculose avant traitement.
Pendant le traitement, une surveillance cardiaque et hématologique est recommandée.

Effets indésirables

Troubles du sytème immunitaire, risque infectieux.
Troubles cardiovascualires : bouffées, vasomotrices, hypertension artérielle, thrombose artérielle et veineuse, ischémie.
Réaction locale au point d'injection, prurit, urticaire, dermatite, asthénie, douleur, dépression, insomnie, fièvre, troubles gastro-intestinaux, troubles respiratoires.
Anémie, leucopénie, pancytopénie, augmentation des transaminases, perturbation du bilan thyroïdien, hyperglycémie, hyperlipidémie.

Interactions médicamenteuses

L'association de **golimumab** avec d'autres biothérapies utilisées pour traiter les même affections, dont l'**anakinra** et l'**abatacept**, n'est pas recommandée.
Les vaccins vivants ne doivent pas être administrés de façon concomitante avec le **golimumab**.

Certolizumab

CIMZIA					
Voie SC, 1 inj./2 sem. Posologie initiale : 400 mg à S1, S3 et S5 Posologie d'entretien : 200 mg/2 sem.	2 ser. prér. 200 mg/mL	867,97	I	65 %	433,99

Propriétés

Le TNF-alpha est une cytokine pro-inflammatoire clé qui joue un rôle central dans les processus inflammatoires. Ce médicament neutralise de manière sélective le TNF-alpha.

Indications

En association au **méthotrexate**: traitement de la polyarthrite rhumatoïde active, modérée à sévère, de l'adulte, lorsque la réponse aux traitements de fond est inadéquate.

Peut être administré en monothérapie en cas d'intolérance au **méthotrexate** ou lorsque la poursuite du traitement par le **méthotrexate** est inadaptée.

Contre-indications

Allaitement, hypersensibilité à la substance active ou à l'un des excipients.
Tuberculose active ou autres infections sévères, telles que sepsis, et infections opportunistes.
Insuffisance cardiaque modérée ou sévère (classification NYHA III/IV).

Précautions d'emploi

Bilan immunitaire et recherche de tuberculose avant traitement.
Pendant le traitement, une surveillance cardiaque et hématologique est recommandée.
Anti-TNF-alpha et tuberculose
Avant l'instauration du traitement par **anti-TNF-alpha, tous les patients doivent faire l'objet d'une recherche d'infection tuberculeuse active ou non (latente).**
En cas de diagnostic d'une tuberculose active, le traitement par **anti-TNF-alpha** ne doit pas être instauré.
En cas de diagnostic d'une tuberculose latente, une prophylaxie antituberculeuse appropriée, conforme aux recommandations locales, doit être mise en œuvre avant de commencer le traitement. Dans un tel cas, il convient de bien peser les bénéfices et les risques du traitement par **anti-TNF-alpha**.
Les patients devront être informés qu'il leur faudra consulter leur médecin en cas de survenue de signes ou symptômes (par exemple

toux persistante, cachexie/amaigrissement, fébricule), évocateurs d'une infection tuberculeuse, pendant ou après le traitement.

Effets indésirables

Fréquents :

• troubles de l'état général : pyrexie, douleur, asthénie, prurit, réactions au site d'injection ;
• troubles du système nerveux : céphalées, anomalies sensorielles ;
• éruption cutanée, nausées ;
• troubles du système immunitaire pouvant entrainer l'apparition d'infections (virales, bactériennes, parasitaires ou fongiques) ou entraînant la prolifération de cellules cancéreuses ;
• troubles hématologies : leucopénie ;
• troubles cardiovasculaires : hypertension, cardiomyopathie, arythmie, palpitations.

Interactions médicamenteuses

L'association avec l'**anakinra** ou l'**abatacept** n'est pas recommandée.

INHIBITEUR DES RÉCEPTEURS À L'IL-6

■ Tocilizumab

ROACTEMRA					
Voie IV, en perf. de 1 h A. 4-8 mg/kg x 1/4 sem. (sans dépasser 800 mg/adm.) Formes systémiques de la polyarthrite juvénile E. > 30 kg : 8 mg/kg x 1/2 sem. E. < 30 kg : 12 mg/kg x 1/2 sem. Forme polyarticulaire de la polyarthrite juvénile E. > 30 kg : 8 mg/kg x 1/4 sem. E. < 30 kg : 10 mg/kg x 1/4 sem.	1 fl. 20 mg/mL (4 mL) 1 fl. 20 mg/mL (10 mL) 1 fl. 20 mg/mL (20 mL)	HOP HOP HOP	I I I		

Propriétés

L'IL-6 est une cytokine pro-inflammatoire pléiotrope produite par un grand nombre de types cellulaires notamment les lymphocytes T et B, les monocytes et les fibroblastes.

Le rôle de l'IL-6 a été mis en évidence dans la pathogenèse d'un certain nombre de maladies, notamment les affections inflammatoires, l'ostéoporose et les néoplasies.

Le **tocilizumab** se lie de manière spécifique aux récepteurs solubles et membranaires de l'IL-6, empêchant la transmission du signal de l'inflammation.

Indications

Traitement de la polyarthrite rhumatoïde active, modérée à sévère, chez les patients adultes qui ont présenté une réponse inadéquate ou une intolérance à un précédent traitement par un ou plusieurs traitements de fond. Chez ces patients, ce médicament peut être utilisé en monothérapie en cas d'intolérance au **méthotrexate (TX)**, ou lorsque la poursuite du traitement par **MTX** est inadaptée.

Traitement de l'arthrite juvénile idiopathique systémique ou polyarticulaire active chez les patients âgés de 2 ans et plus, qui ont présenté une réponse inadéquate à un précédent traitement par **AINS** et **corticoïdes** systémiques. Ce médicament peut être utilisé en monothérapie (en cas d'intolérance au **MTX** ou lorsque le traitement par **MTX** est inadapté) ou en association au **MTX**.

Contre-indications

Hypersensibilité à la substance active ou à l'un des excipients.

Infections sévères ou actives, troubles sévères du système immunitaire (neutropénie, agranulocytose).

Précautions d'emploi

Perf. IV dans 50 mL (enfants de moins de 30 kg) ou 100 mL de cholure de sodium 0,9 %.

Comme pour les **anti-TNF-alpha**, une recherche de tuberculose active doit être effectuée avant le traitement.

Une surveillance clinique, hématologique, neurologique, hépatique, cardiaque est recommandée pendant le traitement.

Effets indésirables

Fréquents :

- œdèmes périphériques, réaction cutanée, céphalées, conjonctivite, prise de poids ;
- troubles du système nerveux : céphalées, sensations vertigineuses ;
- troubles du système immunitaire : infections des voies respiratoires supérieures, herpès, zona ;
- troubles gastro-intestinaux : douleurs abdominales, nausées, diarrhées, gastrites, ulcérations buccales ;
- hypercholestérolémie ;
- hypertension artérielle ;
- troubles respiratoires : dyspnée, toux.

Interactions médicamenteuses

Aucune interaction médicamenteuse notable n'a été recensée.

Le **tocilizumab** peut être utilisé en association avec le **méthotrexate**, les **anti-inflammatoires non stéroïdiens** ou les **corticoïdes**.

BIOTHÉRAPIE ANTI-INTERACTIONS CELLULAIRES

■ Abatacept

ORENCIA				
1 inj. IVL en 30 min > 60 kg : 500 mg 60-100 kg : 750 mg > 100 kg : 1 000 mg 2 et 3e inj. les 2e et 4e sem. puis 1 inj. toutes les 4 sem.	1 fl. pdre 250 mg + ser.	HOP	I	

Propriétés

L'**abatacept** diminue l'activation des lymphocytes T et la production spécifique du TNF alpha, de l'IFN (interféron) gamma et de l'IL-2 (interleukine 2) par les lymphocytes T ; il diminue ainsi la réaction inflammatoire synoviale et les destructions ostéo-cartilagineuses.

Indications

En association au **méthotrexate** : polyarthrite rhumatoïde, forme modérément à sévèrement active de l'adulte, lorsque la réponse aux traitements de fond incluant au moins un **anti-TNF**, est insuffisante.

Contre-indications

Hypersensibilité au principe actif ou à l'un des excipients.

Tuberculose évolutive ou autres infections sévères telles que sepsis et infections opportunistes.

Grossesse.

Allaitement : comme les immunoglobulines humaines passent dans le lait maternel, les femmes ne doivent pas allaiter pendant au moins 14 sem. après la dernière administration d'*ORENCIA*.

Précautions d'emploi

Le traitement par *ORENCIA* doit être instauré et supervisé par un médecin spécialiste qualifié en matière de diagnostic et de traitement de la polyarthrite rhumatoïde, du rhumatisme psoriasique ou de la spondylarthrite ankylosante (sur une ordonnance de « médicament d'exception »).

Infections :

- dépister des infections (y compris la tuberculose) avant, pendant et après le traitement par *ORENCIA* ;

- ne pas commencer le traitement tant que les infections évolutives, y compris les infections chroniques ou localisées, ne sont pas contrôlées ;
- en cas d'apparition d'une infection grave, l'administration d'*ORENCIA* doit être interrompue jusqu'à ce que l'infection soit contrôlée.

Événements neurologiques

La prudence est recommandée avant de traiter avec *ORENCIA* les patients atteints d'une maladie démyélinisante du système nerveux central, préexistante ou de survenue récente.

Réactions allergiques

En cas de survenue d'une réaction anaphylactique ou d'une autre réaction allergique grave, l'administration d'*ORENCIA* doit être immédiatement interrompue et un traitement approprié mis en œuvre.

Tumeurs malignes et troubles lymphoprolifératifs

Dans l'état actuel des connaissances, la possibilité d'un risque de développer des lymphomes ou autres maladies malignes chez les patients traités par **anti-TNF** ne peut être exclue. Une prudence accrue devra être observée lorsqu'on envisage un traitement des patients avec antécédents.

ANTAGONISTE DU RÉCEPTEUR DE L'IL-1

Anakinra

KINERET					
PR de l'adulte, en association au **méthotrexate**, en cas de réponse inadéquate au **méthotrexate** seul Adulte : 100 mg x 1/j, en inj. SC Alterner les sites d'injection.	7 ser. 100 mg prérempl. 0,67 mL	223,96	I	65 %	31,99

Propriétés

Forme recombinante de l'antagoniste spécifique du récepteur de l'IL-1 humaine (IL-1 Ra), agent immunosuppresseur, il diminue la réaction inflammatoire synoviale et les destructions ostéo-cartilagineuses.

Indications

Traitement de la PR de l'adulte, en association au **méthotrexate**, en cas de réponse inadéquate au **méthotrexate** seul.

Contre-indications

Hypersensibilité à la substance active, à l'un de ses excipients ou à des protéines provenant ou dérivant d'*E. coli*.

Insuffisance rénale sévère.

Grossesse et allaitement : déconseillé.

Précautions d'emploi

Écarter une infection évolutive, dont la tuberculose, avant de commencer le traitement. L'arrêter en cas d'infection grave, de varicelle, de réaction allergique, de neutropénie.

Les vaccins vivants ne doivent pas être administrés pendant le traitement.

Effets indésirables

Très fréquemment, réactions au site d'injection (érythème, ecchymoses, inflammation, douleur), généralement pendant les premières semaines du traitement seulement.

Très fréquemment : céphalées.

Dans les études cliniques, le risque d'infection grave a été plus élevé chez les patients ayant un antécédent d'asthme.

Hématologie : neutropénie.

Réactions allergiques rares : éruptions maculopapuleuses ou urticariennes.

Interactions médicamenteuses

On ne dispose pas d'études particulières. Dans les essais cliniques, aucune interaction n'a été observée avec les **glucocorticoïdes**, les **salicylés**, les **AINS**, les **analgésiques** ou le **méthotrexate**.

ANTILYMPHOCYTE B CD20

Rituximab

MABTHERA					
Polyarthrite rhumatoïde : 2 perf. IV de 1 000 mg à 2 sem. d'intervalle. Évaluation de la réponse à la 16e sem. Retraitement à partir de la 24e sem. chez les sujets initialement répondeurs *Lymphomes non hodgkiniens :* 375 mg/m² x 1/sem. à adapter au protocole de chimiothérapie (CHOP ou CVP)	2 fl. 100 mg/10 mL 1 fl. 500 mg/50 mL	HOP HOP	I I		

Propriétés

Anticorps monoclonal chimérique anti-CD20 qui, en inhibant l'antigène CD20 des lymphocytes B, diminue la réaction inflammatoire synoviale et les destructions ostéo-cartilagineuses.

Indications

En association au **méthotrexate** : traitement de la polyarthrite rhumatoïde active, sévère, chez les patients adultes qui ont présenté une réponse inadéquate ou une intolérance aux traitements de fond, dont au moins un **anti-TNF-alpha**.

Contre-indications

Hypogammaglobulinémie, infections sévères actives et insuffisance cardiaque sévère.

Grossesse et allaitement : comme les IgG passent la barrière placentaire et dans le lait, l'utilisation de **rituximab** ne devra être envisagée au cours de la grossesse que si le bénéfice attendu paraît supérieur au risque potentiel ; l'allaitement est contre-indiqué.

Les femmes en âge de procréer devront utiliser des mesures contraceptives efficaces tout au long du traitement et pendant 12 mois après son arrêt.

Précautions d'emploi

Les patients doivent recevoir 100 mg de **méthylprednisolone** par voie IV pendant 30 min avant *MABTHERA* pour diminuer la fréquence et la sévérité des réactions lors des perfusions.

La présence d'anticorps humains antichimériques peut être associée à une aggravation des réactions liées à la perfusion ou à des réactions allergiques suivant la seconde perfusion des traitements ultérieurs.

Toutes les vaccinations devront être terminées au moins 4 sem. avant la première administration de *MABTHERA*. Les vaccins vivants sont déconseillés en cas de déplétion en lymphocytes B.

Une réactivation virale est possible. En cas de portage chronique de l'Ag HBs, un traitement préventif de la réactivation virale B devra être prescrit (**entécavir**, **ténofovir**).

Effets indésirables

Réactions lors des perfusions dans 30 à 35 % des cas (première perfusion) : HTA ou hypotension, nausées, fièvre, rash, prurit, urticaire, rhinite.

Certains patients ont développé des anticorps humains antichimériques.

Légère augmentation des infections sévères, mais on n'a pas constaté sous **rituximab** d'infections opportunistes. Réactivation virale B (*cf.* Précautions d'emploi).

La survenue d'une neutropénie en règle tardive a été constatée dans 8 % des cas.

Arthralgies, douleurs ostéo-musculaires.

Beaucoup plus rares : asthénie, troubles digestifs, neurologiques.

Il n'y a pas à l'heure actuelle d'élément en faveur d'une augmentation possible du risque d'affection néoplasique.

Interactions médicamenteuses

Peu documentées, elles n'ont pas été relevées pour l'utilisation du **méthotrexate** et autres traitements de fond « classiques », des **AINS**, de la corticothérapie.

RHUMATISME PSORIASIQUE

FICHE MALADIE

DÉFINITION

On dénomme « rhumatisme psoriasique » les arthropathies qui accompagnent – mais parfois précèdent – le psoriasis, maladie cutanée très fréquente.

CAUSES ET MÉCANISMES

Le rhumatisme psoriasique fait partie des rhumatismes inflammatoires chroniques, mais la raison de sa survenue est encore inconnue.

DIAGNOSTIC

Rattacher une monoarthrite, ou une polyarthrite séronégative (c'est-à-dire que les réactions de Waaler-Rose et du latex sont négatives) à un psoriasis n'est pas toujours facile, faute d'évoquer ce diagnostic et de rechercher systématiquement les lésions cutanées (plaques rouges recouvertes de squames blanc nacré) en leurs sièges de prédilection : cuir chevelu, coudes et genoux, ongles et région périunguéale.

En général, le psoriasis et l'atteinte articulaire ont une évolution parallèle ; ce fait n'est cependant pas constant, et le rhumatisme peut même précéder le psoriasis.

L'évolution est très capricieuse et, d'une façon schématique, le rhumatisme psoriasique évolue :

- soit, et souvent, sous une forme mono-ou oligoarticulaire peu invalidante ;
- soit comme une polyarthrite rhumatoïde particulière par son atteinte asymétrique et la localisation aux articulations interphalangiennes distales (IPD) ;
- soit comme une spondylarthrite (rhumatisme axial) ;
- soit sous une forme à la fois périphérique et axiale.

TRAITEMENT

Le traitement est fonction de l'intensité des symptômes, des modalités évolutives, périphérique ou axiale (*cf.* Polyarthrite rhumatoïde, p. 1570 *et* Spondylarthrite ankylosante, p. 1594), avec quelques particularités.

FORMES MINEURES

On prescrit un traitement AINS, à dose suffisante, associé à des antalgiques à base de **paracétamol**, et, éventuellement, un traitement local (infiltration de corticoïdes, en évitant de piquer une lésion cutanée ; synoviorthèse, etc.).

Les formes installées relèvent souvent d'un traitement de fond comme dans la polyarthrite rhumatoïde, avec certaines précautions. Parmi les produits les plus utilisés, certains ont fait preuve d'efficacité et d'une tolérance acceptable :

- la **sulfasalazine**, dans les formes de moyenne gravité ;
- le **méthotrexate**, par voie parentérale dans les formes sévères qui peuvent justifier son utilisation rapide (avec les précautions d'usage, en particulier chez le sujet jeune).

On peut rappeler que le **méthotrexate** a souvent aussi un effet bénéfique sur le psoriasis.

D'autres médicaments peuvent être utilisés, mais leur efficacité semble moindre et ils imposent des précautions liées au psoriasis :

- Les corticoïdes par voie générale sont déconseillés, car ils risquent de déstabiliser le psoriasis ; leur emploi doit rester exceptionnel.
- Les **antipaludéens** sont contre-indiqués de façon habituelle car ils peuvent aggraver le psoriasis, et être responsables d'une érythrodermie.
- Les **salicylés** doivent être utilisés avec ré-

serve car ils risquent d'aggraver les psoriasis pustuleux.

• Les rétinoïdes (médicaments utilisés dans le traitement des lésions cutanées) sont peu utilisés, car d'action lente et s'accompagnant d'effets indésirables.

FORMES GRAVES

Les formes graves sont les formes ayant échappé aux thérapeutiques précédentes.

Elles peuvent justifier la prescription d'autres immunosuppresseurs (**azathioprine**), et des nouveaux traitements employés dans la polyarthrite rhumatoïde (anti-TNFα, *cf.* Polyarthrite rhumatoïde, p. 1570).

PRONOSTIC

Le pronostic est très difficile à prévoir, lié surtout à la gravité du tableau clinique et à l'importance des destructions articulaires. Les formes graves semblent pouvoir bénéficier des nouveaux traitements.

FICHE INFIRMIÈRE

La pratique infirmière est voisine de celle suivie dans la Polyarthrite rhumatoïde, p. 1572 et la Spondylarthrite ankylosante, p. 1596.

SYNDROME DE FIESSINGER-LEROY-REITER

FICHE MALADIE

DÉFINITION

Le syndrome de Fiessinger-Leroy-Reiter (FLR) est un syndrome survenant plus souvent chez l'homme jeune, qui associe, après une diarrhée inconstante (contexte épidémique possible), une urétrite (non gonococcique), une conjonctivite et un rhumatisme inflammatoire d'évolution subaiguë, atteignant principalement les genoux et les chevilles (syndrome urétro-conjonctivo-synovial).

CAUSES ET MÉCANISMES

L'arthrite du syndrome de FLR est l'exemple caractéristique des arthrites dites réactionnelles. Le syndrome est en effet fréquemment secondaire à une infection par *Chlamydia trachomatis,* mais d'autres germes peuvent être en cause. L'infection déclenche une réaction inflammatoire qui évolue pour son propre compte, mais n'entraîne pas de tableau septique (le germe n'est classiquement pas mis en évidence dans les articulations touchées, par les méthodes habituelles du moins).

DIAGNOSTIC

SIGNES CLINIQUES

Essentiellement clinique, le diagnostic repose sur la constatation des symptômes qui le définissent : syndrome urétro-conjonctivo-synovial, survenue éventuelle après un épisode de diarrhée.

EXAMENS COMPLÉMENTAIRES

Un prélèvement génital ou un sérodiagnostic des *Chlamydiae* est utile pour préciser cette étiologie.

TRAITEMENT

À LA PHASE AIGUË

Le repos est souvent nécessaire.

Les AINS représentent le traitement essentiel, à dose suffisante pour être efficace au début ; ensuite une posologie inférieure sera prescrite chaque fois que possible, jusqu'à la fin de la poussée (recherche de la dose minimale active). Les antalgiques, en complément, sont utiles.

L'antibiothérapie ne constitue pas, classiquement, le traitement de la poussée du syndrome de FLR, mais celui d'une éventuelle infection génitale, en particulier à *Chlamydiae*. Dans ce cas, on prescrira la **tétracycline** ou la **doxycycline**, sans omettre de traiter le partenaire.

Certains, toutefois, estiment justifié de traiter par antibiotiques, pendant 3 mois, toutes les arthrites réactionnelles dont le germe est identifié, en particulier *Chlamydiae*.

En cas de récidive d'une urétrite, l'antibiothérapie précoce semble très utile car elle diminuerait la fréquence des rechutes articulaires.

TRAITEMENT DE LA POUSSÉE DURABLE, INSTALLÉE

On peut être conduit à prescrire un traitement de fond comme dans la polyarthrite rhumatoïde, en particulier la *SALAZOPYRINE*.

En cas d'évolution vers une spondylarthrite, le traitement rejoint celui de cette affection.

MESURES GÉNÉRALES

Le malade pourra encore bénéficier :

- des mesures de protection orthopédique pour éviter les attitudes vicieuses ;
- de la rééducation précoce et active ;
- de synoviorthèses si l'atteinte d'une articulation a tendance à évoluer vers la chronicité.

La place des infiltrations locales de cortisoniques est discutée, en raison de la mise en évidence d'un agent septique dans les prélèvements faits au cours de certaines arthrites réactionnelles. Elles sont néanmoins possibles et souvent utiles, et peuvent être encadrées par une antibiothérapie.

PRONOSTIC

Il est très variable, le syndrome étant parfois limité à la poussée initiale, évoluant ailleurs vers des poussées successives d'arthrites périphériques, voire vers un tableau de spondylarthrite ; dans ce cas, l'antigène tissulaire HLA B27 est souvent présent (70 % des cas).

FICHE INFIRMIÈRE

La pratique infirmière est voisine de celle suivie dans la Spondylarthrite ankylosante, p. 1596.

SPONDYLARTHRITE ANKYLOSANTE

FICHE MALADIE

DÉFINITION

La spondylarthrite ankylosante, ou pelvispondylite rhumatismale, est un rhumatisme inflammatoire chronique qui survient avant tout chez les hommes (80 %), jeunes, et qui atteint électivement les articulations sacroiliaques, la colonne vertébrale et les enthèses, qui sont les zones d'attache des tendons et des ligaments sur le squelette, au niveau des articulations.

Les lésions inflammatoires de la maladie évoluent par poussées, se caractérisent par leur évolution ossifiante et ont tendance à aboutir à une ankylose osseuse.

Un certain nombre d'autres rhumatismes inflammatoires évoluent selon un mode et un tableau voisins de la spondylarthrite ankylosante ; on parle alors du groupe des spondylarthropathies, qui comporte le syndrome de Fiessinger-Leroy-Reiter, le rhumatisme psoriasique, le rhumatisme des entéro-colopathies (rectocolite hémorragique, maladie de Crohn, maladie de Whipple), le syndrome SAPHO (Synovite, Acné, Pustulose, Hyperostose par Ostéite).

CAUSES ET MÉCANISMES

Bien que sa cause soit inconnue, il existe une prédisposition génétique à la maladie : plus de 90 % des sujets atteints sont porteurs de l'antigène tissulaire HLA B27. Cet antigène, qui existe chez 6 % de la population en France, est un facteur prédisposant mais ni nécessaire ni suffisant pour que la maladie apparaisse.

DIAGNOSTIC

Le début de la maladie se fait habituellement chez un homme jeune, entre 15 et 30 ans, par des douleurs d'abord intermittentes et qui s'aggravent et s'étendent progressivement.

SIGNES CLINIQUES

Les douleurs sont caractéristiques par leur siège : région lombaire et sacrée, partie supérieure des fesses avec irradiation à la face postérieure des cuisses, sans dépasser le genou (elles sont bilatérales ou à bascule, pseudo-sciatiques), horaire inflammatoire : elles ont une recrudescence nocturne et réveillent le malade dans la deuxième partie de la nuit.

Il existe une raideur de la colonne vertébrale, particulièrement nette le matin au réveil, c'est un signe essentiel ; elle a tendance à diminuer au cours de la journée.

Il peut exister aussi des douleurs thoraciques inférieures, en particulier lors de l'inspiration profonde, des douleurs dorsales ou cervicales de type inflammatoire ou des douleurs des talons (talalgies).

L'examen clinique du malade peut être pauvre s'il est fait en fin de journée, alors que le signe objectif que constitue la raideur a diminué.

EXAMENS COMPLÉMENTAIRES

Les signes radiographiques caractéristiques siègent au bassin et à la colonne vertébrale :

- Arthrite sacro-iliaque bilatérale avec, au début, flou de l'interligne, condensation des berges de l'articulation, et géodes finissant par donner à l'interligne un aspect dentelé en « timbre-poste ». Ultérieurement, il y aura fusion osseuse des articulations sacro-iliaques.
- Syndesmophytes vertébraux, c'est-à-dire des bandes d'ossification verticales reliant les vertèbres entre elles, prédominant au niveau des vertèbres dorsales inférieures et lombaires hautes, et qui aboutiront à une ankylose des corps vertébraux (« colonne bambou »).

Les réactions sérologiques de la polyarthrite rhumatoïde sont négatives. L'antigène HLA B27 est fréquemment retrouvé dans la spondylarthrite ankylosante (plus de 90 % des cas). L'augmentation de la vitesse de sédimentation traduit le degré d'inflammation.

PRONOSTIC

La maladie évolue par poussées inflammatoires, séparées par des rémissions de durée très variable. Elles touchent au début les articulations sacro-iliaques et la colonne vertébrale lombaire ; puis la colonne dorsale et les articulations costo-vertébrales et sterno-costales, enfin la colonne cervicale.

Les articulations des membres inférieurs sont très fréquemment atteintes : chevilles et genoux, entravant la marche et la station debout ; hanches dont l'atteinte est un élément de gravité majeur car, contrairement aux autres articulations des membres, elle a une tendance à l'ankylose osseuse.

Au cours de la maladie, des manifestations extra-articulaires sont parfois associées et il faut signaler l'atteinte oculaire (iritis), relativement fréquente, et l'atteinte cardiaque (insuffisance aortique), beaucoup plus rare.

Sous l'influence des traitements anti-inflammatoires, la tendance classique à l'ankylose semble actuellement atténuée et retardée. Le retentissement fonctionnel de l'atteinte du rachis est, néanmoins, parfois considérable chez les hommes jeunes, entravant leur activité sociale et professionnelle.

TRAITEMENT

Essentiellement symptomatique, il fait appel aux éléments suivants.

TRAITEMENT MÉDICAMENTEUX ANTI-INFLAMMATOIRE

Les anti-inflammatoires non stéroïdiens (AINS) sont prescrits lors des poussées de la maladie, en fonction de leur intensité. La posologie doit être adaptée : à dose d'emblée suffisante, poursuivie jusqu'au contrôle de la poussée, puis diminution progressive, à la recherche de la dose minimale active, jusqu'à la fin de la poussée. L'*ASPIRINE* à dose suffisante peut être utile pour des douleurs modérées.

Ces traitements exposent à des effets indésirables et à des complications justifiant une surveillance rigoureuse du patient, sur le plan digestif en particulier (gastrites, ulcères gastroduodénaux), mais aussi cutané, hématologique et rénal.

TRAITEMENT DE FOND, PARFOIS

Dans les formes prolongées de la maladie, il est parfois indiqué de proposer un traitement de fond à action lente, comme dans la polyarthrite rhumatoïde, qui fait appel à la **sulfasalazyne** ou au **méthotrexate** (*cf.* Polyarthrite rhumatoïde, p. 1571).

Dans les formes graves, on utilise les anti-TNFα (biothérapies, *cf.* Polyarthrite rhumatoïde, p. 1571) qui ont souvent une grande efficacité : *ENBREL* (**étanercept**) par voie SC, *REMICADE* (**infliximab**) en perfusion à un rythme variable (*cf.* Fiche technique, p. 1597), au cours d'une hospitalisation.

INDICATIONS PARTICULIÈRES

Les arthrites des membres peu sensibles au traitement général, peuvent bénéficier d'infiltrations intra-articulaires de corticoïdes (avec l'asepsie de rigueur), ou même, dans certaines formes évoluant sur un mode chronique, d'une synoviorthèse comme dans la polyarthrite rhumatoïde.

Certaines poussées très invalidantes et rebelles d'arthrite sacro-iliaque peuvent aussi bénéficier de l'injection intra-articulaire, sous contrôle radiologique, d'un dérivé corticoïde.

TRAITEMENT ORTHOPÉDIQUE

Il est essentiel dans les intervalles des poussées : coucher sur un plan assez dur, n'utiliser qu'un oreiller mince, corriger la tendance à la cyphose dorsale, gymnastique respiratoire.

Arthroplastie en cas de coxite sévère.

Immobilisation plâtrée ou en matériau thermoplastique, en cas de fracture sur une « colonne bambou ».

MESURES SOCIOPROFESSIONNELLES

Il est souvent utile d'envisager très tôt une formation et une orientation professionnelles adaptées, visant à éviter les métiers qui comportent des contraintes mécaniques importantes ou répétées chez les sujets jeunes, voire un reclassement professionnel.

Les formes graves de la maladie sont inscrites sur la liste des affections de longue durée (ALD 30) donnant droit à la prise en charge à 100 % des frais médicaux par la sécurité sociale.

Les malades peuvent aussi bénéficier de l'aide fournie par des associations (*cf.* encadré, *chapitre* Polyarthrite rhumatoïde, p. 1573).

FICHE INFIRMIÈRE

EXAMENS

Les examens prescrits sont variables selon les médications utilisées chez un patient donné ; il existe souvent des protocoles thérapeutiques et de surveillance.

SURVEILLANCE DU TRAITEMENT

SOINS - TRAITEMENTS

Expliquer les grandes lignes du traitement : anti-inflammatoire, « symptomatique » et « de fond », le délai d'action habituel, les modalités de réalisation (injections SC que le patient peut faire lui-même, perfusions), la surveillance nécessaire et son rythme.

Expliquer les gestes thérapeutiques locaux : ponctions articulaires, injections de corticoïdes, synoviorthèses, etc.

EFFICACITÉ DU TRAITEMENT

Elle s'apprécie surtout cliniquement, sur l'amélioration du nombre de réveils nocturnes, de la raideur matinale, de la fatigue, du gonflement articulaire et du nombre d'articulations touchées, et globalement de l'impotence fonctionnelle.

Des mensurations simples permettent aussi de ►

l'apprécier : amélioration de la distance doigts-sol et de l'indice de Schöber, de la distance entre l'occiput et un mur, de la distance menton-sternum et de l'expansion respiratoire thoracique.

EFFETS INDÉSIRABLES

Recherche des symptômes traduisant des effets indésirables connus ; surveillance des modifications biologiques selon les produits utilisés.

ÉDUCATION ET CONSEILS

Il est important de rassurer le patient quant à l'avenir : toutes les spondylarthrites ne sont pas des formes graves, ni graves en permanence, et la prise en charge attentive contribue à améliorer le pronostic fonctionnel et à préserver l'autonomie.

L'infirmier(e) peut rappeler que :

- des rémissions parfois durables sont toujours possibles, que les progrès thérapeutiques liés à la recherche sont constants ;
- des assistances sont possibles : prise en charge à 100 %, carte d'invalidité, carte Station debout pénible ou macaron GIC ; aménagement du logement ; matériel adapté au handicap ;
- il existe des brochures éditées par certains services hospitaliers et par les associations de patients (*cf.* encadré, *chapitre* Polyarthrite rhumatoïde, p. 1573).

FICHE TECHNIQUE

PERFUSION DE *REMICADE* (*INFLIXIMAB*)

Présentation et conservation

Poudre pour solution à diluer pour perfusion contenant 100 mg d'**infliximab** dans un flacon de 20 mL, pour reconstitution dans 10 mL d'eau pour préparations injectables. Les flacons doivent être conservés à 2-8 °C et à l'abri de la lumière. Une fois le produit prêt à l'administration, il n'est pas nécessaire de le protéger de la lumière.

Préparation de la solution

Calculer la dose et le nombre de flacons de *REMICADE* nécessaires.

Utiliser une seringue équipée d'une aiguille de diamètre 21 G ou inférieur. Diriger le jet d'eau vers la paroi en verre du flacon.

Mélanger doucement la solution par rotation du flacon pour dissoudre la poudre lyophilisée. NE PAS AGITER, NE PAS SECOUER. Laisser reposer pendant 5 min. Vérifier que la solution est incolore et faiblement jaune, opalescente. Ne pas utiliser en cas de jaunissement ou de présence de particules opaques ou étrangères (des particules fines et translucides sont possibles).

Diluer le volume total de la solution reconstituée de *REMICADE* jusqu'à 250 mL à l'aide d'une solution pour perfusion de chlorure de sodium à 0,9 % m/v, en flacon de verre, en retirant auparavant un volume équivalent à celui de la solution reconstituée de *REMICADE*. Injecter doucement celle-ci et mélanger doucement.

Il existe souvent dans le service un protocole d'administration, à suivre.

Administration de la perfusion

Utiliser uniquement une tubulure de perfusion en polyéthylène munie d'un filtre en ligne stérile, apyrogène, à faible liaison aux protéines. Les poches et tubulures en PVC sont contre-indiquées.

La perfusion doit débuter dès que possible et dans les 3 h qui suivent la reconstitution et la dilution (il n'y a aucun conservateur dans la solution).

Administrer la perfusion sur une période d'au moins 2 h (2 mL/min au maximum).

Surveillance

Prise de la pression artérielle, du pouls et de la température avant le début de la perfusion, puis toutes les 30 min dans les 2 h suivant la fin de la perfusion.

Noter les éventuels événements indésirables et les signaler à l'équipe médicale.

Si la perfusion a été bien tolérée, le patient peut rentrer chez lui 2 h après la fin de la perfusion. Dans le cas contraire, après traitement approprié, la surveillance sera prolongée jusqu'à régression et accord médical.

Effets indésirables

Pendant la perfusion ou les 2 h qui la suivent :
• Mineurs : rash cutané, urticaire, démangeaisons.
• Plus sévères : douleur dans la poitrine, dyspnée, variations tensionnelles (hypo-ou hypertension).

Un médecin doit assurer la surveillance pendant les 10 premières minutes.

Effet d'hypersensibilité retardé, dans les 3 à 12 jours suivant la perfusion : myalgies et/ou arthralgies, fièvre, rash, voire prurit, œdème facial, de la main ou de la lèvre, dysphagie, gorge douloureuse, céphalées.

Ces effets indésirables sont le fait de tous les médicaments qui contiennent des protéines.

Mesures à appliquer en cas de réaction pendant la perfusion

En cas de symptômes mineurs, on appliquera successivement les mesures suivantes :
• Ralentir la vitesse de perfusion.
• Arrêter la perfusion.
• Administrer 1 g de **paracétamol** et 1/2 amp. d'*ATARAX* 100 mg, par voie IM ou IVL.
• Reprendre la perfusion 30 min plus tard, à débit progressivement augmenté.

Si les symptômes sont plus sévères, il faut dans tous les cas :
• Arrêter la perfusion, prévenir l'équipe médicale.
• Administrer par voie parentérale 1 mg/kg d'équivalent prednisone en 30 min.
• Surveiller l'évolution du patient : la sédation complète permet de reprendre la perfusion 30 min après, éventuellement à débit progressivement augmenté.

Si l'état du patient reste préoccupant :
• Prévenir le service de réanimation.
• Donner de l'oxygène par voie nasale.
• Administrer du **salbutamol** en spray, pour lever un éventuel bronchospasme.
• Envisager l'administration d'**adrénaline** (qu'il faut avoir à disposition).

Prévention des réactions, chez les patients en ayant déjà eues

• Administration par voie parentérale de 1 mg/kg d'équivalent prednisone 1 h avant le *REMICADE*, à perfuser en 30 min.
• Débit de la perfusion progressivement augmenté, sur une durée totale de 2 h au moins : 10 mL/h, puis 20, puis 40, puis 80, toutes les 15 min, puis 150 mL/h pendant 30 min et 250 mL/h les 30 dernières minutes.
• Surveillance plus rapprochée du patient (pouls et pression artérielle notamment).

Voir aussi la fiche pharmacologie de l'infliximab.

RHUMATISME POST-ANGINEUX

FICHE MALADIE

DÉFINITION

Il s'agit d'un cadre, nosologiquement encore mal défini et relativement rare par rapport aux autres rhumatismes. Il n'est envisagé ici qu'en raison des incidences thérapeutiques qui lui sont propres : la nécessité d'un traitement antibiotique par la **pénicilline**.

CAUSES ET MÉCANISMES

Comme dans le rhumatisme articulaire aigu (dû au streptocoque ß-hémolytique et qui a pratiquement disparu en France), l'agent infectieux, en général un streptocoque d'un autre groupe, induit une réaction immunologique à l'origine des signes articulaires de la maladie.

DIAGNOSTIC

On envisage ce cadre nosologique lorsque l'atteinte articulaire, généralement subaiguë, a été précédée d'une angine ou d'un état infectieux, ou lorsqu'on découvre une ascension significative du taux des antistreptodornases ou des antistreptokinases, plus spécifique que l'élévation des antistreptolysines O.

TRAITEMENT

Le traitement anti-inflammatoire repose surtout sur l'**acide acétylsalicylique**, *ASPIRINE*, à la dose de 3 g/j, voire 4 g/j (qui sera réduite progressivement après la 6e semaine pour éviter un rebond), plus que sur les AINS.

La corticothérapie n'est employée que dans les rares formes évoluant comme un rhumatisme aigu articulaire.

La pénicillinothérapie transforme l'évolution, par voie IM (*PÉNICILLINE G*) au début, ou par voie orale (**ampicilline** ou **amoxicilline**). Puis, traitement d'entretien pour éviter les rechutes, pendant 3 à 6 mois : soit par *EXTENCILLINE*, en injection IM profonde toutes les 2 à 4 semaines, soit par voie orale quotidienne avec *ORACILLINE*, 1 cp./j.

Lorsque le rhumatisme est guéri (2 à 3 mois), il faut envisager, sous pénicillinothérapie, la cure des éventuels foyers streptococciques : amygdaliens, dentaires, sinusiens, etc.

En cas d'allergie à la **pénicilline** on utilisera l'**érythromycine**.

PRONOSTIC

Il est habituellement favorable. Si le tableau est proche de celui du rhumatisme articulaire aigu, surtout chez l'adulte jeune ou l'adolescent, il semble préférable de le traiter comme tel.

FICHE INFIRMIÈRE

SURVEILLANCE DU TRAITEMENT

Effets indésirables de l'*ASPIRINE* et des *AINS*, de la pénicillinothérapie (allergies).

ÉDUCATION ET CONSEILS

Dans les tableaux habituels, l'infirmier(e) rassurera l'enfant et ses parents quant au pronostic, et rappellera la nécessité de soins dentaires encadrés.

ARTÉRITE TEMPORALE (MALADIE DE HORTON)

FICHE MALADIE

DÉFINITION

L'artérite temporale est une maladie du sujet âgé, d'origine inconnue, qui se définit cliniquement par une altération de l'état général avec fièvre et amaigrissement, des douleurs diffuses et surtout des céphalées, et, histologiquement, par une atteinte inflammatoire des artères temporales.

CAUSES ET MÉCANISMES

D'origine inconnue, on la classe souvent dans le groupe des maladies de système (connectivites ou collagénoses).

DIAGNOSTIC

SIGNES CLINIQUES

Le diagnostic repose sur l'association, souvent incomplète, de :

- une altération de l'état général avec fièvre et amaigrissement ;
- des douleurs diffuses, et surtout des céphalées très particulières par leur intensité, leur caractère latéralisé (uni-ou bilatérales) dans la région temporale avec hyperesthésie douloureuse au contact ;
- une claudication douloureuse de la mâchoire, très évocatrice ;
- des douleurs et une raideur des ceintures, comme dans la pseusopolyarthrite rhizomélique (PPR), qui peuvent lui être associées.

D'autres symptômes peuvent exister, s'agissant d'une maladie de système.

L'artère temporale peut être palpée sous forme d'un cordon induré et inflammatoire ou d'un cordon indolore ne battant plus.

EXAMENS COMPLÉMENTAIRES

La biopsie de l'artère temporale montre une lésion caractéristique : artérite « à cellules géantes ».

Il existe un syndrome biologique inflammatoire très important : la vitesse de sédimentation est presque toujours supérieure à 100 mm à la première heure et les protéines de l'inflammation sont très augmentées.

PRONOSTIC

La gravité de cette maladie tient au risque, rare mais imprévisible et redoutable, d'une cécité définitive par atteinte de l'artère ophtalmique ; c'est pourquoi, au cours de l'évolution, le malade et son entourage doivent être attentifs à la survenue éventuelle de troubles, même transitoires, de la vision et alors consulter d'urgence.

TRAITEMENT

Le traitement médical, qui repose presque exclusivement sur les corticoïdes, est extrêmement urgent ; il est généralement très efficace, mais doit être poursuivi longtemps (plusieurs années souvent), à une posologie adaptée pour contrôler les symptômes cliniques et le syndrome inflammatoire biologique. On utilise le **prednisone** (*CORTANCYL*)

Régime sans sel et apport de potassium sont habituels.

Dans les formes nécessitant de très fortes doses de *CORTANCYL*, on peut associer des médications qui permettent une « épargne » en *corticoïdes* (**méthotrexate**, comme dans la polyarthrite rhumatoïde).

Le risque de complications liées à la corticothérapie prolongée, à des doses parfois élevées, n'est pas négligeable. L'aggravation de l'ostéoporose sénile, avec tassements vertébraux douloureux, est de loin le risque le plus fréquent, qui incite à réduire, par paliers et dès que possible, la posologie à la dose minimale active ; une prévention par la prescription de calcium et biphosphonates est indiquée habituellement.

D'autres précautions particulières doivent être envisagées en fonction des pathologies associées, fréquentes chez le sujet âgé : diabète, hypertension artérielle, ulcère digestif ou hernie hiatale, antécédent de tuberculose.

Formes plus sévères, ou échappant aux mesures précédentes

La corticothérapie est indispensable : habituellement **prednisone**, *CORTANCYL*, mais d'autres produits sont possibles, à des doses variables selon la localisation et la gravité, mais en moyenne élevées.

La prescription associée de *PLAQUENIL* en traitement de fond peut aider à atteindre la dose minimale efficace.

Formes graves

Dans les formes qui mettent en jeu le pronostic vital immédiat, ou celles qui échappent aux traitements précédents, mais parfois aussi systématiquement pour certains, des traitements plus agressifs sont envisagés. Il s'agit :

- des immunosuppresseurs : **azathioprine** (*IMUREL*), ou **cyclophosphamide** (*ENDOXAN*), ou **chlorambucil** (*CHLORAMINOPHÈNE*) ou **méthotrexate**, nécessitant une surveillance hématologique et hépatique, une contraception efficace et une posologie constamment ajustée ; ils peuvent être associés à la corticothérapie ou la relayer ;
- des plasmaphérèses, dans les vascularites graves et certaines glomérulonéphrites prolifératives diffuses ;
- des assauts cortisoniques (bolus) : par exemple et à titre simplement indicatif, **méthylprednisolone** (*SOLUMÉDROL*) à très forte dose.

Cas particuliers

Les phlébites relèvent des anticoagulants.

L'hypertension artérielle, l'épilepsie justifient un traitement propre ; il n'y a pas de contre-indication à utiliser si nécessaire les médications susceptibles de favoriser un lupus induit.

Une insuffisance rénale avancée peut nécessiter l'hémodialyse ; la transplantation rénale a pu être effectuée.

CONTRACEPTION ET LED

La contraception par les œstrogènes est contre-indiquée en cas d'antécédent de thrombose, d'anticoagulant circulant ou de fausse sérologie syphilitique positive, mais elle est possible avec les progestatifs.

Le stérilet comporte un risque infectieux.

GROSSESSE ET LED

La grossesse est contre-indiquée pendant une poussée.

Elle peut être envisagée après 6 à 12 mois de rémission, et en l'absence d'atteinte cardiaque ou rénale.

En cas de présence d'anticoagulant circulant, il y a un risque accru d'avortement.

En cas d'anticorps anti-SSA, il y a un risque de bloc cardiaque congénital chez le fœtus.

Pendant une grossesse, celle-ci sera surveillée comme une grossesse à « haut risque ». Si la patiente est déjà sous corticothérapie, celle-ci sera augmentée en fin de grossesse ; dans le cas contraire, elle sera commencée au cours du dernier trimestre.

Après la grossesse, il faut déconseiller l'allaitement et attendre plusieurs mois avant d'envisager la diminution de la posologie.

PRONOSTIC

Le pronostic de la maladie semble dépendre essentiellement des troubles nerveux et psychiques et, surtout, d'une éventuelle atteinte rénale (glomérulonéphrite, syndrome néphrotique). C'est pour tenter de dépister une atteinte rénale histologique infraclinique que l'on pratique parfois une biopsie rénale dont les résultats influencent la thérapeutique.

FICHE INFIRMIÈRE

La pratique infirmière est essentiellement guidée par la forme clinique de maladie lupique dont une patiente donnée est atteinte.

Bolus de corticoïdes : *cf.* Fiche technique, *chapitre* Corticothérapie par voie générale, p. 1514.

ÉDUCATION ET CONSEILS

Rassurer les patientes.

Les formes graves sont prises en charge à 100 %.

> La présentation clinique est d'une très grande variabilité et conditionne le pronostic.

PSEUDOPOLYARTHRITE RHIZOMÉLIQUE

FICHE MALADIE

DÉFINITION

La pseudo-polyarthrite rhizomélique (PPR), ou maladie de Forestier, est une affection de nature inconnue, qui atteint le sujet âgé et se caractérise par une raideur douloureuse des ceintures (d'où le nom de rhizomélique), généralement sans lésions connues des structures articulaires (d'où le nom de pseudo-polyarthrite).

CAUSES ET MÉCANISMES

D'origine inconnue, on la classe souvent dans le groupe des maladies de système (connectivites ou collagénoses). Elle est voisine de l'artérite temporale, à laquelle elle peut être associée, et dont elle partage alors le pronostic.

DIAGNOSTIC

Le diagnostic de pseudo-polyarthrite rhizomélique est clinique.

SIGNES CLINIQUES, EXAMENS COMPLÉMENTAIRES

La raideur douloureuse des ceintures (épaules et rachis cervical, bassin et hanches) chez un sujet de plus de 60 ans est d'autant plus évocatrice qu'elle est plus importante au réveil, qu'elle s'accompagne d'une altération de l'état général avec fébricule et amaigrissement, d'une augmentation de la VS et d'une anémie de type inflammatoire.

L'indication d'une biopsie de l'artère temporale ne paraît pas devoir être systématique, mais réservée aux cas où il existe quelques céphalées. S'il y a des signes histologiques d'artérite giganto-cellulaire, le patient sera traité comme pour une maladie de Horton (*cf.* Artérite temporale, p. 1599).

DIAGNOSTIC DIFFÉRENTIEL

Le diagnostic différentiel avec une polyarthrite rhumatoïde est parfois difficile : soit que la pseudo-polyarthrite rhizomélique s'accompagne de manifestations articulaires périphériques en plus de l'atteinte des ceintures, soit qu'elle s'accompagne d'une sérologie rhumatoïde positive (assez souvent positive chez des sujets âgés, en dehors de la maladie rhumatoïde) : l'évolution tranchera en règle.

TRAITEMENT

La corticothérapie au long cours résume le traitement, comme dans l'artérite temporale, mais la posologie initiale nécessaire est moindre.

L'efficacité se juge sur la clinique et sur la normalisation de la VS, habituellement retardée par rapport à l'amélioration clinique (quelques jours, en général).

Le traitement d'entretien sera poursuivi à la dose minimale active, diminuée milligramme par milligramme jusqu'à extinction de la maladie, qui peut durer plusieurs années.

En cas de rechute des signes cliniques ou d'augmentation significative de la VS, on reviendra à la posologie précédente.
Les précautions liées à la corticothérapie sont les mêmes que pour l'artérite temporale (*cf.* traitement, *chapitre* Artérite temporale, p. 1600), mais les tassements vertébraux ostéoporotiques sont heureusement beaucoup moins fréquents aux doses utilisées dans la pseudo-polyarthrite rhizomélique.

PRONOSTIC

L'évolution est longue, 18 à 24 mois et plus, mais elle est très favorablement influencée par la corticothérapie, à faible dose, qui en a transformé le pronostic.

FICHE INFIRMIÈRE

On se référera à la Fiche infirmière du *chapitre* Artérite temporale, p. 1601.

> L'ajustement thérapeutique bénéficie d'une participation éclairée du patient.

PÉRIARTÉRITE NOUEUSE

FICHE MALADIE

DÉFINITION

La périartérite noueuse (PAN) est une « maladie de système » (collagénose, connectivite, vascularite) dont les tableaux cliniques sont multiples, mais qui est caractérisée anatomiquement par des altérations en foyer des artères de petit calibre, entourées d'un nodule inflammatoire.

CAUSES ET MÉCANISMES

Si le mécanisme de ces lésions paraît pouvoir être d'ordre immunologique, la cause initiale reste encore inconnue ; le rôle de l'hépatite B est retrouvé dans certaines formes de périartérite noueuse.

DIAGNOSTIC

Cliniquement, la périartérite noueuse est une maladie déroutante en raison de la diversité de ses symptômes, mais l'atteinte de l'état général avec fièvre et fatigue, est presque constante.
Tous les autres signes sont variables, les plus fréquents et évocateurs étant :

- l'atteinte douloureuse des nerfs périphériques : multinévrites, fréquemment révélatrices ;
- les signes cutanés : œdèmes, nodules sur le trajet des artères ;
- les arthrites ;
- l'atteinte rénale ;
- l'hypertension artérielle ;
- un syndrome biologique inflammatoire, non spécifique.

Le diagnostic est difficile et repose essentiellement sur l'association des symptômes et l'aspect histologique caractéristique sur la biopsie d'un nodule, quand il existe, ou sur la biopsie d'un nerf ou d'un fragment d'un muscle, voire sur la biopsie rénale.

TRAITEMENT

Le traitement de la périartérite noueuse reste un traitement symptomatique, nécessairement adapté à l'expression clinique de la maladie, très diverse dans le regroupement des symptômes, ses modalités évolutives et surtout dans sa gravité.
Dans les formes sans infection par le virus de l'hépatite B, la corticothérapie représente le traitement principal qui a permis une augmentation nette des survies à 5 ans - encore faut-il tenir compte de l'évolution spontanée

parfois lente et bien tolérée de certaines périartérites noueuses.

FORMES DE GRAVITÉ MOYENNE

La corticothérapie orale peut suffire (**prednisone**, *CORTANCYL*).

FORMES CLINIQUEMENT SÉVÈRES

Les assauts cortisoniques (bolus IV) à très forte dose semblent justifiés pour une courte période :

- formes avec altération de l'état général, pouvant mettre en jeu le pronostic vital ;
- multinévrites sévères ;
- insuffisance rénale rapidement progressive.

La prescription de **cyclophosphamide** (*ENDOXAN*), est parfois associée.

Ils seront souvent relayés par l'association corticothérapie et cyclophosphamide par voie orale.

PROBLÈMES PARTICULIERS

Les plasmaphérèses en milieu spécialisé ont donné de bons résultats dans les formes graves, seules ou associées aux autres traitements.

L'association corticothérapie courte, médicaments antiviraux et échanges plasmatiques semble être efficace en cas de périartérite noueuse associée à une hépatite chronique B.

En cas d'hypertension artérielle, l'indication des corticoïdes ne doit pas être systématiquement écartée.

La corticothérapie prolongée expose à des effets indésirables connus ; les risques de tassements vertébraux ostéoporotiques et de tuberculose sont les plus à craindre. Un traitement préventif associé peut se justifier.

PRONOSTIC

L'évolution de la périartérite noueuse est très variable. Elle est parfois lente avec des poussées espacées et régressives. Le plus souvent elle est sévère, entraînant une insuffisance rénale, une hypertension artérielle, une cachexie. La corticothérapie et les immunosuppresseurs sont susceptibles de freiner l'évolution.

FICHE INFIRMIÈRE

SURVEILLANCE DU TRAITEMENT

On se référera à la Fiche infirmière du *chapitre* Corticothérapie par voie générale, p. 1513, et à la reconnaissance des effets indésirables des médications utilisées (surveillance de l'hématurie sous *ENDOXAN*, par exemple).

ÉDUCATION ET CONSEILS

Dans cette affection chronique, il est utile de rappeler au patient qu'il doit signaler toute manifestation clinique nouvelle au médecin.

POLYMYOSITE - DERMATOMYOSITE

FICHE MALADIE

DÉFINITION

La polymyosite est une affection rare, rattachée aux « maladies de système » (collagénose, connectivite), caractérisée cliniquement par une atrophie musculaire douloureuse et une altération profonde de l'état général. Elle porte de nom de dermatomyosite quand s'y associent des signes cutanés.

CAUSES ET MÉCANISMES

Sa cause reste inconnue.

Parfois, des dermatomyosites sont associées à des tumeurs malignes, à une infection par le VIH, qu'il faut rechercher.

DIAGNOSTIC

SIGNES CLINIQUES

L'atteinte musculaire frappe surtout de façon symétrique les racines des membres et comporte d'abord de vives douleurs, une diminution de la force musculaire et, ensuite, une atrophie des muscles avec rétraction.

L'atteinte cutanée est faite d'un érythème accompagné d'un œdème du visage, des mains, des membres supérieurs.

L'état général est profondément altéré.

EXAMENS COMPLÉMENTAIRES

Le diagnostic repose sur l'aspect histologique caractéristique d'une biopsie musculaire (dégénérescence des fibres musculaires striées, réaction inflammatoire interstitielle).

Il existe un syndrome inflammatoire biologique non spécifique ; les enzymes musculaires (aldolase, créatine kinase) sont souvent augmentées.

TRAITEMENT

Faute de traitement étiologique, la corticothérapie est la base du traitement.

Elle est instituée, par voie orale, à forte dose dans les poussées : **prednisone** (*CORTANCYL*), pendant plusieurs semaines, avant d'envisager une diminution progressive lorsqu'elle a été efficace sur plusieurs mois en général, le traitement pouvant être indéfiniment prolongé.

Dans les formes cliniquement sévères, la corticothérapie par bolus IV pour une courte période semble justifiée, en particulier en cas d'atteinte respiratoire.

Des traitements complémentaires peuvent être institués, en général après échec ou insuffisance de la corticothérapie, mais parfois d'emblée. On utilise avant tout le **méthotrexate** (surveillance du même type que dans la polyarthrite rhumatoïde), parfois l'**azathioprine** ou la **cyclophosphamide**, la **ciclosporine**, etc. Dans certains cas, on peut utiliser des injections IV d'immunoglobulines humaines ou des échanges plasmatiques, dont l'indication relève d'une décision en milieu spécialisé.

PRONOSTIC

L'évolution est variable, mais souvent grave. Parfois, la corticothérapie à forte dose et les immunosuppresseurs entraînent des améliorations spectaculaires ou même des guérisons.

> L'atteinte de la musculature pharyngo-laryngée est un signe de gravité.

Parfois, le pronostic dépend des tumeurs malignes associées qu'il faut toujours rechercher.

FICHE INFIRMIÈRE

SURVEILLANCE DU TRAITEMENT

On se référera à la Fiche infirmière du *chapitre* Corticothérapie par voie générale, p. 1513, et à la reconnaissance des effets indésirables des médications utilisées, par exemple ceux du **méthotrexate** (surveillance du même type que dans la polyarthrite rhumatoïde), ou la **cyclophosphamide** (hématurie).

ÉDUCATION ET CONSEILS

Dans cette affection chronique, il est utile de rappeler au patient qu'il doit signaler toute manifestation clinique nouvelle au médecin, en particulier une gêne à la déglutition ou des fausses routes alimentaires.

SCLÉRODERMIE

FICHE MALADIE

DÉFINITION

La sclérodermie est une « maladie de système » (collagénose, connectivite) caractérisée cliniquement par un durcissement du tissu conjonctif ; les manifestations de la maladie peuvent être extrêmement diffuses, mais prédominent sur la peau qui se sclérose. Elle atteint surtout l'adulte et plus souvent la femme.

CAUSES ET MÉCANISMES

La cause de la maladie reste inconnue.

DIAGNOSTIC

SIGNES CLINIQUES

Le début se fait habituellement au niveau des doigts par des accès de cyanose, puis un syndrome de Raynaud s'installe.

Puis la peau se durcit, s'amincit, les doigts deviennent effilés et enraidis (sclérodactylie). Progressivement, la sclérose va gagner les membres, le thorax, la face, donnant à la malade un faciès de momie. Les mouvements deviennent difficiles, les articulations étant comme bridées par la sclérose de la peau.

Les organes profonds peuvent être atteints, notamment l'œsophage, cause de gêne à la déglutition, le poumon avec fibrose pulmonaire des bases, le rein et le cœur ; l'hypertension artérielle pulmonaire est un facteur de gravité.

Le syndrome de Raynaud peut se compliquer de gangrène de l'extrémité des doigts.

EXAMENS COMPLÉMENTAIRES

Un syndrome inflammatoire biologique modéré est fréquent ; des anomalies immunologiques non spécifiques peuvent être associées (anticorps anti-nucléaires, anti-topoisomérase Sel70).

TRAITEMENT

Les possibilités thérapeutiques sont limitées au traitement symptomatique des diverses manifestations et aux tentatives de traitement de fond.

Les traitements symptomatiques sont très utiles et doivent être adaptés aux manifestations cliniques ; seules les principales d'entre elles sont citées :

- Le syndrome de Raynaud pourra bénéficier de la prescription de **nifédipine** (*ADALATE*) ou d'autres inhibiteurs des canaux calciques et, parfois, de perfusions de prostacycline dans les cas graves.
- L'atteinte œsophagienne justifie un traitement du reflux et de l'œsophagite.
- L'atteinte rénale et l'hypertension artérielle relèvent au début des inhibiteurs de l'enzyme de conversion.
- L'hypertension artérielle pulmonaire devrait bénéficier de l'introduction du **bosentan** (anti-endothéline), ainsi que la prévention des ulcérations digitales.

Les essais de traitement de fond de cette maladie très sévère se sont adressés à : **pénicillamine**, **interféron gamma**, **ciclosporine**, **anti-TNFα**, etc.

PRONOSTIC

On peut schématiquement opposer deux formes de pronostic différent :

- une forme cutanée limitée, de bon pronostic ;
- une forme cutanée diffuse, plus grave car souvent rapidement compliquée.

FICHE INFIRMIÈRE

SURVEILLANCE DU TRAITEMENT

Reconnaissance des effets indésirables des médications utilisées, par exemple ceux de l'*ADALATE* (œdèmes des membres inférieurs).

ÉDUCATION ET CONSEILS

Dans cette affection chronique, il est utile de rappeler au patient qu'il doit signaler toute manifestation clinique nouvelle au médecin, en particulier une gêne à la déglutition.

TENDINITES ET TENDINOPATHIES

FICHE MALADIE

GÉNÉRALITÉS

DÉFINITION

Ce sont les manifestations dégénératives ou inflammatoires qui frappent les tendons. Les tendinopathies d'insertion atteignent le tendon dans sa partie terminale, dans la zone où ses fibres s'insèrent sur l'os ; les ténosynovites se caractérisent par l'atteinte d'une partie allongée d'un tendon et de la gaine synoviale qui l'entoure et en facilite le glissement.

CAUSES ET MÉCANISMES

Les tendinopathies d'insertion sont d'origine avant tout dégénérative, microtraumatique reconnue ou non, mais parfois le fait de précipitations calcaires (hydroxyapatite), voire de certains rhumatismes inflammatoires.

Ces tendinopathies d'insertion peuvent être associées à des bursites de voisinage (ténobursites), à une réaction périostée (ténopériostite).

Au cours des ténosynovites, la tendinite est associée à une réaction inflammatoire de la gaine du tendon, qui peut elle aussi être d'origine microtraumatique ou, parfois, infectieuse. Elles s'intègrent volontiers dans un tableau de rhumatisme inflammatoire, en général évident.

DIAGNOSTIC

Les symptômes sont envisagés dans les paragraphes ci-dessous correspondant aux diverses localisations de tendinopathies. D'une façon générale, il s'agit de douleurs survenant à la mise en action du tendon et à son étirement.

TRAITEMENT

Le traitement des formes douloureuses de tendinopathies est assez univoque :

- Mise au repos du tendon affecté, adapté à l'activité préalable du sujet, mais il concerne plus particulièrement la suspension des mouvements itératifs qui ont favorisé et entretiennent la réaction inflammatoire. Dans certaines formes, une immobilisation par attelle ou orthèse est utile.
- Les gels anti-inflammatoires locaux peuvent être utiles dans les formes très superficielles de tendinopathie, en général d'intensité symptomatique modérée, à condition d'être appliqués régulièrement 2 à 3 fois/j et pendant une durée prolongée, plusieurs semaines habituellement (avec risque d'irritation cutanée).
- Pour les anti-inflammatoires non stéroïdiens, qui représentent, avec les injections locales de corticoïdes, l'un des deux traitements habituellement efficaces des tendinopathies, il est important de respecter leurs contre-indications et précautions d'emploi, d'autant que la prescription doit souvent être prolongée quelques semaines pour éviter un rebond à leur arrêt.
- Les injections locales de corticoïdes représentent l'autre traitement habituellement effi-

cace des tendinopathies, à condition de respecter quelques règles :

– ne pas répéter le geste s'il n'a pas fait preuve d'efficacité après la 2e injection ;

– efficacité ayant duré au moins une quinzaine de jours ;

– espacer d'au moins 10 à 20 jours les 2 premières injections, et en général plus les suivantes ;

– ne pas dépasser 4 injections pour une série et, d'une façon générale, 6 injections pour une période de 12 mois consécutifs (arbitraire) ;

– asepsie rigoureuse et technique bien maîtrisée.

• Les médications antalgiques peuvent constituer un appoint, en particulier dans les formes réellement hyperalgiques (rares), mais aussi lorsque le traitement AINS est contre-indiqué.

PRONOSTIC

Il est très variable selon la localisation de la tendinopathie et le degré des lésions, la durée d'évolution allant de quelques jours, dans les formes simples, à plusieurs mois dans les formes qui ont tendance à se chroniciser.

> **TENDINITES DE L'ÉPAULE (PÉRIARTHRITE SCAPULO-HUMÉRALE)**
>
> La dénomination « périarthrite scapulo-humérale » (PASH), de moins en moins utilisée, concerne l'ensemble des manifestations périarticulaires de l'épaule. Il est préférable d'envisager séparément : la tendinite du sus-épineux, la ténosynovite de la longue portion du biceps, les tendinites et bursites calcaires, les ruptures tendineuses ; la rétraction capsulaire est traitée ailleurs (*cf.* Rétraction capsulaire de l'épaule (capsulite rétractile), p. 1622).

TENDINITE DU SUS-ÉPINEUX

DIAGNOSTIC

SIGNES CLINIQUES

La douleur est ressentie d'une façon diffuse à toute l'épaule et à la face externe du moignon ou du bras ; son intensité est variable, mais ses circonstances de survenue sont caractéristiques : lors des mouvements de l'épaule, en particulier pour se coiffer, se déshabiller ; il existe souvent une recrudescence nocturne réveillant le patient s'il fait un mouvement involontaire ou s'il s'endort sur l'épaule en cause.

La mobilité de l'épaule est habituellement conservée, lorsqu'elle est étudiée avec douceur. À l'examen, on retrouve une douleur qui apparaît pour un certain angle d'abduction de l'épaule. Enfin, l'étude des mouvements extrêmes et contrariés de l'épaule (abduction et rotation externe) réveille une vive douleur.

EXAMENS COMPLÉMENTAIRES

L'examen radiologique comparatif peut montrer :

• une image normale, ce qui n'exclut nullement le diagnostic ;

• une calcification du tendon sus-épineux ;

• des signes indirects de détérioration tendineuse.

TRAITEMENT

Il consiste surtout en des infiltrations de dérivés de la cortisone au contact du tendon, ou en anti-inflammatoires non stéroïdiens prescrits par voie générale.

Dans les formes très prolongées, quand il est manifeste que l'accrochage tendineux est responsable de la gêne fonctionnelle, on peut envisager un geste chirurgical après bilan radiologique complémentaire (arthroscanner, IRM).

Lorsque la gêne est liée à une calcification, on peut envisager l'aspiration de la calcification sous contrôle radiologique et anesthésie locale.

D'une façon générale, la rééducation n'est pas utile en phase douloureuse. Sa meilleure indication concerne les formes chroniques.

Elle consiste alors à apprendre au patient comment mobiliser l'épaule pour éviter l'accrochage du tendon : 15 séances de rééducation avec exercices de décoaptation.

PRONOSTIC

L'évolution est en règle favorable en quelques semaines ou mois, parfois spontanément ou après traitement.

L'évolution à long terme est plus difficile à prévoir ; si la « crise » peut rester isolée, elle peut aussi récidiver à des intervalles variables, voire se bilatéraliser, ou même se compliquer de lésions de rupture tendineuse.

RUPTURE DE LA COIFFE DES ROTATEURS

DÉFINITION

La coiffe des rotateurs est constituée par la terminaison sur l'humérus des tendons des muscles petit rond, sous-épineux, sus-épineux et sous-scapulaire ; ces tendons accolés forment un ensemble aplati, qui adhère à la capsule de l'articulation de l'épaule. Elle est le siège de fréquentes lésions dégénératives qui, selon leur importance (de la petite perforation à la rupture complète), entraînent ou non des signes cliniques et un handicap fonctionnel variable selon les sujets.

DIAGNOSTIC ET PRONOSTIC

Dans les formes « parlantes », elle entraîne une perte de l'abduction active de l'épaule alors que l'abduction passive est conservée ; elle s'accompagne d'une image radiologique d'ascension de la tête humérale. Elle peut être mise en évidence par une échographie, un arthro-scanner ou une IRM de l'épaule.

La rupture évolue souvent vers une récupération fonctionnelle suffisante pour la majorité des sujets, et ces examens ne seront pas demandés. En pratique, des lésions de rupture, même importantes, sont très fréquemment retrouvées chez des sujets âgés qui n'ont eu aucune manifestation clinique.

TRAITEMENT

Dans les formes mineures, c'est celui des tendinites simples, une rééducation pouvant le compléter.

Dans les formes sévères, chez des sujets encore actifs et dont la bonne qualité des muscles de l'épaule a été vérifiée par l'imagerie, des gestes chirurgicaux peuvent être envisagés.

TÉNOSYNOVITE DE LA LONGUE PORTION DU BICEPS

DÉFINITION

Cette portion du tendon du biceps passe à l'intérieur même de la cavité articulaire de l'épaule, où elle est entourée d'une gaine synoviale.

DIAGNOSTIC

Les douleurs ne sont pas toujours évocatrices, mais siègent plus volontiers à la face antérieure de l'épaule et lors de la flexion contrariée du coude.

PRONOSTIC

Le pronostic est habituellement favorable, mais parfois compliqué par une rupture de cette portion tendineuse ; dans ce cas, on peut voir et palper à la face antérieure du bras une tuméfaction qui correspond au corps musculaire rétracté. La tolérance de cette rupture étant habituellement satisfaisante, il est exceptionnel d'envisager sa correction chirurgicale.

TENDINITE OU BURSITE CALCAIRE DE L'ÉPAULE

DIAGNOSTIC

SIGNES CLINIQUES

Les précipitations calcaires dans un tendon ou dans la bourse sous-acromiale peuvent entraîner une poussée aiguë avec une douleur extrême, intolérable, insomniante, qui irradie souvent à distance et avec une très grande impotence.

EXAMENS COMPLÉMENTAIRES

Les radiographies, avec des rayons de pénétration suffisante pour explorer les tissus mous, montrent la calcification.

PRONOSTIC

Il faut préciser que ces calcifications sont parfois découvertes fortuitement sans qu'aucun signe clinique ne les ait annoncées, et que, le plus fréquemment, l'évolution se confond avec celle d'une tendinite simple.

Dans des cas précis, mais rares, on peut procéder à l'aspiration de la calcification sous contrôle radiologique.

TENDINITES DU COUDE (ÉPICONDYLITE, TENNIS-ELBOW)

DÉFINITION

Il s'agit des tableaux cliniques atteignant les tendons qui s'insèrent sur le coude, surtout ceux des muscles supinateurs qui s'insèrent sur l'épicondyle (épicondylite), et ceux des muscles pronateurs qui s'insèrent sur l'épitrochlée (épitrochléite).

CAUSES ET MÉCANISMES

L'épicondylite survient fréquemment, mais pas exclusivement, chez les joueurs de tennis (*tennis-elbow*), les représentants et voyageurs de commerce et chez les sujets exposés à la répétition de mouvements d'extension et de pronosupination de l'avant-bras.

Parmi les facteurs favorisants au tennis, il faut retenir :

- le changement trop rapide de modèle de raquette ;
- certaines raquettes lourdes en tête, trop tendues, avec un tamis trop petit ;
- un manche trop fin ;
- certains mouvements : lift de revers, arrêt trop brusque du geste lors de la frappe ;
- une frappe de balle décentrée, en particulier vers le haut ;
- les balles trop dures.

Il en résulte un excès de vibrations nocives, ce qui déclenche un réflexe de serrage et de préhension violente du manche, d'autant plus fort et plus durable que le grip est petit, et entraîne de ce fait une contracture des muscles épicondyliens et épitrochléens.

DIAGNOSTIC

SIGNES CLINIQUES

La douleur siège au coude sur l'épicondyle, et est reproduite par la pression de cette région ; elle irradie souvent à l'avant-bras et au bras. Elle apparaît lors des mouvements d'extension et de pronosupination de l'avant-bras, et entrave des gestes usuels tels que porter une valise, décapsuler une bouteille, tourner une poignée de porte ou même une clé. Elle diminue ou disparaît au repos, mais peut avoir une recrudescence au réveil.

EXAMENS COMPLÉMENTAIRES

L'examen radiographique est le plus souvent normal.

TRAITEMENT

Dans les formes mineures, avec gêne modérée, on peut essayer pendant quelques semaines le repos relatif (éviter les mouvements de pronosupination, le port de charges coude fléchi), l'application locale 2 à 3 fois/j d'un gel AINS. Le port d'une coudière, d'un bracelet voire d'une orthèse « anti-épicondylite » semble utile à certains patients.

Dans les formes habituelles, invalidantes, le traitement comporte, en plus du repos (arrêt de l'activité sportive déclenchante, modification du matériel ou du geste), soit un traitement AINS par voie générale, souvent pendant plusieurs semaines, s'il s'avère efficace ce qui n'est pas constant, soit, et plus volontiers, un traitement local par infiltration de corticoïdes, à condition d'obtenir un résultat favorable.
Dans les formes chroniques et invalidantes, un traitement chirurgical peut être envisagé, après analyse attentive du cas et appréciation de la gêne réelle, et bilan complémentaire (IRM). Le geste consiste en général en la désinsertion des muscles épicondyliens.

PRONOSTIC

En pratique, l'intervention chirurgicale est exceptionnellement indiquée, même si l'évolution, volontiers intermittente, peut être très longue (6 mois à 2 ans).

TENDINITE DE LA HANCHE (PÉRIARTHRITE DE LA HANCHE)

DÉFINITION

Il s'agit des tableaux cliniques atteignant les tendons qui s'insèrent sur le grand trochanter, et qui sont souvent associés à une réaction inflammatoire des bourses de glissement des tendons. La plus fréquente est la tendinite (ou tendino-bursite) du moyen fessier.

CAUSES ET MÉCANISMES

Plus fréquente chez la femme, elle est favorisée par un surmenage tendineux (marche prolongée, inhabituelle, etc.).

DIAGNOSTIC

SIGNES CLINIQUES

La douleur siège à la face externe de la hanche, dans la région du grand trochanter; elle irradie à la cuisse et même à la jambe. Elle est provoquée ou augmentée par la marche et est calmée par le décubitus; elle peut subir une recrudescence nocturne, en particulier lorsque la malade se couche sur le côté.
L'examen retrouve une douleur localisée à l'angle postéro-supérieur du trochanter et une douleur à l'abduction contrariée de la cuisse. La mobilité de l'articulation de la hanche est normale.

EXAMENS COMPLÉMENTAIRES

La radiographie de la hanche peut montrer une calcification au contact du grand trochanter, l'échographie une image de bursite.

TRAITEMENT

Il repose sur le ménagement tendineux, les injections locales de dérivés de la cortisone ou un traitement anti-inflammatoire non stéroïdien.

PRONOSTIC

L'évolution, souvent chronique en l'absence de traitement, est favorable sous l'influence du repos et du traitement; les récidives ne sont pas rares.

TENDINITES ACHILLÉENNES

DÉFINITION

On distingue les tendinites d'insertion, juste à l'insertion du tendon d'Achille sur le calcanéum, et les tendinites de la terminaison du tendon, quelques centimètres au-dessus de l'insertion. Une bursite leur est souvent associée.

CAUSES ET MÉCANISMES

Elles sont souvent favorisées par le surmenage tendineux (sportifs) ou le frottement du tendon d'Achille sur une chaussure mal adaptée. Elles sont parfois d'origine inflammatoire : enthésite au cours d'une spondylarthropathie, maladie goutteuse. Chez le sujet âgé, elles peuvent être secondaires à la prise d'un antibiotique (fluoroquinolone) qui doit être arrêtée.

DIAGNOSTIC ET TRAITEMENT

La radiographie peut être normale, mais l'échographie peut montrer l'épaississement du tendon et une image de bursite au niveau des bourses séreuses qui entourent le tendon d'Achille.

TENDINITES ACHILLÉENNES D'INSERTION

Elles se traduisent par une douleur et un empâtement du tendon à sa terminaison. Le traitement associe le repos (le port de bottillons, d'une petite talonnette peut être utile), les antalgiques et AINS selon les modalités habituelles. Les récidives ne sont pas exceptionnelles. Il est préférable d'éviter les infiltrations de corticoïdes au contact du tendon, qui peuvent avoir un effet favorable, mais qui ont été accusées par certains auteurs de favoriser les ruptures tendineuses.

Chez le sportif

On conseille :

- une ration hydrique importante (2 L au minimum), la réduction de l'apport protidique ;
- semelle thermoformée ;
- ultrasons ;
- strapping puis rééducation avec massage transverse profond, étirements du tendon, stretching et réentraînement, etc.

TENDINITES ACHILLÉENNES NODULAIRES

Elles représentent une variété particulière où existe, au-dessus et à plus de 2 cm de l'insertion, un nodule palpable, douloureux, qui constitue le foyer cicatriciel d'une rupture partielle limitée.

> Les infiltrations sont formellement contre-indiquées, car il existe un risque de rupture complète du tendon.

Le traitement reste classique par ailleurs. Dans les formes rebelles et invalidantes, il est possible d'immobiliser le tendon dans une botte de marche en résine, pendant 6 semaines.

TÉNOBURSITES PRÉ-ACHILLÉENNES

Elles surviennent plus souvent dans les rhumatismes inflammatoires et peuvent être révélatrices (spondylarthropathies plus que maladie rhumatoïde). Le traitement est celui du rhumatisme en cause, mais un traitement local peut être utilement associé.

TÉNOBURSITES SUPERFICIELLES RÉTRO-ACHILLÉENNES

Elles sont dues au frottement du contrefort des chaussures et justifient un repos, le port de chaussures bien adaptées, un gel AINS localement, et plus rarement un bref traitement AINS ou 1 à 2 infiltrations de corticoïdes au contact. Parfois, il existe en plus une déformation de la tubérosité postérieure du calcanéum (maladie de Haglund) qui peut nécessiter une résection chirurgicale.

PRONOSTIC

L'évolution est fréquemment longue, mais plus ou moins invalidante.

FICHE INFIRMIÈRE

EXAMENS

Dans ces pathologies, essentiellement ambulatoires, l'infirmier(e) pourra recueillir l'imagerie qui aura pu être prescrite : radiographies standards, échographie et, très rarement en pratique, IRM ou arthro-scanner.

SURVEILLANCE DU TRAITEMENT

SOINS - TRAITEMENTS

Préparation du matériel pour une injection locale de corticoïdes : *cf.* Fiche technique, *chapitre* Corticothérapie locale, p. 1518.

EFFETS INDÉSIRABLES

La surveillance porte essentiellement sur la reconnaissance des effets indésirables des anti-inflammatoires et sur les éventuelles complications des injections locales de corticoïdes.

ÉDUCATION ET CONSEILS

Il est toujours utile de rappeler au patient que la mise au repos, au moins partielle, du tendon est bénéfique.

TALALGIE PLANTAIRE OU MYOAPONÉVROSITE PLANTAIRE (ÉPINE CALCANÉENNE)

FICHE MALADIE

DÉFINITION

La myoaponévrosite plantaire, ou talalgie plantaire (ou épine calcanéenne, talonnade), est caractérisée cliniquement par une douleur plantaire sous-calcanéenne, survenant lors de la mise en charge.

La réaction inflammatoire de l'aponévrose plantaire ou des tendons plantaires au niveau de l'insertion sur le calcanéum est responsable, lorsqu'elle se prolonge, d'une ossification qui porte le nom d'épine calcanéenne ; ce terme est en fait une « image », car si sur des radiographies de profil du calcanéum l'aspect peut évoquer une épine, en réalité, anatomiquement et vue du haut ou du bas, l'ossification est large et étalée.

L' « épine » n'est pas responsable directement de la douleur ; elle n'est que la conséquence de la réaction inflammatoire. Il est fréquent de découvrir une image d'épine calcanéenne totalement asymptomatique.

CAUSES ET MÉCANISMES

Elle est le plus souvent d'origine microtraumatique par sollicitation excessive, mais parfois en relation avec une spondylarthropathie.

DIAGNOSTIC

SIGNES CLINIQUES

La douleur siège à la face inférieure du talon, survient dès l'appui sur le sol, au réveil, pouvant s'atténuer après quelque temps, puis réapparaît et augmente avec la marche. On retrouve à l'examen un point douloureux à la pression de la face inférieure du talon ou de la face interne.

EXAMENS COMPLÉMENTAIRES

L'échographie renseigne utilement en mettant en évidence la réaction inflammatoire locale et la présence éventuelle d'une bursite associée. La radiographie peut montrer l'image d'une « épine calcanéenne ».

TRAITEMENT

Il associe, différemment, selon l'intensité des symptômes :

- un repos relatif ;
- le port d'une talonnette amortissante, ou d'une simple talonnette mousse évidée au contact du point le plus douloureux ;
- un traitement AINS classique ;
- ou une série de 1 à 3 injections locales d'un corticoïde au contact. On repère le point le plus douloureux par pression de la face plantaire et de la face interne ; l'aiguille est enfoncée au point douloureux interne, perpendiculairement à la peau, en direction du point douloureux plantaire.

PRONOSTIC

Il n'est pas rare que les symptômes soient rebelles au traitement ; dans ce cas, il faut éviter de multiplier les infiltrations, prescrire les médications à la dose minimale active, insister sur le port d'une talonnette, et patienter.

FICHE INFIRMIÈRE

ÉDUCATION ET CONSEILS

Lorsqu'il existe une « épine calcanéenne » sur les radiographies, il faut expliquer au patient qu'elle n'est nullement la cause des douleurs, mais la conséquence des sollicitations myotendineuses et de la réaction inflammatoire. De ce fait, l'exérèse chirurgicale de l'épine est bien entendu à proscrire dans l'immense majorité des cas.

TÉNOSYNOVITES

FICHE MALADIE

DÉFINITION, CAUSES ET MÉCANISMES

Les ténosynovites sont des atteintes inflammatoires des tendons et de leurs gaines synoviales, qui peuvent être d'origine inflammatoire, microtraumatique ou, parfois, infectieuse (par porte d'entrée locale, infection génitale, voire tuberculose) ; les formes infectieuses doivent être systématiquement écartées et ne sont pas envisagées ici.

Quand elles s'intègrent dans un tableau de rhumatisme inflammatoire, ce qui est relativement fréquent, le diagnostic étiologique est en général évident.

DIAGNOSTIC ET TRAITEMENT

TÉNOSYNOVITE STÉNOSANTE DE DE QUERVAIN

Elle intéresse les tendons jumelés du long abducteur et du court extenseur du pouce : à la face externe du poignet le long de la styloïde radiale où l'on palpe une zone douloureuse et parfois une tuméfaction dure qui paraît collée à l'os.

Son traitement est d'abord médical :

• soit injection locale d'un dérivé corticoïde le long ou, si possible, dans la gaine (1 à 3 injections à 10-15 jours d'intervalle pour une série) ;

• soit AINS par voie générale et locale en gel.

Il est associé à l'immobilisation du pouce par un simple bandage, voire par une orthèse en matériau thermoplastique, laissant libre l'interphalangienne du pouce.

Dans les formes rebelles, on peut avoir recours à la chirurgie : résection de la gaine des tendons.

TÉNOSYNOVITE NODULAIRE DES DOIGTS

Elle est également dénommée « doigt à ressaut » ou « à ressort ».

Sur le tendon du fléchisseur profond d'un doigt, au niveau de la métacarpophalangienne surtout, peut se développer un nodule. Celui-ci, pendant son passage dans la coulisse ostéofibreuse, entraîne lors de l'extension du doigt un ressaut douloureux ou un blocage en position de flexion ; le patient doit alors s'aider de l'autre main pour étendre son doigt. Volontiers d'origine microtraumatique, on le rencontre aussi au cours des rhumatismes inflammatoires.

L'utilisation d'un gel AINS est rarement suffisante, en dehors des formes mineures et récentes ; 1 à 2 injections locales d'une petite dose d'un dérivé corticoïde (de 0,5 à 1 mL) donnent habituellement un bon résultat.

En cas d'échec et de gêne fonctionnelle importante, ce qui est rare, ou de récidives trop fréquentes, le traitement chirurgical est simple et efficace : section de la gaine fibreuse.

AUTRES TÉNOSYNOVITES

Elles atteignent :

- les extenseurs à la face dorsale du carpe ;
- les radiaux : « aï crépitant » au tiers inférieur de la face dorsale de l'avant-bras ;
- les fléchisseurs des doigts, avec ou sans syndrome du canal carpien (*cf.* Syndrome du canal carpien, p. 1617) ;
- les péroniers latéraux, du jambier antérieur, des extenseurs des orteils.

Les ténosynovites réagissent habituellement à la mise au repos, à un traitement AINS par voie générale. Dans les cas rebelles, ou en cas de contre-indication des AINS, une série de 1 à 3 infiltrations de corticoïdes est justifiée et efficace.

FICHE INFIRMIÈRE

EXAMENS

Dans cette pathologie essentiellement ambulatoire, l'infirmier(e) pourra recueillir :

- l'imagerie qui aura pu être prescrite : radiographies standards, échographie ;
- la biologie usuelle ou rhumatismale (latex et Waaler-Rose).

SURVEILLANCE DU TRAITEMENT

SOINS - TRAITEMENTS

Préparation du matériel pour une injection locale de corticoïdes : *cf.* Fiche technique, *chapitre* Corticothérapie locale, p. 1518.

EFFETS INDÉSIRABLES

Elle porte essentiellement sur la reconnaissance des effets indésirables des anti-inflammatoires et sur les éventuelles complications des injections locales de corticoïdes.

ÉDUCATION ET CONSEILS

Il est toujours utile de rappeler au patient que la mise au repos, au moins partielle, du tendon est bénéfique.

SYNDROME DU CANAL CARPIEN

FICHE MALADIE

DÉFINITION

On désigne sous ce terme des manifestations, très fréquentes chez la femme, liées à la souffrance du nerf médian dans son trajet au niveau du poignet, où il passe dans un canal formé en arrière par la gouttière des os du carpe et en avant par le ligament annulaire du carpe.

CAUSES ET MÉCANISMES

Les étiologies de ce syndrome sont nombreuses, et utiles à définir pour certaines formes qui peuvent bénéficier d'un traitement spécifique.

Très souvent, il survient pendant ou après la ménopause sans que l'on ne décèle d'autres facteurs favorisants.

Chez la femme jeune, il peut être dû à une polyarthrite rhumatoïde ou une ténosynovite non spécifique des fléchisseurs des doigts.

Il se voit aussi au cours ou au décours de la grossesse, dans l'hypothyroïdie, dans l'amylose (primitive ou du myélome ou de l'insuffisant rénal chronique en hémodialyse) ou après des traumatismes du poignet ayant modifié l'anatomie osseuse du canal carpien.

Chez l'homme, il peut être d'origine professionnelle, microtraumatique (surmenage des fléchisseurs, justifiant leur mise au repos).

DIAGNOSTIC

SIGNES CLINIQUES

Essentiellement clinique, il repose sur les signes suivants :

• Accès de paresthésies et d'engourdissement des doigts (respectant en général le 5e doigt), accompagnés de douleurs très vives pouvant irradier à l'avant-bras, voire au bras.

• Manifestations souvent bilatérales avec recrudescence nocturne, fréquemment génératrice d'insomnie, et au réveil, avec impression de gonflement des doigts, et lors de la répétition de certains travaux (couture, tricot, repassage, en tenant un livre, etc.).

• Diminution de la sensibilité superficielle dans le territoire du nerf médian (face antérieure des 3 premiers doigts et moitié du 4e, face postérieure de l'extrémité des 2e et 3e doigts et moitié du 4e) ; réveil des symptômes par la percussion de la face antérieure du poignet (signe de Tinel).

Il est important pour le traitement de s'assurer de l'absence de déficit moteur du court abducteur et de l'opposant du pouce. Dans les formes prolongées, on peut constater une atrophie des muscles de la partie supéro-externe de l'éminence thénar, rarement réversible.

EXAMENS COMPLÉMENTAIRES

Il est exceptionnellement nécessaire en pratique courante de demander un EMG pour confirmer le diagnostic, si ce n'est, éventuellement, en préopératoire.

TRAITEMENT

TRAITEMENT SYMPTOMATIQUE

Il n'y a pas de traitement médicamenteux efficace par voie générale, sauf parfois les AINS, en particulier en cas de ténosynovite.

▶ Dans les formes mineures ou simplement paresthésiantes

L'abstention est possible.

▶ Dans les formes douloureuses habituelles

Le traitement le plus efficace consiste en une série de 1 à 3 infiltrations de corticoïdes dans le canal carpien, à 2 semaines ou plus d'intervalle, au moment d'une poussée douloureuse. L'injection doit se faire sans résistance.

Dans la forme bilatérale, on injectera le produit soit du côté le plus douloureux en appréciant le résultat sur les 2 côtés à la consultation suivante, soit des 2 côtés, en fractionnant la dose en 2.

Ce traitement peut être renouvelé 1 ou 2 fois dans l'année, en se fixant une limite, arbitraire : pas plus de 6 doses pour 12 mois consécutifs. Au-delà, il est préférable de choisir une solution chirurgicale.

TRAITEMENT ÉTIOLOGIQUE

Seul, il est rarement suffisant : mise au repos dans les formes microtraumatiques, correction d'une hypothyroïdie, etc.

TRAITEMENT CHIRURGICAL

Il n'est qu'exceptionnellement indiqué (5 % des cas environ), sauf cas particuliers : en cas d'échec des infiltrations ou de récidives trop fréquentes, en cas de déficit moteur décelé cliniquement et, de préférence, avant l'apparition d'une amyotrophie.

Dans ces cas, une confirmation électrique (EMG) est souvent demandée par le chirurgien, dans un but médico-légal. Le geste chirurgical consiste en une section du ligament annulaire du carpe, qui libère le nerf médian. C'est un geste simple, qui peut se faire par abord chirurgical classique ou, surtout, par voie endoscopique, par un chirurgien entraîné à ces techniques pour ne pas léser le rameau thénarien du médian.

Il peut se faire en ambulatoire sous anesthésie locorégionale ; les suites sont courtes et les résultats sont habituellement très favorables.

PRONOSTIC

Il est toujours favorable quand il n'y a pas d'atteinte motrice, mais l'évolution est souvent longue, 1 an ou beaucoup plus ; elle se fait habituellement par ondes évolutives et les symptômes sont intermittents et d'intensité très variable.

FICHE INFIRMIÈRE

SURVEILLANCE DU TRAITEMENT

Injection intra-ou périarticulaire d'un dérivé corticoïde : *cf.* Fiche technique, *chapitre* Corticothérapie locale, p. 1518.

ÉDUCATION ET CONSEILS

L'infirmier(e) rassurera le patient quant au pronostic.

SYNDROME DU TUNNEL MÉTATARSIEN - MALADIE DE MORTON

FICHE MALADIE

DÉFINITION

Les symptômes qui caractérisent le syndrome du tunnel métatarsien sont la traduction de la compression du nerf digital dans le tunnel métatarsien, entre la tête des métatarsiens des 2e ou 3e espaces interdigitaux.

CAUSES ET MÉCANISMES

Les étiologies sont essentiellement microtraumatiques, favorisées par le port de chaussures trop serrées ou de talons trop hauts, conditions qu'il faudra corriger pour éviter les récidives.

L'irritation prolongée du nerf peut aboutir à la constitution d'un névrome (maladie de Morton).

DIAGNOSTIC

SIGNES CLINIQUES

Il repose sur la constatation des signes suivants :

- douleur aiguë, en « coup de poignard », ou douleurs lancinantes, de siège plantaire antérieur, survenant à la marche et à l'appui antérieur ;
- paresthésies et, parfois, à l'examen, hypoesthésie en « feuillets de livre » ;
- réveil de la douleur par la pression dorsale de l'espace intermétatarsien ou la flexion dorsale d'un orteil.

Il est assez souvent bilatéral.

EXAMENS COMPLÉMENTAIRES

Une échographie peut visualiser, éventuellement, un névrome, une bursite. L'IRM, exceptionnellement nécessaire, montre également ces images.

TRAITEMENT

TRAITEMENT ORTHOPÉDIQUE

Il est toujours utile et parfois suffisant :

- correction de l'appui défectueux ou traumatisant ;
- port d'une semelle de décharge avec appui rétrocapital (c'est-à-dire en arrière de la tête des métatarsiens) mousse.

TRAITEMENT SYMPTOMATIQUE

Essentiellement infiltration de corticoïde dans l'espace intercapitométatarsien douloureux, par voie dorsale, comme pour les autres syndromes canalaires (*cf.* Syndrome du canal carpien, p. 1617).

On peut ajouter 1 mL de **lidocaïne** (*XYLOCAÏNE* 1 %) dans l'ampoule-seringue de corticoïde, pour une plus grande diffusion locale du produit.

TRAITEMENT CHIRURGICAL

Il est en pratique courante très rarement indiqué, essentiellement en cas d'échec des méthodes précédentes.

On réalise, de préférence après confirmation du diagnostic par une imagerie, une neurolyse du névrome.

PRONOSTIC

Il est habituellement favorable. Même si l'évolution est souvent longue, 1 an ou beaucoup plus, elle se fait habituellement par ondes évolutives et les symptômes sont intermittents et d'intensité très variable.

FICHE INFIRMIÈRE

SURVEILLANCE DU TRAITEMENT

Injection intra-ou périarticulaire d'un dérivé corticoïde : *cf.* Fiche technique, *chapitre* Corticothérapie locale, p. 1518.

ÉDUCATION ET CONSEILS

L'infirmier(e) rassurera le patient quant au pronostic, et lui rappellera l'utilité de porter régulièrement les semelles prescrites.

> Toutes les maladies de Morton ne doivent pas être opérées.

BURSITES ET HYGROMAS

FICHE MALADIE

DÉFINITION

On dénomme bursite l'inflammation d'une bourse séreuse, généralement située autour d'une articulation. L'hygroma est une variété de bursite, en général superficielle, caractérisée par son enkystement.

CAUSES ET MÉCANISMES

L'inflammation peut être :
• d'origine traumatique ou microtraumatique locale ;
• d'origine rhumatismale (goutte, dépôts calcaires, rhumatismes inflammatoires) ;
• parfois d'origine infectieuse : cette hypothèse doit toujours être évoquée.

DIAGNOSTIC

LOCALISATIONS LES PLUS FRÉQUENTES

Les localisations les plus fréquentes sont :
• le coude (bursite rétro-olécrânienne) ;
• le genou (hygroma prérotulien) ;
• puis le talon : bursite rétro-achilléenne par frottement et bursite pré-achilléenne au cours des rhumatismes inflammatoires (*cf.* Tendinite achilléenne, p. 1613) ;
• la hanche : bursite du psoas, ténobursite trochantérienne (*cf.* Tendinite de la hanche, p. 1613) ;
• l'épaule : bursite sous-acromio-deltoïdienne (*cf.* Tendinite ou bursite calcaire de l'épaule, p. 1612).

HYGROMA DU COUDE, HYGROMA PRÉROTULIEN

L'hygroma du coude et l'hygroma prérotulien entraînent une douleur vive, augmentée par l'appui et la pression locale :
• Il existe des signes inflammatoires locaux importants : rougeur, chaleur, augmentation de volume.
• Sous l'influence du traitement anti-inflammatoire (AINS, ou injection locale de corticoïde, en l'absence d'infection), la guérison est rapide.
• La goutte peut se manifester par un hygroma.
• Dans certains cas, l'origine est infectieuse (staphylocoque doré) et l'évacuation chirurgicale peut s'imposer en plus du traitement antibiotique.
• Parfois, l'hygroma a une évolution chronique favorisée par des microtraumatismes professionnels et conduit à l'exérèse chirurgicale.

TRAITEMENT

Il est avant tout médical et local :

- Ponction des bursites superficielles avec analyse du liquide, s'il n'est pas clair, pour écarter une origine infectieuse (culture).
- Injection locale d'un dérivé corticoïde comme pour une infiltration articulaire : 1 amp. de **bétaméthasone** (*DIPROSTÈNE*) ou de **cortivazol** (*ALTIM*), etc., qui pourra être renouvelée 10 à 20 jours après.
- Ou cure courte d'un AINS.

Lorsqu'on a un doute sur une éventuelle infection, il faut s'abstenir d'injecter un corticoïde et, en attendant le résultat de la culture du liquide, prescrire un AINS.

En cas d'infection, on prescrira une antibiothérapie adaptée au germe, parfois suivie d'exérèse chirurgicale.

L'exérèse chirurgicale peut être nécessaire en cas d'échec du traitement médical, de récidives fréquentes ou de gêne fonctionnelle après guérison de l'inflammation locale.

PRONOSTIC

Il est habituellement favorable.

FICHE INFIRMIÈRE

EXAMENS

Préparation du matériel en cas de ponction évacuatrice (*cf.* Fiche technique, *chapitre* Monoarthrites inaugurales, p. 1560) ou d'injection locale de corticoïde (*cf.* Fiche technique, *chapitre* Corticothérapie locale, p. 1518).

KYSTES SYNOVIAUX

FICHE MALADIE

DÉFINITION

Un kyste synovial est une cavité autonome pathologique dont la paroi interne est faite de tissu synovial, en général juxta-articulaire et communiquant avec la cavité articulaire, rempli de liquide synovial ou d'une gelée translucide.

CAUSES ET MÉCANISMES

Les kystes synoviaux sont le plus souvent l'expression d'une pathologie articulaire sous-jacente (dégénérative ou inflammatoire) dont le traitement ne doit pas être négligé.

Une hyperpression intra-articulaire prolongée peut être responsable de leur développement.

Ils peuvent entraîner des symptômes par compression des structures voisines.

DIAGNOSTIC ET TRAITEMENT

Ils siègent le plus souvent au genou (kyste poplité), au poignet, au dos du pied, à l'épaule ou à la hanche.

KYSTE POPLITÉ

Le kyste poplité siège à la face postérieure du genou, et il peut être palpé lorsqu'il est volumineux. Il est habituellement secondaire à une gonarthrose, à une arthrite en particulier rhumatoïde, ou à une autre pathologie articulaire, dont le traitement parallèle est important.

Cliniquement, en plus de la gêne douloureuse postérieure qu'il peut entraîner, il faut connaître les tableaux aigus, simulant une thrombophlébite par compression veineuse ou par rupture du kyste.

Son diagnostic est facilité par une échographie de qualité, avec Doppler, qui écarte une lésion vasculaire.

Lorsque le kyste communique manifestement avec la cavité articulaire, gonflée par l'épanchement provoqué par une gonarthrose ou une arthrite, l'injection d'un corticoïde dans la cavité articulaire après ponction évacuatrice, peut suffire à guérir la poussée douloureuse due au kyste.

Formes peu invalidantes

Le repos, la prescription d'une cure courte d'un AINS, comme dans la gonarthrose, peuvent suffire.

Formes plus invalidantes

L'évacuation du kyste, par un opérateur entraîné, se justifie, avec une aiguille de calibre 18 G si l'on pense que son contenu est gélatineux, ou une aiguille plus fine (21 G) si l'on pense que le contenu est fluide.

Ce geste est suivi de l'injection d'un dérivé cortisonique dans le kyste : 1 ampoule-seringue de **cortivazol** (*ALTIM*), ou de **bétaméthasone** (*DIPROSTÈNE*), etc. Ce geste pourra être renouvelé 1 à 2 fois après un intervalle de 2 à 4 semaines, si le résultat est insuffisant ou en cas de récidive plus tardive.

Formes récidivantes

Le traitement de la pathologie articulaire sous-jacente est nécessaire. Une synoviorthèse (avec de l'acide osmique ou un produit radioactif) peut être discutée et réalisée en milieu spécialisé.

Le traitement chirurgical est exceptionnellement indiqué car les traitements précédents sont habituellement suffisants.

KYSTE SYNOVIAL DU POIGNET

Le kyste siège habituellement à la face dorsale du poignet ; son volume est très variable. Certains peuvent régresser spontanément mais, lorsqu'ils entraînent une gêne fonctionnelle ou esthétique, ils relèvent des traitements suivants.

Ponction-aspiration

Elle représente le geste thérapeutique le plus simple :

- ponction avec une aiguille de calibre 18 G, et aspiration de la gelée translucide qui le remplit ;
- suivie d'une compression forte pendant quelques minutes et d'un pansement compressif pendant quelques jours.

En cas de récidive on peut renouveler le geste, et y associer l'injection d'une petite quantité d'un dérivé corticoïde : **cortivazol** (*ALTIM*) ou **prednisolone** (*HYDROCORTANCYL*), etc.

Exérèse chirurgicale

En cas de récidives trop fréquentes et de gêne réelle, il est préférable de recourir à l'exérèse chirurgicale qui se fait sous anesthésie locorégionale.

Elle nécessite l'excision complète du kyste et de sa base d'implantation et d'une partie de la capsule articulaire, ce qui peut laisser une cicatrice importante ; il faut en tenir compte dans la décision.

PRONOSTIC

Il est habituellement favorable, même si certains kystes synoviaux ont tendance à récidiver.

FICHE INFIRMIÈRE

SURVEILLANCE DU TRAITEMENT

Injection intra-ou périarticulaire d'un dérivé corticoïde : *cf.* Fiche technique, *chapitre* Corticothérapie locale, p. 1518.

ÉDUCATION ET CONSEILS

L'infirmier(e) rassurera le patient quant au pronostic.

RÉTRACTION CAPSULAIRE DE L'ÉPAULE (CAPSULITE RÉTRACTILE)

FICHE MALADIE

DÉFINITION

Ce tableau clinique est très particulier : l'épaule est presque totalement bloquée par rétraction de la capsule articulaire ; on lui donne souvent le nom de capsulite rétractile ou d'épaule gelée. Il peut survenir, moins souvent, à d'autres articulations, en particulier à la hanche, au genou.

CAUSES ET MÉCANISMES

La rétraction capsulaire de l'épaule, qui ne fait que très rarement partie d'un « syndrome épaule-main », est le plus souvent idiopathique, parfois post-traumatique ou iatrogène (barbituriques, **isoniazide**, **antirétroviraux**, **antiprotéases**, etc.), mais peut quelquefois être associée à une affection cardiovasculaire (insuffisance coronaire), neurologique (hémiplégie) ou pulmonaire. Un terrain psychologique fait d'anxiété n'est pas rare.

DIAGNOSTIC

SIGNES CLINIQUES

Le tableau clinique, très particulier, évolue en deux temps :

• d'abord une phase douloureuse, pseudo-inflammatoire, avec une douleur qui peut avoir une recrudescence nocturne, en particulier dans le décubitus homolatéral, qui dure 4 à 6 mois ; l'affection ayant un début progressif, elle est souvent confondue au début avec une tendinite simple ;

• puis une phase de raideur : c'est la constatation d'une raideur trop importante et touchant tous les mouvements de l'épaule qui fait redresser le diagnostic. Pendant cette phase, la raideur prédomine sur la douleur, qui n'apparaît le plus souvent qu'aux mouvements extrêmes et brusques.

EXAMENS COMPLÉMENTAIRES

Les clichés radiologiques simples de l'épaule montrent l'apparition progressive d'une décalcification diffuse et non homogène de la tête humérale.

Il est exceptionnel de demander confirmation par arthrographie.

PRONOSTIC

L'évolution est habituellement totalement réversible, mais encore toujours longue : plusieurs mois (jusqu'à 12 ou 18 mois), qu'elle soit aidée par les différents traitements ou spontanée. La bilatéralisation peut survenir dans un nombre important de cas, mais rarement à court terme.

TRAITEMENT

À LA PHASE DOULOUREUSE INITIALE

Le traitement comporte les antalgiques, les AINS, en particulier au début, avec les précautions d'usage, ou les injections locales de corticoïdes, qui donnent de bons résultats sur la douleur, sans raccourcir la durée de la maladie.

La masso-kinésithérapie, systématique et prudente pour certains, semble ne pas être utile à ce stade. Elle ne raccourcit pas l'évolution et est trop souvent source de douleurs.

Certains pratiquent une distension synoviale de l'épaule après arthrographie, injection locale d'anesthésique et de corticoïde, et estiment raccourcir l'évolution.

À LA PHASE DE RAIDEUR

Le traitement médicamenteux peut être allégé : antalgiques à dose suffisante. La rééducation, douce et progressive, peut être entreprise, mais le sujet peut la réaliser lui-même activement.

> L'évolution est toujours très longue, mais se fait, même spontanément, vers une récupération pratiquement complète.

FICHE INFIRMIÈRE

SURVEILLANCE DU TRAITEMENT

Injection intra-ou périarticulaire d'un dérivé corticoïde : *cf.* Fiche technique, *chapitre* Corticothérapie locale, p. 1518.

ÉDUCATION ET CONSEILS

L'infirmier(e) rassurera le patient quant au pronostic, toujours favorable, puisque la guérison est pratiquement totale dans la majorité des cas, malgré une évolution longue. Il lui rappellera que la rééducation, au moment où elle est prescrite, ne doit pas augmenter les douleurs.

FIBROMYALGIE

FICHE MALADIE

DÉFINITION

La fibromyalgie, ou syndrome polyalgique idiopathique diffus (SPID), ou fibrosite, correspond à un syndrome, exclusivement clinique, fait de douleurs chroniques diffuses particulières par leur siège, et d'une fatigue musculaire, survenant habituellement chez des femmes jeunes.

CAUSES ET MÉCANISMES

Son étiologie n'est pas connue et sa pathogénie, encore incertaine, fait essentiellement référence à une perturbation psychologique car on retrouve souvent un état anxiodépressif et des conditions de stress psychologique.

De nombreux travaux de recherche mettent en évidence des anomalies biologiques auxquelles on cherche à attribuer un rôle dans la survenue des symptômes (sérotonine, en particulier).

DIAGNOSTIC

Il repose sur l'association aux symptômes douloureux diffus décrits par la patiente, d'une fatigue chronique, de points douloureux à la pression de nombreuses insertions musculo-tendineuses (bilatérales et symétriques) : coudes, omoplates, rachis cervical, crêtes iliaques, trochanters, etc., sans qu'une cause apparente puisse les expliquer.

Il n'y a pas de syndrome inflammatoire biologique et les explorations échographiques ou radiologiques sont normales ou ne montrent que des images « banales » d'arthrose.

TRAITEMENT

PSYCHOTHÉRAPIE ÉLÉMENTAIRE

Elle commence par une écoute attentive et patiente de la plainte et de ses facteurs de survenue et d'entretien. Elle est très importante dans la prise en charge des patientes, qu'il faut rassurer sur la « bénignité » de leur cas.

ACTIVITÉ PHYSIQUE

L'activité physique n'est nullement contre-indiquée, mais doit être fractionnée pour ne pas aggraver les douleurs. Des exercices de relaxation sont souvent bénéfiques.

TRAITEMENTS MÉDICAMENTEUX

- Les antalgiques usuels sont toujours utiles : **paracétamol** ou *ASPIRINE*, à dose suffisante, alors que les *AINS* sont inefficaces et source d'effets indésirables.
- Les anxiolytiques et myorelaxants sont parfois utiles et justifiés, quoique peu actifs sur l'élément douloureux, à condition qu'ils n'aggravent pas l'asthénie et la fatigabilité musculaire.
- Certains antidépresseurs tricycliques ont fait preuve d'efficacité et agissent en général après 2 à 4 semaines de prescription : **amitriptyline** (*LAROXYL*). La prescription doit être poursuivie plusieurs mois, à la dose minimale efficace, avant d'envisager une diminution.

PRONOSTIC

Bien que ne traduisant pas des lésions organiques connues, et qu'il n'y ait ni risque fonctionnel ni risque vital, ce syndrome est très invalidant, par sa chronicité et par le vécu intense des douleurs.

FICHE INFIRMIÈRE

SURVEILLANCE DU TRAITEMENT

Effets indésirables des médications prescrites : antalgiques, anxiolytiques.

ÉDUCATION ET CONSEILS

L'infirmier(e) peut utilement rassurer la patiente quant au pronostic, l'assurer que sa plainte est bien entendue par l'équipe médicale, et participer de la sorte à la prise en charge psychologique du cas particulier.

COCCYGODYNIE

FICHE MALADIE

DÉFINITION

On désigne habituellement sous ce terme des douleurs de la région sacrococcygienne survenant presque exclusivement en position assise et ayant comme caractéristique leur évolution souvent prolongée et rebelle.

CAUSES ET MÉCANISMES

Un traumatisme préalable est fréquemment invoqué, mais les formes chroniques paraissent toucher des sujets psychologiquement « fragiles » ou névrosés, qu'il importe de rassurer sur la bénignité de l'affection.

Une luxation sacrococcygienne peut être retrouvée parfois à l'origine des douleurs.

Il n'en demeure pas moins qu'il faut écarter par un examen rigoureux des causes exceptionnelles : radiculaires par kyste intrasacré, voire lésion de la « queue de cheval » ; tumeur rectale ou sacrococcygienne, qui relèvent d'un traitement spécifique.

DIAGNOSTIC

Il repose sur l'écoute attentive de la plainte, le siège et les circonstances d'apparition des douleurs, un examen clinique rigoureux (toucher rectal et examen neurologique) et des clichés de bonne qualité, qui sont indispensables, mais qui ne seront répétés ou complétés par une exploration plus poussée (IRM, etc.) qu'en cas de forte suspicion d'organicité.

TRAITEMENT

Les méthodes médicales sont le plus souvent utilisées et peuvent se compléter.

DANS TOUS LES CAS

- Antalgiques à dose suffisante.
- Parfois, AINS par cures relativement courtes, de 2 à 4 semaines, pour éviter des prescriptions trop prolongées dans une pathologie volontiers chronique.
- Utilisation d'un coussin, ou d'un coussin avec zone centrale évidée, pour diminuer l'appui sur la zone douloureuse.

DANS DE NOMBREUX DE CAS

Un traitement anxiolytique, voire une psychothérapie ou un traitement antidépresseur sont utiles.

DANS CERTAINS CAS

Traitements locaux :

- Infiltrations dans le tissu précoccygien d'anesthésique ou de corticoïdes ou des deux à la fois.
- Infiltrations épidurales, comme pour une lombosciatique discale, en cas d'origine radiculaire.

• Injection intradiscale d'*HYDROCORTANCYL*, en cas de luxation sacrococcygienne mise en évidence par le toucher rectal et une discographie.

• Manipulations sacrococcygiennes par un opérateur averti.

TRÈS RAREMENT

En cas d'échec de ces moyens thérapeutiques, certains ont proposé une intervention chirurgicale :

• soit résection coccygienne et du disque sacrococcygien ;

• soit résection du nerf coccygien et des cinquièmes racines sacrées.

Le recours à la chirurgie est une solution extrême qui ne semble qu'exceptionnellement justifiée, car le terrain névrosé expose souvent à un échec thérapeutique.

PRONOSTIC

Il est marqué par le risque de chronicité dès qu'il existe des facteurs psychologiques associés, qu'ils soient déclenchants, favorisants ou secondaires au symptôme.

FICHE INFIRMIÈRE

SURVEILLANCE DU TRAITEMENT

Injection intra-ou périarticulaire d'un dérivé corticoïde : *cf.* Fiche technique, *chapitre* Corticothérapie locale, p. 1518.

ÉDUCATION ET CONSEILS

L'infirmier(e) rassurera le patient quant au pronostic de cette affection, souvent chronique mais en général sans gravité organique.

FICHE PHARMACOLOGIE

ANTIDÉPRESSEUR TRICYCLIQUE

■ Amitriptyline

LAROXYL					
Posologie variable : < 25 mg pour des douleurs « fonctionnelles » 75 à 150 mg/j dans certaines douleurs intenses et rebelles	800 mL sol. buv. 40 mg/mL 60 cp. 25 mg 20 cp. 50 mg 12 amp. inj. 50 mg/2 mL	4,63 4,41 3,55 5,48	I I I I	65 % 65 % 65 % 65 %	0,01 0,07 0,18 0,46

Propriétés

Antidépresseur dit imipraminique, utilisé ici pour son effet antalgique.

Indications

Épisodes dépressifs majeurs.

Dans des indications non psychiatriques : algies rebelles.

Contre-indications

Hypersensibilité à l'**amitriptyline**; risque de glaucome par fermeture d'angle ; risque de rétention urinaire lié à des troubles urétroprostatiques ; infarctus du myocarde récent ; **IMAO**.

Précautions d'emploi

Grossesse et allaitement : à éviter.

Prudence en cas d'épilepsie, d'insuffisance hépatique et rénale.

Chez le sujet âgé : risque d'hypotension orthostatique, d'effet sédatif, de constipation, d'hypertrophie prostatique.

Prudence dans certaines affections cardiovasculaires en raison des effets quinidiniques, tachycardisants et hypotenseurs.

Ce médicament peut affaiblir les facultés mentales et physiques nécessaires à l'exécution de certaines tâches dangereuses, telles que la manipulation d'appareils ou la conduite de véhicules à moteur.

Effets indésirables

Liés aux effets périphériques de la molécule, habituellement bénins et cédant le plus souvent à la poursuite du traitement ou à une réduction de la posologie :

- effet anticholinergique : sécheresse de la bouche, constipation, troubles de l'accommodation, tachycardie, sueurs, troubles de la miction et éventuellement rétention urinaire ;
- effet adrénolytique : hypotension orthostatique, impuissance.

Liés aux effets centraux :

- fréquemment observés : somnolence ou sédation, plus marquée en début de traitement ;
- beaucoup plus rares : tremblements, crises convulsives sur terrain prédisposé, états confusionnels transitoires, syndrome sérotoninergique (en association).

En cas de maladie dépressive : levée de l'inhibition psychomotrice, avec risque suicidaire ; inversion de l'humeur avec apparition d'épisodes maniaques ; réactivation d'un délire chez les sujets psychotiques.

Autres effets : prise de poids, troubles de la conduction ou du rythme (avec des doses élevées), troubles endocriniens : hypertrophie mammaire, galactorrhée, bouffées de chaleur ; réactions cutanées allergiques ; dysarthrie ; hépatites cytolytiques ou cholestatiques exceptionnelles ; troubles hématologiques : hyperéosinophilie, leucopénie, agranulocytose, thrombopénie ; syncope.

Interactions médicamenteuses

ASSOCIATIONS CONTRE-INDIQUÉES

- **IMAO** : risque d'apparition d'un syndrome sérotoninergique.
- **Sultopride** : risque majoré de troubles du rythme ventriculaire, notamment de torsades de pointes, par addition des effets électrophysiologiques.

ASSOCIATIONS DÉCONSEILLÉES

- **Adrénaline**, **noradrénaline** (**sympathomimétiques alpha** et **bêta**).
- Alcool : majoration par l'alcool de l'effet sédatif de l'**antidépresseur**.
- **Clonidine** et apparentés : inhibition de l'effet antihypertenseur.

ASSOCIATIONS NÉCESSITANT DES PRÉCAUTIONS D'EMPLOI

- **Anticonvulsivants**, **carbamazépine**, **fluoxétine** : risque de survenue de crises convulsives généralisées.
- **Fluvoxamine**.

ASSOCIATIONS À PRENDRE EN COMPTE

- **Antihypertenseurs**, autres dépresseurs du système nerveux central, **atropine** et autres substances atropiniques.
- **Baclofène** : risque d'augmentation de l'hypotonie musculaire.

INFECTIONS OSTÉOARTICULAIRES

GÉNÉRALITÉS – RÈGLES DE L'ANTIBIOTHÉRAPIE

FICHE MALADIE

DÉFINITION

Il s'agit des tableaux cliniques touchant soit un os, soit une articulation, soit les deux, dont l'origine est une infection habituellement bactérienne, parfois mycosique.

Les agents infectieux bactériens ont la particularité d'entraîner des lésions ostéoarticulaires qui peuvent évoluer très rapidement vers la destruction, et de pouvoir comporter un risque vital.

Le siège de l'infection peut être l'os, l'articulation, le corps vertébral, le disque intervertébral et les vertèbres adjacentes.

Os

On parle alors d'ostéite (ostéite septique, par opposition aux très rares ostéites aseptiques d'origine inflammatoire) ou d'ostéomyélite quand la moelle osseuse est aussi atteinte. Son risque principal est le passage à la chronicité.

Articulation

On parle d'arthrite septique, dont le risque est la perte de la fonction articulaire c'est-à-dire la raideur voire l'ankylose. Le germe est ici présent dans l'articulation, par opposition aux arthrites dites « réactionnelles ».

Corps vertébral

On parle de spondylite, mais cette atteinte est rarement isolée.

Disque intervertébral et vertèbres adjacentes

On parle de spondylodiscite, dont le risque est l'extension au contenu du canal rachidien, réalisant alors une épidurite infectieuse menaçant les racines nerveuses et la moelle épinière.

CAUSES ET MÉCANISMES

L'agent de l'infection peut être :

- un germe dit banal (pyogène), le plus souvent un staphylocoque doré à partir d'une infection cutanée, parfois un colibacille ou un gonocoque à partir d'une infection urinaire ou génitale ;
- le bacille de Koch, (*Mycobacterium tuberculosis*) agent de la tuberculose ; la spondylodiscite tuberculeuse porte le nom de mal de Pott. Les sujets ont souvent, dans leurs antécédents, une autre localisation de la tuberculose (pulmonaire, pleurale, génitale), parfois encore évolutive, ou sont des « transplantés » c'est-à-dire des sujets venant de l'étranger, en général non vaccinés par le BCG, ou des sujets immunodéprimés (sida, traitements immunomodulateurs ou par biothérapies) ;
- moins souvent, des germes dits opportunistes comme ceux rencontrés au cours du sida, ou des champignons ;
- les virus, comme on peut en voir au cours des arthrites de la phase initiale de l'hépatite B, de l'infection à parvovirus, etc., mais ils ne détruisent pas l'articulation et ne font pas partie des arthrites septiques.

> La mise en évidence des agents infectieux est fondamentale pour adapter au mieux le traitement et ainsi limiter le risque de séquelles, mais elle est parfois très difficile.

À titre d'exemple, les mécanismes de l'infection articulaire peuvent être schématisés :

- L'infection de l'articulation peut résulter d'une inoculation microbienne directe par plaie articulaire ou à l'occasion d'une opération ou de l'injection intra-articulaire de corticoïdes, parfois malgré les précautions d'asepsie nécessaires.
- Plus rarement, elle se fait par propagation à partir d'un foyer infectieux osseux voisin (ostéomyélite) ou cutané.
- L'infection peut se faire par voie hématogène et ne toucher qu'une seule articulation (comme dans les cas précédents), mais les bactéries peuvent aussi infecter simultanément plusieurs jointures, c'est ce qu'on observe parfois au cours des septicémies (à staphylocoques, par exemple).
- La porte d'entrée, enfin, peut être vénérienne (arthrites gonococciques) ou urinaire (colibacille, etc.).

DIAGNOSTIC

Trois tableaux cliniques seront envisagés : arthrites septiques, spondylodiscites, ostéomyélite aiguë.

Tous ces tableaux sont des urgences thérapeutiques.

Il est de bonne règle de rechercher des facteurs favorisants, locaux ou généraux, témoins d'une diminution des défenses de l'organisme.

TRAITEMENT

Il repose sur une antibiothérapie rapidement instituée et de préférence adaptée au germe en cause (*cf.* tableau « Infections ostéoarticulaires : schémas thérapeutiques possibles lorsque le germe est identifié », p. 1630).

RÈGLES GÉNÉRALES DE L'ANTIBIOTHÉRAPIE

Principes

La gravité potentielle des infections ostéoarticulaires, tant dans le domaine fonctionnel que parfois vital, fait que l'antibiothérapie doit obéir à plusieurs principes :

- être adaptée au germe en cause, ce qui suppose sa mise en évidence, ou, dans le cas contraire, être orientée par le contexte clinique ;
- avoir une bonne pénétration tissulaire, en particulier pour l'os ;
- être active sur le germe, ce qui peut être vérifié si l'on dispose d'un antibiogramme, mais parfois seulement cliniquement ;
- assurer une concentration bactéricide.

Voie d'administration

Il convient en général de commencer le traitement par voie parentérale le plus souvent (sauf pour la tuberculose et certains antibiotiques), pendant environ 15 j, avant de prendre le relais par la voie orale, qui sera poursuivie plusieurs semaines.

En outre, il est indispensable de prendre en considération les problèmes de la voie d'abord veineuse, les risques propres à l'immobilisation prolongée, le confort du malade.

Associations

Il faut utiliser des associations synergiques d'antibiotiques et donner des doses initialement élevées, en fonction du poids du malade et de sa fonction rénale.

CHOIX DE L'ANTIBIOTIQUE

Quand le germe a été isolé

À titre très schématique et pour le traitement initial : *cf.* tableau, p. 1630.

Lorsque le germe n'a pas été mis en évidence

Le contexte peut orienter :

- infection cutanée, infiltration de corticoïdes, prothèse articulaire : staphylocoque doré ;
- infection urinaire ou digestive : bacilles Gram⁻ ;
- infection dentaire ou ORL : streptocoque ;
- infection génitale, sujet jeune (et ténosynovite) : gonocoque ;
- pneumopathie : pneumocoque ;
- toxicomanie : staphylocoque doré, *Pseudomonas aeruginosa, Serratia, Candida* ;
- sujets immunodéprimés, hémopathies : pneumocoque, mycoses.

En l'absence d'orientation : une fois la tuberculose exclue, on prescrit une antibiothérapie à large spectre couvrant à la fois les staphylocoques et les bacilles Gram⁻, par exemple : *KEFLIN + GENTALLINE*. Cette association sera éventuellement modifiée si elle s'avère inefficace, ou si un germe est ultérieurement mis en évidence, ou en fonction d'un antibiogramme.

MODALITÉS PARTICULIÈRES

Certaines sont propres à une étiologie ou à une localisation :

- arthrites septiques à germe banal ;
- arthrite à gonocoque ;
- spondylodiscites infectieuses ;
- tuberculoses ostéoarticulaires.

PRONOSTIC

Il est fonction de la précocité du diagnostic, des difficultés de mise en évidence de l'agent infectieux, de la rapidité de mise en route d'une antibiothérapie adaptée.

Les séquelles fonctionnelles peuvent être sévères et, dans certains cas, le pronostic vital peut être engagé.

Infections ostéoarticulaires : schémas thérapeutiques possibles lorsque le germe est identifié

Staphylocoque doré ou à coagulase négative, méthi-sensible	• **Pénicilline** + aminoside, par exemple : *BRISTOPEN* + *GENTALLINE* • Ou **céfazoline** + aminoside, par exemple : *CÉFACIDAL* + *GENTALLINE* • Ou **pénicilline M** + **rifampicine**, par exemple : *BRISTOPEN* + *RIFADINE* • Ou fluoroquinolone + **rifampicine**
Staphylocoque doré ou à coagulase négative, méthi-résistant	• **Vancomycine** + **acide fusidique**, par exemple : *VANCOCINE* + *FUCIDINE* • Ou **céfotaxime** + **fosfomycine**, par exemple : *CLAFORAN* + *FOSFOCINE*
Entérocoque	• **Amoxicilline** + aminoside, par exemple : *CLAMOXYL* + *GENTALLINE*
Streptocoque, pneumocoque	• **Amoxicilline** (*CLAMOXYL* ou *AMOXICILLINE*)
Bacilles Gram- (sauf *Pseudomona*)	• Céphalosporine de 3e génération + aminoside, par exemple : *ROCÉPHINE* + *GENTALLINE* • Ou céphalosporine de 3e génération + fluoroquinolone
Pseudomonas aeruginosa	• **Ceftazidime** (*FORTUM*) + **tobramycine** (*NEBCINE*, *TOBREX*) • Ou **ticarcilline** (*TICARPEN*) + **tobramycine**
Gonocoque	• **Pénicilline G** en IV, ou **amoxicilline**
Borrelia burgdorferi	• Soit **doxycycline** (*VIBRAMYCINE N*) (200 mg/j), ou **amoxicilline** (*CLAMOXYL*) (2 g/j), pendant 4 semaines • Soit **pénicilline G** par voie veineuse (20 millions u/j), ou **ceftriaxone** (*ROCÉPHINE*) (2 g/j), pendant 2 semaines
Brucellose	• Cycline de 2e génération + **rifampicine**, par exemple : *VIBRAVEINEUSE* + *RIFADINE*
Tuberculose	• Les 2 premiers mois triple (ou quadruple) association de **pyrazinamide** (*PIRILÈNE*) + **isoniazide** (*RIMIFON*) + **rifampicine** (*RIFADINE*) ± éthambutol (*MYAMBUTOL* ou *DEXAMBUTOL*) • Puis bithérapie (en général **isoniazide** + **rifampicine**), pendant 9 mois au total, parfois jusqu'à 12 mois, en fonction de l'antibiogramme éventuel et de l'évolution
Candida	• **Amphotéricine B** (*FUNGIZONE*) et/ou **5-flucytosine** (*ANCOTIL*) • **Fluconazole** (*TRIFLUCAN*).

ARTHRITES SEPTIQUES À GERMES BANALS

FICHE MALADIE

DÉFINITION

Ce sont les infections d'une articulation par un germe dit « banal » – le plus souvent un staphylocoque doré, parfois un colibacille ou un gonocoque – par opposition aux autres agents infectieux (bacille de Koch, champignons, etc.).

Le germe est ici présent dans l'articulation, par opposition aux arthrites dites « réactionnelles ».

CAUSES ET MÉCANISMES

• L'infection de l'articulation peut résulter d'une inoculation microbienne directe par plaie articulaire ou à l'occasion de l'injection intra-articulaire de corticoïdes, parfois malgré les précautions d'asepsie nécessaires.

• Plus rarement, elle se fait par propagation à partir d'un foyer infectieux osseux voisin (ostéomyélite) ou cutané.

• L'infection peut se faire par voie hématogène et ne toucher qu'une seule articulation (comme dans les cas précédents), mais les bactéries peuvent aussi infecter simultanément plusieurs jointures, c'est ce qu'on observe parfois au cours des septicémies (à staphylocoques, par exemple).

• La porte d'entrée, enfin, peut être vénérienne (arthrites gonococciques) ou urinaire (colibacille, etc.).

DIAGNOSTIC

FORMES AIGUËS TYPIQUES

Dans les formes aiguës, le tableau est caractéristique : l'articulation atteinte est très douloureuse, gonflée, rouge et chaude à la palpation. Une fièvre élevée s'associe habituellement à ces signes et conduit à pratiquer d'urgence des hémocultures et une ponction articulaire (geste essentiel), pour isoler le germe avant tout traitement.

Biologiquement, il existe une augmentation des polynucléaires neutrophiles, de la vitesse de sédimentation et de la CRP.

L'IRM peut apporter des arguments diagnostiques plus précocement que les radiographies.

LE DIAGNOSTIC EST PARFOIS PLUS DIFFICILE

Lorsqu'il se discute :

• après une infiltration de corticoïdes (genou, épaule), car les signes en sont intriqués avec ceux de la maladie sous-jacente ;

• lorsqu'on ne retrouve pas de porte d'entrée ;

• devant une arthrite inflammatoire dont l'étiologie rhumatismale n'est pas évidente, voire au cours d'une polyarthrite rhumatoïde qui peut s'infecter.

MISE EN ÉVIDENCE DU GERME

La mise en évidence du germe est fondamentale et repose sur :

• la recherche d'une porte d'entrée ;

• la ponction articulaire, qui ramène un liquide purulent très riche en polynucléaires et contenant un germe qui doit être mis en culture en vue d'antibiogramme ; mais le liquide peut n'être que trouble et sa mise en culture s'impose aussi ;

• des hémocultures, urocultures, prélèvements génitaux, prélèvements locaux.

> Le traitement ne doit pas être retardé si les arguments cliniques et biologiques sont suffisamment évocateurs, car parfois la mise en évidence du germe est en défaut.

TRAITEMENT

ANTIBIOTHÉRAPIE ADAPTÉE

• Elle doit être commencée dès que la ponction articulaire a été réalisée.

• Choix de l'antibiothérapie : *Cf.* Généralités - Règles de l'antibiothérapie, p. 1627.

• Des doses élevées sont nécessaires pour assurer une concentration bactéricide.

• L'antibiothérapie sera prolongée par voie IV

pendant au moins 15 j, avec relais possible par voie orale en cas d'efficacité démontrée et si la biodisponibilité est bonne.

• La durée de l'antibiothérapie est difficile à fixer, en général 6 à 8 semaines, l'arrêt pouvant être envisagé 1 mois après apyrexie et normalisation de la VS et de la CRP. Dans l'arthrite gonococcique, si le traitement est rapidement efficace, le traitement pourra éventuellement être plus court (10 j).

TRAITEMENTS COMPLÉMENTAIRES

• Antalgiques.

• Immobilisation de la jointure, en position de fonction, par une gouttière ou un plâtre bivalve pour le genou (voire par traction pour la hanche) ; elle est également utile dans les premiers temps de la maladie, mais pas de façon prolongée pour éviter une source de raideur supplémentaire.

• Évacuation de l'épanchement articulaire : elle permet de débarrasser l'articulation des substances toxiques qu'elle contient et permet aussi de vérifier l'efficacité du traitement en analysant le liquide qui se stérilise et devient de plus en plus clair. Elle est réalisée par ponction simple ou ponction-lavage articulaire régulièrement répétées, voire par arthroscopie ou même arthrotomie, en cas d'échec des ponctions ou de persistance du germe, ou parfois d'emblée quand les signes inflammatoires locaux sont particulièrement intenses.

• Synovectomie chirurgicale, dans les formes traînantes malgré le traitement médical. Dans certains cas, elle peut être remplacée par une synoviorthèse à l'acide osmique.

PRONOSTIC

Les agents infectieux bactériens ont la particularité d'entraîner des lésions ostéoarticulaires qui peuvent évoluer très rapidement vers la destruction, et de pouvoir comporter un risque vital.

Le pronostic d'une arthrite septique est donc influencé par la précocité du diagnostic et la rapidité de mise en œuvre de l'antibiothérapie efficace.

FICHE INFIRMIÈRE

EXAMENS

Préparation du matériel pour une ponction articulaire (examen bactériologique fondamental). Hémocultures à répéter, en particulier au moment d'un accès fébrile.

ECBU.

SURVEILLANCE DU TRAITEMENT

SOINS - TRAITEMENTS

• Assistance au patient, car les arthrites septiques entraînent une impotence parfois sévère.

• Une attention particulière doit être portée à la voie d'abord veineuse.

• Ponction articulaire : *cf.* Fiche technique, *chapitre* Monoarthrites inaugurales, p. 1560.

EFFICACITÉ DU TRAITEMENT

Elle s'apprécie en particulier sur la normalisation de la température, la diminution de la douleur et de l'impotence, l'amélioration des signes locaux articulaires, la stérilisation du liquide prélevé lors des ponctions articulaires de contrôle, la normalisation de la VS et de la CRP.

EFFETS INDÉSIRABLES

Surtout ceux des antibiotiques, en particulier les allergies.

SPONDYLODISCITES INFECTIEUSES

FICHE MALADIE

DÉFINITION

Les spondylodiscites dites à germe banal sont les infections du disque et des vertèbres adjacentes par un pyogène. Lorsque l'infection ne touche que la vertèbre, ce qui est plus rare, on parle de spondylite infectieuse. La spondylodiscite tuberculeuse porte le nom de mal de Pott.

Il existe de très rares cas de spondylodiscites inflammatoires (au cours de la spondylarthrite), non infectieuses, qui ne sont pas envisagées ici.

CAUSES ET MÉCANISMES

Il est parfois très difficile de reconnaître le germe en cause ; si le staphylocoque doré est le plus fréquent, il peut aussi s'agir d'un streptocoque, d'un bacille Gram⁻, ou, en milieu rural exposé, d'une *Brucella*. Le bacille de Koch (myobacterium tuberculosis) est responsable de la spondylodiscite tuberculeuse ; d'autres mycobactéries voisines peuvent être retrouvées (certaines ont provoqué une épidémie par contamination iatrogène).

L'infection se fait surtout par voie hématogène, beaucoup plus rarement par inoculation directe à l'occasion d'une opération sur le rachis ou une injection épidurale de corticoïde, malgré les précautions d'asepsie habituelles. La porte d'entrée peut être cutanée (staphylocoque doré) ou urinaire (colibacille, etc.), voire intestinale ou dentaire.

Il est de bonne règle de rechercher des facteurs favorisants, locaux ou généraux, témoins d'une diminution des défenses de l'organisme.

DIAGNOSTIC

Les spondylodiscites entraînent une raideur douloureuse du segment rachidien atteint, de la fièvre, parfois des signes neurologiques traduisant une épidurite, un syndrome biologique infectieux.

Les signes radiologiques sont très en retard par rapport aux symptômes cliniques. Le scanner et surtout l'IRM peuvent montrer des signes beaucoup plus précocement, en particulier l'image d'un abcès.

Le diagnostic de spondylodiscite, pour peu qu'on l'évoque, est plus facile à porter actuellement que celui de son origine.

Il est fréquent, jusqu'à 30 % des cas, que l'agent responsable de la spondylodiscite ne soit pas mis en évidence quelle que soit l'importance des moyens mis en œuvre :

- hémocultures, urocultures, prélèvements génitaux, prélèvements locaux ;
- sérodiagnostics de brucellose, de salmonellose ;
- intradermoréaction à la tuberculine, recherche d'autres localisations tuberculeuses ;
- ponction à l'aiguille ou au trocart en milieu spécialisé, avec cultures et examen histologique ;
- voire intervention chirurgicale à visée diagnostique (et à la fois élément du traitement).

TRAITEMENT

DIFFICULTÉS THÉRAPEUTIQUES

On conçoit ainsi les difficultés thérapeutiques qui peuvent surgir :

- tantôt un diagnostic est affirmé : tuberculose, brucellose, salmonellose, ou isolement d'un pyogène : staphylocoque, entérocoque ; le traitement adapté peut être entrepris sans retard ;
- ailleurs, les étiologies précédentes, en particulier la tuberculose, n'ont pas été prouvées, aucune hémoculture n'a poussé et aucun germe n'a été isolé (parfois du fait d'une antibiothérapie préalable à doses insuffisantes). Il faudra s'adresser à une association d'antibiotiques au pouvoir bactéricide puissant.

CHOIX DE L'ANTIBIOTHÉRAPIE

Cf. Généralités - Règles de l'antibiothérapie, p. 1627.

Des doses élevées sont nécessaires pour assurer une concentration bactéricide.

L'antibiothérapie sera prolongée par voie IV pendant au moins 15 j, avec relais possible par voie orale en cas d'efficacité démontrée et si la biodisponibilité est bonne.

La durée de l'antibiothérapie est difficile à fixer, en général 3 à 4 mois (plus en cas de tuberculose), l'arrêt pouvant être envisagé, après disparition des douleurs et appréciation de la stabilité radiologique, et 1 mois après apyrexie et normalisation de la VS et de la CRP.

TRAITEMENTS COMPLÉMENTAIRES

- Prescription d'antalgiques.
- Le repos au lit est indispensable au début.
- Immobilisation, par une gouttière plâtrée ou un appareil en matériau thermoplastique (rachis dorsal ou lombaire). Elle n'est pas toujours nécessaire, décidée surtout en fonction de l'importance des lésions vertébrales et de leur instabilité. Le port d'une minerve est plus souvent justifié pour le rachis cervical.

La surveillance doit être attentive : recherche d'abcès, de complications neurologiques, de la tolérance du traitement.

Les indications chirurgicales sont assez rares dans l'ensemble, et se posent en cas d'abcès volumineux et compressifs, non contrôlés par une antibiothérapie efficace et non ponctionnables, ou d'échec du traitement médical.

PRONOSTIC

Comme pour une arthrite infectieuse le pronostic est influencé par la précocité du diagnostic et la rapidité de mise en œuvre de l'antibiothérapie efficace.

Le risque est l'extension au contenu du canal rachidien, réalisant alors une épidurite infectieuse menaçant les racines nerveuses et la moelle épinière.

FICHE INFIRMIÈRE

EXAMENS

- Hémocultures à répéter, en particulier au moment d'un accès fébrile.
- ECBU.
- Intradermoréaction à la tuberculine.

SURVEILLANCE DU TRAITEMENT

SOINS - TRAITEMENTS

- Assistance au patient, car les spondylodiscites entraînent une impotence sévère.
- Attention particulière portée à la voie d'abord veineuse.

EFFICACITÉ DU TRAITEMENT

Elle s'apprécie en particulier sur la normalisation de la température, la diminution de la douleur et de l'impotence, l'amélioration de la raideur rachidienne, la normalisation de la VS et de la CRP.

EFFETS INDÉSIRABLES

Surtout ceux des antibiotiques, en particulier les allergies.

> La mise en évidence du germe en cause est difficile, ce qui a des conséquences d'ordre pronostique.

OSTÉOMYÉLITE AIGUË

FICHE MALADIE

DÉFINITION

L'ostéomyélite est une infection de l'os et de la moelle osseuse, habituellement par un staphylocoque doré, qui survient surtout de 5 à 15 ans et plus souvent chez les garçons.

CAUSES ET MÉCANISMES

L'infection se fait presque toujours à partir d'une infection cutanée (furoncle, panaris) à staphylocoque doré, qui est le point de départ de la diffusion des germes par voie sanguine (hématogène). D'autres germes sont plus rarement en cause.

Il est de bonne règle de rechercher les facteurs favorisants (drépanocytose pour les infections à salmonelles, immunodéficience, diabète, etc.).

DIAGNOSTIC

SIGNES CLINIQUES

Elle siège au niveau de la métaphyse d'un os long, surtout le fémur et le tibia, qui sont touchés avec prédilection. Près de la moitié des ostéomyélites siègent au voisinage du genou.

La symptomatologie s'installe de manière très brutale et comporte : un syndrome infectieux aigu, une douleur osseuse localisée, violente, d'apparition subite, exacerbée par le moindre mouvement, siégeant au niveau de la métaphyse de l'os atteint.

L'ensemble de ces signes chez un enfant suffit à évoquer le diagnostic.

EXAMENS COMPLÉMENTAIRES

Biologiquement, il existe une augmentation des polynucléaires neutrophiles, de la vitesse de sédimentation et de la CRP.

Tout doit être mis en œuvre pour isoler le germe (hémocultures, recherche des portes d'entrée possibles, ponction d'un abcès sous-périosté, voire ponction métaphysaire).

Si l'on peut disposer en urgence d'une IRM, elle apportera une confirmation diagnostique précieuse. Mais on ne saurait attendre cet examen car le traitement de l'ostéomyélite doit être entrepris de toute urgence et le diagnostic doit alors être essentiellement clinique.

TRAITEMENT

ANTIBIOTHÉRAPIE ADAPTÉE

Comme pour les infections ostéoarticulaires (*Cf.* Généralités - Règles de l'antibiothérapie, p. 1627) :

- association de deux antibiotiques à forte pénétration osseuse ;
- à visée antistaphylococcique initialement ;
- à forte posologie et par voie parentérale les 8 à 10 premiers jours ;
- avec relais par voie orale en cas d'efficacité démontrée et si la biodisponibilité est bonne, pendant plusieurs semaines ;
- l'arrêt du traitement antibiotique pouvant être envisagé après guérison clinique et normalisation durable de la VS et de la CRP.

IMMOBILISATION STRICTE DU MEMBRE ET DES ARTICULATIONS SUS-ET SOUS-JACENTES

Dans un plâtre fenêtré ou en bivalve, de durée aussi courte que possible, en fonction de l'amélioration clinique.

TRAITEMENT CHIRURGICAL

Le traitement chirurgical n'a qu'une place restreinte :

- évacuation par ponction d'une collection sous-périostée ;
- et, en tout cas, sur un os en pleine croissance, il doit toujours être limité.

PRONOSTIC

Il s'agit d'une urgence diagnostique et thérapeutique, qui doit permettre d'éviter l'extension aux articulations de voisinage, grave, et l'évolution vers l'ostéite chronique, désespérante.

FICHE INFIRMIÈRE

EXAMENS

L'infirmier(e) assurera les prélèvements prescrits et le recueil des résultats : hémogramme, VS et CRP, hémocultures, ECBU.

SURVEILLANCE DU TRAITEMENT

Surveillance du pouls et de la température du membre immobilisé, de la voie d'abord veineuse.

Surveillance des effets indésirables des médications prescrites (risque allergique sous antibiothérapie).

Devant ce tableau aigu, de diagnostic clinique, il y a extrême urgence thérapeutique.

ALGODYSTROPHIE RÉFLEXE

FICHE MALADIE

DÉFINITION

L'algodystrophie réflexe (ADR), ou ostéoporose douloureuse post-traumatique ou syndrome algodystrophique, est un syndrome d'origine mal connue, qui associe des douleurs osseuses, des troubles vasomoteurs et un aspect radiologique de déminéralisation, juxta-articulaires.

CAUSES ET MÉCANISMES

Il s'agit d'un syndrome de mécanisme complexe, qui relève de nombreuses et diverses étiologies ou circonstances de survenue :

- traumatisme ou agression d'un membre, avec ou sans fracture ;
- affection neurologique (hémiplégie), cardiaque (coronarite, infarctus du myocarde), pleuropulmonaire, etc. ;
- traitement médicamenteux (**isoniazide**, **phénobarbital**) ;
- parfois pendant la grossesse, à la hanche ;

Toutefois, dans un nombre important de cas, aucun facteur étiologique n'est retrouvé, hormis un terrain fait d'anxiété et d'hyperémotivité.

DIAGNOSTIC

SIGNES CLINIQUES

Son siège est unilatéral, au membre supérieur ou au membre inférieur. Les articulations le plus souvent atteintes sont la main, l'épaule (et l'extension peut se faire de l'une à l'autre), le pied, parfois le genou, la hanche.

Les symptômes ont habituellement une évolution cyclique s'étendant sur plusieurs mois :

- À la phase « chaude », il existe des signes vasomoteurs d'allure inflammatoire avec une impotence douloureuse importante.
- À la phase « froide », ce sont les troubles trophiques qui dominent, avec raideur articulaire.

EXAMENS COMPLÉMENTAIRES

Biologiquement, il n'y a pas de signes spécifiques ; la VS, le bilan phosphocalcique sont normaux.

Les signes radiologiques sont un élément très important du diagnostic : sous forme d'une ostéoporose, tantôt homogène, tantôt (et alors très caractéristique) pommelée, donnant un aspect vermoulu à l'os. Cependant, les signes radiologiques sont d'apparition retardée par rapport aux signes cliniques. Dans ces cas, la scintigraphie osseuse qui montre un foyer d'hyperfixation peut permettre d'évoquer le diagnostic plus rapidement, ainsi que l'IRM.

TRAITEMENT

Le traitement des algodystrophies réflexes est surtout fonction du stade évolutif de la maladie et de son intensité, parfois de l'étiologie qui a pu être mise en évidence.

FORMES HABITUELLES

La mise au repos relatif, sans appareil plâtré, est nécessaire au début, pendant la période douloureuse.

Les antalgiques, à dose suffisante, représentent un complément utile : *ASPIRINE* ou **paracétamol** ou **associations antalgiques**.

Les anti-inflammatoires non stéroïdiens sont rarement indiqués, malgré l'allure pseudo-inflammatoire des manifestations.

La **calcitonine** est actuellement le traitement qui semble le plus utile à la phase chaude. On dispose de plusieurs formes de **calcitonine**, qui se prescrit par voie IM ou SC. Il n'y a pas de schéma de prescription définie.

> Le bénéfice sur la douleur se fait souvent sentir à partir de la 6e injection ; en cas d'inefficacité après cette première cure, il est légitime dans les formes sévères d'envisager un autre traitement. Si elle a été efficace sur la douleur, on pourra la poursuivre pendant 1 ou 2 mois, à un rythme plus espacé encore.

Les effets indésirables de la **calcitonine** ne sont pas négligeables (20 à 30 %) ; ils peuvent n'être que transitoires et n'obligent que rarement à interrompre le traitement :

- nausées, vomissements, qui peuvent éventuellement être atténués en faisant les injections le soir, à distance du repas, sur un sujet allongé, ou, pour la voie IM, en ajoutant 1 amp. de *PRIMPÉRAN* (ou en remplaçant l'ampoule du solvant) ;
- bouffées vasomotrices, céphalées, etc.

FORCES MINEURES

Les autres traitements médicamenteux sont moins souvent utilisés, ou peuvent l'être dans les formes mineures :

- β-bloquants, surtout, en l'absence de contre-indication : **propranolol** (*AVLOCARDYL*) ;
- **griséofulvine** (*GRISÉFULINE*), rarement utilisée actuellement ;
- vasodilatateurs *per os*, très rarement ;
- des sédatifs peuvent être utiles.

TRAITEMENTS COMPLÉMENTAIRES

Par voie locale, l'infiltration de corticoïdes peut aider à passer un cap douloureux ; cela ne constitue qu'un traitement d'appoint.

La masso-kinésithérapie ne doit pas être entreprise avant la fin de la période algique et œdémateuse, ou du moins respecter la règle de la non-douleur.

> Elle représente l'essentiel de la thérapeutique à la deuxième phase, lorsqu'il y a une tendance à des rétractions tendineuses et capsulaires.

Très prudente au début, pour éviter une reprise évolutive, elle doit être modulée selon les réactions du malade et sous contrôle médical attentif, ne devenir active que lorsqu'on peut commencer à diminuer les doses de médicaments.

On peut y associer les moyens de la médecine dite physique (ultrasons, ionisations calciques, diathermie, etc.).

La psychothérapie élémentaire est très importante chez les malades anxieux et qui souffrent réellement. Il faut les rassurer, les encourager.

EN CAS DE SYNDROME ALGODYSTROPHIQUE IATROGÈNE

La poursuite du traitement par *GARDÉNAL*, lorsque son remplacement n'est pas possible, n'empêche pas l'évolution d'être favorable.

Il en est de même pour l'**isoniazide** ; cependant l'**éthionamide** associée à l'**isoniazide** doit être supprimée.

FORMES REBELLES OU SÉVÈRES

On peut s'adresser, en milieu spécialisé :

- soit à la pratique de « blocs postganglionnaires » à la **guanéthidine** ou au **buflomédil** ;
- soit à la prescription de biphosphonates en perfusion ;
- voire, pour les membres inférieurs, à des perfusions intra-artérielles de **buflomédil**.

PRONOSTIC

Le pronostic est généralement favorable, mais très lentement, en l'espace de plusieurs mois (jusqu'à 12 ou 18 mois) et le malade doit être averti de ce long délai ; l'évolution n'est pas exempte d'extension au reste du membre, ni de récidive.
Des séquelles sous forme de raideur et de douleurs sont possibles.

FICHE INFIRMIÈRE

SURVEILLANCE DU TRAITEMENT

SOINS - TRAITEMENTS

Pour les injections IM ou SC de **calcitonine**, il peut être utile de faire les injections le soir, à distance du repas, sur un sujet allongé, et, pour la voie IM, d'ajouter 1 amp. de *PRIMPÉRAN* (ou en remplaçant l'ampoule du solvant), pour diminuer l'importance des nausées ou vomissements.
Se souvenir que le membre atteint est souvent très douloureux, avec une grande impotence.

EFFICACITÉ DU TRAITEMENT

Elle s'apprécie sur la diminution des douleurs, des troubles vasomoteurs et de l'impotence ; les signes radiologiques s'estompent beaucoup plus lentement encore.

EFFETS INDÉSIRABLES

Surtout ceux de la **calcitonine**, qui sont fréquents, mais peuvent n'être que transitoires et n'obligent que rarement à interrompre le traitement :
- nausées, vomissements ;
- bouffées vasomotrices, céphalées, suivant de près l'injection.

ÉDUCATION ET CONSEILS

Rassurer et encourager les patients, souvent anxieux.

MALADIE DE PAGET

FICHE MALADIE

DÉFINITION

La maladie de Paget est une maladie osseuse très fréquente qui s'observe dans les deux sexes à partir de 40 ans. Très souvent asymptomatique, elle se caractérise par des modifications de la structure et de l'architecture osseuse qui permettent facilement son diagnostic radiologique. Sa fréquence est en diminution.

CAUSES ET MÉCANISMES

L'étiopathogénie de la maladie de Paget semble multifactorielle et pourrait impliquer le terrain génétique (il existe des formes familiales) et l'intervention d'un virus de la famille des paramyxovirus, en particulier le virus de la rougeole.

La baisse de l'incidence et de la prévalence de la maladie de Paget se confirme. On peut évoquer diverses hypothèses : des formes moins graves donc moins diagnostiquées, le rôle de la vaccination contre la maladie de Carré chez le chien et contre la rougeole chez l'homme.

DIAGNOSTIC

Cliniquement, elle est le plus souvent silencieuse et est habituellement une découverte radiologique fortuite.
Elle se traduit volontiers par une déformation des os : augmentation de volume du crâne, épaississement et incurvation des os longs (tibia en « lame de sabre ») ; la chaleur locale peut être augmentée à l'occasion d'une poussée évolutive.

Très rarement, elle entraîne des douleurs, des fractures spontanées, des troubles sensoriels (surdité) et nerveux, et, exceptionnellement, dégénérescence sarcomateuse.
Elle est très caractéristique sur les radiographies, tant par l'aspect des lésions (épaississement des os et modification de la trame osseuse qui a un aspect filamenteux, fibrillaire, anarchique) que par la localisation disséminée (et non généralisée), prédominant sur les vertèbres, le bassin, le crâne, les tibias et les fémurs.
Biologiquement, l'augmentation des phosphatases alcalines sans modification de la calcémie et de la phosphorémie est fréquente. L'hydroxyprolinurie peut être élevée.

TRAITEMENT

En raison de la très grande fréquence des formes asymptomatiques de cette dystrophie osseuse bénigne d'origine inconnue, le médecin doit se poser les trois questions suivantes :

- Quelles sont les formes qui justifient un traitement ?
- Comment apprécier l'efficacité du traitement ?
- Quel produit employer ?

QUELLES SONT LES FORMES QUI JUSTIFIENT UN TRAITEMENT ?

Certaines formes constituent une indication formelle :

- manifestations neurologiques : céphalées, surdité, compression médullaire lente ;
- douleurs osseuses indiscutablement liées à une poussée évolutive, avec douleur exquise, augmentation de la chaleur locale et léger gonflement, sur le tibia ou le fémur ;
- fissures pagétiques au sommet de l'incurvation d'un os long.

D'autres ne justifient pas de traitement freinateur :

- formes asymptomatiques de découverte fortuite ;
- formes paucisegmentaires ;
- formes biologiquement peu actives.

Entre ces deux catégories, il existe des formes où le traitement est utile ou possible, en raison des risques que font encourir certaines conditions. Ces risques et le bénéfice escompté doivent être appréciés au cas par cas. Il s'agit :

- d'une localisation osseuse particulière : atteinte du rocher (surdité), impression basilaire, rachis dorsal (compression neurologique), incurvations diaphysaires ;
- d'une grande extension squelettique, appréciée par scintigraphie osseuse, et/ou une forte évolutivité biologique : des chiffres de phosphatases alcalines supérieurs à 4 fois la normale en constituent des indices suffisants pour justifier un traitement freinateur ;
- des manifestations cardiovasculaires formellement rattachées à la maladie, ce qui est rare ;
- d'une immobilisation prolongée, qui expose à une hypercalcémie.

COMMENT APPRÉCIER L'EFFICACITÉ DU TRAITEMENT ?

- Par l'analyse clinique : diminution des douleurs authentiquement pagétiques, à bien différencier des douleurs arthrosiques associées ; régression de signes neurologiques parfois.
- Par la radiographie : surveillance des lésions ostéolytiques qui se recalcifient. Mais les clichés ne doivent pas être répétés avant plusieurs mois. La scintigraphie ne constitue pas un élément de surveillance.
- Par la biologie : dosage des phosphatases alcalines, essentiellement, et par le même laboratoire.

QUEL PRODUIT EMPLOYER ?

On dispose, comme traitement freinateur, de la **calcitonine**, qui agit en freinant l'activité ostéoclastique, et des **biphosphonates** qui inhibent d'une part cette activité et d'autre part la minéralisation osseuse.
La relativement bonne tolérance des biphosphonates en fait le traitement de choix.

> L'objectif du traitement est de normaliser les phosphatases alcalines.

BIPHOSPHONATES

Per os, la réponse est meilleure avec le **risedronate** (*ACTONEL*) (85 %) qu'avec le **tiludronate** (*SKELID*) (60 %) ou l'**étidronate** (*DIDRONEL*) (20 %) :

Les bisphosphonates IV ont été utilisés : avec le **pamidronate** (*ARÉDIA*) l'efficacité est rapide et importante. L'**ibandronate** (*BONDRONAT*) est administré en perfusion unique. Les résultats du **zoledronate** (*ZOMETA*) sont prometteurs.

Contre-indications des biphosphonates

Fractures traumatiques, fissures sur os pagétique, ostéotomies.

Administration

L'administration se fait :

- à distance des repas et de toute ingestion d'aliment lacté ou de médicament antiacide ou riche en calcium, pour améliorer l'absorption digestive ;
- en prise unique vers 10 h 00 (2 h avant le repas) avec de l'eau ou du jus de fruit.

Effets indésirables

Ils sont bénins : nausées, diarrhée, résolutives spontanément ou après fractionnement de la prise (1re prise à 10 h 00 et 2e à 17 h 00).

Suivi du traitement

La réponse biologique est variable et peut être longue à se manifester. Habituellement, elle persiste plusieurs mois (3 à 6 mois) après l'arrêt du traitement. Une 2e cure peut être envisagée, en général au moment de la réascension des phosphatases alcalines, mais toujours après un intervalle libre de durée variable selon les produits, en fonction de leur effet rémanent et de sa durée.

CALCITONINE

Présentation

Les indications, actuellement limitées, sont :

- les contre-indications des biphosphonates : fracture traumatique, fissures pagétiques ;
- le complément d'un traitement chirurgical orthopédique : ostéotomie de correction, prothèse articulaire, qui peuvent être encadrées par une cure de calcitonine ;
- la recherche d'un effet antalgique rapide.

MÉDICATIONS COMPLÉMENTAIRES

Les antalgiques usuels ou les anti-inflammatoiresnon stéroïdiens en cure courte peuvent apporter un soulagement suffisant et rapide dans certaines formes douloureuses.

Calcium, vitamine D sont rarement utiles.

TABLEAUX PARTICULIERS

- La coxopathie pagétique et l'arthrose du genou sur os pagétique doivent être traitées comme une arthrose banale, par traitement antalgique et/ou anti-inflammatoire. Pour certains, une localisation pagétique autour de l'articulation coxofémorale constitue une indication au traitement antiostéoclastique.
- Les fractures des os des membres consolident facilement et parfois même rapidement. Le matériel d'ostéosynthèse n'est pas contre-indiqué. Les biphosphonates doivent être suspendus, mais la **calcitonine** peut être utilement prescrite.
- Les fissures ou fractures incomplètes sont justiciables du repos et d'une cure de **calcitonine** (les bisphosphonates sont contre-indiqués).
- Les déformations diaphysaires, lorsqu'elles retentissent sur les articulations sus-ou sous-jacentes, peuvent bénéficier d'une ostéotomie correctrice.
- En cas de dégénérescence sarcomateuse : radiothérapie, amputation, chimiothérapie, restent d'efficacité très modeste.

PRONOSTIC

Le pronostic de cette maladie le plus souvent asymptomatique est favorable.

Certaines localisations osseuses particulières – atteinte du rocher (surdité), impression basilaire, rachis dorsal (compression neurologique) – ont une gravité propre.

La dégénérescence sarcomateuse, très rare, est très grave.

FICHE INFIRMIÈRE

EXAMENS

L'infirmier(e) assurera les prélèvements prescrits : phosphatases alcalines, calcémie, phosphorémie et, éventuellement, hydroxyprolinurie des 24 h.

SURVEILLANCE DU TRAITEMENT

Vérifier que les modalités d'administration orale des biphosphonates sont satisfaisantes, ainsi que leur tolérance.

En cas de perfusion de **biphosphonate** : *cf.* Fiche technique « Perfusion de *Zometa* », *chapitre* Hypercalcémie, p. 1672.

FICHE PHARMACOLOGIE

BIPHOSPHONATES (MALADIE DE PAGET)

■ Acide tiludronique

SKELID					
Maladie de Paget : 400 mg/j pendant 12 sem., pour la 1re cure	28 cp. 200 mg	123,72	I	65 %	4,42

D'autres biphosphonates sont en regard des maladies : Ostéoporose et Hypercalcémie.

■ Acide pamidronique

OSTEPAM					
Maladie de Paget : 120-180 mg/j pendant 2 à 3 j consécutifs Possibilité de 2e cure 6 mois après la 1re	4 fl. 1 mL 15 mg/mL	163,63	I	65 %	40,91
	1 fl. 2 mL 15 mg/mL	83,97	I	65 %	83,97
	1 fl. 4 mL 15 mg/mL	163,63	I	65 %	163,63
	1 fl. 6 mL 15 mg/mL	237,72	I	65 %	237,72

■ Acide zolédronique

ACLASTA					
1 inj. IV en 15 min Apport de calcium préalable	1 fl. 5 mg	358,56	I	65 %	358,56

Propriétés

Inhibiteur de la résorption osseuse ostéoclastique. Effet antalgique sur la douleur pagétique.

Indications

Traitement de la maladie osseuse de Paget de l'adulte.

Contre-indications

Hypersensibilité à la substance active ou à l'un de ses excipients.

Hypocalcémie.

Insuffisance rénale sévère (clairance de la créatinine < 30 mL/min).

Fractures traumatiques, fissures pagétiques, ostéotomies.

Maladie de Paget juvénile.

Grossesse et allaitement.

Précautions d'emploi

Les patients doivent bénéficier d'un apport suffisant en **calcium** et en **vitamine D**. Les troubles du métabolisme calcique (hypocalcémie, déficit en vitamine D) doivent être contrôlés avant de commencer le traitement. Il est également conseillé d'administrer des suppléments de calcium (500 mg x 2/j) pendant au moins 10 j suivant l'administration d'*ACLASTA*.

Le mode d'administration des **biphosphonates** est important : les comprimés doivent être avalés entiers, sans être croqués, à distance d'aliments, en position assise ou debout, avec un grand verre d'eau plate faiblement minéralisée en calcium et en magnésium. Les patients ne doivent pas s'allonger au cours des 30 min qui suivent la prise d'un comprimé. Selon les produits, la prise peut avoir lieu :

- soit au moins 30 min avant la 1re prise alimentaire ou la première boisson (autre que de l'eau) de la journée ;
- soit à tout autre moment de la journée, à au moins 2 h de distance de toute prise d'aliments ou de boissons, et au moins 30 min avant d'aller se coucher.

Les **biphosphonates** par voie IV ne doivent pas être dilués dans des solutions contenant du **calcium**.

Les patients doivent être correctement hydratés avant l'administration d'*ACLASTA* ; en particulier ceux recevant un traitement diurétique.

ACLASTA n'est pas recommandé chez les patients atteints d'insuffisance rénale sévère (clairance de la créatinine < 30 mL/min).

En cas de fracture il est recommandé d'interrompre le traitement, jusqu'à complète consolidation.

Effets indésirables

Ils sont principalement de nature gastro-intestinale : douleurs abdominales ou gastriques, nausées, diarrhées, parfois constipation ; ces effets sont d'intensité légère à modérée et leur incidence est liée à la dose. Ils sont moins fréquents avec la voie IV.

Des douleurs articulaires, osseuses et des crampes sont possibles.

Des cas rares d'asthénie, de sensations vertigineuses, de céphalées, de réactions cutanées, voire d'asthme chez des sujets prédisposés, ont été rapportés.

Avec la voie IV, un syndrome pseudogrippal accompagné de fièvre, malaise, rigidité, asthénie et réactions vasomotrices, peut survenir pendant ou après une perfusion ; il peut être prévenu et disparaît en moins de 4 j.

Troubles métaboliques (*cf.* Précautions d'emploi) : hypocalcémies (souvent asymptomatiques), hypophosphatémie, hypomagnésémie.

De très rares cas d'ostéonécrose (principalement de la mâchoire) ont été rapportés chez les patients traités par des biphosphonates.

BIPHOSPHONATES ET OSTÉONÉCROSE DE LA MÂCHOIRE

Un examen dentaire avec des soins dentaires préventifs appropriés devra être pris en considération avant l'instauration d'un traitement par **biphosphonates** chez des patients présentant des facteurs de risque associés (par exemple : cancer, chimiothérapie, **corticoïdes** ou mauvaise hygiène buccale).

Au cours du traitement, ces patients devront éviter dans la mesure du possible toute intervention dentaire invasive.

Interactions médicamenteuses

Les **biphosphonates** doivent être absorbés à distance (plus de 2 h) des **sels de calcium**, du **magnésium**, du **fer** ou de l'**aluminium**, ou de **topiques gastro-intestinaux**, **antiacides**, qui en diminuent l'absorption digestive.

L'association des **biphosphonates** avec des produits susceptibles d'entraîner des troubles de la minéralisation doit être évitée.

OSTÉOPOROSE

FICHE MALADIE

DÉFINITION

L'ostéoporose est la plus fréquente des décalcifications (ou déminéralisations) diffuses du squelette. Elle est inégalement répartie dans la population et prédomine chez la femme, après la ménopause.

Il est utile de faire la distinction entre plusieurs degrés et tableaux d'ostéoporose :

- L'ostéopénie physiologique exprime le vieillissement normal du squelette et s'observe chez tous les sujets.
- L'ostéoporose « commune », très fréquente, se définit anatomiquement par une diminution un peu plus importante de la masse osseuse. Elle ne serait que l'aggravation pathologique de l'ostéopénie physiologique. Toutefois, cette perte osseuse est cliniquement très souvent latente.
- L'ostéoporose « maladie » se définit anatomiquement par une diminution franchement plus importante de la masse osseuse (en densitométrie osseuse, le « seuil fracturaire » est souvent atteint) et, surtout, par la survenue de complications : tassements vertébraux à l'origine de douleurs et de déformations du rachis et fractures des os longs.

CAUSES ET MÉCANISMES

Chez le sujet normal, le capital osseux se constitue jusqu'à l'âge de 30 ans, puis commence une diminution progressive ; cette perte s'accentue chez la femme après la ménopause du fait du déficit physiologique en œstrogènes. La femme perd jusqu'à 40 % de son capital osseux entre 20 et 80 ans.

L'ostéoporose se caractérise par une rupture de l'équilibre dynamique physiologique entre la résorption et la formation osseuse du fait d'une insuffisance d'édification de la trame organique ou d'un excès de résorption. À cette diminution quantitative est associée une diminution qualitative de l'architecture osseuse.

OSTÉOPOROSE PRIMITIVE

L'ostéoporose commune est la plus fréquente. Elle atteint essentiellement la femme après la ménopause et elle est liée à la carence œstrogénique ; on en rapproche l'ostéoporose précoce après castration thérapeutique. Elle est aussi dénommée ostéoporose de la sénescence quand elle se manifeste après 65 ans.

L'ostéoporose idiopathique de l'homme jeune, entre 40 et 45 ans, est une forme rare.

OSTÉOPOROSES SECONDAIRES

Elles peuvent être d'origine endocrinienne, au cours de l'hypercorticisme surrénalien (maladie de Cushing et surtout corticothérapie au long cours), l'hyperthyroïdie, l'acromégalie, l'hypogonadisme.

Elles peuvent aussi s'observer au cours d'affections diverses : hémochromatose, rhumatismes inflammatoires chroniques, alcoolisme et cirrhose hépatique, mastocytose, intoxication par métaux lourds (bismuth), traitements prolongés par l'héparine.

Elles peuvent être d'origine neurotrophique : hémiplégie, maladie de Parkinson, etc. ; ostéoporose d'immobilisation (sujets plâtrés, paralysés, astronautes).

Elles peuvent être enfin d'origine génétique : ostéogenèse imparfaite (maladie de Lobstein).

DIAGNOSTIC

SIGNES CLINIQUES

Très fréquemment, il n'existe aucun signe fonctionnel, aucune douleur, et l'ostéoporose commune est latente, de découverte fortuite sur un examen radiologique ou sur une densitométrie osseuse demandée au moment de la ménopause.

Parfois, cependant, il existe des douleurs vertébrales modérées, de type mécanique : accentuées par l'effort et la station debout, plus importantes en fin de journée, calmées par le repos et le décubitus ; de siège dorsal ou lombaire (et non cervical). Ces douleurs, qui ne sont pas permanentes au cours de l'évolution, sont d'intensité modérée et fréquemment intriquées avec des douleurs liées à des troubles statiques ou à une arthrose du rachis. La gêne fonctionnelle qui en résulte est discrète.

Douleurs liées à des fractures : ostéoporose « maladie »

Fractures de l'extrémité inférieure de l'avant-bras, des côtes, du col du fémur, à l'occasion d'un traumatisme ou d'un effort minime, voire parfois presque spontanément.

Douleurs des tassements vertébraux :

- Elles sont d'intensité variable mais généralement assez forte pendant 2 à 3 semaines, rendant nécessaire le repos ou l'alitement ; elles s'estompent progressivement, la crise douloureuse liée à un tassement pouvant durer 4 à 8 semaines.
- Elles siègent dans la région de la vertèbre atteinte, rachis dorsal ou rachis lombaire (mais jamais le rachis cervical), ne s'accompagnent qu'exceptionnellement d'irradiations en ceinture.
- Elles sont aggravées par les mouvements, par la toux et par l'éternuement ; elles sont calmées par le repos et le décubitus ; elles peuvent réveiller le patient pendant la nuit à l'occasion d'un mouvement brusque.

> Il est essentiel de rappeler que les tassements vertébraux sont des fractures vertébrales, mais que beaucoup se font sans douleurs et sont de découverte radiologique fortuite.

L'état général n'est pas modifié par l'ostéoporose, hormis la fatigue qui peut accompagner les poussées douloureuses.

Déformations du rachis

Elles ne sont pas constantes et se produisent en cas de tassements vertébraux multiples ; elles s'installent progressivement au fil des années ou s'accentuent parfois brusquement au moment d'un tassement vertébral.

Il y a aggravation de la cyphose dorsale haute, exagération de la lordose lombaire avec tassement du tronc, les côtes inférieures venant au contact des crêtes iliaques.

La diminution de la taille du sujet est très caractéristique ; elle est la conséquence des tassements vertébraux et de l'insuffisance de la musculature.

La mobilisation du rachis est modérément limitée et indolore le plus souvent, ou globalement limitée et franchement douloureuse dans le segment intéressé quand le tassement vertébral est récent.

On peut parfois noter la saillie de l'épineuse d'une vertèbre, plus ou moins douloureuse selon que le tassement est récent ou ancien.

EXAMENS COMPLÉMENTAIRES

Signes radiologiques

L'augmentation diffuse de la transparence osseuse est le signe fondamental. Celle-ci siège principalement au niveau du rachis et se traduit par un aspect clair des vertèbres dont le contour reste cependant bien dessiné.

Du fait des tassements vertébraux fréquents, certaines vertèbres sont aplaties, surtout en avant (vertèbres cunéiformes), d'autres ont des plateaux concaves (« vertèbres de poisson »). Dans tous les cas, les disques intervertébraux demeurent normaux, sauf en cas d'arthrose associée.

La déminéralisation n'est pas limitée au rachis : l'augmentation de la transparence osseuse s'observe également au niveau du bassin et des os des membres dont la corticale est amincie.

Le scanner, et surtout l'IRM, ont peu d'indications dans l'ostéoporose, hormis les cas où l'on évoque une déminéralisation de nature cancéreuse.

Densitométrie osseuse (DMO)

Les méthodes modernes d'appréciation de la densité osseuse, densitométrie osseuse ou ostéodensitométrie par tomodensitométrie ou par absorptiométrie biphotonique, sont des méthodes d'approche non invasives, permettant d'évaluer les facteurs de risque de tassement vertébral d'un sujet donné par rapport aux sujets de la même tranche d'âge et du même sexe. Elles n'ont pas d'intérêt diagnostique et, à elles seules, ne permettent pas de décider d'un traitement.

Dans l'ostéoporose, la densitométrie osseuse donne des chiffres abaissés par rapport à la normale ; on calcule deux scores, par rapport à des séries témoin :

• Le T-score, qui se réfère aux valeurs théoriques de la densité osseuse présumée maximale enregistrée chez l'adulte jeune entre 20 et 25 ans, est abaissé pour l'ostéoporose de 2,5 DS (déviation standard) et, pour l'ostéopénie, se situe entre - 1,5 et - 2,5 DS.

• Le Z-score, qui se réfère à la valeur moyenne des sujets de même sexe et de même âge, diminue normalement avec l'âge. Dans l'ostéoporose, il est abaissé de 2 DS.

Le seuil fracturaire est une valeur théorique, calculée dans une population souffrant d'une ostéoporose compliquée de fracture, au-dessous de laquelle le risque de fracture est considéré comme plus important. Il ne signifie pas que la survenue d'une fracture soit inéluctable.

Signes biologiques

Calcium, phosphore et phosphatases alcalines sont normaux ou subnormaux dans le sang et généralement dans les urines. Les phosphatases alcalines peuvent être augmentées dans les suites proches d'un tassement vertébral. Certaines ostéoporoses s'accompagnent d'hypercalciurie.

TRAITEMENT

OBJECTIFS DU TRAITEMENT

Chez le sujet jeune et à la ménopause, le traitement vise à augmenter la masse osseuse ou au moins à freiner sa diminution physiologique, ou excessive. Il s'agit d'une prévention. Au stade d'ostéoporose constituée, l'objectif principal est de diminuer le risque de fractures par les médications susceptibles d'augmenter la masse osseuse (cet objectif est nécessairement modeste à l'heure actuelle), mais aussi par toutes les méthodes permettant de limiter les chutes, source principale de fracture.

Au moment des complications, l'objectif du traitement est, en plus, symptomatique :

• atténuation des douleurs en relation directe avec l'ostéoporose, c'est-à-dire essentiellement les douleurs qui accompagnent un tassement vertébral ;

• traitement des fractures.

PRÉVENTION

Prévention chez le sujet jeune

Elle est réalisée :

• par des apports protidiques, calciques et vitaminiques D réguliers et suffisants ;

• par une activité physique en charge, mais qui ne doit pas être excessive (ostéoporose des sportives de compétition aménorrhéiques) ;

• pour assurer un capital osseux initial satisfaisant.

Prévention à la ménopause

Elle est assurée par un traitement hormonal substitutif (THS) :

• qui a fait preuve de son efficacité sur l'amélioration de la masse osseuse ;

• Compte tenu des réserves liées à un risque augmenté de cancer du sein, ce traitement est réservé aux femmes ayant un risque d'ostéoporose plus important : ménopause précoce, patiente maigre, tabagisme, antécédents familiaux d'ostéoporose-maladie, valeurs densitométriques déjà abaissées.

L'institution d'un THS pour prévenir l'ostéoporose conduit à faire quelques remarques.

Il ne doit pas y avoir de contre-indication, le traitement doit être bien « accepté » et toléré, et la patiente doit se soumettre à une surveillance gynécologique régulière. En effet, la survenue de cancers du sein et de complications cardiovasculaires après hormonothérapie prolongée constitue un frein à son utilisation.

La durée de l'hormonothérapie substitutive ne fait pas l'unanimité. On pense qu'elle doit durer au moins 7 ans, mais s'il semblait logique de la poursuivre le plus longtemps possible, lorsqu'elle restait bien tolérée, actuellement il est prudent de l'interrompre après 10 ans.

Certains proposent de commencer le THS à partir de 60 ans et de le poursuivre 10 ans, pour être « efficace » à l'âge où les fractures sont plus fréquentes.

Enfin, le choix des produits et la posologie doivent être adaptés à chaque cas particulier : œstradiol seul ou association œstroprogestatif.

Il faut toujours garder à l'esprit que l'objectif final est de diminuer le risque de fractures, et que ce risque n'est pas inéluctable.

Prévention après la ménopause

Un traitement par le **raloxifène** (*EVISTA*, *OPTRUMA*) peut être envisagé en « prévention des fractures vertébrales non traumatiques chez les femmes ménopausées à risque accru d'ostéoporose » (AMM).

Ce modulateur sélectif de l'activation des récepteurs œstrogènes (SERM) a un effet agoniste sur l'os et partiellement sur le cholestérol, mais n'a pas d'effet sur l'hypothalamus, l'utérus ou le sein.

Il peut être envisagé chez les femmes ayant un risque de cancer du sein, ou abandonnant le traitement hormonal substitutif.

La durée préconisée pour ce traitement est de 3 ans. La surveillance gynécologique est celle de toute femme après la ménopause. Des bouffées de chaleur sont possibles au cours des 6 premiers mois.

Le traitement est contre-indiqué en cas d'antécédent thromboembolique, d'insuffisance hépatique ou rénale sévère, de saignement génital inexpliqué et, pour l'instant, chez les femmes ayant un cancer de l'endomètre ou du sein.

En cas de corticothérapie au long cours

La prévention commence par la prescription de la dose de corticoïdes la plus faible possible.

Un traitement médicamenteux peut être nécessaire : calcithérapie, vitamine D, biphosphonates éventuellement.

TRAITEMENT MÉDICAMENTEUX

Le traitement médicamenteux de l'ostéoporose est indiqué lorsque l'ostéoporose s'accompagne d'une fracture ou lorsqu'elle est définie par un « T »-score < 2,5 DS (toutefois, tous les produits n'ont pas nécessairement l'AMM pour cette situation isolée).

Il n'est pas possible de définir des schémas thérapeutiques : différentes méthodes sont présentées.

Calcithérapie au long cours

Elle reste la médication de base, seule parfois, ou en association avec les médications envisagées ultérieurement.

Les apports alimentaires peuvent être calculés et éventuellement corrigés mais, habituellement chez le sujet âgé et même chez le sujet jeune, ils atteignent rarement les valeurs conseillées de 1,2 g/j chez l'adulte et 0,8 g/j chez l'enfant et le sujet âgé.

C'est pourquoi une supplémentation médicamenteuse est utile ou indispensable avec d'autres médications ; elle se situe entre 500 mg et 1,2 g/j de **calcium**-élément.

• Les produits disponibles sont très nombreux et se présentent soit en comprimés à avaler ou à sucer, soit en poudre ou en sachets, soit en ampoules buvables, ce qui permet de personnaliser la prescription.

• Beaucoup d'entre eux sont aussi commercialisés sous forme d'association **calcium**-élément + **vitamine D3**.

Vitaminothérapie D

C'est un traitement complémentaire qui peut être utilisé chez le sujet âgé, habituellement carencé, et qui nécessite une surveillance attentive pour éviter une hypercalcémie.

À la dose 800 UI/j de **vitamine D2** ou **vitamine D3**, on peut prescrire :

• *STÉROGYL* gouttes, 2 gttes/j, soit 800 UI/j ;

• *STÉROGYL* 15 mg (600 000 UI/amp.), soit *STÉROGYL 15 « A »*, 1 amp. buvable, soit *STÉROGYL 15 « H »*, 1 amp. inj. en IM ; 1 à 2 fois/an. Pour éviter des surdosages accidentels, liés à des coprescriptions de **calcium** associé à de la **vitamine D3**, il semble préférable d'éviter actuellement cette médication pourtant toujours valable et moins coûteuse ;

• *DÉDROGYL* (sol. buv. de **25-OH vitamine D3**) : 4 gttes/j soit 800 UI.

Actuellement, il paraît plus simple lorsque l'on décide d'ajouter une vitaminothérapie D, d'utiliser une spécialité associant **calcium + vitamine D3**.

Biphosphonates

C'est actuellement le traitement médicamenteux non hormonal qui semble le plus efficace et le mieux toléré, et qui est toujours prescrit en parallèle avec du **calcium**.

On dispose de :

- l'**étidronate disodique** : *DIDRONEL* ;
- l'**alendronate monosodique** : *FOSAMAX* ;
- le **risedronate monosodique** : *ACTONEL* 5 mg, en prise quotidienne ; *ACTONEL* 35 mg, en prise unique 1 j par semaine.

Le remboursement par la sécurité sociale est limité à certaines indications : ostéoporose post-ménopausique avec au moins une fracture ostéoporotique, et, pour les dosages faibles, prévention de l'ostéoporose cortisonique.

La durée de la prescription est certainement prolongée, 2 à 3 ans au moins ; au-delà, il est légitime de s'assurer par mesure de la densitométrie osseuse, que le traitement choisi reste actif.

La prise orale de ces biphosphonates se fait à jeun avec un grand verre d'eau, 1/2 h avant le petit déjeuner, et sans s'allonger dans cet intervalle pour éviter un reflux, ou à au moins de 2 h de toute prise d'aliments ou de boisson et au moins 30 min avant de se coucher. En cas de dysphagie, de douleur rétrosternale, le produit doit être arrêté. Il est contre-indiqué en cas de pathologie œsophagienne, d'hypocalcémie et d'insuffisance rénale sévère.

On lui associe **calcium** ou **calcium + vitamine D3**.

Tériparatide

Le **tériparatide** est un agent ostéoformateur dérivé de la parathormone, utilisé dans les ostéoporoses sévères avec antécédent de fractures. Il s'administre par voie parentérale.

Ranélate de strontium

Le **ranélate de strontium** est un produit dont le mécanisme d'action est double, ostéoformateur et freinateur de la résorption, qui est actif dans la prévention des fractures ostéoporotiques et dont la tolérance pourrait être meilleure.

TRAITEMENT DES DOULEURS D'UN TASSEMENT VERTÉBRAL RÉCENT

Rappel clinique

Les douleurs sont d'intensité variable mais généralement assez fortes pendant les 2 à 3 premières semaines ; puis, elles s'estompent progressivement, la crise douloureuse liée à un tassement pouvant durer 4 à 8 semaines.

L'immobilisation au lit éventuellement, puis rapidement au fauteuil, est indispensable quand le tassement est récent et quand la douleur est forte ; il s'agit d'une fracture et ce sont les mouvements qui sont douloureux.

Traitement médicamenteux

Les antalgiques usuels sont toujours utiles : **paracétamol**, seul ou associé, à dose suffisante. Ils peuvent représenter le seul traitement dans les formes moyennement douloureuses.

La **calcitonine** peut avoir un intérêt en tant qu'antalgique, dans la mesure où elle est bien tolérée, pendant les 2 à 3 semaines qui suivent le tassement vertébral, alors que les douleurs y sont les plus importantes. Mais ses effets indésirables ne sont pas négligeables et peuvent conduire à interrompre le traitement ou à préférer une perfusion d'un biphosphonate (hors AMM).

> La prévention des phlébites et des escarres est indispensable chez ces sujets âgés.

FRACTURE DU SACRUM

Dans le cadre de l'ostéoporose, cette fracture n'est pas exceptionnelle et peut survenir quasi spontanément, ou à la suite d'une chute.

La douleur pouvant n'apparaître que quelques jours après, il en résulte souvent un retard au diagnostic, d'autant plus que les radiographies sont rarement « parlantes ». Le recours à une scintigraphie osseuse (fixation en « H » caractéristique), voire à un scanner ou une IRM est utile, dans les cas difficiles.

Le traitement comprend :

- la mise en décharge relative : fauteuil, cannes-béquilles, ce qui peut raccourcir l'évolution spontanée marquée par l'impotence douloureuse qui peut durer 2 à 3 mois ;

• la prescription d'antalgiques usuels et de **calcitonine** comme pour un tassement vertébral.

PRONOSTIC

Il dépend essentiellement de la survenue des fractures qui, en dehors du handicap fonctionnel transitoire, peut être obérée par le risque vital.

Après une fracture du col du fémur, 15 à 20 % des patients décéderont l'année suivante (les causes du décès étant liées à l'état clinique préfracturaire) et 50 % d'entre eux seront handicapés.

On conçoit donc l'importance de la prévention naturelle de l'ostéoporose, qui commence dès le jeune âge.

FICHE INFIRMIÈRE

EXAMENS

Dosages éventuels de la calcémie, des phosphatases alcalines, du taux de protides sériques, parfois de la vitamine D3, et recueil des urines des 24 h, dans le cadre d'un bilan phosphocalcique.

SURVEILLANCE DU TRAITEMENT

SOINS - TRAITEMENTS

• Assistance d'une patiente hospitalisée à l'occasion d'une fracture du col ou d'un tassement vertébral, toujours handicapée.

• Prévention des complications de décubitus, importante.

EFFICACITÉ DU TRAITEMENT

Elle se juge, en dehors de l'amélioration des douleurs liées à un tassement vertébral, essentiellement sur le seul examen complémentaire dont on dispose, la densitométrie osseuse.

Pour apprécier correctement cette amélioration, il faut qu'il y ait un intervalle d'au moins 2 ans entre deux mesures, et qu'elles aient été réalisées avec le même appareil.

EFFETS INDÉSIRABLES

Propres à chaque classe médicamenteuse, ils ont été évoqués précédemment.

ÉDUCATION ET CONSEILS

À l'occasion d'un tassement vertébral, alors que bien souvent la patiente immobilisée est inquiète de son avenir, l'infirmier(e) doit lui expliquer :

• que le traitement du tassement relève du repos : il s'agit d'une fracture (faire la comparaison avec les fractures des membres inférieurs), qui doit consolider dans un délai connu (4 à 8 semaines), et que l'impotence est habituelle pendant 2 à 3 semaines ;

• que des antalgiques sont prescrits pour calmer la douleur, qui est très dépendante des mouvements qu'elle effectue et des changements de position ;

• que parfois des injections de **calcitonine** sont faites, dans un but antalgique à ce stade ;

• que le traitement « de fond » de l'ostéoporose-maladie sera commencé après cet épisode ;

• qu'une aide pour sa toilette, son alimentation sera nécessaire au début ;

• que la mise au fauteuil dès que possible est bénéfique pour limiter le risque de complications.

PRÉVENTION DES CHUTES

C'est un élément tout aussi important, si ce n'est plus, chez les sujets âgés :

• éviter les somnifères et benzodiazépines à effet prolongé ;

• améliorer les troubles de la vue et de l'équilibre ;

• améliorer la force musculaire des membres inférieurs et la marche ;

• aménager l'environnement : éliminer tapis qui glissent, meubles mal placés, etc.

FICHE PHARMACOLOGIE

CALCIUM

■ **Calcium**

CACIT					
Calcithérapie à forte dose : 500 à 1 200 mg/j (calcium-élément)	60 cp. efferv. 500 mg 30 cp. efferv. 1 g	6,97 6,97		65 % 65 %	0,12 0,23
CALCIUM SANDOZ					
Idem *CACIT*	20 cp. efferv. 500 mg 30 sach. sol. buv. 500 mg	2,88 3,90		65 % 65 %	0,14 0,13
CALCIFORTE					
Idem *CACIT*	30 amp. buv. 500 mg	5,15		65 %	0,17
CALCIDOSE					
Idem *CACIT*	60 sach. pdre 500 mg	6,97		65 %	0,12
CALCIPRAT					
Idem *CACIT*	60 cp. 500 mg 60 cp. 750 mg 30 cp. 1 000 g	6,97 10,41 6,97		65 % 65 % 65 %	0,12 0,17 0,23
CALPEROS					
Idem *CACIT*	60 cp. séc. à sucer 500 mg	6,97		65 %	0,12
CALTRATE					
Idem *CACIT*	60 cp. séc. 600 mg	6,97		65 %	0,12
DENSICAL					
Idem *CACIT*	60 cp. 600 mg	6,97		65 %	0,12
OSTRAM					
Idem *CACIT*	30 sach. 0,6 g 30 sach. 1,2 g	6,97 3,90		65 % 65 %	0,23 0,13
OROCAL					
Idem *CACIT*	60 cp. 500 mg	6,97		65 %	0,12
CALCIDIA					
2 à 3 sach./j	20 sach. granulés 1,54 g	5,64		65 %	0,28

Propriétés

Apport calcique.

Indications

Carences calciques en période de croissance, de grossesse et d'allaitement.
Traitement d'appoint des ostéoporoses.

Contre-indications

Hypersensibilité à l'un des constituants.
Hypercalcémie, hypercalciuries avec lithiase calcique, calcifications tissulaires (néphrocalcinoses).
Immobilisations prolongées s'accompagnant d'hypercalcémie et/ou d'hypercalciurie : le traitement calcique ne doit être utilisé qu'à la reprise de la mobilisation.

Précautions d'emploi

En cas d'insuffisance rénale contrôler régulièrement la calcémie et la calciurie et éviter l'administration de fortes doses.

En cas de traitement de longue durée et/ou d'insuffisance rénale, il est nécessaire de contrôler la calciurie et de réduire ou d'interrompre momentanément le traitement si celle-ci dépasse 7,5 mmol/24 h (300 mg/24 h), chez l'adulte.

En cas de traitement associé à base de **digitaliques, tétracyclines, vitamine D, fluorure de sodium** (*cf.* Interactions médicamenteuses).

En raison de la présence d'aspartam dans certains produits, l'administration devra alors être évitée en cas de phénylcétonurie.

Effets indésirables

Constipation, flatulence, éructations, nausées ; une sensation de bouche sèche a été signalée au moment de la prise des comprimés.

Hypercalciurie, hypercalcémie en cas de traitement prolongé à fortes doses, ou d'association à la **vitamine D.**

Risque d'hypophosphatémie.

Interactions médicamenteuses

Digitaliques : l'administration orale de **calcium**, surtout si elle est associée à la **vitamine D**, risquant d'augmenter la toxicité des **digitaliques**, nécessite une stricte surveillance clinique et électrocardiographique.

Tétracyclines par voie orale : il est recommandé de décaler d'au moins 3 h la prise de **calcium** (interférence possible de l'absorption des **tétracyclines**).

Vitamine D à fortes doses : un contrôle hebdomadaire de la calciurie et de la calcémie est indispensable en raison du risque d'hypercalcémie.

En cas de traitement à base de **fluorure de sodium** ou par **biphosphonates**, il est conseillé de prendre le **calcium** à distance de ces produits (respecter un délai minimal de 2 h avant de prendre du **calcium**).

Diurétiques thiazidiques : risque d'hypercalcémie par suite de la réduction de l'élimination urinaire du calcium.

MODULATEUR SÉLECTIF DE L'ACTIVATION DES RÉCEPTEURS AUX ŒSTROGÈNES (SERM)

■ Raloxifène

EVISTA					
Prévention des fractures vertébrales non traumatiques chez les femmes ménopausées à risque accru d'ostéoporose	28 cp. pell. 60 mg 84 cp. pell. 60 mg	24,54 69,16	I I	65 % 65 %	0,88 0,82
OPTRUMA					
Idem *EVISTA*	28 cp. pell. 60 mg 84 cp. pell. 60 mg	24,54 69,16	I I	65 % 65 %	0,88 0,82

Propriétés

Modulateur sélectif de l'activation des récepteurs aux œstrogènes.

Indications

Strictement réservé à la prévention des fractures vertébrales non traumatiques chez les femmes ménopausées à risque accru d'ostéoporose.

Il n'y a pas de données sur les fractures extra-vertébrales.

Lors de la décision du choix par rapport aux œstrogènes (traitement hormonal substitutif : THM) pour une femme ménopausée, il conviendra de prendre en compte les symptômes de la ménopause (le **raloxifène** n'a pas d'effet sur les bouffées de chaleur et les autres symptômes de la ménopause liés au déficit en œstrogènes), les effets sur le sein, et les risques et bénéfices cardiovasculaires.

Les études cliniques ont montré que le **raloxifène** à 60 mg/j réduit significativement le cholestérol total et le LDL-cholestérol. Les concentrations de HDL-cholestérol et de triglycérides ne sont pas modifiées. Par rapport aux œstrogènes aucune donnée n'est encore disponible pour démontrer un bénéfice du **raloxifène** sur la maladie cardiovasculaire athéromateuse.

Dans les essais cliniques le **raloxifène** n'a pas stimulé l'endomètre postménopausique, ni le tissu mammaire. À trois ans, il n'a pas augmenté le risque de cancer de l'endomètre, et le risque relatif de cancer du sein nouvellement diagnostiqué était significativement plus faible chez les femmes ménopausées traitées par **raloxifène** que chez les femmes ménopausées sous placebo.

Contre-indications

Femme en âge de procréer : le **raloxifène** ne doit être utilisé que chez les femmes ménopausées.

Épisode actuel ou antécédent d'accidents thromboemboliques veineux, incluant la thrombose veineuse profonde, l'embolie pulmonaire et la thrombose veineuse rétinienne.

Hypersensibilité au **raloxifène** ou aux autres constituants du comprimé.

Insuffisance hépatique, y compris la cholestase.

Insuffisance rénale sévère.

Saignement génital inexpliqué.

Patiente ayant un cancer de l'endomètre ou du sein, la sécurité d'emploi dans ce groupe de patientes n'ayant pas été prouvée.

Précautions d'emploi

Le **raloxifène** est associé à un risque accru d'accident thromboembolique veineux qui semble identique à celui rapporté avec le THM.

Il doit être interrompu dès que possible en cas de maladie ou de situation entraînant une immobilisation prolongée, et 3 j avant une immobilisation programmée.

Effets indésirables

Accidents thromboemboliques veineux : thrombose veineuse profonde, embolie pulmonaire et thrombose veineuse rétinienne.

Thrombophlébite superficielle.

Bouffées de chaleur.

Crampes des jambes.

Œdème périphérique.

Faible diminution du nombre de plaquettes.

Rares cas d'augmentation modérée des transaminases.

L'incidence des symptômes mammaires et des saignements d'origine utérine s'est avérée moins forte chez les patientes sous **raloxifène** par rapport aux patientes sous traitement hormonal substitutif.

Interactions médicamenteuses

Dans l'éventualité d'une administration simultanée du **raloxifène** avec de la **warfarine** ou d'autres dérivés de la **coumarine**, le taux de prothrombine devra être surveillé.

Le **raloxifène** ne doit pas être administré en association avec la **colestyramine**, qui réduit l'absorption et le cycle entérohépatique du **raloxifène**.

CALCIUM + VITAMINE D3

■ Calcium + colécalciférol

CACIT VITAMINE D3					
Ostéoporose : 1 sach./j Ca-élément 1 000 mg + vit. D3 880 UI	30 sach. 90 sach.	6,97 19,60		65 % 65 %	0,23 0,22
Ostéoporose : 2 cp./j Ca-élément 500 mg + vit. D3 440 UI	60 cp. à croquer et à sucer 180 cp. à croquer et à sucer	6,97		65 % NR	0,12

CALCIDOSE VITAMINE D3					
Ostéoporose : 2 sach./j Ca-élément 500 mg + vit. D3 400 UI	60 sach.	6,97		65 %	0,12
CALPEROS D3					
Ostéoporose : 2 cp./j Ca-élément 500 mg + vit. D3 400 UI	60 cp. à sucer	6,97		65 %	0,12
CALTRATE VITAMINE D3					
Ostéoporose : 2 cp./j ou 2 sach./j Ca-élément 600 mg + vit. D3 400 UI	60 cp. pell. 180 cp. pell.	6,97 19,60		65 % 65 %	0,12 0,11
DENSICAL VITAMINE D3					
Ostéoporose : 2 cp./j Ca-élément 500 mg + vit. D3 400 UI	60 cp. à croquer et à sucer	6,97		65 %	0,12
OSTRAM VITAMINE D3					
Ostéoporose : 1 sach./j Ca-élément 1,2 g + vit. D3 800 UI	30 sach. 90 sach.	6,97 19,60		65 % 65 %	0,23 0,22
EPTAVIT					
Ostéoporose : 1 cp./j Ca-élément 1 g + vit. D3 880 UI	30 cp efferv. 90 cp efferv.	6,97 19,60		65 % 65 %	0,23 0,22
FIXICAL VITAMINE D3					
Ostéoporose : 1 cp./j Ca-élément 1 g + vit. D3 800 UI	30 cp. à sucer 90 cp. à sucer	6,97 19,60		65 % 65 %	0,23 0,22
Ostéoporose : 1 cp. matin et soir Ca-élément 500 mg + vit. D3 400 UI	60 cp. à croquer et à sucer 180 cp. à croquer et à sucer	6,97 19,60		65 % 65 %	0,12 0,11

Indications

Correction des carences vitamino-calciques chez les sujets âgés. Apport vitamino-calcique associé aux traitements spécifiques de l'ostéoporose, chez les patients carencés ou à haut risque de carence vitamino D-calcique.

Contre-indications

Celles de la calcithérapie et celles liées à la **vitamine D**.

Tenir compte de la dose de **vitamine D** par unité de prise et d'une éventuelle autre prescription de **vitamine D**.

Le produit doit être prescrit avec précaution chez les patients atteints de sarcoïdose en raison d'une augmentation possible du métabolisme de la **vitamine D** en sa forme active. Chez ces patients, il faut surveiller la calcémie et la calciurie.

Précautions d'emploi

Cf. Contre-indications.

Effets indésirables

Ceux de la calcithérapie, plus les risques de surdosage en **vitamine D** : hypercalcémie et hypercalciurie, avec nausées, vomissements, polydipsie, polyurie, constipation, etc.

Interactions médicamenteuses

Celles de la calcithérapie, plus :

• **phénytoïne**, **barbituriques** : diminution possible de l'effet de la **vitamine D3** par inhibition de son métabolisme ;
• **glucocorticoïdes** : diminution possible de l'effet de la **vitamine D3**.

Interaction possible avec des aliments contenant : acide oxalique, phosphates, acide phytique.

PHOSPHORE

■ Phosphore

PHOSPHONEUROS					
150 à 200 gttes/j (soit 1,2 à 1,6 mg de phosphore-élément) en fractionnant les prises	2800gttes (fl. 120 mL) 10 gttes = 78,8 mg	5,10	II	65 %	0,00
PHOCYTAN					
Apport IV de phosphore principalement au cours des alimentations parentérales	50 fl. 20 mL 0,33 mmol/mL	HOP			
	1 fl. 100 mL 0,33 mmol/mL	HOP			
	10 amp. 10 mL 0,66 mmol/mL	37,82		65 %	0,38

Propriétés

Le phosphore par voie orale a pour objectif de faire diminuer la calciurie en formant dans l'intestin un complexe de phosphate tricalcique peu assimilable. Il est absorbé par le tube digestif et éliminé par le rein. La diminution de la résorption calcique entraîne une diminution parallèle de la calciurie et de la magnésurie.
L'action osseuse du phosphore est indirecte : la diminution de l'absorption calcique provoque une hyperparathyroïdie réactionnelle et une stimulation de l'activité ostéoblastique.
L'action hypocalcémiante n'est plus utilisée du fait du risque majeur de calcifications diffuses métastatiques.

Indications

Hypercalciurie idiopathique avec ou sans lithiase.
Diabète phosphaté et tubulopathies avec pertes de phosphore.
Traitement associé au cours des ostéoporoses ou de la corticothérapie au long cours, soit avec une calcithérapie (traitement alterné : **calcium** pendant 3 semaines puis **phosphore** pendant 10 j), soit administré en continu avec la **calcitonine**.
Apport phosphoré en nutrition parentérale (formes injectables).

Contre-indications

Hyperkaliémie.
Hypocalcémie.
Insuffisance rénale chronique.

Précautions d'emploi

L'administration de **phosphore** est rarement isolée. Elle implique une surveillance régulière du bilan phospho-calcique : calcémie, calciurie, phosphorémie, créatininémie.

Effets indésirables

Les effets indésirables les plus fréquents sont digestifs : intolérance digestive avec douleurs épigastriques, nausées, vomissements, diarrhée.
Précipitations calciques tissulaires (reins, muscles) en cas d'hypercalcémie et de doses dépassant 2 g/j.

Interactions médicamenteuses

Médications susceptibles de ralentir ou bloquer l'absorption du produit : **sucralfate**, **hydroxydes d'aluminium et de magnésium**, **gels de phosphate d'alumine**.

BIPHOSPHONATES (OSTÉOPOROSE)

■ Alendronate monosodique

FOSAMAX					
Traitement de l'ostéoporose postménopausique avérée : 10 mg/j Traitement de l'ostéoporose masculine	28 cp. 10 mg	31,75	I	65 %	1,13
70 mg : traitement de l'ostéoporose postménopausique : 70 mg/j, 1 j/sem.	4 cp. 70 mg 12 cp. 70 mg	20,32 57,25	I I	65 % 65 %	5,08 4,77
FOSAVANCE					
Traitement de l'ostéoporose postménopausique chez les patientes à risque d'insuffisance en vitamine D : 1 cp./sem.	4 cp. 70 mg alendronate/70 µg vit. D3 colécalciférol (2 800 UI)	17,42	I	65 %	4,36
	4 cp. 70 mg alendronate/140 µg vit. D3 colécalciférol (5 600 UI)	17,42	I	65 %	4,36
	12 cp. 70 mg alendronate/70 µg vit. D3 colécalciférol (2 800 UI)	47,15	I	65 %	3,93
	12 cp. 70 mg alendronate/140 µg vit. D3 colécalciférol (5 600 UI)	47,15	I	65 %	3,93

D'autres biphosphonates sont traités avec les maladies : Maladie de Paget et Hypercalcémie.

■ Risédronate monosodique

ACTONEL					
5 mg : traitement de l'ostéoporose postménopausique, prévention de l'ostéoporose postménopausique chez les femmes à risque élevé Prévention de la perte osseuse en cas de corticothérapie prolongée (> 3 mois) avec équivalent prednisone > 7,5 mg/j : 5 mg/j	28 cp. pell. 5 mg	28,62	I	65 %	1,02
35 mg : traitement de l'ostéoporose postménopausique pour réduire le risque de fractures vertébrales, ou de l'ostéoporose avérée pour diminuer le risque de fracture de la hanche : 35 mg/j, 1 j/sem.	4 cp. pell. 35 mg 12 cp. pell. 35 mg	25,11 70,75	I I	65 % 65 %	6,28 5,90
75 mg : 1 cp./j pdt 2 j consécutifs par mois à débuter toujours le même jour du mois	2 cp. pell. 75 mg 6 cp. pell. 75 mg	26,87 75,70	I I	65 % 65 %	13,44 12,62

ACTONELCOMBI					
Traitement de l'ostéoporose postménopausique chez les patientes à risque d'insuffisance en vitamine D : 1 cp./sem. puis 1 sach./j les 6 j suivants Risédronate monosodique 35 mg (cp.) + calcium 1 000 mg + colécalciférol 880 UI (sach.)	4 cp./sach. 12 cp./sach.	24,89 73,07	I I	65 % 65 %	6,22 6,09

■ Ibandronate monosodique

BONVIVA					
Traitement de l'ostéoporose postménopausique chez la femme à risque augmenté de fractures : 1 cp. x 1/mois	1 cp. 150 mg 3 cp. 150 mg		I I	NR NR	
1 inj. IV en 30 s tous les 3 mois	1 ser. prér. 3 mg/3 mL		I	NR	

Propriétés

Inhibiteur de la résorption osseuse ostéoclastique.

Indications

Traitement de l'ostéoporose postménopausique.

Avec des libellés d'AMM un peu différents selon les produits, et susceptibles de variation.

Contre-indications

Hypersensibilité à la substance active ou à l'un de ses excipients.

Hypocalcémie.

Insuffisance rénale sévère (clairance de la créatinine < 30 mL/min).

Maladies de l'œsophage qui ralentissent le transit œsophagien : sténose, achalasie.

Grossesse et allaitement : sans objet chez la femme ménopausée.

Précautions d'emploi

Les patients doivent bénéficier d'un apport suffisant en **calcium** et en **vitamine D.** Les troubles du métabolisme calcique (hypocalcémie, déficit en vitamine D) doivent être contrôlés avant de commencer le traitement.

Le mode d'administration des **biphosphonates** est important : les comprimés doivent être avalés entiers, sans être croqués, à distance d'aliments, en position assise ou debout, avec un grand verre d'eau plate faiblement minéralisée en calcium et en magnésium. Les patients ne doivent pas s'allonger au cours des 30 min qui suivent la prise d'un comprimé. Selon les produits, la prise peut avoir lieu :

• soit au moins 30 min avant la première prise alimentaire ou la première boisson (autre que de l'eau) de la journée ;

• soit à tout autre moment de la journée, à au moins 2 h de distance de toute prise d'aliments ou de boissons, et au moins 30 min avant d'aller se coucher.

Prévenir les patientes d'arrêter le **biphosphonate** et de consulter en cas de dysphagie, de déglutition douloureuse ou de douleur rétrosternale.

Prudence chez les patientes ayant une affection gastro-intestinale haute évolutive, telle que : dysphagie, pathologie œsophagienne symptomatique, gastrite, duodénite ou ulcère, ainsi que chez les malades prenant des **AINS** ou de l'**aspirine.**

En cas de fracture il est recommandé d'interrompre le traitement, jusqu'à complète consolidation.

Effets indésirables

Ils sont principalement de nature gastro-intestinale : douleurs abdominales ou gastriques, nausées, diarrhées, parfois constipation ; ces effets sont d'intensité légère à modérée, et leur incidence est liée à la dose.

La survenue d'œsophagite, d'ulcérations œsophagiennes favorisée par la prise couchée et/ou avec une faible quantité d'eau est possible.

Des douleurs articulaires, osseuses et des crampes sont possibles. Des cas rares d'asthénie, de sensations vertigineuses, de céphalées, de réactions cutanées, voire d'asthme chez des sujets prédisposés, ont été rapportés.

Une hypocalcémie, en général asymptomatique, a parfois été observée.

Le risque de survenue d'une ostéonécrose de la mâchoire est beaucoup plus faible que lors de l'emploi des **biphosphonates** dans les ostéolyses malignes.

BIPHOSPHONATES ET OSTÉONÉCROSE DE LA MÂCHOIRE

Un examen dentaire avec des soins dentaires préventifs appropriés devra être pris en considération avant l'instauration d'un traitement par **biphosphonates** chez des patients présentant des facteurs de risque associés (par exemple : cancer, chimiothérapie, corticoïdes ou mauvaise hygiène buccale).

Au cours du traitement, ces patients devront éviter dans la mesure du possible toute intervention dentaire invasive.

Interactions médicamenteuses

Les **biphosphonates** doivent être avalés à distance des **sels de calcium**, du **magnésium**, du **fer** ou de l'**aluminium**, ou de **topiques gastro-intestinaux**, **antiacides**, qui en diminuent l'absorption digestive.

L'association des **biphosphonates** avec des produits susceptibles d'entraîner des troubles de la minéralisation doit être évitée.

Les patientes doivent attendre au moins 1/2 h après la prise, avant de prendre tout autre médicament.

HORMONE PARATHYROÏDIENNE (OSTÉOPOROSE)

Tériparatide

FORSTEO					
20 µg/j en inj. SC Durée : 18 mois Supplémentation vitamino-calcique associée si apports insuffisants	1 styl. 3 mL 20 µg/80 µL	341,63	I	65 %	341,63

Propriétés

Parathormone de synthèse, favorise la formation osseuse en augmentant l'activité ostéoblastique au profit de l'activité ostéoclastique.

Indications

Traitement de l'ostéoporose postménopausique avérée des femmes présentant au moins 2 fractures vertébrales et selon la procédure des médicaments d'exception.

Contre-indications

Hypersensibilité au tériparatide.

Hypercalcémie.

Maladie métabolique osseuse en dehors de l'ostéoporose primitive.

Hyperparathyroïdie, maladie de Paget.

Élévation inexpliquée des phosphatases alcalines.

Insuffisance rénale sévère (clairance de la créatinine < 30 mL/min).

Grossesse et allaitement : sans objet chez la femme ménopausée.

Précautions d'emploi

Augmentation possible, transitoire, de la calcémie en début de traitement sans nécessité de surveillance.
Hypercalciurie avec risque de lithiase urinaire chez les patientes prédisposées (antécédent de lithiase urinaire).
Hypotension orthostatique parfois observée.
Association avec prudence des **digitaliques**.

Effets indésirables

Douleurs des membres musculo-squelettiques.

Affections hématologiques : anémie.

Hypercalcémie.

Asthénie, dépression.

Céphalées, vertiges, sciatique.

Palpitations, hypotension, dyspnée.

Nausées, vomissements, hernie hiatale, RGO.

Réaction au point d'injection.

Interactions médicamenteuses

L'hypercalcémie peut prédisposer au surdosage en **digitaliques** imposant la surveillance de la calcémie chez les patients sous **digitaliques**.

RANÉLATE DE STRONTIUM (OSTÉOPOROSE)

■ Ranélate de strontium

PROTELOS					
1 sach./j en une seule prise par voie orale au moment du coucher et de préférence au moins 2 h après le dîner	28 sach. 2 g	33,83	I	30 %	1,21

Propriétés

Schématiquement, le **ranélate de strontium** augmente la formation osseuse et diminue la résorption osseuse Il rééquilibre ainsi le métabolisme osseux en faveur de la formation.

Indications

Traitement de l'ostéoporose postménopausique. Il réduit le risque de fractures vertébrales et de la hanche.

Contre-indications

Hypersensibilité au **ranélate de strontium**.
Grossesse et allaitement : sans objet chez la femme ménopausée.

Précautions d'emploi

Chez les patientes à risque accru d'événements veineux thromboemboliques (EVT), y compris les patientes ayant des antécédents d'EVT.
Déconseillé chez les patientes ayant une clairance de la créatinine inférieure à 30 mL/min ; un suivi périodique de la fonction rénale est recommandé chez les patientes atteintes d'insuffisance rénale chronique.
Le strontium interfère avec les méthodes colorimétriques de dosage du calcium sanguin et urinaire.
Contient de l'aspartam, pouvant être nocif pour les patientes atteintes de phénylcétonurie.

Effets indésirables

Les plus fréquents sont les nausées et diarrhées en début de traitement, les céphalées.

Moins souvent : pertes fécales, dermatites, eczéma. Événements veineux thromboemboliques, troubles de la conscience, pertes de mémoire et crises convulsives.

Des augmentations transitoires de l'activité de la créatine-kinase (fraction musculo-squelettique), > 3 fois la limite supérieure de la normale, ont été rapportées. Dans la plupart des cas, ces valeurs se sont normalisées

spontanément sans modification du traitement.
Rarement : réactions allergiques graves.
Exceptionnellement DRESS syndrome (*Drug Rash with Eosinophilia and Systemic Symptoms*), syndrome de Lyell, syndrome de Stevens-Johnson.

Interactions médicamenteuses

Les aliments, le lait et ses produits dérivés et les médicaments contenant du calcium peuvent réduire la biodisponibilité du **ranélate de strontium** d'environ 60 à 70 %.
Par mesure de précaution, le traitement devra être suspendu lors de la prise par voie orale de **tétracyclines** ou de **quinolones**.

ANTICORPS MONOCLONAL ANTI-RANKL (OSTÉOPOROSE)

■ Dénosumab

PROLIA					
Voie SC 1 inj. tous les 6 mois	1 ser. prér. 60 mg/mL	207,16	I	65 %	207,16

Propriétés

Anticorps monoclonal (IgG2) humain qui cible le RANKL, ligand du récepteur RANK. Le **dénosumab** se lie de façon spécifique au RANKL avec une forte affinité, empêchant l'activation du récepteur RANK situé à la surface des ostéoclastes et de leurs précurseurs. Le blocage de l'interaction RANK/RANKL inhibe la formation, la fonction et la survie des ostéoclastes et diminue ainsi la résorption osseuse dans l'os cortical et trabéculaire.

Indications

Traitement de l'ostéoporose post-ménopausique chez les femmes à risque élevé de fractures. Ce médicament réduit significativement le risque de fractures vertébrales, non vertébrales et de la hanche.

Contre-indications

Patientes de moins de 18 ans, grossesse, allaitement, hypersensibilité au produit.
Hypocalcémie.

Précautions d'emploi

Bilan bucco-dentaire avant le traitement
Supplémentation en **calcium et vitamine D**.
Il est important pour toutes les patientes d'avoir un apport adéquat de calcium et de vitamine D.

Effets indésirables

Fréquents :
- troubles du système nerveux : sciatique ;
- troubles musculo-squelettiques : douleurs des membres ;
- diarrhées ;
- extraction dentaire ;
- dyspnée.

Interactions médicamenteuses

Aucune interaction médicamenteuse notable n'a été recensée.
D'après les études, il n'influerait pas sur les médicaments métabolisés par le CYP3A4 et peut être administré de manière concomitante avec des **oestrogénothérapie susbstitutive orale** ou des **biphosphonates**.

OSTÉOMALACIE

FICHE MALADIE

DÉFINITION

L'ostéomalacie, maladie de l'adulte, se définit histologiquement par un défaut de la minéralisation du tissu ostéoïde, qui se trouve en excès sur la biopsie osseuse, quand cet examen est nécessaire. Chez l'enfant, il y a en plus une anomalie de la maturation des cartilages de conjugaison et on parle de rachitisme.

Elle est beaucoup moins fréquente que l'ostéoporose.

CAUSES ET MÉCANISMES

Les ostéomalacies résultent :

- le plus souvent d'une carence d'absorption en vitamine D (malabsorption intestinale par maladie cœliaque de l'adulte surtout, par résection du grêle, par gastrectomie, etc.) ou d'une carence d'apport ;
- parfois d'une carence en phosphore (nutrition parentérale, pertes tubulaires rénales) ;
- d'un déficit de la synthèse de la 1,25-$(OH)_2$ vit. D (au cours de certains traitements par barbituriques et hydantoïnes) ;
- d'une résistance à l'action de la 1,25-$(OH)_2$ vit. D3, (rachitisme décelé à l'âge adulte, très rare) ;
- d'un trouble local de la minéralisation (hypophosphatasie, intoxication par l'aluminium ou par le fluor, traitement par les biphosphonates).

Citons aussi l'ostéomalacie « tumorale » au cours de certaines tumeurs du tissu conjonctif et de très rares cas de cancer de la prostate métastasé.

Le traitement n'est donc pas nécessairement univoque : il faut non seulement compenser la carence mais aussi, chaque fois que c'est possible, agir sur sa cause.

DIAGNOSTIC

SIGNES CLINIQUES

Les douleurs commencent habituellement aux os de la ceinture pelvienne (région du pli de l'aine). Elles sont aggravées par la station debout et par la marche, calmées par la position couchée. Elles sont très intenses, responsables d'une impotence à la marche qui est lente, précautionneuse, parfois dandinante. Plus tardivement, les douleurs gagnent le thorax, le rachis et parfois la ceinture scapulaire. Des fractures peuvent survenir, pour un traumatisme minime.

Enfin, par opposition à l'ostéoporose, l'état général du patient est souvent déficient : l'amaigrissement est habituel, la pâleur fréquente, l'asthénie constante.

SIGNES RADIOLOGIQUES

Ils sont caractéristiques dans la majorité des cas :

- Augmentation de la transparence osseuse : les os ont un aspect flou, délavé, mais les contours osseux sont moins nets que dans l'ostéoporose.
- Fissures ou stries osseuses de Looser-Milkman : très fréquentes et caractéristiques de l'ostéomalacie, on les observe surtout sur les os du bassin (branches ischio-pubiennes, extrémité supérieure du fémur), mais aussi aux os de la ceinture scapulaire. Ce sont des stries ou des bandes claires de quelques millimètres de large, traversant l'os en totalité ou en partie.
- Déformations du squelette : bien que tardives, elles ne sont pas exceptionnelles ; déformations du thorax « en cloche », du bassin en « cœur de carte à jouer », incurvation des fémurs.

SIGNES BIOLOGIQUES

- La calcémie est habituellement diminuée de façon modérée. La phosphorémie est presque toujours diminuée.

• Les phosphatases alcalines sanguines sont discrètement élevées.
• Le taux de vitamine D est effondré.
• La calciurie des 24 h est presque constamment abaissée (sauf dans les ostéomalacies d'élimination).

TRAITEMENT

VITAMINE D2, VITAMINE D3

La correction de la carence vitaminique D repose essentiellement sur la **vitamine D2** (**ergocalciférol**) ou la **vitamine D3** (**colécalciférol**), jusqu'à disparition des douleurs et correction de l'hypocalcémie et de l'hypophosphorémie, et normalisation des phosphatases alcalines, en réduisant la posologie en cas d'élévation de la calciurie et en s'assurant de l'absence d'hypercalcémie.

AUTRES FORMES DE VITAMINE D

• **Calcifédiol** (*DÉDROGYL*) (sol. buv. de 25-OH vit. D3 ; 1 gtte = 400 UI), lorsque l'ostéomalacie est secondaire à une affection hépatique ou à un traitement barbiturique ou anticonvulsivant : 4 à 10 gttes/j.
• **Calcitriol** (*ROCALTROL*) (1,25-$(OH)_2$ vit. D3 ; capsules dosées à 0,25 mg) en cas d'ostéomalacie vitaminorésistante : 2 à 4 caps./j.
Dans tous les cas, avec la même surveillance qu'avec la vitaminothérapie D2 ou D3.

CAS PARTICULIERS

Une calcithérapie est parfois nécessaire en cas de grande hypocalcémie, sous stricte surveillance biologique également.
Un apport de phosphore est parfois nécessaire en cas d'hypophosphorémie (diabète phosphoré), par voie orale et en fractionnant les prises pour diminuer les troubles digestifs possibles.
En cas de maladie cœliaque, un régime sans gluten est nécessaire.
Dans les ostéomalacies tumorales, l'exérèse de la tumeur peut faire régresser l'ostéomalacie.

> Un traitement par la vitamine D, quel que soit le produit employé, nécessite une surveillance régulière de la phosphorémie et de la calciurie, dont la normalisation précède toujours celle de la calcémie. L'hypercalcémie, avec ses complications, est en effet le risque thérapeutique majeur, mais peut être facilement évitée grâce à cette surveillance.

PRONOSTIC

L'efficacité de ces traitements est remarquable. La disparition des douleurs est particulièrement rapide et constitue un véritable test diagnostique.

FICHE INFIRMIÈRE

EXAMENS

L'infirmier(e) assurera les prélèvements prescrits : calcémie, phosphorémie, phosphatases alcalines, vitamine D et métabolites, et, après recueil des urines des 24 h, calciurie.

SURVEILLANCE DU TRAITEMENT

Assistance à la patiente, souvent fatiguée et souffrante.
Vérifier que les prises médicamenteuses sont correctes.

FICHE PHARMACOLOGIE

VITAMINE D – VITAMINE D

■ **Ergocalciférol (ou vitamine D2)**

STÉROGYL					
Ostéoporose : 2 gttes/j Ostéomalacie : 10 à 50 gttes/j au début du traitement, puis 2 à 5 gttes/j	1000 fl. 20 mL (gtte = 0,01 mg ou 400 UI)	2,66		65 %	0,00
STÉROGYL 15A					
Ostéoporose : 1/2 à 1 amp./an Ostéomalacie : 1 amp./sem. ou 2 sem., jusqu'à guérison	1 amp. buv. (600 000 UI = 15 mg)	2,12	II	65 %	2,12
STÉROGYL 15H					
Ostéoporose : 1/2 à 1 amp./an Ostéomalacie : 1 amp./sem. ou 2 sem., jusqu'à guérison	1 amp. buv. ou inj. en IM (600 000 UI = 15 mg)	2,23	II	65 %	2,23

■ **Colécalciférol (ou vitamine D3)**

VITAMINE D3 BON					
Ostéoporose : 1/2 à 1 amp./an Ostéomalacie : 1 amp./sem. ou 2 sem., jusqu'à guérison	1 amp. buv. ou inj. en IM (200 000 UI = 5 mg)	2,15	II	65 %	2,15
ZYMAD					
Ostéoporose : 2 à 3 gttes/j Max. 600 000 UI/an	333 fl. sol. buv. 10 mL (10 000 UI)	2,87	II	65 %	0,01
	1 amp. buv. 2 mL (80 000 UI)	2,03	II	65 %	2,03
	1 amp. buv. 2 mL (200 000 UI)	2,03	II	65 %	2,03
ADRIGYL					
Carence en vit. D Préventif : 2 à 6 gttes/j Curatif : 6 à 60 gttes/j Max. 600 000 UI/an	1 fl. sol. buv. 10 mL	2,47	II	65 %	2,47
UVÉDOSE					
Carence en vit. D Préventif : 1 amp./3 mois Curatif : 1 à 2 amp./mois	1 amp. buv. 2 mL (100 000 UI)	2,02	II	65 %	2,02

Propriétés

La **vitamine D** augmente l'absorption intestinale du **calcium** et des phosphates et favorise la minéralisation osseuse.

Indications

Traitement et/ou prophylaxie des états de carence en **vitamine D** (rachitisme, ostéomalacie).

Contre-indications

Hypersensibilité à l'un des constituants.

Hypercalcémie, hypercalciurie, lithiase calcique.

Précautions d'emploi

Grossesse et allaitement : ne pas utiliser le *STÉROGYL 15A*.

Le *STÉROGYL 15 mg* contient une dose très élevée en **vitamine D**. Pour éviter tout surdosage, ne pas administrer plus d'une fois/an et éviter l'association à d'autres traitements contenant cette vitamine.

Surveiller la calciurie et la calcémie et arrêter les apports de **vitamine D** si la calcémie dépasse 105 mg/mL (2,62 mmol/L) ou si la calciurie dépasse 4 mg/kg/j chez l'adulte.

STÉROGYL 15A : tenir compte de la présence d'alcool dans ce médicament.

Effets indésirables

Liés au surdosage en **vitamine D** : hypercalcémie et hypercalciurie, avec nausées, vomissements, polydipsie, polyurie, constipation.

Interactions médicamenteuses

Diurétiques thiazidiques : en raison du risque d'hypercalcémie, utiliser la posologie la plus faible recommandée et renforcer la surveillance de la calcémie.

Tenir compte de la présence d'alcool dans le *STÉROGYL 15A*.

MÉTABOLITES

■ Calcifédiol (ou 25-OH vitamine D3)

DÉDROGYL					
Ostéomalacie : 4 à 10 gttes/j	300 fl. 10 mL (1 gtte = 400 UI de 25-OH vit. D3)	8,11	II	30 %	0,03

Propriétés

Métabolite de la vitamine D déjà hydroxylé en 25 et court-circuitant ainsi la phase hépatique de métabolisation de la vitamine D.

Indications

Ostéomalacie.

Traitement de la carence en vitamine D.

Prévention des troubles calciques de la corticothérapie et des **anticonvulsivants**.

Prévention de la carence en vitamine D dans l'insuffisance rénale (voir aussi Hypoparathyroïdie).

Contre-indications

Hypersensibilité à l'un des constituants.

Hypercalcémie, hypercalciurie, lithiase calcique.

Précautions d'emploi

Grossesse : possible, ne pas dépasser 2 à 3 gttes/j.

Allaitement : possible ; tenir compte du passage dans le lait.

Surveiller la calciurie et la calcémie et arrêter les apports de **vitamine D** si la calcémie dépasse 105 mg/mL (2,62 mmol/L) ou si la calciurie dépasse 4 mg/kg/j chez l'adulte.

Effets indésirables

Liés au surdosage en **vitamine D** : hypercalcémie et hypercalciurie, avec nausées, vomissements, polydipsie, polyurie, constipation, etc.

Interactions médicamenteuses

Diurétiques thiazidiques : en raison du risque d'hypercalcémie, utiliser la posologie la plus faible recommandée et renforcer la surveillance de la calcémie.

■ **Alfacalcidol**

UN-ALFA					
Ostéomalacie, hypoparathyroïde : 1 à 6 mg/kg/j Ostéomalacie rénale : 1 à 2 mg/j E. : 0,05 mg/g/j	30 caps. 0,25 µg	6,90	I	65 %	0,23
	30 caps. 1 µg	14,97	I	65 %	0,50
	10 fl. sol. inj. IV 1 µg/ 0,5 mL	HOP	I		
	10 fl. sol. inj. IV 2 µg/mL	HOP	I		
	200 fl. sol. buv. 2 µg/mL (10 mL)	9,18	I	65 %	0,05
	30 caps. 0,5 µg	10,93	I	65 %	0,36

Propriétés

Précurseur de synthèse du métabolite actif de la vitamine D déjà hydroxylé en 1-α et court-circuitant ainsi la phase rénale de métabolisation de la vitamine D. Ses propriétés sont celles du 1-25(OH)$_2$ colécalciférol (**calcitriol**). Sa conversion est complète en 12 h et sa demi-vie d'élimination plasmatique de 24 h.

Indications

Ostéomalacie.

Traitement de la carence en vitamine D.

Prévention des troubles calciques de la corticothérapie et des **anticonvulsivants**.

Prévention de la carence en vitamine D dans l'insuffisance rénale (voir aussi Hypoparathyroïdie).

Contre-indications

Grossesse : possible, ne pas dépasser 2 à 3 gouttes/j.

Allaitement : possible ; tenir compte du passage dans le lait.

Précautions d'emploi

Cf. DÉDROGYL.

Effets indésirables

Cf. DÉDROGYL.

Interactions médicamenteuses

Cf. DÉDROGYL.

■ **Calcitriol (ou 1,25 (OH)$_2$ vitamine D3)**

ROCALTROL					
Ostéomalacie vitamino-résistante : 2 à 4 caps./j	30 caps. 0,25 µg	9,24	I	65 %	0,31

Propriétés

Métabolite actif naturel de la vitamine D. Au niveau de l'intestin, augmente l'absorption du calcium et du phosphore.

Au niveau de l'os, augmente la résorption ostéoclastique, conjointement à la parathormone, permettant la minéralisation du tissu ostéoïde.

Au niveau du rein, augmente la réabsorption tubulaire du phosphore, et peut-être du calcium.

Indications

Ostéomalacies vitamino-résistantes (et rachitismes).

Ostéodystrophie rénale.

Hypoparathyroïdie.

Pseudo-hypoparathyroïdie.

Contre-indications

Grossesse et allaitement.

Lithiase calcique avec hypercalciurie.

Hyperparathyroïdie primaire.

États connus d'hypersensibilité à la vitamine D.

Hypercalcémies.

Précautions d'emploi

Surveillance régulière de la calcémie et de la phosphorémie, hebdomadaire en début de traitement ; et de la calciurie en l'absence d'insuffisance rénale.

Dosage mensuel de la créatinine, du magnésium, des phosphatases alcalines sériques.

Effets indésirables

Risque d'hypercalcémie, d'hyperphosphorémie entraînant des précipitations calciques dans les tissus mous.

Interactions médicamenteuses

Cf. DÉDROGYL, plus :

- **magnésium**, risque d'hypermagnésémie ;
- **digitaline**, risque d'arythmie ;
- **cholestyramine**, risque de diminution de l'absorption intestinale du **calcitriol**.

ÉPIPHYSITES, APOPHYSITES DE CROISSANCE - MALADIES DE SCHEUERMANN ET D'OSGOOD-SCHLATTER

FICHE MALADIE

DÉFINITION

On dénomme épiphysite une dystrophie de croissance touchant l'épiphyse d'un os ; celle-ci est située à l'extrémité de la diaphyse, dont elle est séparée, pendant la croissance osseuse, par le cartilage de conjugaison. La maladie de Scheuermann est une épiphysite vertébrale de croissance.

Les apophysites touchent une saillie osseuse encore en période de croissance, alors qu'elle n'est pas encore soudée au reste de l'os. La maladie d'Osgood-Schlatter est une apophysite de l'apophyse tibiale antérieure.

On utilise aussi, d'une façon plus générale, les termes : ostéochondrose, ostéochondrite de croissance.

Il existe de nombreuses autres localisations, dont :

- la tête fémorale (ostéochondrite primitive ou maladie de Legg-Perthes-Calvé) ;
- un condyle fémoral (ostéochondrite disséquante ou maladie de König) ;
- la tête du 2e métatarsien (maladie de Freiberg) ;
- le scaphoïde tarsien (maladie de Kohler) ;
- l'apophyse postérieure du calcanéum (maladie de Sever), pour ne citer que les plus courantes.

CAUSES ET MÉCANISMES

Les mécanismes de la dystrophie sont probablement multiples, associant une ostéonécrose localisée d'origine vasculaire ou des microtraumatismes avec arrachement osseux.

MALADIE DE SCHEUERMANN

Cette affection, très fréquente à l'adolescence, touche surtout le garçon et s'installe habituellement sans douleur, et cesse d'évoluer, la croissance terminée. Elle touche surtout le rachis dorsal et le rachis lombaire. Son pronostic est favorable.

On la dénomme aussi : ostéochondrose vertébrale de croissance, épiphysite vertébrale de croissance, cyphose douloureuse de l'adolescent.

Son diagnostic est radiologique : aspect feuilleté des plateaux vertébraux, hernies intraspongieuses ou rétromarginales antérieures. La hernie intraspongieuse correspond à la pénétration d'un fragment discal dans le corps vertébral. Certaines images doivent être connues pour ne pas orienter à tort vers d'autres diagnostics, source d'anxiété :

- aspect cunéiforme des vertèbres responsable de la cyphose dorsale, à distinguer d'un tassement vertébral traumatique ;
- image d'épiphyse libre (aux coins antérieurs de la vertèbre) à ne pas confondre avec une fracture ;

• pincement discal en regard d'une hernie intraspongieuse à distinguer d'une spondylodiscite.

À L'ADOLESCENCE

Le traitement concerne les rares formes avec manifestations douloureuses, mais aussi les formes avec tendance à l'aggravation de la cyphose dorsale, et comporte des conseils d'hygiène du rachis (*cf.* encadré, p. 1665).

La kinésithérapie cherche à corriger les anomalies posturales : 1 seule série de 10 à 15 séances de rééducation avec correction de la tendance à la cyphose dorsale et renforcement de la musculature lombo-abdominale.

Toutes ces prescriptions, avec parfois quelques antalgiques banals, ne seront guère prolongées plus de 6 à 9 mois, c'est-à-dire pendant la phase douloureuse.

Par la suite, il conviendra cependant de ménager, « simplement », la colonne vertébrale.

Le port d'un corset ne se conçoit qu'en cas, rare, de cyphose pathologique s'aggravant avant la fin de la maturation osseuse.

> **CONSEILS D'HYGIÈNE DU RACHIS**
>
> Dormir sur un lit dur, la tête à plat, sans oreiller.
> Limiter le port de charges (cartables trop lourds).
> Éviter les efforts physiques et les sports comportant une réception brutale sur le sol.
> La natation peut être conseillée, ainsi que le basket et le volley-ball (sports d'extension).
> Il est parfois utile de prescrire un repos en décubitus dorsal au milieu de la journée.

À L'ÂGE ADULTE

Des lombalgies ou des dorsalgies peuvent se manifester lorsque des lésions d'arthrose secondaire se sont développées, mais les manifestations douloureuses surviennent en général chez des sujets anxieux, neurotoniques.

Il est fondamental de s'assurer de la responsabilité réelle de ces lésions radiologiques, banales en elles-mêmes, dans le tableau clinique.

La prescription comporte, pendant la poussée douloureuse : le repos relatif, la prescription d'antalgiques banals à dose suffisante, *ASPIRINE*, **paracétamol**, 10 à 15 séances de rééducation vertébrale avec renforcement de la musculature, correction de la tendance à la cyphose, associée à des massages, rarement un anxiolytique.

MALADIE D'OSGOOD-SCHLATTER

Il s'agit d'une dystrophie de croissance de l'adolescent, un garçon en général, qui touche l'apophyse tibiale antérieure, près du genou. Une affection voisine touche la pointe de la rotule (maladie de Sinding-Larsen-Johansson).

On trouve à l'examen une tuméfaction douloureuse à l'extrémité supérieure du tibia et, parfois, un épaississement du tendon rotulien. Les radiographies comparatives des genoux de profil montrent une hypertrophie des parties molles et de l'apophyse tibiale antérieure atteinte, qui a un aspect anormalement fragmenté.

Les formes douloureuses sont justiciables :

• du repos relatif, réduisant la marche et les escaliers, supprimant la pratique des sauts ;
• de l'application d'un gel anti-inflammatoire pendant plusieurs semaines, ou d'une cryothérapie ;
• d'une éventuelle contention élastique adhésive ;
• parfois d'un traitement médicamenteux classique : antalgique à dose suffisante, voire AINS en cure très brève, mais il faut proscrire les infiltrations de corticoïdes ;
• chez les sportifs une rééducation spécialisée peut être utile.

Le pronostic en est favorable.

FICHE INFIRMIÈRE

SURVEILLANCE DU TRAITEMENT

Effets indésirables des médications éventuellement prescrites : antalgiques, anti-inflammatoires non stéroïdiens.

ÉDUCATION ET CONSEILS

Pour la maladie de Scheuermann, l'infirmier(e) peut utilement rassurer le patient et sa famille quant au pronostic, et rappeler les conseils d'hygiène du rachis.

TUMEURS OSSEUSES BÉNIGNES

FICHE MALADIE

Le traitement des tumeurs osseuses bénignes dépend de leurs modalités évolutives.

DIAGNOSTIC RADIOLOGIQUE

On constate une zone radiotransparente, homogène, bien limitée, assez souvent bordée d'une zone de condensation.

Lorsque la tumeur est très volumineuse, elle paraît dilater l'os intéressé qui reste en tout cas entouré par une coque osseuse. Les tumeurs bénignes de ce type sont représentées par le kyste anévrismal de l'os ou encore le kyste essentiel.

Certaines tumeurs bénignes donnent un aspect radiologique différent, fortement radio-opaque. Elles sont constituées partiellement (comme l'ostéochondrome) ou entièrement de tissu osseux, comme l'ostéome ostéoïde.

TUMEURS ASYMPTOMATIQUES

Elles sont de découverte fortuite, à l'âge adulte, sur une radiographie demandée pour une autre raison :

- enchondromes des doigts ;
- lacune corticale métaphysaire bénigne (ou fibrome non ossifiant, ou *cortical defect*), qui peut régresser spontanément ;
- kyste solitaire vieilli ;
- exostose ostéogénique ossifiée.

Dans ces cas, l'abstention est la règle si le diagnostic radioclinique est certain.

TUMEURS SYMPTOMATIQUES

Ostéome ostéoïde

Il est responsable d'une douleur nocturne ou de décubitus prolongé, calmée par l'*ASPIRINE*, et qui a sur les radiographies un aspect en cocarde : condensé en périphérie, autour d'une zone claire dans laquelle on voit parfois le « nidus » qui caractérise la tumeur.

Son traitement consiste en l'exérèse de la lésion, soit chirurgicale, soit par abord au trocart dans certaines formes accessibles.

Tumeurs actives

Elles ont tendance sur les clichés successifs à augmenter de taille ; bien qu'elles puissent souffler la corticale osseuse, elles restent bien limitées. De trop gros volume, elles peuvent fragiliser l'os et devenir alors symptomatiques. Certaines sont de diagnostic facile par l'imagerie, du fait de leur localisation et de leur aspect, d'autres le sont moins et demandent une discussion en milieu spécialisé, avant d'envisager une biopsie ou un traitement.

Parmi ces tumeurs qui peuvent devenir actives, citons : certains enchondromes, le fibrome chondromyxoïde, le kyste solitaire jeune, le kyste anévrismal et la tumeur à cellules géantes.

Tumeurs agressives

Elles ont un aspect ostéolytique et un contour mal délimité, elles augmentent rapidement de volume et vont franchir les barrières naturelles osseuses. Elles auront tendance à récidiver si le traitement n'en est pas radical.

Parmi ces tumeurs agressives ; certains kystes anévrismaux, certaines tumeurs à cellules géantes, certains chondroblastomes et certains granulomes éosinophiles.

TRAITEMENT CHIRURGICAL

Il doit viser à éviter une récidive, mais ne pas fragiliser l'os ou menacer une structure anatomique adjacente noble, en particulier chez l'enfant.

TUMEURS NON AGRESSIVES

Il peut s'agir de la résection d'une tumeur périphérique ou du curetage suivi de comblement pour les lésions centrales.

Certains kystes solitaires jeunes ont pu bénéficier de l'injection intrakystique de corticoïdes.

TUMEURS AGRESSIVES

Dans ces cas, le curetage doit être complet, avec traitement des parois, suivi de comblement ; parfois, une résection suivie de reconstruction osseuse s'avère nécessaire.

PRONOSTIC

Il est très variable selon le type de la tumeur et sa tendance extensive.

FICHE INFIRMIÈRE

ÉDUCATION ET CONSEILS

Expliquer au patient et à son entourage que certains diagnostics sont possibles grâce à la confrontation radioclinique, et que d'autres nécessitent un examen anatomopathologique, donc une biopsie. La formulation d'un pronostic en dépend.

> Toute biopsie, tout traitement devraient être planifiés en milieu spécialisé pour les cas difficiles.

PATHOLOGIE MUSCULAIRE DU SPORTIF

FICHE MALADIE

ÉLONGATION MUSCULAIRE

L'élongation musculaire se caractérise par une douleur soudaine au cours de l'effort, mais elle est modérée et permet habituellement la poursuite de l'activité à un rythme ralenti ; le muscle est contracturé, douloureux à la palpation, mais il n'y a pas d'ecchymose.

Le traitement comporte :

- le refroidissement immédiat avec une vessie de glace ou une poche réfrigérée type *PHYSIOPACK* ou *COLDHOT*, s'il est possible, puis discontinu ;
- le repos strict pendant 3 j, puis relatif pendant 5 à 10 j, pour éviter un risque de rupture secondaire ;
- des soins locaux avec application de chaleur locale et massages à partir du 3e j ;
- parfois, au début, un antalgique et/ou un *AINS*.

La reprise du sport ne se fera qu'au 15e j environ, précédée de séances d'échauffement progressif et en évitant les accélérations brutales.

DÉCHIRURE MUSCULAIRE

La déchirure musculaire s'accompagne d'une douleur plus violente, parfois syncopale, qui persiste au repos. L'impotence est majeure d'emblée.

À la contracture et à la douleur élective à la pression s'associent une ecchymose, parfois une encoche palpable ou une tuméfaction nodulaire ; l'hématome a tendance à être déclive et peut s'extérioriser à distance.

Le traitement comporte :

- le repos complet ;

- le refroidissement immédiat comme pour l'élongation ;
- antalgiques et AINS, éventuellement myorelaxants, pendant 2 semaines environ ;
- l'évacuation éventuelle d'un volumineux hématome (> 30 mL) par ponction sous échographie.

Les massages et les injections locales de corticoïdes sont contre-indiqués au début, mais sont parfois envisagés secondairement pour faciliter la fonte d'un noyau fibreux cicatriciel.

La reprise du sport sera très progressive, après 1 à 2 mois au moins d'interruption, et avec les mêmes précautions que pour l'élongation.

RUPTURE MUSCULAIRE

La rupture musculaire se traduit par une douleur violente et une impotence majeure, la palpation d'une encoche si le sujet est vu très tôt et la rétraction du corps musculaire. L'échographie est très utile pour le bilan des lésions.

Les indications thérapeutiques dépendent du stade évolutif et du niveau sportif :

- Vue tôt, chez un sportif de haut niveau, la rupture doit être confiée au chirurgien, pour suture (bout à bout ou sur une aponévrose) après évacuation de l'hématome. Après 5 semaines d'immobilisation, une rééducation sera entreprise ; l'interruption de l'activité sportive se chiffre en mois (4 à 8 mois).
- Vue tardivement, au stade de rétraction et de fibrose, le résultat de la chirurgie est incertain. La rééducation, les antalgiques apportent une certaine aide.

OSTÉOME MUSCULAIRE

L'ostéome musculaire est la complication tardive d'une fracture ou, chez le sportif (footballeur), d'un arrachement de l'insertion ou d'une lésion du droit antérieur, ou bien d'une lésion musculaire négligée ou traitée par des massages intempestifs, qui relève d'un traitement AINS pour le « refroidir » et limiter le risque d'ossification.

L'exérèse ne se conçoit qu'en cas de gêne fonctionnelle importante et effectivement en rapport avec l'ostéome, dont la surveillance (radiographies et scintigraphie) aura montré l'absence d'évolution.

SYNDROME DE LOGE

Le syndrome de loge est un syndrome ischémique dû à l'augmentation de la pression à l'intérieur d'un compartiment inextensible comme la loge antéro-externe de la jambe.

Le traitement commence par une limitation de l'activité sportive et son adaptation aux besoins, mais il peut être chirurgical : aponévrotomie de décompression, après confirmation du diagnostic par imagerie.

FICHE INFIRMIÈRE

SURVEILLANCE DU TRAITEMENT

Les soins sont variables selon le tableau considéré.

Lors de l'encadrement d'un événement sportif, il sera utile de disposer de matériel pour le refroidissement immédiat, avec une vessie de glace ou une poche réfrigérée.

PUBALGIES, TENDINOPATHIE DES ADDUCTEURS

FICHE MALADIE

DÉFINITION

Le symptôme « pubalgie » concerne les douleurs de la région pubienne et celles des régions ilio-et ischio-pubiennes, survenant surtout chez les sportifs, mais pas exclusivement.

CAUSES ET MÉCANISMES

Le mécanisme de la pubalgie peut être :

- une tendinopathie des adducteurs ;
- une ostéoarthropathie pubienne, microtraumatique ;
- une pathologie pariétale abdominale.

Certaines affections associées peuvent être révélées ou aggravées par le sport. Il faut donc écarter et traiter ces affections :

- coxopathie, dysplasie de hanche ;
- pathologie pariétale ou viscérale, abdominale, crurale ou inguino-scrotale ;
- affections rhumatismales : symphysite ou enthésopathie au cours d'une spondylarthropathie inflammatoire ;
- infection de la symphyse pubienne.

TRAITEMENT

TRAITEMENT INITIAL

Le traitement initial comporte :

- le repos, qui doit avoir une durée suffisante : 1 à 3 mois au moins ;
- les AINS à dose efficace et prolongée, en l'absence de contre-indication ;
- éventuellement un traitement local, en fonction de chaque cas : physiothérapie, gel AINS en application 2 à 3 fois/j, infiltrations de corticoïdes.

INFILTRATIONS LOCALES DE CORTICOÏDES

Elles sont utiles quand il s'agit d'une tendinite d'insertion, et que le diagnostic ne fait pas de doute.

Elles sont contre-indiquées dans les ostéoarthropathies pubiennes et les formes nodulaires des tendinites.

KINÉSITHÉRAPIE

Elle est souvent utile :

- étirement progressif et assouplissement de la jonction ostéo-tendino-musculaire des adducteurs ;
- rééducation musculaire prolongée dans les formes pariéto-abdominales.

CHIRURGIE

C'est un geste exceptionnel, réservé aux lésions majeures pariétales ou à certaines tendinites chroniques, chez des sujets jeunes pratiquant le sport à un haut niveau.

PRONOSTIC

Le pronostic peut être grevé par des récidives ou une évolution prolongée, très souvent du fait d'une mise au repos insuffisamment prolongée, ou d'une analyse insuffisante des circonstances de déclenchement et de leur non-correction.

FICHE INFIRMIÈRE

ÉDUCATION ET CONSEILS

Conseiller un repos prolongé.

Expliquer qu'un repos trop bref ou une analyse insuffisante des facteurs déclenchants peut entraîner une évolution prolongée.

HYDARTHROSE POST-TRAUMATIQUE

FICHE MALADIE

DÉFINITION

Sera envisagé ici l'épanchement de synovie (hydarthrose) qui est consécutif à un traumatisme du genou, et qui peut être la traduction de lésions différentes.

CAUSES ET MÉCANISMES

L'hydarthrose peut être la conséquence « simple » du traumatisme direct, mais elle peut être la conséquence d'une lésion méniscale ou ligamentaire traumatique.

Elle peut aussi être la conséquence du « réveil » par le traumatisme d'une lésion préexistante parfois méconnue du genou, comme une arthrose.

DIAGNOSTIC

Devant un gros genou traumatique, deux questions se posent initialement :

- S'agit-il bien d'un épanchement exclusivement traumatique ? Car rares sont les cas où cette interprétation n'est pas retenue par le blessé.
- Ne s'agit-il pas d'une hémarthrose et quelle est la gravité des lésions ? Ce qui n'est pas toujours appréciable au premier examen.

L'interrogatoire doit faire préciser :

- la date de l'accident invoqué ;
- sa nature, traumatisme franc ou microtraumatisme ;
- ses circonstances de survenue : choc direct, mouvement de torsion en charge, etc. ;
- le mode évolutif ; en l'absence de lésion grave, une hydarthrose traumatique simple ne dure en général pas plus de 4 semaines.

TRAITEMENT

TRAUMATISME BÉNIN

Dans un premier temps, vont permettre la guérison :

- le refroidissement par de la glace dans une poche imperméable ou avec une poche réfrigérée type *PHYSIOPACK* ou *COLDHOT*, qui est utile au tout début ;
- l'évacuation ne s'impose pas d'emblée ;
- le repos avec immobilisation relative ;
- un antalgique et/ou un AINS éventuellement.

Si l'épanchement persiste :

- Une ponction évacuatrice, qui doit s'entourer de précautions d'asepsie rigoureuses, soulagera le blessé et permettra d'analyser le liquide, qui est macroscopiquement clair, pauvre en éléments cellulaires et stérile.
- La prescription d'un AINS se justifie, pour une durée de 2 semaines environ, avec les précautions habituelles.
- Ou une injection intra-articulaire de 1 ampoule-seringue de **cortivazol** (*ALTIM*) ou de **bétaméthasone** (*DIPROSTÈNE*).

La persistance de l'épanchement doit faire rechercher une cause traumatique (entorse grave, lésion méniscale, fracture parcellaire méconnue, etc.) ou rhumatismale (réveil d'une arthrose associée, rhumatisme inflammatoire).

TRAUMATISME IMPORTANT

La ponction évacuatrice fait partie du bilan lésionnel, tout comme les radiographies, pour écarter une hémarthrose qui évoquerait alors une lésion d'un ligament croisé.

Lorsqu'il se confirme que le liquide est clair, dans un premier temps le traitement est le même que précédemment, et l'examen clinique sera repris sur un genou asséché pour écarter une lésion méniscale ou ligamentaire nécessitant un traitement propre.

HYDARTHROSE AYANT TENDANCE À PERSISTER OU À RÉCIDIVER

La recherche étiologique doit être reprise, mais en s'aidant de l'imagerie (arthrographie, arthro-scanner ou IRM, selon le contexte clinique), voire d'une arthroscopie.

PRONOSTIC

Habituellement très favorable lorsque le traumatisme est minime, il doit être réservé s'il traduit une lésion méniscale ou une lésion ligamentaire grave.

FICHE INFIRMIÈRE

SURVEILLANCE DU TRAITEMENT

SOINS - TRAITEMENTS

Ponction évacuatrice du genou : *cf.* Fiche technique, *chapitre* Monoarthrite inaugurale, p. 1560.

Injection intra-articulaire de corticoïdes : *cf.* Fiche technique, *chapitre* Corticothérapie locale, p. 1518.

EFFETS INDÉSIRABLES

Effets indésirables des médications éventuellement prescrites, et des suites d'une infiltration.

HYPERCALCÉMIE

FICHE MALADIE

DÉFINITION

L'hypercalcémie est un symptôme biologique défini par une valeur de calcémie supérieure à la valeur normale, qui est de 2,37 à 2,62 mmol/L (95 à 105 mg/L) chez l'adulte.

Ne sont envisagées ici que les hypercalcémies menaçantes pour un patient, qui relèvent d'un traitement spécifique symptomatique, indépendamment du traitement étiologique éventuellement associé.

CAUSES ET MÉCANISMES

Le plus fréquemment, l'ostéolyse en est à l'origine :

- surtout par métastase osseuse d'un cancer ostéolytique : sein (parfois lors de l'institution d'une hormonothérapie), poumon, rein, thyroïde, etc., ou myélome multiple ;
- assez souvent par hyperparathyroïdie primitive ;
- plus rarement, hyperthyroïdie, immobilisation prolongée, etc.

Certaines hypercalcémies sont liées à une augmentation de l'absorption intestinale du calcium : sarcoïdose et autres granulomatoses, intoxication par la vitamine D.

DIAGNOSTIC

On apprécie la gravité de l'hypercalcémie :

- soit sur l'existence de signes cliniques « menaçants » (troubles de la conscience voire coma, soif, polyurie, nausées, vomissements, douleurs abdominales, quelle que soit la valeur de la calcémie) ;
- soit devant une calcémie élevée, > 3,25 mmol/L ou > 130 mg/L, ou augmentant progressivement et rapidement, *a fortiori* avec insuffisance rénale.

> Dans les formes menaçantes, le traitement symptomatique doit être appliqué d'extrême urgence, en milieu spécialisé.

Ailleurs, en particulier pour des calcémies < 2,75 mmol/L, il n'y a pas d'urgence thérapeutique. Certaines hypercalcémies bien tolérées (hyperparathyroïdie) peuvent se passer de traitement symptomatique en attendant le traitement étiologique.

TRAITEMENT

HYPERCALCÉMIE GRAVE, MENAÇANTE

Dans ces formes, avec insuffisance rénale, le traitement urgent doit être appliqué de préférence en unité de soins intensifs. Il comporte, schématiquement :

- réhydratation et équilibration électrolytique ;
- perfusion de **furosémide**, *LASILIX* ;
- voire épuration extrarénale par hémodialyse ou dialyse péritonéale.

Traitement anti-ostéoclastique

Par **biphosphonates** par voie IV, avec surveillance quotidienne de la calcémie ou par **calcitonine** (en cas d'insuffisance rénale persistante)

- **Biphosphonates**, avec prudence en cas d'insuffisance rénale, d'action retardée (1 à 3 j) mais prolongée (3 à 5 sem.). On dispose du **clodronate** (*CLASTOBAN*) ; du **pamidronate** (*ARÉDIA*) ; de l'**acide zolédronique** (*ZOMETA*), 4 mg/j en perfusion IV d'au moins 15 min (*cf.* Fiche technique, p. 1672). En cas d'efficacité, le relais par un biphosphonate par voie orale est à envisager.
- **Calcitonine**, d'action très rapide (quelques heures) mais avec échappement en quelques jours. On dispose de plusieurs formes de calcitonine pour perfusion veineuse, par exemple : *CIBACALCIN*, *CALSYN*, *MIACALCIC*, *CADENS*. Le produit doit être dilué dans 500 mL de solution isotonique salée et passé en 6 h. La voie IM est possible, en plusieurs injections quotidiennes. La durée de ce traitement est fonction de la calcémie, en général moins d'une semaine.

HYPERCALCÉMIE ÉLEVÉE, SANS SIGNE CLINIQUE DE GRAVITÉ

Le traitement doit commencer par une réhydratation avec correction des anomalies électrolytiques, ce qui peut déjà abaisser la calcémie. Puis on s'adresse aux médications hypocalcémiantes (**biphosphonates** surtout) selon l'état de la fonction rénale, la tolérance des produits, le degré de tolérance de l'hypercalcémie et les possibilités de traitement étiologique.

- Pour les **biphosphonates** : **clodronate** (*CLASTOBAN*) pendant une durée limitée fonction de l'évolution de la calcémie, et en tenant compte de l'effet rémanent de ces produits, ainsi que de l'adaptation de la posologie en cas d'insuffisance rénale.
- La corticothérapie, *per os* ou parentérale, peut être utilisée comme traitement adjuvant dans les hypercalcémies malignes du myélome, des lymphomes, ou dans le traitement des hypercalcémies liées à une augmentation de l'absorption intestinale du calcium : sarcoïdose, intoxication par la **vitamine D**.

PRONOSTIC

Le pronostic du « symptôme » hypercalcémie peut être vital, indépendamment de la gravité de la maladie qui en est la cause. C'est pourquoi son traitement est indispensable et urgent.

FICHE INFIRMIÈRE

EXAMENS

Ionogramme, calcémie, créatininémie.

SURVEILLANCE DU TRAITEMENT

Être attentif aux signes cliniques « menaçants » : troubles de la conscience voire coma, soif, polyurie, nausées, vomissements, douleurs abdominales.

Porter une attention particulière à la voie d'abord veineuse.

Perfusion de *ZOMETA* : *cf.* Fiche technique, p. 1672.

FICHE TECHNIQUE

PERFUSION DE *ZOMETA*

Indication

Traitement de l'hypercalcémie d'origine tumorale, en perfusion unique.

Précautions d'emploi

- Surveiller le degré d'hydratation avant et après la perfusion.
- Doser calcémie, phosphatémie, magnésémie, créatininémie, ionogramme, avant et après perfusion.
- Utilisation possible en cas d'insuffisance rénale modérée, mais contre-indication en cas d'insuffisance rénale sévère.
- Chez les patients présentant un risque d'insuffisance cardiaque, l'hyperhydratation doit être évitée.
- Il n'y a pas d'interaction cliniquement significative avec les anticancéreux, les diurétiques, les analgésiques et les antibiotiques couramment utilisés ; avec les aminosides, un effet additif est possible, entraînant une baisse plus importante de la calcémie.

Préparation du produit

Injecter le contenu de l'ampoule de 5 mL d'eau pour préparation injectable dans le flacon contenant les 4 mg de poudre de *ZOMETA*. Agiter doucement pour obtenir une solution homogène.

Diluer le mélange obtenu dans une solution sans calcium (50 à 100 mL de solution de NaCl à 0,9 % m/v, ou de sérum glucosé à 5 % m/v).

Il est préférable d'utiliser immédiatement le produit reconstitué et dilué ; en attente d'administration, la solution doit être conservée entre 2 °C et 8 °C et utilisée dans les 24 h.

Perfusion

Ramener préalablement la solution à température ambiante si elle a été conservée au froid.

La durée de la perfusion doit être de 15 min au moins.

La solution reconstituée est compatible avec les flacons en verre, poches et tubulures en PVC, PEC et PPC.

Effets indésirables possibles

- Syndrome pseudo-grippal avec fièvre, frissons, douleurs osseuses, fatigue.
- Nausées, vomissements.
- Réactions locales au point d'injection : rougeur, œdème et/ou douleurs.
- Éruption cutanée, prurit, rarement.
- Conjonctivite.

L'altération de la fonction rénale après *ZOMETA* est possible. Il a été décrit des ostéonécroses de la mâchoire après prise de *ZOMETA*.

FICHE PHARMACOLOGIE

BIPHOSPHONATES (HYPERCALCÉMIE)

Pamidronate de sodium

OSTEPAM					
Perf. IV unique (ou plusieurs perf. réparties sur 3-4 j) ; posologie à adapter à la calcémie < 3 mmol/L : 15-30 mg/cure 3-3,5 mmol/L : 30-60 mg/cure 3, 5-4 mmol/ 60-90 mg/cure > 4 mmol/L : 90 mg/cure À répéter en l'absence d'amorce de réduction de la calcémie dans les 48 h suivant le début du traitement	4 fl. 1 mL 15 mg/mL 1 fl. 2 mL 15 mg/mL 1 fl. 4 mL 15 mg/mL 1 fl. 6 mL 15 mg/mL	163,63 83,97 163,63 237,72	I I I I	65 % 65 % 65 % 65 %	40,91 83,97 163,63 237,72

Clodronate disodique

CLASTOBAN					
300 mg/j en 1 perf. de 500 mL d'au moins 2 h jusqu'à normalisation de la calcémie sans dépasser 7 j de traitement	5 amp. 300 mg/5 mL	HOP	I		
Ostéolyse sans hypercalcémie : 1 600 mg/j (1 cp. x 2/j) Ostéolyse maligne avec hypercalcémie : 2 400 à 3 200 mg/j en plusieurs prises en relais de la forme IV	60 cp. 800 mg	115,97	I	65 %	1,93

Ibandronate de sodium

BONDRONAT					
Perf. IV unique de 4 mg dans 500 mL de NaCl 9 ‰ si calcémie > 3 mmol/L	1 fl. 2 mg/2 mL 1 fl. 6 mg/6 mL	HOP 289,25	I I	 65 %	 289,25

Acide zolédronique

ZOMETA					
Perf. IV unique de 4 mg administrée en 15 min	1 fl. pdre 4 mg/100 mL	258,56	I	65 %	258,56

D'autres biphosphonates sont en regard des maladies : Ostéoporose et Maladie de Paget.

Propriétés

Les **biphosphonates** sont de puissants inhibiteurs de la résorption osseuse ostéoclastique. En inhibant l'activité des ostéoclastes, ils semblent retarder ou prévenir les complications cliniques du myélome et des métastases osseuses (fractures, tassements vertébraux, etc.) et normalisent une hypercalcémie maligne.

Indications

Forme IV : hypercalcémie maligne.
Forme orale : relais de la forme IV ; traitement palliatif des ostéolyses malignes sans ou avec hypercalcémie.

Contre-indications

Grossesse et allaitement : passage placentaire et dans le lait ; à éviter sauf mise en jeu du pronostic vital.
Ne pas administrer chez l'enfant.

Précautions d'emploi

Nécessité d'une bonne hydratation avant de débuter le traitement.
Voie orale : fractionner la dose en plusieurs prises ; administrer en dehors des repas.
Réduire la posologie en cas d'insuffisance rénale.
De très rares cas d'ostéonécrose (principalement de la mâchoire) ont été rapportés chez les patients traités par des **biphosphonates**.

BIPHOSPHONATES ET OSTÉONÉCROSE DE LA MÂCHOIRE

Un examen dentaire avec des soins dentaires préventifs appropriés devra être pris en considération avant l'instauration d'un traitement par **biphosphonates** chez des patients présentant des facteurs de risque associés (par exemple : cancer, chimiothérapie, corticoïdes ou mauvaise hygiène buccale).
Au cours du traitement, ces patients devront éviter dans la mesure du possible toute intervention dentaire invasive.

Effets indésirables

Ils sont généralement modérés et transitoires :

• généraux : fièvre transitoire ; syndrome pseudo-grippal, céphalées ;

• réaction au point d'injection : prurit, érythème, phlébite, induration ;

• douleurs osseuses transitoires, myalgies, arthralgies, douleurs diffuses, crampes musculaires ; hypocalcémie symptomatique ou non, hypophosphatémie ;

• nausées, vomissements, anorexie, diarrhée, constipation, douleurs abdominales ;

• conjonctivite, etc. Un antécédent d'uvéite peut constituer une contre-indication ;

• anémie, leucopénie, thrombopénie transitoires ;

• troubles tensionnels, insuffisance cardiaque congestive par surcharge hydrique ;

• dyskaliémie, perturbation transitoire de la fonction hépatique.

Interactions médicamenteuses

Administrer les **antiacides** à distance des **biphosphonates** (2 h).

Diminution de l'absorption des **biphosphonates** en cas de prise concomitante de **sels de fer**, d'aluminium (ou de **calcium** !).

MÉTASTASES OSSEUSES DES CANCERS

GÉNÉRALITÉS

FICHE MALADIE

RECHERCHE DU CANCER PRIMITIF

La recherche du cancer primitif est indispensable car elle peut orienter le choix du traitement. Elle ne doit pas faire retarder le traitement des métastases lorsque le cancer n'est pas connu ou qu'il n'est pas découvert d'emblée par la palpation des seins (métastases ostéolytiques ou condensantes ou mixtes), par le toucher rectal (métastases condensantes plus souvent qu'ostéolytiques des cancers de la prostate) ou par la radiographie des poumons (métastases ostéolytiques). L'exploration rénale et thyroïdienne se fera ensuite.

DÉCOUVERTE DES MÉTASTASES OSSEUSES

Elle ne doit pas faire écarter systématiquement la cure du cancer primitif lorsqu'elle est possible, tout particulièrement si la métastase est unique et elle-même accessible à un traitement local.

Le bilan d'extension du cancer et du retentissement des métastases osseuses doit être fait rapidement :

- scintigraphie osseuse à la recherche de localisations multiples ;
- complétée par des radiographies, un scanner ou une IRM en cas de localisations menaçantes par leur siège ;
- bilan biologique avec marqueurs tumoraux chaque fois que possible.

Trois cancers seront particulièrement recherchés et traités ici en raison de leur fréquente hormonodépendance et hormonosensibilité (sein, prostate, thyroïde) ; mais, dans tous les cas, certaines mesures communes peuvent s'imposer, envisagées ci-après.

TRAITEMENTS COMMUNS COMPLÉMENTAIRES

Quelle que soit l'origine des métastases, le traitement à visée spécifique peut être complété par les traitements suivants.

Radiothérapie locale osseuse

- Soit conventionnelle, sur une métastase osseuse unique, non accessible à une exérèse chirurgicale.
- Soit « flash antalgique » souvent très utile et bien toléré.

Chirurgie

- À titre palliatif antalgique, voire curateur en cas de métastase unique accessible.
- Enclouage d'une métastase diaphysaire douloureuse et exposée à une fracture pathologique.
- Mise en place d'une prothèse : métastase cervico-céphalique du fémur.
- Injection de ciment dans une vertèbre douloureuse.
- Laminectomie en cas de menace ou d'installation d'une paraplégie.

Traitement médicamenteux antalgique

- Faisant appel à des antalgiques puissants, éventuellement morphiniques.
- Prescrits de façon continue pour couvrir le nycthémère dans les cas graves.

Médication antiostéoclastique

Dans les formes ostéolytiques :

- **acide clodronique** (*CLASTOBAN*) ;
- *ARÉDIA*, *ZOMETA*, en perfusion IV ;
- à titre palliatif, pendant plusieurs mois, et sous surveillance de la calcémie et de la fonction rénale.

Corticothérapie

La **prednisone** (*CORTANCYL*), à forte dose, peut avoir un effet antalgique pendant un certain temps.

> Si l'ensemble de ces méthodes n'aboutit qu'exceptionnellement à la guérison, les rémissions sont néanmoins fréquentes, quelquefois durables, et souvent de qualité satisfaisante pour permettre un confort de vie suffisant, qui doit être l'un des objectifs essentiels du médecin.

FICHE INFIRMIÈRE

EXAMENS

Réaliser les examens prescrits par le médecin (dont les dosages de la calcémie et de la créatininémie).

SURVEILLANCE DU TRAITEMENT

Perfusion de *ZOMETA* : *cf.* Fiche technique, *chapitre* Hypercalcémie, p. 1672.

MÉTASTASES OSSEUSES DES CANCERS DE LA PROSTATE

FICHE MALADIE

CAUSES ET MÉCANISMES

Un nombre important de métastases osseuses des cancers de la prostate se caractérisent par leur hormonodépendance.

La suppression de la sécrétion d'androgènes, ou son blocage, est réalisée dans le traitement par plusieurs méthodes :

- castration chirurgicale ;
- castration « médicale » ;
- antiandrogènes non stéroïdiens ;
- œstrogénothérapie, qui a été la première méthode utilisée ;
- progestatif de synthèse.

TRAITEMENT

CASTRATION CHIRURGICALE

La castration par pulpectomie (à distinguer de l'orchidectomie) a le même effet que les œstrogènes sans en avoir les effets indésirables thrombotiques sur les vaisseaux.

En quelques jours, les douleurs osseuses s'estompent, ce qui permet de se faire très rapidement une idée de l'efficacité du traitement.

Ultérieurement l'antigène spécifique prostatique (PSA) peut se normaliser et constitue de ce fait l'examen biologique utile de surveillance.

CASTRATION MÉDICALE

Elle est effectuée par les analogues de la LH-RH.

> Les analogues de la LH-RH entraînent souvent, au début de la prescription, une recrudescence douloureuse et, en cas de localisation rachidienne, peuvent aggraver une compression médullaire qui représente une contre-indication.

Pour éviter la recrudescence douloureuse, on fait précéder leur prescription par celle d'un antiandrogène, qui sera poursuivi 4 semaines.

- **Triptoréline** (*DÉCAPEPTYL*) et *DÉCAPEPTYL* LP.
- **Buséréline** :
  - *SUPREFACT* ;
  - *BIGONIST*.
- **Leuproréline** :
  - *LUCRIN* ;
  - *ENANTONE* LP.
- **Goséréline** (*ZOLADEX*).

ANTIANDROGÈNES NON STÉROÏDIENS

Ils nécessitent une castration préalable, mais si certains ne les donnent qu'en cas d'échec de la castration, d'autres les prescrivent d'emblée après la castration pour obtenir un blocage androgénique total.

- **Nilutamide** (*ANANDRON*) : outre un effet antabuse et des troubles de l'accommodation visuelle réversibles, il expose à un syndrome pulmonaire interstitiel et à une hépatite cytolytique.
- **Flutamide** (*EULEXINE*) : il expose à des troubles digestifs, une perturbation transitoire des tests hépatiques.

• **Bicalutamide** (*CASODEX*) ; il aurait moins d'effets indésirables.

EN CAS D'ÉCHAPPEMENT

Œstrogénothérapie

• Malgré ses effets indésirables : accidents thromboemboliques, nausées et anorexie, surtout.

• D'abord à faibles doses (< 5 mg/j de **diéthylstilbestrol** (*DISTILBÈNE*), cp. à 1 mg).

• Puis à plus fortes doses en cas d'absence de réponse ou en cas d'échappement : **fosfestrol** (*ST-52*). Il permet l'utilisation de la voie veineuse, qui doit être stricte, dans certaines formes rebelles.

Un progestatif de synthèse : le cyprotérone acétate (*ANDROCUR*)

Autres possibilités

Elles sont décevantes :

• **aminogluthétimide** (*ORIMÉTÈNE*) : impérativement associé à l'**hydrocortisone** 30 à 40 mg/j ;

• **kétoconazole** (*NIZORAL*) : antifongique qui agit à forte dose en inhibant la sécrétion des androgènes testiculaires et surrénaliens ;

• chimiothérapie, enfin.

PRONOSTIC

Il existe de nombreux cas de métastases osseuses du cancer de la prostate pour lesquels l'espérance de vie est très prolongée et, hormis des complications liées au siège de certaines métastases (compressions médullaires), la qualité de vie peut être appréciable.

FICHE INFIRMIÈRE

EXAMENS

Dosage du PSA : *cf.* Cancer de la prostate.

SURVEILLANCE DU TRAITEMENT

EFFICACITÉ DU TRAITEMENT

Elle se juge sur l'atténuation des douleurs essentiellement et sur l'antigène spécifique prostatique (PSA) qui peut se normaliser, et constitue de ce fait l'examen biologique utile de surveillance.

EFFETS INDÉSIRABLES

Variables selon les médications prescrites.

ÉDUCATION ET CONSEILS

Expliquer le traitement.

MÉTASTASES OSSEUSES DES CANCERS DU SEIN ET DE LA THYROÏDE

FICHE MALADIE

CANCER DU SEIN

Un nombre important de métastases osseuses des cancers du sein se caractérisent par leur hormonodépendance.

La suppression de la sécrétion d'œstrogènes, ou son blocage, est réalisée dans le traitement par plusieurs méthodes :

• castration, par ovariectomie chirurgicale ou radiothérapie ovarienne ;

• anti-œstrogènes ;

• inhibiteurs de l'aromatase ;

• progestatifs ;

• voire, en dernier ressort, androgènes.

Le traitement repose sur l'hormonothérapie et la chimiothérapie, seules, successives ou associées. La chimiothérapie n'est pas envisagée ici.

TRAITEMENT INITIAL

L'hormonothérapie semble le traitement initial préférentiel en cas :

• de présence de récepteurs hormonaux ;

• d'évolution lente, avec délai d'apparition des métastases osseuses tardif ;

- de petit nombre de localisations métastatiques osseuses ;
- d'absence de localisations viscérales graves.

L'association hormonothérapie et chimiothérapie semble préférable dans les autres cas, en particulier chez la femme jeune.

Les résultats du traitement seront appréciés sur la régression des douleurs osseuses avant tout, sur l'absence d'extension voire la réparation éventuelle des lésions osseuses.

Castration

Par ovariectomie chirurgicale ou radiothérapie ovarienne, c'est un geste thérapeutique souhaitable chez la femme non ménopausée, qui donne de bons résultats ; elle est cependant presque toujours associée à une hormonothérapie médicamenteuse.

Anti-œstrogènes

Habituellement prescrits en première intention, ils ont souvent un effet antalgique pendant quelques mois et peuvent induire une rémission.

On prescrit du **tamoxifène** (*NOLVADEX*).

Une poussée douloureuse initiale est possible, parfois avec une hypercalcémie, qui peut être prévenue par du *CORTANCYL*.

EN SECONDE INTENTION

Après échec ou échappement des anti-œstrogènes, on peut prescrire :

- soit un inhibiteur de l'aromatase qui bloque uniquement la biosynthèse des œstrogènes : **anastrozole** (*ARIMIDEX*), ou **létrozole** (*FÉMARA*) 2,5 mg, 1 cp./j ;
- soit un inhibiteur stéroïdien de l'aromatase : **exemestane** (*AROMASINE*), voire **aminogluthétimide** (*ORIMÉTÈNE*), lui associant systématiquement de l'**hydrocortisone**. Les malades doivent être pris en charge comme des insuffisants surrénaliens. Les effets indésirables sont : somnolence, ataxie ébrieuse, éruption allergique ;
- les progestatifs : **acétate de médroxyprogestérone**, ou **acétate de mégestrol** (*MEGACE*) ;
- les androgènes, qui soulagent rapidement les douleurs mais donnent peu de rémissions et ont des effets indésirables virilisants et gênants.

CANCER DE LA THYROÏDE

Lorsque les métastases osseuses, après thyroïdectomie chirurgicale totale, fixent l'iode radioactif à la scintigraphie osseuse, elles relèvent d'une administration thérapeutique d'iode 131, qui peut être renouvelée.

Certaines métastases peuvent en outre bénéficier d'une irradiation externe, voire d'un traitement chirurgical curateur, après embolisation en raison du caractère vasculaire de ces métastases.

La surveillance par scintigraphie et dosage de la thyroglobuline doit être très régulière.

FICHE INFIRMIÈRE

EXAMENS

Calcémie, créatininémie et, pour la thyroïde, dosage de la thyroglobuline.

SURVEILLANCE DU TRAITEMENT

SOINS - TRAITEMENTS

Il faut demeurer prudent lors des soins infirmiers en cas de métastases ostéolytiques menaçant de fracture ou de compression médullaire.

EFFICACITÉ DU TRAITEMENT

Elle se juge sur l'atténuation des douleurs essentiellement, puis sur l'éventuelle régression des images radiographiques.

EFFETS INDÉSIRABLES

Ils ont été envisagés dans la Fiche maladie.

ÉDUCATION ET CONSEILS

Expliquer les objectifs du traitement.

FICHE PHARMACOLOGIE

ANTIŒSTROGÈNES

■ **Tamoxifène**

NOLVADEX					
20 mg pendant 5 ans pour le traitement adjuvant	30 cp. 10 mg 30 cp. 20 mg	8,40 17,28	I I	100 % 100 %	0,28 0,58

■ **Fulvestrant**

FASLODEX					
250 mg x 1/mois	1 sol. inj. 250 mg/5 mL	286,54	I	100 %	286,54

Propriétés

Hormone antiœstrogène. Action œstrogénique faible. Action sur les récepteurs œstrogéniques cellulaires et sur les facteurs de croissance tumorale.

Indications

Cancer du sein.

Contre-indications

Grossesse et allaitement.

Précautions d'emploi

Risque d'augmentation des symptômes cliniques à l'initiation du traitement. Suivi gynécologique car augmentation de fréquence du cancer de l'endomètre.

Effets indésirables

Bouffées de chaleur, hyperplasie ou atrophie endométriale, métrorragies, nausées, troubles visuels, thrombose veineuse, prurit vulvaire.

Interactions médicamenteuses

Anticoagulants oraux (augmentation d'effet).

INHIBITEURS DE L'AROMATASE

■ **Anastrozole**

ARIMIDEX					
1 cp./j	30 cp. 1 mg 90 cp. 1 mg	102,48 280,62	I I	100 % 100 %	3,42 3,12

■ **Létrozole**

FÉMARA					
1 cp./j	30 cp. 2,5 mg	102,77	I	100 %	3,43

■ **Exémestane**

AROMASINE					
1 cp. x 1/j, de préférence après un repas	30 cp. 25 mg	67,19	I	100 %	2,24

Propriétés

Inhibition de l'aromatase. Inhibition de la biosynthèse des œstrogènes. Diminution des taux d'œstradiol et des androgènes. Pas de retentissement sur la stéroïdogenèse surrénalienne.

Indications

Cancer du sein.

Contre-indications

Grossesse et allaitement.

Précautions d'emploi

Insuffisance hépatique ou rénale sévère.

Effets indésirables

Prurit, douleur au point d'injection, ou tuméfaction ou granulome, éruption cutanée, alopécie, somnolence, céphalées, vertiges, bouffées de chaleur, phlébite, troubles digestifs, spotting, crampes.

PROGESTATIFS (CANCÉROLOGIE)

▪ Acétate de médroxyprogestérone

FARLUTAL					
500 mg ou 1 g/j	30 cp. 500 mg		I	NR	
FARLUTAL RETARD					
500 mg ou 1 g/j en IM profonde pendant 4 sem., puis 1 g/sem.	1 amp. inj. IM, 5 mL/ 500 mg retard		I	NR	

▪ Mégestrol

MEGACE					
160 mg/j en une prise orale	30 cp. 160 mg	82,40	I	100 %	2,75

Propriétés

Progestatifs de synthèse. Blocage de l'axe hypophyso-ovarien et surrénalien. Diminution des taux d'œstradiol et des androgènes. Diminution de l'activité de l'œstradiol sur les cellules tumorales en se fixant sur les récepteurs à la progestérone.

Indications

Cancers du sein et de l'endomètre.

Contre-indications

HTA sévère, antécédents de thrombophlébite, anomalies biologiques hépatiques, grossesse et allaitement.

Effets indésirables

Prise de poids, aménorrhée, métrorragies, phlébite, embolie pulmonaire, sueurs, tremblements, prurit.

PARTIE 17

UROLOGIE

INFECTIONS URINAIRES

CYSTITE – INFECTION URINAIRE BASSE

FICHE MALADIE

DÉFINITION

Il s'agit d'une infection bactérienne ou d'une mycose du bas appareil urinaire :

• affirmée par l'ECBU ;

• sans fièvre.

On distingue deux grandes entités :

• infection urinaire basse non compliquée : cystite aiguë simple de la femme entre 15 et 65 ans, sans antécédent urologique (lithiase, tumeur), sans diabète, sans immunosuppression, sans grossesse ;

• infection urinaire basse compliquée : chez l'homme, en postopératoire, chez la femme de plus de 65 ans, en présence d'une immunodépression, d'un diabète, chez la femme enceinte.

Un nombre de cystites ≥ 4/an définit la cystite récidivante.

Chez l'enfant, l'infection urinaire basse est souvent le témoin d'une pathologie malformative.

CAUSES ET MÉCANISMES

Bactériologie

Escherichia coli (80 %), entérocoque, staphylocoque, *Pseudomonas*.

Facteurs étiologiques principaux

Obstacle et stase, corps étranger, altération des capacités de défense de l'organisme.

Voie de contamination préférentielle

Voie ascendante à partir du périnée (réservoir de germes digestifs).

Moyens de défense

Longueur de l'urètre, flux permanent, mictions fréquentes, intégrité de la muqueuse vésicale, pH urinaire acide.

DIAGNOSTIC

SIGNES CLINIQUES

• Signes irritatifs : pollakiurie, impériosités mictionnelles.

• Brûlures mictionnelles, pesanteurs pelviennes, douleurs hypogastriques augmentant avec le besoin, urines troubles avec, parfois, hématurie.

• En cas de fièvre : il existe une atteinte parenchymateuse (prostate, rein) et il ne s'agit plus d'une infection urinaire basse.

EXAMEN CLINIQUE

Infection urinaire basse non compliquée

L'examen recherche une complication, un diagnostic différentiel.

Infection urinaire basse compliquée ou cystite récidivante

L'examen clinique recherche une anomalie anatomique, une complication.

EXAMENS COMPLÉMENTAIRES

Infection urinaire basse non compliquée

Pas d'examen ou bandelette urinaire.

Infection urinaire basse compliquée ou cystite récidivante

ECBU systématique à chaque épisode infectieux, échographie rénale et vésicale avec mesure du résidu post-mictionnel, examen clinique avec cystoscopie, autres examens selon l'orientation diagnostique (UIV, cystographie rétrograde, débitmétrie).

ECBU : interprétation.

	LEUCOCYTES/ML	BACTÉRIES/ML	CULTURE
Urine normale	≤ 10 000	≤ 10 000	Stérile
Infection	> 10 000	> 100 000*	Positive
Leucocyturie aseptique	> 10 000	≤ 10 000	Stérile
Souillure digestive	≤ 10 000	> 10 000	Positive
À contrôler	> 10 000	≤ 10 000	Positive

* 10^3 = 1 000/mL pour les cystites aiguës à *E. coli* et autres entérobactéries, notamment *Proteus spp* et *Klebsiella* spp, et pour *S. saprophyticus.*

COMPLICATIONS

- Infection parenchymateuse : prostatite, orchi-épididymite, pyélonéphrite.
- Hématurie.
- Cystites aiguës récidivantes.

TRAITEMENT

INFECTION URINAIRE BASSE NON COMPLIQUÉE

- Traitement antibiotique monodose (une dose unique) **fosfomycine-trométamol** (*MONURIL, URIDOZ*), ou fluoroquinolone (*UNIFLOX, LOGIFLOX*). Un traitement antibiotique de 3 jours peut être proposé en alternative.
- Un ECBU de contrôle ne sera demandé que devant la persistance des signes urinaires, l'apparition de signes généraux, ou la récidive des troubles à l'arrêt du traitement.
- Pas de suivi nécessaire.
- Mesures hygiéno-diététiques à rappeler (*cf.* Fiche infirmière, p. 1687).

INFECTION URINAIRE BASSE COMPLIQUÉE

- Traitement de la phase aiguë, adapté à l'ECBU pour une durée de 7 à 10 jours (traitement classique).
- Mesures hygiéno-diététiques.
- Si possible, traiter le facteur de risque.
- Chez la femme enceinte : utilisation des pénicillines ; l'ECBU avec antibiogramme est obligatoire.

CYSTITE RÉCIDIVANTE

- Traitement de la phase aiguë (comme une infection urinaire basse compliquée), puis recherche d'une cause à traiter : anomalie anatomique, comportement à corriger (*cf.* Fiche infirmière, p. 1687). Un traitement prophylactique peut être ensuite proposé : *FURADANTINE* ou *BACTRIM* 1 cp./j pendant 6 à 12 mois.
- Alternative au traitement antibiotique au long cours : extraits de canneberge (cranberries d'Amérique du Nord) en jus de fruits, ou *GYNDELTA* 1 gél./j pendant deux mois, renouvelable après une période d'arrêt.
- Chez les femmes ménopausées : un traitement hormonal substitutif est conseillé, ou un traitement hormonal local (*COLPOTROPHINE* crème), visant à favoriser la trophicité vulvaire et à restaurer une flore vaginale.

AUTRES

▶ Cystite à *Schistosoma haematobium* (bilharziose urinaire)

Praziquantel (*BILTRICIDE*). Puis suivi régulier à la recherche de complications (sténose, tumeur).

▶ Infection urinaire basse à levures (dès 10^3 levures/mL)

Changer de sonde vésicale et refaire un ECBU 3 jours après. En cas de persistance des levures : traitement antifongique.

FICHE INFIRMIÈRE

EXAMENS

Réaliser bandelette et ECBU : *cf.* Fiches techniques, p. 1687.

ÉDUCATION ET CONSEILS

Conseiller les mesures hygiéno-diététiques suivantes :

• Boissons abondantes (2 L /j), bien réparties sur 24 h.

• Mictions régulières toutes les 3 h (de qualité satisfaisante et confortable).

• Éviter de retenir la miction en cas d'envie.

• Uriner après les rapports sexuels.

• Après mictions : toilette d'avant en arrière, éviter les savons intimes irritants, éviter les toilettes intimes trop fréquentes.

• Favoriser les sous-vêtements en coton (éviter les sous-vêtements en nylon, les pantalons trop serrés).

• Lutter contre la constipation.

FICHE TECHNIQUE

BANDELETTE URINAIRE (BU)

Sa valeur prédictive négative est de 98 % : en cas de normalité, on peut quasiment éliminer une infection urinaire.

Elle permet une détection rapide des leucocytes-nitrites.

En cas de positivité ou de résultat imparfait, il est nécessaire de réaliser un ECBU de confirmation.

FICHE TECHNIQUE

EXAMEN CYTOBACTÉRIOLOGIQUE DES URINES (ECBU)

Réalisation dans des conditions parfaites de recueil, après toilette périnéale.

Sauf prescription particulière, le recueil doit être fait dans un pot stérile, en milieu de jet.

L'analyse au laboratoire doit être immédiate ; sinon les urines doivent être conservées à + 4 °C, pendant au maximum 12 h.

Dans un contexte d'infection urinaire, la *cytologie* recherche une *leucocyturie* (plus de 10 éléments/mm^3 = 10^4/mL) ; la présence de globules rouges est habituelle.

L'*examen direct* et la culture recherchent une bactérie.

PYÉLONÉPHRITE

FICHE MALADIE

DÉFINITION

La pyélonéphrite est une inflammation aiguë de l'épithélium urinaire et du parenchyme rénal.

PYÉLONÉPHRITE AIGUË SIMPLE

Femme de 15 à 65 ans, sans anomalie organique ou fonctionnelle de l'appareil urinaire, en l'absence de grossesse et de pathologie associée (diabète, immunosuppression).

PYÉLONÉPHRITE AIGUË COMPLIQUÉE

Homme ou femme de plus de 65 ans, enfant de moins de 15 ans, femme enceinte, en cas d'antécédent uro-néphrologique (reflux vésico-urétéral, syndrome de la jonction pyélo-urétérale, autre anomalie anatomique, insuffisance rénale, rein unique, polykystose), contexte postopératoire, obstacle sur la voie excrétrice (calcul, tumeur : pyélonéphrite obstructive), pathologie associée (diabète, immunosuppression).

CAUSES ET MÉCANISMES

La pyélonéphrite aiguë concerne essentiellement la femme.

Elle est la conséquence de la présence d'urines infectées dans le haut appareil.

L'infection se fait en général par voie rétrograde ascendante.

Les atteintes parenchymateuses sont à l'origine de lésions cicatricielles pouvant aboutir à une destruction du parenchyme rénal en cas de récidives multiples.

DIAGNOSTIC

> Un obstacle sur la voie excrétrice doit être systématiquement recherché, nécessitant un drainage en urgence.
> Le pronostic vital est en jeu en raison du risque de choc septique.

SIGNES CLINIQUES

Fièvre > 38,5 °C, frissons, lombalgies, début brutal ou parfois précédé de troubles mictionnels (infection urinaire basse).

EXAMENS COMPLÉMENTAIRES

- NFS, VS, CRP : syndrome inflammatoire.
- Bandelette urinaire positive confirmée par un ECBU, hémocultures.
- Bilan préopératoire en cas de pyélonéphrite sur obstacle.
- Réalisation d'examens radiologiques dans le but d'éliminer une anomalie de la voie excrétrice : échographie rénale et vésicale, cliché d'abdomen sans préparation.

En cas de persistance de la fièvre après 3 jours de traitement antibiotique adapté, ou en cas de doute diagnostique, l'uroscanner confirme la pyélonéphrite, recherche une cause de facteur de gravité (calcul avec pyélonéphrite sur obstacle), recherche une complication (abcès).

Voir tableau ECBU : interprétation, p. 1686.

COMPLICATIONS

- Septicémie, choc septique.
- Abcès rénal, pyonéphrose, phlegmon périnéphrétique.
- Destruction rénale progressive, insuffisance rénale.

TRAITEMENT

PYÉLONÉPHRITE AIGUË SIMPLE

Le traitement peut être pratiqué en ambulatoire :

- Antibiothérapie par **fluoroquinolone** (*OFLOCET*, *CIFLOX*) ou ***céphalosporine de 3e génération*** (*ROCÉPHINE*) ; une monothérapie de 15 jours (minimum 10 jours) est en général suffisante.
- Repos.
- Antalgiques.

PYÉLONÉPHRITE AIGUË COMPLIQUÉE

- Hospitalisation.
- Bi-antibiothérapie par **fluoroquinolone** associée à un **aminoside** (*GENTALLINE*, *AMIKLIN*). Cette association est maintenue jusqu'à l'apyrexie, relayée ensuite par un traitement adapté à l'antibiogramme pour une durée de 3 semaines.
- Repos.
- Antalgiques.

EN CAS DE PYÉLONÉPHRITE SUR OBSTACLE

Il s'agit d'une indication de drainage en urgence, par montée d'une sonde urétérale ou par mise en place d'une néphrostomie au bloc opératoire, en plus de la prise en charge de la pyélonéphrite aiguë compliquée. Le traitement de la cause de l'obstacle (calcul, tumeur) sera envisagé à distance de l'épisode infectieux.

FICHE INFIRMIÈRE

SURVEILLANCE DU TRAITEMENT

SOINS – TRAITEMENT

▶ En cas de pyélonéphrite aiguë compliquée

• Mise en place d'une voie veineuse périphérique.

• Début de l'antibiothérapie après prélèvements biologiques et bactériologiques.

• Surveillance régulière des constantes et de la diurèse.

▶ En cas de pyélonéphrite sur obstacle drainée par une sonde urétérale droite

Le patient doit rester alité afin d'empêcher la migration de la sonde. Vérifier régulièrement la perméabilité des sondes et quantifier la diurèse. La sonde urétérale droite est en général changée en sonde « double J » au bloc opératoire après obtention de l'apyrexie et d'urines correctes.

EFFICACITÉ DU TRAITEMENT

• Obtention de l'apyrexie, diminution des douleurs, amélioration de l'état général.

• En cas de persistance de la fièvre après 3 jours de traitement antibiotique adapté : uroscanner à la recherche d'un abcès, d'un obstacle.

• Un mois après : échographie, bilan biologique et bactériologique de contrôle.

EFFETS INDÉSIRABLES

Ce sont ceux des antibiotiques.

ÉDUCATION ET CONSEILS

• Éviter l'exposition au soleil en cas de prescription de fluoroquinolones.

• En cas de pyélonéphrite par voie ascendante, donner les mesures hygiéno-diététiques (*cf.* Fiche infirmière – Cystite, p. 1687).

• En cas de pyélonéphrite à répétition, un bilan s'impose comme pour les cystites récidivantes.

PROSTATITE

FICHE MALADIE

DÉFINITION

La prostatite est une inflammation de la glande prostatique.

La prostatite aiguë est en rapport avec une infection bactérienne active.

CAUSES ET MÉCANISMES

La prostatite aiguë correspond à une infection bactérienne du parenchyme prostatique.

Les germes classiques sont le plus souvent en cause (*Escherichia coli, Enterobacter*) ; d'autres origines sont possibles : germes d'IST (mycoplasme, *Chlamydiae*), tuberculose, bilharziose.

La contamination a lieu par voie ascendante habituellement ; les causes possibles peuvent être un obstacle à la miction, un acte chirurgical ou d'exploration (cystoscopie). La contamination par voie hématogène est possible.

Les conséquences sont : augmentation du volume de la prostate, élévation du PSA, dysurie, fièvre.

DIAGNOSTIC

SIGNES CLINIQUES

• Fièvre > 38,5 °C, parfois survenant après un syndrome pseudogrippal (frissons, céphalées, arthralgies).

• Dysurie, pollakiurie, impériosités, brûlures. L'examen clinique recherche un globe vésical, une orchi-épididymite associée, et doit comporter un toucher rectal, trouvant en général une prostate très douloureuse et augmentée de volume.

EXAMENS COMPLÉMENTAIRES

• ECBU : indispensable, il confirme en général l'infection urinaire.
• Hémocultures en cas de signes généraux marqués.
• Un syndrome inflammatoire est en général retrouvé à la NFS, VS, CRP.
• Le PSA est en général très élevé et ne doit pas être demandé en période aiguë.
• Le résidu post-mictionnel doit être apprécié par une échographie sus-pubienne.
• L'échographie post-mictionnelle permet la mesure du résidu (appareil échographique portatif de type *BLADDERSCAN* ou *BARDSCAN*).

COMPLICATIONS

• Rétention aiguë d'urine.
• Abcès prostatique.
• Septicémie, choc septique.
• Orchi-épididymite.
• Évolution vers la prostatite chronique.

TRAITEMENT

L'hospitalisation est nécessaire en cas de signes cliniques marqués ou de retentissement sévère sur l'état général.

ANTIBIOTHÉRAPIE

Fluoroquinolones (*OFLOCET*) en monothérapie de 4 à 6 semaines si la prostatite n'est pas sévère.

Bi-antibiothérapie en hospitalisation (fluoroquinolone et aminoside) si la prostatite est sévère. La monothérapie adaptée est poursuivie pendant 4 à 6 semaines en relais après obtention de l'apyrexie.

TRAITEMENT COMPLÉMENTAIRE

Alphabloquant (*XATRAL, OMIX*) pour lutter contre la dysurie, anti-inflammatoires pendant 10 jours (en cas de dysurie sévère), repos.

Un contrôle à un mois est nécessaire pour juger de l'efficacité du traitement et chercher une étiologie.

EN CAS DE RÉTENTION URINAIRE

Il y a contre-indication à la pose d'une sonde vésicale. La mise en place d'un cathéter sus-pubien est la règle, sauf en cas de contre-indication absolue (*cf.* Rétention d'urine, p. 1706).

FICHE INFIRMIÈRE

SURVEILLANCE DU TRAITEMENT

SOINS – TRAITEMENT

Mise en place d'une voie veineuse périphérique.

EFFICACITÉ DU TRAITEMENT

• Obtention de l'apyrexie, diminution des douleurs, amélioration de l'état général.
• En cas de persistance de la fièvre après 3 jours de traitement antibiotique adapté : uroscanner à la recherche d'un abcès, d'un obstacle.
• Un mois après : échographie, bilan biologique et bactériologique de contrôle, débitmétrie (*cf.* Fiche technique, *chapitre* Hypertrophie bénigne de prostate, p. 1712).

EFFETS INDÉSIRABLES

• Surveillance de la pression artérielle chez les patients traités par alphabloquants.
• Effets indésirables des antibiotiques.
• Surveillance régulière des constantes et de la diurèse.
• Soins d'un cathéter sus-pubien mis en place pour rétention d'urine.

ÉDUCATION ET CONSEILS

• Éviter l'exposition au soleil en cas de prescription de fluoroquinolones.
• Boissons : 2 L /j, répartis régulièrement sur la journée.
• Mictions régulières (toutes les 3 h).
• Conseils de gestion d'un cathéter sus-pubien mis en place pour rétention d'urine :
  – Soins locaux toutes les 48 h ;
  – Vérifier l'absence de coude au niveau du cathéter ;
  – Garder la poche déclive.
• Souligner l'importance du bilan un mois après.

ORCHITE, ÉPIDIDYMITE

FICHE MALADIE

DÉFINITION

On distingue l'orchite (infection aiguë du parenchyme testiculaire), l'épididymite (inflammation en général d'origine bactérienne de l'épididyme) et l'orchi-épididymite (orchite associée à une épididymite).

CAUSES ET MÉCANISMES

Les germes classiques sont le plus souvent en cause (*Escherichia coli, Enterobacter*) ; d'autres origines sont possibles : germes d'IST (*Chlamydiae*, gonocoque) volontiers chez l'homme jeune, tuberculose, bilharziose, virus des oreillons (orchite ourlienne).

La contamination a lieu par voie ascendante habituellement ; les causes possibles peuvent être un obstacle à la miction, un acte chirurgical ou d'exploration (cystoscopie). La contamination par voie hématogène est possible.

DIAGNOSTIC

SIGNES CLINIQUES

Souvent de début brutal, ils associent des douleurs testiculaires unilatérales, irradiant le long du cordon, à une fièvre élevée (> 38,5 °C) et des frissons.

Il faut rechercher un contexte : urétrite dans les jours qui précèdent, origine iatrogène.

L'examen clinique retrouve un scrotum épaissi et inflammatoire avec une grosse bourse douloureuse ; il doit comporter un toucher rectal à la recherche d'une prostatite.

EXAMENS COMPLÉMENTAIRES

- ECBU : indispensable, il confirme en général l'infection urinaire.
- Hémocultures en cas de signes généraux marqués.
- Un syndrome inflammatoire est en général retrouvé à la NFS, VS, CRP.
- L'échographie scrotale avec Doppler recherche des signes d'épididymite ou d'abcès.

DIAGNOSTICS DIFFÉRENTIELS

Torsion du cordon spermatique, traumatisme scrotal, cancer du testicule avec signes subaigus, hernie inguino-scrotale.

COMPLICATIONS

- Abcès.
- Récidive précoce.
- Chronicisation.
- Hypofertilité, stérilité secondaire par la lésion du canal déférent ou de l'épididyme.

TRAITEMENT

L'hospitalisation est nécessaire en cas de signes cliniques marqués ou de retentissement sévère sur l'état général.

ANTIBIOTHÉRAPIE

Fluoroquinolones (*OFLOCET* 200, 1 cp. 2 fois /j) en monothérapie de 3 semaines et de 6 semaines en cas de prostatite associée, ou ***céphalosporine de 3e génération*** (*ROCÉPHINE*).

Bi-antibiothérapie en hospitalisation (fluoroquinolone et aminoside) si le tableau est sévère. La monothérapie adaptée est poursuivie pendant 4 à 6 semaines en relais après obtention de l'apyrexie.

TRAITEMENT COMPLÉMENTAIRE

Anti-inflammatoires éventuels, si les signes sont marqués, débutés 48 h après les antibiotiques ; antalgiques ; repos ; port d'un slip ou d'un suspensoir.

Penser à la vérification des sérologies VIH, syphilis, hépatite dans un contexte d'IST.

Un contrôle à 1 mois est nécessaire pour juger de l'efficacité du traitement et chercher une étiologie.

EN CAS D'ABCÉDATION

Drainage chirurgical.

ÉPIDIDYMITE CHRONIQUE

Une épididymectomie est à discuter.

FICHE INFIRMIÈRE

SURVEILLANCE DU TRAITEMENT

SOINS – TRAITEMENT

Mise en place d'une voie veineuse périphérique.

EFFICACITÉ DU TRAITEMENT

- Obtention de l'apyrexie, diminution des douleurs, amélioration de l'état général.
- En cas de persistance de la fièvre après 3 jours de traitement antibiotique adapté : échographie scrotale à la recherche d'un abcès.
- Un mois après : échographie réno-vésico-prostatique et scrotale, bilan biologique et bactériologique de contrôle, débitmétrie (*cf.* Fiche technique, p. 1712).

EFFETS INDÉSIRABLES

Ce sont ceux des antibiotiques.

On surveille régulièrement les constantes.

ÉDUCATION ET CONSEILS

- Éviter l'exposition au soleil en cas de prescription de fluoroquinolones.
- Boissons : 2 L/j, réparties régulièrement sur la journée.
- Mictions régulières (toutes les 3 h).
- Port d'un slip (éviter les caleçons lâches).
- Éviter les rapports sexuels durant la phase de traitement.
- Traitement du ou des partenaires en cas d'IST.
- Souligner l'importance du bilan 1 mois après.

FICHE PHARMACOLOGIE

ANTIBACTÉRIENS URINAIRES – NITROFURANE

■ **Nitrofurantoïne**

FURADANTINE					
1 (préventif) à 3 (curatif) gél. x 3/j	21 gél. 50 mg 100 gél. 50 mg	3,32 HOP	I I	65 %	0,16

Propriétés

Antibiotique bactériostatique à forte élimination urinaire, actif sur de nombreuses souches d'*E. coli* et autres entérobactéries, ainsi que certains streptocoques.

Indications

Cystites simples (curatif, préventif).

Contre-indications

Grossesse : au 9e mois (hémolyse possible si déficit en G6PD).

Allaitement : déconseillé.

Insuffisance rénale sévère.

Déficit en G6PD.

Allergie aux furanes.

Précautions d'emploi

Prendre pendant les repas (améliore la tolérance digestive).

Éviter la prise associée d'alcool (effet antabuse).

Efficacité modeste à pH urinaire alcalin (pour certains, acidification urinaire associée).

Effets indésirables

Nausées et vomissements fréquents.

Effet antabuse avec l'alcool.

Réactions immuno-allergiques générales, cutanées, pulmonaires.

Neuropathies optiques et périphériques.

Hypertension intracrânienne.

Hémolyse aiguë (si déficit en G6PD).

Interactions médicamenteuses

Résorption limitée par les **antiacides**.

Antagonisme avec les **quinolones**.

ANTIBACTÉRIENS URINAIRES – AMINOSIDE

■ **Spectinomycine**

TROBICINE					
Traitement «minute» par 1 inj. IM profonde exclusivement d'une amp. à 2 g Possibilité d'augmenter la posologie à 4 g (2 sites d'injection distincts)	1 pdre + solv. pour sol. inj. 2 g	5,62	I	65 %	5,62

Propriétés

La **spectinomycine** possède une structure chimique proche de la famille des **aminosides** mais se distingue de cette famille puisqu'elle présente une stéréochimie particulière et ne possède pas de sucre aminé ce qui caractérise les **aminosides**. Néanmoins, les analogies importantes entre la **spectinomycine** et les **aminosides** expliquent leurs profils pharmacocinétiques et leurs potentiels toxiques comparables.

Indications

Traitement des blennoragies gonococciques aiguës et donc des urétrites gonococciques chez l'homme.

Contre-indications

Hypersensibilité à la **spectinomycine**. Chez l'enfant de moins de 3 ans.

Précautions d'emploi

L'association avec des composés à potentiel néphrotoxique doit être réalisée avec précaution en raison des similarités entre la **spectinomycine** et les **aminosides.**

Attention : *TROBICINE* n'est pas actif sur d'autres agents responsables d'IST.

Effets indésirables

On peut noter des douleurs au site d'injection, un syndrome pseudogrippal, des rougeurs et de rares cas de réactions de type anaphylactique et anaphylactoïde.

Interactions médicamenteuses

Il convient de surveiller étroitement l'INR des patients sous anticoagulants comme souvent lors d'antibiothérapies et plus généralement dans un contexte infectieux.

COLIQUE NÉPHRÉTIQUE AIGUË

FICHE MALADIE

DÉFINITION

La colique néphrétique aiguë est une manifestation clinique algique en rapport avec la distension aiguë du haut appareil urinaire.

CAUSES ET MÉCANISMES

La cause de la distension est un obstacle aigu, d'étiologie variable (calcul, caillots, compression).

Un calcul est le plus souvent à l'origine d'une colique néphrétique, mais le contexte clinique est important.

Il n'y a pas de corrélation entre la taille d'un calcul et son retentissement. La colique néphrétique aiguë traduit l'engagement du calcul issu d'un fond de calice où il s'est formé dans la voie excrétrice d'aval. La douleur est le résultat de la mise en tension brutale de la voie excrétrice et de la capsule rénale.

La dilatation n'a pas forcément le temps de se produire ce qui explique l'absence de dilatation échographique dans les premières heures de colique néphrétique aiguë.

Une rupture spontanée de la voie excrétrice peut survenir au niveau de la jonction voie excrétrice-calice : rupture de fornix, entraînant une extravasation d'urines dans l'espace péri-rénal.

DIAGNOSTIC

SIGNES CLINIQUES

La crise de colique néphrétique est de début brutal ; la douleur, typique, est de siège lombaire, unilatérale, irradiant de haut en bas et vers l'avant, descendant vers les organes génitaux externes. L'évolution se fait par crises. Il n'existe pas de position antalgique. Des signes digestifs sont souvent associés : nausées de vomissements, arrêt du transit. La présence de signes urinaires, comme une pollakiurie, des impériosités, évoque un calcul de localisation basse, à proximité de la vessie.

L'examen clinique retrouve en général une fosse lombaire douloureuse et permet de rechercher des signes de gravité : fièvre supérieure à 38,5 °C, anurie, signes de choc.

EXAMENS COMPLÉMENTAIRES

- Bandelette urinaire : pH urinaire, recherche d'une hématurie microscopique.
- ECBU (infection urinaire, cristaux).
- Créatininémie (fonction rénale).
- Échographie rénovésicale et radiographie d'abdomen sans préparation : elles permettent de déceler des calculs, de visualiser une dilatation, de déterminer le caractère radio-opaque ou radiotransparent d'un calcul.
- Scanner spiralé sans injection ou uro-scanner injecté : en première intention à la place du couple échographie-radiographie d'abdomen sans préparation, ou en cas de non-visualisation de calcul sur les examens précédents.
- Urographie intraveineuse : elle a une place privilégiée pour le bilan morphologique, sans urgence.

COMPLICATIONS

- Colique néphrétique aiguë fébrile (pyélonéphrite sur obstacle).
- Insuffisance rénale aiguë obstructive (colique néphrétique sur rein unique).
- Colique néphrétique hyperalgique (résistant au traitement bien conduit de la crise).
- Terrain fragile : femmes enceintes (dilatation physiologique du côté droit), hématurie sur traitement par antivitamines K, patients âgés, rein unique fonctionnel.

TRAITEMENT

COLIQUE NÉPHRÉTIQUE NON COMPLIQUÉE

L'objectif principal est de soulager le patient. La restriction hydrique n'est plus la règle.

Le calcul sera traité secondairement, en sachant que 80 % des calculs de 6 mm s'éliminent spontanément.

Le traitement médical consiste en :

- anti-inflammatoires non stéroïdiens : *PROFÉNID* 100 mg 3 fois/j, IV ou en suppositoire ;
- antispasmodique : *SPASFON* 6 amp. IV par jour, ou 6 dragées *per os* par jour ; avec *SPASFON LYOC* si besoin ;
- antalgique : **chlorhydrate de morphine**.

On parle de crise hyperalgique en cas de résistance à l'association anti-inflammatoire/morphinique.

COLIQUE NÉPHRÉTIQUE COMPLIQUÉE

Colique néphrétique fébrile

Urgence : drainage chirurgical des urines par pose d'une sonde urétérale associé à une antibiothérapie par voie veineuse.

Insuffisance rénale obstructive

Urgence : drainage chirurgical des urines par pose d'une sonde urétérale.

Colique néphrétique hyperalgique

Drainage chirurgical des urines par pose d'une sonde urétérale.

Femmes enceintes

Décubitus latéral gauche, antispasmodique, **paracétamol**. En cas de calcul confirmé et de non-amélioration clinique, un drainage chirurgical des urines par pose d'une sonde urétérale est nécessaire.

FICHE INFIRMIÈRE

EXAMENS

- Température, constantes.
- Pratiquer une bandelette urinaire en notant : pH, hématurie, mais aussi leucocyturie et nitrites.
- Prélèvement d'un ECBU.
- Examens prescrits par le médecin.

SURVEILLANCE DU TRAITEMENT

SOINS – TRAITEMENT

Pour le traitement médical

Perfusion.

Pour le traitement chirurgical

Vérifier la stérilité des urines avant chirurgie et l'arrêt de tout traitement anticoagulant ou antiagrégant plaquettaire.

En postopératoire :

- soins de sonde vésicale ;
- en cas de sonde urétérale droite solidarisée à une sonde vésicale, le patient ne doit pas se lever en raison du risque de déplacement de cette dernière. Vérifier sa perméabilité.

EFFICACITÉ DU TRAITEMENT

- Évaluation de la douleur, surveillance des constantes (température).
- Perméabilité des sondes.
- Tamisage des urines (*cf.* Fiche technique, p. 1696) avec récupération éventuelle des calculs qui seront analysés au mieux par examen spectrophotométrique.
- Radiographie d'abdomen sans préparation après chirurgie.

SURVEILLANCE

- Surveillance des douleurs et de la diurèse.
- Survenue d'une complication : hyperthermie, anurie.
- Surtout, en cas d'insuffisance rénale aiguë obstructive : survenue d'un syndrome de la levée d'obstacle se manifestant par une hyperdiurèse qui devra être comptabilisée et compensée par voie IV.

EFFETS INDÉSIRABLES

Ulcère sous traitement anti-inflammatoire.

ÉDUCATION ET CONSEILS

Le patient doit être revu en consultation entre 15 jours et 1 mois après.

Une activité physique régulière est recommandée, avec diurèse de 2 L/j.

Les eaux conseillées dépendent de la nature du calcul. Seule l'eau plate (Évian, Volvic) la plus neutre possible peut être recommandée à cette phase, en dehors du cadre du calcul d'acide urique qui relève d'une alcalinisation par Vichy-Célestins (une bouteille par jour en plus des autres apports).

Le tamisage des urines est essentiel afin de récupérer les calculs pour les analyser.

Le patient doit reconsulter en urgence en cas d'apparition de fièvre supérieure à 38,5 °C ou en cas de survenue d'une nouvelle colique néphrétique résistant au traitement anti-inflammatoire.

En postopératoire, les patients porteurs d'une sonde « double J » doivent uriner souvent, sans pousser. Il s'agit d'un matériel étranger qui peut être irritant sur le plan mictionnel, avec comme manifestations : besoins urgents ou fréquents d'uriner, sang dans les urines. La présence de cette sonde supprime le mécanisme antireflux de l'arrivée de l'uretère dans la vessie, permettant ainsi aux urines de remonter de la vessie vers le rein, ce qui peut se traduire par des lombalgies. En cas de mauvaise tolérance à la sonde ou de manifestations anormales d'apparition récente (douleur), ou encore en cas de fièvre, les patients doivent demander l'avis du médecin.

FICHE TECHNIQUE

TAMISAGE DES URINES

Toutes les mictions doivent être recueillies dans un bassin ou dans un urinal puis versées dans des flacons transparents de grande contenance dont l'ouverture est recouverte par une compresse maintenue tendue par un élastique ou un sparadrap. Les urines sont ainsi comptabilisées et un éventuel calcul recueilli sur la compresse. Les fragments de calculs doivent être récupérés et adressés en totalité pour examen spectrophotométrique.

FICHE PHARMACOLOGIE

ALCALINISANTS URINAIRES

■ Bicarbonate de sodium

EAUX DE VICHY					
Célestin 1 L = 3 g de HCO_3 Na	1 1 bouteille 1 L			NR	
St-Yorre 1 L = 4 g de HCO_3 Na	1 1 bouteille 1 L			NR	

■ Sels de citrate

CITRATE DE POTASSIUM OFFICINAL					
2 à 8 g/j (diluer dans 1 L d'eau)	1 pdre			NR	
FONCITRIL					
Contient **citrate de sodium**. de **potassium** et **acide citrique** ; 2 à 4 sach./j	30 sach.			NR	

■ Trométamol (ou THAM) + citrates de sodium et de potassium

ALCAPHOR					
Contient **citrate de sodium**. de **potassium** et **trométamol** Posologie : 2 à 4 càs./j	1 fl. 250 mL (2,3 g ou 10 mmol de THAM/càs)		I	NR	

Propriétés

L'alcalinisation favorise la solubilisation des cristaux d'acide urique et de cystine.

Indications

Lithiase urique (prévention, traitement).
Lithiase cystinique.
Acidoses tubulaires distales.

Contre-indications

Alcalose.
pH urinaire 7 (et lithiase infectieuse).
Surcharge hydrosodée (sauf pour le **trométamol** qui ne contient pas de sel).
Hyperkaliémie (pour le **citrate de potassium**).

Précautions d'emploi

Risque d'alcalose métabolique en cas de fortes doses et d'insuffisance rénale avancée.
Prudence chez l'insuffisant cardiaque (sauf **trométamol**).

Effets indésirables

Diarrhée, gastralgies.
Surcharge hydrosodée (sauf **trométamol**).
Hyperkaliémie (**citrate de potassium**).

Interactions médicamenteuses

Quinidine.

CANCER DE LA PROSTATE

FICHE MALADIE

DÉFINITION

Il s'agit dans plus de 95 % des cas d'un adénocarcinome.

Il se développe au niveau de la zone périphérique dans 70 % des cas et dans la zone de transition dans 30 % des cas.

Le cancer de prostate est fréquemment multifocal.

CAUSES ET MÉCANISMES

Le cancer de prostate est hormonodépendant. L'androgène biologiquement actif sur la prostate est la DHT (dihydrotestostérone) qui résulte de la conversion de la testostérone sous l'effet de la 5-α-réductase.

Les facteurs favorisant sont l'âge, l'hérédité (antécédents familiaux), l'alimentation (incidence plus faible au Japon), l'origine ethnique (Noirs plus exposés).

DIAGNOSTIC

STADE LOCAL

Au stade local, le cancer de prostate n'entraîne aucun signe fonctionnel.

Le diagnostic se fait sur un faisceau d'arguments comportant le *toucher rectal* et non seulement la valeur mais aussi l'évolution du dosage du *PSA* sérique.

Un dépistage individuel est proposé aux patients entre 50 et 75 ans. En cas de patients à risque (origine africaine, antécédents familiaux), le dépistage est proposé à partir de 45 ans.

Toute anomalie du toucher rectal ou toute augmentation progressive isolée du PSA (> 4 ng/mL) doit conduire à la réalisation de biopsies de prostate.

Le diagnostic est porté uniquement sur preuve histologique, obtenue en général après réalisation de biopsies de prostate échoguidées. La topographie et le type de cancer sont décrits (adénocarcinome, en général), avec le score (somme de deux grades) de Gleason correspondant au degré de.dédifférenciation de la tumeur.

Dans certains cas, le cancer de prostate est découvert suite à une intervention pour hypertrophie bénigne de prostate.

> **PSA**
>
> L'antigène spécifique de la prostate (PSA) est une enzyme de liquéfaction du sperme, présent dans le liquide prostatique (qui contribue à la constitution du sperme). Une partie du PSA est retrouvée au niveau sanguin, dont le taux peut être augmenté en cas de toucher rectal, de traumatisme (sonde, résection trans-urétrale de prostate), d'infection (prostatite), d'hypertrophie bénigne de prostate, mais aussi de cancer de prostate.
>
> Le suivi du PSA doit être réalisé dans le même laboratoire avec la même technique de dosage.
>
> Le dosage de la fraction libre du PSA dans le sang avec réalisation du rapport libre sur total, est intéressant en cas de PSA total compris entre 4 et 10 :
>
> - si le rapport est supérieur à 25 %, la probabilité de cancer est faible ;
> - s'il est inférieur à 10 %, la probabilité de cancer est forte.

Examens complémentaires

- IRM endorectale : selon les équipes, en préopératoire.
- En cas d'éléments pronostiques péjoratifs (grade de Gleason 4 ou plus, PSA > 10 ng/mL, T3 au toucher rectal) : scanner abdominopelvien, scintigraphie osseuse, échographie rénale.

STADE ÉVOLUÉ (ATTEINTE GANGLIONNAIRE, MÉTASTASES)

La symptomatologie est liée aux différentes atteintes :

- Extension locorégionale : dysurie, rétention, envahissement urétéral avec hydronéphrose puis insuffisance rénale, atteinte du sphincter avec incontinence, envahissement de la paroi

UROLOGIE

avec douleurs, envahissement du rectum avec rectorragies.

• Extension ganglionnaire : lymphœdème pelvien et des membres inférieurs, compression urétérale.

• Extension métastatique : douleur en rapport avec une dissémination osseuse.

Examens complémentaires

PSA, scanner abdominopelvien, scintigraphie osseuse, échographie rénale.

TRAITEMENT

POUR UN CANCER LOCALISÉ

Un traitement curateur sera proposé selon l'âge, l'espérance de vie, le stade du cancer (clinique, PSA, Gleason).

Traitements validés

• Chirurgie : prostatectomie radicale avec curage ganglionnaire ilio-obturateur bilatéral (à ciel ouvert ou laparoscopique).

• Radiothérapie externe.

Autres

• Surveillance simple : elle peut être proposée chez un homme asymptomatique, avec un cancer peu évolutif et, surtout, d'espérance de vie inférieure à 10 ans.

• Curiethérapie : implants radioactifs disposés dans la prostate.

• Ultrasons focalisés de haute intensité délivrés par voie endorectale.

STADE LOCALEMENT AVANCÉ (≥ T3)

Hormonoradiothérapie comportant une radiothérapie externe associée à une hormonothérapie temporaire.

L'attitude actuelle tend à réaliser des associations de traitements (dont un traitement local). Le *CASODEX* 150 tient ainsi une place en adjuvant, par exemple après chirurgie, en améliorant le contrôle local et en diminuant la survenue des métastases.

STADE MÉTASTATIQUE : HORMONOTHÉRAPIE

L'hormonothérapie vise à bloquer la stimulation hormonale du cancer et à stopper son évolution. Le développement d'une hormonorésistance est la règle (*cf. infra*, p. 1698) ; le délai de survenue est variable selon le degré de différenciation du cancer.

Castration chirurgicale

Pulpectomie.

Castration chimique

• Schémas classiques :
  – blocage androgénique simple par analogue de la LH-RH (*ZOLADEX*, *ENANTONE*, *DÉCAPEPTYL*, etc.) par voie SC ou IM ;
  – blocage androgénique complet par association d'un analogue de la LH-RH (*ZOLADEX*, *ENANTONE*, *DÉCAPEPTYL*, etc.) par voie SC ou IM à un antiandrogène (*CASODEX*, *ANANDRON*) *per os*.

• Schémas alternes :
  – hormonothérapie intermittente ;
  – antiandrogènes en monothérapie (*CASODEX*, *ANDROCUR*).

PHASE D'HORMONORÉSISTANCE

• Œstrogénothérapie (*DISTILBÈNE*) et/ou chimiothérapie, corticothérapie.

• Traitement des douleurs osseuses par diphosphonates, morphiniques, irradiation métabolique (strontium).

FICHE INFIRMIÈRE

EXAMENS

Assister le médecin dans la réalisation des biopsies de prostate : *cf.* Fiche technique, p. 1699.

SURVEILLANCE DU TRAITEMENT

SOINS – TRAITEMENT

Pour le traitement chirurgical

• Vérifier la stérilité des urines avant chirurgie et l'arrêt de tout traitement anticoagulant ou antiagrégant plaquettaire.

• Vérifier la perméabilité de la sonde en postopératoire, qui est laissée environ une semaine.
• Une incontinence urinaire est classique en postopératoire. Celle-ci pourra relever d'une rééducation.
• Le port de bas de contention et la prescription d'une isocoagulation préventive (*LOVENOX* 20 mg ou 40, *FRAXIPARINE* 0,3 mL, *FRAGMINE* 2 500-5 000 UI une injection SC quotidienne) sont recommandés.

Pour la radiothérapie

Traitement des complications : rectite, diarrhée, rectorragies, cystite, hématurie.

Pour le traitement médical (hormonothérapie)

Les antiandrogènes sont prescrits *per os* alors que les analogues de la LH-RH sont administrés en injectable. La voie SC est la plus fréquente (sauf pour le *DÉCAPEPTYL* qui s'administre en IM). Les implants sous-cutanés (*ZOLADEX*, *BIGONIST*) sont insérés à l'aide d'une aiguille plus volumineuse, bien tolérée par les patients. Une compression du point de ponction peut être nécessaire en cas de saignement. Pour le *ZOLADEX*, le dispositif d'injection comporte comme sécurité une aiguille rétractable (*Safe system*). Les injections d'analogue de la LH-RH se font en général au rythme de tous les 3 mois par un/une IDE.

EFFICACITÉ DU TRAITEMENT

Après traitement curateur (chirurgie, radiothérapie)

Consultation de contrôle à 1 mois, puis 3 mois, puis tous les 6 mois avec dosage du PSA total et examen clinique.

Après hormonothérapie

Suivi du PSA total à 3 mois puis tous les 6 mois. Recherche de complications en rapport avec l'évolution de la maladie.
La testostéronémie peut être suivie pour juger de l'action de castration de l'analogue de la LH-RH.

EFFETS INDÉSIRABLES, RISQUES CHIRURGICAUX

Chirurgie

Incontinence urinaire, dysfonction érectile, sténose anastomotique.

Radiothérapie

Rectite, rectorragies, hémorroïdes, diarrhée, cystite, impériosités, hématurie, dysfonction érectile.

Hormonothérapie

<u>*Analogue de la LH-RH*</u>
Bouffées de chaleur, céphalées, disparition de la libido, dysfonction érectile, prise de poids, myalgies, œdème, peau grasse, nausées, syndrome dépressif, asthénie.

<u>*Antiandrogènes*</u>
Bouffées de chaleur, gynécomastie, asthénie, élévation des transaminases.
• Surveillance de la fonction hépatique.
• Pour la forme *CASODEX* 150 en monothérapie : radiothérapie mammaire ou *TAMOXIFÈNE per os* en prévention du risque de gynécomastie et de mastodynie.
• Antiandrogène stéroïdien (*ANDROCUR*) : risque de thrombose veineuse accru, dysfonction érectile.
• Surveillance clinique : poids, pression artérielle, examen des seins.
• Surveillance biologique par bilan hépatique, glycémie, lipides.

ÉDUCATION ET CONSEILS

Prise en charge précoce de la dysfonction érectile par injections intracaverneuses (remboursées dans ce contexte) (*cf.* Dysfonction érectile, p. 1728).

FICHE TECHNIQUE

BIOPSIES DE PROSTATE
Elles sont réalisées en général sous contrôle échographique. Au moins 6 biopsies doivent être pratiquées. Les biopsies sont réalisées à travers la paroi rectale et peuvent entraîner une rectorragie, une uréthrorragie, une hématurie et une hémospermie. Devant le risque infectieux, une antibioprophylaxie est recommandée (fluoroquinolones).

FICHE PHARMACOLOGIE

ANTIANDROGÈNES

■ Nilutamide

ANANDRON					
300 mg/j pendant 4 sem. puis 150 mg/j	90 cp. 50 mg 30 cp. 150 mg	137,33 128,25	I I	100 % 100 %	1,53 4,28

■ Flutamide

FLUTAMIDE BIOGARAN					
1 cp. x 3/j	30 cp. 250 mg	28,33	I	100 %	0,94

■ Bicalutamide

CASODEX					
1 cp./j en continu	30 cp. 50 mg	55,40	I	100 %	1,85
ORMANDYL					
Idem *CASODEX*	30 cp. 50 mg	72,42	I	100 %	2,57

■ Cyprotérone

ANDROCUR					
4 à 6 cp. /j	20 cp. 50 mg	12,09	I	65 %	0,60
2 à 3 cp. /j	60 cp. 100 mg	86,83	I	100 %	1,45

■ Enzalutamide

XTANDI					
160 mg (4 caps.) en 1 prise/j	112 caps. 40 mg	3374,48	I	100 %	30,13

Propriétés

Antiandrogène non stéroïdien bloquant les récepteurs des androgènes ou la liaison androgène-récepteur, sans autre activité hormonale.

Indications

Cancer de la prostate, en prescription simultanée avec une castration chirurgicale ou médicale par **agonistes de la LH-RH** ou en continu pour un blocage androgénique total. Au premier mois de la castration chimique la prescription est destinée à éviter le *flare up* et doit être débutée quelques jours avant.

L'**enzalutamide** est indiqué dans le traitement du cancer de la prostate métastatique résistant à la castration ayant progressé après au moins une chimiothérapie préalable contenant du **docétaxel** et pour lesquels il n'existe pas d'alternative thérapeutique disponible appropriée.

Contre-indications

Insuffisance hépatique.

Nilutamide : insuffisance respiratoire (risque de pneumopathie interstitielle).

Précautions d'emploi

Surveiller les transaminases, l'état respiratoire, la vision. Interrompre le traitement en cas d'élévation des transaminases, de dyspnée, de troubles de l'accommodation et de la vision des couleurs.

Pour l'**enzalutamide**, une surveillance cardiovasculaire et neurologique est recommandée.

Effets indésirables

Troubles de l'érection.

Bouffées de chaleur.

Troubles de l'accommodation à l'obscurité et de la vision des couleurs.

Effet antabuse et hépatite.

Troubles digestifs, nausées, vomissements, diarrhée.

Aplasie médullaire.

Pour le **flutamide** il faut noter la possibilité de méthémoglobinémies et de photosensibilisation.

Pour l'**enzalutamide**, il faut également noter des troubles neurologiques (céphalées, troubles de mémoire ou cognitifs) et un risque d'hypertension artérielle.

Interactions médicamenteuses

Le **nilutamide** peut perturber le métabolisme des **antivitamines K, phénytoïne, propranolol, chlordiazépoxyde, diazépam** et **théophylline**.

En cas de traitement anticoagulant : contrôler l'INR et réduire si nécessaire la posologie des **AVK**.

L'**enzalutamide** est métabolisé par le CYP 2C8 : il convient donc d'éviter une association avec un inducteur (**rifampicine**) ou un inhibiteur (**gemfibrozil**) de ce CYP. C'est par ailleurs un inducteur puissant du CYP3A4, d'où une interaction importante avec certaines molécules : **praziquantel**, **télaprévir**, **voriconazole**, **inhibiteurs de protéases** boostés par **ritonavir** sont contre-indiqués.

AGONISTES DE LA LH-RH

Triptoréline

DÉCAPEPTYL					
0,1 mg pendant 7 j puis relais par la forme LP	7 amp. inj. SC 1 mL = 0,1 mg + 7 fl. pdre	40,90	I	100 %	5,84
DÉCAPEPTYL LP					
1 IM/3 mois	1 inj. IM 11,25 mg	376,15	I	65 %	376,15
1 IM/6 mois	1 inj. IM 22,5 mg	715,44	I	100 %	715,44
1 IM/4 sem.	1 inj. IM 3 mg	134,44	I	65 %	134,44
GONAPEPTYL					
1 IM ou SC/4 sem.	1 inj. 3,75 mg	121,43	I	65 %	121,43
SALVACYL LP					
1 IM/12 sem.	1 inj. 11,25 mg	387,45	I	100 %	387,45

■ **Leuproréline**

ELIGARD					
1 SC/mois	1 ser. pdre + ser. solv. 7,5 mg	123,89	I	100 %	123,89
1 SC/3 mois	1 ser. pdre + ser. solv. 22,5 mg	339,58	I	100 %	339,58
1 SC/6 mois	1 ser. pdre + ser. solv. 45 mg	648,01	I	100 %	648,01
ENANTONE LP					
1 IM/4 sem.	1 fl. pdre + solv. + ser. + aig. 3,75 mg	137,17	I	65 %	137,17
1 IM/12 sem.	1 fl. pdre + solv. + ser. + aig. 11,25 mg	376,15	I	65 %	376,15
1 SC/26 sem. (6 mois)	1 fl. pdre + solv. + ser. 30 mg	715,44	I	100 %	715,44

■ **Buséréline**

SUPREFACT					
Forme nasale pour traitement d'entretien : 2 pulv. x 3/j (600 µg/j) En moyenne, traitement d'induction de 7 j à raison de 500 µg en SC, x 3/j puis x 2/j pulvérisations nasales	1 fl. sol. nasale : 100 µg/ pulv. (1 mg/mL) 2 fl. 6 mL (mg/mL)	 39,33	I I	NR 100 %	 19,67
BIGONIST					
1 implant à placer dans la paroi abdominale toutes les 8 sem.	1 implant SC 6,3 mg + ser.	285,30	I	100 %	285,30

■ **Goséréline**

ZOLADEX					
1 implant toutes les 4 sem. 1 implant toutes les 12 sem.	1 ser. 3,6 mg 1 ser. 10,8 mg	123,85 339,46	I I	100 % 100 %	123,85 339,46

Propriétés

Les **agonistes de la LH-RH** sont des décapeptides de synthèse qui provoquent l'arrêt de la sécrétion de LH hypophysaire. Ils se fixent en effet sur les récepteurs de la LH-RH et empêchent l'action de cette hormone. Ils suppriment ainsi la fonction testiculaire et entraînent une réduction des taux de la testostérone sérique équivalents à ceux d'une castration.

Lors de l'instauration du traitement, il existe une stimulation initiale du taux de LH (effet *flare up*) qui provoque une élévation transitoire de la testostérone et un risque de poussée évolutive d'un cancer. Il convient à ce stade d'associer un **antiandrogène** périphérique, pendant 1 mois environ.

Indications

Cancer de prostate métastasé.

Cancer de prostate extracapsulaire et cancer localisé évolutif non justiciable d'un traitement curatif.

Cancer de prosatate localisé à risque intermédiaire ou élevé, en association avec la radiothérapie.

Contre-indications

Hypersensibilité aux composants.

Précautions d'emploi

Vérification de l'effet biologique et du PSA tous les 6 mois (et de la testostéronémie en cas de doute sur l'observance).

Effets indésirables

Poussée évolutive lors du début du traitement évitée par l'adjonction systématique d'**anti-androgènes** périphériques.

Manifestations de la castration : bouffées de chaleur, troubles de l'érection, gynécomastie.
Rarement : fièvre, nausées, vomissements, constipation ou diarrhée, arthralgies.
Manifestations cardiovasculaires : hypertension artérielle, tachycardie, palpitations.
Troubles neurologiques et psychiatriques (troubles de la vue, syndrome dépressif, somnolence), chute des cheveux qui doivent faire changer de produit ou interrompre le traitement.

Interactions médicamenteuses

Aucune dans cette indication.

ŒSTROGÈNES ANTIANDROGÉNIQUES

■ Diéthylstilbestrol

DISTILBÈNE					
1 à 3 mg/j	26 cp. 1 mg	13,98	II	100 %	0,54

Propriétés

Les œstrogènes à forte dose (œstradiol retard) et les œstrogènes de synthèse ont une action directe sur le tissu prostatique cancéreux et une action indirecte d'inhibition de l'axe hypothalamo-hypophysaire induisant la diminution de la sécrétion d'androgènes.

Indications

Cancer de la prostate hormono-dépendant.

Contre-indications

Maladies thromboemboliques, cardiovasculaires et hépatiques.
Diabète, obésité, insuffisance rénale.
Intoxication tabagique.

Précautions d'emploi

Surveillance du poids, de la PA, dépistage clinique des symptômes faisant craindre une complication : céphalées, troubles oculaires, épilepsie, asthme, dépression et troubles métaboliques (hyperglycémie, hypertriglycéridémie, hypercholestérolémie).

Effets indésirables

Outre les effets de la castration (gynécomastie, troubles de l'érection, bouffées de chaleur), hypertension artérielle, œdème des membres inférieurs, accidents vasculaires et thromboemboliques, ictère et adénome hépatique, hyperlipidémie, épilepsie.
Douleurs et démangeaisons anogénitales.

Interactions médicamenteuses

Inhibition de l'efficacité de médicaments à métabolisme hépatique : **rifampicine, barbituriques, hydantoïnes.**

■ Estramustine

ESTRACYT					
2 gél. midi et soir à la fin des repas Augmentation des doses possible jusqu'à 6 gél./j	40 gél. 140 mg 100 gél. 140 mg	90,56 218,66	I I	100 % 100 %	2,26 2,19

Propriétés

Double action œstrogénique et chimiothérapeutique.

Indications

Cancer prostatique métastatique en échappement hormonal.

Contre-indications

Celle des **œstrogènes** : ne doit pas être utilisé en première intention du cancer prostatique.

Précautions d'emploi

Surveillance de l'hémogramme et des tests hépatiques.

En cas de risque thromboembolique un traitement anticoagulant est justifié.

Effets indésirables

Nausées, vomissements (associer un traitement antiémétique), accidents thromboemboliques.

Interactions médicamenteuses

Éviter les produits lactés et les médicaments contenant du **calcium.**

Adapter le traitement des diabétiques (effet hyperglycémiant).

ANTAGONISTE DE LA LH-RH

■ Dégarélix

FIRMAGON					
Initiation : 240 mg en 2 inj. SC Entretien mensuel : 80 mg en 1 inj. SC	1 fl. pdre et solv. pour sol. inj.	148,93	I	100 %	148,93
	2 fl. pdre et solv. pour sol. inj.	264,68	I	100 %	132,34

Propriétés

Antagoniste sélectif des récepteurs de la LH-RH. Il implique une diminution de la sécrétion de la LH, de la FSH et donc de la testostérone. Les taux de DHT (dihydrotestostérone) circulante sont corrélés à la diminituion de sécrétion de testostérone qui est maintenue sous le seuil de castration médicale.

Temps de demi-vie : 28 j pour la dose d'entretien, expliqué par la libération très lente du composé à partir du dépôt formé au site d'injection.

Indications

Traitement du cancer hormonodépendant avancé de la prostate.

Contre-indications

Hypersensibilité au **dégarélix.**

Précautions d'emploi

FIRMAGON doit être exclusivement administré par voie SC et pas par voie IV.

La diminution prolongée des taux d'androgènes peut conduire à un allongement de l'intervalle QT, il faut également s'attendre à un effet sur la densité osseuse.

Diminution de la tolérance au glucose et aggravation d'un diabète préexistant possibles.

Effets indésirables

Les réactions au site d'injection sont fréquentes à l'initiation du traitement mais sont transitoires et de sévérité faible. Elles se carac-

térisent par une douleur, un érythème local et parfois un gonflement qui peut être induré.
Les effets observés sont pour la plupart directement liés à la suppression de la sécrétion de testostérone : bouffées de chaleur, prise de poids, anémie, hyperhidrose, gynécomastie, atrophie testiculaire, dysfonction érectile et fatigue.
D'autres effets indésirables sont observés : insomnies, céphalées, nausées, vomissements ainsi qu'augmentation des transaminases hépatiques.

Interactions médicamenteuses

Aucune étude d'interaction spécifique n'a été menée. Le **dégarélix** n'est ni inducteur, ni inhibiteur ni pris en charge par les principaux CYP450 humains.

Un allongement de l'intervalle QT est attendu en raison de la suppression androgénique, il convient d'évaluer avec précaution toute utilisation concomitante avec les médicaments connus pour allonger l'intervalle QT : les **antiarythmiques de classe IA** (**quinidine**, etc.) et **III** (**amiodarone**, etc.), les **antipsychotiques**, certains **antidépresseurs**, les **fluoroquinolones**, les **macrolides**, les **imidazolés et triazolés**.

INHIBITEUR DE LA SYNTHÈSE DES ANDROGÈNES

■ Acétate d'abiratérone

ZYTIGA					
2 à 4 cp en une prise quotidienne. Ne doit pas être pris avec de la nourriture	120 cp. 250 mg	3612,58	I	100 %	30,10

Propriétés

L'**acétate d'abiratérone** est une prodrogue transformée *in vivo* en abiratérone qui est le métabolite actif. L'abiratérone est un inhibiteur de la synthèse des androgènes par inhibition sélective du CYP17.

INDICATIONS

Cancer métastatique de la prostate résistant à la castration, progressant durant/après une chimiothérapie comportant du **docétaxel**. En association avec la**prednisone/prednisolone**.

CONTRE-INDICATIONS

Hypersensibilité à l'abiratérone et ses prodrogues. Chez la femme en âge de procréer (à avoir en tête bien que la population cible soit masculine).

Précautions d'emploi

L'inhibition du CYP17 conduit à une hausse du taux de minéralocorticoïdes pouvant causer une HTA, une hypokaliémie et une rétention hydrique. Cela justifie la co-administration de **corticoïdes** qui agissent par rétrocontrôle négatif sur la production d'ACTH. Ainsi, la pression artérielle, la kaliémie et la rétention hydrique doivent être surveillées avant et tout au long du traitement.
On peut observer une accentuation de la diminution de la densité osseuse souvent préexistante dans ce type de pathologie.
Une surveillance des transaminases est nécessaire :

- si ALAT > 5N : arrêt du traitement puis réintroduction à 500 mg/j lors du retour aux valeurs normales ;
- si ALAT > 20N : arrêt définitif du traitement ;
- si des valeurs anormales sont réobservées après réintroduction du traitement à 500 mg/j, le traitement doit être arrêté définitivement.

Effets indésirables

Les plus fréquents sont : HTA, hypokaliémie, œdèmes périphériques, infections urinaires.
Fréquemment : élévation des ALAT, insuffi-

sance cardiaque, angine de poitrine, fibrillation auriculaire, tachycardie.

Interactions médicamenteuses

La prise alimentaire lors de l'administration augmente l'absorption de l' **acétate d'abiratérone** (*cf.* Posologie).

Les inhibiteurs/inducteurs puissants du CYP3A4 doivent être évités car l'abiratérone en est un substrat. Les substrats du CYP2D6 à marge thérapeutique étroite doivent être associés avec précaution (certains **β-bloquants, antidépresseurs tricycliques, antipsychotiques** tels que l' **halopéridol** ou la **rispéridone** ainsi que des dérivés de la **codéine/morphine**).

RÉTENTION D'URINE

FICHE MALADIE

DÉFINITIONS

▶ Rétention aiguë d'urine (rétention vésicale complète)

Impossibilité totale d'uriner malgré un besoin pressant.

> La rétention aiguë d'urine est à différencier de l'anurie (aucune envie d'uriner et vessie vide).

▶ Rétention chronique d'urine (rétention vésicale incomplète)

Persistance d'urine dans la vessie après la miction. Il s'agit d'une décompensation vésicale.

CAUSES ET MÉCANISMES

La rétention d'urine peut être liée à un obstacle sur la voie excrétrice (hypertrophie bénigne de la prostate, sténose urétrale, poussée de prostatite, cancer de prostate, calcul endovésical, caillotage vésical) mais aussi à une absence ou une insuffisance de contraction du muscle détrusorien : morphiniques, anticholinergiques, vessie neurologique périphérique, vessie claquée (épuisement du muscle vésical).

DIAGNOSTIC

SIGNES CLINIQUES

▶ Rétention aiguë d'urine

Impériosité mictionnelle, douleur sus-pubienne, impossibilité d'uriner.

L'examen retrouve un globe vésical (matité sus-pubienne douloureuse à convexité supérieure).

▶ Rétention chronique d'urine

Le globe est en général moins marqué compte tenu du caractère « flasque » de la vessie, mais de grande capacité. Des fuites peuvent être paradoxalement observées, correspondant à des mictions par regorgement.

EXAMENS COMPLÉMENTAIRES

L'échographie ou le bladderscan peut confirmer le diagnostic en cas de doute.

Bilan biologique :

- NFS, plaquettes, CRP, TP/TCA (si suspicion de prostatite) ;
- ionogramme sanguin avec fonction rénale (vérification de l'absence d'insuffisance rénale).

TRAITEMENT

Drainage vésical en urgence.

SONDAGE VÉSICAL

C'est le mode de drainage habituel.

Contre-indications :

- rétention urinaire fébrile (prostatite), sténose urétrale, suspicion de traumatisme de l'urètre ;
- contre-indication relative : matériel spécifique en place (sphincter artificiel).

CATHÉTÉRISME SUS-PUBIEN

Il correspond à la mise en place d'un cathéter dans la vessie par voie percutanée dans la région sus-pubienne.

Contre-indications :

- absence de globe vésical (risque de perforation d'une anse intestinale), anticoagulation efficace ou troubles de l'hémostase, caillotage vésical, tumeur de vessie, pontage vasculaire fémoro-fémoral croisé, éventration pelvienne ;
- contre-indication relative : antécédents chirurgicaux pelviens.

Conditions techniques : asepsie rigoureuse, anesthésie locale cutanée et sous-cutanée à la *XYLOCAÏNE*, mise en place du cathéter dans la vessie à l'aide d'un trocart en percutané, suture du cathéter à la peau et pansement.

Une fois le drainage assuré, c'est le traitement étiologique qui devra être envisagé.

PRONOSTIC

Il dépend de l'étiologie de la rétention et de l'état du muscle vésical.

Une rétention peut survenir même après suppression de l'obstacle en cas de vessie neurologique ou claquée sous-jacente.

FICHE INFIRMIÈRE

EXAMENS

Devant une rétention d'urine, il faut rechercher des éléments orientant vers des étiologies qui contre-indiquent un mode de drainage plutôt qu'un autre :

- fièvre, dysurie, brûlures, évocateurs de prostatite (contre-indique la sonde vésicale) ;
- hématurie, caillots, évocateurs de caillotage vésical (contre-indique le cathétérisme sus-pubien) ;
- traitement anticoagulant (contre-indique le cathétérisme sus-pubien).

En cas d'émission d'urines : réalisation d'une bandelette urinaire et d'un ECBU.

Prise des constantes et de la température.

Réaliser les examens prescrits par le médecin.

SURVEILLANCE DU TRAITEMENT

SOINS – TRAITEMENT

Ils reposent sur le sondage vésical (*cf.* Fiche technique, p. 1710).

Le cathétérisme sus-pubien est un acte médical.

Après drainage des urines dans le cadre d'une rétention :

- Réaliser un ECBU.
- Clamper le drainage à 500 cm^3 pendant 15 min afin de limiter le risque de survenue d'une hématurie *a vacuo*.
- Comptabiliser le globe après déclampage ; ceci représente un indice pronostique de l'état du muscle vésical et est à noter dans le dossier.
- Surveillance de la diurèse (se méfier d'un syndrome de levée d'obstacle, pour lequel une compensation des pertes est nécessaire).
- Surveillance de la température et des constantes.
- Pansement toutes les 24-48 h au niveau du pansement du cathéter sus-pubien.

SURVEILLANCE

En cas de mictions autour de la sonde, il faut en vérifier la perméabilité. Si la sonde n'est pas bouchée, il s'agit de mictions par contractions réflexes vésicales (« poussées sur sonde ») qui peuvent être traitées par antispasmodiques, 2 *SPASFON* 3 fois/j, et/ou anticholinergiques, *DITROPAN* (**oxybutynine**) ½ cp. 3-4 fois/j, en l'absence de contre-indication.

Le port d'une sonde fait courir un risque de survenue d'infections : prostatite, épididymite, orchite. La surveillance est la règle et tout syndrome septique doit être pris en compte.

Sur le plan local, la verge doit être calottée ; sinon, un paraphimosis (rétraction circulaire du prépuce responsable d'un étranglement du gland) peut survenir.

À long terme, un sondage traumatique peut être responsable d'une sténose de l'urètre.

> Le port prolongé d'une sonde est responsable d'une contamination des urines par des germes. Le délai de contamination est variable selon le matériau de la sonde. Une analyse d'urines (ECBU) pratiquée sur une sonde portée depuis plusieurs jours retrouvera alors classiquement des leucocytes, des hématies et des germes.
> Cela ne signifie pas qu'il y a infection.
> Un traitement antibiotique adapté à l'antibiogramme de l'ECBU ne devra être envisagé qu'en cas :
> • d'infection avérée (fièvre, symptômes urinaires, rougeur et douleur des testicules) ;
> • d'intervention chirurgicale urogynécologique programmée ;
> • d'exploration ou de tentative d'ablation de sonde.
> (Pour les deux dernières situations et devant le risque septique, l'antibiothérapie adaptée doit être débutée dans les 48 h avant le geste.)

ÉDUCATION ET CONSEILS

Chez l'homme, garder si possible la verge plaquée sur le ventre (vers le haut), bien calottée.

Attacher la sonde à la cuisse par un sparadrap, sans tension.

Laisser toujours la poche collectrice d'urine déclive (à un niveau plus bas que celui de la vessie pour en assurer une bonne vidange) et la vider régulièrement.

Boire régulièrement au moins 1,5 L d'eau par jour.

Les soins de sonde ne nécessitent pas de désinfection mais un simple lavage à l'eau savonneuse (savon de Marseille). L'utilisation d'antiseptiques peut être source d'irritation locale.

En cas de prescription de poches de cuisse, les changements doivent être effectués toutes les 48 h environ.

Une sonde peut être gardée environ un mois en place, et doit être changée au-delà (l'absence de changement de sonde peut être responsable d'infection urinaire, d'obstruction de la sonde par des dépôts, voire d'incrustation de la sonde par des calcifications).

FICHE TECHNIQUE

BLADDERSCAN OU BARDSCAN

Définition

Le Bladderscan ou Bardscan (bladder veut dire vessie en anglais) est un échographe vésical qui permet de mesurer de façon non invasive, par ultrasons, le volume vésical ou le résidu post-mictionnel d'un patient.

Il se présente sous la forme d'un appareil portable, composé d'une unité centrale et d'une sonde à l'ultrason. Sur l'unité de base, un écran digital permet de visualiser le volume d'urine contenu dans la vessie.

C'est un examen à visée diagnostique qui détermine une rétention urinaire si le volume mesuré est supérieur à 150 mL. Selon le résultat obtenu, le médecin peut prescrire de façon très adaptée un sondage urinaire évacuateur à demeure ou intermittent à visée thérapeutique.

Cette mesure préalable permet ainsi d'éviter des sondages itératifs, invasifs, parfois douloureux et qui majorent les risques d'infections nosocomiales.

L'infirmière est habilitée à réaliser cet examen, sur prescription médicale et sous réserve d'avoir suivi une formation spécifique à l'utilisation du Bladderscan ou du Bardscan.

Indications

Le Bladerscann ou Bardscan s'applique essentiellement en gériatrie, en chirurgie, en urologie et en neurologie, pour :

- déterminer une rétention urinaire, après une intervention chirurgicale ou dans un contexte de maladie neurologique centrale ou périphérique ;
- évaluer le volume résiduel post-mictionnel, notamment chez la personne âgée, et dans le cadre des maladies neurologiques ;
- dépister un globe vésical, notamment lorsque l'examen clinique est difficile à faire ;
- réaliser un bilan urologique.

Intérêts

- examen non invasif et non douloureux ;
- évite le risque d'infection nosocomiale liée au sondage vésical ;
- évite les risques de traumatismes liés au sondage.

Technique

- Informer le patient du déroulement de l'examen, insister sur le fait qu'il est indolore, non invasif et rapide.
- Décontaminer la sonde avec une lingette pré-imprégnée d'antiseptique adapté au matériel utilisé.
- S'assurer que la peau du patient est propre.
- Appliquer un gel conducteur d'ultrasons au niveau de la zone sus-pubienne après avoir informé le patient (le gel est généralement frais, il est important de prévenir le patient juste avant de l'appliquer pour un meilleur confort de l'examen).
- Placer la sonde sur l'abdomen en l'orientant vers la vessie.
- L'unité centrale de l'appareil guide le soignant qui réalise l'examen et lui permet de placer précisément la sonde afin d'en garantir la mesure. L'écran de visualisation montre un cercle de repérage sur l'image de la vessie qu'il est indispensable d'atteindre en mobilisant la sonde sur l'abdomen du patient.
- Lorsque la sonde est placée au niveau de la zone délimitée par le cercle-guide, l'échographe mesure le volume vésical et l'affiche sur l'écran de l'unité centrale en exprimant le volume en mL.
- Le résultat est imprimé instantanément par l'échographe. On le conserve dans le dossier de soins du patient avec la feuille de surveillance.
- Le soignant transmet le résultat obtenu au médecin pour qu'il oriente son diagnostic et détermine l'utilité de poser ou non une sonde urinaire.
- On élimine le gel conducteur appliqué à la peau avec un linge de toilette (à usage unique).
- L'infirmière aide, si nécessaire, le patient à s'installer confortablement et se rhabiller.
- La sonde est décontaminée avec une nouvelle lingette pré-imprégnée d'antiseptique.
- On replace la sonde dans son support d'origine.

Recommandations

- S'assurer que le patient n'est pas allergique au gel conducteur
- Être vigilant chez un patient incontinent : la pression exercée par la sonde lors de l'examen peut être inconfortable
- Les résultats peuvent être erronés dans certains contextes comme une grossesse, une obésité, la présence de kystes ovariens, etc.
- Attention : la sonde à ultrasons est très fragile, elle doit donc être utilisée et entretenue selon les recommandations du fabriquant.
- S'assurer que la batterie de l'unité de base est préalablement chargée (sur secteur).

FICHE TECHNIQUE

SONDAGE VÉSICAL

Asepsie rigoureuse (gants stériles, champ troué, système clos).

La sonde la plus couramment utilisée est la sonde de Foley (simple courant ou deux voies) :

- Choix du matériau :
  – latex : contamination précoce (en cas de sondage de courte durée) ;
  – silicone ou composite : contamination plus tardive, meilleure tolérance locale (en cas de sondage prolongé, ou d'allergie au latex (silicone)).
- Choix de la taille : habituellement 16 CH chez la femme et 18 CH chez l'homme.
- Choix du type de sonde : en cas d'hématurie avec caillotage vésical, une sonde « double courant » (trois voies) est conseillée afin de pouvoir débuter après décaillotage à la seringue gros embout, un lavage vésical.

Réalisation d'une toilette intime suivie d'une toilette antiseptique (*DAKIN*).

Le sondage clos est la règle. Soit la sonde est déjà connectée à la poche en système clos, soit il faut monter la sonde au collecteur d'urines dans les conditions stériles avant le sondage.

Lubrification de la sonde au mieux avec du gel de *XYLOCAÏNE* (anesthésique) ou un gel lubrifiant avant d'insérer la sonde par le méat urinaire.

Chez l'homme, en raison du caractère sinueux de l'urètre, il faut tracter sur la verge en tenant les corps caverneux en arrière du gland tout en laissant l'urètre libre, et enfoncer la sonde jusqu'à la garde.

Le ballonnet doit être rempli avec de l'eau stérile et non pas du sérum (risque de cristallisation et de dégonflage impossible du ballonnet) et selon le volume recommandé pour chaque modèle de sonde.

Tirer ensuite sur la sonde jusqu'à ce que le ballonnet bute sur le col de la vessie.

Vérification du bon écoulement des urines.

Attention ! Il faut clamper le système à 500 cm^3 pour éviter une hématurie pendant environ 15 min puis déclamper et comptabiliser le volume du globe à la fin de la vidange.

HYPERTROPHIE BÉNIGNE DE LA PROSTATE

FICHE MALADIE

DÉFINITION

Adénomyofibrome correspondant à une hypertrophie bénigne développée des glandes de la zone de transition péri-urétrale.

CAUSES ET MÉCANISMES

Les facteurs sont hormonaux (androgènes), environnementaux, ethniques et dus au vieillissement (après 50 ans).

L'adénome forme un obstacle sur la voie urinaire immédiatement sous la vessie. Il entraîne ainsi une faiblesse du jet avec un retentissement sur la vessie au fil du temps : vessie de lutte, résidu post-mictionnel.

DIAGNOSTIC

SIGNES CLINIQUES

Il n'y a pas de parallélisme entre les signes urinaires et le volume prostatique.

La sémiologie comporte :

- des signes obstructifs : dysurie, faiblesse du jet, mauvaise vidange ;
- des signes irritatifs (vessie de lutte) : pollakiurie, impériosités mictionnelles.

L'examen clinique recherche un globe vésical et doit comporter un toucher rectal afin de palper la prostate.

EXAMENS COMPLÉMENTAIRES

On pratique généralement :

- une échographie réno-vésico-prostatique avec mesure du résidu post-mictionnel ;
- une débitmétrie (*cf.* Fiche technique, p. 1712) ;
- un ECBU, une créatininémie ;
- un dosage du PSA (antigène spécifique de la prostate), en fonction de l'âge.

COMPLICATIONS

Les complications qui peuvent survenir sont principalement l'apparition d'un résidu post-mictionnel, des infections urinaires (cystite, prostatite, orchi-épididymite), un retentissement rénal avec une insuffisance rénale, une rétention aiguë d'urine et une altération de la vessie avec apparition de diverticules.

TRAITEMENT

EN CAS DE FORME NON COMPLIQUÉE

On peut proposer une abstention thérapeutique s'il n'y a que peu de symptômes, ainsi que des conseils hygiéno-diététiques : mictions régulières, éviter la consommation d'alcool et d'épices, éviter la station assise prolongée et la constipation.

Traitement médical :

- Traitement à visée décongestionnante. Son efficacité apparaît après 3 à 6 mois de traitement ; on utilise :
  - de la phytothérapie (extraits de plantes) : *PERMIXON, TADENAN* ;
  - ou, si la taille de la prostate est importante, des inhibiteurs de la 5-α-réductase (bloquant la stimulation hormonale) : *CHIBRO-PROSCAR, AVODART*.
- Traitement visant à relâcher le tonus des fibres musculaires (trigone vésical, urètre, prostate), d'efficacité plus rapide : α-bloquants (*XATRAL, URION, OMIX, JOSIR, ZOXAN, DYSALFA, HYTRINE*).

EN CAS DE FORME COMPLIQUÉE OU DE GÊNE FONCTIONNELLE RÉSISTANT AU TRAITEMENT MÉDICAL

On réalise un traitement chirurgical, l'adénomectomie :

- soit par voie endoscopique (résection transurétrale de prostate, RTUP) ;
- soit à ciel ouvert (adénomectomie par voie haute), si la prostate est très volumineuse.

Le traitement chirurgical vise à supprimer l'obstacle. Les signes urinaires irritatifs ne peuvent être améliorés que très tardivement.

FICHE INFIRMIÈRE

SURVEILLANCE DU TRAITEMENT

SOINS – TRAITEMENT

Pour le traitement médical

Traitement essentiellement *per os*.

Pour le traitement chirurgical

- Vérifier la stérilité des urines avant chirurgie et l'arrêt de tout traitement anticoagulant ou antiagrégant plaquettaire.
- Vérifier et comptabiliser les entrées et sorties par les sondes « doubles courants » en post-opératoire.
- Vérifier la perméabilité de la sonde.
- Surveiller la reprise des mictions après désondage (tenir un calendrier avec le volume des mictions et, si possible, la mesure des résidus post-mictionnels par appareil échographique portatif).

La prise de tout traitement anticoagulant ou antiagrégant plaquettaire doit être différée de 3 semaines environ, délai possible de survenue d'une chute d'escarre.

Une hématurie est classique durant le premier mois et des signes irritatifs sont communs durant les 2 premiers mois.

Une leucocyturie et une hématurie microscopique sont fréquentes durant la phase de cicatrisation d'environ 3 mois.

Une hyperdiurèse est conseillée pour limiter l'hématurie et la formation de caillots.

EFFICACITÉ DU TRAITEMENT

On pratique en général à 3 mois : débitmétrie, mesure du résidu post-mictionnel.

EFFETS INDÉSIRABLES

Surveillance de la tension chez les patients traités par alphabloquants.

Les inhibiteurs de la 5-α-réductase, bloquant la stimulation hormonale, font diminuer le PSA. Les troubles de la fonction sexuelle sont classiques avec ce type de médicaments.

Surveillance de la qualité du jet après chirurgie : une altération du jet doit faire chercher une sclérose de la loge de résection ou une sténose de l'urètre.

ÉDUCATION ET CONSEILS

Le traitement chirurgical de l'hypertrophie bénigne de prostate ne dispense pas les patients d'un suivi dans le cadre d'un dépistage du cancer de prostate, car seul l'adénome a été retiré et non pas la prostate en totalité.

Après traitement chirurgical, il existe une diminution voire une disparition de l'éjaculation, qui se fait de la prostate vers la vessie (éjaculation rétrograde).

FICHE TECHNIQUE

DÉBITMÉTRIE

Le patient doit uriner au calme dans un débitmètre, qui ressemble à une cuvette. L'appareil est pourvu d'un système de mesure du jet et permet l'obtention d'une courbe sur papier retraçant la forme du jet, mais aussi la mesure du débit (mL/s) et le volume mictionnel. Pour être interprétable, la miction doit excéder 150 cm^3. C'est pourquoi on recommande aux patients de boire avant l'examen. Une envie trop retenue et un volume trop important peuvent aussi fausser le résultat, la vessie perdant de sa puissance contractile.

FICHE PHARMACOLOGIE

INHIBITEURS 5-α RÉDUCTASE - PRODUITS EXTRAITS DE PLANTES

■ **Finastéride**

CHIBRO-PROSCAR					
1 cp./j	28 cp. 5 mg	23,03	I	30 %	0,82

■ **Dutastéride**

AVODART					
1 cp./j	30 caps. 0,5 mg	24,60	I	30 %	0,82

Propriétés

Inhibiteurs spécifiques de la 5 α-réductase (enzyme convertissant la testostérone en dihydrotestostérone).

Diminue progressivement le volume de la prostate (- 20 %) et améliore les symptômes liés à un adénome dans un certain nombre de cas après 6 mois de traitement.

Résorption digestive (80 %), fixation protéique (93 %), métabolisation en dérivés inactifs, élimination mixte (fécale et urinaire) rapide, non modifiée par l'insuffisance rénale.

Indications

Proposé dans l'hypertrophie bénigne de prostate : provoquant des manifestations fonctionnelles gênantes avec des symptômes congestifs et irritatifs prédominants.

Contre-indications

Hypersensibilité à l'un des constituants.

Précautions d'emploi

Surveillance urologique indispensable, afin de dépister :

- une indication au traitement chirurgical ;
- un cancer de prostate associé.

Le **finastéride** réduit le taux des PSA (jusqu'à 50 %), ce qui rend son interprétation délicate.

Prudence en cas d'insuffisance hépatocellulaire : pharmacocinétique non étudiée, posologie inconnue.

Effets indésirables

Possibles : troubles de l'érection, diminution de la libido, diminution du volume de l'éjaculat.

Exceptionnellement : gynécomastie, hypersensibilité (gonflement des lèvres, éruption cutanée).

Produits extraits de plantes

PERMIXON					
1 gél. x 2/j au cours des repas durant 3 mois	60 gél. 160 mg 180 gél. 160 mg	25,12 69,12	I I	30 % 30 %	0,42 0,38
TADENAN					
1 caps. x 2/j avant les repas durant 3 mois	30 caps. 50 mg 60 caps. 50 mg	12,76 24,94	I I	30 % 30 %	0,43 0,42

Propriétés

Médicaments extraits de plantes (*PERMIXON* 160 mg : extrait de *Serenoa repens* ou Palmier de Floride ; *TADENAN* 50 mg : extrait de *Pygeum africanum* ou *Prunus africanus*). Mécanisme d'action précis inconnu mais efficacité récemment démontrée.

Indications

Proposé dans l'hypertrophie bénigne de prostate : provoquant des manifestations fonctionnelles gênantes avec des symptômes congestifs et irritatifs prédominants.

Contre-indications

Aucune.

Précautions d'emploi

Surveillance urologique indispensable, afin de dépister :

- une indication au traitement chirurgical ;
- un cancer de prostate associé.

Effets indésirables

Rarement : nausées, constipation ou diarrhée.

Interactions médicamenteuses

Aucune connue à ce jour.

ALPHA-BLOQUANTS (PROSTATE)

Alfuzosine

XATRAL					
2,5 mg x 2 à 3/j (débuter par 5 mg le soir (sans dépasser 10 mg/j) 5 mg x 1 à 2/j Débuter par une dose faible le soir	30 cp. 2,5 mg 30 cp. LP 10 mg	9,80 19,24	I I	30 % 30 %	0,33 0,64
URION					
2,5 mg x 2 à 3/j Débuter le soir au coucher	30 cp. 2,5 mg	9,80	I	30 %	0,33

■ Tamsulosine

JOSIR LP					
0,4 mg x 1/j à la fin du petit-déjeuner	30 gél. LP 0,4 mg	10,29	I	30 %	0,34
OMIX LP					
Idem *JOSIR LP*	30 gél. LP 0,4 mg	10,29	I	30 %	0,34
MECIR LP					
Idem *JOSIR LP*	30 cp. LP 0,4 mg	10,29	I	30 %	0,34
OMEXEL LP					
1 cp./j	30 cp. 0,4 mg	10,29	I	30 %	0,34

■ Térazosine

DYSALFA					
Posologie progressive 1 mg/j, puis 2 mg/j à J2, puis 5 mg/j à J9 le soir	15 cp. 1 mg 28 cp. 5 mg	8,00 14,53	I I	30 % 30 %	0,53 0,50

■ Prazosine

MINIPRESS					
Posologie progressive : 0,5 mg x 2/j puis 1 mg x 2/j jusqu'à 2 mg x 2/j max.	30 cp. séc. 1 mg 30 cp. séc. 5 mg	4,80 18,18	I I	65 % 65 %	0,16 0,61

■ Doxazosine

ZOXAN LP					
4 mg/j et en fonction de la réponse 8 mg/j en une prise	28 cp. LP 4 mg 28 cp. LP 8 mg	12,70 16,82	I I	30 % 30 %	0,45 0,60

■ Silodosine

UROREC					
8 mg/j en 1 prise Posologie initiale de 4 mg/j recommandée chez l'IR modéré	30 gél. 4mg 30 gél. 8mg	14,78 14,78	I I	30 % 30 %	0,49 0,49

Propriétés

Alpha-bloquant des récepteurs α_1-postsynaptiques, ayant un tropisme particulier pour les récepteurs urinaires (trigone vésical, urètre et prostate), améliorant les symptômes liés à l'hypertrophie bénigne de la prostate dans plus de 50 % des cas. Ces produits ont aussi un effet systémique vasculaire : vasodilatation artérielle et veineuse, pouvant induire une baisse de la pression artérielle (en particulier en orthostatisme), et parfois une tachycardie réflexe.

Après résorption digestive (65 %), liaison aux protéines plasmatiques (90 %), la demi-vie de ces produits est de 6 h (sauf la **silodosine** : 11 h) : métabolisation en dérivés inactifs, puis élimination digestive (biliaire et fécale).

Indications

Traitement symptomatique de l'hypertrophie bénigne de prostate : manifestations fonctionnelles gênantes, notamment avec des signes obstructifs, en dehors des indications chirurgicales.

Contre-indications

Hypotension orthostatique.

Hypersensibilité connue aux **quinazolines** (**alfuzosine, prazosine**).

Association aux autres **α_1-bloquants** .

Précautions d'emploi

Surveillance urologique indispensable, afin de dépister :

- une indication au traitement chirurgical;
- un cancer de prostate associé.

Rechercher une hypotension orthostatique (clinique et/ou manométrique) ; préconiser un passage progressif en orthostatisme, et une mise en décubitus en cas de symptômes lipothymiques (vertiges, sueurs, fatigue).

Débuter à dose faible, le soir, progressive et avec prudence chez les sujets âgés, les conducteurs et utilisateurs de machines (risque d'hypotension orthostatique), et les coronariens (effet tachycardisant possible avec risque d'angor fonctionnel, efficacement prévenu par un traitement β-bloquant).

La **silodosine** n'a pas fait l'objet d'études cliniques chez les insuffisants hépatiques et insuffisants rénaux sévères.

Effets indésirables

Hypotension orthostatique dose-dépendante, parfois syncopale (à traiter par mise en décubitus, puis réduction des doses ou interruption du traitement).

Troubles digestifs : nausées, gastralgies, diarrhée.

Rarement : palpitations, tachycardie, angor fonctionnel (à prévenir par un traitement β-bloquant), asthénie, somnolence, céphalées, bouche sèche, prurit, éruptions cutanées, flush, œdèmes.

Interactions médicamenteuses

Associations contre-indiquées : autres **α_1-bloquants** (**alfuzosine, moxisylyte, prazosine, urapidil**).

Associations déconseillées : certains **antihypertenseurs vasodilatateurs** (**dihydralazine, minoxidil**).

Associations à manier avec précaution :

- **anticalciques** ;
- **antidépresseurs** ;
- **antipsychotiques** ;
- **anesthésiques généraux.**

> La **prazosine** (**α_1-bloquant** commercialisé en tant qu'antihypertenseur) peut également être utilisée en urologie, à la dose de 1 à 2 mg/j en 2 prises.

INCONTINENCE URINAIRE

FICHE MALADIE

DÉFINITION

Perte involontaire d'urine par l'urètre :

- Incontinence urinaire d'effort : fuites involontaires lors d'efforts (toux, course à pied, port de poids).
- Incontinence urinaire par impériosités : fuite involontaire suite à une contraction vésicale non contrôlée (besoin impérieux).
- Incontinence mixte : fuites à l'effort associées à des fuites par impériosité.
- Incontinence par insuffisance sphinctérienne : incontinence urinaire au moindre effort.

CAUSES ET MÉCANISMES

- Insuffisance sphinctérienne.
- Hypermobilité urétrale ou cervicocystoptose (correspondant à une altération du support de l'urètre et du col vésical, faisant partie intégrante d'un trouble de la « statique » pelvienne).
- Hyperactivité vésicale (contractions vésicales désinhibées) responsable d'incontinence par impériosité. Les causes d'instabilité vésicale peuvent être neurologique, infectieuse, tumorale, irritative par corps étranger, idiopathique.

DIAGNOSTICS DIFFÉRENTIELS

- Mictions et fuites par regorgement : par obstacle sous-vésical responsable d'une rétention urinaire chronique.
- Fistules vésico- ou urétéro-vaginales (perte d'urine permanente, mais par une autre voie que l'urètre).

DIAGNOSTIC

SIGNES CLINIQUES

Interrogatoire

L'interrogatoire doit rechercher :

- les facteurs de risque : traumatismes obstétricaux, antécédent d'énurésie tardive, antécédents chirurgicaux ;
- des facteurs d'aggravation : toux chronique, constipation.

Il doit aussi estimer la gêne et l'altération de la qualité de vie, évaluer le statut mictionnel mais aussi toute la statique pelvienne (versants gynécologique et rectal) à la recherche d'un prolapsus associé, d'une incontinence anale.

Examen clinique

- Estimer le résidu post-mictionnel.
- Cystoscopie, pour éliminer une pathologie organique vésicale (tumeur, calcul).
- Évaluer les composants d'un éventuel prolapsus et l'état gynécologique, confirmer les fuites lors de la toux en cas d'incontinence d'effort avec réalisation de manœuvres correctrices : manœuvre de Bonney (simulant la colpopexie rétro-pubienne [Burch]), manœuvre d'Ulmsten, ou TVT, ou test de soutènement urétral distal (simulant la pose d'une bandelette sous-urétrale).

EXAMENS COMPLÉMENTAIRES

En cas d'incontinence par impériosité, rechercher une cause organique :

- ECBU (infection, hématurie) ;
- échographie rénovésicale et pelvienne.

TRAITEMENT

INCONTINENCE URINAIRE D'EFFORT

Rééducation périnéo-sphinctérienne

Le premier traitement est une rééducation périnéo-sphinctérienne, avec éventuel traitement d'une carence hormonale par hormonothérapie locale.

En cas d'échec, un bilan urodynamique préopératoire est réalisé (*cf.* Fiche technique, p. 1718). En fonction de la pression de clôture (tonus sphinctérien) et en fonction du résultat des manœuvres correctrices (Bonney, Ulmsten), une intervention sera proposée.

Traitement chirurgical

Le traitement chirurgical de référence actuel est l'implantation d'une bandelette sous-urétrale rétro-pubienne (TVT, SPARC) ou trans-obturatrice (TVT-O, Uratape, Obtryx).

Autres interventions : colpopexie rétro-pubienne (Burch) par soutènement du col vésical indirectement en suspendant le vagin de part et d'autre de ce dernier au ligament de Cooper (situé sur le pubis) ; bandelettes péri-cervicales.

INCONTINENCE URINAIRE PAR IMPÉRIOSITÉS

En cas de cause organique

Le traitement est celui de la cause (infection, tumeur de vessie).

En l'absence de cause organique identifiable

Le traitement comporte le traitement d'une carence hormonale par hormonothérapie locale, une rééducation périnéo-sphinctérienne, mais aussi un traitement médical visant à limiter les contractions vésicales par des anticholinergiques (*DITROPAN*, *CÉRIS*, *VESICARE*, *DRIPTANE*, *DETRUSITOL*).

En cas d'échec du traitement médical, la pratique d'une neuromodulation sacrée peut être discutée. Elle se débute en général par un test de neuro-stimulation S3 (implantation d'une électrode au niveau du 3e trou sacré, reliée à un boîtier de neuro-stimulation) qui, s'il apporte une amélioration, peut conduire à l'implantation d'un système définitif.

INCONTINENCE URINAIRE PAR INSUFFISANCE SPHINCTÉRIENNE

Après prise en charge médicale première et en cas de gêne majeure, l'implantation d'un sphincter artificiel peut être envisagée (si l'état général et intellectuel du patient est compatible).

D'autres procédés sont à l'essai : ballons périurétraux en particulier.

EN CAS DE PROLAPSUS ASSOCIÉ

Un geste chirurgical combiné sur le prolapsus mais aussi sur l'incontinence sera réalisé, après expertise complète par examen clinique, bilan urodynamique (BUD), ECBU, échographie.

Les traitements chirurgicaux des prolapsus ne visent pas à traiter une incontinence, mais à corriger un problème anatomique. Une incontinence est souvent masquée par la saillie du prolapsus et doit donc être dépistée afin d'y associer un traitement et de ne pas rendre une patiente incontinente après correction de la saillie.

Les traitements du prolapsus sont :

- chirurgicaux :
  - voie haute : promontofixation (cœlioscopique ou à ciel ouvert) consistant à interposer un treillis prothétique (bandelette) entre l'organe concerné et le vagin, amarré au promontoire. Deux bandelettes sont en général nécessaires : une antérieure pour la vessie et l'utérus, une postérieure pour le rectum ;
  - voie basse : cure de prolapsus par voie vaginale ;
- conservateurs : pessaires (dispositifs intravaginaux, amovibles en général, en forme d'anneau), réservés aux patientes inopérables ou ne souhaitant pas de geste chirurgical.

FICHE INFIRMIÈRE

EXAMENS

- Débitmétrie (*cf.* Fiche technique, *chapitre* Hypertrophie bénigne de prostate, p. 1712).
- Échographie post-mictionnelle pour mesure du résidu (appareil échographique portatif de type *BLADDERSCAN* ou *BARDSCAN* ; *cf.* Fiche technique).
- Participation à la réalisation du bilan urodynamique (*cf.* Fiche technique, p. 1718) ou de l'examen endoscopique.

SURVEILLANCE DU TRAITEMENT

SOINS – TRAITEMENT

En cas de traitement médical

S'assurer de l'absence de contre-indication : glaucome à angle fermé, dysurie, occlusion intestinale, myasthénie, grossesse et allaitement.

En cas de chirurgie

Soins préopératoires

Irrigation vaginale préopératoire (solution antiseptique et sérum physiologique) ; celle-ci est réalisée à l'aide d'une sonde insérée dans le vagin.

Soins postopératoires

Ablation de la mèche vaginale avant l'ablation de la sonde vésicale.

Tenue d'un calendrier mictionnel où doivent figurer les horaires, les volumes de mictions ainsi que les résidus post-mictionnels mesurés par appareil échographique portatif ou par hétéro-sondages.

En cas d'absence de reprise de mictions de qualité correcte, apprentissage de la réalisation d'auto-sondages (*cf.* Fiche technique, p. 1718).

EFFICACITÉ DU TRAITEMENT

- Évaluation de l'évolution des fuites.
- Questionnaire de qualité de vie.

SURVEILLANCE

Après chirurgie :

- Évaluation de la qualité de mictions par débitmétrie, mesure du résidu post-mictionnel.
- Recherche d'une pollakiurie ou d'une impériosité *de novo*.
- Examen clinique avec recherche d'une érosion vaginale.

• ECBU régulier.

EFFETS INDÉSIRABLES

Survenue d'effets indésirables du traitement médical : bouche sèche, constipation, glaucome aigu, trouble de l'accommodation.

ÉDUCATION ET CONSEILS

Uriner régulièrement et sans pousser.

Après chirurgie

Ne pas faire d'effort (port de poids) pendant 1 mois.

Ne pas avoir de rapport sexuel pendant le mois qui suit une chirurgie vaginale.

En cas de fuites par impériosités

Limiter la consommation de café.

Importance du calendrier mictionnel.

FICHE TECHNIQUE

BILAN URODYNAMIQUE

Le bilan urodynamique (BUD) est pratiqué à l'aide d'une sonde munie de plusieurs capteurs de pression. Un monitorage des pressions au niveau de la vessie et au niveau de l'urètre va permettre leur étude.

• La *cystomanométrie* étudie le comportement vésical lors de son remplissage : capacité vésicale, compliance, sensibilité, survenue de contractions désinhibées (instabilité) vésicales.

• La *profilométrie urétrale* suit la pression urétrale lors du retrait de la sonde, permettant de déterminer la pression de clôture (PCl), reflet du tonus sphinctérien, mais aussi la longueur urétrale. La pression de clôture doit être mesurée prolapsus refoulé.

• La *débitmétrie* décrit le jet lors de la miction (forme, puissance).

Parfois, il peut être utile de compléter ce BUD standard par une mesure de la courbe pression-débit (cystomanométrie combinée à la débitmétrie), cherchant à mettre en évidence un obstacle, ou par un bilan électrophysiologique à la recherche d'une dénervation.

FICHE TECHNIQUE

AUTO-SONDAGES

Les auto-sondages ont pour but d'assurer la vidange complète et régulière de la vessie, permettant ainsi d'éviter la survenue d'infections et de rétention vésicale. Leur réalisation, lorsqu'elle est faite régulièrement c'est-à-dire au rythme de *cinq auto-sondages par jour*, ne nécessite pas de désinfection locale mais un simple nettoyage des mains au savon. Un rythme plus faible d'auto-sondages par jour fait courir un risque infectieux plus important et nécessiterait dans ce cas une désinfection locale.

Les sondes utilisées actuellement sont en général prélubrifiées et il en existe des modèles « femme » (courts) ou des modèles « homme » (plus longs). Certaines peuvent comporter une poche collectrice intégrée.

L'apprentissage chez la femme doit être aidé dans un premier temps par l'utilisation d'un miroir.

FICHE PHARMACOLOGIE

ANTISPASMODIQUES ANTICHOLINERGIQUES

■ **Oxybutynine**

DITROPAN					
1/2 à 1 cp. x 3/j	60 cp. 5 mg	4,90	II	30 %	0,08
DRIPTANE					
Idem *DITROPAN*	60 cp. 5 mg	4,90	I	30 %	0,08

■ **Flavoxate**

URISPAS					
1 cp. x 3/j	42 cp. 200 mg	6,27	II	15 %	0,15

■ **Toltérodine**

DÉTRUSITOL					
1 cp. x 2/j	28 cp. 1 mg 28 cp. 2 mg		II II	NR NR	

■ **Solifénacine**

VESICARE					
5 mg en 1 prise/j, 10 mg/j max. si nécessaire	30 cp. 5 mg 30 cp. 10 mg	35,40 35,40	II II	30 % 30 %	1,18 1,18

■ **Trospium**

CERIS					
1 cp. x 2/j soit 40 mg/j 1 cp./j si ins. rénale	30 cp. 20 mg	7,05	I	30 %	0,14

Propriétés

Anticholinergiques antispasmodiques, ils diminuent la contractilité du détrusor.

Indications

Besoins impérieux chez la femme.

Contre-indications

Glaucome par fermeture de l'angle.
Dysurie.
Obstacle urétral.
Myasthénie.
Bronchite chronique.
Atonie intestinale.

Effets indésirables

Ce sont des effets atropiniques :

- sécheresse de la bouche ;
- troubles visuels, diminution de la sécrétion lacrymale ;
- tachycardie, céphalées ;
- constipation ;
- nausées, dyspepsie ;
- rarement convulsions, éruptions cutanées.

TUMEURS DE VESSIE

FICHE MALADIE

DÉFINITION

Il s'agit de tumeurs développées à partir des cellules de la muqueuse des voies urinaires dans la majorité des cas : ce sont donc des tumeurs urothéliales.

On distingue les :

• tumeurs superficielles, restant limitées à la muqueuse vésicale : « polypes », carcinome *in situ* (ou Cis, néoplasie intraépithéliale avec membrane basale non franchie) ;

• tumeurs infiltrantes, atteignant le muscle vésical.

CAUSES ET MÉCANISMES

FACTEURS DE RISQUE

Le tabagisme est le principal facteur de risque. Les autres facteurs sont les produits chimiques industriels (amines aromatiques, hydrocarbures), certains médicaments (**ciclophosphamide**, **phénacétine**), une irradiation, la bilharziose urinaire (carcinome épidermoïde), une irritation vésicale chronique.

HISTOIRE NATURELLE

La tendance est à la progression et à la récidive.

Extension tumorale en surface et en profondeur (une tumeur superficielle négligée peut devenir infiltrante et peut alors métastaser). Il s'agit de plus d'une *maladie diffuse de tout l'urothélium*, expliquant des récidives à distance dans la vessie mais aussi au niveau du haut appareil (bassinet, uretère) ou de l'urètre.

DIAGNOSTIC

SIGNES CLINIQUES

L'*hématurie* (macroscopique, terminale) est le signe principal.

Des signes d'irritation vésicale (pollakiurie, impériosités) peuvent alerter.

Des signes tardifs (douleurs, altération de l'état général, insuffisance rénale, complication de métastases) peuvent être liés à une extension tumorale locorégionale ou à distance.

L'examen clinique recherche au toucher rectal une infiltration.

EXAMENS COMPLÉMENTAIRES

Les examens à pratiquer sont :

• un ECBU (hématurie microscopique) ;

• un examen cytologique urinaire ;

• une échographie rénale, vésicale ;

• une cystoscopie, examen de référence qui permet de visualiser la lésion, de rechercher d'autres localisations ou un carcinome *in situ* (non visible à l'échographie) ;

• une urographie intraveineuse (UIV) ;

• un bilan d'extension en cas de tumeur infiltrante : scanner thoraco-abdomino-pelvien.

COMPLICATIONS

En l'absence de traitement, l'évolution est inéluctable. Peuvent apparaître :

• une hématurie pouvant aboutir à une rétention par caillotage ;

• une extension du cancer locorégionale ou à distance.

TRAITEMENT

Supprimer le facteur favorisant : tabac, par exemple.

PREMIER TEMPS

La résection endoscopique de tumeur de vessie (RETV) au bloc opératoire permet le bilan exact vésical et la réalisation soit de biopsies, soit de l'exérèse tumorale en copeaux de résection.

Le matériel prélevé est alors analysé en anatomopathologie : type de tumeur, grade cytologique, stade pTNM.

Le diagnostic de tumeur superficielle ou infiltrante est alors posé, et les éléments pronostiques déterminés.

Les éléments pronostiques (en dehors du caractère superficiel ou infiltrant) sont : degré d'atteinte en profondeur, caractère uni-ou multifocal, topographie, grade cytologique (I, II, III), présence de carcinome *in situ* (Cis), récidive précoce (< 6 mois).

SECOND TEMPS

Tumeurs superficielles

La thérapeutique dépend de la présence ou non d'éléments de mauvais pronostic :

- si le risque évolutif est faible : surveillance (cystoscopie, échographie, ECBU, éventuelle cytologie urinaire) ;
- si le risque est intermédiaire/haut, et devant un carcinome *in situ* : instillations endovésicales (BCG [bacille de Calmette et Guerin], chimiothérapie) et surveillance.

Tumeurs infiltrantes (pT2) ou tumeurs superficielles à haut risque récidivant malgré le traitement approprié

Si le bilan d'extension est négatif

On pratique une cysto-prostatectomie chez l'homme, avec curage ganglionnaire, et une pelvectomie antérieure avec curage ganglionnaire chez la femme.

Les urines (chez l'homme et la femme) sont dérivées par :

- entérocystoplastie (néovessie intestinale) ;
- ou Bricker (stomie unique avec interposition d'un segment intestinal) ;
- ou urétérostomies cutanées (une ou deux stomies, nécessitant un appareillage avec sondes d'urétérostomie à changer régulièrement).

La dérivation dépend de l'atteinte locorégionale et de l'état général du patient.

La radiochimiothérapie est, dans certains cas, une alternative à la chirurgie (pour des cas sélectionnés : tumeur infiltrante peu volumineuse et unique).

En cas de métastases

- Chimiothérapie.
- Cystectomie et dérivation urinaire de confort si besoin.

FICHE INFIRMIÈRE

EXAMENS

L'infirmière de consultation participe directement à la réalisation des endoscopies (*cf.* Fiche technique, p. 1723) et des instillations endovésicales (*cf.* Fiche technique, p. 1723).

La réalisation d'un ECBU doit toujours être vérifiée, de même que l'instauration d'une antibiothérapie adaptée en cas d'infection urinaire (*cf.* Infections urinaires, p. 1685).

SURVEILLANCE DU TRAITEMENT

SOINS – TRAITEMENT

Traitement médical

Instillations endovésicales, réalisées par l'urologue ou par une infirmière sous contrôle médical (*cf.* Fiche technique, p. 1723). Elles consistent à insérer une sonde « une voie » lubrifiée, de manière atraumatique (+++) dans la vessie, vider la vessie et injecter le produit actif. La sonde doit être retirée avec précaution.

Traitement chirurgical

Résection endoscopique de tumeur de vessie (RETV)

- Vérifier la stérilité des urines avant chirurgie, et l'arrêt de tout traitement anticoagulant ou antiagrégant plaquettaire.
- Vérifier et comptabiliser les entrées et sorties par les sondes « doubles courants » en postopératoire.
- Vérifier la perméabilité de la sonde.
- Surveiller la reprise des mictions après désondage (tenir un calendrier avec le volume des mictions et, si possible, la mesure des résidus post-mictionnels par appareil échographique portatif).

La prise de tout traitement anticoagulant ou antiagrégant plaquettaire doit être différée de 3 semaines environ, délai possible de survenue d'une chute d'escarre.

Une hématurie est classique durant le premier mois et des signes irritatifs sont communs durant les 2 premiers mois.

Une leucocyturie et une hématurie microscopique sont fréquentes durant la phase de cicatrisation.

Une hyperdiurèse est conseillée pour limiter l'hématurie et la formation de caillots.

Cystectomie

• Vérifier la stérilité des urines avant chirurgie.

• Repérer les sites possibles de stomie (poches tests) même en cas de néovessie (dans le cas où celle-ci s'avérerait contre-indiquée ou techniquement impossible).

Certaines équipes réalisent une préparation digestive, d'autres se contentent d'un régime sans résidu.

En postopératoire : soins locaux, vérifier l'aspect « rose » d'une stomie, nursing, surveiller la diurèse par les sondes (quantification), réaliser un lavage doux au sérum physiologique par la sonde vésicale en cas de néovessie (mucus) en général une fois par équipe, surveillance des constantes et de la reprise du transit.

L'ablation des sondes ne se fait pas le même jour.

EFFICACITÉ DU TRAITEMENT

Tumeurs superficielles

Échographie, cytologie urinaire, cystoscopie, UIV régulières.

Tumeurs infiltrantes

Consultation de contrôle à 1 mois puis suivi par cytologie urinaire, radiographie thoracique, uro-scanner, fibroscopie d'un urètre restant, créatininémie.

EFFETS INDÉSIRABLES, RISQUES CHIRURGICAUX

Instillations endovésicales

Liés au geste

Infection urinaire basse ou parenchymateuse (prostatite, orchi-épididymite).

BCG

Irritation vésicale, fièvre modérée < 48 h ; mais aussi réactions locales graves au BCG (prostatite granulomateuse, orchi-épididymite à BCG, abcès caséeux) et réactions systémiques au BCG (fièvre modérée > 48 h, fièvre > 39,5 °C pendant plus de 12 h, hépatite, miliaire, septicémie).

Mitomycine C

Toxicité hématologique, irritation vésicale.

Chirurgie

Résection endoscopique de tumeur de vessie (RETV)

Perforation vésicale (douleur abdominale, anomalie de la comptabilité poches passées/lavage et urines récupérées), hématurie avec caillotage, obstruction de la sonde urinaire mise en place.

Cystectomie et dérivation

Excès de mucus dans les urines, fistule vésico-cutanée (pour les néovessies), fistule digestive avec péritonite (en cas de prélèvement d'un segment intestinal), sténose des anastomoses urétérales avec urétéro-hydronéphrose, voire insuffisance rénale, pyélonéphrite.

Autres

Phlébite.

ÉDUCATION ET CONSEILS

Les suites d'une néovessie doivent imposer des mictions fréquentes (toutes les 3 h au maximum pendant les 3 premiers mois), afin d'éviter une distension vésicale, une accumulation de mucus et une réabsorption des urines.

On insistera sur la nécessité de l'arrêt du facteur favorisant (tabac) et du suivi poussé devant le risque de progression mais aussi de récidive

Les consignes de surveillance (température, symptomatologie, ECBU) sont à respecter à chaque instillation de BCG.

FICHE TECHNIQUE

CYTOLOGIE URINAIRE

C'est un examen anatomopathologique réalisé sur un prélèvement d'urines visant à étudier les cellules urothéliales desquamées.

Elle est anormale en cas de tumeur de haut grade ou de carcinome *in situ.* Il existe de nombreux faux positifs.

Indications :

- suivi de patients aux antécédents de tumeurs de vessie ;
- patient avec risque professionnel ;
- exploration d'une pollakiurie persistante inexpliquée.

FICHE TECHNIQUE

CYSTOSCOPIE

Il s'agit d'une endoscopie vésicale, réalisée le plus souvent en consultation sous anesthésie locale (gel de *XYLOCAÏNE*), à l'aide soit d'un urétrocystoscope rigide, soit d'un fibroscope.

Les urines doivent être stériles ou traitées efficacement depuis 24-48 h (ECBU +++).

La fibroscopie vésicale nécessite de vidanger la vessie avant l'examen.

La vision peut s'avérer insuffisante en cas d'hématurie majeure, faisant différer l'examen.

Le patient est en position gynécologique (ou à plat pour une fibroscopie).

Le matériel comprend, en dehors du cystoscope : une source de lumière, une irrigation de sérum physiologique et éventuellement une caméra.

L'examen se déroule sous mesures d'asepsie rigoureuses.

Cet examen fait cependant courir le risque de survenue d'une infection urinaire ou d'une infection parenchymateuse (prostatite, orchi-épididymite).

FICHE TECHNIQUE

INSTILLATIONS ENDOVÉSICALES

BCG (*IMMUCYST*)

Instillation réalisée 3 semaines après une résection endoscopique de tumeur de vessie (RETV), au rythme d'une instillation par semaine pendant 6 semaines.

Un ECBU est systématique 3 jours avant chaque instillation (reporter l'instillation en cas d'infection urinaire).

Un traitement d'entretien peut être utile (une instillation par semaine pendant 3 semaines tous les 6 mois pendant 36 mois).

Contre-indication à la réalisation de l'instillation : hématurie macroscopique, sondage traumatique (reporter l'instillation de 15 jours), réaction systémique au BCG, infection urinaire.

Réalisation : sondage atraumatique (sonde d'hétéro-sondage) avec mesures d'asepsie, vidange vésicale puis instillation lente du flacon de 81 mg dilué dans 50 mL de sérum physiologique ; la sonde doit être retirée lentement. Le patient doit rester allongé puis retenir ses urines pendant 2 h, en changeant régulièrement de position.

Mitomycine C (*AMÉTYCINE*) *(cf.* **Fiche pharmacologie, p. 1696)**
Il s'agit d'une chimiothérapie locale.
Elle peut être réalisée immédiatement après une RETV (traitement immédiat, une dose) ; en général, elle est réalisée 3 semaines après une RETV, au rythme d'une instillation par semaine pendant 8 semaines.
Un traitement d'entretien peut être utile (une instillation toutes les 2 semaines pendant 6 mois puis une instillation par mois pendant 1 an).
Un ECBU est systématique 3 jours avant chaque instillation (reporter l'instillation en cas d'infection urinaire).
Alcalinisation par Vichy-Célestins avant chaque instillation (le produit est instable en milieu acide).
Réalisation : sondage atraumatique (sonde d'hétéro-sondage) avec mesures d'asepsie, vidange vésicale puis instillation lente du flacon à 40 mg ; la sonde doit être retirée lentement. Le patient doit rester allongé puis retenir ses urines pendant 2 h, en changeant régulièrement de position.
De l'eau de Javel doit être mise dans les toilettes.

CANCER DU REIN

FICHE MALADIE

DÉFINITION

Tumeur maligne primitive du rein.

CARCINOME À CELLULES CLAIRES

Il représente 75 % des tumeurs, en général unique ; parfois, dans un contexte de maladie génétique (maladie de von Hippel-Lindau), bilatéral et multifocal.

CARCINOME TUBULO-PAPILLAIRE

Il représente 10 % des tumeurs.
Ils sont souvent multiples et bilatéraux.

AUTRES

Carcinome à cellules chromophobes, carcinome de Bellini.

DIAGNOSTIC DIFFÉRENTIEL

Tumeurs solides bénignes :
- oncocytomes ;
- angiomyolipomes (risque hémorragique si > 3 cm).

CAUSES ET MÉCANISMES

Facteurs de risque :
- Hémodialysé avec dysplasie multikystique acquise (après 3 ans) : carcinome tubulo-papillaire.
- Maladie de von Hippel-Lindau, génétique, autosomique dominante, qui touche de nombreux organes (multifocal), notamment les reins dans 25 à 45 % des cas sous forme de kyste et cancer : carcinome à cellules claires (multifocal, bilatéral).
- Obésité, apport calorique riche, HTA.
- Milieu professionnel (sidérurgie, amiante, cadmium, solvants).
- Imprégnation œstrogénique.

DIAGNOSTIC

SIGNES CLINIQUES

▶ Signes (en général tardifs)

Hématurie, douleur, masse lombaire, varicocèle (varice intrascrotale) d'apparition récente, altération de l'état général, circulation collatérale.

▶ Syndromes paranéoplasiques (5 % cas)

Anémie, HTA, hypercalcémie, fièvre, syndrome de Stauffer (dysfonctionnement hépatique sans métastase hépatique), polyglobulie, amylose.

EXAMENS COMPLÉMENTAIRES

La tumeur est asymptomatique dans 40 % des cas ; la découverte est fortuite, en général à l'échographie.

Bilan locorégional

• Échographie rénale (masse solide).
• Scanner abdominal, voire IRM s'il y a doute diagnostique ou bilan d'un thrombus cave.

Bilan à distance

• Scanner thoracique.
• Scintigraphie osseuse et scanner cérébral s'il y a des signes d'appel ou des métastases viscérales.

Biologie

• Fonction rénale (urémie, créatininémie).
• Recherche d'un syndrome paranéoplasique : bilan hépatique, VS, NFS, calcémie.

Place de la biopsie guidée sous scanner

La technique a été révisée (gaine protectrice pour éviter l'ensemencement).
Indications :
• patient âgé avec lourde comorbidité ;
• doute diagnostique : oncocytome, histologie pouvant induire une modification de stratégie chirurgicale.

COMPLICATIONS

Hématurie, douleurs, thrombus cave, complications des métastases (fracture pathologique).

PRONOSTIC

Il dépend de :
• âge du patient et état général ;
• stade de la maladie (TNM) ;
• atteinte ganglionnaire ;
• présence de métastases ;
• type histologique et grade nucléaire de Führman.

TRAITEMENT

CANCER LOCALISÉ

Le traitement est chirurgical.

Tumeur < 4 cm accessible, ou rein unique, ou tumeur bilatérale

Néphrectomie partielle (consistant à retirer seulement la tumeur en passant en tissu sain).

Tumeur volumineuse ou peu accessible

Néphrectomie élargie par cœlioscopie, lombotomie ou voie antérieure (consistant à retirer le rein en totalité après clampage successif de l'artère puis de la veine, avec toute l'atmosphère cellulograisseuse de la loge rénale).

En cas de thrombus cave

Néphrectomie élargie et cavotomie ; avec circulation extracorporelle si le niveau supérieur du thrombus remonte au-dessus des veines sus-hépatiques (chirurgie cardiaque).

MÉTASTASES

La survie à 5 ans est de 5 à 10 %.

Immunothérapie

Interféron α, interleukine 2 (contre-indiquée en présence de métastases cérébrales), protocoles de recherche (vaccination).

Chimiothérapie

Elle est inefficace.

Thérapies ciblées

On utilise les agents anti-angiogéniques type **sunitinib** *(SUTENT)* ou **sorafénib** *(NEXAVAR)* qui peuvent donner une réponse tumorale.

Néphrectomie, embolisation rénale, gestes sur les métastases

Ils sont discutés en fonction de la qualité de vie.

Nouvelles thérapies à l'essai

Antiangiogéniques, entre autres.

FICHE INFIRMIÈRE

SURVEILLANCE DU TRAITEMENT

SOINS – TRAITEMENT

Pour le traitement chirurgical :

• Vérifier la stérilité des urines avant chirurgie (faire un ECBU de contrôle) et l'arrêt de tout traitement anticoagulant ou antiagrégant plaquettaire.

• En postopératoire :

– éviter l'hyperdiurèse et les diurétiques chez les patients qui ont eu une néphrectomie partielle ;

– bas de contention et isocoagulation préventive (*LOVENOX* 0,2 ou 0,4 mL, ou *FRAXIPARINE* 0,3 mL) ;

– NFS, plaquettes et créatininémie à J1 et J3.

Réaliser la surveillance postopératoire du patient : douleur, pansement, hémodynamique, reprise de diurèse, surveillance des risques hémorragiques.

EFFICACITÉ DU TRAITEMENT

• Suivi de l'éventuelle disparition d'un syndrome paranéoplasique.

• On pratique, en général à 1 mois, un bilan biologique et une évaluation clinique.

• Puis suivi régulier par clinique, biologie et scanner tous les 6 mois environ.

EFFETS INDÉSIRABLES, RISQUES CHIRURGICAUX

• Fistule urinaire après néphrectomie partielle (écoulement d'urines dans le redon ou par la lame de drainage), hématome, hémorragie.

• Brèche pleurale avec pneumothorax et atélectasie (après lombotomie).

• Éventration.

• Atteinte pancréatique en cas de chirurgie du rein gauche.

• Insuffisance rénale en cas de chirurgie sur rein unique fonctionnel.

• Autres : phlébite.

ÉDUCATION ET CONSEILS

Nécessité d'un suivi à long terme, régulier.

CANCER DU TESTICULE

FICHE MALADIE

DÉFINITION

La tumeur maligne primitive du testicule est rare, touchant préférentiellement l'adulte jeune :

• 15-35 ans pour les tumeurs germinales non séminomateuses ;

• 25-55 ans pour les tumeurs germinales séminomateuses.

CAUSES ET MÉCANISMES

Seule la cryptorchidie (testicule non descendu) est clairement identifiée comme facteur de risque, les autres étant plus discutables : atrophie testiculaire, traumatisme.

Les tumeurs du testicule sont réparties en deux groupes :

• Tumeurs germinales (cellules tumorales issues des cellules dont la maturation aboutit aux spermatozoïdes) : les plus fréquentes, aussi réparties en deux groupes :

– tumeur germinale séminomateuse ;

– tumeurs germinales non séminomateuses (carcinome embryonnaire, choriocarcinome).

• Autres tumeurs : lymphome, sarcome.

DIAGNOSTIC

Le diagnostic est en général évoqué devant certains symptômes révélateurs, amenant le patient à consulter.

SIGNES CLINIQUES

Locaux

Le testicule est indolore, augmenté de taille, en général dur à la palpation. Parfois, il existe une pesanteur scrotale ou une douleur hypogastrique. Un tableau de douleur du testicule peut survenir de manière aiguë, par exemple en cas d'hémorragie.

Généraux

Syndromes paranéoplasiques (gynécomastie), altération de l'état général ou signes en rapport avec des localisations métastatiques.

Les cancers du testicule métastasent par voie lymphatique (lombo-aortique +++) et hématogène (poumon +++, foie, cerveau).

Examen clinique

Palpation du testicule tumoral et de son cordon, palpation du testicule controlatéral, des aires ganglionnaires et recherche d'une gynécomastie.

EXAMENS COMPLÉMENTAIRES

Bilan locorégional

L'échographie scrotale précise les caractères de la tumeur et vérifie le testicule controlatéral.

Bilan à distance

Le scanner thoraco-abdomino-pelvien recherche des adénopathies et des métastases viscérales.

Le scanner cérébral est réalisé en cas de métastases viscérales ou de signes d'appel.

Biologie

Marqueurs tumoraux : dosage sérique préopératoire d'AFP (alpha-fœtoprotéine), β-HCG, LDH.

> Tout nodule testiculaire peut être considéré comme suspect et entraîner une exploration chirurgicale après dosage des marqueurs sériques et conservation du sperme.

TRAITEMENT

La conservation du sperme est proposée systématiquement avant l'intervention (CECOS).

Le reste du bilan d'extension ne doit pas retarder l'exploration chirurgicale.

PREMIER TEMPS THÉRAPEUTIQUE

Il consiste en une orchidectomie élargie par voie inguinale avec ligature première du cordon au niveau de l'orifice inguinal profond. L'implantation d'une prothèse testiculaire peut être discutée.

C'est l'examen anatomopathologique de la pièce opératoire qui pose le diagnostic, le type de tumeur, ainsi que l'atteinte locale de la classification pTNM.

SECOND TEMPS THÉRAPEUTIQUE

Il dépend du type de tumeur et du bilan d'extension :

Tumeur germinale séminomateuse

- Sans métastase viscérale : radiothérapie lombo-aortique et iliaque homolatérale.
- Avec métastase viscérale : chimiothérapie combinant **cisplatine**, **étoposide**, **bléomycine**, **ifosfamide**.

Tumeur germinale non séminomateuse

- Sans métastase viscérale :
  - au stade I (atteinte exclusive du testicule avec normalisation des marqueurs postopératoires) : abstention-surveillance ou curage ganglionnaire rétropéritonéal ;
  - en cas de facteur de gravité : chimiothérapie.
- Avec métastase viscérale : chimiothérapie combinant **cisplatine**, **étoposide**, **bléomycine** (BEP), ou **cisplatine** et VP16 en cas de masse tumorale métastatique faible.

FICHE INFIRMIÈRE

SURVEILLANCE DU TRAITEMENT

SOINS – TRAITEMENT

Pour le traitement chirurgical :

- Soins préopératoires avec préparation cutanée.
- Les suites opératoires ressemblent à celles des cures de hernie par voie inguinale.
- Soins locaux, antalgiques, surveillance de la survenue d'un hématome dans la bourse.
- Surveillance de la température et de l'aspect local en cas d'implantation d'une prothèse testiculaire.

EFFETS INDÉSIRABLES, RISQUES CHIRURGICAUX

- Complications de la chirurgie :
  – hématome, abcès, infection d'une éventuelle prothèse testiculaire ;
  – autres : phlébite.
- Complications de la radiothérapie : surveillance cutanée, douleur.
- Complications de la chimiothérapie : surveillance digestive, nausée, vomissement, douleur, appétit, signes de fatigue, d'épuisement, aide et soutien psychologique.

ÉDUCATION ET CONSEILS

Apprentissage de la surveillance par autopalpation du testicule controlatéral.

Rendez-vous 1 mois après avec bilan biologique et marqueurs.

DYSFONCTION ÉRECTILE

FICHE MALADIE

DÉFINITION

Altération de la fonction érectile, entraînant une modification de la qualité des rapports sexuels.

Toutefois, il n'y a pas de norme en matière de sexualité : la prise en charge d'une dysfonction érectile doit se faire en cas de *plainte* du patient et d'*altération de sa qualité de vie*. La sexualité doit être un élément d'épanouissement dans un couple ; si celui-ci n'en éprouve pas le besoin, il n'y a pas de soin à proposer.

Il ne faut surtout pas comparer la sexualité du patient à sa propre sexualité.

CAUSES ET MÉCANISMES

Des phénomènes complexes et multiples interviennent dans la physiologie de l'érection : psychogènes, végétatifs, réflexes, hormonaux, médiateurs (prostaglandines, monoxyde d'azote (NO)).

PHYSIOLOGIE

Une imprégnation hormonale androgénique est nécessaire lors des différentes séquences de l'érection :

- *État flaccide* : contraction des muscles lisses (vasculaires, tissulaires) des corps caverneux, sous un tonus sympathique.
- Sous une *stimulation* réflexe (sensitive), psychogène (corticale), relaxation des muscles lisses responsable d'un afflux de sang artériel dans les espaces caverneux, aboutissant à une tumescence puis à l'érection avec mise en tension de l'albuginée (paroi des corps caverneux) et écrasement des veines émissaires (diminuant le retour veineux).
- *Éjaculation*, dépendant d'un phénomène adrénergique, responsable de la vasoconstriction des artères péniennes puis de la *détumescence*.
- *Période réfractaire*, au cours de laquelle la stimulation n'aboutit pas à l'érection.

PHYSIOPATHOLOGIE

Un trouble intervenant sur une des séquences peut altérer le bon déroulement de l'érection.

ÉTIOLOGIE

Psychogène

Par l'intervention d'un stress qui induit une diminution de la stimulation (désir), une stimulation adrénergique (pouvant induire une éjaculation précoce ou une détumescence).

Organique

- Vasculaire : anévrysme de l'aorte, artérite, tabagisme.
- Urologique : maladie de Lapeyronie, traumatisme.
- Neurologique.
- Métabolique : diabète, carences.
- Hormonale : hypogonadisme hypogonadique ou hypogonadotrope, adénome à prolactine, tumeurs, andropause.
- Traumatique : rachis, urètre.
- Postopératoire : rachis, aorte, urologique (prostatectomie radicale).
- Toxique : alcoolisme, drogues, médicaments (β-bloquants, agonistes de la LH-RH...).
- Psychologique : dépression, névrose, psychose.
- Post-radiothérapie.

DIAGNOSTIC

SIGNES CLINIQUES

Interrogatoire :

- Évaluer le contexte conjugal, socio-professionnel.
- Répertorier les antécédents (traumatisme, chirurgie, traitements).
- Mode de début, phénomène déclenchant, évolution.
- Libido.
- Vérifier la présence d'érections et leur qualité, érections nocturnes.
- Estimer la fréquence des rapports, leurs types.
- Déterminer le vécu du trouble par la partenaire et la plainte du patient.
- Recherche de contre-indications à une activité sexuelle (infarctus récent, angor instable, insuffisance cardiaque) et à certaines médications (cancer de prostate, consommation de dérivés nitrés).

Examen clinique : pilosité, organes génitaux (verge, testicules (trophicité)), toucher rectal.

EXAMENS COMPLÉMENTAIRES

En fonction de l'orientation de l'examen clinique :

- suspicion neurologique : explorations neurologiques (EMG) ;
- suspicion hormonale : bilan biologique (testostéronémie totale ou biodisponible, PSA, prolactinémie, glycémie, NFS).

AU TOTAL

On évoquera une cause :

- *psychogène* : devant un début brutal, une évolution par accès, ne survenant pas avec tous les partenaires, avec des érections conservées (matinales) et, parfois, soit un contexte psychologique, soit un événement déclenchant responsable d'un stress ;
- *organique* : devant une installation progressive, une disparition des érections (mêmes matinales), un trouble marqué de la libido, un examen clinique anormal, un contexte médical évocateur (diabète, artérite, chirurgie à risque).

TRAITEMENT

ORIGINE PSYCHOGÈNE

La prise en charge psychologique va de la simple réassurance à la prise en charge sexologique d'une véritable rééducation comportementale de la sexualité du couple.

Un traitement médical d'appoint (*cf.* encadré, p. 1730) peut aider la prise en charge (*VIAGRA* (**sildénafil citrate**), injection intracaverneuse) mais fait courir le risque d'engendrer une dépendance psychologique à l'égard de la médication.

ORIGINE ORGANIQUE

On traite la cause.

Si le résultat est insuffisant : traitement médical d'appoint (*cf.* encadré, p. 1730).

En cas d'échec, même des injections intracaverneuses : réaliser un écho-Doppler pénien et discuter éventuellement l'indication d'une intervention chirurgicale (pontage vasculaire, voire mise en place d'implants prothétiques intracaverneux).

TRAITEMENTS MÉDICAUX

Traitement conditionneur (de fond, en prise continue) : **yohimbine**, hormonothérapie (*TESTOSTÉRONE*), antiasthénique (*SARGENOR*).
Traitement facilitateur (nécessite une stimulation pour obtenir une érection) : inhibiteurs de la PDE5 (*VIAGRA*, *LEVITRA*, *CIALIS*).

Traitement inducteur (ne nécessite pas de stimulation) : **papavérine**, prostaglandine PGE1 intracaverneux (*EDEX*, *CAVERJECT*) ou intra-urétral (*MUSE*), **apomorphine** (*UPRIMA*).
Autre : *VACUUM* (système mécanique de pompe à dépression, créant un appel de sang dans la verge, retenu par un garrot placé à la racine de la verge, laissé en place 30 min maximum). Contre-indication : prise d'anticoagulants. Inconvénients : difficultés de manipulation, blocage de l'éjaculation, verge froide, manque de rigidité.

FICHE INFIRMIÈRE

SURVEILLANCE DU TRAITEMENT

SOINS – TRAITEMENT

Rechercher les contre-indications à une activité sexuelle (infarctus récent, angor instable, insuffisance cardiaque) et à certaines médications (cancer de prostate, consommation de dérivés nitrés).

Rappeler le rythme maximal d'administration des médications :

- 2 injections intracaverneuses par semaine.
- 7 doses par semaine pour le *MUSE*.
- 2 prises à 8 h d'intervalle pour l'**apomorphine**.
- 1 prise par jour pour les inhibiteurs de la PDE5.

EFFICACITÉ DU TRAITEMENT

La surveillance est clinique :

- recherche d'une amélioration des érections à l'interrogatoire ;
- testostéronémie lors du traitement hormonal.

EFFETS INDÉSIRABLES

- Sous traitement hormonal, un suivi de la prostate est capital par toucher rectal et PSA afin de dépister l'apparition d'un cancer de prostate qui serait alors stimulé. On suivra également l'hématocrite.
- Surveillance de la tension artérielle sous inhibiteurs de la PDE5.
- Tolérance générale des différentes médications.

ÉDUCATION ET CONSEILS

L'apprentissage des injections intracaverneuses est en général réalisé par le mé-decin. L'injection est réalisée perpendiculairement à la zone médiane latérale d'un des deux corps caverneux, avec des mesures d'asepsie.

FICHE PHARMACOLOGIE

INHIBITEURS DES PHOSPHODIESTÉRASES

■ Sildénafil

VIAGRA					
1 cp. 30 min à 1 h avant l'activité sexuelle La dose peut être réduite à 25 mg ou augmentée jusqu'à 100 mg (dose maximale)	4 cp. 25 mg 8 cp. 25 mg 4 cp. 50 mg 8 cp. 50 mg 12 cp. 50 mg 4 cp. 100 mg 8 cp. 100 mg 12 cp. 100 mg		I I I I I I I I	NR NR NR NR NR NR NR NR	

■ Tadalafil

CIALIS					
Idem *VIAGRA*	28 cp. 2,5 mg 28 cp. 5 mg 4 cp. 10 mg 4 cp. 20 mg 8 cp. 20 mg		I I I I I	NR NR NR NR NR	
ADCIRCA					
40 mg/j en une prise	30 cp. 20 mg 30 cp. 20 mg	35,40 35,40	I I	30 % 30 %	1,18 1,18

■ Vardénafil

LEVITRA					
Idem *VIAGRA*	4 cp. 5 mg 4 cp. 10 mg 8 cp. 10 mg 4 cp. 20 mg 8 cp. 20 mg 12 cp. 20 mg 20 cp. 20 mg		I I I I I I I	NR NR NR NR NR NR NR	

Propriétés

L'afflux sanguin dans les corps caverneux est dû à un relâchement des muscles lisses qui à l'état normal sont contractés autour des artérioles des corps caverneux. Ce relâchement est lié à l'action de la guanosine-monophosphate cyclique (GMPc) dont la concentration augmente sous l'effet d'une enzyme (la guanylate cyclase) activée par le monoxyde d'azote libéré par la stimulation sexuelle.

Les **inhibiteurs des phosphodiestérases** empêchent la dégradation de la GMPc en inhibant l'enzyme responsable, la phosphodiestérase de type 5 (PDE5) pour laquelle ils sont sélectifs. L'érection est ainsi amplifiée et maintenue plus longtemps, mais ce mécanisme d'action explique la nécessité d'une stimulation sexuelle pour que l'érection se produise.

Le temps nécessaire pour obtenir une érection suffisante pour un rapport sexuel est de 10 à 30 min. Cette érection peut être obtenue jusqu'à 4 à 5 h plus tard.

Indications

Traitement des troubles de l'érection (incapacité à obtenir ou maintenir une érection suffisante pour une activité sexuelle satisfaisante).
On peut aussi utiliser ces molécules dans l'hypertension artérielle pulmonaire (hors AMM).

Contre-indications

Elles sont principalement cardiovasculaires.
Patients chez lesquels l'activité sexuelle est déconseillée (angor instable, insuffisance cardiaque grave).
Insuffisance coronarienne. Antécédents d'infarctus du myocarde, d'accident vasculaire cérébral.
Prise de certains médicaments : **hypotenseurs**, **dérivés nitrés** (potentialisation), **nitroprussiate de sodium**, **nitrite d'amyle** (poppers).
Rétinite pigmentaire et autres troubles héréditaires dégénératifs de la rétine.
Insuffisance hépatique sévère.

Précautions d'emploi

Les **inhibiteurs des phosphodiestérases** ne doivent être prescrits qu'après avoir recherché une cause organique aux troubles de l'érection (neurologique, hormonale, diabète) et les pathologies comportant un risque de priapisme.

Effets indésirables

Hypotension artérielle : la baisse de la PA est de 8 mmHg pour la maxima et 5,5 mmHg pour la minima.
Céphalées (12,8 %), rougeur de la face (10,4 %), sensations vertigineuses (1,2 %), dyspepsie, congestion nasale.
Priapisme.
Des effets passagers sur la vision des couleurs sont possibles : diminution de la discrimination des nuances entre bleu et vert, probablement par baisse de la PDE6 nécessaire à la transduction des couleurs dans les cellules rétiniennes.

Interactions médicamenteuses

Diminution de la clairance du **sildénafil** lors de la prise de **kétoconazole**, **érythromycine**, **cimétidine**.
Potentialisation de l'effet des **dérivés nitrés**.

INJECTIONS INTRACAVERNEUSES

■ Alprostadil

CAVERJECT					
Inj. intracaverneuse La posologie strictement individuelle doit être déterminée par le médecin, puis auto-injections à domicile en respectant les doses	1 fl. 10 µg/mL 1 fl. 20 µg/mL	11,59 11,59	I I	30 % 30 %	11,59 11,59
CAVERJECT DUAL					
Inj. intracaverneuse	2 cart. 10 µg/0,5 mL 2 cart. 20 µg/0,5 mL	22,64 22,64	I I	30 % 30 %	11,32 11,32
EDEX					
Inj. intracaverneuse	2 fl. 10 µg/mL 2 fl. 20 µg/mL	23,80 23,80	I I	30 % 30 %	11,90 11,90
MUSE					
Inj. intra-urétrale Posologie initiale : 250 µg. max 2/j, 7/sem.	1 bâton 250 µg 1 bâton 500 µg 1 bâton 1 000 µg		I I I	NR NR NR	

Propriétés

Vasodilatateurs entraînant une rigidité du tissu érectile.

Indications

Troubles de l'érection.

Contre-indications

Hypotension artérielle.
Accident cardiovasculaire récent.
Hypersensibilité aux prostaglandines.
Risque de priapisme : drépanocytose, myélome, leucémies.
Partenaire enceinte.

Précautions d'emploi

Traitement anticoagulant.
Maladie de La Peyronie avec coudure.

Effets indésirables

Douleur au point d'injection.
Hématome.
Priapisme.
Érythème et douleur testiculaire ou périanale, hypotension, arythmie, vertiges, céphalées, choc vagal et collapsus.
Fibrose des corps caverneux.
Dépôts d'hémosidérine dans le pénis.

ALPHABLOQUANTS (DYSFONCTION ÉRECTILE)

■ Yohimbine

YOHIMBINE HOUDÉ					
3 cp. x 3/j loin des repas	50 cp. 2 mg			NR	
YOCORAL					
3 à 4 cp./j en 3 prises Max. 4/j	50 cp. 5 mg 100 cp. 5 mg		I I	NR NR	

Propriétés

Sympathicolytique α-bloquant.

Indications

Dysfonction érectile.

Contre-indications

Insuffisance hépatique et rénale. Spasmes vasculaires cérébraux ou rétiniens. Traitement par médicaments α-mimétiques (*CATAPRESSAN* et analogues).

Effets indésirables

Nervosité, insomnie, tremblements, vertiges, migraines.
Nausées, vomissements, diarrhée.
Hypotension orthostatique, tachycardie.
Priapisme.

■ Dihydroergocryptine + caféine

VASOBRAL					
2 cp./j	30 cp. séc. 60 cp. séc.		II II	NR NR	
2 mes./j	25 mes. (mes. = 40 gttes = 2 mL) dans 1 fl. de 50 mL		II	NR	

Propriétés

Association d'un α-bloquant psychostimulant et de caféine, proposé pour accroître la circulation sanguine cérébrale et le métabolisme cérébral.

Indications

Troubles vasculaires de l'érection chez le sujet âgé.

Contre-indications

Aucune.

Effets indésirables

Nausées rarement.

■ Moxisylyte

CARLYTÈNE					
1 cp. x 3/j	32 cp. 30 mg		II	NR	

Propriétés

Alphabloquant entraînant une vasodilatation artérielle dans certains territoires.

Indications

Dysfonction érectile.

Effets indésirables

Nausées.
Hépatite cytolytique.

Précautions d'emploi

Surveiller les transaminases.

INHIBITEUR SÉLECTIF DE RECAPTURE DE LA SÉROTONINE

■ Dapoxétine

PRILIGY					
Posologie initiale : 30 mg/prise Posologie d'entretien : 30 à 60 mg/prise selon la réponse clinique et la survenue éventuelle d'effets indésirables À prendre 1 à 3 h avant l'activité sexuelle, à la demande, max x 1/j Arrêt progressif du traitement (syndrome de sevrage)	3 cp. 30 mg 6 cp. 30 mg 3 cp. 60 mg 6 cp. 60 mg		I I I I	NR NR NR NR	

Propriétés

Puissant inhibiteur sélectif de la recapture de la sérotonine (ISRS), potentialisant l'action du neurotransmetteur au niveau du système nerveux sympathique.

Indications

Traitement de l'éjaculation précoce (EP) chez les hommes adultes âgés de 18 à 64 ans présentant tous les critères suivants :

- temps de latence d'éjaculation intravaginale (IELT) < 2 min ;
- ET éjaculation survenant, de façon permanente ou récurrente, avec une stimulation sexuelle minimale, avant, pendant ou peu de temps après la pénétration et avant que le patient ne le souhaite ;
- ET souffrance personnelle importante ou difficultés interpersonnelles consécutives à l'EP ;
- ET mauvais contrôle de l'éjaculation ;
- ET antécédents d'EP dans la majorité des rapports sexuels au cours des 6 derniers mois.

Contre-indications

Hypersensibilité.
Pathologie cardiaque : insuffisance cardiaque (NYHA II-IV), trouble de la conduction, car-

diopathie ischémique, valvulopathie, antécédent de syncope.

Antécédent de manie ou de dépression sévère.

Insuffisance hépatique modérée ou sévère.

Épilepsie non contrôlée.

Cf. Interactions médicamenteuses.

Précautions d'emploi

Prudence dans ces situations :

- insuffisance rénale chronique (si sévère, traitement déconseillé) ;
- antécédent d'hypotension orthostatique (test orthostatique avant traitement) ;
- hypertension oculaire, glaucome à angle fermé ;
- facteurs de risque cardiovasculaires (bilan cardiovasculaire avant traitement) ;
- syndrome hémorragique ;
- épilepsie contrôlée.

Le patient doit être averti des symptômes précurseurs des syncopes et éviter en conséquence les situations dangereuses (utilisation de machines, conduite).

Contient du lactose.

Effets indésirables

Très fréquents : hypotension orthostatique, sensations vertigineuses, céphalées, nausées.

Fréquents : anxiété, insomnie, somnolence, diarrhée, fatigue, trouble de la vision.

Peu fréquents : syncope, dépression, tachycardie ou bradycardie, mydriase.

Interactions médicamenteuses

Contre-indications absolues :

- alcool (augmentation des effets indésirables) ;
- **inhibiteurs de la monoamine-oxydase**, autres **ISRS**, **inhibiteurs de recapture de la sérotonine et de la noradrénaline**, **antidépresseurs tricycliques** (augmentation de l'activité sérotoninergique) ;
- thioridazine (inhibition de son métabolisme par la **dapoxétine**) ;
- L-tryptophane, **triptans**, **tramadol**, **linézolide**, **lithium**, millepertuis (augmentation de l'activité sérotoninergique) ;

La dapoxétine peut être instaurée 14 j après arrêt du traitement par les médicaments ci-dessus. Le traitement peut reprendre 7 j après arrêt de prise de dapoxétine.

- inhibiteurs puissants du CYP3A4 : **kétoconazole**, **itraconazole**, **ritonavir**, **saquinavir**, nelfinavir, **atazanavir**, **télithromycine**, néfazodone, etc. (inhibition du métabolisme de la **dapoxétine**) ;
- inhibiteurs de phosphodiestérase 5 (PDE5) : **sildénafil**, **tadanafil**, **vardénafil** ;
- kétamine, LSD, MDMA (augmentation de l'activité sérotoninergique).

Prudence avec les médicaments actifs sur le SNC, aux propriétés vasodilatatrices, métabolisés par les CYP3A4, 2D6, 2C9 ou 2C19, inhibiteurs modérés du CYP3A4, inhibiteurs puissants du CYP2D6, **anticoagulants**, **antiagrégants plaquettaires**, **AINS**, **tamsulosine**.

PRIAPISME

FICHE MALADIE

DÉFINITION

« Érection prolongée » (plus de 4 h), douloureuse et irréductible (corps spongieux et gland non concernés).

CAUSES

Priapisme de stase (sang veineux)

Injections intracaverneuses (**papavérine**), pathologies générales (hématologie, néoplasie, neurologique, toxique).

Priapisme à haut débit (sang artériel)

Par fistule artérielle traumatique.

COMPLICATION

Ischémie des tissus (à partir de 6 h) aboutissant à une fibrose.

TRAITEMENTS

Il s'agit d'une *urgence*.

DÈS 3 HEURES

- Petits moyens (eau froide, jogging).
- Si échec : injection intracaverneuse de drogues alpha-stimulantes : **étiléfrine** (*EFFORTIL*) 4 mg (α et β+, contre-indiquée chez le patient coronarien) ou **phényléphrine** (*NÉOSYNÉPHRINE*) (α+), avec surveillance PA, scope. Recommencer 20 minutes plus tard si échec.
- Si échec : *cf.* dès 6 heures, p. 1736.

DÈS 6 HEURES

Ponction-évacuation et lavage au sérum physiologique des corps caverneux en transglandulaire (seringues et aiguille pompeuse).

Priapisme de stase (sang noirâtre)

- Si échec : injection intracaverneuse d'**étiléfrine** (*EFFORTIL*) 4 mg (α et β+, contre-indiquée chez le patient coronarien) ou de **phényléphrine** (*NÉOSYNÉPHRINE*) (α+). Répéter 20 minutes plus tard si nécessaire. Surveillance : PA, scope et évolution de la détumescence et de la douleur.
- Si échec : réaliser un shunt caverno-spongieux chirurgical, anastomose saphéno-caverneuse.

Priapisme à haut débit (sang rouge)

- Artériographie-embolisation de la fistule artérielle.
- Ligature chirurgicale en cas d'échec d'embolisation.

Constantes biologiques usuelles

Constantes biologiques	Origine	Unités conventionnelles	Facteurs de conversion	Unités SI
ACE	voir Antigène carcinoembryonnaire			
Acétone	voir Corps cétoniques			
Acide ascorbique	sang	4-15 mg/L	× 5,68 → / ← 0,176 ×	23-85 µmol/24 h
	urine	20-40 mg/24 h		115-230 µmol/24 h
Acides biliaires	sang	0-3,3 mg/L	× 2,54 → / ← 0,39 ×	0-8,4 µmol/L
	urine	2,5-4,3 mg/24 h		6,4-11 µmol/24 h
Acide delta-aminolévulinique (ALA)	urine	< 5 mg/24 h	× 7,63 → / ← 0,131 ×	< 38 µmol/24 h
Acide folique (folates)	sérum	4-15 µg/L	× 2,26 → / ← 0,441 ×	9-41 nmol/L
	érythrocytes	> 250 µg/L		> 560 nmol/L
Acides gras libres (FFA)	sang	0,05-0,20 g/L	× 3,52 → / ← 0,284 ×	0,18-0,70 mmol/L
Acide homovanillique (HVA)	urine	2-7 mg/24 h	× 5,49 → / ← 0,182 ×	11-38 µmol/24 h
Acide 5-hydroxy-indol-acétique (5-HIAA)	urine	3-8 mg/24 h	× 5,24 → / ← 0,191 ×	14-42 µmol/24 h
Acide lactique (lactates)	sang	90-160 mg/L	× 0,011 → / ← 90 ×	1-1,8 mmol/L
	LCR	108-190 mg/L		1,2-2,1 mmol/L

Constantes biologiques	Origine	Unités conventionnelles	Facteurs de conversion	Unités SI
Acide oxalique	sang	1,8-2,8 mg/L	× 11,06 → / ← 0,09 ×	20-31 µmol/L
	urine	15-36 mg/24 h		160-400 µmol/24 h
Acide pyruvique (pyruvates)	sang	3-10 mg/L	× 11,36 → / ← 0,088 ×	30-114 µmol/L
Acide urique • homme • femme • enfant	sang	 40-70 mg/L 35-60 mg/L 15-40 mg/L	× 5,95 → / ← 0,168 ×	 238-420 µmol/L 208-360 µmol/L 90-240 µmol/L
	urine	250-700 mg/24 h	× 0,006 → / ← 168 ×	1,5-4,2 mmol/24 h
Acide vanylmandélique (VMA)	urine	1-6 pg/24 h	× 5,04 → / ← 0,198 ×	5-30 µmol/L/24 h
ACTH	sang	< 80 pg/L	× 0,22 → / ← 4,54 ×	< 17,6 pmol/L
ADH	plasma	1,85-4,80 pmol/L (en absence de restriction hydrique)		
Adrénaline	voir Catécholamines			
ALAT	voir Transaminases			
Albumine	sérum	38-50 g/L	× 14,5 → / ← 0,069 ×	550-730 µmol/L
Alcool éthylique	sang	seuil légal < 0,50 g/L	× 21,7 → / ← 0,046 ×	seuil légal < 10,85 mmol/L
	air	seuil légal < 0,25 mg/L		
Aldolase	sang	< 3,1 U/L à 37 °C		< 50 nmol/s/L

Constantes biologiques	Origine	Unités conventionnelles	Facteurs de conversion	Unités SI
Aldostérone • couché • debout	sang	20-120 ng/L 110-300 ng/L	× 2,77 → ← 0,36 ×	55-335 pmol/L 300-830 pmol/L
	urine (pH1)	2-10 µg/24 h		5,5-28 nmol/24 h
Alpha-1-antitrypsine	sang	2,0-4,0 g/L		
Alpha-fœtoprotéine (AFP)	sang	adulte < 6 ng/mL (grossesse < 500 ng/mL)		
17-alpha-Hydroxyprogestérone (17-OHP) • homme • femme phase folliculaire • femme phase lutéale	sang	0,5-2,5 µg/L 0,7-1,5 µg/L 2,2-3,5 µg/L	× 3,03 → ← 0,33 ×	1,5-7,5 nmol/L 2,1-4,5 nmol/L 6,6-10,5 nmol/L
Aluminium	sang	2-6,5 µg/L	× 0,037 → ← 27 ×	0,08-0,25 µmol/L
	urine	< 20 µg/24 h		< 0,75 µmol/24 h
Ammoniaque	sang artériel veineux	< 0,1 mg/L < 0,3 mg/L	× 58,72 → ← 0,017 ×	< 6 µmol/L < 18 µmol/L
	urine	0,35-1,2 g/24 h		20-70 mmol/24 h
AMP-cyclique	sang	1,6-6,6 µg/L	× 3,038 → ← 0,329 ×	5-20 nmol/L
	urine	0,7-3,3 mg/24 h		2-10 µmol/24 h
Amylase	sang	30-160 UI/L		
	urine	36-152 UI/L		

Constantes biologiques	Origine	Unités conventionnelles	Facteurs de conversion	Unités SI
Androgènes plasmatiques	plasma			
– Androstènedione				
• homme		0,8-2,3 µg/L	× 3,49 ⇄ 0,29 ×	3-8 nmol/L
• femme		1-22 µg/L		3,75-7,6 nmol/L
– Déhydroépiandrostérone (DHEA)				
• homme		1,8-33 µg/L	× 3,46 ⇄ 0,29 ×	4,9-9,0 µmol/L
• femme		0,9-2,8 µg/L		2,5-7,6 µmol/L
– Dihydrotestérone (DHT)				
• homme		0,4-0,9 µg/L	× 3,46 ⇄ 0,29 ×	1,4-3,1 nmol/L
• femme		0,2-0,4 µg/L		0,7-1,4 nmol/L
– Testostérone				
• homme		4-10 µg/L	× 3,47 ⇄ 0,288 ×	14-35 nmol/L
• femme		0,2-0,6 µg/L		0,7-3,5 nmol/L
Androgènes urinaires				
– Androstérone	urine			
• homme		1,8-7,7 mg/24 h	× 3,46 ⇄ 0,29 ×	6-26 µmol/24 h
• femme		0,3-6 mg/24 h		1-20 µmol/24 h
– 17-cétostéroïdes	urine			
• homme		12-20 mg/24 h	× 3,47 ⇄ 0,288 ×	41-70 µmol/24 h
• femme		6-12 mg/24 h		20-41 µmol/24 h
• enfant		< 10 mg/24 h		< 35 µmol/24 h

Constantes biologiques	Origine	Unités conventionnelles	Facteurs de conversion	Unités SI
Androgènes urinaires	urine			
– 11-oxy-17-cétostéroïdes • homme • femme		1,5-6,2 mg/24 h 1,3-6 mg/24 h	× 3,46 → ← 0,29 ×	5-21 μmol/24 h 4,5-20 μmol/24 h
– Déhydroépiandrostérone (DHEA) • homme • femme		1-2 mg/24 h 0,5-1,5 mg/24 h	× 3,46 → ← 0,29 ×	3,4-7 μmol/24 h 1,7-5,2 μmol/24 h
– Étiocholanolone • homme • femme		1,3-9 mg/24 h 0,6-6 mg/24 h	× 3,45 → ← 0,29 ×	4,5-31 μmol/24 h 2-20 μmol/24 h
Androstènedione	voir Androgènes plasmatiques			
Androstérone	voir Androgènes urinaires			
Anticorps antistreptococciques	sang	Antistreptolysines O ou ASLO < 100 U/mL Antistreptokinase ou ASK < 80 U/mL Antistreptodornase ou ADB < 240 U/mL		
Antigène carcinoembryonnaire (ACE)	sang	< 2,5 ng/mL		< 2,5 μg/L
Antigène prostatique spécifique (PSA)	sang	< 5 ng/mL		< 5 μg/L
Antithrombine III	sang	75-100 %		0,75-1,00
Apolipoprotéines – A I – A II – B	sang	 1,10-1,30 g/L 0,35-0,45 g/L 0,50-1,40 g/L		

Constantes biologiques	Origine	Unités conventionnelles	Facteurs de conversion	Unités SI
ASAT	voir Transaminases			
β-HCG	sang	Femme non enceinte : non détectable Grossesse 12e semaine : 20 000-100 000 UI/L		
	urine	Grossesse 15e jour : 150 UI/L 16e jour : 250 UI/L 25e jour : 1 500 UI/L 30e jour : 10 000-50 000 UI/L 12e semaine : 10 000-50 000 UI/L 2e trimestre : 2 000-5 000 UI/L 3e trimestre : 1 000-5 000 UI/L		
Bêta-2-microglobuline	sang	0,8-2,4 mg/L	× 84,75 ⇄ 0,0118 ×	68-204 nmol/L
	urine	< 0,25 mg/24 h		< 21 nmol/24 h
Bicarbonates	plasma	23-27 mEq/L		23-27 mmol/L
Bilirubine – totale – conjuguée	sang	3-10 mg/L < 2,4 mg/L	× 1,71 ⇄ 0,584 ×	5-17 mol/L < 4 mol/L
BNP	plasma	< 100 ng/L		
– NT-proBNP	plasma	< 300 ng/L		
CA 125 (Antigène)	sang	< 35 U/mL		
CA 15-3 (Antigène)	sang	< 30 U/mL		
CA 19-9 (Antigène)	sang	< 37 U/mL		
Calcitonine	sang	< 80 ng/L		
Calcium – ionisé	plasma	90-105 mg/L 45-55 mg/L	× 0,025 ⇄ 40,1 ×	2,25-2,6 mmol/L 1,12-1,38 mmol/L
	urine	50-300 mg/24 h		1,25-7,5 mmol/24 h

Constantes biologiques	Origine	Unités conventionnelles	Facteurs de conversion	Unités SI
Catécholamines – Adrénaline	sang	< 400 ng/L	× 0,005 ⇄ 183 ×	< 2,2 nmol/L
	urine	1-7 g/24 h		5-38 nmol/24 h
– Noradrénaline	sang	< 600 ng/L	× 0,006 ⇄ 169 ×	< 3,5 nmol/L
	urine	12-50 g/24 h		70-300 nmol/24 h
– Métanéphrines • Métanéphrine	urine	< 100 g/24 h	× 12 ⇄ 0,083 ×	1 200 mmol/24 h
• Métanéphrine libre	plasma	< 0,50 mmol/L		
• Normétanéphrine	urine	< 100 g/24 h	× 12 ⇄ 0,083 ×	1 200 mmol/24 h
• Normétanéphrine libre	plasma	< 0,90 mmol/L		
CDT	voir Transferrine carboxydéficiente			
Céruléoplasmine	sang	280-400 mg/L	× 6,5 ⇄ 0,16 ×	1,8-2,5 mol/L
17-cétostéroïdes urinaires	voir Androgènes urinaires			
Chlore	plasma	97-105 mEq/L		97-105 mmol/L
	urine	100-250 mEq/24 h		100-250 mmol/L
Cholestérol – HDL – LDL – VLDL	sang	1,5-2,5 g/L 0,35-0,60 g/L 1,2-1,7 g/L 0,05-0,12 g/L	× 2,58 ⇄ 0,387 ×	3,8-6,5 mmol/L 0,9-1,5 mmol/L 3,1-4,4 mmol/L 0,15-0,31 mmol/L
Cholinestérase	sang	3 000-9 3000 UI à 25 C		
Chromogramme A	sérum	< 100 ng/L		
CO_2 total	sang	49-65 vol %	× 0,448 ⇄ 2,23 ×	22-29 mmol/L
Complément – C3 – C4	sang	70-130 mg/100 mL 20-50 mg/100 mL	× 0,01 ⇄ 100 ×	0,70-1,30 g/L 0,20-0,50 g/L

Constantes biologiques	Origine	Unités conventionnelles	Facteurs de conversion	Unités SI
Coproporphyrines I et III	érythrocytes	37-62,6 µg/L	× 1,53 ⇄ 0,654 ×	56-96 nmol/24 h
	urine	34-234 µg/24 h		58-358 nmol/24 h
Corps cétoniques	sang	10-50 mg/L	× 0,172 ⇄ 58,1 ×	0,17-0,85 mmol/L
	urine	0 (< 125 mg/24h)		0 (< 2,15 mmol/24 h)
Corticostérone	sang	2-15 µg/L	× 2,89 ⇄ 0,35 ×	6-44 nmol/L
Cortisol	plasma	8 heures : 70-230 µg/L 20 heures : 25-100 µg/L	× 2,76 ⇄ 0,362 ×	8 heures : 140-690 nmol/L 20 heures : 55-275 nmol/L
	urine	12-50 µg/24h (< 100)		33-138 nmol/24 h (< 276)
Créatine-phosphokinase fraction MB	sang	5-50 UI/L à 37 °C < 3 %		0,08-0,58 µmol/s/L < 3 %
Créatinine • femme • homme	plasma	5-12 mg/L 7-13,5 mg/L	× 8,85 ⇄ 0,113 ×	45-106 µmol/L 60-120 µmol/L
	urine	14-26 mg/kg/24 h		124-230 mmol/kg/24 h
– clairance		90-140 mL/min		1,5-2,35 mL/s
C-Reactive Protein (CRP)	voir Protéine C-réactive			
Cuivre	sang	0,8-1,5 mg/L	× 15,75 ⇄ 0,0635 ×	12-24 µmol/L
	urine	< 120 µg/24 h	× 0,016 ⇄ 63,5 ×	< 1,9 µmol/24 h
Cystine	urine	6-23 mg/24 h	× 4,17 ⇄ 0,24 ×	25-95 µmol/24 h

Constantes biologiques	Origine	Unités conventionnelles	Facteurs de conversion	Unités SI
Déhydroépiandrostérone (DHA)	voir Androgènes plasmatiques et urinaires			
Densité urinaire	urine	1 005-1 030		
11-désoxycorticostérone (DOC)	sang	< 0,1 µg/L	× 3,03 ⇄ 0,33 ×	< 0,3 nmol/L
11-désoxycorticol (Composé S)	sang	5-20 µg/L	× 2,89 ⇄ 0,35 ×	14-58 nmol/L (< 230)
Dihydrotestérone	voir Androgènes plasmatiques			
D-xylose (test au) – excrétion urinaire 5 h après absorption de 25 g de xylose – xylosémie 2 h après	sang	5-8 g/5 h > 0,4 g/L	× 6,67 ⇄ 0,15 ×	33-53 mmol/L
Élastase	selles	> 200 µg/g		
Énolase neuro-spécifique (NSE)	sang	6-8 ng/mL		
Enzyme de conversion de l'angiotensine	sang			22-35 nmol/min/mL
Estradiol	voir Œstradiol			
Estriol	voir Œstriol			
Etiocholanolone	voir Androgènes urinaires			
Facteurs de coagulation – I = Fibrinogène – II = Prothrombine – V = Proaccélérine – VII + X = Proconvertine + Stuart – VIII = Antihémophilique A – IX = Antihémophilique B – XI = Rosenthal PTA – XII = Hageman	sang	voir Fibrinogène 60-140 % 60-140 % 70-130 % 50-200 % 60-140 % 60-140 % 60-140 %		 0,60-1,40 0,60-1,40 0,70-1,30 0,50-2,00 0,60-1,40 0,60-1,40 0,60-1,40

Constantes biologiques	Origine	Unités conventionnelles	Facteurs de conversion	Unités SI
Fer – Capacité totale de fixation – Coefficient de saturation	sang	0,6-1,9 mg/L 0,25-0,40 mg/L 23-43 %	× 17,9 ⇄ 0,056 ×	13-25 µmol/L 0,25-0,40 mg/L 0,23-0,43
Ferritine • homme • femme • enfant • nouveau-né	sang	30-300 ng/mL 15-200 ng/mL 15-80 ng/mL 50-250 ng/mL		30-300 µg/L 15-200 µg/L 15-80 µg/L 50-250 µg/L
Fibrinogène	sang	2-4 g/L	× 3 ⇄ 0,33 ×	6-12 µmol/L
Fluor	sang	< 50 µg/L	× 52,6 ⇄ 0,019 ×	< 2 500 nmol/L
	urine	< 0,40 µg/24 h		< 21 nmol/24 h
Fructosamine	sang	1-2,5 mmol/L		
FSH (Folliculostimuline)	sang	Phase folliculaire : 1,3-4,4 UI/L Pic ovulatoire : 6-10 UI/L Phase lutéale : 1-3 UI/L Post-ménopause : 15-40 UI/L Homme : 1-5 UI/L Enfant impubère : < 3 UI/L		
	urine	Phase folliculaire : 5-25 UI/24 h Pic ovulatoire : 10-30 UI/24 h Phase lutéale : 1-15 UI/24 h Post-ménopause : > 45 UI/24 h Homme : 5-22 UI/24 h Enfant impubère : < 3 UI/24 h		

Constantes biologiques	Origine	Unités conventionnelles	Facteurs de conversion	Unités SI
Gamma-GT (gamma-glutamyl-transférase)	sang	< 28 UI/L à 37 °C		
Gastrine	sang	< 100 pg/mL		< 100 ng/L
Gaz du sang artériel	sang artériel			
– pH		7,38-7,42		
– PaO_2		75-100 mmHg	× 0,133 → / ← 7,5 ×	10-13,3 kPa
– $PaCO_2$		35-45 mmHg	× 0,133 → / ← 7,5 ×	4,7-6,1 kPa
– HCO_3^-		23-27 mmol/L		
– CO_{2T}		24-30 mM		
– SaO_2		95-98 %		
Gaz du sang veineux	sang veineux			
– pH		7,34-7,42		
– PvO_2		40 mmHg	× 0,133 → / ← 7,5 ×	5,3 kPa
– $PvCO_2$		45 mmHg	× 0,133 → / ← 7,5 ×	6,1 kPa
– CO_{2T}		24-34 mM		
– SVO_2		70-75 %		

Constantes biologiques	Origine	Unités conventionnelles	Facteurs de conversion	Unités SI
GH (*Growth Hormone*)	voir STH			
Glucose	sang	à jeun : 0,7-1 g/L 60 min : < 1,6 g/L 90 min : < 1,4 g/L 120 min : < 1,2 g/L diabète : > 1,26 g/L (à jeun)		à jeun : 3,9-5,5 mmol/L 60 min : < 9 mmol/L 90 min : < 8 mmol/L 120 min : < 7 mmol/L diabète : > 7 mmol/L (à jeun)
	LCR	0,50-0,70 g/L	× 5,56 → ← 0,18 ×	2,8-3,9 mmol/L
G6PD (glucose 6-phosphate-déshydrogénase)	érythrocytes	8-13 U/g d'hémoglobine à 37 °C		
Glutathion	sérum	0,24-0,36 g/L	× 3,25 → ← 0,307 ×	0,78-1,18 mmol/L
Haptoglobine	sang	1-3 g/L	× 15,5 → ← 0,0645 ×	15,5-46,5 µmol/L
Hématocrite	voir Numération globulaire			

Constantes biologiques	Origine	Unités conventionnelles	Facteurs de conversion	Unités SI
Hémoglobine • homme • femme	sang	voir aussi Numération globulaire 13-18 g/100 mL 12-16 g/100 mL	→ × 0,62 ← 1,61 ×	8-11,6 mmol/L 7,44-9,92 mmol/L
Hémoglobine glyquée – HbA1 totale – HbA1c	sang	5,5-7,5 % 4-6 %		
Histamine • plasma • sang total	sang			0,1-0,5 µg/L 42-88 µg/L
Hormone somatotrope (GH)	voir STH			
Hormones thyroïdiennes	voir Thyroïde (exploration de la)			
17-hydroxycorticostéroïde (17-OH) • homme • femme • enfant	urine	3-9 mg/24 h 3-6,5 mg/24 h 1-3 mg/24 h	→ ×2,76 ← 0,362 ×	8-25 µmol/24 h 8-18 µmol/24 h 3-8 µmol/24 h
Hydroxyproline – totale – libre	urine	10-35 mg/24 h 0,3-2,3 mg/24 h	→ × 7,63 ← 0,131 ×	76-267 µmol/24 hj 2,37-17,5 µmol/24 h
IGF_1	Voir Somatomédine C			

Constantes biologiques	Origine	Unités conventionnelles	Facteurs de conversion	Unités SI
Immunoglobulines	sang			
– IgA		100-350 mg/100 mL		1-3,5 g/L
– IgD		< 0,150 mg/100 mL		< 0,15 g/L
– IgE • adulte		250 UI/mL		
• enfant > 10 ans		250 UI/mL		
• enfant de 10 ans		200 UI/mL		
• enfant de 6 ans		120 UI/mL		
• enfant de 4 ans		80 UI/mL		
• enfant de 2 ans		40 UI/mL		
• enfant de 1 an		20 UI/mL		
• nouveau-né		2 UI/mL		
– IgG		800-1 500 mg/100 mL		8-15 g/L
– IgM		60-250 mg/100 mL		0,60-2,5 g/L
Inhibiteur de la C1 estérase	sang			0,15-0,35 g/L
Insuline	sang	10-20 mU/L	× 7,175 → / ← 0,14 ×	43-187 pmol/L
Iode total	sérum	33-104 µg/L	× 7,87 → / ← 0,127 ×	260-820 nmol/L
	urine	100-300 µg/24 h		800-2 400 nmol/24 h
Lactates	voir Acide lactique			
Lacticodéshydrogénase (LDH)	sang	< 240 U/L à 15 °C		
– LDH 1		17-27 %		
– LDH 2		28-38 %		
– LDH 3		19-27 %		
– LDH 4		5-16 %		
– LDH 5		5-16 %		

Constantes biologiques	Origine	Unités conventionnelles	Facteurs de conversion	Unités SI
LASA (acide sialique lié aux lipoprotéines)	sang			113-171 mg/L
LDH	voir Lacticodéshydrogénase			
Leucine arylamidase (LAP)	sang	< 22 U/L à 25 °C		
LH (hormone lutéinisante)	sang	Phase folliculaire : 0,5-6 UI/L Pic ovulatoire : 0,5-5 UI/L Phase lutéale : 10-22 UI/24 h Post-ménopause : > 10 UI/L Homme : 1-5 UI/L Enfant impubère : > 3 UI/L		
	urine	Phase folliculaire : 10-35 UI/24 h Pic ovulatoire : 30-80 UI/24 h Phase lutéale : 10-22 UI/ 24 h Post-ménopause : > 45 UI/24 h Homme : 10-40 UI/24 h Enfant impubère : < 10 UI/24 h		
Lipase	sang	0-166 UI/L		
Lipides	sang	5-8 g/L		
Lipoprotéines – Pré-alpha-lipoprotéines – Alpha-lipoprotéines – Pré-bêta-lipoprotéines – Bêta-lipoprotéines	sang	 4-13 % 20-30 % 3-9 % 55-75 %		 0,04-0,13 g/L 0,20-0,30 g/L 0,03-0,09 g/L 0,55-0,75 g/L
LPH (hormone lipotrophine)	sang			< 200 ng/L

Constantes biologiques	Origine	Unités conventionnelles	Facteurs de conversion	Unités SI
Lysozyme	urine	1-15 µg/mL	→ × 1 / ← × 1	1-15 mg/L
Magnésium	plasma	18-24 mg/L	→ × 0,41 / ← 24,3 ×	0,74-1 mmol/L
	érythrocytes	45-60 mg/L		1,85-2,50 mmol/L
	urine	60-200 mg/24 h	× 0,041 / ← 24,3 ×	2,5-8,2 mmol/24 h
Mélatonine (à 8 h)	sang	15 ng/L	→ × 0,0043 / ← 232 ×	0,06 nmol/L
Métanéphrines	voir Catécholamines			
Méthémoglobine	sang	< 1 %		
Myoglobine	urine	< 150 µg/24 h	→ × 0,06 / ← 17 ×	< 9 µmol/24 h
Néoptérine	urine	Néoptérine urinaire/Créatinine urinaire < 200		
Noradrénaline	voir Catécholamines			
NSE	Voir Énolase neuro-spécifique (NSE)			
5'-nucléotidase	sang	< 17 UL à 37 °C		< 290 nmol/s/L

Constantes biologiques	Origine	Unités conventionnelles	Facteurs de conversion	Unités SI
Numération globulaire	sang			
– hématocrite homme		40-52 %		0,40-0,52
– hématocrite femme		35-47 %		0,35-0,47
– hémoglobine homme		13,5-17 g/100 mL	× 0,62 ⇄ 1,612 ×	8,3-10,6 mmol/L
– hémoglobine femme		12-15 g/100 mL		7,4-9,6 mmol/L
– érythrocytes hommes		4,2-5,5 × 10 millions/mm^3		4,2-5,5 × 10^{12}/L
– érythrocytes femme		3,7-5 × 10 millions/mm^3		3,7-5 × 10^{12}/L
– VGM		83-98 µ^3		83-98 × 10^{15} fL
– TCMH		27-32 pg		17-20 × 10^{15} fL
– CCMH		32-38 g/100 mL	× 0,62 ⇄ 1,612 ×	19,0-22,8 mmol/L
– leucocytes		4 000-10 000/mm^3		4-10 × 10^9/L
• polynucléaires neutrophiles		52-68 %		0,52-0,68
• polynucléaires éosinophiles		1-3 %		0,01-0,03
• polynucléaires basophiles		< 1		< 0,01
• lymphocytes		25-40 %		0,25-0,40
• monocytes		3-8 %		0,03-0,08
Œstradiol	sang	Homme : 15-30 ng/L	× 0,0037 ⇄ 272,4 ×	0,05-0,11 nmol/L
		Pic ovulatoire : 30-205 ng/L		0,11-0,75 nmol/L
		Phase lutéale : 300-800 ng/L		1,10-3,00 nmol/L
		Post-ménopause : < 30 ng/L		< 0,11 nmol/L
		Grossesse :		
		0-4 sem. : 550 ng/L		2 nmol/L
		20 sem. : 7 000 ng/L		25 nmol/L
		36-40 sem. : 19 000 ng/L		70 nmol/L

Constantes biologiques	Origine	Unités conventionnelles	Facteurs de conversion	Unités SI
Œstriol pendant la grossesse	sang	20e semaine : 30 µg/L 24e semaine : 42 µg/L 30e semaine : 75 µg/L 34e semaine : 150 µg/L 38e semaine : 215 µg/L 40e semaine : 240 µg/L	× 3,46 → ← 0,28 ×	100 nmol/L 140 nmol/L 250 nmol/L 505 nmol/L 724 nmol/L 800 nmol/L
	urine	20e semaine : 4 mg/24 h 24e semaine : 6 mg/24 h 30e semaine : 13 mg/24 h 34e semaine : 13 mg/24 h 38e semaine : 18 mg/24 h 40e semaine : 20 mg/24 h		13 µmol/24 h 20 µmol/24 h 33 µmol/24 h 44 µmol/24 h 60 µmol/24 h 68 µmol/24 h
Ornithine-carbamoyl-transférase	sang			< 15 UI/L
Orosomucoïde	sang			0,50-1,20 g/L
Osmolalité	plasma	280-300 mOsm/kg d'eau		
	urine	500-1 000 mOsm/kg d'eau		
Ostéocalcine	sang	6,02-6,38 µg/L		
Oxalates	voir Acide oxalique			
11-oxy-17-cétostéroïdes	voir Androgènes urinaires			
Oxyde de carbone	sang	< 0,5 mL CO/100 mL	× 0,448 → ← 2,23 ×	< 0,22 mmol/L
Oxygène (saturation en)	sang artériel	95-100 %		0,95-1,00

Constantes biologiques	Origine	Unités conventionnelles	Facteurs de conversion	Unités SI
Parathormone	sang	20-80 pg/mL		20-80 ng/L
PCO_2	sang	35-45 mmHg	× 0,133 ⇄ 7,5 ×	4,7-6 kPa
Peptide C	sang	1-5 mg/L post-prandial : ≤ 7 µg/L après glucagon = taux de base × 2,3 µg × 0,2 = ng	× 0,2 ⇄ 5 ×	0,2-1 nmol/L ≤ 1,4 nmol/L
	urine			60-100 mg/24 h
pH	sang artériel sang veineux	7,38-7,42 7,34-7,42		
	urine	4,6-7,8		
Phénylalanine	sang	10-30 mg/L	× 0,0605 ⇄ 16,5 ×	0,6-1,8 mmol/L
Phosphatases acides – totales – prostatiques	sang	 < 11 U/L à 37 °C < 4 UI/L à 37 °C		
Phosphatases alcalines • adulte • enfant • nourrisson	sang	 20-80 UI/L 40-280 UI/L 70-320 UI/L		 36-150 µmol/s/L 70-520 µmol/s/L 130-600 µmol/s/L
Phospholipides	sang	1,5-2,5 g/L	× 1,29 ⇄ 0,774 ×	1,9-3,2 mmol/L

Constantes biologiques	Origine	Unités conventionnelles	Facteurs de conversion	Unités SI
Phosphore	sang	25-42	× 0,032 → / ← 31 ×	0,8-1,35 mmol/L
– inorganique	urine	0,6-1,2 g/24 h	× 32,29 → / ← 0,031 ×	20-40 mmol/24 h
Plomb	sang	< 0,6 mg/L	× 4,826 → / ← 0,207 ×	< 2,9 µmol/L
	urine	≤ 0,1 mg/24 h		≤ 0,48 µmol/24 h
PO_2	sang	75-100 mmHg	× 0,133 → / ← 7,5 ×	10,0-13,3 kPa
Porphobilinogène	urine	< 2 mg/24 h	× 4,42 → / ← 0,226 ×	< 9 µmol/24 h
Porphyrines	érythrocytes urine	voir Protoporphyrines, uroporphyrines et corproporphyrines		
Potassium	sang	3,5-4,5 mEq/L		3,5-4,5 mmol/L
	urine	40-100 mEq/L		40-100 mmol/24 h
Préalbumine	sang	0,25-0,46 g/L		0,25-0,46 g/L
Prégnandiol • En dehors de la grossesse	urine	– phase folliculaire < 1 mg/24 h – phase lutéale : 3-9 mg/24 h – post-ménopause : 1 mg/24 h – homme ≤ 1,4 mg/24 h – enfant ≤ 0,1 mg/24 h	× 3,1 → / ← 0,32 ×	< 3,1 µmol/24 h 9-28 µmol/24 h 3,1 µmol/24 h ≤ 4,3 µmol/24 h < 0,3 µmol/24 h

Constantes biologiques	Origine	Unités conventionnelles	Facteurs de conversion	Unités SI
Prégnandiol • Pendant la grossesse		– 4e semaine : 5 mg/24 h – 10e semaine : 7 mg/24 h – 14e semaine : 11 mg/24 h – 18e semaine : 17 mg/24 h – 22e semaine : 28 mg/24 h – 26e semaine : 32 mg/24 h – 30e semaine : 40 mg/24 h – 34e semaine : 50 mg/24 h – 38e semaine : 60 mg/24 h	× 3,12 → ← 0,32 ×	15 µmol/24 h 22 µmol/24 h 34 µmol/24 h 53 µmol/24 h 87 µmol/24 h 100 µmol/24 h 125 µmol/24 h 156 µmol/24 h 187 µmol/24 h
Prégnanetriol • femme • homme • enfant	urine	< 2 mg/24 h < 1 mg/24 h < 0,5 mg/24 h	× 2,972 → ← 0,336 ×	< 6 µmol/24h < 3 µmol/24 h < 1,5 µmol/24 h
Procalcitonine	plasma ou sérum	< 0,5 µg/L 0,5-2,0 µg/L : infection bactérienne possible 2,0-10,0 µg/L : infection bactérienne systémique possible > 10 µg/L : sepsis bactérien sévère		
Produit de dégradation de la fibrine (PDF)	sang	0,5-5 µg/mL (< 10 µg/mL)		
Progestérone • En dehors de la grossesse	sang	– phase folliculaire < 1 µg/L – phase lutéale ≥ 10 µg/L – post-ménopause : 1 µg/L – homme < 1 µg/L	× 3,1 → ← 0,32 ×	< 3,1 mmol/L ≥ 31 mmol/L 3,1 mmol/L < 3,1 mmol/L

Constantes biologiques	Origine	Unités conventionnelles	Facteurs de conversion	Unités SI
Progestérone • Pendant la grossesse		– 4e semaine : 20 µg/L – 10e semaine : 30 µg/L – 14e semaine : 40 µg/L – 18e semaine : 45 µg/L – 22e semaine : 50 µg/L – 26e semaine : 60 µg/L – 30e semaine : 80 µg/L – 34e semaine : 100 µg/L – 38e semaine : 120 µg/L – 40e semaine : 160 µg/L	× 3,12 → ← 0,32 ×	63 mmol/L 95 mmol/L 127 mmol/L 143 mmol/L 159 mmol/L 190 mmol/L 254 mmol/L 318 mmol/L 381 mmol/L 508 mmol/L
Prolactine	sang	2-20 µg/L	× 0,04 → ← 25 ×	0,08-0,8 nmol/L
Prostaglandine E	sang	250-1 300 ng/L		60-84 g/L
Protéines – électrophorèse	sérum	protéines totales : 60-84 g/L albumine : 35-50 g/L globulines : 20-35 g/L – alpha 1-globulines : 1,6-3,4 g/L – alpha 2-globulines : 4,5-8,5 g/L – bêta-globulines : 5,3-10 g.k – gamma-globulines : 9,1-17 g/L		60-80 % 35-50 % 38-42 % 3-6 % 7-12 % 7-17 % 14-20 %
– électrophorèse	LCR	albumine : 60 % alpha-1 globulines : 6 % alpha-2 globulines : 10 % bêta-globulines : 15 % gamma-globulines : 9%		0,60 g/L 0,06 g/L 0,10 g/L 0,15 g/L 0,09 g/L
	urine	< 100 mg/24 h	× 0,014 → ← 71 ×	0 (< 1,44 µmol/24 h)

Constantes biologiques	Origine	Unités conventionnelles	Facteurs de conversion	Unités SI
Protéine C	sang	70-130 %		0,7-1,3 g/L
Protéine C-réactive	sang	< 12 mg/L		
Protéine S	sang	70-130 %		0,7-1,3 g/L
Prothrombine	voir Taux de prothrombine			
Protoporphyrines	érythrocytes	275-585 µg/L	× 1,78 → ← 0,563×	489-1 039 nmol/L
Pyruvate-kinase	érythrocytes	15 UI/g d'hémoglobine		
Rénine – couché – débout	sang	 0,5-1,5 ng/mL/h 2,3-3,3 ng/mL/h	× 4,69 → ← 0,213×	 0,10-0,30 pmol/L/s 0,50-0,70 pmol/L/s
Réserve alcaline	voir CO_2 total			
Réticulocytes	sang	0,15-1,5 % G.R.		0,15-1,5 × 10^{-2} G.R.
Saturation en oxygène	sang artériel	95-98 %		0,95-0,98 mol/moL
Sérotonine	sang	100-300 µg/L	× 0,057 → ← 176 ×	0,57-1,71 µmol/L
SGOT, SGPT	voir Transaminases			
Sidérophiline	voir Transferrine			
Sodium	sang	138-142 mEq/L		138-142 mmol/L
	urine	100-300 mEq/24 h	× 1 → ← 1 ×	100-300 mmol/24 h
Somatomédine C (IGF_1) • 2 mois-6 ans • 6 ans-9 ans • 9 ans-12 ans • 12 ans-16 ans • 16 ans-26 ans • > 26 ans	sang	♂ (ng/mL) | ♀ (ng/mL) 17-248 | 17-248 88-474 | 88-474 120-565 | 117-771 202-957 | 261-1096 182-780 | 182-780 123-463 | 123-403		
Sous-unité α • < 40 ans • 40 à 60 ans • > 60 ans	sang	♂(UI/L) | ♀ (UI/L) activité génitale | ménopausée 0,2-1,2 | 0,2-0,8 | 0,2-1,2 1,1-2 | 0,2-1 | 1,1-2 1,1-2,2 | 0,2-1,2 | 1,1-2,2		

Constantes biologiques	Origine	Unités conventionnelles	Facteurs de conversion	Unités SI
STH (hormone de croissance) • adulte • enfant	sang	< 5 µUI/mL < 20 µUI/mL	× 45,4 → ← × 0,022	< 233 pmol/L < 900 pmol/L
Sulfates	sang	30-35 mg/L	× 10,4 → ← 0,096 ×	0,30-0,36 mmol/L
	urine	2-3,5 g/24 h		21-36 mmol/24 h
Taux de prothrombine – Temps de Quick – Complexe prothrombine	sang	12-14 s 80-100 %		12-14 s 0,8-1,00
Temps de céphaline-kaolin	sang	30-25 s		30-25 s
Temps de coagulation	sang	6-12 min		360-720 s
Temps de Howell	sang	1,30-2,30 min		78-138 s
Temps de saignement – Duke – Ivy	sang	1,30-4 min < 10 min		78-240 s < 600 s
Temps de thrombine	sang	18-22 s		18-22 s
Testostérone	voir Androgènes plasmatiques			
Tests de floculation – Closs – Gros – Hanger – Kunkel zinc – Mac Lagan – Red colloïdal	sang	4 (–) à 2 mL 0 à 1 < 35 U Vernes < 10 U Vernes 0-1		
Tétrahydroaldostérone (THA)	urine	20-50 µg/24 h	× 2,75 → ← 0,364 ×	55-140 nmol/24 h

Constantes biologiques	Origine	Unités conventionnelles	Facteurs de conversion	Unités SI
Thyroïde (exploration de la)	sang			
– T3 = triiodothyronine T3 totale		1-1,8 μg/L	× 1,536 ⇄ 0,651 ×	1,5-2,8 nmol/L
T 3 libre		2,0-5,8 ng/L	× 1,5 ⇄ 0,66 ×	3-9 pmol/L
– T4 = thyroxine T4 totale		40-130 μg/L	× 1,29 ⇄ 0,78 ×	51-168 nmol/L
T4 libre		7-23 ng/L	× 1,29 ⇄ 0,78 ×	9-29 pmol/L
– Thyroglobuline		< 30 ng/L		64-154 nmol/L
– Thyréostimuline (TSH ultrasensible)		de 1 à 60 ans : 0,25-6 μU/mL après 70 ans : 0,25-9 μU/mL		
– Thyrocalcitonine (TCT)		< 200 ng/L		
Transaminases (amino-transférases) – ASAT = SGOT – ALAT = SGPT	sang	 ≤ 30 UI/L à 37 °C ≤ 30 UI/L à 37 °C		 ≤ 0,24 μmol/s/L ≤ 0,24 μmol/s/L
Transferrine	sang	dosage immunologique direct ÷ 2,4-3,8 g/L capacité de fixation du fer CFT = transferrine (g/L) × 25 coefficient de saturation en fer : fer sérique/CFT = 0,15-0,40		
Triglycérides	sang	0,40-1,30 g/L (≤1,50)	× 1,14 ⇄ 0,875 ×	0,46-1,48 mmol/L (≤ 1,71)
Troponine	sang	• < 0,2 μg/L • doute sur une ischémie myocardique entre 0,2 et 1,6 • > 1,6 μg/L infarctus du myocarde		
Thyroglobuline	voir Thyroïde (exploration de la)			
Thyrostimuline	voir Thyroïde (exploration de la)			
Thyroxine	Voir Thyroïde (exploration de la)			
Transferrine carboxydéficiente ou désialylée (CDT)	sérum	< 2,6 % (chromatographie échangeuse d'ions) < 1,3 % (életrophorèse capillaire)		

Constantes biologiques	Origine	Unités conventionnelles	Facteurs de conversion	Unités SI
Triiodothyronine	voir Thyroïde (exploration de la)			
Urée	sang	0,1-0,5 g/L	× 16,65 → ← 0,06 ×	1,6-8,25 mmol/L
	clairance	60-84 mL/min	× 16,65 → ← 0,06 ×	1,0-1,4 mL/s
	urine	10-40 g/24 h	× 16,65 → ← 0,06 ×	166-666 mmol/24 h
Urobiline totale	urine	2-3 mg/24 h		
Urobilinogène	urine	0,05-4 mg/24 h	× 0,591 → ← 1,692 ×	0,08-7 µmol/24 h
Uroporphyrines I et III	érythrocytes	traces (≤ 2 nmol/L)		
	urine	14-56 µg/24 h	× 1,2 → ← 0,831 ×	17-67 nmol/24 h
VIP (peptide vasoactif intestinal)	sang			< 75 pmol/L
Vitamine A (rétinol) • adulte • nourrison	sang	 200-300 µg/L 400-800 µg/L	× 0,0035 → ← 286 ×	 0,7-1,05 µmol/L 1,4-2,8 µmol/L
Vitamine B1 (thiamine)	sang	5-15 µg/L	× 3,77 → ← 0,265 ×	15-45 nmol/L
Vitamine B12 (cyanocobalamine)	sang	150-950 ng/L	× 0,738 → ← 1,355 ×	110-700 nmol/L
Vitamine C (acide ascorbique)	sang	2-20 mg/L	× 5,68 → ← 0,176 ×	11-114 µmol/L

Constantes biologiques	Origine	Unités conventionnelles	Facteurs de conversion	Unités SI
Vitamine D (25-OH-cholécalciférol)	sang	18-36 µg/L	× 2,496 → / ← 0,401 ×	45-90 nmol/L
Vitamine E (alpha-tocophérol)	sang	5-10 mg/L	× 2,4 → / ← 0,416 ×	14-24 µmol/L
Vitesse de sédimentation • homme • femme	sang	1re heure : < 15 mm 2e heure : < 25 mm		< 15 mm < 25 mm
Vitesse de sédimentation globulaire	sang	1re heure : 3-5 mm 2e heure : 8-12 mm		3-5 mm 8-12 mm
Volume globulaire moyen (VGM)	voir Numération globulaire			
Volume plasmatique total	sang	4-5 % du poids corporel		40-50 mL/kg
Volume sanguin	sang	8,5-9 % du poids corporel		80-85 mL/kg
Volume urinaire • adulte • nourrisson	urine	1-1,4 L/24 h 60 à 80 ml/kg/24 h		
Zinc	sang	1,1-1,3 mg/L	× 15,4 → / ← 0,065 ×	16-20 µmol/L
	urine	4,57 mg/24 h	× 15,4 → / ← 0,065 ×	70 µmol/24 h

SURFACE CORPORELLE DU NOUVEAU-NÉ ET DE L'ENFANT

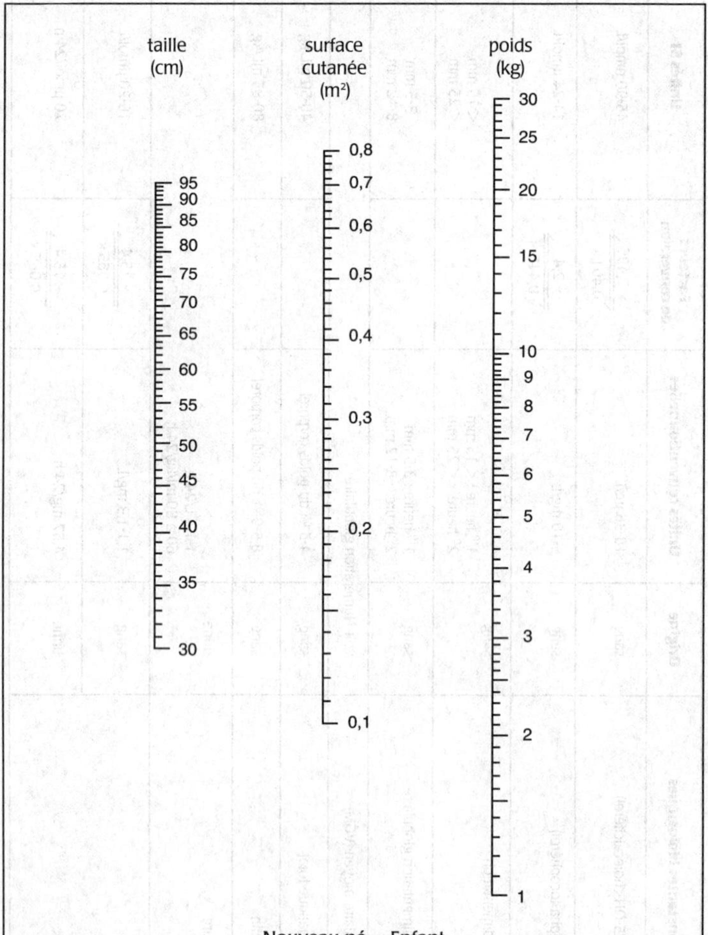

Nouveau-né – Enfant

SURFACE CORPORELLE DE L'ENFANT ET DE L'ADULTE

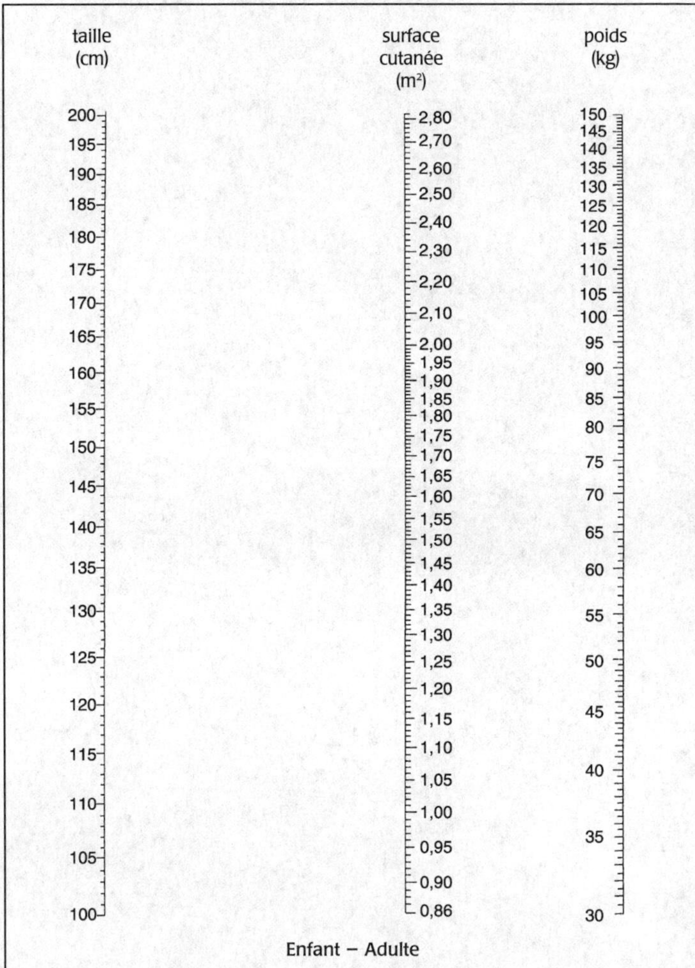

Courbes de croissance

Croissance

des filles et des garçons de la naissance à 3 ans

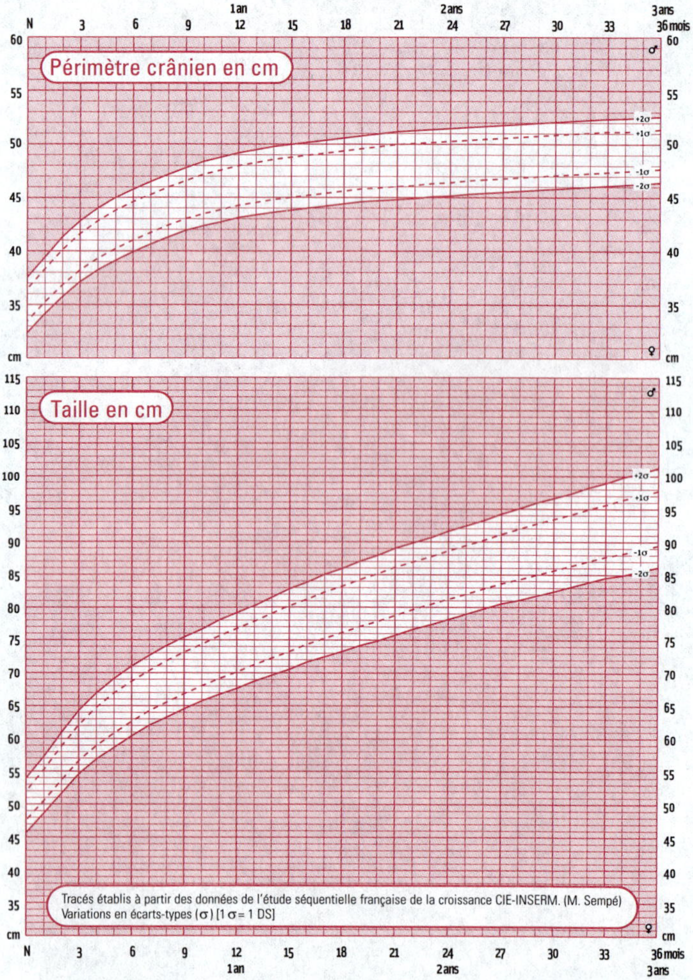

Croissance

des filles et des garçons de la naissance à 3 ans

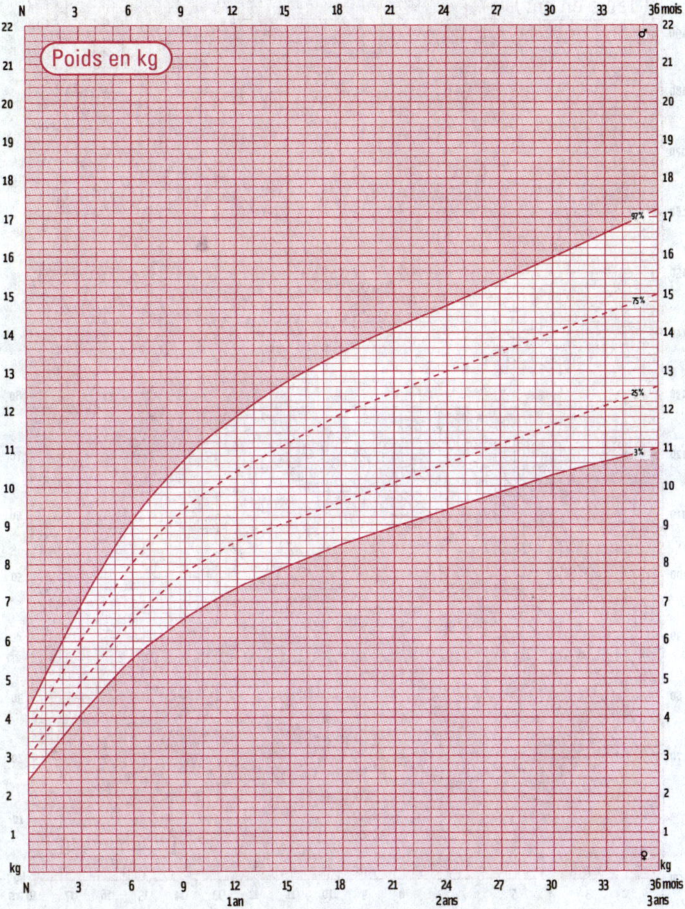

Tracés établis à partir des données de l'étude séquentielle française de la croissance CIE-INSERM. (M. Sempé)
Variations en centiles

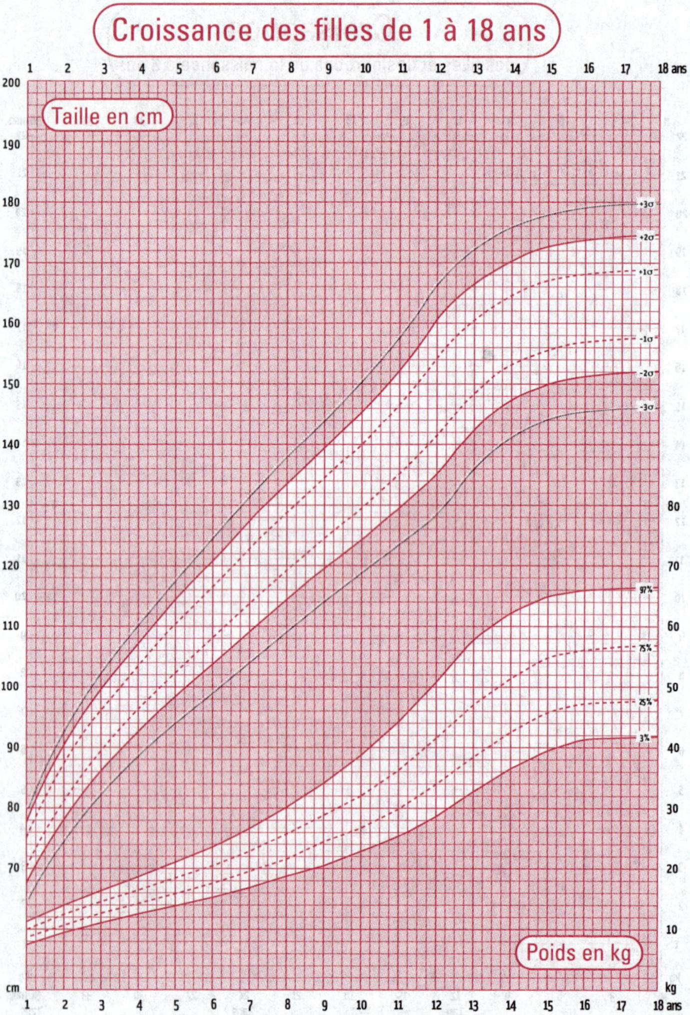

Tracés établis à partir des données de l'étude séquentielle française de la croissance CIE-INSERM. (M. Sempé)
Variations en écarts-types (σ) [1 σ = 1 DS] pour la taille, en centiles pour le poids

Évolution de la corpulence des filles de la naissance à 18 ans

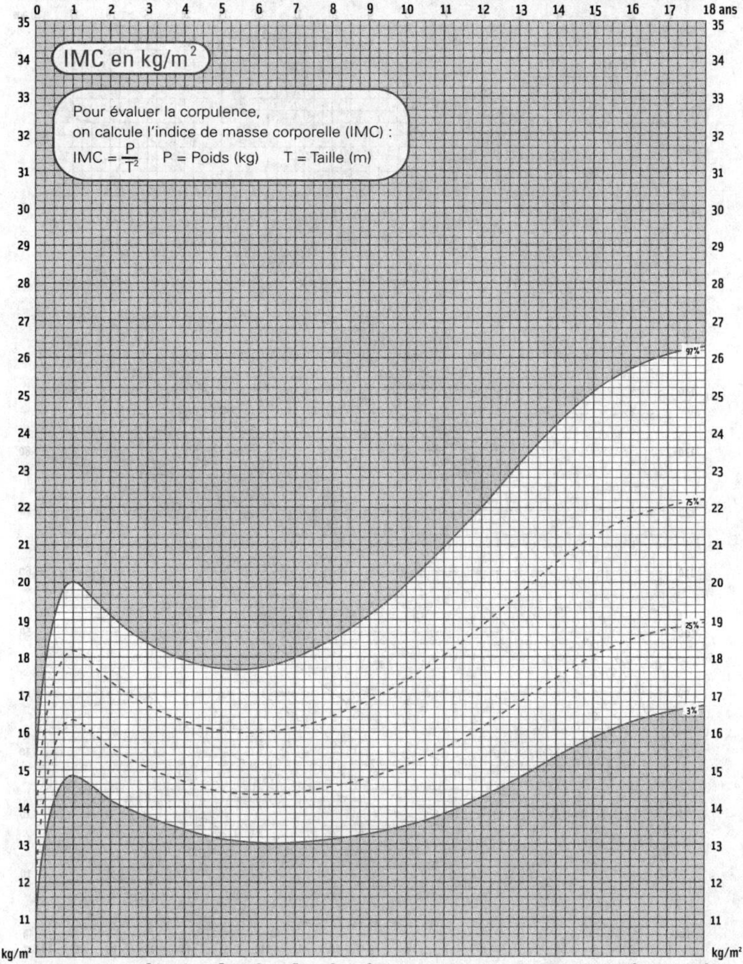

Tracés établis à partir des données de l'étude séquentielle française de la croissance CIE-INSERM.
(M.F. Rolland-Cachera – M. Sempé). Variations en centiles.

Croissance des garçons de 1 à 18 ans

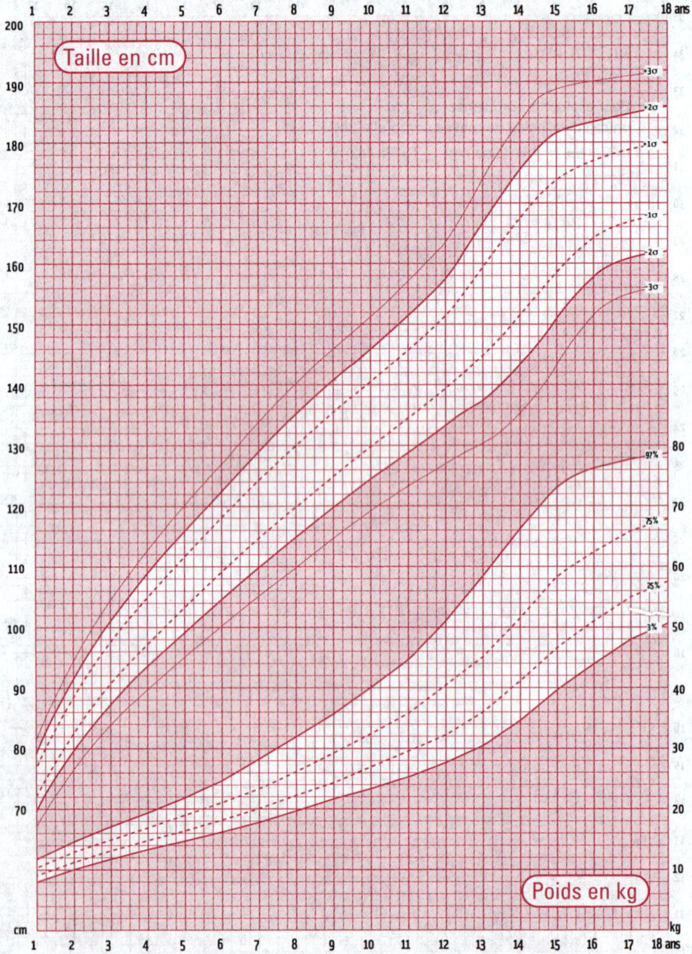

Tracés établis à partir des données de l'étude séquentielle française de la croissance CIE-INSERM. (M. Sempé)
Variations en écarts-types (σ) [1 σ = 1 DS] pour la taille, en centiles pour le poids

Évolution de la corpulence des garçons de la naissance à 18 ans

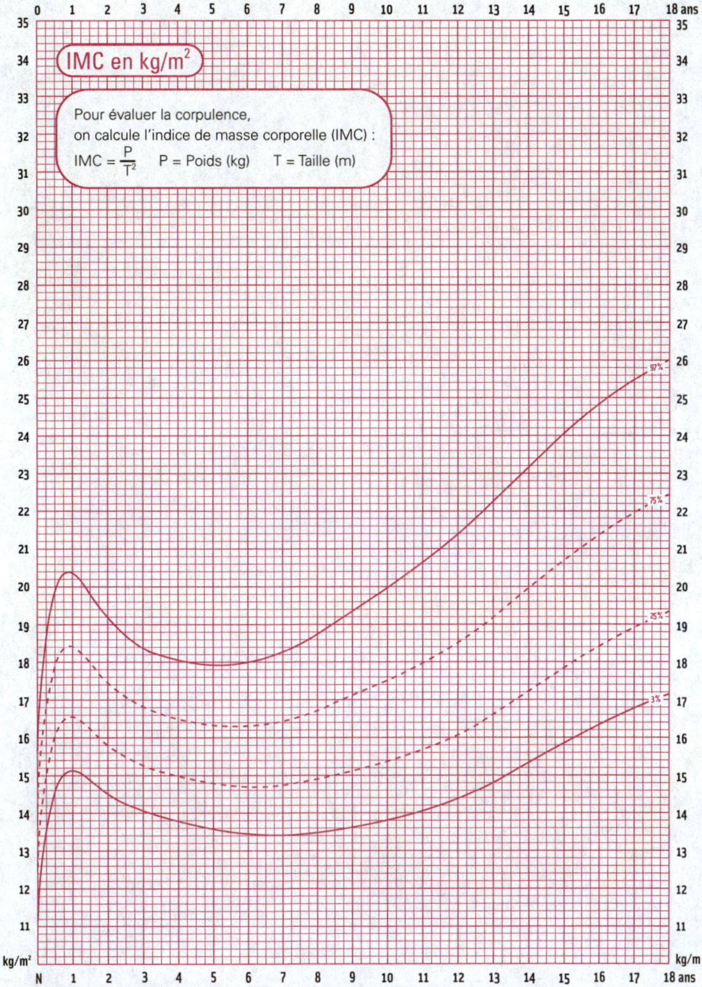

Tracés établis à partir des données de l'étude séquentielle française de la croissance CIE-INSERM. (M.F. Rolland-Cachera – M. Sempé). Variations en centiles.

Index

La typographie de l'index est établie d'après le modèle suivant :
- les classes de médicaments ;
- *les dénominations communes internationales (DCI)* ;
- *LES NOMS COMMERCIAUX* ;
- **les pathologies et leurs formes cliniques** ;
- les autres entrées.

A

Bilharziose, 826

D

F

G

J

K

L

N

Q

R

S

T

U

474187 – (I) – (13,6) – M34 – PMS 214

Elsevier Masson S.A.S – 62, rue Camille-Desmoulins,
92442 Issy-les-Moulineaux Cedex
Dépôt Légal : septembre 2014

Composition : Nord Compo

Imprimé en France par Normandie Roto s.a.s.
N° d'impression : 1403077